涉县中药志

付正良　孔增科　主编

學苑出版社

图书在版编目（CIP）数据

涉县中药志 / 付正良，孔增科主编.
—北京：学苑出版社，2014.4（2017.1重印）

ISBN 978-7-5077-4480-4

Ⅰ.①涉… Ⅱ.①付… ②孔… Ⅲ.①中药志—涉县
Ⅳ.①R281.422.4

中国版本图书馆CIP数据核字（2014）第052302号

责任编辑：郑泽英
封面设计：陈四雄
出版发行：学苑出版社
社　　址：北京市丰台区南方庄2号院1号楼
邮政编码：100079
网　　址：www.book001.com
电子邮箱：xueyuanpress@163.com
销售电话：010-67601101（销售部）、67603091（总编室）
经　　销：全国新华书店
印 刷 厂：北京长阳汇文印刷厂
开本尺寸：787mm × 1092mm　1 / 16
印　　张：84. 5
字　　数：1750千字
版　　次：2014年4月北京第1版
印　　次：2017年1月北京第3次印刷
定　　价：600. 00元

《涉县中药志》

编纂委员会

名誉主任：李书生

主　　任：汪　涛

副 主 任：路　铭　路荣爱　李建国

委　　员（按姓氏笔画排序）：

付正良　刘素云　苏米顺　李云平　李怀叶

李振海　豆花元　赵　军　段献荣　高文雨

编纂人员

主　　编：付正良　孔增科

副 主 编：李振海　王丽芳

编　　者（按姓氏笔画排序）：

丁晓坤　王文兰　王运莲　王丽芳　王秀玲　牛广斌　牛换香

牛敬宪　孔增科　史王保　付文月　付文浩　付文彬　付玉明

付正良　付彩文　付淑丽　冯淑医　吕晓军　杨花亭　杨爱荣

李乃元　李王平　李振海　李景旺　张丙生　张利军　张俊英

张爱兵　张　浩　张海龙　陈彦亮　苑李融　赵　军　赵志海

赵秋良　郝华明　段献荣　贾彦明　贾荷花　高文雨　程三芳

薛艳慧

摄　　影：付正良　孔增科　王丽芳　赵志海　宋庆平　张　闽　张　浩

张军田

主编简介

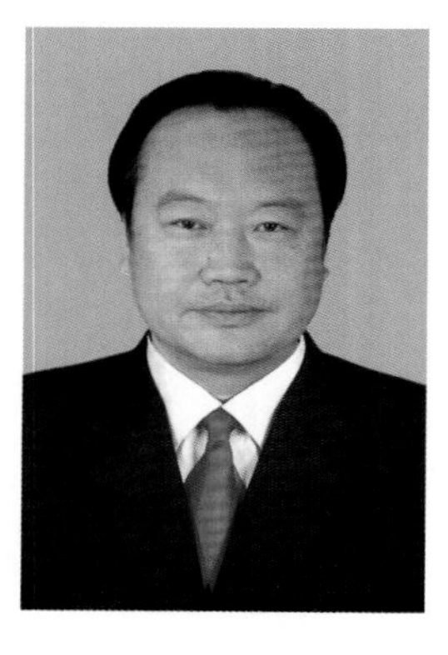

付正良 河北省涉县人，1988年毕业于河北中医学院中医专业，主任中医师。现为涉县卫生局局长、涉县中医药管理局局长，河北省中医药学会内病外治专业委员会副主任委员、中医基础理论分会常务委员。临床工作中，主张辨证论治和专病专方相结合、医学与药学相结合，注重民间验方的收集、整理与应用。发表论文60多篇，著有《常用中药药理与临床应用》《易混淆中药品种辨析与临床应用》等专著。曾获全国“八十年代优秀大学毕业生”、“全国基层优秀名中医”、“河北省优秀青年名中医”等称号。

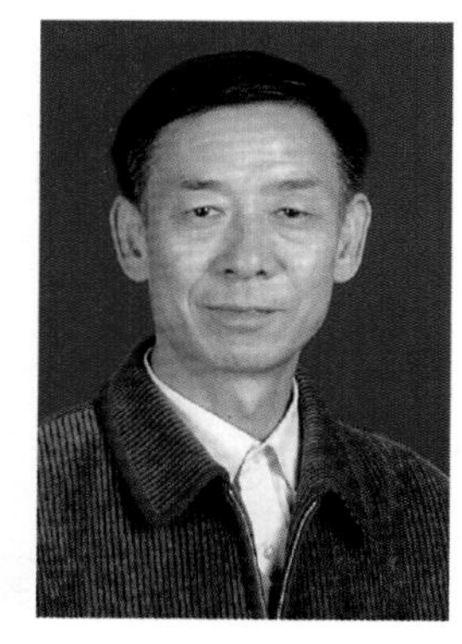

孔增科 主任药师，兼任中国商品学会中药专业委员会副会长，中国中医药学会药膳专家分会理事，河北省中医药学会常务理事，河北省药学会理事，河北省中药材、中药饮片鉴定专家委员会委员。享受国务院政府特殊津贴。

长期从事药用植物资源、中药鉴定与临床合理用药研究，在专业刊物上发表学术、技术论文100多篇。主编或与同行合编《实用中药手册》《中药调剂手册》《实用中药材鉴别手册》《中药饮片鉴别》《现代中药商品通鉴》《常用中药药理与临床应用》《易混淆中药品种辨析与临床应用》等著作20部。

深入調查

涉县中药

服务三农

造福百姓

肖培根

二〇一四年元月

序　一

我到涉县督导调研中药资源普查试点工作时，涉县卫生局局长、涉县中医药管理局局长付正良先生同我谈起，他从2005年起就开始编写一部全面反映涉县野生和种植中药材，特别是道地药材历史和现状的《涉县中药志》，现正结合资源普查工作做进一步的完善补充。

涉县地处太行山腹心地，是中药材天然宝库。抗日战争时期，八路军一二九师的卫生工作者利用当地生产的药材成功研制出第一个中药注射剂——柴胡注射液，治愈了无数指战员和人民群众的疾病。改革开放以来，当地广大农民把种植中药材作为增收致富的重要渠道，因此，编写《涉县中药志》有历史和现实的意义。

《涉县中药志》的编纂是一件十分不易的工作。涉县属全山区，面积1509平方公里，山高峰陡，沟谷纵横，地理环境极其复杂，掌握第一手资料有着常人难以想象的艰难，我的实地督导调研也证实付先生所言极是。付先生怀着摸清涉县中药材资源的强烈愿望和满足父老乡亲对中药材知识渴求的责任感，凭着对中医药事业的执着和追求，和《涉县中药志》编写组的同事们一起，利用节假日，钻深山、进密林，登险峰、攀峭壁，披荆斩棘，历时9年，行程万里，制成腊叶标本800余种，并对中药材分布地区的气候特征、海拔高度等情况做了详细调查。同时，编写组进行了大量的艰苦细致的文字撰写工作。

今天，终于看到了书稿，为付先生及全体编写人员所付出的辛勤劳动终有成果表示热烈祝贺，更为他们孜孜以求、心怀苍生的情怀所感动。

《涉县中药志》是一部系统、全面反映涉县中药材历史和现状的志书，由题词、序、前言、编纂说明、目录、绪论、重点药物、药物资源一览表、附录、索引及主要参考文献和跋组成。共计收录药物2115种和1622首方剂。纵观全书，不是简单的资料堆砌，而是全体编纂人员进行大量原创性研究后编写而成。该书内容丰富，资料翔实，图文并茂，医药结合。它的面世将对涉县乃至更大区域的中药材资源开发、利用和中医药事业的发展起到积极的推动作用。

欣然为序！

黄璐琦

中国中医科学院副院长

首席研究员、博士生导师

中药资源中心主任

2013年11月25日

序　二

在举国上下认真贯彻落实党的十八大、十八届三中全会精神的热潮中，一部全面、系统地反映河北省涉县中药材资源历史和现状的《涉县中药志》出版发行了。这是涉县奉献给中医药宝库的一颗璀璨的明珠，是涉县馈赠给世人的一片爱心和一份无价的厚礼。它的面世将对涉县乃至更大区域的中药材资源开发、利用和中医药事业的发展起到积极的推动作用。

《涉县中药志》记述了涉县 2115 种中药材，其中，植物药 176 科 1872 种，动物药 75 科 218 种，矿物药 25 种。志中 1123 帧彩色图片均由编纂组亲自拍摄，制作的 800 余种腊叶标本是编纂组从涉县境内一株一株采集制成的，具有真实性、可靠性。志书用无可辩驳的事实表明涉县是一座名副其实的天然的中药材宝库。涉县地处河北省西南端、太行山中南部，境域面积 1509 平方公里，属北温带大陆性季风气候。涉县独特的地理位置和气候蕴育了十分丰富的野生动、植物道地药材资源：党参以“潞党参”之名享誉华夏；冬凌草遍布全县，质优价廉；五灵脂色紫块多，质地油润，誉满神州；荆芥气味浓厚，品正质优，素有“涉荆芥”之美誉；道地药材柴胡、远志、知母、连翘、酸枣仁、全蝎等历史悠久，分布广泛，取之不尽，用之不竭。在战火纷飞、缺医少药的革命战争年代，八路军一二九师的卫生工作者利用当地满山遍野的中药材为指战员疗伤治病并编写了《太行山药物》一书，还成功研制出世界上第一个中药现代制剂——柴胡注射液。中华人民共和国成立后，涉县的野生柴胡成为制定《中华人民共和国药典》的标准药材。

2013 年，涉县的中药材种植面积已达到 8 万多亩。涉县被誉为“太行药谷”。而且，随着农民群众对种植药材效益的认识不断明晰，思想观念的逐步更新，涉县中药材种植面积还会继续扩大。涉县交通十分便捷，四通八达，公路、铁路皆有，高速、国道、省道俱全。涉县投资环境优良。近几年，涉县县委、县政府高度重视发展中药材，专门成立了医药产业指挥部，大力开展招商引资活动，国内制药企业和药商纷纷来涉县考察、投资办厂。目前，河北以岭药业集团在涉县投资建设的中药材加工项目即将竣工投产，河北正德药业有限公司中药材加工项目将于近期动工兴建。我们诚恳地希望有志于中医药事业的专家、学者、学生、企业家认真读一读这部《涉县中药志》，相信你们可以从中获取准确、可靠的有关涉县中药材资源的信息，对你们研究中医药、投资涉县中医药领域一定会有所裨益。

《涉县中药志》还收录方剂 1622 首，其中 1300 多首是涉县中医工作者多年临床经验的结晶。方剂既较好地继承了中华医药的精华，又对传统中医方剂有所发展，可供广大中医卫生工作者借鉴，可供在校大专院校中医药学生学习，可供世人自诊自疗参考。

《涉县中药志》由涉县卫生局、中医药管理局局长，主任中医师付正良牵头编纂。该书是中医药工作者必备的参考资料，是各级领导指导产业结构调整的决策依据，是农民发展中药材产业的良师益友，是有志投资中医药领域企业家的重要指南，是传承中医药事业的历史文献，值得阅读和收藏。

是为序。

中共涉县县委书记 李书生

涉县人民政府县长 [illegible]

2013 年 12 月

前　言

涉县位于太行山东麓、河北省西南部、晋冀豫三省交界处，北纬 36° 17′~36° 55′，东经 113° 26′~114°之间。涉县东西最大横距 37.5 公里，南北最大纵距 64.5 公里，境域面积 1509 平方公里。涉县东与河北省武安市、磁县接壤；西与山西省黎城县、平顺县相连；南与河南省安阳市、林州市毗邻；北面与山西省左权县交界，全境属深山区。境内山高林密，河谷纵横，植被浓郁，属于北温带大陆性季风气候。涉县素有“秦晋之要冲，燕赵之名邑”之称，“八山半水分半田”是涉县的真实写照。涉县历史悠久，文化深厚，环境优美，古有“三槐九景十八峪”之美称，现有“露天博物馆”之赞誉；远有华夏始祖女娲氏在这里抟土造人，近有刘邓大军在这里抗击日寇，是河北省八大风景名胜区之一。

涉县独特的地理位置，清新的气候和优美的环境，蕴藏着十分丰富的野生动、植物道地药材资源。这里的党参历代以“潞党参”之名享誉于世；这里的冬凌草遍布全县、品质俱优；这里的五灵脂色紫块多、质地油润、享誉全国；这里的荆芥气味浓厚、品正质优，素有“涉荆芥”之称；道地药材柴胡、远志、知母、冬凌草、连翘、酸枣仁、全蝎资源遍布全县。在涉县设县两千多年的历史上，虽进行过中药材资源普查，但对县域内的野生中药材资源没有进行过全面、系统的调查统计，也没有相关成册的笔录记载。近年来，为充分挖掘药物资源，打造“冀南太行药谷”，推动中药产业化发展，涉县组织中医药专业技术人员，于 2005 年开始，对涉县野生、栽培中药材资源进行调查与品质研究。9 年来，调研组利用业余时间，钻深山、进老林，行程万里，足迹遍历山川沟壑、溪水河畔，对县域内的药用资源逐地调查，并逐一鉴定品种，制作标本，编纂成《涉县中药志》。

《涉县中药志》收载了县域内分布的野生中药材 2115 种，其中植物药 176 科 1872 种、动物药 75 科 218 种、矿物药 25 种。该书收录的中药材涵盖了太行山脉 90% 以上的野生中药材资源，对涉县、邯郸市乃至河北省的中药材资源开发、利用和中医药事业的发展将起到积极的推动作用。

《涉县中药志》在编写过程中得到有关机构及专家的大力支持和指导，中国工程院院士、中国医学科学院药用植物研究所名誉所长肖培根教授题词，中国中医科学院副院长、首席研究员、博士生导师、中药资源中心主任黄璐琦教授为本书写序，在此一并表示衷心感谢！

中医药学是一门专业性极强的自然科学。因时间、条件，以及我们的学识和能力水平所限，《涉县中药志》中难免有不妥之处，敬请广大读者批评指正。

编　者

2013 年 12 月 14 日

编纂说明

一、指导思想 以马克思主义唯物主义为指导，全面、准确、客观地记述涉县境内的野生、栽培、养殖的动植物和矿物中药材的历史和现状，彰显涉县境域内丰厚的中药材资源，为进一步招商引资、开发涉县中药材资源提供外宣资料，为涉县调整产业结构、发展中药材产业提供决策依据，为广大中医药工作者增强识别中药材能力提供参考。

二、编纂原则 重点药物用图片和文字两种方式详细记述；药物资源一览表采用表格的形式记述。

三、时间范围 志中记述的涉县境内中药材的历史上限溯至远古，下限截至2013年。

四、地域范围 志中所记野生、栽培、养殖的动植物和矿物中药材均收自2011年涉县行政区划范围之内。

五、表述形式 采用述、志、记、图、表、录等体裁，以志为主，使用现代汉语记叙文体。

六、内容编排 全书由题词、序、前言、编纂说明、目录、绪论、重点药物、药物资源一览表、附录、索引、主要参考文献和跋组成。共收载涉县县域野生和栽培、养殖的动植物和矿物药2115种。。

七、编辑方式 重点药物384种，按【基源】、【原植物】、【生态分布】、【栽培技术】、【采收加工】、【鉴别】、【化学成分】、【药理作用】、【性味、归经与效用】、【用法与用量】、【临床应用】和【注意】的顺序编写。每种药物的名称均采用药品标准收载的通用名称。【基源】项下附实地原动植物和矿物照片。部分代表性药物在【生态分布】项下附资源分布图，以直观表达县域分布情况。【鉴别】项下主要应用方便、实用的性状鉴别方法，并附药材、饮片写真照片，以方便识别。【性味、归经与效用】和【临床应用】均应用中医药学规范名词术语表达。

八、表格运用 药物资源一览表收载涉县县域分布的药用植物176科1872种药物，动物75科218种药物，矿物药25种。植物药和动物药按科、属、种顺序描述排列，每种药物按原植物（原动物）、药物名称、药用部位、性味归经和功能主治表述。

九、文字使用 以国家文字工作委员会1986年10月颁布的《简化字总表》和国家技术监督局1995年12月13日发布的《关于出版物上数字用法的试行规定》为准。

十、计量单位 志中所用计量单位以国务院1984年2月27日颁布的《中华人民共和国法定计量单位》为准。重点药物部分饮片计量单位：重量用克（g），液体体积用升（l）、毫升（ml），长度用米（m）、厘米（cm）、毫米（mm）。

十一、中西医病名对照参考 志中【临床应用】项下为中医病名，为方便读者理解，书尾以表格形式列出相当于西医的病名参考。但中医和西医属不同的理论体系，二者不能等同，故此表仅供参考。

十二、参考文献 以国家质量监督检验检疫总局和中国标准化管委会2005年3月23日发布的GB/T 7714-2005《文后参考文献著录规则》为准。

十三、索引提示 书尾附中文名称索引、拉丁名称索引、拉丁学名索引及中医病名索引，以方便查阅。

十四、资料来源 志中所记重点药物由编纂人员实地采集和拍摄而来；临床应用多为编纂人员研究所得，少部分取自有关资料。

十五、使用说明 书中所述药物的性味、归经与效用、用法与用量、临床应用等内容仅供参考，一切诊断与治疗请遵从就诊执业医师指导。

目　录

第一部分　绪　论

第二部分 重点药物

第三部分　药物资源一览表

第一部分

绪　论

第一章　涉县自然概况

一、地理位置

涉县位于太行山东麓、河北省西南部、晋冀豫三省交界处；北纬36° 17′ ~36° 55′，东经113° 26′ ~114°；东西最大横距37.5公里，南北最大纵距64.5公里。涉县东与河北省武安市、磁县毗邻；西与山西省黎城县、平顺县相连；南与河南省安阳市、林州市隔漳河、浊漳河相望；北与山西省左权县接壤。全县总面积1509平方公里，其中耕地面积22000公顷、山场面积104663.67公顷。全县设9镇8乡、308个行政村。2012年末，全县总人口40.59万。境内有青兰高速公路、国道309复线和省道涉左线、平涉线，有邯长铁路和阳涉铁路。涉县东距邯郸90公里，西距山西长治90公里，距省会石家庄250公里，距首都北京550公里。

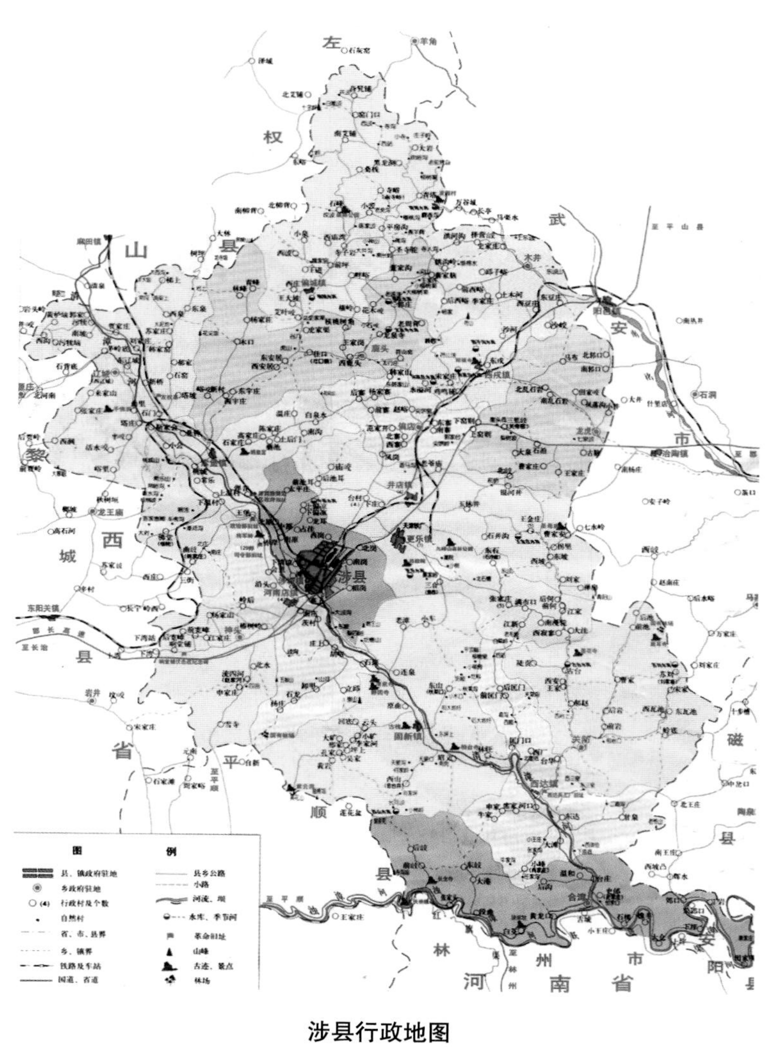

涉县行政地图

二、地质和地形

境内出露地层简单，自老至新依序为：太古界地层、元古界震旦系地层、古生界寒武系地层、古生界奥陶系地层、中生界侏罗系地层、新生界第四系地层。涉县属太行山深山区，地势自西北向东南缓慢倾斜，地形复杂，峰峦叠嶂，峭壁陡立，山间河谷纵横交织，盆地点缀其间。地貌分为北部、西部中山区、东南低山区、漳河谷地和中部黄土盆（岗）地四个部分。全县平均海拔 1000 米，最高点为西北部羊大垴，海拔 1562.9 米；最低点为合漳乡田家嘴一带漳河河床，海拔 203 米。

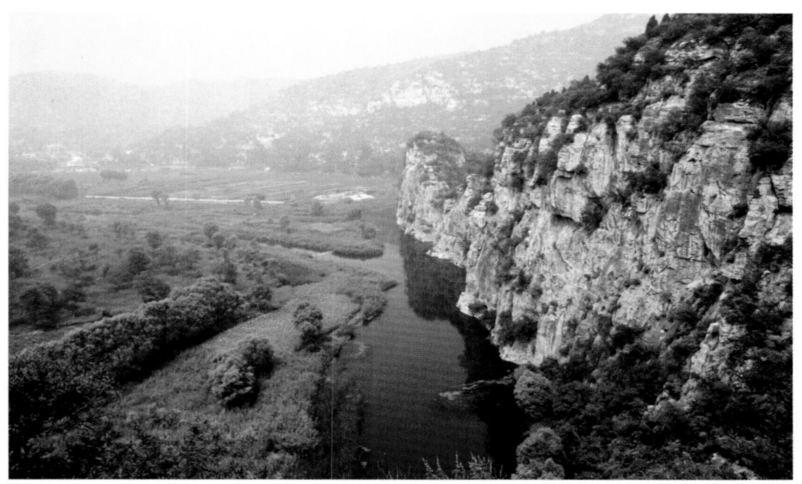

涉县清漳河风光

三、气候

境内年平均日照时数为 2607.5 小时，日照率 59%，太阳辐射年平均总量为 119.25 千卡 / 平方厘米，属高辐射区，光能资源丰富。全县年平均气温为 10.7℃ ~14.2℃。最冷月为 1 月，平均气温为 –0.5℃ ~4.6℃；最热月为 7 月，平均气温为 23.8℃ ~26.9℃。冬夏气温变化小，春秋气温变化大。日温差在地理分布上表现为北部大于南部，低洼地大于坡梁地，沙质地大于黏质地。全县气温分布趋势，由西北向东南递增。年平均温度，南部的合漳村较北部偏城村高 3.5 ℃。全境可分为 3 个暖区和 3 个冷区，地面温度年平均 15.3℃。年均降水量 571.7 毫米，降水季节明显。降雪多集中在 11 月至次年 3 月。因山区地形复杂，常见山头白雪覆顶，山底绿色依旧。涉县受地形影响，季候风变化明显，春季多为东北风，夏季盛行偏南风，秋季多为偏西风，冬季受大陆气团控制，盛行偏北风。县境西部和北部，山高峰险，地势峻峭，气温偏低，而东南部河谷、盆地、地势低洼，气温较高，冷热空气对流常形成地形风。全县无霜期自西北向东南递增，最长无霜期为合漳村，平均 204 天，最短无霜期为偏城村，平均 181 天。全县无霜期平均持续时间为

186天。

四、土壤

全县土壤面积137853.33公顷，分3大土类、6个亚类、19个土属、75个土种、18个变种。3大土类为褐土类、草甸土类、水稻土类。褐土类 分布于石质中山、石质低山和黄土岗地，海拔在400~1400米之间，面积135566.67公顷，占土壤总面积的98.3%，是境内最大的土类。地下水埋深大于5米，成土过程不受影响，雨季有自上而下的水分淋溶和黏粒，碳酸盐随水下移，心土常有黏化层和假菌丝体。土色以褐为主，分淋溶褐土、褐土性土、石灰性褐土、草甸褐土4个亚类，17个土属，58个土种。草甸土类主要分布在清漳河、浊漳河、漳河河滩，面积1400公顷，占土壤总面积的1%。地下水位2~5米，一般能参与成土过程，局部剖面可见锈纹锈斑。有1个草甸土亚类，1个河淤土土属，9个土种。水稻土类 多分布于清漳河、浊漳河、漳河河滩低洼地带，面积900公顷，占土壤总面积的0.7%。地下水位1~3米。耕作层可见锈纹锈斑，有1个淹育型水稻土亚类、1个水稻土属，8个土种。县境土壤分布受地形地貌影响较大，海拔800米以上的阴坡为淋溶褐土，阳坡为褐土性土，土层较厚的山谷坡脚为石灰性褐土。

五、植物区系与植被分布

（一）按照中国农业区划划分，涉县的植物区系应属泛北极植物区，中国—日本森林植物亚区。植被区系属暖温带落叶阔叶温性针叶林区域。由于受海洋季风和蒙古—西伯利亚气旋高压交替控制和影响，加上地带与非地带气候差异的影响，使涉县成为温带针叶阔叶混交林向暖带阔叶落叶林的过渡地带。因而植物来源相当复杂。植物区系可分为

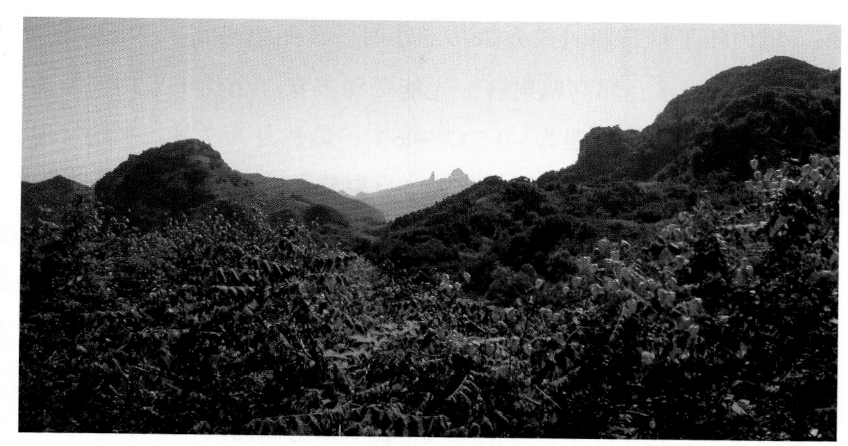

涉县生态环境

两大类：泛北极植物系和古热带植物系。

泛北极植物系来源于5个植物区系：1. 西伯利亚森林区系成分，有裸子植物中的油松、侧柏，被子植物的落叶阔叶树种杨、柳、桦、栎、榆、槭、杜鹃、丁香等。2. 欧亚大陆草原区系成分，有菊科、蓼科、藜科、毛茛科、十字花科、禾本科等。3. 部分华中、华南的热带亚热带成分，有合欢、苦木、漆树、黄栌、黄连木、黄背草、白羊草等。4. 少量的东北植物区系成分，有虎榛、毛榛等。5. 华北区特有的蚂蚱腿子、徐长卿、东陵八仙花等。

古热带植物系有古热带马来西亚植物系的天南星科等。

（二）涉县主要植被类群、建群种及其分布

1. 针叶林　主要为油松、侧柏人工林，有极少量的原始次生林。油松人工林一般分布在海拔800米以上的阴坡上，土壤是以石灰岩、闪长岩为基岩的淋溶褐土；侧柏人工林则分布在海拔500~1000米之间山的阴坡、半阳坡上，土壤条件是以石灰岩、闪长岩、砂页岩为基岩的褐土性土。

2. 阔叶林　阔叶林分布遍及全县，其建群种主要有杨柳科、榆科、胡桃科、柿科、漆树科、芸香科和栎类等。杨柳科的杨属和柳属是涉县的乔木主要建群种之一，大都分布在公路两旁、池塘周围和河套两侧。一般是杨柳混生，主要品种有加拿大杨、青杨、山杨、钻天杨、北京杨、小叶杨、毛白杨、垂柳、黄花柳、沙柳、旱柳等；榆科主要品种有家榆、榔榆、小叶朴和大果榆等；胡桃科主要品种有胡桃、胡桃楸、山胡桃等；柿科主要品种有柿、黑枣等；漆树科植物主要有漆树、黄栌、毛黄栌、香椿、青麸杨等；芸香科主要品种有花椒、野花椒等。榆科、胡桃科、柿科、芸香科主要分布在田边、地头或山坡。栎类主要品种有栓皮栎、柞栎、蒙古栎等，主要分布在海拔700~800米以上的山坡上。

3. 灌丛和灌草丛　灌丛大部分生长在山的阴坡，主要以荆条、野皂荚、黄栌、毛黄栌、蚂蚱腿子、酸枣、绣线菊类、少脉雀梅藤、薄皮木、胡枝子等。灌草丛遍及全县，其组成比较混杂，建群种主要有豆科、唇形科、蔷薇科、菊科、马鞭草科、萝藦科、毛茛科、蓼科、十字花科、木樨科、卫矛科、忍冬科、鼠李科、大戟科、葫芦科、百合科、玄参科、桔梗科、伞形科、漆树科、兰科、莎草科、龙胆科等。豆科植物主要有达乌里胡枝子、胡枝子、苦参、黄芪、野豌豆、锦鸡儿；唇形科植物主要有益母草、荆芥、碎米桠、丹参、筋骨草、藿香、黄芩、活血丹、香薷、泽兰、錾菜、夏至草、木香薷、薄荷、蓝萼香茶菜、地椒等；蔷薇科植物主要有地榆、委陵菜、龙牙草、翻白草、黄刺玫、茅莓、红柄白鹃梅、野蔷薇、悬钩子、绣线菊类等；菊科植物主要有苍耳、牛蒡、鬼针草、小蓟、甘野菊、旋覆花、蒿类、狗娃花、马兰、飞廉等；马鞭草科植物主要有荆条、黄荆、牡荆、三花莸、海州常山等；萝藦科植物主要有杠柳、鹅绒藤、萝藦、戟叶牛皮消等；毛茛科植物主要有白头翁、北乌头、牛扁、大火草、铁线莲、棉团铁线莲、大叶铁线莲、唐松草类、野耧斗菜、华北耧斗菜、华北蓝盆花、窄叶蓝盆花、茴茴蒜等；蓼科植物主要有酸模类、荭蓼、水蓼、翼蓼、华北大黄等；十字花科植物主要有莱菔、蔊菜、独行菜、播娘蒿等；木樨科植物主要有连翘、小叶岑、大叶白蜡等；卫矛科植物主要有卫矛、南蛇藤、栓翅卫矛等；忍冬科植物主要有忍冬、接骨木、六道木、金银忍冬、荚蒾类等；鼠李科植物主要有酸枣、鼠李、少脉雀梅藤、欧李等；大戟科植物主要有大戟、地构叶、月腺大戟、猫眼草、地锦草、铁苋菜等；葫芦科植物主要有栝楼、赤爬、土贝母等；百合科植物主要有细叶百合、小根蒜、羊耳蒜、绵枣儿等；玄参科植物主要有阴行草、地黄、松蒿、红纹马先蒿等；桔梗科植物主要有桔梗、沙参、党参、羊乳等；伞形科植物主要有柴胡、防风、石防风、蛇床、水芹等；兰科植物主要有二叶舌唇兰、兜背兰、绶草等；龙胆科植物主要有瘤毛獐牙菜、淡花獐芽菜、扁蕾、鳞叶龙胆、笔龙胆等。

4. 草甸 建群植物主要有白羊草、荩草、中华隐子草、多叶隐子草、马唐草、牛筋草、秃疮花、白屈菜、苋菜、费菜、酸浆、马齿苋、猪毛蒿、藜、小画眉草、狗尾草、黄背草、虱子草、早熟禾和地榆、阴行草、百蕊草、柴胡、委陵菜、祁州漏芦、蓝刺头、风毛菊等。

5. 沼生植被 以莎草科的各种苔草为主，并分布有沼生柳叶菜、泽泻、慈姑、水芹、白花碎米荠、北方水苦荬、莎草、东方香蒲、芦苇、紫萍、莲等。在阴坡比较潮湿的地方，各种蕨类植物占有相当大的比例，这些植物对灌丛和灌草丛植被的稳定和发育、保持水土具有重要意义。

第二章　涉县药物资源

根据 9 年来对涉县中药资源的野外调查和鉴定，经统计，涉县县域内分布有野生中药材 2115 种，栽培中药材 20 多种。

一、野生药物资源

涉县是野生中药材资源大县，现已查明野生中药材资源达 2115 种，其中植物药 176

科 1872 种、动物药 75 科 218 种、矿物药 25 种。

1. 植物药

县境受山体高度、温度、土壤等生态因子的影响，植被类型丰富多样，所含药用植物资源十分丰富，种类多、产量大，共计 1204 种。其中藻类植物 4 科 6 种、菌类植物 22 科 71 种、地衣类植物 3 科 4 种、苔藓类植物 8 科 8 种、蕨类植物 14 科 29 种、裸子植物 5 科 10 种、被子植物 120 科 1076 种（双子叶植物 102 科 904 种、单子叶植物 18 科 172 种）。植物药类中分布 20 种以上的科为菊科（102 种）、豆科（83 种）、蔷薇科（69 种）、禾本科（57 种）、百合科（43 种）、唇形科（43 种）、毛茛科（33 种）、十字花科（30 种）、蓼科（27 种）、莎草科（24 种）、伞形科（24 种）、茄科（23 种）、玄参科（22 种），这 13 个科共有药用植物 580 种，占本地区药材总数的 48%。

涉县植物药资源统计表

类别	科	属	种	药材	科	属	种	药材
藻类	念珠藻科	1	1	1	小球藻	1	2	1
	双星藻科	1	2	1	轮藻科	1	1	1
菌类	霜霉科	1	1	1	麦角菌科	2	2	2
	羊肚菌科	1	1	1	黑粉菌科	2	4	4
	木耳科	1	3	3	银耳科	1	1	1
	革菌科	1	1	1	齿菌科	1	2	1
	多孔菌科	10	14	14	白蘑科	6	11	10
	口蘑科	1	1	1	光柄菇科	1	1	1
	蘑菇科	1	3	2	伞菌科	1	3	2
	牛肝菌科	2	6	3	红菇科	2	5	5
	鬼笔科	1	2	2	灰包菇科	1	1	1
	柄灰包科	1	1	1	灰包科	3	4	2
	地星科	1	2	1	鸟巢菌科	1	2	1

续表

<table>
<tr><th colspan="2">类别</th><th>科</th><th>属</th><th>种</th><th>药材</th><th>科</th><th>属</th><th>种</th><th>药材</th></tr>
<tr><td colspan="2" rowspan="2">地衣类</td><td>皮果衣科</td><td>1</td><td>1</td><td>1</td><td>牛皮叶科</td><td>1</td><td>2</td><td>1</td></tr>
<tr><td>梅衣科</td><td>1</td><td>1</td><td>1</td><td></td><td></td><td></td><td></td></tr>
<tr><td colspan="2" rowspan="4">苔藓类</td><td>瘤冠苔科</td><td>1</td><td>1</td><td>1</td><td>蛇苔科</td><td>1</td><td>1</td><td>1</td></tr>
<tr><td>地钱科</td><td>1</td><td>1</td><td>1</td><td>葫芦藓科</td><td>1</td><td>1</td><td>1</td></tr>
<tr><td>真藓科</td><td>1</td><td>1</td><td>1</td><td>提灯藓科</td><td>1</td><td>1</td><td>1</td></tr>
<tr><td>灰藓科</td><td>1</td><td>1</td><td>1</td><td>金发藓科</td><td>1</td><td>1</td><td>1</td></tr>
<tr><td colspan="2" rowspan="8">蕨类</td><td>石松科</td><td>1</td><td>1</td><td>2</td><td>卷柏科</td><td>1</td><td>5</td><td>4</td></tr>
<tr><td>木贼科</td><td>1</td><td>5</td><td>5</td><td>碗蕨科</td><td>1</td><td>1</td><td>1</td></tr>
<tr><td>凤尾蕨科</td><td>2</td><td>2</td><td>3</td><td>中国蕨科</td><td>1</td><td>3</td><td>3</td></tr>
<tr><td>铁线蕨科</td><td>1</td><td>1</td><td>1</td><td>裸子蕨科</td><td>1</td><td>1</td><td>1</td></tr>
<tr><td>蹄盖蕨科</td><td>1</td><td>2</td><td>2</td><td>铁角蕨科</td><td>1</td><td>1</td><td>1</td></tr>
<tr><td>球子蕨科</td><td>1</td><td>1</td><td>1</td><td>鳞毛蕨科</td><td>3</td><td>3</td><td>3</td></tr>
<tr><td>水龙骨科</td><td>1</td><td>2</td><td>2</td><td>蘋科</td><td>1</td><td>1</td><td>1</td></tr>
<tr><td>苏铁科</td><td>1</td><td>1</td><td>4</td><td>银杏科</td><td>1</td><td>1</td><td>3</td></tr>
<tr><td colspan="2" rowspan="2">裸子植物</td><td>松科</td><td>2</td><td>4</td><td>9</td><td>杉科</td><td>1</td><td>1</td><td>1</td></tr>
<tr><td>柏科</td><td>3</td><td>3</td><td>6</td><td></td><td></td><td></td><td></td></tr>
<tr><td rowspan="13">被子植物</td><td rowspan="13">双子叶植物</td><td>胡桃科</td><td>2</td><td>4</td><td>21</td><td>杨柳科</td><td>2</td><td>13</td><td>21</td></tr>
<tr><td>桦木科</td><td>4</td><td>7</td><td>7</td><td>壳斗科</td><td>2</td><td>6</td><td>17</td></tr>
<tr><td>榆科</td><td>5</td><td>8</td><td>16</td><td>杜仲科</td><td>1</td><td>1</td><td>3</td></tr>
<tr><td>桑科</td><td>6</td><td>7</td><td>29</td><td>荨麻科</td><td>5</td><td>6</td><td>8</td></tr>
<tr><td>檀香科</td><td>1</td><td>2</td><td>3</td><td>桑寄生科</td><td>1</td><td>1</td><td>1</td></tr>
<tr><td>蓼科</td><td>4</td><td>27</td><td>37</td><td>商陆科</td><td>1</td><td>2</td><td>5</td></tr>
<tr><td>紫茉莉科</td><td>2</td><td>2</td><td>5</td><td>粟米草科</td><td>1</td><td>2</td><td>1</td></tr>
<tr><td>马齿苋科</td><td>2</td><td>3</td><td>5</td><td>落葵科</td><td>2</td><td>2</td><td>4</td></tr>
<tr><td>石竹科</td><td>9</td><td>18</td><td>19</td><td>藜科</td><td>5</td><td>12</td><td>17</td></tr>
<tr><td>苋科</td><td>5</td><td>11</td><td>19</td><td>仙人掌科</td><td>3</td><td>3</td><td>7</td></tr>
<tr><td>木兰科</td><td>2</td><td>2</td><td>2</td><td>蜡梅科</td><td>1</td><td>1</td><td>2</td></tr>
<tr><td>樟科</td><td>1</td><td>1</td><td>6</td><td>毛茛科</td><td>10</td><td>33</td><td>36</td></tr>
<tr><td>小檗科</td><td>3</td><td>4</td><td>10</td><td>防己科</td><td>1</td><td>1</td><td>3</td></tr>
</table>

续表

类别		科	属	种	药材	科	属	种	药材
被子植物	双子叶植物	睡莲科	3	3	17	金鱼藻科	1	1	1
		三白草科	1	1	1	金粟兰科	1	1	1
		马兜铃科	1	2	3	芍药科	1	2	4
		罂粟科	6	11	12	十字花科	18	30	41
		景天科	2	7	7	虎耳草科	6	7	8
		蔷薇科	22	69	128	豆科	32	83	158
		酢浆草	1	2	3	牻牛儿苗科	3	5	3
		旱金莲科	1	1	1	蒺藜科	2	2	5
		亚麻科	1	2	4	大戟科	7	17	19
		芸香科	2	3	8	苦木科	2	2	7
		楝科	3	3	11	远志科	1	3	3
		漆树科	4	9	18	槭树科	1	5	5
		无患子科	3	3	4	凤仙花科	1	3	6
		冬青科	1	1	4	卫矛科	2	8	14
		黄杨科	1	1	3	鼠李科	4	7	18
		葡萄科	4	10	14	椴树科	2	4	4
		锦葵科	7	15	40	梧桐科	1	1	4
		瑞香科	3	3	3	胡颓子科	2	3	5
		猕猴桃科	1	1	1	堇菜科	1	12	12
		柽柳科	1	1	1	秋海棠科	1	3	7
		葫芦科	10	19	73	千屈菜科	2	2	6
		石榴科	1	1	6	柳叶菜科	4	9	12
		小二仙草科	1	1	1	八角枫科	1	2	3
		山茱萸科	1	1	1	五加科	3	4	10
		伞形科	19	24	37	杜鹃花科	1	4	7
		报春花科	2	5	5	白花丹科	1	1	1
		柿树科	1	2	10	山矾科	1	1	1
		木犀科	5	10	19	龙胆科	4	6	6

续表

类别		科	属	种	药材	科	属	种	药材
被子植物	双子叶植物	夹竹桃科	4	4	4	萝藦科	3	15	15
		茜草科	2	5	6	旋花科	6	14	17
		紫草科	4	6	6	马鞭草科	4	11	21
		唇形科	22	43	55	茄科	10	23	41
		玄参科	13	22	24	紫葳科	3	5	11
		胡麻科	1	1	1	苦苣苔科	2	2	2
		列当科	1	2	2	透骨草科	1	1	1
		车前科	1	3	4	忍冬科	4	6	13
		败酱科	2	6	4	川续断科	2	3	3
		桔梗科	4	12	11	菊科	54	102	130
	单子叶植物	泽泻科	2	2	6	眼子菜科	1	6	7
		百合科	17	43	57	龙舌兰科	1	1	2
		石蒜科	4	4	5	薯蓣科	1	4	6
		雨久花科	2	3	3	鸢尾科	2	6	11
		鸭跖草科	2	3	3	禾本科	41	57	110
		天南星科	3	6	5	浮萍科	2	2	2
		黑三棱科	1	1	1	香蒲科	1	1	1
		莎草科	9	24	27	姜科	1	1	6
		美人蕉科	1	2	3	兰科	6	6	6

2. 动物药

主要有全蝎、五灵脂、刺猬皮、羊角、鸡内金、蜂蜜、夜明砂、望月砂、蝉蜕、蜣螂、僵蚕、土鳖虫、鳖甲、壁虎、水蛭、虻虫、五谷虫、地牯牛、鼠妇虫、地龙、蛴螬、九香虫、桑螵蛸、马陆等。

3. 矿物药

主要有姜石、伏龙肝、白石英、钟乳石、禹余粮、赭石、石灰、铁落、石膏、磁石、自然铜等。

二、栽培、养殖药物资源

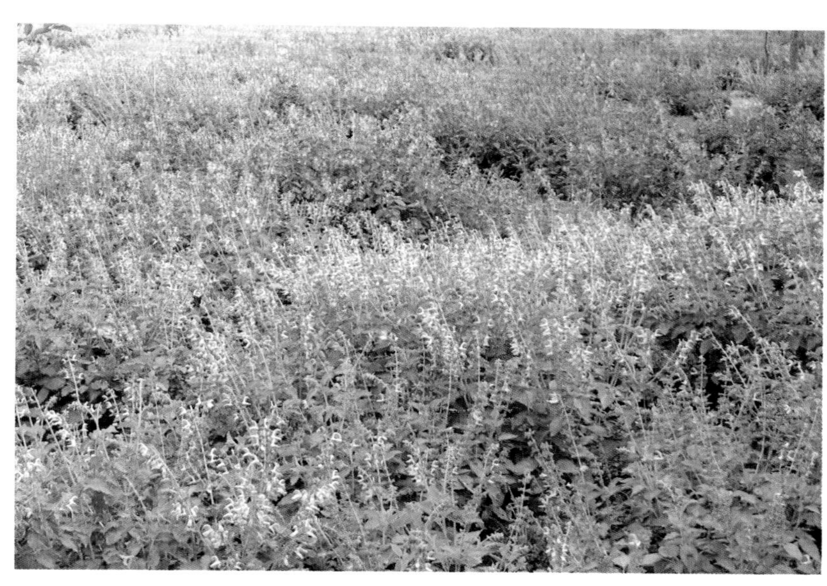
栽培丹参

1. 栽培药物 截至2012年底，全县17个乡镇的150个村均有中药材种植基地，种植面积达3666.67公顷，种植品种主要为柴胡、丹参、荆芥、菊花、射干、黄芩、知母、牡丹、桔梗、栝楼、白芷、川芎、藁本、牛膝、甘草、远志、土木香、菘蓝、连翘、忍冬、土贝母、石竹、杜仲、山茱萸、胡桃、花椒等20多个品种。

2. 养殖药物 ①棚养 涉县程氏特产有限公司养蝎厂，占地面积400公顷，有厂房4座、自然养殖场230个，有大棚式养蝎池300多个，并有立体式恒温养殖池230个。年产全蝎达1万千克。②仿野生养殖 涉县德路康药材种植有限公司和鹿头乡农户等有小规模的仿野生养殖全蝎。

三、珍稀濒危药物资源

在中药资源野外调查中，发现涉县分布有珍稀濒危植物药资源60种，反映了县域的生物多样性。由于生态环境的破坏及保护生态环境意识的淡薄，珍稀濒危植物药资源生态环境面积和种群在不断减少，一些物种面临消失，应设立保护措施，加强野生药用资源特别是珍稀濒危植物药资源物种的保护。

涉县珍稀濒危植物药资源统计表

种名	科	保护级别	
		国家	省级重点保护
胡桃楸 *Juglans mandshurica* Maxim.	胡桃科	三级	√
刺五加 *Acanthopanax Senticosus* (Ruper.et Maxim.)Harms	五加科	二级	√
膜荚黄芪 *Astragalus membranaceus* (Fisch.)Bge	豆科	二级	√
苏铁 *Cycas revoluta* Thumb.	苏铁科	一级	√
银杏 *Ginkgo bilobe* L.	银杏科	一级	√
穿龙薯蓣 *Dioscorea nipponica* Makino	薯蓣科	二级	√
角盘兰 *Herminium monorchis*（L.）R. Brown.	兰科	二级	√
珊瑚菜 *Glehnia littoralis* Fr.Schmidt ex Mip	伞形科	二级	√
野大豆 *Glycine soja* Sieb. et Zucc.	豆科	二级	√
胀果甘草 *Glycyrrhiza inflata* Bat.	豆科	二级	√
甘草 *Glycyrrhiza uralensis* Fisch.	豆科	二级	√
小斑叶兰 *Goodyera repends*（L.）R. B.	兰科	二级	√
胡桃 *Juglans regia* L.	胡桃科	二级	√
羊耳蒜 *Liparis japonica*（Miq.）Maxim	兰科	二级	√
莲 *Nelumbo nucifera* Gaertn.	睡莲科	二级	√
牡丹 *Paeonia suffruticosa* Andr	蔷薇科	二级	√
二叶兜被兰 *Neottianthe cucullata* (L.)Schltr.	兰科	二级	√
北重楼 *Paris berticillata* M.-Bieb.	百合	二级	√
二叶舌唇兰 *Platanthera chlora-ntha* Cust. ex Rchb	兰科	二级	√
玫瑰 *Rosa rugosa* Thunb.	蔷薇科	二级	√
绶草 *Spiranthes sinensis* (Pers.) Ames	兰科	二级	√

续表

种名	科	保护级别	
		国家	省级重点保护
缘毛太行花 *Taihangia rupestris* Yu et Li *var. ciliata* Yu et Li	蔷薇科	二级	√
崖柏 *Thuja sutchuenensis* Franch.	柏科	一级	√
卷柏 *Selaginella tamariscina*(Beauv.) Spring	卷柏科		√
蕨 *Pteridium aquilinum* (L.) Kuhn var. latiusculum (Desv.)Underw.	凤尾蕨科		√
油松 *Pinus tabulaeformis* Carr.	松科		√
千金榆 *Carpinus cordata* B1.	桦木科		√
虎榛子 *Ostryopsis davidiana* Decne	桦木科		√
青檀 *Pteroceltis tatarinowii* Maxim	榆科		√
芡 *Euryale ferox* Salisb.	睡莲科		√
睡莲 *Nymphaea tetragona* Georgi	睡莲科		√
白头翁 *Pulsatilla chinensis* (Bge.) Regel	毛茛科		√
芍药 *Paeonia lactiflora* Pall.	芍药科		√
美蔷薇 *Rosa bella* Rehd.et Wils.	蔷薇科		√
三籽两型豆 *Amphicarpaea trisperma* Baker	豆科		√
远志 *Polygala tenuifolia* Willd.	远志科		√
黄连木 *Pistacia chinesis* Bunge	漆树科		√
漆树 *Toxicodendron verniciflulum* （Stokes）F.A.Barkl.	漆树科		√
文冠果 *Xanthoceras sorbifolia* Bunge	无患子科		√
八角枫 *Alangium chinensie*（Lour.）Harms	八角枫科		√
红毛五加 *Acanthopanax giraldii* Harms.	五加科		√

续表

种名	科	保护级别	
		国家	省级重点保护
二色补血草 *Limonium bicolor*（Bunge）O.Ktunze	白花丹科		√
连翘 *Forsythia suspense*（Thunb.）Vahl	木犀科		√
流苏树 *Chionanthus retusus* L	木犀科		√
黄绿花合掌消 *Cynanchum amplexicaule* (Sieb. et.Zucc)Hemsl.	萝藦科		√
单花莸 *Caryopteris nepetaefolia* (Benth.) Maxim.	马鞭草科		√
丹参 *Salvia miltiorrhiza* Bge.	唇形科		√
黄芩 *Scutellaria baicalensis* Georgi	唇形科		√
楸 *Catalpa bungei* C.A.Mey.	紫葳科		√
华北蓝盆花 *Scabiosa tschiliensis* Grunning	川续断科		√
党参 *Codonopsis pilosula* (Franch.) Nannf.	桔梗科		√
羊乳 *Codonopsis lanceolata* (Sieb.et.Zucc.) Tratv.	桔梗科		√
黑三棱 *Sparganium stoloniferum* (Graeb.) Buch.-Ham.	黑三棱科		√
眼子菜 *Potamogetom disinctus* Benn.	眼子菜科		√
半夏 *Pinellia ternata* (Thunb.) Breit.	天南星科		√
雨久花 *Monochoria korsakowii* Regel et Maack.	雨久花科		√
知母 *Anemarrhena asphodeloides* Bge.	百合科		√
黄精 *Polygonatum sibiricum* Red.	百合科		√
射干 *Belamcanda chinensis* (L.) DC.	鸢尾科		√
杜仲 *Eucommia ulmoides* Oliv.	杜仲科		√

四、常用药物与道地药物

1. 常用药物 300 多种　常用药物系指药品质量标准收载，并在临床应用广泛的药物。县域分布有 300 多种。具体品种为：艾叶、八角枫、白扁豆、白附子、白果、白蔹、白茅根、白屈菜、白芍、白头翁、白薇、白英、白芷、百合、柏子仁、败酱草、北败酱草、斑蝥、半边莲、板蓝根、半夏、暴马子皮、北败酱、北豆根、北刘寄奴、北沙参、蓖麻子、萹蓄、鳖甲、薄荷、蚕沙、苍耳子、苍术、草乌、草乌叶、侧柏叶、柴胡、蝉蜕、车前草、车前子、赤小豆、茺蔚子、楮实子、川芎、穿破石、穿山龙、垂盆草、椿皮、刺猬皮、刺五加、酢浆草、大麦、大青叶、大蒜、大枣、大皂角、丹参、当药、党参、稻芽、地肤子、地骨皮、地黄、地锦草、地龙、地榆、冬瓜皮、冬瓜子、冬葵果、冬凌草、杜仲、杜仲叶、断血流、翻白草、防风、蜂房、蜂胶、蜂蜡、蜂蜜、凤凰衣、凤尾草、凤仙透骨草、伏龙肝、浮萍、浮小麦、干姜、干漆、甘草、杠板归、藁本、葛根、功劳木、狗骨、枸骨叶、枸杞子、谷芽、瓜蒌、瓜蒌皮、瓜蒌子、鬼箭羽、 合欢花、合欢皮、核桃仁、荷叶、鹤虱、黑豆、黑芝麻、红花、 猴头菌、槲寄生、槲叶、花椒、花蕊石、滑石、滑石粉、槐花、槐角、槐枝、黄瓜子、黄精、黄芪、黄芩、黄蜀葵花、火麻仁、 藿香、鸡蛋壳、鸡冠花、鸡内金、急性子、蒺藜、僵蚕、接骨木、芥子、金沸草、金银花、筋骨草、锦灯笼、京大戟、荆芥、荆芥穗、九香虫、韭菜子、桔梗、菊花、瞿麦、卷柏、决明子、苦菜、苦参、苦地丁、苦楝皮、苦木、苦杏仁、款冬花、辣椒、莱菔子、狼毒、老鹳草、连钱草、连翘、莲房、莲须、莲子、莲子心、灵芝、凌霄花、龙葵、漏芦、芦根、绿豆、葎草、罗布麻叶、络石藤、马鞭草、马勃、马齿苋、马兜铃、马兰草、马尾连、麦冬、麦芽、满山红、玫瑰花、墨旱莲、牡丹皮、牡荆叶、木贼、南鹤虱、南沙参、牛蒡子、牛尾菜、牛膝、女贞子、藕节、炮姜、佩兰、蒲公英、蒲黄、蛴螬、千金子、牵牛子、芡实、 茜草、蜣螂、秦皮、青蒿、苘麻子、全蝎、拳参、忍冬藤、三白草、三颗针、三棱、桑白皮、桑椹、桑叶、桑枝、沙棘、沙苑子、山羊角、山药、山楂、山楂叶、山茱萸、商陆、蛇床子、蛇莓、射干、伸筋草、升麻、生姜、石榴皮、石韦、柿蒂、柿叶、鼠妇虫、水红花子、水蛭、丝瓜络、松花粉、酸枣仁、桃仁、桃枝、藤合欢、天花粉、天名精、天南星、天仙藤、甜地丁、甜瓜子、铁丝威灵仙、铁屑、葶苈子、铜绿、透骨草、土贝母、土鳖虫、土木香、菟丝子、瓦松、王不留行、威灵仙、委陵菜、五倍子、五灵脂、菥蓂、豨莶草、仙鹤草、香附、香加皮、香薷、小茴香、小蓟、小麦、薤白、徐长卿、玄参、旋覆花、血余炭、鸭跖草、亚麻子、延胡索、山羊血、洋葱、洋金花、夜明砂、益母草、薏苡仁、茵陈、油松节、禹余粮、禹州漏芦、玉竹、郁李仁、远志、月季花、云芝、皂角刺、泽兰、泽泻、赭石、柘木、珍珠透骨草、知母、钟乳石、猪苓、猪牙皂、竹茹、紫河车、紫花地丁、紫苏梗、紫苏叶、紫苏子、紫菀、自然铜等。

2. 道地药物 150 多种 道地药物系指产地环境适宜生长、历史悠久，品正质优，临床应用效果确实的药物。县域分布有 150 多种。具体品种为：艾叶、白茅根、白屈菜、白头翁、白薇、百合、柏子仁、败酱草、板蓝根、半夏、暴马子皮、北败酱、北豆根、北刘寄奴、蓖麻子、萹蓄、薄荷、苍耳子、苍术、草乌、草乌叶、侧柏叶、柴胡、车前草、车前子、茺蔚子、穿山龙、椿皮、大蒜、大枣、大皂角、丹参、党参、地肤子、地骨皮、地黄、地锦草、地龙、地榆、冬瓜皮、冬凌草、翻白草、防风、伏龙肝、葛根、葛花、瓜蒌、瓜蒌皮、瓜蒌子、鬼箭羽、合欢花、合欢皮、核桃仁、花椒、槐花、槐角、黄精、黄芪、黄芩、黄连果、火麻仁、藿香、蒺藜、接骨木、金沸草、金银花、筋骨草、锦灯笼、京大戟、荆芥、荆芥穗、桔梗、菊花、卷柏、决明子、苦参、苦木、苦地丁、苦楝皮、苦杏仁、莱菔子、蓝萼香茶菜、狼毒、老鹳草、连钱草、连翘、龙葵、漏芦、芦根、绿豆、葎草、马勃、马齿苋、马兜铃、牡荆叶、南沙参、南蛇藤、牛蒡子、牛膝、蒲公英、牵牛子、茜草、青蒿、青龙衣、苘麻子、全蝎、忍冬藤、三棱、山药、山楂、山楂叶、山茱萸、商陆、升麻、石榴皮、柿蒂、柿叶、水红花子、水蛭、丝瓜络、酸枣仁、桃仁、桃枝、藤合欢、天花粉、天南星、天仙藤、甜地丁、土贝母、土鳖虫、瓦松、王不留行、委陵菜、五倍子、五灵脂、仙鹤草、香加皮、小蓟、薤白、徐长卿、旋覆花、夜明砂、益母草、茵陈、禹州漏芦、郁李仁、玉竹、远志、皂角刺、泽兰、珍珠透骨草、知母、猪苓等。

第三章　涉县中药发展简史

一、古代

涉县是中华文明的发祥地之一。早在 50 万年前就有先民在这里生息繁衍。境内有古人类、古文化遗址 30 多处，蕴涵着大量的仰韶文化和龙山文化。生活在这里的先民和其他地区的先民一样，在日常寻觅食物以求获得温饱的活动中，也在谋求健康，逐步认识人体、气象同疾病之间的关系，寻找治疗疾病的药物，探索和总结防病和治病知识。涉县是神话传说中女娲“炼石补天，抟土造人”的地方。境内建于北齐的娲皇宫是我国建筑规模最大、建造时间最早的祀奉始祖女娲的古建筑群，被誉为“华夏祖庙”。娲皇宫供奉有华佗、皮疡王张森等古代药王医圣，院内一棵古老的山茱萸至今枝繁叶茂。全县17个乡镇均建有药王庙，祭祀着扁鹊、张仲景、华佗、孙思邈等近20位古代药王医圣，并有中药方签簿，供求医者对症治病。建于公元400年左右的阁子寨药王庙，供奉有黄帝、岐伯、扁鹊、张仲景、华佗、孙思邈、韦慈藏等医家，涉县群众对他们非一般偶像供奉。他们的医事活动地点、时间和逝世、封号均有翔实记载。明嘉靖三十七年（1558年）《涉县志》记载，涉县野生药物资源丰富，柴胡、防风、半夏、苍术、荆芥、黄芩、牵牛、地黄等中药材是涉县特产。清顺治十六年（1659年）《涉县志》记载：涉县药物有半夏、苍术、牵牛、自然铜等。清嘉庆四年（1799年）《涉县志》记载：“惠民药局在县大街东，明洪武时训术郭从善建，万历十年（1582年）知县刘启坤重修。”还载：明代，“王氏，杨如桂妻。翁疾，药必亲尝。”清代，“江正儒，邑诸生。明轩岐术，常施药济人，不取其直。”从这些史实和记载可以看出，涉县中医中药源远流长，历史悠久；先民们很早就利用当地丰富的中药材治疗疾病并积累了一定的中药材知识。

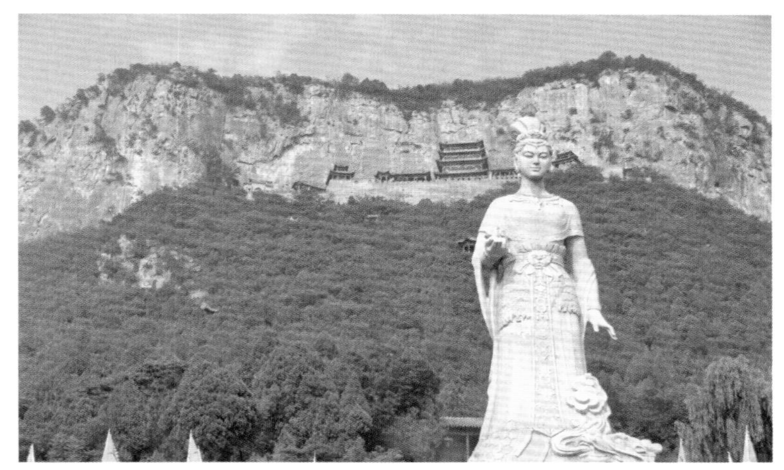
娲皇宫

二、近代

19世纪中叶以后，涉县农民在生产和生活实践中，对中药材的认识范围不断拓展，采集、炮制中药材的品种和数量逐步增加。广大农民充分利用当地中药材资源丰富的优势，采用“三土”（土医、土药、土方）、“四自”（自种、自采、自制、自用）的方法，成功战胜各种疫情及病痛的折磨。

同时，县内从事医疗卫生工作的专业技术人员日渐增多。清同治八年（1869年），姚付朝在小银矿村设私人诊所。清光绪三十三年（1907年），姚继唐继承祖业行医。民国年间，全县有民间医生30余人。其中医术高超、有专长的中医有：姚付朝、熊绪祖、

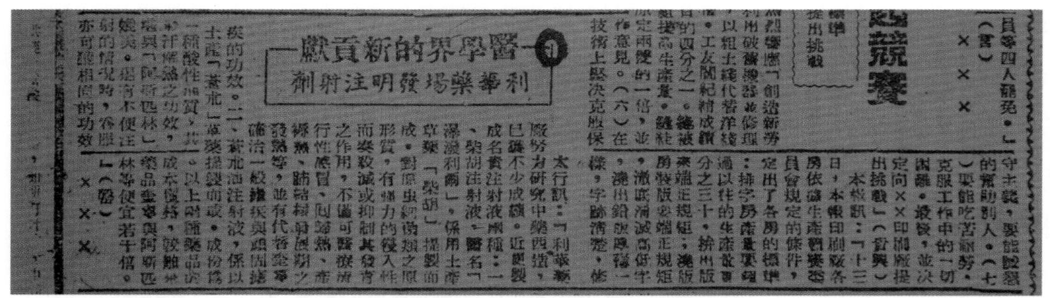
醫學界的新貢獻
利華藥場發明注射劑

《新华日报》（华北版）刊登《医学界的新贡献——利华药厂发明注射剂》的报道

李树斌、王玉湖、李临溪、刘济众等。这些老先生们不仅医术精良、医德高尚，而且对中药材的识别、炮制有着丰富的经验。当时，因涉县地处深山、交通不便，加上社会动荡、日军频繁对抗日根据地的“扫荡”、国民党顽固派对抗日根据地的封锁，涉县的中医不论是内科还是外科、骨科，用药主要是利用当地中药材资源自采、自制或收购加工。他们用优质药材或让患者熬成汤药饮用，或制成膏丸供患者敷贴或服用。涉县城里营子街李临溪先生用祖传秘方制成的治疮药膏，疗效独特，远近闻名，堪称经典。抗日战争和解放战争时期，老先生们就地取材为中共中央北方局、晋冀鲁豫边区政府、八路军一二九师司令部等机关的党政军干部战士医伤治病，防治疟疾及各种传染病，疗效显著。一些农民看到有的南方籍干部战士冬天不适应北方气候，患了严重的冻疮，就上山挖药材熬成汤药为他们治疗。抗日战争时期，八路军总部卫生部第五医院、朝鲜义勇军医院（即大众医院）、一二九师医院、一二九师三八五旅医院、一二九师卫生部制药厂以及太行第五军分区医院一、二、三所和太行医院先后移驻涉县，在治疗干部战士伤病过程中也大量使用当地的中药材。特别是在八路军将士和革命干部患上了流感、疟疾后，浑身疼痛、高烧不退，治疗这些疾病所需的奎宁等药品异常缺乏，时任八路军一二九师卫生部部长的钱信忠（新中国成立后任卫生部部长）带领广大医务人员上山采集传统中草药柴胡、荆芥、黄芩、连翘、知母、防风及冬凌草等药材，将其熬成汤药给患者服用，收到很好的疗效。为了方便广大指战员和人民群众更大范围使用中草药防治疾病，八路

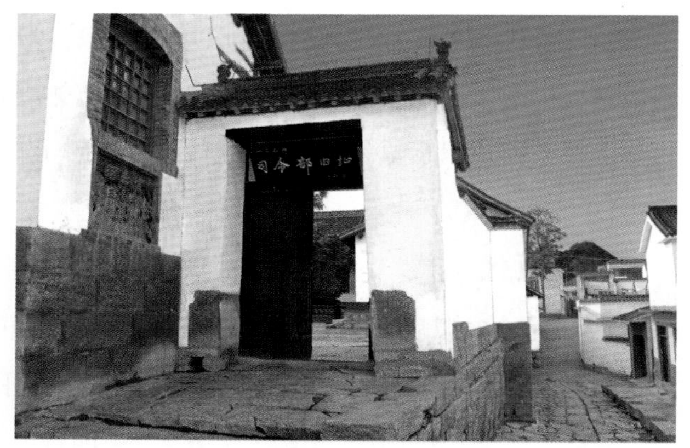

八路军一二九师司令部旧址

军一二九师卫生部组织编辑了《太行山药物》手册，发至基层，起到了防治疾病、增强战斗力的作用。民国 29 年（1940 年）卫生工作者将柴胡进行蒸馏提取制成注射液，取名“瀑泼利尔”。经临床使用，治疗疟疾及一般的发热性疾病效果显著。民国 30 年（1941 年）5 月 1 日“瀑泼利尔”受到晋冀鲁豫边区大会的奖励，后正式命名为柴胡注射液。柴胡注射液的研制成功，开创了传统药物现代制剂的先例，填补了世界制药史的空白。民国 32 年（1943 年）3 月 17 日，《新华日报》（华北版）刊登《医学界的新贡献——利华药厂发明注射剂》的报道（指柴胡注射液和苍术油注射液），称之为粉碎封锁线的一大创举！直到今天，涉县的野生柴胡仍是制定《中华人民共和国药典》的标准药材。对此，中国中医科学院副院长黄璐琦称赞：“现代中药制剂是从涉县走出去的。”中国中药协会会长房书亭题词：“柴胡之根，创新之源！”

三、现代

新中国成立后，涉县的中医药事业进入了崭新的发展阶段。分得土地、获得新生的农民群众，或在田间地头，或在房前屋后，大量种植药材，品种有党参、柴胡、荆芥、防风、知母、艾叶等，涉县为我国北药的主要产区之一。20 世纪 50 年代，涉县有刘锡多、王廷玮、刘水昌等中医名家和一批赤脚医生，他们以一根针、一把草为百姓防治疾病，为传承中医药事业做出了积极的贡献。50 年代后期，涉县在南庄村办起一所卫生学校，培养了一批中医技术人员。涉县的党参曾以“潞党参”之名享誉于世。中小学生利用假日刨药材、捉全蝎。全县供销合作社为使农民增加收入，支持中医药事业，敞开收购中药材。党的十一届三中全会后，农村实行家庭联产承包责任制，涉县一些适宜种植中药材的村庄开始发展药材产业，种植的药材主要有柴胡、党参、黄芩、荆芥、知母、枸杞、金银花、黄芪。进入 21 世纪后，涉县历届县委、县政府高度重视中医药传承工作和中药材产业化发展，成立了发展特色农业指挥部，整合扶贫资金扶持中药材产业化发展，每年举办中药材种植培训班 10 余期。采取政府主导，龙头企业 + 中药材专业合作社 + 基地 + 农户的发展模式，根据土壤、气候、水源等条件，实行地域化、规模化、专业化种植，打造“一村一品”的中药材种植特色乡村，在全县重点建设了索堡、辽城、合漳、固新、关防、更乐、井店、偏城等 8 个 66.67 公顷以上的典型示范种植区片，种植面积 3666.67 公顷。涉县太行山药材实业有限公司和涉县德路康中药材种植有限公司被命名为“河北省中药材种植示范园”建设单位。截至 2013 年底，全县发展 10 多家中药材产业公司。涉县还被评为“河北省中药材种植示范县”。

与此同时，为了更好地保护野生中药材资源，涉县还筹建了西涧野生中药材保护基地，创建了中医药科普馆，以实物标本、图文并茂的形式弘扬中医药文化，宣传中医药知识。野生中药材博物馆保护基地与中医药科普馆的全面开放，起到了很好的教学、实践、科研、宣传和保护野生中药材种质资源的作用，受到了领导和广大群众的好评，被誉为“天然中药园，当惊世界羡。”

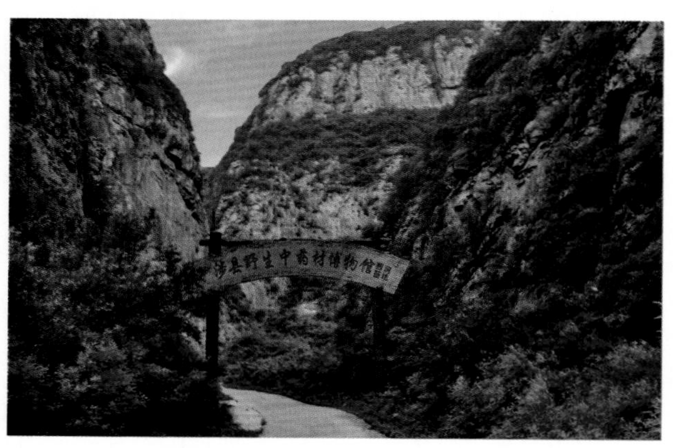

野生中药材保护基地（西涧）

在 1960~1962 年、1969~1973 年、1983~1987 年，涉县先后进行了 3 次中药资源普查。1987 年涉县农业区划办公室编纂出版的《涉县植物资源志》中记录了 400 多种药用植物。1980~1983 年涉县被北京同仁堂确定为荆芥定点采购地。2005 年起，涉县中医院院长、主任中医师付正良与邯郸市药检所主任药师孔增科等人组成中药资源调查小组，利用业余时间，对涉县中药材资源展开调查与品质研究。截至 2013 年底，已查明涉县野生中药材达 2000 多种，其中常用药物 300 多种、道地药物 150 多种，还首次发现县域内生长的大吴风草、当药、淡味当药、扁蕾、鳞叶龙胆、笔龙胆、百蕊草、络石藤、百里香、直梗黄精、绶草、东北天南星、竹叶子、石沙参、野亚麻、灵芝、白英、土贝母、翻白草、二叶舌唇兰、文冠果等 30 多个新品种，以及世界珍稀濒危植物缘毛太行花。其中，当药、淡味当药、扁蕾等的发现填补了冀南龙胆科植物资源分布的空白。

第二部分

重点药物

一叶萩 Yiyeqiu

CACUMEN SEU RADIX SECURINEGAE SUFFRUTICOSA

【基源】为大戟科植物叶底珠 *Securinega suffruticosa* （Pall.）Rehd. 的干燥嫩枝叶或根。

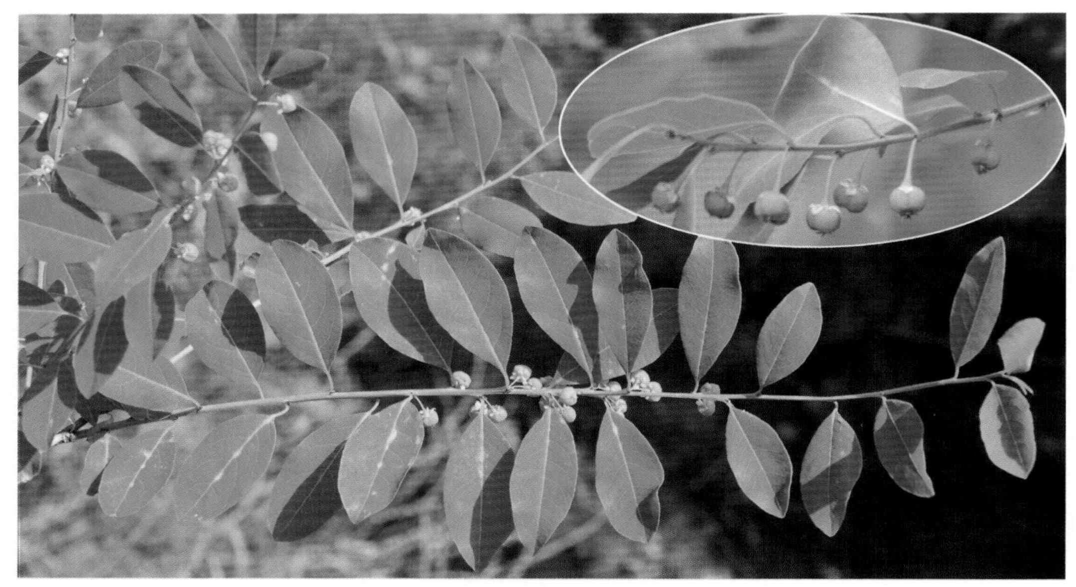

叶底珠（原植物）

【原植物】灌木，高 1~3m。茎丛生，多分枝，小枝绿色，纤细，有棱线，上半部多下垂；老枝呈灰褐色，平滑无毛。单叶互生；具短柄；叶片椭圆形或卵状椭圆形，全缘或具不整齐的波状齿或微被锯齿。3~12 朵花簇生于叶腋；花小，淡黄色，无花瓣；单性，雌雄同株；萼片 5，卵形；雄花花盘腺体 5，分离，2 裂，5 萼片互生，退化子房小，圆柱形，长 1mm，2 裂；雌花花盘几不分裂，子房 3 室，花柱 3 裂。蒴果三棱状扁球形，直径约 5mm，熟时红褐色，无毛，裂成 3 瓣。花期 5~7 月，果期 7~9 月。

【生态分布】生于海拔 400~1500m 的山坡或路边。分布于索堡镇、偏城镇、辽城乡等地。

【采收加工】春末至秋末均可采收，割取连叶的绿色嫩枝叶，扎成小把，阴干；根全年可采，除去泥沙，洗净，晒干。

【鉴别】药材 嫩枝呈圆柱形，略具棱角，长 30~40cm，粗端径约 2~5mm。表面暗绿黄色，具纵向细微纹理。质脆，茎断面中央白色，四周纤维状。叶多皱缩破碎，完整叶展平后呈椭圆形或卵状椭圆形，全缘或微被锯齿。有时尚有黄色的花朵或灰黑色的果实。气微，味微辛而苦。

根呈圆柱形，表面红棕色，有细纵皱纹，疏生突起的小点或横向皮孔。质脆，断面不整齐。木质部淡黄白色。气微，味淡微涩。

饮片　干燥嫩枝叶呈不规则段。长短不一。茎段直径 2~5mm，切面中央白色，四周纤维状；外表面暗绿黄色或红棕色，具纵向细微纹理。叶片皱缩、破碎或脱落，完整叶展平后呈椭圆形或卵状椭圆形，全缘或微被锯齿。可见黄色的花朵或灰黑色的果实。气微，味微辛而苦。

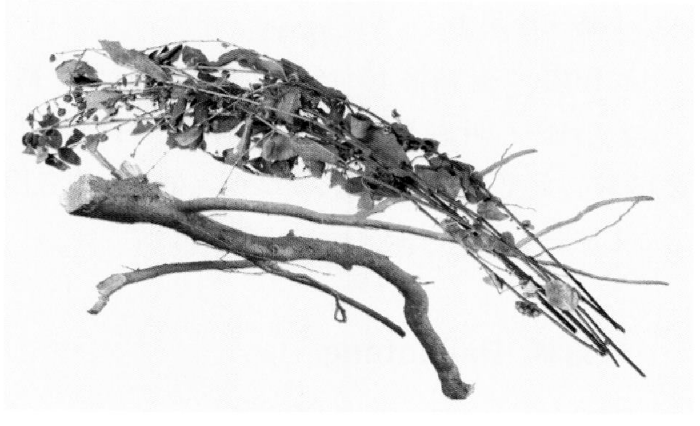

一叶萩（药材）

根呈片或短段。直径 0.5~1cm。切面木质部淡黄白色，外表面红棕色，有细纵皱，可见疏生突起的小点或横向皮孔。气微，味淡微涩。

【化学成分】含一叶萩碱、二氢一叶萩碱、苦味酸盐、别一叶萩碱、一叶萩新碱及一叶萩醇 A、B、C 和一叶萩碱 A、B、C。

【药理作用】

1. 对中枢神经系统的作用　给大鼠、小鼠、家兔、蟾蜍、猫、犬、猴注射一叶萩碱后，小剂量能提高反射的兴奋性，大剂量则引起强直性惊厥。腹腔注射一叶萩碱时，引起小鼠肌群轻颤的 ED_{50} 为 20.5mg/kg，引起小鼠半数惊厥量的 CD_{50} 为 29mg/kg。由蟾蜍淋巴囊给药引起惊厥后，对去大脑、延脑蟾蜍仍能保持惊厥状态；而毁坏脊髓后惊厥状态则消失。由此证明，一叶萩碱具有士的宁样的中枢兴奋作用，对脊髓的兴奋作用最强。

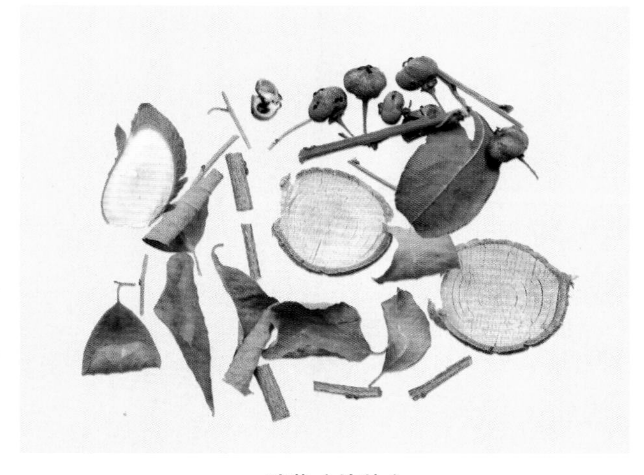

一叶萩（饮片）

2. 其他　叶的煎剂及小剂量一叶萩碱对蟾蜍和猫的心脏皆有兴奋作用；对兔和犬均有呼吸兴奋和血压下降作用。

3. 毒性　动物试验中，观察到一叶萩碱中毒时通过兴奋脊髓引起强直性惊厥，最后死于呼吸停止。其作用与士的宁一样，但较弱。

【性味、归经与效用】辛、苦，微温；有小毒。有祛风活血，益肾强筋的功效。用于风湿腰痛，四肢麻木，阳痿，小儿疳积，面神经麻痹，小儿麻痹后遗症。

【用法与用量】内服：煎汤，6~9g。

【临床应用】

1. 阳痿　一叶萩根 10~15g。水煎服，日服 1 剂。

2. 疳证　一叶萩根 6~10g，紫青藤、白马骨根、醉鱼草根、云实根各 15~18g，炒黑豆 13 粒，大枣 30g。水煎，冲红糖，早晚空腹各服 1 次。

【注意】孕妇忌服。

八角枫 Bajiaofeng

RADIX ALANGII CHINENSIS

【基源】为八角枫科植物八角枫*Alangium chinensie*（Lour.）Harms、瓜木*Alangium platanifolium*（Sieb.et Zucc.）Harms 的干燥根。

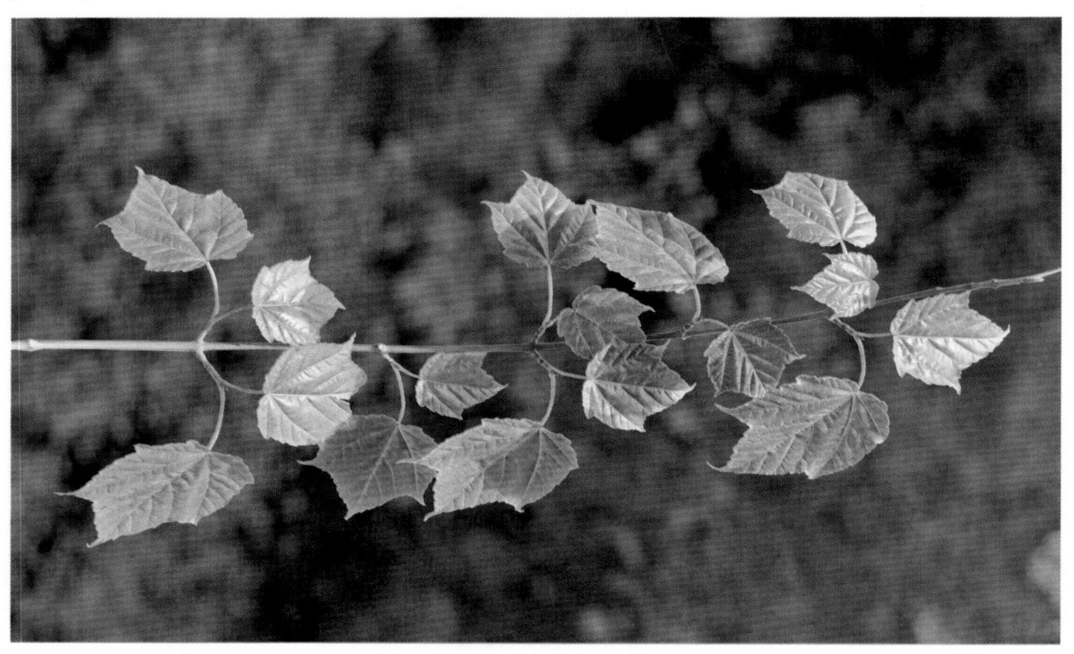

八角枫（原植物）

【原植物】八角枫　落叶乔木或灌木，高 3~5m。小枝略呈“之”字形，幼枝紫绿色；冬芽锥形，生于叶柄基部内。叶互生；叶柄长 2.5~3.5cm；叶纸质，近圆形或椭圆形、卵形，顶端锐尖或钝尖，基部阔楔形或截形，稀心形，两侧不对称，长 13~19（~26）cm，宽 9~15（~22）cm，不分裂或 3~7（~9）裂，裂片短锐尖或钝尖，叶上面无毛，下面脉腋有丛状毛，基出脉 3~5（~7），成掌状，侧脉 3~5 对。聚伞花序腋生，有 7~30（~50）

花，花梗长 5~15mm；小苞片线形或披针形，常早落；花冠圆筒形，长 1~1.5cm；花萼先端分裂为 6~8 枚齿状萼片；花瓣 6~8，线形，长 1~1.5cm，初白色，后变黄色，基部粘合，上部开花后反卷；雄蕊与花瓣同数而近等长；花盘近球形；子房 2 室，柱头头状、常 2~4 裂。核果卵圆形，长 5~7mm，直径 5~8mm，先端有宿存的萼齿和花盘，种子 1 颗。花期 5~7 月和 9~10 月，果期 7~10 月。

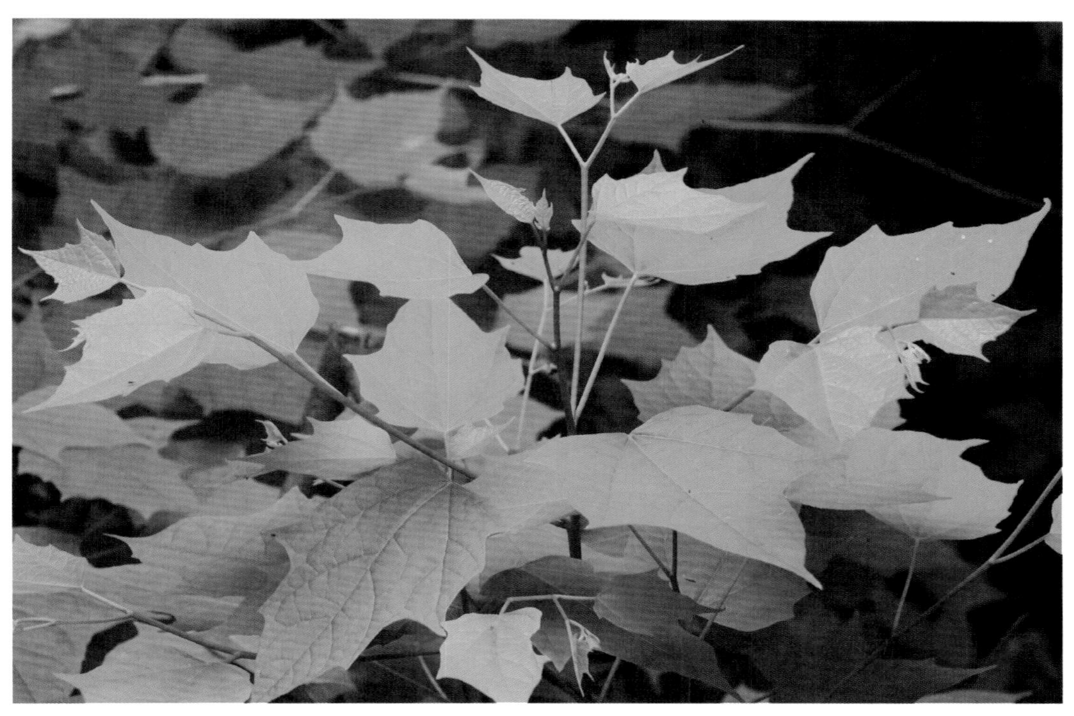

瓜木（原植物）

瓜木　落叶乔木或灌木，高 3~6m，稀达 15m，胸径可达 20cm。树皮淡灰色，无毛或具稀疏柔毛。小枝略呈“之”字形，幼枝紫绿色；冬芽锥形，生于叶柄基部内。叶互生；叶片近圆形，不分裂或 3~5 裂，稀为 7 裂，叶柄长 3.5~5cm；花 1~7 朵组成腋生的聚伞花序，花瓣长 2.5~3.5cm，花丝与花药等长；核果长卵形，长 8~12mm。花期 3~7 月，果期 7~9 月。

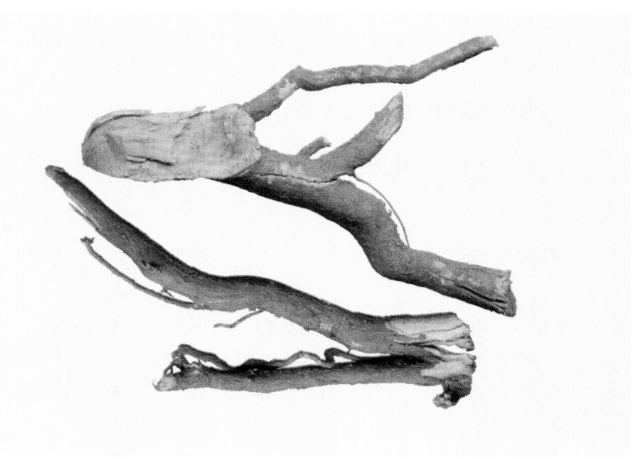

八角枫（药材．八角枫）

【生态分布】生于海拔 500~1200m 的山地或疏林中。主要分布于韩王山、九峰山等地。

【采收加工】全年均可采，挖取根或须根，洗净，晒干。支根习称“白金条”，须根习称“白龙须”。

【鉴别】药材 细根呈圆柱形，略成波状弯曲，长短不一，长者可至1m以上，直径2~8mm，有分枝及众多纤细须状根或其残基。表面灰黄色至棕黄色，栓皮纵裂，有时剥离。质坚脆，折断面不平坦，黄白色，纤维性。气微，味淡。

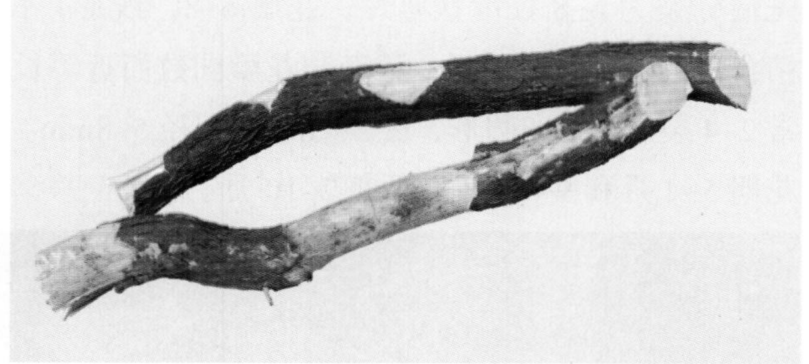

八角枫（药材.瓜木）

饮片 为不规则的厚片或段状。外表面浅棕色，常有纵纹或剥落，须根较多，黄白色。质坚脆，掰断面纤维性，淡黄色。气微，味淡。

【化学成分】含喜树次碱和消旋毒黎碱。

【药理作用】

1. 有肌肉松弛及镇痛、避孕的作用。

2. 毒性 八角枫总碱对兔的LD_{50}为5.65mg/kg。

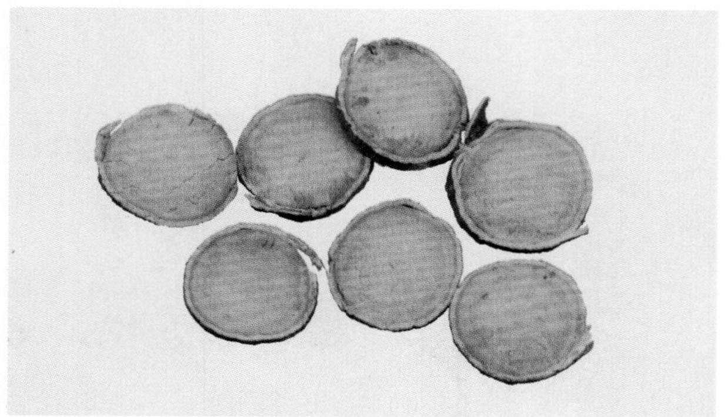

八角枫（饮片.八角枫）

【性味、归经与效用】辛、苦，微温；有小毒。归肝、肾、心经。有祛风除湿，舒筋活络，散瘀止痛的功效。用于风湿痹痛，四肢麻木，跌打损伤。

【用法与用量】内服：煎汤，3~6g；或浸酒。外用：适量，捣敷或煎汤洗。

【临床应用】

1. 痹证 八角枫20g，白酒500ml。浸渍7天，过滤取液，每日早、晚各服15ml。

2. 腰痛 八角枫6g，醋牛膝、杜仲各30g，白酒、水各1800ml。蒸服，日服1剂。

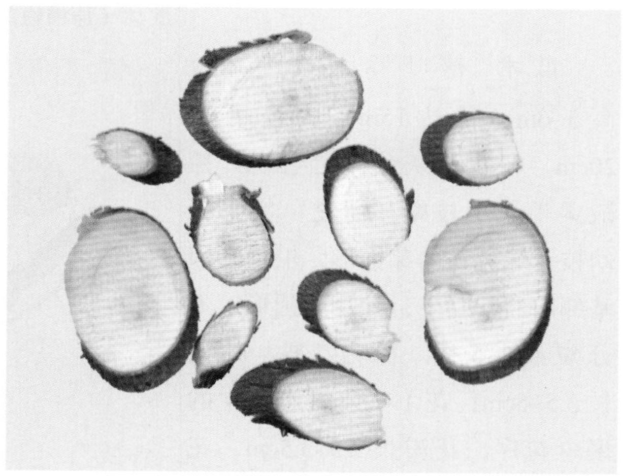

八角枫（饮片.瓜木）

3. 鼻衄　八角枫 6g。水煎服，日服 1 剂。

4. 无名肿毒　八角枫适量，捣绒外敷。

5. 跌打损伤　八角枫 10g，醋牛膝 30g，童便为引。水煎服，日服 1 剂。

【注意】内服不宜过量，小儿和年老体弱者禁用。

二叶舌唇兰 Eryeshechunlan

HERBA PLATANTHERAE CHLORANTHAE CONCISA

【基源】为兰科植物二叶舌唇兰 *Platanthera chlorantha* Cust ex Reichb. 的新鲜或干燥全草。

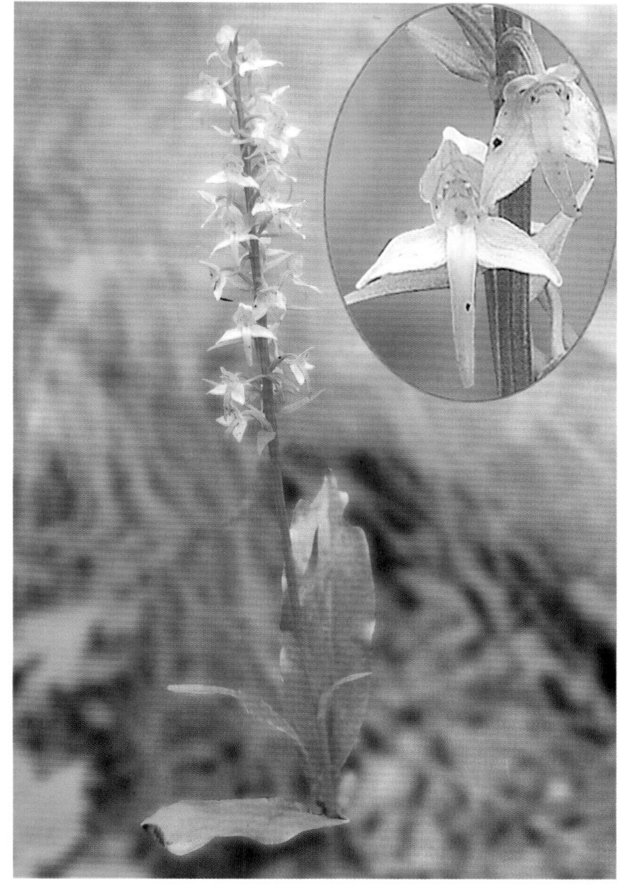

二叶舌唇兰（原植物）

【原植物】高 30~50cm。块茎卵状纺锤形，肉质，长 3~4cm，基部粗约 1cm，上部收狭成细圆柱形，细长。茎直立，无毛，近基部具 2 枚彼此紧靠、近对生的大叶，在大叶之上具 2~4 枚变小的披针形苞片状小叶。基部大叶片椭圆形或倒披针状椭圆形，长 10~20cm，宽 4~8cm，先端钝或急尖，基部收狭成抱茎的鞘状柄。总状花序具 12~32 朵花，长 13~23cm；花苞片披针形，先端渐尖，最下部的长于子房；子房圆柱状，上部钩曲，连花梗长 1.6~1.8cm；花较大，绿白色或白色；中萼片直立，舟状，圆状心形，长 6~7mm，宽 5~6mm，先端钝，基部具 5 脉；侧萼片张开，斜卵形，长 7.5~8mm，宽 4~4.5mm，先端急尖，具 5 脉；花瓣直立，偏斜，狭披针形，长 5~6mm，基部宽 2.5~3mm，不等侧，弯曲，逐渐收狭成线形，宽 1mm，具 1~3 脉，与中萼片相靠合呈兜状；唇瓣向前伸，舌状，肉质，长 8~13mm，宽约 2mm，先端钝；距棒状圆筒形，长 25~36mm，水平或斜向下伸展，稍微钩曲或弯曲，向末端明显增粗，末端钝，明显长于子房，为子房长的 1.5~2 倍；蕊柱粗，药室明显叉开；药隔颇宽，顶部宽 1.5mm，下部宽近 4mm；花粉团椭圆形，具细长的柄和近圆形的粘盘；退化雄蕊显著；蕊喙宽，带状；柱头 1 个，凹陷，位于蕊喙之下穴内。花期 6~7(~8) 月。

【生态分布】生于 400m 以上的山坡林下荫凉处或山坡灌丛下。主要分布于更乐镇、河南店镇、辽城乡等地。

【采收加工】8~10 月采挖，鲜用或切片晒干。

【鉴别】药材 块茎呈椭圆形或类圆形。长 1~3.5cm，直径 0.5~1.8cm。质致密而坚实，角质状；表面灰白色至淡黄白色，微显半透明，有凹凸不平的皱缩纹。茎呈扁圆柱形，直径 0.2~0.5cm。完整叶呈椭圆形、倒披针状椭圆形，先端钝或急尖，基部收狭成鞘状柄，长 8~20cm，宽 1.5~7.5cm；主脉稍突出；薄纸质，质脆。总状花序，花苞片披针形，黄白色。气微，块茎味淡，口嚼具黏液性；茎叶味微苦。

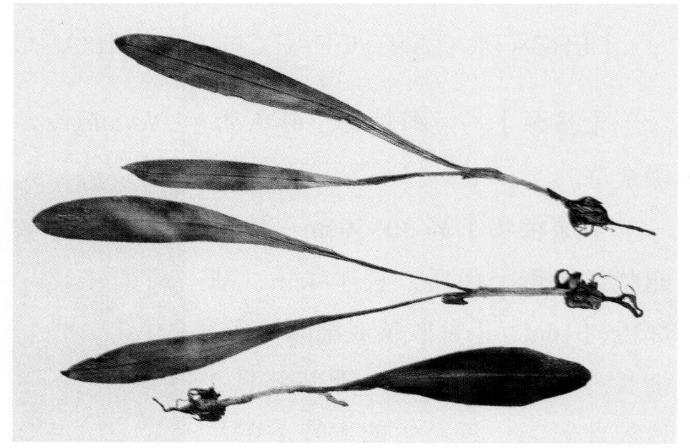

二叶舌唇兰（药材）

饮片 为块茎、茎、叶、花混合的不规则段。块茎切面浅黄白色，角质样，略具光泽。茎段扁圆形，切面淡黄色，外表面具浅纵纹理。叶多破碎，淡黄绿色至浅棕黄色；展平后完整者呈椭圆形、倒披针状椭圆形，先端钝或急尖，基部收狭成鞘状柄，长 8~20cm，宽 1.5~7.5cm；主脉稍突出；薄纸质，质脆。花苞片披针形，黄白色。气微，块茎味淡，口嚼具黏液性；茎叶味微苦。

【药理作用】含多量黏液质，内服可治胃肠炎，以减少对肠胃感觉神经末梢的刺激，并能阻止肠内毒物的吸收。

【性味与效用】苦，平。有补肺生肌，化瘀止血的功效。用于肺痨咳血，吐血，衄血，创伤，烫火伤，痈肿。

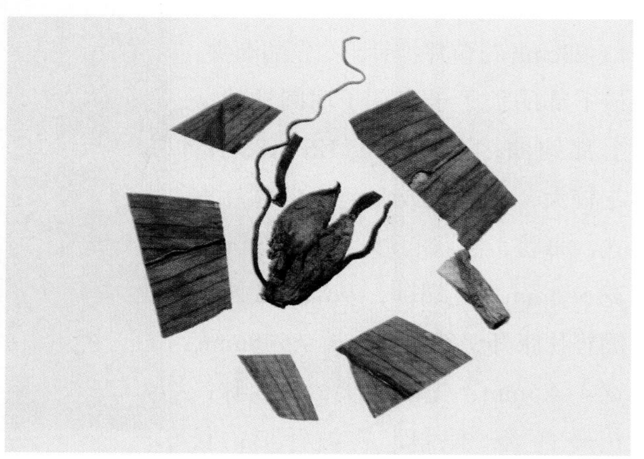

二叶舌唇兰（饮片）

【用法与用量】内服：煎汤，3~9g。外用：鲜品适量，捣敷患处。

【临床应用】

1. 肺痨 二叶舌唇兰、百合各 10g，苦杏仁 6g。水煎服，日服 1 剂。

2. 痈肿 二叶舌唇兰、赤小豆各适量。研末，鸡蛋清调敷。

3. 水火烫伤 二叶舌唇兰、仙人掌鲜品适量。捣烂外敷。

人中白 Renzhongbai

HOMINIS PRAECIPITATUM URINARIUM

【基源】为健康的人*Homos sapiens* L. 的尿自然沉结的固体物。

【采收加工】铲取年久的尿壶、便桶等内表面沉结的尿垢，除去杂质，洗净，晒干。

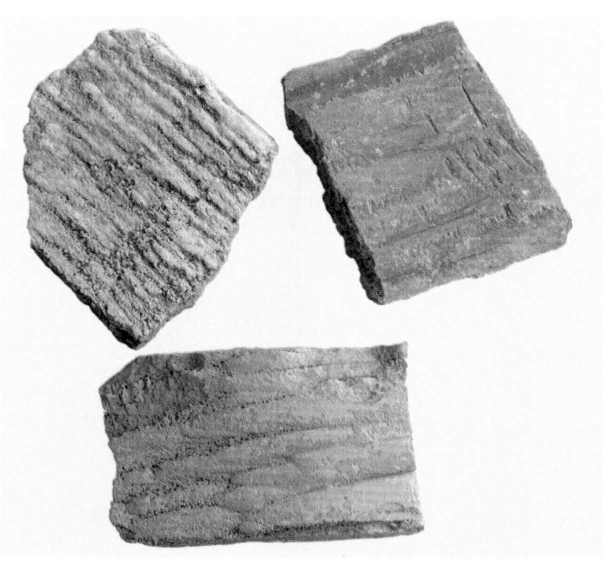

人中白（药材）

【鉴别】药材 干燥的固体物，呈不规则的块片状，大小、厚薄不等，一般厚 3~10mm。外表面灰色，光滑或有瘤状突起；有时一面光滑，另一面松泡而凹凸不平。质坚硬而脆，易碎断，断面起层。有尿臊气。

饮片 呈不规则块片状，大小不一，厚 3~5mm。表面灰白色或淡灰白色，光滑或有突起。有时一面光滑，另一面松泡而凹凸不平。质坚硬而脆，易碎，断面呈层纹状。有尿臊气，味微咸。

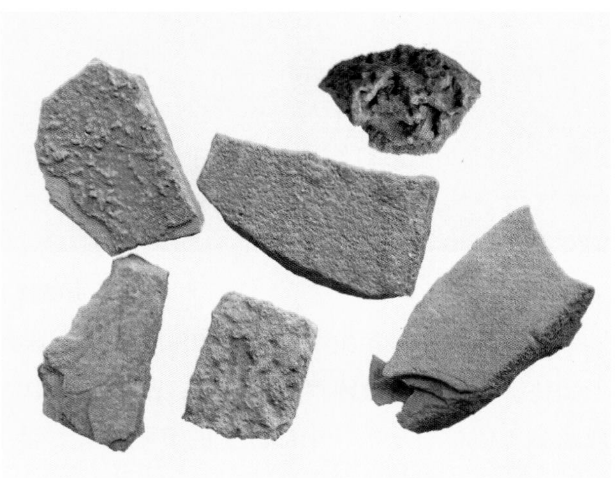

人中白（饮片）

【化学成分】含尿酸、尿酸盐、硫酸钙、磷酸钙、尿酸钙和氨基酸。

【性味、归经与效用】咸，凉。归肺、心、膀胱经。有清热降火，化瘀止血的功效。用于阴虚劳热，肺痿，衄血，吐血，喉痹，牙疳，口舌生疮，湿疮溃烂，水火烫伤。

【用法与用量】内服：3~6g，研末，冲服。外用：适量，研末吹、掺或调敷。

【临床应用】

1. 血汗，鼻衄 人中白不拘多少，刮在新瓦上，用火逼干，研入麝香少许，温酒调服。

2. 喉痹，喉癣，乳蛾，口疳 煅人中白、煅青果核、煅鸡内金、儿茶、冰片各等分。研末，吹患处。

3. 走马牙疳 煅人中白研末，入麝香少许贴之。

4. 口糜 ①煅人中白、蜜炙黄柏各等分，研末，入冰片少许，以青皮拭净，掺之。②人中白 2.1g，枯矾 0.9g，研匀，拭涎，掺数次。

川芎 Chuanxiong

RHIZOMA CHUANXIONG

【基源】为伞形科植物川芎 *Ligusticum chuanxiong* Hort. 的干燥根茎。

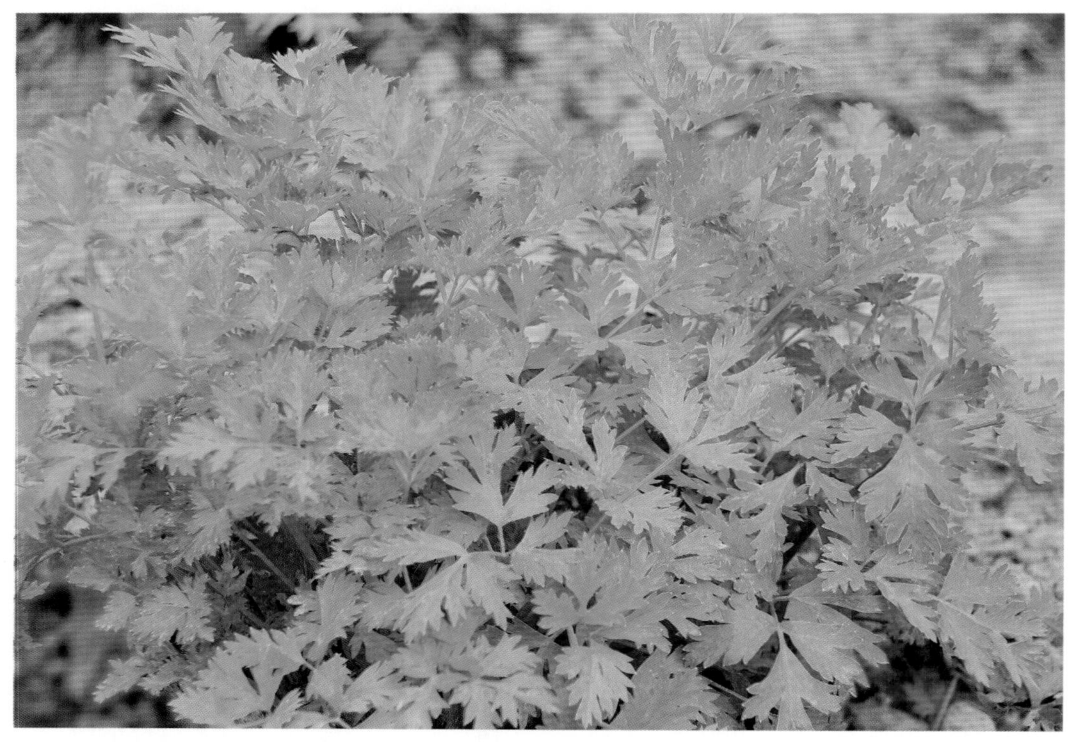

川芎（原植物）

【原植物】多年生草本，高 40~70cm。全株有浓烈香气。根茎呈不规则的结节状拳形团块，下端有多数须根。茎直立，圆柱形，中空，表面有纵直沟纹，茎下部的节膨大成盘状（俗称苓子），中部以上的节不膨大。茎下部叶具柄，柄长 3~10cm，基部扩大成鞘；叶片轮廓卵状三角形，长 12~15cm，宽 10~15cm，三至四回三出式羽状全裂，羽片 4~5 对，卵状披针形，长 6~7cm，宽 5~6cm，末回裂片线状披针形至长卵形，长 2~5mm，宽 1~2mm，顶端有小尖头，仅脉上有稀疏的短柔毛；茎上部叶渐简化。复伞形花序顶生或侧生，总苞片3~6，线形，长0.5~2.5cm；伞辐7~20，不等长，长2~4cm；小伞形花序有花10~24；小总苞片2~7，线形，略带紫色，被柔毛，长3~5mm；萼齿不发育；花瓣白色，倒卵形至椭圆形，先端有短尖状突起，内曲；雄蕊5，花药淡绿色；花柱2，长2~3mm，向下反曲。幼果两侧扁压，长2~3mm，宽约1mm；背棱槽内有油管1~5，侧棱槽内有油管2~3，合生面有油管6~8。花期7~8月，幼果期9~10月。

【生态分布】索堡镇、更乐镇、井店镇均有栽培。

【采收加工】夏季当茎上的节盘显著突出，并略带紫色时采收，除去泥沙，晒后烘干，去掉须根。

【鉴别】药材 为不规则结节状拳形团块，直径2~7cm。表面黄褐色，粗糙皱缩，有多数平行隆起的轮节，顶端有凹陷的类圆形茎痕，下侧及轮节上有多数细小的瘤状根痕。质坚实，不易折断，断面黄白色或灰黄色，散有黄棕色的油室，形成层环呈波状。气浓香，味苦、辛，稍有麻舌感，微回甜。

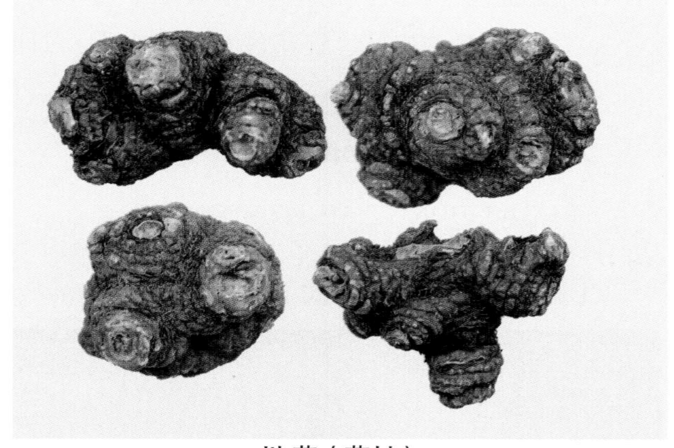

川芎（药材）

饮片 为不规则的厚片。切面黄白色或灰白色，具有明显波状环纹或多角形纹理，散生黄棕色油点。外表面黄褐色，有皱缩纹。气浓香，味苦、辛，稍有麻舌感，微回甜。

【化学成分】含挥发油、阿魏酸、川芎嗪、4-羟基-3-丁基夫内酯、大黄酚、瑟丹酸等。

【药理作用】有降压、舒张平滑肌、增加冠脉流量、对抗心肌缺血、改善脑循环、抑制血栓、利尿、增强免疫、防止胰腺炎、抗肿瘤、抗辐射的作用。

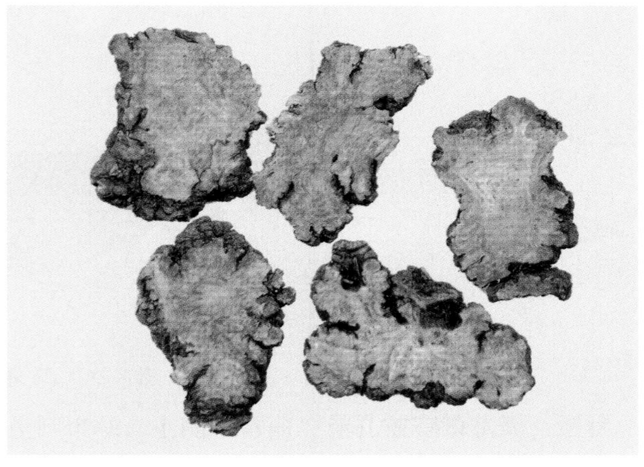

川芎（饮片）

【性味、归经与效用】辛，温。归肝、胆、心包经。有活血行气，祛风止痛的功效。用于胸痹心痛，胸胁刺痛，跌扑肿痛，月经不调，经闭痛经，癥瘕腹痛，头痛，风湿痹痛。

【用法与用量】内服：煎汤，3~10g。

【临床应用】

1. 胁痛，胸痹 川芎、红花各 6g，柴胡 12g，香附、枳壳各 9g。水煎服，日服 1 剂。

2. 头痛 川芎、全蝎、天麻各 6g。水煎服，日服 1 剂。

3. 癥瘕 川芎、莪术各 6g，牡蛎 30g，三棱 9g。水煎服，日服 1 剂。

4. 痛经，闭经 川芎 6g，当归 15g，桃仁、红花、赤芍、熟地黄、香附各 9g。水煎服，日服 1 剂。

5. 儿枕痛 川芎、红花、苏木各 6g，益母草 20g，香附 10g。水煎服，日服 1 剂。

6. 跌打损伤 川芎、红花各 6g。水煎服，日服 1 剂。

大丁草 Dadingcao

HERBA LEIBNITZIAE ANANDRIAE

【基源】为菊科植物大丁草*Leibnitzia anandria*（L.）Nakai 的新鲜或干燥全草。

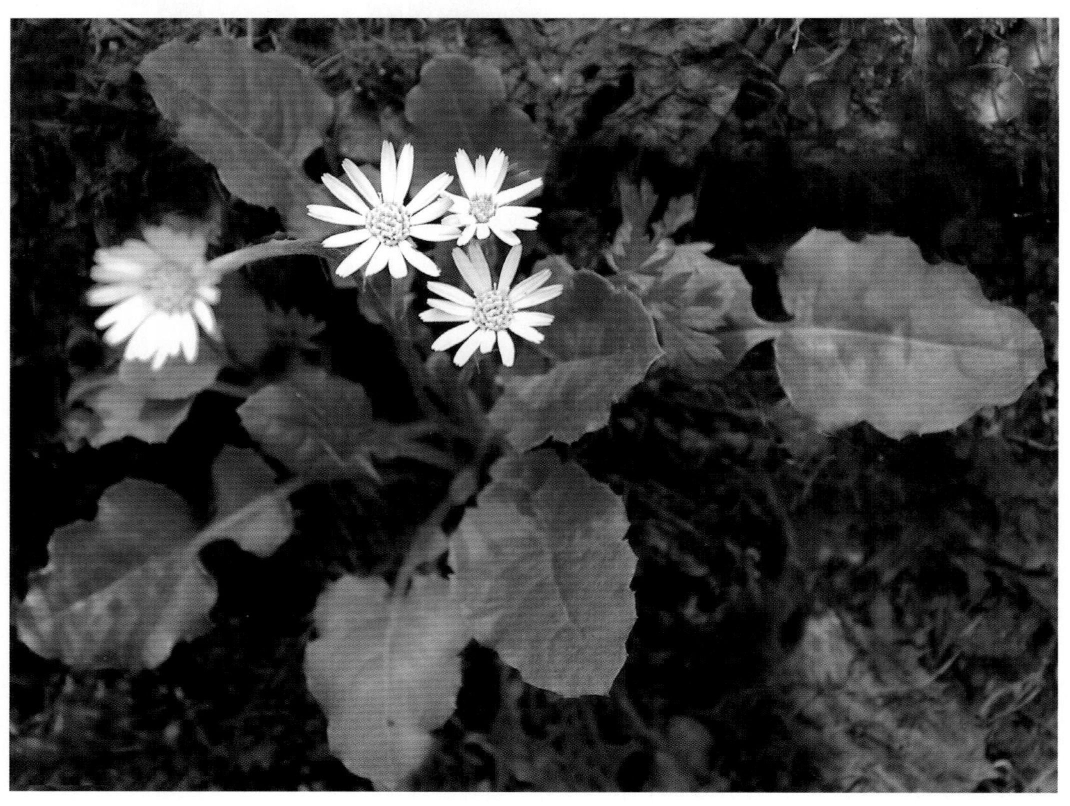

大丁草（原植物）

【原植物】多年生草本。植株有二型：春型株矮小，高 8~20cm。叶广卵形或椭圆状广卵形，长 2~6cm，宽 1.5~5cm，先端钝，基部心形或有时羽裂；头状花序紫红色；舌状花长 10~12mm；管状花长 7mm。秋型植株高大，高 30~60cm；叶片倒披针状长椭圆形或椭圆状广卵形，长 5~6cm，宽 3~5.5cm，通常提琴状羽裂，先端裂片卵形，边缘有不规则同圆齿，基部常狭窄下延成柄；头状花序紫红色，全为管状花。瘦果长 4.5~6mm，有纵条；冠毛长 4~5mm，污白色或黄棕色。春花期 4~5 月，秋花期 8~11 月。

【生态分布】生于海拔 200~1000m 的山坡路旁、草地、沟边。县域内各地均有分布。主要分布于辽城乡、固新镇、更乐镇。

【采收加工】夏、秋季采收，洗净，鲜用或晒干。

【鉴别】药材　多卷缩成团，枯绿色。根茎短，下生多数细须根，植株有大小之分，基生叶丛生，莲座状；叶片椭圆状宽卵形，长 2~5.5cm，先端钝圆，基部心形，边缘浅齿状。花葶长 8~19cm，有的具白色蛛丝毛，有条形苞叶。头状花序单生，直径 2cm，小植株花序边缘为舌状花，淡紫红色，中央花管状，黄色，植株仅有管状花。瘦果纺锤形，两端收缩。气微，味辛辣、苦。

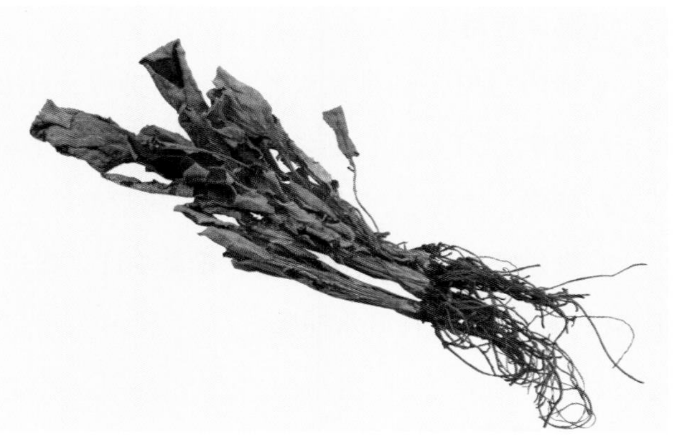

大丁草（药材）

饮片　为不规则的段，茎、叶、花、果实混合。茎圆柱形，切面类白色，外表面枯绿色。叶多皱缩、破碎，上表面暗绿色，下表面灰绿色，边缘浅齿状。可见头状花序与瘦果。气微，味辛辣、苦。

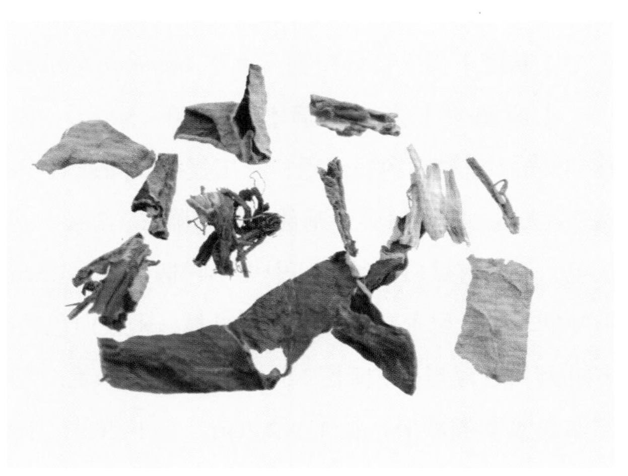

大丁草（饮片）

【化学成分】含苯并吡喃类化合物、野樱苷、5- 甲基香豆粗 -4-O- β -D- 吡喃葡萄糖苷、大丁苷、大丁苷元、大丁双香豆精、琥珀酸、木犀草素-7-β-D-葡萄糖苷、大丁纤维二糖苷、大丁龙胆二糖苷、蒲公英赛醇、β-谷甾醇等。

【药理作用】

1. 有抗菌、增加网状内皮系统吞噬功能的作用。

2. 毒性　大丁苷给小鼠腹腔注射200~500mg/kg，3d内无死亡，给家兔静注20mg/kg，每日2次，7天后血液、肝肾功能未见异常。

【性味、归经与效用】苦，寒。有清热利湿，解毒消肿的功效。用于肺热咳嗽，湿热泻痢，热淋，风湿关节痛，痈疖肿毒，臁疮，毒蛇咬伤，烧烫伤，外伤出血。

【用法与用量】内服：煎汤，15~30g；或泡酒。外用：适量，捣敷。

【临床应用】

1. 泄泻　大丁草、仙鹤草各15g。水煎服，日服1剂。

2. 痢疾　大丁草、铁苋菜、三颗针各15g。水煎服，日服1剂。

3. 臁疮，瘰疬　大丁草鲜品适量。捣敷患处。

4. 毒蛇咬伤　鲜大丁草适量，雄黄少许，捣烂，加口涎调匀，敷伤口周围。另用大丁草根9g，嚼烂，冷开水冲服。

大火草根 Dahuocaogen

RADIX ANEMONES TOMENTOSAE

【基源】为毛茛科植物大火草*Anemone tomentosa*（Maxim.）Péi的干燥根。

【原植物】多年生草木，高40~150cm。根茎粗0.5~2cm。基生叶3~4；叶柄长16~48cm，密被白色短绒毛；三出复叶，间或有1~2叶为单叶；小叶卵形，长9~16cm，宽7~12cm，先端急尖，基部心形或圆形，3裂，边缘有不规则小裂片和锯齿，上面有糙伏毛，下面密被白色绒毛，中央小叶柄长5.2~7.5cm；侧生小叶稍斜，形状似中央小叶，但叶柄较短。聚伞花序二至三回分枝，密被白色短绒毛；苞片3，轮生，叶状，不等大，有时为1，3深裂；花梗长3.5~6.8cm，有短绒毛；花两性，萼片5，花瓣状，粉红色或白色，倒卵形或宽倒卵形，长1.5~2.2cm，宽1~2cm，下面被短绒毛；花瓣无；雄蕊多数，长约为萼片长的1/4；心皮400~500，长约1mm，密被绒毛。聚合果球形，直径约1cm。瘦果长约3mm，有细柄，密被绵毛。花期7~10月，果期8~11月。

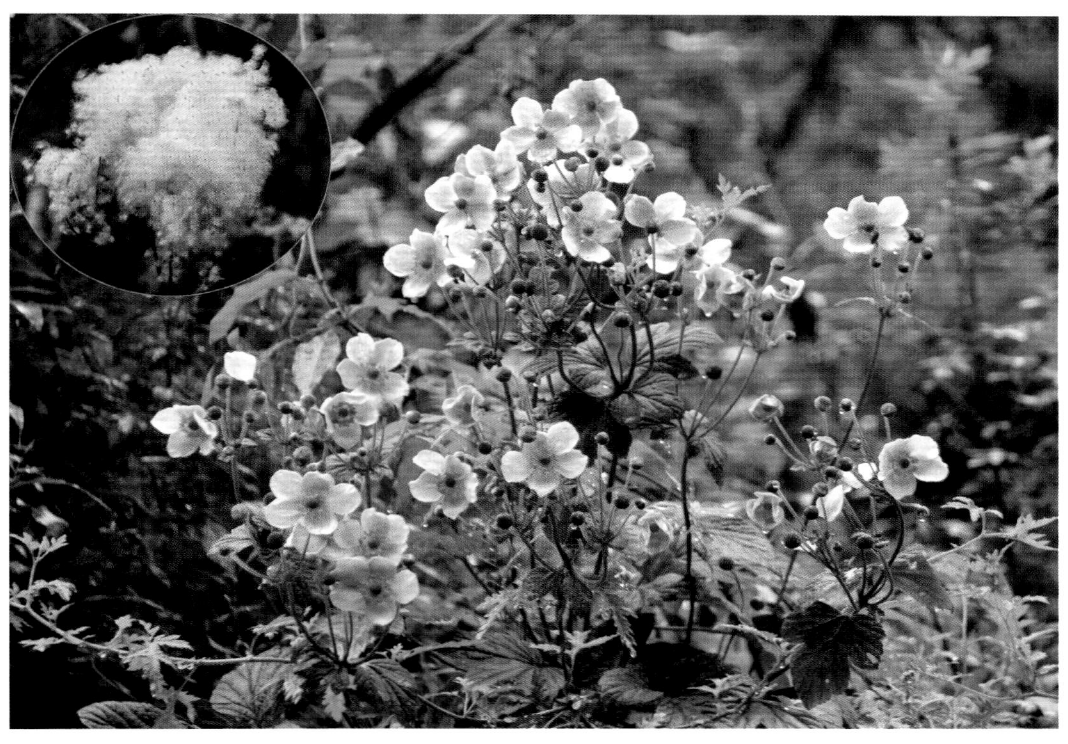

大火草（原植物）

【生态分布】生于海拔400~1500m的山地草坡或路边阳处。分布于偏城镇、辽城乡、涉城镇、木井乡、更乐镇、固新镇、合漳乡等地。

【采收加工】春、秋季挖取根，去净茎叶，洗去泥土，晒干。

【鉴别】药材　根茎较粗短，直径达2cm；上端可见茎基、干枯的叶基或棕褐色毛状物。根呈不规则锥形或条形，稍弯曲，长10~20cm，直径0.8~1.2cm；表面棕褐色，粗糙，可见不规则的纵直皱纹及少数须根痕；根端常分为数股。质坚脆，易折断，断面棕色。气微，

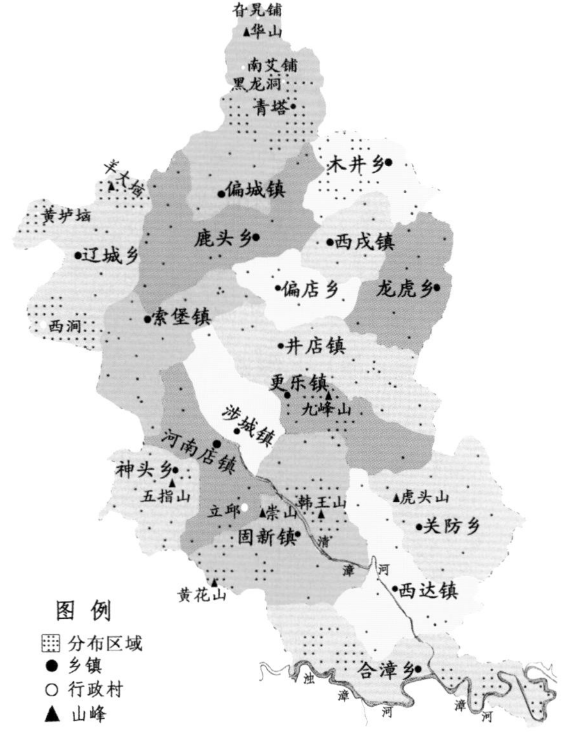

大火草根资源分布图

味苦、辛。

饮片 呈圆形或类圆形厚片，直径 0.5~1.2cm。切面皮部灰黄色，木部淡黄白色，强烈木化，射线放射状；老根中心腐朽；外表面棕色至棕褐色，粗糙，可见不规则的纵直皱纹及须根痕。质坚脆。气微，味苦、辛。

【化学成分】含香豆素、三萜类、甾醇类等。

【性味、归经与效用】苦，温；有小毒。有化痰，散瘀，消食化积，截疟，解毒，杀虫的功效。用于劳伤咳喘，跌打损伤，小儿疳积，疟疾，疮疖痈肿，顽癣。

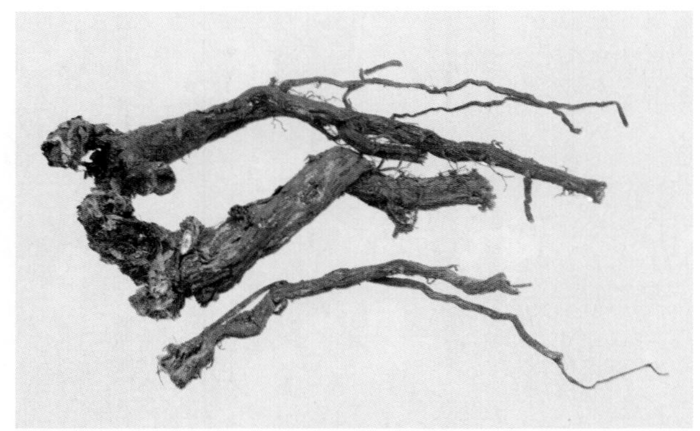

大火草根（药材）

【用法与用量】内服：煎汤，3~9g；或研末服。外用：适量，捣敷。

【临床应用】

1. 白秃疮 大火草根 30g（研粉），青龙衣 120g。共捣烂外敷。

2. 痈肿 大火草根适量，研烂外敷。

3. 痢疾 大火草根、马齿苋各 15g，山楂、黄芩、地榆各 10g。水煎服，日服 1 剂。

4. 跌打损伤 大火草根、八角枫各等分，适量。研末，麻油调搽患处。

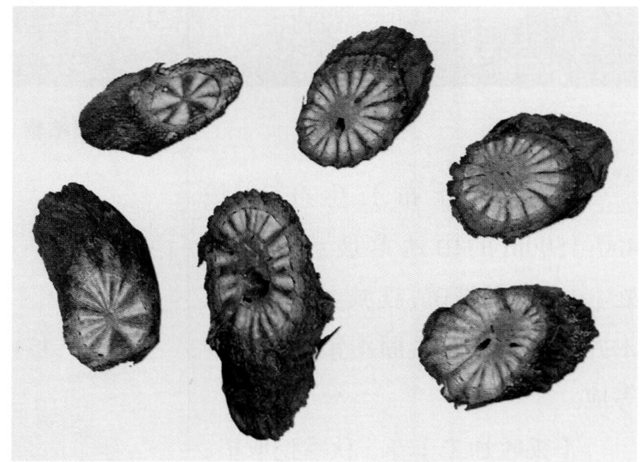

大火草根（饮片）

大青叶 Daqingye

FOLIUM ISATIDIS

【基源】为十字花科植物菘蓝 *Isatis indigotica* Fort. 的干燥叶。

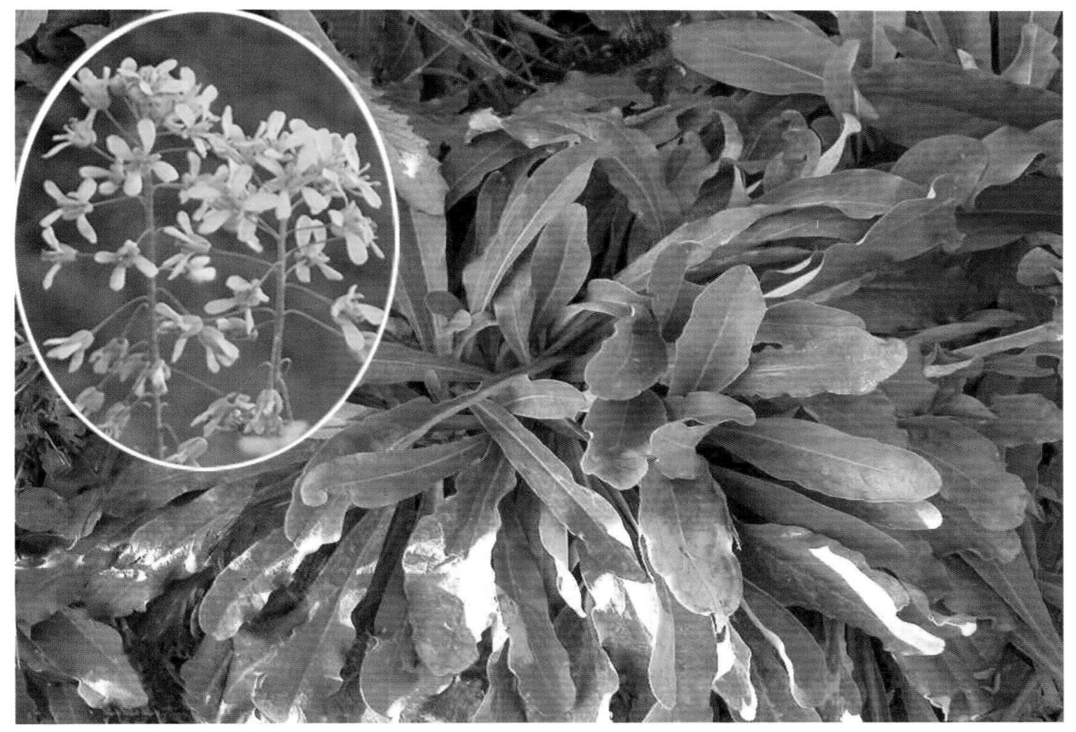

菘蓝（原植物）

【原植物】二年生草本，主根深长，直径 1~2.5cm，长 20~50cm，外皮浅黄棕色。茎直立，高 40~100cm，上部多分枝，光滑无毛。叶互生，基生叶具柄，较大，叶片长圆状椭圆形，全缘或波状，有时呈不规则齿裂，长 15~30cm，宽 3~7cm；茎生叶长圆形或长圆状披针形，下部叶较大，向上渐小，长 3~15cm，宽 5~35mm，先端钝或尖，基部叶耳圆形、半抱茎或不明显，全缘。复总状花序，花梗细长，长 5~10mm，花黄色；花萼 4，绿色；花瓣 4，倒卵形，长约 4mm；雄蕊 6，四强；雌蕊 1。短角果长圆形，长 15~18mm，宽 3~4.5mm，扁平，边缘翅状，紫色，顶端圆钝或截形，基部渐窄。种子 1 枚。花期 4~5 月，果期 5~6 月。

【生态分布】索堡镇等地有栽培。

【采收加工】夏、秋二季分 2~3 次采收，除去杂质，晒干。

【鉴别】药材　多皱缩卷曲，有的破碎。完整叶片展开后呈长椭圆形至长圆状倒披针形，长 5~20cm，宽 2~6cm；上表面暗灰绿色，有的可见色较深稍突起的小点；先端钝，全缘或微波状，基部狭窄下延至叶柄呈翼状；叶柄长 4~10cm，淡棕黄色。质脆。气微，味微酸、苦、涩。

饮片 为不规则的碎段。叶片淡灰绿色，叶上表面有的可见色较深稍突起的小点；叶柄碎片淡棕黄色。质脆。气微，味微酸、苦、涩。

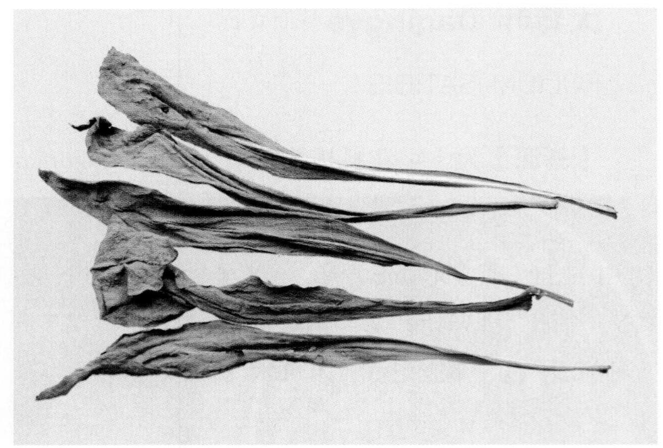

大青叶（药材）

【化学成分】含靛玉红、靛蓝、色胺酮、β-谷甾醇、苯甲酸、邻氨基苯甲酸等。

【药理作用】

1. 有抗病原体、抗炎、抗肿瘤、抗内毒素、增强免疫和解热的作用。

2. 毒性 煎剂小鼠腹腔注射 LD_{50} 为 16.25 ± 1.47g/kg。

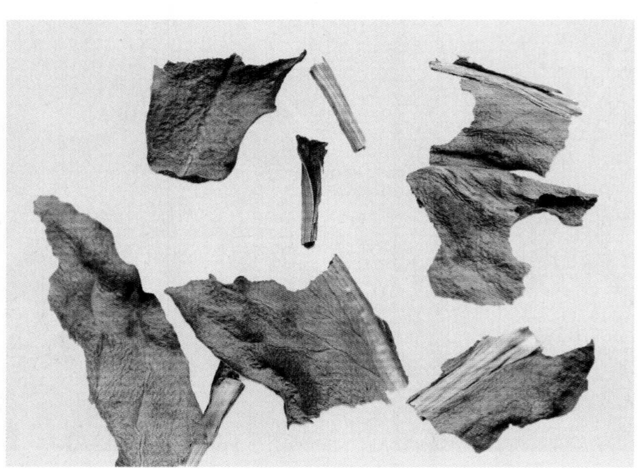

大青叶（饮片）

【性味、归经与效用】苦，寒。归心、胃经。有清热解毒，凉血消斑的功效。用于温病高热，神昏，发斑发疹，痄腮，喉痹，丹毒，痈肿。

【用法与用量】内服：煎汤，9~15g。

【临床应用】

1. 喉痹 大青叶 15g，黄芩、桔梗各 10g，甘草 6g。水煎服，日服 1 剂。

2. 暑温 生石膏、板蓝根各 30g，天花粉 20g，大青叶、连翘各 15g，知母、葛根各 10g，甘草 6g。水煎服，日服 1 剂。

3. 痈肿 大青叶适量，捣烂外敷。

4. 感冒 大青叶、板蓝根、荆芥、防风、牛蒡子各 10g，金银花 20g。水煎服，日服 1 剂。

5. 黄疸 大青叶、茵陈各 30g。水煎服，日服 1 剂。

6. 疫痢 大青叶、白头翁各 30g，牡丹皮、地榆、木香各 10g，黄连、甘草各 6g。水煎服，日服 2 剂。

大 蒜 Dasuan

AMPELOPRASUM ALLIUM

【基源】为百合科植物大蒜*Allium sativum* L. 的鳞茎。

【原植物】鳞茎球状至扁球状，通常由多数肉质瓣状的小鳞茎紧密地排列而成，外皮白色至带紫色，膜质。叶基生；宽线形至线状披针形，扁平，先端长渐尖，比花葶短，宽可达2.5cm，基部鞘状。花葶实心，圆柱状，高达60cm，中部以下被叶鞘；总苞具长7~20cm的长喙；伞形花序密具珠芽，间有数花；小花梗纤细；小苞片大，卵形，膜质；具短尖；花常为淡红色；花被片披针形至卵状披形，长3~4mm，内轮的较短，花丝比花被短，基部合生并与花被片贴生，内轮的基部扩大，扩大部分每侧各具1齿，齿端成长丝状，长超过花被片，外轮的锥形；子房球状；花柱不伸出花被外。花期7月。

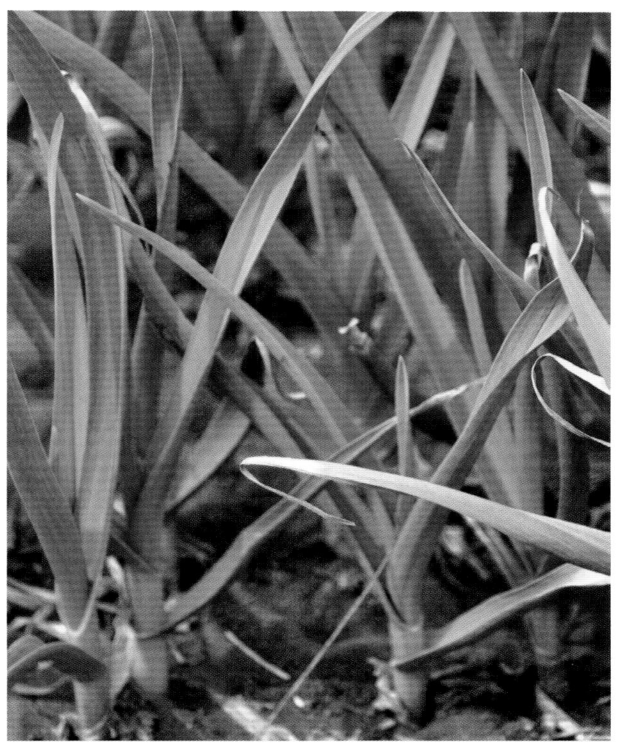

大 蒜（原植物）

【生态分布】县域内各地均有栽培。

【采收加工】夏季叶枯时采挖，除去须根和泥沙，通风晾晒至外皮干燥。

【鉴别】呈类球形，直径3~6cm。表面被白色、淡紫色或紫红色的膜质鳞皮。顶端略尖，中部有残留花葶，基部有多数须根痕。剥去外皮，可见独头或6~16个瓣状小鳞茎，着生于残留花茎基周围。鳞茎瓣略呈卵圆形，外皮膜质，先端略尖一面弓状隆起，剥去外膜，白色，肉质。气特异，味辛辣，具刺激性。

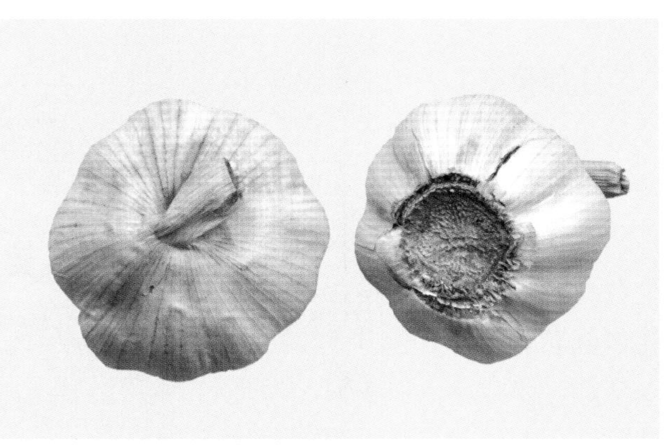

大 蒜（药材）

【化学成分】含挥发性成分：大蒜素、二烯丙基硫醚等；硫代亚磺酸酯类：大蒜辣素等；S-烷（烯）-L-半胱氨酸衍生物：蒜氨酸、S-甲基半胱氨酸亚砜等；γ-L-谷氨酸多肽：γ-L-谷氨酰-L-苯丙氨酸、γ-L-谷氨酰-S-甲基-L-半胱氨酸等，还含苷类、多糖、脂类、酶及其他化学成分。

【药理作用】有抗菌抗病毒及抗原虫、降压、降血脂及抗动脉粥样硬化、抑制血小板聚集及溶栓、抗肿瘤抗突变及阻断亚硝胺合成、保肝、增强免疫等作用。

【性味、归经与效用】辛，温。归脾、胃、肺经。有解毒消肿，杀虫，止痢的功效。用于痈肿疮疡，疥癣，肺痨，顿咳，泄泻，痢疾。

【用法与用量】内服：煎汤，9~15g。

【临床应用】

1. 百日咳 大蒜15g，红糖6g，生姜少许。水煎服，日服数次。

2. 瘰疬 大蒜（捣烂）3头，麝香（研）1.5g，上2味和匀，敷于帛上贴之，日2易。

3. 鼻衄 大蒜1头，去皮捣泥，左鼻血出，贴右足心；右鼻血出，贴左足心；两鼻血出，俱贴之。

4. 泄泻 大蒜1头，带皮火上烤热，去皮吃蒜。

5. 感冒 大蒜、茶叶各9g。开水泡服。

大菟丝子 Datusizi

SEMEN CUSCUTAE JAPONICAE

【基源】为旋花科植物金灯藤*Cuscuta japonica* Choisy的干燥成熟种子。

【原植物】一年生寄生草本。茎较粗壮，缠绕，肉质，桔红色，常带紫红色瘤状斑点，无叶。花成穗状花序，基部常多分枝；苞片及小苞片鳞片状，卵圆形，顶端尖；花萼碗状，肉质，裂片5，裂片裂至基部，卵圆形，顶端尖，背面常被紫红色的瘤状突起；花冠钟状，淡红色或绿白色，顶端5浅裂，裂片卵状三角形；雄蕊5，着生于花

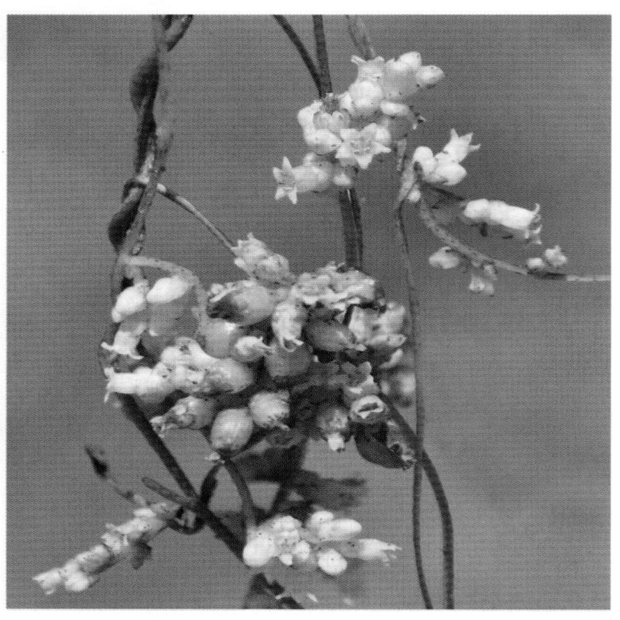

金灯藤（原植物）

冠裂片之间；鳞片 5，长圆形，边缘流苏状，着生于花冠基部；子房球形，2 室，花柱细长，柱头 2 裂。蒴果卵圆形，近基部周裂；种子褐色，表面光滑。花期 7~8 月，果期 8~9 月。

【生态分布】生于 200~1000m 的田边、路边、荒地及灌木丛中，寄生于草本或木本植物上。主要分布于固新镇、辽城乡、索堡镇等地。

【采收加工】9~10 月收获，采收成熟果实，晒干，打出种子，簸去果壳、杂质。

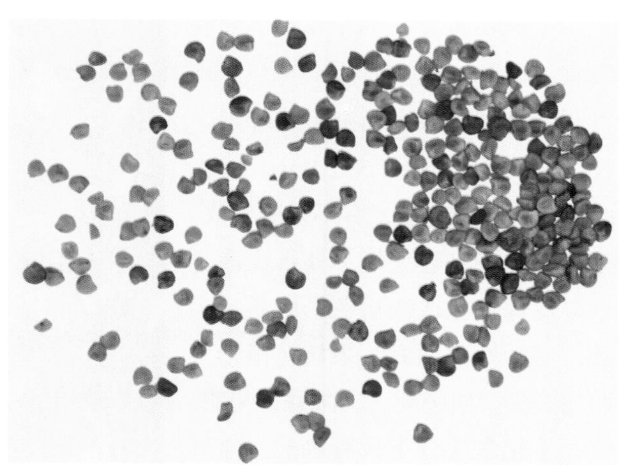

大菟丝子（饮片）

【鉴别】呈类圆球形或三棱形，直径 2~3 mm。表面淡黄色、黄棕色或棕褐色，两侧常微凹陷。种脐圆形，色稍淡。质坚硬，不易破碎。气微，味微苦涩，嚼之微有黏滑感。

【化学成分】含 β- 谷甾醇、棕榈酸、硬脂酸、花生酸、胡萝卜苷等。

【性味、归经与效用】基本同菟丝子。

【临床应用】基本同菟丝子。

【注意】大菟丝子的化学成分以有机酸为主，黄酮类成分尚未发现，这与菟丝子的化学成分有较大差异。所以，药理与临床应用还需进一步研究。

大 枣 Dazao

FRUCTUS JUJUBAE

【基源】为鼠李科植物枣 *Ziziphus jujuba* Mill. 的干燥成熟果实。

【原植物】落叶小乔木，稀灌木，高达 10m 以上。有长枝、短枝和无芽小枝，紫红色或灰褐色，呈“之”形弯曲，具 2 个托叶刺，长刺可达 3cm，粗直，短刺下弯，长 4~6mm；短枝短粗，自老枝发出；当年生小枝绿色，下垂，单生或 2~7 个簇生于短枝上。叶互生，纸质，叶柄长 1~6mm，在长枝上达 1cm，无毛或被疏微毛；托叶刺纤细，后期常脱落；叶片卵形、卵状椭圆形或卵状长圆形，长 3~7cm，宽 2~4cm，先端钝或圆，具小尖头，基部稍偏斜，边缘具圆齿状锯齿，两面无毛或下面沿脉被疏柔毛，基出三脉。花单生或常 2~8 朵密集成腋生聚伞花序，花梗短；花萼 5，卵状三角形；花瓣 5，淡黄绿色，倒卵圆形，基部有爪；雄蕊 5，与花瓣对生；花盘肉质，圆形，5 裂；子房下部藏于花盘内，与花盘合生，花柱 2 半裂。核果肉质，长圆形或长卵圆形，成熟时红色，后变成红紫色，中果皮（果肉）肥厚，味甜。种子扁椭圆形。花期 5~6 月，果期 8~9 月。

【生态分布】生于海拔 1500m 以下的山谷、丘陵或平原。县域内各地均有野生和栽培。

【采收加工】 秋季果实成熟时采收，晒干。

【鉴别】果实椭圆形或球形，长 2~3.5cm，直径 1.5~2.5cm。表面暗红色，略带光泽，有不规则皱纹。基部凹陷，有短果柄。外果皮薄，中果皮棕黄色或淡褐色，肉质，柔软，富糖性而油润。果核纺锤形，两端锐尖，质坚硬。气微香，味甜。

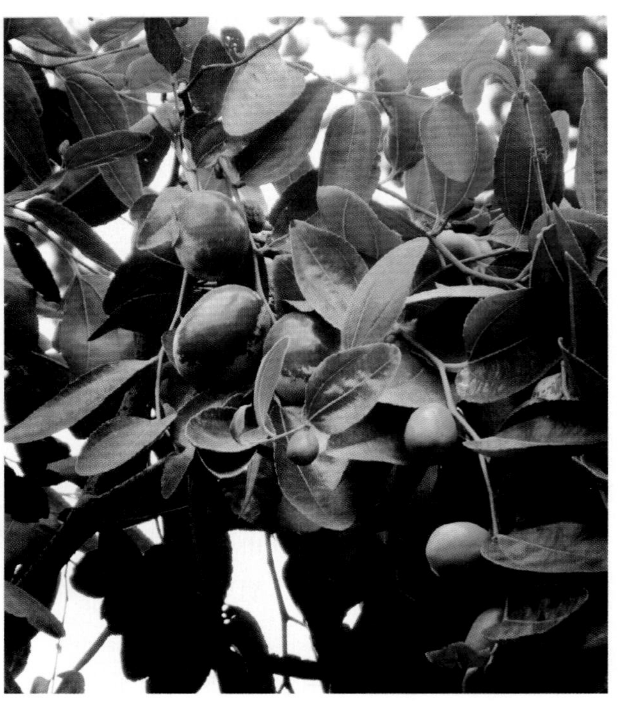

枣（原植物）

【化学成分】含有机酸、喹啉生物碱、黄酮类、大枣酸性多糖、维生素 A、维生素 B_2、维生素 C、维生素 P、维生素 E 和胡萝卜素、谷甾醇、豆甾醇、链甾醇、环磷酸腺苷和环磷酸鸟苷等。

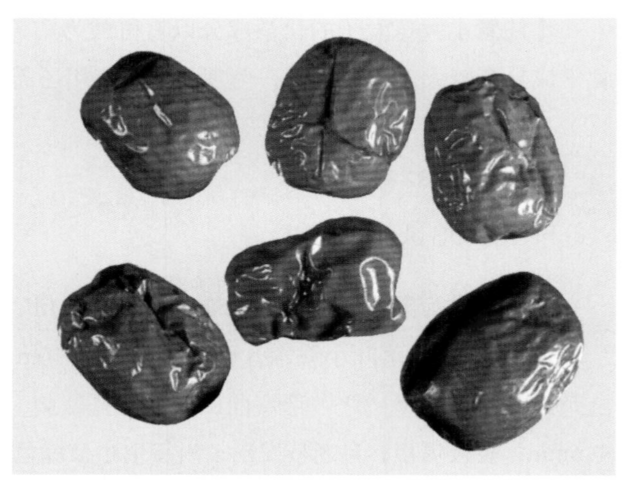

大枣（饮片）

【药理作用】有增强肌力、抗疲劳、镇静安神、保肝、增加白细胞、抗变态反应、增强免疫力的作用。

【性味、归经与效用】甘，温。归脾、胃、心经。有补中益气，养血安神的功效。用于脾虚食少，乏力便溏，妇人脏躁。

【用法与用量】内服：煎汤，6~15g。

【临床应用】

1. 虚劳 大枣 10g，人参 5g。水煎服，日服 1 剂。
2. 脏躁 大枣 15g，浮小麦 30g，甘草 12g。水煎服，日服 1 剂。
3. 泄泻 大枣 15g，薏苡仁 30g。共煮粥服食。

大皂角 Dazaojiao

FRUCTUS GLEDITSIAE SINENSIS

【基源】为豆科植物皂荚*Gleditsia sinensis* Lam. 的干燥成熟果实。

【原植物】落叶乔木，高达 15m。树干有棘刺，坚挺，常分枝。偶数羽状复叶，近革质；小叶 3~8 对，对生或互生，具短柄，小叶片矩卵形或卵形，长 3~8cm，宽 1~2cm，先端钝，顶有细尖，基部宽楔形或近圆形，常稍偏斜，边缘有细齿，下面网脉明显，两面均被短柔毛，后渐无毛。总状花序腋生或顶生，花杂性，花梗长 0.3~1cm，被短柔毛；花萼钟状，先端 4 裂；花冠左右对称，淡绿色，花瓣 4，椭圆形；雄蕊 6~8，其中 3~4 枚较长；子房有短柄，扁平，被疏毛，有多数胚珠。荚果（皂角）长条形，长 7.5~30cm，宽 1.5~3.5cm，红棕色或紫棕色，有的稍弯曲，有时被白色蜡粉，先端具长缘；种子多数。因树衰老或外伤等所结的畸形果实（猪牙皂），长 4~12cm，宽 0.5~1.2cm，偶有发育不全的种子。花期 5 月，果熟期 9~10 月。

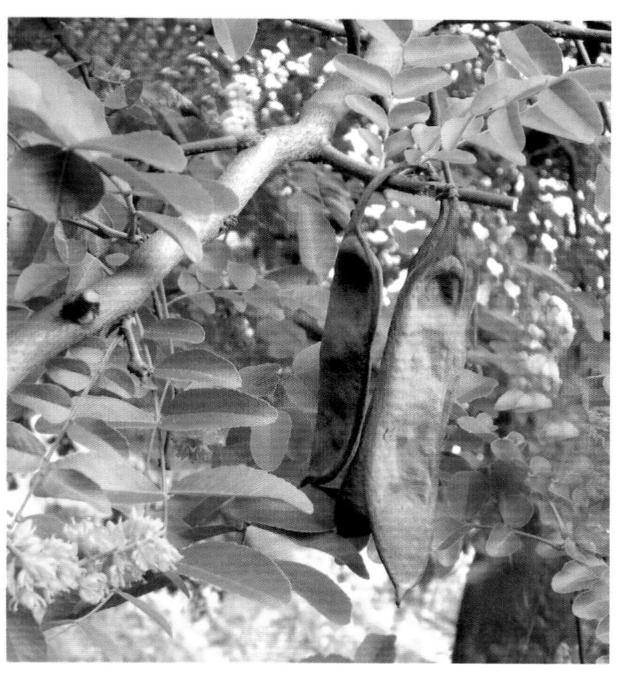

皂荚（原植物）

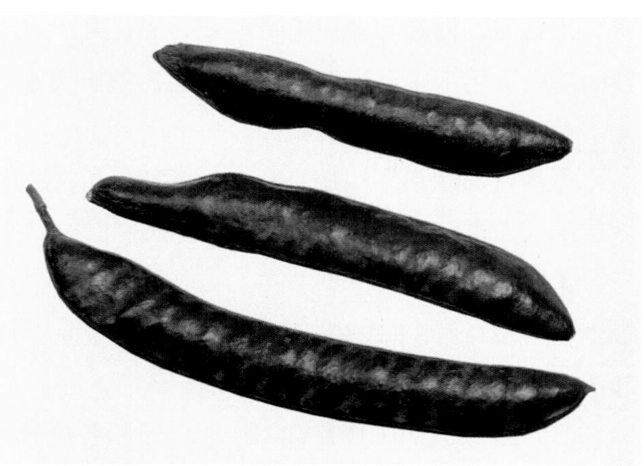

大皂角（药材）

【生态分布】生于海拔 400~1500m 的沟旁或路边、宅院周围。主要分布于关防乡、辽城乡。

【采收加工】秋季果实成熟时采摘，晒干。

【鉴别】药材　呈扁长的剑鞘状，有的略弯曲，长 15~40cm，宽 2~5cm，厚 0.2~1.5cm，表面棕褐色或紫褐色，被灰色粉霜，擦去后有光泽，种子所在处隆起。基部渐狭而弯曲，有短果柄或果柄痕，两侧有明显的纵棱线。质硬，摇之有声，易折断，断面黄色，纤维性。种子多数，扁椭圆形，黄棕色至棕褐色，光滑。气特异，有强烈刺激性，易引起喷嚏，味辛辣。

饮片 呈扁形的段状，宽2~3.5cm。表面深棕色至黑棕色，具光泽，种子所在处隆起，两边呈棱脊状，外皮脱落处露出网络状纤维。切面类白色至淡黄色。种子扁椭圆形或卵圆形，长1~1.3cm，宽6~9mm，表面黄棕色，光滑。质坚硬。气微，粉末可致喷嚏，味辛辣。

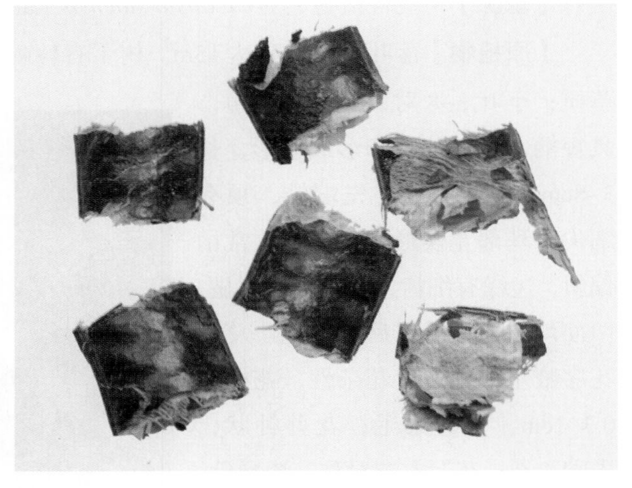

大皂角（饮片）

【化学成分】含多种皂苷和鞣质、树胶、蜡醇、二十九烷、豆甾醇、谷甾醇等。

【药理作用】

1. 有祛痰、抗菌的作用，在体外有杀死丝虫幼虫和溶血作用。

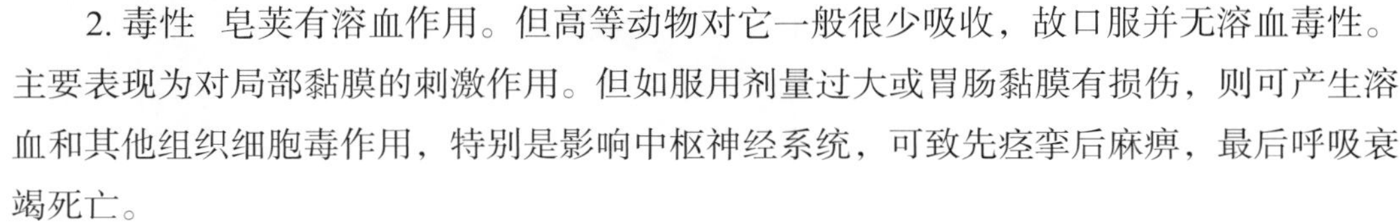

2. 毒性 皂荚有溶血作用。但高等动物对它一般很少吸收，故口服并无溶血毒性。主要表现为对局部黏膜的刺激作用。但如服用剂量过大或胃肠黏膜有损伤，则可产生溶血和其他组织细胞毒作用，特别是影响中枢神经系统，可致先痉挛后麻痹，最后呼吸衰竭死亡。

【性味、归经与效用】辛、咸，温；有小毒。归肺、大肠经。有祛痰开窍，散结消肿的功效。用于中风口噤，昏迷不醒，癫痫痰盛，关窍不通，喉痹痰阻，顽痰喘咳，咳痰不爽，大便燥结；外治痈肿。

【用法与用量】内服：1~1.5g，多入丸、散用。外用：适量，研末吹鼻取嚏或研末调敷患处。

【临床应用】

1. 咳嗽 大皂角240g（刮去皮，用酥炙），研粉，制为蜜丸（每丸1.5g）。以枣膏和汤服3丸，日3夜1服。

2. 乳痈 大皂角（烧存性，研细）、蛤粉各等分，研匀。温酒调下，每服1.5g，日服2次。

3. 落眉 大皂角（焙）、鹿角（煅灰）各等分为末。用生姜捣匀频擦眉棱骨上，则眉自生。

附：

皂角子 Zaojiaozi

SEMEN GLEDITSIAE SINENSIS

【基源】为豆科植物皂荚*Gleditsia sinensis* Lam. 的干燥成熟种子。

【采收加工】秋季果实成熟时采收，剥取种子，晒干。

【鉴别】呈椭圆形，一端略狭尖，长 1.1~1.3cm，宽 0.7~0.8cm，厚约 0.7cm。表面棕褐色，平滑而带有光泽，较狭尖的一端有微凹的点状种脐，有的不甚明显。种皮剥落后可见 2 片大型鲜黄色的子叶，质极坚硬，气微，味淡。

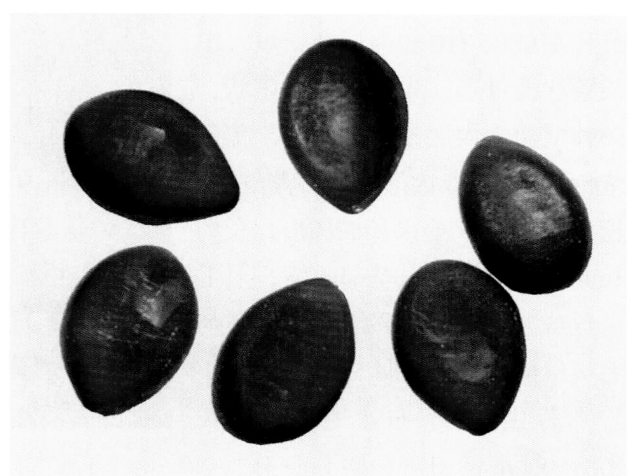

皂角子（饮片）

【性味、归经与效用】辛，温。归肺、大肠经。有润肠通便，祛风散热，化痰散结的功效。用于大便燥结，肠风下血，痢疾里急后重，痰喘肿满，疝气疼痛，瘰疬，肿毒，疮癣。

【用法与用量】内服：煎汤，5~9g；或入丸、散。外用：适量，研末捣敷。

【临床应用】

1. 便血 皂角子、槐角各 30g，用黏谷糠炒香，去糠为末，每服 3g，陈粟米饮下。
2. 痢疾 皂角子瓦焙为末，米糊丸。每服 9g，陈茶下。
3. 瘰疬 皂角子（烧灰）、槲白皮末各 30g，同研令细。每于食前以温酒调下 6g。
4. 痈肿 皂角子取仁，作末敷之。

飞 廉 Feilian

HERBA SEU RADIX CARDUI CRISPI

【基源】为菊科植物丝毛飞廉*Carduus crispus* L. 的干燥全草。

【原植物】二年生草本，高 50~120cm。主根肥厚，伸直或偏斜。茎直立，具纵棱，棱有绿色间歇的三角形刺齿状翼。叶互生；通常无柄而抱茎；下部叶椭圆状披针形，长 5~20cm，羽状深裂，裂片常大小相对而生，边缘有刺，上面绿色，具细毛或近乎光滑，下面初具蛛丝状毛，后渐变光滑；上部叶渐小。头状花序 2~3 个簇生枝端，直径 1.5~2.5cm，总苞钟状，长约 2cm，宽 1.5~3cm；总苞片多层，外层较内层渐变短，中层条状披针形，先端长尖成刺状，向外反曲，内层条形，膜质，稍带紫色；花全为管状花，两性，紫红色，长 15~16mm。瘦果长椭圆形，长约 3mm，先端平截，基部收缩；冠毛白色或灰白色，长约 15mm，呈刺毛状，稍粗糙。花期 5~7月。

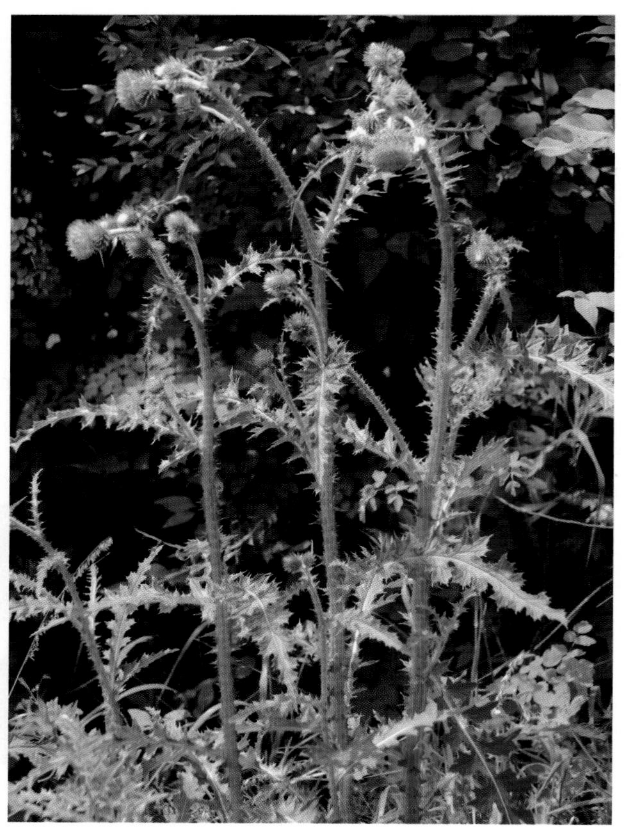

丝毛飞廉（原植物）

【生态分布】生于海拔 200~1000m 的田野、路旁或山地草丛中。县域内各地均有分布。主要分布于辽城乡、索堡镇、关防乡、固新镇等地。

【采收加工】夏、秋季采收，洗净，晒干。

【鉴别】药材 茎呈圆柱形，直径 0.2~1cm，具纵棱，并附有绿色的翅，翅有针刺，质脆，断面髓部白色，常呈空洞。叶椭圆状披针形，长 5~20cm，羽状深裂，裂片边缘具刺，上面绿色，具细毛或近乎光滑，下面具蛛丝状毛。头状花序干缩，总苞钟形，黄褐色，苞片数层，线状披针形，先端长尖成刺，向外反卷，内层苞片膜质，带紫色。花紫红色，冠毛刺状，黄白色。气味微弱。

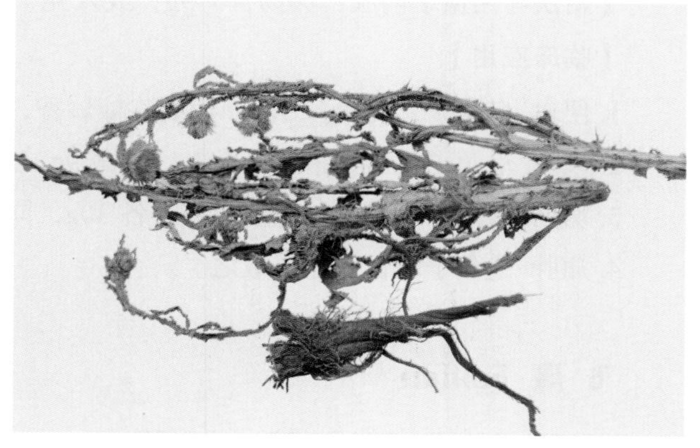

飞廉（药材）

饮片 呈不规则段。茎段圆柱

形，直径 0.2~1cm；表面灰褐色或灰黄色，具纵棱，附有黄绿色的叶状翅，翅具针刺。质脆，断面白色，髓部常呈空洞。叶皱缩破碎，完整者椭圆状披针形，羽状深裂，裂片边缘具不规则的齿裂，并具不等长的针刺；上表面褐色，无毛，下表面具丝状毛。头状花序圆球形，总苞钟形，黄褐色，直径约 2cm，苞片多层，外层较内层逐渐变短，线状披针形，先端长尖，或刺状，向外反卷。冠毛刺状，黄白色。气微，味苦。

【药理作用】 0.2% 飞廉水提液能显著提高兔离体心脏冠脉流量，对抗由垂体后叶素造成的冠脉痉挛和冠脉流量下降，减弱垂体后叶素致 T 波 S-T 波升高程度。健康家兔在安静状态下的心电图变化说明飞廉能对抗垂体后叶素造成的心肌缺血，对心肌具有保护作用。

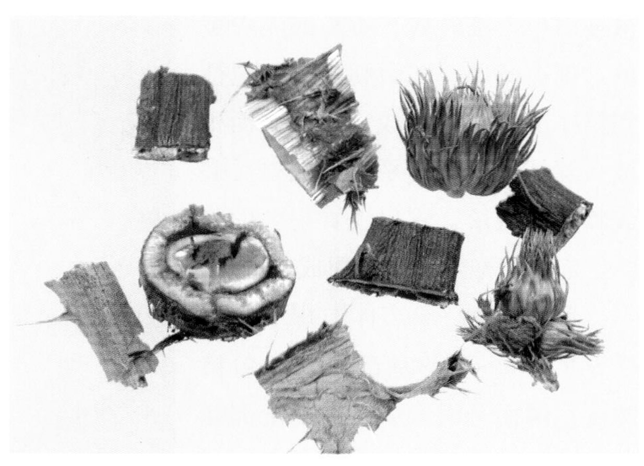

飞廉（饮片）

【性味、归经与功效】 微苦，凉。归肺、膀胱、肝经。有祛风，清热，利湿，凉血止血，活血消肿的功效。用于感冒咳嗽，头痛眩晕，泌尿系感染，乳糜尿，白带，黄疸，风湿痹痛，吐血，衄血，尿血，月经过多，功能性子宫出血，跌打损伤，疔疮疖肿，痔疮肿痛，烧伤。

【用法与用量】 内服：煎汤，9~30g，鲜品 30~60g；或入丸、散；或浸酒。外用：适量，煎水洗；或鲜品捣敷。

【临床应用】

1. 感冒　飞廉 15g，桑叶、连翘、牛蒡子各 10g。水煎服，日服 1 剂。
2. 痒风　飞廉 30g，荆芥 10g。水煎服，日服 1 剂。
3. 鼻衄　飞廉、白茅根各 20g，桑白皮 30g，芦根 15g。水煎服，日服 1 剂。
4. 痈肿　飞廉研末，鸡蛋清调敷。

马 勃 Mabo

LASIOSPHAERA

CALVATIA

【基源】 为灰包科真菌脱皮马勃 *Lasiosphaera fenzlii* Reich.、大马勃 *Calvatia gigantea*（Batsch ex Pers.）Lloyd、紫色马勃 *Calvatia lilacina*（Mont.et Berk.）Lloyd 的干燥子实体。

【原植物】脱皮马勃 子实体近球形至长圆形，直径 15~20cm 或更大，无不孕基部。新鲜时白色，成熟后失去水分，逐渐变为浅烟色。包被分两层，薄而易消失，外包被成块地与内包被脱离，内包被纸质，成熟后全部消失，仅遗留成一团紧密的孢体，随风滚动。孢体有弹性，灰褐色，渐退成浅烟色。孢体由孢丝及孢子组成。

大马勃 子实体球形至近圆球形，直径 15~25cm 或更大，无不孕基部或不孕基部很小。包被白色，渐转成灰黄色或淡青黄色。包被两层，即由膜质的外包被和较厚的内包被组成，早期表面稍被一层绒毛。后变平滑，成熟后裂成碎片而脱落，露出淡青褐色的孢体。孢体由孢丝及孢子组成。

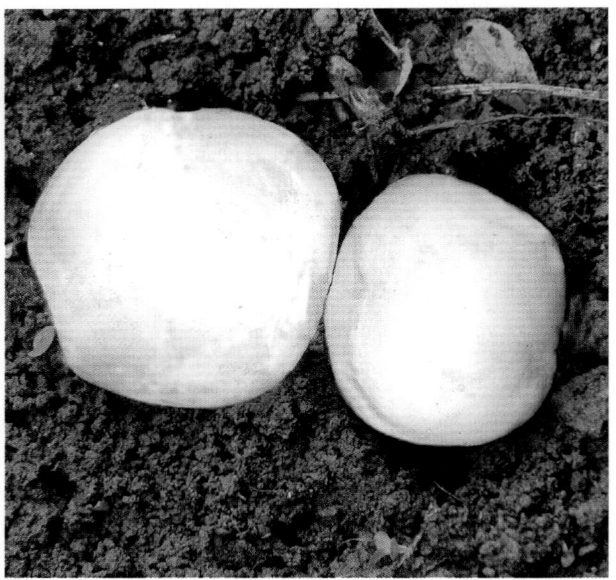

大马勃（原植物）

紫色马勃 子实体陀螺形，直径 5~12cm，不孕基部发达。包被两层，薄而平滑。成熟后上半部往往成片地破裂，逐渐脱落，露出紫褐色的孢体。孢体被风吹散后，仅遗留一个杯状的不孕基部，连在生长处的地上。

【生态分布】生于 300~1000m 的开阔草地或山坡草丛中。主要分布于河南店镇等地。

【采收加工】夏、秋二季子实体成熟时及时采收，除去泥沙，干燥。

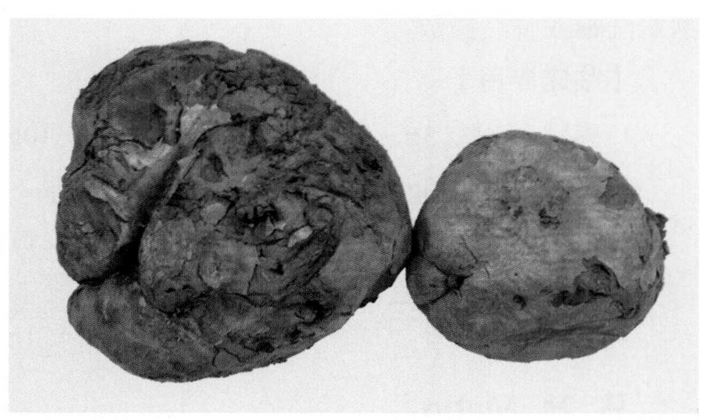

马 勃（药材 . 脱皮马勃）

【鉴别】药材 脱皮马勃 呈扁球形或类球形，无不孕基部，直径 15~20cm。包被灰棕色至黄褐色，纸质，常破碎呈块片状，或已全部脱落。孢体灰褐色或浅褐色，紧密，有弹性，用手撕之，内有灰褐色棉絮状的丝状物。触之则孢子呈尘土样飞扬，手捻有细腻感。臭似尘土，无味。

大马勃 不孕基部小或无。残留的包被由黄棕色的膜状外包被和较厚的灰黄色的内包被所组成，光滑，质硬而脆，成块脱落。孢体浅青褐色，手捻有润滑感。

紫色马勃 呈陀螺形，或已压扁呈扁圆形，直径 5~12cm，不孕基部发达。包被薄，两层，紫褐色，粗皱，有圆形凹陷，外翻，上部常裂成小块或已部分脱落。孢体紫色。

饮片　呈扁球形或类球形，黄褐色至棕褐色。用手撕之，如棉絮状，并有粉末状孢子飞扬。质松泡，富弹性，手捻有细腻感。臭似尘土，无味。

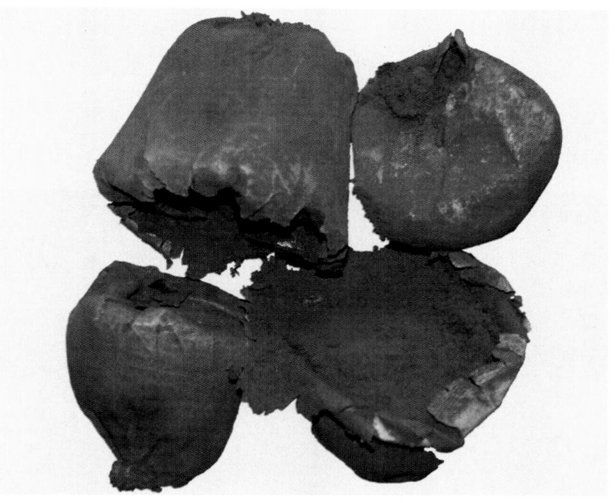

马勃（饮片）

【化学成分】

脱皮马勃　子实体含亮氨酸、酪氨酸、尿素、麦角甾醇、类脂质、马勃素等及磷酸钠 72.18%、铝 15.66%、镁 2.93%、硅酸 0.44%、硫酸盐 8.77%，其中以磷酸钠含量最高。

大马勃　子实体脂溶性部分含麦角甾-7,22-二烯-3-酮、麦角甾-7,22-二烯-3醇、β-谷甾醇、棕榈酸、过氧化酶、辅酶Q及脂肪酸：棕榈酸、油酸、亚油酸及16种氨基酸等，总氨基酸含量为 32.9mg/100mg。

紫色马勃　子实体含抗菌成分马勃酸、苯基氧化偶氮氰化物和抗真菌及抗菌成分对位羧基苯基氧化偶氮基氰化物、类固醇二聚体等。

【药理作用】有止血、抗菌、抗癌和损伤血管的作用。

【性味、归经与效用】辛，平。归肺经。有清肺利咽，止血的功效。用于风热郁肺咽痛，音哑，咳嗽；外治鼻衄，创伤出血。

【用法与用量】内服：煎汤，2~6g。外用：适量，敷患处。

【临床应用】

1. 喉痹　马勃、射干、桔梗各 10g，黄芩、甘草各 6g。水煎服，日服 1 剂。
2. 鼻衄　马勃、知母各 10g，生石膏 30g。水煎服，日服 1 剂。
3. 暴喑　马勃、金银花、黄芩、桔梗、蝉蜕各 10g，甘草 6g。水煎服，日服 1 剂。
4. 创伤出血　马勃粉，适量，撒敷伤口。

马齿苋 Machixian

HERBA PORTULACAE

【基源】为马齿苋科植物马齿苋 *Portulaca oleracea* L. 新鲜或干燥的地上部分。

【原植物】一年生草本，全株光滑无毛，肥厚，肉质多汁。茎圆柱形，下部平卧，上部斜生或直立，多分枝，常显紫色。叶互生或对生，叶柄极短，在节处有鳞片状附属体，叶肥厚，楔状矩圆形或倒卵形，全缘，顶端圆或平截，有时微凹，上面深绿色，下面暗红色，侧脉不明显。花常 3~5 朵簇生于枝端，总苞片 4~5，萼片 2，小型，基部与子房合生；花瓣 5 片，黄色，常呈倒心形，基部合生；雌蕊 1 枚，子房半下位，卵形，1 室，花柱较花丝短，柱头 4~6 深裂，线形。蒴果短圆锥形，棕色，盖裂；种子多数，黑色，细小，表面密布细点。花期 6~9 月，果期 7~10 月。

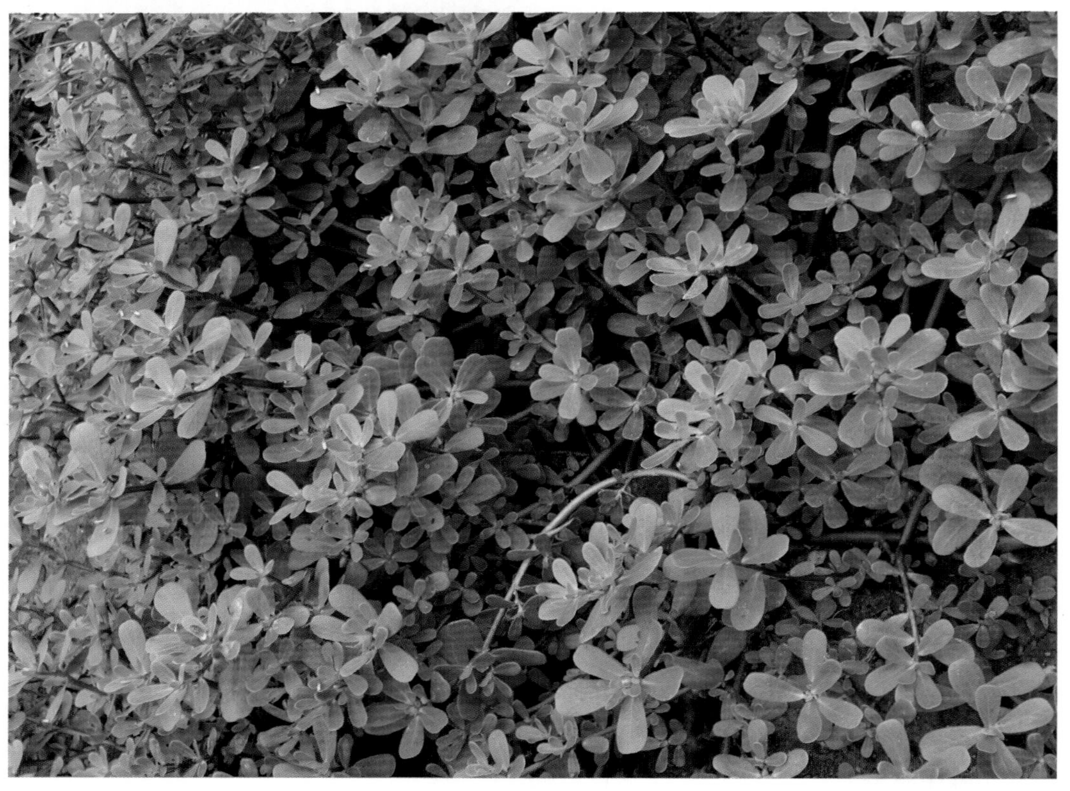

马齿苋（原植物）

【生态分布】生于海拔 1000m 以下的田间、荒路边。县域内各地均有大量分布。主要分布于西达镇、合漳乡、固新镇等地。

【采收加工】夏、秋二季采收，除去残根及杂质，洗净，略蒸或烫后晒干。

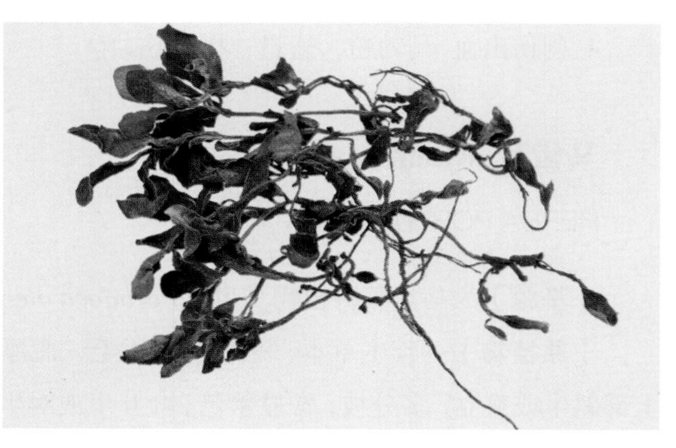

马齿苋（药材）

【鉴别】药材 多皱缩卷曲，常结成团。茎圆柱形，长可达 30cm，直径 0.1~0.2cm，表面黄褐色，有明显纵沟纹。叶对生或互生，易破碎，完整叶片倒卵形，长

1~2.5cm，宽 0.5~1.5cm；绿褐色，先端钝平或微缺，全缘。花小，3~5 朵生于枝端，花瓣 5，黄色。蒴果圆锥形，长约 5mm，内含多数细小种子。气微，味微酸。

饮片 呈不规则的段。茎段略呈圆柱形，有的稍扭曲，直径 1~2mm；外表面黄褐色至棕褐色，具明显的纵沟纹，有的可见分枝及叶痕。叶多皱缩或已切断，暗绿色至褐绿色，展平后，完整叶片呈倒卵形，绿褐色，先端钝平或微缺，全缘；长 1~2.5cm，宽 0.5~1.5cm；花小，棕黄色。蒴果圆锥形，长 3~5mm，内含多数细小种子。种子细小，众多，扁圆形，直径不足 1mm，黑色。质韧软。气微，味微酸。

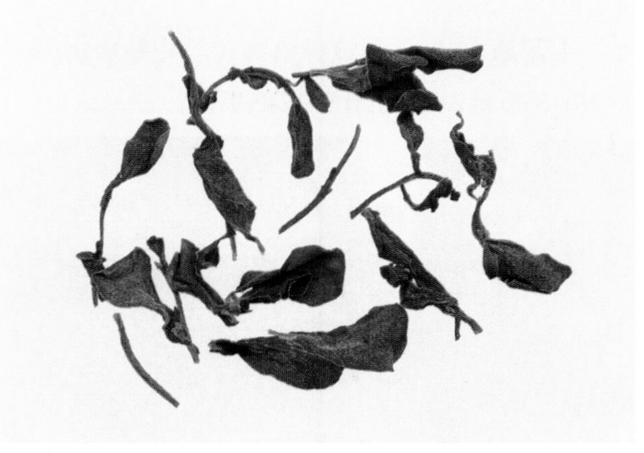

马齿苋（饮片）

【化学成分】含去甲肾上腺素、钾盐、多巴胺、苹果酸、果糖、n-3 脂肪酸、α-亚麻酸、蛋白质、脂肪、维生素 C、维生素 A、维生素 E、槲皮素、山柰酚和钙、镁、铁、铜、磷、锂等微量元素。

【药理作用】

1. 有抗病原体、促进溃疡愈合、降血脂、抗心肌梗死、收缩平滑肌、松弛骨骼肌、抗氧化、抑制黑色素合成的作用。

2. 毒性 水提物小鼠腹腔注射 LD_{50} 为 1040mg/kg。

【性味、归经与效用】酸，寒。归肝、大肠经。有清热解毒，凉血止血，止痢的功效。用于热毒血痢，痈肿疔疮，湿疹，丹毒，蛇虫咬伤，便血，痔血，崩漏下血。

【用法与用量】内服：水煎，9~15g。外用：适量，捣敷患处。

【临床应用】

1. 痢疾 马齿苋 20g，白头翁 10g。水煎服，日服 1 剂。

2. 带下 马齿苋 20g，椿皮 10g。水煎服，日服 1 剂。

3. 痈肿 鲜马齿苋适量，捣烂外敷。

4. 缠腰火丹 鲜马齿苋适量，捣烂外敷。

5. 湿疮 鲜马齿苋 60g，黄柏 10g。水煎外洗。

马兜铃 Madouling

FRUCTUS ARISTOLOCHIAE

【基源】 为马兜铃科植物北马兜铃*Aristolochia contorta* Bge. 或马兜铃*Aristolochia debilis* Sieb.et Zucc. 的干燥成熟果实。

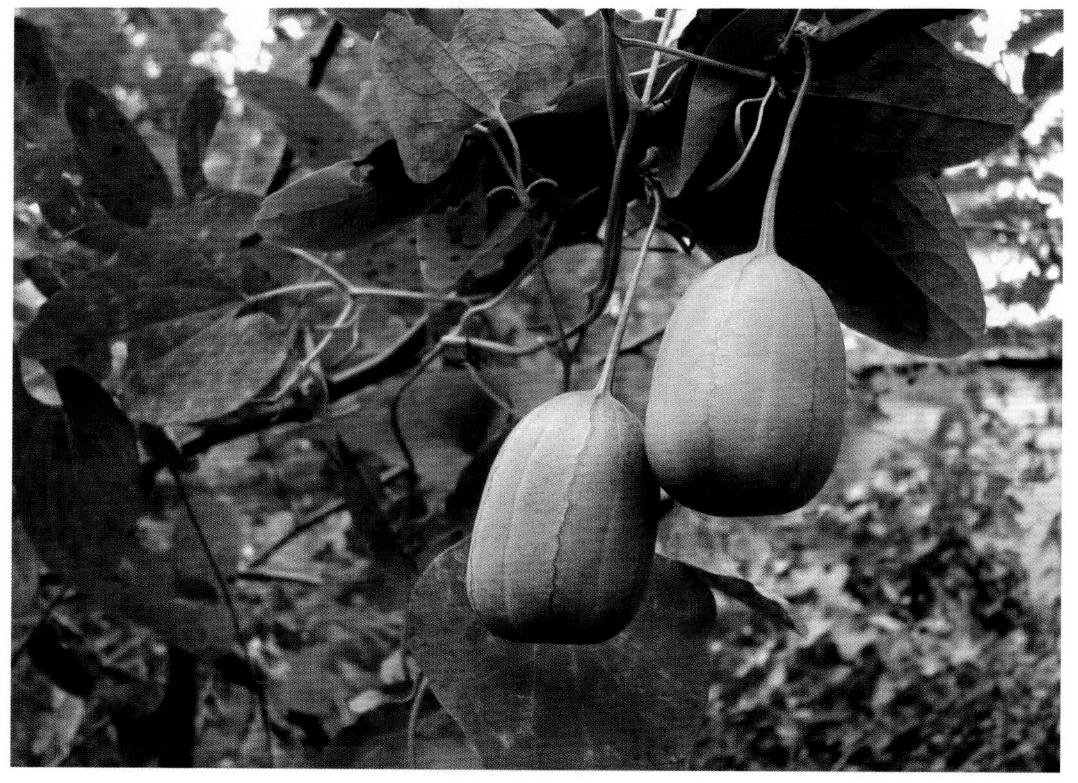

北马兜铃（原植物）

【原植物】北马兜铃 多年生攀援草本，全株无毛，茎长达2m以上。叶互生，柄细长；叶片三角状心形至宽卵状心形，长3~13cm，宽3~10cm，先端钝或短锐尖，基部深心形。花数朵簇生于叶腋，绿紫色；花被喇叭状，长2~3.5cm，花被管基部急剧膨大呈球形，中部为管状，上部逐渐扩大呈斜喇叭状，先端呈长尖尾；雄蕊6，贴生于肉质花柱体周围；子房下位，6室。蒴果近球形或宽倒卵形，长约6cm，直径约4cm，成熟时沿室间开裂为6瓣，直达果柄裂成6条丝状。种子多数，扁三角形，边缘具膜质宽翅。花期6~7月，果期9~10月。

马兜铃 多年生缠绕或匍匐状草本。茎细长，上部有疏分枝。叶互生，叶柄细，稍弯曲；叶片三角长圆形、长圆卵形或卵状披针形，长3~8cm，宽2~4.5cm，先端钝或微凹，基部心形，两侧突出呈圆耳状。花较大，单生于叶腋，花梗细；花被绿暗紫色，基部管状，管内被细柔毛，中部呈略弯曲，上部展开呈斜喇叭状，先端渐尖；雄蕊 6 枚，几无花丝，贴生于肉质花柱顶端；子房下位，圆球状，柱头短。蒴果球形或长圆形，长约 4cm，直径约 3cm，成熟时沿室间开裂，果柄 6 裂；种子呈扁三角形，边缘具白色膜质宽翅。花期 7~8 月，果期 9~10 月。

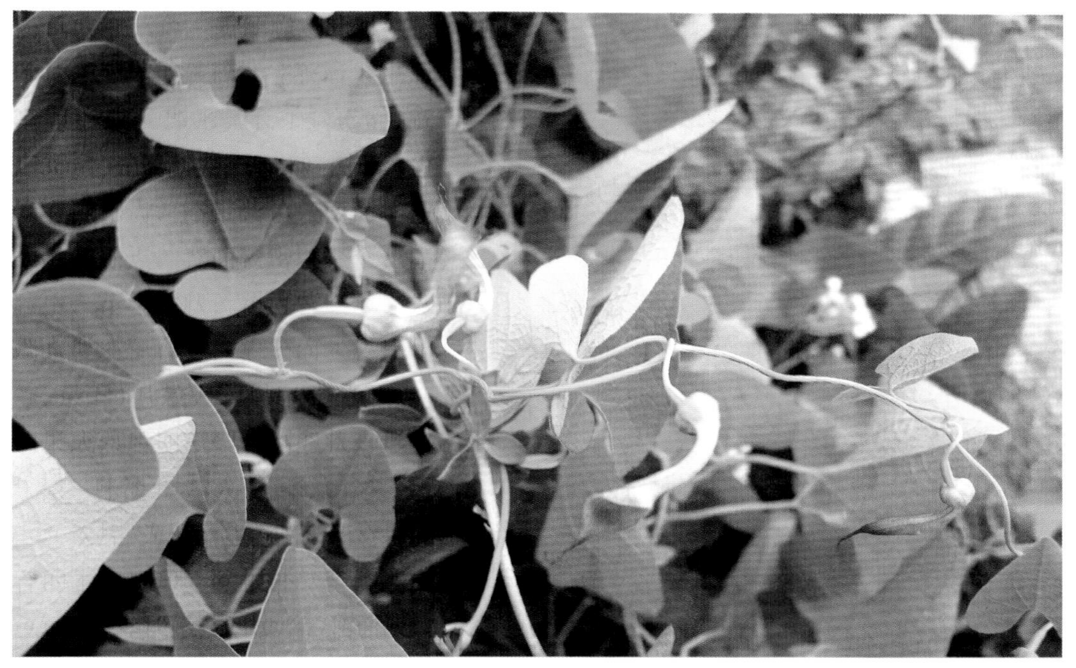

马兜铃（原植物）

【生态分布】生于海拔 400~1400m 的山野林缘、路旁，山坡灌丛中。全县各地均有分布。主要分布于索堡镇、辽城乡、偏城镇等地。

【采收加工】秋季果实由绿变黄时采收，干燥。

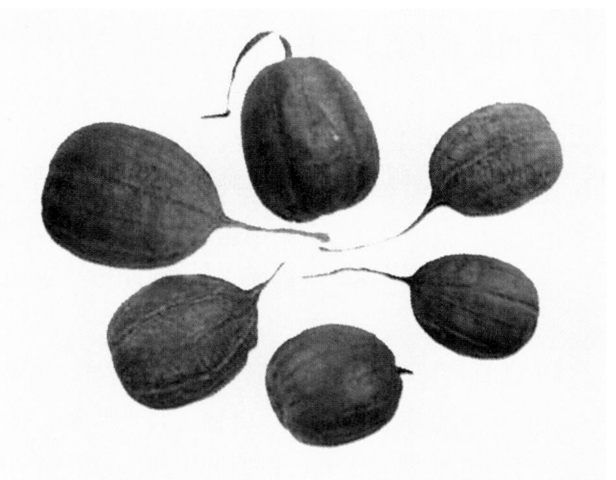

马兜铃（药材．北马兜铃）

【鉴别】药材　北马兜铃　蒴果卵圆形或椭圆状倒卵形，长 3~5cm，直径 2~4cm，上端平截，中央微凹，有花柱残痕；果柄细，长 2~6cm；表面黄绿色、灰绿色或棕褐色，有纵棱线 12 条，由棱线分出多数横向平行的细脉纹。果实轻而脆，易裂为 6 瓣；果皮内表面平滑而带光泽，有密的横向脉纹；果实分 6 室，种子多数，平叠整齐排列。种子扁平而薄，钝三角形或扇形，长 6~10mm，宽 6~12mm，边缘有翅，淡棕色。气特殊，味微苦。

马兜铃 蒴果球形或长圆形，基部钝圆，背缝线纵棱较平直。种子宽略大于长，心形。

饮片 为不规则的小碎片。表面灰黄色或棕褐色，有波状棱线。种子扁平而薄，钝三角形或扇形，中央棕色，周边淡棕色。种仁乳白色，扁心形或心形，有油性。气特异，味微苦。

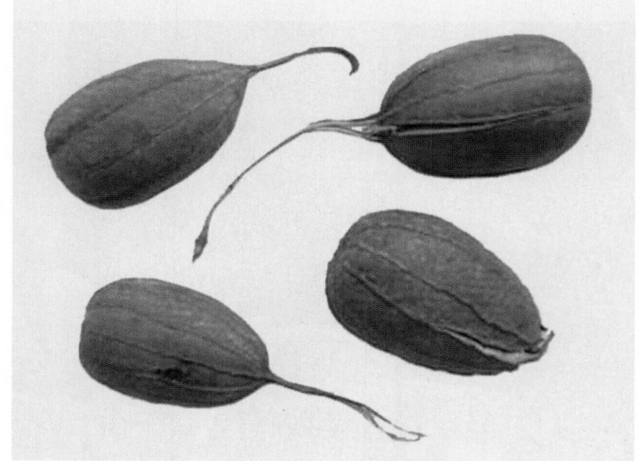

马兜铃（药材 . 马兜铃）

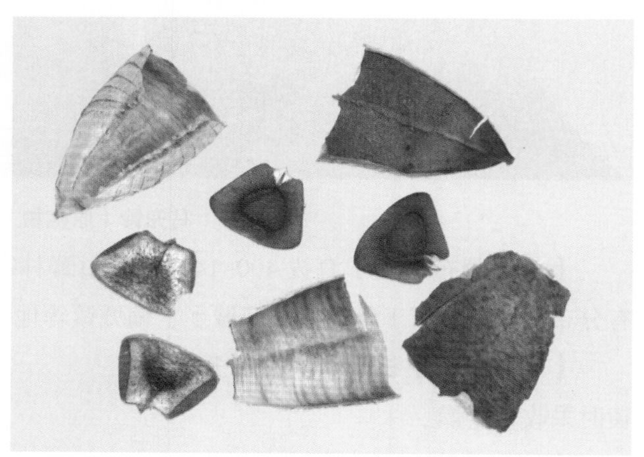

马兜铃（饮片）

【化学成分】含马兜铃酸、马兜铃子酸、季铵生物碱和挥发油等。

【药理作用】

1. 有镇咳、祛痰、平喘、抗菌、抗生育的作用。

2. 毒性 马兜铃酸小鼠灌胃 LD_{50} 为 22.03g/kg。

【性味、归经与效用】苦，微寒。归肺、大肠经。有清肺降气，止咳平喘，清肠消痔的功效。用于肺热喘咳，痰中带血，肠热痔血，痔疮肿痛。

【用法与用量】内服：煎汤，3~9g。

【临床应用】

1. 咳嗽 马兜铃、苦杏仁各 9g，桑白皮 12g，瓜蒌 15g。水煎服，日服 1 剂。

2. 痔疮 马兜铃 30g。水煎熏洗。

3. 瘰疬 马兜铃 9g，当归、生地黄各 6g，牡丹皮 3g。水煎服，日服 1 剂。

马兰根 Malangen

RHIZOMA KALIMERIDIS

【基源】为菊科植物马兰*Kalimeris indica*（L.）Sch-Bip. 的新鲜或干燥根茎。

【原植物】多年生草本，高30~70cm。根茎有匍枝。茎直立，上部有短毛，上部或从下部起有分枝。叶互生；基部渐狭成具翅的长柄；叶片倒披针形或倒卵状长圆形，长3~6cm，稀达10cm，宽0.8~2cm，稀达5cm，先端钝或尖，边缘从中部以上具有小尖头的钝或尖齿，或有羽状裂片，两面或上面具疏微毛或近无毛，薄质；上面叶小，无柄，全缘。头状花序单生于枝端并排列成疏伞房状；总苞半球形，径6~9mm，长4~5mm；总苞片2~3层，覆瓦状排列，外层倒披针形，长约2mm，内层倒披针长圆形，长达4mm，先端钝或稍尖，上部草质，有疏短毛，边缘膜质，具缘毛；舌状花1层，15~20个，管部长1.5~1.7mm；舌片浅紫色，长达10mm，宽1.5~2mm；管状花长3.5mm，管部长约1.5mm，被短毛。瘦果倒卵状长圆形，极扁，长1.5~2mm，宽约1mm，褐色，边缘浅色而有厚肋，上部被腺毛及短柔毛，冠毛长0.1~0.8mm，易脱落，不等长。花期5~9月，果期8~10月。

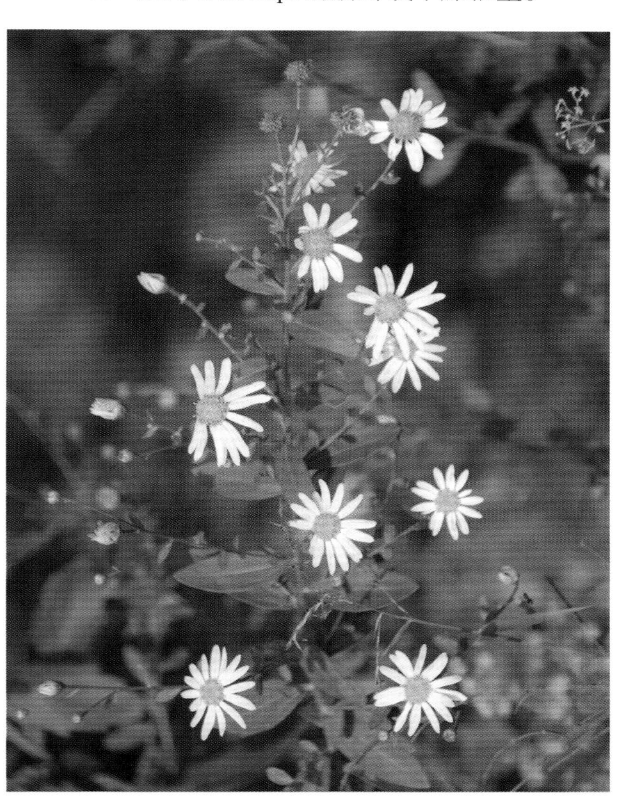

马兰（原植物）

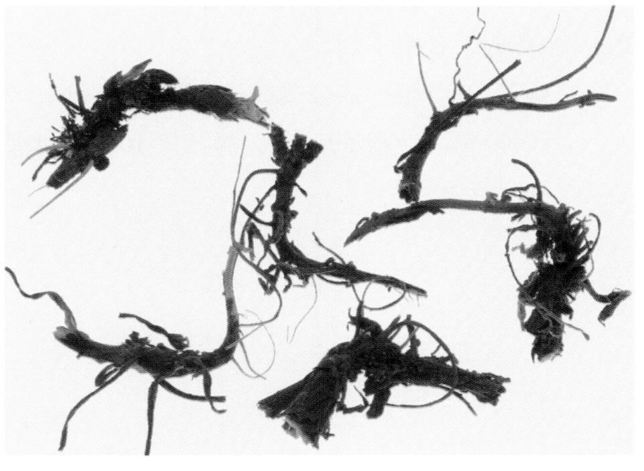

马兰根（药材）

【生态分布】生于海拔200~1000m的路边、田野、山坡上。全县各地均有分布。主要分布于辽城乡、索堡镇等地。

【采收加工】 秋、冬二季采挖，除去杂质，洗净，晒干。

【鉴别】药材 根茎呈细长圆柱形，常弯曲交错，直径 1~4mm，淡黄褐色至土黄色，具横皱缩及细纵皱纹；根纤细，直径在 1mm 以下，长可达 5cm 以上。质韧，不易折断，断面略呈纤维状，髓部白色。气微，味微涩。

饮片 为圆柱形的短段或厚片。根茎直径 1~4mm。切面黄白色，有的可见棕色环纹及类白色疏松的髓部或中空。外表面黄棕色至灰棕色，具细纵皱纹，可见纤细的根或根痕，根直径约 1 mm。质坚。气微，味淡。

【性味、归经与效用】 辛，平。归肺、肝经。有清热解毒，凉血止血，利尿的功效。用于鼻衄，牙龈出血，咯血，皮下出血，湿热黄疸，小便淋痛，咽喉肿痛，疮疡肿痛。

【用法与用量】 内服：煎汤，10~30g。

【临床应用】

1. 吐血，衄血 马兰根、仙鹤草、白茅根、芦根各 30g，小蓟 10g。水煎服，日服 1 剂。

2. 黄疸 马兰根、茵陈各 30g，栀子 10g。水煎服，日服 1 剂。

3. 喉痹 马兰根、金银花各 30g，桔梗、甘草各 10g。水煎服，日服 1 剂。

4. 淋证 马兰根、白茅根各 30g，车前子 15g，萹蓄 10g。水煎服，日服 1 剂。

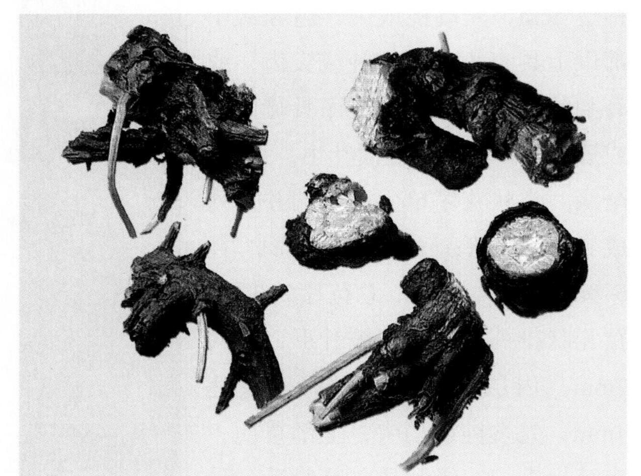

马兰根（饮片）

5. 痢疾 马兰根、马齿苋各 30g。水煎服，日服 1 剂。

6. 痈肿 马兰根、蒲公英适量各等分。捣烂，外敷患处。

7. 子痈 鲜马兰根 60~90g，荔枝核 10 个。水煎服，日服 1 剂。

马蔺子 Malinzi

SEMEN IRIS LACTEAE

【基源】为鸢尾科植物马蔺*Iris lactea* Pall.var.*chinensis*（Fisch.）Koidz. 的干燥种子。

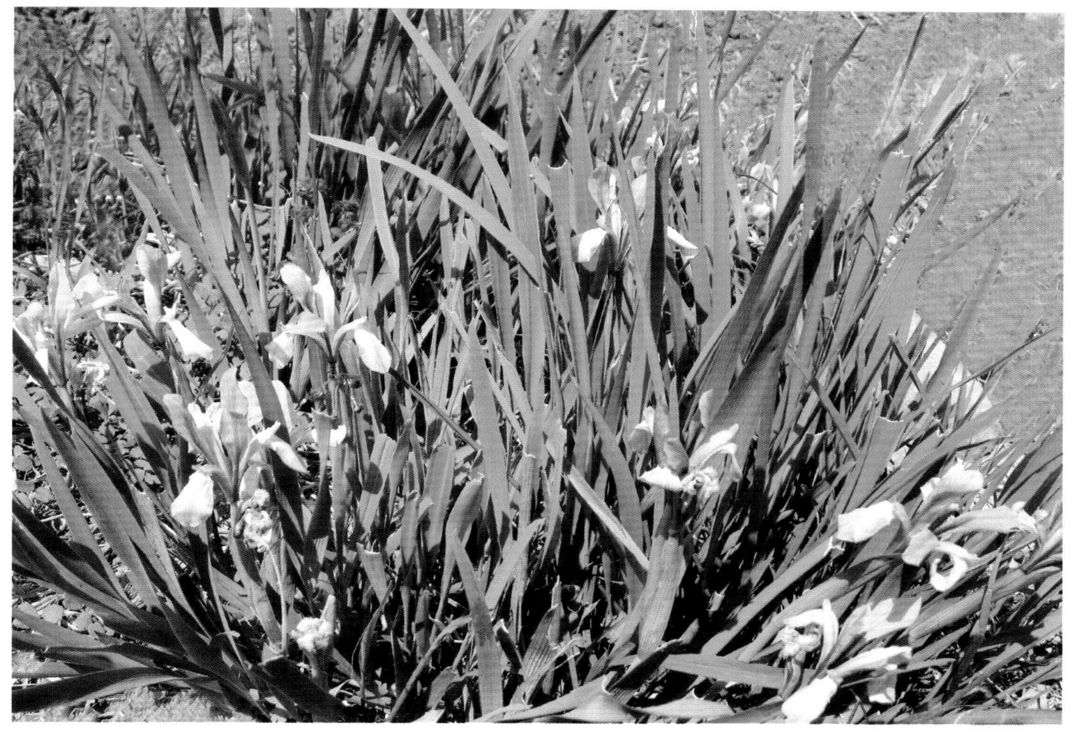

马 蔺（原植物）

【原植物】多年生草本。根状茎短而粗壮；根棕褐色，细长而坚韧。叶基生，成丛，坚韧，叶鞘枯死后常裂成细长纤维状的残留物，叶片条形，长达 40cm，宽达 6mm，灰绿色，先端渐尖，基部带紫色，全缘，两面具 7~10 条突起的平行脉。花葶从叶丛中抽出，高 10~30cm，顶端有花 1~3，苞片 3，叶状，窄矩圆状披针形；花蓝紫色，

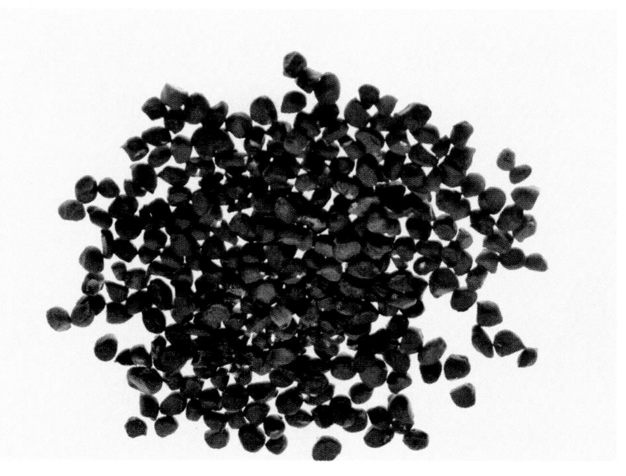

马蔺子（饮片）

花被 6，外轮 3，花被片较大，匙形，向外弯曲而下垂，中部有黄色条纹，内轮 3 花被片倒披针形，直立，花被下部联合成筒状；花柱 3 深裂，花瓣状，顶端 2 裂。蒴果长椭圆形，长 4~6cm，具 6 条纵肋，先端具尖喙；种子近球形或不规则形，棕褐色，有棱角。

【生态分布】生于海拔 100~1000m 的向阳山野、荒地、山坡草地或灌丛中。分布于偏城镇、固新镇等地。

【采收加工】8~9 月果熟时采收，将果实割下晒干，打取种子，除去杂质，再晒干。

【鉴别】 呈不规则多面体，长约 5mm，宽 3~4mm。表面红棕色至棕褐色，多数边缘隆起，基部有淡色种脐，先端有合点，略突起。质坚硬不易碎裂。切断面胚乳发达，灰白色，角质，胚位于种脐的一端，白色，细小弯曲。气微弱，味淡。

【化学成分】含马蔺子甲、乙、丙素，羽扇豆烯 -3- 酮，白桦脂醇，β - 谷甾醇及植物蜡等。种仁油含脂肪酸：亚油酸、油酸、硬脂酸、软脂酸、肉豆蔻酸、月桂酸等。

【药理作用】有抗肿瘤、抗辐射、促进免疫、避孕的作用。

【性味、归经与效用】甘、平。归肝、脾、胃、肺经。有清热利湿，解毒杀虫，止血定痛的功效。用于黄疸，淋浊，小便不利，肠痈，虫积，疟疾，风湿痛，喉痹，牙痛，吐血，衄血，便血，崩漏，疮肿，瘰疬，疝气，痔疮，烫伤，蛇伤。

【用法与用量】内服：煎汤，3~9g；或入丸、散。外用：适量，研末调敷或捣敷。

【临床应用】

1. 黄疸 马蔺子 9g，茵陈 15g。水煎服，日服 1 剂。
2. 淋证 马蔺子 6g，车前草 9g。水煎服，日服 1 剂。
3. 鼻衄，吐血 马蔺子 6g，白茅根 30g，仙鹤草 15g。水煎服，日服 1 剂。
4. 崩漏 马蔺子 50g，炒黑，研细末。每次 6g，童便为引。日服 2 次。
5. 痈肿 马蔺子 6g，马齿苋、蒲公英各 30g。水煎服，日服 1 剂。
6. 狐疝 马蔺子、川楝子各 9g，小茴香 6g。水煎服，日服 1 剂。

马尾连 Maweilian

RADIX ET RHIZOMA THALICTRI

【基源】为毛茛科植物贝加尔唐松草*Thalictrum baicalense* Turcz、瓣蕊唐松草*Thalictrum petaloideum* L.、东亚唐松草*Thalictrum minus* L.var. *hypoleucum* (Sieb.et Zucc.) Miq.、展枝唐松草*Thalictrum squarrosum* Steph.ex Willd. 等的干燥根和根茎。

【原植物】贝加尔唐松草 多年生草本，高45~80cm。全株无毛。茎直立，上部分枝。叶互生；叶柄长1~2.5cm，基部有狭鞘；托叶狭，膜质；茎中部叶为三回三出复叶，有短柄；叶片长9~16cm，小叶草质，顶生小叶宽菱形、扁菱形或菱状宽倒卵形，长1.8~4.5cm，宽2~5cm，基部宽楔形或近圆形，3浅裂，裂片有圆齿，叶脉在背面隆起，网脉稍明显。复单歧聚伞花序近圆锥状，长5~10cm；花两性，花梗细，长4~9mm；萼片4，花瓣状，椭圆形或卵形，长2~3mm，绿白色，早落；花瓣无；雄蕊10~20，长2.5~5mm，花丝上部与花药近等宽，下部窄近丝状，花药长圆形，长约0.8mm；心皮3~7，花柱短，长约0.5mm，柱头椭圆形，长0.2~0.3mm。瘦果卵球形或宽椭圆球形，稍扁，长约3mm，有8条纵肋，果柄长约0.2mm。花期5~6月，果期6~7月。

瓣蕊唐松草 多年生草本，无毛。茎高20~50cm，分枝。三至四回3出复叶；小叶倒卵形、近圆形或菱形，长3~12mm，宽2~25mm，3浅裂至3深裂，裂片卵形或倒卵形，全缘，脉平或微隆起；复单歧聚伞花序伞房状；花梗长0.5~2.8cm；花直径1~2cm；萼片4，白色，卵形，长3~5mm，早落；无花瓣；雄蕊多数，长5~12mm，花丝倒披针形；心皮4~13，花柱短，柱头狭椭圆形。瘦果卵球形，长4~6mm，纵肋明显，宿存花柱直，长约1mm。

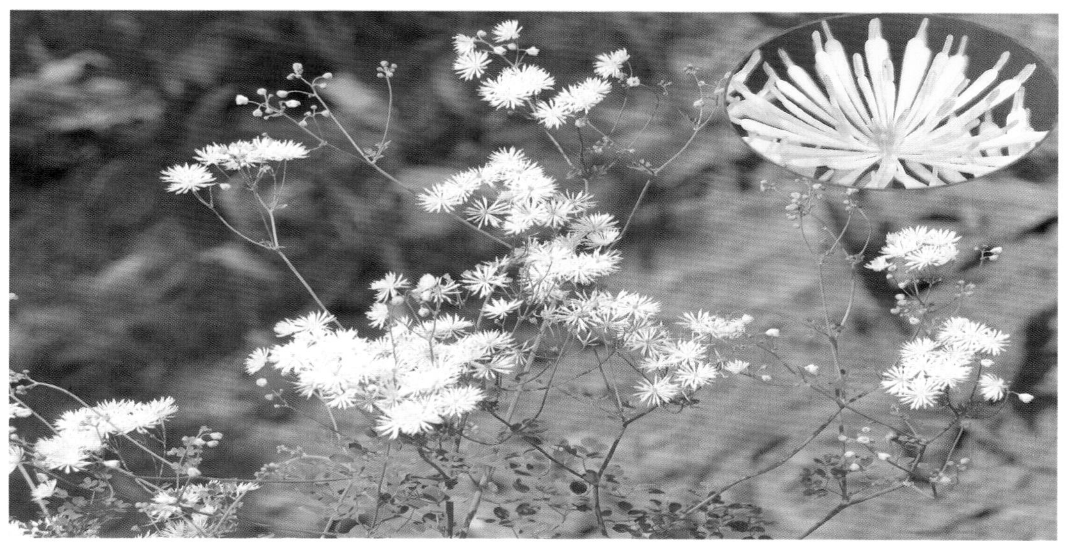

瓣蕊唐松草（原植物）

东亚唐松草 多年生草本，无毛，茎直立，红色，高 65~150cm，叶互生，二至三回3出复叶，具长柄，基部呈鞘状抱茎，叶片长达 35cm；小叶卵圆形，长 1.6~3.5cm，宽 1~4cm，下面被较浓的白粉，脉网明显，3 浅裂，裂片全缘或具疏齿。圆锥花序，长 10~35cm；花小形，黄绿色，萼片 4，绿白色，无花瓣；雄蕊多数，心皮 2~4，柱头箭头形，瘦果卵球形，纵肋明显。

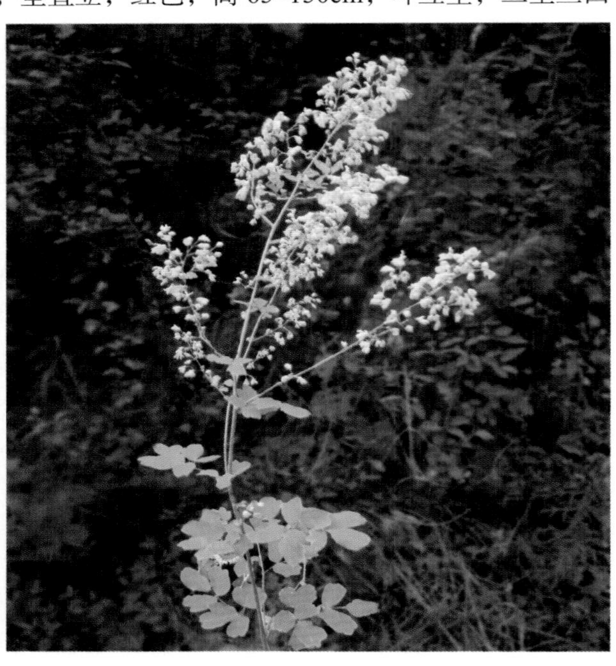

东亚唐松草（原植物）

展枝唐松草 多年生草本。无毛，高达 100cm。须根发达，稍带灰色，叶集生于茎中部，三至四回三出羽状复叶，叶轴与小叶间关节显著，小叶卵形或宽倒卵形，长 4~20mm，宽 3~20mm，基部圆形或楔形，顶端 3 裂或全缘，有时为 3 浅裂，中央裂片又 3 齿裂，小叶有柄或无柄；总叶柄基部加宽，呈膜质鞘状。圆锥花絮聚伞状，多分枝，开展，花梗细长，长 1.5~3cm，基部有小苞；花小，径 5~7mm；萼片 5，椭圆形，绿白色；雄蕊 5~10，花丝丝状，花药线形；心皮 1~3，

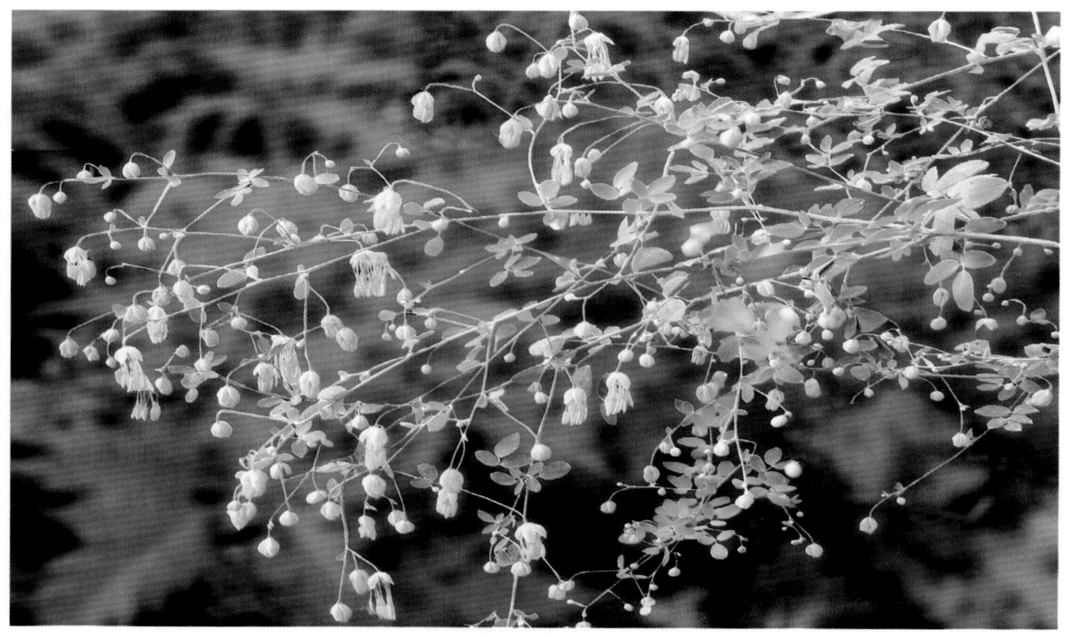

展枝唐松草（原植物）

无柄，花柱有翼。瘦果 1~2（3），新月形，长 4~8mm，宽 1.5~2mm，稍扁，有 8~12 条纵肋，果嘴微弯，长约 1.5mm。花期 7~8 月，果期 8~9 月。

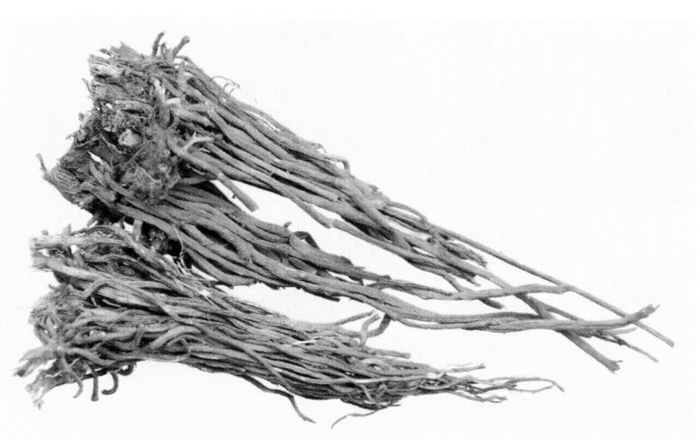

马尾连（药材．瓣蕊唐松草）

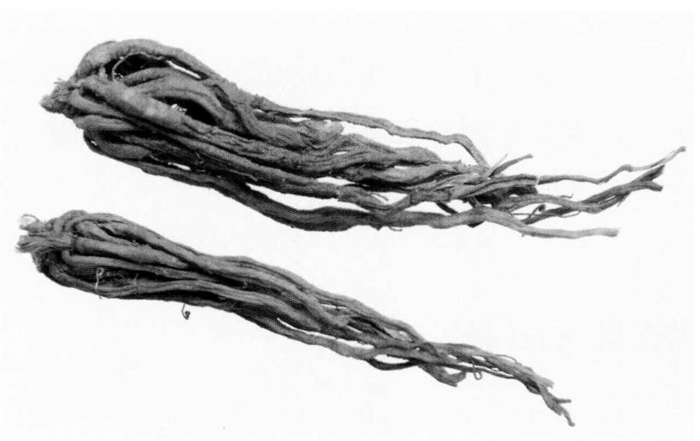

马尾连（药材．展枝唐松草）

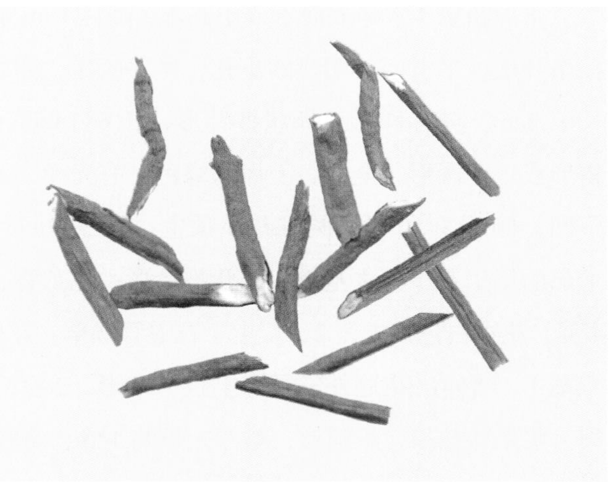

马尾连（饮片．瓣蕊唐松草）

【生态分布】生于海拔 400~1000m 的山坡或山地林下。主要分布于偏城镇、辽城乡、神头乡、涉城镇等地。

【采收加工】9~11 月至次年 1~2 月采挖，抖去泥沙，剪去苗茎，晒至八成干，搓去外层栓皮，晒干。

【鉴别】**药材**　细根数十条密生于根茎上，长 3~6cm，粗 1~3mm。表面浅棕色或黄褐色，细根软而扭曲；木栓层较松泡，常脱落。质脆，稍角质样，易折断。断面可见黄色木质部。气微，味苦。

饮片　为不规则的厚片及细小圆柱形的小段。片呈类圆形或不规则形，切面黄色，纤维性。外表面浅棕色或棕褐色，皮层脱落后显黄色。小段呈细小圆柱形，直径 1~2mm，切面黄色，外皮常脱落，呈金黄色至浅棕色。质脆。气微，味苦。

【化学成分】含小檗碱、β-谷甾醇、N-去甲唐松草替林及 5-氧去甲唐松草替林、唐松草辛敏碱及脱氢唐松草辛敏碱等。

【药理作用】

1. 抗菌　从马尾连和黄连中分别提得的小檗碱，无论是抑菌范围或是抑菌强度均一致。

2. 抗肿瘤　贝加尔唐松草总生物碱有明显的抗肿瘤活性，对人体食道癌细胞的体外抑制率为 100%。

【性味、归经与效用】苦，寒。归心、肝、大肠经。有清热燥湿，泻火解毒的功效。用于湿热泻痢，黄疸，疮疡肿毒，目赤肿痛，感冒发热，癌肿。

【用法与用量】内服：煎汤，3~15g，或研末。外用：适量；鲜品捣敷或煎水洗，或干品研末撒；或制成软膏敷。

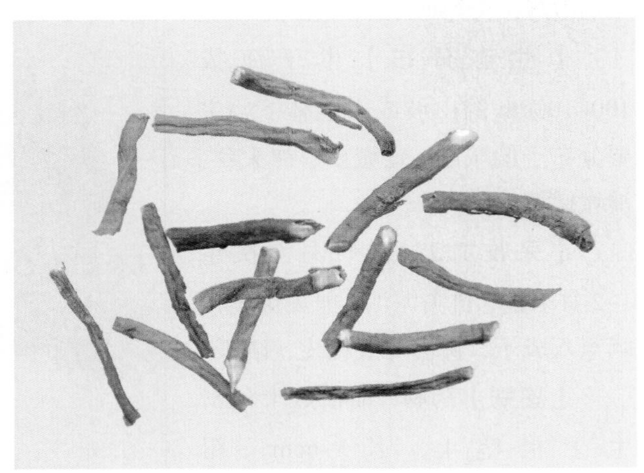

马尾连（饮片．展枝唐松草）

【临床应用】

1. 痢疾　马尾连、木香各 10g。水煎服，日服 1 剂。
2. 痈肿　马尾连、黄柏各 10g。水煎服，日服 1 剂；并研末外敷或制成软膏外用。
3. 脚湿气　马尾连、苦参各 10g。水煎泡脚。
4. 湿疮　马尾连、苍术、黄柏各等分。为末，外敷患处。
5. 黄疸　马尾连 9g。水煎服，日服 1 剂。

女贞子 Nü zhenzi

FRUCTUS LIGUSTRI LUCIDI

【基源】为木犀科植物女贞 *Ligustrum lucidum* Ait. 的干燥成熟果实。

【原植物】常绿大灌木或小乔木，高达 10m 余。树干直立，树皮灰绿色，光滑不裂；枝条开展，平滑而具明显的皮孔；冬芽腋生，卵状，外具 2 鳞片。叶对生，革质；叶柄长 1~2cm；叶片卵形至卵状披针形，长 6~14cm，宽 4~6cm，先端急尖或渐尖，基部宽楔形或近于圆形，全缘，上面深绿色，有光泽，下面淡绿色，密布细小透明腺点；主脉下凹，侧脉 5~10 对。圆锥花序顶生，长 5~10cm，宽 8~17cm；苞片叶状，着生于花序下部的侧生花序梗之基部，线状披针形；花芳香，密集，几无梗；花萼及花冠钟状，均 4 裂，花冠白色；雄蕊 2，着生于花冠管喉部，花药丁字形着生，花丝细，伸出花冠外；雌蕊 1，略伸出花冠外，子房上位，球形，2 室，每室具 1 胚珠，花冠细长，柱头 2 浅裂。浆果状核果，长圆形，略弯，长约 1cm，直径 3~4mm，熟时蓝黑色。花期 6~7 月，果期 8~12 月。

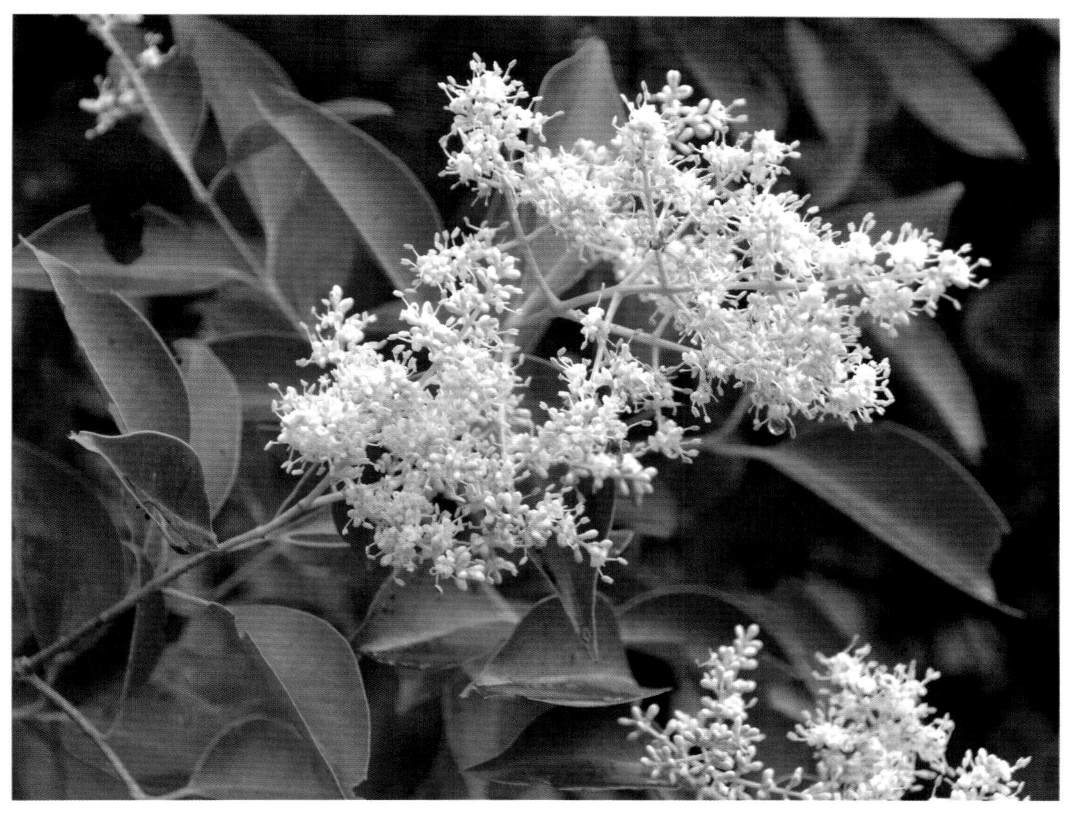

女 贞（原植物）

【生态分布】县域内各地均有栽培。

【采收加工】冬季果实成熟时采收，除去枝叶，稍蒸或置沸水中略烫后，干燥；或直接干燥。

【鉴别】呈卵形、椭圆形或肾形，略弯曲，长 6~8.5mm，直径 3.5~5.5mm。表面黑紫色或灰黑色，皱缩不平，基部有果梗痕或具宿萼及短果梗。体轻。外果皮薄，中果皮较松软，易剥离，内果皮木质，黄棕色，具纵棱，破开后种子通常为 1 粒，肾形，紫黑色，油性。气微，味甘、微苦涩。

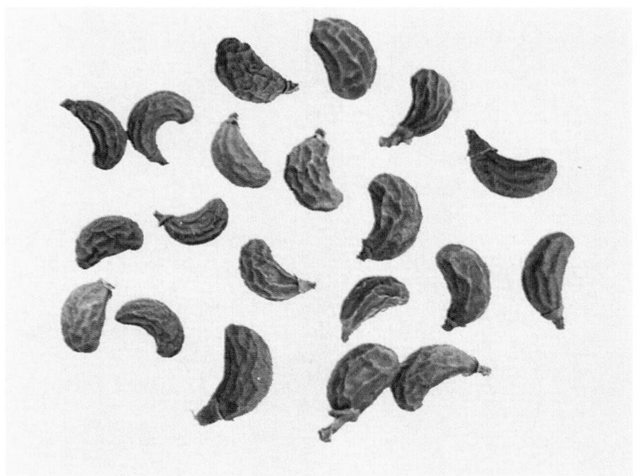

女贞子（饮片）

【化学成分】含女贞子苷、女贞子多糖、甘露醇、葡萄糖、脂肪油、硬脂酸、亚油酸、熊果酸、齐墩果酸、右旋甘露醇、葡萄糖、棕榈酸及微量元素等。

【药理作用】

1. 有调节免疫、保护染色体、抗肿瘤、保肝、适应原样作用、抗血小板聚集、抗血栓、升白细胞、抗衰老、降眼压、调节血脂、降血糖、抗炎、抗心肌缺血的作用。

2. 毒性 给小鼠灌服齐墩果酸 LD_{50} 为 2.548 ± 0.533g/kg。

【性味、归经与效用】甘、苦，凉。归肝、肾经。有滋补肝肾，明目乌发的功效。用于肝肾阴虚，眩晕耳鸣，腰膝酸软，须发早白，目暗不明，内热消渴，骨蒸潮热。

【用法与用量】内服：煎汤，6~12g。

【临床应用】

1. 腰痛 女贞子 15g，桑椹、枸杞子、木瓜、牛膝各 10g。水煎服，日服 1 剂。
2. 须发早白 女贞子、制何首乌、黑芝麻各等分，共研细粉，制为蜜丸。每次 6g，日服 2 次。
3. 眩晕 女贞子 15g，熟地黄、墨旱莲、天麻各 10g，决明子 20g。水煎服，日服 1 剂。
4. 目昏 女贞子、菊花、枸杞子各等分，共研细粉，制为蜜丸。每次 6g，日服 2 次。
5. 骨蒸 女贞子 15g，知母、青蒿各 10g，鳖甲 30g。水煎服，日服 1 剂。

千屈菜 Qianqucai

HERBA LYTHRI SALICARIAE

【基源】为千屈菜科植物千屈菜*Lythrum salicaria* L. 的干燥地上部分。

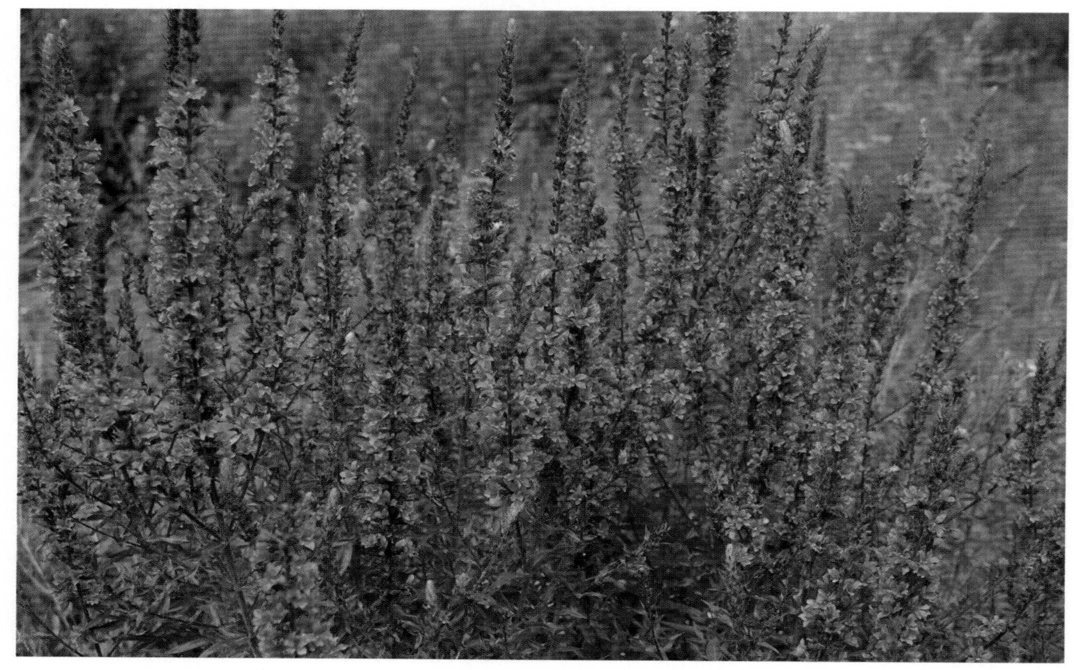

千屈菜（原植物）

【原植物】多年生草本，高 30~100cm。全株有柔毛，有时无毛。茎直立，多分枝，具四棱。叶对生或三叶轮生；叶片披针形或阔披针形，长 4~6（~10）cm，宽 8~15mm，先端钝形或短尖，基部圆形或心形，有时略抱茎，全缘，无柄。花生叶腋组成小聚伞花序，花梗及总梗极短，花枝呈大型穗状花序；苞片阔披针形至三角状卵形，长 5~12mm；萼筒长 5~8mm，有纵棱 12 条，裂片 6，三角形；附属体针状，直立，长 1.5~2mm；花瓣 6，红紫色或淡紫色，倒披针状长椭圆形，基部楔形；雄蕊 12，6 长 6 短，伸出萼筒之外；子房无柄，2 室，花柱圆柱状，柱头头状。蒴果扁圆形，包于萼内。种子多数，细小。花期 7~8 月。

【生态分布】生于河岸、湖畔、溪沟边和潮湿地。全县各地均有分布。主要分布于固新镇、索堡镇等地。

【采收加工】秋季采收全草，洗净，晒干。

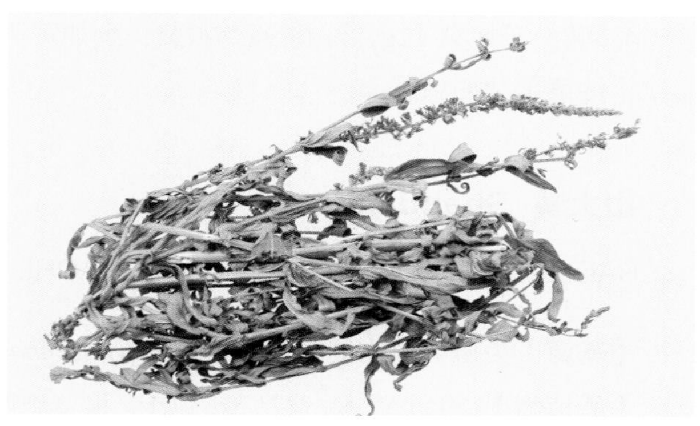
千屈菜（药材）

【鉴别】药材　茎呈方柱状，灰绿色至黄绿色，直径 1~2mm，有分枝，质硬易折断，断面边缘纤维状，中空。叶片灰绿色，质脆，多皱缩破碎，完整叶对生或 3 片轮生，叶片狭披针形，全缘，无柄。顶端具穗状花序，花两性，每 2~3 朵小花生于叶状苞片内，花萼灰绿色，筒状；花瓣紫色。蒴果椭圆形，全包于宿存花萼内。微臭，味微苦。

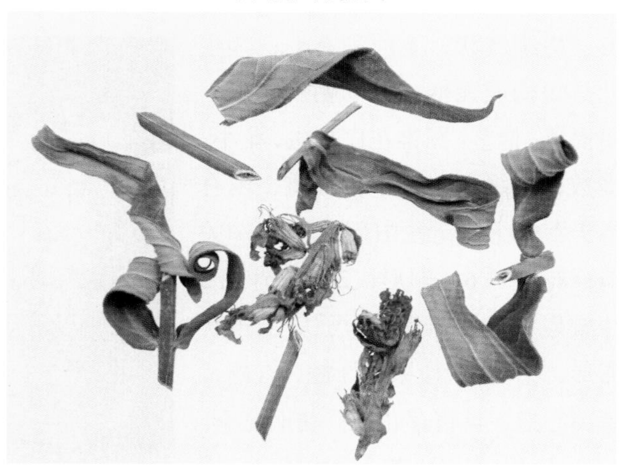
千屈菜（饮片）

饮片　为长段。茎段方柱形，直径 1~2mm，切面边缘纤维状，中空；外表面灰绿色至黄绿色；质硬。叶片灰绿色，质脆，多皱缩破碎，完整叶对生或 3 片轮生，叶片狭披针形，全缘，无柄。顶端具穗状花序，花两性，每 2~3 朵小花生于叶状苞片内，花萼灰绿色，筒状；花瓣紫色。蒴果椭圆形，全包于宿存花萼内。气微，味微苦。

【化学成分】含千屈菜苷、胆碱、没食子鞣质、黄酮类化合物、牡荆素、荭草素和少量绿原酸等。

【药理作用】有降血糖、抗菌的作用。

【性味、归经与效用】苦，寒。有清热解毒，收敛止血的功效。用于痢疾，泄泻，便血，血崩，疮疡溃烂，吐血，衄血，外伤出血。

【用法与用量】内服：煎汤，10~30g；外用：适量，研末敷；或捣敷；或煎水洗。

【临床应用】

1. 痢疾 千屈菜 15g，仙鹤草 10g。水煎服，日服 1 剂。
2. 泄泻 千屈菜、马齿苋各 15g。水煎服，日服 1 剂。
3. 吐血，衄血，便血 千屈菜、墨旱莲各 15g，大枣 30g。水煎服，日服 1 剂。
4. 闭经 千屈菜 12g，红花 9g。水煎，酌加黄酒和服。

【注意】孕妇忌服。

山大黄 Shandahuang

RADIX ET RHIZOMA RHEI FRANZENBACHII

【基源】为蓼科植物波叶大黄*Rheum franzenbachii* Munt. 的干燥根和根茎。

【原植物】多年生草本，高达 1m 以上。根茎肥厚，表面黄褐色。茎粗壮，直立，无毛，常不分枝，中空。基生叶有长柄；叶片卵形至卵状圆形，长 10~16cm，先端钝，基部心形，边缘波状，下面稍有毛；茎生叶具短柄或无柄，托叶鞘长卵形，暗褐色，抱茎。圆锥花序顶生，花小，多数，白绿色；苞小，肉质，内有 3~5 朵小花；花梗中部以下有一关节；花被片 6，卵形，2 轮，外轮 3 片较厚而小；雄蕊 9；子房三角状卵形，花柱 3。瘦果具 3 棱，有翅，基部心形，具宿存花被。花期夏季。

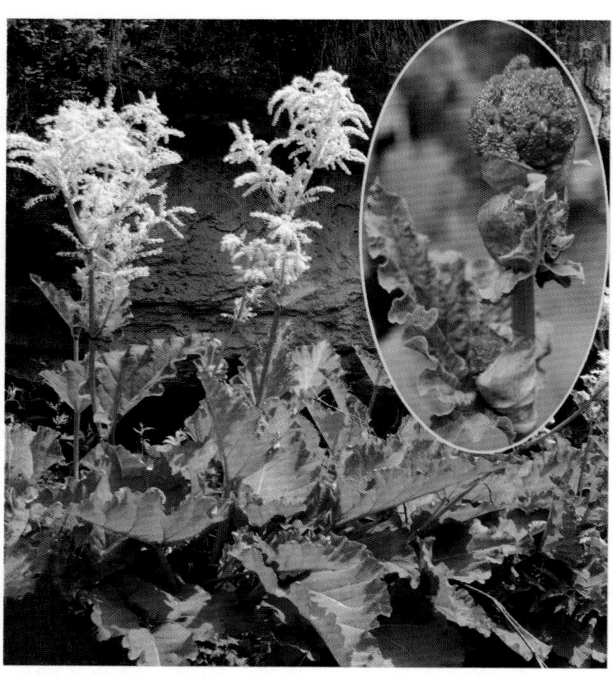

波叶大黄（原植物）

【生态分布】生于海拔 800~1500m 的山坡、石隙。主要分布于辽城乡西涧及羊大垴等地。

【采收加工】秋季采挖，除去残茎，洗净泥土，切片，晒干。

【鉴别】药材 呈不规则类圆柱或圆锥形，有分支，上端较粗，下端稍细，长 5~10cm，直径 1.5~5cm。表面红褐色而黄，无横纹，质坚而轻。断面棕黄色至红棕色，有细密的红棕色射线。新断面在紫外光下观察，显蓝紫色荧光。气微，味苦、涩。

饮片　呈圆形、类圆形或长条形片。厚 4~6mm，直径 1.5~5cm，斜切片长达 8cm。切面棕黄色，具细密的红棕色放射状纹理。外表面棕黑色或黄棕色，具纵沟纹，栓皮脱落处显黄棕色。质硬。气浊特异，味苦、涩。

【化学成分】含大黄素、大黄酚、大黄苷及大量鞣质等。

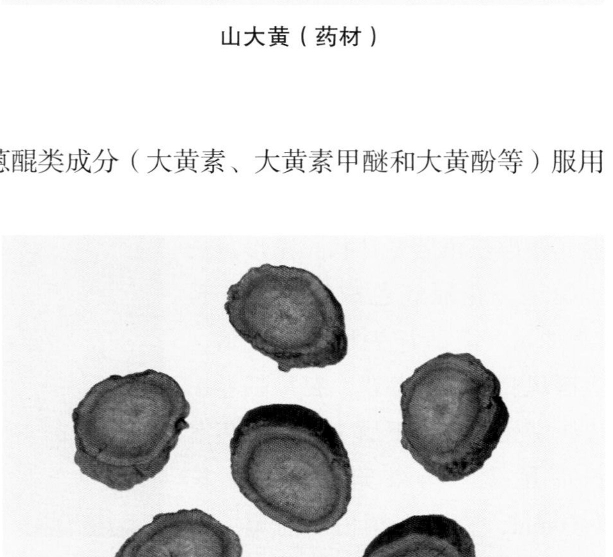

山大黄（药材）

【药理作用】

1. 有抗氧化和抗血小板聚集的作用。

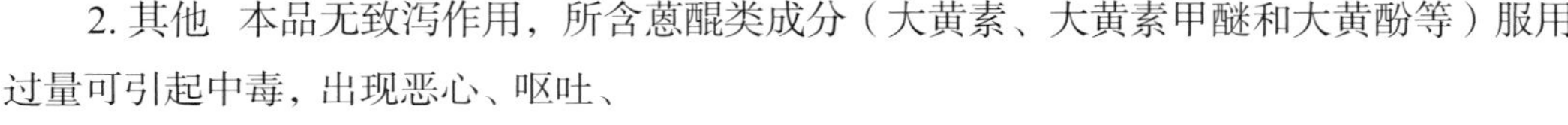

2. 其他　本品无致泻作用，所含蒽醌类成分（大黄素、大黄素甲醚和大黄酚等）服用过量可引起中毒，出现恶心、呕吐、头晕等。长期经常服用可致肝硬化和电解质代谢紊乱。

【性味、归经与效用】苦，寒。归胃、大肠经。有泻热解毒，凉血行瘀的功效。用于湿热黄疸，痢疾，经闭腹痛，吐血，衄血，跌打瘀痛，痈肿疔毒，口舌糜烂，烧烫伤。

【用法与用量】内服：煎汤，3~10g；或研末。外用：适量，研末撒或调敷。

山大黄（饮片）

【临床应用】

1. 黄疸　山大黄、茵陈各 10g，栀子、甘草各 6g。水煎服，日服 1 剂。
2. 痢疾　山大黄、木香各 10g，黄连 6g。水煎服，日服 1 剂。
3. 痈肿，跌打损伤　山大黄、大火草根各等分，研末，麻油调搽患处。
4. 口糜　山大黄、枯矾各等分。研末，擦患处，吐涎。
5. 水火烫伤　山大黄研末，麻油调涂。
6. 衄血　山大黄 10g，桑白皮 30g，牛膝 6g。水煎服，日服 1 剂。

山萝花 Shanluohua

HERBA MELAMPYRI

【基源】为玄参科植物山萝花*Melampyrum roseum* Maxim. 的新鲜或干燥全草。

【原植物】一年生直立草本，高15~80 cm，全株疏被鳞片状短毛。茎多分枝，四棱形，有时茎上有两列多细胞柔毛。叶对生；叶柄长约5mm；叶片披针形至卵状披针形，先端渐尖，基部圆钝或楔形，长2~8cm，宽0.8~3cm。总状花序顶生；苞片绿色，仅基部具尖齿至整个边缘具刺毛状长齿，先端急尖至长渐尖；花萼钟状，长约4mm，常被糙毛，萼齿三角形至钻状三角形，具短睫毛；花冠红色或紫红色，长1.2~2cm，筒部长为檐部的2倍，上唇风帽状，2齿裂，裂片翻卷，边缘密生须毛，下唇3齿裂；药室长而尾尖。蒴果卵状渐尖，长8~10mm，直或先端稍向前偏，被鳞片状毛。种子黑色，2~4颗，长约3mm。花期夏、秋季。

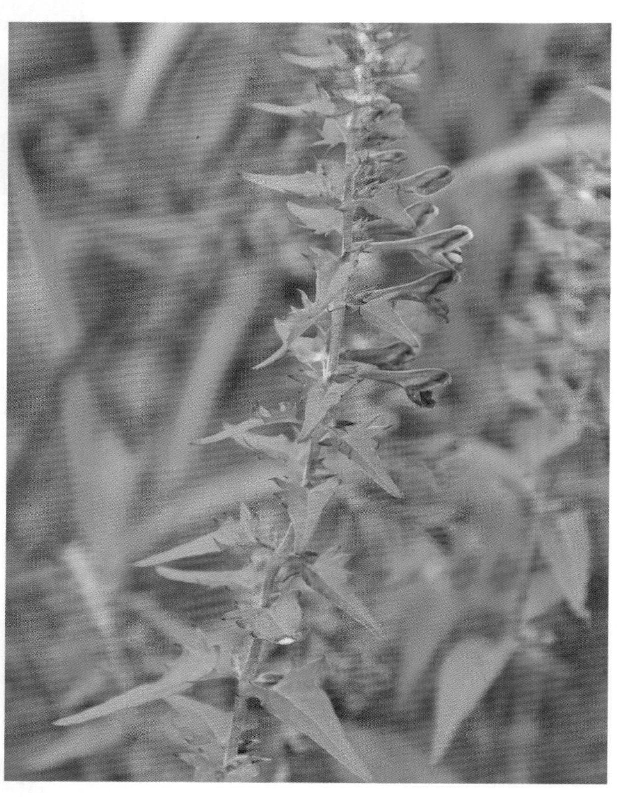

山萝花（原植物）

【生态分布】生于海拔400m以上的山坡、疏林、灌丛和高草丛中。分布于固新镇、偏城镇等地。

【采收加工】7~8月采收，鲜用或晾干。

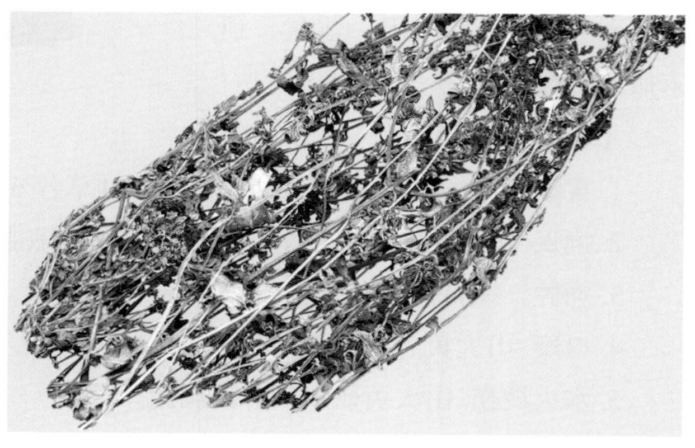

山萝花（药材）

【鉴别】药材　茎呈四棱形，淡绿色至黄绿色，直径1~3mm，有分枝，质硬，易折断。叶片淡绿色，质脆，完整叶对生，披针形，先端渐尖，基部圆钝或楔形，长 2~8cm，宽 0.8~3cm；叶柄长约 5mm。总状花序顶生；苞片绿色；花萼钟状，长约 4mm，萼齿三角形至钻状三角形；花冠红色或紫红色，长 1.2~2cm。蒴果卵状渐尖，长 8~10mm。气微，味苦。

饮片 为长段。茎段四棱形，直径 1~3mm；外表面淡绿色至黄绿色。叶多皱缩、破碎，完整叶披针形，先端渐尖，基部圆钝或楔形，长 2~8cm，宽 0.8~3cm；叶柄长约 5mm。总状花序顶生；苞片绿色；花萼钟状，长约 4mm，萼齿三角形至钻状三角形；花冠红色或紫红色。蒴果卵状渐尖，长 8~10mm。气微，味苦。

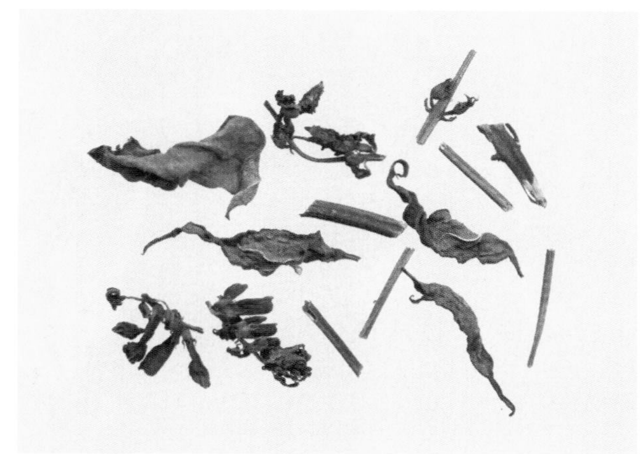

山萝花（饮片）

【化学成分】含玉叶金花苷酸甲酯等。

【性味、归经与效用】苦，凉。有清热解毒的功效。用于痈疮肿毒，肺痈，肠痈。

【用法与用量】内服：煎汤，15~30g；外用：鲜品适量，捣敷。

【临床应用】

1. 疮疡 山萝花、白英各 30g，千里光 15g。水煎服，日服 1 剂。
2. 痈肿 鲜山萝花、鲜蒲公英各等分，适量。捣敷患处。
3. 喉痹 山萝花 20g，桔梗、玄参各 10g，甘草 6g。水煎服，日服 1 剂。

山 药 Shanyao

RHIZOMA DIOSCOREAE

【基源】为薯蓣科植物薯蓣*Dioscorea opposita* Thunb. 的干燥根茎。

【原植物】缠绕草质藤本。块状茎肉质肥厚，略呈圆柱形，长可达 1m 多，直径 2~7cm，外皮灰褐色，生有须根。茎通常带紫红色，右旋。单叶在茎下部互生，中部以上对生，少为 3 叶轮生；叶片卵状三角形至宽卵形或戟形，变异大，长 3~9（~16）cm，宽 2~7（~14）cm，先端渐尖，基部深心形、宽心形或近截形，边缘常 3 浅裂至 3 深裂，中裂片卵状椭圆形至披针形，侧裂片耳状，圆形、近方形至长圆形，幼苗期叶片一般不裂，为宽卵形或卵圆形，基部深心形，叶腋内常有珠芽。花单性，雌雄异株，成细长穗状花序。雄花序长 2~8cm，近直立，2~8 个生于叶腋，偶尔呈圆锥状排列；花序轴明显地呈“之”字形曲折；苞片和花被片有紫褐色斑点；雄花的外轮花被片为宽卵形，内轮卵形，较小；雄蕊6。雌花序1~3个生于叶腋。蒴果三棱状扁圆形或三棱状圆形，长1.2~2cm，宽1.5~3cm，外面有白粉。种子着生于每室中轴中部，四周有膜质翅。花期6~9月，果期7~11月。

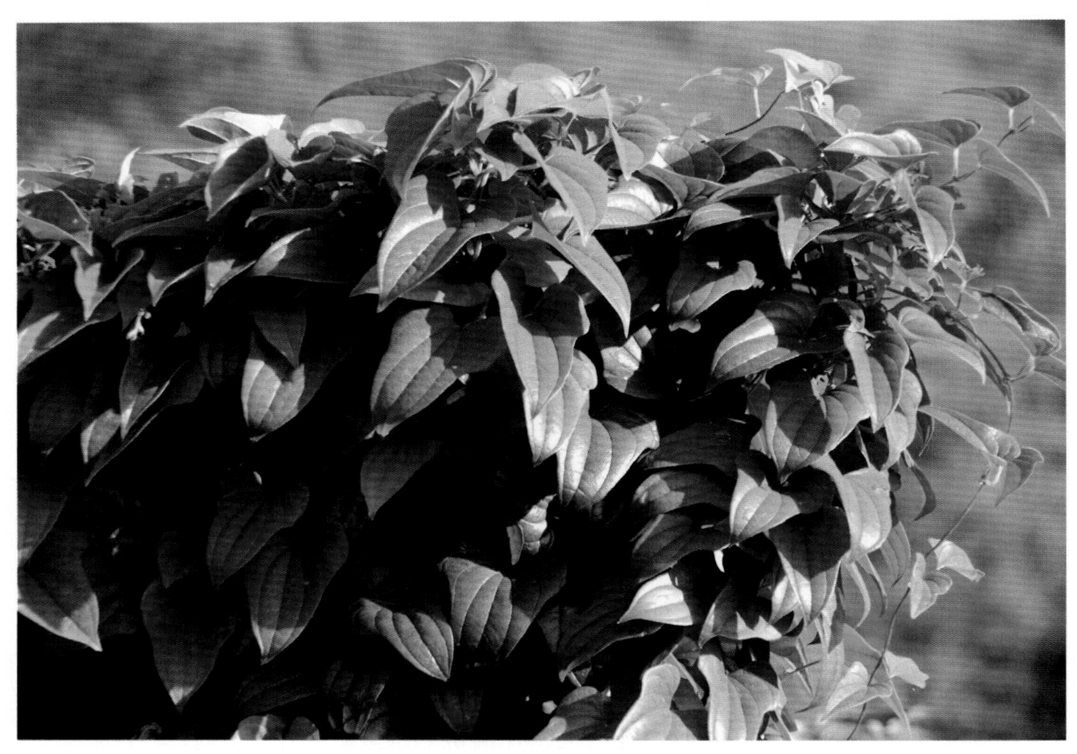

薯蓣（原植物）

【生态分布】生于海拔200~1000m的山坡、山谷林下、溪边、路旁的灌丛或杂草中。野生于涉城镇韩王山、更乐镇九峰山、辽城乡西涧等地。索堡镇等地有栽培。

【采收加工】冬季茎叶枯萎后采挖，切去根头，洗净，除去外皮和须根，干燥；或趁鲜切厚片，干燥。

【鉴别】**药材** 略呈圆柱形，弯曲而稍扁，长15~30cm，直径1.5~6cm。表面黄白色或淡黄色，有纵沟、纵皱纹及须根痕，偶有浅棕色外皮残留。体重，质坚实，不易折断，断面白色，粉性。气微，味淡、微酸，嚼之发黏。

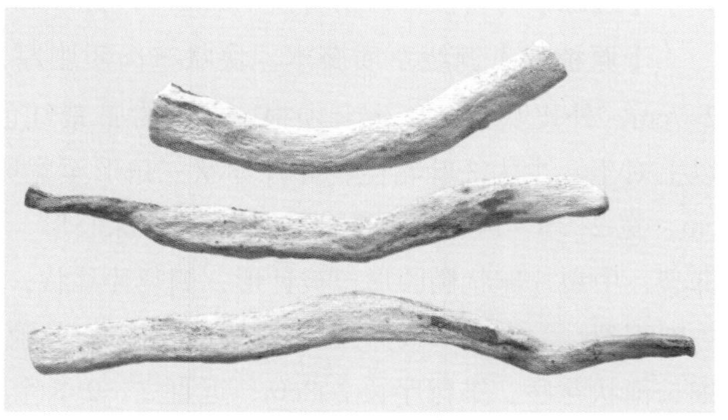

山药（药材）

饮片　为类圆形厚片，切面白色，外表面显淡黄白色。质坚脆，粉性。无臭，味淡微酸。

【化学成分】含山药素（Batatasin Ⅰ、Ⅱ、Ⅲ、Ⅳ、Ⅴ），山药多糖（RDPS-I），甘露多糖Ⅰa、Ⅰb、Ⅰc，胆甾烷醇，胆甾醇，菜油甾醇，薯蓣皂苷，薯蓣皂苷元，山药碱，淀粉，植酸，胆碱，维生素C和多种氨基酸，粗蛋白淀粉，尿囊素等。

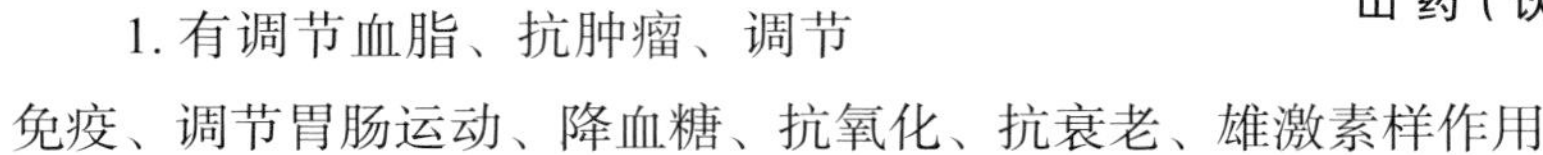

山药（饮片）

【药理作用】

1. 有调节血脂、抗肿瘤、调节免疫、调节胃肠运动、降血糖、抗氧化、抗衰老、雄激素样作用。

2. 毒性　水煎醇沉剂给小鼠灌服 LD_{50}>2286.4g/kg。

【性味、归经与效用】甘，平。归脾、肺、肾经。有补脾养胃，生津益肺，补肾涩精的功效。用于脾虚食少，久泻不止，肺虚喘咳，肾虚遗精，带下，尿频，虚热消渴。麸炒山药补脾健胃。用于脾虚食少，泄泻便溏，白带过多。

【用法与用量】内服：煎汤，15~30g。

【临床应用】

1. 消渴　山药30g，葛根20g，麦冬、百合、玉竹各10g。水煎服，日服1剂。
2. 呕吐　山药30~60g，姜半夏10g，赭石30g。水煎服，不拘时。
3. 泄泻　炒山药、车前子各30g。水煎服，日服1剂。
4. 虚劳　山药30g，当归10g，人参、大枣、甘草各6g。水煎服，日服1剂。
5. 带下　山药、薏苡仁、龙骨、牡蛎各30g。水煎服，日服1剂。
6. 痈肿　山药、蓖麻子、糯米为一处，水浸研为泥，敷肿处。
7. 乳痈　生山药捣烂，敷上即消，消即去之，迟则肉腐。
8. 冻疮　山药少许，于新瓦上磨为泥，涂疮口上。

山银柴胡 Shanyinchaihu

RADIX SILENES FORTUNEI

【基源】为石竹科植物蝇子草*Silene fortunei* Vis. 的干燥根。

【原植物】多年生草本，高50~100cm。根圆柱形，粗而长，有少数细长侧根；根状茎短，直立，节上生出地上茎。茎单生或簇生，基部稍带木质，中部以上多分枝。具柔毛或近于无毛，节膨大。单叶对生，叶片披针形或倒披针形，长2~3.5cm，宽3~8mm，先端尖，基部窄缩成短柄，全缘，光滑无毛。花两性；3~10朵成短聚伞花序，或因小聚伞的侧花不发育而呈总状；花梗长，上部有黏液；萼长管形，光滑，脉多条，常带紫红色，先端5裂；花瓣5，粉红色或白色，基部成爪，瓣片2裂，每裂片更细裂成窄条，喉部有2小鳞片；雄蕊10；子房上位，花柱3枚。蒴果长圆形，上部略膨大而下部狭小，呈棍棒状，成熟时先端6齿裂。种子有瘤状突起。花期7~9月，果期9~10月。

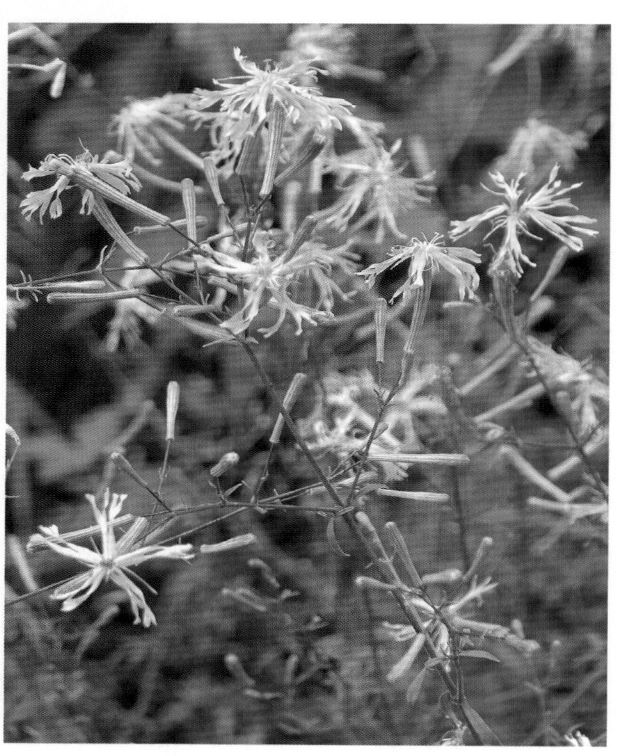

蝇子草（原植物）

【生态分布】生于海拔400~1000m的山坡、林下及杂草丛中。全县各地均有分布。主要分布于索堡镇、龙虎乡等地。

【采收加工】秋季采挖，洗净，晒干。

【鉴别】药材 根呈圆锥形或长圆柱形，平直或扭曲，长10~20cm；根头部有多数细小的疣

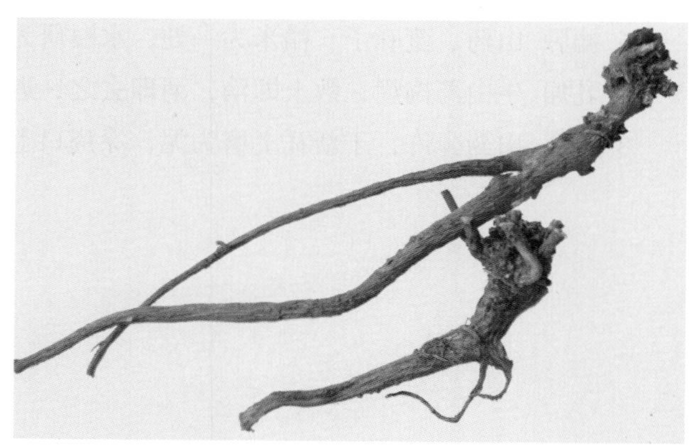

山银柴胡（药材）

状突起。表面黄棕色或灰棕色，具明显而扭曲的纵纹及支根痕。质脆，易折断，断面淡黄白色，疏松，可见放射状孔隙。气微，味甘淡。

饮片 呈圆形或长圆形片，直径 0.5~1cm，厚 2~5mm。切面淡黄白色，疏松，可见放射状孔隙。外表面黄棕色或灰棕色，具扭曲的纵皱纹。质硬脆。气微，味甘淡。

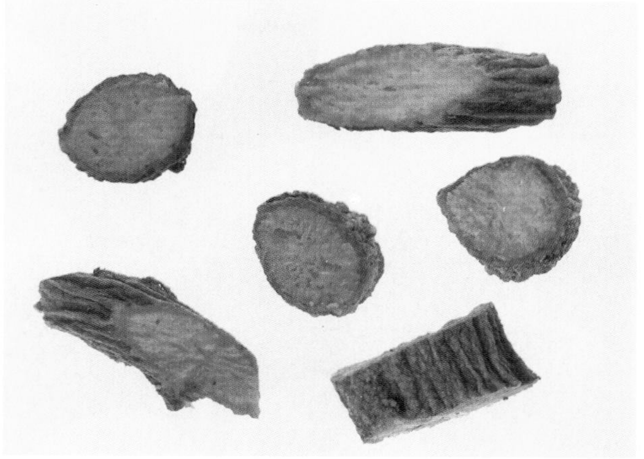

山银柴胡（饮片）

【化学成分】含氨基酸等。

【性味、归经与效用】甘，微寒。归胃、肝、肾、胆经。有清热凉血，除蒸的功效。用于虚劳发热，骨蒸劳热，阴虚老疟，小儿疳热。

【用法与用量】内服：煎汤，6~15g。

【临床应用】

1. 骨蒸 山银柴胡、秦艽、青蒿、地骨皮、知母各 10g，鳖甲 30g，甘草 3g。水煎服，日服 1 剂。

2. 淋证 山银柴胡、萹蓄各 10g。水煎服，日服 1 剂。

3. 喉痹 山银柴胡、桔梗、玄参各 10g。水煎服，日服 1 剂。

山 楂 Shanzha

FRUCTUS CRATAEGI

【基源】为蔷薇科植物山里红*Crataegus pinnatifida* Bge.var.*major* N.E.Br. 或山楂*Crataegus pinnatifida* Bge. 的干燥成熟果实。

【原植物】 **山里红** 落叶乔木，高达 6m。树皮暗棕色。多分枝，具刺或无，刺长 1~2cm，或无刺。叶互生，叶柄长 2~6cm；叶片阔卵形或三角状卵形，稀近菱状卵形，长 6~12cm，宽 5~8cm，有 2~4 对羽状裂片，仅下面 1 对裂片较深，先端短渐尖，基部宽楔形，上面有光泽，下面沿叶脉被短柔毛，边缘有不规则重锯齿，侧脉 6~10 对，有的达到裂片先端，有的达到裂片分裂处。伞房花序有柔毛，花白色，直径约 1.5cm；萼筒钟状，长 4~5mm，萼片 5 齿裂；花瓣 5，倒卵形或近圆形，长 7~8mm，宽 5~6mm；雄蕊约 20 枚，花药粉红色；子房下位，5 室，花柱 5。梨果近球形，直径可达 2.5cm，深红色，有黄白色小斑点，萼片脱落很迟，先端留下一圆形深洼；小核 3~5，向外的一面稍具棱，向内面侧面平滑。花期 5~6 月，果期 8~10 月。

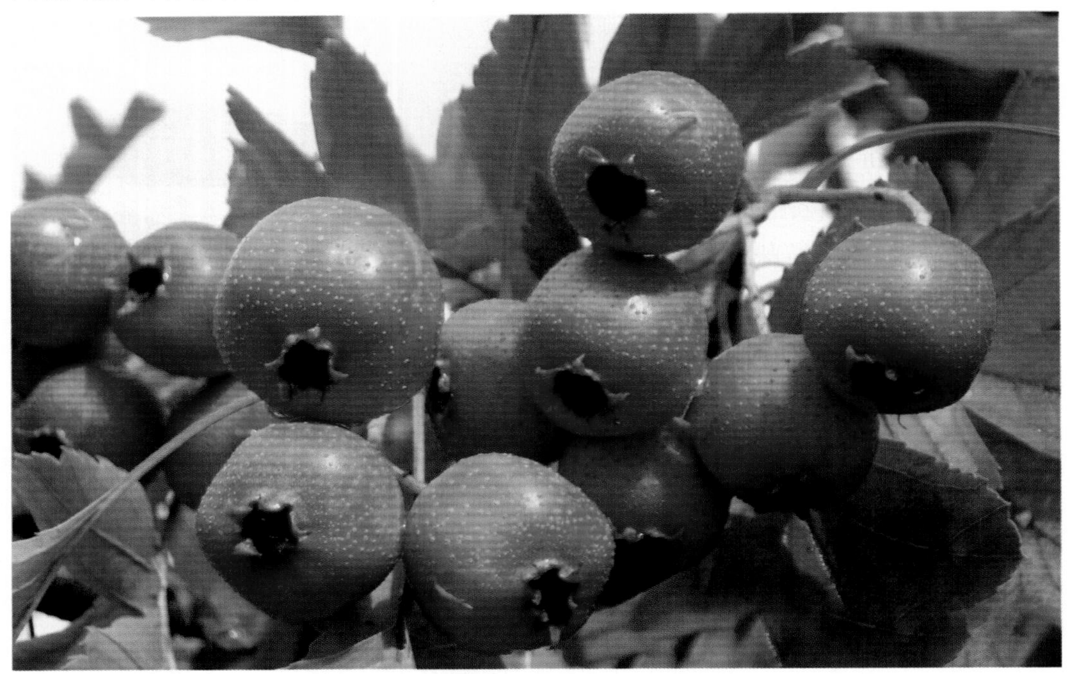

山里红（原植物）

山楂 本种与山里红极为相似，仅果形较小，直径 1~1.5cm；叶片小，分裂较深。

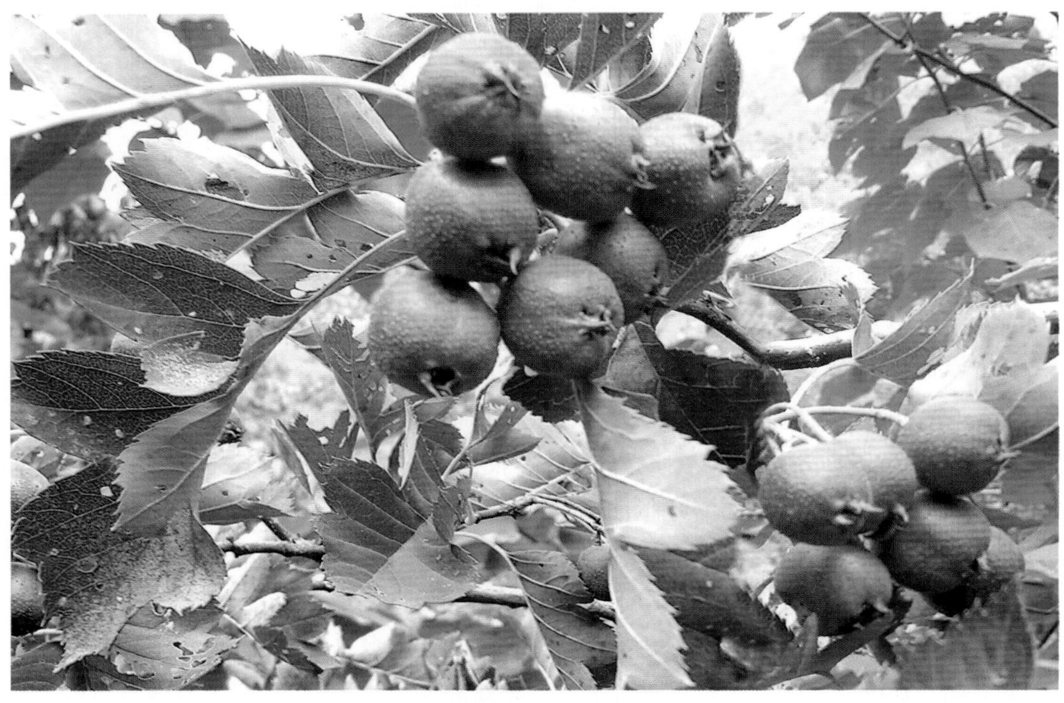

山 楂（原植物）

【生态分布】山楂野生于海拔 250~1500m 的山谷、林缘或灌木丛中，主要分布于偏城镇、井店镇、木井乡、辽城乡等地。山里红索堡镇、辽城乡等地有栽培。

【采收加工】秋季果实成熟时采收，切片，晒干。

【鉴别】药材　为类球形，直径 1~2.5cm。外皮红色，具皱纹，有灰白色小斑点。有的可见短而细的果梗或花萼残迹。气微清香，味酸、微甜。

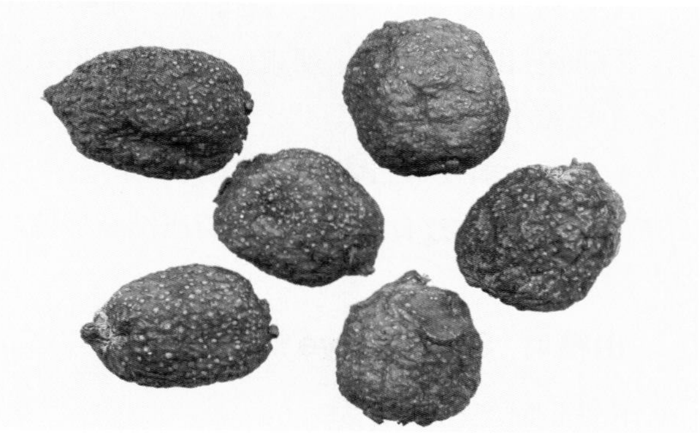

山楂（药材．山楂）

饮片　为横切或纵切的圆形、类圆形片，皱缩不平，直径 1~2.5cm，厚 2~4mm。外皮红色，具皱纹，有灰白色小斑点。果肉深黄色至浅棕色。中部横切片具 5 粒浅黄色果核，但核多脱落而中空。有的片上可见短而细的果梗或花萼残迹。气微清香，味酸、微甜。

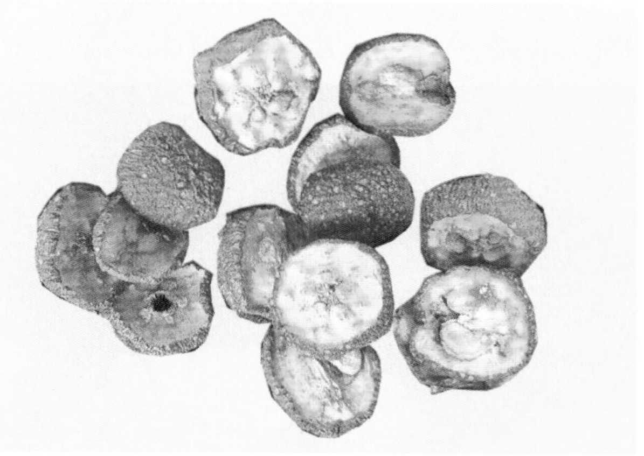

山楂（饮片．山里红）

【化学成分】含有机酸：柠檬酸、苹果酸、琥珀酸、酒石酸、绿原酸、熊果酸、齐墩果酸、棕榈酸、亚油酸；黄酮类：金丝桃苷、槲皮素、牡荆素、芦丁、表儿茶精；还含蛋白质、脂肪、硫胺素、尼克酸，维生素 C、维生素 E，胡萝卜素和钾、钠、钙、铁、锌、硒等元素。

【药理作用】

1. 有强心、增加冠脉流量、抗氧化、抗菌、降压、降血脂、抗动脉粥样硬化、促进消化、增强免疫的作用。

2. 毒性　山楂总黄酮小鼠腹腔注射 LD_{50} 为 165mg/kg。

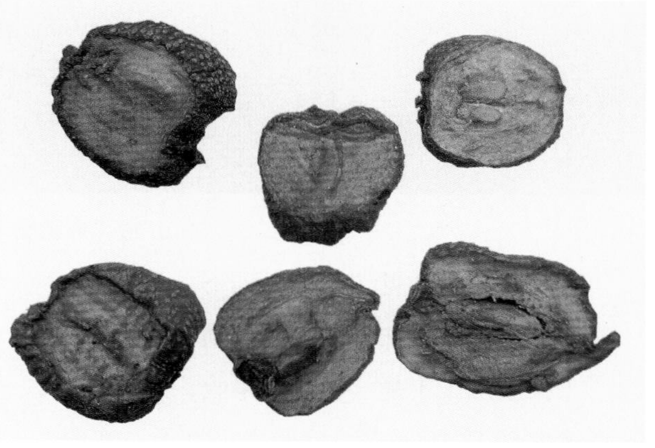

山楂（饮片．山楂）

【性味、归经与效用】酸、甘，微温。归脾、胃、肝经。有消食健胃，行气散瘀，化浊降脂的功效。用于肉食积滞，胃脘胀满，泻痢腹痛，瘀血经闭，产后瘀阻，心腹刺痛，胸痹心痛，疝气疼痛，高脂血症。

【**用法与用量**】内服：煎汤，9~12g。

【**临床应用**】

1. 食积　山楂 20g，神曲、炒麦芽各 15g。水煎服，日服 1 剂。
2. 腹痛　山楂 20g，香附、延胡索、红糖各 10g。水煎服，日服 1 剂。
3. 冻疮　山楂烧存性，研末，麻油调涂患处。

【**注意**】

1. 脾胃虚弱及孕妇慎服。
2. 不良反应　过食山楂易引起胃肠结石症等。

山楂叶 Shanzhaye

FOLIUM CRATAEGI

【**基源**】为蔷薇科植物山里红 *Crataegus pinnatifida* Bge.var.*major* N.E.Br. 或山楂 *Crataegus pinnatifida* Bge. 的干燥叶。

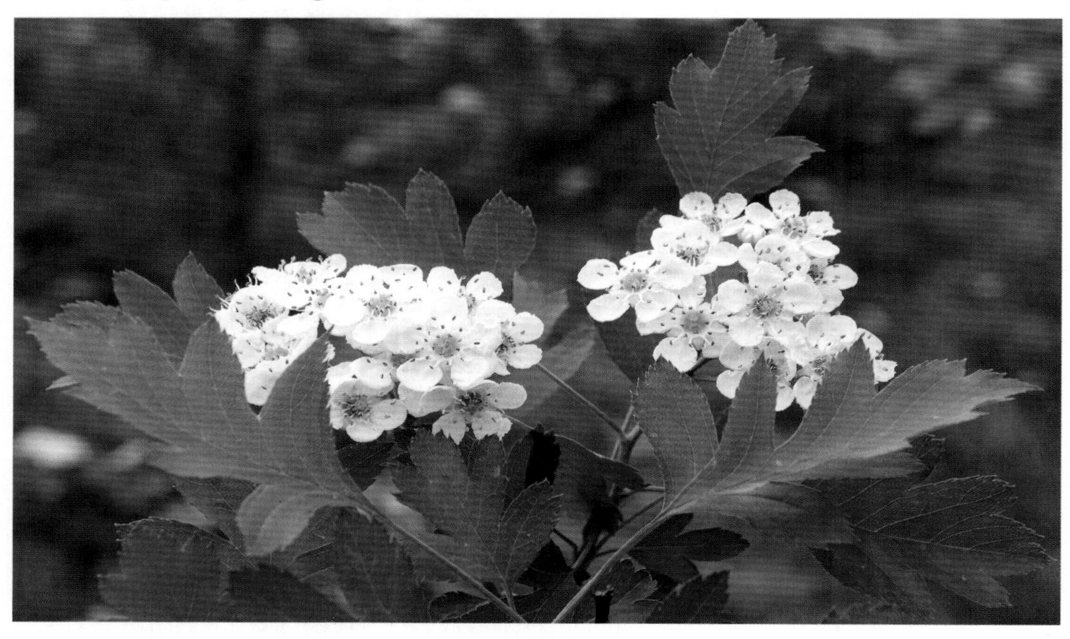

山 楂（原植物）

【**原植物**】详见“山楂”项下。

【**生态分布**】详见“山楂”项下。

【**采收加工**】夏、秋二季采收，晾干。

【**鉴别**】多已破碎，完整者展开后呈宽卵形，长 6~12cm，宽 5~8cm，绿色至棕黄色，先端渐尖，基部宽楔形，具 2~6 羽状裂片，边缘具尖锐重锯齿；叶柄长 2~6cm，托叶卵圆形至卵状披针形。气微，味涩、微苦。

【化学成分】含槲皮素、金丝桃苷、牡荆素、牡荆素鼠李糖苷、2 对羟苯甲基苹果酸、盐酸二乙胺、山梨醇等。

【药理作用】有扩张血管、增加冠脉流量、兴奋中枢神经系统、降低血压和胆固醇、软化血管、利尿、镇静和强心的作用。

【性味、归经与效用】酸，平。归肝经。有活血化瘀，理气通脉，化浊降脂的功效。用于气滞血瘀，胸痹心痛，胸闷憋气，心悸健忘，眩晕耳鸣，高脂血症。

【用法与用量】内服：煎汤，3~10g；或泡茶饮。外用：适量，煎汤洗。

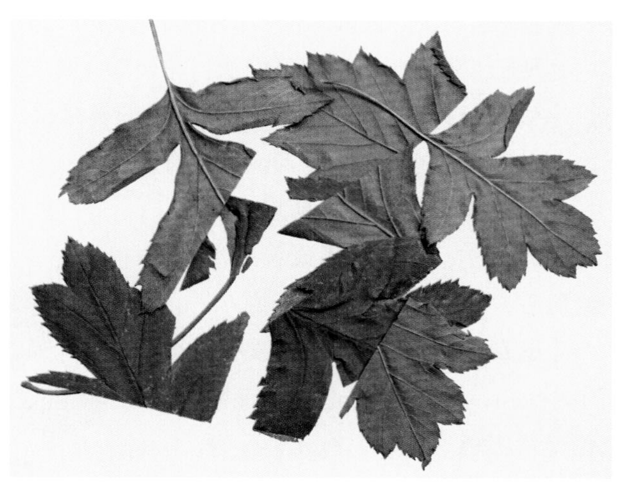

山楂叶（饮片）

【临床应用】

1. 眩晕　山楂叶 10g，罗布麻叶 6g。水煎代茶饮。

2. 疮疡　山楂叶 10g，紫花地丁 30g。水煎服，日服 1 剂。或捣烂外敷患处。

3. 漆疮　山楂叶，适量，水煎外洗患处。

山茱萸 Shanzhuyu

FRUCTUS CORNI

【基源】为山茱萸科植物山茱萸 *Cornus officinalis* Sieb.et Zucc. 的干燥成熟果肉。

【原植物】落叶灌木或乔木，高 4~10m。树皮淡褐色，片状剥落；小枝圆柱形或带四棱，粉绿色，干后紫褐色，无毛。叶对生；叶柄长 5~15mm，幼时有黄褐色毛，老则脱落；叶卵形至长椭圆形，长 5~12cm，宽 2~7cm，顶端渐尖，基

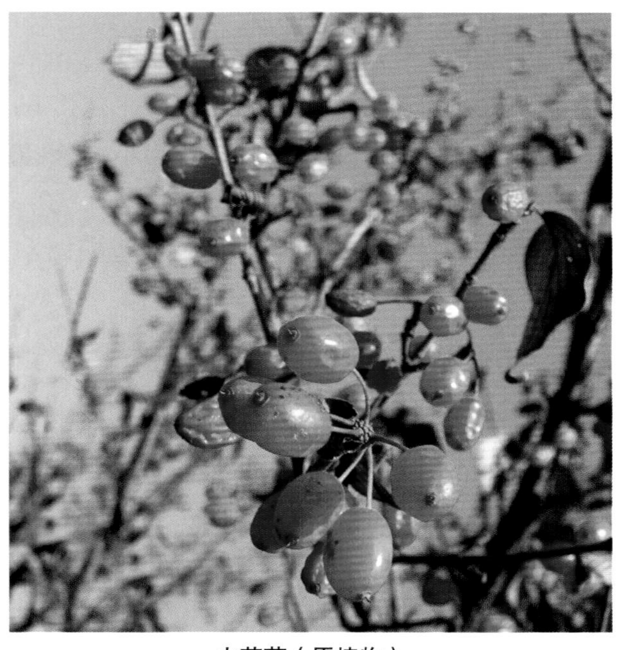

山茱萸（原植物）

部宽楔形或近圆形，全缘，上面亮绿色，幼时疏生平贴毛，后脱落，下面淡绿色，被白色丁字形毛，侧脉5~7对，弧曲，脉腋具黄褐色毛丛。花先叶开放，20~30朵簇生于小枝顶端，呈伞形花序；总苞片4枚，黄绿色，背面密被棕色细柔毛，于花后脱落；花两性；萼片4，卵形，不显著；花瓣4，黄色，卵状披针形；雄蕊4，与花瓣互生；花盘环状，肉质；子房下位，通常1室，内有倒生胚珠1，花柱单一，圆柱形，柱头头状。核果长椭圆形，长1.2~2cm，熟时深红色，有光泽，外果皮革质，中果皮肉质，内果皮骨质，核内具种子；果皮干后皱缩呈网状。花期3~4月，果期9~10月。

【生态分布】生于海拔400~1500m的林缘或山坡。索堡镇散有野生；河南店镇五指山、索堡镇悬钟、辽城乡西涧等地有栽培。

【采收加工】秋末冬初果皮变红时采收果实，用文火烘或置沸水中略烫后，及时除去果核，干燥。

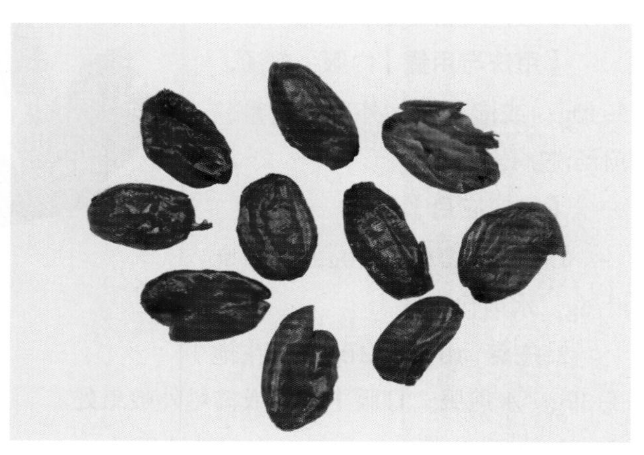

山茱萸（饮片）

【鉴别】呈不规则片状或囊状，长1~1.5cm，宽0.5~1cm。表面紫红色至紫黑色，皱缩，有光泽。顶端有的有圆形宿萼痕，基部有果梗痕。质柔软。气微，味酸、涩、微苦。

【化学成分】含山茱萸苷、荚罗忍冬苷、樟牙菜苷、马钱子苷，熊果酸、棕榈酸、桂皮酸苄酯、榄香素、苹果酸、酒石酸、没食子酸、油酸、亚油酸和维生素A等。

【药理作用】

1. 有强心及抗失血性休克、抑制血小板聚集及抗血栓形成、降血糖、抗炎、抗菌、调节免疫的作用。

2. 毒性 山茱萸果肉LD_{50}为53.55g/kg，果核LD_{50}为90.8g/kg。

【性味、归经与效用】酸、涩，微温。归肝、肾经。有补益肝肾，收涩固脱的功效。用于眩晕耳鸣，腰膝酸痛，阳痿遗精，遗尿尿频，崩漏带下，大汗虚脱，内热消渴。

【用法与用量】内服：煎汤，6~12g。

【临床应用】

1. 腰痛 山茱萸、山药各30g，牛膝10g。水煎服，日服1剂。

2. 失溲 山茱萸15g，五味子6g，益智仁、桑螵蛸各10g。水煎服，日服1剂。

3. 脱证 山茱萸60~100g。水煎服，日服1剂。

4. 自汗 山茱萸15g，黄芪10g。水煎服，日服1剂。

5. 怔忡 山茱萸、炒柏子仁各15g，龙眼肉10g，炒酸枣仁、生龙骨、生牡蛎各30g。水煎服，日服1剂。

土贝母 Tubeimu

RHIZOMA BOLBOSTEMMATIS

【基源】为葫芦科植物土贝母*Bolbostemma paniculatum*（Maxim.）Franquet的干燥鳞茎。

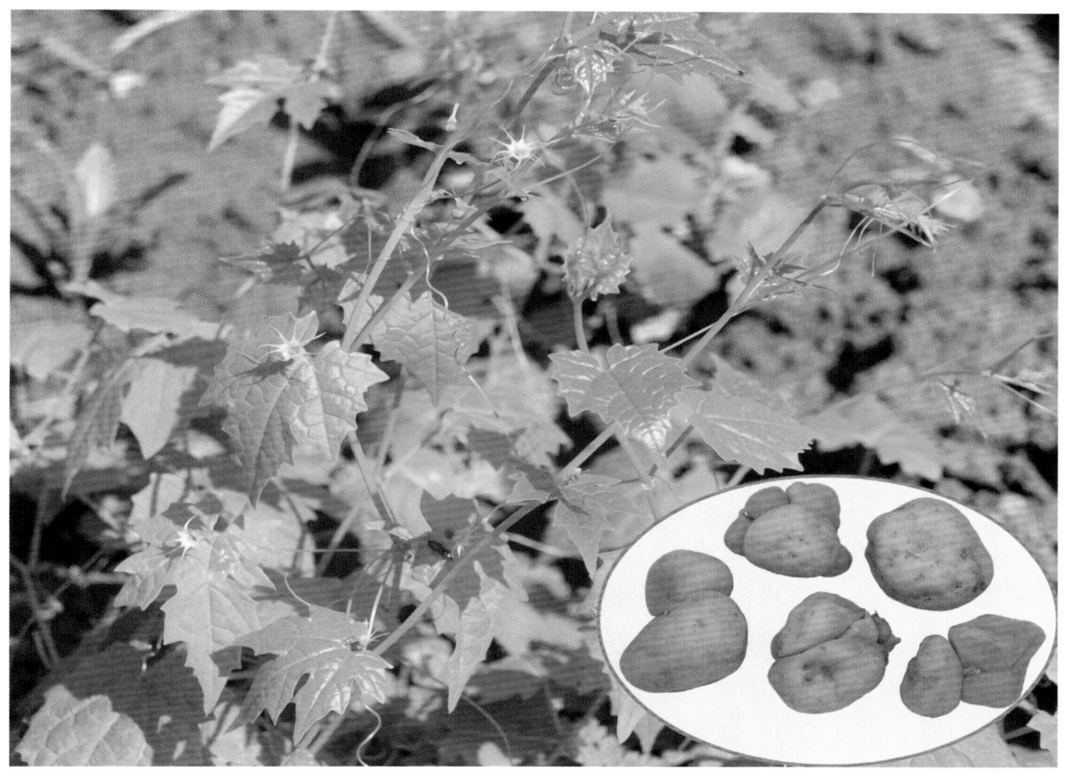

土贝母（原植物）

【原植物】攀援性蔓生草本。鳞茎肥厚，肉质，白色，扁球形或不规则球形，径达3cm。茎纤细，无毛，具棱沟。叶柄纤细，长1.5~3.5cm；叶片卵状近圆形，长4~11cm，宽3~10cm，掌状5深裂，每裂片角3~5浅裂；侧裂片卵状长圆形，急尖，中间裂片长圆状披针形，渐尖，基部小裂片先端各有1个显著突出的腺体，叶片两面无毛或仅在脉上有短柔毛。卷须丝状，单一或2歧。雌雄异株。雌、雄花序均为疏散的圆锥状，极稀花单生，花梗纤细，花黄绿色；花萼花冠相似，裂片均为卵状披针形，先端具长丝状尾；雄蕊5，离生，花丝分离或双双成对；子房近球形，疏散生不显著的疣状凸起，花柱3，柱头2裂。果实圆柱状，长1.5~3cm，径1~1.2cm，成熟后由果先端开裂，果盖圆锥形，具6颗种子，种子卵状菱形，暗褐色，表面有雕纹状突起，边缘有不规则的齿，长 8~10mm，宽约 5mm，厚 1.5mm，先端有膜质的翅，翅长 8~10mm。花期 6~8 月，果期 8~9 月。

【生态分布】常生于海拔 400m 以上的阴山坡，分布于固新镇、偏城镇、井店镇等地。现已广泛栽培。

【采收加工】秋季采挖，洗净，掰开，煮至无白心，取出，晒干。

【鉴别】为不规则的块，大小不等。表面淡红棕色或暗棕色，凹凸不平。质坚硬，不易折断，断面角质样，光亮而平滑。气微，味微苦。

【化学成分】含土贝母皂苷，土贝母糖苷Ⅰ、Ⅱ、Ⅲ、Ⅳ、Ⅴ，土贝母苷甲和麦芽糖、蔗糖等。

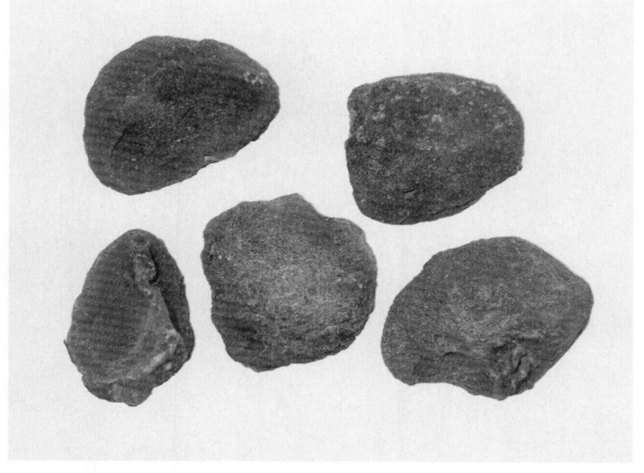

土贝母（饮片）

【药理作用】有抗炎、抗肿瘤、抗病毒的作用。

【性味、归经与效用】苦，微寒。归肺、脾经。有解毒，散结，消肿的功效。用于乳痈，瘰疬，痰核。

【用法与用量】内服：煎汤，5~10g。

【临床应用】

1. 乳痈 土贝母、紫花地丁、蒲公英、野菊花、天花粉各 10g，金银花 20g。水煎服，日服 1 剂。

2. 瘰疬 土贝母、牡蛎、玄参、夏枯草、穿山甲各 10g。水煎服，日服 1 剂。

3. 痈肿 鲜土贝母，适量，捣烂外敷患处。

4. 创伤出血 土贝母，适量。研粉，外敷患处。

土大黄 Tudahuang

RADIX RUMICIS

【基源】为蓼科植物巴天酸模 *Rumex patientia* L. 或皱叶酸模 *Rumex crispus* L. 的干燥根。

【原植物】 **巴天酸模** 多年生草本，高 1~1.5m。根粗壮，黄褐色。茎直立粗壮，单一或分枝。基生叶具长柄，长椭圆形，基部圆形或心形，长 15~30cm，全缘或波状；茎生叶较小，长圆状披针形，近无柄，托叶鞘膜质，管状。大型圆锥花序顶生与腋生；花两性，多数簇状轮生；花梗中部以下具关节；花被片 6，淡绿色，成 2 层，宿存，内层

3片结果时增大，基部有瘤状突起；雄蕊6；子房上位，花柱3，柱头细裂。瘦果卵状三角形，长3mm，褐色，包于花被内。花期5~6月，果期8~9月。

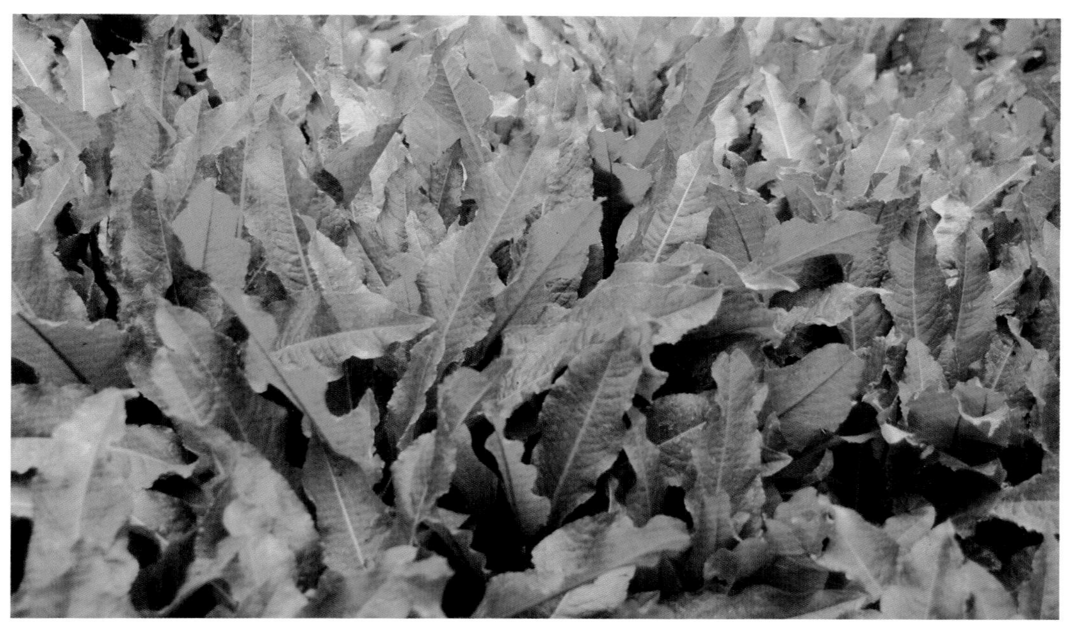

巴天酸模（原植物）

皱叶酸模　多年生草本，高50~100cm。根肥厚，黄色，有酸味。茎直立，通常不分枝，具浅槽。叶互生；托叶鞘膜质，管状，常破裂；叶片披针形或长圆状披针形，长12~18cm，宽2~4.5cm，先端短渐尖，基部渐狭，边缘有波状皱褶，两面无毛。花多数聚生于叶腋，或形成短的总状花序，合生成一狭长的圆锥花序；花被片6，2轮，宿存；雄蕊6；柱头3，画笔状。瘦果三棱形，有锐棱，长2mm，褐色有光色。花果期6~8月。

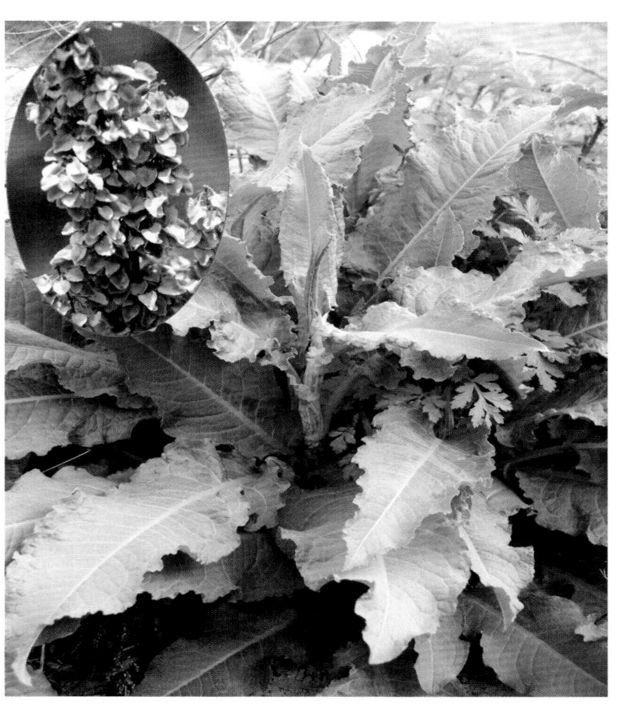

皱叶酸模（原植物）

【生态分布】生于海拔200m以上的山坡、地头、河边。全县各地多有分布。主要分布于井店镇、索堡镇、固新镇、辽城乡、鹿头乡等地。

【采收加工】6~10 月采根，洗净，晒干。

【鉴别】**巴天酸模** 呈类圆锥形，有少数分枝，长达 20cm，直径达 5cm。根头部膨大，顶端有残存茎基，周围有棕黑色的鳞片状叶基纤维束与须根痕，其下有密集的横纹。表面棕黑色至棕褐色，具纵皱纹与点状突起的须根痕，及横向延长的皮孔样疤痕，质坚韧，难折断，断面黄灰色，纤维性强。气微，味苦。

皱叶酸模 根呈不规则圆锥状条形，长 10~20cm，粗达 2.5cm，单根或于中段有数个分枝。根头顶端具干枯的茎基，其周围可见多数片状棕色的干枯茎叶基。表面棕色至深褐色，有不规则皱纹及多数近圆形的须根痕。质硬，断面黄棕色，纤维性。气微，味苦。

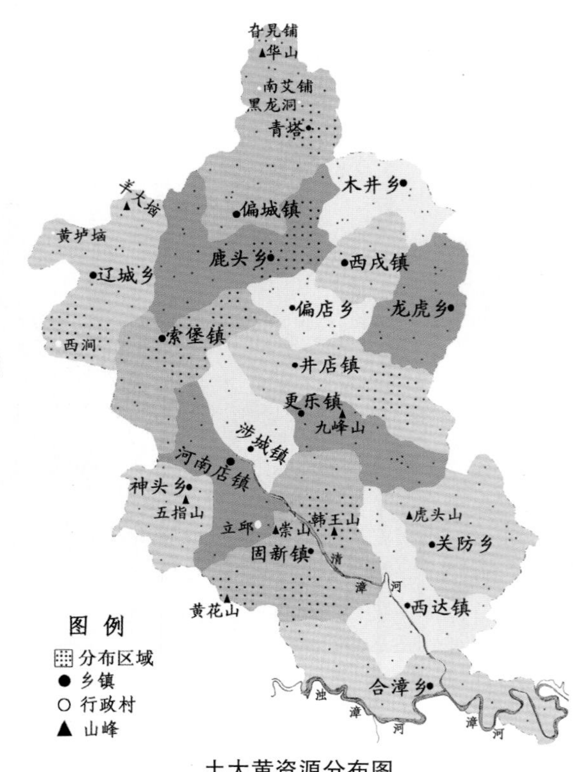

土大黄资源分布图

饮片 为圆形或类圆形片，厚 3~6mm，直径 1.5~3.5mm。切面黄色至黄棕色，形成层成环，放射状纹理明显；周边棕黄色至暗褐色，有多数纵皱纹和皮孔，质硬。气微，味苦或涩。

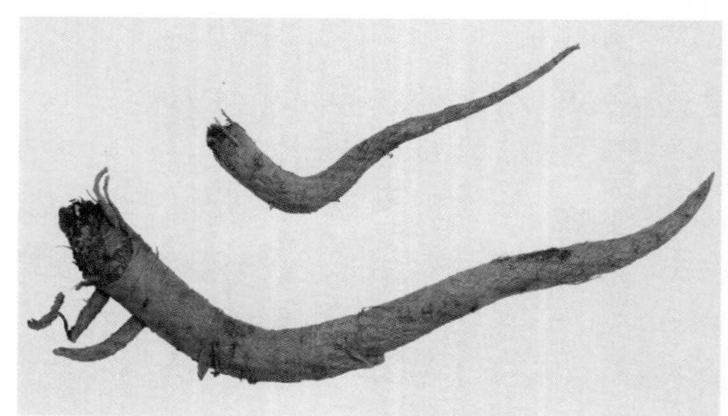
土大黄（药材 . 巴天酸模）

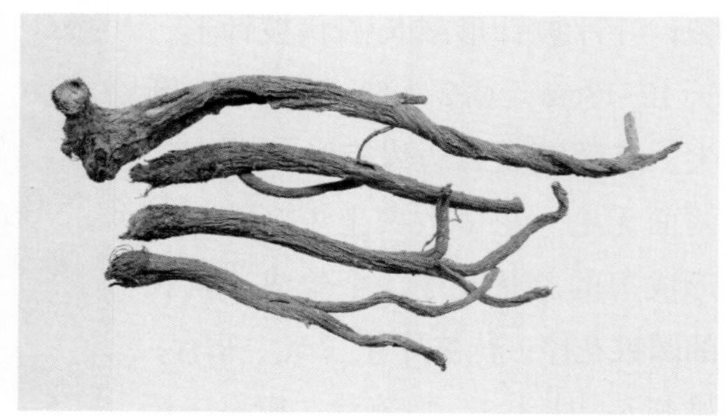
土大黄（药材 . 皱叶酸模）

【化学成分】含大黄酚、大黄素和酸模素。

【药理作用】有止血、抗菌、抗真菌、抗甲型流感病毒、抗肿瘤和止咳、祛痰平喘的作用。

【性味、归经与效用】苦、酸，寒。有凉血止血，杀虫治癣，清热解毒和通便的功效。用于内外出血，疥癣，湿疹，喘嗽，跌打损伤和水火烫伤。

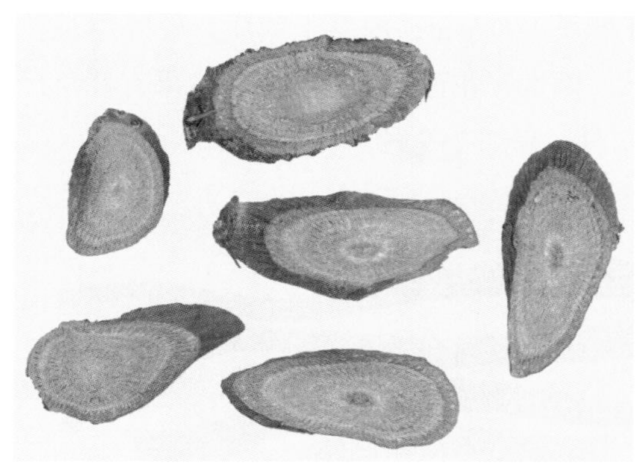

土大黄（饮片．巴天酸模）

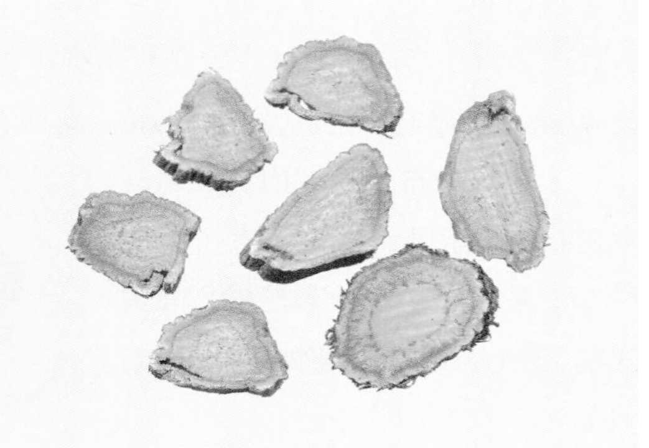

土大黄（饮片．皱叶酸模）

【用法与用量】内服：煎汤，10~15g。外用：适量，捣敷或磨汁涂。

【临床应用】

1. 肺痨　土大黄 15g，生地黄、醋鳖甲各 30g，百合、百部、麦冬、桔梗、知母各 10g，甘草 6g。水煎服，日服 1 剂。

2. 痈肿　土大黄，适量。捣烂外敷患处。

3. 湿疮　土大黄，适量。水煎外洗患处。

4. 便血　土大黄 15g，槐角 10g。水煎服，日服 1 剂。

5. 痢疾　土大黄 15g。水煎服，日服 1 剂。

6. 水火烫伤 土大黄，适量，为末。麻油调敷，鲜品捣烂外敷患处。

土木香 Tumuxiang

RADIX INULAE

【基源】为菊科植物土木香 *Inula helenium* L. 的干燥根。

【原植物】多年生高大草本，高 1~2m，全柱密被短柔毛。主根肥大，圆柱形至长圆形，有香气。基生叶大，椭圆状披针形，长达 40cm，宽达 15cm，先端锐尖，基部渐窄下延成翅状，边缘具不整齐锯齿，上面粗糙，下面密被白色或淡黄色绒毛；茎生叶较小，无柄，基部有耳， 半抱茎。头状花序数个

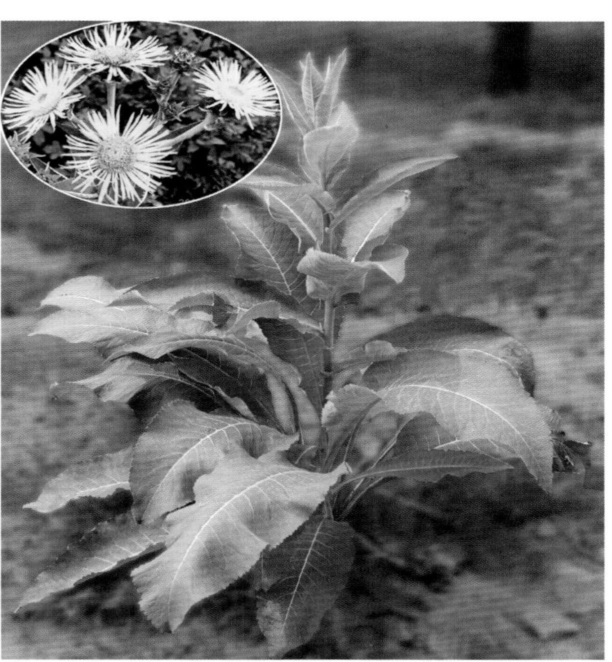

土木香（原植物）

排成伞房状；总苞片 5~6 层，多至 10 层，外层长 1~1.5cm，内层干膜质，较外层长。花黄色，边花一层，雌性，舌状；中央花管状，两性，花药基部有长尾。瘦果有棱角，长 4~5mm，冠毛污白色，长约 1cm。花期 5~7 月，果期 7~9 月。

【生态分布】县域内有栽培。主要栽培于索堡镇、偏城镇。

【采收加工】秋末挖根，除去残茎、泥土，截段，较粗的纵切成瓣，晒干。

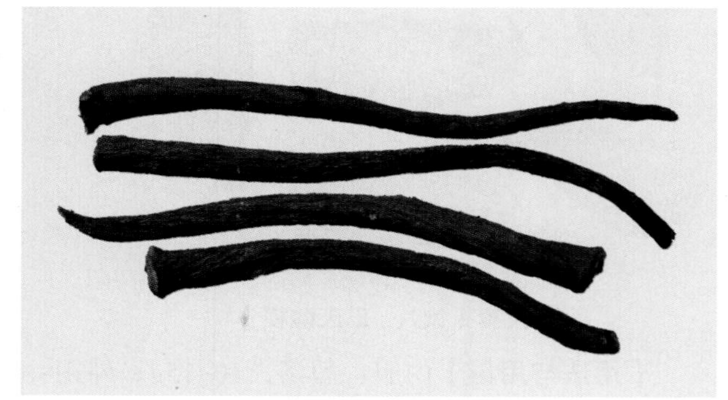

土木香（药材）

【鉴别】 **药材** 呈圆柱形或长圆锥形，稍弯曲或扭曲，长 10~20cm，直径 0.5~2cm。表面黄棕色或暗棕色，具纵皱纹及须根痕。根头部稍膨大，顶端有凹陷的茎痕及棕红色叶鞘残基，周围有圆柱形支根。质坚硬，不易折断，断面略平坦，黄白色至浅灰黄色，有凹点状油室。气微香，味苦、辛。

饮片 呈类圆形或不规则形厚片，直径 0.5~2cm。切面浅灰黄色、灰褐色至暗褐色，有凹点状油室，形成层环纹浅棕黄色，木部略呈放射状纹理。外表面黄棕色至暗棕色，有纵皱纹、须根痕及明显的横向皮孔。气微香，味苦、辛。

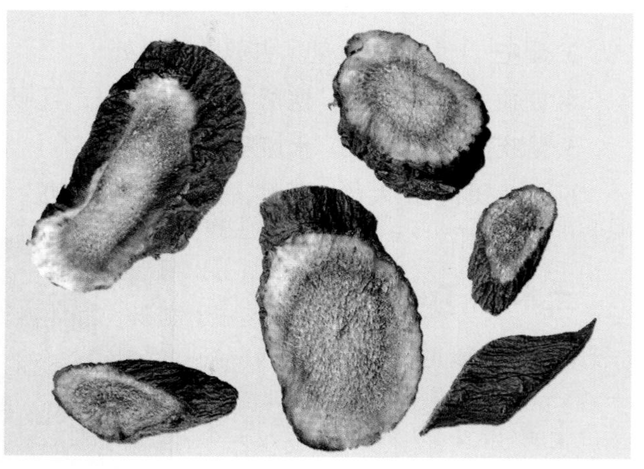

土木香（饮片）

【化学成分】含挥发油 1%~3%、菊糖约 40%。油中主要成分为土木香内酯；此外，尚含异土木香内酯、二氢土木香内酯、二氢异土木香内酯、土木香酸、土木香醇及三萜类成分达玛二烯醇乙酸酯；还含有豆甾醇、无羁萜、γ-及 β-谷甾醇葡萄糖苷、二十九烷、羽扇醇等 30 多种成分及 17 种氨基酸。

【药理作用】

1. 有驱虫、抗菌、降低血糖的作用。

2. 毒性 因含毒性很强的蛋白质，应用过量，可发生四肢疼痛、吐、泻、眩晕及皮疹等。土木香内酯对蛙、小鼠及家兔的作用类似印防己毒素类。

【性味、归经与效用】辛、苦，温。归脾、胃、肝经。有健脾和胃，行气止痛，驱虫的功效。用于胃脘、胸腹胀痛，呕吐腹泻，痢疾，食积，虫积。

【用法与用量】内服：煎汤，3~9g；或入丸、散。

【临床应用】

1. 胃痛　土木香、藿香、枳壳、陈皮各 9g。水煎服，日服 1 剂。

2. 痢疾　土木香、黄连各 9g。水煎服，日服 1 剂。

3. 胁痛　土木香、郁金各 9g。水煎服，日服 1 剂。

小 蓟 Xiaoji

HERBA CIRSII

【基源】为菊科植物刺儿菜*Cirsium setosum*（Willd.）MB. 的干燥地上部分。

【原植物】多年生草本，高 20~50cm，无毛或被蛛丝状毛，上部分枝。根状茎长。叶长圆形或长圆状披针形，长 7~12cm，宽 1.5~6cm，顶端短尖或钝，基部窄狭或钝圆，近全缘或有疏锯齿，边缘有小刺，两面有疏密不等的白色蛛丝状毛。头状花序单生于茎端，雌雄异株；雄花序总苞长约 18mm，雌花序总苞长约 25mm；总 17~20mm，裂片长 9~10mm，花药紫红色，长约 6mm；雌花花冠紫红色，长约 26mm，裂片长约 5mm，退化花药长约 2mm。瘦果椭圆形或长卵形，略扁平；冠毛羽状。花期 5~6 月，果期 5~7 月。

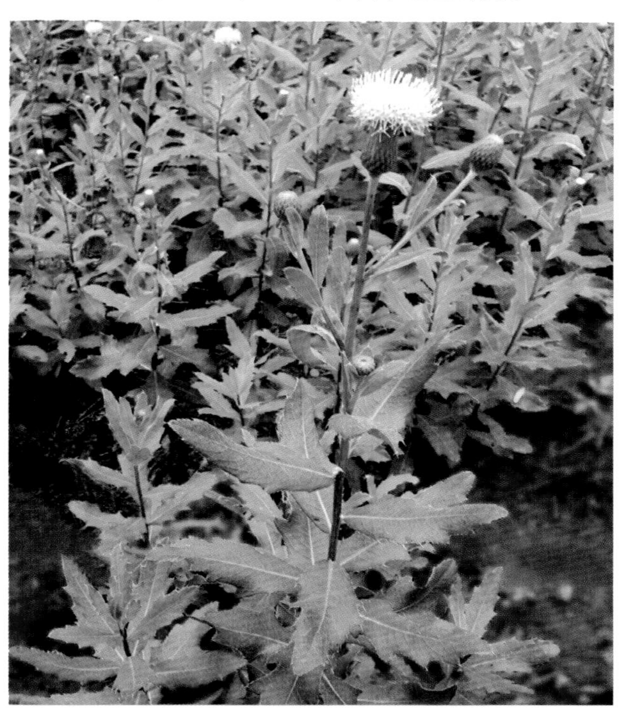

刺儿菜（原植物）

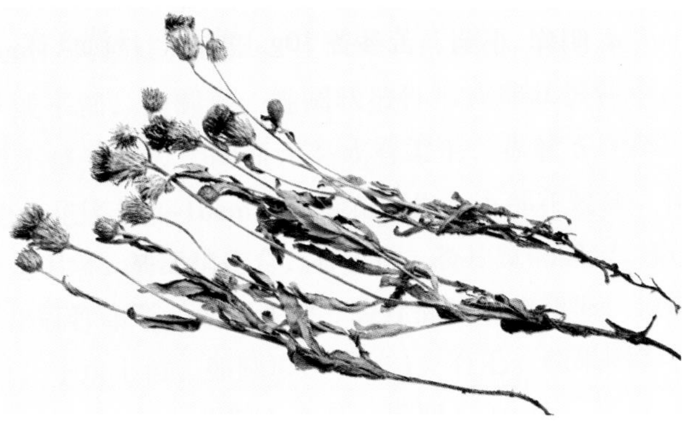

小 蓟（药材）

【生态分布】生于海拔 200~1000m 的山坡、河旁或荒地、田间。县域内各地均有大量分布。主要分布于关防乡、偏城镇、索堡镇、辽城乡等地。

【采收加工】夏、秋二季花开时采割，除去杂质，晒干。

【鉴别】药材　茎呈圆柱形，

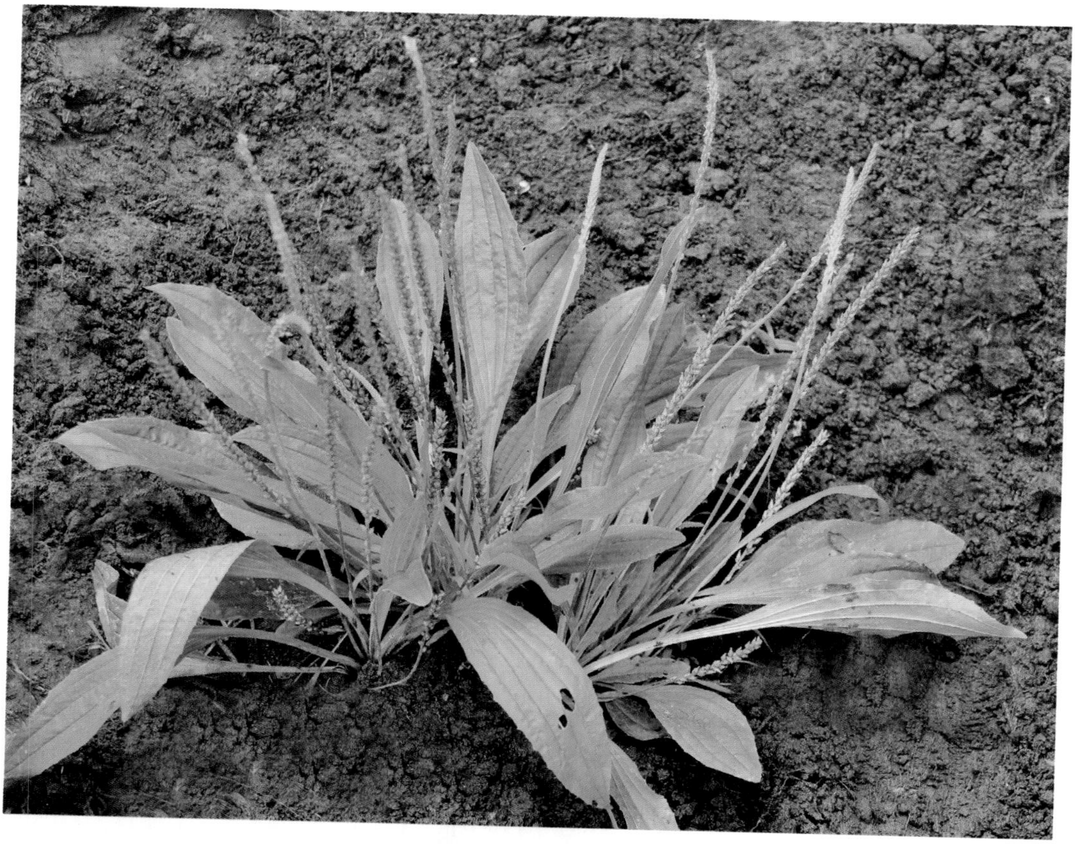

平车前（原植物）

【生态分布】生于海拔 200~1000m 的山坡、路旁、田埂及河边。车前全县各地均有大量分布，平车前分布于漳河沿岸。

【采收加工】夏季采挖，除去泥沙，晒干。

【鉴别】药材 车前 根丛生，须状。叶基生，具长柄；叶片皱缩，展平后呈卵形或宽卵形，长 4~12cm，宽 2~5cm；表面灰绿色或污绿色，具明显弧形脉 5~7 条；先端钝或短尖，基部宽楔形，全缘或有不规则波状浅齿。穗状花序数条，花茎长。蒴果盖裂，萼宿存。气微香，味微苦。

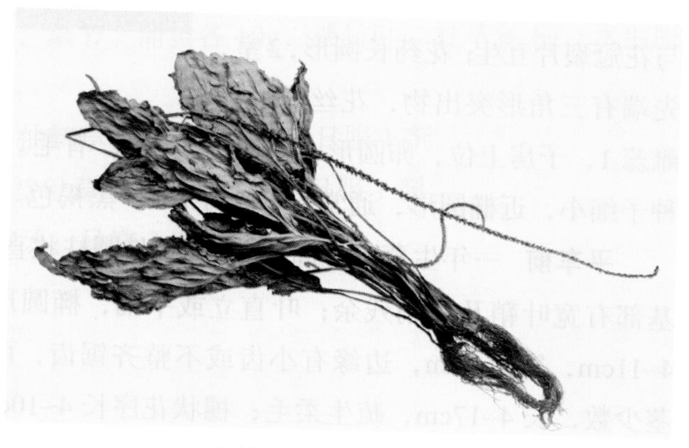

车前草（药材．车前）

平车前 根圆锥状，直而长。叶片长椭圆形或椭圆状披针形，长 5~10cm，宽 1~3cm。

饮片 为不规则的段。根须状或直而长。叶片皱缩，多破碎，表面灰绿色或污绿色，脉明显。可见穗状花序。气微，味微苦。

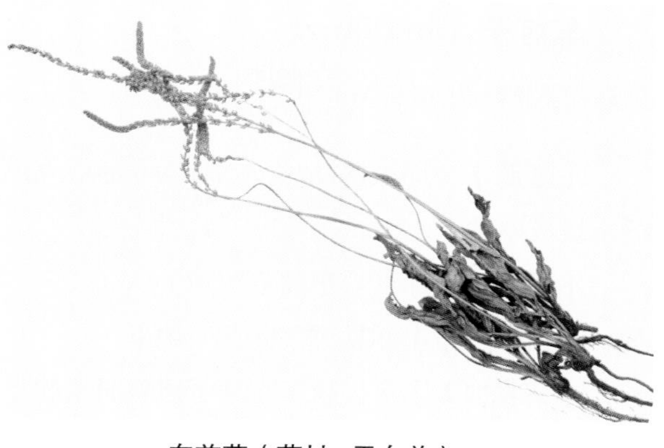
车前草（药材．平车前）

【化学成分】含苯丙素苷类：车前苷A、B、C、D、E、F和类叶升麻苷、类叶升麻苷异构体、去鼠李糖类叶升麻苷、海藻苷、地黄苷、异地黄苷、大车前苷、桃叶珊瑚苷、3，4-二羟基桃叶珊瑚苷、芹菜素、车前黄酮苷等。

【药理作用】有利尿、镇咳、祛痰、平喘和抗菌消炎等作用。

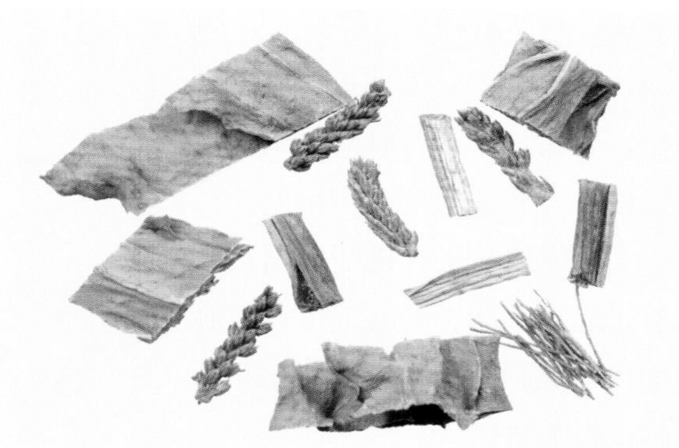
车前草（饮片．车前）

【性味、归经与效用】甘，寒。归肝、肾、肺、小肠经。有清热利尿通淋，祛痰，凉血，解毒的功效。用于热淋涩痛，水肿尿少，暑湿泄泻，痰热咳嗽，吐血衄血，痈肿疮毒。

【用法与用量】内服：煎汤，10~30g；鲜品30~60g；或捣汁。外用：鲜品适量，捣敷患处。

【临床应用】

1. 淋证　车前草、猪苓各30g。水煎服，日服1剂。

2. 泄泻　车前草、炒山药各30g。水煎服，日服1剂。

3. 带下　车前草30g，土茯苓20g。水煎服，日服1剂。

4. 水肿　车前草、白茅根各30g。水煎服，日服1剂。

5. 痈肿，创伤出血　车前草，适量。捣烂外敷。

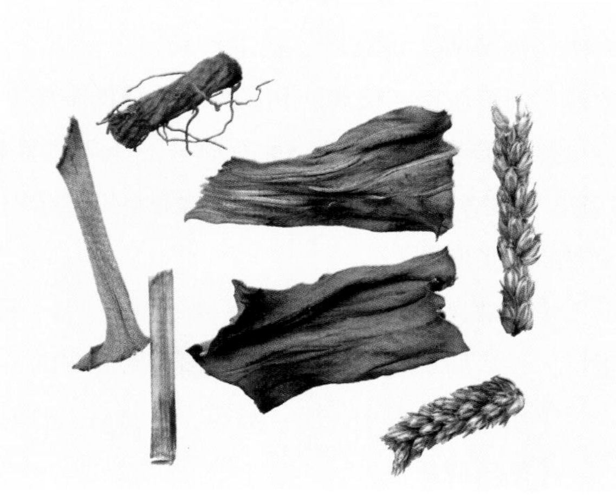
车前草（饮片．平车前）

车前子 Cheqianzi

SEMEN PLANTAGINIS

【基源】 为车前科植物车前*Plantago asiatica* L. 或平车前*Plantago depressa* Willd. 的干燥成熟种子。

【原植物】详见“车前草”项下。

【生态分布】详见“车前草”项下。

【采收加工】夏、秋二季种子成熟时采收果穗，晒干，搓出种子，除去杂质。

【鉴别】呈椭圆形、不规则长圆形或三角状长圆形，略扁，长约2mm，宽约1mm。表面黄棕色至黑褐色，有细皱纹，一面有灰白色凹点状种脐。质硬。气微，味淡。

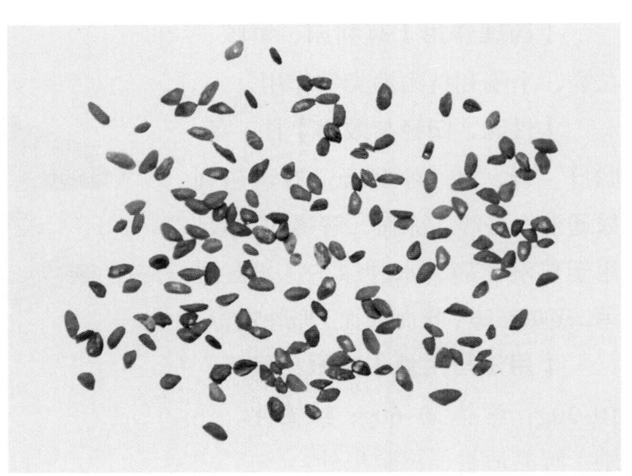

车前子（饮片）

【化学成分】含桃叶珊瑚苷、车前子黏多糖A、车前子苷、车前黄酮苷、车前子酸、琥珀酸、腺嘌呤、胆碱，脂肪油等。

【药理作用】

1. 有调节血脂、抗氧化、抗病原体、抗缺氧、抗衰老、促进胃肠运动、调节血压、祛痰、利尿排石、降低眼压、通便的作用。

2. 对关节囊的作用 5%车前子液给兔膝关节腔内注射每次0.1ml，每间隔3天注射1次，共4次，对兔关节囊滑膜结缔组织增生有促进作用，从而使松弛了的关节囊恢复原有的紧张度。

【性味、归经与效用】甘，寒。归肝、肾、肺、小肠经。有清热利尿通淋，渗湿止泻，明目，祛痰的功效。用于热淋涩痛，水肿胀满，暑湿泄泻，目赤肿痛，痰热咳嗽。

【用法与用量】内服：煎汤，9~15g，包煎。

【临床应用】

1. 癃闭 车前子、猪苓各30g。水煎服，日服1剂。

2. 泄泻 车前子30g，炒山药30~60g。水煎服，日服1剂。

3. 带下 车前子30g，土茯苓20g。水煎服，日服1剂。

4. 百日咳　车前子 15g。水煎服，日服 1 剂。

5. 阴痒　车前子、苦参各等分。水煎去渣，外洗。

丹　参 Danshen

RADIX ET RHIZOMA SALVIAE MILTIORRHIZAE

【基源】为唇形科植物丹参*Salvia miltiorrhiza* Bge. 的干燥根和根茎。

【原植物】多年生草本，高 30~80cm，全株密被柔毛。根圆柱形，砖红色。茎直立，多分枝。奇数羽状复叶，叶柄长 1~7cm，小叶 3~7，顶端小叶较大，小叶卵形或椭圆状卵形，长 1.5~8cm，宽 0.8~5cm，先端钝，基部宽楔形或斜圆形，边缘具圆锯齿，两面被柔毛，下面较密。轮伞花序有花 6 至多朵，组成顶生或腋生的总状花序，密被腺毛和长柔毛；小苞片披针形，被腺毛；花萼钟状，长 1~1.3cm，先端二唇形，萼筒喉部密被白柔毛；花冠蓝紫色，二唇形，长 2~2.7cm，上唇直立，略成镰刀状，先端微裂，下唇较上唇短，先端 3 裂，中央裂片较两侧裂片长且大，又作浅 2 裂；发育雄蕊 2，伸出花冠管外面盖于上唇之下，药隔长，花丝比药隔短，上臂药室发育，2 下臂的药室不育，顶端联合；子房上位，4 深裂，花柱较雄蕊长，柱头 2 裂。小坚果长圆形，熟时暗棕色或黑色，包于宿萼内。花期 5~8 月，果期 8~9 月。

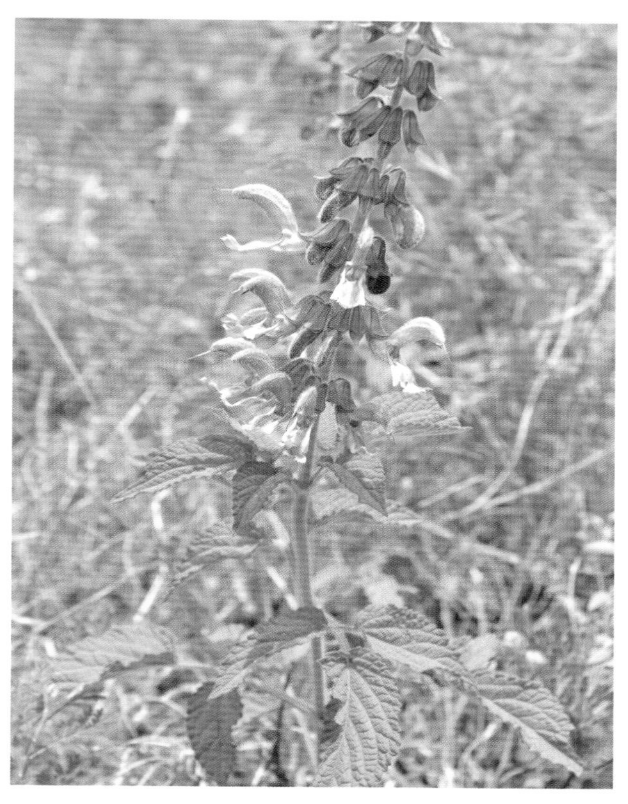

丹 参（原植物）

【生态分布】生于海拔 200~1200m 的山坡草地、林下、溪旁等处。主要分布于涉城镇、偏城镇、关防乡、神头乡和辽城乡。井店镇、索堡镇、更乐镇有栽培。

【栽培技术】

1. 选地与整地

宜选择向阳、土层深厚、排水良好、肥力中等、中性至微碱的砂质壤土为宜。

前作收后，深翻土地，每亩施堆肥或厩肥 1500kg 作基肥，在耕翻平整开沟。多雨地区可做成宽 1.3m 的高畦，排水良好的坡地可不做畦；北方少雨地区宜平作。

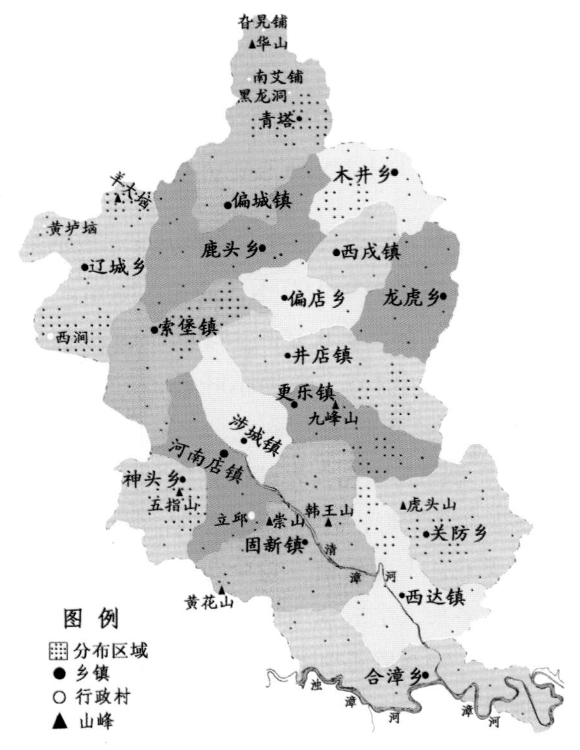

丹参资源分布图

2. 繁殖方法

（1）分根繁殖　秋季收获丹参时，选择色红、无腐烂、发育充实、直径 0.7~1cm 的根条作种根，用湿沙贮藏至翌春栽种。亦可选留生长健壮、无病虫害的植株在原地不起挖，留作种株，待栽种时随挖随栽。

春栽，于早春 2~3 月，在整平耙细的栽植地畦面上，按行距 33~35cm、株距 23~25cm 挖穴，穴深 5~7cm，穴底施入适量的粪肥或土杂肥作基肥，与底土拌匀。然后，将径粗 0.7~1.0cm 的嫩根，切成 5~7cm 长的小段作种根，大头朝上，埋穴不可过厚，否则难以出；亦不能倒栽，否则不发芽。每亩需种根 50kg 左右。北方因气温低，可采用地膜覆盖培育种苗的方法。

（2）芦头繁殖　收挖丹参根时，选取生长健壮、无病虫害的植株，粗根切下供药用，将径粗 0.6cm 的细根连同根基上的芦头切下作种栽，按行株距 33cm × 23cm 挖穴，与分根方法相同，栽入穴内。最后覆盖细土厚 2~3cm，稍加压实即可。

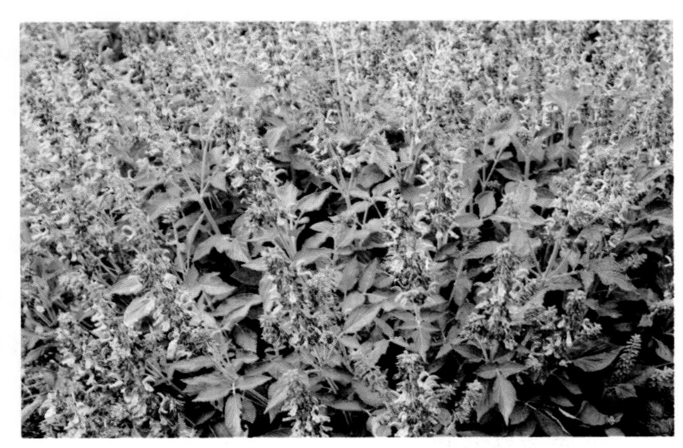

丹 参（栽培）

（3）种子繁殖　于 3 月下旬选阳畦播种。畦宽 1.3m，按行距 33cm 横向开沟条播，沟深 1cm，因丹参种子细小，要拌细沙均匀地撒在沟内，盖土不宜太厚，以不见种子为度。播后覆盖地膜，保温保湿，地温达 18~22℃，半个月左右即可出苗。出苗后在地膜上打孔放苗，当苗高 6cm 时进行间苗，培育至5月下旬即可移栽。南方宜于6月种子成熟后，随采随播，出苗率最高。亦可于立秋前后播种。

3. 田间管理

（1）中耕除草追肥　种子繁殖的田块，4月上旬出苗时，要进行查田，若盖土过厚，应进行松土促其出苗；分根繁殖田块，检查种根芽尖方向，如有颠倒，加以更正。生长期中，一般中耕除草追肥3次：第一次在苗高5~7cm时进行；第二次在6月上旬进行，以人畜粪为主施追肥；第三次在7月中下旬进行，每亩可用油籽饼50~70kg、磷肥40kg，堆沤腐熟后挖穴施，然后盖土。

（2）摘花薹　除留种田外，在抽薹初期或开花时摘除花薹可以提高产量。

（3）排水灌溉　丹参地最怕积水烂根，在多雨季节，要注意排水防涝。如遇久晴干旱，要适时进行灌溉保苗。

4. 病虫害防治

（1）病害

①叶斑病　该病是一种细菌性病害。5月初发生，一直延续到秋末。被害叶片上出现近圆形或不规则深褐色病斑，严重时病斑扩大融合，致使叶片枯死。

防治方法：清除基部病叶，改善通风透光条件，减轻发病。冬季清园，处理残株。

②菌核病　发病植株茎基部、芽头及根茎部等部位逐渐腐烂，变成褐色，植株枯萎死亡。

防治方法：实行水旱轮作，水淹菌核；采用50%氯硝胺0.5kg加石灰10kg，撒于病株周围，进行土壤消毒。用生石灰对病穴消毒，防止蔓延，或用50%速克灵1000倍浇灌根部。

③根腐病　该病5~11月发生。感病植株根部先受害腐烂表皮变黑，严重时全株死亡。

防治方法：发病初期用50%甲基托布津800倍液浇灌根部。

（2）虫害

①粉纹夜蛾　夏秋季发生。幼虫咬食叶片。

防治方法：可在幼龄期喷90%敌百虫800倍液，每周一次，或连喷2~3次高效氯氰菊酯。

②棉铃虫　幼虫蛀食蕾、花、果，影响种子产量。

防治方法：可在蕾期喷50%辛硫磷乳油1500倍液防治。

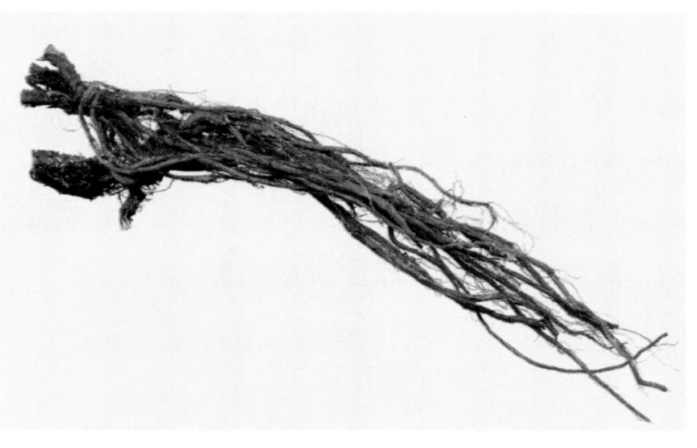

丹参（药材．野生）

【采收加工】春、秋二季采挖，

除去泥沙，干燥。

【鉴别】药材 根茎短粗，顶端有时残留茎基。根数条，长圆柱形，略弯曲，有的分枝并具须状细根，长 10~20cm，直径 0.3~1cm。表面棕红色或暗棕红色，粗糙，具纵皱纹。老根外皮疏松，多显紫棕色，常呈鳞片状剥落。质硬而脆，断面疏松，有裂隙或略平整而致密，皮部棕红色，木部灰黄色或紫褐色，导管束黄白色，呈放射状排列。气微，味微苦涩。

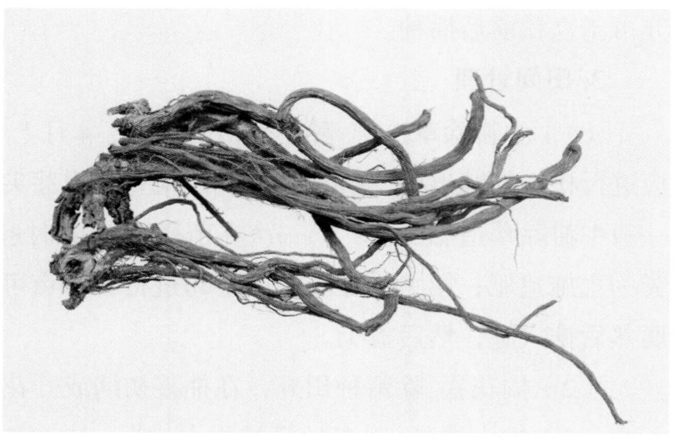

丹参（药材.栽培）

饮片 为类圆形或椭圆形的厚片。外表皮棕红色或暗棕红色，粗糙，具纵皱纹。切面有裂隙或略平整而致密，有的呈角质样，皮部棕红色，木部灰黄色或紫褐色，有黄白色放射状纹理。气微，味微苦涩。

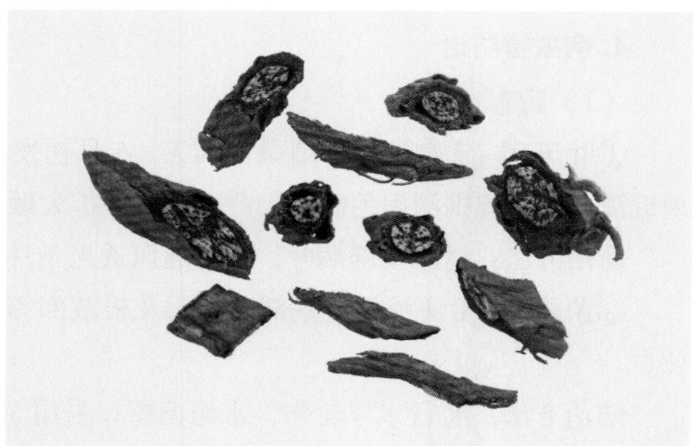

丹参（饮片.野生）

【化学成分】含丹参酮、隐丹参酮、甲基丹参酮、原儿茶醛、丹参素，丹参酸甲、乙、丙，维生素E及鞣质。

【药理作用】

1. 有改善心肌缺血、抗肿瘤、抗炎、抗溃疡、促进造血、促进骨折愈合、预防放射性肺损伤、免疫抑制和增加肾血流量，改善肌酐清除率，降低尿素氮的作用。

2. 毒性 小鼠腹腔注射水提醇溶物 LD_{50} 为 80.5 ± 3.1g/kg。

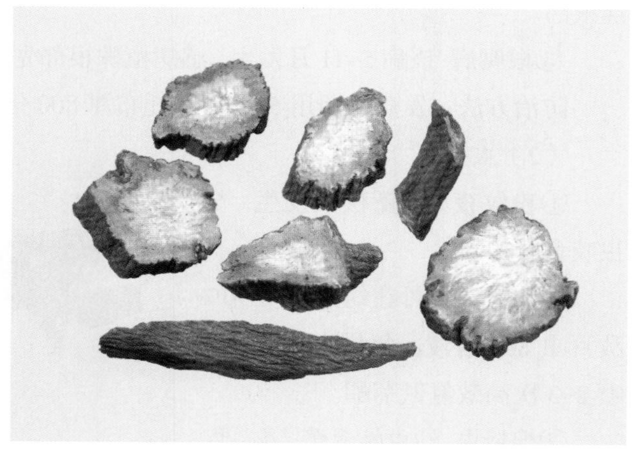

丹参（饮片.栽培）

【性味、归经与效用】苦，微寒。归心、肝经。有活血祛瘀，通经止痛，清心除烦，凉血消痈的功效。用于胸痹心痛，脘腹胁痛，癥瘕积聚，热痹疼痛，心烦不眠，月经不调，痛经经闭，疮疡肿痛。

【**用法与用量**】内服：煎汤，10~15g。

【**临床应用**】

1. 胸痹　丹参 20g，香附 10g，川芎、甘草各 6g。水煎服，日服 1 剂。
2. 痛经　丹参 20g，郁金、香附、延胡索、乌药各 10g，川芎 6g。水煎服，日服 1 剂。
3. 闭经　丹参 20g，三棱、香附各 10g，川芎、莪术、土鳖虫各 6g。水煎服，日服 1 剂。

【**注意**】不宜与藜芦同用。

凤仙花 Fengxianhua

FLOS IMPATIENTIS

【**基源**】为凤仙花科植物凤仙花*Impatiens balsamina* L. 的新鲜或干燥花。

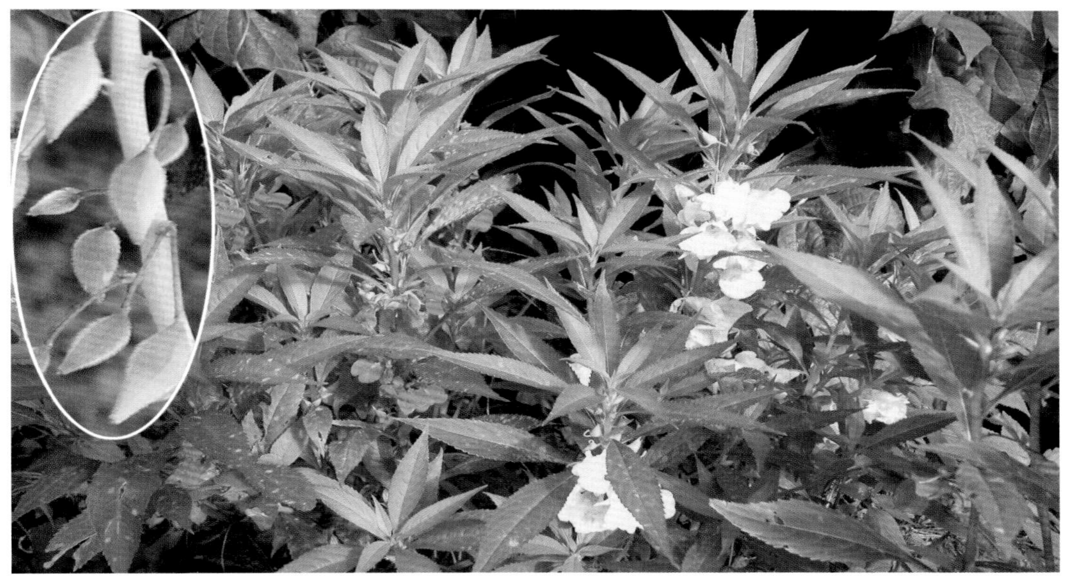

凤仙花（原植物）

【**原植物**】一年生草本，高 40~100cm。茎肉质，直立，粗壮。叶互生；叶柄长约 1~3cm，两侧有数个腺体；叶片披针形，长 4~12cm，宽 1~3cm，先端长渐尖，基部渐狭，边缘有锐锯齿，侧脉 5~9 对。花梗短，单生或数枚簇生叶腋，密生短柔毛；花大，通常粉红色或杂色，单瓣或重瓣；萼片 3，宽卵形，有疏短柔毛；旗瓣圆，先端凹，有小尖头，背面中肋有龙骨突；翼瓣宽大，有短柄，2 裂，基部裂片近圆形，上部裂片宽斧形，先端 2 浅裂；唇瓣舟形，被疏短柔毛，基部突然延长成细而内弯的距；花药钝。蒴果纺锤形，熟时一触即裂，密生茸毛。种子多数，球形，黑色。

【**生态分布**】生于海拔 200~1000m 的路旁、庭院。县域内各地均有栽培。

【**采收加工**】夏、秋季花开时采收，鲜用或阴、烘干。

【鉴别】为干燥皱缩的花朵，顶端卷曲，表面红色或白色，单瓣或重瓣。花萼 3，1 枚形大如花瓣；花瓣 5 枚，旗瓣圆形，先端凹入；翼瓣各在一侧合生成 2 片。雄蕊 5，雌蕊柱形，先端 5 裂。气微，味微酸。

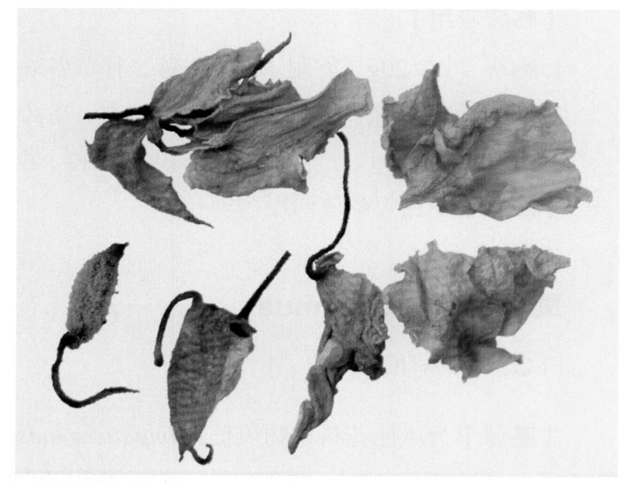

凤仙花（饮片）

【药理作用】水浸液（1 ∶ 3）在试管内对堇色毛癣菌、许兰黄癣菌等多种致病真菌均有不同程度的抑制作用。煎剂对金黄色葡萄球菌、溶血性链球菌、绿脓杆菌、伤寒杆菌和痢疾杆菌也有不同程度的抑制作用。

【性味、归经与效用】甘、苦，微温。归肝、肾、心经。有祛风除湿，活血止痛，解毒杀虫的功效。用于风湿肢体痿废，腰胁疼痛，妇女经闭腹痛，产后瘀血未尽，跌打损伤，骨折，痈疽疮毒，毒蛇咬伤，白带，鹅掌风，灰指甲。

【用法与用量】内服：煎汤 1.5~3g，鲜品 5~9g。外用：适量，鲜品研烂涂或煎水洗。

【临床应用】

1. 闪腰，岔气 凤仙花 9g，研末。每次 1.5g，白酒送下，每日服 2 次。
2. 痛经，儿枕痛 凤仙花 3~6g。水煎服，日服 1 剂。
3. 跌打损伤 鲜凤仙花，捣烂如泥涂患处，干后再上，血散肿愈。
4. 痈肿 凤仙花、木芙蓉叶各等分。研末，醋调敷患处。
5. 鹅掌风 鲜凤仙花外搽。
6. 灰指甲 先用小刀将患指指甲刮去一层，再用凤仙花捣烂敷患处，纱布包扎，每日换 2~3 次。
7. 毒蛇咬伤 鲜凤仙花 120~150g。捣烂，取自然汁服，渣敷伤口周围。

附：

凤仙透骨草 Fengxiantougucao

CAULIS IMPATIENTIS

【基源】为凤仙花科植物凤仙花*Impatiens balsamina* L. 的干燥茎。

【采收加工】夏秋间植株生长茂盛时割取地上部分，除去叶及花果，洗净，晒干。

【鉴别】药材　呈干瘪皱缩的长圆柱形，稍弯曲，多分枝，长30~60cm，直径0.5~2cm。表面黄棕色或红棕色，干瘪皱缩，具明显的纵沟纹，节部膨大，可见互生的深棕色叶痕。体轻，质脆，易折断，断面中空或有白色、膜质的髓部。气微，味微酸。

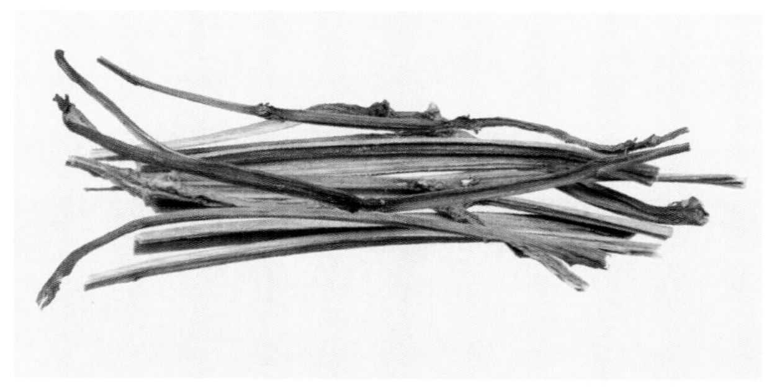

凤仙透骨草（药材）

饮片　呈干瘪皱缩的圆柱形段，切面中空或有白色髓。外表面黄棕色至红棕色，具纵沟纹，节膨大，有互生点状棕色叶痕。体轻，质脆。气微，味微酸。

【化学成分】含山柰酚 -3- 葡萄糖苷、槲皮素 -3- 葡萄糖苷、蹄纹天竺素 -3- 葡萄糖苷、矢车菊素 -3- 葡萄糖苷及飞燕草素 -3- 葡萄糖苷等。

【药理作用】

1. 有抗微生物、镇痛、抗炎的作用。

2. 毒性 水煎液给小鼠灌胃的LD_{50}为166±42g/kg。

【性味、归经与效用】苦、辛，温；有小毒。归肝、肾经。有祛风湿，活血，消肿，止痛的功效。用于风湿痹痛，跌打肿痛，闭经，痛经，痈肿，丹毒，鹅掌风，蛇虫咬伤。

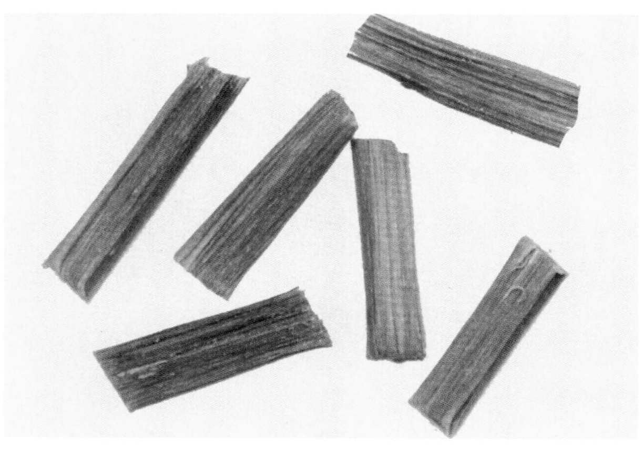

凤仙透骨草（饮片）

【用法与用量】内服；煎汤，

3~9g；或鲜品捣汁。外用：适量，鲜品捣敷；或煎汤熏洗。

【临床应用】

1. 痹证 凤仙透骨草、木瓜各15g，威灵仙12g，桑枝30g。水煎服，日服1剂。

2. 跌打损伤 凤仙透骨草、当归、赤芍各9g。水煎服，日服1剂。如伤处未破，并可用鲜透骨草适量，捣烂敷伤处，1~2小时后，局部皮肤起小泡时，立即除去敷药。

3. 鹅掌风 ①土大黄、凤仙透骨草、枯矾（水飞）。共捣，麻布包扎，蘸醋擦之。②凤仙透骨草、一枝黄花各60g。蒸汤温浸患处，每次浸半小时，每日3~5次，连浸7~10天。

4. 痈肿，蛇虫咬伤 凤仙透骨草适量，捣烂外敷。

火麻仁 Huomaren

FRUCTUS CANNABIS

【基源】为桑科植物大麻*Cannabis sativa* L.的干燥成熟果实。

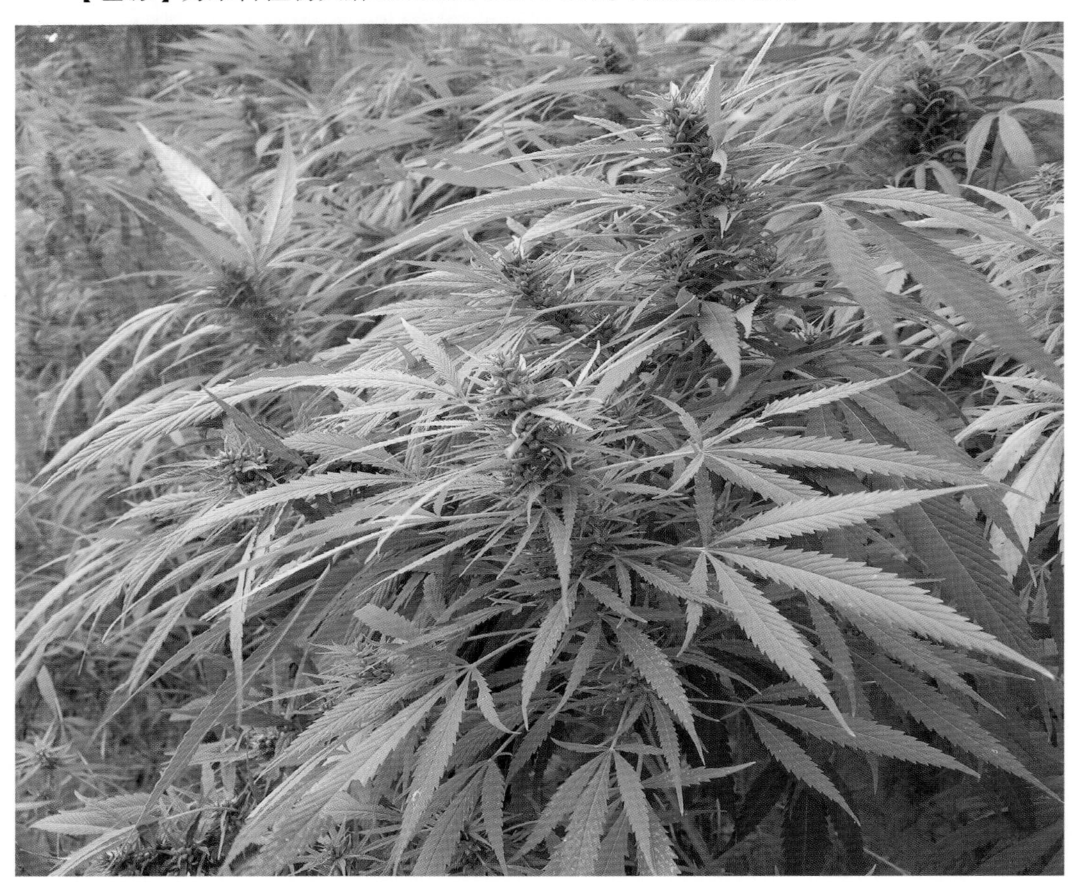

大麻（原植物）

【原植物】一年生草本，高 1~3m。茎直立，多分枝，表面有纵直沟纹，密被细绒毛，基部稍木质化。掌状复叶，互生或下部对生，总叶柄长 4~15cm；托叶线状披针形；小叶片 3~11，披针形至线状披针形，先端长尖，基部狭楔形，边缘具粗锯齿，上面被糙毛，深绿色，下面密被毡毛，灰白色。花单性，雌雄异株；雄花集成疏散的圆锥花序，顶生或腋生，花被片 5，黄绿色，长卵形，复瓦状排列，雄蕊 5；雌花丛生于叶腋，每花外有 1 苞片，卵形，花被片 1，膜质，绿色，雌蕊 1，子房圆球形，花柱两分枝，早落。瘦果扁卵圆形，长 4~5mm，包被黄褐色苞片，有毛，果皮坚硬，灰白色至灰褐色，表面光滑，有细网纹，胚珠倒生，种子 1。花期 6~7 月，果期 8~9 月。

【生态分布】生于海拔 200~1000m 的山坡、野地，野生和栽培均有。县域内各地均有分布。主要分布于辽城乡、偏城镇等地。

【采收加工】秋季果实成熟时采收，除去杂质，晒干。

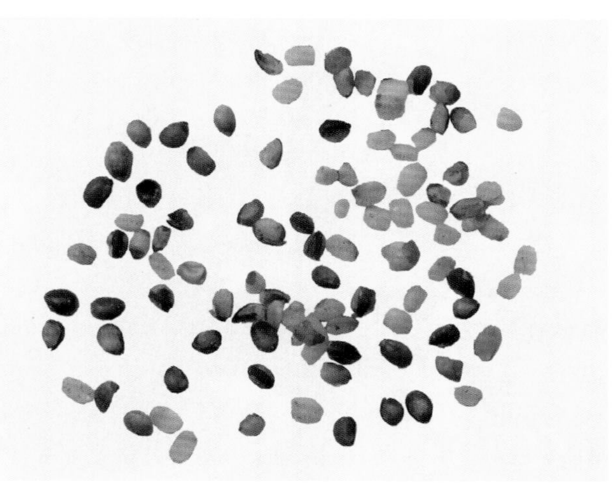

火麻仁（饮片）

【鉴别】呈卵圆形，长 4~5mm，直径 2.5~4mm。表面灰绿色或灰黄色，有微细的白色或棕色网纹，两边有棱，顶端略尖，基部有 1 圆形果梗痕，果皮薄而脆，易破碎。种皮绿色，子叶 2，乳白色，富油性。气微，味淡。

【化学成分】含脂肪油、5α-麦角甾烷-3-酮、菜油甾醇、豆甾醇和 β-谷甾醇、大麻酰胺、维生素 B_1、胆碱、胡芦巴碱等。

【药理作用】有缓泻、降压、调血脂的作用。

【性味、归经与效用】甘，平。归脾、胃、大肠经。有润肠通便的功效。用于血虚精亏，肠燥便秘。

【用法与用量】内服：煎汤，10~15g。

【临床应用】

1. 便秘 火麻仁、郁李仁各 15g，苦杏仁、枳壳各 10g。水煎服，日服 1 剂。
2. 水火烫伤 火麻仁、黄柏、苍术各等分，共研末。猪油调涂。

六月寒 Liuyuehan

HERBA CARYOPTERIS TERNIFLORAE

【基源】为马鞭草科植物三花莸*Caryopteris terniflora* Maxim. 的干燥全草。

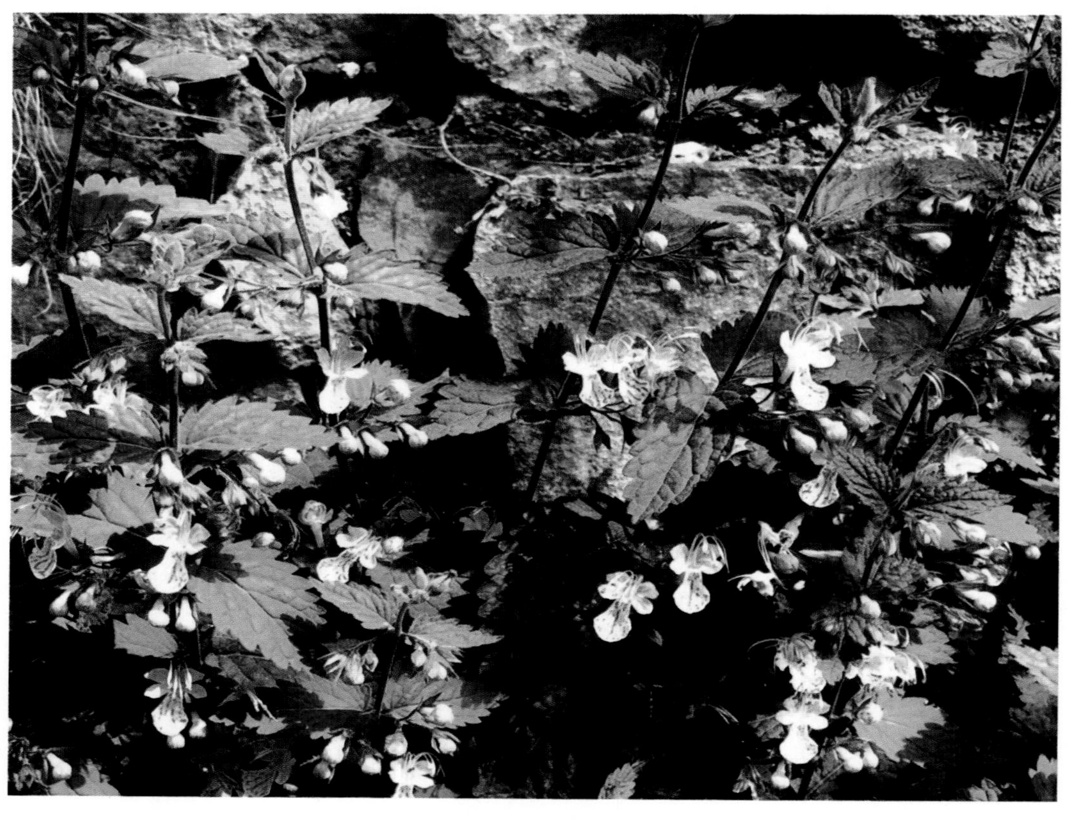

三花莸（原植物）

【原植物】直立亚灌木，高 15~70cm。常自基部分枝。枝四方形，密生灰白色向下弯曲的柔毛。单叶对生；叶柄长 0.2~1.5cm；叶片纸质，卵形至长卵形，长 1.5~4cm，宽 1~3cm，先端渐尖，基部阔楔形，边缘具规则锯齿，两面均被柔毛和腺点，背面尤密集。聚伞花序腋生，花序梗长 1~3cm；通常 3 花，偶为 1 或 5 花；花柄长 3~6mm，具锥形细小苞片；花萼钟状，5 裂，裂片披针形，长 8~9mm，两面均被柔毛和腺点；花冠紫红色至淡红色，先端 5 裂，二唇形，裂片全缘，长 1.1~1.8cm，下唇中裂片较大，圆形，外面被疏柔毛和腺点；雄蕊 4，与花柱均伸出花冠管外；子房先端被柔毛。蒴果成熟后四瓣裂，果瓣无翅，倒卵状舟形，表面密被糙毛及凹凸网纹。花、果期 6~9 月。

【生态分布】生于海拔 500~1200m 的山坡灌丛、路旁。县域内各地均有分布，以关防乡、涉城镇韩王山、辽城乡西涧、羊大埝为最多。

【采收加工】夏季采收，洗净，晒干。

【鉴别】 药材　长 20~60cm。根茎短粗，簇生棕黄色细根。茎四棱形，直径 0.2~0.8cm；表面灰褐色或红紫色。质硬脆。叶对生，叶片多皱缩或破碎，完整者展平后呈卵形或长卵形，长 1.5~4cm，宽 1~3cm，先端渐尖，基部阔楔形，边缘有钝锯齿，略带紫色，两面均被柔毛和腺点，背面较密。聚伞花序腋生，花萼钟状；花冠紫红色，先端 5 裂，左右对称，上面 4 裂片相等，最下 1 片较大，且具紫红色斑点。蒴果成熟后四瓣裂，倒卵状舟形。气微，味淡。

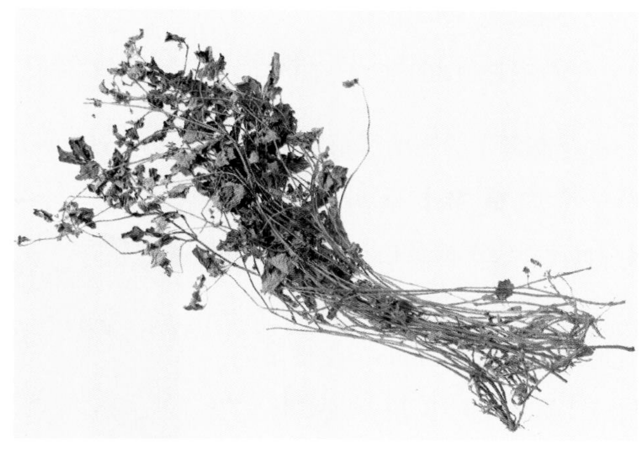

六月寒（药材）

饮片　为根、茎、叶、花、果混合的不规则段。除根外，全体被白色短毛。茎段嫩枝四棱形，切面淡黄白色；外表面灰褐色或红紫色。质硬脆。叶片多皱缩或破碎，完整者展平后呈卵形或长卵形，长 1.5~4cm，宽 1~3cm，先端渐尖，基部阔楔形，边缘有钝锯齿，略带紫色，两面均被柔毛和腺点，背面较密。花萼钟状；蒴果倒卵状舟形。气微，味淡。

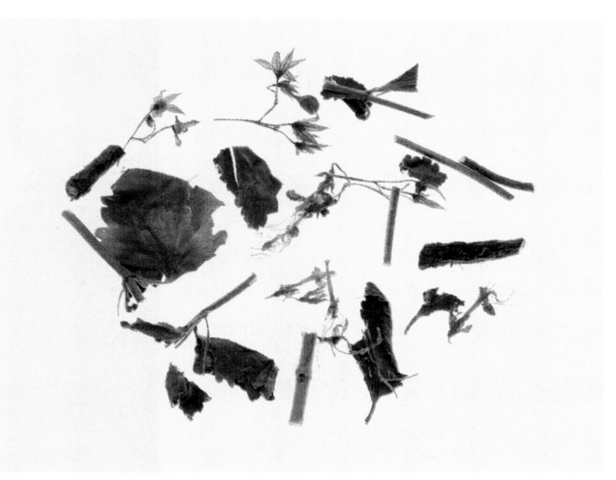

六月寒（饮片）

【性味、归经与效用】辛、微苦，平。归肺经。有疏风解表，宣肺止咳的功效。用于感冒，咳嗽，百日咳，外障目翳，水火烫伤。

【用法与用量】内服：煎汤，10~15g。外用：适量，捣敷；或研末调敷。

【临床应用】

1. 咳嗽　六月寒 15g，紫苏叶、清半夏、桔梗各 10g，甘草 6g。水煎服，日服 1 剂。
2. 水火烫伤　六月寒、土大黄各等分，冰片少许，研粉。麻油调敷患处。
3. 瘰疬　六月寒鲜叶适量，捣烂加白糖外敷；或干叶研粉，凡士林调敷。

木槿皮 Mujinpi

CORTEX HIBISCI SYRIACI

【基源】为锦葵科植物木槿*Hibiscus syriacus* L. 的干燥茎皮和根皮。

【原植物】落叶灌木，高3~4m。小枝密被黄色星状绒毛。叶互生；叶柄长5~25mm，被星状柔毛；托叶线形，长约6mm，疏被柔毛；叶片菱形至三角状卵形，长3~10cm，宽2~4cm，具深浅不同的3裂或不裂，先端钝，基部楔形，边缘具不整齐齿缺，下面沿叶脉微被毛或近无毛。花单生于枝端叶腋间，花梗长4~14mm，被星状短绒毛；小苞片6~8，线形，长6~15mm，宽1~2mm，密被星状疏绒毛；花萼钟形，长14~20mm，密被星状短绒毛，裂片5，三角形；花钟形，淡紫色，直径5~6cm，花瓣倒卵形，长3.5~4.5cm，外面疏被纤毛和星状长柔毛；雄蕊柱长约3cm；花柱枝无毛。蒴果卵圆形，直径约12mm，密被黄色星状绒毛。种子肾形，背部被黄色长柔毛。花期7~10月。

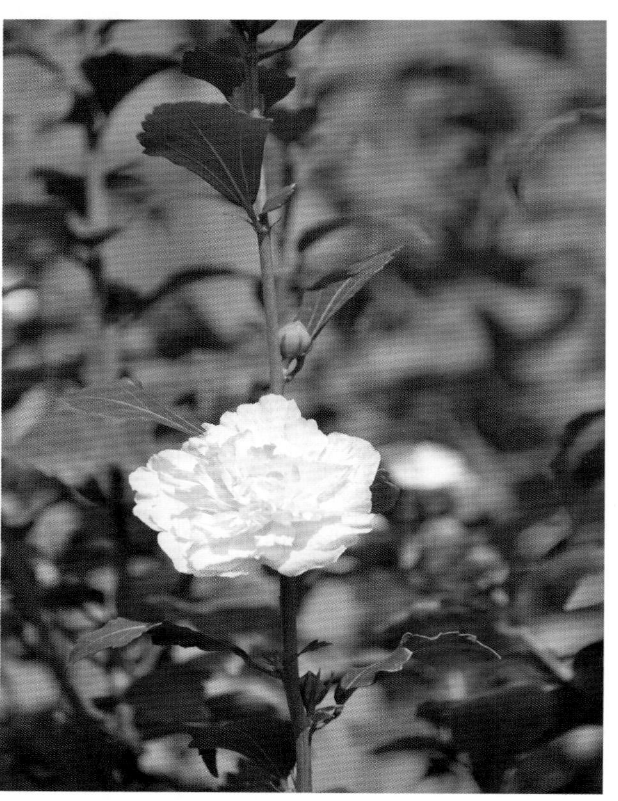

木槿（原植物）

【生态分布】常栽培于路旁及院落。全县各地均有分布。

【采收加工】茎皮于4~5月剥取，晒干；根皮于秋末挖取根，剥取根皮，晒干。

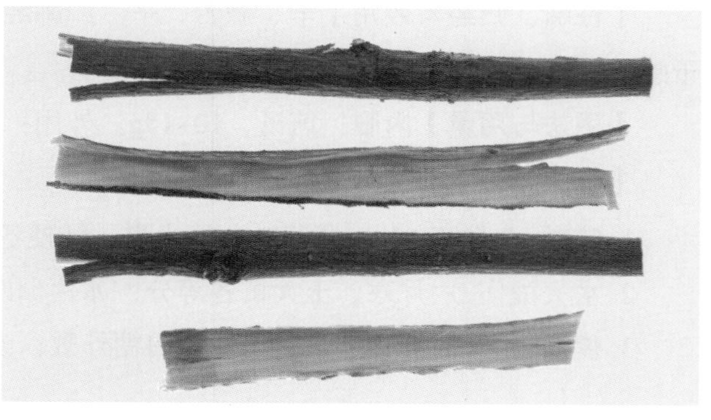

木槿皮（药材）

【鉴别】药材　多内卷成长槽状或单筒状，大小不一，厚 1~2mm。外表面青灰色或灰褐色，有细而略弯曲纵皱纹，皮孔点状散在。内表面类白色至淡黄白色，平滑，具细致的纵纹理。质坚韧，折断面强纤维性，类白色。气微，味淡。

饮片　为不规则的丝条纹，外表面青灰色至棕红色。有纵向的皱纹及横向的小突起。内表面黄白色，平滑，具有纤维状纹理，质韧，切面显白色。气弱，味淡。

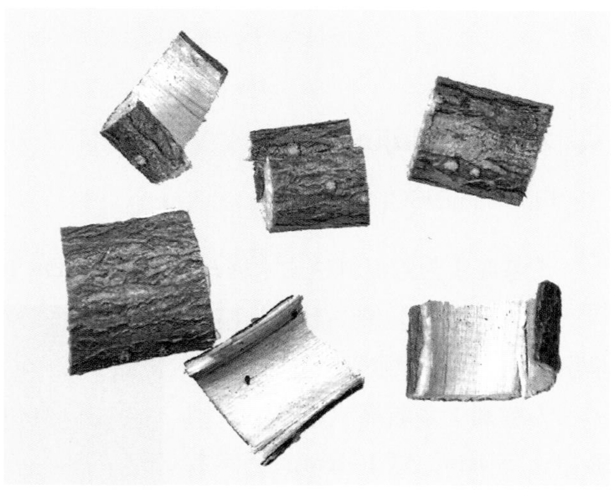

木槿皮（饮片）

【化学成分】根皮含鞣质、黏液质等。茎皮含壬二酸、辛二酸、1-二十八醇、β-谷甾醇、1，22-二十二碳二醇、白桦脂酸、古柯三醇等。

【药理作用】有抗氧化、抗肿瘤的作用。

【性味、归经与效用】甘、苦，微寒。归大肠、肝、脾经。有清热利湿，杀虫止痒的功效。用于湿热泻痢，肠风泻血，脱肛，痔疮，赤白带下，阴道滴虫，皮肤疥癣，阴囊湿疹。

【用法与用量】内服：煎汤，3~9g。外用：适量，酒浸搽涂或煎水熏洗。

【临床应用】

1. 脚湿气　木槿皮 60g，75%乙醇 60ml。浸泡 2 日后，外搽患处。
2. 带下　木槿皮 10g，蒲公英 30g。水煎服，日服 1 剂。
3. 脱肛　木槿皮或叶煎汤熏洗，后以白矾、五倍子末敷之。
4. 痢疾　木槿皮 15g，苦参 10g。水煎服，日服 1 剂。
5. 湿疮　木槿皮 30g。水煎外洗。
6. 痔疮　木槿皮 30g。水煎外洗。

附：

木槿花 Mujinhua

FLOS HIBISCI SYRIACI

【基源】为锦葵科植物木槿*Hibiscus syriacus* L.的干燥花。

【采收加工】夏、秋季选晴日早晨，花半开时采摘，晒干。

【鉴别】多皱缩成团或不规则形，长2~4cm，宽1~2cm，全体被毛。花萼钟形，黄绿色或黄色，先端5裂，裂片三角形，萼筒外方有苞片6~7，条形，萼筒下常带花梗，长3~7mm，花萼、苞片、花梗表面均密被细毛及星状毛；花瓣5片或重瓣，黄白色至黄棕色，基部与雄蕊合生，并密生白色长柔毛；雄蕊多数，花丝下部连合成筒状，包围花柱，柱头5分歧，伸出花丝筒外。质轻脆，气微香，味淡。

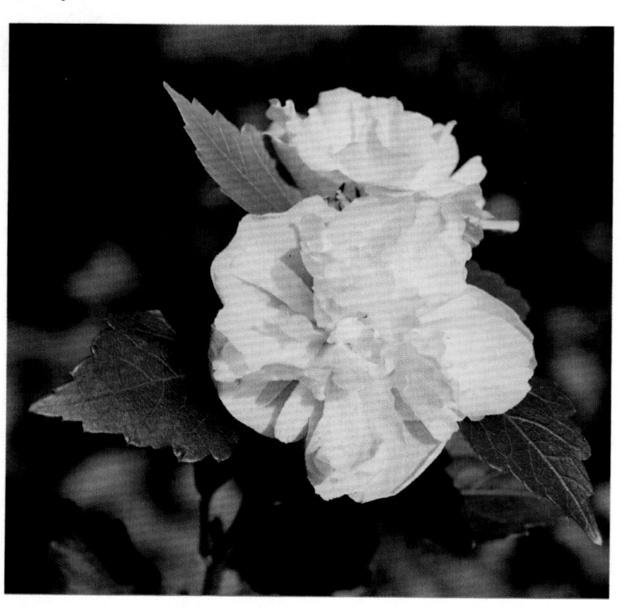

木槿（示花）

【化学成分】含胡萝卜素类色素：叶黄素-5，6-环氧化物、隐黄素、菊黄素、花药黄质等。

【性味、归经与效用】甘、苦，凉。归脾、肺、肝经。有清热利湿，凉血解毒的功效。用于肠风泻血，赤白下痢，痔疮出血，肺热咳嗽，咳血，白带，疮疖痈肿，烫伤。

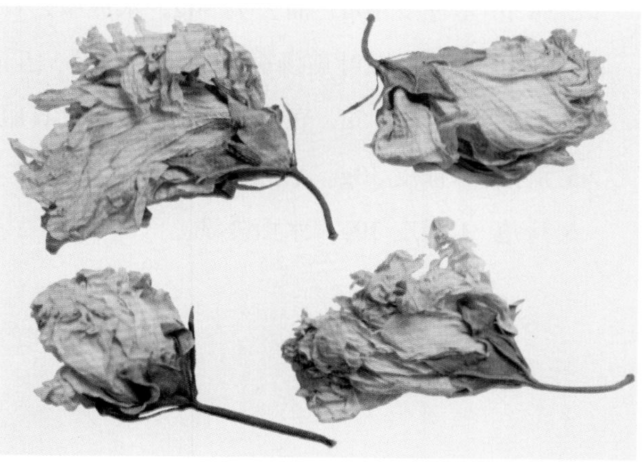

木槿花（饮片）

【用法与用量】内服：煎汤，3~9g，鲜者30~60g。外用：适量，研末或鲜品捣烂调敷。

【临床应用】

1. 咳血 鲜木槿花 30g，冰糖 15g。水煎服，日服 1 剂。
2. 痔疮 木槿花、槐花炭各 15g，地榆炭 9g。水煎服，日服 1 剂。
3. 带下 木槿花、败酱草、白鸡冠花各 15g。水煎服，日服 1 剂。

牛蒡子 Niubangzi

FRUCTUS ARCTII

【基源】为菊科植物牛蒡 *Arctium lappa* L. 的干燥成熟果实。

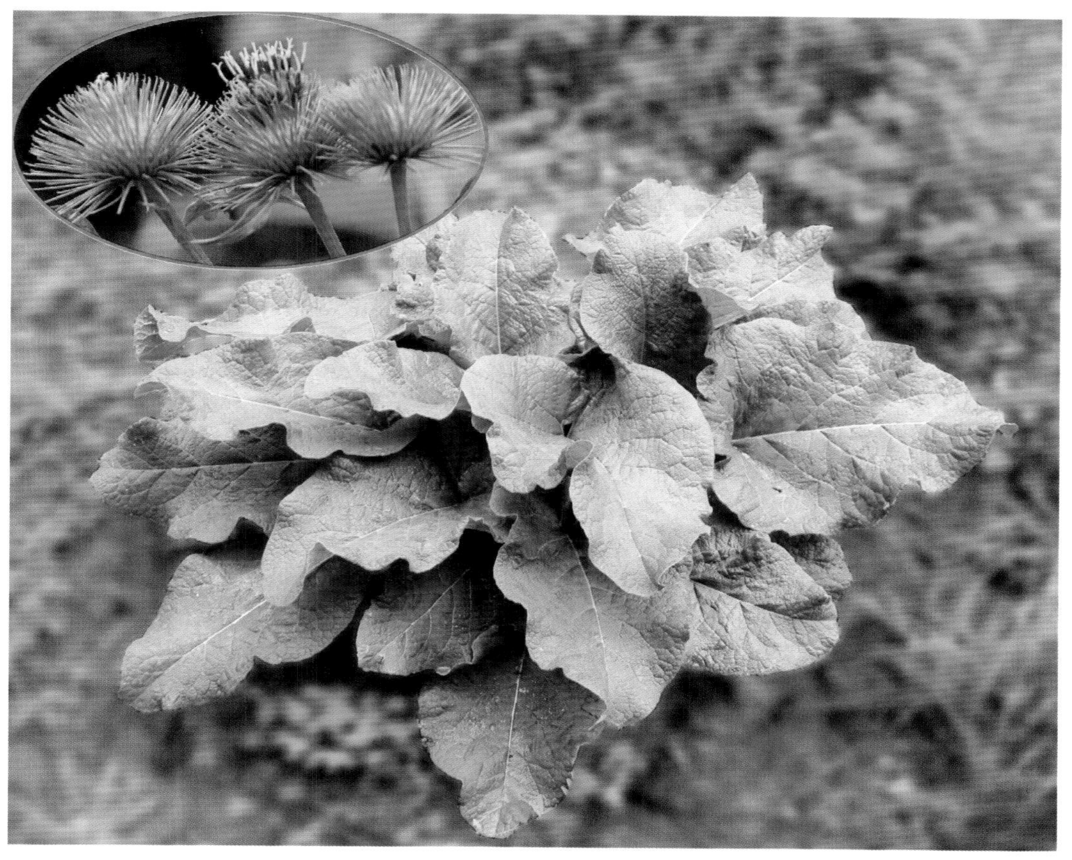

牛蒡（原植物）

【原植物】二年生草本，高 1~2m。根粗壮，肉质，圆锥形。茎直立，上部多分枝，带紫褐色，有纵条棱。基生叶大形，丛生，有长柄；茎生叶互生；叶片长卵形或广卵形，长 20~50cm，宽 15~40cm，先端钝，具刺尖，基部常为心形，全缘或具不整齐波状微齿，上面绿色或暗绿色，有疏毛，下面密被灰白色短绒毛。头状花序簇生于茎顶或排列成伞房状，直径 2~4cm，花序梗长 3~7cm，表面有浅沟，密生细毛；总苞球形，苞片多数，覆瓦状排列，披针形或线状披针形，先端钩曲；花小，红紫色，均为管状花，两性，花冠先端 5 浅裂，聚药雄蕊 5，与花冠裂片互生，花药黄色；子房下位，1 室，先端圆盘状，着生短刚毛状冠毛；花柱细长，柱头 2 裂。瘦果长圆形或长圆状倒卵形，灰褐色，具纵棱，冠毛短刺状，淡黄棕色。花期 6~8 月，果期 8~10 月。

【生态分布】生于海拔 400~1300m 的山野路旁、沟边、荒地、山坡向阳草地、林边及村镇附近。主要分布于固新镇、辽城乡、偏城镇。

【采收加工】秋季果实成熟时采收果序，晒干，打下果实，除去杂质，再晒干。

【鉴别】呈长倒卵形，略扁，微弯曲，长 5~7mm，宽 2~3mm。表面灰褐色，带紫黑色斑点，有数条纵棱，通常中间 1~2 条较明显。顶端钝圆，稍宽，顶面有圆环，中间具点状花柱残迹；基部略窄，着生面色较淡。果皮较硬，子叶 2，淡黄白色，富油性。气微，味苦后微辛而稍麻舌。

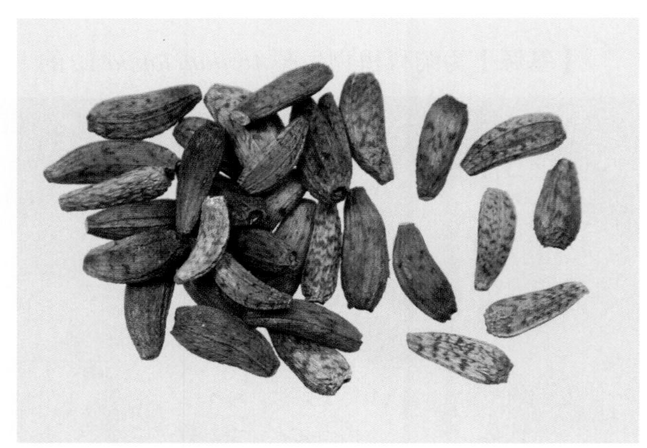

牛蒡子（饮片）

【化学成分】含牛蒡酚 A、B、C、D、E、F、H，牛蒡子苷，牛蒡子苷元、罗汉松树脂酚，牛蒡子酮 A、B，牛蒡子醇 A、B、C，牛蒡子酸 A、B、C 和蒲公英甾醇及其脂肪酸脂，β-谷甾醇，豆甾醇，硬脂酸，棕榈酸，亚油酸及多种聚糖，维生素，多种氨基酸与少量生物碱等。

【药理作用】有抗病原体、扩张血管、降血压、降血糖、降眼压、抗肾炎、抗肿瘤、松弛子宫和肠管、麻痹骨骼肌及运动神经、轻度泻下、利尿的作用。

【性味、归经与效用】辛、苦，寒。归肺、胃经。有疏散风热，宣肺透疹，解毒利咽的功效。用于风热感冒，咳嗽痰多，麻疹，风疹，咽喉肿痛，痄腮，丹毒，痈疮肿毒。

【用法与用量】内服：煎汤，6~12g。

【临床应用】

1. 感冒　牛蒡子、连翘、金银花各 10g，薄荷、桔梗各 6g，甘草 3g。水煎服，日服 1 剂。

2. 牙痛　牛蒡子、薄荷、栀子、牡丹皮各 10g，荆芥、连翘各 12g，甘草 6g。水煎服，日服 1 剂。

3. 梅核气　牛蒡子、桔梗各 10g，枳壳、清半夏各 6g，川芎、甘草各 3g。水煎服，日服 1 剂。

附：

牛蒡根 Niubanggen

RADIX ARCTII LAPPAE

【基源】为菊科植物牛蒡 *Arctium lappa* L. 的干燥根。

【采收加工】10 月间采挖 2 年以上的根，洗净，晒干。

【鉴别】药材　呈圆锥形或纺锤形，长 25~40cm，直径 0.5~2.5cm。表面土黄色至棕黄色，稍光滑，断面黄白色。气微，味微苦，嚼之发黏。

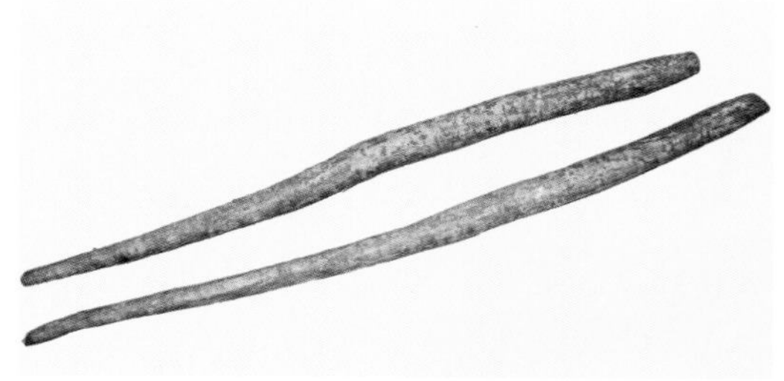

牛蒡根（药材）

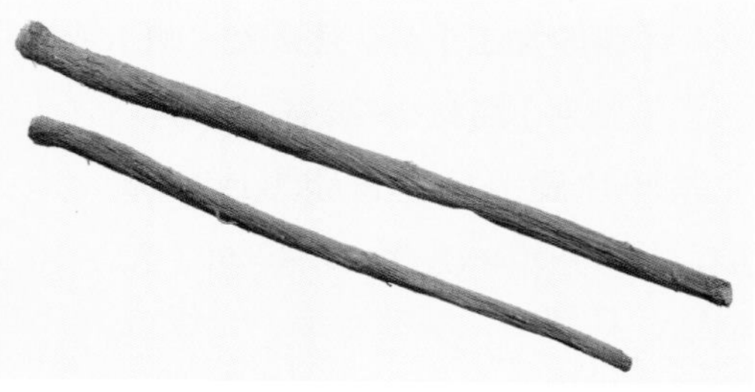

牛蒡根（药材．野生）

饮片　呈圆形、类圆形或长椭圆形厚片。直径 0.5~1.5cm，长片长达 5~7cm。切面皮部淡黄白色至淡黄棕色，木部类白色至淡黄棕色，具裂隙和放射状纹理，有类白色的髓，形成层环浅棕色。外表面灰黄色至黄褐色。质硬脆。气微，味微苦，嚼之发黏。

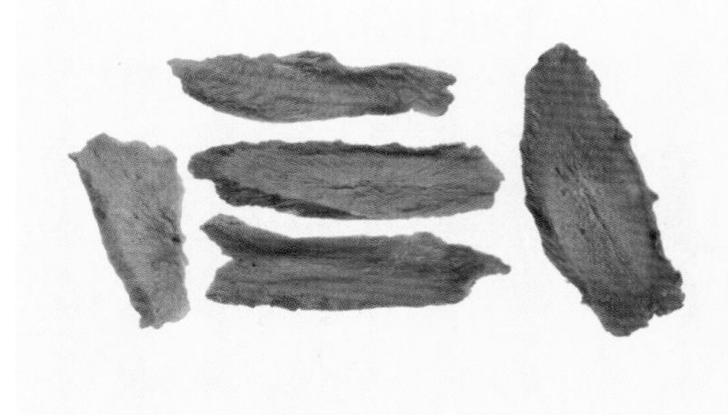

牛蒡根（饮片）

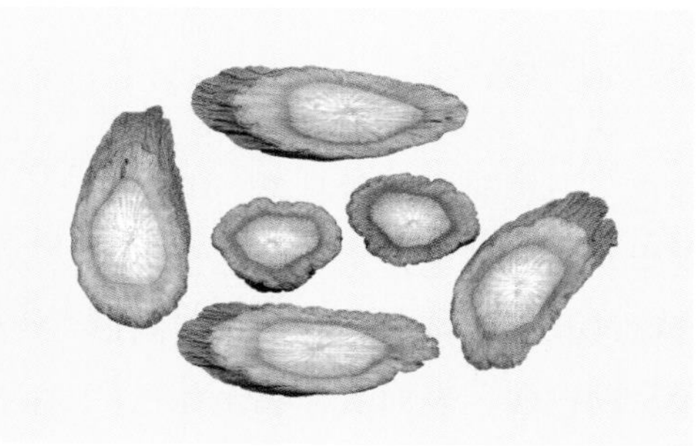

牛蒡根（饮片．野生）

【化学成分】含牛蒡种噻吩 -a、-b，牛蒡酮 a、b，牛蒡酸 b、c，去氢木香内酯、3- 辛烯酸、苯乙醛、丁香烯、α，β - 香树酯醇、羽扇豆醇、蒲公英甾醇、豆甾醇、谷甾醇等。

【药理作用】有促生长、抑制肿瘤生长、抗菌及抗真菌的作用。

【性味、归经与效用】苦、甘，凉。归肺、心经。有散风热，消肿毒的功效。用于风热感冒，头痛，咳嗽，热毒面肿，咽喉肿痛，齿龈肿痛，风湿痹痛，癥瘕积块，痈疖恶疮，痔疮脱肛。

【用法与用量】内服：煎汤，6~15g；或捣汁；或研末；或浸酒。外用：适量，捣敷；或熬膏涂；或煎水洗。

【临床应用】

1. 喉痹 牛蒡根 15g，黄芩 6g。水煎服，日服 1 剂。

2. 痈肿 牛蒡根、蒲公英各等分。捣烂外敷。

大夫叶 Daifuye

FOLIUM ARCTII LAPPAE

【基源】为菊科植物牛蒡*Arctium lappa* L. 新鲜或干燥的茎叶。

【采收加工】6~9 月采收，晒干或鲜用。

【鉴别】药材 多皱缩、破碎。完整叶片展平后呈长卵形或广卵形，长 20~50cm，宽 15~40cm，先端钝，具刺尖，基部心形，全缘或具不整齐波状微齿。叶柄扁圆形，稍扭曲，表面灰棕色至棕色，密被灰白色绒毛。叶片绿色，上表面无毛或具毛，下表面密生灰白色短绒毛，基出脉 5 条，隆起。质脆，易碎。气微，味微咸。

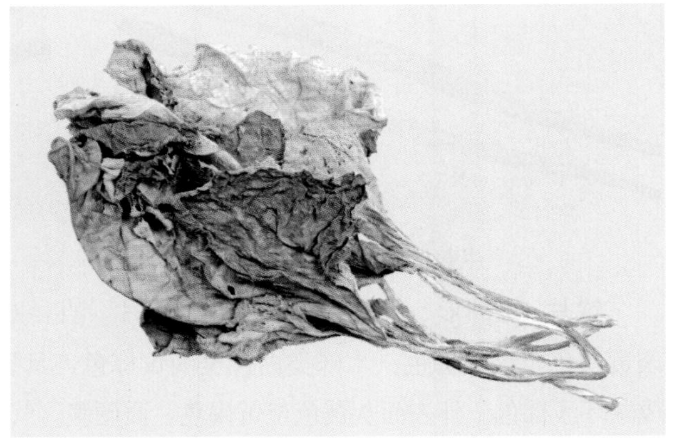

大夫叶（药材）

饮片 呈不规则的丝片。叶片绿色，上表面无毛或具毛，下表面密生灰白色绒毛，主侧脉明显，边缘微波状或有细齿。叶柄呈扁圆形段，稍扭曲，表面灰棕色至棕色，密被灰白色绒毛。质轻脆，易碎。气微，味微咸。

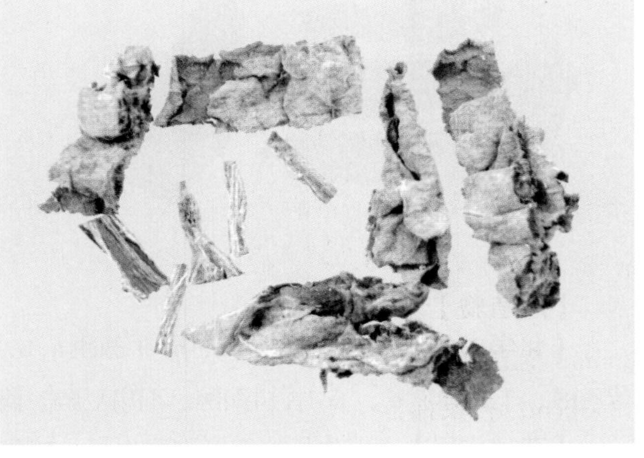

大夫叶（饮片）

【性味与效用】苦、微甘，凉。有清热除烦，消肿止痛的功效。用于风热头痛，心烦口干，咽喉肿痛，小便涩少，痈肿疮疖，皮肤风痒。

【用法与用量】内服：煎汤，10~15g，鲜品加倍。外用：适量，鲜品捣敷；或绞汁；或熬膏涂。

【临床应用】

1. 癃闭　大夫叶汁、鲜地黄汁、蜂蜜各30g，加水煎3~5沸，调滑石末3g服，日服1剂。

2. 横痃　大夫叶捣汁涂之。或鲜用30~60g。水煎服，日服1剂。

3. 乳痈　①大夫叶9g（鲜品30g）。水煎当茶，日服1剂。②大夫叶（鲜叶）适量。捣烂外敷。

4. 痒风　大夫叶20g，地肤子、花椒各10g。煎水洗。

牛 扁 Niubian

RADIX ACONITI PUBERULI

【基源】为毛茛科植物牛扁*Aconitum barbatum* Pers.var.*puberulum* Ledeb.的干燥根。

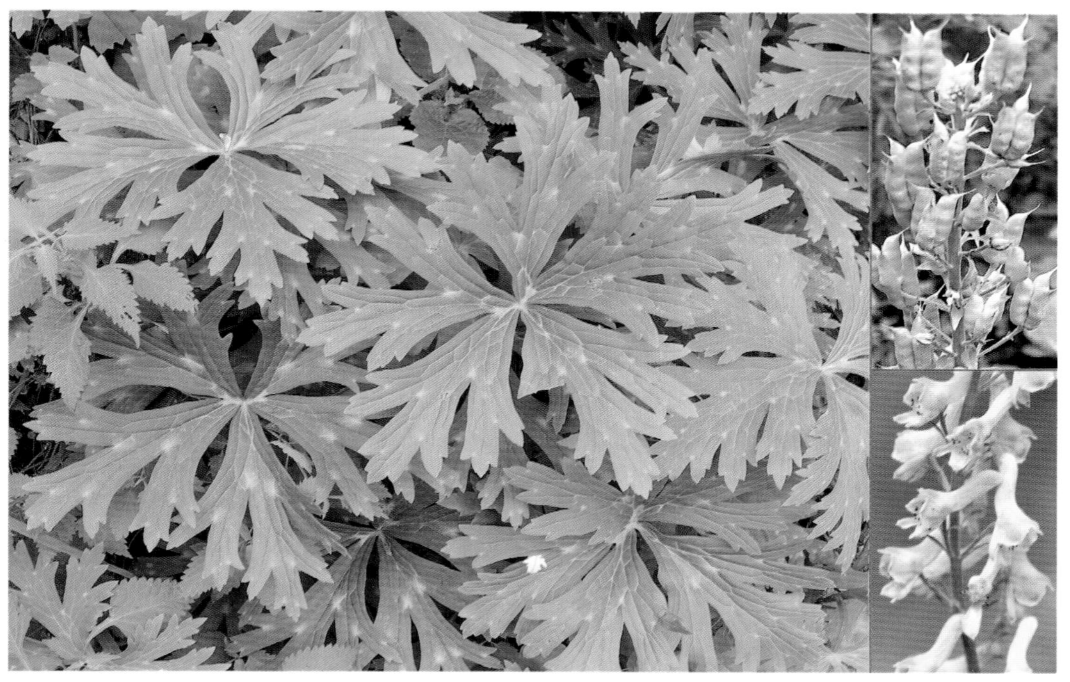

牛扁（原植物）

【原植物】多年生草本，高50~110cm。根近直立，圆柱形，长达15cm，直径约8mm。茎直立，被反曲而紧贴的短柔毛。叶互生；基生叶和茎下部叶具长柄，柄长13~30cm，被反曲而紧贴的短柔毛，基部具鞘；叶片肾形或圆肾形，长4~8.5cm，宽7~20cm，3全裂，中央全裂片宽菱形，3深裂不近中脉，末回小裂片三角形或狭披针形，上面疏被短柔毛，下面被长柔毛。顶生总状花序，长 13~20cm，花密集；花序轴和花梗密被紧贴的短柔毛；下部苞片狭线性，长 4.5~7.5mm，中部苞片披针状钻形，长约 2.5mm，上部苞片三角形，长 1~1.5mm，被短柔毛；花梗长 2~10mm；小苞片生花梗中部附近，三角形，长 1.2~1.5mm；花两性，两侧对称；萼片 5，花瓣状，上萼片圆筒形，高 1.3~1.7cm，直，下缘近直，长 1~1.2cm，黄色，外面密被短柔毛；花瓣 2，唇长约 2.5mm，距比唇稍短，直或稍向后弯曲，无毛；雄蕊多数，花丝全缘，无毛或有短毛；心皮 3。蓇葖果，长约 1cm，疏被紧贴的短毛。种子多数，倒卵球形，长约 2.5mm，褐色，密生横狭翅。花期 7~8 月，果期 8~9 月。

【生态分布】生于海拔 400~1300m 的山地疏林下或较阴湿处。主要分布于偏城镇、索堡镇、固新镇、鹿头乡等地。

【采收加工】春、秋季挖根，除去残茎，洗净，晒干。

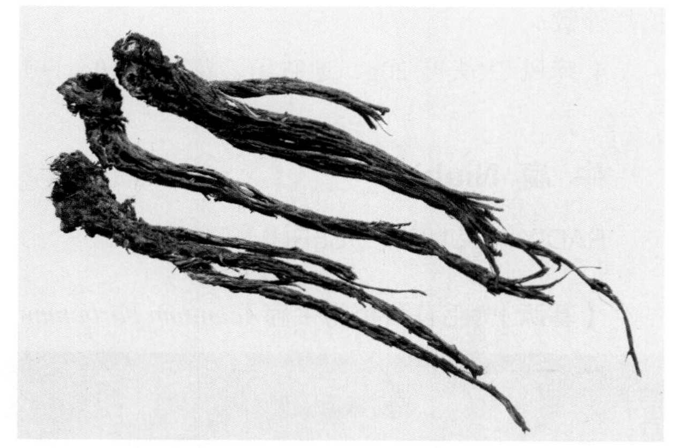

牛扁（药材）

【鉴别】药材 根圆锥形，长 10~15cm，中部直径 2~4cm。表面暗棕色，外皮脱落处深棕色，粗糙，略显网纹；根头部常有多数根茎聚生，其下根分数股，每股有几个裂生根，互相扭结成辫子状。质轻而松脆，易折断，断面不平坦，木心淡黄褐色。气微，味苦、微辛。

饮片 为不规则的厚片，大小不一。周边黑色或黑褐色，具纵沟。切面灰白色，间有棕黑色，纤维性。体轻，质脆，易折断。无臭，味苦。

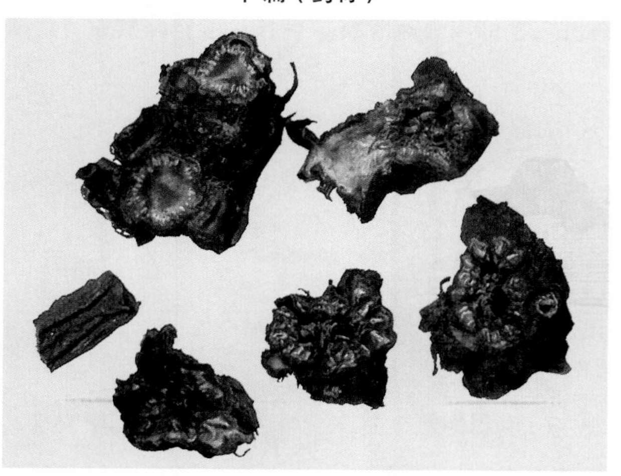

牛扁（饮片）

【化学成分】含次乌头碱、毛茛叶乌头碱、牛扁碱、北方乌头碱、北方乌头定碱、牛扁宁碱、牛扁定碱、牛扁亭碱、牛扁替定碱等。

【药理作用】有镇痛、消炎、局麻、强心的作用。

【性味、归经与效用】苦，温；有毒。归肝、肺经。有祛风止痛，止咳化痰，平喘的功效。用于风湿关节肿痛，腰腿疼痛，喘咳；外用治疥癣，瘰疬。

【用法与用量】内服：煎汤，3~6g；外用：适量，煎汁洗。

【临床应用】

1. 牛虱，疥疮　牛扁、苦参各100g。水煎，用干净毛巾蘸药汁涂搽患处。

2. 咳嗽　牛扁、甘草各6g。水煎服，日服1剂。

牛耳草 Niuercao

HERBA BOEAE HYGROMETRICAE

【基源】为苦苣苔科植物猫耳朵*Boea hygrometrica*（Bunge）R.Br. 的干燥全草。

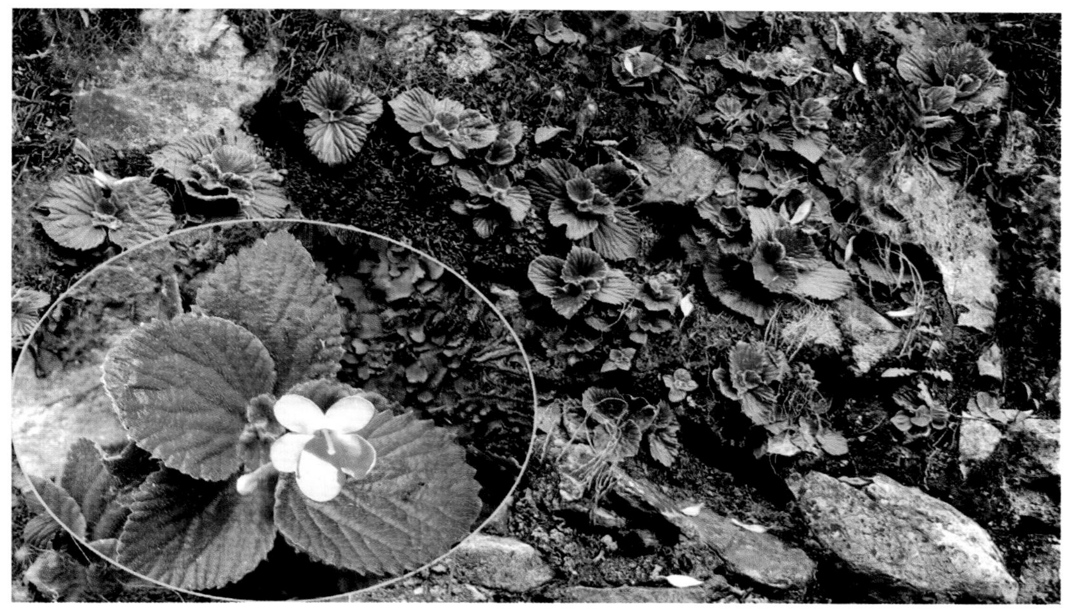

猫耳朵（原植物）

【原植物】多年生草本，高7~14cm。叶均基生，呈莲座状；叶无柄；叶片厚，近革质；圆卵形、卵形或近圆形，长2~7cm，宽1.5~7.5cm，先端钝圆形，基部略狭成楔形，边缘具齿或波状，上面被贴伏的白色长柔毛，下面被白色或淡褐色绒毛，脉上尤密。花葶1~5，高7~14cm，密被短伏毛；聚伞花序有2~10花；花序梗长10~18cm，被短柔毛和腺状柔毛；

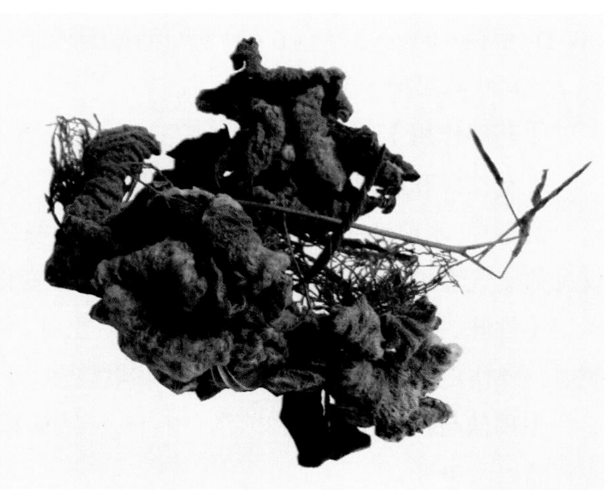

牛耳草（药材）

苞片2，卵形，长约11mm；花萼钟状，5深裂，裂片三角形，近相等；花冠白色或淡红色，钟状筒形，长1~1.5cm，外面疏被短毛，檐部二唇形，上唇2裂，裂片长圆形，下唇3裂，宽卵形或卵形；雄蕊2，内藏，花丝扁平，花药连着，退化雄蕊3，极小；子房卵状长圆形，被短柔毛，花柱伸出花冠，柱头头状。蒴果长圆形，长3~4cm，外面被短柔毛，螺旋状卷曲。种子卵圆形。花期6~7月，果期7~10月。

【生态分布】生于海拔400~1300m的山坡、山谷及山沟边、林下岩石上。县域内均有分布，主要分布于关防乡、固新镇、龙虎乡。

【采收加工】夏、秋季采挖，洗净，鲜用或晒干。

【鉴别】药材 卷缩成不规则团状。叶基生，多卷曲，上表面疏生白柔毛，背面密生白色绒毛；浸润展平后，完整叶呈圆卵形、卵形或近圆形，长2~7cm，宽1.5~7.5cm，先端钝圆形，基部略狭成楔形，边缘具齿或波状；上表面淡绿色至绿色，下表面灰绿色；无柄。聚伞花序，花淡蓝紫色。蒴果线形，螺旋状扭曲。质柔软。气微，味甘。

饮片 呈段状，多卷缩成团。全体密被白色绒毛。果茎段纤细。叶段多皱缩，枯绿色；浸润展平后，边缘具齿或波状；上表面淡绿色至绿色，下表面灰绿色；无柄。蒴果线形，螺旋状扭曲。质柔软。气微，味甘。

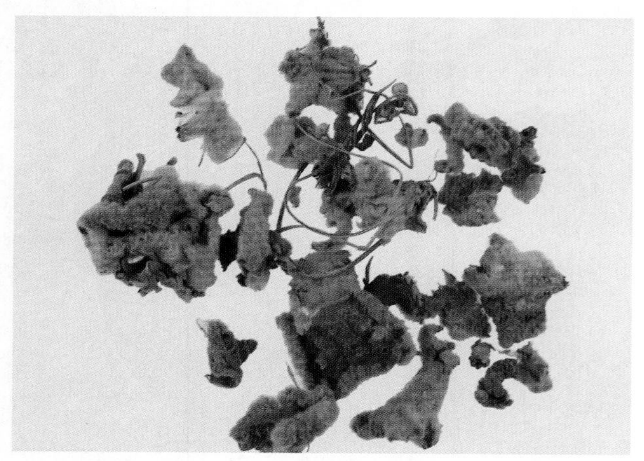

牛耳草（饮片）

【化学成分】含5，4′-二羟基-6，7-二甲氧基-8-C-β-D-葡萄糖-黄酮（Ⅰ）、5，4′-二羟基-6，7-二甲氧基-8-C-［β-D-木糖-（1→2）］-β-D-葡萄糖黄酮碳苷（Ⅱ）、香草酸（Ⅲ）、β-谷甾醇（Ⅳ）和α-D-呋喃果糖（Ⅴ）等。

【药理作用】

1. 有祛痰和抗菌的作用。

2. 毒性 水煎液30g/kg给小鼠腹腔注射，每日1次，连续15天，第16天处死解剖，仅见肺支气管扩张，而心、肝、肾均未见异常变化。

【性味、归经与效用】苦，平。有散瘀止血，清热解毒，化痰止咳的功效。用于吐血，便血，外伤出血，跌打损伤，聤耳，咳嗽痰多。

【用法与用量】内服：煎汤，9~15g；或研粉冲服，每次3g。外用：适量，研末撒或鲜品捣敷患处。

【临床应用】

1. 耳痹　鲜牛耳草适量，捣汁，滴耳。

2. 创伤出血，跌打损伤　牛耳草鲜品捣烂敷或干品研粉撒患处。

3. 泄泻　牛耳草成人每次 10~15 株，小儿每次 5~10 株，煎水洗脚，每日 1 次，连续 2~3 天。

牛筋草 Niujincao

HERBA ELEUSINES INDICA

【基源】为禾本科植物牛筋草*Eleusine indica*（L.）Gaertn 的新鲜或干燥全草。

【原植物】一年生草本。根系极发达。秆丛生，基部倾斜，高 15~90cm。叶鞘压扁，有脊，无毛或疏生疣毛，鞘口具柔毛；叶舌长约 1mm；叶片平展，线形，长 10~15cm，宽 3~5mm，无毛或上面常具有疣基的柔毛。穗状花序 2~7 个，指状着生于秆顶，长 3~10cm，宽 3~5mm；小穗有 3~6 小花，长 4~7mm，宽 2~3mm；颖披针形，具脊，脊上粗糙；第 1 颖长 1.5~2mm，第 2 颖长 2~3mm；第 1 外稃长 3~4mm，卵形，膜质具脊，脊上有狭翼，内稃短于外稃，具 2 脊，脊上具狭翼。囊果卵形，长约 1mm，基部下凹，具明显的波状皱纹，鳞皮 2，折叠，具 5 脉。花、果期 6~10 月。

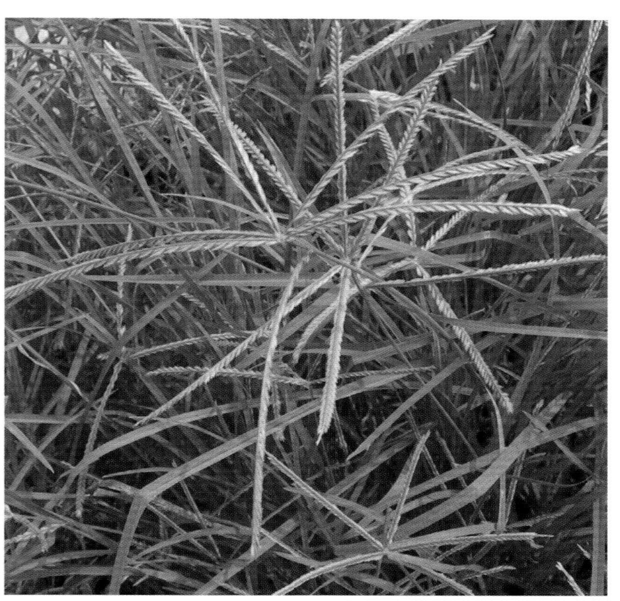

牛筋草（原植物）

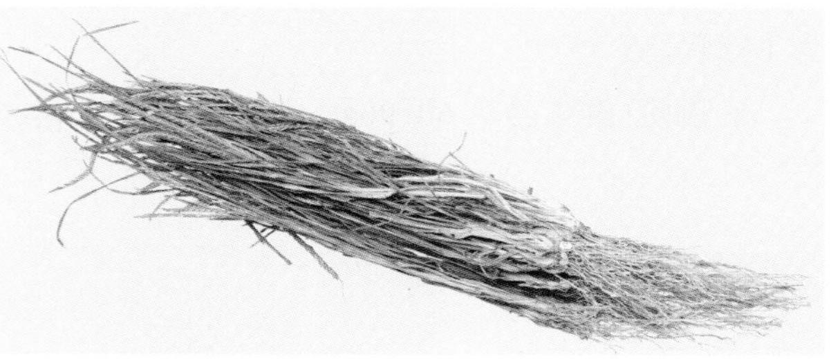

牛筋草（药材）

【生态分布】生于海拔 200~1000m 的荒芜之地及道路旁。县域内各地均有大量分布。

【采收加工】8~9 月采挖，洗净，鲜用或晒干。

【鉴别】药材　根呈须状，黄棕色，直径 0.5~1mm。茎呈扁圆柱形，淡灰绿色，有纵棱，节明显，节间长4~8mm，直径1~4mm，叶脉平行条状。穗状花序数个指状排列于茎顶端，常为3个，气微，味淡。

饮片 为根、茎、叶、花的混合段状。须根细而密，茎扁，叶扁平暗绿色。穗状花序，多已脱落。气微，味甘淡。

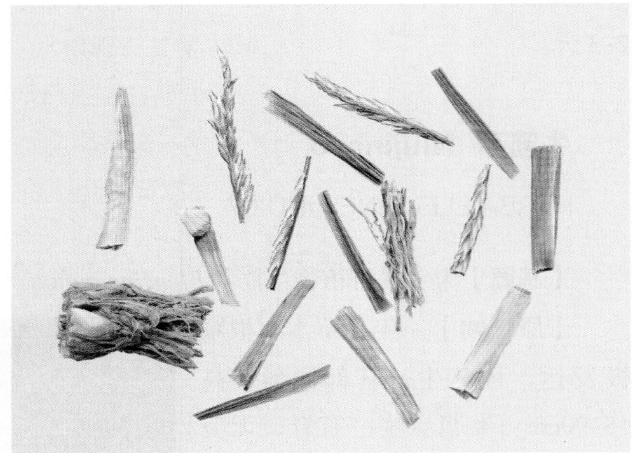

牛筋草（饮片）

【化学成分】含异荭草素、木犀草素-7-O芸香糖苷、小麦黄素等。

【药理作用】煎剂对乙脑病毒有抑制作用。

【性味、归经与效用】甘、淡，平。归肝、肺、胃经。有清热利湿，外用消肿止痛的功效。用于伤暑发热，小儿急惊，湿热黄疸，痢疾，小便不利；外用治跌打损伤。

【用法与用量】内服：煎汤，10~15g。外用：鲜品适量，捣烂敷患处。

【临床应用】

1. 黄疸 鲜牛筋草60g，茵陈30g。水煎服，日服1剂。
2. 淋证 鲜牛筋草60g，白茅根30g。水煎服，日服1剂。
3. 子痈 鲜牛筋草120g，荔枝核10个。水煎服，日服1剂。
4. 乳痈 鲜牛筋草30g，青皮9g。水煎服，日服1剂。
5. 历节风 牛筋草30g，当归、威灵仙各9g。水煎服，日服1剂。
6. 惊风 鲜牛筋草120g，食盐少许。水煎服，12小时内服尽。
7. 暑温 牛筋草30g，大青叶9g，鲜芦根15 g。煎水取汁，日服1次，连服3~5天为1疗程。
8. 痢疾 鲜牛筋草60~90g，三叶鬼针草45g。水煎服，日服1剂。

牛舌草 Niushecao

FOLIUM RUMICIS DENTATE

【基源】为蓼科植物齿果酸模 *Rumex dentatus* L. 的新鲜或干燥叶。

【原植物】一年生或多年生草本。茎直立，高 1m 左右，多分枝，表面有沟纹。叶互生；基生叶有叶柄，茎生叶则具短柄；托叶鞘膜质，常破裂，叶长圆形，长 5~10cm，先端钝或尖，基部圆形或心形，边缘略呈波状。花序圆锥状顶生，通常具叶，花簇呈轮状排列于枝的叶腋；花两性；花被片 6，2 轮，黄绿色，宿存；花梗基部有关节，雄蕊 6，排列成 3 对，花丝细弱，花药基部着生；子房具棱，1 室，花柱 3，柱头细裂，毛刷状。花被卵形，先端尖，具明显网纹，各生一卵形或长圆形瘤状突起，内花被片果期增大。瘦果三角形，长约 2mm，褐色，平滑，光亮。花期 4~5 月，果期 6~7 月。

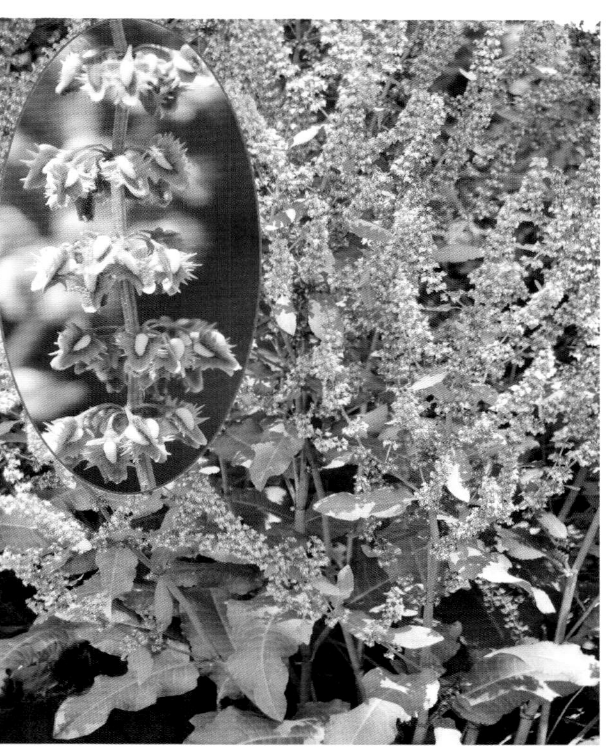

齿果酸模（原植物）

【生态分布】生于路旁或水边。全县都有分布。

【采收加工】4~5 月采叶，鲜用或晒干。

【鉴别】叶枯绿色，皱缩。展开后基生叶具长柄，叶片矩圆形或宽披针形，如牛舌状，长 4~8cm，宽 1.5~2.5cm，全缘，顶端钝圆，基部圆形；茎生叶较小，叶柄短，叶片披针形或长披针形；托叶鞘膜质，筒状。气微，味苦、涩。

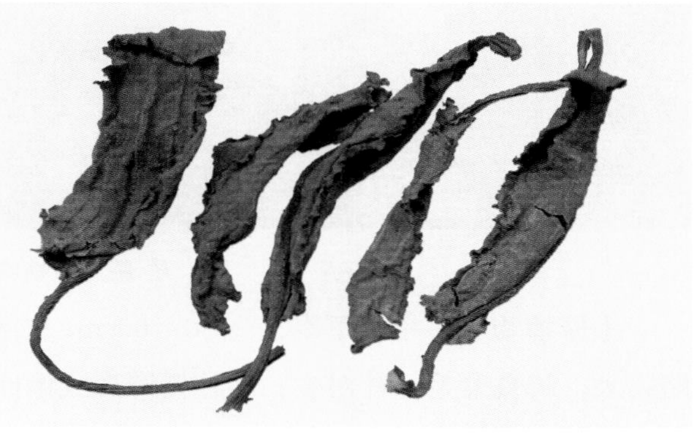

牛舌草（饮片）

【化学成分】含有结合及游离的大黄酚、大黄素、芦荟大黄素、大黄素甲醚、植物甾醇、植物甾醇酯和游离脂肪酸。

【药理】有抗菌、抗真菌、抗病毒、抗氧化的作用。

【性味、归经与效用】苦，寒。清热解毒，杀虫止痒的功效。用于乳痈，疮疡肿毒，疥癣。

【用法与用量】内服：煎汤，3~10g。外用：适量，捣敷。

【临床应用】

1. 乳痈　牛舌草、蒲公英、桔梗各 10g。水煎服，日服 1 剂。
2. 痈肿　牛舌草，适量。捣烂外敷患处。
3. 湿疮　牛舌草，适量。水煎外洗患处。
4. 水火烫伤　牛舌草，适量，为末。麻油调敷，鲜品捣烂外敷患处。
5. 痒风，疥疮　牛舌草、蒺藜、地肤子各 30g。水煎洗患处。

牛 膝 Niuxi

RADIX ACHYRANTHIS BIDENTATAE

【基源】为苋科植物牛膝*Achyranthes bidentata* Bl. 的干燥根。

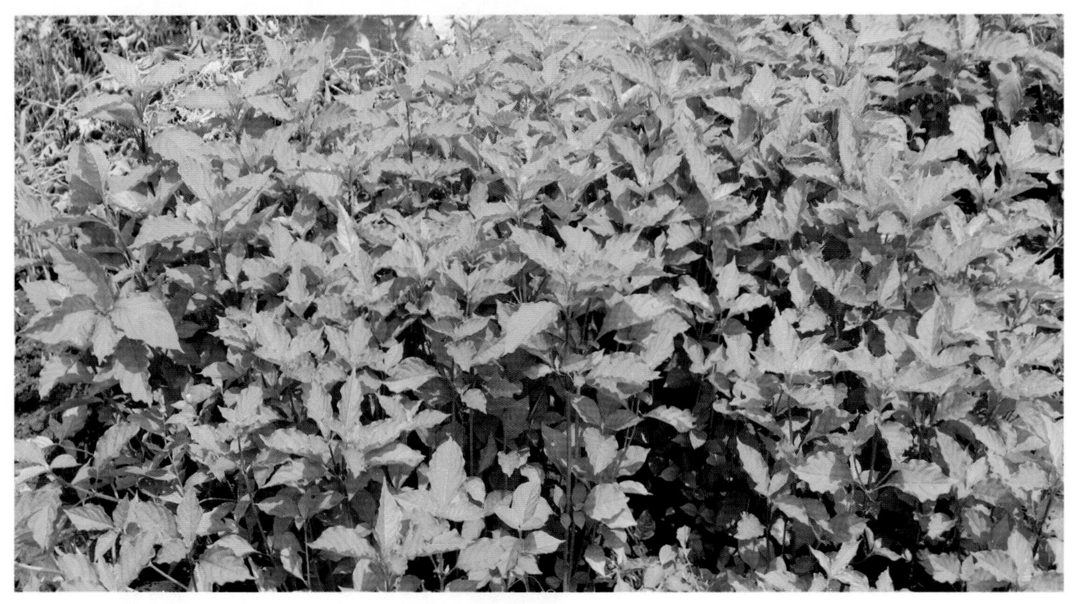

牛膝（原植物）

【原植物】多年生草本，高 30~100cm，根细长，圆柱形。茎直立，四棱形，茎节略膨大，疏被柔毛。叶对生，叶片椭圆形或倒卵圆形，长 5~10cm，宽 2~7cm，先端锐尖，基部楔形或广楔形，全缘，两面被柔毛。穗状花序腋生和顶生，长可达 10cm；花后，花向下折贴近总花梗，总花梗被柔毛。苞片 1，膜质，宽卵形，先端突尖成刺；小苞片 2，坚刺状，长约 3mm，基部两侧各具卵状膜质小裂片；花被片 5，绿色，披针形，长 4~5mm，边缘膜质；雄蕊 5，花丝下部于子房 1/5 或 2/5 处合生，与退化雄蕊联为杯状，退化雄蕊齿形或浅波形；子房长椭圆形，长 2~3.5mm，花柱长 1~1.5mm，1 室，倒生胚珠 1 枚。胞果长圆形，果皮薄，包于宿萼内。花期 8~9 月，果期 9~10 月。

【生态分布】生于海拔 200~800m 的屋旁、林缘、山坡草丛中。井店镇、关防乡有栽培。

【栽培技术】

1. 选地与整地

牛膝为深根植物，故宜选择土层深厚肥沃、地下水位低、排水良好的砂壤土。对前茬要求不严。忌连作。整地时需深翻 50~60cm，播种前每亩施腐熟堆肥或厩肥约 3000kg，拌饼肥 100kg，磷肥 40kg，混匀堆沤后，均匀撒施于畦面，再耕耙整平，将肥料翻入土内，然后作畦。

2. 繁殖方法

（1）种子处理　播种前将种子浸泡于 20℃温水中 24 小时，然后捞出沥干，再行播种。亦可浸种催芽后播种。

（2）播种　应按当地气候条件确定。无霜期长的地区播种可晚，过早则植株生长快，但结籽多，根已分叉，品质差；过晚因生长期短，根不粗壮产量低。一般播种期在 6~7 月份间。按行距每亩种量约 10kg。

3. 田间管理

（1）间苗、定苗　苗高 6cm 左右时，应间苗一次，间苗时，应注意拔除过密、突长、茎基部颜色不正常的苗和病苗、弱苗。苗高 17~20cm 时，按株、行距 13~20cm 定苗。

（2）中耕除草　定苗前后进行 2~3 次，结合浅锄松土，将表土内的细根锄断，有助于主根生长。

（3）追肥、排灌　定苗后随即浇水一次，施肥一次。8 月初至下霜前，注意浇水，保持土壤湿润。雨季应及时排水。如果叶子发黄，应及时追肥，可施稀薄人粪尿、饼肥和化肥（每亩可施过磷酸钙 12kg 左右，硫酸铵 7.5kg）。

（4）打顶　当植株高 40cm 以上时，及时打顶，使株高保持 45cm 左右。

（5）间套作　牛膝可与玉米、小麦间套作。10 月播冬小麦，次年 4 月中旬，在麦埂上种 2 行早熟玉米，株距 60cm 交错栽种。6 月中旬收割小麦后，立即整地施肥种牛膝。

4. 病虫害防治

（1）白锈病：该病在春秋低温多雨时容易发生。主要危害叶片，在叶片背面引起白色疱状病斑。其稍隆起，外表光亮，破裂后散出粉状物，为病菌孢子囊，属真菌中一种藻状菌。防治方法：收获后清园，集中病株烧毁或深埋，以消灭或减少越冬菌源，发病初期喷 1 ∶ 1 ∶ 20 波尔多液或 65%代森锌 500 倍液，每 10~14 天 1 次，连续 2~3 次。

（2）叶斑病：该病 7~8 月发生，危害叶片，病斑黄色或黄褐色，严重时整个叶片变成灰褐色枯萎死亡。防治方法：同白锈病防治法。

（3）根腐病：在雨季或低洼积水处易发病。发病后叶片枯黄，生长停止，根部变褐色，水渍状，逐渐腐烂，最后枯死。防治方法：注意排水，并选择地势高燥的地块种植，忌连作。用 50%多菌灵或 50%甲基托布津 500 倍液灌根。

（4）尺蠖，属鳞翅目尺蛾科。其幼虫蛟食叶片嫩茎。防治方法：在幼虫期喷 90%敌百虫 800 倍液。

【采收加工】冬季茎叶枯萎时采挖，除去须根及泥沙，捆成小把，晒至干皱后，将顶端切齐，晒干。

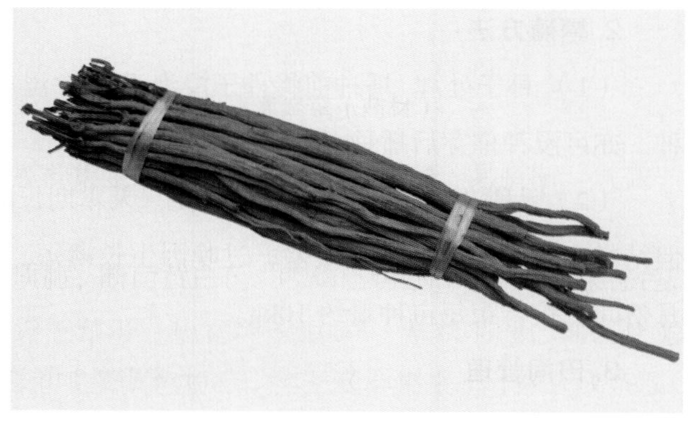

牛膝（药材）

【鉴别】药材 呈细长圆柱形，挺直或稍弯曲，长 15~70cm，直径 0.4~1cm。表面灰黄色或淡棕色，有微扭曲的细纵皱纹、排列疏松的侧根痕和横长皮孔样的突起。质硬脆，易折断，受潮后变软，断面平坦，淡棕色，微呈角质样而油润，中心维管束木质部较大，黄白色，其外围散有多数黄白色点状维管束，断续排列成 2~4 轮。气微，味微甜而稍苦涩。

饮片 圆柱形的段。外表皮灰黄色或淡棕色，有微细的纵皱纹及横长皮孔。质硬脆，易折断，受潮变软。切面平坦，淡棕色或棕色，

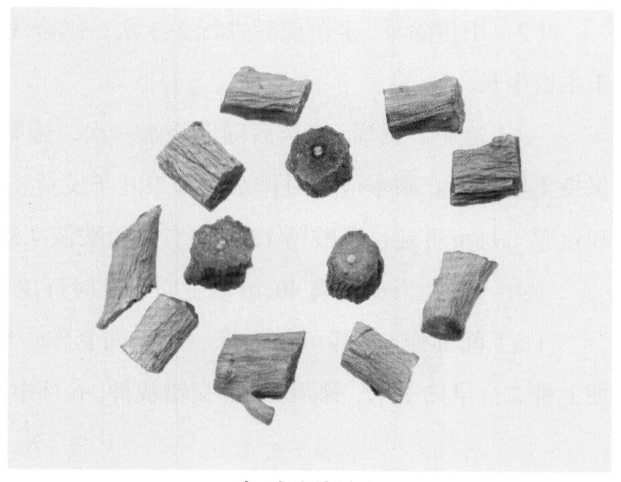

牛膝（饮片）

略呈角质样而油润，中心维管束木部较大，黄白色，其外围散有多数黄白色点状维管束，断续排列成 2~4 轮。气微，味微甜而稍苦涩。

【化学成分】含多种皂苷类成分，其中以齐墩果酸型三萜皂苷为主。还含有多糖类、糖多肽（ABAB）、α - 菠甾醇、胡萝卜苷、红苋甾酮、蜕皮甾酮、牛膝甾酮、槲皮素、芸香苷和生物碱类及铁、钙、镁、钾、钠元素等。

【药理作用】

1. 有兴奋子宫与抗生育、抗炎镇痛、免疫调节、抗肿瘤、抗骨质疏松、改善微循环、抗凝血的作用。

2. 毒性　牛膝水煎剂给小鼠灌服的 LD_{50} 为（49.07 ± 1.79）g/kg。

【性味、归经与效用】苦、甘、酸，平。归肝、肾经。有逐瘀通经，补肝肾，强筋骨，利尿通淋，引血下行的功效。用于经闭，痛经，腰膝酸痛，筋骨无力，淋证，水肿，头痛，眩晕，牙痛，口疮，吐血，衄血。

【用法与用量】内服：煎汤，5~12g。

【临床应用】

1. 牙痛　生石膏 30g，牛膝、知母、白芷各 10g，甘草 6g。水煎服，日服 1 剂。

2. 腰痛　牛膝、木瓜、杜仲各 10g，桑寄生 20g，鸡血藤 30g。水煎服，日服 1 剂。

3. 鼻衄　牛膝、栀子各 10g，白茅根、桑白皮、芦根各 30g。水煎服，日服 1 剂。

水红花子 Shuihonghuazi

FRUCTUS POLYGONI ORIENTALIS

【基源】为蓼科植物荭蓼 *Polygonum orientale* L. 的干燥成熟果实。

【原植物】一年生草本，高 1~3m。茎直立，中空，全株被长软毛，具膨大的节。单叶互生，叶柄长 3~8cm；托叶鞘筒状，膜质，被长毛，上部常展开成环状翅，绿色，具缘毛；叶片广卵形或卵形，长 10~20cm，宽 6~12cm，顶端长尖，基部近圆形或带楔形，全缘，侧脉 12 对以上，两面均被软毛。总状花序由多数小花穗组成，顶生或腋生，略下垂，苞片呈鞘状，外面有长毛；花淡红色或白色，花被 5 深裂，无毛；雄蕊 7，偶有 8 枚，着生于花被基部，花盘分裂为数个，呈油腺状；子房上位，花柱 2。瘦果扁圆形，黑棕色，有光泽。花期 7~8 月，果期 8~10 月。

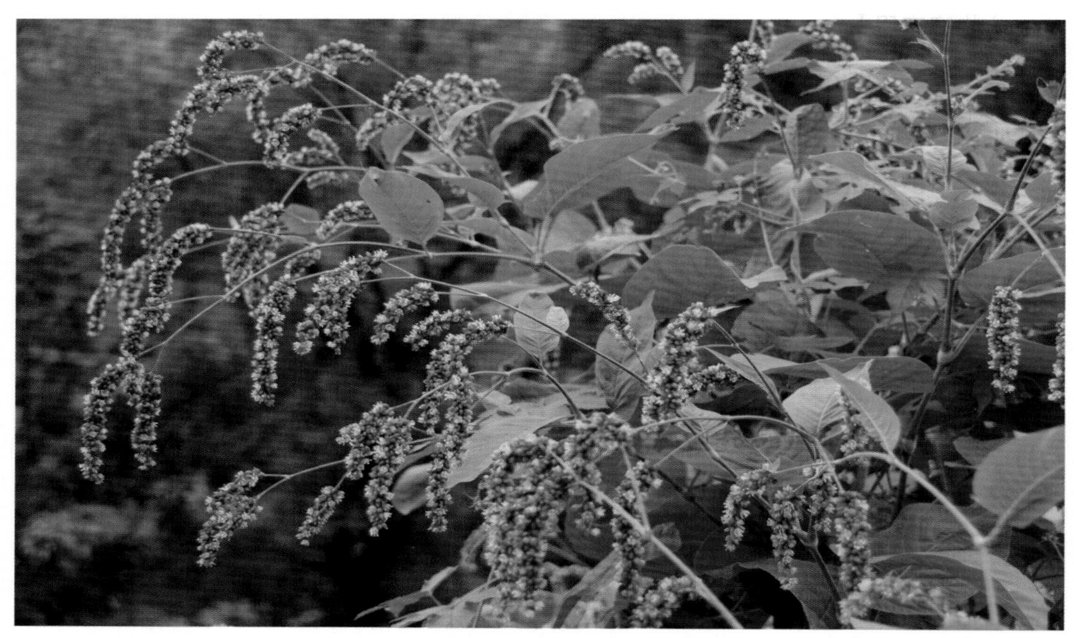

荭 蓼（原植物）

【生态分布】生于海拔 200~1000m 的路旁和水边湿地。县域内各地均有分布。主要分布于辽城乡、井店镇等地。

【采收加工】秋季果实成熟时采收果穗，晒干，打下果实，除去杂质。

【鉴别】呈扁圆形，直径 2~3.5mm，厚约 1~1.5mm。表面棕黑色，有的红棕色，有光泽，两面微凹，中部略有纵向隆起，顶端有突起的柱基，基部有浅棕色略突起的果梗痕，有的有膜质花被残留。质硬，气微，味淡。

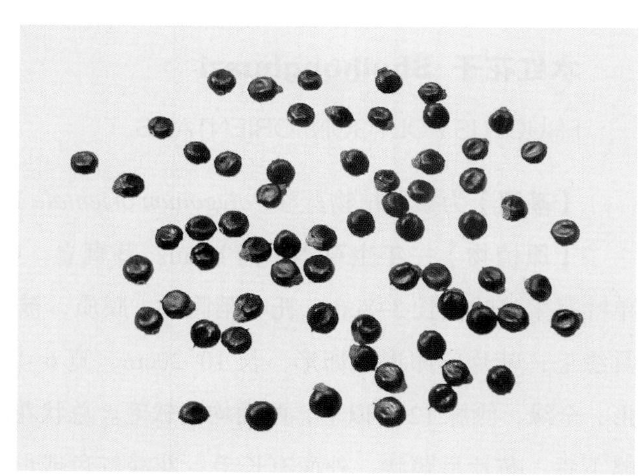

水红花子（饮片）

【化学成分】含槲皮素和花旗松素等。

【药理作用】有利尿、抗菌和抗癌的作用。

【性味、归经与效用】咸，微寒。归肝、胃经。有散血消癥，消积止痛，利水消肿的功效。用于癥瘕痞块，瘿瘤，食积不消，胃脘胀痛，水肿腹水。

【用法与用量】内服：煎汤，15~30g。外用：适量，熬膏敷患处。

【临床应用】

1. 胃痛 水红花子 10g。水煎服，日服 1 剂。

2. 水臌 水红花子 15g，大腹皮 12g，黑豆 9g。水煎服，日服 1 剂。

3. 暴风客热 水红花子、黄芩各 10g，菊花 12g，龙胆 6g。水煎服，日服 1 剂。

4. 瘰疬 水红花子 60g，炒至半生半熟，研末。每服 3g，饭后开水送服，日 3 次。

附：

荭草 Hongcao

HERBA POLYGONI ORIENTALIS

【基源】为蓼科植物荭蓼 *Polygonum orientale* L.的干燥果穗及带叶茎枝。

【采收加工】夏、秋二季采收，晒干。

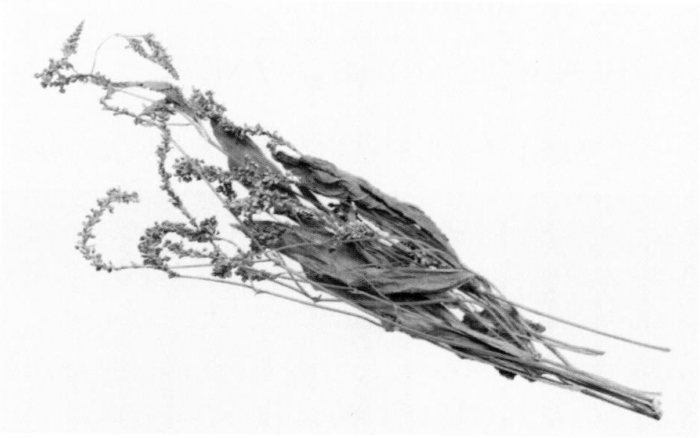

荭草（药材）

【鉴别】药材 茎圆柱形，表面绿色或棕色，断面有髓或中空。叶互生，卵形或宽卵形，长3~15cm，宽 2~8cm，皱缩，褐绿色，顶端渐尖，基部近圆形，全缘，两面疏生长毛，具圆筒状疏弛包茎的托叶鞘。总状花序顶生或腋生，花被淡红色或白色，5 深裂。瘦果近圆形，扁平，直径 0.2~0.35cm，厚 0.1~0.15cm，表面棕黑色，有的红棕色，有光泽，两面微凹，基部有浅棕色略突起的果梗痕，质硬。气微，味辛。

饮片 呈短段状。茎段略呈圆柱形，直径 0.2~1cm，外表面绿色或黄棕色。叶多皱缩、破碎，褐绿色，展平后，顶端渐尖，基部近圆形，边缘全缘。可见总状花序和瘦果。

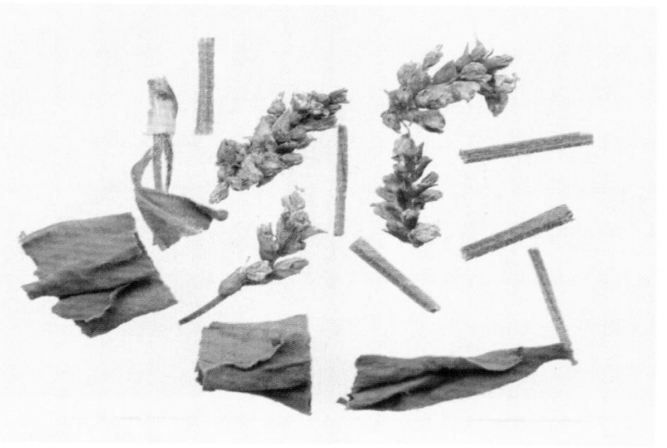

荭草（饮片）

气微，味辛。

【化学成分】 含异荭草素、荭草素等成分。

【性味、归经与效用】 苦、辛，平；有小毒。归心、肝、胃、大肠经。有祛风除湿，清热解毒，活血消肿，截疟的功效。用于风湿痹痛，痢疾，腹泻，吐泻转筋，水肿，脚气，痈疮疔疖，蛇虫咬伤，小儿疳积，疝气，跌打损伤，疟疾。

【用法与用量】 内服：煎汤，9~15g；浸酒或研末。外用：适量，研末敷或煎水洗。

【临床应用】

1. 痹证 荭草 9~15g。水煎服，日服 1 剂。
2. 痢疾 荭草炒末。每服 9g，红痢蜜汤下，白痢沙糖汤下。
3. 水肿 荭草 15g，车前草 30g。水煎服，日服 1 剂。
4. 疳证 荭草 3g，麦芽 30g。水煎服，日服 1 剂。
5. 骨折 荭草 6g，石胡荽 9g。水煎服，日服 1 剂。

【注意】 孕妇禁服。

水 芹 Shuiqin

HERBA OENANTHIS JAVANICAE

【基源】 为伞形科植物水芹 *Oenanthe javanica*（Bl.）DC. 的新鲜或干燥地上部分。

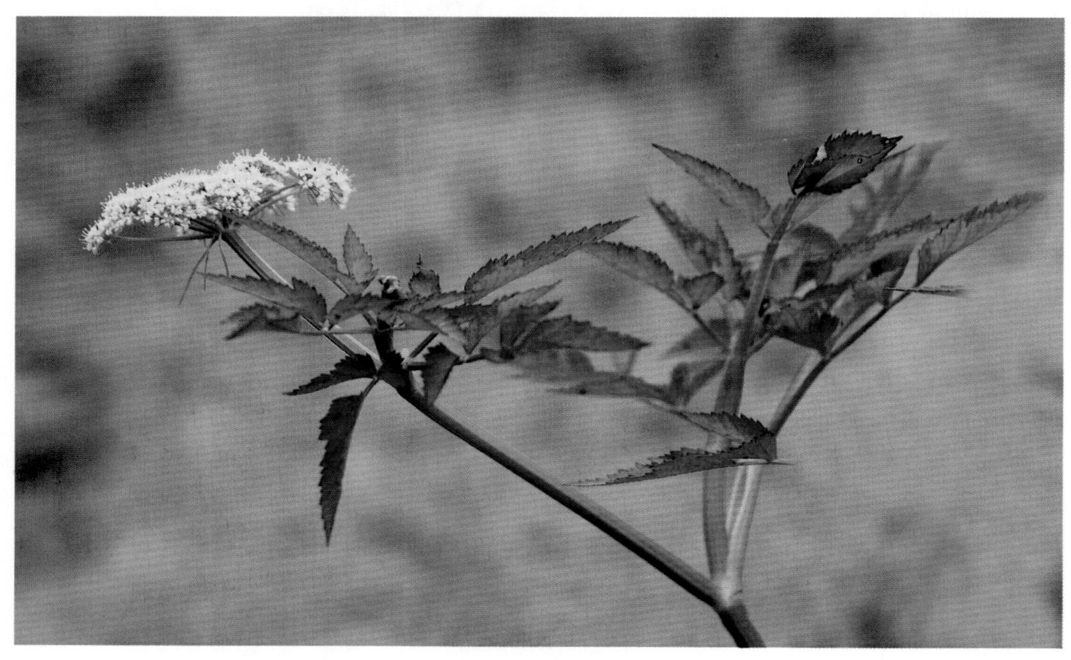

水 芹（原植物）

【原植物】多年生草本，高15~80cm。全株无毛。茎直立或基部匍匐，节上生根。基生叶叶柄长达10cm，基部有叶鞘；叶片轮廓三角形或三角形卵形，一至二回羽状分裂，末回裂片卵形或菱状披针形，长2~5cm，宽1~2cm，边缘有不整齐的尖齿或圆齿；茎上部叶无柄，叶较小。复伞形花序顶生；花序梗长达16cm；无总苞，伞辐6~16，长1~3cm；小总苞片2~8，线形；小伞形花序有花10~25；萼齿线状披针形；花瓣白色，倒卵形；花柱基圆锥形，花柱直立或叉开。双悬果椭圆形或近圆锥形，长2.5~3mm，宽约2mm，侧棱较背棱和中棱隆起，木栓质，分生果横剖面近五边状半圆形，每棱槽内有油管1，合生面油管2。花期6~7月，果期8~9月。

【生态分布】生于海拔200~600m的浅水低洼湿地或池沼、水沟中。主要分布于固新镇、西达镇、辽城乡等地。

【采收加工】9~10月采割地上部分，洗净，除去杂质，鲜用或晒干。

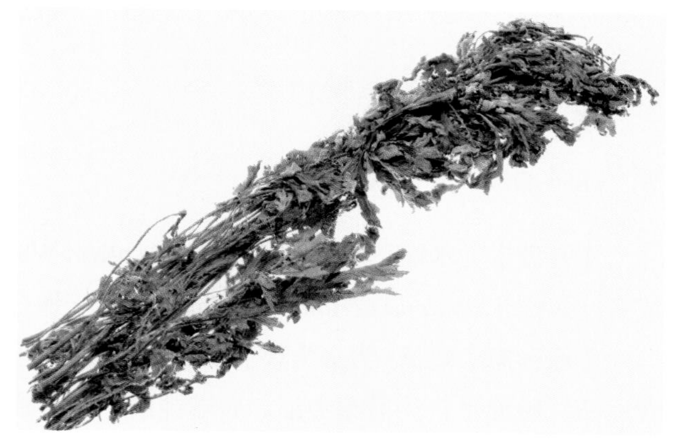

水芹（药材）

【鉴别】药材　茎呈扁圆柱形，节明显，光滑无毛，表面绿色至棕褐色，直径0.5~1.5cm，具纵棱，棱线4~9条。质脆，易折断，断面较平坦，呈黄绿色至棕褐色，髓部常中空。茎下端呈根茎状，节上有多数细长的须根。叶皱缩，二至三回羽状复叶，小叶3~5片，一至二回羽状分裂，末回裂片卵形至菱状披针形，长2~5cm，宽1~2cm，边缘有圆齿状锯齿，黄绿色至棕褐色；叶柄长7~15cm。气香特异，味苦、淡。

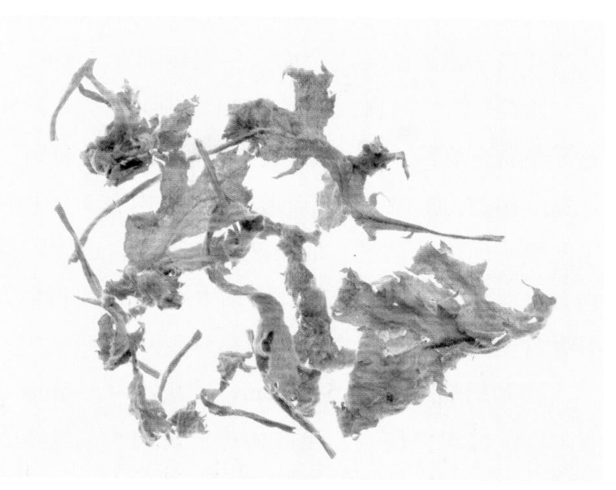

水芹（饮片）

饮片　呈不规则段。茎段扁圆柱形，直径0.2~1.5cm，切面黄绿色至棕褐色，髓部常中空。外表面绿色至棕褐色，具纵棱线4~9条。叶皱缩，破碎，边缘有圆齿状锯齿，黄绿色至棕褐色。气香特异，味苦、淡。

【化学成分】含香豆精、伞形花内酯、二十二烷酸、二十九烷酸、蜂花酸、虫漆蜡酸、硬脂酸、花生酸、二十六烷酸、β-水芹烯、石竹烯、α-蒎烯、莳萝油脑、油酸、亚油酸、十六烷酸、樟烯、β-蒎烯、香芹烯、丁香油烯等。

【药理作用】有保肝、抗心律失常、降血脂、抗过敏的作用。

【性味、归经与效用】辛、甘，平。归肺、胃经。有清热解毒，利尿，止血的功效。用于烦渴，浮肿，小便不利，尿血，便血，吐血，高血压。

【用法与用量】内服：煎汤，9~12g；鲜品30~60g，捣汁服。外用：适量，捣敷；或捣汁涂。

【临床应用】

1. 淋证，水肿 水芹60g，白茅根30g。水煎服，日服1剂。

2. 喉痹 水芹30g，桔梗10g。水煎服，日服1剂。

3. 带下 水芹60g，薏苡仁30g。水煎服，日服1剂。

4. 痈肿，痄腮 水芹适量。捣烂，鸡蛋清调敷患处。

水 蛭 Shuizhi

HIRUDO

【基源】为水蛭科动物蚂蟥*Whitmania pigra* Whitman、水蛭*Hirudo nipponica* Whitman或柳叶蚂蟥*Whitmania acranulata* Whitman的干燥全体。

【原形态】**蚂蟥** 为水生环节动物，是大型蛭类。体长5~6cm，最宽处0.8~1.1cm，背面凸，腹面平，体前端尖细，后端钝圆。背面暗绿色，有由细密黄黑色斑点组成的5条纵线；腹面浅黄色，有许多不规则的深绿色斑点。体节由5环组成，各环之间宽度相似。雌雄生殖孔分开，各开口于环之中央，雌孔在后，雄孔在前。眼10个，呈∩形排列。肛门开口于最末2环之背面。后吸盘圆大，吸附力强，前吸盘不显著。

水蛭 体长稍扁，乍视之似圆柱形，体长2~5cm，宽2~3mm。背面颜色绿中带黑，有5条黄色纵线，腹面平坦，灰绿色，无杂色斑，整体环纹显著，体节由5环组成，每环宽度相似。眼10个，呈∩形排列，口内有3个半圆形的颚片围成一Y形，当吸着动物时，用此颚片向皮肤钻进，取血液，由咽经食道而贮存于整个消化道和盲囊中。身体各环节均有排泄孔，开口于腹侧。雌雄生殖孔相距4环，各开口于环与环之间。前吸盘较易见，后吸盘更显著，吸附力也强。

柳叶蚂蟥 体长2.5~2.8cm，最宽处为5~6mm，体呈柳叶形，扁平，背微凸，棕绿色，有细密的绿黑色斑点，由此构成显著的5条纵线，腹面浅黄色，甚平坦，散布着不规则的暗绿色斑。体节由5环组成，各环宽度相等。雌雄生殖孔相距4环，均开口于环与环之间。眼10个，排成∩形。前吸盘不显著，当吸着物体时能查见，后吸盘圆大，吸附力强。肛门开口于背面末端。消化道末端，两侧各有一个盲囊。

【生态分布】栖息于水田、沟渠或湖沼中。分布于漳河流域的田野中。

【采收加工】夏、秋二季捕捉，用沸水烫死，晒干或低温干燥。

【鉴别】药材　蚂蟥　呈扁平纺锤形，有多数环节，长4~10cm，宽0.5~2cm。背部黑褐色或黑棕色，稍隆起，用水浸后，可见黑色斑点排成5条纵纹；腹面平坦，棕黄色。两侧棕黄色，前端略尖，后端钝圆，两端各具1吸盘，前吸盘不显著，后吸盘较大。质脆，易折断，断面胶质状。气微腥。

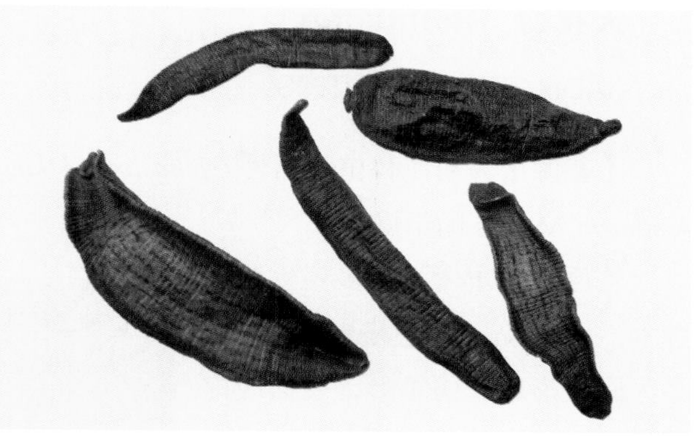

水蛭（药材）

水蛭　扁长圆柱形，体多弯曲扭转，长2~5cm，宽0.2~0.3cm。

柳叶蚂蟥　狭长而扁，长5~12cm，宽0.1~0.5cm。

饮片　烫水蛭　呈不规则扁块状或扁圆柱形，略鼓起，表面棕黄色至黑褐色，附有少量白色滑石粉。断面松泡，灰白色至焦黄色。气微腥。

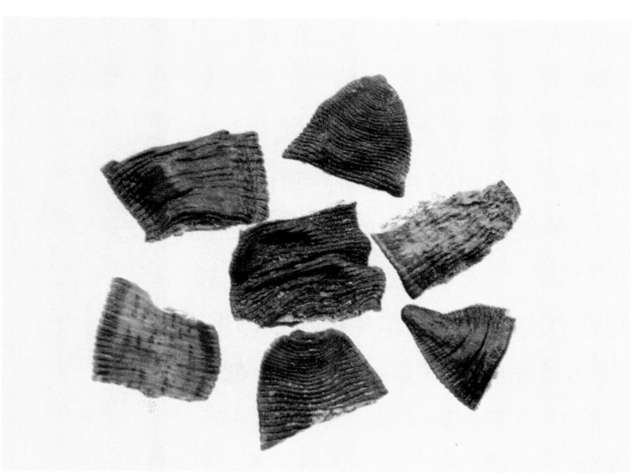

水蛭（饮片）

【化学成分】含17种氨基酸，其中人体必需氨基酸7种，占总氨基酸含量39%以上。以谷氨酸、天冬氨酸、亮氨酸、赖氨酸和缬氨酸含量较高。氨基酸总含量占水蛭干重的49%以上。此外，水蛭主要含蛋白质、肝素、抗凝血酶，新鲜水蛭唾液中含有一种抗凝血物质名水蛭素。另外水蛭还含有人体必需常量元素钠、钾、钙、镁等，并且含量较高。还含有铁、锰、锌、硅、铝等共28种微量元素。

【药理作用】有抗血栓、抗肿瘤和抗早孕的作用。

【性味、归经与效用】咸、苦，平；有小毒。归肝经。有破血通经，逐瘀消癥的功效。用于血瘀经闭，癥瘕痞块，中风偏瘫，跌扑损伤。

【用法与用量】内服：煎汤，1~3g。

【临床应用】

1. 闭经，恶露　水蛭6~10g，虻虫、桃仁、大黄各6g。水煎服，日服1剂。

2. 中风　黄芪30g，当归、党参各10g，水蛭、甘草各6g。水煎服，日服1剂。

3. 丹毒 水蛭数条，放于红肿处，令吃出毒血。

天花粉 Tianhuafen

RADIX TRICHOSANTHIS

【基源】为葫芦科植物栝楼*Trichosanthes kirilowii* Maxim. 或双边栝楼*Trichosanthes rosthorni* Marms 的干燥根。

【原植物】栝楼 多年生草质藤本，长 3~6m，块根横生，肥厚，多为圆柱形或长纺锤形，表面淡棕黄色。茎无毛，有棱线；卷须 2~3 歧。叶互生，叶柄长 2~6cm，叶片宽卵状心形或扁心形，长 5~14cm，宽近于长，先端常钝圆，3~5 浅裂至深裂，裂片菱状倒卵形，边缘常再分裂，小裂片较圆，两面稍被毛。雄花 3~8 朵成总状花序，长 10~20cm，花生于上端 1/3 处，枝端花有时单生；小苞片菱状倒卵形，长 15~20mm，宽 6~15mm，中部以上有几个不规则大齿；萼片线形，全缘；花冠白色，直径约 3.5cm，花冠裂片扇状倒三角形，长约 2cm，先端有流苏，流苏长 1.5~2cm；雌花单生，花梗长约 6cm；子房椭圆形。果实宽卵状椭圆形至球形，稀卵形，长 7~10.5cm，果瓤橙黄色，果梗长 4~11cm。种子扁平，卵状椭圆形，长 11~16mm，宽 7~12mm，浅棕色，光滑，近边缘处有一圈棱线。花期 6~8 月，果期 9~10 月。

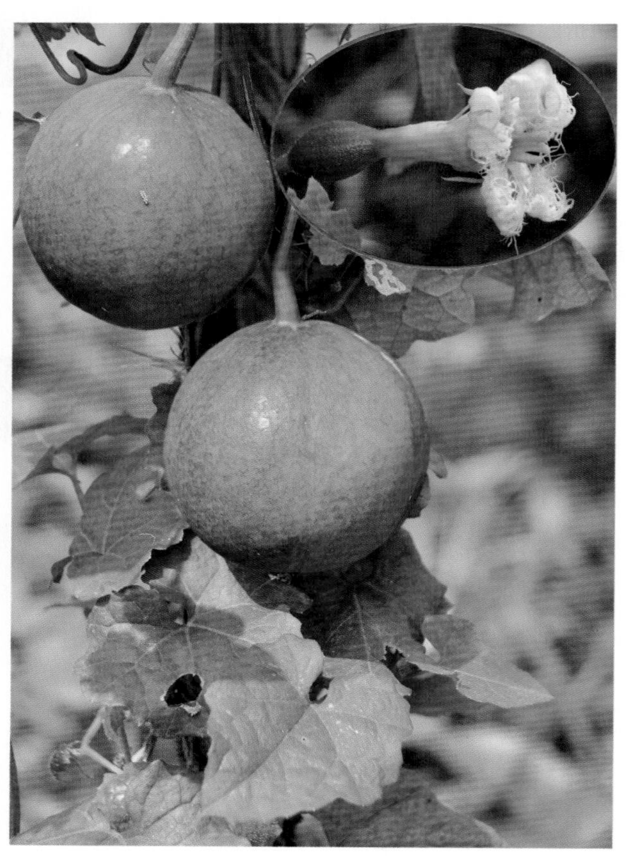

栝 楼（原植物）

双边栝楼 与栝楼相似，区别在于叶片稍大，3~7 深裂几达基部，裂片线状披针形，花序的花较少，种子较大，极扁平，呈长方椭圆形，长 15~18mm，宽 8~9mm，深棕色，距边缘稍远处有一圈不甚整齐的明显棱线。花、果期同栝楼。

【生态分布】生于海拔 200~1000m 的山坡林下、灌丛中、草地或村旁田边。主要分布于井店镇、固新镇、辽城乡、西达镇等地，关防乡、井店镇等地有栽培。

【栽培技术】

1. 选地与整地

选择土层深厚、肥沃、排水良好的砂质壤土，于封冻前深翻土地、整平耙细，按行距 1.5m 挖深 50cm，宽 30cm 的沟，使土壤风化熟化。于翌春栽种前，每亩施用腐熟厩肥，土杂肥、饼肥、过磷酸钙等混合堆沤的复合肥共 5000kg 施入沟内，与沟拌匀，再用细土填平沟面，随即顺沟灌透水。2~3 天后浅耕一遍，待土壤干湿适中时作畦栽培。

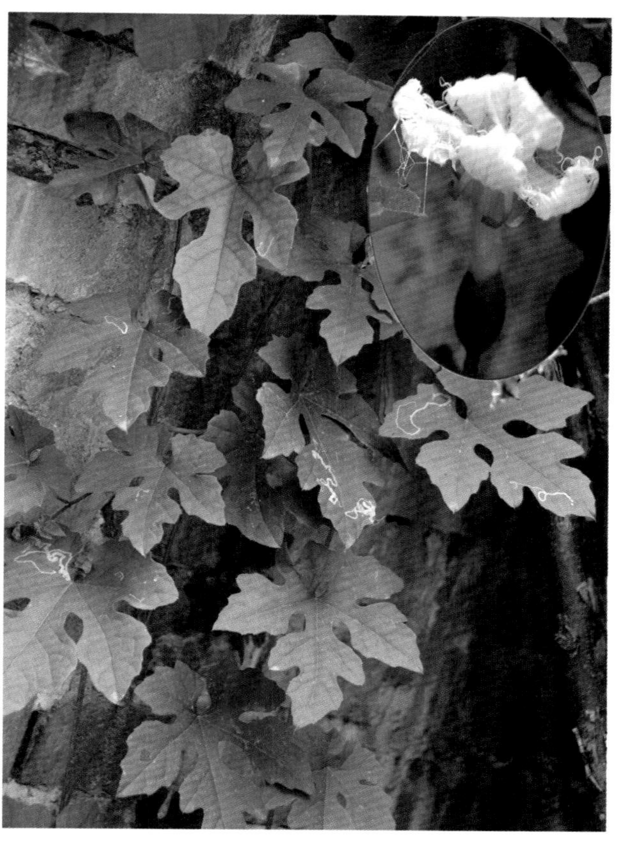

双边栝楼（原植物）

2. 繁殖方法

（1）种子繁殖 9~10 月果熟期，选橙黄色、壮实而柄短的果实中的种子。4 月上中旬，将选择好的饱满成熟无病虫害的种子，用 40~60℃温水浸泡一昼夜，取出稍晾，用湿沙混匀，放在 20~30℃温度下催芽（也可不催芽直接播种），当大部分种子裂口时即可按 1.5~2.0m 的穴距，挖 5~6cm 深的穴，每穴播种子 5~6 粒，覆土 3~4cm，保持土壤湿润，15~20 天即可出苗。在河南也有秋季采栝楼时随即进行播种，第二年出苗。

（2）分根繁殖 北方在 3~4 月，南方在 10 月下旬至 12 月下旬。将茎根和芦头全部挖出，选择无病虫害、直径 3~6cm、断面白色新鲜者作种用，断面有黄筋的不易成活。分成 7~10cm 的小段。注意多选用雌株的根，适当搭配部分雄株的根，以利授粉。按行距 160~200cm 开沟，沟宽 30cm，深 100cm，沟内施圈肥或土杂肥每亩 2000~3000kg，与土混合，填平沟，随即浇水，等土落实后，按株距 30cm 挖穴，将种根小段平放在穴内，覆土 4~5cm，用手压实，再培土 10~15cm，使成小堆，以利保墒。栽后约 20 天左右，待萌芽时，除去上面的保墒土，1 月左右幼苗即可长出。每亩需种根 30~40kg。

（3）压条繁殖 根据栝楼易生不定根的特性，在夏秋季雨水充足，气温高的时候，将栝楼生长比较健壮的茎蔓拉于地下，在叶的基部压土，待根长出后，即可剪断茎部，使其生长新茎，成为新株。加强管理，翌年即可移栽。

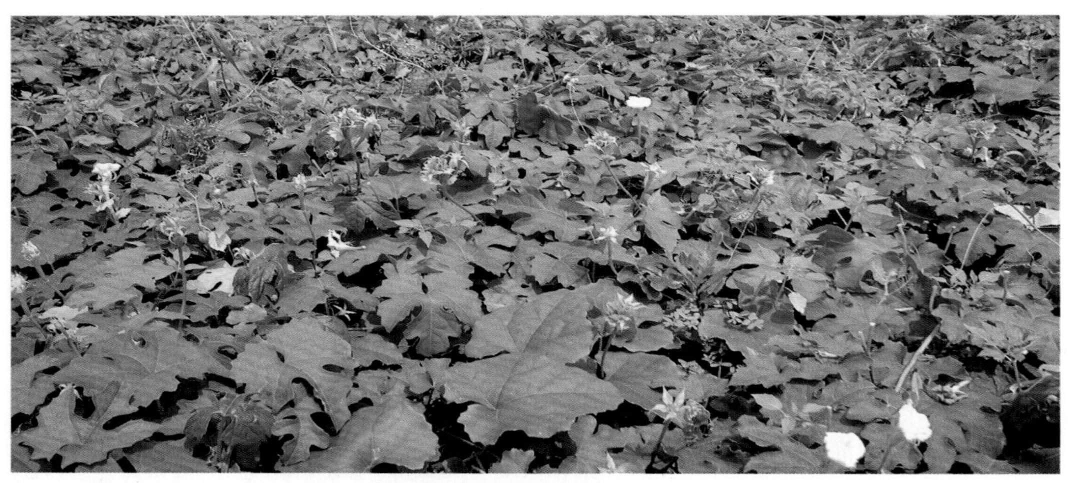

栝楼（栽培）

于春季3~4月初进行。在整好的栽植地上，按行株距150cm×30cm挖穴，穴径和深度各30cm，施足基肥，与穴土混拌均匀，再填细土10cm厚，然后每穴栽入幼苗或压蔓苗2~3株，覆土压实根部，栽后浇施1次清淡人畜粪水，每亩约1000kg，以利成活。

3. 田间管理

（1）中耕除草　每年于春、秋季各中耕除草一次，生长期见草就除，保持田间无杂草，植株封行后停止。

（2）追肥　移栽后10天，喷洒10~20ppm亦霉素（gA）和0.1%~0.3%尿素混合稀液1次，促使幼苗生长迅速；苗高1.5m左右，再追施1次尿素；5、6、7三个月分别追施1次复合肥。从第二年开始，每年追肥2次；第一次在苗高30cm时，每亩施腐熟厩肥500kg或饼肥30kg、尿素10kg和土杂肥500kg混合堆沤后，于行间开沟施入，施后覆土盖平、浇水；第二次于6月中旬开花前，每亩施腐熟厩肥1000kg或饼肥50kg、过磷酸钙20kg与土杂肥500kg混合堆沤后，开沟施入，施后覆土、浇水。

（3）搭架　当栝楼茎长30cm以上时，每株留粗壮茎蔓2~3条上攀援物，其余弱蔓全部剪除并开始搭设棚架，架高1.5m左右，可用长1.8m的水泥预制行条或竹、木柱等作主柱，1行栝楼1行柱子，每隔2~2.5m立上一根，2~3行之间搭设一横架。架子上面、两头、中间、四角拉铁丝，保持牢固。架子顶上横排两行细竹竿或秸秆，用绳绑在铁丝上。然后，在每株栝楼旁插两根小竹竿，上端捆在架子顶部横杆或铁丝上，将茎蔓牵引其上，用细绳松松捆住。栝楼上架生长后，要及时摘除生长过密和细弱的分枝、徒长枝、腋芽等，使茎蔓分布均匀，通风透光良好，可减少养分无谓的消耗，减少病虫害的发生，还可方便人工授粉，增加结实率。

（4）人工授粉 在栝楼行间或架子旁，按雌雄株 6 ∶ 1 的比例配置雄株。于花期，在早晨八九点时，用毛笔蘸取雄花粉，逐朵涂抹到雌花的柱头上，使大量的雄花粉进入柱头孔内，待子房膨大至黄豆粒大小时，即可检查出人工授粉的效果。通过人工授粉能大幅度提高坐果率，是一项增产的重要措施。

（5）防寒越冬 在寒冷地区，于封冻前结合中耕除草，于植株根际周围，施入适量厩肥或堆肥。然后从距地面 lm 处剪除上部茎蔓，将留下的茎蔓盘在地上，并把株间土壤覆盖其上，培土成 30cm 高的小土堆，以防冻害。在南方植株虽能露地越冬，但冬季也应施肥培土，有利翌年春季扒开土堆，植株生长旺盛。

4. 病虫害防治

（1）根结线虫病 危害根部。先须根变褐腐烂，后主根局部或全部腐烂，导致植株矮小，生长缓慢，叶片发黄，以至全株枯死。拔起根部，可见有许多瘤状物，剖开可见白色雌线虫。防治方法：早春深翻土地，暴晒土壤，杀灭病源。

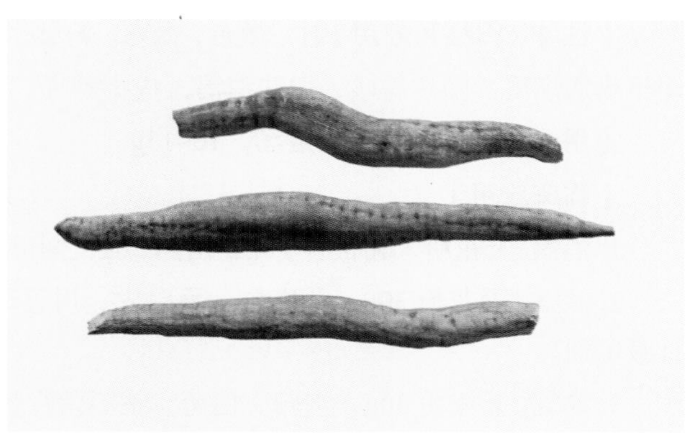

天花粉（药材）

（2）根腐病 50%多菌灵可湿性粉剂 800~1000 倍灌根，7 天一次，连续三次。

（3）黑足黑手瓜 又名黄茧子。1 年发生 l~2 代，成株根部受害，常留有黄褐色食痕。幼虫还可蛀入根内浅层取食，扒开根系附近土壤常可见高龄幼虫身体的前半部钻入根内，后半部在外面。根部被害后植株生长势减弱，土壤中的病源物易侵入，导致根部腐烂。整株死亡。防治方法：人工捕捉；用 90%敌百虫 1000 倍液毒杀成虫或 2000 倍液灌根毒杀幼虫。

（4）蚜虫 10%吡虫啉粉剂 1000 倍液喷雾防治。

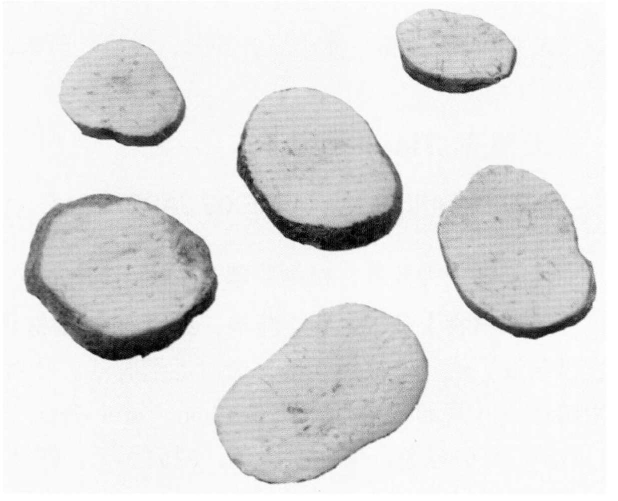

天花粉（饮片）

【采收加工】秋、冬二季采挖，洗净，除去外皮，切段或纵剖成瓣，干燥。

【鉴别】药材 不规则圆柱形、纺锤形或瓣块状，长 8~16cm，直径 1.5~5.5cm。表面黄白色或淡棕黄色，有纵皱纹、细根痕及略凹陷的横长皮孔，有的有黄棕色外皮残留。质坚实，断面白色或淡黄色，富粉性，横切面可见黄色木质部，略呈放射状排列，纵切面可见黄色条纹状木质部。气微，味微苦。

饮片 呈类圆形或不规则的厚片，外表皮黄白色或淡棕黄色。切面可见黄色木质部小孔，略呈放射状排列。气微，味微苦。

【化学成分】含天花粉蛋白、天花粉多糖及栝楼根聚糖 A、B、C、D、E 和多种氨基酸等。

【药理作用】

1. 有致流产和抗早孕、抗肿瘤 、免疫刺激和免疫抑制、抗艾滋病毒、降低血糖、抗菌、抗病毒的作用。

2. 毒性 小鼠皮下注射的 LD_{50} 分别为：原汁冻干天花粉 2.26mg/ 只，天花粉蛋白粗制剂 0.6mg/ 只，透析天花粉蛋白 0.29mg/ 只，结晶天花粉蛋白 0.236mg/ 只。

【性味、归经和效用】甘、微苦，微寒。归肺、胃经。有清热生津，消肿排脓的功效。用于热病烦渴，肺热燥咳，内热消渴，疮疡肿毒。

【用法与用量】内服：煎汤，10~15g。

【临床应用】

1. 消渴 天花粉、葛根各 20g，山药 30g，知母 10g。水煎服，日服 1 剂。

2. 咳嗽 天花粉 30g，苦杏仁、桑白皮、川贝母各 9g，桔梗、甘草各 3g。水煎服，日服 1 剂。

3. 缺乳 天花粉 30g，当归、白芍、王不留行各 10g，柴胡、青皮、漏芦、桔梗、甘草各 6g，通草、穿山甲粉（冲）各 3g。水煎服，日服 1 剂。

4. 乳痈 天花粉、金银花、蒲公英各 30g。水煎服，日服 1 剂。

5. 痈肿 天花粉、赤小豆各等分，适量。研末，鸡蛋清调敷患处。

天浆壳 Tianjiangke

PERICARPIUM METAPLEXIS JAPONICAE

【基源】为萝藦科植物萝藦 *Metaplexis japonica* （Thunb.）Makino 的干燥果壳。

【原植物】多年生草质藤本，长达 8m。全株具乳汁；茎下部木质化，上部较柔韧，有纵条纹，幼叶密被短柔毛，老时毛渐脱落。叶对生，膜质；叶柄长 3~6cm，先端具丛生腺体；叶片卵状心形，长 5~12cm，宽 4~7cm，先端短渐尖，基部心形，叶耳圆，长 1~2cm，上面绿色，下面粉绿色，两面无毛；侧脉 10~12 寸，在叶背略明显。总状式聚伞花序腋生或腋外生；总花梗 6~12cm，被短柔毛；花梗长约 8mm，被短柔毛；小苞片膜质，披针形；花萼裂片披针形，外面被微毛；花冠白色，有淡紫红色斑纹，近辐状；花冠裂片张开，先端反转，基部向左覆盖；副花冠环状，着生于合蕊冠上，短 5 裂，裂片兜状；雄蕊连生成圆锥状，并包围雌蕊在其中。花粉块下垂，子房由 2 枚离生心皮组成，无毛，柱头延伸成一长喙，先端 2 裂。蓇葖果叉生，纺锤形，平滑无毛，长 8~9cm，先端渐尖，基部膨大。种子扁平，褐色，有膜质边，先端具白色绢质种毛。花期 7~8 月，果期 9~12 月。

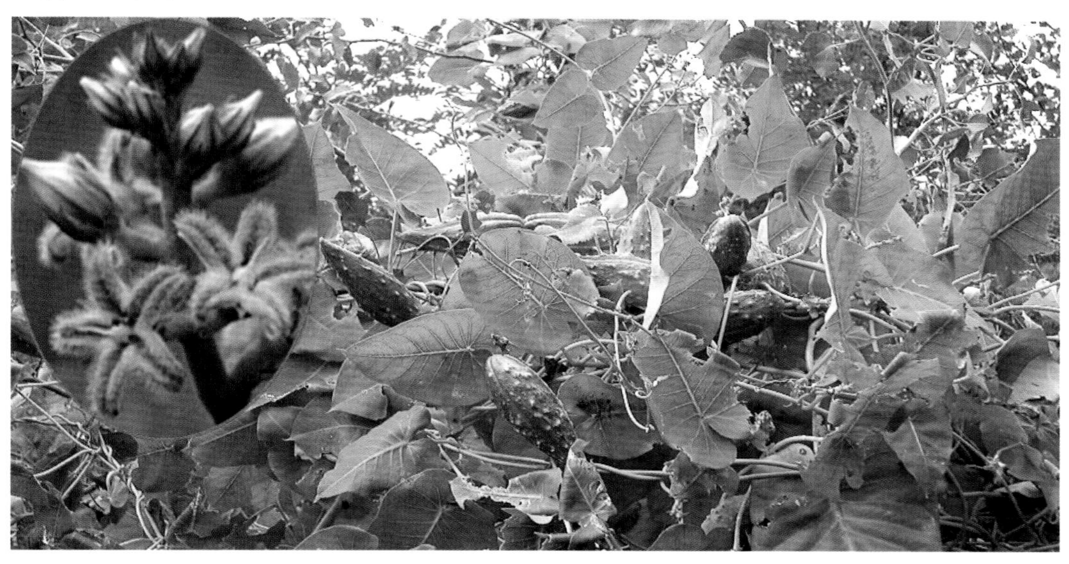

萝藦（原植物）

【生态分布】生于海拔 500~1300m 的林边荒地、河边、路旁灌木丛中。主要分布于辽城乡、偏城镇等地。

【采收加工】秋季果实成熟时采收，剥取果壳，晒干。

【鉴别】药材　果壳呈小艇状，先端狭尖而常反卷，基部微凹，长 7~8cm，宽 3~5cm，厚 1~1.5mm。外表面黄绿色或灰黄色，凹凸不平，具细密纵纹；内表面黄白色，光滑。外果皮纤维性，中果皮白色疏松，内果皮棕黄色。质脆而易碎。味微酸。

饮片　为不规则的丝状片。表面黄绿色，具纤维状纹理及疣状突起，内表面黄白色，光滑。纤维性强。气微，味微酸。

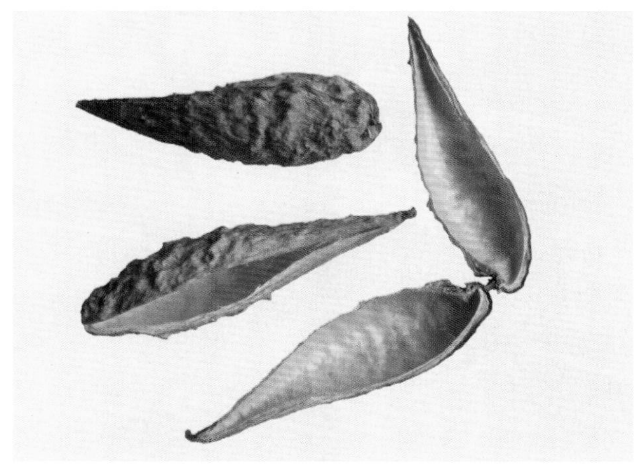

天浆壳（药材）

【性味、归经与效用】甘、辛，平。归肺、肾经。有清肺化痰，散瘀止血的功效。用于咳嗽痰多，气喘，百日咳，惊痫，麻疹不透，跌打损伤，外伤出血。

【用法与用量】内服：煎汤，6~9g。外用：适量，捣敷。

【临床应用】

1. 咳嗽　天浆壳 10g，瓜蒌 15g，枇杷叶、陈皮、甘草各 6g。水煎服，日服 1 剂。

2. 百日咳　天浆壳 9g，冰糖适量。水煎服，日服 1 剂。

3. 跌打损伤，外伤出血　天浆壳 9~15g。加开水捣烂，再用开水 1 杯浸泡，取汁内服，用渣外敷患处。

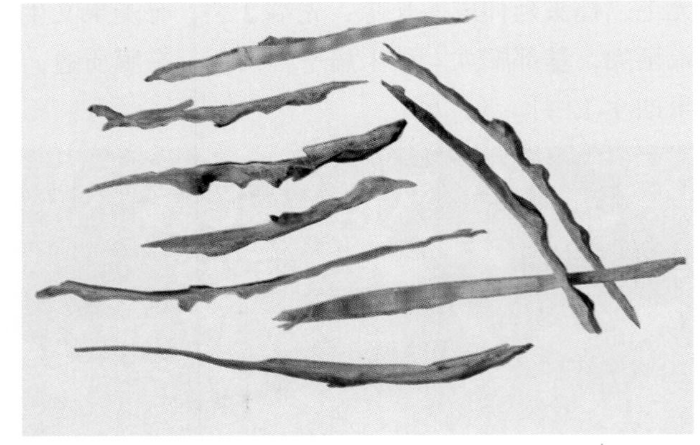

天浆壳（饮片）

附：

萝　藦 Luomo

HERBA MELAPLEXIS JAPONICAE

【基源】为萝藦科植物萝藦 *Metaplexis japonica*（Thunb.）Makino 的干燥地上部分。

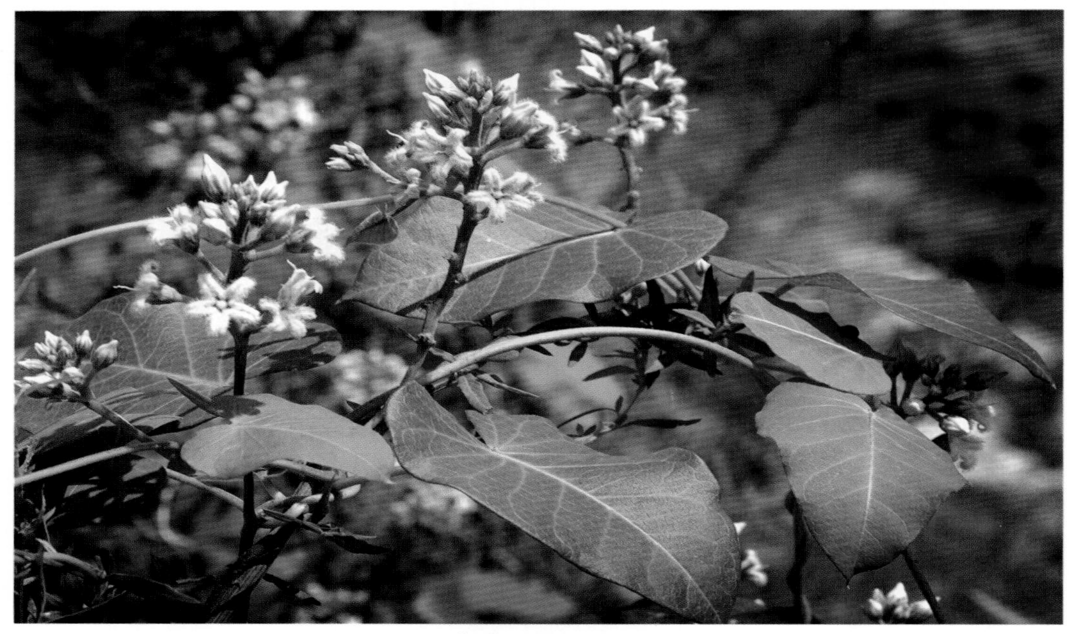

萝 藦（原植物）

【采收加工】7~8 月采收全草，洗净，晒干。

【鉴别】药材 草质藤本。卷曲成团。根细长，直径 2~3mm，浅黄棕色。茎圆柱形，扭曲，直径 1~3mm，表面黄白色至黄棕色，具纵纹，节膨大；折断面髓部常中空，木部发达，可见数个小孔。叶皱缩，完整叶湿润展平后叶片呈卵状心形，长 5~12cm，宽 4~7cm，背面叶脉明显，侧脉 5~7 对，气微，味淡。

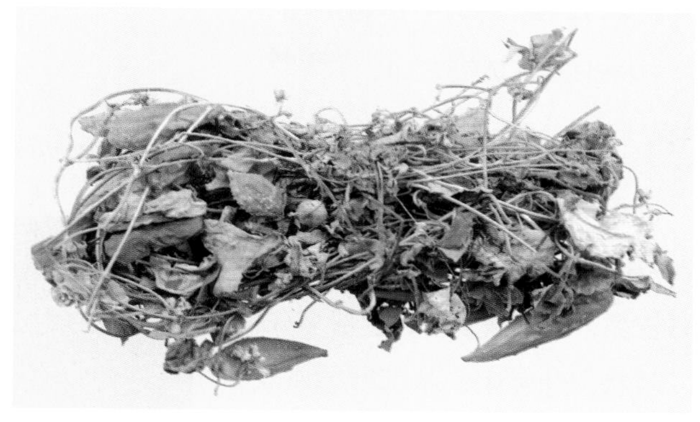

萝藦（药材）

饮片 为茎、叶混合的不规则段片。茎段呈圆柱形；切面类白色，髓部中空；外表面绿色，具纵条纹、膨大的节及对生叶痕。叶皱缩，上表面绿色或棕黄色，下表面白绿色，叶脉色深而凸出。质脆，易碎。气微，味淡。

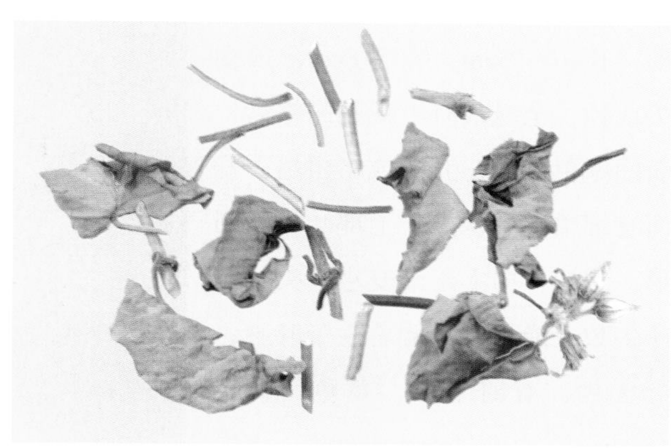

萝藦（饮片）

【化学成分】茎、叶含妊烯类苷，在其水解产物中有加拿大麻糖、洋地黄毒糖、肉珊瑚苷元、萝藦苷元、苯甲酰热马酮、夜来香素、去羟基肉珊瑚苷元等。其乳汁含蛋白酶。

【性味、归经与效用】甘、辛，平。有补精益气，通乳，解毒的功效。用于虚损劳伤，阳痿，遗精白带，乳汁不足，丹毒，瘰疬，疔疮，蛇虫咬伤。

【用法与用量】内服：煎汤，15~60g。外用：鲜品适量，捣敷。

【临床应用】

1. 劳倦 萝藦 60g，枸杞子 10g，山药 15g。水煎服，日服 1 剂。
2. 丹毒、痈肿 鲜萝藦叶、鲜蒲公英各适量。捣烂外敷患处。
3. 缺乳 萝藦 15g，当归 10g。水煎服，日服 1 剂。
4. 白驳风 萝藦 30g，补骨脂 20g。水煎外洗。
5. 创伤出血 萝藦种毛贴敷患处。

天名精 Tianmingjing

HERBA CARPESII

【基源】为菊科植物天名精 *Carpesium abrotanoides* L. 的干燥全草。

【原植物】多年生草本，高20~100cm。茎直立，有细柔毛，嫩时较多，老时渐脱落，上部多分枝，二歧状，叶互生，基部叶莲座状，宽椭圆形，叶面皱缩，花时枯萎，中下部叶有柄，宽椭圆形至长椭圆形，长10~15cm，宽5~8cm，顶端尖或钝，全缘或有不规则的锯齿，表面绿色较深，光滑或略粗糙，背面有细柔毛和腺点，上部叶长椭圆形，无柄，向上逐渐变小。头状花序多数，沿枝条一侧着生于叶腋，近无梗，有时下垂，黄色，直径6~10mm；总苞钟形或半球形。瘦果圆柱形，长3~5mm，有细纵棱多条，黑褐色。花果期6~10月。

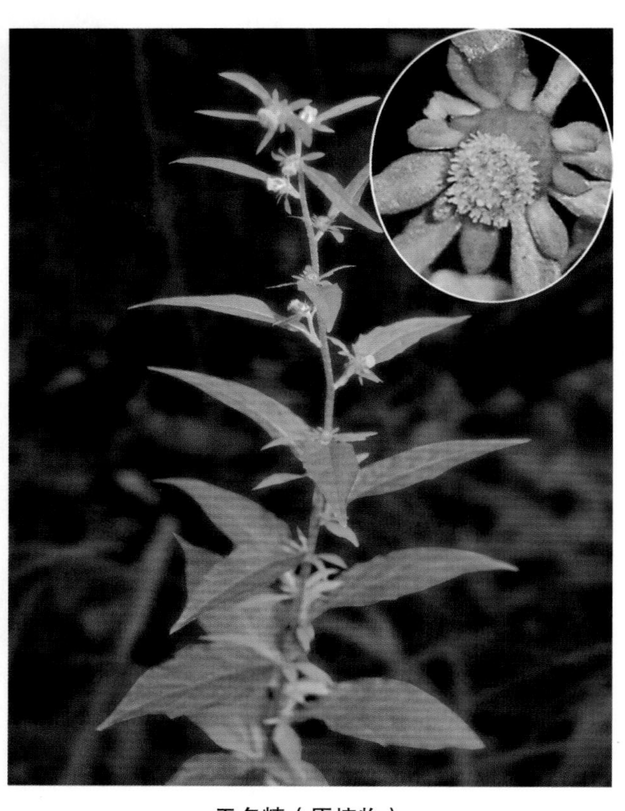

天名精（原植物）

【生态分布】生于海拔300~1000m的山坡、路旁、草坪或林下。分布于辽城乡、偏城镇等地。

【采收加工】夏、秋植株茂盛时采收整株，除去杂质，晒干；或趁鲜洗净，切段，晒干；或鲜用。

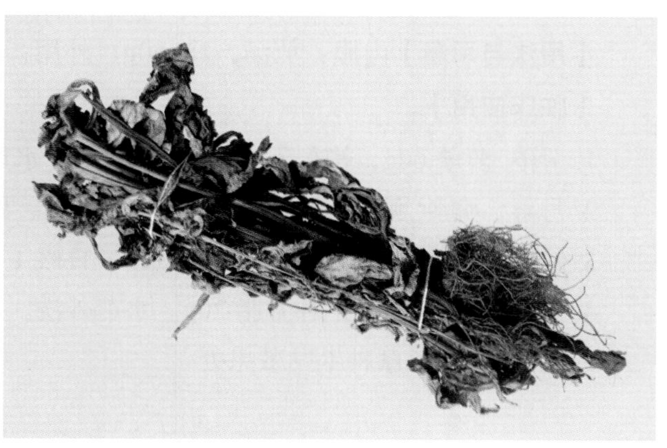

天名精（药材）

【鉴别】药材　根茎圆锥形，灰黄色或灰棕色，四周着生许多须根。茎近圆柱形，长30~100cm，直径4~7mm，表面黄绿色或黄棕色，有明显纵条纹，上部多分枝，质较坚硬，断面类白色，中央有白色疏松的髓。叶常皱缩或脱落，完整叶片展平后呈卵状椭圆形或长椭圆形，上表面深绿色，下表面较淡，有柔毛，质脆易碎。头状花絮多数，直径5~7mm，黄色，总苞钟形或半球形，花托扁平。具特异香气，味辛。

饮片　为根、茎、叶、花、果混合的段状。根段圆柱形，着生须根，切面类白色，外表面灰黄色或灰棕色。茎圆柱形，切面类白色，中央有白色疏松的髓，外表面黄绿色或黄棕色，有纵条纹。叶皱缩，上表面深绿色，下表面淡绿色，有柔毛。头状花絮黄色，总苞钟形或半球形，花托扁平。具特异香气，味辛。

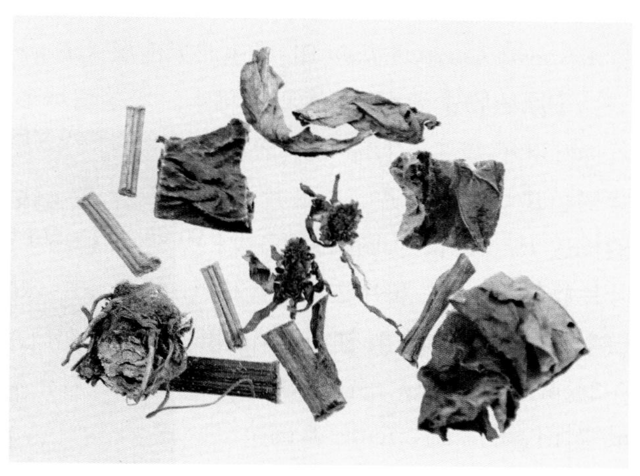

天名精（饮片）

【药理作用】有降温、退热的作用。

【性味、归经与效用】辛，寒。归肺、大肠、肝经。有清热解毒，破血止血，祛痰，杀虫的功效。用于咽喉肿痛，扁桃体炎，痰喘，急性肝炎；外用治创伤出血，恶疮肿毒，血瘕，衄血，蛇虫咬伤，肤痒。

【用法与用量】内服：煎汤，9~15g。外用：鲜品捣敷或煎水熏洗。

【临床应用】

1. 喉痹　天名精15g，桔梗、牛蒡子各10g，甘草6g。水煎服，日服1剂。
2. 黄疸　天名精15g，虎杖10g，蒲公英30g。水煎服，日服1剂。
3. 痈肿，瘰疬，痄腮，毒蛇咬伤　天名精、蒲公英、紫花地丁各50g。捣烂，外敷患处。
4. 痔疮　天名精、黄柏各10g。水煎，熏洗。
5. 痒风　天名精、地肤子、蛇床子各30g。水煎，外洗患处。

天南星 Tiannanxing

RHIZOMA ARISAEMATIS

【基源】 为天南星科植物天南星*Arisaema erubescens*（Wall.）Schott、异叶天南星*Arisaema heterophyllum* Bl. 或东北天南星 *Arisaema amurense* Maxim. 的干燥块茎。

【原植物】天南星 多年生草本。块茎扁球形，直径 2~6cm。鳞叶下部管状，包围营养叶叶柄基部，上部披针形，有紫褐色斑块。叶 1 片，稀 2 片，叶柄长达 70cm，绿色，有时具斑纹；叶片放射状分裂，裂片 7~20，无柄，披针形、长圆形至椭圆形，长 7~24cm，宽 2~5cm，先端长渐尖，成线性长尾，尾长 7cm，基部狭窄，上面深绿色，下面粉绿色。花单性，雌雄异株，无花被，肉穗花序由叶柄鞘部抽出，花序梗短于叶柄，长达 40cm，多少肉质，具褐色斑纹；佛焰苞绿色、绿紫色或深紫色，背面有白色条纹，基部管状，窄圆柱形，长 4~8cm，至喉部稍膨大，展开部分外卷，然后扩大呈檐部，檐部三角卵形至长圆卵形，长 4~7cm，宽 2~6cm，先端渐窄，成长 4~15cm 的线性尾尖；肉质花序轴先端有棒状附属器，长 3~4cm，雄花序长 2~2.5cm，花密，上部常有少数中性花，雄蕊 2~4，花丝愈合成短柄，药室近球形，顶孔开裂；雌花序长约 2cm，下部常具钻形中性花，雌花子房卵圆形，无花柱，柱头小。浆果红色，多数组成长圆柱形花序；种子 1~2，球形，淡褐色。花期 5~7 月，果期 8~9 月。

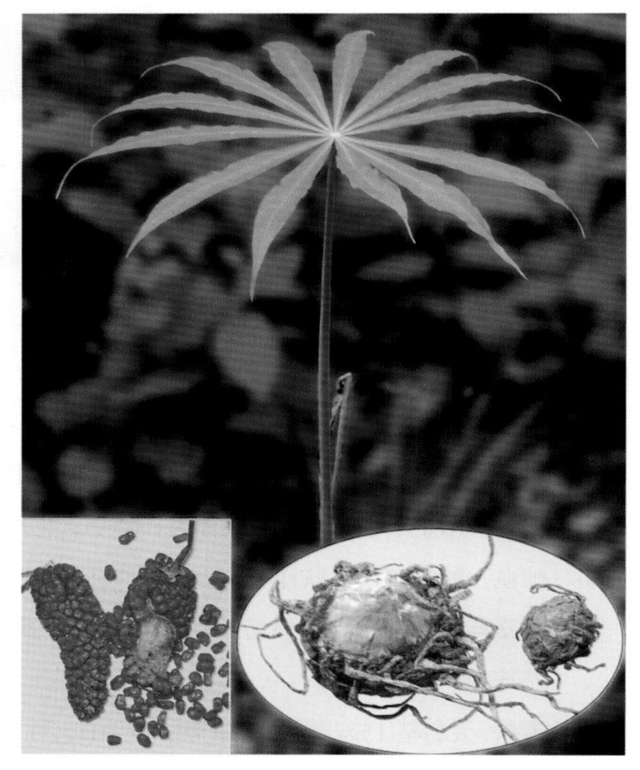

天南星（原植物）

异叶天南星 多年生草本。块茎近球形，直径 1.5~4cm，上部扁平，常有侧生小球状块茎。叶常只 1 片；叶柄圆柱形，长 25~45cm，下部鞘状；叶片鸟足状分裂，裂片 11~19，倒披针形或窄长圆形，长 7~22cm，宽 2~6cm，先端渐尖，基部楔形，全缘，中裂片无柄或具短柄，通常比侧裂片短小。花序柄通常比叶柄短；佛焰苞管部长 3~8cm，宽 1~2.5cm，喉部斜行，边缘稍外卷，檐部卵形或卵状披针形，有时下弯呈盔状；花序袖与佛焰苞完全分离；雌雄同株或雌雄异株，两性花序；附属器细长，鼠尾状，长10~20cm，绿白色，伸出佛焰苞外呈“之”字形上升，基部膨大，雄花部分在上，花疏生，雄花具2~4花药；雌花部分在下，长1~2cm，花密生，子房球形，花柱明显，柱头小。果序近圆锥形，浆果红色，密集；种子1，棒状，黄色，具红色斑点。花期4~5月，果期6~7月。

东北天南星　多年生草本。块茎近球形，稍扁，直径1~4cm。叶1片，叶柄长15~25cm；叶片趾状分裂，幼时3裂，老时5裂；小叶柄长1~2cm；叶片倒卵形或卵状椭圆形，长8~15cm，先端短渐尖，基部狭窄，全缘。花序梗短于叶柄；佛焰苞圆筒状，长8~10cm，绿色或带紫色，有白色条纹，喉部边缘斜截形，檐部直立，卵状披针形；附属器棒状，稍伸出佛焰苞喉部，有柄，基部平截，下部具花；花雌雄异株；雄花序长约2cm，花疏，雄花具2~6花药，花药顶孔开裂；雌花序长约1cm。浆果红色，种子4。花期5~6月，果期9月。

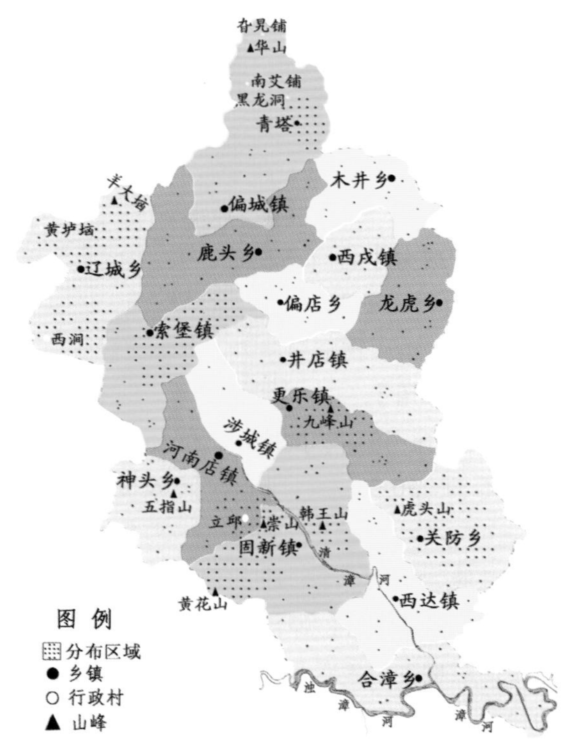

天南星资源分布图

【生态分布】生于海拔230~1500m的灌丛、草地及林下阴湿环境中。主要分布于固新镇黄花山、更乐镇九峰山和偏城镇等地。

【采收加工】秋、冬二季茎叶枯萎时采挖，除去须根及外皮，干燥。

【鉴别】药材　呈扁球形，高1~2cm，直径1.5~6cm。表面类白色或淡棕色，较光滑，顶端有凹陷的茎痕，周围有麻点状根痕，有的块茎周边有小扁球状侧芽。质坚硬，不易破碎，断面不平坦，白色，粉性。

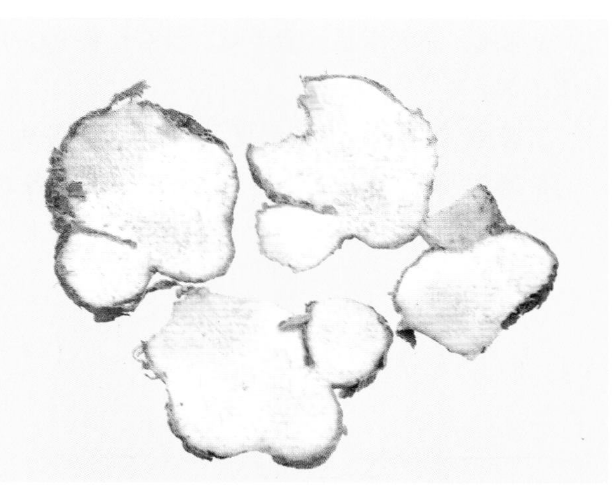
生天南星（饮片）

气微辛，味麻辣。

饮片　生天南星　为扁球形，直径 1.5~6cm，厚 1~2cm，外表面类白色或淡棕色，有的皱缩，顶面有凹陷的茎痕，周围有麻点状根痕，质坚硬，不易破碎，断面白色粉性。气微辛，味麻辣。

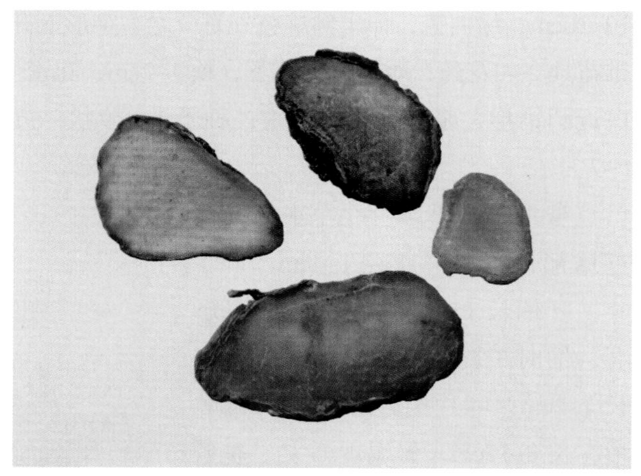

制天南星（饮片）

制天南星　呈类圆形或不规则形的薄片。黄色或淡棕色，质脆易碎，断面角质状。气微，味涩，微麻。

【化学成分】含三萜皂苷、安息香酸、淀粉、氨基酸、α-甘露醇及二酮哌嗪类生物碱等。

【药理作用】

1. 有镇静、镇痛、抗惊厥、抗心律失常、祛痰、抗肿瘤的作用。

2. 毒性 50％醇提物小鼠腹腔注射 LD_{50} 为 3.0 ± 1.0g/kg。灌胃的 LD_{50} 为 167.3 ± 6.5g/kg。

【性味、归经与效用】苦、辛，温；有毒。归肺、肝、脾经。生天南星有散结消肿的功效。外用治痈肿，蛇虫咬伤。制天南星有燥湿化痰，祛风止痉，散结消肿的功效。用于顽痰咳嗽，风痰眩晕，中风痰壅，口眼㖞斜，半身不遂，癫痫，惊风，破伤风；外用治痈肿，蛇虫咬伤。

【用法与用量】生天南星外用生品适量，研末以醋或酒调敷患处。制天南星 3~9g。

【临床应用】

1. 咳嗽　制天南星、清半夏、苦杏仁各 9g，瓜蒌 15g，桔梗、甘草各 6g。水煎服，日服 1 剂。

2. 眩晕　制天南星、清半夏、天麻、茯苓各 9g，陈皮、甘草各 6g。水煎服，日服 1 剂。

3. 癫痫　制天南星 9g，全蝎、蜈蚣、甘草各 6g。水煎服，日服 1 剂。

【注意】孕妇慎用。生品内服宜慎。

天仙藤 Tianxianteng

HERBA ARISTOLOCHIAE

【基源】为马兜铃科植物北马兜铃*Aristolochia contorta* Bge. 或马兜铃*Aristolochia debilis* Sieb.et Zucc. 的干燥地上部分。

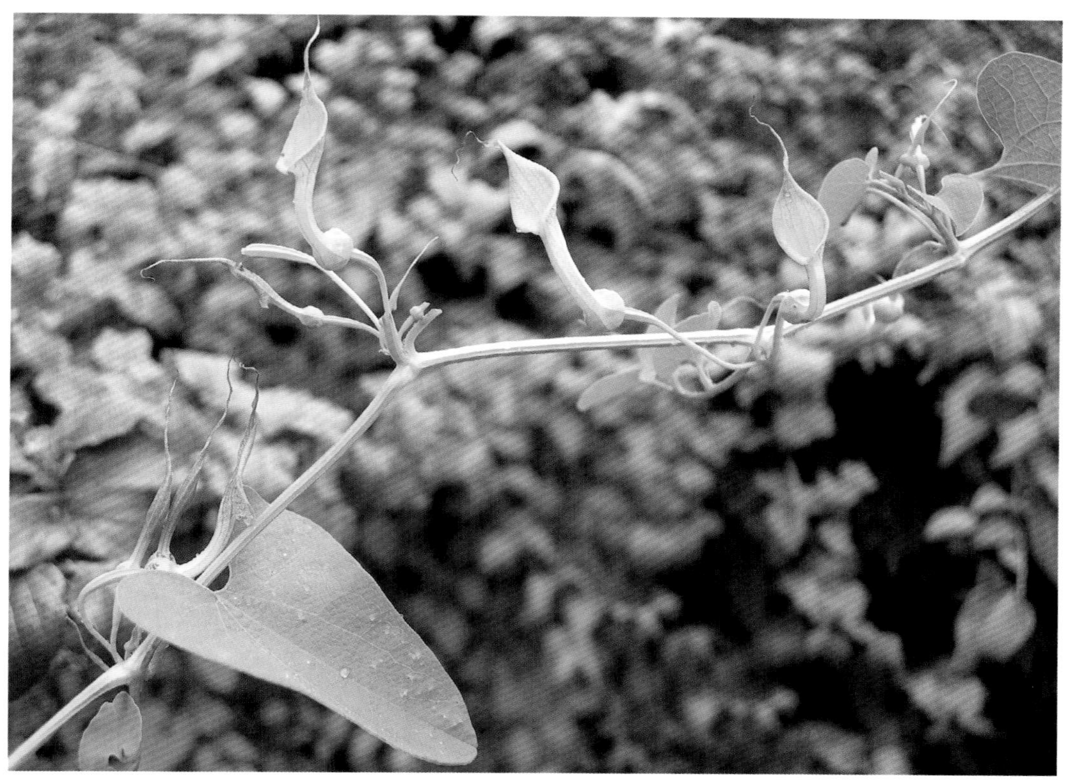

北马兜铃（原植物）

【原植物】详见“马兜铃”项下。

【生态分布】详见“马兜铃”项下。

【采收加工】秋季采割，除去杂质，晒干。

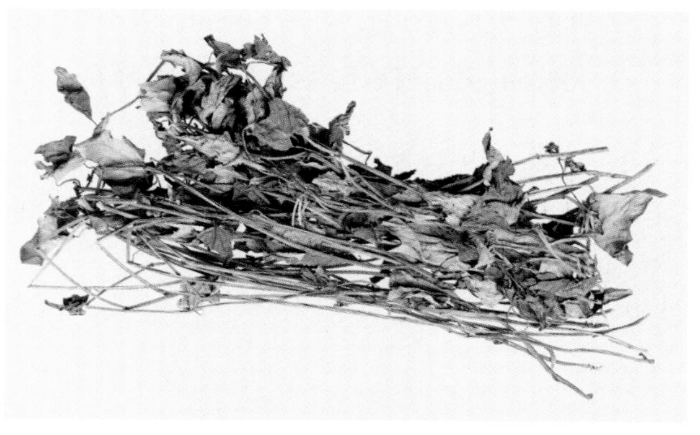

天仙藤（药材）

【鉴别】药材 茎呈细长圆柱形，略扭曲，直径1~3mm；表面黄绿色或淡黄褐色，有纵棱及节，节间不等长；质脆，易折断，断面有数个大小不等的维管束。叶互生，多皱缩、破碎，完整叶片展平后呈三角状狭卵形或三角状宽卵形，基部心形，暗绿色或淡黄褐色，基生叶脉明显，叶柄细长。气清香，味淡。

饮片 为不规则的小段，茎叶混合，茎呈细长圆条形，略扭曲，表面黄绿色或淡黄褐色，切面有数个大小不等的维管束，质脆。叶多皱缩，破碎，暗绿色或淡黄褐色。气清香，味淡。

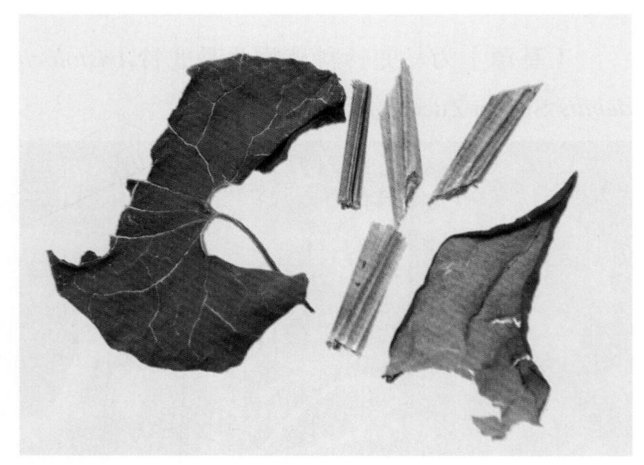

天仙藤（饮片）

【化学成分】含马兜铃酸 D、木兰花碱和 β-谷甾醇等。

【药理作用】

1. 降压 天仙藤成分木兰花碱具有箭毒样作用和显著的神经节阻断作用。麻醉猫静脉注射 2mg/kg，血压降低达 50%~60%，可持续 90~120 分钟。口服 20~40mg/kg，也可得到与静注相近的降压效果，不过作用发生较慢，而持续持久。

2. 毒性 小白鼠静脉注射木兰花碱 LD_{50} 为 0.02g/kg。

【性味、归经与效用】苦，温。归肝、脾、肾经。有行气活血，通络止痛的功效。用于脘腹刺痛，风湿痹痛。

【用法与用量】内服：煎汤，3~6g。

【临床应用】

1. 痹证 天仙藤、威灵仙、海桐皮各 9g。水煎服，日服 1 剂。

2. 狐疝 天仙藤 30g，好酒 500ml，煮至 250ml 服之。

3. 儿枕痛 天仙藤炒焦为细末。每次服 6g。

瓦 松 Wasong

HERBA OROSTSCHYDIS

【基源】为景天科植物瓦松 *Orostachys frimbriata* （Turcz.）Berg. 的干燥地上部分。

【原植物】二年生或多年生草本，高 10~40cm。全株粉绿色，无毛，密生紫红色斑点。根多分枝，须根状。茎直立，不分枝。基生叶莲座状，肉质，匙状线形至倒披针形，长 2~4cm，宽 4~5mm，绿色带紫或具白粉，边缘流苏状，先端具半圆形软骨质附属物，中央有 1 针状尖刺；茎生叶互生，无柄，线形至披针形，长 2~3cm，宽 2~5mm，先端长渐尖，全缘。总状花序，紧密，下部有分枝组成尖塔形；花小，两性，苞片线状渐尖，叶片状；萼片 5，长圆形，长 1~3mm；花瓣 5，淡红色，披针状椭圆形，长 5~6mm，基部稍连合；雄蕊 10，2 轮，与花瓣等长或稍短，花药紫色；心皮 5，分离，每心皮基部附生 1 枚鳞片，近四方形。蓇葖果，长圆形，长约 5mm，喙细，长约 1mm。种子多数，细小，卵形。花期 8~9 月，果期 9~11 月。

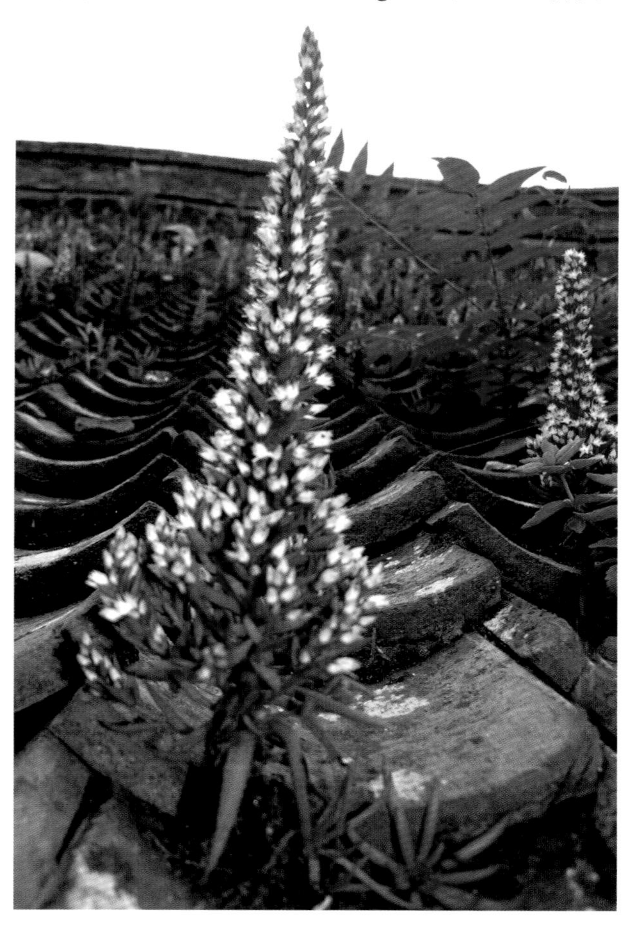

瓦 松（原植物）

【生态分布】生于海拔 200~1000m 的山坡石上或瓦屋上。县域内各地均有分布。主要分布于索堡镇、辽城乡等地。

【采收加工】夏、秋二季花开时采收，除去根及杂质，晒干。

【鉴别】**药材** 茎呈细长圆柱形，长 5~27cm，直径 2~6mm，表面灰棕色，具多数突起的残留叶基，有明显的纵棱线。叶多脱落，破碎或卷曲，灰绿色。圆锥花序穗状，小花白色或粉红色，花梗长约 5mm。体轻，质脆，易碎。气微，味酸。

饮片 为不规则小段，茎、叶、花混合。茎呈圆条形，表面灰棕色或淡紫棕色，有多数叶脱落的疤痕，交互连接成棱形花纹。叶灰绿色或黄褐色，间有红褐色小花。质轻脆易碎。气微，味微酸。

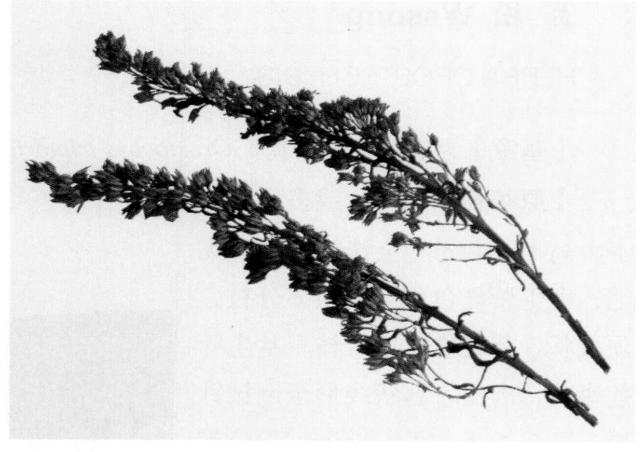

瓦 松（药材）

【化学成分】含槲皮素、槲皮素-3-葡萄糖苷、山柰酚、山柰酚-7-鼠李糖苷、山柰酚-3-葡萄糖苷-7-鼠李糖苷及草酸等。

【药理作用】

1. 对心血管系统的作用 干燥全草制成浓度为1g（生药）/ml的水煎剂，对离体蟾蜍心、兔心房和在位兔心试验，均具有强心作用。瓦松可使心衰家兔的颈动脉流量增加，改善衰竭心脏的排血功能。

2. 毒性 小鼠腹腔注射黄花瓦松流浸膏50~100g（生药）/kg可以致死，豚鼠腹腔注射50g（生药）/kg，可以引起跌倒、呼吸加快、战栗，但0.5h后即能立起而逐渐恢复。

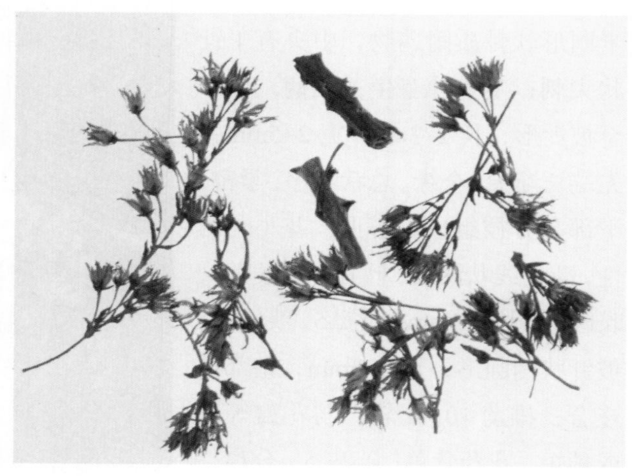

瓦 松（饮片）

【性味、归经与效用】酸、苦，凉。归肝、肺、脾经。有凉血止血，解毒，敛疮的功效。用于血痢，便血，痔血，疮口久不愈合。

【用法与用量】内服：煎汤，3~9g。外用：适量，研末涂敷患处。

【临床应用】

1. 鼻衄 鲜瓦松1000g，捣烂取汁，加砂糖15g拌匀，倾入瓷盘内，阴干成块。每次服1.5~3g，每日2次，温开水送服。忌辛辣刺激食物和热开水。

2. 咯血 瓦松30g，仙鹤草、藕节各12g。水煎服，日服1剂。

3. 痔疮 ①鲜瓦松，煎水熏洗患处。②瓦松18g，金银花、连翘各6g，薏苡仁24g。水煎服，日服1剂。

4. 湿疮 瓦松（晒干），烧灰研末，茶油调搽。

王不留行 Wangbuliuxing

SEMEN VACCARIAE

【基源】为石竹科植物麦蓝菜*Vaccaria segetalis*（Neck.）Garcke 的干燥成熟种子。

【原植物】一年生草本，全株平滑无毛，表面稍被白粉。茎直立，圆柱形，高30~70cm，茎节部略膨大，上部叉状分枝。叶对生，无柄；叶片卵状披针形或卵状椭圆形，长 2~7cm，宽 1.3~3cm，先端渐尖，基部圆形或近心形，稍连合抱茎，全缘，两面均呈粉绿色，主脉在背面隆起，侧脉不甚明显。聚伞花序顶生，花梗细长；总苞片及小苞片均 2 片对生，叶状；萼筒有 5 条绿色宽带，并具 5 棱，先端 5 齿裂，花后基部稍增大；花瓣 5，淡红色，倒卵形，先端有不整齐的小齿，基部有长爪；雄蕊 10，花药卵形，丁字形着生，花丝细，不伸出花冠外；雌蕊 1，子房上位，1 室，花柱 2，细长。蒴果卵形，4 齿裂，包于宿萼内。种子多数，球形，黑色。花期 4~5 月，果期 6 月。

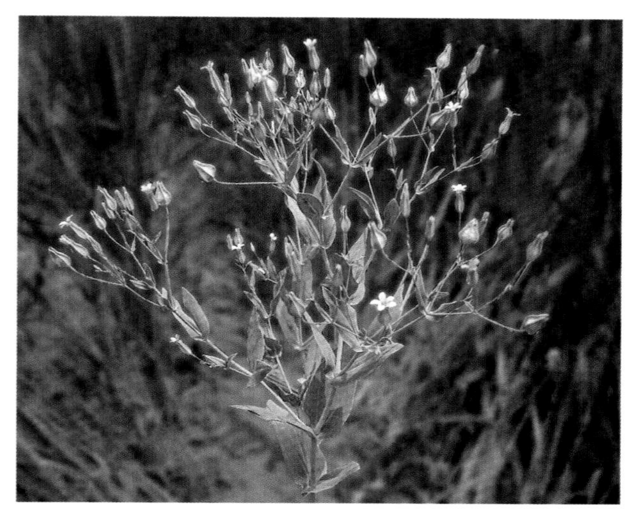

麦蓝菜（原植物）

【生态分布】生于海拔 200~800m 的山坡、路旁，尤以麦田中最多。全县各地均有分布。主要分布于关防乡、辽城乡、偏城镇等地。

【采收加工】夏季果实成熟、果皮尚未开裂时采割植株，晒干，打下种子，除去杂质，再晒干。

【鉴别】呈球形，直径约 2mm。表面黑色，少数红棕色，略有光泽，有细密颗粒状突起。一侧有一凹陷的纵沟。质硬，胚乳白色，胚弯曲成环状，子叶 2。气微，味微涩、苦。

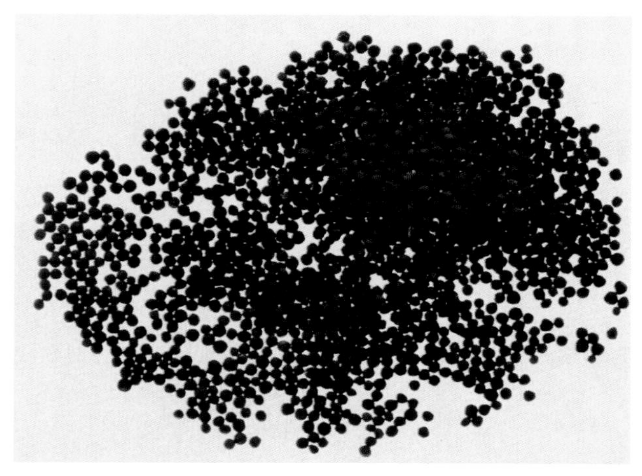

王不留行（饮片）

【化学成分】含多种皂苷（王不留行皂苷、王不留行次皂苷、王不留行黄酮苷棉、根皂苷元、β-D-葡萄糖醛酸）、生物碱及香豆素类等。

【药理作用】有抗早孕、收缩平滑肌等作用。

【性味、归经与效用】苦，平。归肝、胃经。有活血通经，下乳消肿，利尿通淋的功效。用于经闭，痛经，乳汁不下，乳痈肿痛，淋证涩痛。

【用法与用量】内服：煎汤，5~10g。

【临床应用】

1. 缺乳 炒王不留行20g，穿山甲粉3g（冲），路路通、瞿麦各10g，柴胡6g。水煎服，日服1剂。

2. 淋证 炒王不留行15g，白茅根30g，车前子、石韦各10g，甘草6g。水煎服，日服1剂。

3. 痈肿 炒王不留行、蒲公英，焙干为末。麻油调敷。

4. 乳痈 炒王不留行、葛根20g，蒲公英30g，瓜蒌15g，甘草6g。水煎服，日服1剂。

5. 痛经 炒王不留行15g，柴胡、郁金各12g，当归、香附、延胡索各10g，甘草6g。水煎服，日服1剂。

文冠木 Wenguanmu

CAULIS SEU FOLIUM XANTHOCERATIS SORBIFOLIAE

【基源】为无患子科植物文冠果*Xanthoceras sorbifolia* Bunge. 的干燥茎和枝叶。

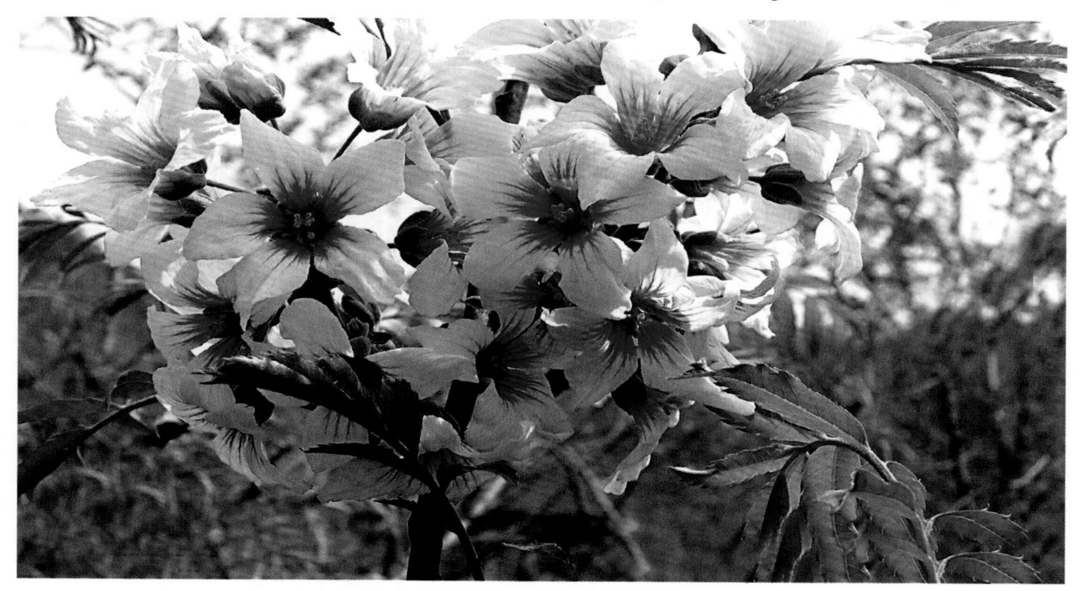

文冠果（原植物）

【原植物】落叶灌木或小乔木，高 2~5m。小枝粗壮，褐红色，无毛。奇数羽状复叶，互生；叶连柄长 15~30cm；小叶 9~17，膜质或纸质，披针形或近卵形，两侧稍不对称，长 2.5~6cm，宽 1.2~2cm，先端渐尖，基部楔形，边缘有锐利锯齿，顶生小叶通常 3 深裂，上面无毛或中脉上有疏毛，下面嫩时被绒毛和成束的星状毛。花序先叶抽出或与叶同时抽出，花杂性，雄花和两性花同株，两性花的花序顶生，雄花序腋生，长 12~20cm，总花梗基部常有残存芽鳞；花梗长 1.2~2cm；苞片长 0.5~1cm；萼片 5，长 6~7mm，两面被灰色绒毛；花瓣 5，白色，基部紫红色或黄色，脉纹显著，长约 2cm，宽 7~10mm，爪之两侧有须毛；花盘的角状附属体橙黄色；雄蕊 8，花丝无毛；子房三室，被灰色绒毛；花柱顶生，柱头乳头状。蒴果近球形或阔椭圆形，有三棱角，室背开裂为三果瓣，长达 6cm。种子扁球状，长达 1.8cm，黑色而有光泽。花期春季，果期秋初。

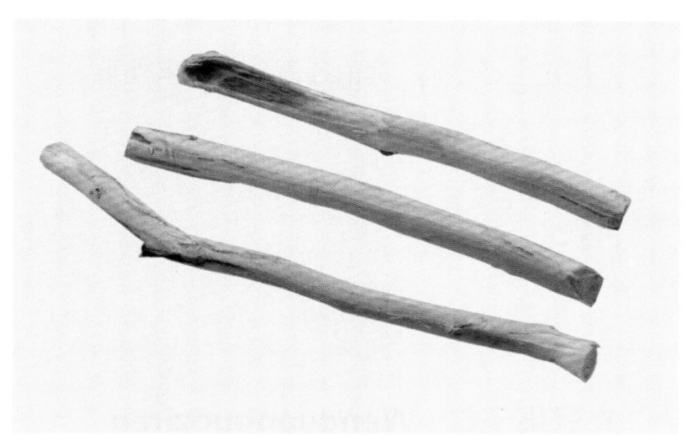

文冠木（药材）

【生态分布】生于海拔 400~1000m 的丘陵、山坡等处，各地常有栽培。分布于龙虎乡、索堡镇等地。

【采收加工】春、夏季采茎干，剥去外皮取木材，晒干。

【鉴别】药材　茎干木部呈不规则的块状，表面红棕色或黄褐色，横断面红棕色，有同心性环纹，纵剖面有细皱纹。枝条多为细圆柱形，表面黄白色或黄绿色，断面有年轮环纹，外侧黄白色，内部红棕色。质坚硬。气微，味甘、涩、苦。

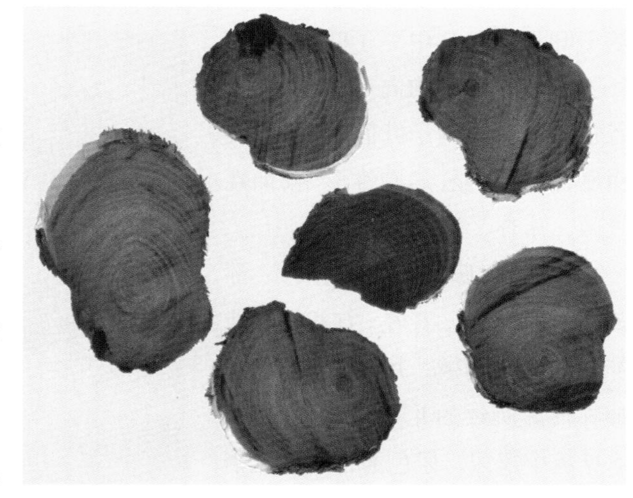

文冠木（饮片）

饮片　呈圆柱形段、片或不规则的块状，枝干切面周边黄棕色，内部红棕色，有同心性环纹；外表面红棕色或黄褐色。茎枝切面周边黄白色，内部红棕色，髓部海绵状；外表面黄白色或黄绿色，有圆点状皮孔。质坚硬。气微，味微甘、涩，苦。

【化学成分】含 2α，3β-二氢杨梅树皮素、2α，3β-二氢槲皮素、2β，3β-表儿茶精、2β，3β-表没食子儿茶精和杨梅树皮素、消旋白蔹素、左旋表儿茶精、槲皮素等。

【性味与效用】甘、微苦，平。有祛风除湿，消肿止痛的功效。用于风湿热痹，筋骨疼痛。

【用法与用量】内服：煎汤，3~9g，或熬膏，每次 3g。外用：适量，熬膏敷。

【临床应用】

1. 痹证 文冠木 20g，桑枝 15g，秦艽 10g，鸡血藤 30g。水煎服，日服 1 剂。
2. 湿疮 文冠木、黄柏各等分。研末外敷。

附：

文冠果子仁 Wenguanguoziren

SEMEN XANTHOCERAS

【基源】为无患子科植物文冠果*Xanthoceras sorbifolia* Bunge 的干燥成熟种仁。

【采收加工】取种子，砸碎取仁。

【鉴别】呈扁圆形，高 0.4~0.8cm，直径 1~1.5cm。表面乳白色或黄白色，光滑。双子叶异形，其中一子叶较肥大，一子叶较瘦小，均向一面卷曲，前者包着后者。两子叶间为胚，不甚明显，胚根明显，扁圆锥形。富油性。气微，味香、微甘、涩而苦。

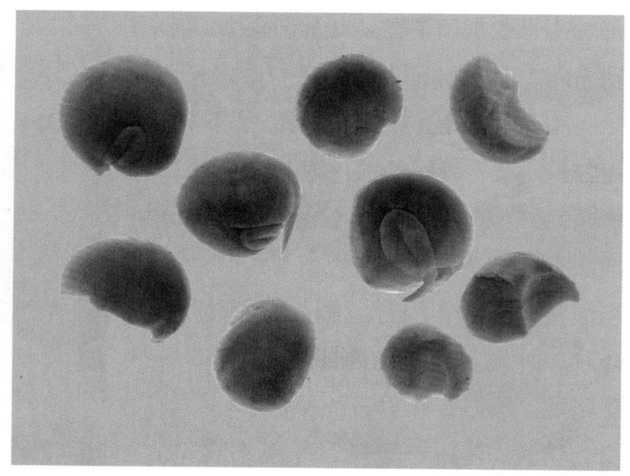

文冠果子仁（饮片）

【性味、归经与功效】微甘、涩、苦，微寒。归脾、肾经。有益气健脾，补肾缩尿的功效。用于肾气不足和肺脾气虚所致的儿童功能性遗尿。症见睡中遗尿。尿色清，面色无华，神疲乏力，舌淡，脉沉无力。

五倍子 Wubeizi

GALLA CHINENSIS

【基源】为漆树科植物盐肤木 *Rhus chinensis* Mill.、青麸杨 *Rhus potaninii* Maxim. 或红麸杨 *Rhus punjabensis* Stew.var.*sinica*(Diels)Rehd.et Wils. 叶上的虫瘿，主要由五倍子蚜 *Melaphis chinensis*(Bell)Baker 寄生而形成。

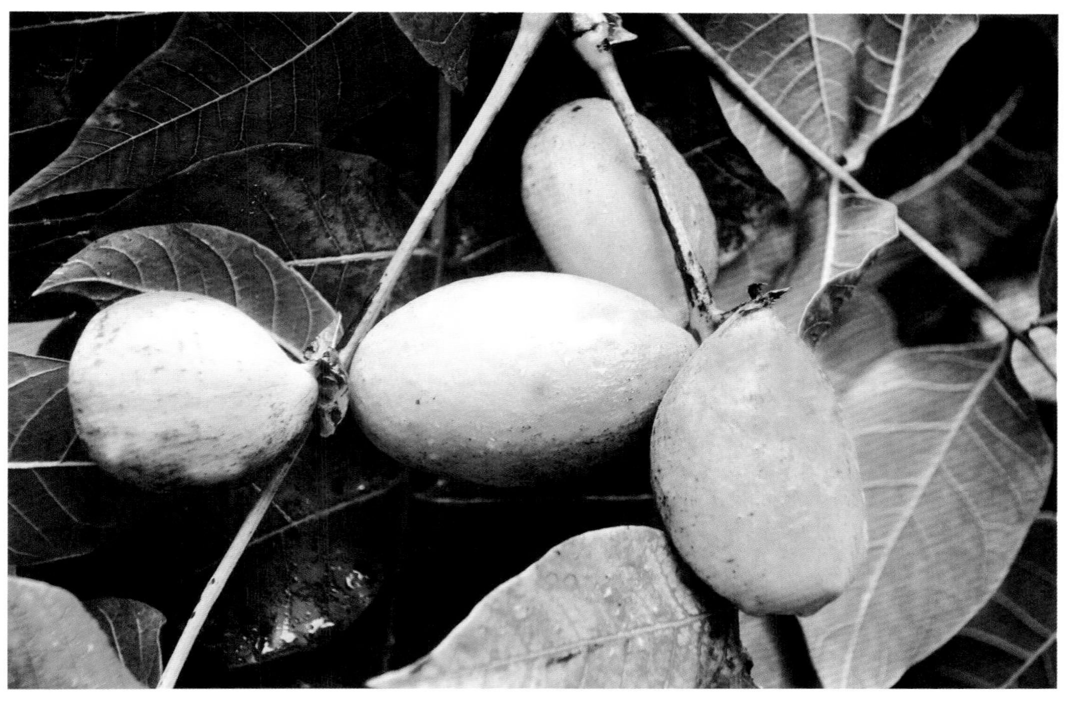

青麸杨（原植物）

【原植物】盐肤木 落叶小乔木或乔木，高 2~10m。树皮灰黑色；小枝密被棕色柔毛。奇数羽状复叶，互生，总叶柄基部膨大，叶轴与总叶柄有宽翅，被淡黄棕色短柔毛；小叶 5~13 枚，卵形、卵状椭圆形至椭圆形或长卵形，长 5~14cm，宽 2.5~5cm，先端渐尖、短渐尖或急尖。基部圆形或楔形，边缘有粗锯齿，上面绿色，疏生短柔毛，下面灰绿色，密被淡褐色短柔毛；无小叶柄。圆锥花序顶生，长 20~30cm，花小，兼有两性花和雄花；两性花的萼片 5，绿黄色，长卵形，长约 0.6mm，先端钝，外侧及边缘被短柔毛；花瓣 5，白色，倒卵状长椭圆形，长 1.6mm，先端圆形，边缘及内侧基部具柔毛；雄蕊 5，着生于花盘边缘，较花瓣略短，花药黄色，椭圆形，“丁”字着生，花丝黄色；雌蕊较雄蕊短，子房上位，密生长柔毛，花柱 3，柱头状，黄色；雄花略小于两性花，花萼、花瓣与两性花相似，雄蕊 5，形小，中央有退化子房。果序直立；核果扁果形，直径 3~4mm，熟时橙红色至红色，被灰白色短柔毛，内含种子 1 枚，扁圆形，灰色。花期 6~9 月，果期 9~11 月。

青麸杨 落叶乔木，高可达 8m，小枝光滑无毛或被细短柔毛。奇数羽状复叶，总叶柄基部膨大，叶轴圆形或在上部的小叶间微有翅；小叶 5~9 枚椭圆状或椭圆披针形，长 5~10cm，宽 2~2.5cm，先端渐尖，基部圆形或广楔形，偏斜，全缘或幼时有粗锯齿，上面绿色，光滑无毛，下面灰绿色，几无毛或仅脉上略被短柔毛，小叶柄极短而明显。圆锥花序顶生，长 10~20cm，被细柔毛；花小，杂性，白色，花药黄色。果序下垂，核果近球形，直径 3~4mm，血红色，表面密生细短毛，有宿存花柱。花期 5~6 月，果期 7~9 月。

红麸杨 落叶乔木，高 7~12m，小枝有短柔毛。奇数羽状复叶，叶轴无翅，或仅上部有狭翅，或幼时全部有翅。小叶 5~13 枚，卵状长椭圆形至长椭圆形，长 7~12cm，宽 2~4cm，先端渐尖，基部圆形或近心形，全缘或中、上部具疏锯齿，上面光滑无毛，下面沿脉有短柔毛；无小叶柄。圆锥花序顶生，长 10~20cm，花杂性，白色，花药紫色。果序下垂；核果，近圆形，直径 4~5mm，深红色，表面密生细柔毛。花期 6~7 月，果期 8~9 月。

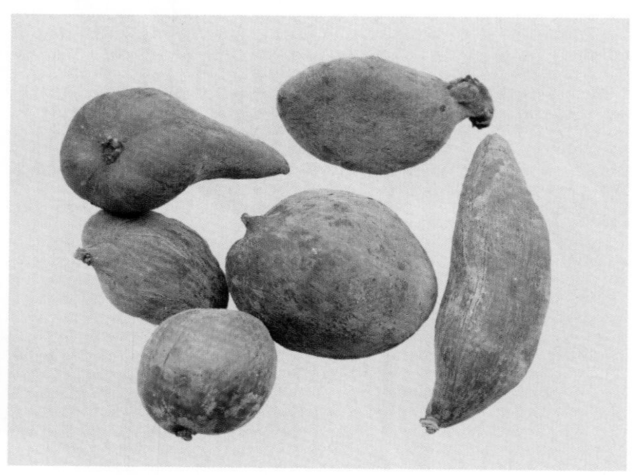

五倍子（药材 . 肚倍）

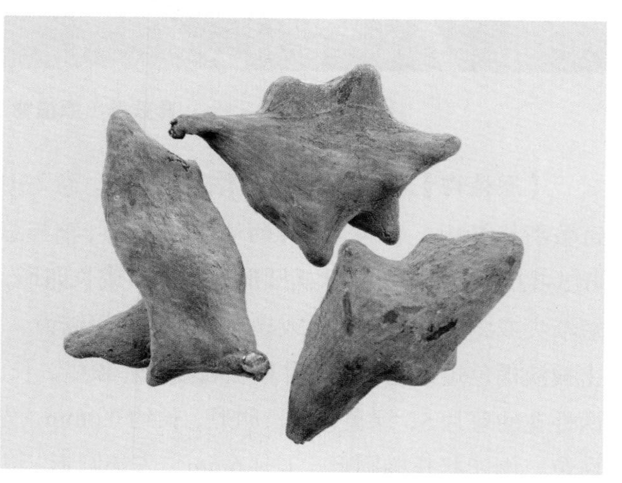

五倍子（药材 . 角倍）

【生态分布】生于海拔 500~1500m 的山坡林下或灌木丛中。分布于固新镇等地。

【采收加工】秋季采摘，置沸水中略煮或蒸至表面呈灰色，杀死蚜虫，取出，干燥。按外形不同，分为“肚倍”和“角倍”。

【鉴别】药材 肚倍 呈纺锤形囊状，无突起或分枝，长 2.5~9cm，直径 1.5~4cm。表面灰褐色或灰棕色，微有柔毛。质硬而脆，易破碎，断面角质样，有光泽，壁厚0.2~0.3cm，内壁平滑，有黑褐色死蚜虫及灰色粉状排泄物。气特异，味涩。

角倍 呈不规则的囊状，有若干瘤状突起或角状分枝，表面黄棕色至灰棕色，有灰白色软滑的绒毛。

饮片 呈不规则碎片，厚1~3mm，断面角质样。外表面黄棕色至灰棕色，内表面浅棕色，平滑，质坚脆。气特异，味极涩。

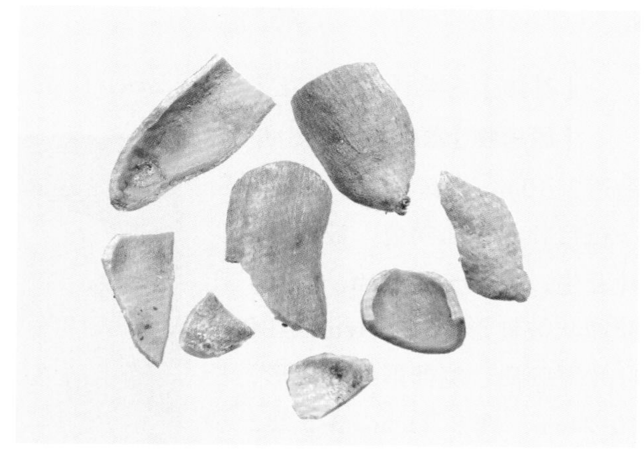

五倍子（饮片．肚倍）

【化学成分】含五倍子鞣质、没食子酸、淀粉、脂肪、树脂、蜡质等。

【药理作用】有收敛、止血、止泻、抗菌、抗生育、保肝、抗癌的作用。

【性味、归经与效用】酸、涩，寒。归肺、大肠、肾经。有敛肺降火，涩肠止泻，敛汗，止血，收湿敛疮的功效。用于肺虚久咳，肺热痰嗽，久泻久痢，自汗盗汗，消渴，便血痔血，外伤出血，痈肿疮毒，皮肤湿烂。

【用法与用量】内服：煎汤3~6g。外用：适量。

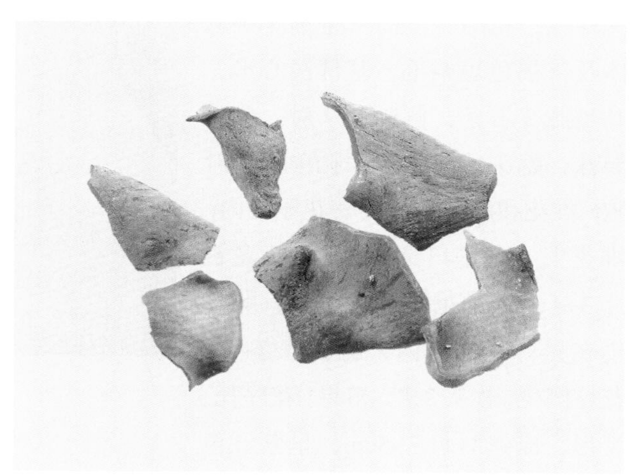

五倍子（饮片．角倍）

【临床应用】

1. 久咳 五倍子、五味子、桔梗各6g。水煎服，日服1剂。
2. 自汗，盗汗 五倍子6g，桑叶10g。水煎服，日服1剂。
3. 久泻，久痢 五倍子6g，石榴皮10g，山药30g。水煎服，日服1剂。
4. 脱肛，痔疮 五倍子、木槿皮各15g。煎汤熏洗。
5. 痈肿，痄腮，湿疮 五倍子、赤小豆、黄柏各30g。研末，麻油调搽患处。
6. 遗精，失溲，阴挺 五倍子100g，研粉醋调，填满肚脐。每日睡前敷定，次日晨起清洗。
7. 皲裂 五倍子30g，冰片3g。研末，麻油调搽患处。
8. 创伤出血 五倍子10g。研末，外敷患处。

无花果 Wuhuaguo

FRUCTUS FICI

【基源】为桑科植物无花果*Ficus carica* L. 的干燥成熟果实。

【原植物】落叶灌木或小乔木，高达3~10m。全株具乳汁；多分枝，小枝粗壮，表面褐色，被稀短毛。叶互生；叶柄长2~5cm，粗壮；托叶卵状披针形，长约1cm，红色；叶片厚膜质，宽卵形或卵圆形，长10~24cm，宽8~22cm，3~5裂，裂片卵形，边缘有不规则钝齿，上面深绿色，粗糙，下面密生细小钟乳体及黄褐色短柔毛，基部浅心形，基生脉3~5条，侧脉5~7对。雌雄异株，隐头花序，花序托单生于叶腋；雄花和瘿花生于同一花序托内；雄花生于内壁口部，雄蕊2，花被片3~4；瘿花花柱侧生、短；雌花生在另一花序托内，花被片3~4，花柱侧生，柱头2裂。榕果（花序托）梨形，成熟时长3~5cm，呈紫红色或黄绿色，肉质，顶部下陷，基部有3苞片。花、果期8~11月。

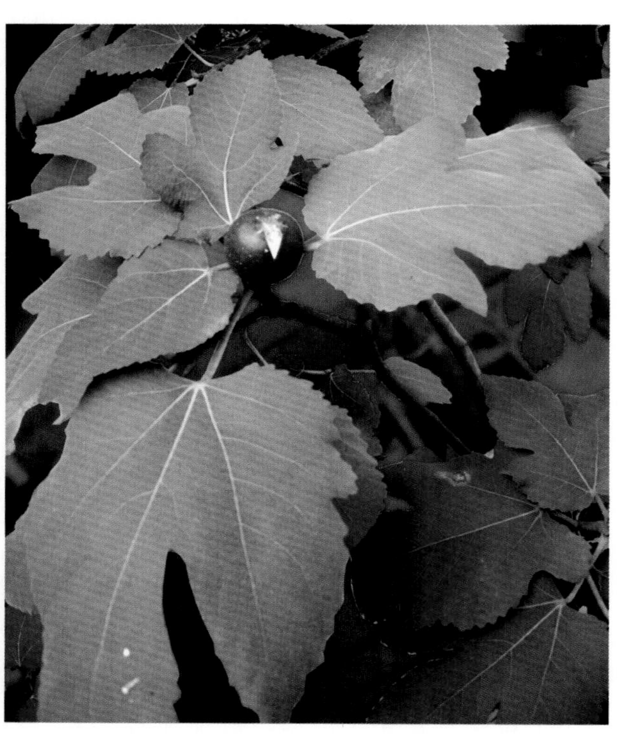

无花果（原植物）

【生态分布】县域内有栽培。

【采收加工】7~10月果实呈绿色时，分批采摘；或拾取落地的未成熟果实，鲜果用开水烫后，晒干或烘干。

【鉴别】 药材　果实呈倒圆锥形或类球形。长约2cm。直径1.5~2.5cm；表面淡黄棕色至暗棕色、

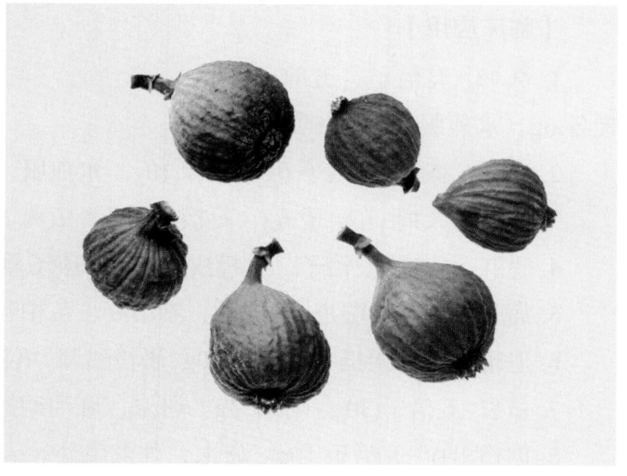

无花果（药材）

青黑色，有波状弯曲的纵棱线；顶端稍平截，中央有圆突形突起，基部渐狭，带有果柄及残存的苞片。质坚硬，横切面黄白色，内壁着生众多细小瘦果。有时壁的上部尚见枯萎的雄花。瘦果卵形或三棱状卵形。长 1~2mm，淡黄色，外有宿萼包被。气微，味甜、略酸。

饮片 为圆锥形或类圆形纵切厚片，表面黄白色，内壁着生多数枯萎的花、苞片及瘦果。周边淡黄棕色或暗褐色，有弯曲的纵棱线。气微，味微甜。

【化学成分】含有机酸类，其中有大量枸橼酸，并有少量延胡索酸、琥珀酸、丙二酸、奎宁酸、莽草酸；B 族维生素及无花果蛋白酶、天冬氨酸、甘氨酸、谷氨酸、亮氨酸、蛋氨酸、丙氨酸等氨基酸与蛋白质脂肪、糖类及钙（Ca）、铁（Fe）等微量元素。

【药理作用】

1. 有抗肿瘤、增强细胞免疫功能、镇痛、降压、轻泻的作用。

2. 毒性 给大鼠静脉注射未成熟果实的乳汁 0.02ml，或家兔 0.05ml，可使动物立即死亡，解剖可见内脏毛细血管损害；腹腔注射也得相似结果；皮下注射可引起局部组织坏死；口服则无毒。

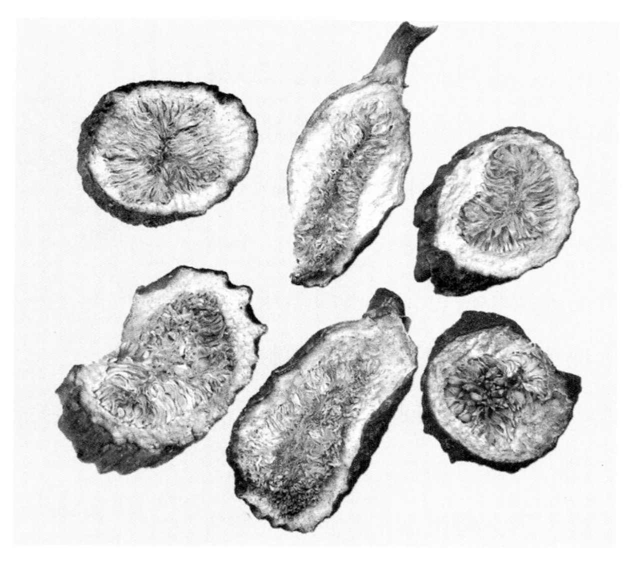

无花果（饮片）

【性味、归经与效用】甘，凉。归肺、胃、大肠经。有清热生津，健脾开胃，解毒消肿的功效。用于咽喉肿痛，燥咳声嘶，乳汁稀少，肠热便秘，食欲不振，消化不良，泄泻、痢疾，痈肿，癣疾。

【用法与用量】内服：煎汤，9~15g，大剂量可用至 30~60g；或生食鲜果 1~2 枚。外用：适量，煎水洗；研末调敷或吹喉。

【临床应用】

1. 喉痹 无花果 30g，冰糖 6g。代茶频饮。
2. 泄泻 无花果、炒山药各 30g，车前子 15g。水煎服，日服 1 剂。
3. 咳嗽 无花果 30g，百合 20g。代茶频饮。
4. 痔疮 无花果 15g，槐花、冰糖各 6g。水煎服，日服 1 剂。

五灵脂 Wulingzhi

FAECES TROGOPTERORI

【基源】为鼯鼠科动物复齿鼯鼠*Trogopterus xanthipes* Milne-Edwards 的干燥粪便。根据其外形的不同，分为“灵脂块”即“糖灵脂”和“灵脂米”。

【原动物】形如松鼠，但较松鼠略大，为中等的一种鼯鼠。体长20~30cm，体重250~400g。头宽，吻较短。眼圆而大，耳壳显著，耳基部前后方生有黑色细长的簇毛。前后肢间有皮膜相连。尾呈扁平状，略短于体长，尾毛长而蓬松。全身背毛为灰黄褐色，毛基部黑灰色，上部黄色，尖端黑褐色。颜脸部较淡，为灰色，耳同身色。腹部毛色较浅。毛基灰白色，毛尖黄棕色。皮膜上下与背腹面色相同，唯侧缘呈鲜橙黄色。四足色较深，为棕黄色。尾为灰黄色，尾尖有黑褐色长毛。

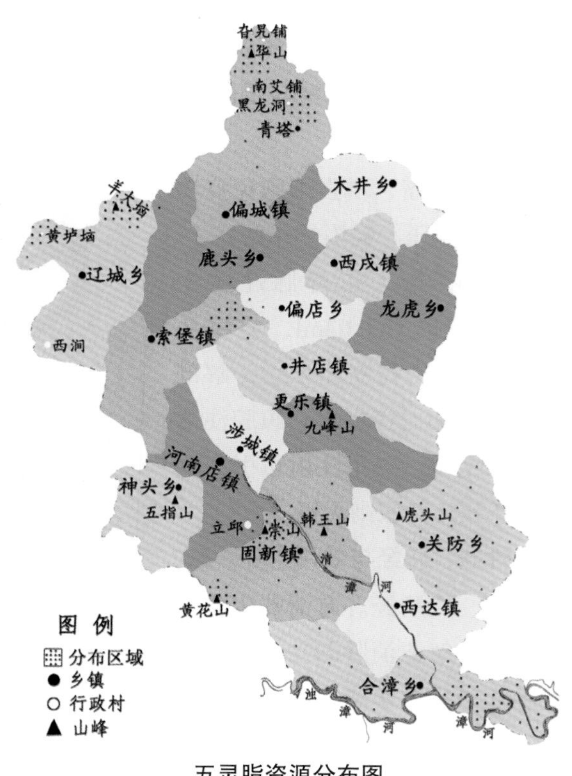

五灵脂资源分布图

【生态分布】生活于高山岩石陡壁的石洞或石缝中。主要分布于合漳乡、辽城乡、偏城镇、索堡镇、固新镇等地。

【采收加工】全年可采，但在春、秋季为多，春季采者品质较佳，采得后，拣净砂石、泥土等杂质，晒干。

【鉴别】灵脂块 呈不规则的块状，大小不一。表面黑棕色、红棕色或灰棕色，凹凸不平，有油润性光泽。黏附的颗粒呈长椭圆形，表面常裂碎，显纤维性。质硬，断面黄棕色或棕褐色，不平坦，有的可见颗粒，间或有树脂状物质。气腥臭。

灵脂米 为长椭圆形颗粒，长5~15mm，直径3~6mm。表面黑棕色、红棕色或灰棕色，较平滑或微粗糙。常可见淡黄色的纤维残痕，有的略具光泽。体轻，质松，易折断，断面黄绿色或黄褐色，不平坦，纤维性。气微。

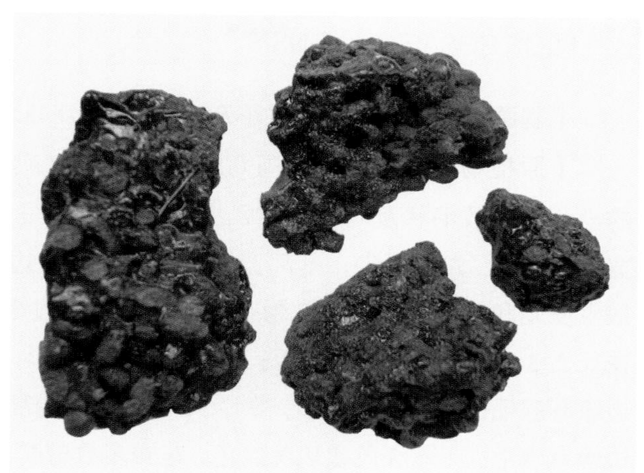

糖灵脂（饮片）

【化学成分】含树脂、尿素、尿酸和维生素 A 类物质等。

【药理作用】有抗血小板聚集、抗炎、抗溃疡、增强免疫、清除自由基的作用。

【性味、归经与效用】甘、苦，温。归肝、脾经。有活血止痛，化瘀止血，消积解毒的功效。用于心腹血气诸痛，妇女闭经，产后瘀滞腹痛，崩漏下血，小儿疳积，蛇蝎蜈蚣咬伤。

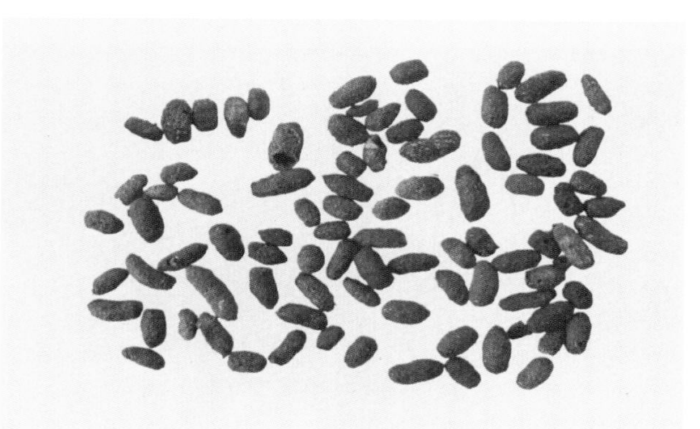

灵脂米（饮片）

【用法与用量】内服：煎汤，5~10g；或入丸、散。外用：适量，研末撒或调敷。

【临床应用】

1. 痛经，恶露　五灵脂、桃仁、当归、延胡索、香附各 10g，益母草 15g，红花、川芎、甘草各 6g。水煎服，日服 1 剂。

2. 跌打损伤　五灵脂、乳香、没药各等分，共研细末。麻油调涂患处。

3. 癥瘕　五灵脂 15g，香附、蒲黄（包）各 10g，小茴香 6g，丹参 30g，郁金 12g。水煎服，日服 1 剂。

【注意】不宜与人参同用。

月季花 Yuejihua

FLOS ROSAE CHINENSIS

【基源】为蔷薇科植物月季*Rosa chinensis* Jacq. 的干燥花。

【原植物】矮小灌木，高 0.5~1m。茎直立或略披散，圆柱形，具粗壮而略带钩状的皮刺。奇数羽状复叶，互生，小叶 3~5（稀 7），宽卵形或卵状长圆形，长 2~6cm，宽 1.5~3cm，先端渐尖，基部宽楔形或近圆形，边缘有锐锯齿，两面无毛；叶柄和叶轴散生皮刺和短腺毛；托叶常附在叶柄的下部，边缘有腺毛。花数朵簇生（稀单生），花梗长 2~3cm，表面散生短腺毛；总苞 2 枚，披针形，长 1~2cm，先端呈长尾状，表面有毛，边缘有腺毛；萼筒倒卵圆形，萼片 5，卵形，先端常具长尾状锐尖头，边缘具羽状长裂片，边缘有腺毛；花冠红色或玫瑰红色，花瓣多数重瓣，倒卵形，花径 4~6cm，微香；周位花，雄蕊多数；雌蕊多数，子房上位，有毛，花柱外露。聚合果卵圆形或梨形，直径 1.5~2cm，成熟时红色。花期 5~9 月，果期 8~11 月。

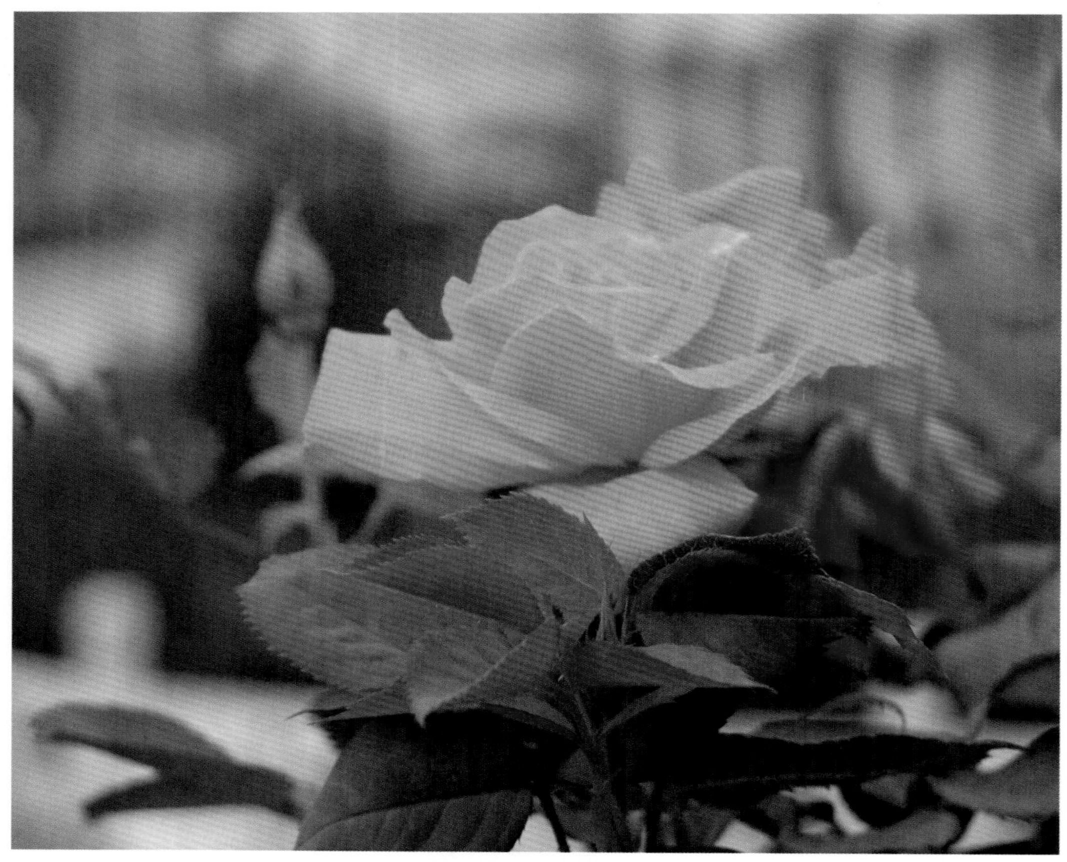

月季（原植物）

【生态分布】县域内各地均有栽培。

【采收加工】全年均可采收，花微开时采摘，阴干或低温干燥。

【鉴别】药材　呈类球形，直径1.5~2.5cm。花托长圆形，萼片5，暗绿色，先端尾尖；花瓣呈覆瓦状排列，有的散落，长圆形，紫红色或淡紫红色；雄蕊多数，黄色。体轻，质脆。气清香，味淡、微苦。

饮片　为圆球形，夹有散碎的花瓣，色紫红或粉红。花瓣多数呈长圆形，中央黄色花蕊聚集，花萼绿色，质脆。气芳香，味淡、微苦。

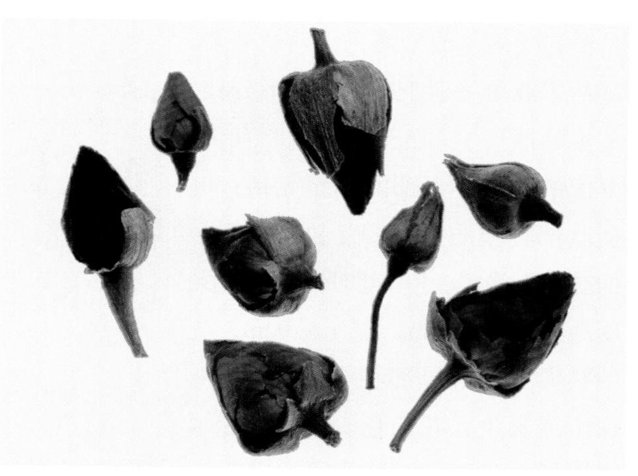

月季花（饮片）

【化学成分】含挥发油，主要为牻牛儿醇、橙花醇、香茅醇及其葡萄糖苷、没食子酸；此外，尚含槲皮苷、鞣质、色素等。

【药理作用】具有较强的抗真菌作用。

【性味、归经与效用】甘，温。归肝经。有活血调经，疏肝解郁的功效。用于气滞血瘀，月经不调，痛经，闭经，胸胁胀痛。

【用法与用量】内服：煎汤，3~6g。

【临床应用】

1. 痛经　月季花10g。代茶饮。

2. 腹痛（瘀血腹痛）　月季花20g，益母草15g，香附10g。水煎服，日服1剂。

3. 痈肿　月季花，捣烂外敷。

支柱蓼 zhizhuliao

RHIZOMA POLYGONI SUFFULTI

【基源】为蓼科植物支柱蓼*Polygonum suffultum* Maxim. 的干燥根茎。

【原植物】多年生草本，高20~40cm。全草无毛。根茎肥厚，具节，棕褐色或紫褐色；须根甚多。茎丛生或单一，细长，绿色，不分枝。基生叶柄长15~25cm；茎生叶互生，下部的具柄，上部的渐至无柄；叶柄基部具膜质托叶鞘2枚，有明显的脉，无缘毛；叶片卵形或广卵形，质薄，长3~15cm，宽1.5~9cm，先端锐尖，微弯，基部心形。穗状花序，顶生或腋生；花白色，花梗短小，基部具小苞片；花被5深裂；雄蕊8；花柱3，基部合生，柱头头状。瘦果卵形，有三锐棱，黄褐色，有光泽。花期4~5月，果期5~7月。

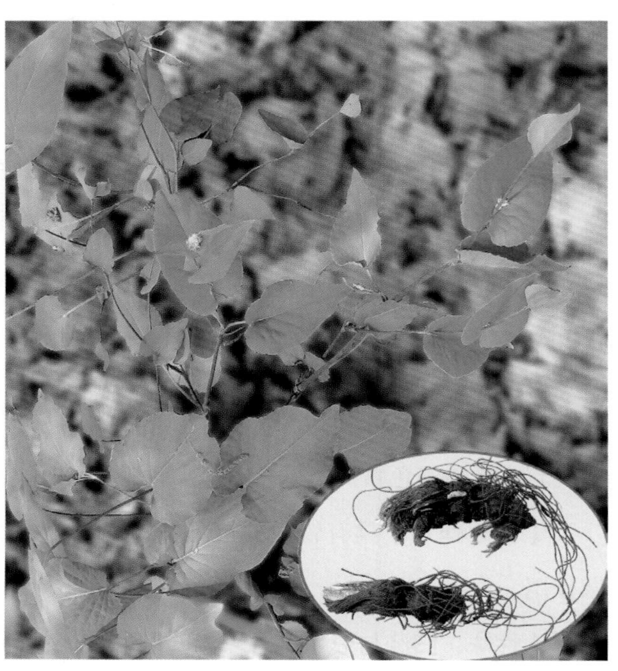

支柱蓼（原植物）

【生态分布】生于600~1200m的林下或潮湿地方，常见于黄沙泥中。分布于辽城乡等地。

【采收加工】秋季采挖根茎，除去须根及杂质，洗净，晾干。

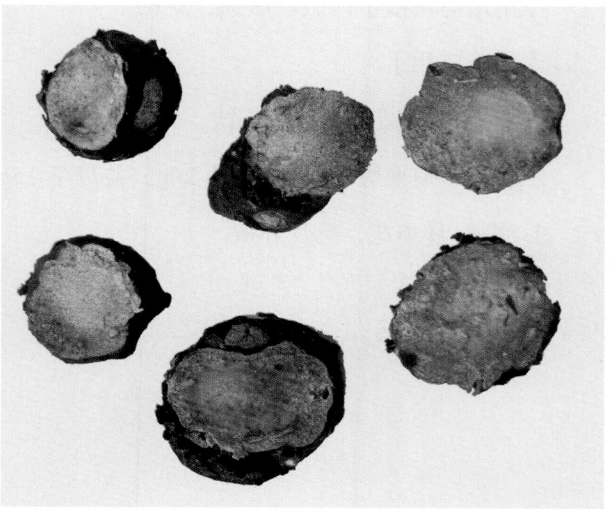

支柱蓼（饮片）

【鉴别】药材 根茎呈结节状，平直或稍弯曲，长2~9cm，直径0.5~2cm。表面紫褐色或棕褐色，有6~10节，每节呈扁球形，外被残存叶基，并有残留细根及点状根痕。有时两节之间明显变细延长。质硬，易折断，断面淡粉红色或灰黄色，近边缘处有12~30个黄白色维管束，排成断续的环状。气微，味涩。

饮片 呈圆形或类圆形厚片，直径0.5~2.0cm。切面粉性，淡粉红色或灰黄色，近边缘处有12~30个黄白色维管束，排成断续的环状。外表面紫褐色或棕褐色，具纵沟纹、残留细根及点状根痕。质硬。气微，味涩。

【化学成分】 含大黄素、大黄酸、大黄酚、原花色素、没食子酸及大量鞣质等。

【药理作用】 有活血、抗菌和收敛的作用。

【性味、归经与效用】 苦、涩，凉。归肝、脾经。有止血止痛，活血调经，除湿清热的功效。用于跌打伤痛，外伤出血，吐血，便血，崩漏，月经不调，赤白带下，湿热下痢，痈疮。

【用法与用量】 内服：煎汤，9~15g；研末，6~9g；或浸酒。外用：适量，研末调敷。

【临床应用】

1. 衄血　支柱蓼6g，研末。白水冲服。
2. 痢疾　支柱蓼、蒲公英各10g。水煎服，日服1剂。
3. 跌打损伤　苎麻根30g，支柱蓼15g，红花10g，共研细粉。黄酒敷患处。

中华卷柏 Zhonghuajuanbai

HERBA SELAGINELLAE SINENSII

【基源】 为卷柏科植物中华卷柏*Selaginella sinensis*（Desv.）Spring的新鲜或干燥全草。

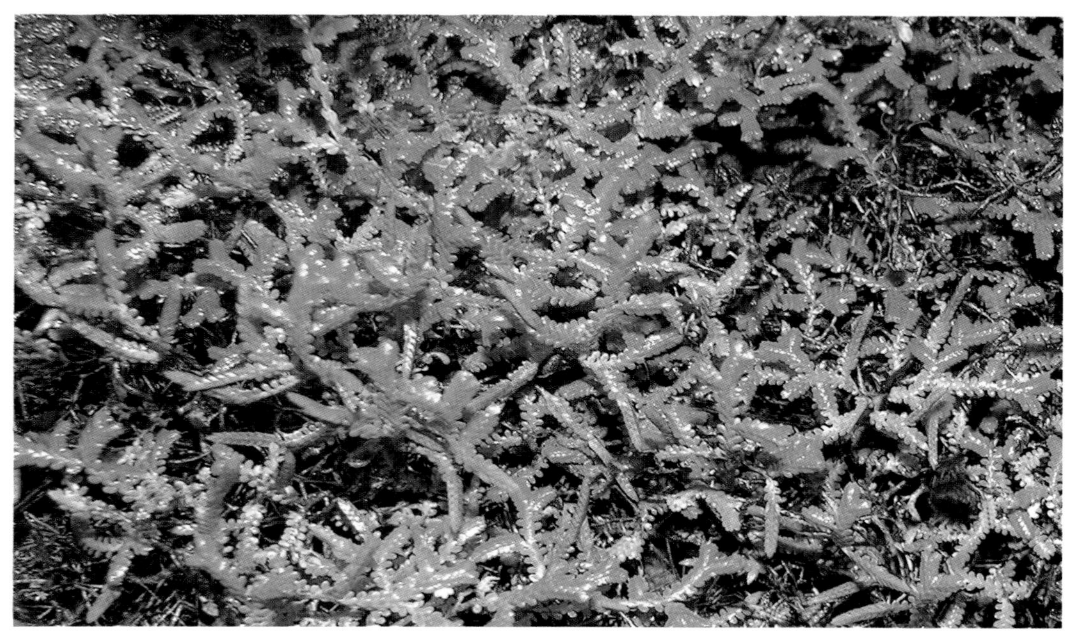

中华卷柏（原植物）

【原植物】植株细弱，长 10~40cm。主茎匍匐，禾秆色，多回分枝，各分枝处生根。叶二型，在枝两侧及中间各 2 行；侧叶阔圆形，长约 1.2mm，宽约 0.8mm，干后常向下翻卷，边缘膜质，有疏细齿；中叶长卵形，长 0.7mm，宽 0.4mm，有膜质白边和微齿。孢子囊穗状单生于枝顶，孢子囊穗状单生于枝顶，长 5~12mm，四棱形；孢子叶阔卵形，先端锐尖，略有齿；孢子囊圆肾形，大孢子囊通常少数，位于孢子囊穗下部，小孢子囊多数，位于孢子囊穗中上部；孢子异型。

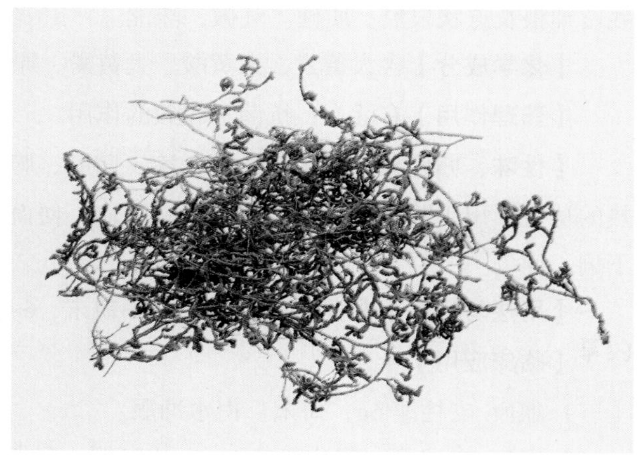

中华卷柏（药材）

【生态分布】生于海拔 500~1200m 的山坡灌丛、林缘和山地岩石上。县域内各地均有分布，以关防乡、涉城镇韩王山、辽城乡西涧、羊大垴为最多。

【采收加工】夏、秋季采收，晒干或鲜用。

【鉴别】 呈短段状。根极少，纤细，须状，黄褐色。茎圆柱形，直径 1~2mm，表面黄绿色至淡黄棕色，具稀疏螺旋状排列的叶痕。叶淡绿色至黄绿色，主茎上的叶呈卵状三角形，长约 2mm，顶端锐尖，主茎上部略呈羽状复叶，多卷曲，分枝上的小叶有两种形态，背面叶 2 列，斜展，覆瓦状排列，卵状三角形，长约 2mm，宽约 1.5mm，顶端短尖；腹面中央叶更小，2 列，相互交叉排列，卵圆形，顶端锐尖。孢子囊穗顶生，四棱形，孢子叶卵状三角形，头锐尖。体轻，质稍韧。气微，味淡。

【性味、归经与效用】微苦，凉。有清热利湿，止血的功效。用于黄疸型肝炎，胆囊炎，肾炎，痢疾，下肢湿疹，烫火伤，外伤出血。

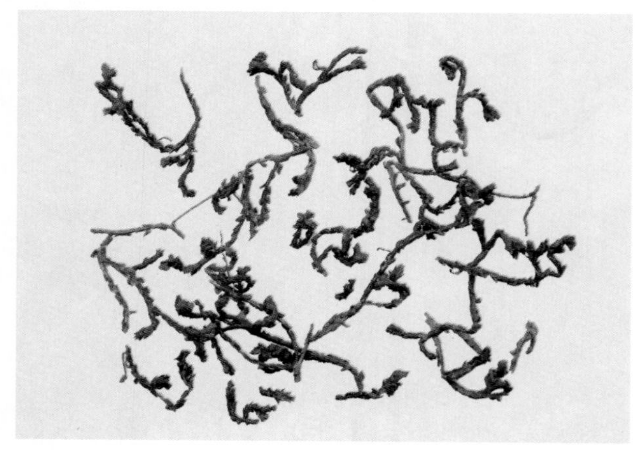

中华卷柏（饮片）

【用法与用量】内服：煎汤，9~15g，大剂量 30~60g。外用：适量，研末敷。

【临床应用】

1. 黄疸 中华卷柏 30g，酢浆草、茵陈各 15g。水煎服，日服 1 剂。

2. 湿疮 中华卷柏、苍术各等分。适量，研细末敷患处。

3. 创伤出血　中华卷柏、侧柏叶各等分。适量，烧炭存性，研细末敷患处。

4. 带下　中华卷柏、薏苡仁各 30g。水煎服，日服 1 剂。

艾 叶 Aiye

FOLIUM ARTEMISIAE ARGYI

【**基源**】为菊科植物艾 *Artemisia argyi* Levl.et Vant. 的干燥叶。

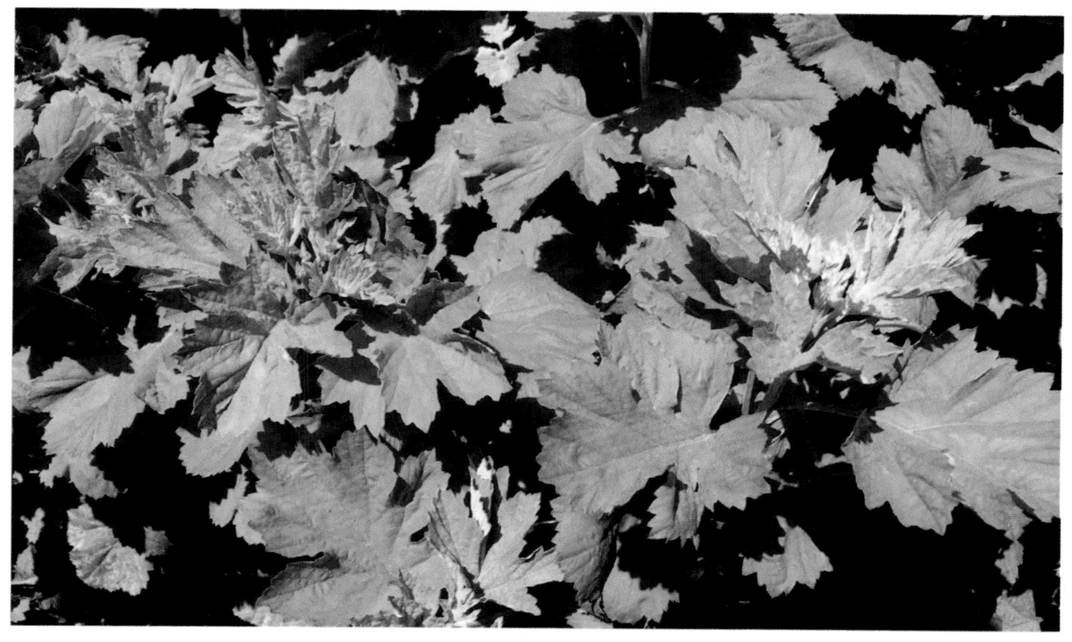

艾（原植物）

【**原植物**】多年生草本。高 50~150cm，圆柱形，基部木质化，外被灰白色绒毛，茎自中部以上分枝。单叶，互生，茎下部叶阔卵形，羽状浅裂或深裂。裂片边缘锯齿状，叶缘下延成长柄，中部叶近长倒卵形，长 6~10cm，宽 4~8cm，叶缘下延成短柄，羽状浅裂或深裂，侧裂片约 2 对，常楔形，具假托叶，上部叶渐小，3 裂或不裂，近无柄；近茎顶端叶披针形，带状披针形，无柄，全缘，经多年种植者，呈卵状椭圆形；上面绿色，被柔毛，后渐脱落，下面被灰白色绒毛。头状花序多数，排列成总状；总苞片 4 层，外层苞片较小，卵状披针形，中层及内层苞片较大，广椭圆形，边缘膜质，被绒毛；缘花雌性，盘花两性，各 10 余朵；缘花花冠管细管状，长约 1.3mm，顶端 2~3 齿裂，绿色，子房细柱形，花柱先端 2 分枝；盘花花冠管近喇叭筒状，先端 5 裂，裂片外卷，长约 2mm，初开及盛开时，花冠管上部呈紫红色，下部色渐变淡，后紫色退去，呈黄绿色；雄蕊 5，聚药，先端的附属物三角形，具尖头，花柱顶端 2 分叉。瘦果近柱形、长圆形；长约 1mm，无毛。花期 8~10 月，果期 10~11 月。

【生态分布】生于海拔 200~1300m 的荒地、林缘、路旁、沟边。全县各地均有分布。主要分布于索堡镇、辽城乡、偏店乡、关防乡等地。

【采收加工】夏季花未开时采摘，除去杂质，晒干。

【鉴别】药材　完整叶片展平后呈卵状椭圆形，羽状深裂，裂片椭圆状披针形，边缘有不规则的粗锯齿，上表面灰绿色或深黄绿色，有稀疏的柔毛及腺点，下表面密生灰白色绒毛。质柔软。气清香，味苦。

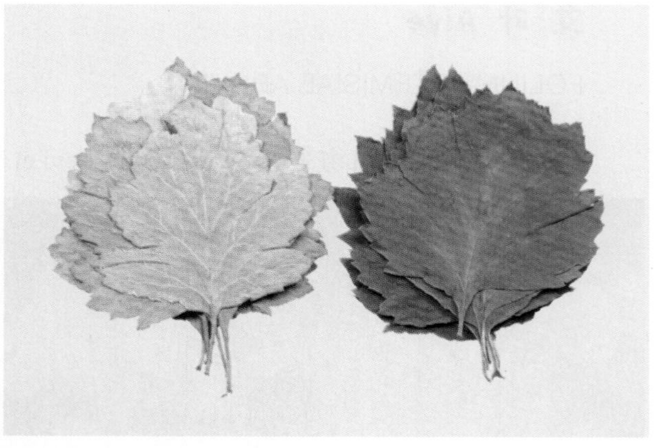

艾叶（药材）

饮片　为皱缩、破碎的叶片，有短柄，叶面灰绿色，有稀疏的短绵毛及白色腺点，背面密生灰白色绒毛，质柔软。气清香，味苦。艾叶炭为焦黑色细末，有细条状叶柄。醋艾叶形如艾叶，略有醋气。醋艾叶炭形如艾叶炭，略具醋气。

【化学成分】含挥发油（桉油素、β-石竹烯、芳樟醇、反式-葛缕醇、α-萜品烯醇、萜品烯醇-4等）、黄酮化合物和钙、镁、锰、铝、镍等微量元素。

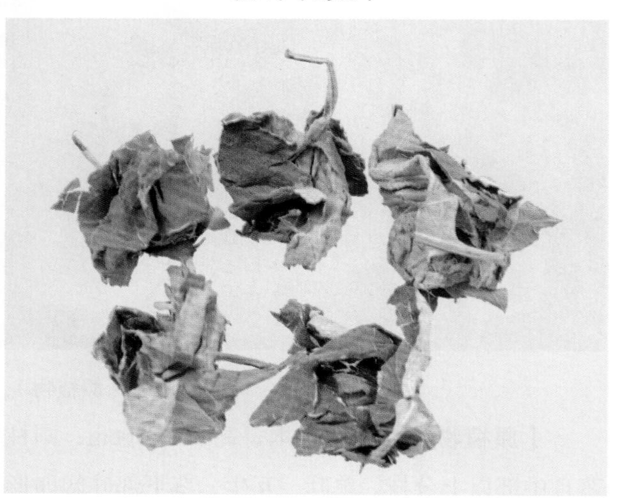

艾叶（饮片）

【药理作用】

1. 有兴奋子宫、抗病原体、止血、平喘、抗过敏、镇咳祛痰、镇静、利胆的作用。

2. 毒性　煎剂小鼠腹腔注射 LD_{50} 为 2.3g/kg。

【性味、归经与效用】辛、苦，温；有小毒。归脾、肝、肾经。有温经止血，散寒止痛的功效；外用祛湿止痒。用于吐血，衄血，崩漏，月经过多，少腹冷痛，经寒不调，宫冷不孕；外用治皮肤瘙痒。醋艾炭温经止血，用于虚寒性出血。

【用法与用量】内服：煎汤，3~9g。外用：适量，供灸治或熏洗用。

【临床应用】

1. 痛经　艾叶、香附、黄芪、续断、当归、延胡索各 10g，吴茱萸、川芎、白芍、肉桂各 6g。水煎服，日服 1 剂。

2. 衄血 生艾叶、生荷叶各 9g，生侧柏叶 12g，白茅根 30g，生地黄 15g。水煎服，日服 1 剂。

3. 带下 艾叶、车前子各 10g，苍术 15g。水煎服，日服 1 剂。

4 痒风 艾叶、花椒各等分。适量，水煎洗。

5. 湿疮 艾叶、黄柏、苍术各等分。研末外敷。

白扁豆 Baibiandou

SEMEN LABLAB ALBUM

【基源】为豆科植物扁豆*Dolichos lablab* L. 的干燥成熟种子。

【原植物】一年生缠绕草质藤本，长达 6m。茎无毛或疏被柔毛，常呈淡紫色或淡绿色。三出复叶；叶柄长 4~14cm；托叶披针形或三角状卵形；顶生小叶宽三角状卵形，长 5~10cm，宽约与长相等，两面有疏毛，侧生小叶较大，两边不均等；小托叶线状披针形，被毛。总状花序腋生，长 15~25cm；花序轴节明显，每节有 2 至多花丛生；小苞片 2 枚，舌状，早落；花萼宽钟状，上部 2 齿，内完全合生，其余 3 齿近相等；花冠蝶形，白色或紫红色，长约 2cm，旗瓣广椭圆形，基部两侧有 2 个附属体，翼瓣斜椭圆形，近基部处一侧有耳，龙骨瓣舟状，弯曲几成直角；雄蕊 10，1 枚单生，其余 9 枚的花丝部分连合成管状，将雌蕊包围；子房线形，有绢毛，基部有腺体。荚果倒卵状长椭圆形，扁平，长 5~8cm，宽 1~3cm，先端稍宽，顶上具一向下弯曲的喙，边缘粗糙。种子 2~5 粒，扁椭圆形，白色、黑色或红褐色。花期 6~8 月，果期 9 月。

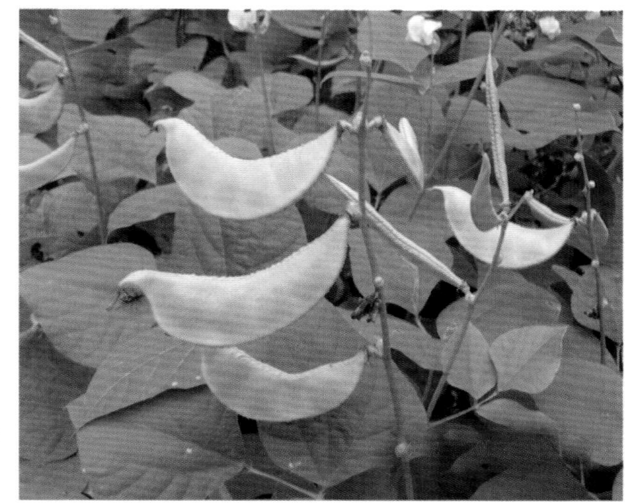

扁豆（原植物）

【生态分布】县域内各地均有栽培。

【采收加工】秋、冬二季采收成熟果实，晒干，取出种子，再晒干。

【鉴别】种子扁椭圆形或扁卵圆形，长 8~13mm，宽 6~9mm，厚约 7mm。表面淡黄白色或淡黄色，平滑，略有光泽，一侧边缘有隆起的白色眉状种阜。质坚硬，种皮薄而脆，子叶 2，肥厚，黄白色。气微，味淡，嚼之有豆腥气。

【化学成分】含油 0.62%，内有棕榈酸占 8.33%、亚油酸占 57.95%、反油酸占

15.05%、油酸占 5.65%、硬脂酸占 11.26%、花生酸占 0.58%、山萮酸占 10.40%；葫芦巴碱、蛋氨酸、亮氨酸、苏氨酸、维生素 B_1 及维生素 C、胡萝卜素、蔗糖、葡萄糖、水苏糖、麦芽糖、棉子糖、L-2- 哌啶酸和具有毒性的植物凝集素等。另含甾体。

【药理作用】

1. 有抗菌、抗病毒、提高免疫功能的作用。

2. 毒性 白扁豆中含对人的红细胞非特异性植物凝集素。不溶于水的凝集素，有抗胰蛋白酶活性，可抑制实验动物生长，故属毒性成分。另含一种酶，有非竞争性抑制胰蛋白酶的活性，加热亦降低其活性，于 10mg/kg 浓度时，由于抑制了凝血酶，可使枸橼酸血浆的凝固时间由 20s 延长至 60s。用白扁豆提取的凝集素可区分人和羊、牛的红细胞，因为此凝集素仅凝集人的红细胞，法医可用此探测人血。

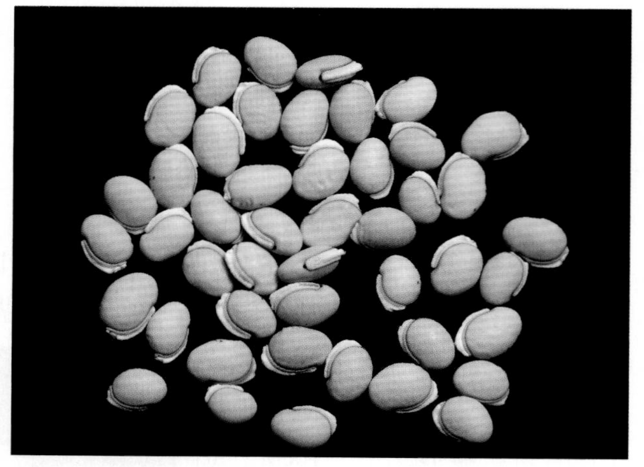

白扁豆（饮片）

【性味、归经与效用】甘，微温。归脾、胃经。有健脾化湿，和中消暑的功效。用于脾胃虚弱，食欲不振，大便溏泻，白带过多，暑湿吐泻，胸闷腹胀。炒白扁豆健脾化湿。用于脾虚泄泻，白带过多。

【用法与用量】内服：煎汤，9~15g。

【临床应用】

1. 泄泻 白扁豆、党参、茯苓、白术、山药各 10g，薏苡仁 30g，桔梗、砂仁、甘草各 6g。水煎服，日服 1 剂。

2. 感冒 白扁豆 10g，厚朴、陈皮、香薷各 6g。水煎服，日服 1 剂。

3. 带下 白扁豆 10g，薏苡仁 30g，车前子 15g。水煎服，日服 1 剂。

白附子 Baifuzi

RHIZOMA TYPHONII

【基源】为天南星科植物独角莲*Typhonium giganteum* Engl. 的干燥块茎。

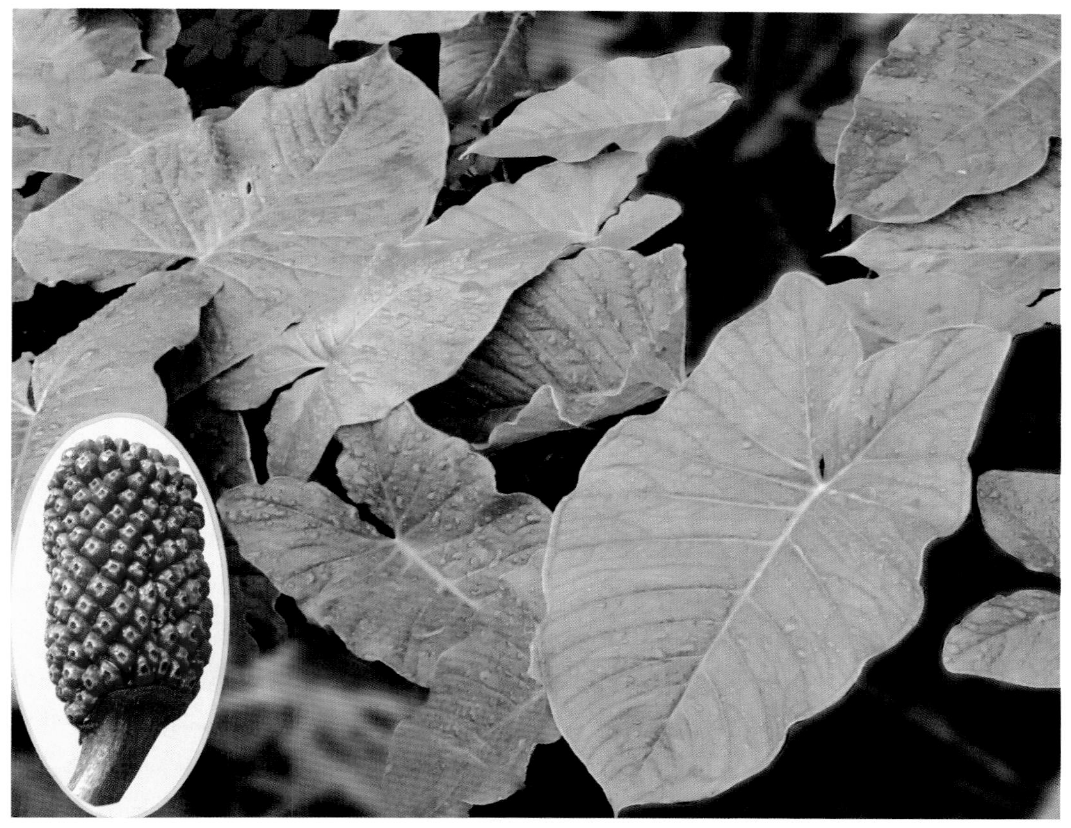

独角莲（原植物）

【原植物】多年生草本。块茎卵形、卵状椭圆形或椭圆形，直径2~5cm。叶基生，通常1~2年生的只有一叶，3~4年生的有3~4叶；叶柄肥大肉质，半圆形，长20~40cm；叶片大，戟状箭形或卵状宽椭圆形，长10~40cm，宽7~30cm，先端渐尖，基部箭形，全缘或略呈波状，侧脉6~10对，伸至边缘连成网状。花梗从块茎处生出，肥厚，圆柱形，内侧稍扁平，长8~15cm，绿色，常带紫色纵条斑点；肉穗花序顶生，佛焰苞长10~15cm，上部展形，先端渐尖，下部筒状，长4~5cm；肉穗花几无梗，长8~10cm，顶端具圆柱状附属器，紫色，长约5cm，直立，基部无柄，先端钝，花雌雄同株；雄花部分在上，长约1.5cm，雄花无柄，花药2，药室卵圆形，顶孔开裂；中部长约2.5cm处着生中性花，中部上段中性花棒状，中部下段中性花为钻形；雌花部分在下，长约 1.5cm；子房圆柱形，顶端近六角形，1 室，通常具 2~3 个基生胚珠。浆果红色。花期 6~7 月，果期 8~9 月。

【生态分布】生于海拔 300~600m 的阴湿林下、山涧、水沟及庄稼地。分布于关防乡、索堡镇等地。

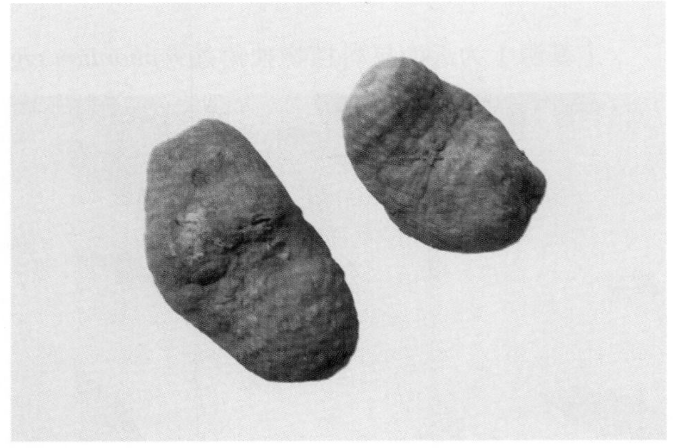

白附子（药材）

【采收加工】秋季采挖，挖取块茎，除去须根和外皮，晒干。

【鉴别】药材 呈椭圆形或卵圆形，长 2~5cm，直径 1~3cm。表面白色至黄白色，略粗糙，有环纹及须根痕，顶端有茎痕或芽痕。质坚硬，断面白色，粉性。气微，味淡、麻辣刺舌。

饮片 生白附子 呈椭圆形或卵圆形，长 2~5cm，直径 1~3cm。表面白色至黄白色，略粗糙，有环纹及须根痕，顶端有茎痕或芽痕。质坚硬，断面白色，粉性。气微，味淡，麻辣刺舌。

制白附子 为类圆形或椭圆形厚片，切面黄色，周边淡棕色。角质，味淡，微有麻舌感。

【化学成分】含 β-谷甾醇、β-谷甾醇-D-葡糖糖苷、内消旋肌醇、胆碱、尿嘧啶、琥珀酸、酪氨酸、棕榈酸、亚油酸、油酸、白附子凝集素。

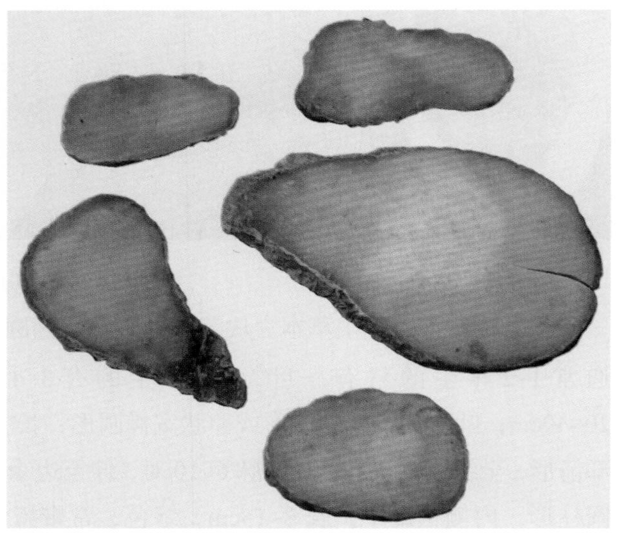

制白附子（饮片）

【药理作用】

1. 有镇静、抗惊厥、镇痛及抗炎、抑菌、催吐和刺激作用。

2. 毒性 小鼠静注 LD_{50} 生白附子为 32.58 ± 2.65g/kg；制白附子为 29.57 ± 2.7g/kg。

【性味、归经与效用】辛，温；有毒。归胃、肝经。有祛风痰，定惊搐，解毒散结，止痛的功效。用于中风痰壅，口眼㖞斜，语言謇涩，惊风癫痫，破伤风，痰厥头痛，偏正头痛，瘰疬痰核，毒蛇咬伤。

【用法与用量】内服：煎汤，3~6g。一般炮制后用。外用：生品适量捣烂，熬膏或研末以酒调敷患处。

【临床应用】

1. 口僻　白附子、僵蚕、全蝎各 9g，白花蛇 3g。水煎服，日服 1 剂。

2. 头痛　白附子、白芷、川芎、天麻、全蝎各 6g，细辛 3g。水煎服，日服 1 剂。

3. 瘰疬　白附子适量，捣烂外敷。

白 果 Baiguo

SEMEN GINKGO

【基源】为银杏科植物银杏 *Ginkgo biloba* L. 的干燥成熟种子。

【原植物】落叶乔木，高可达 45m；树干直立，全株无毛，树皮淡灰色，有纵裂纹，枝淡灰褐色，有长枝及短枝两种，长枝横生或下垂，短枝长 1~1.5cm，密集环纹，顶端有数片叶簇生，短枝有时可伸长成长枝。芽圆锥形，钝尖，被褐色芽鳞。单叶互生，叶柄长 2~7cm；叶片扇形，长 3~7cm，宽 6~9cm，叶上部边缘有波状圆齿或不规则浅裂，中央常 2 裂，基部楔形，无明显中脉，具多数 2 分歧平行脉，两面均为黄绿色。幼树及萌发枝上的叶片长达 13cm，宽 15cm。花单性，雌雄异株；雄花序为短的葇荑花序，2~6 个花序着生在短枝的叶腋中，具多数雄花，花药成对生于花柄的顶端，长圆形，黄绿色；雌花每 2~3 朵生于短枝顶端，具长柄，顶端分两叉，各生一环状座，每座着生 1 枚胚珠，通常只有 1 枚发育成熟为种子。种子核果状，椭圆形或卵圆形，长 2~3.2cm，成熟果淡黄色或金黄色，表面微具白粉状蜡质，种皮外层肉质，具辛辣味，有臭气。花期 4~5 月，果期 9~10 月。

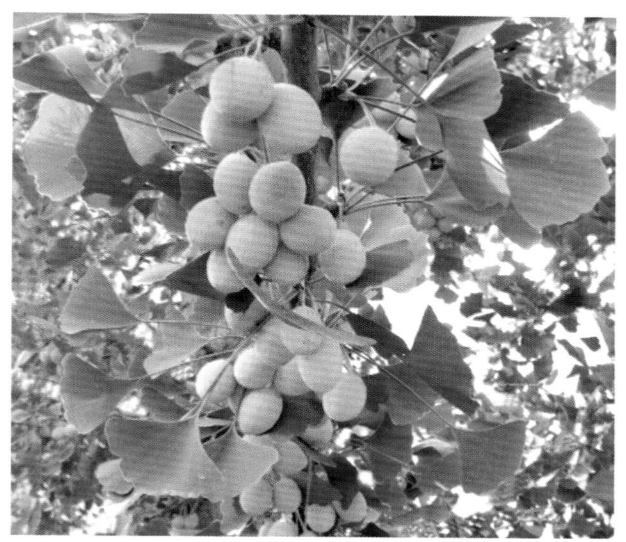

银杏（原植物）

【生态分布】生于酸性土壤、排水良好地带的天然林中。县域内园圃、路边等有栽培。

【采收加工】秋季种子成熟时采收，除去肉质外种皮，洗净，稍蒸或略煮后，烘干。

【鉴别】略呈椭圆形，一端稍尖，另端钝，长 1.5~2.5cm，宽 1~2cm，厚约 1cm。表面黄白色或淡棕黄色，平滑，具 2~3 条棱线。中种皮（壳）骨质，坚硬。内种皮膜质，种仁宽卵球形或椭圆形，一端淡棕色，另一端金黄色，横断面外层黄色，胶质样，内层淡黄色或淡绿色，粉性，中间有空隙。气微，味甘、微苦。

【化学成分】含蛋白质、脂肪和白果酚、白果酸、钙、磷、铁、胡萝卜素等。

【药理作用】

1. 有祛痰、解痉、改善血液循环、抗菌的作用。

2. 毒性　外种皮小鼠腹腔注射 LD_{50} 为 5.03 ± 3.01g/kg。

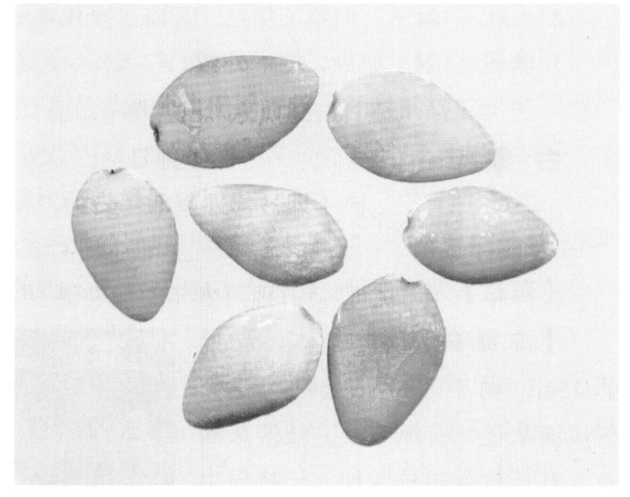

白果（饮片）

【性味、归经与效用】甘、苦、涩，平；有毒。归肺、肾经。有敛肺定喘，止带缩尿的功效。用于痰多喘咳，带下白浊，遗尿尿频。

【用法用量】内服：煎汤，5~10g。

【临床应用】

1. 哮喘　白果、款冬花、桑白皮、清半夏各 9g，麻黄、紫苏子、苦杏仁、黄芩、甘草各 6g。水煎服，日服 1 剂。

2. 失溲　白果、牡丹皮、山茱萸各 10g，桑螵蛸、益智仁各 15g，熟地黄 30g，五味子 6g。水煎服，日服 1 剂。

3. 带下　白果 6g，山药 30g，芡实 10g，黄柏 6g，车前子 3g。水煎服，日服 1 剂。

【注意】生食有毒。

白花射干 Baihuashegan

RADIX SEU RHIZOMA IRIS DICHOTOMAE

【基源】为鸢尾科植物野鸢尾 *Iris dichotoma* Pall. 新鲜或干燥的根及根茎。

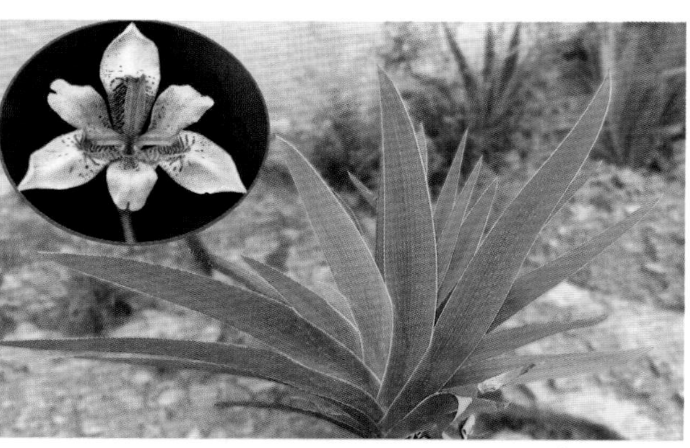

野鸢尾（原植物）

【原植物】多年生草本，高 25~75cm。根茎常呈不规则结节状，棕褐白或黑褐色。须根发达，粗而长，黄白色。叶基生或在花茎基部互生；叶片剑形，长 20~30cm，宽

1.5~3cm，灰绿色，先端尖，基部套褶状。花葶高 40~60cm，上部二歧分枝，每分枝处有披针形的茎生叶，下部有 1~2 枚抱茎的茎生叶。花序生于分枝顶端；苞片 4~5 枚，膜质，绿色，边缘白色，披针形，内包 3~5 朵花；花蓝紫色或浅蓝色，有棕褐色斑点，直径 4~4.5cm，外轮 3 枚花被裂片宽倒披针形，上部向外反折，内轮 3 枚花被裂片倒披针形，先端微凹；子房下位，花柱分枝扁平，花瓣状，先端裂片狭三角形。蒴果圆柱形，长 3.5~5.5cm，直径 1~1.2cm，种子暗褐色，椭圆形，有小翅。花期 7~9 月，果期 8~9 月。

【生态分布】生于海拔 200~1500m 的砂质草地、山坡石隙等向阳干燥处。县域内各地均有分布。

【采收加工】春季采收全草，秋季采收根茎，鲜用或切段晒干。

【鉴别】药材 根茎呈不规则结节状。长 2~5cm，直径 0.7~2.5cm。表面灰褐色，粗糙，可见圆形的茎痕或残留的茎基。须根细长弯曲，长 5~20cm，直径 1.5~4mm；表面黄棕色，有时可见纤细的绒毛。质硬而脆。气微，味淡、微苦。

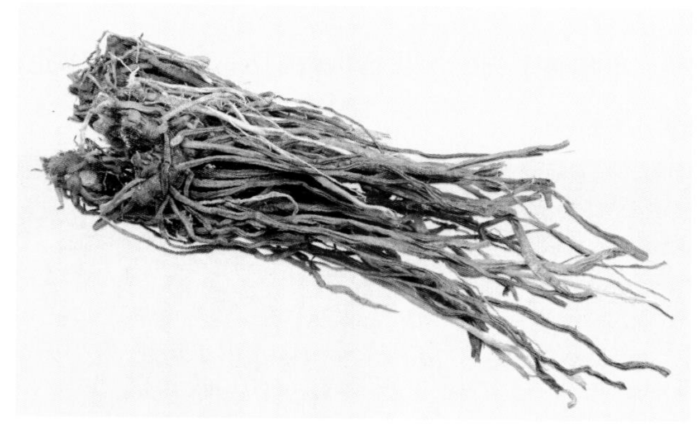

白花射干（药材）

饮片 呈不规则片。根茎切面类白色或黄白色，稍粉性；外表面棕褐色或黄褐色，粗糙，有时可见纤细的棕黄色须毛状叶鞘；根片呈圆形或扁圆形，直径 1.5~4mm。切面黄白色或淡黄色，中央有小木心或与皮部分离；外表面黄褐色或灰黄色，具纵沟及横环纹。质硬而韧。气微，味淡、微苦。

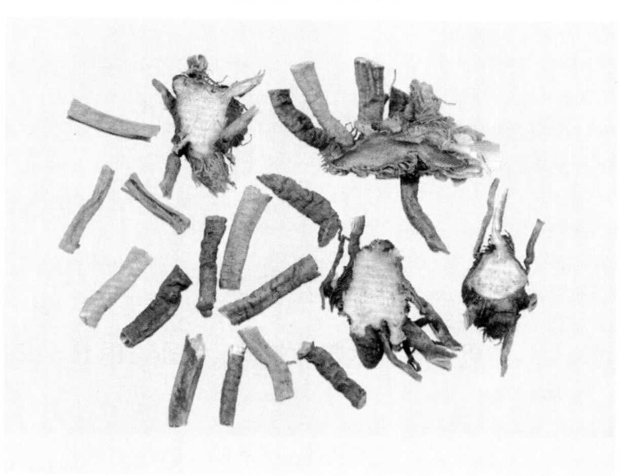

白花射干（饮片）

【化学成分】含鸢尾苷、野鸢尾苷、3- 甲基鼠李素、白射干素、汉黄芩素等。

【药理作用】有抗病毒、抗炎、解热的作用。

【性味、归经与效用】苦、辛，寒；有小毒。归肺、胃、肝经。有清热解毒，活血消肿，止痛止咳的功效。用于咽喉、牙龈肿痛，痄腮，乳痈，胃痛，肝炎，肝脾肿大，肺热咳喘，跌打损伤，水田性皮炎。

【用法与用量】内服：煎汤，3~9g；入丸、散或绞汁。外用：适量，鲜根茎切片贴或捣敷；或煎汤洗。

【临床应用】

1. 喉痹 白花射干 9g。水煎当茶次。

2. 胃痛 白花射干 15~30g。水煎服，日服 1 剂。

3. 牙痛 白花射干，捣汁内服或将根茎切片贴痛牙处。

【注意】本地也有将白花射干当射干用者。

白茅根 Baimaogen

RHIZOMA IMPERATAE

【基源】为禾本科植物白茅*Imperata cylindrica* Beauv.*var.major* （Nees）C.E.Hubb. 的干燥根茎。

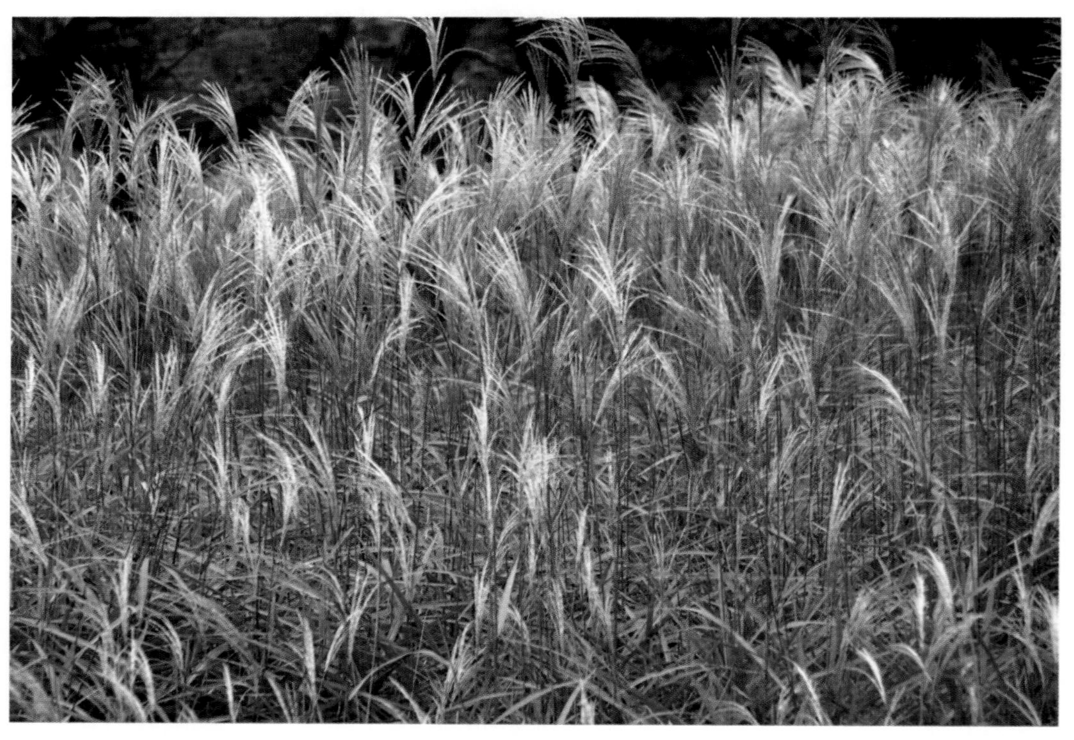

白茅（原植物）

【原植物】多年生草本。高 20~100cm。具横走多节被鳞片的白色根状茎。秆丛生，直立，具 2~4 节，节具长 210mm 的白柔毛。叶鞘无毛或上部及边缘具柔毛，鞘口具疣基柔毛，鞘常多集于秆基，老时破碎呈纤维状；叶舌干膜质；叶线形或线状披针形，长 10~40cm，宽 2~8mm，顶端渐尖，上面被细柔毛，边缘粗糙；顶生叶较小，长 1~3cm。圆锥花序穗状，长 6~15cm，宽 1~2cm，分枝短缩而密集，有时基部较稀疏；小穗披针形，长 2.5~3.5（~4）mm，成对排列在花序轴上，其中一个具长柄长 3.4mm，另一个短柄长 1~2mm，基部密生长 12~15mm 的丝状柔毛；花两性，每小穗具 1 花；两颖儿相等，膜质或下部质地较厚，顶端渐尖，5 脉，中脉延伸至上部，背部脉间长疏生丝状柔毛，边缘稍具纤毛；第 1 外稃卵状长圆形，长为颖之半或更短，顶端尖，具齿裂及少数纤毛；第 2 外稃长约 1.5mm；内稃宽约 1.5mm，大于其长度，顶端截平，无芒，具微小的齿裂；雄蕊 2，花药黄色，长约 3mm；雌蕊 1，具较长的花柱，柱头 2 枚，紫黑色，羽毛状。颖果椭圆形，暗褐色，成熟的果序被白色长柔毛。花果期 5~8 月。

【生态分布】生于海拔 200~1400m 的路旁向阳干草地或山坡上。各地均有分布，以关防乡、井店镇为多。

【采收加工】春、秋二季采挖，洗净，晒干，除去须根及膜质叶鞘，捆成小把。

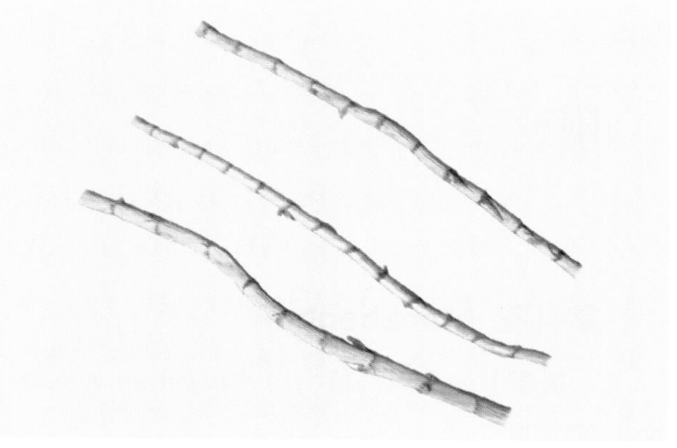

白茅根（药材）

【鉴别】药材　呈长圆柱形，直径 0.2~0.4cm。表面黄白色或淡黄色，微有光泽，具纵皱纹，节明显，稍突起，节间长短不等，通常长 1.5~3cm。体轻，质略脆，断面皮部白色，多有裂隙，放射状排列，中柱淡黄色，易与皮部剥离。气微，味微甜。

饮片　呈圆柱形的段。外表皮黄白色或淡黄色，微有光泽，具纵皱纹，有的可见稍隆起的节。切面皮部白色，多有裂隙，放射状排列，中柱淡黄色或中空，易与皮部剥离。气微，味微甜。茅根炭形如白茅根，表面黑褐色至黑色，具纵皱纹，有的可见淡棕色稍隆起的节。略具焦香气，味苦。

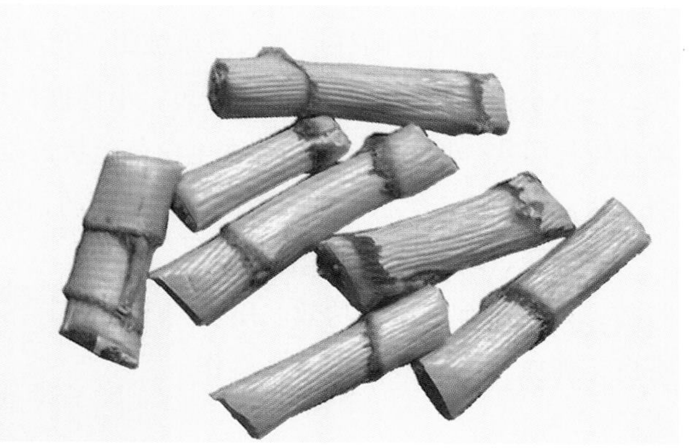

白茅根（饮片）

【化学成分】含芦竹素、印白茅素、薏苡素、羊齿烯醇、西米杜鹃醇、异山柑子萜醇、白头翁素；还含甾醇类：豆甾醇、β-谷甾醇、菜油甾醇、糖类、多量蔗糖、葡萄糖及少量果糖、木糖；简单酸类：枸橼酸草酸及苹果酸等。

【药理作用】

1. 有止血、利尿、抗肝炎、抗菌的作用。

2. 毒性　煎剂给兔灌服 25g/kg，36 小时后活动减少，动作迟缓，呼吸一度加快后恢复。

静脉注射 25g/kg，6 小时后死亡。

【性味、归经与效用】甘，寒。归肺、胃、膀胱经。有凉血止血，清热利尿的功效。用于血热吐血，衄血，尿血，热病烦渴，湿热黄疸，水肿尿少，热淋涩痛。

【用法与用量】内服：煎汤，9~30g。

【临床应用】

1. 衄血 白茅根、芦根各 30g，仙鹤草 10g。水煎服，日服 1 剂。

2. 淋证，水肿 白茅根、车前子各 30g。水煎服，日服 1 剂。

3. 黄疸 白茅根、茵陈各 30g。水煎服，日服 1 剂。

附：

茅针花 Maozhenhua

【基源】为禾本科植物白茅*Imperata cylindrica* Beauv.*var.major* （Nees）C.E.Hubb. 的干燥花穗。

【采收加工】4~5 月花盛开前采收，摘下带茎的花穗，晒干。

【鉴别】为略呈圆柱形的长段或绒团。花序轴纤细，黄白色。花序轴上小穗成对排列，一个小穗梗长，另一个小穗梗短；小穗披针形，每穗含花一朵，颖片 3 枚，外侧 2 颖片较长而狭；小穗基部和颖片密生白色丝状长柔毛，长 1~1.5cm，顶端具柱头裂成 2 枚，羽毛状，棕褐色，丝状毛中有散落的黄色花药，长约 3mm。体轻，质柔软。气微、味淡。

【性味、归经与效用】甘，寒。归肺、胃经。有止血的功效。用于咯血，衄血。本品炒炭增强止血作用。

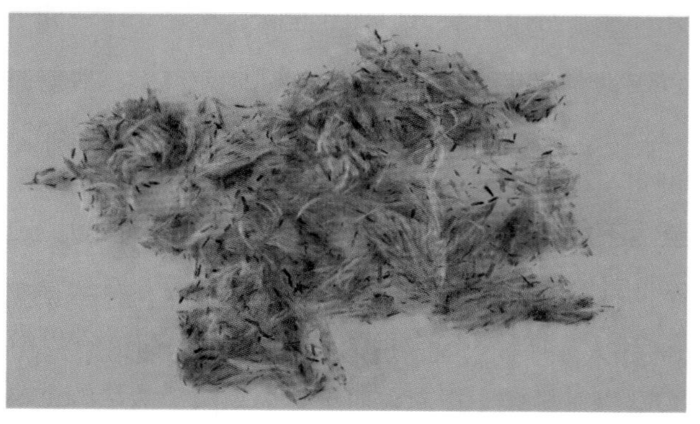

茅针花（饮片）

【用法与用量】内服：煎汤，3~9g。

【临床应用】

1. 鼻衄 桑白皮 30~60g，茅针花、芦根各 15g。水煎服，日服 1 剂。

2. 创伤出血 茅针花适量，炒炭存性，研末外敷。

白茄根 Baiqiegen

RADIX SOLANI MELONGENAE

【基源】为茄科植物茄*Solanum melongena* L. 的干燥根和茎基。

【原植物】一年生草本至亚灌木，高60~100cm。茎直立、粗壮，上部分枝，绿色或紫色，无刺或疏有刺，全体被星状柔毛。单叶互生；叶柄长2~4.5cm；叶片卵状椭圆形，长8~18cm，宽5~11cm，先段钝尖，基部不相等，叶缘常波状浅裂，表面暗绿色，两面具星状柔毛。能孕花单生，不孕花蝎尾状与能孕花并处；花萼钟形，顶生五裂，裂片披针形，具星状柔毛；花冠紫蓝色，直径约3cm，裂片三角形，长约1cm；雄蕊5，花丝短，着生于花冠喉部，花药黄色，分离，先端孔裂；雌蕊1，子房2室，花柱圆球形，柱头小。浆果长椭圆形、球形或长柱形，深紫色、黄绿色或黄白色，光滑，基部有宿存萼。花期6~8月，花后结实。

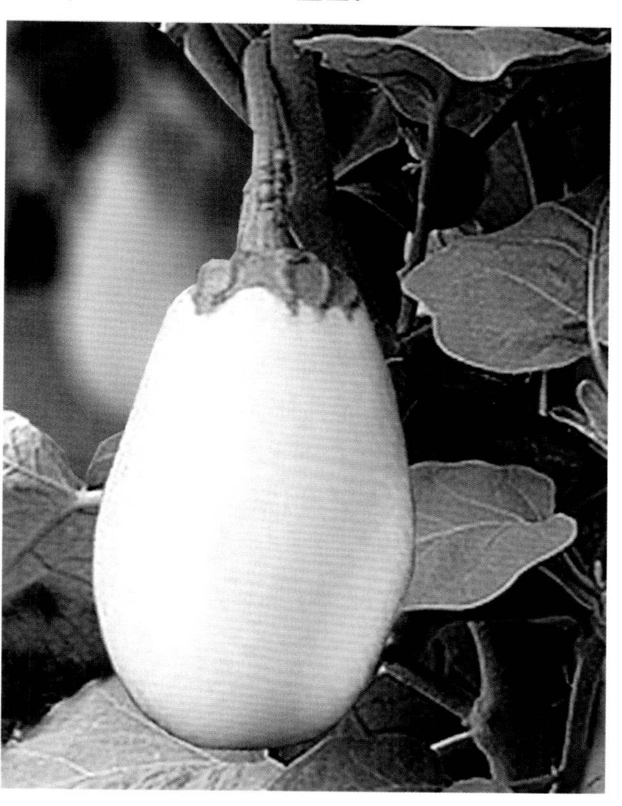

茄（原植物）

【生态分布】县域内各地均有种植。

【采收加工】秋季采收，除去泥沙，干燥。

【鉴别】药材　根多为须根，通常弯曲交错。主根不甚明显，支根数条，圆柱形。表面土黄色，质坚硬，不易折断，断面黄白色。茎基呈圆柱形，长不超过5cm。表面灰黄色，具细密纵皱纹和点状突起

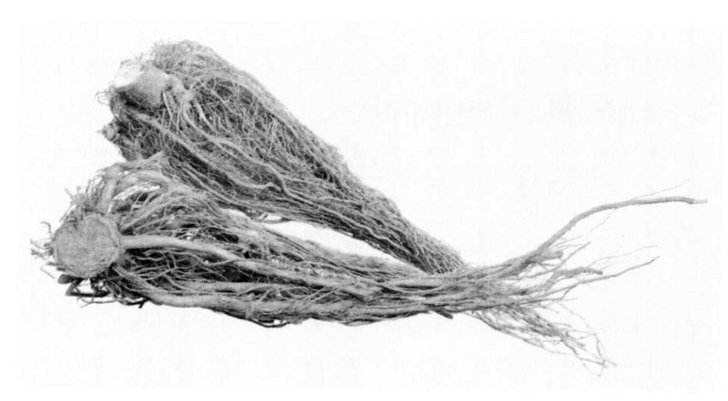

白茄根（药材）

的皮孔。叶痕半圆形，微隆起。质轻而坚硬，难折断，断面黄白色或淡黄色，纤维性，不平坦，皮层淡黄色或黄白色，中心有淡绿色或灰白色髓。气微，味淡。

饮片 不规则的椭圆形或圆形厚片。根细小而弯曲，质坚实，易折断，断面黄白色。茎表面棕灰色，光滑，具细密的纵皱纹和黄白色点状皮孔，有的可见微隆起的半月形叶痕；质轻而坚硬；切面黄白色，纤维性，可见膜状的髓或中空。气微，味淡。

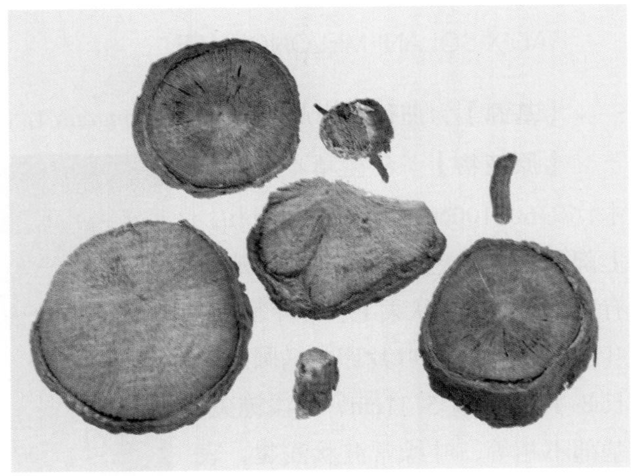

白茄根（饮片）

【化学成分】含香醛素、异东莨菪素、对-氨基苯甲醛、咖啡酸乙酯、N-反式-阿魏酰基酪胺、N-反式-阿魏酰基去甲辛弗林、N-反式-对-香豆酰基酪胺、N-反式-对-香豆酰基去甲辛弗林、反式-阿魏酸等。

【性味、归经与效用】甘、辛，寒。归胃、大肠经。有散血，消肿，祛湿的功效。用于风湿痹痛，冻疮。

【用法与用量】内服：煎汤，10~15g。外用：适量，煎水洗；捣汁或烧存性研末调敷。

【临床应用】

1. 久痢 白茄根（烧灰）、石榴皮各等分为末，以砂糖水服之。
2. 阴挺 白茄根烧存性，为末，油调在纸上，卷筒安入内，1 日 1 上。
3. 冻疮 白茄根 120g，煎汤熏洗患部，每日 1~2 次。
4. 阴痒 白茄根 60g，苦参 15g，煎汤熏洗患部，每日 1~2 次。
5. 痒风 白茄根 120g，花椒 30g。煎汤熏洗患部。
6. 咳嗽 白茄根 12g，苦杏仁 6g。水煎服，日服 1 剂。

白屈菜 Baiqucai

HERBA CHELIDONII

【基源】为罂粟科植物白屈菜 *Chelidonium majus* L. 的干燥全草。

【原植物】多年生草本，高 30~100cm，含橘黄色乳汁。主根粗壮，圆锥形，土黄色或暗褐色，密生须根。茎直立，多分枝，有白粉，具白色细长柔毛。叶互生，一至二回奇数羽状分裂；基生叶长 10~15cm，裂片 5~8 对，裂片先端钝，边缘具不整齐缺刻；

茎生叶长 5~10cm，裂片 2~4 对，边缘具不整齐缺刻，上面近无毛，褐色，下面疏生柔毛，脉上更明显，绿白色。花数朵，排列成伞形聚伞花序，花梗长短不一；苞片小，卵形，长约 1.5mm；萼片 2 枚，椭圆形，淡绿色，疏生柔毛，早落；花瓣 4 枚，卵圆形或长卵状倒卵形，黄色，长 0.8~1.6cm，宽 0.7~1.4cm，两面光滑，雄蕊多数，分离；雌蕊细圆柱形，花柱短，柱头头状，2 浅裂，密生乳头状突起。蒴果长角形，长 2~4.5cm，直径约 2mm，直立，灰绿色，成熟时由下向上 2 瓣。种子多数细小，卵球形，褐色，有光泽。花期 5~8 月，果期 6~9 月。

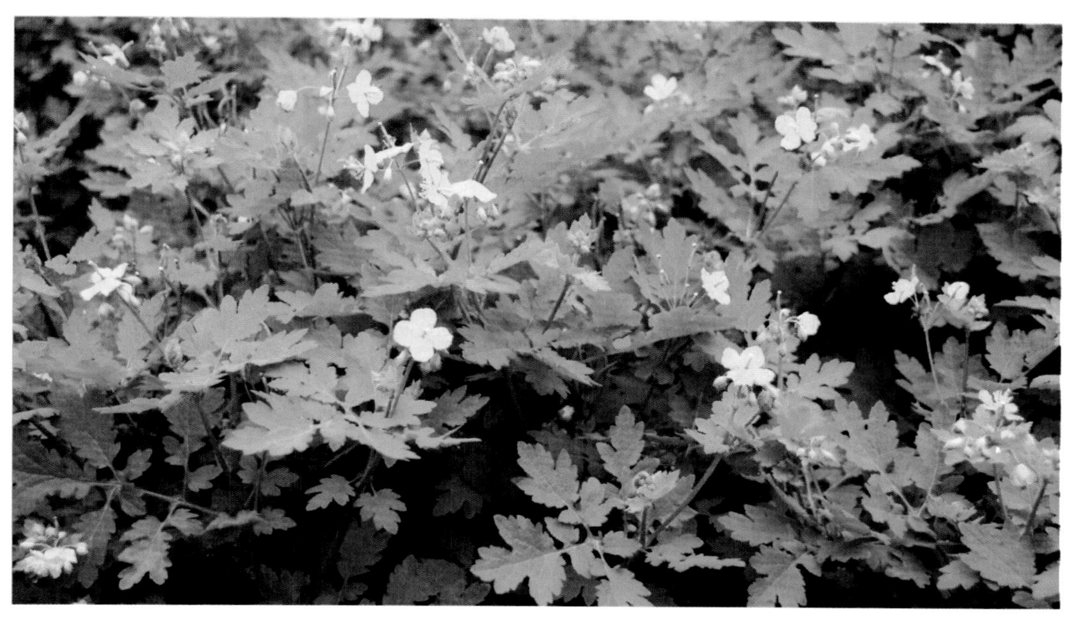

白屈菜（原植物）

【生态分布】生于海拔 200~1200m 的山谷湿润地、水沟边或草丛中。主要分布于涉城镇、辽城乡等地。

【采收加工】夏、秋二季采挖，除去泥沙，阴干或晒干。亦可鲜用。

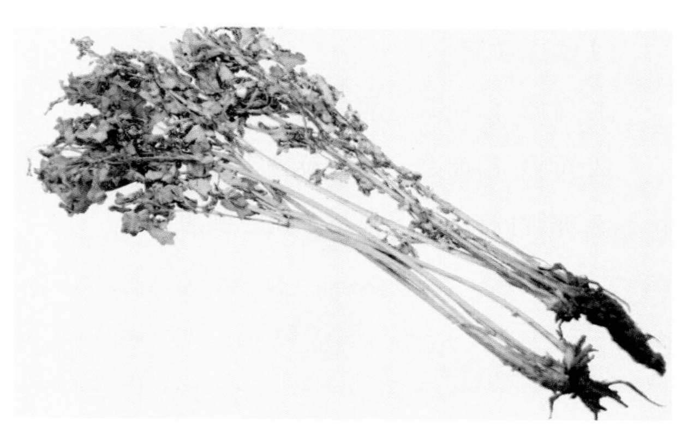

白屈菜（药材）

【鉴别】药材　根呈圆锥形，多有分枝，密生须根。茎干瘪中空，表面黄绿色或绿褐色，有的可见白粉。叶互生，多皱缩、破碎。完整者为一至二回羽状分裂，裂片近对生，先端钝，边缘具不整齐的缺刻；上表面黄绿色，下表面灰绿色，具白色柔毛，脉上尤多。花瓣4片，卵圆形，黄色，雄蕊多数，雌蕊1。蒴果细圆柱形；种子多数，卵形，细小，黑色。气微，味微苦。

饮片 为根、茎、叶、花、果混合的段。须根细。茎干瘪，中空，表面黄绿色，被白粉，质轻，易折断。叶多皱缩，破碎，完整者为羽状分裂，裂片先端钝，边缘具不整齐的缺刻；上表面黄绿色，下表面灰绿色，具白色柔毛，尤以叶脉为多。花瓣常已脱落。蒴果细圆柱形。种子细小、卵形，黑色。气微，味苦。

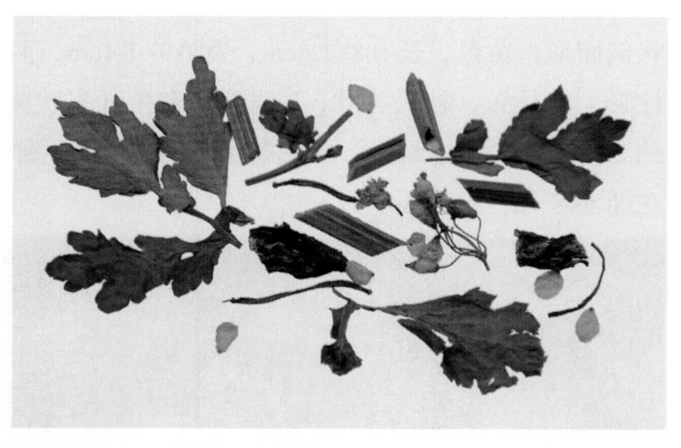

白屈菜（饮片）

【化学成分】含白屈菜碱、原阿片碱、消旋金罂粟碱、左旋金罂粟碱、别隐品碱、白屈菜玉红碱、血根碱、白屈菜红碱、黄连碱、左旋金罂粟碱β-甲羟化物、左旋金罂粟碱α-甲羟化物、小聚碱、刻叶紫堇明碱、鹰爪豆碱、羟基血根碱、羟基白屈莱碱、高白屈菜碱等生物碱，还含白屈菜醇等。

【药理作用】

1.有镇痛、对抗平滑肌痉挛、镇咳、祛痰、平喘、抗炎、抗菌、抗病毒、抗肿瘤的作用。

2.毒性 注射液小鼠静脉注射给药的LD_{50}为30±0.01g/kg；静脉注射白屈菜总碱LD_{50}为0.0775±0.00067mg/kg。

【性味、归经与效用】苦，凉；有毒。归肺、胃经。有解痉止痛，止咳平喘的功效。用于胃脘挛痛，咳嗽气喘，百日咳。

【用法与用量】内服：煎汤，3~18g。

【临床应用】

1.胃痛 白屈菜、蒲公英、地榆、延胡索各10g。水煎服，日服1剂。

2.黄疸 白屈菜、蒲公英各10g，茵陈20g。水煎服，日服1剂。

3.痈肿 鲜白屈菜适量，捣烂敷患处。

白石英 Baishiying

QUARTZ ALBUM

【基源】为氧化物类石英族矿物石英 Quartz. 的矿石。

【原矿物】晶体结构属三方晶系。单晶体呈六方柱状，一端（或上、下两端）出现多个三角形晶面，晶面上有水平条纹。但多数呈晶簇状、粒状等集合体产出。无色透明，或为白色、灰白色。晶面呈玻璃光泽，断口及块状体呈油脂光泽，光泽强度不一。透明至半透明，也有不透明者。无解理，断口呈贝壳状或不平坦。硬度 7，相对密度 2.65。性脆，具焦热电性及压电性。

【生态分布】完整的晶体产于岩石晶洞中，块状的常产于热液矿脉中；也是花岗岩、片麻岩、砂岩等各种岩石的重要组成部分。主要分布于西达镇、井店镇等地。

【采收加工】采得后，挑选纯白的石英。

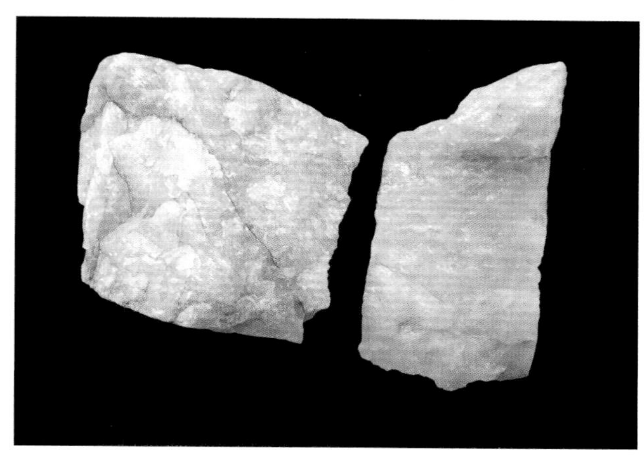

白石英（药材）

【鉴别】为六方柱状或粗粒状集合体，呈不规则块状，多具棱角而锋利，表面不平坦。白色或浅灰白色，半透明至不透明，具脂肪样光泽。体重，质坚硬，可刻划玻璃成划痕；碎断面不平坦。无臭，无味。

【化学成分】含二氧化硅，其中硅约占 53.3%，氧约占 46.7%，尚含微量铝、铁、钠等。

【性味、归经与效用】甘、辛，微温。归肺、肾、心经。有温肺肾，安心神，利小便的功效。用于虚寒咳喘，阳痿，消渴，心神不安，惊悸善忘，小便不利，水肿。

【用法与用量】内服：煎汤，10~15g；或入丸、散。

【临床应用】

1. 消渴　白石英 120g，枸杞子 60g。水煎服，日服 1 剂。

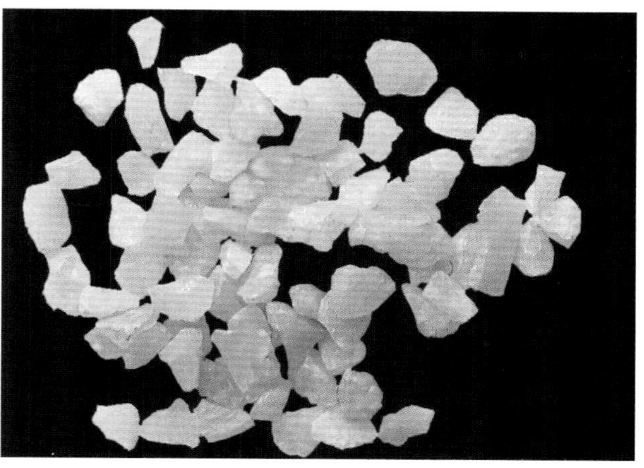

白石英（饮片）

2. 白淫 白石英、肉苁蓉、泽泻、炒韭菜子各 30g，粳米 750g。上 5 味，捣研为散。每服 6g，米饮调下，食前服，日 3 服。

3. 惊悸 白石英、龙齿、酸枣仁各 30g，茯神、远志各 10g，肉桂、川芎、甘草各 6g。水煎服，日服 1 剂。

4. 阳痿 白石英 15g，巴戟天、补骨脂、淫羊藿、山茱萸、阳起石各 10g，肉桂 6g。水煎服，日服 1 剂。

白首乌 Baishouwu

RADIX CYNANXHI BUNGEI

【基源】为萝藦科植物戟叶牛皮消 *Cynanchum bungei* Decne 的干燥块根。

【原植物】攀援性半灌木。具乳汁。块根每株一般生 3~4 个，亦可多至 5~6 个，常连接成念珠状。茎纤细而韧，被微毛。叶对生；叶片戟形，长 3~8cm，基部宽 1~5cm，先端渐尖，基部心形，两面被糙硬毛，以叶面较密；侧脉每边约 6 条。伞形聚伞花序腋生，比叶为短；花萼裂片披针形，基部内面腺体通常没有或少数；花冠辐状，白色或黄绿毛，裂片开放后反折，内面基部被微柔毛，副花冠裂片比合蕊柱长。种子先端有多数白色长丝光毛，长约 4cm。花期 6~7 月，果期 7~10 月。

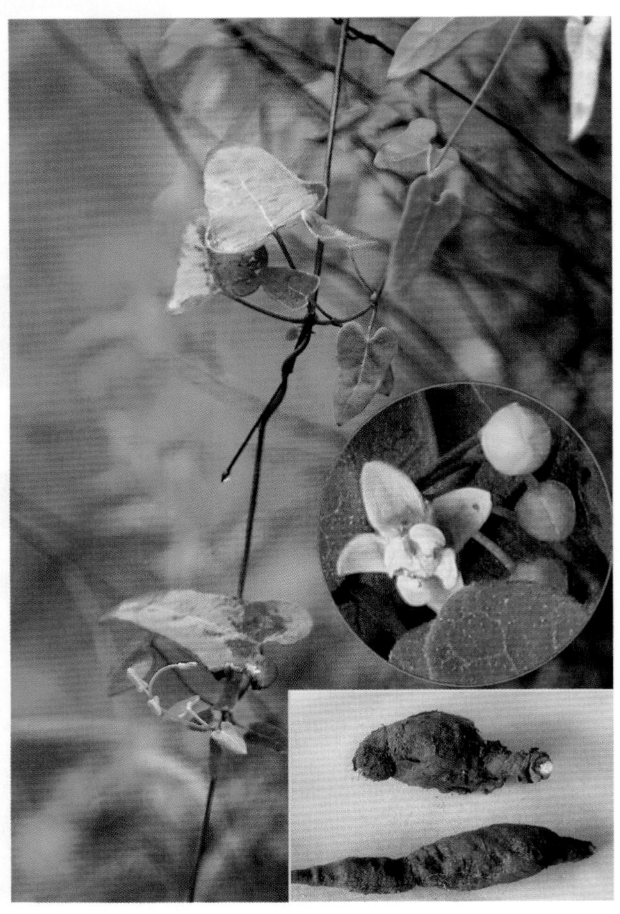

戟叶牛皮消（原植物）

【生态分布】生于海拔 300~1200m 的山坡、灌丛或岩石缝中。县域内各地均有分布。主要分布于固新镇、索堡镇等地。

【采收加工】春初或秋季采挖块根，洗净泥土，除去残茎和须根，晒干，或趁鲜切片晒干。

【鉴别】药材 块根呈不规则团块状或类圆形，直径 1.5~4cm。表面类白色，凹凸不平，有明显的纵皱纹及横长皮孔。质坚硬，断面较平坦，类白色，粉性，有稀疏黄色放射状纹理。

饮片　为不规则的厚片，外皮褐色，易脱落，断面白色，显粉性，质坚硬。气微，味苦、甘、涩。

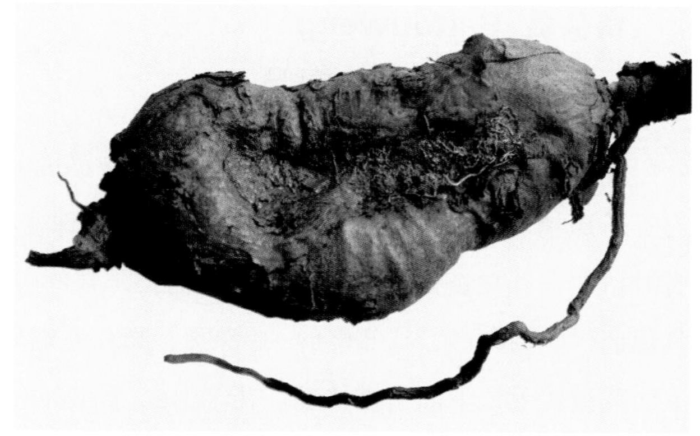

白首乌（药材）

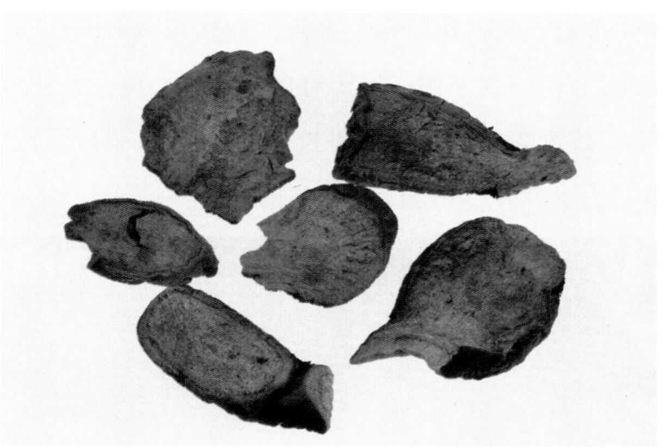

白首乌（饮片）

【化学成分】含羟基苯乙酮为苷元的苷类成分：戟叶牛皮消苷 A、B、C、D；还含 4- 羟基苯乙酮、2，4- 二羟基苯乙酮、布卢门醇 A、左旋的春日菊醇、7-O- 葡萄糖基甘草苷元、β- 谷甾醇葡萄糖苷以及磷脂成分等。

【药理作用】

1. 有抗氧化、调节免疫、抗肿瘤、强心、降血脂和促进毛发生长的作用。

2. 毒性　煎剂 30g/kg、生药粉 24g/kg、精制粉 40g/kg 分别灌胃，小鼠均未见毒性反应及死亡。总苷灌胃、腹腔注射的 LD_{50} 分别为 4.897 ± 0.066g/kg 和 0.749 ± 0.072g/kg，总苷元灌胃、腹腔注射的 LD_{50} 分别为 6.878 ± 1.366g/kg 和 0.288 ± 0.034g/kg。

【性味、归经与效用】甘、微苦，平。归肝、肾、脾、胃经。有补肝肾，强筋骨，益精血，健脾消食，解毒疗疮的功效。用于腰膝酸软，阳痿遗精，头晕耳鸣，心悸失眠，食欲不振，小儿疳积，产后乳汁稀少，疮痈肿痛，毒蛇咬伤。

【用法与用量】内服：煎汤，6~15g，鲜品加倍；研末，每次 1~3g；或浸酒。外用：适量，鲜品捣敷。

【临床应用】

1. 腰痛　白首乌、桑寄生各 15g，续断、杜仲各 10g。水煎服，日服 1 剂。

2. 不寐　白首乌、柏子仁各 15g，酸枣仁 30g，枸杞子 10g。水煎服，日服 1 剂。

3. 阳痿　白首乌、淫羊藿、党参、巴戟天各 10g，山药 30g，白石英 15g。水煎服，日服 1 剂。

4. 须发早白　白首乌、侧柏叶、黑芝麻、枸杞子各 10g。水煎服，日服 1 剂。

5. 便秘　白首乌、郁李仁各 10g。水煎服，日服 1 剂。

白头翁 Baitouweng

RADIX PULSATILLAE

【基源】为毛茛科植物白头翁 P*ulsatilla chinensis*（Bge.）Regel 的干燥根。

【原植物】多年生草本，高达 50cm，全株密被白色长柔毛。主根粗壮，圆锥形，有时扭曲，外皮黄褐色。叶基生，叶柄长，基部较宽或成鞘状；叶三全裂，顶生小裂片具短柄，广倒卵形，基部楔形，3 深裂，裂片先端具 2~3 圆齿；侧生小叶无柄或近无柄；上面疏被伏毛，下面密被伏毛。花茎 l~2，高 10cm 以上，花后伸长，密被长柔毛；总苞由 3 小苞片组成，基部愈合抱茎，小苞片常 3 深裂；花单一，钟形，直径 3~4cm；萼片 6，排成二轮，花瓣状，紫色，卵状长圆形或长圆形，长 3~5cm，宽 l~1.5cm，外面密被长绵毛；雄蕊多数；雌蕊有多数离生心皮，花柱丝状，果时延长，密被白色羽状毛。瘦果多数密集成头状，瘦果长 3~4mm，顶端有细长羽毛状宿存花柱，长 3.5~6.5cm。花期 3~5 月，果期 5~6 月。

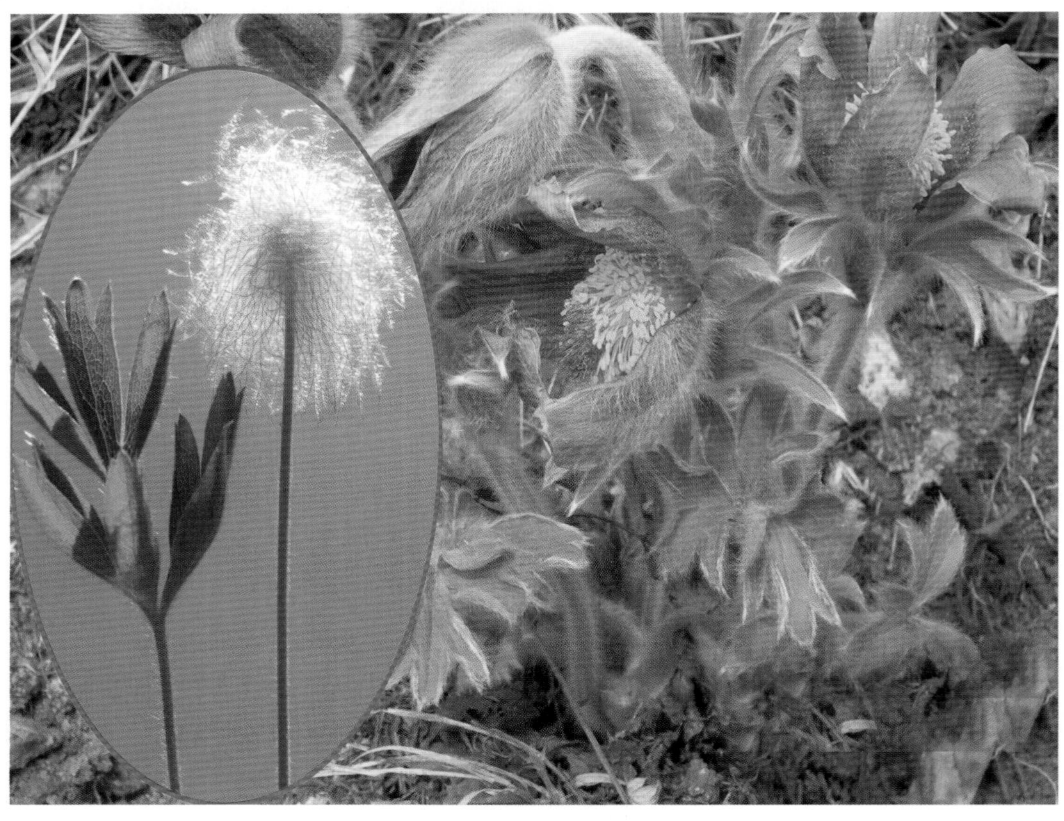

白头翁（原植物）

【生态分布】生于海拔 300~900m 的山坡草地、林缘、荒野向阳处。分布于辽城乡、固新镇、更乐镇、偏城镇、神头乡、关防乡、索堡镇等地。

【采收加工】春、秋二季采挖，除去泥沙，干燥。

【鉴别】药材 根呈类圆柱形或圆锥形，稍扭曲，长 6~20cm，直径 0.5~2cm。表面黄棕色或棕褐色，有不规则的纵皱纹或纵沟，皮部易脱落，露出黄色的木部，有的有网状裂纹或裂隙，近根头处常有朽状凹洞。根头部稍膨大，有白色绒毛，有的可见鞘状叶柄残基。质硬而脆，断面皮部黄白色或淡黄棕色，木部淡黄色。气微，味微苦涩。

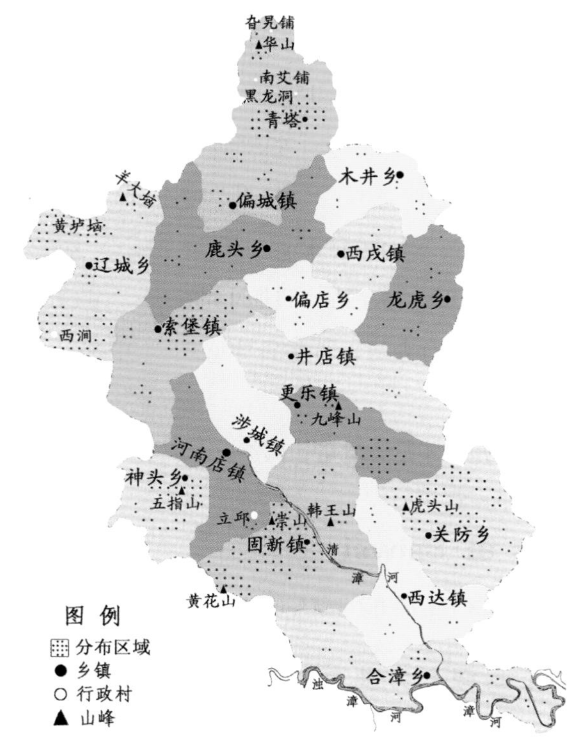

白头翁资源分布图

饮片 为类圆形或不规则形厚片，直径 0.5~1.5cm。切面皮部类白色、淡黄色至淡黄棕色，木部淡黄色，具放射状纹理，并有裂隙与小孔，有的可见髓部；周边黄褐色至棕褐色，具纵沟纹，有的可见鞘状叶柄残基，并有白色绒毛。质坚脆。气微，味微苦涩。

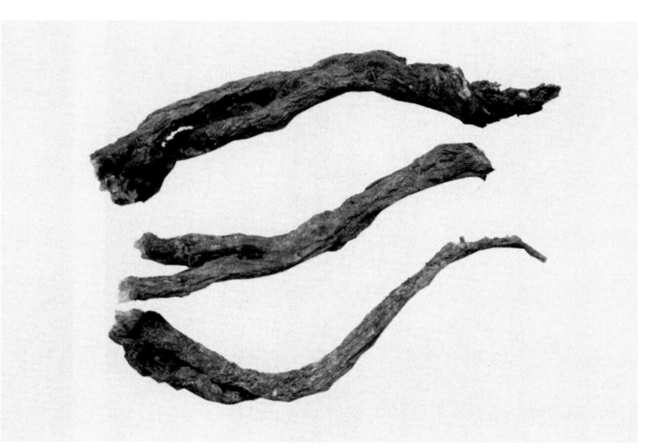

白头翁（药材）

【化学成分】含白头翁皂苷 A、B、C、D，白桦脂酸、胡萝卜苷、白头翁素和原白头翁素等。

【药理作用】有抗阿米巴原虫、抗菌、抗肿瘤、抗滴虫、镇静、镇痛和类似洋地黄的强心作用。

【性味、归经与效用】苦，寒。归胃、大肠经。有清热解毒，凉血止痢的功效。用于热毒血痢，阴痒带下。

【用法与用量】内服：煎汤，9~15g。

【临床应用】

1. 痢疾　白头翁 15g，秦皮 10g，黄连、黄柏各 6g。水煎服，日服 1 剂。

2. 带下　白头翁 15g，椿皮 10g，土茯苓 30g。水煎服，日服 1 剂。

3. 阴痒　白头翁、苦参各 30g。水煎熏洗。

4. 痔疮　白头翁适量，捣涂之。

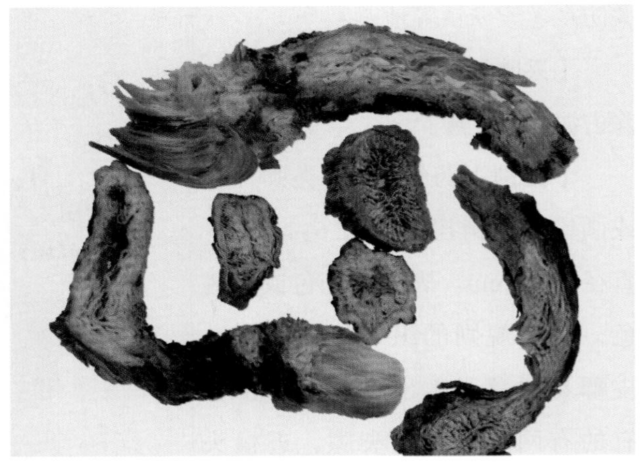

白头翁（饮片）

白 薇 Baiwei

RADIX ET RHIZOMA CYNANCHI ATRATI

【基源】为萝藦科植物白薇 *Cynanchum atratum* Bge. 或蔓生白薇 *Cynanchum versicolor* Bge. 的干燥根和根茎。

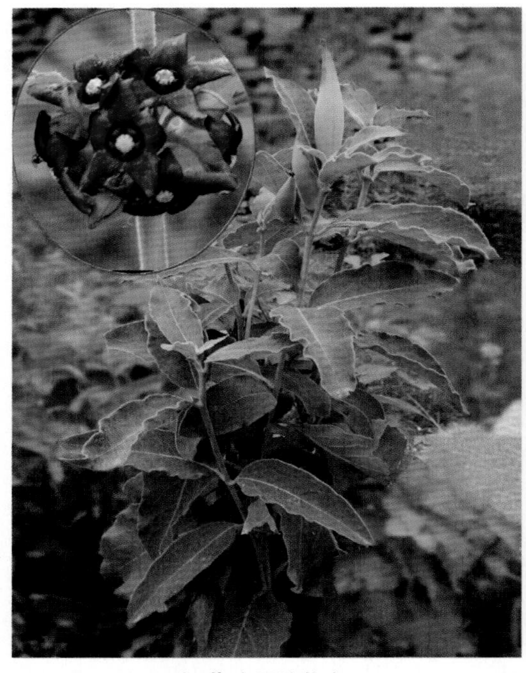

白薇（原植物）

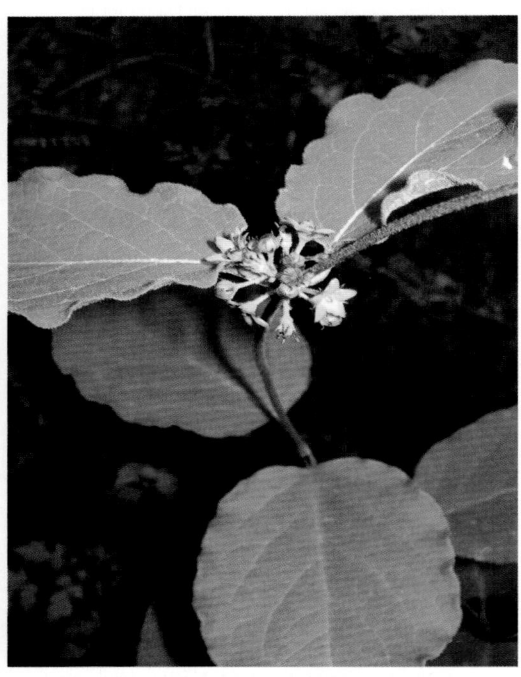

蔓生白薇（原植物）

【原植物】白薇 多年生草本，高 40~70cm，植物体具白色乳汁。根茎短，簇生多数细长的条状根，根长达 20cm 以上，直径 2~3mm，外皮土黄色。茎直立，绿色，圆柱形，通常不分枝，密被灰白色短柔毛。叶对生，具短柄，叶片卵形，长 5~10cm，宽 3~7cm，先端短渐尖，基部圆形，全缘，两面均被有白色绒毛，尤以叶背及脉上为密。花多数，在茎梢叶腋密集成伞形聚伞花序；无总花梗，花深紫色，直径约 10mm；花萼绿色，5 深裂，外面有绒毛，内面基部有小腺体 5 个；花冠幅状，5 深裂，外面有短柔毛，并具缘毛；副花冠 5 裂，裂片盾状，圆形，与合蕊柱等长；花药先端具一圆形的膜片；花粉块每室 1 个，下垂，长圆状膨大；柱头扁平。蓇葖果单生，长 5~9cm，直径 5~15mm，先端渐尖，基部钝形，中间膨大。种子多数，卵圆形，有狭翼，长约 4mm；种毛白色，长约 3cm。花期 5~7 月，果期 8~10 月。

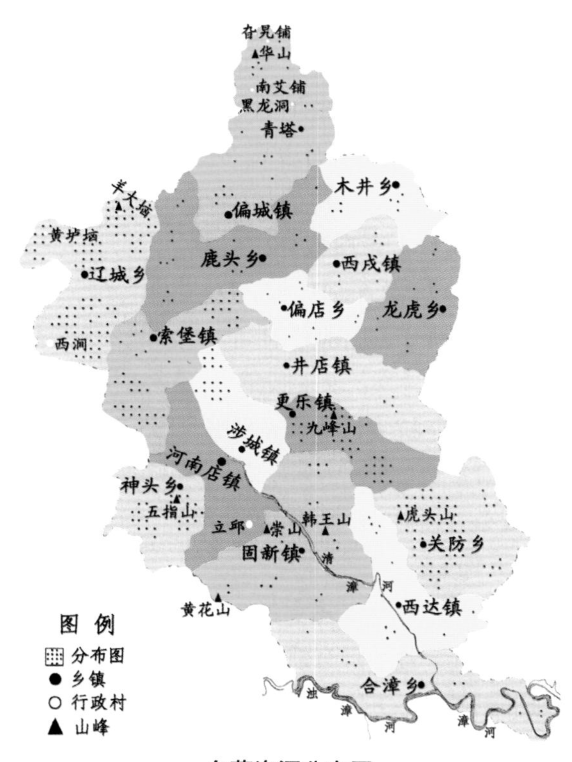

白薇资源分布图

蔓生白薇 与白薇相似，区别在于植物体不具白色乳汁，茎上部缠绕，下部直立，叶质地较薄。花小，初黄绿色，后渐变为暗紫色，花冠裂片内面被柔毛。

【生态分布】生于海拔 200~900m 的山坡、树林边、山地。主要分布于关防乡、更乐镇、涉城镇、索堡镇、神头乡、辽城乡等地。

【采收加工】春、秋二季采挖，洗净，干燥。

【鉴别】药材 根茎粗短，有结节，多弯曲。上面有圆形的茎痕，下面及两侧簇生多数细长的根，根长 10~25cm，直径 0.1~0.2cm。表面棕黄色。质脆，易折断，断面皮部

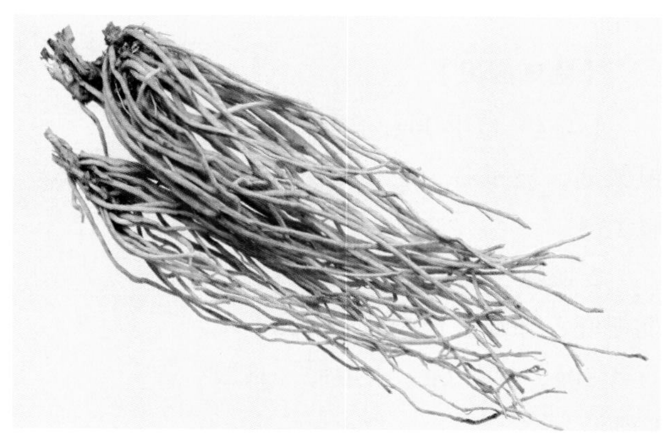
白薇（药材．白薇）

黄白色，木部黄色。气微，味微苦。

饮片 为圆柱形段片及圆形薄片，黄棕色或灰褐色。根茎为圆形或不规则形的薄片，直径0.5~1.2cm。切面皮部薄，淡黄棕色，具髓部；周边具细短须根或须根痕。质坚硬。根呈细圆柱形段片，直径1~2mm。切面淡黄色，有木心；周边具细微纵皱纹。质脆，易断。气微，味微苦。

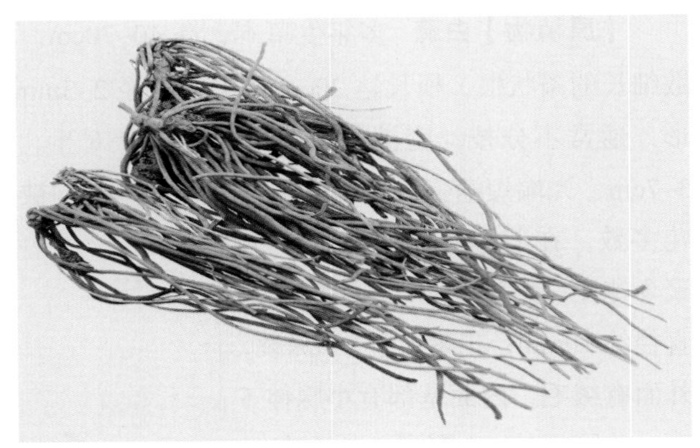

白薇（药材．蔓生白薇）

【化学成分】含白薇苷、白前苷和直立白薇新苷A、B、C、D、E和蔓生白薇新苷、白前苷H等。

【药理作用】

1. 有退热、抗炎、祛痰、平喘、强心的作用。

2. 毒性 提取物腹腔注射的LD_{50}为26.7g/kg。

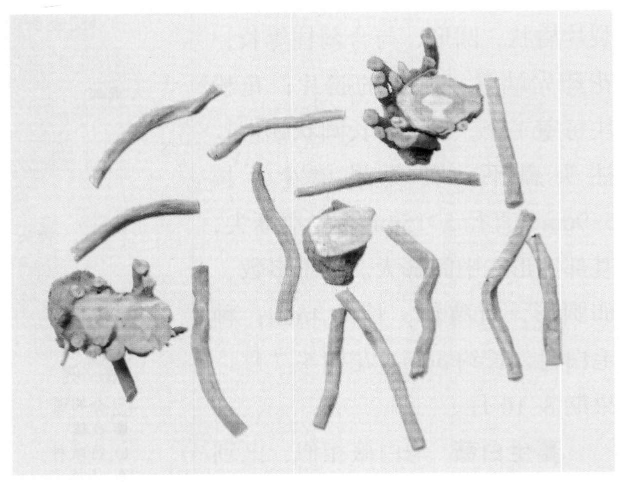

白薇（饮片．白薇）

【性味、归经与效用】苦、咸，寒。归胃、肝、肾经。有清热凉血，利尿通淋，解毒疗疮的功效。用于温邪伤营发热，阴虚发热，骨蒸劳热，产后血虚发热，热淋，血淋，痈疽肿毒。

【用法与用量】内服：煎汤，5~10g。

【临床应用】

1. 虚热 鳖甲30g，白薇、青蒿、银柴胡、栀子各10g。水煎服，日服1剂。

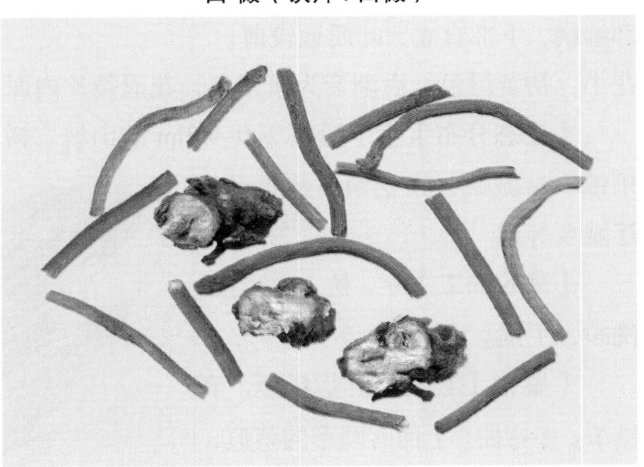

白薇（饮片．蔓生白薇）

2. 咳嗽 白薇、苦杏仁、百合、枇杷叶、知母、桑白皮各10g，生石膏30g，甘草6g。水煎服，日服1剂。

3. 盗汗，自汗 白薇、桑叶各10g。水煎服，日服1剂。

4. 淋证　白薇 10g，白茅根 30g。水煎服，日服 1 剂。

5. 瘰疬　鲜白薇、鲜天冬各等分。捣绒敷患处。

白芷 Baizhi

RADIX ANGELICAE DAHURICAE

【基源】为伞形科植物白芷 *Angelica dahurica*（Fisch.ex Hoffm.）Benth.et Hook.f. 的干燥根。

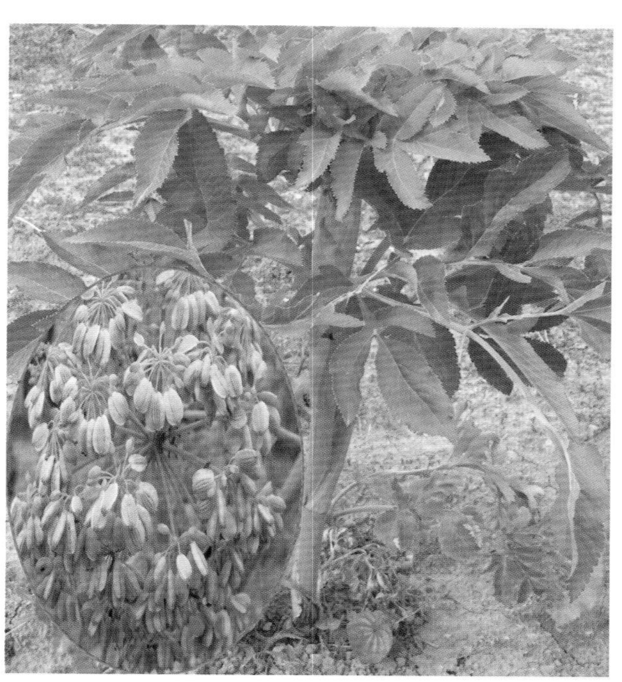

白芷（原植物）

【原植物】多年生草本，高 1~2.5m。根圆柱形，有分枝，黄褐色。茎粗 2~5cm，有时达 7~8cm，常带紫色，有纵沟纹。茎下部叶羽状分裂，有长柄；茎中部叶二至三回羽状分裂，叶柄下部成囊状膨大的膜质鞘，无毛或稀被毛；末回裂片长圆形、卵形或线状披针形，多无柄，边缘有不规则的白色软骨质粗锯齿，基部沿叶轴下延成翅状；茎上部叶有显著膨大的囊状鞘。复伞形花序，花序梗长 5~20cm，伞辐 18~40~70，总苞片通常缺，或有 1~2，长卵形，膨大成鞘状，小总苞片 5~10 或更多；花小，无萼齿，花瓣 5，白色，先端内凹。双悬果长圆形至卵圆形，黄棕色，有时带紫色，长 4~7mm，宽 4~6mm，无毛，背棱扁、厚、钝圆、松而充实，远较棱槽为宽，侧棱翅状，较果体狭，棱槽中有油管 1，合生面有 2。花期 7~9 月，果期 9~10 月。

【生态分布】县域内多有栽培。

【栽培技术】

1. 选地与整地

白芷是深根植物，应选择土层深厚，土质疏松肥沃，排水性好的夹砂土或冲积土种植。土壤过砂、过黏或过薄，主根易分叉，产量低。对前茬要求不严，但不宜与芹菜、胡萝卜、防风、小茴香、北沙参等伞形科作物连作。

前茬作物收获后，每亩施厩肥或堆肥 4000kg 作底肥，深翻 30cm 以上。晒白后再深翻耕 1 次，整平耙细后做畦，畦宽 1~2m，高 20cm，沟宽 30cm。播种前须浇透水 1 次。

2. 繁殖方法

（1）种子培育　一般在 8 月份收挖白芷时，选无分叉、主根直而有大拇指粗的无病害、无挖伤的白芷根作种株培育材料。在翻挖好的土地上按穴距 60~70cm 挖穴，每穴栽种主根 1 株，当年冬季及翌年春季进行除草追肥管理。6~7 月份种子陆续成熟，当果皮变成黄绿色时，连果须分批采收，摊在阴凉通风处晾干。严禁久晒、雨淋或烟熏。干后抖下或搓下种子，除去果梗杂物，即可作种用。白芷存放时间不宜过长，当年收的种子当年应播种用，否则，第二年即丧失发芽力，不能作种。

（2）播种期　一般以 10 月上旬为宜，播种过早，白芷生长迅速，一年早期抽薹率高，根木质化，不能作药用；播种过迟，冬季降水量少，土壤水分不足，加之气温低，出苗不好，影响生长及产量。条播、穴播均可，以穴播为主。按行距 30~33cm、穴播 25cm 挖穴。穴深 7~10cm，穴大底平。每亩用种子 500~800g，与 200~250kg 草木灰和 30~40kg 人畜粪水拌合均匀。每穴播一小撮，有种子 20 粒左右。条播按行距 33cm、播幅 10cm、深 7~10cm 开横沟，沟底宜平，然后将拌好的种子灰撒于沟内，每亩用种 800~1000g。穴播和条播后均不需覆土，应立即按每亩 1000kg 量施清淡人畜粪水，再用人畜粪水拌的草木灰覆盖其上。轻压踏实，使土壤与种子亲密接触，以利于发芽。一般播后 15~20 天即可发芽。

3. 田间管理

（1）间苗、中耕除草　当苗高 5~7cm 时，间苗。穴播的每穴留壮苗 5~8 株；条播的每隔 5cm 留壮苗 1 株。苗高 10cm 左右时，再间一次苗，穴播的每穴留壮苗 3~5 株；条播的每隔 7~10cm 留壮苗 1 株；次年 2 月定苗，每穴留苗 3 株，呈三角形；条播的每隔 10~15cm 留苗 1 株。结合每次间苗，同时进行中耕除草。

（2）追肥　生长期宜追肥 4~5 次，幼苗期以清淡人畜粪水为主。第一、二次在间苗中耕后，每亩施人畜粪水 1500~2000kg；第三次宜定苗后，每亩施人畜粪水 2000~3000kg；饼肥 50kg；第四次宜在清明前后，每亩施人畜粪水 2000~3000kg，草木灰 1500kg，饼肥 20kg。5 月以后，根据苗情，酌情施肥。

（3）灌溉与排水　白芷播种以后如遇冬旱，应及时灌溉，保持土壤湿润，以利于种子迅速发芽，促使主根向下伸长，提高产量与质量；如遇降水过多，则应及时排水，防止积水引发病害减产。

（4）打顶去薹　6~7 月白芷开始抽薹开花，为了减少养分消耗，除留种田外，要打掉全部花薹，使营养集中根部，提高产量。对少数生长特别旺盛，5 月份即抽薹开花的植株要尽早拔除，其所结种子也不能作种用。

（5）间套作　在白芷生长前期，可利用立春前苗小时套作蔬菜，如莴苣、菠菜、蒜苗、萝卜等。进入白芷春苗期即行收获，以便有效利用土地。

4. 病虫害防治

（1）斑枯病　又名白斑病。主要危害叶部，病斑为多角形，初期暗绿色，后期为灰白色，严重时造成叶片枯死。防治方法：清除病残组织，集中烧毁；用 2% 多抗霉素 100~200 毫克 / 升喷雾。

（2）黄凤蝶　幼虫危害叶片。防治方法：幼龄期用 90% 敌百虫 800 倍液喷雾，或用青虫菌（每克菌粉含孢子 100 亿）500 倍液或 Bt 乳剂 200~300 倍液喷雾。也可以进行人工捕杀。

【采收加工】夏秋间叶黄时采挖，除去须根及泥沙，晒干或低温干燥。

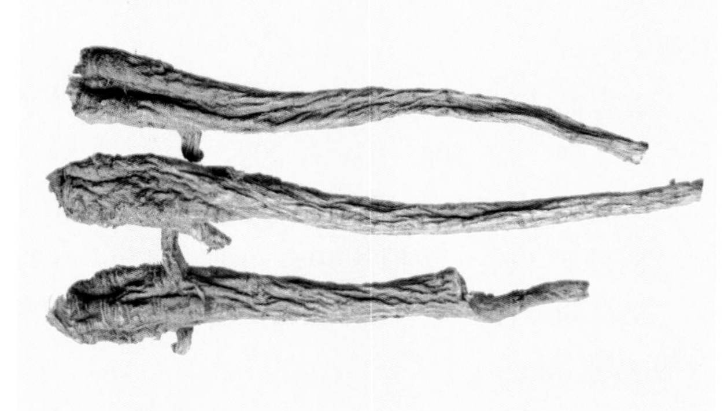

白芷（药材）

【鉴别】药材　呈长圆锥形，长 10~25cm，直径 1.5~2.5cm。表面灰棕色或黄棕色，根头部钝四棱形或近圆形，具纵皱纹、支根痕及皮孔样的横向突起，有的排列成四纵行，顶端有凹陷的茎痕。质坚实，断面白色或灰白色，粉性，形成层环棕色，近方形或近圆形，皮部散有多数棕色油点。气芳香，味辛、微苦。

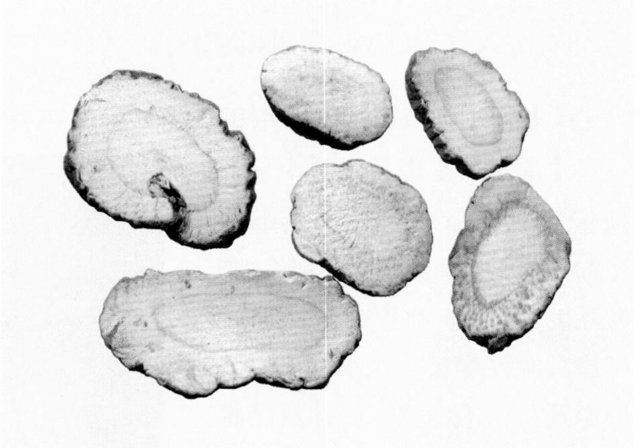

白芷（饮片）

饮片　呈类圆形的厚片，外表皮灰棕色或黄棕色，切面白色或灰白色，具粉性，形成层环棕色，近方形或近圆形，皮部散有多数棕色油点。气芳香，味辛、微苦。

【化学成分】含挥发油：榄香烯、十六酸、十八醛、8- 壬烯酸、硬脂酸等，香豆素：前胡素、异欧前胡素、别异欧前胡素、水合氧化前胡素、新白当归脑、白当归素、花椒毒素、佛手柑内酯、蛇床素和珊瑚菜素、新白芷醚及钙、镁、磷、铁等无机元素。

【药理作用】

1. 有镇痛、解热、抗炎、皮肤光敏、抗病原体、解痉的作用。

2. 毒性　煎剂小鼠灌胃的 LD_{50} 为 43g/kg。

【性味、归经与效用】 辛，温。归胃、大肠、肺经。有解表散寒，祛风止痛，宣通鼻窍，燥湿止带，消肿排脓的功效。用于感冒头痛，眉棱骨痛，鼻塞流涕，鼻鼽，鼻渊，牙痛，带下，疮疡肿痛。

【用法与用量】 内服：煎汤，3~10g。

【临床应用】

1. 感冒（眉棱骨痛） ①风寒感冒：白芷、荆芥各 10g，防风、紫苏叶、川芎、羌活各 6g。水煎服，日服 1 剂。②风热感冒：白芷、菊花、连翘各 10g，薄荷 6g。水煎服，日服 1 剂。

2. 胃痛 白芷、香附各 10g。水煎服，日服 1 剂。

3. 牙痛 白芷 10g，生石膏 20g，川芎、牛膝、甘草各 6g。水煎服，日服 1 剂。

4. 痈肿 白芷 10g，蒲公英 30g，天花粉 20g。水煎服，日服 1 剂。

5. 带下 白芷、黄柏各 10g，车前子 15g。水煎服，日服 1 剂。

6. 鼻渊 白芷、苍耳子、蒲公英、辛夷各 10g，桑白皮 15g，薄荷、甘草各 6g。水煎服，日服 1 剂。

半边莲 Banbianlian

HERBA LOBELIAE CHINENSIS

【基源】 为桔梗科植物半边莲 *Lobelia chinensis* Lour. 的干燥全草。

【原植物】 多年生矮小草本，高仅达 10cm，有乳汁。茎细长，多匍匐地面，匍匐茎于节部生细根。叶互生；无柄；叶片狭小，披针形，叶缘具疏浅锯齿。花小，单生，花萼绿色，上端 5 裂，下部成筒状，花冠浅红紫色，基部全成管状，5 裂片向一边开裂，中央 3 裂片较浅，两侧裂片深裂至基部；雄蕊 5，聚药，花药位于下方的 2 个有毛，上方的 3 个无毛，花丝下半部分离；雌蕊 1；子房下位，中轴胎座，2 室，胚珠多数。蒴果顶端二瓣开裂，花期 5~8 月，果期 8~10 月。

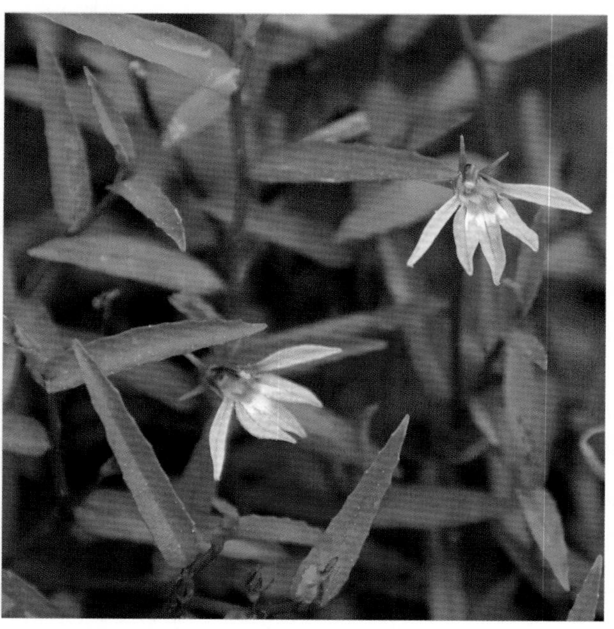

半边莲（原植物）

【生态分布】 生于海拔300~500m的水田边、路沟旁及潮湿的阴坡、荒地。分布于固新镇、河南店镇、神头乡、辽城乡、索堡镇等地。

【采收加工】 夏季采收，除去泥沙，洗净，晒干。

【鉴别】药材 常缠结成团。根茎极短，直径1~2mm；表面淡棕黄色，平滑或有细纵纹。根细小，黄色，侧生纤细须根。茎细长，有分枝，灰绿色，节明显，有的可见附生的细根。叶互生，无柄，叶片多皱缩，绿褐色，展平后叶片呈狭披针形，长1~2.5cm，宽0.2~0.5cm，边缘具疏而浅的齿或全缘。花梗细长，花小，单生于叶腋，花冠基部筒状，上部5裂，偏向一边，浅紫红色，花冠筒内有白色茸毛。气微特异，味微甘而辛。

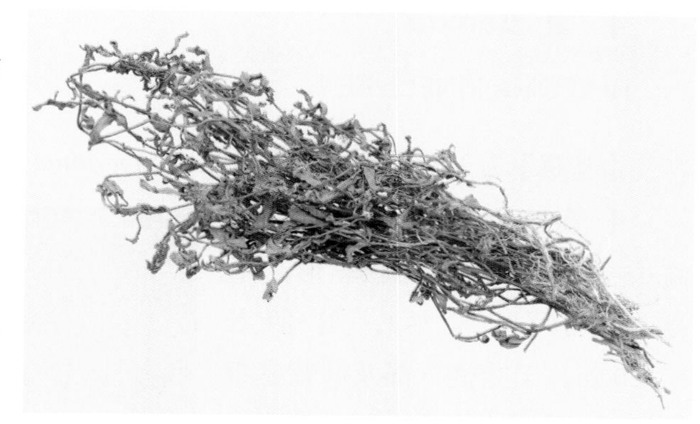

半边莲（药材）

饮片 呈不规则的段。根及根茎细小，表面淡棕黄色或黄色。茎细，灰绿色。叶无柄，叶片多皱缩，绿褐色，狭披针形，边缘具疏而浅的齿或全缘。气味特异，味微甘而辛。

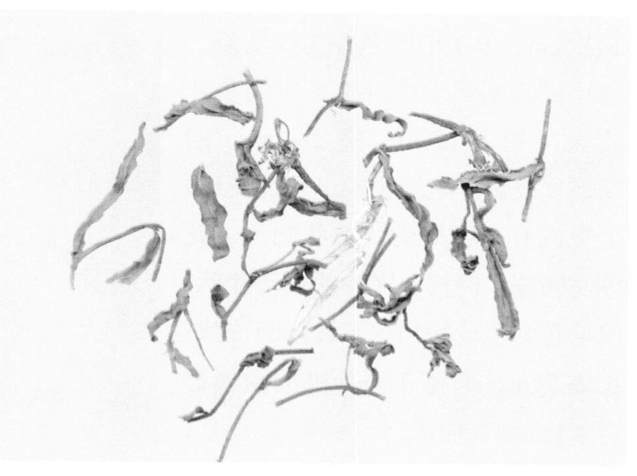

半边莲（饮片）

【化学成分】 含半边莲生物碱及黄酮苷、皂苷、氨基酸、多糖等。半边莲生物碱成分中主要为半边莲碱、去氢半边莲碱、氧化半边莲碱、异氢化半边莲碱。

【药理作用】 有利尿、兴奋呼吸、解蛇毒、强心降压、利胆、抗菌的作用。

【性味、归经与效用】 辛，平。归心、小肠、肺经。有清热解毒，利尿消肿的功效。用于痈肿疔疮，蛇虫咬伤，臌胀水肿，湿热黄疸，湿疹湿疮。

【用法与用量】 内服：煎汤，9~15g。

【临床应用】

1. 毒蛇咬伤 半边莲浸烧酒涂搽患处。
2. 痈肿，乳痈，湿疮，跌打损伤 鲜半边莲100g。捣烂，外敷患处。
3. 痢疾，泄泻 半边莲、白头翁各15g。水煎服，日服1剂。

4. 黄疸 半边莲、茵陈、白茅根各 30g。水煎服，日服 1 剂。

5. 水肿，淋证 半边莲、白茅根各 30g。水煎服，日服 1 剂。

半 夏 Banxia

RHIZOMA PINELLIAE

【基源】为天南星科植物半夏*Pinellia ternata*（Thunb.）Breit. 的干燥块茎。

【原植物】多年生草本，高 15~30cm，块茎圆球形，直径 1~2cm。叶常 1~2；叶柄长 10~20cm，于叶柄下部及叶片基部各生一白色或紫色珠芽；幼苗常为单叶，卵状心形，长 2~3cm，宽 2~2.5cm；2~3 年后老叶为 3 全裂，裂片长椭圆形至披针形，中间裂片较大，长 3~10cm，宽 2~4cm，两侧裂片较短，先端锐尖，基部楔形，全缘或有不明显的浅波状圆齿。花单性同株，肉穗花序，柄长于叶柄，佛焰苞绿色或绿白色，管部圆柱状，长 6~7cm；肉穗花序顶端的附属器青紫色，细长而尖，长 6~10cm，直立，稍呈“之”字形弯曲，伸出佛焰苞之外；雄花着生于肉穗花序上部，雌花着生于肉穗花序的基部，二者相距 5~8mm。浆果卵状椭圆形或卵圆形，绿色，长 4~5mm，先端尖狭，花柱明显。花期 5~7 月，果期 8~9 月。

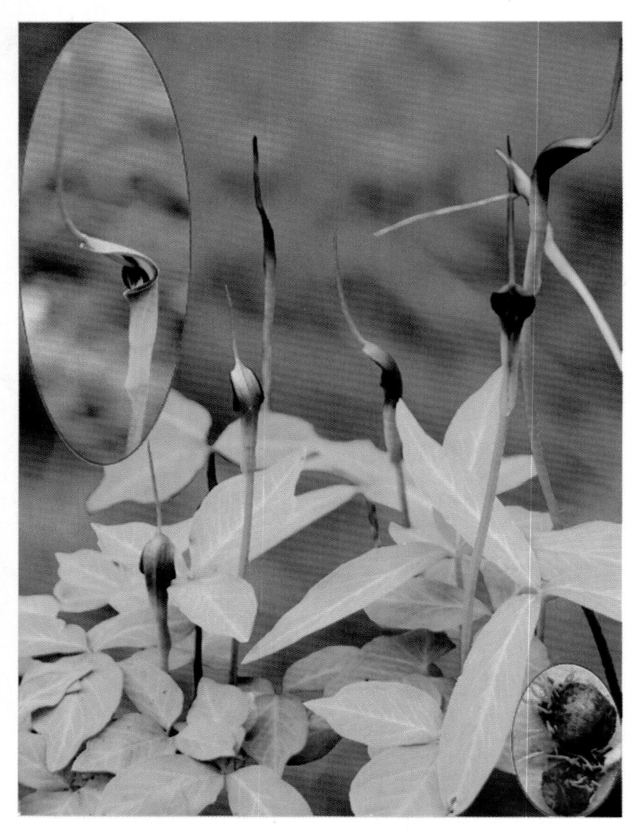

半夏（原植物）

【生态分布】生于海拔 300~1100m 的田间、山坡、溪边阴湿的草丛中或林下。全县各地均有分布。主要分布于关防乡、索堡镇、偏城镇、辽城乡、固新镇、涉城镇、木井乡、龙虎乡、合漳乡等地。

【栽培技术】

1. 选地与整地

半夏栽培地宜选择湿润肥沃、保水保肥力较强、质地疏松的砂质壤土种植，也可以选择半阴半阳的缓坡山地。

在10~11月份进行整地。翻土前，每亩用土杂肥2000kg和过磷酸钙40~50kg堆沤，均匀撒于地面，翻入土内。翻挖后在泼施人畜粪水2000kg，相隔半天后，耙细整平，做成宽1.3m的高畦。

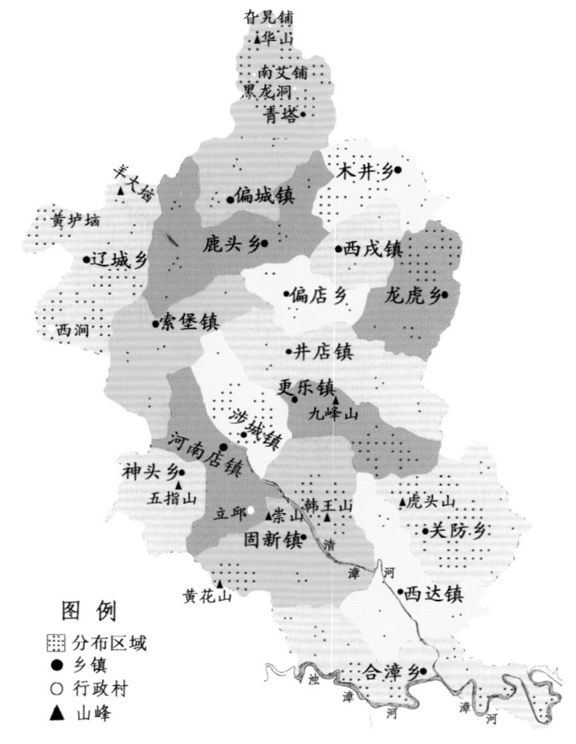

半夏资源分布图

2. 繁殖技术

（1）种子繁殖　半夏在种植第二年以后的初夏至初秋，便陆续开花结实。为了使半夏多结实，在花期喷施500kg/kg的硼肥溶液，可以提高结果率25~30倍。当拂焰苞变黄、枯萎倒下时，即可及时采收种子；不可过熟时再采收，否则种子脱落，造成损失。采收后取出种子，用湿润的沙土贮藏，以待播种。

（2）珠芽繁殖　半夏从春到秋都在不断萌发新的叶片。在块茎抽出叶后，每一叶柄中下部都能生出1个珠芽。珠芽横径3~10mm，长圆形，形如小螺蛳。珠芽成熟后即可采收做种用。

（3）小块茎繁殖　当半夏块茎长至7~10mm以上时，这些小块茎，即可做种植材料。在收获时可选横径0.5~1cm的小块茎做种，拌湿沙，贮藏于阴凉处，以待播种。每亩需100kg左右。

切块准备　将大块茎用刀纵切成2~4块做种用。切块种植虽能扩大种源的3~6倍，但费工费时，不适宜于大田生产，故多不采用。

播种　先在畦上按沟心距20cm开横沟，深5cm，播幅7~10cm。播种前，对种茎进行药剂消毒处理。用25%多菌灵可湿性粉剂1000倍液浸种20分钟后再播，可有效防止烂种。将晾干的种茎均匀撒于沟中，粒距约3cm，每沟撒块茎130粒左右。播后盖腐熟堆肥或草木灰，然后再施人畜粪水。盖土与畦面平齐即可。播种后设拱形地膜覆盖，拱高40cm，以增加有效积温。地膜覆盖可提前13~15天出苗，同时可提高产量20%。

3. 田间管理

（1）除草　半夏为浅根植物，植株矮小，一般无需中耕。在生产过程中，田间杂草比较高大，常造成荫蔽，与半夏争光、争肥，影响半夏正常生长发育，损苗较多，同时营养不足，导致减产。可采用人工除草与安全的化学除草相结合的方法，能起到除草保苗、降低生产成本的作用。在半夏播后出苗前的早春，选用低毒、低残留的选择性除草剂10.8%盖草乳油，每亩40ml对水1500倍，喷施畦面，结合盖膜，可有效防除春夏禾科杂草的生长，而对半夏无害。倒苗末期，95%以上半夏地上部分已倒苗，块茎已休眠于地下，选用除草剂41%农达水剂300倍液，喷施畦面杂草，能有效灭除多种杂草。生长中期适当配合人工除草，完全可以安全可靠地解决半夏生产过程中的草害问题。

（2）追肥 齐苗后，每亩施淡人畜粪水1000~1200kg; 5月中、下旬，当株芽全部形成，逐渐膨大。并呈现红褐色时，每亩用10kg尿素撒施于行间，结合松土将尿素翻入土中；当第一代珠芽落地后，追施土杂肥和饼肥，并用土盖住肥料和珠芽；第二代珠芽形成后，再施磷、钾肥或饼肥。

（3）排灌 半夏喜湿润，应及时浇水保持土壤湿润。雨季及时排水，防止积水。

（4）培土 6月以后，成熟的珠芽逐渐落地，此时可用畦土盖住珠芽，厚约1~2cm，并用铁锨稍压实。6~8月培土，可进行2~3次。

（5）摘花 对非留种地块或植株，应及时摘除花蕾。

（6）间套作 可与玉米间套作，每隔1.2~1.3m种1行玉米，穴距60cm，每穴种2株，可作为荫蔽物，提高产量。

4. 病虫害防治

（1）病害

①叶斑病 多发生于初夏。病叶上有紫褐色斑，后期病斑上生有小黑点，严重时浸染全叶，使叶片圈曲焦枯而死。

防治方法：尽早喷1 ∶ 1 ∶ 120波尔多液，每5~7天1次，连续2~3次。

②病毒病 又名缩叶病，多发生于夏季。

防治方法：选无病株留种；消除虫媒蚜虫；及时拔除病株并烧毁，病穴用石灰乳消毒。

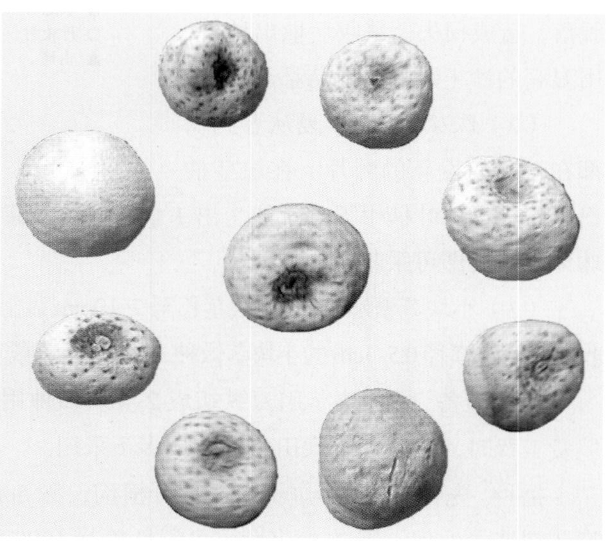

生半夏（药材）

③块茎腐烂病 多发生于高温季节。

防治方法：注意及时排水；及时拔除病株并烧毁，病穴用石灰乳消毒。

（2）虫害 常见红天蛾、蚜虫、蛴螬。

防治方法：用40%乐果乳剂1500~2000倍液喷杀红天蛾；用90%晶体敌百虫1000倍液喷杀蚜虫及蛴螬。

【采收加工】夏、秋季二季采挖，洗净，除去外皮和须根，晒干。

【鉴别】药材　呈类球形，有的稍偏斜，直径 1~1.5cm。表面白色或浅黄色，顶端有凹陷的茎痕，周围密布麻点状根痕；下面钝圆，较光滑。质坚实，断面洁白，富粉性。气微，味辛辣、麻舌而刺喉。

饮片　生半夏　呈类球形或扁圆球形，有的稍偏斜，直径 1~1.5cm，表面类白色或淡黄白色，上端多圆平，中央有一圆形凹陷芽痕，其内残留有黄棕色芽鳞，周围密布小麻点状须根痕，底部钝圆而光滑，质坚实，断面白色，富粉性。气微，味辛辣、麻舌刺喉。

清半夏　为类圆形或肾形片，直径 0.5~1.8cm，厚 0.2~2mm。切面乳白色或浅黄白色，隐显黄白色筋脉点。周边淡黄棕色。质硬脆。气微弱，味微涩。

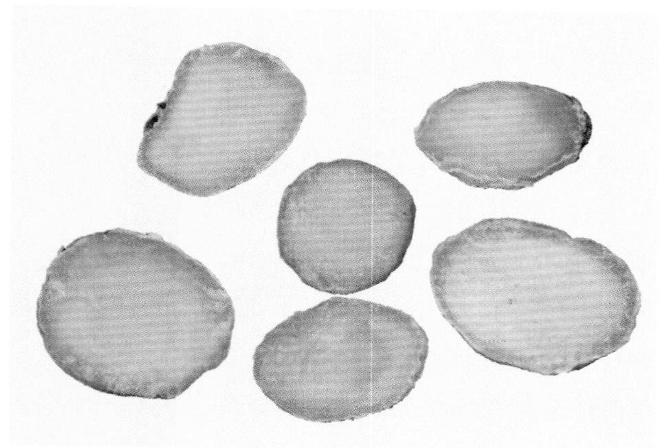

清半夏（饮片）

【化学成分】含胆碱、β-谷甾醇-D-葡萄糖苷和天门冬氨酸、精氨酸等多种氨基酸，L-麻黄碱、半夏蛋白和半夏胰蛋白酶抑制成分等。

【药理作用】

1. 有镇咳、祛痰、镇吐（半夏炮制品）、催吐（生半夏）、镇痛、催眠、抗惊厥、抗溃疡、抗癌、抗硅沉着病（矽肺）、抗早孕和抗心律失常的作用。

2. 毒性　生半夏灌胃小鼠的 LD_{50} 为 41~44g/kg；长期给药可致肾脏代偿性增大，其毒性强度生半夏 > 清半夏 > 姜半夏 > 法半夏。

【性味、归经与效用】辛，温；有毒。归脾、胃、肺经。有燥湿化痰，降逆止呕，消痞散结的功效。用于湿痰寒痰，咳喘痰多，痰饮眩悸，风痰眩晕，痰厥头痛，呕吐反胃，胸脘痞闷、梅核气；外治痈肿痰核。

【用法与用量】内服：一般炮制后使用，3~9g。外用：适量，磨汁涂或研末以酒调敷患处。

【临床应用】

1. 咳嗽　瓜蒌 20g，清半夏、陈皮、茯苓、桔梗各 10g，甘草 6g。水煎服，日服 1 剂。
2. 眩晕　法半夏、苍术、白术、天麻、茯苓各 10g，甘草 6g。水煎服，日服 1 剂。
3. 反胃，呕吐　姜半夏、竹茹各 10g。水煎服，日服 1 剂。
4. 梅核气　姜半夏、厚朴、茯苓各 10g，紫苏叶、生姜各 6g。水煎服，日服 1 剂。

【注意】不宜与川乌、制川乌、草乌、制草乌、附子同用；生品内服宜慎。

北败酱 Beibaijiang

HERBA SONCHI BRACHYOTIS

【基源】为菊科植物苣荬菜*Sonchus brachyotus* DC. 的新鲜或干燥全草。

【原植物】多年生草本，全体含白色乳汁，根茎常直生，细根多数。茎单一，直立，高 25~80cm，表面光滑，基部常呈紫红色，嫩茎被毛茸，后脱落。叶互生，长圆状披针形或倒披针形，长 6~20cm，宽 1.5~6.5cm，上面绿色，下面灰绿色，先端钝或短尖，有尖刺，具稀疏的缺刻或羽状分裂，或不分裂，边缘有大小不等的小尖齿，幼叶表面密被毛茸。基生叶基部渐窄成柄，花时多枯萎；茎生叶无柄，基部呈耳廓状抱茎。头状花序直径 2~4cm，2~15 个，排成伞房状；总苞钟状，总苞片 6~7 列，总苞片外面沿中脉有 1 行头状具柄的腺毛；全为舌状花，舌片黄色；雄蕊 5 枚，着生于花冠管上，花药聚合，花丝分离；雌蕊 1 枚，子房下位，1 室，具 1 直立的倒生胚珠，花柱纤细，柱头 2 深裂。瘦果长椭圆形，侧扁，无喙，两面各有纵肋 5 条，表面颗粒状，冠毛白色，多层。花期 6~10 月，果期 7~11 月。

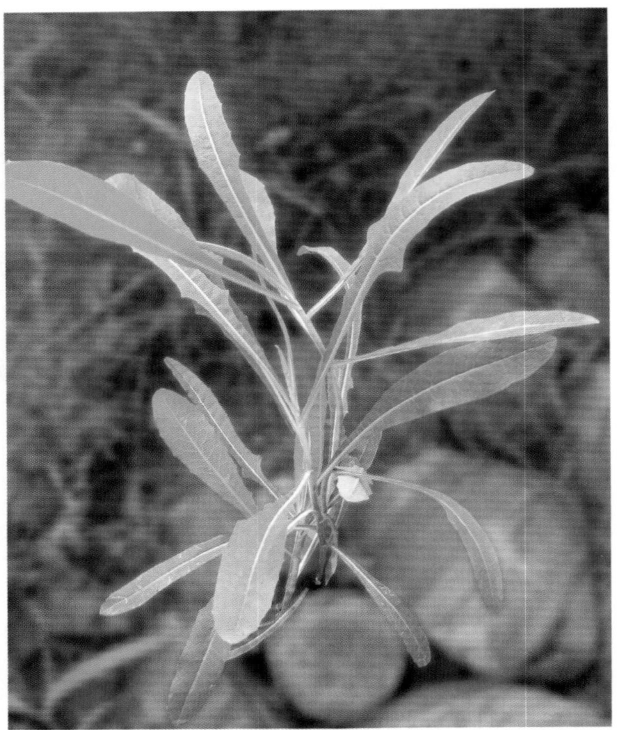

苣荬菜（原植物）

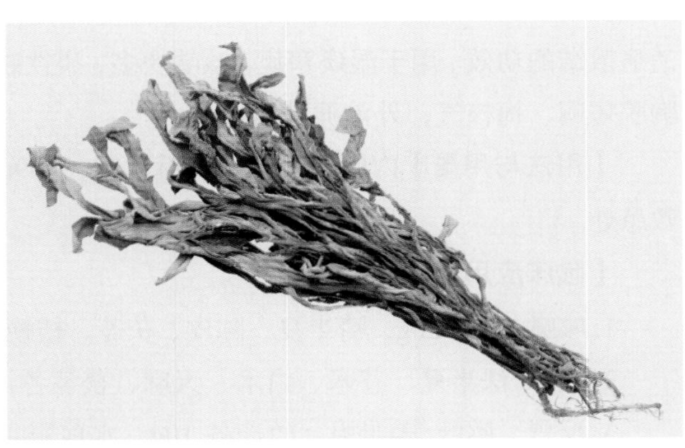

北败酱（药材）

【生态分布】生于海拔 200~800m 的路边、地旁等地。全县各地均有分布。主要分布于神头乡、河南店镇、辽城乡、关防乡等地。

【采收加工】春季开花前采收，鲜用或晒干。

【鉴别】药材　根圆柱形，下部渐细，表面淡黄棕色，顶端具基生叶痕和茎。茎圆柱形，表面淡黄棕色。叶皱缩或破碎，上面深绿色，下面灰绿色，完整叶片展平后呈宽披针形或长圆状披针形，长 4~16cm，宽 0.5~3.5cm，先端有小尖刺，基部呈耳状抱茎。有时带有残存的头状花序。质脆易碎。气微，味淡、微咸。

饮片　为根、茎、叶、花混合的不规则段片。根茎呈圆柱形，直径 2~5mm。表面黄棕色，有纵皱纹或突起的根痕。叶多卷缩或破碎，完整者展平后呈长圆状披针形或广披针形，长 4~16cm，宽 0.5~3.5cm，先端多圆钝或短尖，有小尖刺，叶缘具稀疏的缺刻或不整齐的羽状分裂，或不分裂，上表面灰绿色，下表面色较浅。质脆。气微，味微咸。

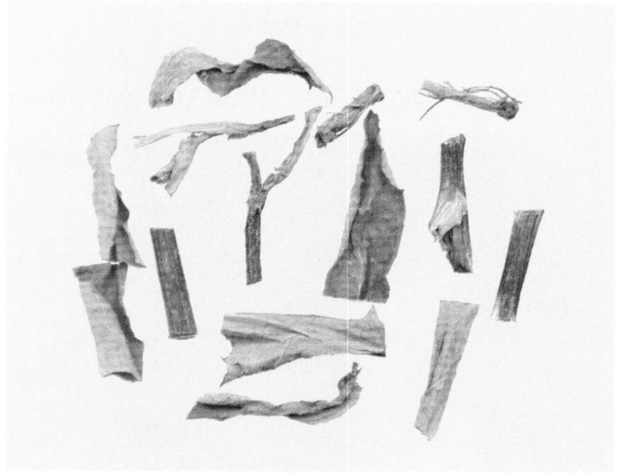

北败酱（饮片）

【化学成分】含槲皮素、异鼠李素、柯伊利素、木犀草苷、蒙花苷、金丝桃苷、黄酮醇、三萜酸、胡萝卜素、秦皮乙素、氨基酸及微量元素等。

【药理作用】

1. 抗菌　水提醇沉物对金黄色葡萄球菌、大肠杆菌、变形杆菌和绿脓杆菌的最小抑菌浓度分别为 0.228，0.228，0.457，0.457g/100ml 生药，显示均有一定的抑菌作用。

2. 水煎剂浓缩后的醇提物对急性淋巴细胞型白血病、急性和慢性粒细胞型白血病患者的白细胞脱氢酶有明显的抑制作用。

3. 镇静催眠　挥发油有较好的镇静作用。

【性味、归经与效用】苦，寒。归大肠经。有清热解毒，利湿排脓，凉血止血的功效。用于咽喉肿痛，疮疖肿毒，痔疮，急性菌痢，肠炎，肺脓疡，急性阑尾炎，吐血，衄血，咯血，尿血，便血，崩漏。

【用法与用量】内服：煎汤，9~15g；鲜品 30~60g；或鲜品绞汁。外用：适量，煎汤熏洗；或鲜品捣敷。

【临床应用】

1. 喉痹　鲜北败酱 30g，灯心草 3g。水煎服，日服 1 剂。

2. 痈肿　北败酱、紫花地丁各 25g。水煎服，日服 1 剂。

3. 肺痈　北败酱、鲜芦根各 30g。水煎服，日服 1 剂。

4. 吐血　北败酱、生地黄各 50g。水煎服，日服 1 剂。

5. 痢疾　北败酱 60g，马齿苋 30g，金银花 15g，甘草 9g。水煎服，日服 1 剂。

北豆根 Beidougen

RHIZOMA MENISPERMI

【**基源**】为防己科植物蝙蝠葛 *Menispermum dauricum* DC. 的干燥根茎。

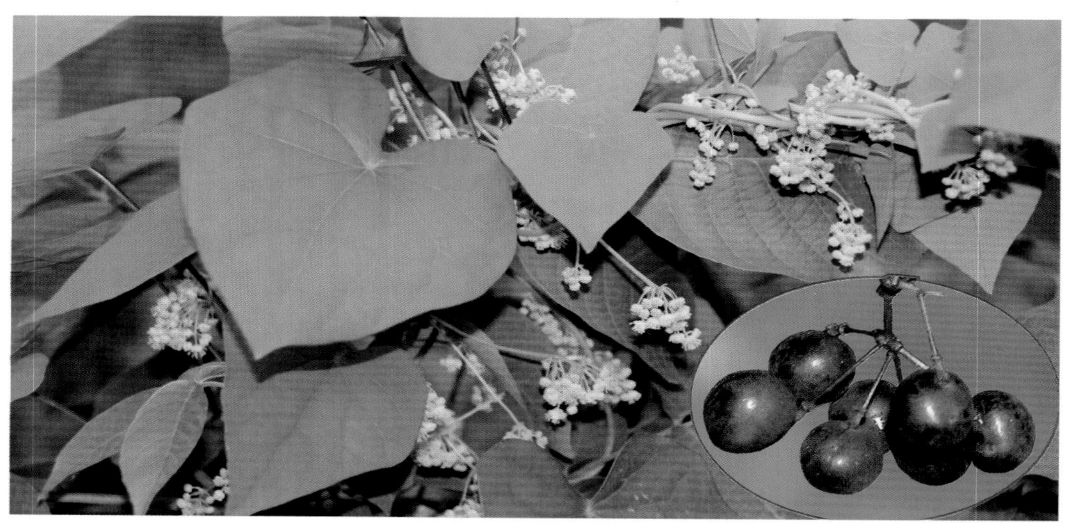

蝙蝠葛（原植物）

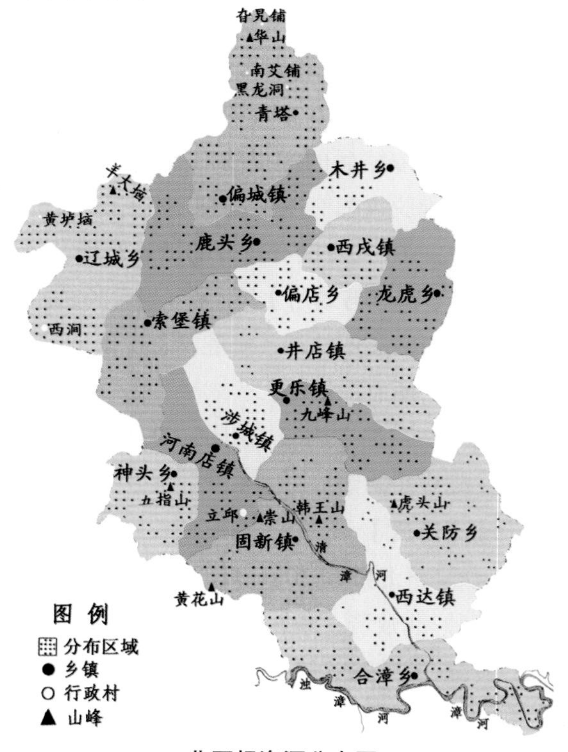

北豆根资源分布图

【**原植物**】多年生缠绕性草本，长达 10m 以上，全体近无毛。根状茎多横生，细长。茎基部稍木质，小枝绿色，有纵条纹。叶互生，叶柄盾状着生，长 6~12cm，被稀短毛；叶片圆肾形或卵圆形，长宽均约 5~15cm，先端尖，基部心形或截形，叶缘近全缘或 5~7 浅裂，裂片三角形，上面绿色，下面苍白色，具掌状脉 5~7 条。花序腋生，短圆锥状，花小，单性异株；雄花序总花梗长 3~7cm，花梗长 5~7mm，基部具小苞片 1，线状披针形；雄花萼片 6，窄倒卵形，花瓣 6~9，黄绿色，卵圆形，较花萼小，雄蕊 10~20，花药球形；雌花通常具 3 心皮，分离，花柱短。

核果球形，熟时黑紫色。种子 1，马蹄形。花期 6~7 月，果期 7~8 月。

【生态分布】生于海拔 200~1000m 的山坡林缘、灌丛中、田边、路旁及石砾滩地，或攀援于岩石上。分布于偏城镇、涉城镇、固新镇、西达镇、辽城乡、龙虎乡，县域内其他乡镇也多有分布。

【采收加工】春、秋二季采挖，除去须根和泥沙，干燥。

【鉴别】**药材** 呈细长圆柱形，弯曲，有分枝，长可达 50cm，直径 0.3~0.8cm。表面黄棕色至暗棕色，多有弯曲的细根，并可见突起的根痕和纵皱纹，外皮易剥落。质韧，不易折断，断面不整齐，纤维细，木部淡黄色，呈放射状排列，中心有髓。气微，味苦。

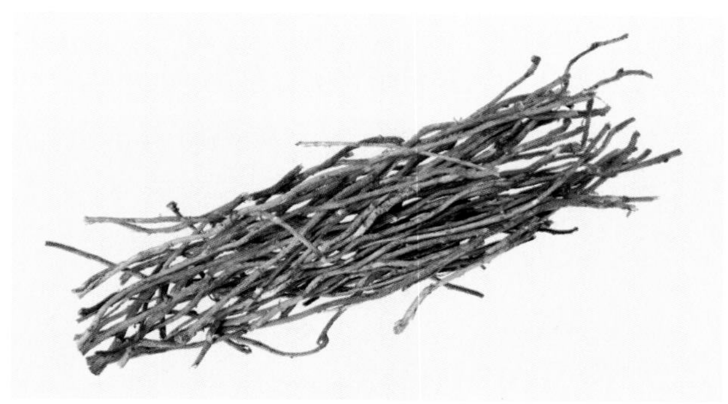

北豆根（药材）

饮片 呈圆形或类圆形片或段，直径 3~8mm，厚 1~2mm。切面皮部薄，浅棕黄色，木部淡黄色，髓居中心，白色或类白色，淡黄色木部束与黄白色射线相间排列呈辐射状。外表面黄棕色至暗棕色，有纵皱纹及突起的细根痕，外皮脱落处呈棕黄色。质韧，易纵向掰断，断面纤维性。气微，味苦。

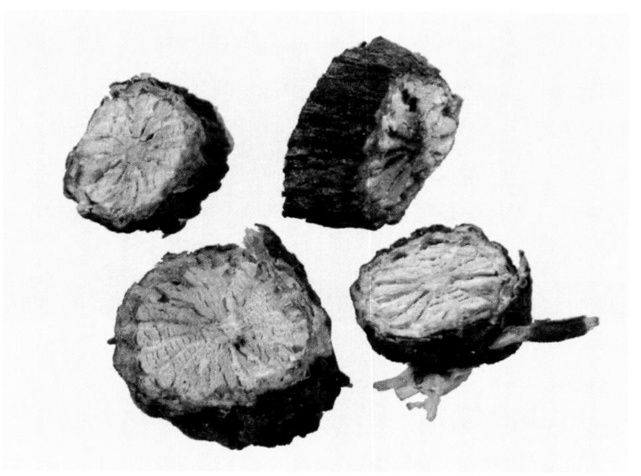

北豆根（饮片）

【化学成分】含山豆根碱、6-去甲山豆根碱、6′-去甲山豆根碱、木兰花碱、青藤碱、蝙蝠葛任碱、6，6′-二去甲山豆根碱、尖防己碱、N-去甲尖防己碱、蝙蝠葛辛、蝙蝠葛定、蝙蝠葛宁、碎叶紫堇碱、光千金藤碱、光千金藤定碱、蝙蝠葛波芬碱、7′-去甲山豆根碱、7，7′-二去甲山豆根碱、山豆根波芬诺灵碱等。

【药理作用】有抗心律失常、抗脑缺血、降血压、抗菌的药理作用。

【性味、归经与效用】苦，寒；有小毒。归肺、胃、大肠经。有清热解毒，祛风止痛的功效。用于咽喉肿痛，热毒泻痢，风湿痹痛。

【用法与用量】内服：煎汤，3~9g。

【临床应用】

1. 喉痹 北豆根、牛蒡子各 10g，桔梗、甘草各 6g。水煎服，日服 1 剂。

2. 痢疾 北豆根 10g，木香、槟榔各 6g。水煎服，日服 1 剂。

3. 黄疸 北豆根、栀子各 10g，茵陈 30g，大黄 6g。水煎服，日服 1 剂。

北刘寄奴 Beiliujinu

HERBA SIPHONOSTEGIAE

【基源】为玄参科植物阴行草 *Siphonostegia chinensis* Benth. 的干燥全草。

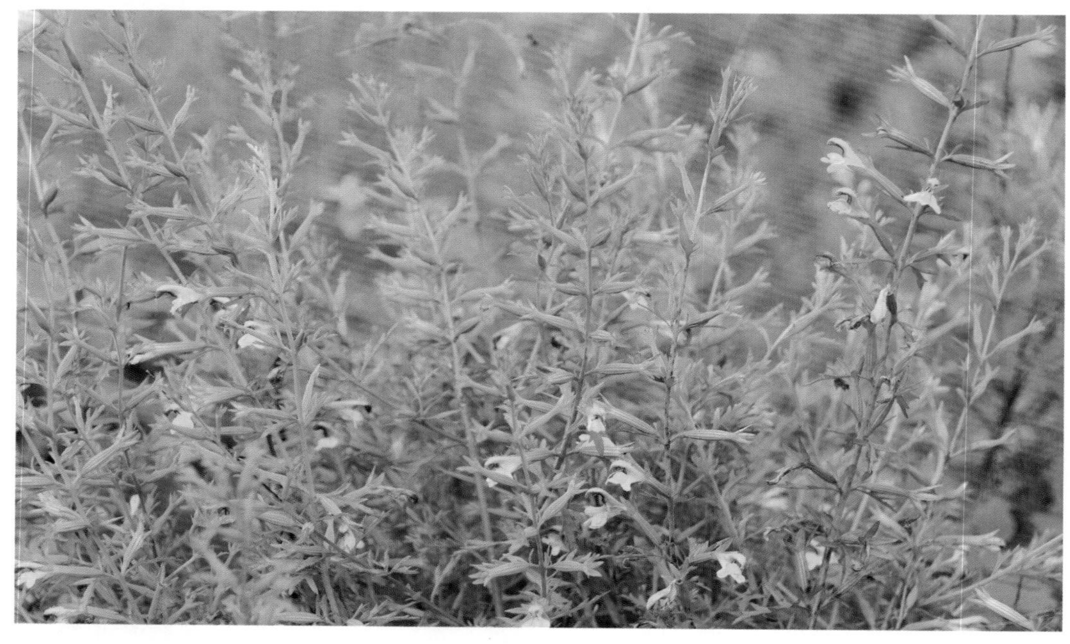

阴行草（原植物）

【原植物】一年生草本，高达 1m 以上，全株密被柔毛，间生具柄的腺毛。茎直立，上部多分枝，小枝通常对生。叶具短柄，1~2 次羽状细裂，生于茎中下部的叶常对生，上部的叶渐趋互生，第一次裂片 4~5 对，顶端裂片边缘常呈不整齐的齿状缺刻，基部狭窄，下延成窄翼状轴翅，两侧裂片呈线状披针形，长约 8mm，宽约 1mm，先端尖，全缘，第二次裂片 1~2 对，短窄线形，长 1~2mm，叶两面及边缘被褐色柔毛及腺毛。花生于枝顶，密集成穗形的总状花序，花无柄或具短柄；小苞片 2，披针形，长约 4mm，全缘；花萼膜质，长筒状纺锤形，长 10~14mm，外具 10 条棱，沿棱上有短柔毛，萼筒先端 5 裂，裂片呈长椭圆状披针形，长 3~4mm，宽约 1mm；花冠黄色，唇形，伸出花萼外，上唇兜状，下唇 3 裂，中裂片较大，两侧裂片较小，裂片尖端中央有小舌状突起，两旁有半月形隆起，花冠筒上部内面及喉部有短柔毛，外面被柔毛；雄蕊 4，2 强，藏于花冠筒上唇内，前雄蕊长于后雄蕊，花丝上半部与花筒合生；雌蕊 1，子房上位，2 室，花柱细长而微弯，伸出上唇外，柱头圆形。蒴果狭长椭圆形或线形，长约 15mm，宽约 3mm，表面黑褐色，熟时室背开裂，内有多数种子。种子细小，卵形至卵状菱形，两端短小，表面褐色，具纵肋数条和皱纹。花期 7~9 月，果期 8~10 月。

【生态分布】生于海拔 700~1000m 的低山山坡及草地上。主要分布于辽城乡、固新镇、索堡镇。

【采收加工】秋季采收，除去杂质，晒干。

【鉴别】药材 长 30~80cm，全体被短毛。根短而弯曲，稍有分枝。茎圆柱形，有棱，有的上部有分枝，表面棕褐色至黑棕色；质脆，易折断，断面黄白色，中空或有白色髓。叶对生，多脱落破碎，完整者羽状深裂，黑绿色。总状花序顶生，花有短梗，花萼长筒状，黄棕色至黑棕色，有明显 10 条纵棱，先端 5 裂，花冠棕黄色，多脱落。蒴果狭卵状椭圆形，较萼稍短，棕黑色。种子细小。气微，味淡。

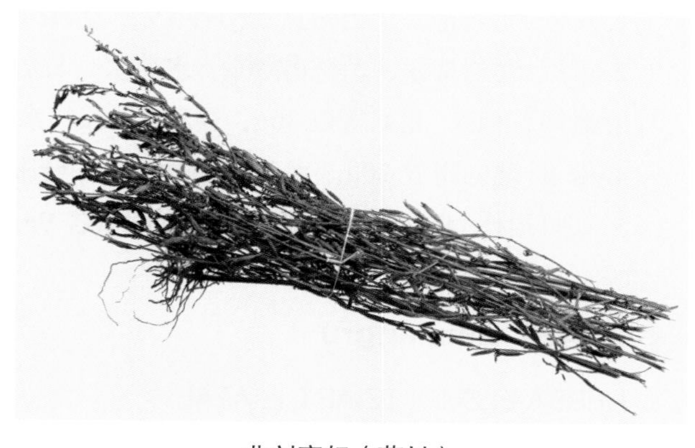

北刘寄奴（药材）

饮片 为茎、叶、花、果混合的段。茎圆形，直径 2~5mm。切面黄白色，边缘显纤维性，中央为疏松的髓；周边灰棕色或棕黑色，叶多脱落。枝鞘有多数筒状花萼，长约 1.5cm，表面有明显的 10 条隆起的纵棱，顶端 5 裂，有时可见唇形花冠残留，呈棕黄色。花萼内大多包有长椭圆形而坚的果实，果实表面黑色，有纵棱，长 0.5~1cm，内藏多数细小长形的种子。质脆。气微，味淡。

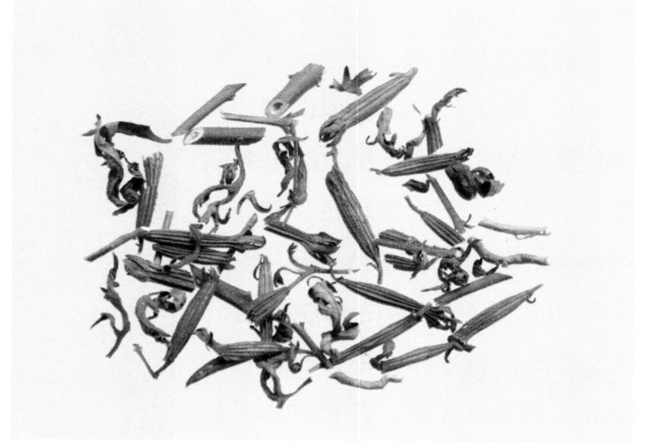

北刘寄奴（饮片）

【化学成分】含 3- 羟基 -16- 甲基 - 十七烷酸、芹菜素、木犀草素、β- 谷甾醇、三十四烷、三十五烷等。

【药理作用】

1. 有保肝利胆、降低血清胆固醇、抗菌的作用。

2. 毒性 水煎剂一次性灌胃给药 130g/kg，2 天后有少数小鼠出现轻度腹泻，观察 7 天，小鼠无死亡现象，其最大耐受量为成人临床用量的 216.6 倍。北刘寄奴总生物碱和总黄酮灌胃，对小鼠的 LD_{50} 分别为 1.54 ± 0.23g/kg 和 17.25 ± 1.3g/kg。

【性味、归经与效用】苦，寒。归脾、胃、肝、胆经。有活血祛瘀，通经止痛，凉血，止血，清热利湿的功效。用于跌打损伤，外伤出血，瘀血经闭，月经不调，产后瘀痛，癥瘕积聚，血痢，血淋，湿热黄疸，水肿腹胀，白带过多。

【用法与用量】内服：煎汤，6~9g。

【临床应用】

1. 腹痛 北刘寄奴、当归、赤芍各15g，牛膝10g。水煎服，日服1剂。
2. 黄疸 北刘寄奴、茵陈各30g。水煎服，日服1剂。
3. 泄泻，痢疾 北刘寄奴30g，委陵菜15g。水煎服，日服1剂。
4. 带下 北刘寄奴30g，水煎，冲黄酒、红糖服。
5. 跌打损伤 北刘寄奴、骨碎补、延胡索各9g。水煎服，日服1剂。

北香薷 Beixiangru

HERBA ELSHOLTZIAE CILIATAE

【基源】为唇形科植物香薷 *Elsholtzia ciliata*（Thunb.）Hyland. 的干燥地上部分。

【原植物】一年生草本，高30~60cm。须根密集。茎钝四棱形，褐紫色，常自中部以上分枝。叶卵形或椭圆状披针形，长3~9cm，宽1~4cm，先端渐尖，基部楔形，边缘具整齐的牙齿状锯齿，上面绿色，疏被小硬毛，下面淡绿色，满布橙色腺点；叶柄长0.5~3.5cm。轮伞花序组成偏向一侧的穗状花序，长2~7cm；苞片卵圆形，长宽各约4mm，顶端针芒状。花萼钟形，长约1.5mm，被疏毛和腺点，萼齿5，三角形，前2齿较长，先端呈针芒状；花冠淡紫色，外被柔毛，冠檐二唇形，上唇直立，先端微凹，下唇开展，3裂，中裂片半圆形，侧裂片弧形；雄蕊4，前对较长，外伸，花药紫黑色；花柱内藏，先端2浅裂。小

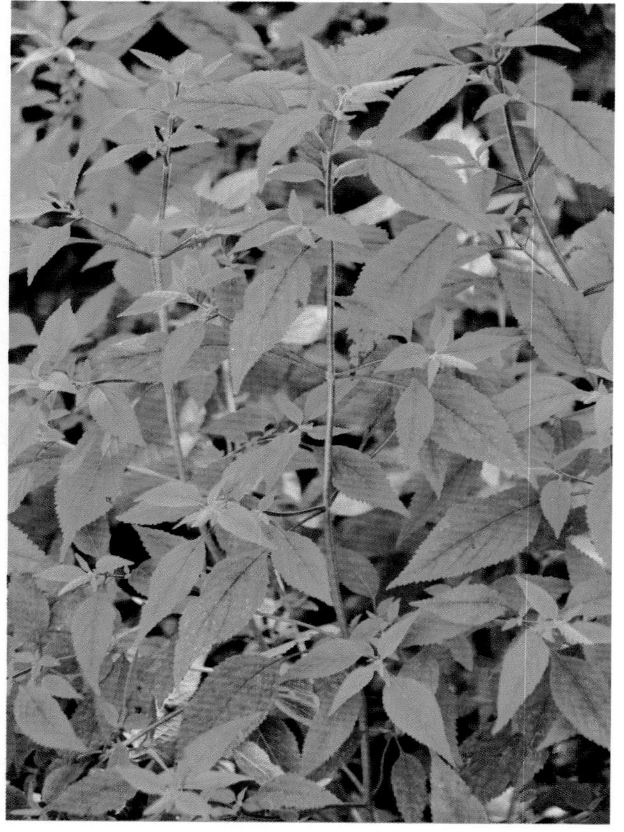

香薷（原植物）

坚果长圆形，长约 1mm，棕黄色。花期 7~10 月，果期 8~12 月。

【生态分布】生于海拔 300~800m 的山地、林内、河岸和路旁。主要分布于辽城乡、固新镇等地。

【采收加工】夏季花盛开时割取地上部分，除去杂质，晒干或阴干。

【鉴别】药材　全长 30~60cm。茎四棱形，多分枝，外表面紫褐色，被毛。质硬脆，易折断，断面中央有大型的髓。叶对生，多已碎落，完整者呈狭卵形至卵状长圆形，边缘有锯齿。穗状花序腋生或顶生，花偏向一侧，苞片近圆形，萼钟状，5 裂。气特异而浓烈，味苦、辛。

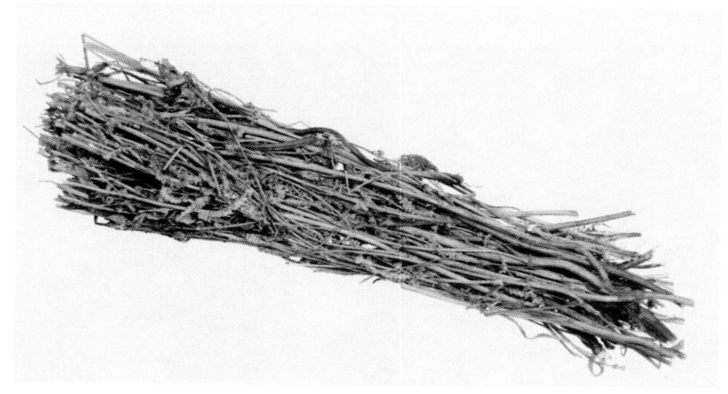

北香薷（药材）

饮片　为不规则段。茎段四棱形，直径 0.3~1cm。切面类白色，中央有髓；外表面黄绿色或紫褐色。叶皱缩或破碎，呈狭卵形至卵状长圆形，边缘有锯齿。穗状花序灰绿色，萼钟状，5 裂。气特异而浓烈，味苦、辛。

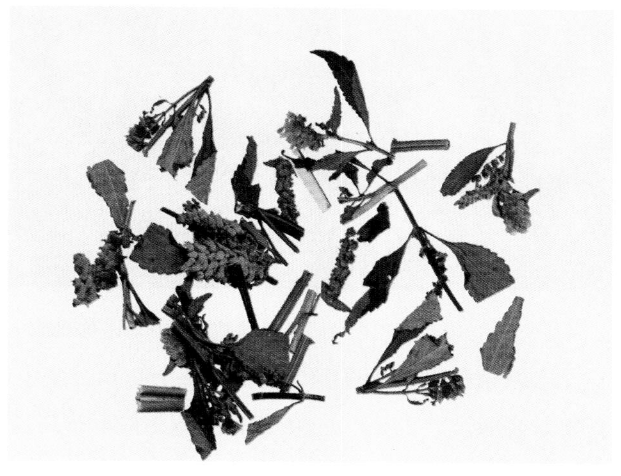

北香薷（饮片）

【化学成分】含黄酮类、甾醇类、三萜类、烷烃类及有机酸类等化合物。

【性味、归经与效用】辛，微温。归肺、胃经。有发汗解暑，利湿行水的功效。用于发热恶寒，伤暑头痛，腹痛吐泻，全身水肿。

【用法与用量】内服：煎汤，5~15g。外用：适量，捣敷；煎水含漱或熏洗。

【临床应用】

1. 伤暑　北香薷 10g，厚朴、白扁豆、生姜各 6g。煎水代茶频饮。
2. 口臭　北香薷 9~15g。水煎含漱。
3. 湿疮，痒风　北香薷、地肤子各等分。适量，水煎外洗。
4. 偏头痛　北香薷 30g。水煎，趁热熏痛侧头部。

北野菊 Beiyeju

HERBA CHRYSANTHEMI LAVANDULIFOLII

【基源】为菊科植物甘菊*Chrysanthemum lavandulifolium*（Fisch.ex Trautv.）Kitam.的干燥地上部分。

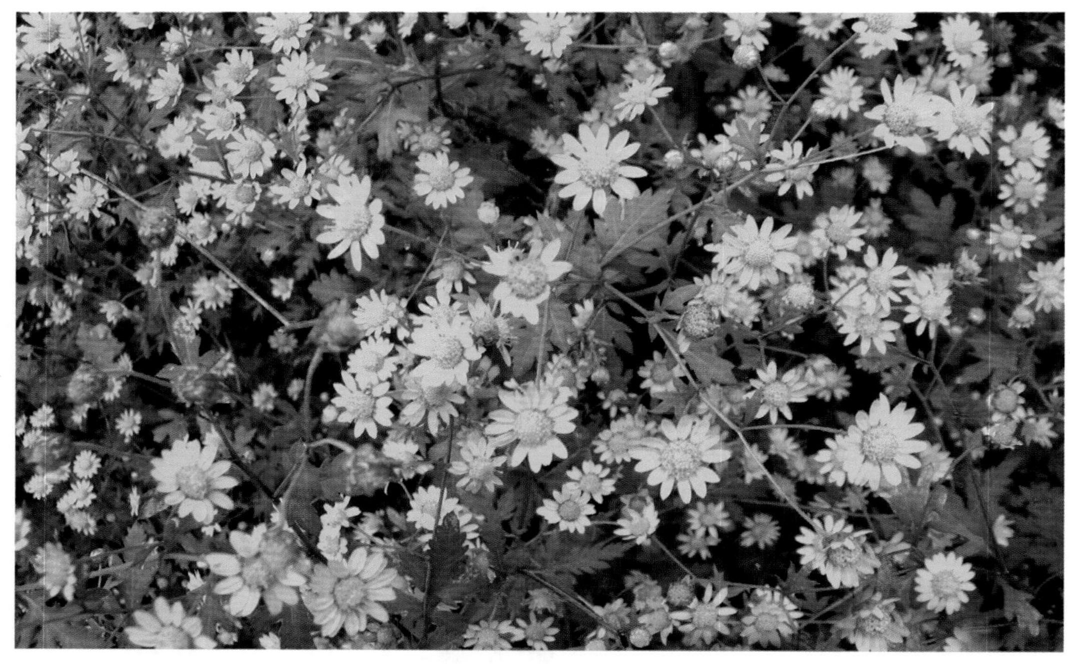

甘菊（原植物）

【原植物】多年生草本，高40~150cm。茎上部多分枝，被疏柔毛。中部叶卵形、宽卵形或椭圆状卵形，长2~5cm，宽1.5~4cm，二回羽状分裂，一回裂片全裂或深裂，二回为半裂或浅裂。头状花序直径1~1.5cm，多数在茎枝顶端排成疏松或稍紧密的复伞房花序。总苞碟形，苞片5层，全部苞片边缘白色或浅褐色膜质。舌状花黄色，舌片椭圆形，长5~7mm，顶端全缘或有2~3个不明显的齿裂。瘦果长1.2~1.5mm，有不明显的细肋。花期5~11月。

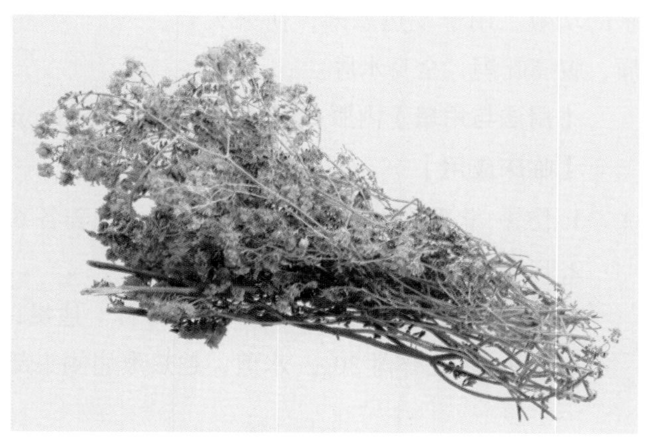

北野菊（药材）

【生态分布】生于海拔

200~1200m 的山坡、草地及杂林下。全县各地均有大量分布。

【采收加工】春、夏季采收，切段，晒干。

【鉴别】药材 茎呈圆柱状，有分枝，长 20~60cm，直径 1~5mm；表面黄绿色或淡棕色，具细纵棱，小枝被疏柔毛。叶皱缩或破碎，完整者展平后呈椭圆状卵形，羽状深裂，长 3~7cm，暗绿色或棕褐色，叶柄极细。头状花序排成伞房状，着生枝顶，花序球形，直径 8~10mm，黄色。气清香，味微苦。

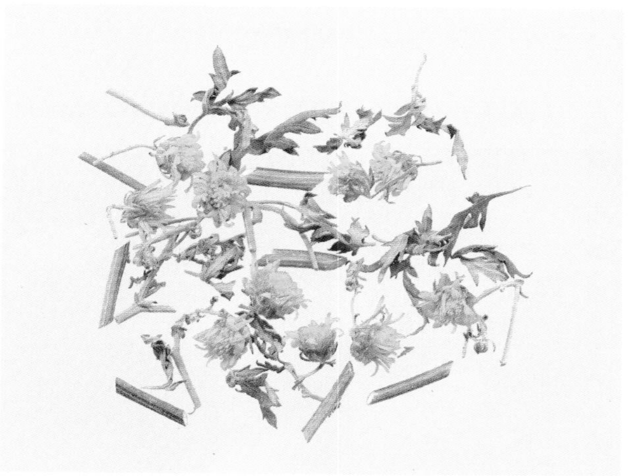

北野菊（饮片）

饮片 为长段状。茎段呈圆柱形，直径 1~5mm。切面类白色；外表面黄绿色或淡棕色，具细纵棱，嫩茎疏被柔毛。叶皱缩或破碎，完整者展开呈椭圆状卵形，羽状深裂，长 3~7cm，暗绿色或棕褐色，叶柄极细。头状花序球形，直径 3~7mm，黄色。气清香，味微苦。

【化学成分】含黄酮类成分木樨草素、羊芹素和野菊花内酯、叶绿素、α-侧柏酮、萜烯类、樟脑等。

【药理作用】有抗病原微生物、抗炎、抗氧化、抗血小板聚集、免疫抑制和扩张冠脉、降低血压的作用。

【性味、归经与效用】微苦、辛，凉。归肺、肝经。有疏风清热，解毒消肿，凉肝明目的功效。用于风热感冒，眩晕头痛，目赤热痛。

【用法与用量】内服：煎汤，9~30g。外用：适量。

【临床应用】

1. 头风，眩晕 北野菊、川芎、天麻各 6g。水煎，代茶饮。
2. 感冒 北野菊、金银花、牛蒡子各 10g，薄荷、甘草各 6g。水煎服，日服 1 剂。
3. 喉痹 北野菊、桔梗、玄参各 10g，甘草 6g。水煎服，日服 1 剂。
4. 暴风客热 北野菊、千里光各 10g。水煎服，日服 1 剂。
5. 痈肿 鲜北野菊适量，捣烂外敷。
6. 湿疮，阴痒 北野菊、苦参 30g，白鲜皮、蛇床子各 10g。煎水熏洗。

冬瓜皮 Dongguapi

EXOCARPIUM BENINCASAE

【基源】为葫芦科植物冬瓜*Benincasa hispid*a（Thunb.）Cogn. 的干燥外层果皮。

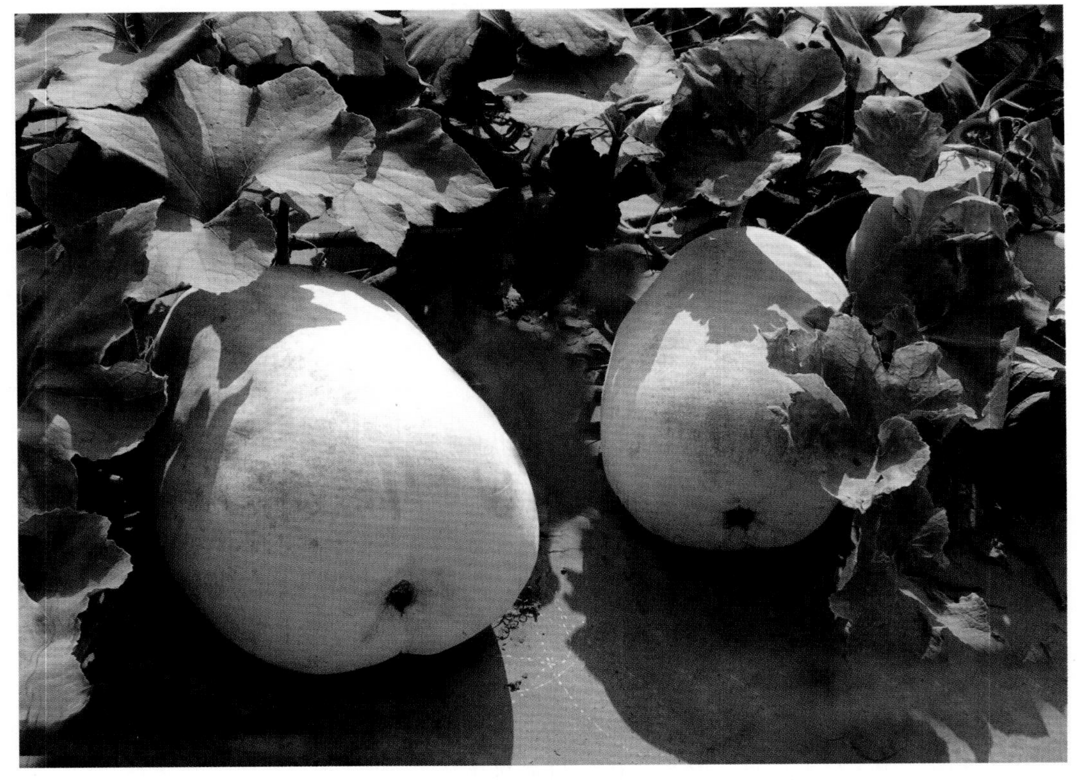

冬瓜（原植物）

【原植物】一年生攀援草本。茎长 6~7m，粗壮，略呈方形，密被黄褐色刺毛，卷须常分 2~3 叉。单叶互生；叶柄粗长；叶片掌状 5~7 浅裂至中裂，呈五角状宽卵形或近肾形，长宽均为 15~30cm，先端尖，基部心形，边缘具细锯齿，两面有粗硬毛。花单性，雌雄同株，单生于叶腋，花梗被硬毛；花萼管状，裂片三角状卵形，边缘有锯齿，反折；花冠黄色，5 裂至基部，外展；雄花有雄蕊 3，花丝分生，花药卵形，药室呈 S 形折曲；雌花子房长圆筒形或长卵形，密被黄褐色长硬毛，柱头 3，略扭曲。瓠果大形，肉质，长圆柱形或近球状，长 30~60cm，直径 20~35cm，果皮淡绿色，表面有毛和蜡质白粉。种子多数，卵形至长卵形，淡黄白色，扁压。花期 5~6 月，果期 6~8 月。

【生态分布】县域内各地均有种植。

【采收加工】食用冬瓜时，洗净，削取外层果皮，晒干。

【鉴别】为不规则的碎片，常向内卷曲，大小不一。外表面灰绿色或黄白色，被有白霜，有的较光滑不被白霜；内表面较粗糙，有的可见筋脉状维管束、体轻，质脆。气微，味淡。

【化学成分】含挥发性成分：E-2- 己烯醛、正己烯醛、甲酸正己醇酯、2，5- 二甲基吡嗪、2，6- 二甲基吡嗪等。又含三萜类化合物：己酸异多花独尾草烯醇酯、粘霉烯醇、西米杜鹃醇、5，24- 葫芦二烯醇；胆甾醇衍生物：24- 己本胆甾 -7，25- 二烯醇、24- 己基胆甾 -7，22，25- 三烯醇、24- 己本胆甾 -7- 烯醇、24- 己基胆甾 -7，22- 二烯醇等。另含维生素 B_1、维生素 B_2、维生素 C，烟酸、胡萝卜素、葡萄糖、果糖、蔗糖、有机酸、淀粉，以及钠、钾、钙、铁、锰、锌等无机元素。

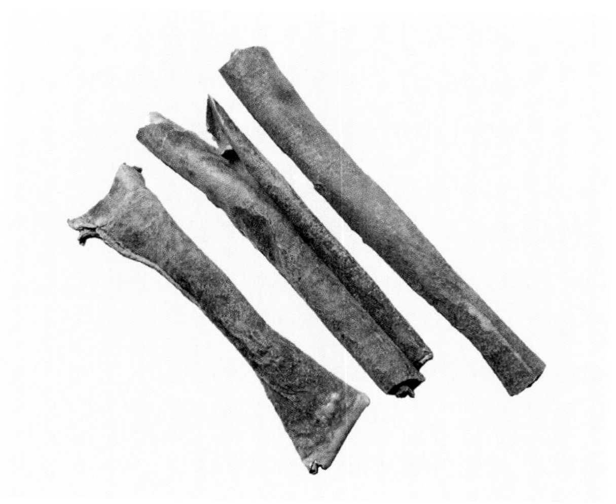

冬瓜皮（饮片）

【药理作用】有利尿的作用。

【性味、归经与效用】甘，凉。归脾、小肠经。有利尿消肿的功效。用于水肿胀满，小便不利，暑热口渴，小便短赤。

【用法与用量】内服：煎汤，9~30g。

【临床应用】

1. 水肿 冬瓜皮、薏苡仁各 30g。水煎服，日服 1 剂。

2. 感冒 冬瓜皮、大腹皮各 20g，藿香、厚朴、茯苓、陈皮各 10g，甘草 6g。水煎服，日服 1 剂。

3. 冻疮 冬瓜皮、白茄根各等分，适量，煎水洗患处。

冬瓜子 Dongguazi

SEMEN BENINCASAE

【基源】为葫芦科植物冬瓜*Benincasa hispida*（Thunb.）Cogn. 的干燥成熟种子。

【原植物】详见“冬瓜皮”项下。

【生态分布】详见“冬瓜皮”项下。

【采收加工】食用冬瓜时，收集成熟种子，洗净，晒干。

【鉴别】种子长椭圆形或卵圆形，扁平，长1~1.5cm，宽0.5~1cm，厚约0.2cm。表面黄白色，略粗糙，边缘光滑（单边冬瓜子）或两面外缘各有1环纹（双边冬瓜子）。一端稍尖，有2个小突起，较大的突起上有珠孔，较小的为种脐，另一端圆钝。种皮稍硬而脆，剥去种皮，可见子叶2枚，白色，肥厚，胚根短小。体轻，富油性。气无，味微甜。

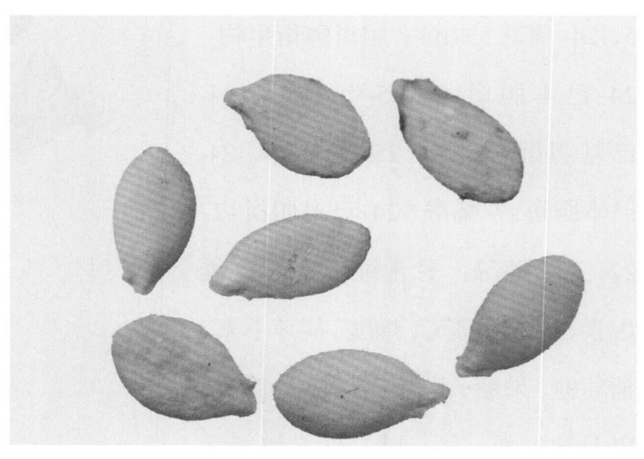

冬瓜子（饮片）

【化学成分】含油14%，其中三酰甘油的含量在72%~96%之间，所含主要脂肪酸为亚油酸、油酸、硬脂酸、棕榈酸以及十八碳二烯酸、十八碳三烯酸等。又含脂类。内有磷脂酰胆碱、磷脂酰己醇胺、磷脂酰丝氨酸、磷脂酰肌醇、神经鞘磷脂、脑苷脂。还含甾醇类化合物：β谷甾醇、菜油甾醇、豆甾醇等。又含三萜类化合物；粘霉烯醇、西米杜鹃醇、5，24-葫芦二烯醇等。去脂肪后的种子中含蛋白质25%，内有多种氨基酸。另含4个具有抑制胰蛋白酶活力的组分以及硒、铬等无机元素。

【药理作用】有促进免疫和抑制胰蛋白酶的作用。

【性味、归经与效用】甘，微寒。归肺、大肠经。有清肺化痰，消痈排脓，利湿的功效。用于痰热咳嗽，肺痈，肠痈，白浊，带下，水肿，淋证。

【用法与用量】内服：煎汤10~15g，或研末服。外用：适量，研膏涂敷。

【临床应用】

1. 肺痈 芦根60g，冬瓜子、薏苡仁、金荞麦各30g，桃仁10g。水煎服，日服1剂。
2. 肠痈 冬瓜子、败酱草各30g，大黄12g，牡丹皮、桃仁各10g。水煎服，日服1剂。
3. 便秘 冬瓜子、火麻仁、郁李仁各15g，苦杏仁10g。水煎服，日服1剂。
4. 带下 冬瓜子15g，苍术、黄柏、萹蓄、萆薢各10g。水煎服，日服1剂。

冬葵果 Dongkuiguo

FRUCTUS MALVAE

【基源】为锦葵科植物冬葵*Malva verticillata* L. 的干燥成熟果实。

【原植物】二年生草本，高40~90cm。茎直立，圆柱形，多分枝，被星状长毛或近无毛。叶互生，叶柄长2~7cm；托叶被星状柔毛；叶肾形或近圆形，掌状5~7浅裂，长5~7cm，裂片卵状三角形，基部心形，边缘有钝牙齿，两面疏被糙伏毛或近无毛，掌状脉5~7条。花小，常簇生于叶腋；小苞片3，被细毛；花萼杯状，萼齿5，广三角形，副萼3裂；花瓣5，倒卵形，淡红色或白色，先端凹入；雄蕊多数，合生成花丝管；子房10~12室，每室有1胚珠。蒴果扁球形，生于宿萼内，由10~12心皮组成，成熟时心皮彼此分离，并与中轴脱离形成分果，淡棕色。种子小，近肾形，黑色。花期4~5月，果期7月。

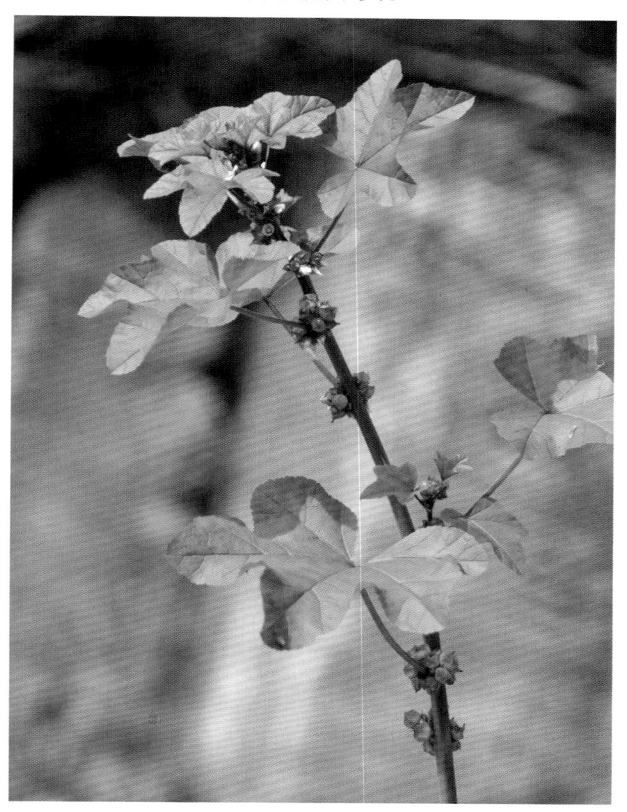

冬葵（原植物）

【生态分布】生于海拔200~1000m的路旁、山野。主要分布于索堡镇、偏城镇、辽城乡等地。

【采收加工】夏、秋二季果实成熟时采收，除去杂质，阴干。

【鉴别】呈扁球状盘形，直径4~7mm。外被膜质宿萼。宿萼钟状，黄绿色或黄棕色，有的微带紫色，先端5齿裂，裂片内卷，其外有条状披针形的小苞片3片。果梗细短。果实由分果瓣10~12枚组成，在圆锥形中轴周围排成1轮，分果类扁

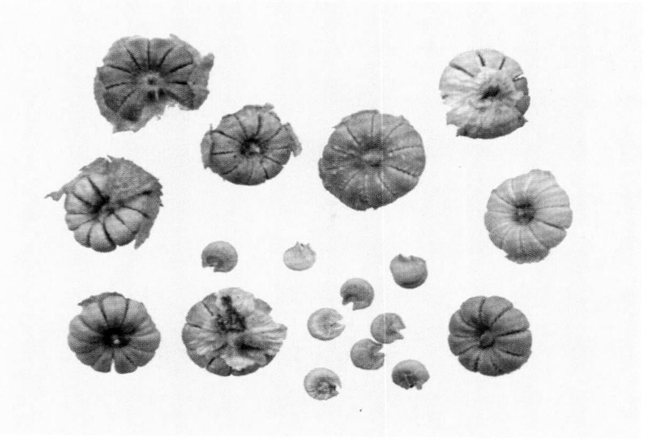

冬葵果（饮片）

圆形，直径 1.4~2.5mm，表面黄白色或黄棕色，具隆起的环向细脉纹。种子肾形，棕黄色或黑褐色。气微，味涩。

【化学成分】含中性多糖：MVS-Ⅰ、MVS-ⅡA、MVS-ⅡG；酸性多糖：MVS-ⅢA、MVS-ⅣA、MVS-VI 及肽聚糖、MVS-V 等。

【药理作用】从冬葵果中提取的中性多糖 MVS-Ⅰ通过碳廓清试验，显示能明显增强网状内皮系统的吞噬活性。

【性味、归经与效用】甘、涩，凉。归大肠、小肠、膀胱经。有清热利尿，消肿的功效。用于尿闭，水肿，口渴，尿路感染。

【用法与用量】内服：煎汤，3~9g。

【临床应用】

1. 淋证 冬葵果 10g，白茅根 30g。水煎服，日服 1 剂。
2. 水肿 冬葵果 10g，车前子 30g。水煎服，日服 1 剂。
3. 子肿 冬葵果、茯苓各 9g。水煎服，日服 1 剂。
4. 缺乳 冬葵果、通草各 9g。水煎服，日服 1 剂。
5. 痢疾 冬葵果炒黄研末。每服 3g，日服 2 次。

冬凌草 Donglingcao

HERBA RABDOSIAE RUBESCENTIS

【基源】为唇形科植物碎米桠 *Rabdosia rubescens*（Hemsl.）Hara 的干燥地上部分。

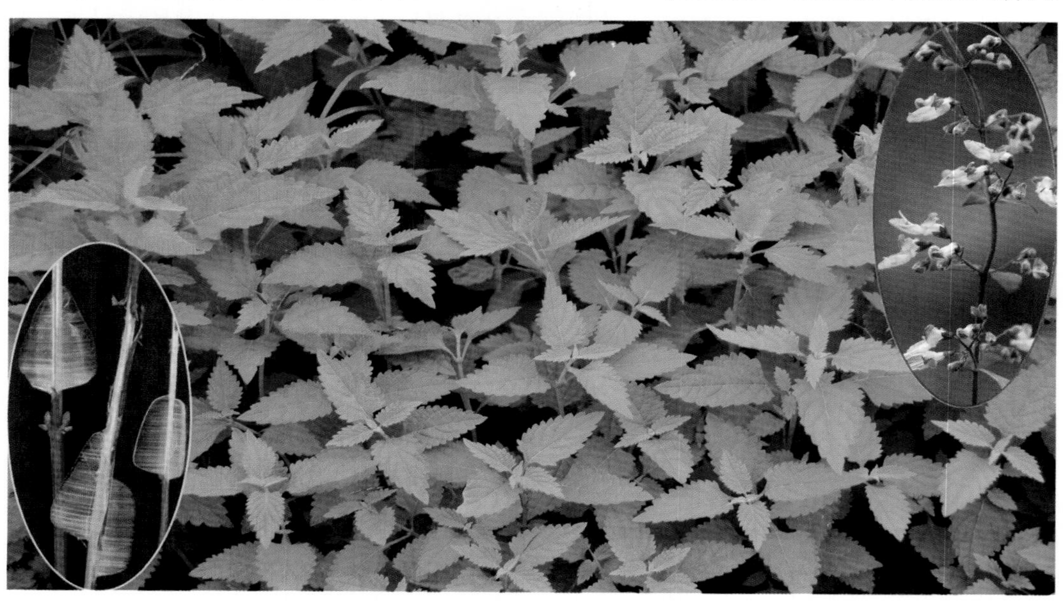

碎米桠（原植物）

【原植物】小灌木，高 30~100cm。根茎木质。茎直立，四棱形，嫩枝密被绒毛。叶对生，近菱形，基部常下延成假翅，上面被柔毛及腺点，下面被灰白色短柔毛，边缘具粗齿，聚伞花序 3~7 花，在枝顶组成窄圆锥花序。花萼开花时钟形，带紫红色，外面密被灰色微柔毛及腺点，上唇 3 齿，下唇 2 齿，果时多少增大；花冠淡蓝色或淡紫红色，二唇形，上唇外反，先端具 4 圆裂，下唇全缘，通常较上唇长，常呈舟状，花冠基部上方常呈浅囊状；雄蕊 4，2 强，伸出花冠外，花柱先端相等 2 浅裂，花盘杯状。小坚果倒卵状三棱形，褐色无毛。花期 8~10 月，果期 9~11 月。

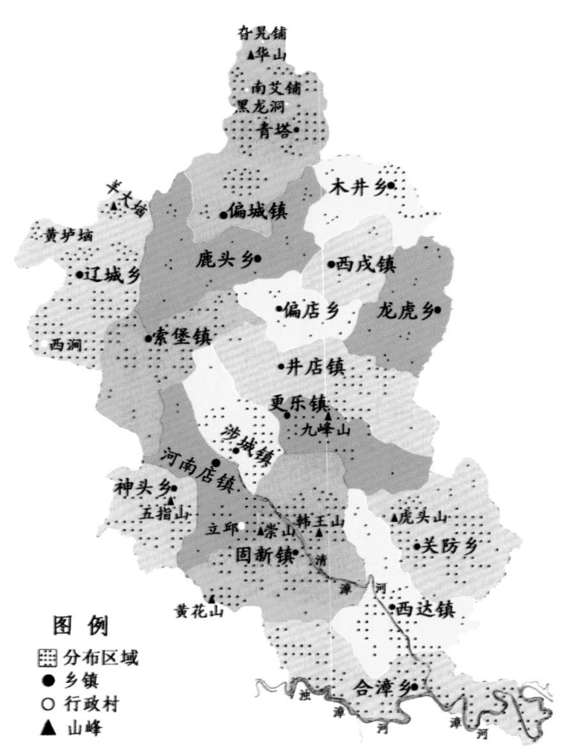

冬凌草资源分布图

【生态分布】生于海拔 400~1150m 的山坡、林下、灌丛等处。主要分布于合漳乡、关防乡、辽城乡、偏城镇、西达镇、涉城镇、固新镇，县域内其他乡镇也有分布。

【采收加工】夏、秋二季茎叶旺盛时采割，晒干。经我们研究发现，8、9 月份冬凌草有效成分含量最高，故宜在 8、9 月份采割。

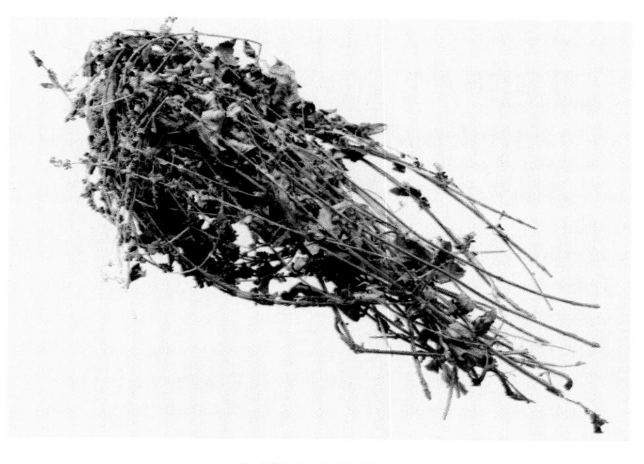
冬凌草（药材）

【鉴别】药材　茎基部近圆形，上部方柱形，长 30~70cm。表皮红紫色，有柔毛，质硬而脆，断面淡黄色。叶对生，有柄；叶片皱缩或破碎，完整者展平后呈卵形或卵形菱状，长 2~6cm，宽 1.5~3cm，先端锐尖或渐尖，基部宽楔形，急缩下延成假翅，边缘具粗锯齿；上表面棕绿色，下表面淡绿色，沿叶脉有疏柔毛。有时带花，聚伞状圆锥花序顶生，花小，花萼管状钟形，5裂齿，花冠二唇形。气微香，味苦、甘。

饮片 呈段状。近基部的茎圆柱形，近木化，表面灰棕色或灰褐色，无毛，外皮纵向剥落；上部茎方柱形，表面红紫色，有柔毛。切面淡黄色或白色。叶皱缩，多破碎，有柄，完整叶片卵形或菱状卵形，先端锐尖或渐尖，基部宽楔形，下延成狭翅，边缘有粗锯齿，上表面棕绿色，下表面淡绿色，有腺点，沿叶脉被疏柔毛。聚伞状圆锥花序顶生，总花梗与小花梗及花序轴密被柔毛；花冠二唇形。气微香，味苦。

【化学成分】含挥发油和二萜类，冬凌草甲素、乙素、丙素、丁素、戊素、辛素以及 α-香树脂醇等，还有5个未知结构成分，还含有无机元素铁、锌、硒等。

【药理作用】

1. 有抗肿瘤、抗菌、抗氧化、镇痛、抗炎、解痉的作用。

2. 毒性 小鼠腹腔注射甲素的 LD_{50} 为 55.8±5.7mg/kg，乙素的 LD_{50} 为 4.51±6.7mg/kg。

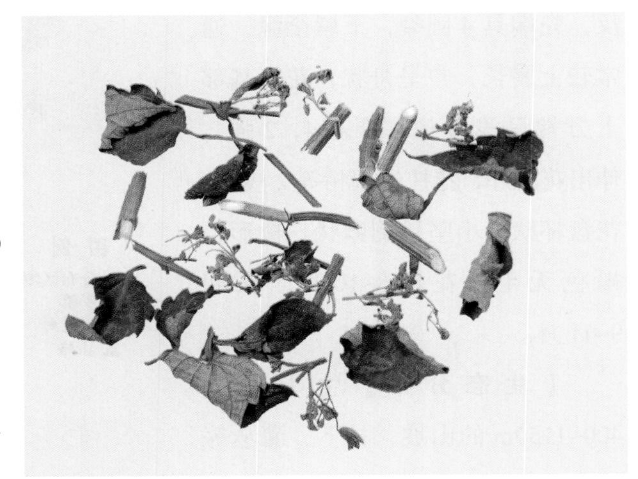

冬凌草（饮片）

【性味、归经与效用】苦、甘，微寒。归胃、肝经。有清热解毒，清喉利咽，活血祛瘀，消肿止痛的功效。用于食管癌、贲门癌、肝癌、乳腺癌、肺癌、甲状腺癌和咽喉肿痛、扁桃体炎、蛇虫咬伤、风湿骨痛等。

【用法与用量】内服：煎汤，30~60g。外用：适量，捣烂涂或研末调敷。

【临床应用】

1. 感冒 冬凌草15g，荆芥10g。水煎服，日服1剂。

2. 喉痹 冬凌草10g。代茶饮。

3. 口糜 冬凌草15g，知母10g。水煎服，日服1剂。

甘 草 Gancao

RADIX ET RHIZOMA GLYCYRRHIZAE

【基源】 为豆科植物甘草*Glycyrrhiza uralensis* Fisch.、胀果甘草*Glycyrrhiza inflata* Bat. 的干燥根和根茎。

【原植物】甘草 多年生草本，高 30~80cm，罕达 1m。根茎圆柱状，多横走；主根甚长，粗大，外皮红棕色至暗褐色。茎直立，稍带木质，被白色短毛及腺鳞或腺状毛。奇数羽状复叶，托叶披针形，早落；叶片长 8~24cm，小叶 5~17，小叶片窄长卵形，倒卵形或阔椭圆形至近圆形，两面被腺鳞及白毛，下面毛较密。总状花序腋生，较叶短，花密集，长 5~12cm；花萼钟状，长约为花冠的 1/2，萼齿 5，披针形，较萼筒略长，外被短毛及腺鳞；花冠淡紫堇色，长 14~23mm，旗瓣大，长方椭圆形，先端圆或微缺，下部有短爪，龙骨瓣直，较翼瓣短，均有长爪；雄蕊 10，9 枚基部连合，花丝长短不一，花药大小亦不等；子房无柄，上部渐细成短花柱。荚果扁平，多数紧密排列成球状，窄长，弯曲成镰状或环状，密被绒毛腺瘤，黄褐色刺状腺毛或少数非腺毛。种子 2~8，扁圆形或肾形，黑色光亮。花期 6~7 月，果期 7~9 月。

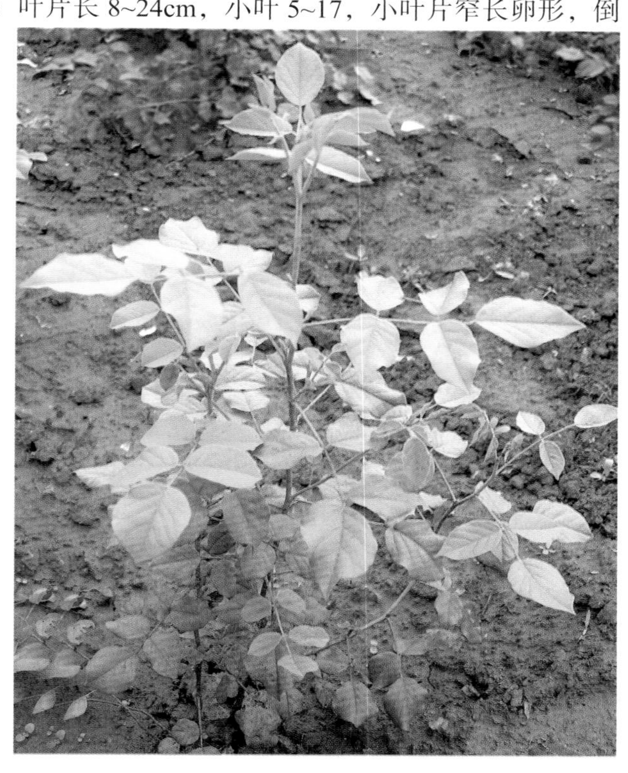

甘 草（原植物）

胀果甘草 本种与其他甘草区别为植物体局部常被密集成片的淡黄褐色鳞片状腺体，无腺毛。有时有微柔毛或无毛。根状茎粗壮木质。小叶 3~7（~9）枚，卵形、椭圆形至长圆形，先端锐尖或钝，基部近圆形，两面被黄褐色腺点，下面有似涂胶状光泽，边缘或多或少波状，干时有皱褶。总状花序腋生，具多数疏生的花；总花梗与叶等长或短于叶；花萼钟状，长 5~7mm，萼齿 5，披针形，与萼筒等长；花冠紫色或淡紫色，旗瓣长椭圆形，翼瓣与旗瓣近等大，明显具耳及瓣柄。荚果短小，直或微弯，椭圆形或长圆形，二种子间胀膨或与侧面不同程度下隔，被褐色的腺点和刺毛状腺体，无腺毛或疏被长柔毛。种子 1~4 枚。花期 5~7 月，果期 6~10 月。

【生态分布】更乐镇、关防乡大量栽培。

【栽培技术】

1. 选地与整地

通常选择土壤肥沃、土层深厚、土质疏松、排水良好、地下水位深、盐碱度低的砂质土。育苗最好选较平坦和有水源的地方。移栽地除选条件较好的耕地外，荒坡、荒滩都可选用。

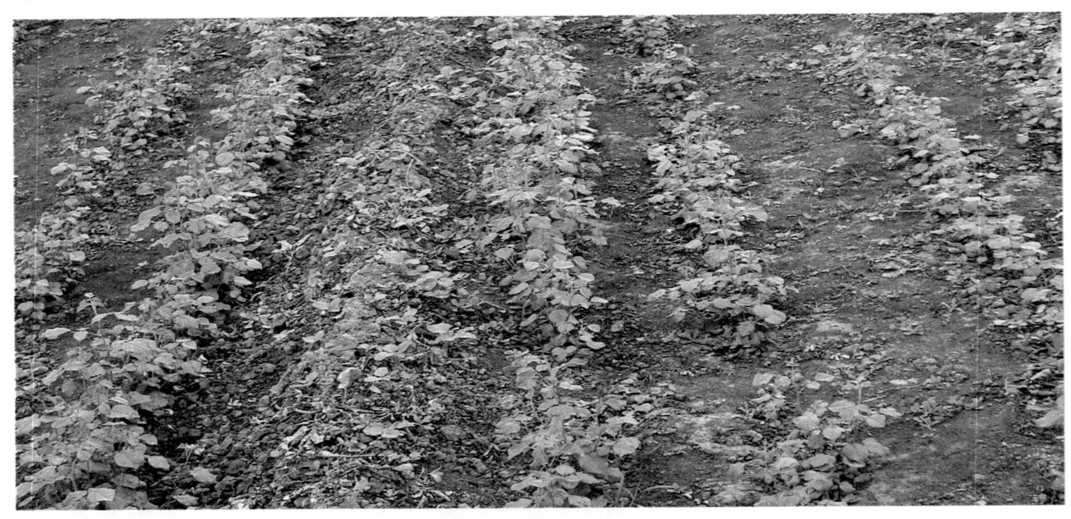

甘草（栽培）

整地前先施基肥，以有机肥为主。每亩施腐熟厩肥 1000~3000kg，磷酸二铵或过磷酸钙 20~30kg，然后深耕约 25cm，耕翻后整平耙细，做成 60~70cm 宽的平畦，以便灌水。

2. 繁殖方法

（1）种子种植　甘草种子种皮厚而坚实，透水性差，不易萌发。所以，播种前必须进行种子处理。

种子处理方法：一般可采用粗沙或碾米机摩擦种皮，使种皮粗糙，增加透水性；也可在播种前将种子在 45℃温水中浸泡 10 小时；也可用 50%的硫酸，浸泡搅拌均匀，经 4~7 小时后用清水冲洗干净，晾干播种。

用种量：直播用种量为每亩 1.5~2kg，育苗每亩用种量为 12kg，可移栽 8~10 亩地。

（2）根茎种植　选取健壮无病虫害的植株的根茎，轻沙藏后，翌年春季播种，每亩用根茎为 120~150kg，12000~15000 株。

（3）播种移栽　作为多年生草本植物，种植甘草在春、夏、秋季均可播种，但在春播的产量和质量为好。在 4 月中旬日平均气温稳定在 5℃以上时播种。

按沟心距 20~25cm 开沟条播。播种深度 2~3cm，在有灌溉条件的地方可播浅一些，约 1cm。直播一般每亩用种量 1.5~2kg；育苗移栽一般每亩用种量 12kg 左右。播后覆土，及时浇水，适当镇压。出苗前保持表土湿润，出苗后随着幼苗的生长，逐渐减少浇水次数。

播后7天左右出苗。

移栽一般在翌年春季地解冻后到出苗前进行，先将根苗挖起，把种根按40~50cm长切去根梢，粗细分开，分别栽植。按行距40~50cm，挖10~15cm深的沟，按株距15~20cm错开摆放于沟内。种根摆放的斜度和深度，以土质、气候和种根粗细而定。在砂性强的干旱地区，可斜栽10~20º，盖土8~10cm（根茎芽孢离地面距离）；砂性不太强或有灌溉条件的地方可平栽或5~10º斜栽，盖土6~8cm；根粗宜深栽，根细宜浅栽。每亩直苗地可移栽10亩以上。

育苗移栽可节约用种量，且植株生长健壮，根茎生长整齐，便于收获，而且商品质量好，产量高。所以，种植甘草以育苗移栽方法较佳。

3. 田间管理

（1）定苗 直播的当苗高5~6cm时间苗，苗高10~15cm时按15~20cm株距定苗。穴播的每穴留壮苗2~3株。移栽的甘草每亩苗数一般在12000~15000株。若行距为30cm则定苗时株距保持18.5~20cm即可。

（2）灌水 甘草在出苗前后要经常保持土壤湿润，以利出苗和幼苗生长。天旱土干时要及时浇水。栽培甘草的关键是保苗，一般植株长成后不再浇水。

（3）中耕除草 一般在出苗的当年进行中耕除草，尤其是幼苗期要及时除草。从第二年起甘草根开始分根，杂草很难与其竞争，不再需要中耕除草。

（4）追肥 播种前要施足底肥，生长期注意追肥。根据植株生长情况，每年追肥1~2次。播种当年在4~5月份出苗后追施1次磷肥，在冬季封冻前每亩可追施有机肥2000~2500kg。以后生长年度第一次追肥在4~5月份，第二次在6~7月份生长旺盛期。每次追施磷酸二铵10~20kg。追施时在根旁开沟深施，施后盖土并浇水。甘草根具有根瘤菌，有固氮作用，一般不必施氮肥。

4. 病虫害防治

（1）锈病 全年均可发生，主要危害叶片和茎，形成黄褐色夏孢子堆，后期为黑褐色冬孢子堆，只是叶黄，严重时脱落，影响产量。春季夏孢子发生时发病较为严重，可造成根及根茎死亡。7月份冬孢子发生时发病较轻。

防治方法：

①增施磷肥、钾肥，提高植株抗病力。

②注意通风透光，降低植株密度，秋季进行清园。

③发病初期喷施1000倍液的粉锈宁药液防治。

（2）白粉病 叶片正面如覆白粉，为菌丝体及孢子，后期致使叶黄。

防治方法：可在发病初期喷施50%甲基托布津800倍液或喷波美0.2~0.3度石硫合剂。

（3）灰斑病 主要危害叶片，形成近圆形褐色、中间灰色的不规则病斑，直径1~3mm，两面均有灰黑色霉状物。

病原菌属于半知菌亚门，以菌丝体在病株上越冬，翌春条件合适时，分生孢子借雨水传播引起初侵染，产生的分生孢子又进行再侵染。在7~8月多发生。

防治方法：

①发病初期喷施70%甲基托布津1500倍液或65%代森锰锌500倍液1~2次。

②秋季清园，集中处理病株残体，减少病源。

（4）甘草种子小蜂 成虫产卵于青果期的种皮上，幼虫孵化后即蛀食种子，并在内化蛹，成虫羽化后逃出，种皮及荚上有圆形小羽化孔。

防治方法：

①清园，减少虫源。

②用西维因粉拌种。

③青果期用40%乐果乳油1000倍液喷雾。

（5）蚜虫 危害嫩枝、叶、花、果。成虫、若虫刺吸汁液，严重时可使叶片发黄脱落，影响结实和商品质量。

防治方法：不与豆科植物邻作；用40%乐果乳油1000倍液喷雾。

【采收加工】春、秋二季采挖，除去须根，晒干。

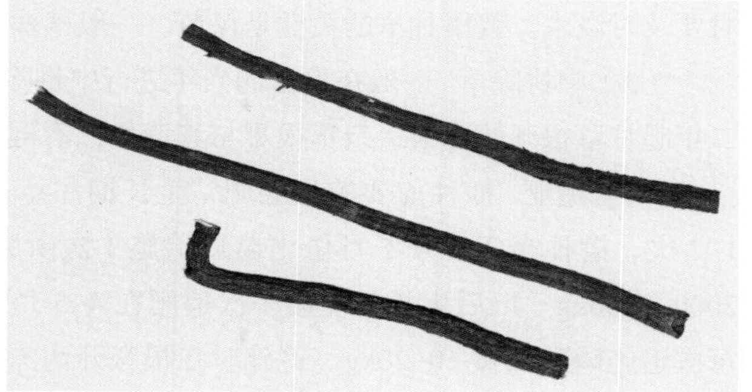

甘草（药材）

【鉴别】药材 甘草 根呈圆柱形，长25~100cm，直径0.6~3.5cm。外皮松紧不一。表面红棕色或灰棕色，具显著的纵皱纹、沟纹、皮孔及稀疏的细根痕。质坚实，断面略显纤维性，黄白色，粉性，形成层环明显，射线放射状，有的有裂隙。根茎呈圆柱形，表面有芽痕，断面中部有髓。气微，味甜而特殊。

胀果甘草 根和根茎木质粗壮，有的分枝，外皮粗糙，多灰棕色或灰褐色。质坚硬，木质纤维多，粉性小。根茎不定芽多而粗大。

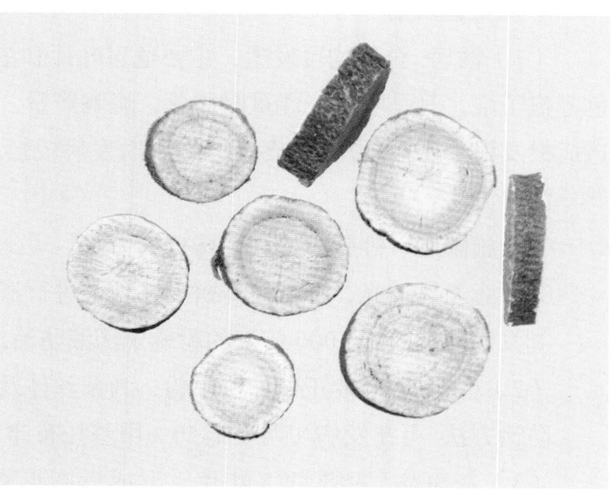

甘草（饮片）

饮片 为类圆形或椭圆形的厚片，表面黄白色，略呈纤维性，中间有一较明显的环纹及放射状纹理，有裂隙，周边红棕色或灰棕色，外皮松紧不一，具细纵皱纹。质坚，粉性。气微，味甜而特殊。

【化学成分】含甘草甜素、甘草酸、甘草次酸、异甘草次酸、甘草内酯、甘草环氧酸、甘草皂苷、乌热酸、乌拉尔甘草皂苷、β-谷甾醇、甘草次酸甲酯、甘草次酸乙酸酯、黄甘草皂苷、黄甘草苷、新甘草酚，甘草黄酮、异甘草黄酮醇、甘草素、异甘草素、芒柄花素、甘草新木脂素、甘草香豆酮、阿魏酸、芥子酸、水杨酸、氨基酸、齐墩果酸、生物碱、胆碱、甜菜碱等。

【药理作用】

1. 有抗过敏、抗病毒、抗肿、保肝、调节小肠上皮细胞增殖、调节细胞增殖、抗脑缺血再灌注损伤、解毒调节钙离子通道的作用。

2. 毒性　甘草次酸琥珀酸半酯给小鼠腹腔注射 LD_{50} 为 101mg/kg，静脉注射 LD_{50} 为 43mg/kg。

【性味、归经与效用】甘，平。归心、肺、脾、胃经。有补脾益气，清热解毒，祛痰止咳，缓急止痛，调和诸药的功效。用于脾胃虚弱，倦怠乏力，心悸气短，咳嗽痰多，脘腹、四肢挛急疼痛，痈肿疮毒，缓解药物毒性、烈性。

【用法与用量】内服：煎汤，2~10g。

【临床应用】

1. 虚劳　甘草、党参、茯苓、白术各 10g。水煎服，日服 1 剂。

2. 脏躁　甘草 12g，浮小麦 50g，大枣 15g。水煎服，日服 1 剂。

3. 咳嗽　甘草 15g，桔梗 10g。水煎服，日服 1 剂。

4. 腹痛　甘草 10g，白芍 30g。水煎服，日服 1 剂。

5. 心悸　炙甘草、生地黄各 15g，人参、阿胶（烊化）各 6g，生姜、桂枝、火麻仁各 9g，珍珠母 30g，大枣 15g。水煎服，日服 1 剂。

6. 中毒　甘草、绿豆各 10g。水煎服，日服 1 剂。

7. 喉痹　甘草、玄参各 10g，桔梗 6g。水煎服，日服 1 剂。

8. 痈肿　①甘草 10g，蒲公英 30g。水煎服，日服 1 剂。②甘草适量。研粉，鸡蛋清或蜂蜜调搽患处。

【注意】不宜与海藻、京大戟、红大戟、芫花、甘遂同用。

瓜　蒌 Gualou

FRUCTUS TRICHOSANTHIS

【基源】为葫芦科植物栝楼 *Trichosanthes kirilowii* Maxim. 或双边栝楼 *Trichosanthes rosthorni* Harms 的干燥成熟果实。

【原植物】详见“天花粉”项下。

【生态分布】详见“天花粉”项下。

【采收加工】秋季果实成熟时，连果梗剪下，置通风处阴干。

【鉴别】药材 呈类球形或宽椭圆形，长 7~15cm，直径 6~10cm。表面橙红色或橙黄色，皱缩或较光滑，顶端有圆形的花柱残基，基部略尖，具残存的果梗。质脆，易破开，内表面黄白色，有红黄色丝络，果瓤橙黄色，黏稠，与多数种子粘结成团。具焦糖气，味微酸、甜。

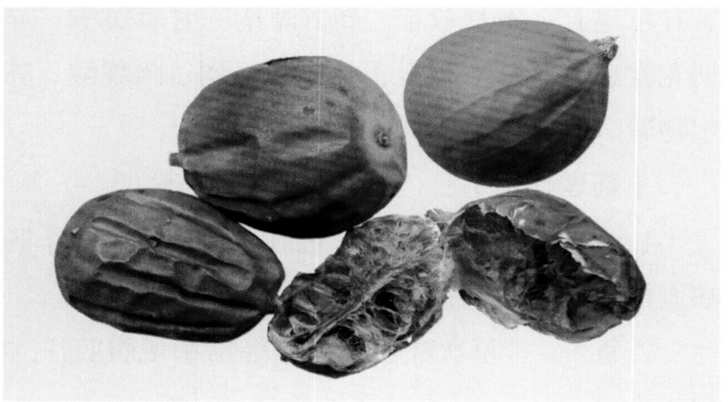

瓜蒌（药材）

饮片 呈不规则的丝或块状。外表面橙红色或橙黄色，皱缩或较光滑，内表面黄白色，有红黄色丝络，果瓤橙黄色，与多数种子粘结成团。具焦糖气，味微酸、甜。

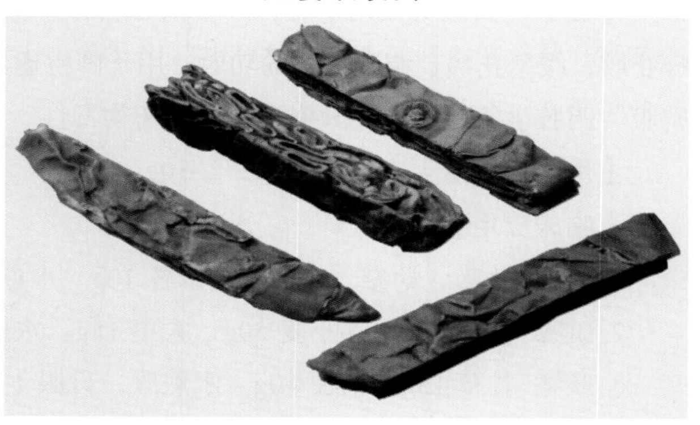

瓜蒌（饮片）

【化学成分】含三萜皂苷、氨基酸、类生物碱、有机酸、树脂、糖类和色素等。

【药理作用】

1. 有抗缺氧及抗心肌缺血、抗心律失常、抗血小板聚集、祛痰、泻下和抗菌的作用。

2. 毒性 注射剂小鼠腹腔注射 LD_{50} 为 363 ± 33g/kg，瓜蒌果皮煎剂小鼠灌胃 LD_{50} 为 73.52~87.45g/kg。

【性味、归经与效用】甘、微苦，寒。归肺、胃、大肠经。有清热涤痰，宽胸散结，润燥滑肠的功效。用于肺热咳嗽，痰浊黄稠，胸痹心痛，结胸痞满，乳痈，肺痈，肠痈，大便秘结。

【用法与用量】内服：煎汤，9~15g。

【临床应用】

1. 胸痹 瓜蒌 20g，丹参 15g，法半夏、薤白、桔梗各 10g，川芎、甘草各 6g。水煎服，日服 1 剂。

2. 咳嗽 瓜蒌 20g，清半夏、陈皮、紫菀、款冬花、苦杏仁各 10g，甘草 6g。水煎服，日服 1 剂。

3. 乳痈 瓜蒌、蒲公英各 30g。水煎服，日服 1 剂。

【注意】不宜与川乌、制川乌、草乌、制草乌、附子同用。

瓜蒌皮 Gualoupi

PERICARPIUM TRICHOSANTHIS

【基源】为葫芦科植物栝楼*Trichosanthes kirilowii* Maxim 或双边栝楼*Trichosanthes rosthorni* Harms 的干燥成熟果皮。

【原植物】详见“天花粉”项下。

【生态分布】详见“天花粉”项下。

【采收加工】秋季采摘成熟果实，剖开，除去果瓤及种子，阴干。

【鉴别】药材 常切成数瓣，边缘向内卷曲，长 6~12cm。外表面橙红色或橙黄色，皱缩，有的有残存果梗；内表面黄白色。质较脆，易折断。具焦糖气，味淡、微酸。

饮片 为丝状片，皮外侧橙黄色或红黄色，有光泽，内侧淡黄白色。味淡，微酸。

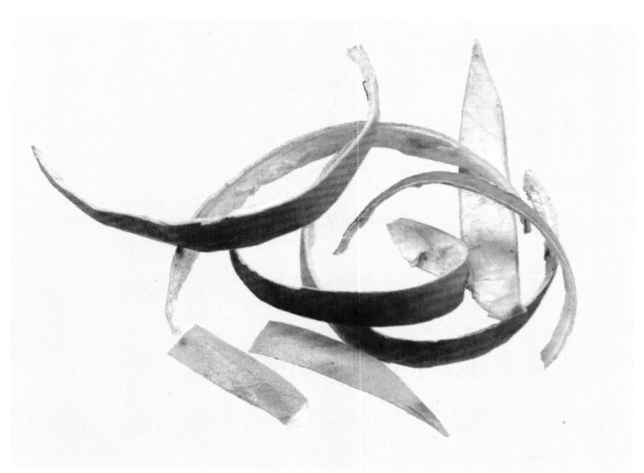

瓜蒌皮（饮片）

【化学成分】含少量挥发油，其中挥发性的酸性成分有壬酸、癸酸、月桂酸、肉豆蔻酸、支链十四烷酸、3 种支链十五烷酸、正十五烷酸、支链十六烷酸、棕榈油酸、棕榈酸。以棕榈酸的含量最高，其次是亚麻酸和亚油酸。还含 7- 豆甾烯醇、7- 豆甾烯醇 -β-D- 葡萄糖苷、β- 菠菜甾醇以及一组以二十二烷醇与二十四烷醇为主的饱和脂肪醇混合物和一组以桂冠榈酸、硬脂酸和二十二烷酸为主的饱和脂肪酸混合物。又含苏氨酸、丝氨酸、甘氨酸、丙氨酸、半胱氨酸、缬氨酸、蛋氨酸、异亮氨酸、亮氨酸、酪氨酸、苯丙氨酸、赖氨酸、组氨酸、精氨酸等 17 种氨基酸和钾、钠、钙、镁、铜、锌、铁、锰、钴、镍、锶等 11 种无机元素。

【药理作用】

1. 有扩张冠脉、抗心肌缺血、扩张微血管、改善微循环、抑制血小板聚集、耐缺氧、抗心律失常及祛痰、泻下和抗癌的作用。

2. 毒性 煎剂小鼠灌胃 LD_{50} 为 80.18（73.52~87.45）g/kg。

【性味、归经与效用】甘，寒。归肺、胃经。有清化热痰，利气宽胸的功效。用于痰热咳嗽，胸闷胁痛。

【用法与用量】内服：煎汤，6~10g。

【临床应用】

1. 咳嗽　瓜蒌皮 15g，苦杏仁、前胡、川贝母、桔梗各 10g，甘草 6g。水煎服，日服 1 剂。

2. 肺痈　瓜蒌皮、冬瓜子各 15g，薏苡仁、鱼腥草各 30g。水煎服，日服 1 剂。

3. 胁痛　瓜蒌皮 20g，郁金 12g，丝瓜络、枳壳各 10g，甘草 6g。水煎服，日服 1 剂。

4. 暴喑　瓜蒌皮 15g，桔梗、僵蚕各 10g，甘草 6g。水煎服，日服 1 剂。

【注意】不宜与川乌、制川乌、草乌、制草乌、附子同用。

瓜蒌子 Gualouzi

SEMEN TRICHOSANTHIS

【基源】为葫芦科植物栝楼 *Trichosanthes kirilowii* Maxim 或双边栝楼 *Trichosanthes rosthorni* Harms 的干燥成熟种子。

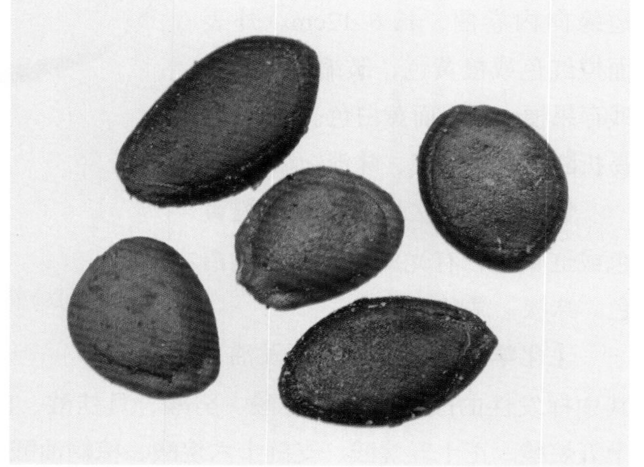

瓜蒌子（饮片）

【原植物】详见“天花粉”项下。

【生态分布】详见“天花粉”项下。

【采收加工】秋季采摘成熟果实，剖开，取出种子，洗净，晒干。

【鉴别】呈扁平椭圆形，长 12~15mm，宽 6~10mm，厚约 3.5mm。表面浅棕至棕褐色，光滑，沿边缘有 1 圈沟纹。顶端较尖，有种脐，基部钝圆或较狭。种皮坚硬；内种皮膜质，灰绿色，子叶 2，黄白色。富油性。气微，味淡。

【化学成分】富含油脂、多种甾醇成分、三萜类成分和谷氨酸、精氨酸、天冬氨酸与亮氨酸等多种氨基酸。

【药理作用】有泻下、抑制血小板聚集、抗癌、扩张冠状动脉的作用。

【性味、归经与效用】甘，寒。归肺、胃、大肠经。有润肺化痰，滑肠通便的功效。用于燥咳痰黏，肠燥便秘。

【用法与用量】内服：煎汤，9~15g。

【临床应用】

1. 咳嗽　瓜蒌子 20g，浙贝母、南沙参、百合、枇杷叶各 10g，甘草 6g。水煎服，日服 1 剂。

2. 便秘　瓜蒌子 30g，火麻仁、郁李仁各 15g，枳壳 10g。水煎服，日服 1 剂。

【注意】不宜与川乌、制川乌、草乌、制草乌、附子同用。

龙 葵 Longkui

HERBA SOLANI NIGRI

【基源】为茄科植物龙葵*Solanum nigrum* L. 的干燥地上部分。

【原植物】一年生草本，高25~100cm。茎直立，有棱角或不明显，近无毛或稀被细毛。叶互生；叶柄长1~2cm；叶片卵形，先端短尖，基部楔形或宽楔形并下延至叶柄，通常长2.5~10cm，宽1.5~5.5cm，全缘或具不规则波状粗锯齿，光滑或两面均被稀疏短柔毛。蝎尾状聚伞花序腋外生，由3~6（~10）朵花组成；花梗长1~2.5cm；花萼小，浅杯状，外疏被细毛，5浅裂；花冠白色，辐状，5深裂，裂片卵圆形，长约2mm，雄蕊5，着生花冠筒口，花丝分离，花药黄色，顶孔向内；雌蕊1，球形，子房2室，花柱下半部密生白色柔毛，柱头圆形。浆果球形，有光泽，直径约8mm，成熟时黑色；种子多数扁圆形。花、果期9~10月。

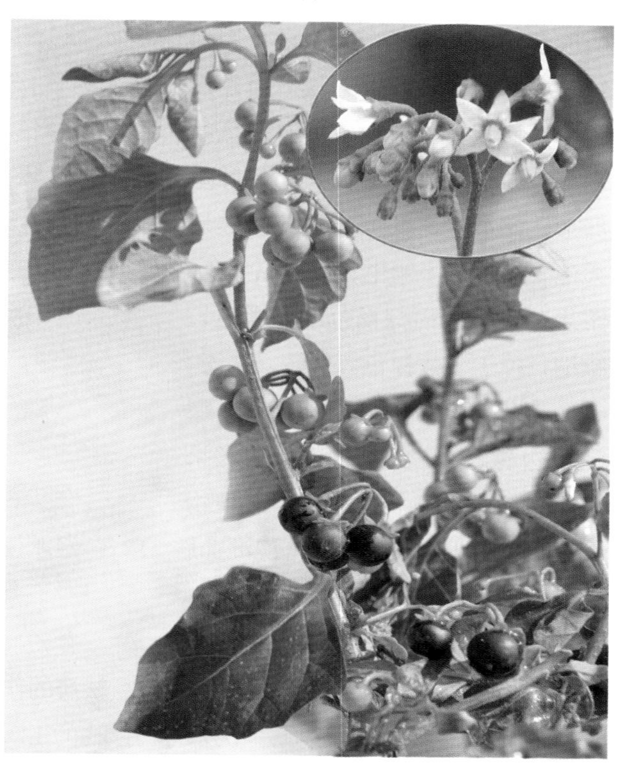

龙 葵（原植物）

【生态分布】生于海拔200~800m的田边、路旁或荒地。全县各地均有分布。主要分布于河南店镇、索堡镇等地。

【采收加工】夏、秋二季采收，除去根及杂质，晒干。

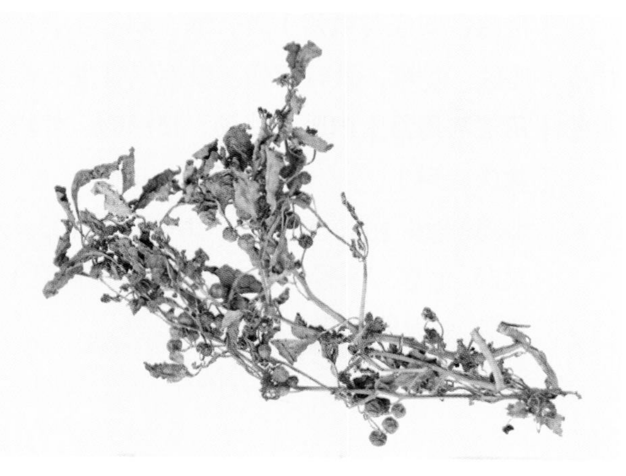

龙 葵（药材）

【鉴别】药材 茎圆柱形，多分枝，长30~70cm，直径2~10mm，表面黄绿色，具纵皱纹。质硬而脆，断面黄白色，中空。叶皱缩或破碎，完整者呈卵形或椭圆形，长 2~12cm，宽 2~6cm，先端锐尖或钝，全缘或有不规则波状锯齿，暗绿色，两面光滑或疏被短柔毛；叶柄长 0.3~2.2cm。花、果少见，聚伞花序蝎尾状，腋外生，花 4~6 朵，花萼棕褐色，花冠棕黄色。浆果球形，黑色或绿色，皱缩。种子多数，棕色。气微，味淡。

饮片 为茎、叶、花、果混合的段状。茎圆柱形，有分枝，表面绿色或黄绿色，具纵皱纹，质硬而脆，切面黄白色，中空或有白色的髓部。叶多皱缩或破碎，完整叶呈卵形，暗绿色，两面光滑或疏被短柔毛。聚伞花序侧生，花冠棕黄色。浆果球形，表面棕褐色或紫黑色，皱缩，种子多数棕色。气微，味淡。

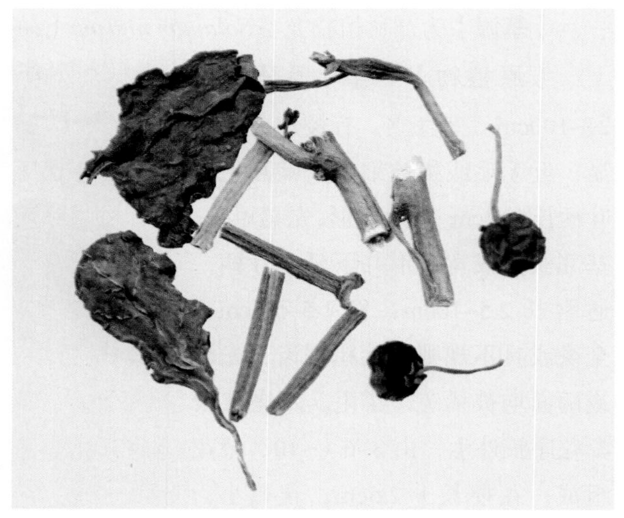

龙葵（饮片）

【化学成分】含澳洲茄碱、澳洲茄边碱、β-澳洲茄边碱等。果实中含 α-胡萝卜素，还含有植物凝集素、澳洲茄胺、N-甲基澳洲茄胺、12β-羟基澳洲茄胺、番茄烯胺、毛叶冬珊瑚碱等。种子油中含有胆甾醇。

【药理作用】

1. 有升高血糖、降压、抗炎、镇咳、祛痰的作用。

2. 毒性 煎剂给小鼠一次腹腔注射的 LD_{50} 为 56.8±0.02g/kg，口服的 LD_{50} 为 144.2±0.02g/kg。

【性味、归经与效用】苦，寒。归心、肾经。有清热解毒，活血消肿的功效。用于疔疮，痈肿，丹毒，跌打扭伤，慢性气管炎，肾炎水肿。

【用法与用量】内服：煎汤，15~30g。外用：适量，捣敷或煎水洗。

【临床应用】

1. 喉痹 龙葵 20g，板蓝根、牛蒡子各 10g。水煎服，日服 1 剂。
2. 水肿 龙葵、泽泻各 20g。水煎服，日服 1 剂。
3. 痈肿 鲜龙葵适量。捣烂外敷。
4. 湿疮 龙葵适量。水煎外洗。

石防风 Shifangfeng

RADIX PEUCEDANI TEREBINTHACEI

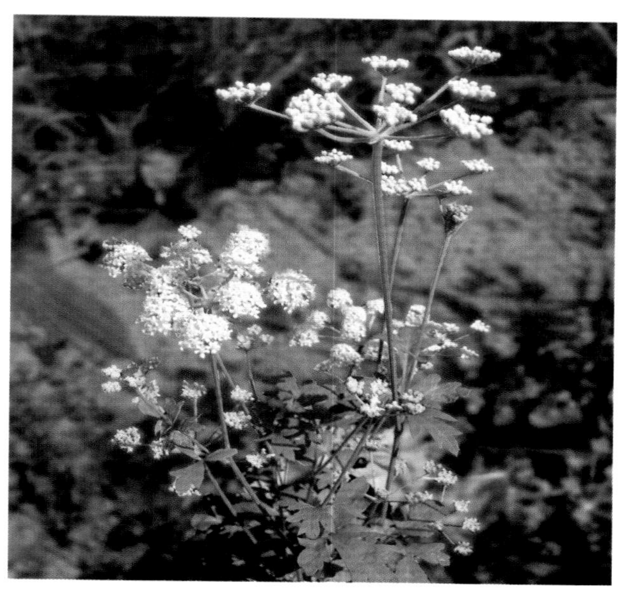

石防风（原植物）

【基源】为伞形科植物石防风*Peucedanum terebinthaceum*（Fisch.）Fisch.ex Turcz.的干燥根。

【原植物】多年生草本，高40~120cm。根茎稍粗，残存棕褐色叶鞘纤维；根长圆锥形，径0.5~1.2cm，表皮灰褐色。茎直立，具纵条纹，下部光滑无毛，上部时有微细柔毛。基生叶叶柄长8~20cm；叶片轮廓椭圆形至三角状卵形，长6~18cm，宽5~15cm，二回羽状全裂，末回裂片披针形或卵状披针形，基部楔形，边缘浅裂或具2~3锯齿，长0.8~1.2cm，两面均无毛或仅叶脉基部有糙毛；茎生叶与基生叶同形，但较小，无叶柄，仅有抱茎的宽阔叶鞘。复伞形花序顶生和侧生；花序梗长3~15cm；伞辐8~20，带棱角，近方形；总苞片0~2，线状披针形；小总苞片6~10，线形；花白色；萼齿细长锥形；花瓣倒心形；花柱基圆锥形，花柱向下弯曲。分生果卵状椭圆形，长3~4mm，宽2~3mm，背棱和中棱线形突起，侧棱翅状；每棱槽内有油管1，合生面有油管2。花期7~9月，果期9~10月。

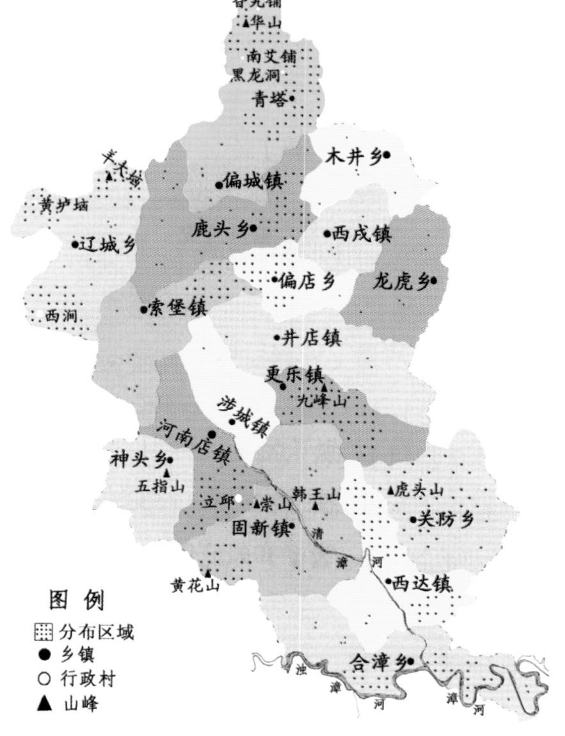

石防风资源分布图

【生态分布】生于海拔400~1000m的山坡草地、林下、林缘及岩壁缝隙中。全县各地均有分布。主要分布于辽城乡、偏城镇、固新镇、关防乡、偏店乡、西达镇、合漳乡、鹿头乡、河南店镇等地。

【采收加工】秋季采挖根，洗净，晒干。

【鉴别】**药材** 根呈圆柱状或类纺锤形，有分枝。外表灰黄色或黑褐色，接近根头部有环状横纹，以下具纵纹及横裂皮孔；顶部有茎基残留。断面类白色，纤维性强，有放射状的轮层。气味微香。

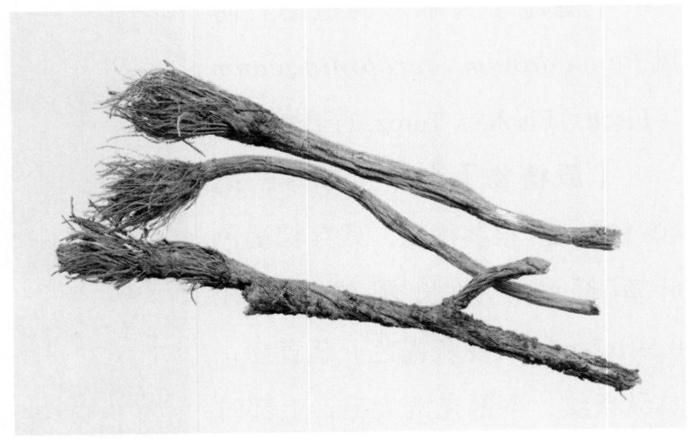

石防风（药材）

饮片 呈圆柱状或不规则段，外表面灰黄色或黑褐色，顶部有残留的茎基，具纵纹及横裂皮孔，有的会有环状横纹。断面类白色，纤维性强。气味微香。

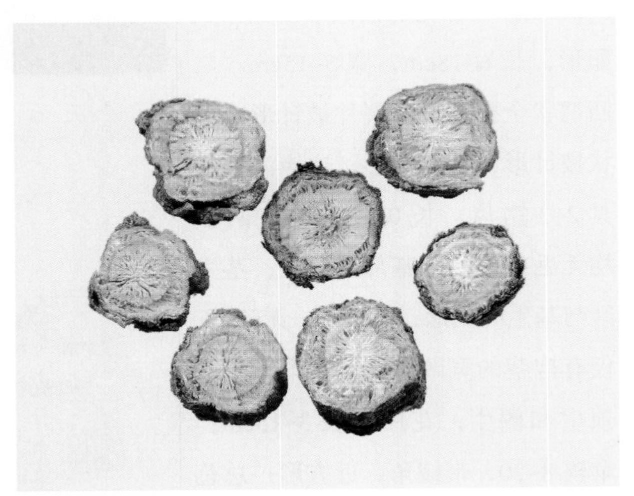

石防风（饮片）

【化学成分】含异环氧布特雷辛，果实中含β-谷甾醇、豆甾醇、紫花前胡素、伞形花内酯等。

【性味、归经与效用】苦、辛，微寒。归肺、肝经。有散风清热，降气祛痰的功效。用于感冒，咳嗽，痰喘，头风眩痛。

【用法与用量】内服：煎汤，3~9g；或研末。

【临床应用】

1. 感冒，咳嗽 石防风、苦杏仁各9g，紫苏子、桔梗各6g。水煎服，日服1剂。

2. 咳嗽 石防风、川贝母各9g，桑白皮15g，苦杏仁3g。水煎服，日服1剂。

3. 肺痨 石防风、紫菀、百合、百部各15g。水煎服，日服1剂。

4. 子嗽 石防风、当归各9g。水煎服，日服1剂。

石榴皮 Shiliupi

PERICARPIUM GRANATI

【基源】为石榴科植物石榴*Punica granatum* L. 的干燥果皮。

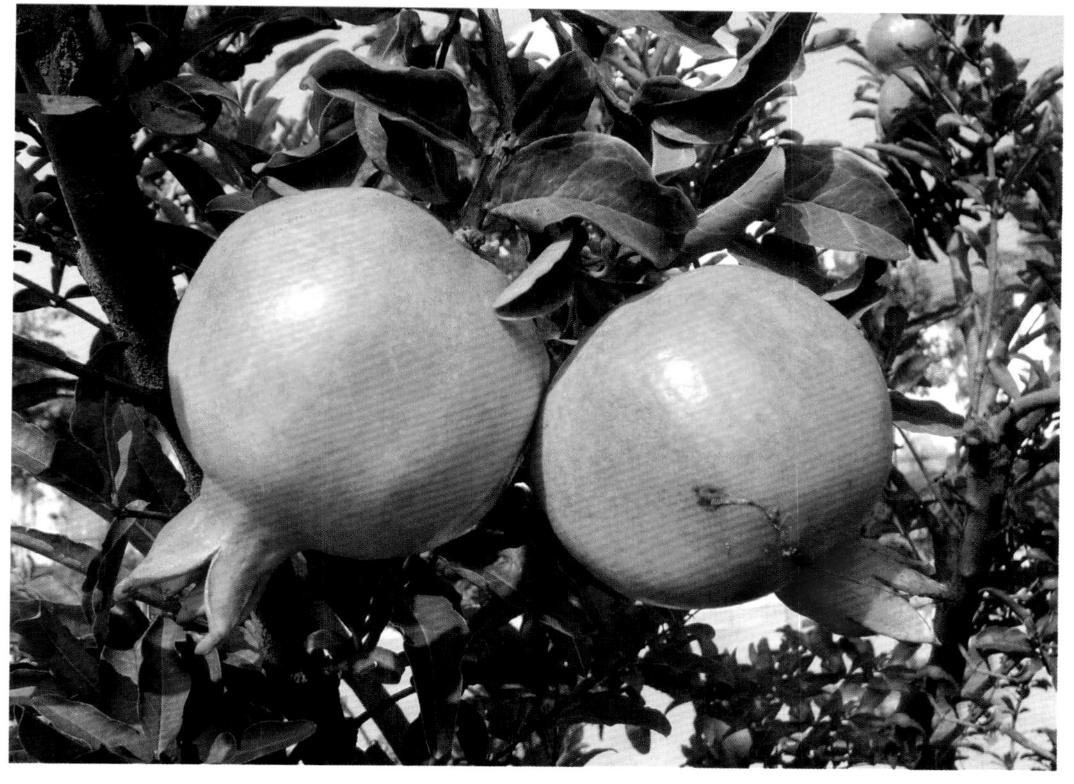

石榴（原植物）

【原植物】落叶灌木或乔木，高通常3~5m，稀达10m。枝顶常成尖锐长刺，幼枝有棱角，无毛，老枝近圆柱形。叶对生或簇生；叶柄短；叶片长圆状披针形，纸质，长2~9cm，宽1~1.8cm，先端尖或微凹，基部渐狭，全缘，上面光亮；侧脉稍细密。花1~5朵生枝顶；花梗长2~3mm；花径约3cm；萼筒钟状，长2~3cm，通常红色或淡黄色，6裂，裂片略外展，卵状三角形，外面近顶端有一黄绿色腺体，边缘有小乳突；花瓣6，红色、黄色或白色，与萼片互生，倒卵形，长1.5~3cm，宽1~2cm，先端圆钝；雄蕊多数，着生于萼管中部，花药球形，花丝细短；雌蕊1，子房下位，柱头头状。浆果近球形，直径5~12cm，通常淡黄褐色、淡黄绿色或带红色，果皮肥厚，先端有宿存花萼裂片。种子多数，钝角形，红色至乳白色。花期5~6月，果期7~8月。

【生态分布】生于向阳山坡或栽培于庭园等处。县域内各地均有栽培。

【采收加工】秋季果实成熟后收集果皮，晒干。

【鉴别】药材 呈不规则的片状或瓢状，大小不一，厚1.5~3mm。外表面红棕色、棕黄色或暗棕色，略有光泽，粗糙，有多数疣状突起，有的有突起的筒状宿萼或粗短果梗或果梗痕。内表面黄色或红棕色，有隆起呈网状的果蒂残痕。质硬而脆，断面黄色，略显颗粒状。气微，味苦涩。

饮片 呈不规则的长条状或不规则的块状。外表面红棕色、棕黄色或暗棕色，略有光泽，有多数疣状突起，有的可见筒状宿萼及果梗痕。内表面黄色或红棕色，有种子脱落后的小凹坑及隔瓤残迹。切面黄色或鲜黄色，略显颗粒状。气微，味苦涩。

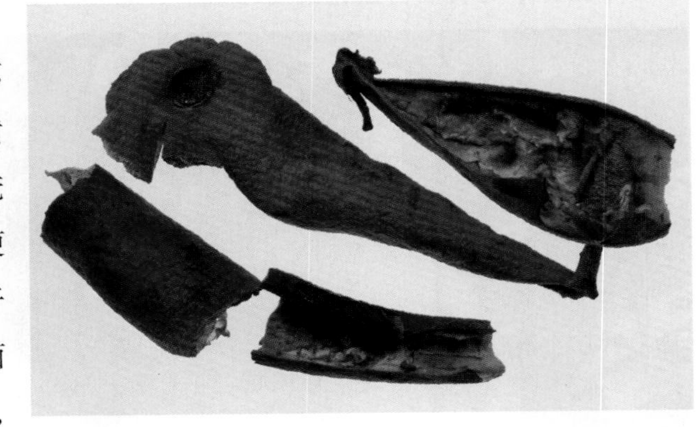

石榴皮（饮片）

【化学成分】含没食子酸、苹果酸、熊果酸、桦木酸、异槲皮苷、石榴皮素B、安石榴苷、石榴皮鞣质、蜡、树脂、甘露醇、糖类等。

【药理作用】

1. 有抗病原体、促进凝血、减少受孕率的作用。

2. 毒性 石榴皮总碱给兔静注LD_{50}为40mg/kg，对恒温动物的脊髓有兴奋作用，可引起痉挛，大剂量能使运动神经末梢麻痹，终因呼吸中枢麻痹而死。大剂量石榴皮碱对植物神经节有烟碱样、骨骼肌有箭毒样作用。

【性味、归经与效用】酸、涩，温。归大肠经。有涩肠止泻，止血，驱虫的功效。用于久泻，久痢，便血，脱肛，崩漏，带下，虫积腹痛。

【用法与用量】内服：煎汤，3~9g。

【临床应用】

1. 久泻，久痢 ①石榴皮10g，赤石脂、禹余粮各30g。水煎服，日服1剂。②石榴皮，适量，烧存性为末，山药米粥调下。每服6g，日服2次。

2. 痔疮 石榴皮30g，黄柏15g，苦参10g。水煎外洗。

3. 臁疮 石榴皮煎取浓汁，洗患处。

4. 水火烫伤 石榴皮研末，加冰片、麻油调匀外敷。

石 韦 Shiwei

FOLIUM PYRROSIAE

【基源】为水龙骨科植物有柄石韦 *Pyrrosia Petiolosa*（Christ）Ching 的干燥叶。

【原植物】多年生草本。植株高可达 20cm。根状茎细长，横走，密生褐棕色鳞片。叶二型，远生，厚革质。能育叶与不育叶同形，不育叶及其叶柄均较能育叶短；叶片上面有排列整齐的小凹点，下面密生灰棕色星状毛；能育叶片干后通常内卷，几成筒状。孢子囊群成熟时布满叶片下面，无盖。

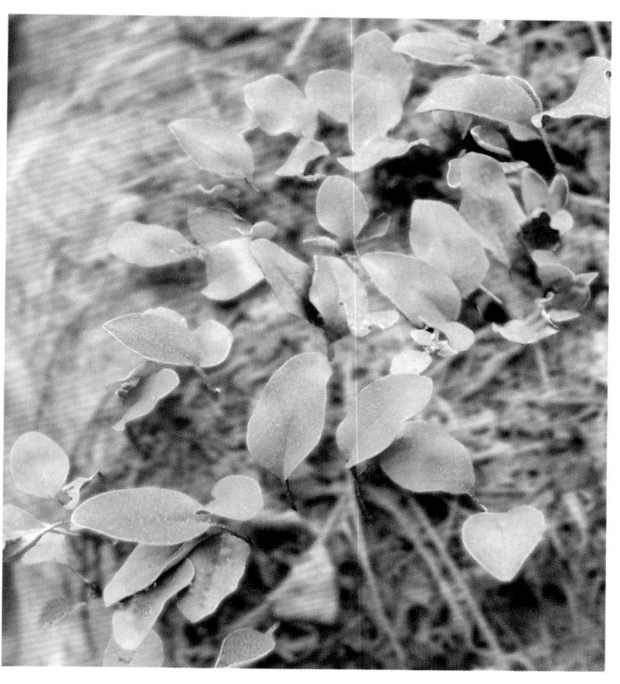

有柄石韦（原植物）

【生态分布】生于海拔 600m 以上，常附生于树干或岩石上。主要分布于辽城乡、偏城镇、木井乡等地。

【采收加工】全年均可采收。除去根茎及根，晒干或阴干。

【鉴别】药材　叶片多卷曲呈筒状，展平后呈长圆形或卵状长圆形，长 3~8cm，宽 1~2.5cm。基部楔形，对称；下表面侧脉不明显，布满孢子囊群。叶柄长 5~10cm，直径约 1.5mm。

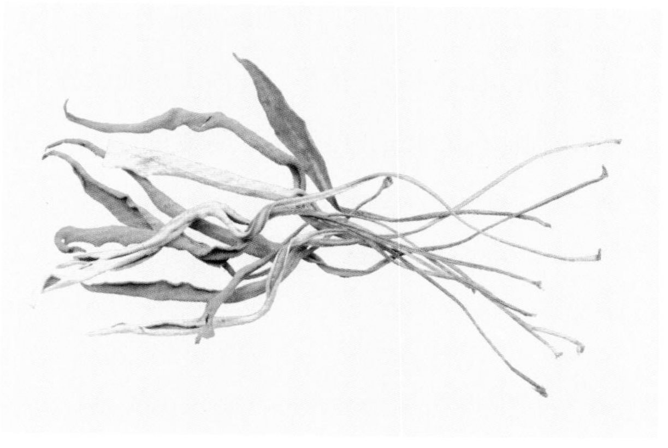

石 韦（药材）

饮片　呈丝条状。上表面黄绿色或灰褐色，下表面密生红棕色星状毛。孢子囊群着生侧脉间或下表面布满孢子囊群。叶全缘。叶片革质。气微，味微涩苦。

【化学成分】含黄酮类、皂苷、蒽醌类、鞣质、β-谷甾醇、酚性物质、山柰酚、树脂、果糖、蔗糖、葡萄糖、有机酸、咖啡酸、延胡索酸、异芒果苷、槲皮素、异槲皮苷、三叶豆苷、绿原酸、圣草酚、7-0-β-D-吡喃葡萄糖醛酸苷等。

【药理作用】有抗病原体、抗肿瘤、升白细胞、调节免疫、祛痰止咳、排结石、利尿、止血的作用。

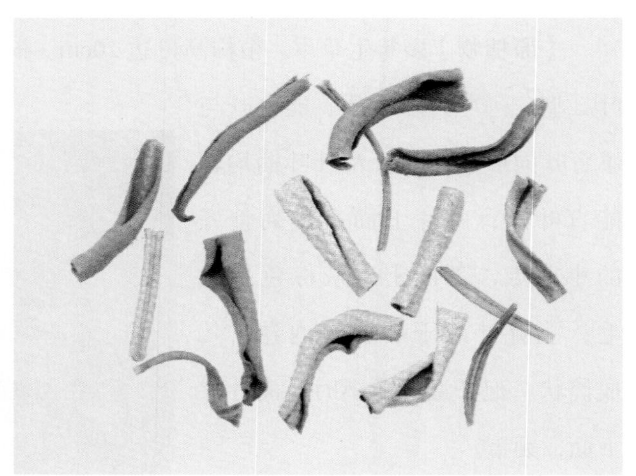

石 韦（饮片）

【性味、归经与效用】甘、苦，微寒。归肺、膀胱经。有利尿通淋，清肺止咳，凉血止血的功效。用于热淋，血淋，石淋，小便不通，淋沥涩痛，吐血，衄血，尿血，崩漏。

【用法与用量】内服：煎汤，6~12g。

【临床应用】

1. 淋证 石韦、淡竹叶各10g。泡水服。
2. 痢疾 石韦、仙鹤草各15g。水煎服，日服1剂。
3. 咳嗽 石韦、槟榔各等分，为末。每服3g，日服2次，生姜汤送下。
4. 崩漏 石韦，为末。每服9g，酒调服。
5. 虚劳（放化疗所致白细胞减少症）石韦30g，大枣15g，甘草3g。水煎服，日服1剂。
6. 水肿 石韦15g，茯苓、泽泻、车前子各10g。水煎服，日服1剂。
7. 衄血 石韦15g，白茅根、生地黄各30g，小蓟、栀子各10g。水煎服，日服1剂。

丝瓜络 Sigualuo

RETINERVUS LUFFAE FRUCTUS

【基源】为葫芦科植物丝瓜*Luffa cylindrica*（L.）Roem. 干燥成熟果实的维管束。

【原植物】一年生攀援草本。茎枝细长，柔弱，有角棱，粗糙或棱上有粗毛，卷须稍被2~4分叉的毛。叶互生，叶柄多角形，具柔毛，长4~9cm；叶片轮廓三角形或近圆形，长8~25cm，宽15~32cm；掌状3~7裂，裂片三角形，基部心形，顶端渐尖或锐尖，边缘具细齿，主脉3~5，幼时有细毛，老时粗糙而无毛。花单性，雌雄同株；雄花聚成总状花序，先开放；雌花单生；花萼绿色，5深裂，裂片卵状披针形，外面被细柔毛；花冠黄色、淡黄色或近白色，直径5~9cm，5深裂，裂片阔倒卵形，边缘波状；雄花雄蕊5，花药2室，多回折曲状，花丝分离；雌花子房下位，长圆柱状，柱头3，膨大。瓠果长圆柱状，常下垂，长20~60cm，幼时肉质，绿而带粉白色，有纵向浅沟或条纹，成熟后黄绿色，内有坚韧的网状丝络。种子长卵形，扁压，长8~20mm，径5~11mm，黑色，边缘有狭翅。花期5~7月，果期6~9月。

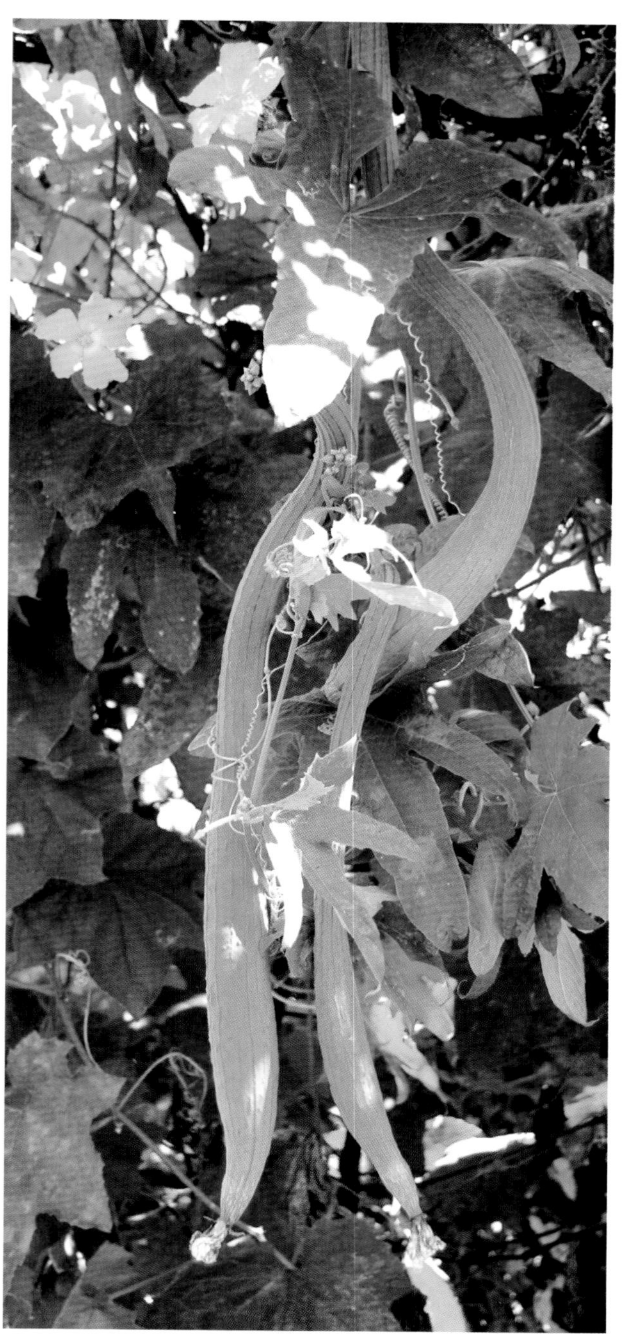

丝瓜（原植物）

【生态分布】县域内各地均有栽培。

【采收加工】夏、秋季果实成

熟、果皮变黄、内部干枯时采摘，除去外皮及果肉，洗净，晒干，除去种子。

【鉴别】药材 为丝状维管束交织而成，多呈长棱形或长圆筒形，略弯曲，长 25~70cm，直径 7~10cm。表面淡黄白色。体轻，质韧，有弹性，不能折断。横切面可见子房 3 室，呈空洞状。气微，味淡。

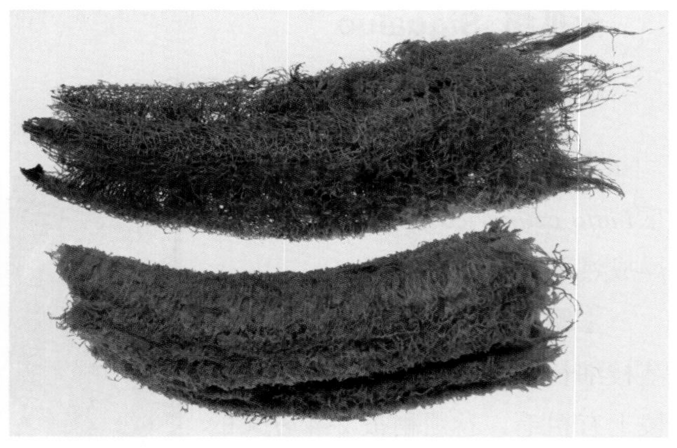

丝瓜络（药材）

饮片 为筋络（维管束）交织而成的网状小块，表面淡黄白色，体轻。质韧，有弹性。气微，味淡。

【化学成分】含木聚糖、甘露聚糖、半乳聚糖等。

【药理作用】

1. 有镇痛、抗炎、镇静的作用。

2. 毒性 水煎剂小鼠腹腔注射，LD_{50} 为 137.40 ± 16.71g/kg。

【性味、归经与效用】甘，平。归脾、胃、肝经。有祛风，通络，活血，下乳的功效。用于痹痛拘挛、胸胁胀痛、乳汁不通，乳痈肿痛。

【用法与用量】内服：煎汤，5~12g。

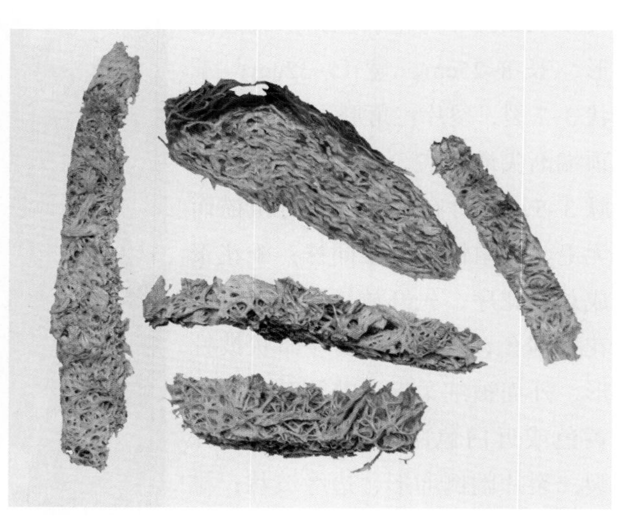

丝瓜络（饮片）

【临床应用】

1. 痹证 丝瓜络、桑枝各 15g，秦艽 10g，姜黄、红花各 6g。水煎服，日服 1 剂。

2. 缺乳 黄芪 15g，丝瓜络、当归、路路通各 10g，猪蹄 2 个。水煎服，日服 1 剂。

3. 胁痛 丝瓜络、郁金各 15g，延胡索 10g，白芍 12g，甘草 6g。水煎服，日服 1 剂。

附：

丝瓜子 Siguazi

SEMEN LUFFAE

【基源】为葫芦科植物丝瓜*Luffa cylindrica*（L.）Roem. 的干燥成熟种子。

【采收加工】秋季果实成熟后，在采收丝瓜络的同时，收集种子，晒干。

【鉴别】呈扁椭圆形，长约 1.2cm，宽约 8mm，厚约 2mm。表面灰黑色至黑色，具微细的网状纹理，边缘呈狭翅状。顶端有种脐，近种脐两面均有呈“八”字形短线隆起。种皮坚硬；内种皮膜质，深绿色，子叶 2，黄白色，富油性。气微，味微甘，后苦。

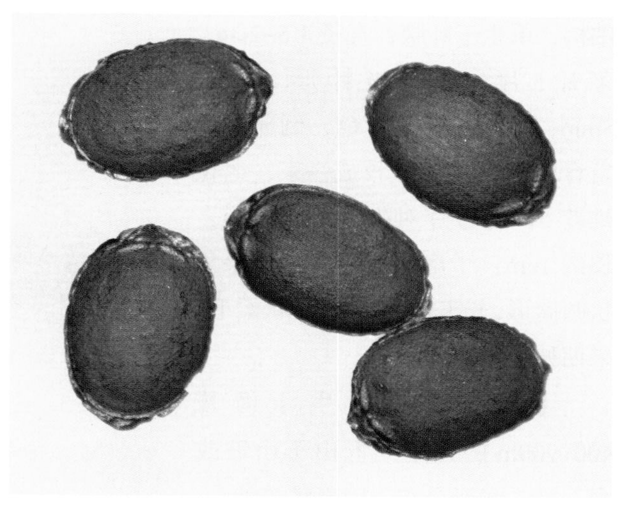

丝瓜子（饮片）

【性味与效用】苦，寒。有清热，利水，通便，驱虫的功效。用于水肿，石淋，肺热咳嗽，肠风下血，痔漏，便秘，蛔虫病。

【用法与用量】内服：煎汤，4.5~9g；或炒焦研末。外用：适量，研末调敷。

【临床应用】

1. 腰痛　丝瓜子仁炒焦，擂酒服，以渣敷之。

2. 咳嗽　丝瓜子 9g，瓜蒌 15g，苦杏仁、桔梗、甘草各 6g。水煎服，日服 2 次。

3. 石淋　丝瓜子、石韦、瞿麦、鸡内金各 9g。水煎服，日服 2 次

4. 乳蛾　丝瓜子 36g，牙皂角 30g（切碎）。二味放新瓦上，文火炙干，为极细末，加冰片少许，收贮瓷瓶封固。每遇蛾风，用少许吹鼻中，打喷嚏 2~3 次，即消。在左吹右，在右吹左，双蛾左右并吹。

田 麻 Tianma

HERBA CORCHOROPSIS

【基源】为椴树科植物田麻*Corchoropsis tomentosa*（Thunb.）Makino 的新鲜或干燥全草。

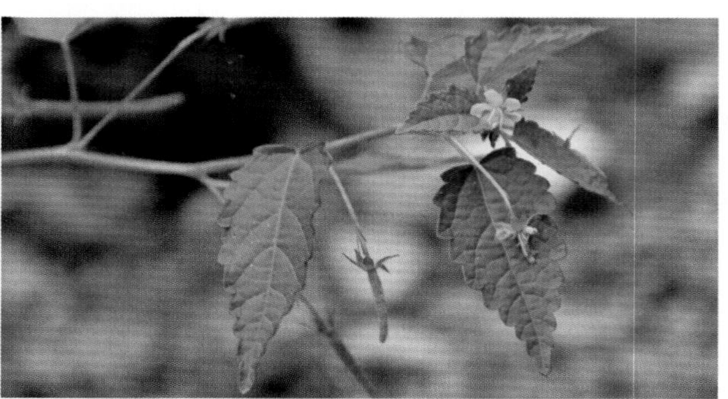

田 麻（原植物）

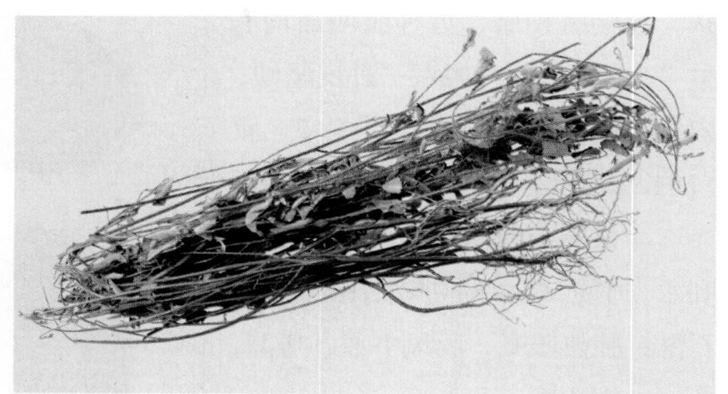

田 麻（药材）

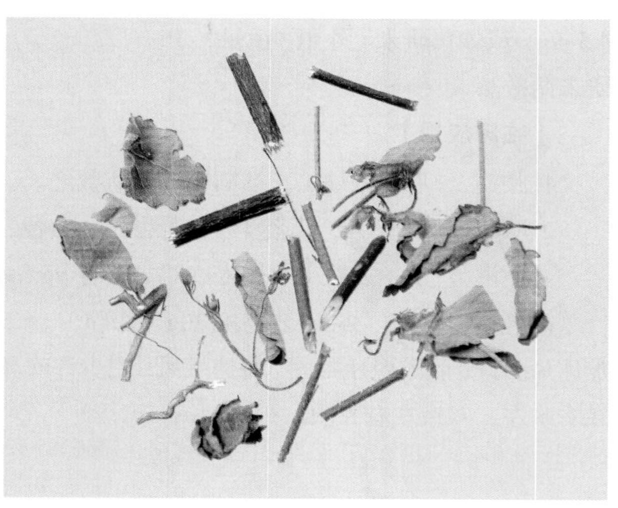

田 麻（饮片）

【原植物】一年生草本，高 40~60cm。分枝有星状短柔毛。单叶互生；叶柄长 0.2~2.3cm；托叶钻形，长 2~4mm，脱落；叶片卵形或狭卵形，长 2.5~6cm，宽 1~3cm，边缘有钝牙齿，两面均密生星状短柔毛；基出脉 3 条。花有细柄，单生于叶腋，直径 1.5~2cm；萼片 5 片，狭窄披针形，大约 5mm，花瓣 5 片，黄色，倒卵形；发育雄蕊 15，每 3 枚成一束，退化雄蕊 5，与萼片对生，匙状条形，长约 1cm；子房被短茸毛。蒴果角状圆筒形，长 1.7~3cm，有星状柔毛。果期秋季。

【生态分布】生于海拔 400~900m 的丘陵或低山干山坡或多石处。主要分布于固新镇等地。

【采收加工】夏、秋季采收，切段，鲜用或晒干。

【鉴别】药材 多呈团状，长 40~60cm。根呈圆柱形，直径 0.2~0.6cm，多分枝；切面白色，外表面土黄色。茎圆柱形，直径 0.2~0.6cm，多分枝；外表面淡灰绿色，断面白色，髓部中空。叶多皱缩、破碎，完整者展平后呈卵形或狭卵形，边缘有钝齿，两面均密生星状短柔毛。花单生叶腋，直径 1.5~2cm，萼片 5，狭披针形；花瓣 5，黄色，倒卵形。蒴果角状圆筒形，有星状毛。种子呈扁卵圆形，长约 2.5mm，宽约 1.5mm，表面淡棕色或淡黄棕色，平滑，一侧具棱线。质脆。气微香，味淡。

饮片 为根、茎、叶、花、果混合的段状。根段圆柱形，切面白色，外表面土黄色。茎段圆柱形，切面白色，髓部中空，外表面淡灰绿色。叶多皱缩、破碎，边缘有钝齿。花黄色。蒴果角状圆筒形。种子扁卵圆形。质脆。气微香，味淡。

【性味、归经与效用】苦，凉。有清热利湿，解毒止血的功效。用于痈疖肿毒，咽喉肿痛，疥疮，小儿疳积，白带过多，外伤出血。

【用法与用量】内服：煎汤，9~15g；大剂量可用至 30~60g。外用：适量，鲜品捣敷。

【临床应用】

1. 疳证，痈肿 田麻 9~15g。水煎服，日服 1 剂。
2. 创伤出血 田麻适量。鲜品捣敷。
3. 黄疸 田麻 15g，茵陈 30g。水煎服，日服 1 剂。
4. 带下 田麻 15g，薏苡仁 30g。水煎服，日服 1 剂。
5. 淋证 田麻 15g，白茅根 30g。水煎服，日服 1 剂。

仙鹤草 Xianhecao

HERBA AGRIMONIAE

【基源】为蔷薇科植物龙芽草 *Agrimonia Pilosa* Ledeb. 的干燥地上部分。

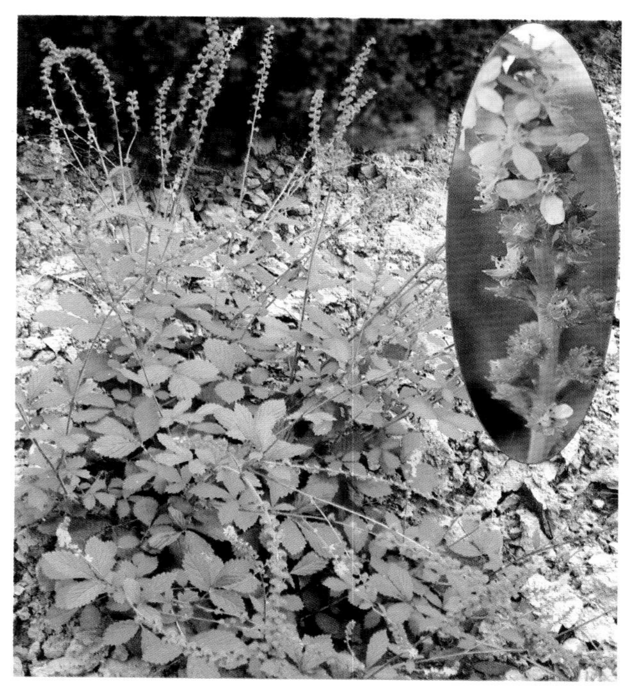

龙芽草（原植物）

【原植物】多年生草本。根茎短，常着生一或数个根芽（越冬芽）。茎直立，高 30~100cm，被疏长柔毛、短柔毛及腺毛。叶为奇数羽状复叶；托叶大，镰形，边缘通常有锐锯齿，稀为半圆形；叶炳短；小叶无柄，3~5 片在叶轴上对生或近于对生；各对小叶间常杂有成对或单生的小型小叶片，小叶倒卵形至倒卵状披针形，长 1.5~5.5cm，宽 1~2.5cm，先端尖或长渐尖，边缘有锯齿，基部楔形，上面绿色，疏生毛，下面淡绿色，脉上伏生疏柔毛，稀脱落几无毛。总状花序单一或 2~3 个生于茎顶；花小，黄色，直径 6~9mm，有短梗；苞片 2，基部合生，先端 3 齿裂；花萼基部合生，裂片 5 枚，三角状披针形，长约 1.5mmm；花瓣 5，长圆形，长 3mm，宽 1mm；雄蕊 5~8~15；雌蕊花柱 2，柱头 2 裂。瘦果生于杯状或倒卵圆锥形的花托内，果托有纵棱，先端钩刺幼时直立，成熟时向内靠合，连钩刺长 7~8mm，最宽处直径 3~4mm。花、果期 5~12 月。

【生态分布】生于海拔 200~1400m 的路旁、草地、灌丛、林园及树林下。县域内各地均有分布，主要分布于辽城乡、固新镇、偏城镇、更乐镇、木井乡、河南店镇等地。

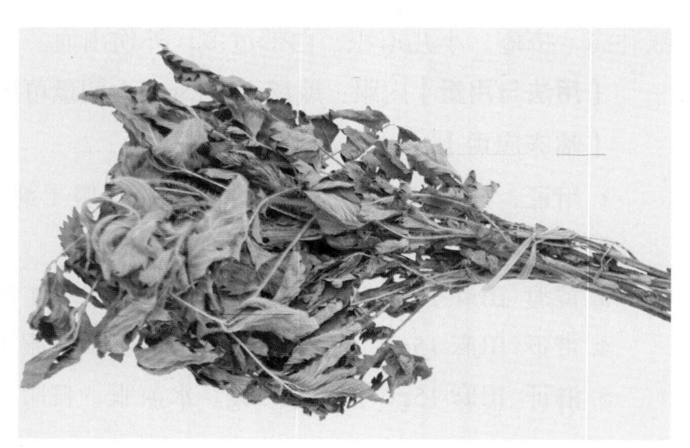

仙鹤草（药材）

【采收加工】夏、秋二季茎叶茂盛时采割，除去杂质，干燥。

【鉴别】 **药材**　全株高 50~100cm，被白色柔毛。茎下部圆柱形，直径 4~6mm，红棕色，上部方柱形，四面略凹陷，绿褐色，有纵沟及棱线，有节；体轻，质硬，易折断，断面中空。单数羽状复叶互生，暗绿色，皱缩卷曲；质脆，易碎；叶片有大小 2 种，相间生于叶轴上，顶端小叶较大，完整小叶片展平后呈卵形或长椭圆形，先端尖，基部楔形，边缘有锯齿；托叶 2，抱茎，斜卵形。总状花序细长；花直径 6~9mm，花萼下部呈筒状，萼筒上部有钩刺，先端 5 裂，花瓣黄色。果实长 7~8mm，直径 3~4mm。气微，味微苦。

饮片　呈段状，全体被白色柔毛。茎段略呈圆柱形或方柱形，直径 2~6mm；切面黄白色至淡黄色，有髓或中空；表面黄棕色至红棕色或绿褐色，有纵沟及棱线，节明显，并可见互生叶痕或抱茎的托叶；叶片已切断，多皱缩和破碎，灰绿色至暗绿色，展平后，叶片有大小 2 种，相间生于叶轴上，顶端小叶较大，完整小叶片呈卵形或长椭圆形，先端尖，基部楔形，边缘有锯齿。总状花序，花萼下部呈筒状，萼筒上部有钩刺，先端 5 裂，花瓣黄色。体轻，质稍坚。

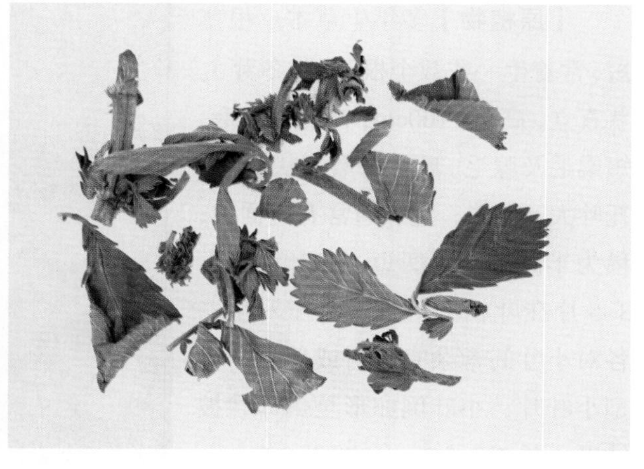

仙鹤草（饮片）

气微，味微苦。

【化学成分】含仙鹤草酚、仙鹤草内酯、鞣质类（焦性儿茶酚鞣质、没食子鞣质等）、甾醇、有机酸、酚性成分、皂苷及少量维生素 K、维生素 C 等。

【药理作用】有止血、强心、收缩血管、松弛胃肠、杀虫、抗菌、抗肿瘤的作用。

【性味、归经与效用】苦、涩，平。归心、肝经。有收敛止血，截疟，止痢，解毒，补虚的功效。用于咳血，吐血，崩漏下血，疟疾，血痢，痈肿疮毒，阴痒带下，脱力劳伤。

【用法与用量】内服：煎汤，6~12g。外用：适量，捣敷。

【临床应用】

1. 衄血　仙鹤草 15g，侧柏炭、地榆炭各 10g。水煎服，日服 1 剂。

2. 痢疾　仙鹤草 30g。水煎服，日服 1 剂。

3. 虚劳　仙鹤草、党参、白术、熟地黄、大枣各 10g，茯苓、甘草各 6g。水煎服，日服 1 剂。

4. 溺血　仙鹤草 20g，白茅根 30g。水煎服，日服 1 剂。

5. 痈肿　仙鹤草为末，麻油调敷；鲜品捣烂外敷。

6. 阴痒　仙鹤草、苦参各 30g。水煎熏洗。

附：

鹤草芽 Hecaoya

RHIZOMA AGRIMONIAE

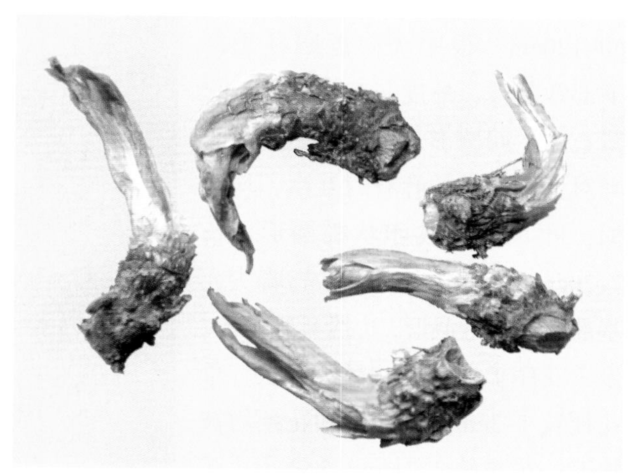

鹤草芽（饮片）

【基源】为蔷薇科植物龙牙草 *Agrimonia pilosa* Ledeb. 带短小根茎的干燥冬芽（地下根茎芽）。

【采收加工】冬、春季新株萌发前挖取根茎，除去老根，留幼芽（带小根茎），洗净晒干，或低温烘干。

【鉴别】呈圆锥形，中上部常弯曲，全长 2~6cm，直径 0.5~1cm，顶部包以数枚浅棕色膜质芽鳞。根茎短缩，圆柱形，长 1~3cm，表面棕褐色，有紧密环状节，节上生有棕黑色退化鳞叶，根茎下部有时残存少数不定根。根芽质脆易碎，折断后断面平坦，黄白色。气微，略有豆腥气，味先微甜而后涩苦。

【化学成分】含鹤草酚、仙鹤草内酯、仙鹤草醇、芹黄素，儿茶酚、鞣质等。鹤草酚为间苯三酚类衍生物，现已能人工合成，是灭绦虫的有效成分。

【药理作用】鹤草酚主要作用于绦虫头节，对颈节、体节亦有作用，能抑制虫体的糖原分解，对虫体细胞的无氧和有氧代谢及虫体细胞代谢产物琥珀酸的生成均有显著的抑制作用；鹤草酚有促进动物体内血吸虫转移，虫体萎缩，退化，甚至杀死成虫的作用；对蛔虫有持久的兴奋作用，对阴道滴虫、血吸虫、疟原虫、囊虫等，亦有抑杀作用。

【性味、归经与效用】苦、涩，凉。归肝、小肠、大肠经。有驱虫，解毒消肿的功效。用于绦虫病，阴道滴虫病，疮疡疥癣，疖肿，赤白痢疾。

【用法与用量】内服：煎汤，10~30g；研末，15~30g，小儿每1kg体重0.7~0.8g。外用：适量，煎水洗；或鲜品捣烂敷。

【临床应用】

1. 阴痒，湿疮　鹤草芽、犁头草各50g。水煎熏洗。
2. 痈肿　鹤草芽适量。捣烂外敷。

玄 参 Xuanshen

RADIX SCROPHULARIAE

【基源】为玄参科植物玄参*Scrophularia ningpoensis* Hemsl.的干燥根。

【原植物】多年生草本，高60~120cm。根肥大，近圆柱形，下部常分枝，外皮灰黄或灰褐色。茎直立，四棱形，有沟纹。下部的叶对生，上部的叶有时互生，均具柄，叶片卵形或卵状椭圆形，长7~20cm，宽3.5~12cm，先端尖，基部圆形或近截形，边缘具细锯齿。聚伞花序疏散开展，呈圆锥状，总花梗长1~3cm，花序轴和花梗均被腺毛；花萼长2~3mm，5裂几达基

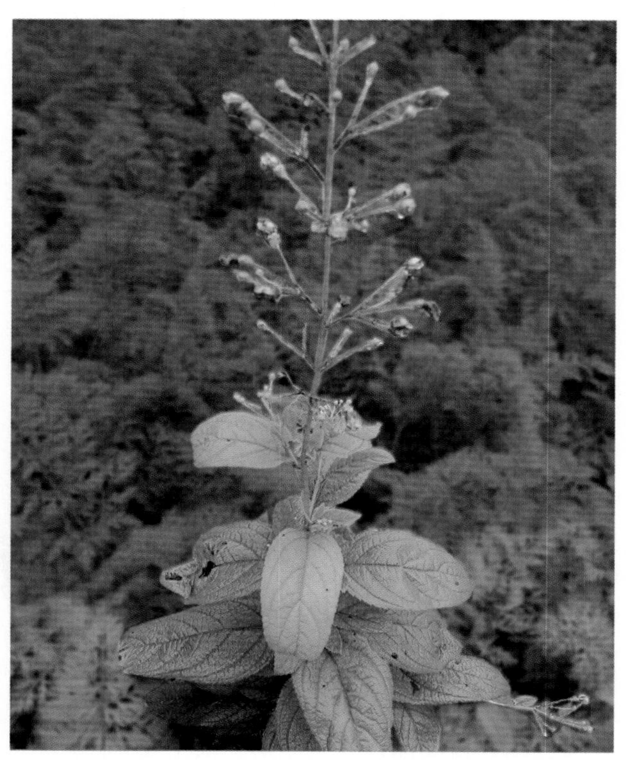

玄参（原植物）

部，裂片近圆形，边缘膜质；花冠暗紫色，长 8~9mm，管部斜壶状，顶端 5 裂，上面 2 裂片较长而大，侧面 2 裂片次之，下面一片裂片最小；能育雄蕊 4 枚，退化雄蕊 1 枚，近圆形，贴生在花冠管上；子房上位，2 室，花柱细长。蒴果卵球形，长 8~9mm，先端短尖。花期 7~8 月，果期 8~9 月。

【生态分布】生于海拔 200~600m 的山坡林下及草丛中。索堡镇、关防乡有栽培。

【栽培技术】

1. 选地与整地

将土地施足底肥，深耕 30~40cm，耙细，整平，畦宽 1.3m，高 12~15cm，沟宽 25cm。

2. 繁殖方法

可用分株，子芽等繁殖，一般常用子芽繁殖法。在立冬前后收获时，选择根部大如拇指而侧芽少的白色子芽，剪下，长约 3cm，选种后随即种植，或密藏至明年立春至清明前种植。按行、株距 50cm × 33cm 开穴，每穴栽一个，覆土 6~7cm。浇水湿润。

3. 田间管理

（1）中耕除草　玄参生育期中一般中耕除草 3 次。3 月底 4 月初，苗出齐生长到 5cm 左右时，及时浅耕除草，促进幼苗生长；5 月中旬需适当深耕除草；6~7 月份，苗封行前需再次中耕除草，并培土，促进根部生长和防止倒伏。

（2）追肥　中耕后进行追肥。第一次中耕后，每亩追施人畜粪水 1500kg 左右，可加施少量氮肥，每亩用尿素 10kg；第二次中耕后，追施浓度较大的人畜粪水，每亩用量 2000kg，加过磷酸钙 30kg，硫酸钾 15kg；第三次中耕时，追施磷、钾肥沤制的堆肥，每亩用堆肥 1500kg，过磷酸钙 50kg，硫酸钾 25kg。追肥后培土。

（3）打花薹　当地上部分开花时，及时将花薹剪掉，避免争夺养分，以促进块根膨大。

（4）水分管理　雨季时常清沟排水。除严重干旱外，一般不需要浇水。即使浇水，也不能浇得过量。

4. 病虫害防治

（1）斑枯病　植株下部叶片最先发病，逐渐蔓延全株。发病初期，叶片出现紫褐色小点，后扩大呈多角形、圆形或不规则形白色病斑，随后在病斑上散生许多黑色小点（分生孢子器）。叶片密布病斑，病叶卷曲干枯。防治方法：玄参收获后，及时清除田间残株病叶，集中烧毁，减少越冬菌源；选择禾本科作物轮作，尽量避免与白术、甘薯、花生、地黄、白芍等作物轮作；发病初期及时摘除病叶。每 7~10 天喷施 1 ∶ 1 ∶ 100 波尔多液进行保护，连续喷 3 次或 4 次。也可喷 50% 甲基托布津可湿性粉剂或 75% 百菌清可湿性粉剂防治。

（2）叶斑病　危害叶片。发病初期，叶面出现紫色小点，以后逐渐扩大成不规则圆形，边缘有紫褐色宽环，后呈棕褐色病斑，上散生许多黑色或黄褐色小点，大多数病斑穿孔。防治方法可参照斑枯病。

（3）棉红蜘蛛　该虫一年发生 10~20 代。6 月开始发生危害，7~8 月高温干旱季节危害严重。危害叶片，先危害下部，随后向上蔓延，被害叶片出现黄白色小斑点，后变红紫色焦斑，扩展后全叶黄化失绿，最后叶色变褐色干枯脱落。防治方法：早春和晚秋清除杂草，消灭越冬虫口；用 5%尼朗索乳剂 1500~2000 倍液或 20%扫螨净可湿性粉剂喷杀。忌和棉花连茬或作邻作物。

（4）蜗牛　以成贝或幼贝在枯枝落叶或浅土裂缝里越冬。翌年 3 月中下旬开始危害幼苗，4~5 月危害最重，5 月或 6 月产卵孵化为幼贝，继续危害玄参及其他作物，7 月以后在玄参上危害逐渐减少。防治方法：在清晨日出前人工捕捉；清除玄参地内杂草或堆草诱杀，或撒大麦芒来减轻危害；5 月间蜗牛产卵盛期及时中耕除草，消灭大批卵粒；喷洒 1%石灰水和每 667 米用茶籽饼粉 4~5kg 撒施。

【采收加工】冬季茎叶枯萎时采挖，除去根茎、幼芽、须根及泥沙，晒或烘至半干，堆放 3~6 天，反复数次至干燥。

【鉴别】药材　根呈类圆柱形，中部略粗或上粗下细，有的微弯曲，长 6~20cm，直径 1~3cm。表面灰黄色或灰褐色，有不规则纵沟、横向皮孔样突起及稀疏的横裂纹和须根痕。质坚实，难折断，断面黑色，微有光泽。气特异似焦糖，味甘、微苦。

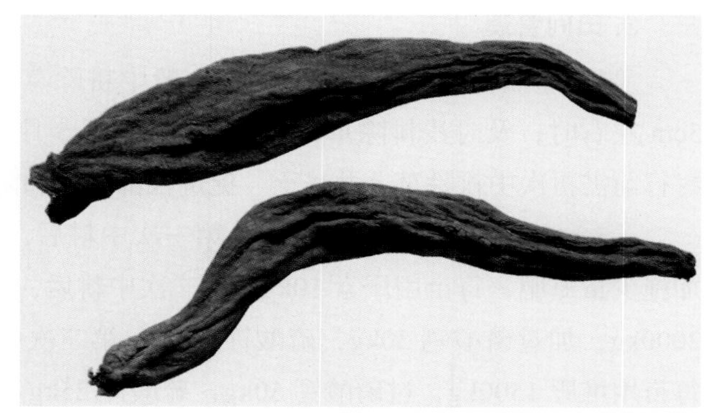

玄参（药材）

饮片　呈类圆形或椭圆形的薄片。外表皮灰黄色或灰褐色。切面黑色，微有光泽，有的具裂隙。气特异似焦糖，味甘，微苦。

【化学成分】含环烯醚萜类化合物：哈巴俄苷、哈巴苷、桃叶珊瑚苷、梓醇、6-对甲基梓醇、京尼平苷、玄参洵苷、苯丙素苷、安哥拉苷、肉苁蓉苷、类叶升麻苷、肉桂酸、β-谷甾醇及 β-谷甾醇葡萄糖苷等。

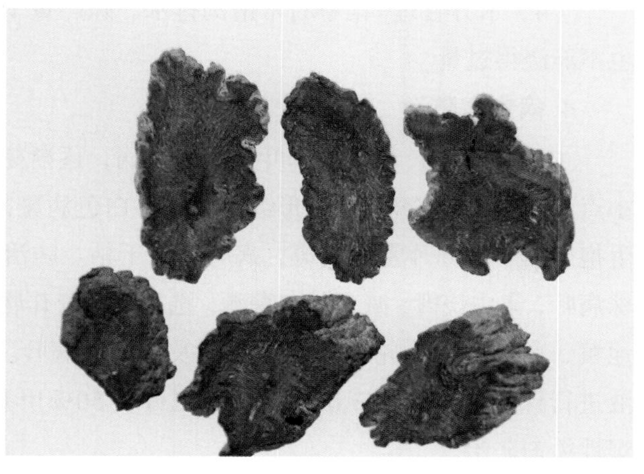

玄参（饮片）

【药理作用】

1. 有解热、抗病原体、抗炎、抗血小板聚集、降压的作用。

2. 毒性 煎剂小鼠腹腔注射的 LD_{50} 为 15.99~19.91g/kg。

【性味、归经与效用】甘、苦、咸，微寒。归肺、胃、肾经。有清热凉血，滋阴降火，解毒散结的功效。用于热入营血，温毒发斑，热病伤阴，舌绛烦渴，津伤便秘，骨蒸劳嗽，目赤，咽痛，白喉，瘰疬，痈肿疮毒。

【用法与用量】内服：煎汤，9~15g。

【临床应用】

1. 喉痹 玄参 20g，牛蒡子、桔梗各 10g，甘草 6g。水煎服，日服 1 剂。

2. 瘰疬 玄参、牡蛎、浙贝母各 30g，甘草 6g。水煎服，日服 1 剂。

3. 脱疽 玄参、金银花各 15g，当归 10g，甘草 6g。水煎服，日服 1 剂。

4. 便秘 玄参 20g，火麻仁 15g，麦冬 10g。水煎服，日服 1 剂。

【注意】不宜与藜芦同用。

玉米须 Yumixu

STIGMA MAYDIS

【基源】为禾本科植物玉蜀黍 *Zea mays* L. 的干燥花柱和柱头。

【原植物】高大的一年生栽培植物。秆粗壮，直立，高 1~4m，通常不分枝，基部节处常有气生根。叶片宽大，线状披针形，边缘呈波状皱折，具强壮之中脉。在秆顶着生雄性开展的圆锥花序；雄花序的分枝三棱状，每节有 2 雄小穗，1 无柄，1 有短柄；每 1 雄小穗含 2 小花，颖片膜质，先端尖；外稃及内稃均透明膜质；在叶腋内抽出圆柱状的雌花序，雌花序外包有多数鞘状苞片，雌小穗密集成纵行排列于粗壮的穗轴上，颖片宽阔，先端圆形或微凹，外稃膜质透明。花、

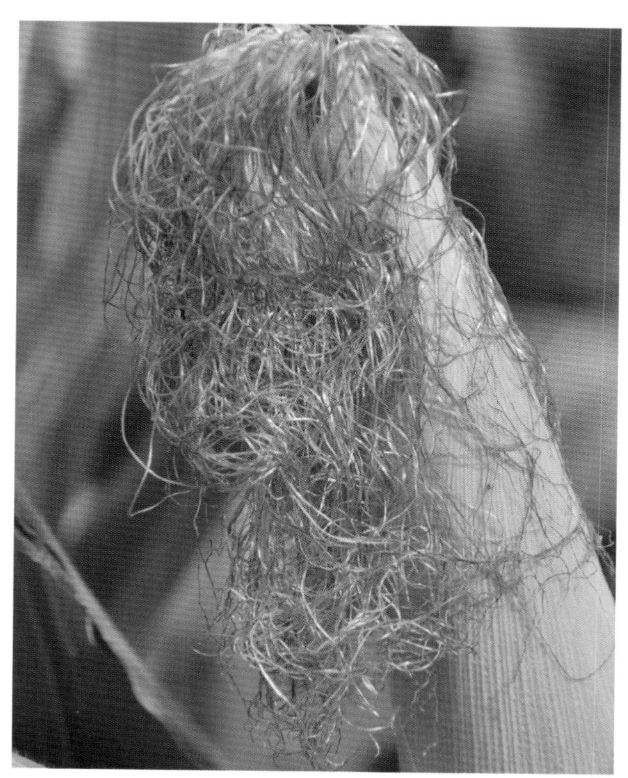

玉蜀黍（原植物）

果期 7~9 月。

【生态分布】全县各地均有大量栽培。

【采收加工】于玉米成熟时采收，摘取花柱，晒干。

【鉴别】常集结成疏松团簇，花柱线状或须状，完整者长至 30mm，直径约 0.5mm，淡绿色、黄绿色至棕红色，有光泽，略透明，柱头 2 裂，叉开，长至 3mm，质柔软。

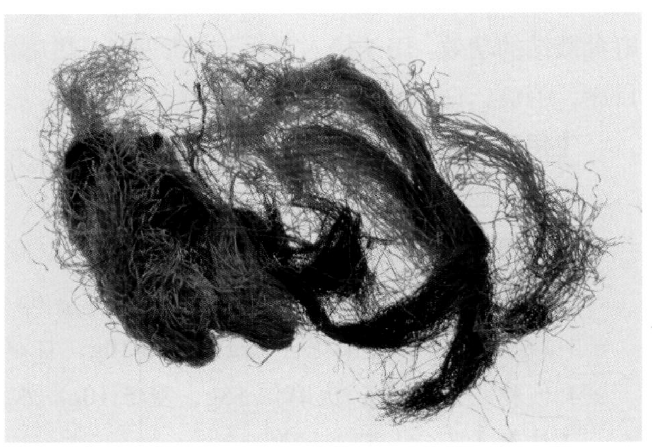

玉米须（饮片）

【化学成分】含脂肪油、挥发油、树胶样物质、树脂、苦味糖苷、皂苷、生物碱。还含隐黄素、维生素 C、泛酸、肌醇、维生素 K、谷甾醇、豆甾醇、苹果酸、枸橼酸、酒石酸、草酸等。此外，还含大量硝酸钾、α-生育醌。

【药理作用】有利尿、降低血糖、利胆、止血的作用。

【性味、归经与效用】甘、淡，平。归肾、胃、肝、胆经。有利尿消肿，清肝利胆的功效。用于水肿，小便淋沥，黄疸，胆囊炎，胆结石，高血压，糖尿病，乳汁不通。

【用法与用量】内服：煎汤，15~30g；大剂量 60~90g；或烧存性研末。外用：适量，烧烟吸入。

【临床应用】

1. 水肿　玉米须 60g。水煎服，日服 1 剂。
2. 脑涨　玉米须、菊花各适量。代茶饮。
3. 淋证　玉米须 15g，玉米芯 10g，白茅根 30g。水煎服，日服 1 剂。
4. 黄疸　玉米须 30g，茵陈 20g，栀子 10g。水煎服，日服 1 剂。
5. 泄泻　玉米须、车前子各 50g。水煎服，日服 1 剂。

玉 竹 Yuzhu

RHIZOMA POLYGOMATI ODORATI

【基源】为百合科植物玉竹*Polygonatum odoratum*（Mill.）Druce 的干燥根茎。

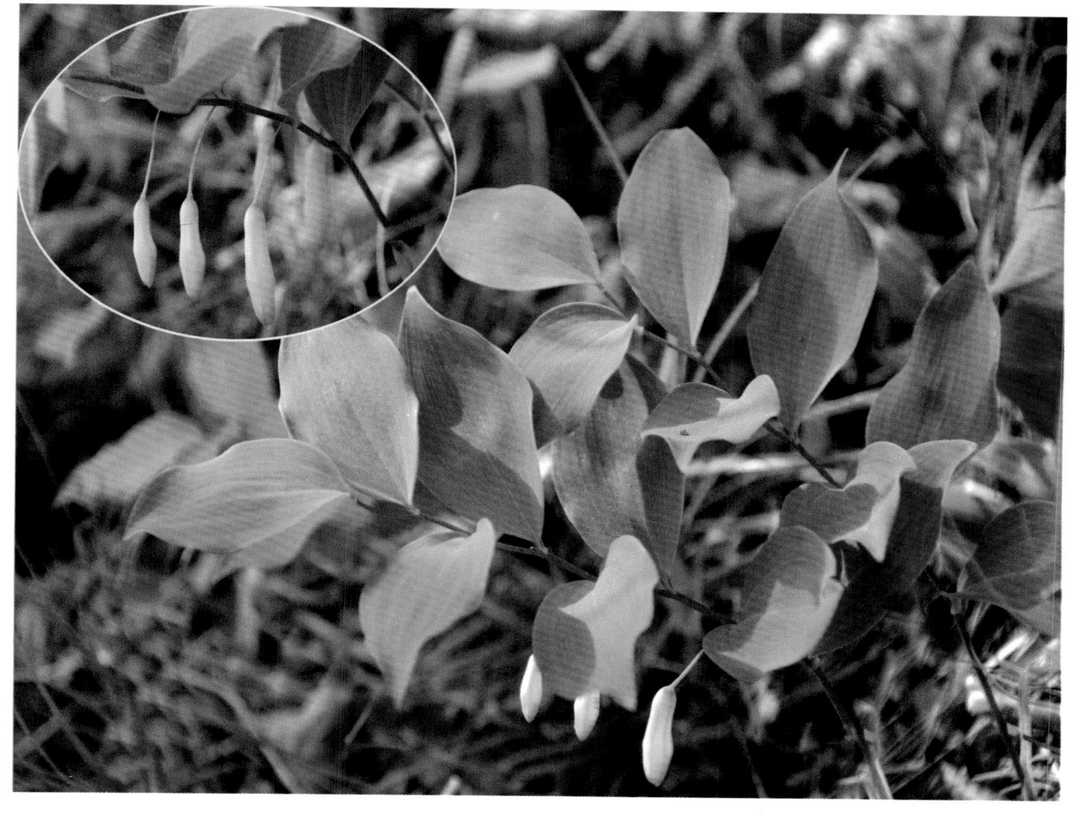

玉 竹（原植物）

【原植物】多年生草本。根茎横走，肉质，黄白色，密生多数须根。茎单一，高 20~60cm。具 7~12 叶。叶互生，无柄；叶片椭圆形至卵状长圆形，长 5~12cm，宽 2~3cm，先端尖，基部楔形，上面绿色，下面灰白色；叶脉隆起，平滑或具乳头状突起。花腋生，通常 1~3 朵簇生，总花梗长 1~1.5cm，无苞片或有线状披针形苞片；花被筒状，全长 13~20mm，黄绿色至白色，先端 6 裂，裂片卵圆形，长约 3mm，常带绿色；雄蕊 6，着生于花被筒的中部，花丝丝状，近平滑至具乳头状突起；子房长 3~4mm，花柱长 10~14mm。浆果球形，直径 7~10mm，熟时蓝黑色。花期 4~6 月，果期 7~9 月。

【生态分布】生于海拔 500~1560m 的林下及山坡阴湿处。全县各地均有分布，主要分布于更乐镇九峰山、偏城镇等地。

【采收加工】秋季采挖，除去须根，洗净，晒至柔软后，反复揉搓，晾晒至无硬心，晒干；或蒸透后，揉至半透明，晒干。

【鉴别】药材 呈长圆柱形，略扁，少有分枝，长4~18cm，直径0.3~1.6cm。表面黄白色或淡黄棕色，半透明，具纵皱纹及微隆起的环节，有白色圆点状的须根痕和圆盘状茎痕。质硬而脆或稍软，易折断，断面角质样或显颗粒性。气微，味甘，嚼之发黏。

饮片 呈不规则厚片或段。外表皮黄白色或淡黄棕色，半透明，有时可见环节。切面角质样或显颗粒性。气微，味甘，嚼之发黏。

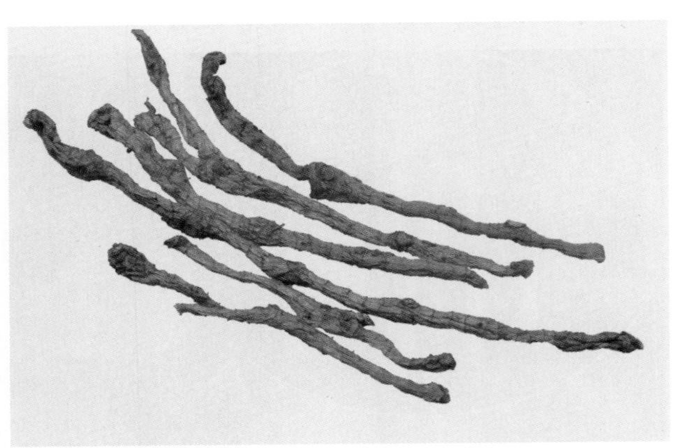

玉竹（药材）

【化学成分】含甾体皂苷、多糖、黄酮及其糖苷、洋地黄糖苷、谷氨酸、脯氨酸、γ-氨基丁酸、丙氨酸、精氨酸、天冬酰胺等、微量元素、维生素A类物质等。

【药理作用】

1. 有抗心肌缺血、降血糖、调节血脂、调节免疫、抗肿瘤的作用。

2. 毒性 注射液小鼠静脉注射LD_{50}为112.5g/kg。

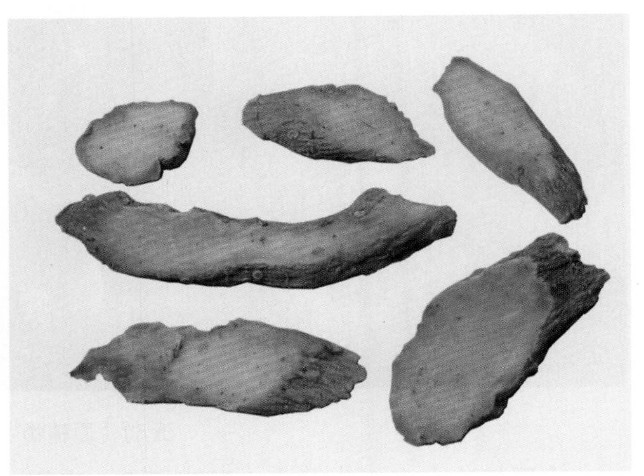

玉竹（饮片）

【性味、归经与效用】甘，微寒。归肺、胃经。有养阴润燥，生津止渴的功效。用于肺胃阴伤，燥热咳嗽，咽干口渴，内热消渴。

【用法与用量】内服：煎汤，6~12g。

【临床应用】

1. 咳嗽 玉竹20g，川贝母、桔梗、百合、枇杷叶各10g，甘草6g。水煎服，日服1剂。

2. 胃痛 玉竹15g，麦冬、川楝子各10g，南沙参6g，甘草3g。水煎服，日服1剂。

3. 消渴 玉竹15g，生石膏30g，知母、乌梅、麦冬各10g。水煎服，日服1剂。

4. 跌打损伤 鲜玉竹适量。捣烂外敷。

百草霜 Baicaoshuang

PALVIS FUMI CARBONISATUS

【基源】为稻草、麦秸、杂草燃烧后附于锅底或烟囱内的黑色烟灰。

【生态分布】县域内农村多产。

【采收加工】从烧柴草的锅底或烟囱内刮取，用细筛筛去杂质，置瓶中用。

【鉴别】为粉末状，或粘结成小颗粒状，手捻之即成粉末。黑色。体轻，质细似霜，入水则漂浮而分散。触之粘手，无油腻感。气微，味淡、微辛。

【化学成分】含炭粒等。

【药理作用】有止血作用。

百草霜（饮片）

【性味、归经与效用】苦、辛，温。归肺、肝、脾、胃经。有止血，消积，清毒散火的功效。用于吐血，衄血，便血，血崩，带下，食积，痢疾，黄疸，咽喉肿痛，口舌生疮，臁疮，白秃头疮，外伤出血。

【用法与用量】内服：煎汤，3~9g；或入丸、散，1~3g。外用：适量，研末撒，或调敷。

【临床应用】

1. 鼻衄 百草霜末吹入鼻孔，血立止。

2. 血痢 黄连（去须，微炒）30g，百草霜 60g，木香 15g。上药捣细罗为散，每于食前，以粥饮调下 6g。

3. 喉痹 百草霜、白硼砂各 6g。研细末，吹入喉中。

4. 口糜 百草霜 6g，甘草 3g，肉桂 1.5g。为末，频频搽之。

百 合 Baihe

BULBUS LILII

【基源】为百合科植物细叶百合 *Lilium pumilum* DC. 的干燥肉质鳞叶。

【原植物】多年生草本，高 30~60cm。鳞茎圆锥形或长卵形，高 2.5~4cm，径

1.8~3.5cm。叶线形，长 3~10cm，宽 1~3mm。花 1~3 朵，下垂，鲜红色或紫红色，花被片长 3~4.5cm，宽 5~7mm，反卷，无斑点或有少数斑点；花药具红色花粉。蒴果近球形，直径 1.7~2.2cm。花期 6~8 月，果期 8~9 月。

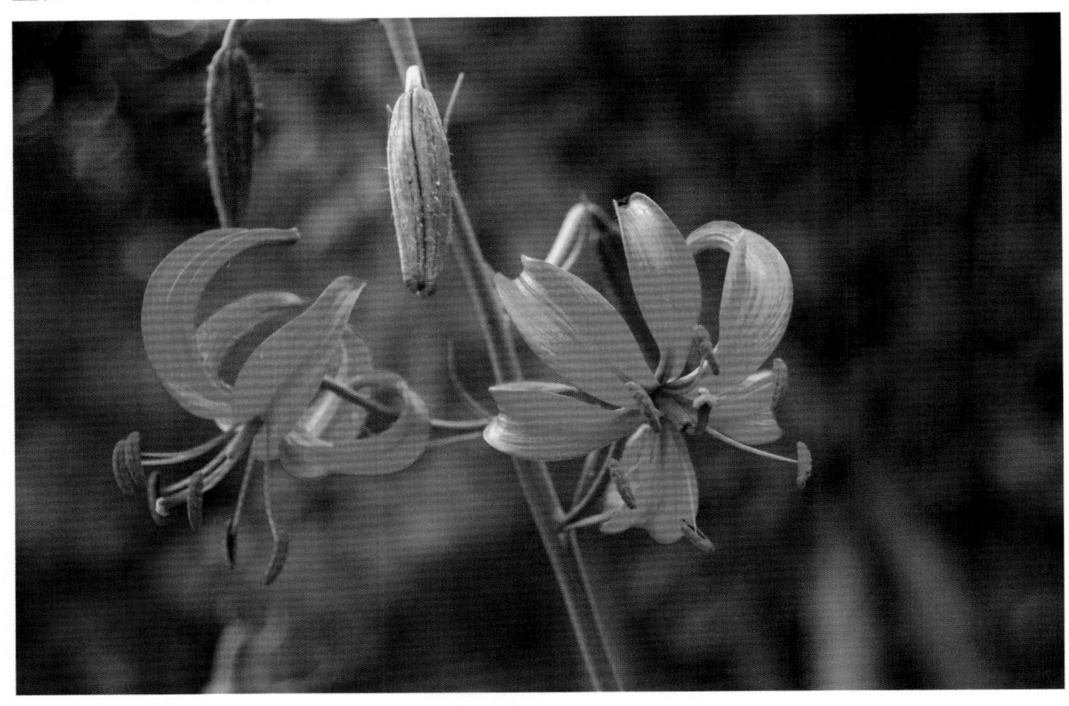

细叶百合（原植物）

【生态分布】生于海拔 200~1000m 的山坡林下及山地岩石间。全县各地均有分布。主要分布于辽城乡、索堡镇、鹿头乡、关防乡等地。

【采收加工】秋季采挖，去净须根，洗净，剥取鳞片，置沸水中略烫，干燥。

【鉴别】药材 呈长椭圆形，长 2~5cm，宽 1~2cm，中部厚 1.3~4cm。表面类白色、淡棕黄色或微带紫色，有数条纵直平行的白色维管束。顶端稍尖，基部较宽，边缘薄，微波状，略向内弯曲。质硬而脆，断面较平坦，角质样。气微，味微苦。

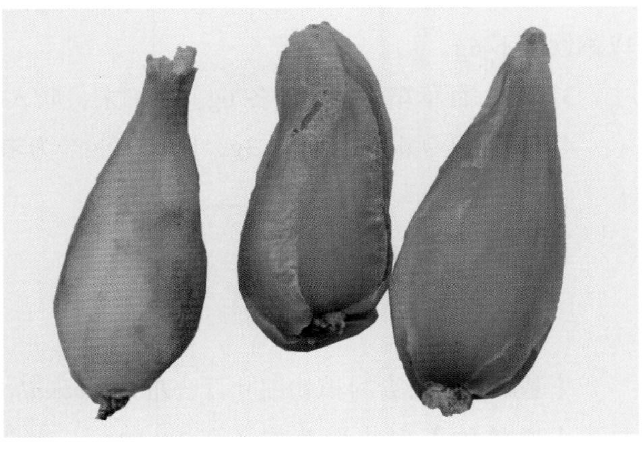

百合（药材）

饮片 呈长椭圆形肉质片状，顶端较尖，基部较宽，长 1.5~5cm，宽 0.5~2cm，中部厚 1.3~4mm。表面淡黄白色、乳白色，或微带紫色，有纵脉纹 3~5~9 条。边缘较薄，微波状，略向内卷曲，背面突出不平。质坚脆，易折断。断面平坦，角质样。无臭，味微苦。

【化学成分】含甾体糖苷生物碱及其糖苷、β-谷甾醇、胡萝卜苷、正丁基-β-D-吡喃果糖苷、酚酸甘油酯、丙酸酯衍生物、淀粉、蛋白质、脂肪等。

【药理作用】有抗氧化、止咳、祛痰、平喘，抗疲劳、抗缺氧、镇静、抗过敏、抗胃溃疡和调节免疫的作用。

【性味、归经与效用】甘，寒。归心、肺经。有养阴润肺，清心安神的功效。用于阴虚燥咳，劳嗽咳血，虚烦惊悸，失眠多梦，精神恍惚。

【用法与用量】内服：煎汤，6~12g。

【临床应用】

1. 百合病　百合30g，生地黄15g。水煎服，日服1剂。

2. 咳嗽　百合20g，款冬花、麦冬、苦杏仁、枇杷叶各10g，甘草6g。水煎服，日服1剂。

3. 不寐　百合20g，酸枣仁15g，柏子仁10g，知母、甘草各6g。水煎服，日服1剂。

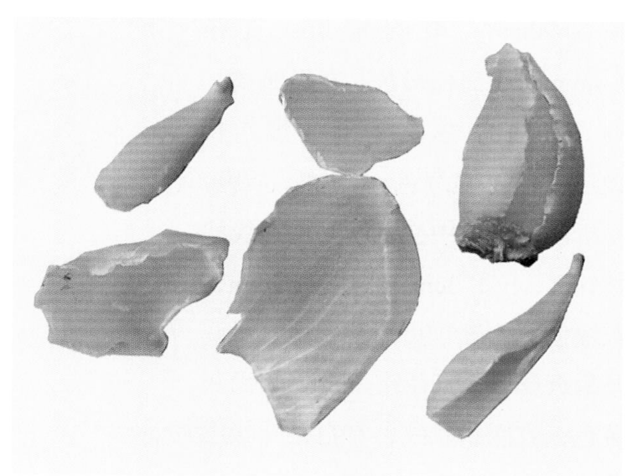

百合（饮片）

百蕊草 Bairuicao

HERBA THESII

【基源】为檀香科植物百蕊草 *Thesium chinense* Turcz. 的干燥全草。

【原植物】多年生柔弱草本，高15~40cm。全株多少被白粉，无毛；茎细长，簇生，基部以上疏分枝，斜升，有纵沟。叶线形，长1.5~3.5cm，宽0.5~1.5mm，先端急尖或渐尖，具单脉。花单一，5数，腋生；花梗短或很短，长3~3.5mm；苞片1枚，线状披针形；小苞片2枚，线形，

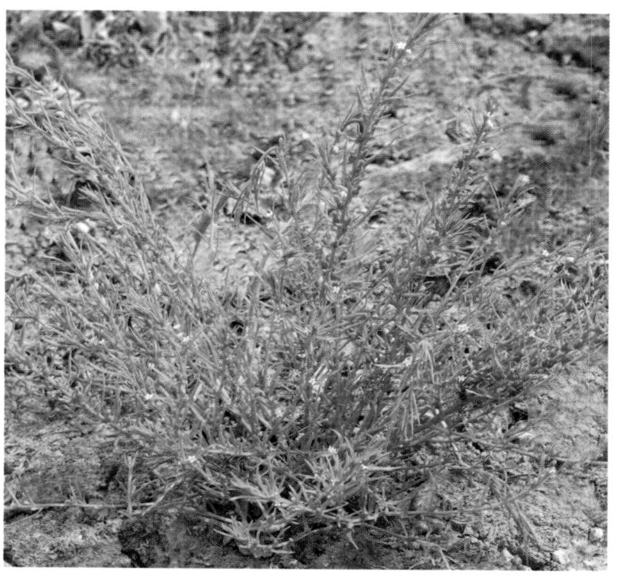

百蕊草（原植物）

长 2~6mm，边缘粗糙；花被绿白色，长 2.5~3mm，花被管呈管状，花被裂片，先端锐尖，内弯，内面的微毛不明显；雄蕊不外伸；子房无柄，花柱很短。坚果椭圆形或近球形，长或宽 2~2.5mm，淡绿色，表面有明显、隆起的网脉，先端的宿存花被近球形，长约 2mm；果柄长 3. 5mm。花期 4 月，果期 6 月。

【生态分布】生于沙地草丛中或石坎边。全县各地均有分布。

【采收加工】春、夏季拔取全草，去净泥土，晒干。

【鉴别】 **药材**　全草多分枝，长 20~40cm。根圆锥形，直径 1~4mm；表面棕黄色，有纵皱纹，具细支根。茎丛生，纤细，长 12~30cm，暗黄绿色，具纵棱；质脆，易折断，断面中空。叶互生，线状披针形，长 1~3cm，宽 0.5~1.5mm，灰绿色。小花单生于叶腋，近无梗。坚果近球形，直径约 2mm，表面灰黄色，有网状雕纹，有宿存叶状小苞片 2 枚。气微，味淡。

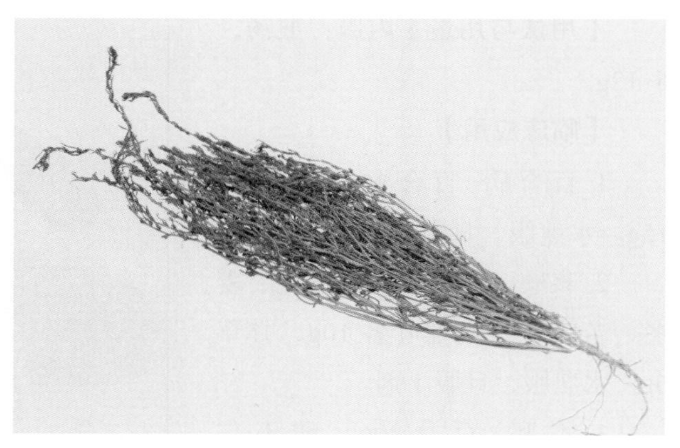

百蕊草（药材）

饮片　为根、茎、叶、花、果的混合物，根段表面棕黄色，有纵皱纹，有的具细支根。茎段纤细，暗绿色，具纵棱；质脆，易折断，断面中空。叶线状披针形，灰绿色。小花近无梗。坚果近球形，直径约 2mm，表面灰黄色，有网状雕纹，有宿存叶状小苞片 2 枚。气微，味淡。

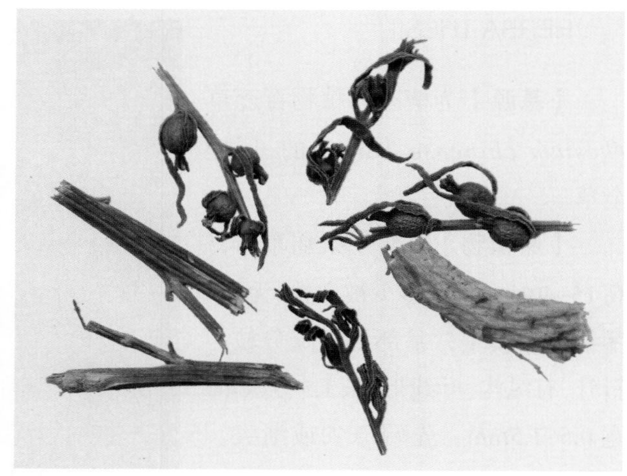

百蕊草（饮片）

【化学成分】含山萘酚 -3- 葡萄糖 - 鼠李糖苷、山萘酚、丁二酸、黄芪苷 D- 甘露醇。

【药理作用】对多种致病菌有抑制作用。

【性味与功效】苦、涩，寒。有补气益肾，清热解毒，解暑的功效。用于风热感冒，中暑，肺痈，乳蛾，淋巴结结核，乳痛，疖肿，淋证，黄疸，腰痛，遗精。

【用法与用量】内服：煎汤，9~30g，研末或浸酒。外用：适量，研末调敷。

【临床应用】

1. 感冒　百蕊草 15~30g。代茶饮。
2. 乳痈，乳蛾　百蕊草 15~60g。水煎服，日服 1 剂。
3. 眩晕　百蕊草 15g。水煎取汁煮鸡蛋 2 个，连汤服。
4. 黄疸　百蕊草、茵陈各 30g。水煎服，日服 1 剂。
5. 淋证　百蕊草、白茅根各 30g。水煎服，日服 1 剂。
6. 暑温　百蕊草 30g、绿豆各 30g，荷梗 10g。水煎频服，日服 2 剂。

当药 Dangyao

HERBA SWERTIAE

【基源】为龙胆科植物瘤毛獐牙菜*Swertia pseudochinensis* Hara 的干燥全草。

【原植物】一年生草本，高 10~40cm。茎直立，细瘦，单一或分枝，枝四棱形，带紫色。叶对生；无柄；叶片线状披针形，长 2~4cm，宽至 0.6cm，先端渐尖，茎部渐狭；下面中脉明显突起。圆锥状复聚伞花序具多花，开展；花梗直立，四棱形，长约 2cm；花萼绿色，5 裂，裂片线形，长可 1.5cm，先端渐尖，背面中脉明显突起；花冠蓝紫色，直径达 2cm，5 裂，裂片披针形，花瓣具深色条纹，先端锐尖，基部有 2 个腺窝，腺窝长圆形，沟状，基部浅囊状，边缘具长柔毛状流苏；雄蕊 5。花丝线形；子房狭椭圆形，无柄，花柱短，不明显，柱头 2 裂，裂片半圆形。花期 8~9 月。

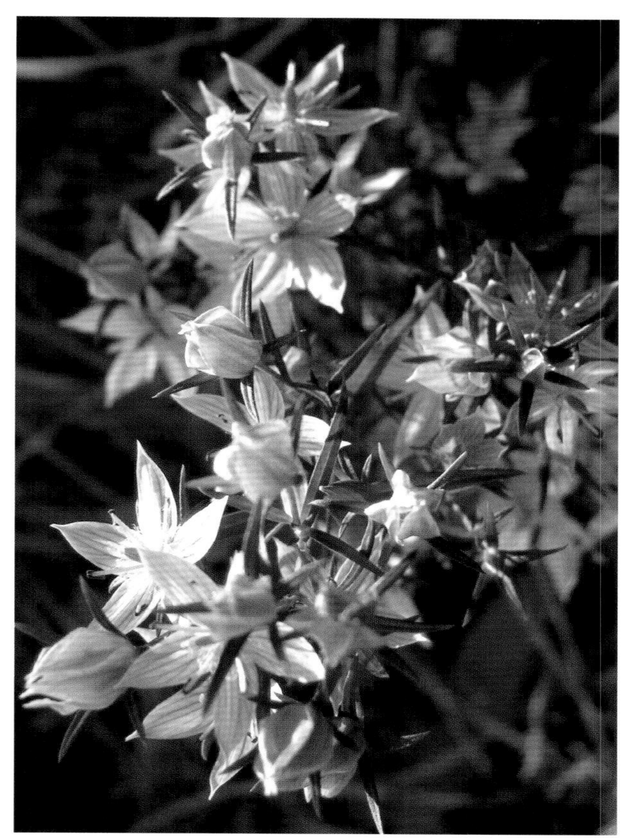
瘤毛獐牙菜（原植物）

【生态分布】生于海拔 500~1300m 的山坡、河滩、林下或灌丛中。主要分布于固新镇、偏城镇、辽城乡等地。

【采收加工】夏、秋二季采挖，除去杂质，晒干。

【鉴别】药材 全草长10~40cm。根圆锥形，长2~7cm，黄色或黄褐色，断面类白色。茎方柱形，多分枝，直径1~2.5mm；黄绿色或黄棕色带紫色，节略膨大；质脆，易折断，断面中空。叶对生，无柄；完整叶片展平后呈条状披针形，长2~4cm，宽0.3~0.9cm，先端渐尖，基部狭，全缘。圆锥状复聚伞花序，花冠蓝紫色或暗黄色，5深裂，裂片内侧基部有2个腺体，其边缘的流苏状毛表面具瘤状突起。蒴果椭圆形。气微，味苦。

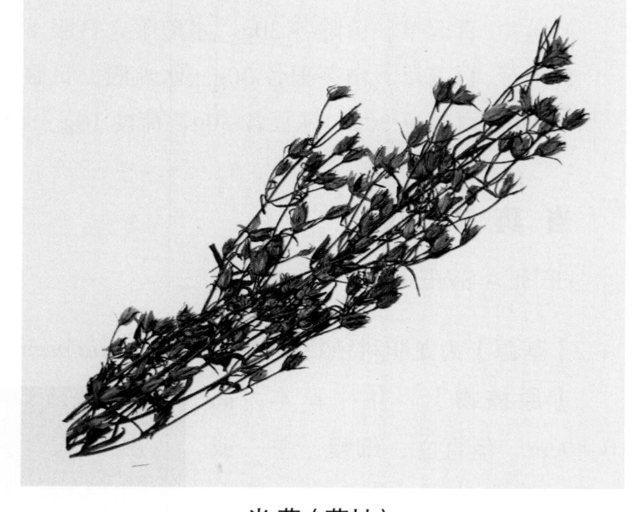

当药（药材）

饮片 为根、茎、叶、花混合的段片状。根外皮黄色或黄褐色，切面类白色。茎方柱形，表皮黄绿色或黄棕色带紫，节间略膨大，切面中空。叶多皱缩、卷曲、破碎，表面棕绿色。花蓝紫色或暗黄色。气微，味苦。

【化学成分】含龙胆碱、当药素、异牡荆素、异荭草素、当药呫吨酮、甲基当药呫吨酮、当药苦苷、龙胆苦苷、当药苷、苦当药酯苷、苦龙苷及齐墩果酸等。

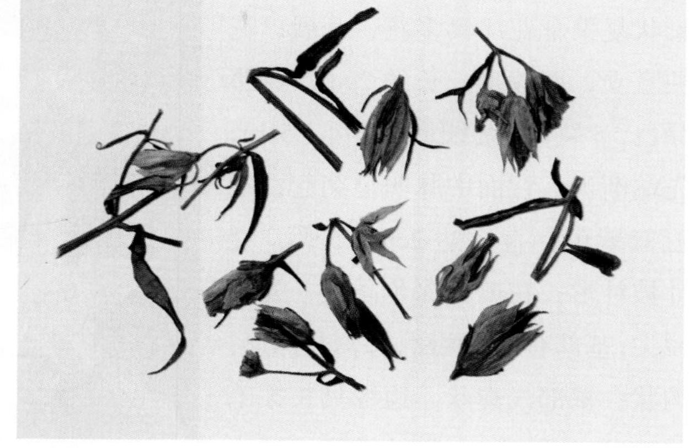

当药（饮片）

【性味、归经与效用】苦，寒。归肝、胃、大肠经。有清湿热，健胃的功效。用于湿热黄疸，胁痛，痢疾腹痛，食欲不振。

【用法与用量】内服：煎汤，6~12g，儿童酌减。

【临床应用】

1. 黄疸 当药、茵陈、蒲公英各15g。水煎服，日服1剂。

2. 痢疾 当药15g，黄连6g，木香10g。水煎服，日服1剂。

3. 痞满 当药、藿香、陈皮、厚朴各10g，清半夏、甘草各6g。水煎服，日服1剂。

附：

淡花当药 Danhuadangyao

HERBA SWERTIAE DILUTAE

【基源】为龙胆科植物淡味獐牙菜*Swertia diluta*（Turcz.）Benth.et Hook.f. 的干燥全草。

【原植物】一年生草本，高 20~70cm。茎直立，四棱形，棱上有窄翅，分枝多，细弱，斜升。叶对生，无柄；叶片线状披针形至线形，长 1~4.5cm，宽 1.5~9mm，两端渐狭，全缘；下面中脉明显突起。聚伞花序集成圆锥状，顶生和腋生；花萼绿色，萼片 5，裂片线形，长 6~12mm，先端锐尖，背面中脉明显；花直径 1~1.5cm，花冠浅蓝色，有紫色条纹，5 裂，裂片椭圆状披针形，长 8~12mm，先端急尖，基部有 2 个腺窝，腺窝窄长圆形，沟状，边缘具长柔毛状流苏；雄蕊 5，花丝线形；子房无柄，椭圆状卵形至卵状披针形，花柱粗短，柱头 2 裂，裂片半圆形。蒴果狭卵形，长至 1.2cm。种子深褐色，长圆形，表面有小瘤状突起，花、果期 8~10 月。

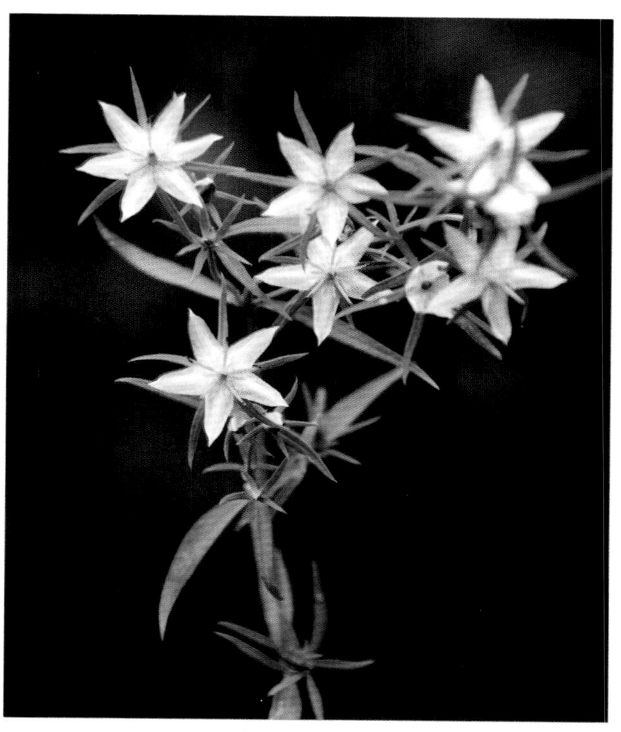

淡味獐牙菜（原植物）

【生态分布】生于海拔 500~1300m 的阴湿山坡、林下、田边或谷地。分布于偏城镇王大坡、二龙山和固新镇西山等地。

【采收加工】7~10 月采收全草，洗净，晒干。

【鉴别】药材　全草长 20~40cm。茎纤细，多分枝，具 4 棱，浅黄色，有时略带紫褐色。叶对生，多皱缩。完整叶片披针形或长椭圆形，长 2~4cm，宽 1~8mm，先端尖，基部楔形，全缘，无柄。有时在顶部或叶腋可见聚伞花序。花冠淡蓝紫色，5 深裂，基部内侧有 2 个腺体，其边缘有流苏状毛。气微，味微苦。

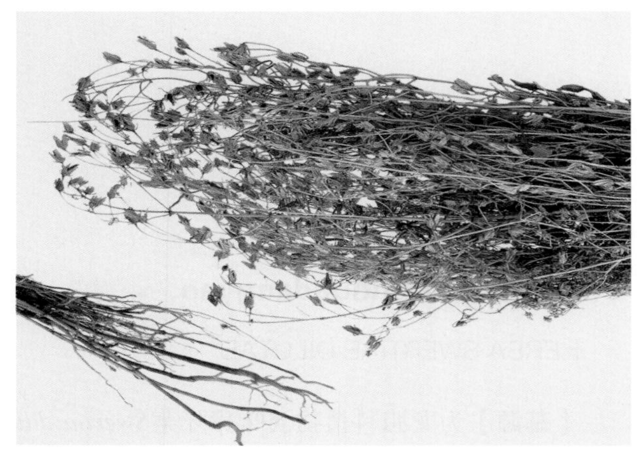

淡花当药（药材）

饮片 为不规则段。茎方柱形，切面类白色；外表皮黄绿色或淡绿色，节间略膨大。叶多皱缩、卷曲、破碎，表面浅绿色。花淡蓝紫色 。气微，味微苦。

【化学成分】含齐墩果酸、龙胆苦苷、獐牙菜苷和当药苦苷等。

【性味、归经与效用】苦，寒。归肝、胃、大肠经。有清热解毒，利湿健胃的功效。用于骨髓炎，咽喉炎，扁桃体炎，结膜炎，肝炎，消化不良，痢疾，疮痈疥癣，毒蛇咬伤。

【用法与用量】内服：煎汤，5~15g；或研末冲服。外用：适量，捣敷；或捣汁外搽。

【临床应用】

1. 黄疸 淡花当药 15g，茵陈 30g。水煎服，日服 1 剂。

2. 痢疾 淡花当药 15g，马齿苋 30g。水煎服，日服 1 剂。

3. 天行赤眼 淡花当药、千里光各 10g。水煎服并熏眼。

4. 痈肿 淡花当药、蒲公英各等分。捣烂外敷。

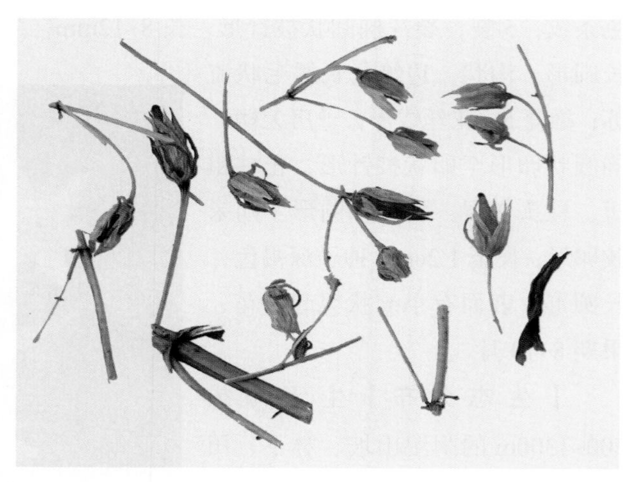

淡花当药（饮片）

地肤子 Difuzi

FRUCTUS KOCHIAE

【基源】为藜科植物地肤*Kochia scoparia*（L.）Schrad. 的干燥成熟果实。

【原植物】一年生草本，高50~150cm。茎直立，多分枝，秋天常变为红紫色，幼时具白色柔毛，后变光滑。单叶互生，稠密；几无柄；叶片狭长圆形或长圆状披针形，长1~7cm，宽0.1~0.7cm，先端渐尖，基部楔形，全缘，无毛或具短柔毛；幼叶边缘有白色长柔毛，其后逐渐脱落。花小，杂性，黄绿色，无梗，1朵或数朵生于叶腋；花被基部连合，先端5裂，裂片三角形，向内弯曲，包被子房，中肋突起，在花被背部弯曲处有一绿色突出物，果时发达为横生的翅；雄蕊5，与花被裂片对生，伸出花外；子房上位，扁圆形，花柱短，柱头2，线形。胞果扁球形，基部有5枚带翅的宿存花被。种子1枚，棕色。花期7~9月，果期9~10月。

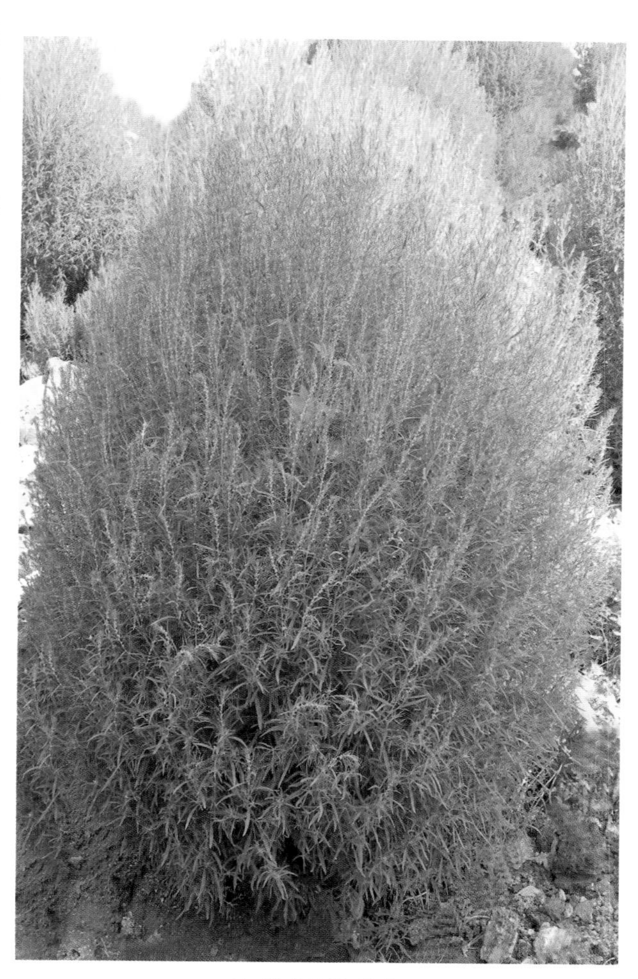

地肤（原植物）

【生态分布】生于海拔200~1200m的荒野、田边、路旁。县域内各地均有栽培或野生。主要分布于关防乡、合漳乡、辽城乡、索堡镇等地。

【采收加工】秋季果实成熟时采收植株，晒干，打下果实，除去杂质。

【鉴别】呈扁球状五角星形，直径1~3mm，外被宿存花被。表面灰绿色或淡棕色，周围具膜质小翅 5 枚，背面中心有突起的点状果梗痕及放射状脉纹 5~10 条；剥离花被后，可见膜质果皮，半透明；种子扁卵形，长约 1mm，黑色。无臭，味微苦。

【化学成分】含三萜类化合物齐墩果酸，地肤子皂苷 A、B、C 及正三十烷醇、脂肪油、黄酮类化合物、挥发油、哈尔满碱、哈尔明碱、维生素 A、蜕皮甾醇类及微量元素等。

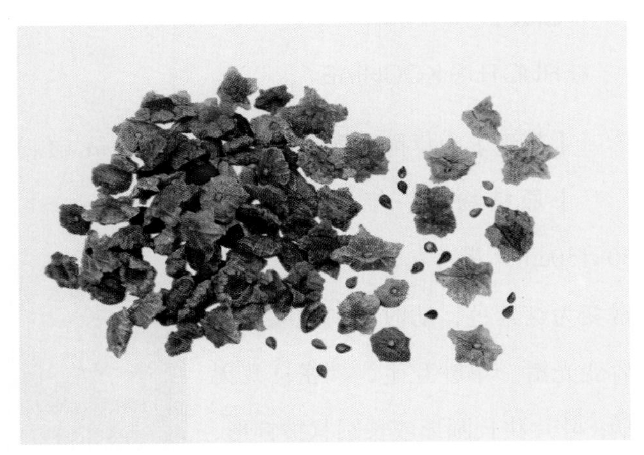

地肤子（饮片）

【药理作用】

1. 有抗菌、抗炎、调节免疫和利尿的作用。

2. 毒性　煎剂小鼠灌胃 LD_{50} 为 7.15 ± 0.03g/kg。

【性味、归经与效用】苦、辛，寒。归肾、膀胱经。有清热利湿，祛风止痒的功效。用于小便涩痛，阴痒带下，风疹，湿疹，皮肤瘙痒。

【用法与用量】内服：煎汤，9~15g。外用：适量，煎汤熏洗。

【临床应用】

1. 湿疮，痒风　地肤子、黄柏、苍术各等分。水煎外洗患处，或研末撒患处。

2. 阴痒，脚湿气　地肤子、蛇床子、苦参、白癣皮、黄柏各 20g，防风 10g。水煎熏洗，日用 1 剂。

3. 淋证　地肤子 15g，车前子、淡竹叶各 10g，甘草 6g。水煎服，日服 1 剂。

4. 带下　地肤子、车前子、椿皮各 10g，薏苡仁 30g。水煎服，日服 1 剂。

地骨皮 Digupi

CORTEX LYCII

【基源】为茄科植物枸杞*Lycium chinense* Mill.的干燥根皮。

【原植物】落叶灌木，高0.5~1m。全体无毛，主根长，有支根。茎多分枝，枝细长，弧垂成匍匐状，表面有纵棱，浅灰黄色。小枝常具刺，长约5mm。叶互生，枝下部常有2~3叶簇生，叶柄短，长2~5mm，叶片卵形、卵状菱形或长椭圆形，长2~5cm，宽0.6~2cm，先端钝尖或钝圆，基部楔形，全缘。花腋生，常2~5朵丛生，稀有1朵，花梗细，长0.5~1.4cm；花萼钟状，长约3mm，有不整齐的3~5裂，裂片卵状三角形，基部有紫色条纹；花冠漏斗状，浅紫色，5裂，裂片边缘具缘毛，裂片长卵形，长6mm，辐射平展，花冠筒内雄蕊着生处有一环毛茸；雄蕊5，着生于花冠筒内中部，花药"丁"字形，花丝伸出花冠筒外，长约7mm；花盘5裂，子房长卵形，长约2mm，花柱伸出花冠筒外，长约1mm。浆果红色，卵圆形或长圆形，长0.8~1.5cm，2室，每室有种子2~3。种子长圆状卵形，扁平，长约6mm，黄色。花期7~9月，果期7~10月。

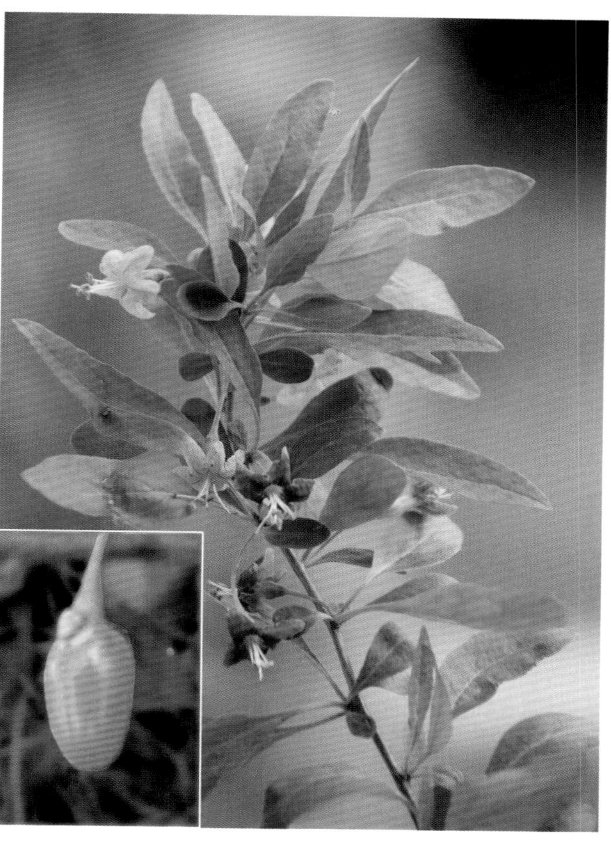

枸杞（原植物）

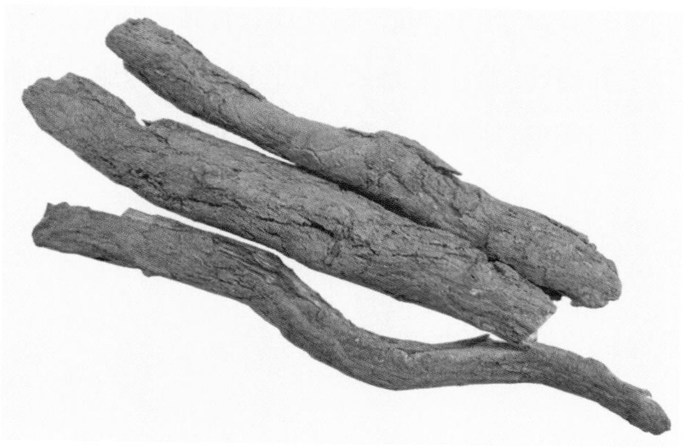

地骨皮（药材）

【生态分布】生于海拔300~1000m的山坡、田埂或丘陵地带。主要分布于索堡镇、辽城乡等地。

【采收加工】春初或秋后采挖根部，洗净，剥取根皮，晒干。

【鉴别】呈筒状或槽状，长 3~10cm，宽 0.5~1.5cm，厚 0.1~0.3cm。外表面灰黄色至棕黄色，粗糙，有不规则纵裂纹，易成鳞片状剥落。内表面黄白色至灰黄色，较平坦，有细纵纹。体轻，质脆，易折断，断面不平坦，外层黄棕色，内层灰白色。气微，味微甘而后苦。

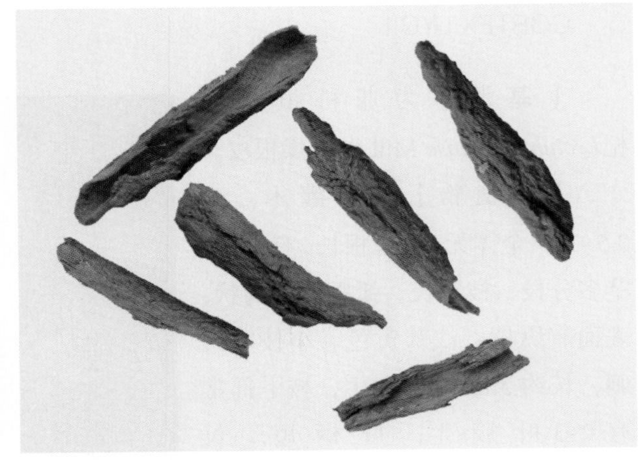

地骨皮（饮片）

【化学成分】含有机酸：蜂花酸、亚麻酸、亚油酸、油酸、棕榈酸、硬脂酸；生物碱：苦柏碱、甜菜碱、盐酸甜菜碱；枸杞苷、类固醇糖苷、β-谷甾醇葡萄糖苷，枸杞环八肽 A、B、C、D 和枸杞酰胺、胆固醇、菜油甾醇、豆甾醇及 β-谷甾醇等。

【药理作用】

1. 有解热、降压、降血糖、抗病原体和兴奋子宫的作用。

2. 毒性 煎剂与注射剂小鼠腹腔注射 LD_{50} 分别为 12.83g/kg 和 10.73g/kg。

【性味、归经与效用】甘，寒。归肺、肝、肾经。有凉血除蒸，清肺降火的功效。用于阴虚潮热，骨蒸盗汗，肺热咳嗽，咯血，衄血，内热消渴。

【用法与用量】内服：煎汤，9~15g。

【临床应用】

1. 骨蒸 鳖甲 30g，地骨皮、青蒿、知母、秦艽各 10g。水煎服，日服 1 剂。

2. 盗汗 地骨皮 15g，桑叶 10g。水煎服，日服 1 剂。

3. 咳嗽 地骨皮、桑白皮各 15g，桔梗 10g，甘草 6g。水煎服，日服 1 剂。

地 黄 Dihuang

RADIX REHMANNIAE

【基源】为玄参科植物地黄*Rehmannia glutinosa* Libosch.的新鲜或干燥块根。

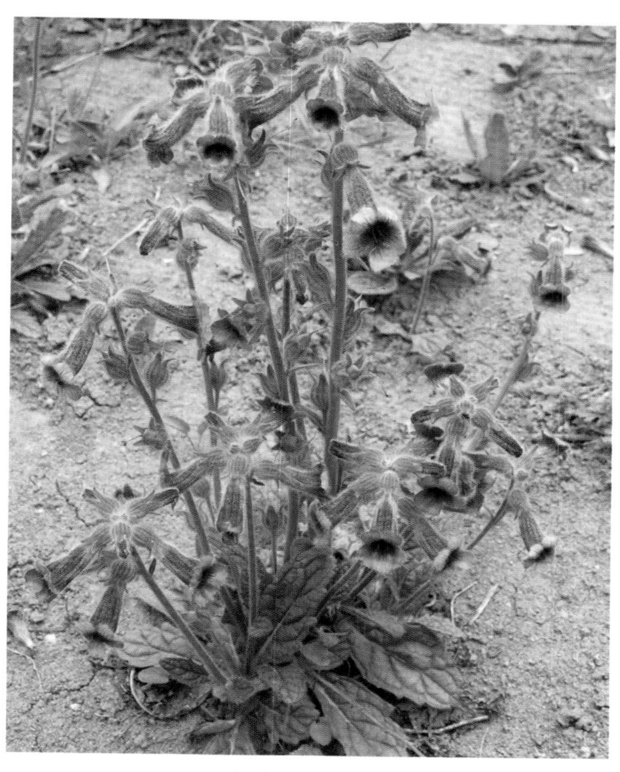

地 黄（原植物）

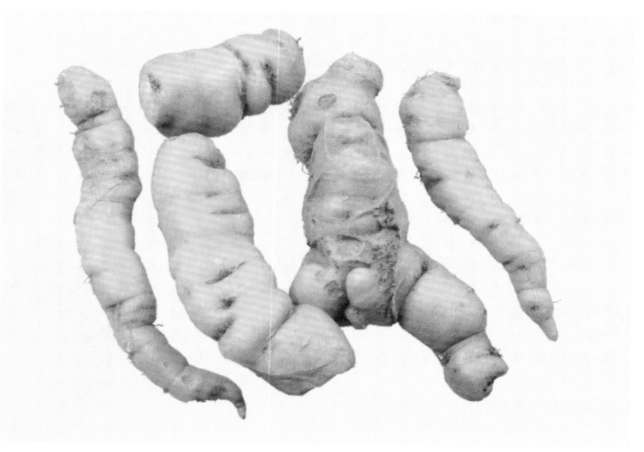

鲜地黄（药材）

【原植物】多年生草本，高10~37cm，全株密被灰白色长柔毛及腺毛。根肥厚肉质，呈块状，圆柱形或纺锤形。基生叶成丛，叶片倒卵状披针形，长3~10（~20）cm，宽2~4（~10）cm，先端钝，基部渐窄下延成叶柄，叶面多皱，边缘有不整齐钝齿。花茎直立，圆柱状，单生或2~3枝；苞片叶状，1至数片；总状花序，每花下苞片发达或退化；花萼钟形，长约1.5cm，先端5裂，裂片三角形，略不整齐；花冠宽筒状，稍弯曲，长3~4cm，外面暗紫色，内面杂以黄色，有明显紫纹，先端5浅裂，略呈二唇状，裂片先端近于截形；雄蕊4，二强，着生于花冠筒的近基部处；子房上位，卵形，2室，花后渐变一室，花柱单一，柱头膨大。蒴果球形或卵圆形，先端尖，上有宿存花柱，外为宿存花萼所包。种子多数。花期4~5月，果期5~6月。

【生态分布】生于海拔200~800m的田埂、路旁、荒山坡。县域内各地均有分布并有栽培。主要分布于鹿头乡、西达镇、井店镇、关防乡、木井乡等地。井店镇、辽城乡有大量栽培。

【采收加工】秋季采挖，除去芦头、须根及泥沙，鲜用；或将地黄缓缓烘焙至约八成干。前者习称“鲜地黄”，后者习称“生地黄”。熟地黄为生地黄的加工品。

【鉴别】药材　鲜地黄　呈纺锤形或条状，长 8~24cm，直径 2~9cm。外皮薄，表面浅红黄色，具弯曲的纵皱纹、芽痕、横长皮孔样突起及不规则疤痕。肉质，易断，断面皮部淡黄白色，可见橘红色油点，木部黄白色，导管呈放射状排列。气微，味微甜、微苦。

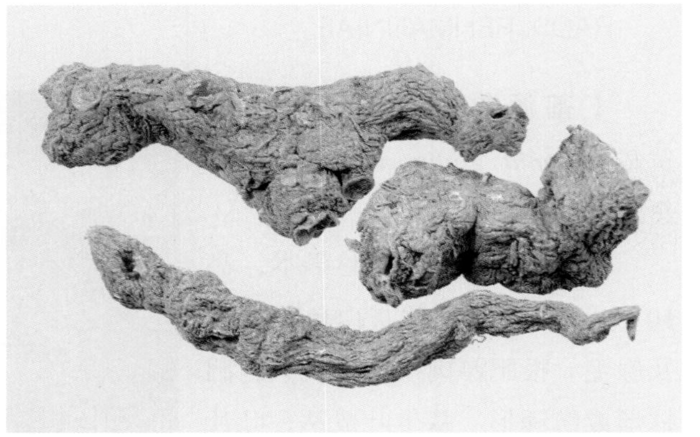

生地黄（药材）

生地黄　多呈不规则的团块状或长圆形，中间膨大，两端稍细；有的细小，长条状，稍扁而扭曲，长 6~12cm，直径 2~6cm。表面棕黑色或棕灰色，极皱缩，具不规则的横曲纹。体重，质较软而韧，不易折断，断面棕黑色或乌黑色，有光泽，具黏性。气微，味微甜。

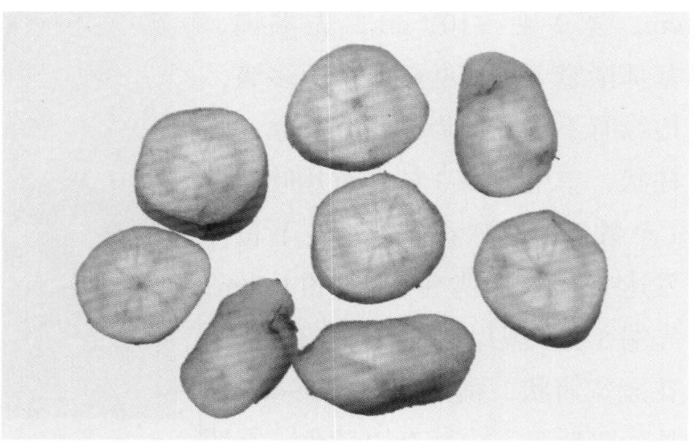

鲜地黄（饮片）

饮片　生地黄　呈类圆形或不规则的厚片。外表皮棕黑色或棕灰色，极皱缩，具不规则的横曲纹。切面棕黑色或乌黑色，有光泽，具黏性。气微，味微甜。

熟地黄　为不规则的块片、碎块，大小、厚薄不一。表面乌黑色，有光泽，黏性大。质柔软而带韧性，不易折断，断面乌黑色，有光泽。气微，味甜。

【化学成分】含益母草苷、桃叶珊瑚苷、β-谷甾醇、甘露醇、地黄素、梓醇、苯甲酸、水苏糖及多种氨基酸和微量元素。

【药理作用】

1. 有促进皮质激素合成、免疫、抗炎、抗衰老、补血、抗辐射、滋阴、

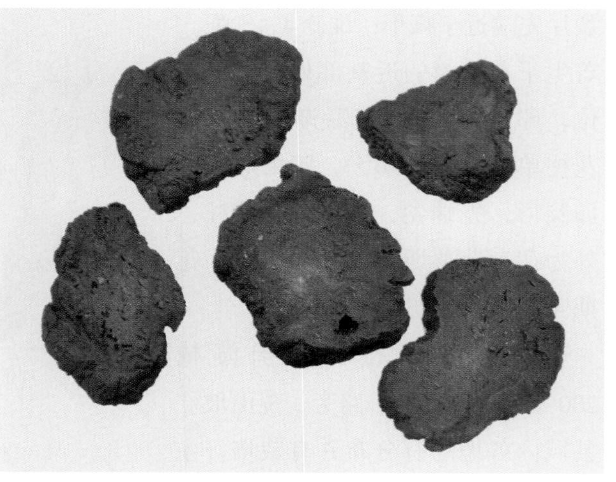

生地黄（饮片）

活血、镇静、抗肿瘤、抗胃溃疡和保肝的作用。

2. 毒性 给小鼠灌服水煎剂每天 100g/kg，观察一周未见死亡。

【性味、归经与效用】鲜地黄 甘、苦，寒。归心、肝、肾经。有清热生津，凉血，止血的功效。用于热病伤阴，舌绛烦渴，温毒发斑，吐血，衄血，咽喉肿痛。

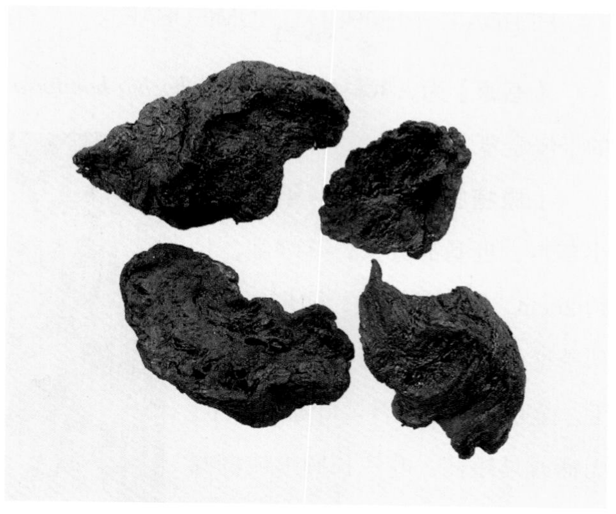

熟地黄（饮片）

生地黄 甘，寒。归心、肝、肾经。有清热凉血，养阴生津的功效。用于热入营血，温毒发斑，吐血衄血，热病伤阴，舌绛烦渴，津伤便秘，阴虚发热，骨蒸劳热，内热消渴。

熟地黄 甘，微温。归肝、肾经。有补血滋阴，益精填髓的功效。用于血虚萎黄，心悸怔忡，月经不调，崩漏下血，肝肾阴虚，腰膝酸软，骨蒸潮热，盗汗遗精，内热消渴，眩晕，耳鸣，须发早白。

【用法与用量】内服：煎汤，鲜地黄 12~30g，生地黄 10~15g，熟地黄 9~15g。

【临床应用】

1. 发热 生地黄 20g，水牛角 30g，淡竹叶、麦冬、金银花各 10g，连翘 6g。水煎服，日服 1 剂。

2. 喉痹 生地黄 15g，桔梗、牛蒡子、葛根各 10g。水煎服，日服 1 剂。

3. 衄血 生地黄炭、侧柏炭各 30g。水煎服，日服 1 剂。

4. 口糜 生地黄 15g，竹叶、生甘草各 6g，木通 3g。水煎服，日服 1 剂。

5. 腰痛 熟地黄 30g，山药、续断各 15g，枸杞子、山茱萸、川牛膝、杜仲各 10g，桑寄生 20g。水煎服，日服 1 剂。

6. 眩晕 熟地黄 30g，山茱萸、山药、枸杞子、菊花各 10g，牡丹皮、泽泻各 6g。水煎服，日服 1 剂。

地锦草 Dijincao

HERBA EUPHORBIAE HUMIFUSAE

【基源】为大戟科植物地锦*Euphorbia humifusa* Wild. 及斑地锦*Euphorbia maculata* L. 的干燥全草。

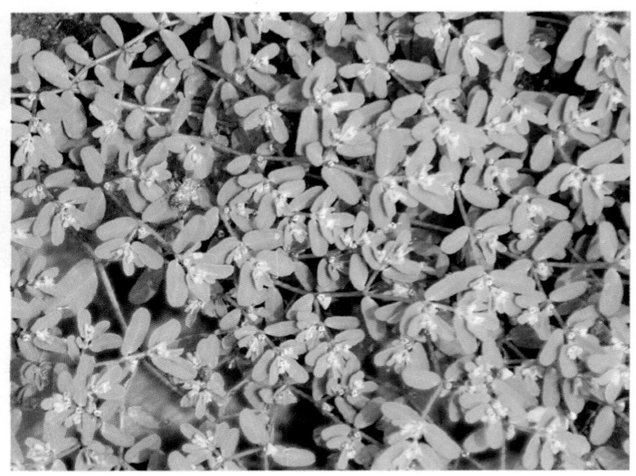

地 锦（原植物）

【原植物】地锦 一年生匍匐小草本，近基部分枝，茎纤细，长约 20cm，呈叉状分枝，初带红色，秋季变为紫红色，无毛或疏生短细毛。全草含白色乳汁。叶通常对生，无柄或具短柄，叶片长圆形或椭圆形，长 5~10mm，宽 3~6mm，先端钝圆，基部偏斜，边缘有不甚明显的细锯齿，绿色或带红紫色，两面无毛或疏生短毛。杯状聚伞花序单生于叶腋；总苞倒圆锥形，浅红色或绿色，顶端 4 裂，裂片长三角形；腺体 4，横长圆形，有白色花瓣状附属物；子房 3 室；花柱 3，2 裂。蒴果三棱状球形，无毛。种子卵形，黑褐色或黑灰色，外被白色蜡粉，长约 1.2mm，宽约 0.7mm。花期 7~8 月，果期 8~10 月。

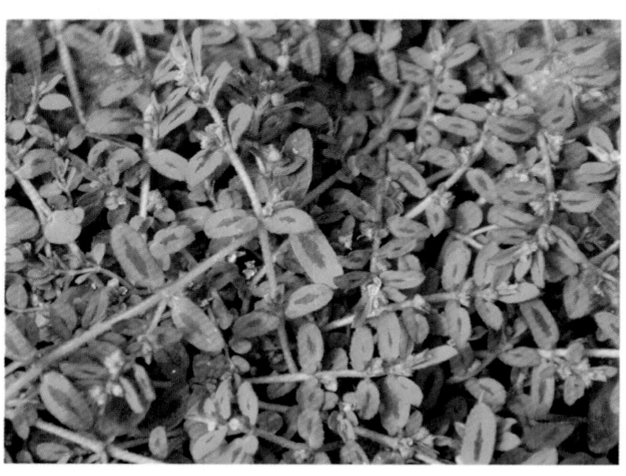

斑地锦（原植物）

斑地锦 极似地锦，但斑地锦茎密被白色细柔毛，叶上面中央有长线状紫红色斑。叶和蒴果被稀疏白色短柔毛。种子灰红色。

【生态分布】生于海拔 200~600m 的荒地、路旁及田间。全县各地均有分布。主要分布于关防乡、索堡镇、西戌镇、偏店乡等地。

【采收加工】夏、秋二季采收，除去杂质，晒干。

【鉴别】药材　地锦　常皱缩卷曲，根细小。茎细，呈叉状分枝，表面带紫红色，光滑无毛或疏生白色细柔毛；质脆，易折断，断面黄白色，中空。单叶对生，具淡红色短柄或几无柄；叶片多皱缩或已脱落，平展后呈长椭圆形，长5~10mm，宽4~6mm；绿色或带紫红色，通常无毛或疏生细柔毛；先端钝圆，基部偏斜，边缘具小锯齿或呈微波状。杯状聚伞花序腋生，细小。蒴果三棱状球形，表面光滑，种子细小，卵形，褐色。无臭，味微涩。

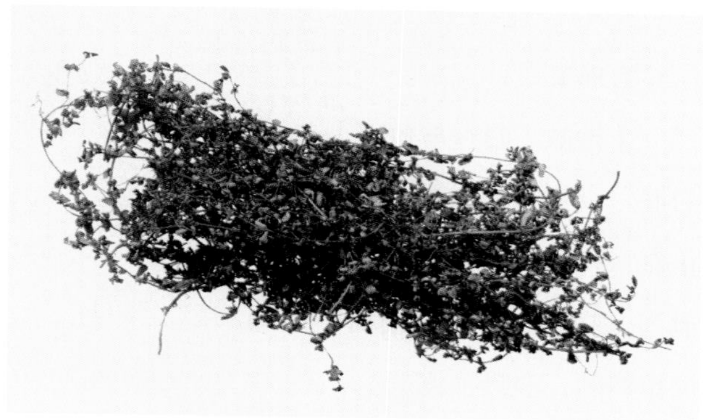

地锦草（药材．地锦）

斑地锦　叶上表面具红斑，蒴果被稀疏白色短柔毛。

饮片　为不规则的小段，根、茎、叶混合。根、茎细小，茎常叉状分枝，表面紫红色。质脆，易折断，中空。叶多皱缩或已脱落。无臭，味微涩。

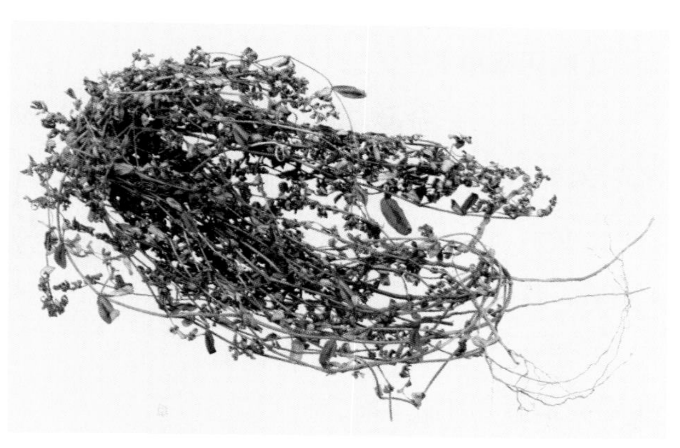

地锦草（药材．斑地锦）

【化学成分】地锦　含有三种黄酮苷，其中两个苷的苷元为山柰酚，另一个苷的苷元为槲皮素。还含香豆精类成分：东莨菪素、伞形花内酯、阿牙潘泽兰内酯。又含棕榈酸、没食子酸、没食子酸甲酯和内消旋肌醇等。

斑地锦　含β-香树脂酸乙酸酯、乙酸蒲公英赛醉酯、乙酸羽扇烯酸酯、3β-乙酰氧基-30-去甲羽扇豆烷-20-酮、α-香树脂酮醇、谷甾醇、乙酸粘霉烯醇酯、乌苏-9（11），12-二烯-3β-醇、斑叶地锦素A、紫云英苷、异槲皮苷、山柰酚-3-*O*-（2-*O*-没食子酰）-β-D-葡萄糖苷、槲皮素-3-*O*-（2-没食子酰）-β-D-葡萄糖苷、1，3，4，6-四-*O*-没食子酰-β-D-葡萄糖、老鹳草鞣质等。

【药理作用】

1. 有抗菌、抗寄生虫、解毒和止血的作用。

2. 毒性 水煎醇提取物给家兔20g/kg、大鼠15g/kg，每日2次，灌胃给药，连续16天，均未见任何异常现象。

【性味、归经与效用】辛，平。归肝、大肠经。有清热解毒，凉血止血，利湿退黄的功效。用于痢疾，泄泻，咯血，尿血，便血，崩漏，疮疖痈肿，湿热黄疸。

【用法与用量】内服：煎汤，9~20g。外用：适量。

【临床应用】

1. 痢疾 地锦草20g，地榆15g，木香10g。水煎服，日服1剂。

2. 黄疸 地锦草、茵陈各30g。水煎服，日服1剂。

3. 溺血 地锦草、白茅根各30g。水煎服，日服1剂。

4. 痈肿 地锦草捣烂外敷。

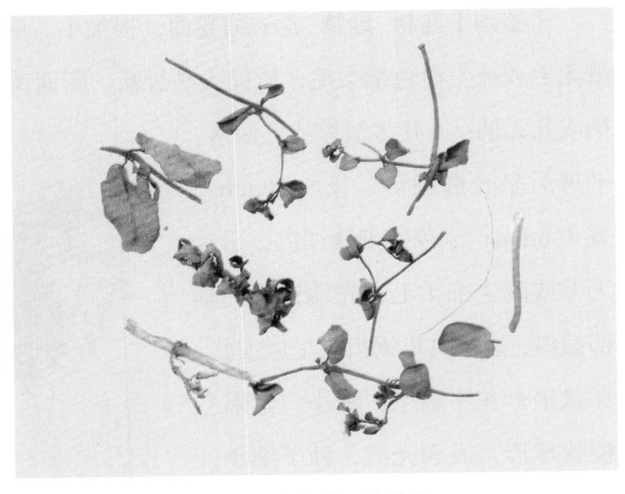

地锦草（饮片 . 地锦）

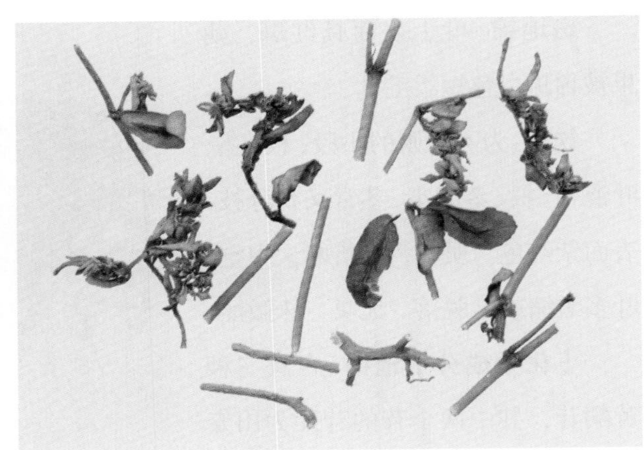

地锦草（饮片 . 斑地锦）

地梢瓜 Dishaogua

HERBA CYNANCHI THESIOIDIS

HERBA CYNANCHI AUSTRALIS

【基源】为萝藦科植物地梢瓜*Cynanchum thesioides*（Freyn）K.Schum. 和雀瓢*Cynanchum thesioides*（Freyn）K. Schum.*var.australe*（Maxim.）Tsiang et P.T.Li 的干燥全草。

【原植物】地梢瓜　直立半灌木。地下茎单轴横生。茎自基部多分枝。叶对生或近对生；叶片线形，长 3~5cm，宽 2~5mm，下面中脉隆起。伞形聚伞花序腋生；花萼外面被柔毛；花冠绿白色；副花冠杯状，裂片三角状披针形，渐尖，高过药隔的膜片。蓇葖果纺锤形，先端渐尖，中部膨大，长 5~6cm，直径约 2cm。种子扁平，暗褐色，长达 8mm，种毛白色绢质，长达 2cm。花期 5~8 月，果期 8~10 月。

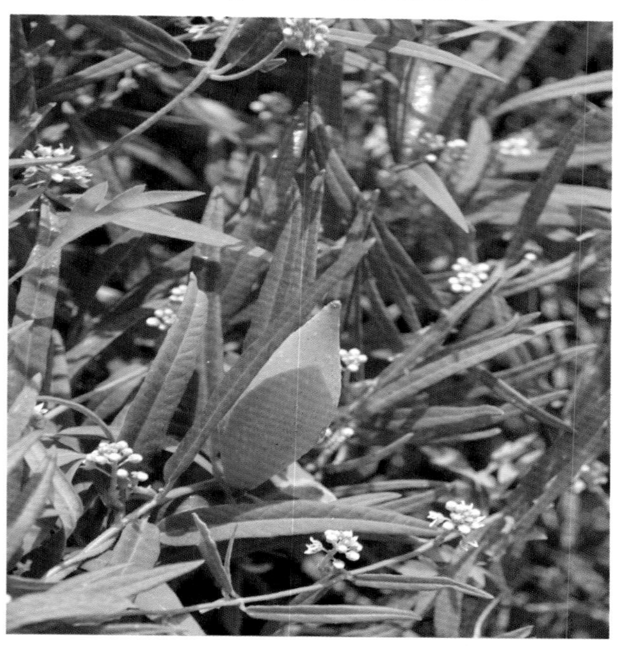

地梢瓜（原植物）

雀瓢　与原种相似，茎柔弱，分枝较少，茎端通常伸长而缠绕。叶线形或线状长圆形；花较小，较多。花期 3~8 月，果期 5~10 月。

【生态分布】生于海拔 400~1500m 的山坡、沙丘、荒地、田边等处。全县各地均有分布。主要分布于辽城乡、涉城镇、井店镇、索堡镇等地。

【采收加工】夏、秋季采收，洗净，晒干。

【鉴别】药材　地梢瓜　全草长 15~30cm，常弯曲，地上部分被短柔毛。根细长，褐色，有长根。茎

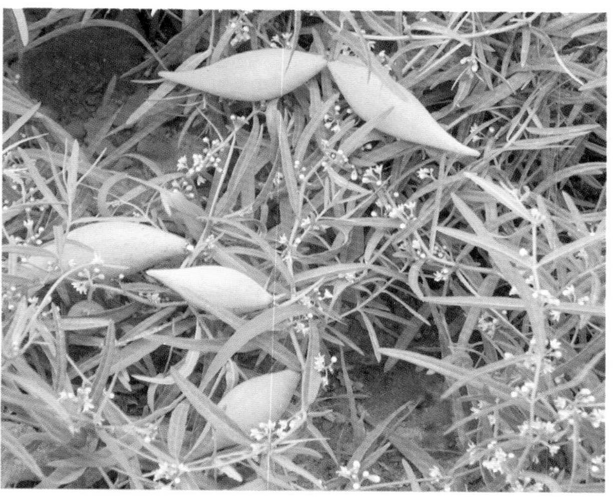

雀瓢（原植物）

不缠绕，多自基部分枝，圆柱形，具纵皱；体轻，质脆，易折断。叶对生，多破碎或脱落，完整者展平后呈条形，长3~5cm，宽2~5mm，全缘。花小，黄白色。蓇葖果纺锤形，表面具纵皱纹。气微，味涩。

雀瓢 茎缠绕，分枝较少；叶条形或条状长圆形。

饮片 为不规则段。茎段圆柱形或类圆柱形，切面淡绿色或类白色，髓部中空；外表面绿色或翠绿色，具茸毛。叶对生，多破碎或脱落，完整者展平后呈条形，长3~5cm，宽2~5mm，全缘。花小，黄白色。蓇葖果纺锤形。气微，味涩。

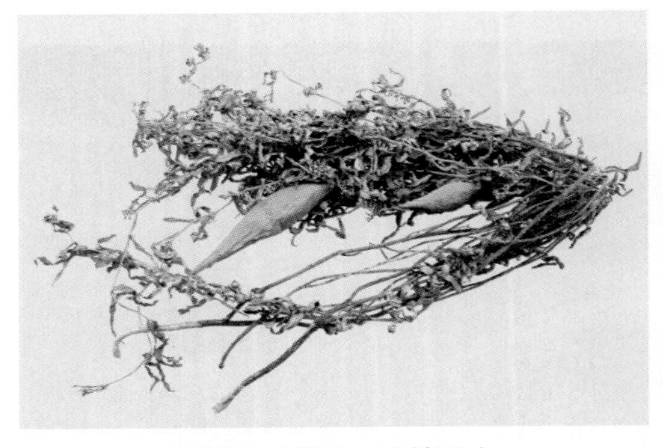

地梢瓜（药材．地梢瓜）

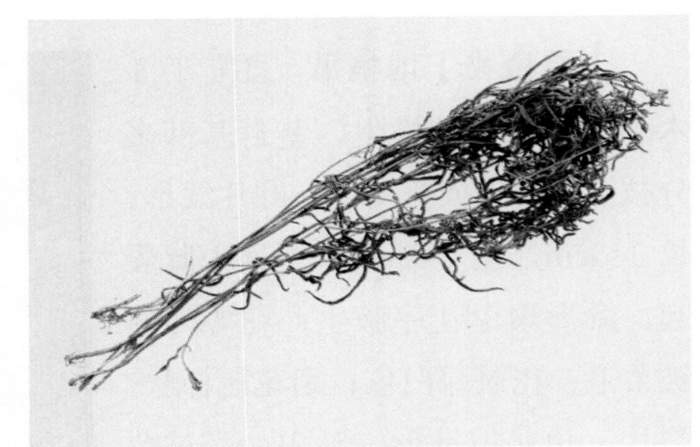

地梢瓜（药材．雀瓢）

【化学成分】含β-谷甾醇、胡萝卜苷、阿魏酸、琥珀酸、蔗糖、槲皮素、1，3-*O*-二甲基肌醇；又报道分离得β-香树脂醇乙酸酯、羽扇豆醇乙酸酯、α-香树脂醇正辛烷酸酯、1，3-二棕榈酰-2-山梨酰-甘油、柽柳素、柽柳素-3-*O*-β-D-半乳糖苷、地梢瓜苷等。

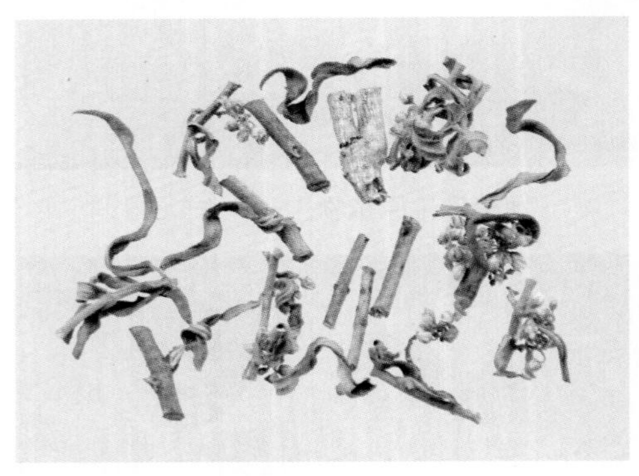

地梢瓜（饮片．地梢瓜）

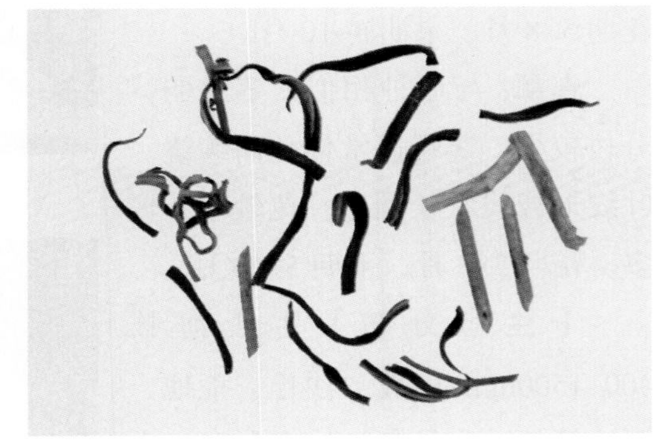

地梢瓜（饮片．雀瓢）

【药理作用】有抗病毒的作用。

【性味、归经与效用】甘，凉。归肺经。有清虚火，益气，生津，下乳的功效。用于虚火上炎，咽喉疼痛，气阴不足，神疲健忘，虚烦口渴，头昏失眠，产后体虚，乳汁不足。外用治疣。

【用法与用量】内服：煎汤，15~30g。

【临床应用】

1. 喉痹　地梢瓜 30g，桔梗、牡丹皮各 6g。水煎服，日服 1 剂。

2. 缺乳　地梢瓜 30g，王不留行 10g。水煎服，日服 1 剂。

3. 千日疮　地梢瓜茎叶折断取汁，外涂千日疮上。

地 榆 Diyu

RADIX SANGUISORBAE

【基源】为蔷薇科植物地榆*Sanguisorba officinalis* L. 或长叶地榆*Sanguisorba officinalis* L. var. *longifolia*（Bert.）Yü et Li 的干燥根。后者习称"绵地榆"。

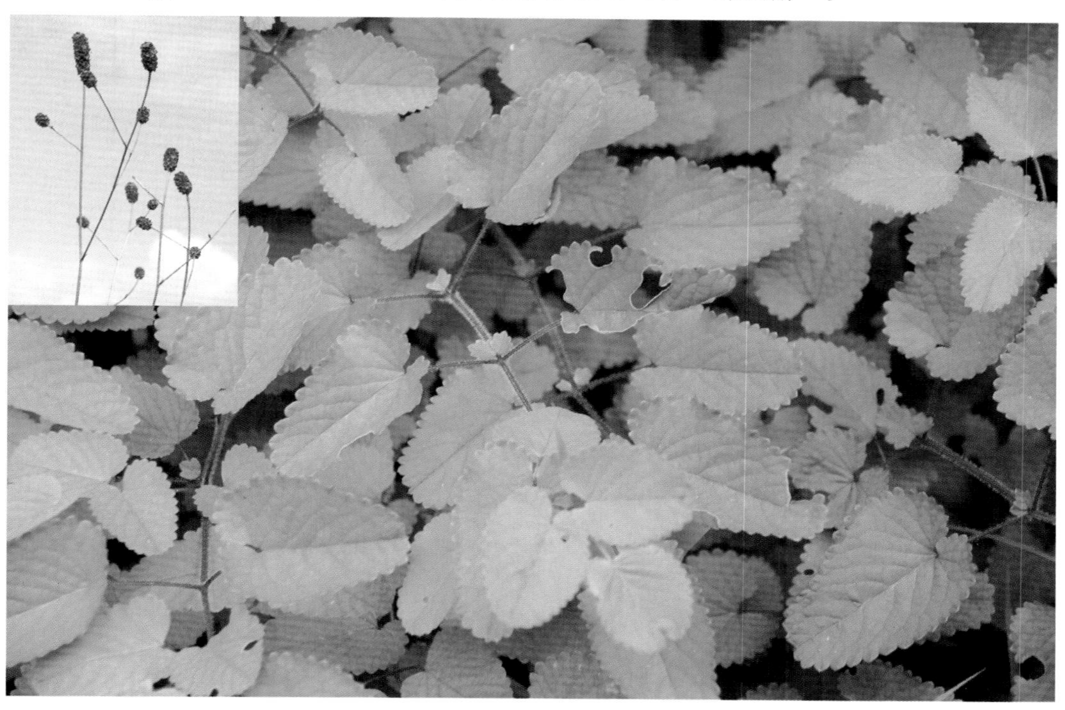

地 榆（原植物）

【原植物】地榆　多年生草本，高 50~150cm。根茎粗壮，着生多数暗棕色肥厚的纺锤形根。茎直立，有细棱，无毛，上部分枝。基生叶奇数羽状复叶，具长柄，小叶通常 4~6 对，具短柄，小叶片卵圆形或长圆状卵形，先端尖或钝圆，基部心形或微心形，边缘有具芒尖的粗锯齿，上面绿色，下面淡绿色，两面均无毛，小叶柄基部常有小托叶；茎生叶有短柄，小叶长圆形至长圆状披针形，长 2~7cm，宽 0.5~3cm，基部心形或歪楔形，托叶抱茎，镰刀状，有齿。穗状花序，数个疏生于茎顶；花小，密集成近球形或短圆柱形，长 1~4cm，直径约 1cm，花暗紫红色、紫红色或红色，自花序顶端向下逐渐开放；每小花有 2 膜质苞片；萼片 4，花瓣状，长约 2mm，宿存；花瓣缺；雄蕊 4，花丝丝状，与萼片近等长，花药紫黑色；子房上位。瘦果暗棕色，包藏于宿存的萼筒内，有 4 纵棱。花期及果期 6~9 月。

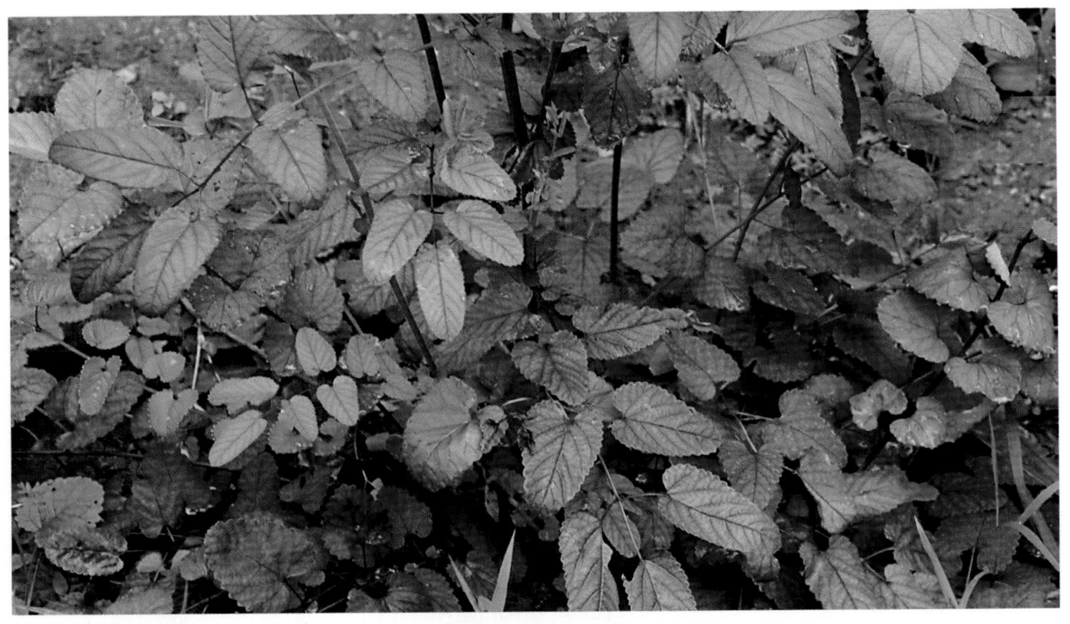

长叶地榆（原植物）

长叶地榆 本变种与正种的主要区别：根富纤维性，折断面呈细毛状。基生小叶线状长圆形至线状披针形，基部微心形至宽楔形，茎生叶与基生叶相似，但较细长。穗状花序圆柱形，长 2~6cm，直径通常 0.5~1cm。花果期 8~11 月。

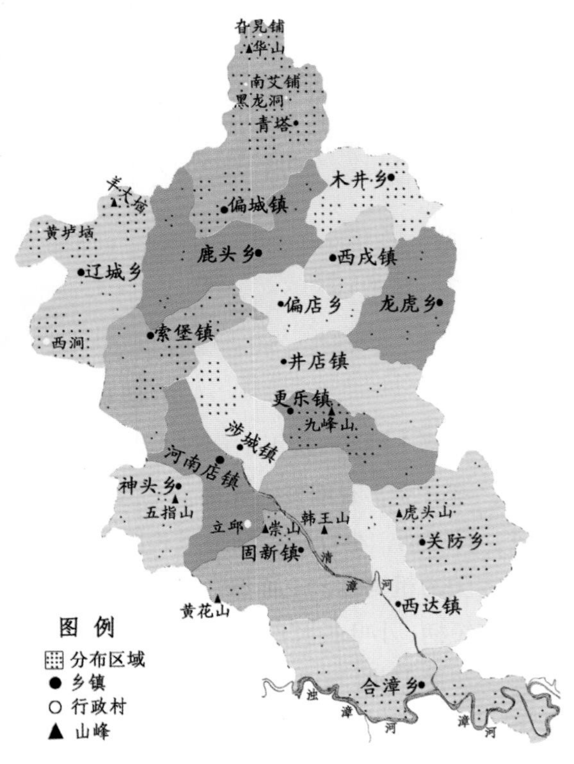

地榆资源分布图

【生态分布】 生于海拔 300~1000m 的山坡、湿地、草甸、灌丛中及田边。主要分布于关防乡、偏城镇、辽城乡、索堡镇、木井乡、涉城镇、更乐镇、合漳乡等地。

【采收加工】 春季将发芽时或秋季植株枯萎后采挖，除去须根，洗净，干燥，或趁鲜切片，干燥。

【鉴别】 **药材 地榆** 呈不规则纺锤形或圆柱形，稍弯曲，长

5~25cm，直径 0.5~2cm。表面灰褐色至暗棕色，粗糙，有纵纹。质硬，断面较平坦，粉红色或淡黄色，木部呈放射状排列。气微，味微苦涩。

绵地榆 呈长圆柱形，稍弯曲，着生于短粗的根茎上；表面红棕色或棕紫色，有细纵纹。质坚韧，断面黄棕色或红棕色，皮部有多数黄白色或黄棕色绵状纤维。气微，味微苦涩。

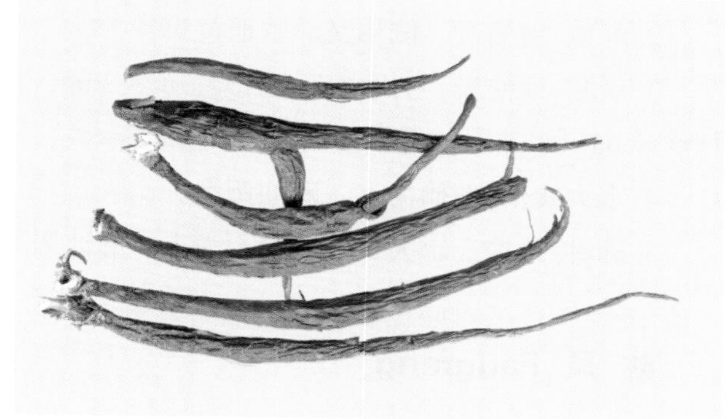

地榆（药材 . 地榆）

饮片 呈不规则的类圆形片或斜切片。外表皮灰褐色至深褐色。切面较平坦，粉红色、淡黄色或黄棕色，木部略呈放射状排列；或皮部有多数黄棕色绵状纤维。气微，味微苦涩。

【化学成分】 含鞣质和三萜皂苷等。

【药理作用】 有止血、抗菌、收敛和强心降压的作用。

【性味、归经与效用】 苦、酸、涩，微寒。归肝、大肠经。有凉血止血，解毒敛疮的功效。用于便血，痔血，血痢，崩漏，水火烫伤，痈肿疮毒。

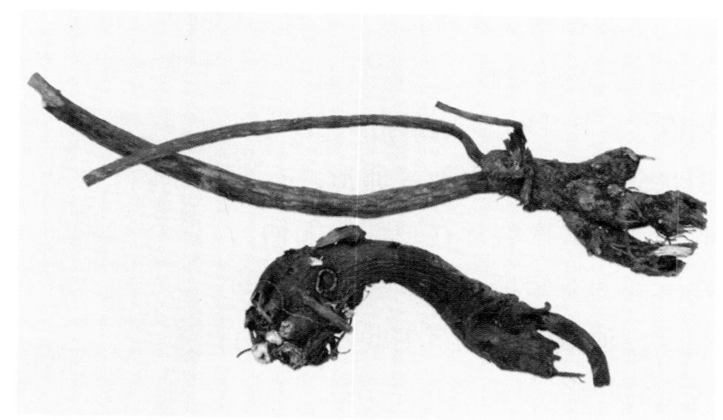

地榆（药材 . 绵地榆）

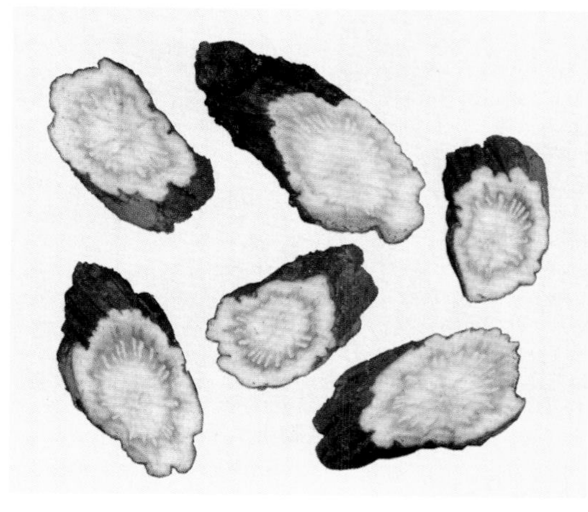

地榆（饮片 . 地榆）

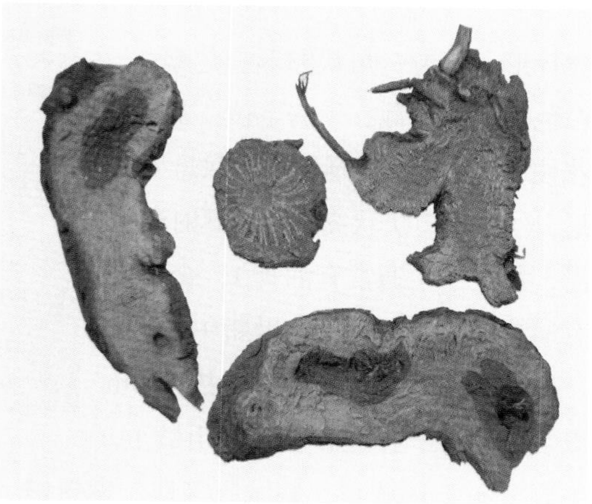

地榆（饮片 . 绵地榆）

【用法与用量】 内服：煎汤，9~15g。外用：适量，研末涂敷患处。

【临床应用】

1. 痢疾 地榆、苍术各 15g，木香 10g。水煎服，日服 1 剂。

2. 衄血 地榆炭、侧柏炭、生地黄炭各 10g。水煎服，日服 1 剂。

3. 崩漏 地榆炭、生地黄炭各 15g，黄芪 20g，党参、茯苓、白术各 10g，升麻、柴胡、甘草各 6g。水煎服，日服 1 剂。

4. 水火烫伤 地榆为末，麻油调涂。

5. 痈肿 地榆、土大黄各等分。为末，麻油调涂。

防 风 Fangfeng

RADIX SAPOSHNIKOVIAE

【基源】为伞形科植物防风*Saposhnikovia divaricata*（TurcZ.）Schischk 的干燥根。

【原植物】多年生草本，高 30~80cm。根粗壮，有分枝，根头处密被纤维状叶残基。茎单生，两歧分枝，分枝斜上升，与主茎近等长，有细棱。基生叶有长叶柄，基部鞘状，稍抱茎；叶片卵形或长圆形，2~3 回羽状分裂，第一次裂片卵形，有小叶柄，第二次裂片在顶部的无柄，在下部的有短柄，又分裂成狭窄的裂片，顶端锐尖；茎生叶较小，有较宽的叶鞘。复伞形花序多数，顶生，形成聚伞状圆锥花序，伞辐 5~7，不等长，无总苞片，小总苞数片，披针形；萼齿三角状卵形；花瓣 5，白色，先端钝截；子房下位，2 室，花柱 2，花柱基部圆锥形。双悬果卵形，幼嫩时有疣状突起，成熟时渐平滑，每棱槽中通常有油管 1，合生面有油管 2。花期 8~9 月，果期 9~10 月。

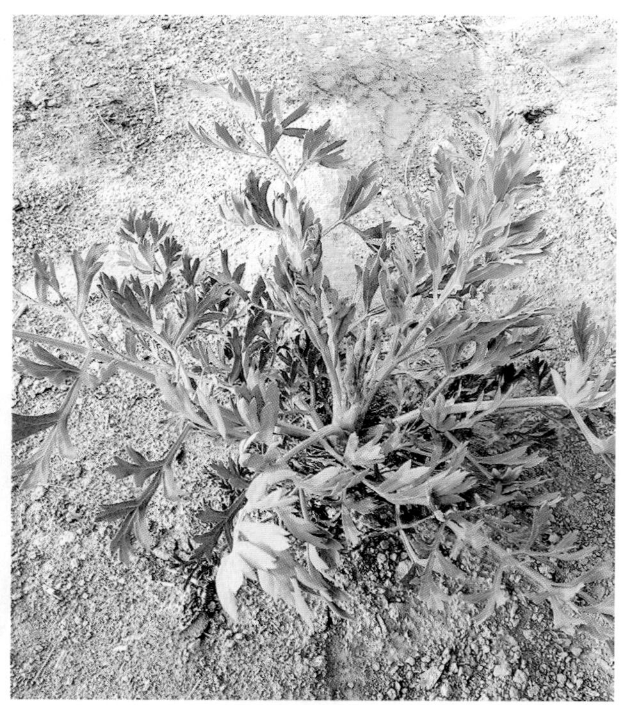

防 风（原植物）

【生态分布】生于海拔 600m 以上的草原、丘陵和多石砾山坡上。主要分布于辽城乡、偏城镇等地。索堡镇、井店镇有栽培。

【栽培技术】

1. 选地与整地

通常选择土层深厚、土质疏松、向阳、排水良好、地势高燥、肥沃的夹壤土种植。

黏土地种植根短分叉多、质量差。

防风为深根植物，要求深耕，耕磷酸钙 30~50kg 作基肥。

2. 繁殖方法

（1）种子繁植：一般宜选当年种子作种秋播前用细沙摩擦种子，以提高种子的发芽率。可春播或秋播。春播，于 3~4 月，将种子用水浸泡 1 天，浸后捞出放于室内，保持一定温度，待种子开始萌动时播种。穴播按行穴距 27cm × 30cm 挖穴；条播按行距 30cm 开沟，沟深 2cm，幅宽 7~10cm。将种子均匀播入沟内或穴内，覆土盖平，稍加压实，盖草浇水。播后 20~25 天即可出苗。秋播，于地冻前播种，株行距同春播，但秋播一般不浸种，直接播入，次年春天出苗。每亩用种量 1~2kg。

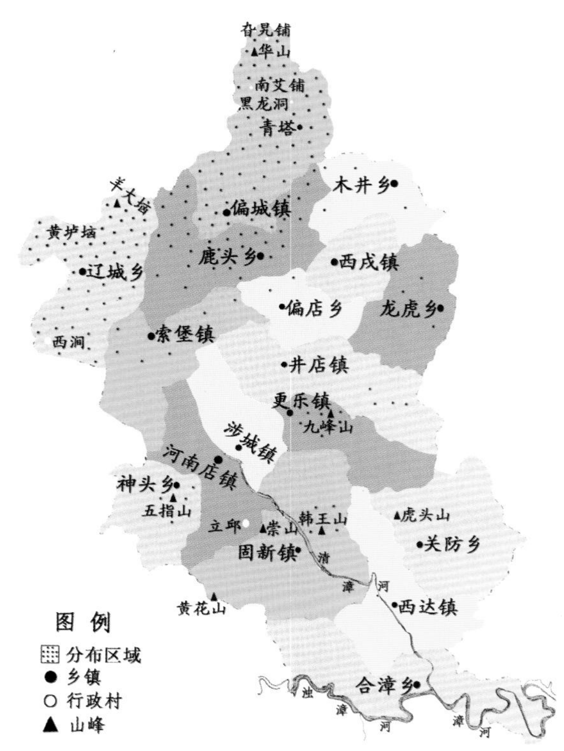

防风资源分布图

（2）根插繁植：在收获时或早春选 2 年以上，生长健壮，粗 0.7cm 以上，无病虫害的根系，截成 3~5cm 长的根段为插穗，按行距 52cm，株距 15cm 开穴栽种。穴深 6~8cm，每穴栽 1 个根段，注意根上端向上，栽后覆土 3~5cm。或与冬季将种根按 10cm × 15cm 的行株距育苗，待翌年早春见有 1~2 片叶子时定植。定植时应注意剔除未萌芽的种根。每亩用根量 50kg。

3. 田间管理

（1）间苗、定苗、补苗 条播，苗高 5cm 时，当植株出现第一片真叶时，按株距 7cm 间苗；待苗高 10~13cm 时，按株距 13~16cm 定苗。穴播，苗高 5cm 时，按每穴留 5~6 株间苗，苗高 10~13cm 时，按每穴留苗 1 株定苗。间苗时若有缺苗、断垄应及时补苗。

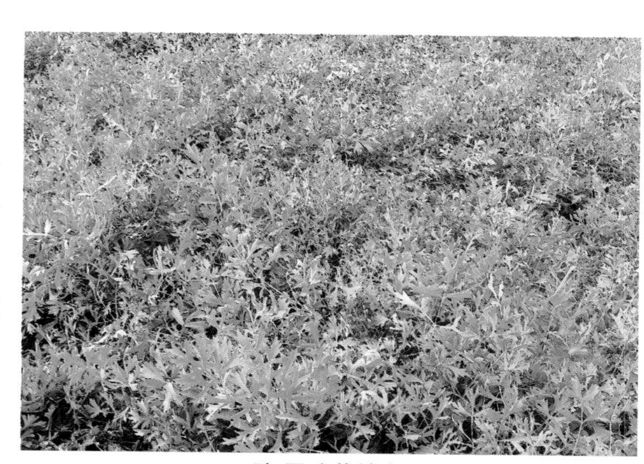

防 风（栽培）

（2）中耕除草 6 月前须进行

多次除草，保持田间清洁，间苗的同时进行一次除草和中耕，第二年进行 2~3 次。植株封行时，为防止倒伏，保持通风透光，可先摘除老叶，后培土壅根。入冬时结合场地清理，再次培土保护根部过冬。

（3）追肥 一般施 3 次。第一次于间苗时，每亩施稀人粪 1000kg 左右，轻浇行间；第二次于定苗后，每亩施草木灰 1500kg，均匀撒于畦面，再浇稀人粪 1000kg；第三次于 8 月下旬，每亩施过磷酸钙 25kg，撒于行间，并浇人粪 1500kg。

（4）打薹 两年以上植株，6~7 月抽薹开花时，除留种子，发现花薹应及时摘除。以免消耗养分而影响根部及根木质化，失去药用价值。

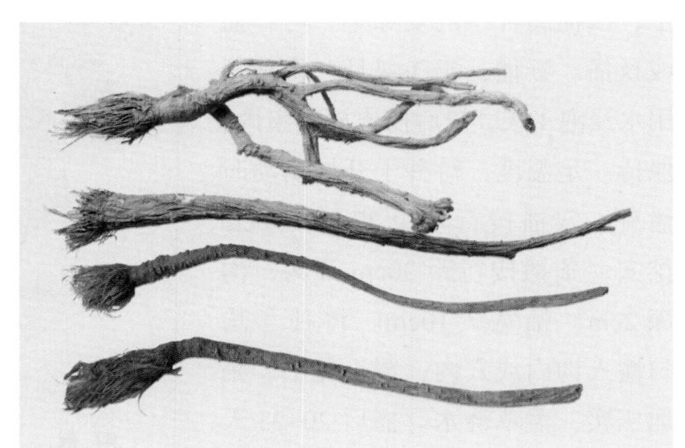

防风（药材）

（5）排灌 防风抗旱力强，须保持土壤湿润，促使出苗整齐，出苗后一般不再浇水。雨季应及时排水，防止积水烂根。

4. 病虫害防治

（1）白粉病 危害叶片。主要在夏秋季发生，被害叶片呈白粉状斑，后期长出小黑点，叶片干枯，严重时叶片早期脱落，此病发病率较高。

白粉病尽早发现，尽早治疗，病情会得到有效地控制。发病时可用波美度 0.2~0.3 石硫合剂或 25%粉锈宁 1000 倍液喷雾防治，每 7~10 天 1 次，连续 2~3 次。

（2）斑枯病 开始从小叶尖或叶缘发生不规则的黑褐色病斑，随后逐渐向内延伸，并使叶片干枯，高温多雨季节容易发生。该病有时使地上部分死亡，根上部部分腐烂，第二年从顶部又重新发出新芽，严重时可造成植株死亡，对生产危害较大。该病主要通过种子传播。

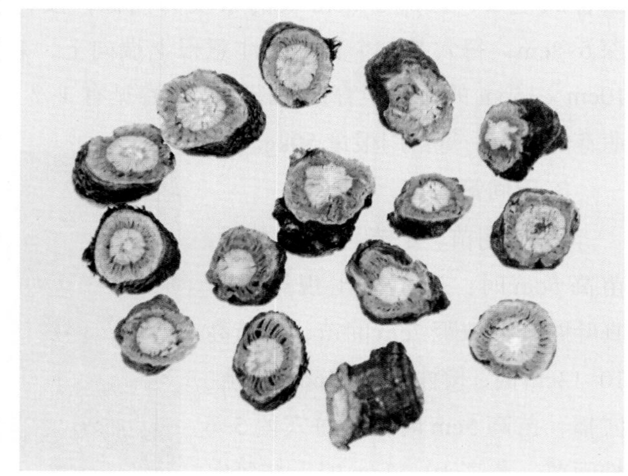

防风（饮片．野生）

防治方法：

①越冬时清园，消灭越冬病原菌。

②发病初期用 50%多菌灵 500~1000 倍液或 50%代森锰锌 600 倍液防治，每隔 7~10 天喷药一次，连续 2~3 次。

③选用无病种子；种子播种前用 50%多菌灵 500~1000 倍液浸泡 24 小时。

（3）根腐病 患病植株根部腐烂。加强田间管理，注意排水，中耕除草，通风透光，实行轮作可有效地防止根腐病的发生。

（4）黄凤蝶 为昆虫幼虫害，5月份开始以幼虫危害叶片、花蕾。黄凤蝶的幼虫黄绿色，有黄条纹。

大田生产病害发生一般不严重，轻微发生可进行人工捕杀，重者可用90%敌百虫或80%敌敌畏1000倍液喷雾。

（5）黄翅茴香螟 在现蕾开花期发生。幼虫在蕾上结网取食花器和果实。

防治方法同上。

【采收加工】春秋二季采挖未抽花茎植株的根，除去须根和泥沙，晒干。

【鉴别】药材 呈长圆锥形或长圆柱形，下部渐细，有的略弯曲，长15~30cm，直径0.5~2cm。表面灰棕色，粗糙，有纵皱纹、多数横长皮孔样突起及点状突起的细根痕。根头部有明显密集的环纹，有的环纹上残存棕褐色毛状叶基。体轻，质松，易折断，断面不平坦，皮部浅棕色，有裂隙，木部浅黄色。气特异，味微甘。

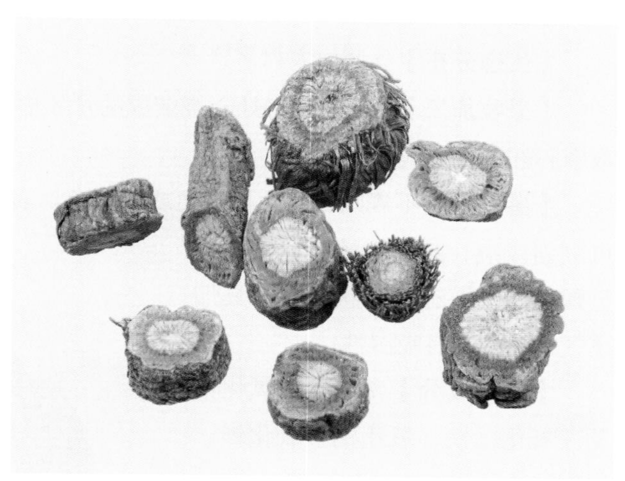

防风（饮片.栽培）

饮片 为圆形或椭圆形的厚片。外表皮灰棕色，有纵皱纹，有的可见横长皮孔样突起、密集的环纹或残存的毛状叶基。切面皮部浅棕色，有裂隙，木部浅黄色，具放射状纹理。气特异，味微甘。

【化学成分】含挥发油和香豆素类及微量元素锰、铬、镍、铜、锌、锶、钒、铁等。

【药理作用】

1. 有解热、镇痛、降低血液黏度、镇静、抗惊厥、抗炎、增强免疫、抗病原体和抗过敏的作用。

2. 毒性 醇浸液小鼠腹腔注射LD_{50}为26.83±6.78g/kg。

【性味、归经与效用】辛、甘，微温。归膀胱、肝、脾经。有祛风解表，胜湿止痛，止痉的功效。用于感冒头痛，风湿痹痛，风疹瘙痒，破伤风。

【用法与用量】内服：煎汤，5~10g。

【临床应用】

1. 头痛 防风、荆芥、羌活、牛蒡子各10g，川芎、甘草各6g，细辛3g。水煎服，日服 1 剂。

2. 痹证　防风、羌活、独活、秦艽各 10g，桂枝、姜黄各 6g。水煎服，日服 1 剂。

3. 瘛瘲　防风、天麻各 10g，川芎、白附子、金钱白花蛇各 6g。水煎服，日服 1 剂。

4. 自汗　防风、白术各 10g，黄芪 15g。水煎服，日服 1 剂。

5. 泄泻　防风、炒白芍、炒陈皮各 6g，炒白术 10g。水煎服，日服 1 剂。

6. 痒风　防风、地肤子各等分。适量，水煎外洗。

伏龙肝 Fulonggan

TERRA FRAVA USTA

【基源】为经多年用柴草熏烧而结成的灶心土。

【生态分布】县域内农村多产。

【采收加工】在拆灶时将灶心烧结成的月牙形土块取下，除去四周焦黑部分及杂质，取中心红黄色者入药。

【鉴别】为不规则块状。橙黄色或红褐色。表面有刀削痕。体轻，质较硬，用指甲可刻划成痕，断面细软，色稍深，显颗粒状，并有蜂窝状小孔。具烟熏气，味淡。有吸湿性。

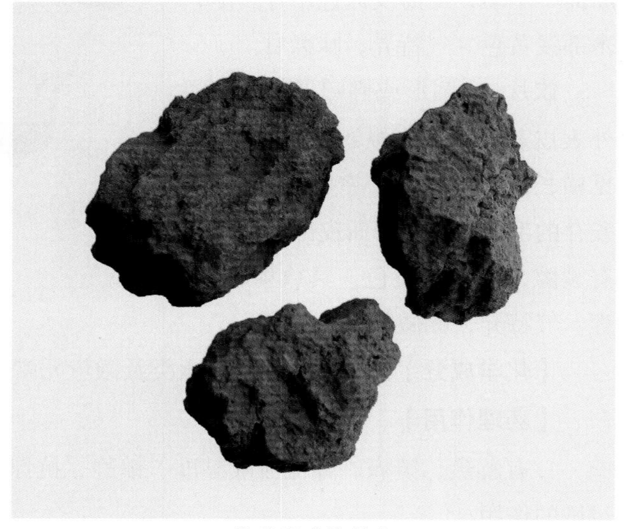

伏龙肝（饮片）

【化学成分】含硅酸、氧化铝及三氧化二铁、氧化钠、氧化钾、氧化镁、氧化钙、磷酸钙等。

【药理作用】鸽灌服伏龙肝煎剂 3g/kg，每日 2 次，连服 2 天，对静注洋地黄酊所致呕吐可使呕吐次数减少，呕吐的潜伏期无改变。对去水吗啡引起的狗呕吐则无效。

【性味、归经与效用】辛，温。归脾、胃经。有温中止血，止呕，止泻的功效。用于虚寒失血，呕吐，泄泻。

【用法与用量】内服：煎汤 15~30g；布包煎汤，澄清代水用，60~120g；或入散剂。外用：适量，研末调敷。

【临床应用】

1. 恶阻，反胃　①伏龙肝 50g，火上烤热，洒水嗅其蒸汽；②伏龙肝 30g，生姜 6g。

水煎服，日服1剂。

2. 崩漏　伏龙肝30g，白术10g，制附子、黄芩、甘草各6g，阿胶、生地黄各9g。水煎服，日服1剂。

合欢花 Hehuanhua

FLOS ALBIZIAE

【基源】为豆科植物合欢*Albizia julibrissin* Durazz.的干燥花序或花蕾。

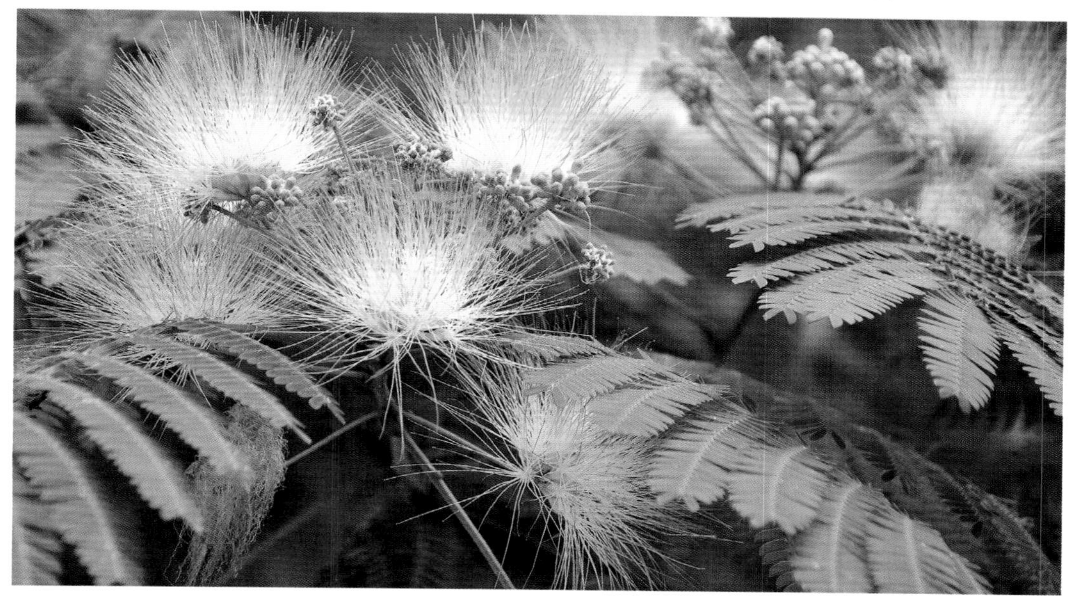

合欢（原植物）

【原植物】落叶乔木，高达10m以上。树干灰褐色，小枝灰褐色至赤褐色，无毛，有棱条。二回偶数羽状复叶，互生，羽片5~15对；小叶10~30对，无柄，小叶片镰状长圆形，长5~12mm，宽1~4mm，先端急尖，基部圆楔形，两侧不对称，全缘，边缘有毛，中脉紧靠上边缘，上面中脉上具短柔毛。头状花序多数，呈伞房状排列，腋生或顶生；花淡红色，连雄蕊长25~40mm；花萼筒状，花冠漏斗状，均疏生短柔毛；雄蕊多数，基部结合成管包围子房，上部分离，花丝细长，上部淡红色，高出花冠管外；子房上位，圆柱状，花柱细长，几与花丝等长，柱头圆柱状。荚果扁平长条形，长8~15mm，宽10~25mm，黄褐色，幼时有毛，后渐脱落。种子椭圆形而扁，褐色，光滑。花期6~8月，果期8~10月。

【生态分布】野生于海拔200~600m的山坡或栽培于庭院、路旁。全县各地均有分布。

【采收加工】夏季花开放时择晴天采收或花蕾形成时采收，及时晒干。前者习称“合欢花”，后者习称“合欢米”。

【鉴别】合欢花 头状花序，皱缩成团。总花梗长3~4cm，有时与花序脱离，黄绿色，有纵纹，被稀疏毛茸。花全体密被毛茸，细长而弯曲，长0.7~1cm，淡黄棕色至淡黄褐色，无花梗或几无花梗。花萼筒状，先端有5小齿；花冠筒长约为萼筒的2倍，先端5裂，裂片披针形；雄蕊多数，花丝细长，黄棕色至黄褐色，下部合生，上部分离，伸出花冠筒外。气微香，味淡。

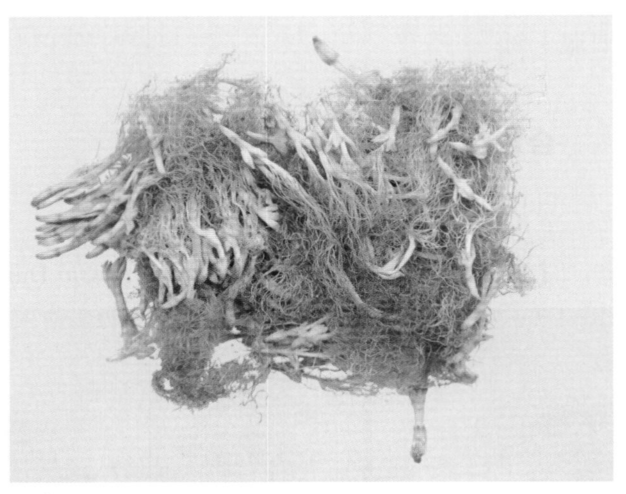

合欢花（饮片）

合欢米 呈棒槌状，长2~6mm，膨大部分直径约2mm，淡黄色至黄褐色，全体被毛茸，花梗极短或无。花萼筒状，先端有5小齿；花冠未开放；雄蕊多数，细长并弯曲，基部连合，包于花冠内。气微香，味淡。

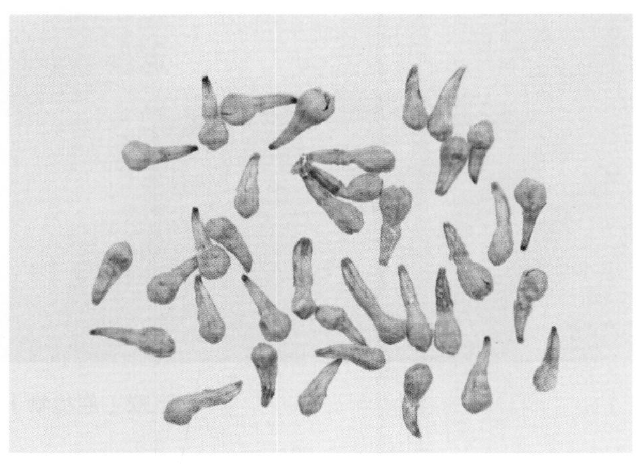

合欢米（饮片）

【化学成分】含25种芳香成分，主要为反-芳樟醇氧化物、芳樟醇、异戊醇、α-罗勒烯和2，2，4-三甲基噁丁烷等。此外，还含矢车菊素-3-葡萄糖苷、槲皮苷和四烷酸等。

【药理作用】合欢花煎剂灌服，能明显减少小鼠的自发活动及被动活动，明显协同巴比妥类药物的中枢抑制作用，延长戊巴比妥钠、苯巴比妥钠所致小鼠麻醉时间，促使阈下剂量的戊巴比妥钠、异戊巴比妥钠引起小鼠麻醉，一次给药或连续给药3天均有显著效果。

【性味、归经与效用】甘，平。归心、肝经。有解郁安神的功效。用于心神不安、忧郁失眠。

【用法与用量】内服：煎汤，5~10g。

【临床应用】

1. 郁证 合欢花、香附、淡豆豉、栀子、远志各10g，柴胡12g，当归、甘草各6g。水煎服，日服1剂。

2. 不寐 合欢花、知母、茯神各10g，酸枣仁30g，柏子仁15g，川芎、甘草各6g。水煎服，日服1剂。

合欢皮 Hehuanpi

CORTEX ALBIZIAE

【**基源**】为豆科植物合欢 *Albizia julibrissin* Durazz. 的干燥树皮。

【**原植物**】详见“合欢花”项下。

【**生态分布**】详见“合欢花”项下。

【**采收加工**】夏、秋二季剥取树皮，晒干。

【**鉴别**】**药材**　呈卷曲筒状或半筒状，长 40~80cm，厚 0.1~0.3cm。外表面灰棕色至灰褐色，稍有纵皱纹，有的呈浅裂纹，密生明显的椭圆形横向皮孔，棕色或棕红色，偶有突起的横棱或较大的圆形枝痕，常附有地衣斑；内表面淡黄棕色或黄白色，平滑，有细密纵纹。质硬而脆，易折断，断面成纤维性片状，淡黄棕色或黄白色。气微香，味淡，微涩，稍刺舌，而后喉头有不适感。

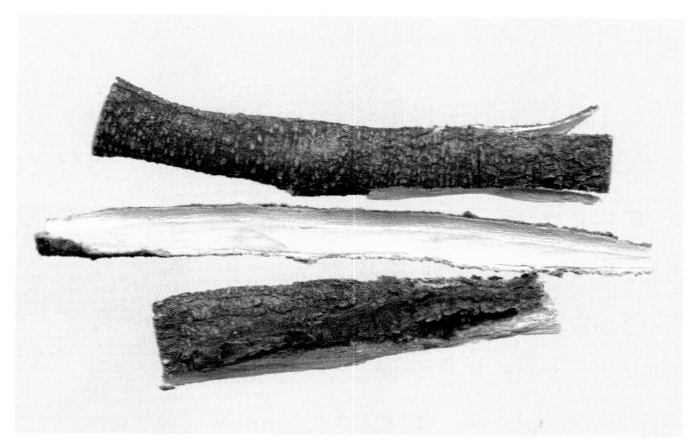

合欢皮（药材）

饮片　呈弯曲的丝或块片状。外表面灰棕色至灰褐色，稍有纵皱纹，密生明显的椭圆形横向皮孔，棕色或棕红色。内表面淡黄棕色或黄白色，平滑，具细密纵纹。切面呈纤维性片状，淡黄棕色或黄白色。气微香，味淡、微涩、稍刺舌，而后喉头有不适感。

【**化学成分**】含木脂体糖苷、丁香酸甲酯 -4-*O*- β -D- 呋喃芹菜糖基 -（1→2）- β -D- 吡喃葡萄糖苷、秃毛冬青甲素 -4-*O*- β -D- 吡喃葡萄糖苷和 21-［4-（亚乙基）-2- 四氢呋喃异丁烯酰］剑叶莎酸、剑叶莎酸甲酯、金合欢酸内酯、剑叶莎酸内酯等。

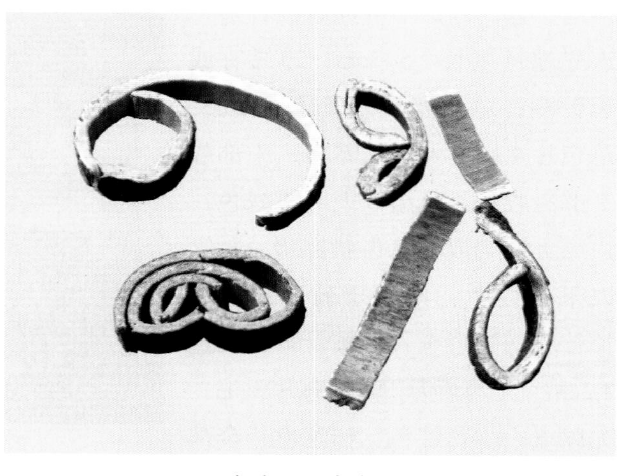

合欢皮（饮片）

【**药理作用**】有抗生育、抗过敏、抗肿瘤的作用。

【**性味、归经与效用**】甘，平。归心、肝、肺经。有解郁安神，活血消肿的功效。用于心神不安，忧郁失眠，肺痈，疮肿，跌扑伤痛。

【用法与用量】内服：煎汤，6~12g。外用：适量，研末调敷。

【临床应用】

1. 不寐　合欢皮、柏子仁、首乌藤各 10g，酸枣仁 30g。水煎服，日服 1 剂。

2. 肺痈　合欢皮、芦根各 15g，桑白皮、桔梗、苦杏仁各 10g，金荞麦、败酱草各 30g，冬瓜仁 20g，甘草 6g。水煎服，日服 1 剂。

3. 痈肿　合欢皮、蒲公英各 10g。水煎服，日服 1 剂。

红花 Honghua

FLOS CARTHAMI

【基源】为菊科植物红花*Carthamus tinctorius* L. 的干燥花。

【原植物】越年生草本，高 50~100cm。茎直立，上部分枝，白色或淡白色，光滑无毛。叶互生；无柄；中下部茎生叶披针形、卵状披针形或长椭圆形，长 7~15cm，宽 2.5~6cm，边缘具大锯齿、重锯齿、小锯齿或全缘，稀羽状深裂，齿顶有针刺，刺长 1~1.5mm，向上的叶渐小，披针形，边缘有锯齿，齿顶针刺较长，可达 3mm；全部叶质坚硬，革质，两面无毛，无腺点，有光泽。头状花序多数，在茎枝顶端排成伞房花序，为苞叶所围绕；苞片椭圆形或卵状披针形，连先端针刺长 2.5~3cm，边缘有或无针刺；总苞卵形，直径 2.5cm；总苞片 4 层，外层竖琴状，中部或下部有收缢，收缢以上叶质绿色，边缘无针刺或有篦齿状针刺，收缢以下黄白色；中内层硬膜质，倒披针状椭圆形至长倒披针形，长达 2.2cm，先端渐尖；全部苞片无毛，无腺点；小花红色、桔红色，全部

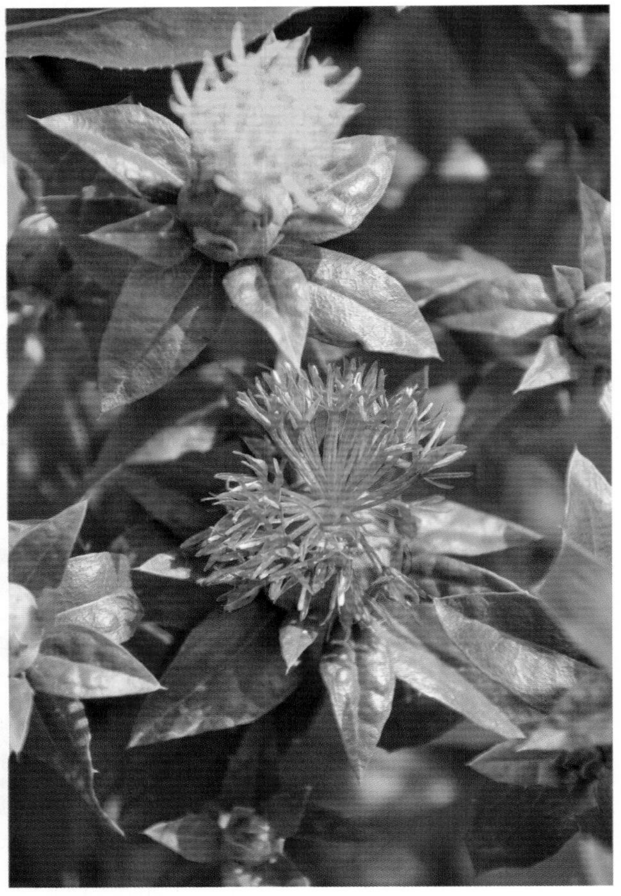

红 花（原植物）

为两性，花冠长 2.8cm，细管部长 2cm，花冠裂片几达檐部基部。瘦果倒卵形，长 5.5mm，宽 5mm，乳白色，有 4 棱，无冠毛。花果期 5~8 月。

【生态分布】县域内索堡镇、更乐镇、井店镇均有栽培。

【采收加工】夏季花由黄变红时采摘，阴干或晒干。

【鉴别】为不带子房的管状花，长 1~2cm，表面红黄色或红色。花冠筒细长，先端 5 裂，裂片呈狭条形，长 5~8mm；雄蕊 5，花药聚合成筒状，黄白色；柱头长圆柱形，顶端微分叉。质柔软。气微香，味微苦。

【化学成分】含红色的和黄色的色素，还含挥发性成分 80 余种和红花多糖、丙三醇 - 呋喃阿糖 - 吡喃葡萄糖苷。

【药理作用】有轻度兴奋心脏、降低冠脉阻力、增加冠脉流量和心肌营养性血流量、对抗心肌缺血、改善外周微降血脂循环障碍、降血脂、提高耐缺氧能力、兴奋子宫、增强免疫、抗炎的作用。

【性味、归经与效用】辛，温。归心、肝经。有活血通经，散瘀止痛的功效。用于经闭，痛经，恶露不行，癥瘕痞块，胸痹心痛，瘀滞腹痛，胸胁刺痛，跌扑损伤，疮疡肿痛。

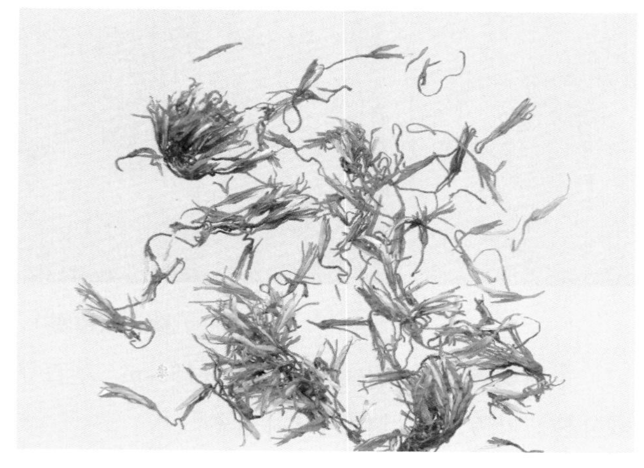

红 花（饮片）

【用法与用量】内服：煎汤，3~10g。

【临床应用】

1．痛经，闭经　川芎 6g，当归 15g，桃仁、红花、赤芍、熟地黄、香附各 9g。水煎服，日服 1 剂。

2．儿枕痛　川芎、红花、苏木各 6g，益母草 20g，香附 10g。水煎服，日服 1 剂。

3．胁痛，胸痹　川芎、红花各 6g，柴胡 12g，香附、枳壳各 9g。水煎服，日服 1 剂。

4．跌打损伤　川芎、红花各 6g。水煎服，日服 1 剂。

5．历节风　红花、全蝎、甘草各 6g，桃仁、白芷各 9g，威灵仙 15g。水煎服，日服 1 剂。

6．褥疮　红花适量，泡酒外搽。

灰藋草 Huidiaocao

HERBA CHENOPODII

【基源】为藜科植物藜 *Chenopodium album* L. 的干燥地上部分。

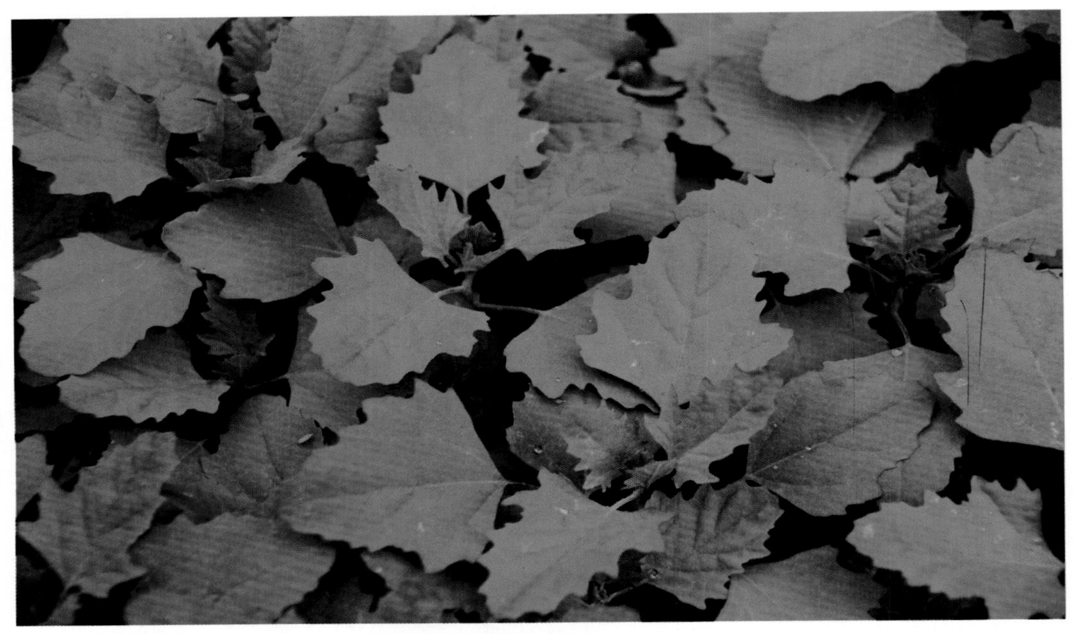

藜（原植物）

【原植物】一年生草本，高 30~150cm。茎直立，粗壮，具条棱，绿色或紫红色条纹，多分枝。叶互生；叶柄与叶片近等长，或为叶片长的 1/2；下部叶片菱状卵形或卵状三角形，长 3~6cm，宽 2.5~5cm，先端急尖或微纯，基部楔形，上面通常无粉，有时嫩叶的上面有紫红色粉，边缘有牙齿或作不规则浅裂；上部叶片披针形；下面常被粉质。花小形，两性，黄绿色，每 8~15 朵聚生成一花簇，许多花簇集成大的或小的圆锥状花序，生于叶腋和枝顶；花被片 5，背面具纵隆脊，有粉，先端微凹，边缘膜质；雄蕊 5，伸出花被外；子房扁球形，花柱短，柱头 2。胞果稍扁，近圆形，果皮与种子贴生，包于花被内。种子横生，双凸镜状，黑色，有光泽，表面有浅沟纹。花期 8~9 月，果期 9~10 月。

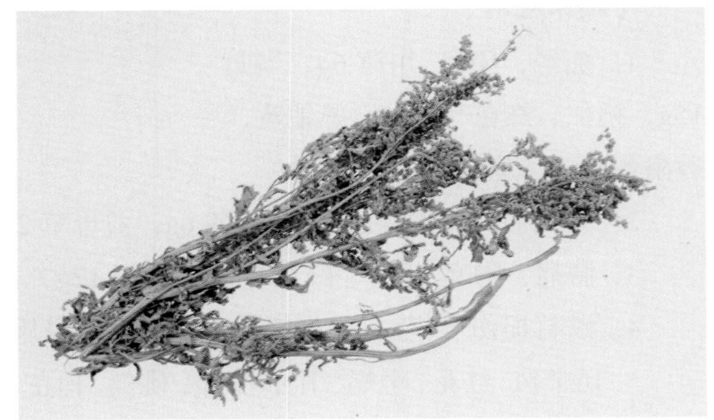

灰藋草（药材）

【生态分布】生于海拔 210~1500m 的荒地、路旁及山坡。全县各地均有大量分布。

【采收加工】夏秋季植物茂盛时采割，晒干。

【鉴别】药材 长 0.3~1.5m，茎黄绿色，具黄色纵纹，断面黄白色，髓部白色呈海绵状或中空，叶多皱缩卷曲，展平后呈棱形三角形，顶端急尖或钝圆，基部宽楔形，下面有粉粒，灰绿色，边缘具不整齐锯齿；叶柄长。圆锥花序，簇生于枝上部；花被裂片 5，镊合状排列，包被果实形成胞果。种子 1 枚，卵圆形，扁平，黑色，光亮。气微，味淡。

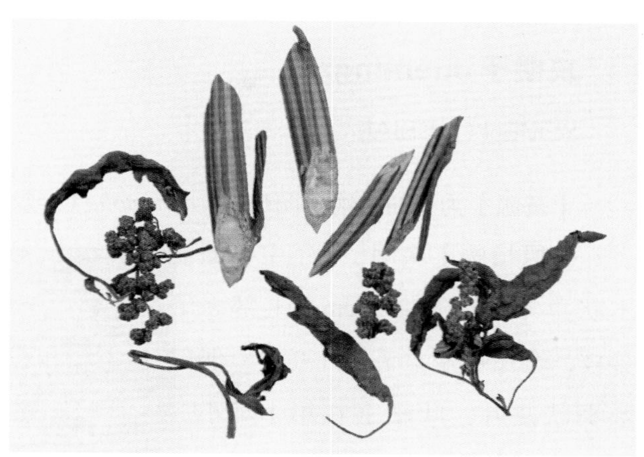

灰藋草（饮片）

饮片 呈段状。茎段圆柱形，切面黄白色，具白色海绵状髓，有的中空；外表面黄绿色，具纵纹，有的可见叶痕、腋生花序或切断分枝。叶互生，叶片展平后呈菱状三角形，顶端急尖或钝圆，基部宽楔形，下面有粉粒，灰绿色，边缘具不整齐锯齿；多皱缩、破碎或已切断；叶柄长。圆锥花序，花序细而疏，亦被粉粒，花被裂片 5，镊合状排列，包被果实。胞果有种子一枚，卵圆形，扁平，黑色，光亮。气微，味淡。

【化学成分】含挥发油、齐墩果酸、L- 亮氨酸、β - 谷甾醇。叶含草酸盐，叶的脂质中含脂肪，主要为棕榈酸、二十四烷酸、油酸、亚油酸、谷甾醇、二十九烷、油醇、蜡等。

【药理作用】有抗菌、光敏的作用。

【性味、归经与效用】甘，平。有清热利湿，止痒透疹的功效。用于风热感冒，痢疾，腹泻，龋齿痛。外用治皮肤瘙痒，麻疹不透。

【用法与用量】内服：煎汤，45~90g。外用：煎汤洗患处或捣烂外涂。

【临床应用】

1. 发热 灰藋草灰、大青根各 15g，路边荆、枸骨叶、木通、钩藤各 12g。水煎服，日服 1 剂。

2. 咳嗽 灰藋草、白马骨各 18~21g。水煎，每日早晚饭前冲蜜糖服。

3. 湿疮 灰藋草、地肤子、苍耳叶各适量。水煎外洗患处。

4. 痒风 灰藋草、野菊花、地肤子各适量。水煎熏洗患处。

5. 痢疾 灰藋草、马齿苋各 30g。水煎服，日服 1 剂。

6. 带下 灰藋草、薏苡仁各 30g。水煎服，日服 1 剂。

7. 蚊虫叮咬 灰藋草适量。捣烂外涂。

8. 龋齿 鲜灰藋草适量。水煎漱口。

9. 无名肿毒 灰藋草灰 15~30g。煎汤外洗患处。

决明子 Juemingzi

SEMEN CASSIAE

【基源】为豆科植物决明*Cassia obtusifolia* L. 或小决明*Cassia tora* L. 的干燥成熟种子。

【原植物】决明 一年生半灌木状草本，高 50~150cm，上部多分枝，全体被短柔毛。叶互生，偶数羽状复叶，叶轴上在第 1 对小叶间或在第 1 对和第 2 对小叶间各有一长约 2mm 的针刺状暗红色腺体；托叶腺形，早落；小叶片 3 对，倒卵形或倒卵状矩形，第 1 对小叶片较小，往上渐增大，叶片长 2~6cm，宽 1.5~3.2cm，先端圆形，具细小的短尖头，基部楔形，两侧不对称，全缘，上面光滑，下面和叶缘被柔毛。花成对腋生，顶部聚生，苞片线形，长 4~8mm，小花梗长 0.8~2cm，萼片 5，卵圆形，分离，花冠黄色，略不整齐，花瓣 5，倒卵形，长 12~15mm，有爪，最上一瓣先端有微凹，基部渐窄，最下面两瓣较长；雄蕊 10，不等长，上面 3 枚退化，下面 7 枚发育完全，花丝较长，3 个较大的花药顶端急窄成瓶颈状；子房细长，弯曲，被毛，花柱短，柱头头状。荚果细长，四棱柱状，略扁，稍弯曲，长 8~15（~24）cm，宽 2~6mm，果梗 2~4cm。种子棱柱形，褐绿色，光亮，两侧各有 1 条斜向、对称、宽 0.3~0.5mm 的浅色凹纹。花期 6~8 月，果期 8~10 月。

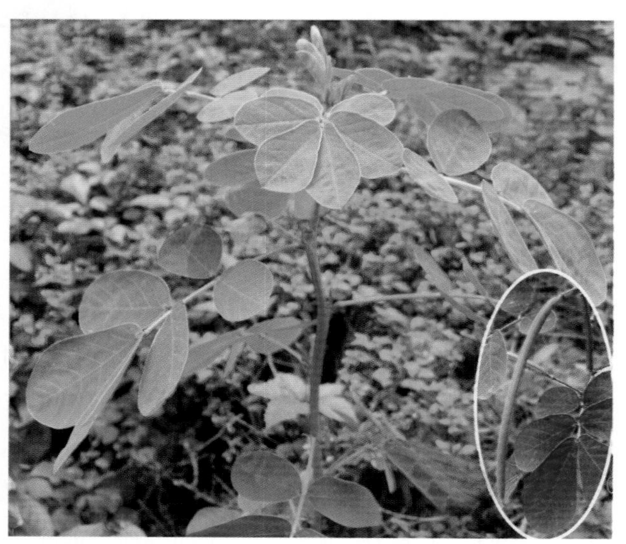

决 明（原植物）

小决明 与决明相似，主要区别为：植株较小，通常不超过 130cm，臭味较浓。叶轴上第 1、第 2 对小叶间均有 1 针刺状腺体，小花梗较短，长 0.5~1.0cm；发育雄蕊中 3 枚较大的花药顶端圆形，全体呈圆柱形。荚果较短，长 6~14cm，宽 2~5mm；果梗较短，长 1~1.5cm。种子棱柱形，两侧各有宽 1.5~2mm 的淡浅色带。花期 8~10 月，果期 9~11 月。

【生态分布】县域内有栽培。

【采收加工】秋季采收成熟果实，晒干，打下种子，除去杂质。

【鉴别】决明子　略呈菱方形或短圆柱形，两端平行倾斜，长3~7mm，宽2~4mm。表面绿棕色或暗棕色，平滑有光泽。一端较平坦，另端斜尖，背腹面各有一条突起的棱线，棱线两端各有一条斜向对称而色较浅的线性凹纹。质坚硬，不易破碎。种皮薄，子叶2，黄色，呈“S”形折曲并重叠。气微，味微苦。

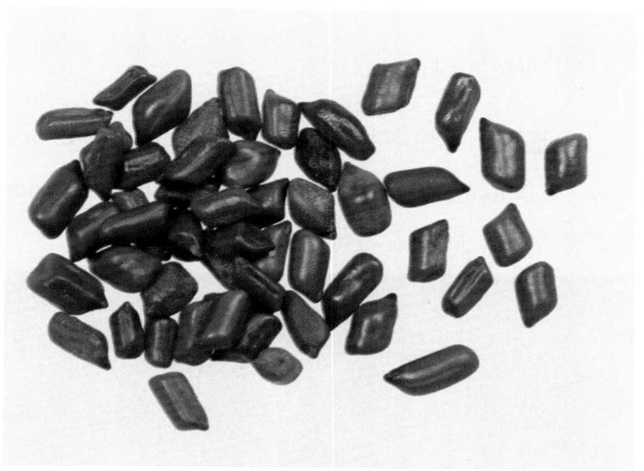

决明子（饮片.决明）

小决明　呈短圆柱形，较小，长3~5mm，宽2~3mm。表面棱线两侧各有1片宽广的浅黄棕色带。

【化学成分】含蒽醌类衍生物：大黄素、大黄素甲醚、芦荟大黄素、大黄酚、决明子素、大黄酸，决明子苷A、B、C，决明内酯、决明酮、维生素A样物质和氨基酸、谷甾醇、蛋白质、脂肪油、棕榈酸、硬脂酸及亚油酸等。

【药理作用】

1. 有降压、降血脂、抗病原体、保肝、润肠通便和调节免疫功能的作用。
2. 毒性　水煎剂小鼠腹腔注射 LD_{50} 为36.35±2.38g/kg。

【性味、归经与效用】甘、苦、咸，微寒。归肝、大肠经。有清热明目，润肠通便的功效。用于目赤涩痛，羞明泪多，头痛眩晕，目暗不明，大便秘结。

【用法与用量】内服：煎汤，9~15g。

【临床应用】

1. 暴风客热　决明子、菊花各10g，薄荷、黄芩各6g。水煎服，日服1剂。
2. 便秘　决明子10g，蜂蜜少许。代茶饮。
3. 眩晕　夏枯草、钩藤各20g，决明子15g，蒺藜、天麻、菊花各10g。水煎服，日服1剂。

老鹳草 Laoguancao

HERBA ERODII

HERBA GERANII

【基源】为牻牛儿苗科植物牻牛儿苗*Erodium stephanianum* Willd.、老鹳草*Geranium wilfordii* Maxim.或野老鹳草*Geranium carolinianum* L.的干燥地上部分。前者习称“长嘴老鹳草”，后两者习称“短嘴老鹳草”。

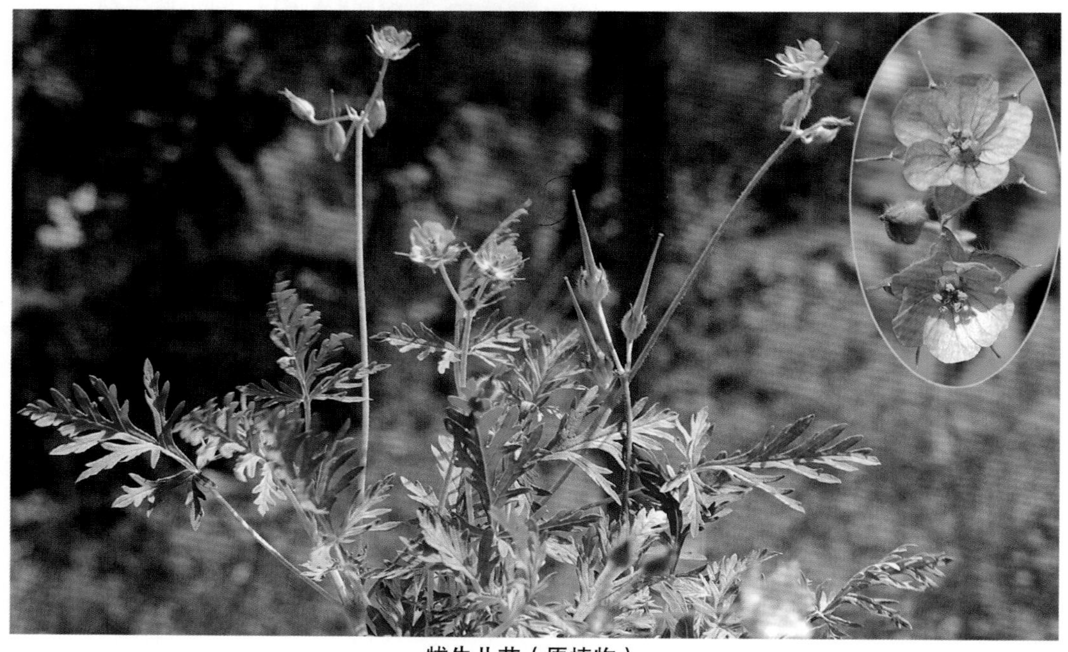

牻牛儿苗（原植物）

【原植物】牻牛儿苗　一年生草本，茎长15~45cm，匍匐，多分枝，节明显，近节处略弯曲，被白色柔毛。叶对生；叶柄长约4cm，微带红色，被白色长毛；托叶三角状披针形，长1cm，宽1~2mm，先端长渐尖，基部阔，略抱茎，被白色长柔毛；叶二回羽状深裂或全裂，裂片狭线形，顶端尖，基部下延，裂片全缘或有1~3粗齿，两面有细柔

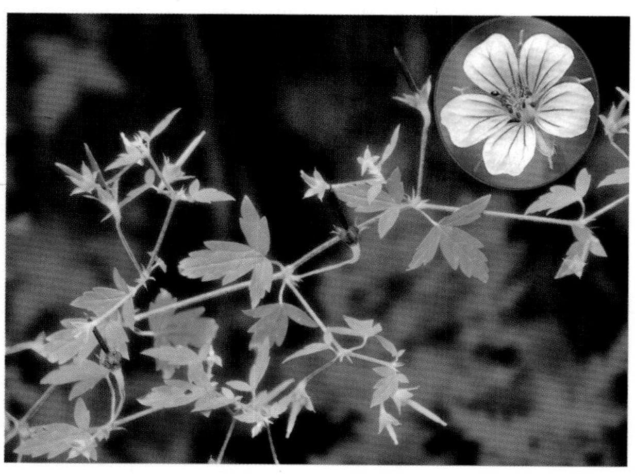

老鹳草（原植物）

毛。伞形花序腋生，总花梗长 5~15cm，淡红色，被白色毛；总苞片 6~7，披针形，长 2~3mm，宽 1mm，密被白色长柔毛；每花序有花 2~5，花柄纤细，长约 2cm；萼片 5，绿色，椭圆形，长 5mm，宽 2~3mm，先端突尖，具芒，中脉明显，边缘膜质，背面具白色长柔毛；花瓣 5，蓝紫色，倒卵形，长 8~10mm，宽 3~5mm，先端钝尖或钝圆，基部阔楔形，网脉明显；雄蕊 10，其中具 5 花药，与 5 个无花药的互生，花丝上部红色，下部扩大近倒卵形；子房上位，5 室，花柱 5，均密被短柔毛。蒴果长椭圆形，顶端有长喙，成熟时 5 个果瓣与叶轴分离，喙部呈螺旋状卷曲。种子长倒卵状圆锥形，褐色，长 2~2.5mm，直径约 1mm，光滑。花期 4~5 月，果期 5~7 月。

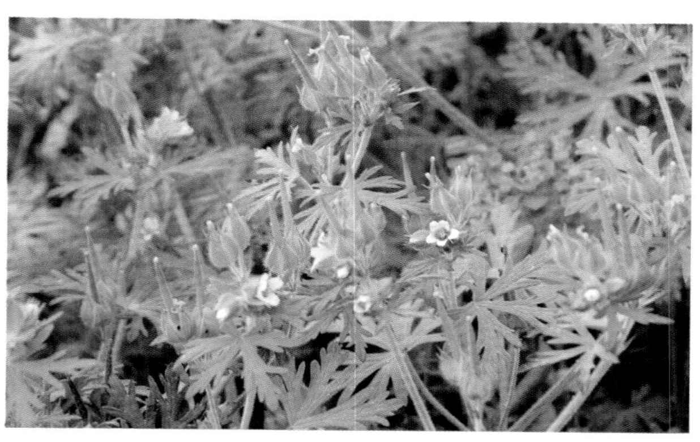

野老鹳草（原植物）

老鹳草　多年生草本，高 35~80cm。茎直立，下部稍匍匐，密生细柔毛。叶对生，叶柄长 1.5~4cm，叶片通常 3~5 深裂，略呈五角形，基部心形，长 3~5cm，宽 4~6cm，中央裂片稍大，倒卵形，有缺刻或浅裂、顶端尖，两面有毛。花成对生于叶腋，花梗细，长 2~3cm；萼片 5，卵形或卵状披针形，顶端有芒，背面密生柔毛；花瓣 5，淡红色，具深红色纵脉；雄蕊 10，子房上位，5 室，花柱 5，连合成喙状。蒴果球形，成熟时由下向上裂开。种子长圆形，有细网纹或近于平滑。花期 7~8 月，果熟期 10 月。

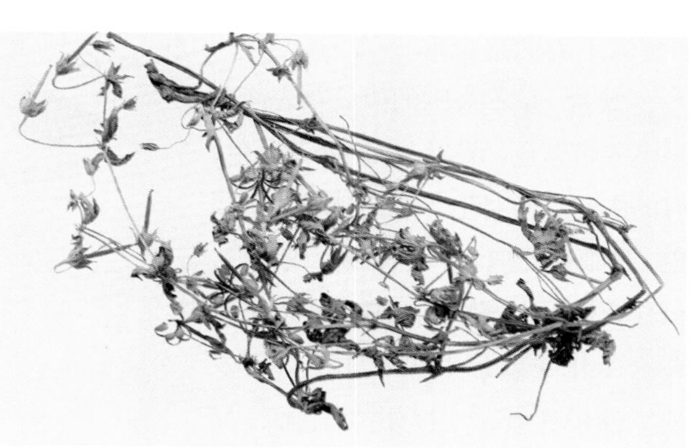

老鹳草（药材 . 短嘴老鹳草）

野老鹳草　一年生草本，高 15~50cm。根细，长达 7cm。茎直立或斜生，枝密被柔毛。下部叶互生，上部叶对生，叶片圆肾形，长 2~3cm，宽 3~6cm，5~7 深裂，每裂又 3~5 裂，两面有柔毛，基生叶柄长达 10cm。小花

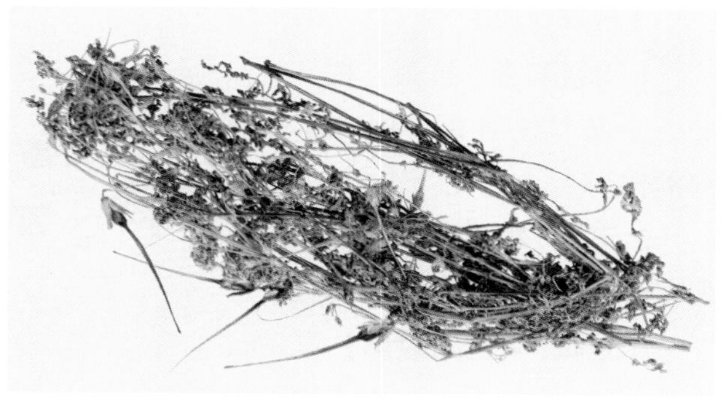

老鹳草（药材 . 长嘴老鹳草）

成对顶生或腋生，萼片 5，宽卵形，有长白色毛；花瓣 5，倒卵状匙形，淡红色，雄蕊 10，心皮 5，分离。果实被毛，顶端有长喙，连同喙长约 2cm，果熟时喙部由下向上反卷。种子椭圆形，长 2~3mm，暗褐色。花期 4~5 月，果期 6~8 月。

【生态分布】生于海拔 200~1200m 的山坡、草地及路旁。县域内各地均有分布。主要分布于辽城乡、偏店乡、鹿头乡等地。

【采收加工】夏、秋二季果实近成熟时采割，捆成把，晒干。

【鉴别】药材　长嘴老鹳草　茎长 30~50cm，直径 0.3~0.7cm，多分枝，节膨大。表面灰绿色或带紫色，有纵沟纹和稀疏茸毛。质脆，断面黄白色，有的中空。叶对生，具细长叶柄；叶片卷曲皱缩，质脆易碎，完整者为二回羽状深裂，裂片披针线形。果实长圆形，长 0.5~1cm。宿存花柱长 2.5~4cm，形似鹳喙，有的裂成 5 瓣，呈螺旋形卷曲。气微，味淡。

短嘴老鹳草　茎较细，略短。叶片圆形，3 或 5 深裂，裂片较宽，边缘具缺刻。果实球形，长 0.3~0.5cm。花柱长 1~1.5cm，有的 5 裂向上卷曲呈伞形。

饮片　呈不规则的段。茎表面灰绿色或带紫色，节膨大。切面黄白色，有的中空。叶对生，卷曲皱缩，灰褐色，具细长叶柄。果实长圆形或球形，宿存花柱形似鹳喙。气微，味淡。

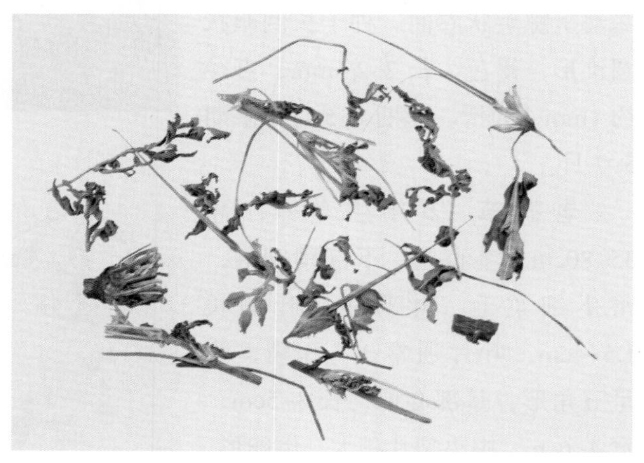

老鹳草（饮片 . 长嘴老鹳草）

【化学成分】牻牛儿苗含挥发油，油中主要成分为牻牛儿醇，又含槲皮素及其他色素等。老鹳草全草含老鹳草鞣质、金丝桃苷等。

【药理作用】

1. 有抗病毒、抗菌、抗炎、保肝、止咳、抗氧化、抗溃疡和止泻的作用。

2. 毒性　牻牛儿苗醇沉煎剂小鼠灌服 LD_{50} 为 99.02 ± 7.66g/kg。

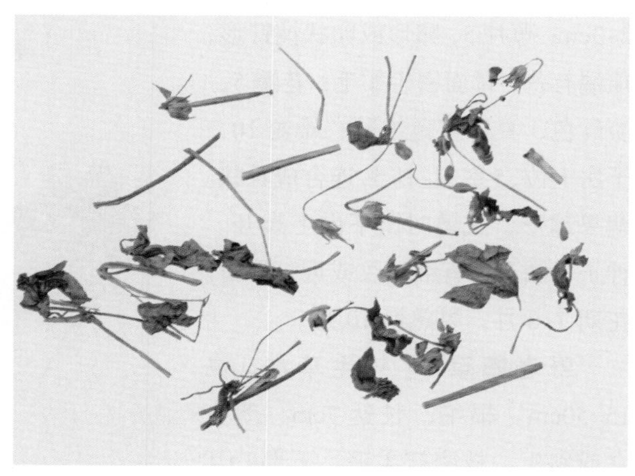

老鹳草（饮片 . 短嘴老鹳草）

【性味、归经与效用】辛、苦，平。归肝、肾、脾经。有祛风湿，通经络，止泻痢的功效。用于风湿痹痛，麻木拘挛，筋骨酸痛，泄泻痢疾。

【用法与用量】内服：煎汤，9~15g。

【临床应用】

1. 痹证 老鹳草15g，当归、牛膝、独活、赤芍各10g，桂枝、红花各6g。水煎服，日服1剂。

2. 泄泻，痢疾 老鹳草18g，红枣50g。水煎服，日服1剂。

3. 喉痹 老鹳草15~30g。煎汤漱口。

4. 口僻 老鹳草30g。水煎服，日服1剂。

5. 胁痛 柴胡12g，老鹳草、郁金、川楝子各10g，龙胆、甘草各6g。水煎服，日服1剂。

注：

除上述植物外，县域内还分布有牻牛儿苗科植物鼠掌老鹳草 *Geranium sibiricum* L. 的野生资源。

鼠掌老鹳草 高30~100cm。茎细长，上部斜向上，多分枝，略有倒生毛。叶对生，基生叶和茎生叶同形，宽肾状五角形，基部宽心形，长3~6cm，宽4~8cm，掌状5深裂，裂片卵状披针形，羽状分裂或齿状深缺刻；基生叶或下部生叶有长柄。花单个腋生，具长柄，萼片矩圆状披针形，边缘膜质，花瓣红色，长近于萼片。蒴果1.5~2cm，具微柔毛。

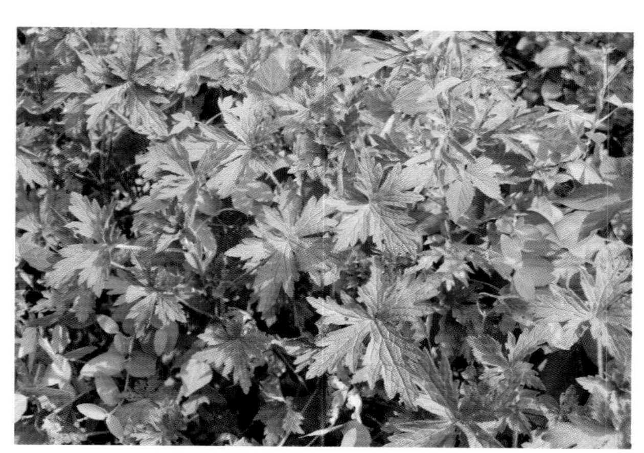

鼠掌老鹳草（原植物）

列当 Liedang

HERBA OROBANCHES COERULESCENTIS

【基源】为列当科植物列当 *Orobanche coerulescens* Steph. 的干燥全草。

【原植物】二年或多年生寄生草本，高10~40cm。全株密被蛛丝状长绵毛。茎直立，不分枝，基部常膨大。叶干后黄褐色，生于茎下部的较密集，上部的渐变稀疏；卵状披针形，长1.5~2cm，宽5~7mm。花多数，排列成穗状花序，长10~20cm；苞片2，卵状披针形，先端尖锐；花萼5深裂，萼片披针形或卵状披针形，长约为花冠的1/2；花冠蓝紫色，长 1.5~2cm，下部为筒形，上部稍弯曲，具 2 唇，上唇宽，先端常凹成 2 裂，下唇 3 裂，裂片卵圆形；雄蕊 4，二强，花药无毛，花丝有毛；雌蕊 1；子房上位，花柱比花冠稍短或略等长，柱头膨大，黄色。蒴果 2 裂，卵状椭圆形，具多数种子。花期 4~7 月，果期 7~9 月。

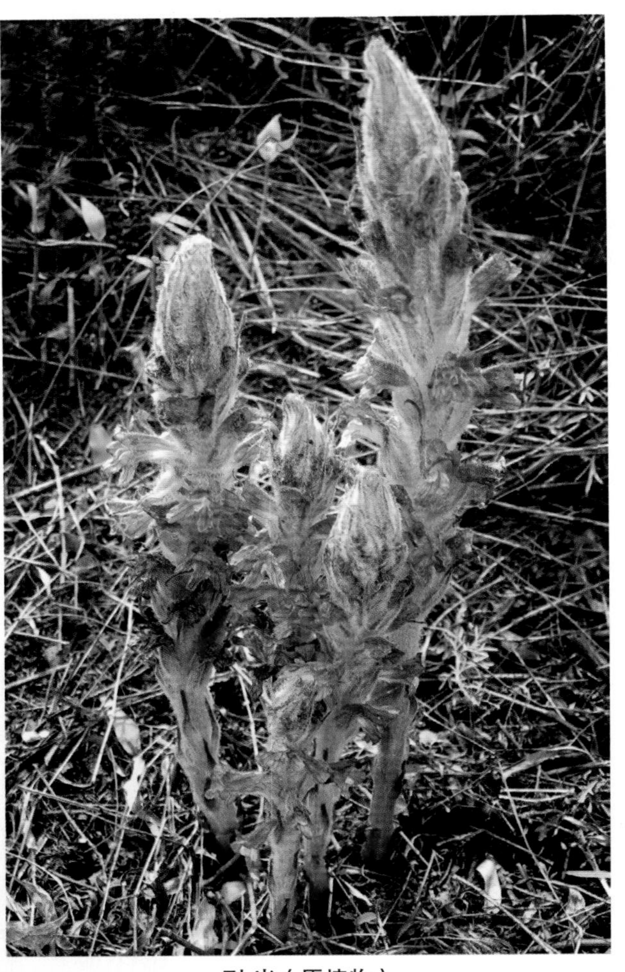

列当（原植物）

【生态分布】 生于海拔 500~1200m 的山坡、草地。主要分布于涉城镇、辽城乡等地。

【采收加工】 春、夏季采收，洗去泥沙、杂质，晒成七八成干，扎成小把，再晒至全干。

【鉴别】药材 干燥全草被白色柔毛。茎肥壮，肉质，表面黄褐色或暗褐色，具纵皱纹。鳞片互生，卵状披针形，先端尖，黄褐色皱缩，稍卷曲。花序顶生，长 7~10cm，黄褐色，花冠筒状，蓝紫色或淡紫色，略弯曲。蒴果卵状椭圆形，长 1cm。气微，味微苦。

饮片 为不规则的段状。茎圆形，表面黄棕色或黑褐色，具纵皱纹，切面中间具棕黄色或白色髓，叶鳞片状，披针形，黄棕色。花序暗黄褐色。气微，味微苦。

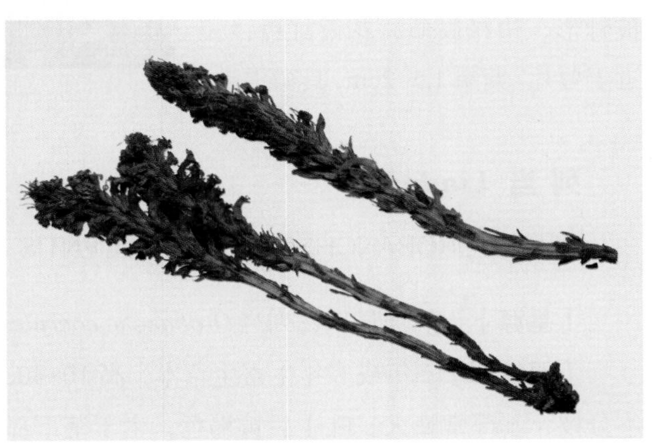

列当（药材）

【性味、归经与效用】 甘，温。归肾、肝、大肠经。有补肾壮阳，强筋骨，润肠的功效。用于肾虚阳痿，遗精，宫冷不孕，小儿佝偻病，腰膝冷痛，筋骨软弱，肠燥便秘。外用治小儿肠炎。

【用法与用量】 内服：煎汤，3~9g；或浸酒。外用：适量，煎汤洗。

【临床应用】

1. 阳痿　列当、桑寄生各 20g，肉苁蓉、阳起石、淫羊藿、菟丝子各 10g。水煎服，日服 1 剂。

2. 便秘　列当 30g，火麻仁、郁李仁各 15g，苦杏仁 10g，共研末，炼蜜为丸。每服 9g，日服 2 次。

3. 腰酸　列当、续断、桑寄生、何首乌各 9g。水煎服，日服 1 剂。

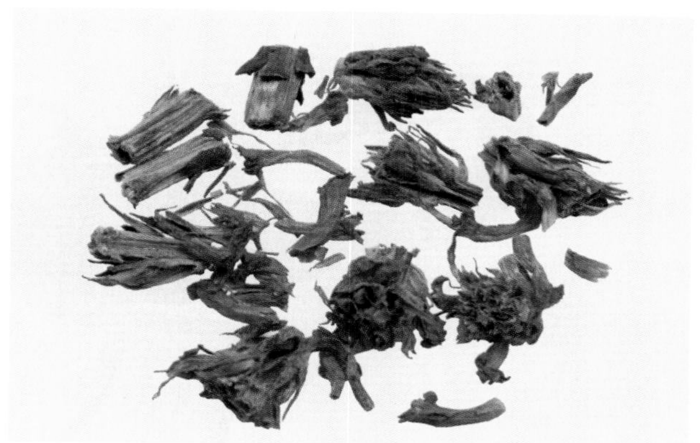

列当（饮片）

注：

除上述植物外，县域内还分布有列当科植物黄花列当 *Orobanche pycnostachya* Hance. 的野生资源。

黄花列当　本种与列当的区别是：全株密被腺毛。花冠黄色；花药有毛，花丝基部疏被短腺毛。

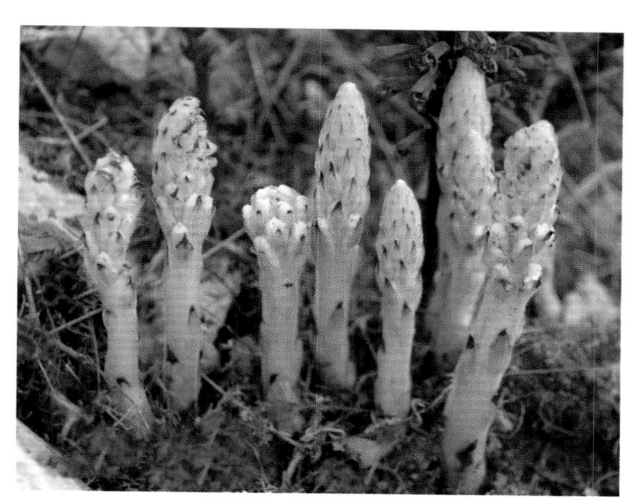

黄花列当（原植物）

全蝎 Quanxie

SCORPIO

【基源】为钳蝎科动物东亚钳蝎 *Buthus martensii* Karsch 的干燥体。

【原动物】体长约 60mm，躯干（头胸部和前腹部）为绿褐色，尾（后腹部）为土黄色。头胸部背甲梯形。侧眼 3 对。胸板三角形，螯肢的钳状上肢有 2 齿。触肢钳状，上下肢内侧有 12 行颗粒斜列。第 3、第 4 对步足胫节有距，各步足跗节末端有 2 爪和 1 距。前腹部的前背板上有 5 条隆脊线。生殖厣由 2 个半圆形甲片组成。栉状器有 16~25 枚齿。后腹部的前 4 节各有 10 条隆脊线，第 5 节仅有 5 条，第 6 节的毒针下方无距。

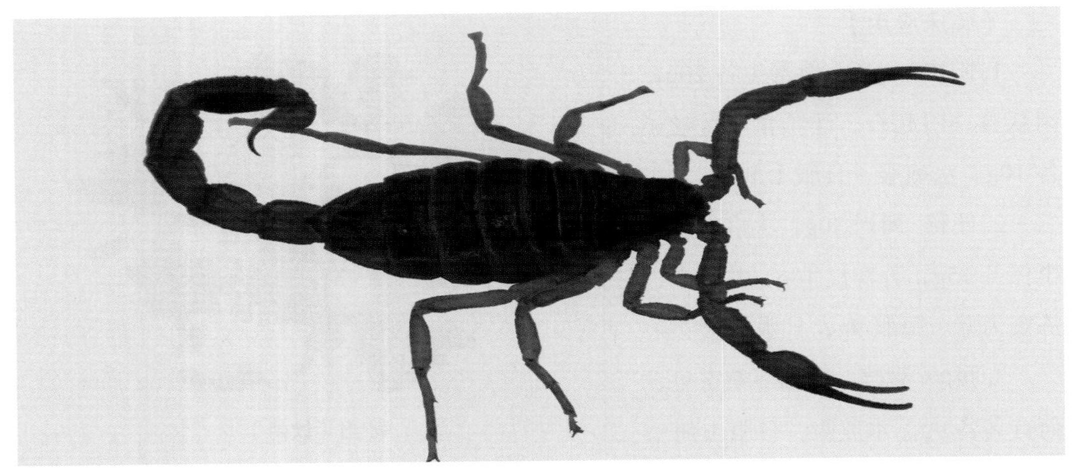

东亚钳蝎（原动物）

【生态分布】喜栖于石底或石缝的潮湿阴暗处。全县内山区均有分布。河南店镇、固新镇、关防乡有养殖。

【养殖技术】

（1）选建场地　隔离饲养场地　蝎的养殖场宜选背风向阳、排水良好的沙壤土地。在选好的场地挖深50cm的坑，填上石块和泥土（比例3 ∶ 1）做成蝎窝，窝顶适当覆盖一层泥土，并修建与地下相通的蜂窝式孔洞，以便蝎子出入。然后喷水，使上下层泥土粘合，并形成土壤毛细管。蝎窝修好后，再用砖砌围墙，墙高20cm左右，沿墙嵌上玻璃，以防蝎子逃窜。

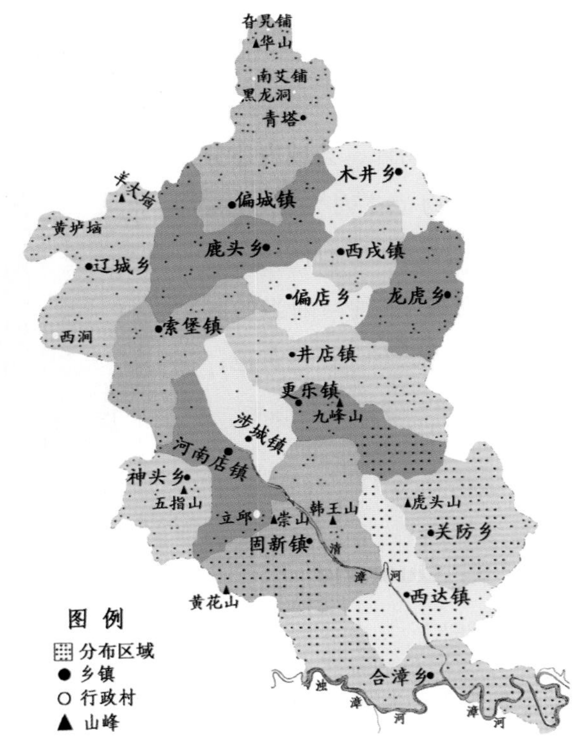

全蝎资源分布图

家殖山养场地　宜选择在山地连绵起伏、岩石成层、裂隙交错较多之处。在放养场内选择有风向阳、无污染地建饲养池，池长6m，宽3m，深30cm，放碎石块、瓦块及泥土并使土有裂缝，地表用薄石块垒3条长5m，深0.5m的石堰，池内设黑光灯。四周用高20cm的玻璃封闭。

温室饲养场地　建常年可保持35~38℃的温室，内以上法建养殖池。

（2）种蝎来源　种蝎可以野生捕捉和已饲养户取得。种蝎须选择体大、健壮、敏捷、后腹蜷曲、前腹部肥大、周身有光泽而无异常表现的母蝎；公蝎后腹要粗大，且角钳节胖大者。

（3）种蝎饲养与产仔　在适宜蝎生长的环境中，将种蝎饲养于繁殖池内。将母蝎投入繁殖池内的密度不宜过大，使母蝎能获得充分的活动余地。在无风晴朗的晚上，向繁殖池投放黄粉虫幼虫、洋虫幼虫等食物。池内沿墙可挖数个 10cm 深的小坑，上面用玻璃盖住，仅留 2 龄仔蝎可掉入的缝隙。至 8、9 月份所产仔蝎陆续离开母背外出活动时，绝大多数可掉入仔蝎收集穴。

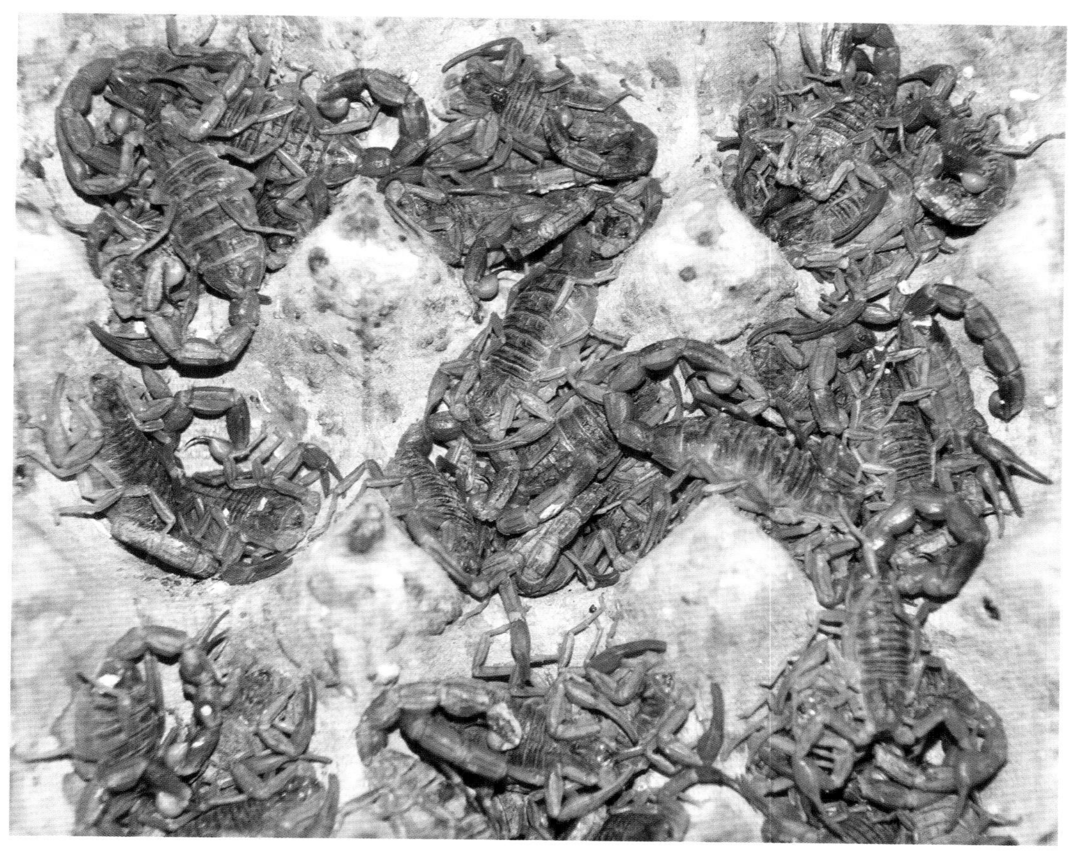

全蝎（养殖）

（4）成蝎饲养方法　隔离饲养 一般每 $0.2m^2$ 的隔离小区，投放 30 只孕蝎或 300 只左右仔蝎较为合理。

家殖山养法：在 5 月中旬，将体大、健壮、无伤残的孕蝎投放养殖池，每池（$20\ m^2$）投放 800~1000 只，并投放适量食料使其产仔。

温室饲养法：在保持 35~38℃（如利用工厂余热、太阳能或专门加温设施等）及相对湿度 70% ~80%与食物等相应条件下，实践证明，蝎可在 300 天左右长大，且能正常繁殖。

（5）饲养管理 饲养与喂食 目前黄粉虫、洋虫、土鳖虫等是人工养蝎的主要食料。仔蝎从生下到蜕皮，直至离开母体单独生活的10多天内不吃不喝。仔蝎离开母背后第五天至下次蜕皮前的这段时间，食欲旺盛，是盛食期。一般晴天，气温25~28℃时，一只幼蝎一次可食8~10mg小昆虫。仔蝎离开母蝎后，可多喂饲小昆虫，或者用玉米面或其他面粉、米类中生长的小昆虫喂饲仔蝎。母蝎产后食量也很大，成年母蝎一次可食100mg小昆虫。喂食次数由气温的高低来决定，28~39℃的盛夏期，可一天喂一次；20~25℃时，3天喂一次；20℃以下时不喂食，下雨天也不宜喂食。喂食时间在晚上7~8时为宜。蝎子需要的水分，尤其是在夏秋季节，供水方法可经常将玉米芯或塑料泡沫经水浸泡后放入蝎池内，也可喂新鲜的西瓜皮、甜瓜皮、南瓜、嫩玉米等，让蝎子允吸汁液代替饮水，且富有营养价值。

病害与天敌 蝎的病害有感染性和非感染性两种。感染性病害，主要是因为吃了带菌食物所致的细菌性感染，死后尸体液化发臭。如果环境过于潮湿，蝎则易染真菌性疾病，死后尸体僵化并长菌丝。非感染性疾病，主要是水肿病。养殖过程应以预防为主。

蝎的主要天敌是蚂蚁、食虫鸟、两栖类、爬行类、啮齿类等动物，可以通过隔离或封闭等措施来预防，应随时加以防犯。

冬眠与越冬 蝎进入冬眠后，在－1℃情况下，其体液也不会结冰，短时间也不会冻死。若长期处于－1℃条件下，即使气温回升，体弱的蝎子也不能复苏。因此室温最后控制在3~5℃之间。

若采用温室饲养，亦能打破蝎的冬眠。一般只要温度控制在20~30℃之间，最低不低于15℃，蝎不但不冬眠，而且活动自如，继续摄食、蜕皮与生长发育，故仔蝎从发育到成蝎，在温室饲养可提前1~2年（自然环境一般需3年），母蝎也能由1年1产变为1年3~4产。

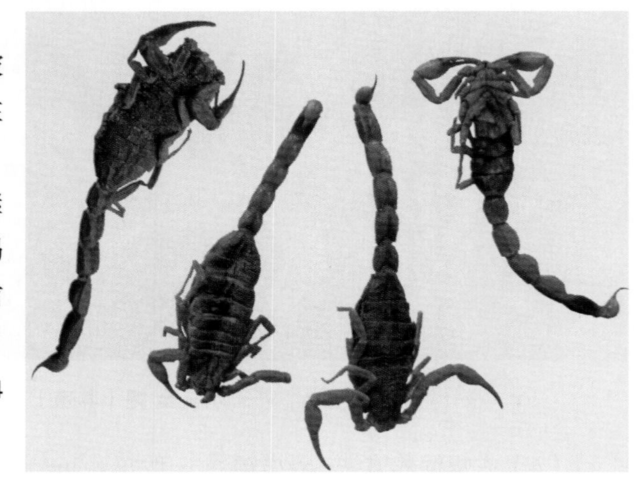

全蝎（饮片）

【采收加工】春末至秋初捕捉，除去泥沙，置沸水或沸盐水中，煮至全身僵硬，捞出，置通风处，阴干。

【鉴别】头胸部与前腹部呈扁平长椭圆形，后腹部呈尾状，皱缩弯曲，完整者体长约6cm。头胸部呈绿褐色，前面有1对短小的螯肢及1对较长大的钳状脚须，形似蟹螯，背面覆有梯形背甲，腹面有足 4 对，均为 7 节，末端各具 2 爪钩；前腹部由 7 节组成，第 7 节色深，背甲上有 5 条隆脊线。背面绿褐色，后腹部棕黄色，6 节，节上均有纵沟，末节有锐钩状毒刺，毒刺下方无距。气微腥，味咸。

【化学成分】含蝎毒、脂肪酸类化合物、牛磺酸和钾、钠、磷、钙、镁、硅及三甲胺、甜菜碱、胆甾醇、组织胺及 5- 羟色胺等。

【药理作用】

1. 有镇静、抗惊厥、降压、镇痛、显著杀灭猪尾囊蚴和破坏绦虫头节和颈部、促进免疫功能和抗肿瘤的作用。

2. 毒性 蝎毒腹腔注射对兔最小致死量为 0.07mg/kg，小鼠 0.5mg/kg，蛙 0.7mg/kg，中毒症状主要为呼吸肌麻痹及四肢挛缩，腹腔注射，LD_{50} 为 8.9mg/kg。

【性味、归经与效用】辛，平；有毒。归肝经。有息风镇痉，通络止痛，攻毒散结的作用。用于肝风内动，痉挛抽搐，小儿惊风，中风口㖞，半身不遂，破伤风，风湿顽痹，偏正头痛，疮疡，瘰疬。

【用法与用量】内服：煎汤，3~6g。

【临床应用】

1. 头风 全蝎、川芎、天麻、甘草各 6g，清半夏、白术、茯苓各 10g。水煎服，日服 1 剂。

2. 口僻 全蝎、白附子、僵蚕、金钱白花蛇各 6g。水煎服，日服 1 剂。

3. 痹证 全蝎、川芎、甘草各 6g，当归 12g，鸡血藤、络石藤各 15g，威灵仙、木瓜各 10g。水煎服，日服 1 剂。

4. 惊风 全蝎 0.5~2g，生石膏 3~10g，知母 1~3g，连翘、金银花各 3~6g，钩藤 1~6g。水煎服，日服 1 剂。

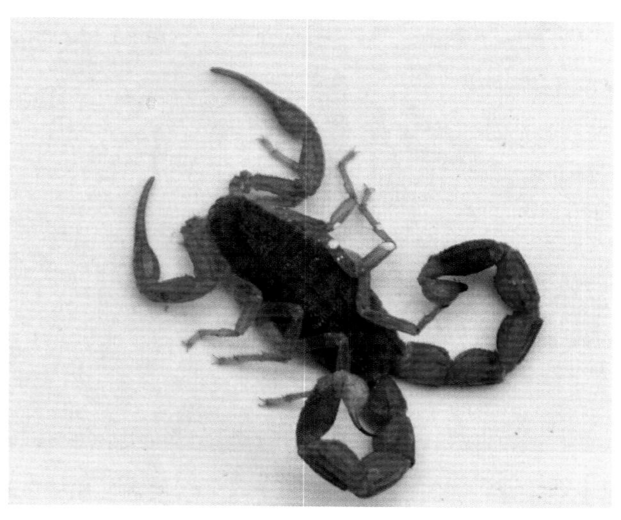

双尾蝎

注：普查组在关防乡见到一只长着两条尾巴的奇怪蝎子，该蝎子从外形和颜色上看与其他蝎子并无两样，令人惊奇的却是它长着两条尾巴，带着两个钩子。在受到惊吓的时候，两条尾巴活动灵活，摆动自如，实属奇特罕见。

问荆 Wenjing

HERBA EQUISETI ARVENSIS

【基源】为木贼科植物问荆*Equisetum arvense* L. 的干燥全草。

【原植物】多年生草本。根茎横走，匍匐生根，黑色或暗褐色。地上茎直立，二型；营养茎在孢子茎枯萎后生出，高 15~40cm，有棱脊 6~15 条，沟中气孔带 2~4 行，节上轮生小枝，小枝实心，有棱脊 3~4 条。叶退化，下部联合成鞘，鞘筒狭长，鞘齿三角形，棕黑色，边缘灰白色，膜质，宿存。孢子茎早春自根茎生出，常为紫褐色，肉质，不分枝，高 5~25cm，直径 3~4mm，有 12~14 条不明显的棱脊；鞘筒漏斗状，鞘齿棕褐色，每 2~3 齿连接成三角形；先端生有长圆形的孢子囊穗，长 1.8~4cm，有总梗，钝头，成熟时柄伸长；孢子叶六角形，盾状着生，螺旋排列，边缘着生 6~7 个长圆形孢子囊。孢子囊成熟时孢子茎即枯萎；孢子圆球形，附生弹丝 4 条。

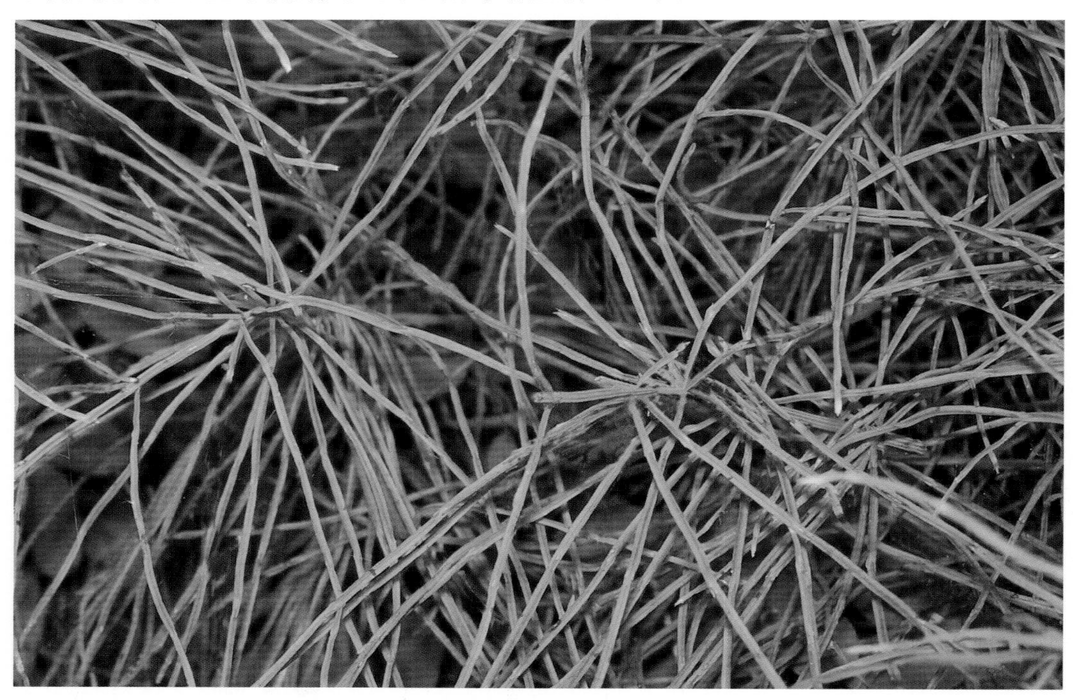

问荆（原植物）

【生态分布】生于海拔 200~1000m 的潮湿草地、沟渠旁、沙土地、耕地、山坡及草甸等处。主要分布于固新镇、索堡镇、辽城乡等地。

【采收加工】夏、秋季采收，割取全草，置通风处阴干。

【鉴别】药材　全草长约 30cm，多干缩或枝节脱落。茎略扁圆形或圆形，浅绿色，有细纵沟，节间长，每节有退化的鳞片叶，鞘状，先端齿裂，硬膜质。小枝轮生，梢部渐细。基部有时带有部分根，呈黑褐色。气微，味稍苦涩。

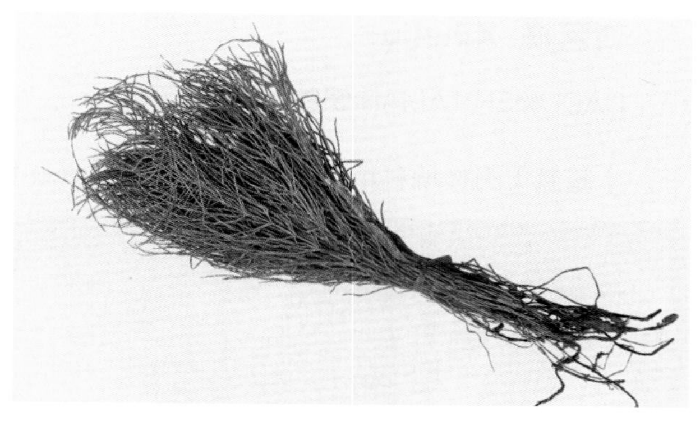

问荆（药材）

饮片　为小段状，多有节。表面浅绿色，有纵纹。节上有鳞片叶，呈鞘状，先端有齿裂，硬膜质。气微，味苦、涩、微甜，嚼之略有砂粒感。

【化学成分】含紫云英苷、问荆苷、山柰酚-3，7-双葡萄糖苷、山柰酚-3-槐糖苷、芫花素-5-葡萄糖苷、原芫花素4′-葡萄糖苷、芹菜素-5-葡萄糖苷、异槲皮素、6-氯芹菜素、木犀草素-5-葡萄糖苷、柚皮素、二氢山柰酚、二氢槲皮素、棉花皮异苷、对羟基苯甲酸、香草酸、原儿茶酸、没食子酸、对香豆酸、阿魏酸、咖啡酸、问荆酸、阿拉伯酸、枸橼酸、延胡索酸、葡萄糖糖酸、甘油酸、丙二酸、磷酸、奎宁酸、苏糖酸、问荆皂苷、异棉花皮次苷、木贼二酸等，以及钙、锰、硅等。还含菊苣酸、茉莉酮酸、5-*O*-咖啡莽草酸。

【药理作用】

1. 有保肝、降血脂、利尿和降压的作用。

2. 毒性　煎剂小鼠腹腔注射的 LD_{50} 为42g/kg。

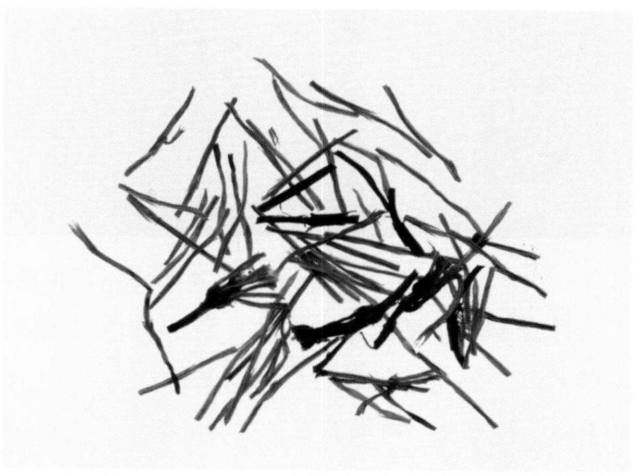

问荆（饮片）

【性味、归经与效用】甘、苦，平。归肺、胃、肝经。有止血，利尿，明目的功效。用于鼻衄，吐血，咯血，便血，崩漏，外伤出血，淋证，目赤翳膜。

【用法与用量】内服：煎汤，3~15g。外用：适量，鲜品捣敷；或干品研末调敷。

【临床应用】

1. 淋证　问荆、白茅根各15g，石韦、车前子各10g。水煎服，日服1剂。

2. 暴风客热　问荆、蒲公英、野菊花各10g。代茶饮。

3. 鼻衄　问荆30g，白茅根、芦根各15g。水煎服，日服1剂。

西河柳 Xiheliu

CACUMEN TAMARICIS

【**基源**】为柽柳科植物柽柳*Tamarix chinensis* Lour. 的干燥细嫩枝叶。

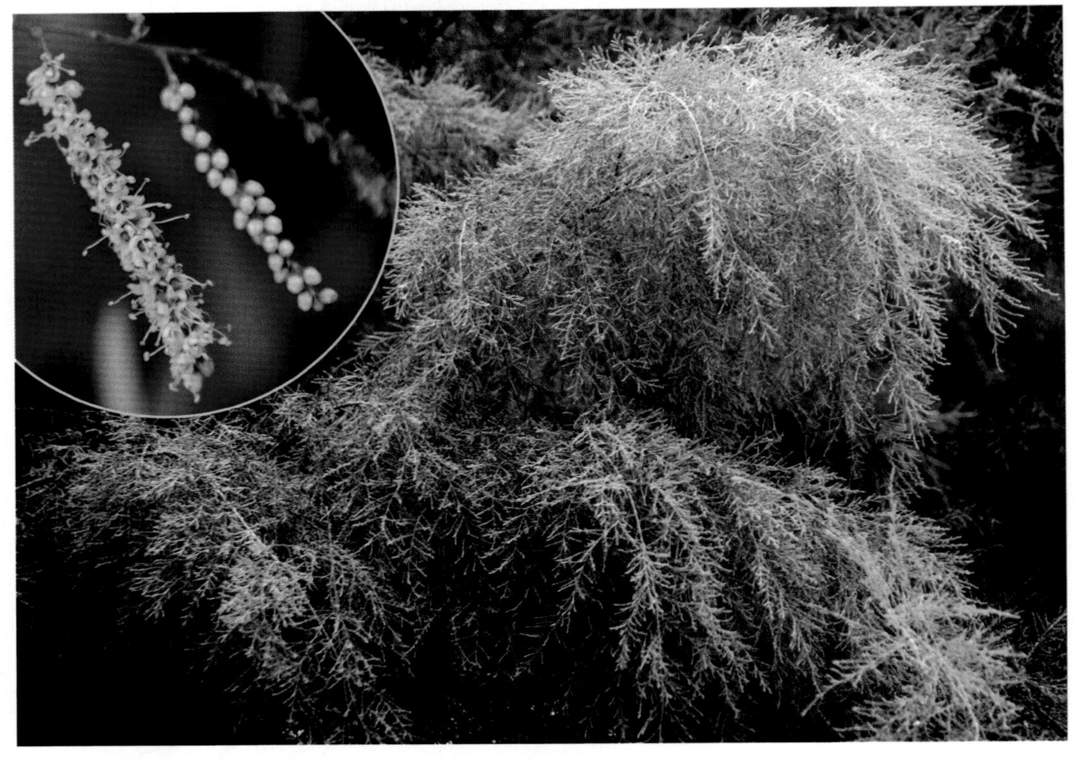

柽 柳（原植物）

【**原植物**】灌木或小乔木，高 3~6m。幼枝柔弱，开展而下垂，红紫色或暗紫色。叶鳞片状，钻形或卵状披针形，长 1~3mm，半贴生，背面有龙骨状脊。每年开花 2~3 次；春季在去年生小枝上侧生总状花序，花稍大而稀疏；夏、秋季在当年生幼枝顶端形成总状花序组成顶生大型圆锥花序，常下弯，花略小而密生，每朵花具 1 线状钻形的绿色小苞片；花 5 数，粉红色；萼片卵形；花瓣椭圆状倒卵形，长约 2mm；雄蕊着生于花盘

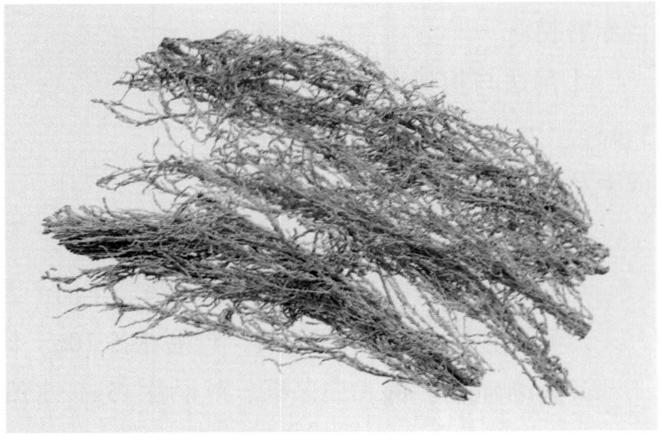

西河柳（药材）

裂片之间，长于花瓣；子房圆锥状瓶形，花柱 3，棍棒状。蒴果长约 3.5mm，3 瓣裂。花期 4~9 月，果期 6~10 月。

【生态分布】生于海拔 300~1000m 的河流冲积地、海滨、滩头、潮湿盐碱地或沙荒地。主要分布于固新镇、关防乡、西戌镇等地。

【采收加工】夏季花未开时采收，阴干。

【鉴别】药材　枝细圆柱形，直径 0.5~1.5mm，表面灰绿色，有多数互生的鳞片状小叶。质脆，易折断。稍粗的枝表面红褐色，叶片常脱落而残留突起的叶基，断面黄白色，中心有髓。气微，味淡。

饮片　呈圆柱形的段。表面灰绿色或红褐色，叶片常脱落而残留突起的叶基。切面黄白色，中心有髓。气微，味淡。

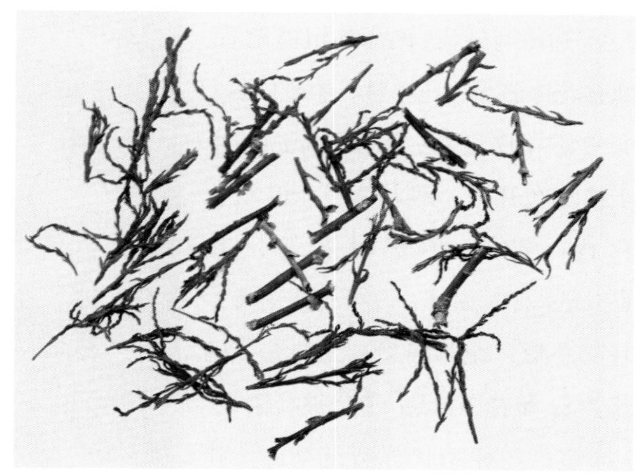

西河柳（饮片）

【化学成分】从干燥嫩枝中分得柽柳酚、柽柳酮和柽柳醇、β-谷甾醇、胡萝卜苷、槲皮素-3′，4′-二甲醚、硬脂酸、正三十一烷等。又分得山柰酚-4′-甲醚、山柰酚-7，4′-二甲醚、槲皮素及没食子酸。

【药理作用】

1. 有止咳、抗菌、解热及抗肝炎的作用。

2. 毒性　小鼠腹腔注射西河柳煎剂，LD_{50} 为 21.6g/kg。2 只豚鼠腹腔注射煎剂 5g/kg，观察 48h，未见异常；另 2 只腹腔注射 5g/kg，4h 内均死亡。

【性味、归经与效用】甘、辛，平。归心、肺、胃经。有发表透疹，祛风除湿的功效。用于麻疹不透，风湿痹痛。

【用法与用量】内服：煎汤，3~6g。外用：适量，煎汤擦洗。

【临床应用】

1. 感冒　西河柳、薄荷、绿豆衣各 9g，荆芥 6g，生姜 3g。水煎服，日服 1 剂。
2. 痹证　西河柳 15g，鸡血藤 30g，秦艽、桑寄生各 10g。水煎服，日服 1 剂。
3. 疹出不畅　西河柳、樱桃核。煎汤洗之。
4. 酒毒　西河柳，研末。每服 3g，温酒调下。

血见愁 Xuejianchou

HERBA ACALYPHAE AUSTRALIS

【基源】为大戟科植物铁苋菜*Acalypha australis* L. 的新鲜或干燥全草。

【原植物】一年生草本，高 30~50cm。茎直立，分枝，被微柔毛。叶互生；叶柄长 2~5cm；叶片卵状菱形或卵状椭圆形，长 2~7.5cm，宽 1.5~3.5cm，先端渐尖，基部楔形或圆形，基出脉3条，边缘有钝齿，两面均粗糙无毛。穗状花序腋生；花单性，雌雄同株；通常雄花序极短，长 2~10mm，生于极小苞片内；雌花序生于叶状苞片内；苞片展开时肾形，长 1~2cm，合时如蚌，边缘有钝锯齿，基部心形；花萼四裂；无花瓣；雄蕊 7~8；雌花 3~5 朵；子房被疏柔毛，3~4 室；花柱羽状分裂至基部。蒴果小，三角状半圆形，被粗毛；种子卵形，长约 2mm，灰褐色。花期 5~7 月，果期 7~10 月。

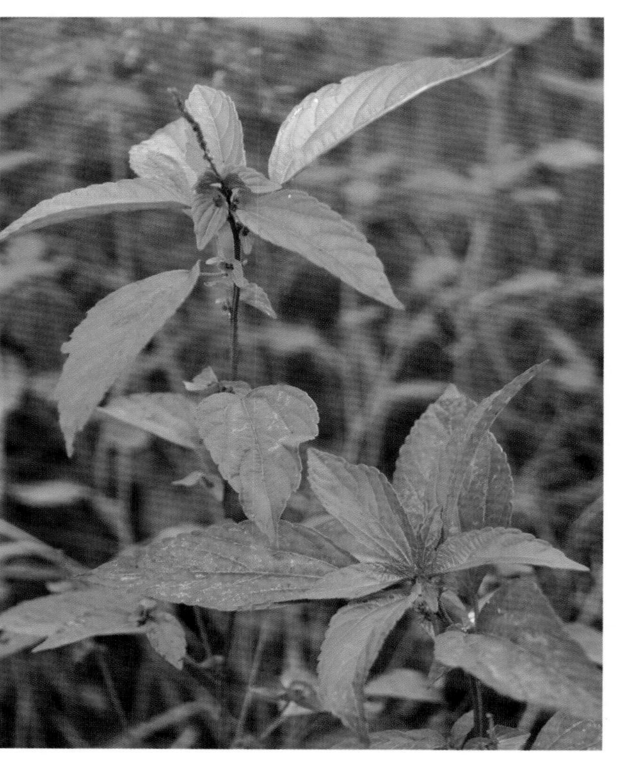

铁苋菜（原植物）

【生态分布】生于海拔 200~800m 旷野、丘陵、路边较湿润的地方。全县各地均有分布。主要分布于索堡镇、偏城镇、关防乡、辽城乡等地。

【采收加工】5~7 月间采收，除去泥土，晒干或鲜用。

【鉴别】药材　全草长 20~40cm，茎细，单一或分枝，棕绿色，有纵条纹，具灰白色细柔毛。

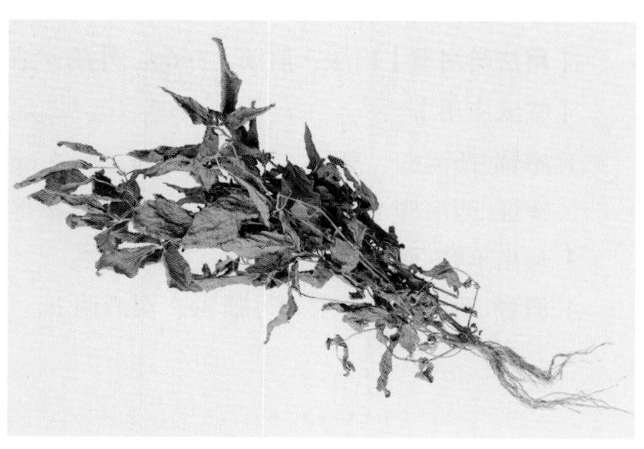

血见愁（药材）

单叶互生，具柄；叶片膜质，卵形或卵状菱形或近椭圆形，长 2.5~5.5cm，宽 1.2~3cm，先端稍尖，基部广楔形，边缘有钝齿，表面棕绿色，两面略粗糙，均有白色细柔毛。花序自叶腋抽出，单性，无花瓣；苞片呈三角状肾形。蒴果小，三角状半圆形，直径 3~4cm，表面淡褐色，被粗毛。气微，味苦、涩。

饮片　不规则的小段，根、茎、叶混合。全体被灰白色茸毛，圆茎棕色，切面黄白色，有髓。叶片多皱缩、破碎，黄绿色，具钝齿。苞片三角状肾形，合时如蚌。小蒴果呈三角状扁圆形。气微，味苦、涩。

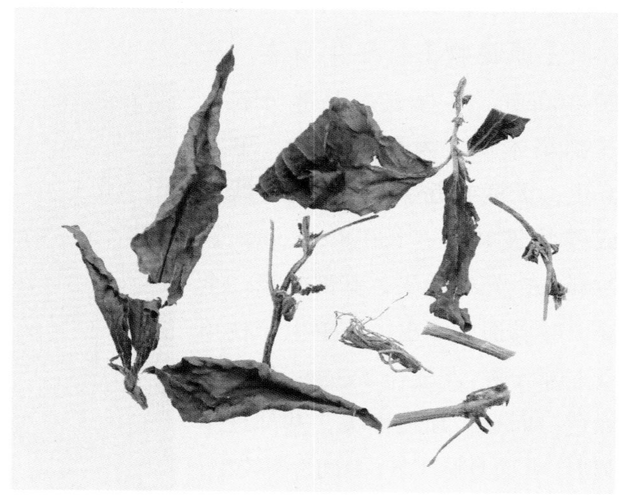

血见愁（饮片）

【化学成分】含没食子酸、铁苋碱等。

【药理作用】有抗菌、平喘的作用。

【性味、归经与效用】苦、涩，凉。归心、肺、大肠、小肠经。有清热利湿，凉血解毒，消积的功效。用于痢疾，泄泻，吐血，衄血，尿血，便血，崩漏，小儿疳积，痈疖疮疡，皮肤湿疹。

【用法与用量】内服：煎汤，10~15g；鲜品 30~60g。外用：适量，水煎洗或捣敷。

【临床应用】

1. 崩漏　血见愁、蒲黄炭各 9g，藕节 15g。水煎服，日服 1 剂。
2. 衄血　血见愁、白茅根各 30g。水煎服，日服 1 剂。
3. 痢疾，泄泻　血见愁 30~60g。水煎服，日服 1 剂。
4. 痈肿，蛇虫咬伤　鲜血见愁适量。捣烂外敷。
5. 湿疮　血见愁、地肤子各等分。适量，水煎洗患处。

亚麻子 Yamazi

SEMEN LINI

【**基源**】为亚麻科植物亚麻*Linum usitatissimum* L. 的干燥成熟种子。

【**原植物**】一年生草本，高30~100cm。茎直立，上部分枝，基部稍木质，表面具纵纹。单叶互生，无柄或近于无柄；叶片线形或线状披针形，长1.8~3.2cm，宽2~5mm，先端渐尖，基部较窄，全缘，叶脉通常3出。花单生于枝顶及上部叶腋，花梗长2~3cm；萼片5，绿色，卵形，顶端渐尖，基部近于圆形，上面具脉3条，中间1条较粗，延至萼片的顶端，萼宿存；花瓣5，蓝色或白色，倒卵形或广倒卵形，长7~10mm，宽5~7mm，先端近圆形，微凹，边缘稍有波状缺刻；雄蕊5，与花瓣互生，花药线状，纵裂，花丝细长，线形而扁，长3~5mm，基部逐渐膨大，略呈三角状，退化雄蕊5，仅留齿状痕迹，与雄蕊互生；子房椭圆状卵形，长约2.5mm，5室，每室有2枚胚珠，花柱5，分离，柱头条形。蒴果球形，稍扁，淡褐色，长6~8mm，宽6~10mm，成熟时顶端5瓣裂。种子扁平，卵形或椭圆状卵形，长约6mm，宽约3mm，黄褐色或暗褐色，有光泽。花期6~7月，果期7~9月。

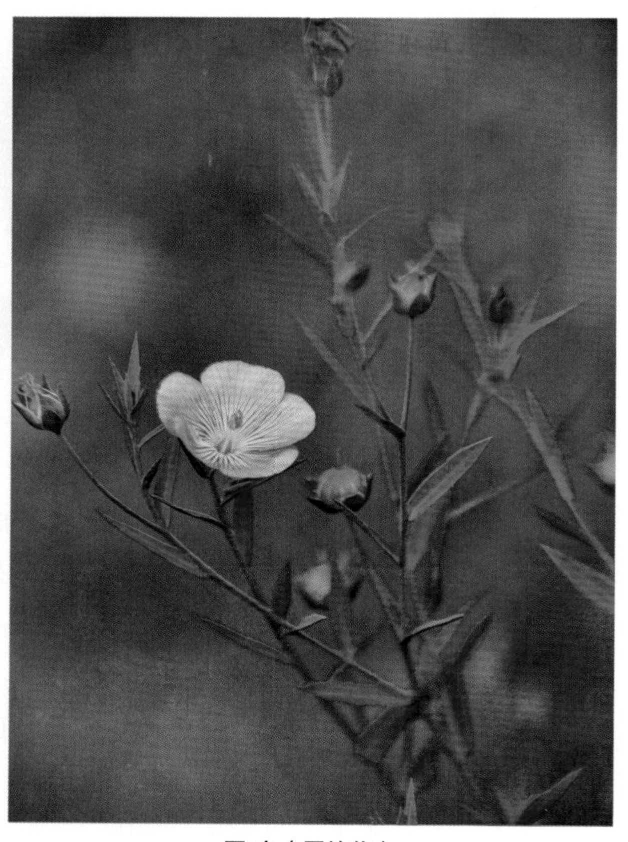

亚麻（原植物）

【**生态分布**】本品适应性强，县域内大部分地区有栽培。

【**采收加工**】秋季果实成熟时采收植株，晒干，打下种子，除去杂质，再晒干。

【**鉴别**】呈扁平卵圆形，一端钝圆，另端尖而略偏斜，长4~6mm，宽2~3mm。表面红棕色或灰褐色，平滑有光泽，种脐位于尖端的凹入处；种脊浅棕色，位于一侧边缘。种皮薄，胚乳棕色，薄膜状，子叶2，黄白色，富油性。无臭，嚼之有豆腥味。

【化学成分】含亚麻子油，主要成分为亚油酸、亚麻酸、软脂酸、硬脂酸、二十二烷酸。尚含阿魏酸二十烷基醇、α-亚麻酸甲酯、蛋白质、黏液质、甾醇及三萜（胆甾醇、菜油甾醇、豆甾醇及谷甾醇等）。

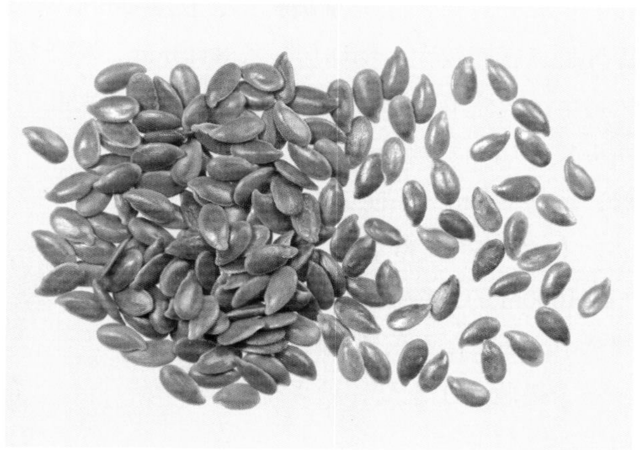

亚麻子（饮片）

【药理作用】

1. 有缓泻、防癌和调血脂的作用。

2. 毒性　由于本品含有氰苷，服用时应注意毒副作用。

【性味、归经与效用】甘、平。归肺、肝、大肠经。有润燥通便，养血祛风的功效。用于肠燥便秘，皮肤干燥，瘙痒，脱发。

【用法与用量】内服：煎汤，9~15g。外用适量。

【临床应用】

1. 便秘　亚麻子、核桃仁、苦杏仁各等分。研末，制成蜜丸。每服 9g，日服 2 次。

2. 痒风　亚麻子、白鲜皮、地骨皮各等分。研末，制成蜜丸。每服 9g，日服 2 次。

3. 湿疮　亚麻子、地肤子、苦参各 15g，白鲜皮 12g。水煎，熏洗患处。

羊耳蒜 Yangersuan

HERBA LIPARIS JAPONICAE

【基源】为兰科植物羊耳蒜 *Liparis japonica* (Miq.) Maxim. 的新鲜或干燥全草。

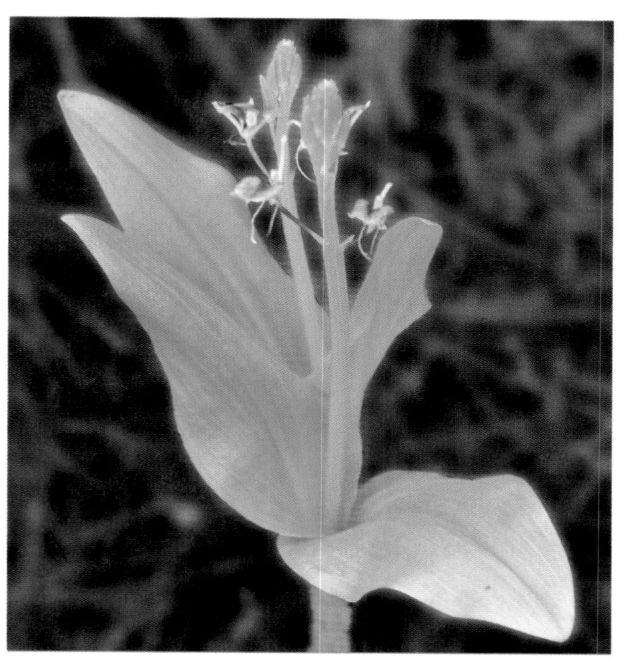

羊耳蒜（原植物）

【原植物】多年生草本，全株无毛。假鳞茎卵球形，外被干膜质的白色鞘，下部具多数须根，如蒜头状，长 6~12mm。基生叶 2 枚，基部抱合而近对生；叶片狭卵形或卵状椭圆形，长 7~13cm，宽 4~6cm，基部渐狭，先端钝尖，下延成鞘状抱茎。花葶由 2 叶间抽出，高 20~40cm；总状花序具数朵及 10 余朵，疏生，花序轴具翅；苞片膜质，鳞片状，钝头，长 1~1.5mm；萼片长卵状披针形，长 8~9mm，先端稍钝；花淡绿色，花瓣线形，与萼片等长，唇瓣较大，倒卵形，长 8~13mm，不分裂，平坦，中部稍缢缩，其余花被片均较狭窄；蕊柱稍弓曲，先端翅钝圆，基部膨大鼓出；子房细长，基部渐狭缩成柄，扭转，柱头长 2.5mm。蒴果长倒卵状披针形，长达 1.2cm，果梗长约 1mm。

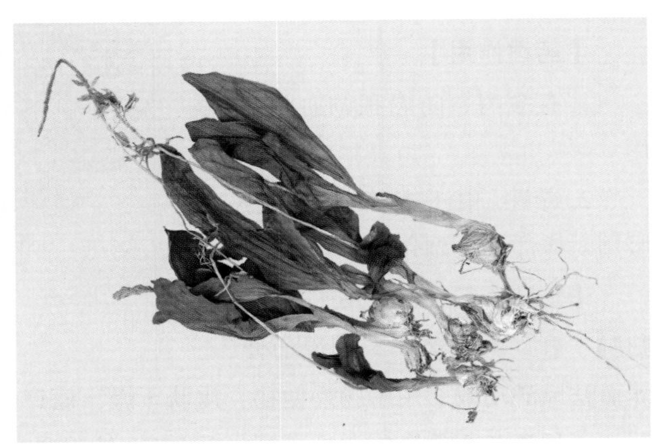

羊耳蒜（药材）

【生态分布】生于海拔 700~1000m 的常绿阔叶林、松林及灌丛中。分布在更乐镇九峰山等地。

【采收加工】夏、秋采挖，鲜用或切段晒干。

【鉴别】药材 假鳞茎卵球形，外被干膜质的白色鞘，下部具多数须根，如蒜头状。基生叶 2 枚，绿色或浅棕色，叶片狭卵形或卵状椭圆形，基部渐狭，先端钝尖头，下延成鞘状抱茎。总状花序具数朵，苞片膜质，鳞片状，钝头；萼片长卵状披针形；花瓣线形，与萼片等长。气微，味微酸。

饮片 为鳞茎、茎、叶、花葶、花的混合段状。鳞茎段外被干膜质的白色鞘，下部具多数须根或须根痕；叶段绿色或浅棕色，完整展开着狭卵形或卵状椭圆形，基部渐狭，先端钝尖；花葶黄色；苞片膜质，鳞片状，钝头；萼片长卵状披针形；花瓣线形，与萼片等长。气微，味微酸。

【性味与功效】甘、微酸，平。有活血止血，消肿止痛的功效。用于崩漏，产后腹痛，白带过多，扁桃体炎，跌打损伤，烧伤。

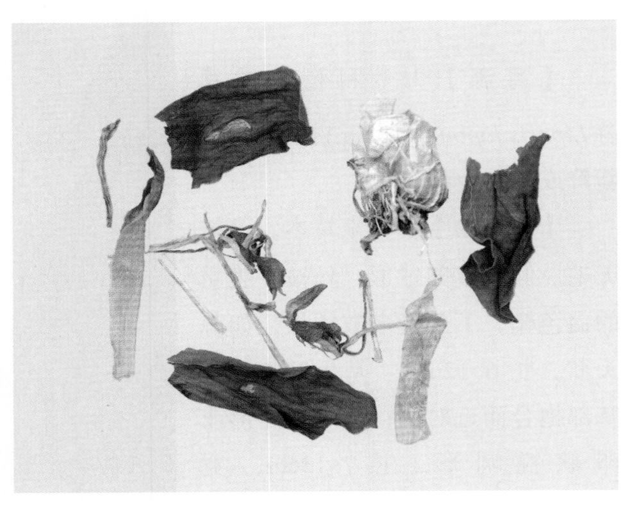

羊耳蒜（饮片）

【用法与用量】内服：煎汤，6~9g。外用：适量，鲜品捣敷。

【临床应用】

1. 儿枕痛 羊耳蒜、碧桃干各 9g。水煎加黄酒服。

2. 跌打损伤 羊耳蒜粉适量，加醋调敷；或鲜用捣烂敷患处。

羊角 Yangjiao

CORNU CAPRAE SEU OVIS

【基源】为牛科动物山羊*Capra hircus* （Linnaeus）或绵羊*Ovis aries* （Linnaeus）的干燥角。

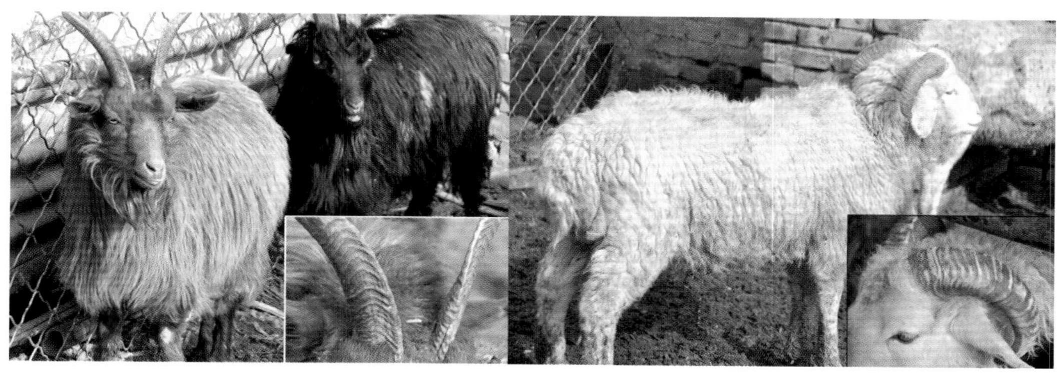

山羊（原动物）　　绵羊（原动物）

【原动物】山羊　体长 1~1.2cm，体重 10~35kg。头长，颈短，耳大，吻狭长。雌雄额部均有角 1 对，雄性者角大；角基部略呈三角形，尖端略向后弯，角质中空，表面有环纹或前面呈瘤状。雄者颌下有总状长须。四肢细，尾短。全体被粗直短毛，毛色有白、黑、灰和黑白相杂等多种。

绵羊　绵羊为人们较早驯养的家畜。其体重随品种而不同，最小不过 20kg，最大可达 150~200kg。外形特征亦有多样。有的雌、雄均有角；有的二者皆无角；有的仅雄性有角。角形与羊尾也因种而有差异。其被毛接近原始品种者，具有两层：外层为粗毛可蔽雨水，内层为纤细的绒毛，借以保温。但改良品种仅存内层的绒毛。前后肢两趾间具有一腺体，开口于前部。具有泪腺。

【生态分布】县域内各地均有养殖。

【采收加工】屠宰羊时，收集羊角，除去杂质，洗净，风干。

【鉴别】药材　山羊角　角小而直，长圆锥形，长 10~15cm，角基直径 2~3cm，表面呈灰黑色，具突起的环纹，角尖光滑，常向后略弯。气无，味淡。

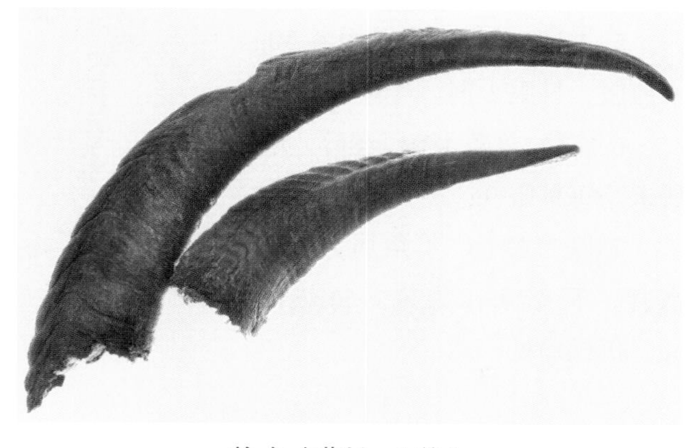

羊角（药材 . 山羊）

绵羊角 角大而弯曲，呈半环状，长 30~45cm，角基直径 5~7cm，表面蜡黄色，角尖扁平。

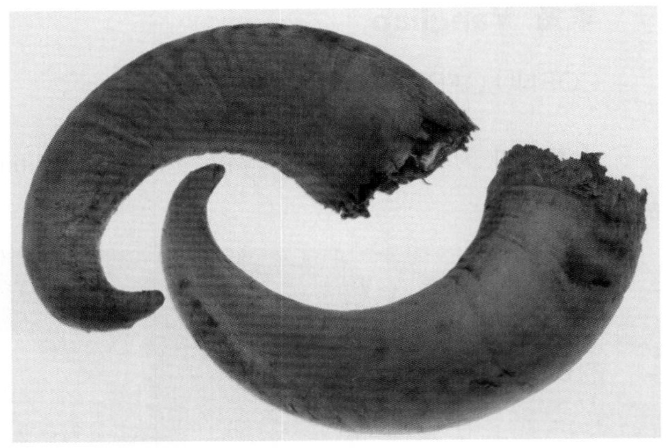
羊角（药材．绵羊）

饮片 为不规则形的块片，黄白色或灰黑色，具细密纵行条纹。质坚韧。气微。

【药理作用】有抗肿瘤的作用。

【性味、归经与效用】苦、咸，寒。归肝、心经。有清热，镇惊，明目，解毒的功效。用于风热头痛，温病发热神昏，烦闷，吐血，小儿惊痫，惊悸，青盲内障，痈肿疮毒。

【用法与用量】内服：煎汤，9~30g；或烧存性研末。外用：适量，烧灰研末调敷。

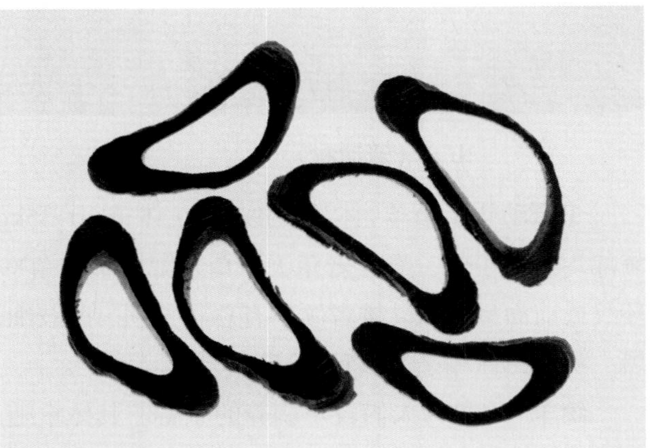
羊角（饮片．山羊）

【临床应用】

1. 癫痫　羊角，烧存性，以酒服少许。

2. 暑温　羊角 30g，钩藤 6~9g。水煎服，日服 1 剂。

3. 咳嗽　陈羊角 1 只，炙灰，研末。日服 2~3 次，开水冲服，分 3 天服完。

4. 惊悸　羊角、珍珠母各 30g，远志 10g。水煎服，日服 1 剂。

5. 淋证　羊角、白茅根各 30g。水煎服，日服 1 剂。

6. 瘰疬　羊角 480g，锉碎，炙黄，研末。每早服 9g。

7. 跌打损伤　羊角屑，以砂糖水拌，瓦焙焦，为末。每热酒下 6g，仍揉痛处。

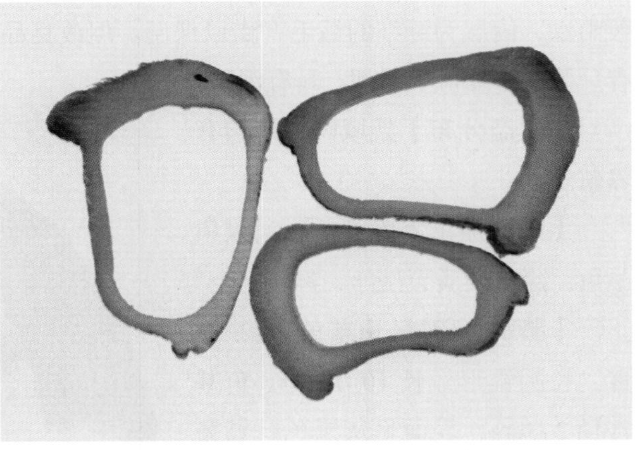
羊角（饮片．绵羊）

苍耳子 Cang'erzi

FRUCTUS XANTHII

【基源】为菊科植物苍耳*Xanthium sibiricum* Patr. 的干燥成熟带总苞的果实。

【原植物】一年生草本，高30~100cm，全体密被白色短毛。茎直立，粗糙，有紫色斑点，上部有分枝。叶互生；叶柄长3~11cm，密被细毛；叶片三角状卵形或心形，长5~10cm，宽4~9cm，通常3浅裂，两面被贴生短伏毛。头状花序单性同株。雄花序球形，密集枝端，密生柔毛，花多数，总苞片1列；花冠管状，5齿裂；雄蕊5，花药离生，花丝联合成单体，有退化雌蕊。雌花序椭圆形，生于叶腋，有2花，总苞片2~3列，外列总苞片10或更多，内列2总苞片较大，结合成一个2室的囊状总苞。顶端有2喙，外面有钩刺，每室有一花，无花冠；子房下位，卵形，柱头2深裂，伸出喙外。瘦果2，倒卵形，无冠毛，包藏于有刺的总苞内。花期7~8月，果期8~11月。

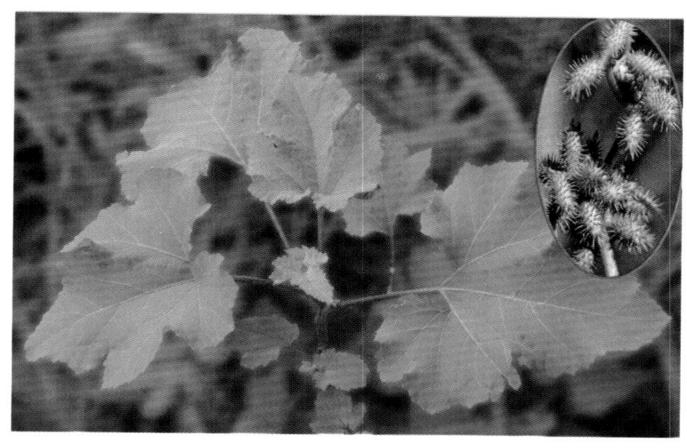

苍耳（原植物）

【生态分布】生于海拔200~800m的荒野、草地、路旁等向阳处。县域内各地均有分布。主要分布于辽城乡、索堡镇、关防乡、鹿头乡等地。

【采收加工】秋季果实成熟时采收，干燥，除去梗、叶等杂质。

【鉴别】呈纺锤形或卵圆形，长1~1.5cm，直径0.4~0.7cm。表面黄棕色或黄绿色，全体有钩刺，先端有2枚较粗的刺，分离或连生，基部有梗痕。质硬而韧，横切面中间有一隔膜，2室，各有1枚瘦果。瘦果略呈纺锤形，一面较平坦，先端具一突起的花柱基，果皮薄，灰黑色，具纵纹。种皮膜质，浅灰色，有纵纹；子叶2，有油性。气微，

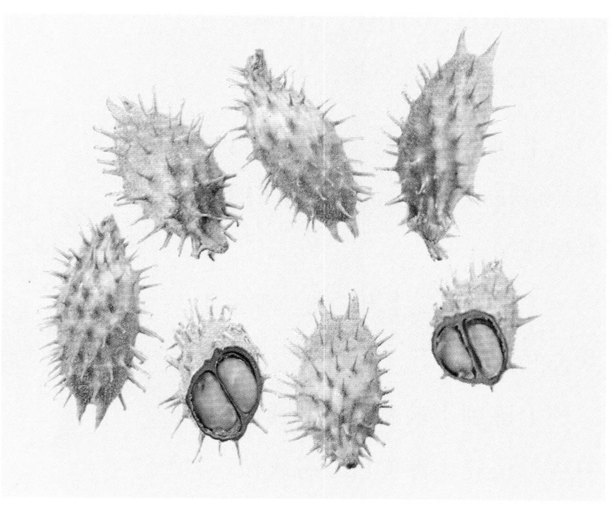

苍耳子（饮片）

味微苦。

【化学成分】含脂肪油 9.2%，其中脂肪酸有：棕榈酸、硬脂酸、油酸、亚油酸等；不皂化物中含蜡醇、β-、γ-及 δ-谷甾醇；丙酮不溶物中含卵磷脂、脑磷脂；还含苍耳苷、葡萄糖、果糖、酒石酸、琥珀酸、延胡索酸等，另含蛋白质；种子壳含羧基苍术苷。

【药理作用】

1. 有抗菌、抗病毒、降血糖、抗炎、镇痛和抗氧化的作用。

2. 毒性 苍耳子水浸剂小鼠腹腔注射的 LD_{50} 为 0.93g/kg。

【性味、归经与效用】辛、苦，温；有毒。归肺经。有散风寒，通鼻窍，祛风湿的功效。用于风寒头痛，鼻塞流涕、鼻鼽，鼻渊，风疹瘙痒，湿痹拘挛。

【用法与用量】内服：煎汤，3~10g。

【临床应用】

1. 头痛 苍耳子、天麻、白芷、防风、荆芥各 10g，川芎 6g。水煎服，日服 1 剂。

2. 鼻渊 蒲公英 20g，苍耳子、辛夷各 10g，桑白皮 15g，甘草 6g。水煎服，日服 1 剂。

3. 瘾疹 苍耳子、紫草各 10g，桂枝、白芍、牡丹皮、甘草各 6g。水煎服，日服 1 剂。

4. 湿疮 苍耳子、苦参各 10g。煎水外洗。

附：

苍耳草 Cang'ercao

HERBA XANTHII

【基源】为菊科植物苍耳*Xanthium sibiricum* Patr. 的干燥地上部分。

【采收加工】夏、秋二季采割，除去泥沙，晒干。

【鉴别】药材 茎呈圆柱形，中空，稍扁，青黄色，有纵棱，具稀疏短毛，常见散有黑褐色斑点，

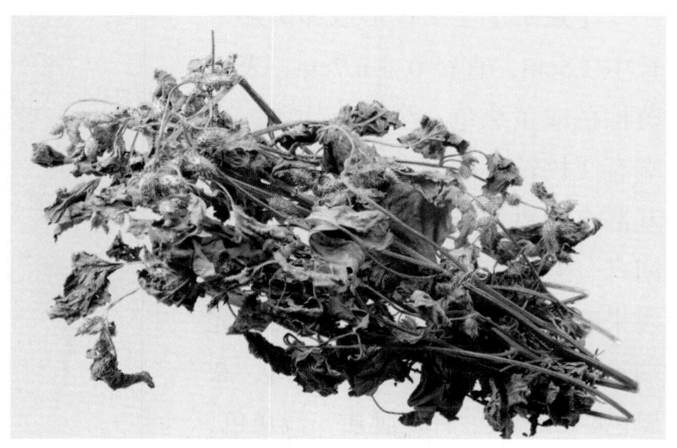

苍耳草（药材）

近根部约呈紫色。叶互生，具长柄，粗糙，多皱缩弯曲，展平后成卵状三角形，常见不明显的 3 裂，边缘具不规则粗齿；顶端尖，基部心形。果实呈纺锤形或卵圆形，长 1~1.5cm，直径 4~7mm，表面黄褐色或黄绿色，全体有钩刺，顶端有 2 枚较粗的刺，分离或相连。气微，味微苦。

饮片　呈短段状。茎圆柱形，直径 0.2~1cm，切面黄白色，有髓部；外表面淡棕黄色至棕褐色，具纵棱，散生突起的点状物，有的可见互生的枝及毛。叶片已切断，多皱缩和破碎，暗绿色，两面均被毛，叶柄细长，亦具毛。头状花序球形，直径 4~5mm，黄褐色。质坚。气微，味微苦。

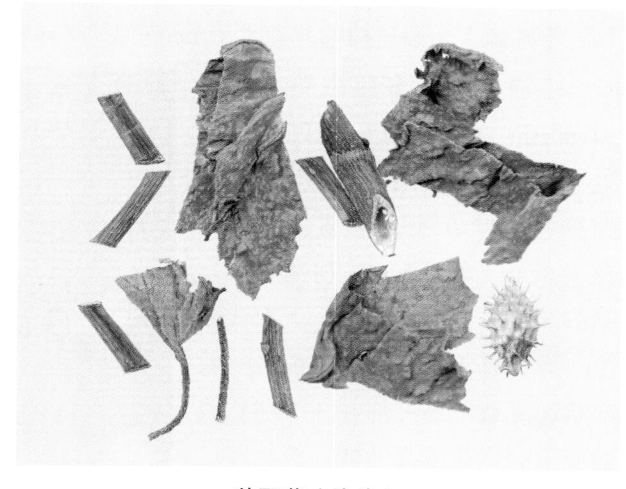

苍耳草（饮片）

【性味、归经与效用】苦、辛，微寒；有小毒。归肺、脾、肝经。有祛风散热，除湿解毒的功效。用于感冒头痛，头风头晕，鼻渊，目赤翳障，风湿痹痛，拘挛麻木，疔疮，风癞，疥癣，皮肤瘙痒，痔疮，痢疾。

【用法与用量】内服：煎汤，6~12g。大剂量 30~60g；或捣汁；或熬膏；或入丸、散。外用：适量，捣敷；或烧存性研末调敷；或煎水洗；或熬膏敷。

【临床应用】

1. 痒风，疥疮，湿疮　苍耳草 30g，浮萍、薄荷各 9g。水煎外洗。

2. 痈疽，痈肿　苍耳草入锅内煎煮，去渣，以滤过液熬成膏，瓷罐收贮备用。每日开水送服 1 茶匙，亦可外敷患处。

【注意】苍耳幼苗剧毒，切勿采食。

苍 术 Cangzhu

RHIZOMA ATRACTYLODIS

【基源】为菊科植物北苍术*Atractylodes chinensis*（DC.）Koidz. 的干燥根茎。

【原植物】多年生草本，高30~80cm。根茎横走，呈结节状，粗大不整齐。茎多不分枝或上部少分枝。叶互生，革质，卵形，长3~8cm，宽1~5cm，顶端渐尖，基部渐狭，上面深绿色，下面浅绿色，边缘有不规则刺状锯齿，一般羽状5深裂，茎上部叶3~5羽状浅裂或不裂，通常无叶柄。头状花序顶生，总苞片5~6层，卵形至披针形；花多数，两性花与单性花多异株；两性花有多数羽状长冠毛，花冠白色，细长管状，长约1cm；雄蕊5，花药合生，线形，花丝在花冠管喉部以下与管合生；子房下位，密被白色柔毛，花柱细长，柱头2裂；单性花一般均为雌花，退化雄蕊5，花线形，先端圆，不卷曲，其余部分与两性花同。瘦果被白毛，长圆形，羽状冠毛长约0.8cm。花期7~8月，果期8~10月。

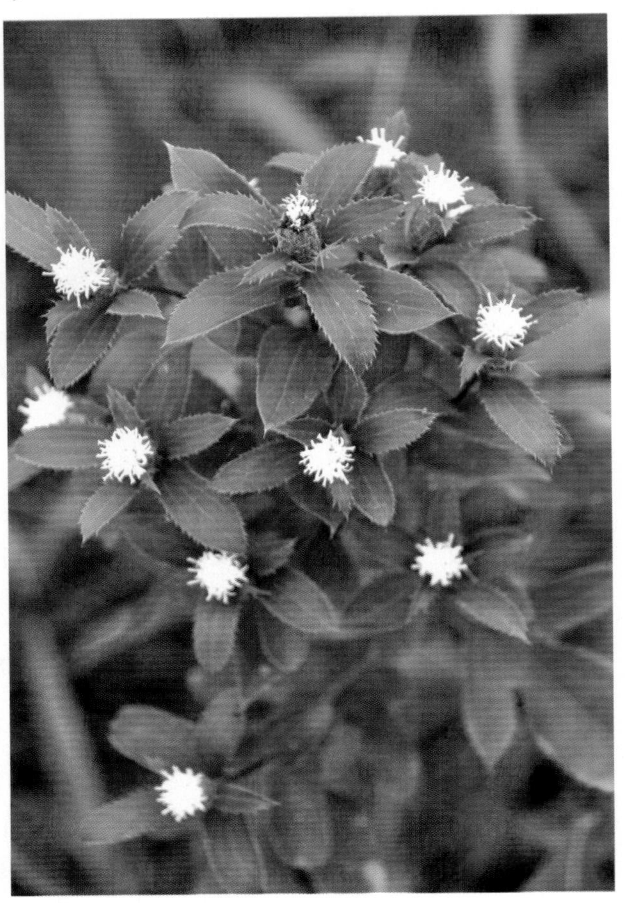

北苍术（原植物）

【生态分布】生于海拔300~900m的低山阴坡灌丛、林下及较干燥处。主要分布于涉城镇、固新镇、河南店镇、神头乡。

【采收加工】春、秋二季采挖，除去泥沙，晒干，撞去须根。

【鉴别】药材 呈疙瘩块状或结节状圆柱形，长4~9cm，直径1~4cm。表面黑棕色，除去外皮者黄棕色。质较疏松，断面散有黄棕色油室。香气较淡，味辛、苦。

饮片 为类圆形或不规则形厚片，长 2～6 cm，宽 1～3 cm，厚约 3 mm。切面黄白色、灰白色或灰黄白色，散有多数橙黄色或棕红色的油点，边缘不整齐。外表面灰棕色或黑棕色，凹凸不平，有皱纹及根痕。质坚实或较疏松。香气特异。味微甘、辛、苦。

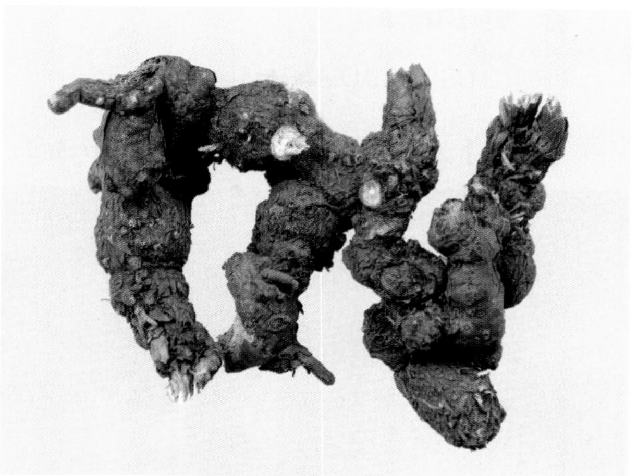

苍术（药材）

【化学成分】含挥发油：苍术素、茅术醇、β-桉油醇、榄香油醇、苍术酮、苍术素醇、乙酰苍术素醇、3-β-羟基苍术酮、3-β-乙酰氧基苍术酮等，倍半萜类苷：苍术苷 A、B、C、D、E、F、G、H、I 和愈创木烷类化合物、维生素 A 样物质等。

【药理作用】有抗病原体、调节胃肠功能、抗溃疡、降血糖、抗肿瘤、抗凝血、抗炎、镇静和保肝利胆的作用。

【性味、归经与效用】辛、苦，温。归脾、胃、肝经。有燥湿健脾，祛风散寒，明目的功效。用于湿阻中焦，脘腹胀满，泄泻，水肿，脚气痿躄，风湿痹痛，夜盲，眼目昏涩。

【用法与用量】内服：煎汤，3~9g。

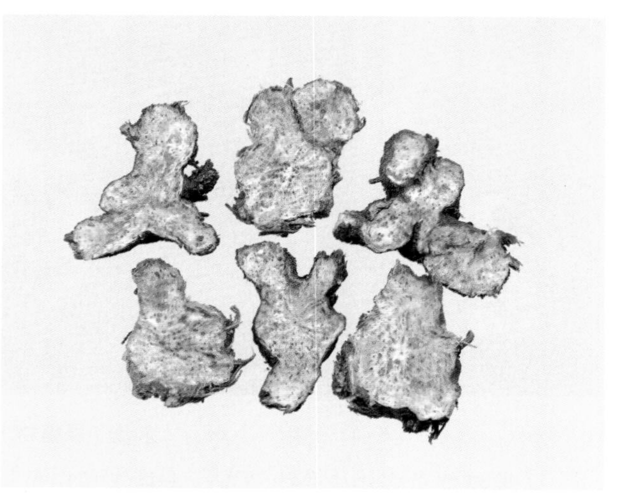

苍术（饮片）

【临床应用】

1. 痞满　苍术 20g，陈皮、厚朴、茯苓各 10g，甘草 6g。水煎服，日服 1 剂。
2. 湿肿　苍术 20g，泽泻 15g，法半夏、厚朴、茵陈、茯苓、白术各 10g，甘草 6g。水煎服，日服 1 剂。
3. 鹤膝风　苍术 20g，黄柏、牛膝、远志各 10g，金银花 15g，薏苡仁 30g，甘草 6g。水煎服，日服 1 剂。
4. 感冒　苍术 12g，防风、荆芥、白芷各 6g，细辛 3g。水煎服，日服 1 剂。
5. 湿疮　苍术、黄柏，按 2 ∶ 1 研末。外敷或麻油调搽患处。

赤 爬 Chipao

FRUCTUS THLADIANTHAE DUBIAE

【基源】为葫芦科植物赤爬*Thladiantha dubia* Bunge 的干燥成熟果实。

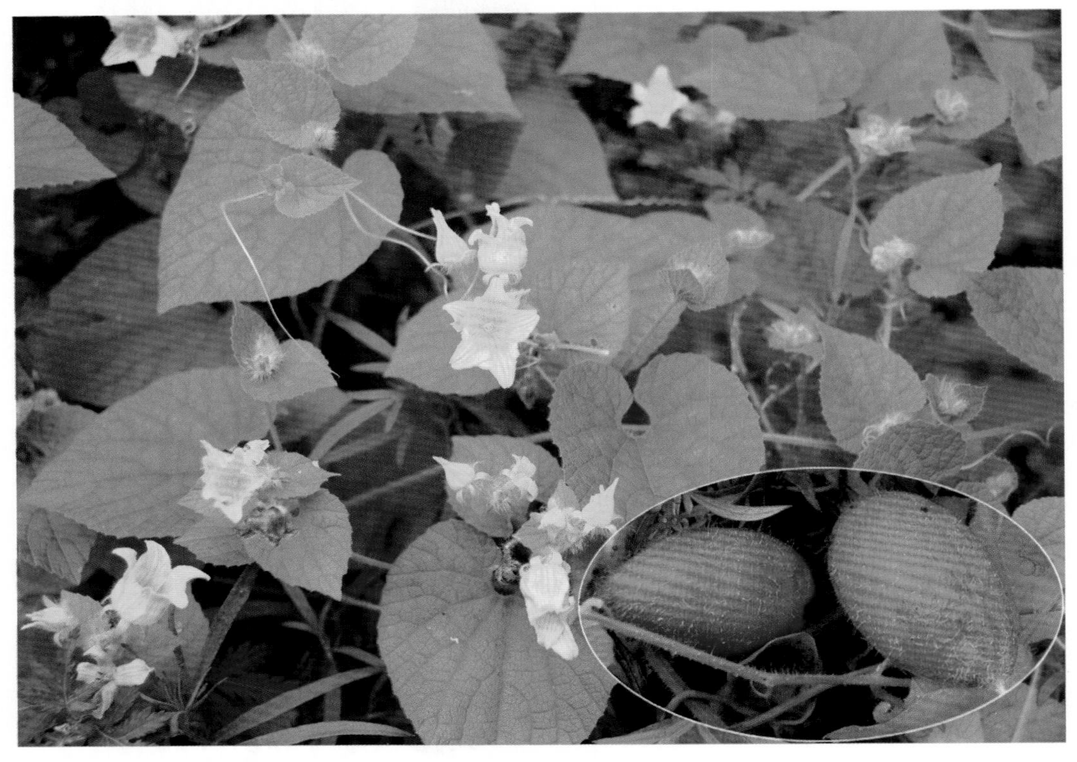

赤 爬（原植物）

【原植物】多年生蔓生草本。全株被黄白色长柔毛状硬毛。根块状，茎稍粗壮，上有棱沟。叶柄稍粗，长 2~6cm；叶互生，叶片广卵状心形，长 5~10cm，宽 4~9cm，先端尖，基部心形，边缘有微锯齿；两面均具茸毛；卷须单一。花腋生，单一，雌雄异株；雄花的花梗短而细，雌花的花梗长而粗；萼短钟形，裂片线状披针形，反折；花冠黄色，钟形，5 深裂，花瓣狭卵形，被短毛，长 2.5cm 左右；雄花的雄蕊 5 枚，不育雄蕊线形，花丝有毛；雌花有短的退化雄蕊，子房下位，长圆形，被长柔毛。果实长卵状长圆形，长 4~5cm，宽 2~3.5cm，先端有残存的花柱基，表面橙黄色、红棕色或橙红色，有光泽，被柔毛，有 10 条明显的纵纹。种子卵形，黑色，平滑无毛，长 4~4.5mm，宽 2.5~3mm，厚 1.5 mm，花期 6~8 月，果期 8~10 月。

【生态分布】生于海拔 700~1000m 的山坡、堰边、林缘或房屋附近。主要分布于辽城乡、偏城镇、索堡镇、神头乡、固新镇等地。

【采收加工】果实成熟后连柄摘下，用线将果柄串起，挂于日光下或通风处，晒干。置通风干燥处，防止潮湿霉烂及虫蛀。

【鉴别】呈卵圆形、椭圆形或长圆形。常压扁，长 3~5cm，宽 1.5~3cm。表面橙黄色、橙红色至红棕色，皱缩，具极稀的白色茸毛及纵沟纹，顶端有残留柱基，基部有细而弯曲的果柄或脱落的痕迹。果皮厚约 1 ㎜，内表皮粘连多数细小不发育的种子，长圆形，表面浅黄棕色；中心有多数成熟种子，扁卵形，黑色。气微，味酸，微甜。

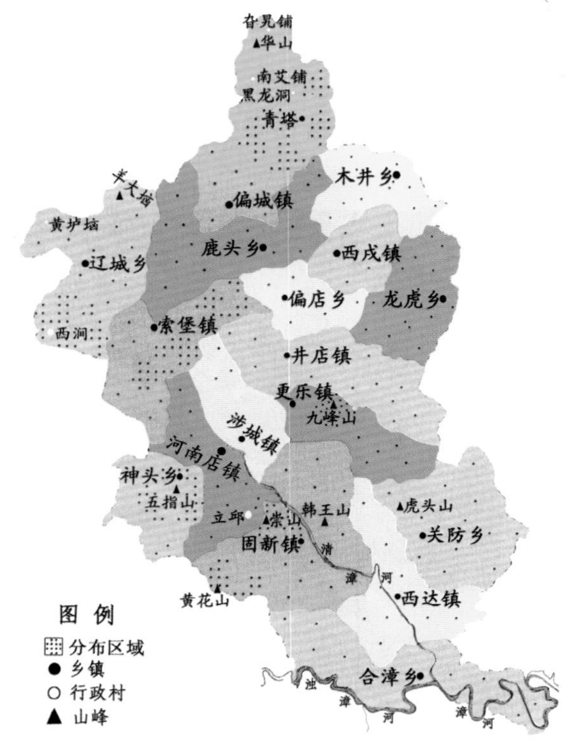

赤爮资源分布图

【化学成分】含皂苷等。

【性味、归经与效用】酸、苦，平。归胃、肝、肺、肾经。有理气，活血，祛痰，利湿的功效。用于反胃吐酸，肺痨咳血，黄疸，痢疾，胸胁疼痛，跌打扭伤，筋骨疼痛，闭经。

【用法与用量】内服：煎汤，5~10g；或研末。

【临床应用】

1. 闪腰，岔气 赤爮 9~15g。水煎服，日服 1 剂。

2. 反胃，吞酸 赤爮 3~9g。研末冲服。

3. 咳嗽，咯血 赤爮、川贝母、北沙参、紫菀各 9g。水煎服，日服 1 剂。

4. 胁痛 赤爮 15g，郁金 12g，川楝子 10g。水煎服，日服 1 剂。

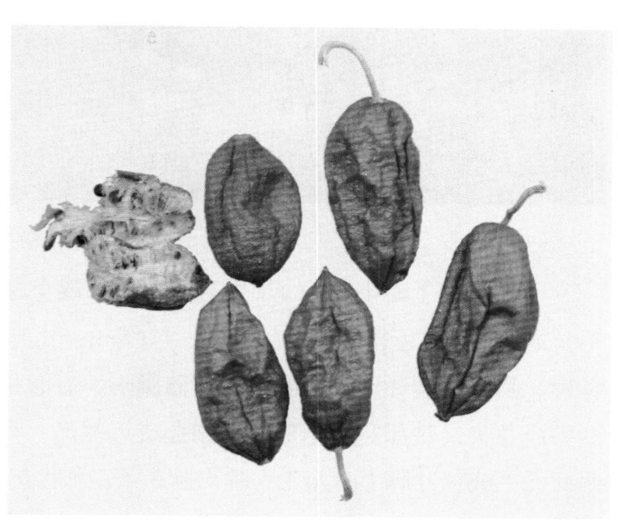

赤 爮（饮片）

5. 淋证 赤爮 15g，萹蓄 10g。水煎服，日服 1 剂。

赤小豆 Chixiaodou

SEMEN VIGNAE

【**基源**】为豆科植物赤小豆*Vigna umbellata* Ohwi et Ohashi 或赤豆*Vigna angularis* Ohwi et Ohashi 的干燥成熟种子。

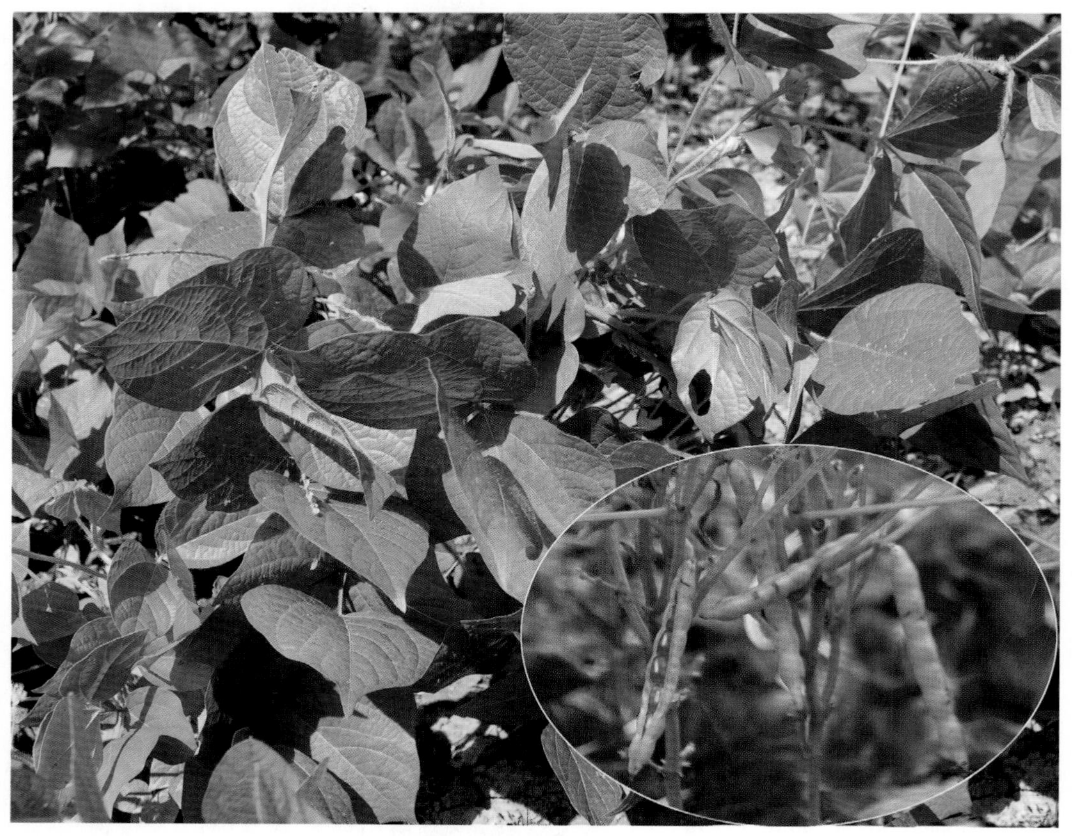

赤 豆（原植物）

【**原植物**】**赤小豆** 一年生直立草本，或上部缠绕状。高 20~75cm，嫩时被倒生细毛，老时无毛。三出复叶，叶柄长 7~17cm；托叶披针形或卵状披针形；小叶纸质，披针形、长圆状披针形或卵圆形至宽卵圆形，有时稍呈菱形，长 4~9cm，宽 2~6cm，先端渐尖或急尖，基部宽三角形、近圆形或近截形，有时侧生小叶偏斜，全缘，稀 3 浅裂，两面无毛或仅叶脉上有疏毛，基出脉 3 条。总状花序腋生，有花数朵至多数；小苞片 2，具毛；花萼淡绿色，短钟形，萼齿 5；花冠蝶形，黄色，旗瓣圆肾形，先端微凹，基部心形，翼瓣斜卵形，基部具渐狭的爪，龙骨瓣狭长，先端延长或成喙状，螺旋状卷曲；雄蕊 10，9 枚合生，1 枚分离；子房上位，密被短硬毛。荚果细瘦，线状扁圆柱形，长

6~13cm，直径 5~6mm，通常弯曲成镰形，先端具喙，有种子 6~10。种子长椭圆形，狭窄，暗红色，少有褐色、黑色或草黄色，长 5~8mm，直径 3~5mm，种脐凹陷。花期 5~8 月，果期 8~9 月。

赤豆 与赤小豆十分相似，区别在于小叶卵形或菱状卵形，长 5~10cm，宽 3~7cm，先端短尖或渐尖，基部宽楔形或近圆形，两面被疏长毛；荚果圆柱状，稍扁，于种子间收缩，长 5~12cm，直径 5~6mm，有种子 6~10 粒；种子长圆形，两端截形或圆形，暗棕红色、暗红色或赤红色，长 5~7mm，直径 4~5mm，种脐不凹陷。花期 6~7 月，果期 7~8 月。

【生态分布】县域内各地均有栽培。

【采收加工】秋季果实成熟而未开裂时拔取全株，晒干，打下种子，除去杂质，再晒干。

【鉴别】赤小豆 呈长圆形而稍扁，长 5~8mm，直径 3~5mm。表面紫红色，无光泽或微有光泽；一侧有线形突起的种脐，偏向一端，白色，约为全长的 2/3，中间凹陷成纵沟；另侧有 1 条不明显的棱脊。质硬，不易破碎。子叶 2，乳白色。气微，味微甘。

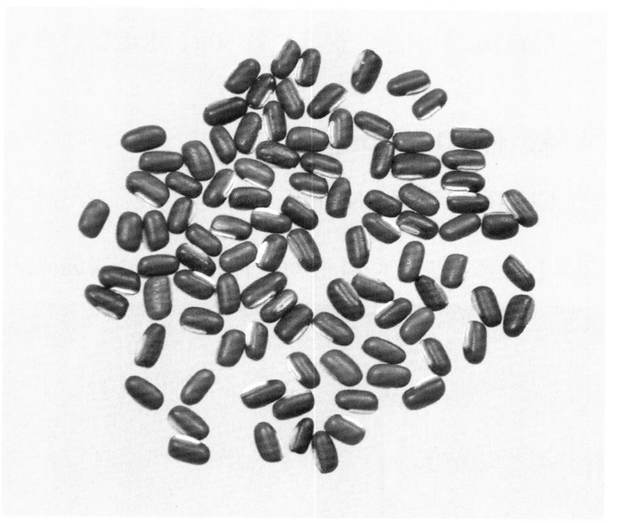

赤小豆（饮片 . 赤小豆）

赤豆 呈短圆柱形，两端较平截或钝圆，直径 4~6mm。表面暗棕红色，有光泽，种脐不突起。

【化学成分】

赤小豆 含糖类、三萜皂苷等。每百克含蛋白质 20.7g、脂肪 0.5g、碳水化合物 58g、粗纤维 4.9、灰分 3.3g、钙 67mg、磷 305mg、铁 5.2mg、硫胺素 0.3lmg、核黄素 0.11mg、烟酸 2.7mg。

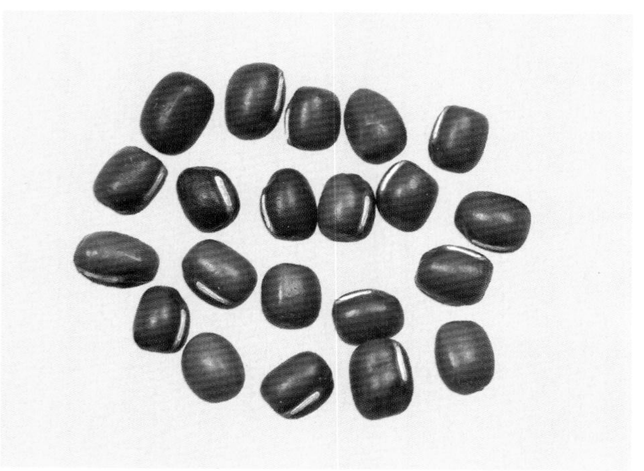

赤小豆（饮片 . 赤豆）

赤豆 含 3- 呋喃甲醇 -β-D- 吡喃葡萄糖苷、右旋儿茶精 -7-*O*-β-D 吡喃葡萄糖苷和 1D-5-*O*-（a-D- 吡喃半乳糖基）-4-*O*- 甲基肌醇，赤豆皂苷Ⅰ、Ⅱ、Ⅲ、Ⅳ、Ⅴ、Ⅵ，D-

儿茶精、D-表儿茶精和表没食子儿茶精等。从新鲜种子中分离到原矢车菊素 B_1 和 B_3。

【性味、归经与效用】甘、酸，平。归心、小肠经。有利水消肿，解毒排脓的功效。用于水肿胀满，脚气肢肿，黄疸尿赤，风湿热痹，痈肿疮毒，肠痈腹痛。

【用法与用量】内服：煎汤，9~30g。外用：适量，研末调敷。

【临床应用】

1. 水肿 赤小豆、白茅根、薏苡仁各 30g。水煎服，日服 1 剂。

2. 黄疸 赤小豆 30g，连轺（连翘根）、苦杏仁、梓白皮各 10g，麻黄、生姜、甘草各 6g，大枣 60g。水煎服，日服 1 剂。

3. 缺乳 赤小豆 30g，王不留行 10g。水煎服，日服 1 剂。

4. 肠痈 赤小豆、败酱草各 30g，牡丹皮 10g，甘草 6g。水煎服，日服 1 剂。

5. 粉刺 赤小豆、薏苡仁各 30g。水煎服，日服 1 剂。并取汁洗面部。

杜 仲 Duzhong

CORTEX EUCOMMIAE

【基源】为杜仲科植物杜仲*Eucommia ulmoides* Oliv. 的干燥树皮。

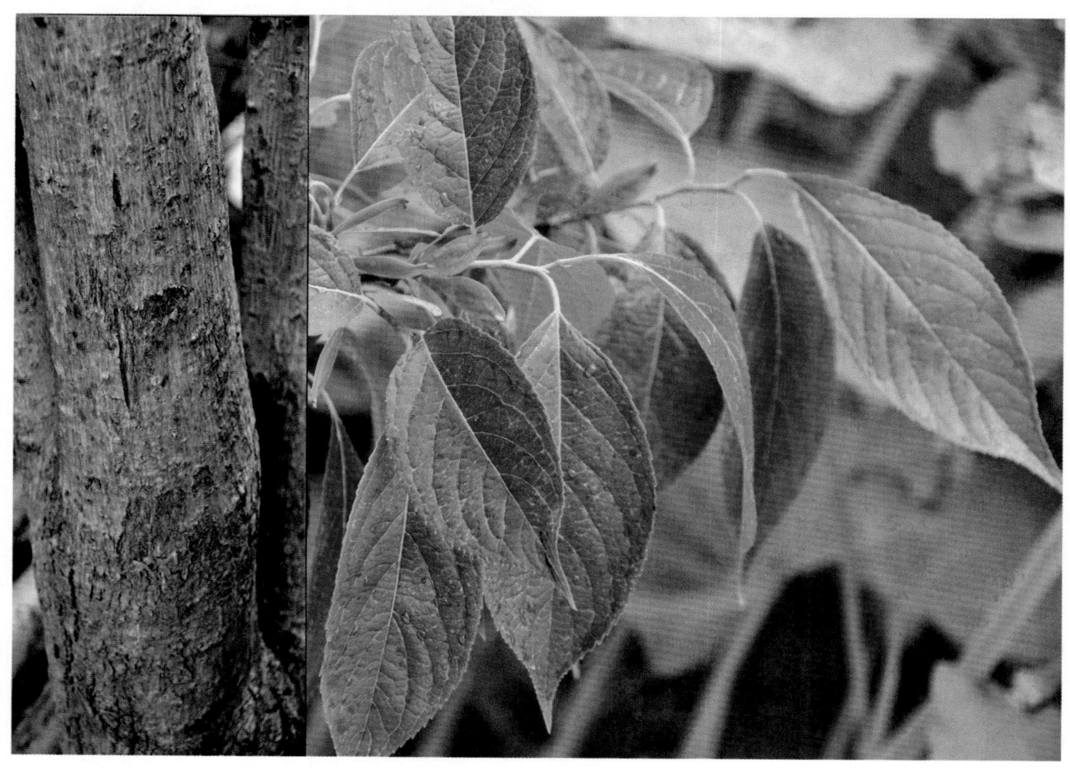

杜仲（原植物）

【原植物】落叶乔木，高达 20m。树皮、叶、果折断后有白色胶丝，小枝淡褐色或黄褐色，有皮孔。叶互生，椭圆形或椭圆状卵形，长 6~18cm，宽 3~7cm，先端长渐尖，基部圆形或宽楔形，边缘有锯齿。花单性，雌雄异株，无花被，先叶开放或与叶同时开放，生于小枝基部，雄花具短柄，有雄蕊 5~10，花丝极短，花药条状；雌花子房狭长，无花柱，柱头 2 裂。翅果狭椭圆形，扁平，长约 3.5mm，先端下凹。种子 1 枚。花期 4~5 月，果期 9~10 月。

【生态分布】生于海拔 300~900m 的山地林中。更乐镇、鹿头乡有栽培。

【采收加工】4~6 月剥取，刮去粗皮，堆置“发汗”至内皮呈紫褐色，晒干。

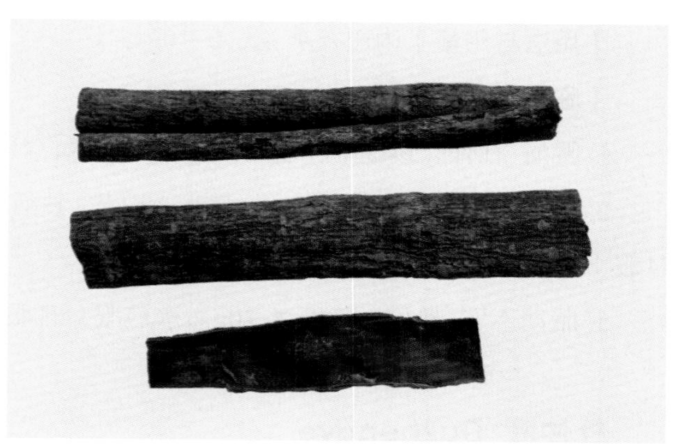

杜仲（药材）

【鉴别】**药材**　呈板片状或两边稍向内卷，大小不一，厚 3~7mm。外表面淡棕色或灰褐色，有明显的皱纹或纵裂槽纹，有的树皮较薄，未去粗皮，可见明显的皮孔。内表面暗紫色，光滑。质脆，易折断，断面有细密、银白色、富弹性的橡胶丝相连。气微，味稍苦。

饮片　呈小方块或丝状。外表面淡棕色或灰褐色，有明显的皱纹。内表面暗紫色，光滑。断面有细密、银白色、富弹性的橡胶丝相连。气微，味稍苦。

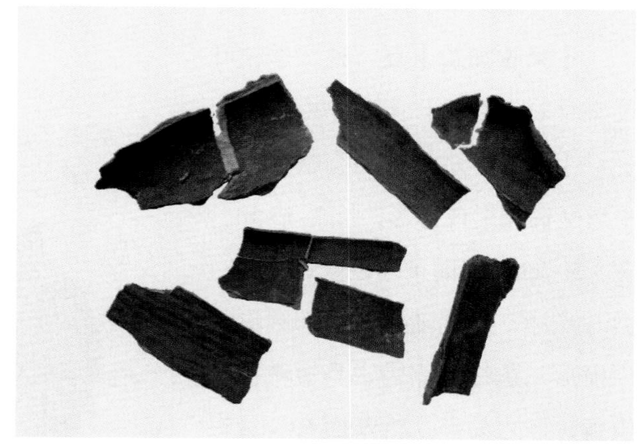

杜仲（饮片）

【化学成分】含右旋丁香树脂素、右旋丁香脂素苷、右旋松脂素、右旋表松脂素、松脂素苷及右旋松脂素葡萄糖苷、杜仲素 A、右旋杜仲树脂素、橄榄脂素、环橄榄脂素、甜橙脂苷、桃叶珊瑚苷、杜仲苷、京尼平苷、去羟栀子苷、去羟栀子苷酸、筋骨草苷、杜仲醇、白桦脂醇、白桦脂酸、熊果酸，咖啡酸、绿原酸、绿原酸甲酯，氨基酸、微量元素、杜仲丙烯醇、杜仲胶等。

【药理作用】

1. 有降血压、抗炎、调节免疫、抗应激、抗氧化、利尿、抑制子宫收缩、抗肿瘤、抗病原体、镇静、镇痛和扩张血管、抗衰老的作用。

2. 毒性 煎剂给小鼠腹腔注射的 LD_{50} 为 17.30 ± 0.52g/kg。

【性味、归经与效用】甘，温。归肝、肾经。有补肝肾，强筋骨，安胎的功效。用于肝肾不足，腰膝酸痛，筋骨无力，头晕目眩，妊娠漏血，胎动不安。

【用法与用量】内服：煎汤，6~10g。

【临床应用】

1. 腰痛 杜仲、续断、牛膝各 10g。水煎服，日服 1 剂。

2. 痹证 桑寄生 15g，杜仲、续断、牛膝、独活、秦艽、防风、羌活各 10g。水煎服，日服 1 剂。

3. 胎动不安 杜仲、续断各 10g。水煎服，日服 1 剂。

杜仲叶 Duzhongye

FOLIUM EUCOMMIAE

【基源】为杜仲科植物杜仲 *Eucommia ulmoides* Oliv. 的干燥叶。

【原植物】详见“杜仲”项下。

【生态分布】详见“杜仲”项下。

【采收加工】夏、秋二季枝叶茂盛时采收，晒干或低温烘干。

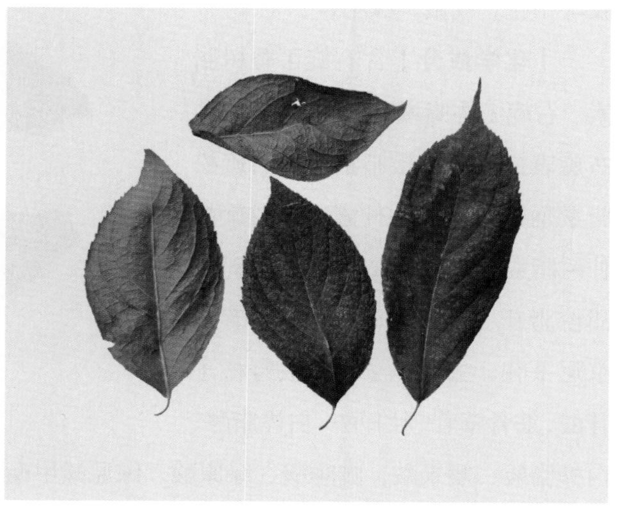

杜仲叶（药材）

【鉴别】多破碎，完整叶片展平后呈椭圆形或卵形，长 7~15cm，宽 3.5~7cm。表面黄绿色或黄褐色，微有光泽，先端渐尖，基部圆形或广楔形，边缘有锯齿，具短叶柄。质脆，搓之易碎，折断面有少量银白色橡胶丝相连。气微，味微苦。

【化学成分】含都桷子苷酸、鹅掌楸苷、松脂酚双葡萄糖苷、杜仲醇、1- 去氧杜仲醇、儿茶酚、3-（3-

羟苯基）丙酸、二氢咖啡酸、愈创木酚基甘油、反式 -4- 羟基环己烷 -1- 羧酸、酒石酸、延胡索酸、丁香树脂酚二葡萄糖苷、哈帕苷乙酸酯、筋骨草苷、匍萄筋骨草苷、桃叶珊瑚苷、绿原酸、生物碱、糖类及其苷、鞣质、内酯、香豆精及其苷、树脂、蛋白质、杜仲胶；又含有以 2- 乙基呋喃基丙烯醛为主的挥发性成分和谷氨酸、丝氨酸、脯氨酸、甘氨酸、丙氨酸、缬氨酸、蛋氨酸、异亮氨酸、组氨酸、苏氨酸、赖氨酸、精氨酸，以及以亚油酸为主的脂肪酸和以钙为主的无机元素等。

【药理作用】

1. 有镇静、镇痛、明显增加冠脉血流量、降压、升高血糖、兴奋子宫、抗炎、增强机体免疫功能的作用。

2. 毒性　水煎剂小鼠腹腔注射的 LD_{50} 为 8.64 ±0.59g/kg。

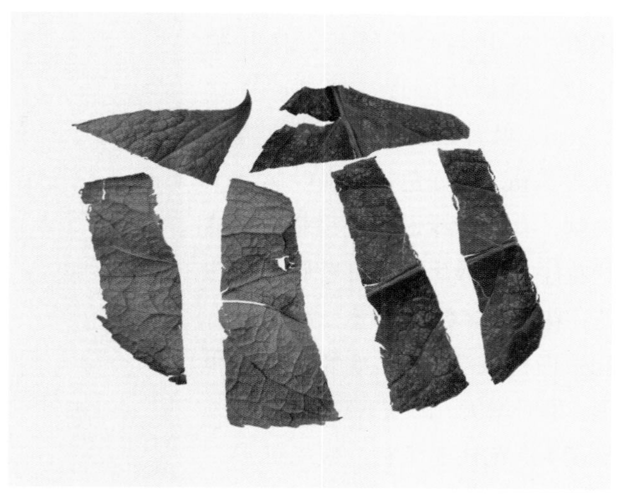

杜仲叶（饮片）

【性味、归经与效用】微辛，温。归肝、肾经。有补肝肾，强筋骨的功效。用于肝肾不足，头晕目眩，腰膝酸痛，筋骨痿软。

【用法与用量】内服：煎汤，10~15g。

【临床应用】

1. 眩晕　杜仲叶、牛膝、枸杞子、菊花各 10g。水煎服，日服 1 剂。

2. 痹证　杜仲叶 15g，桑寄生、牛膝、独活各 10g，秦艽、生地黄各 6g。水煎服，日服 1 剂。

3. 痿证　杜仲叶、黄芪各 15g，熟地黄、枸杞子、党参、牛膝各 10g，鸡血藤 30g。水煎服，日服 1 剂。

杠板归 Gangbangui

HERBA POLYGONI PERFOLIATI

【基源】为蓼科植物杠板归*Polygonum perfoliatum* L. 的干燥地上部分。

【原植物】多年生蔓生草本，长 1~2m，全株无毛；茎有棱，棱上有倒钩刺。叶互生；叶柄盾状着生，几与叶片等长，托叶鞘叶状，圆形或卵形，抱茎，直径 2~3cm；叶片近三角形，长、宽均为 2~5cm，浅绿色，下面叶脉疏生钩刺，有时叶缘也散生钩刺。短穗状花序顶生或生于上部叶腋，两性花；花小，多数，具苞，苞片圆形，花被白色或淡红色，5 裂，裂片卵形，果时增大，肉质，变为深蓝色；雄蕊 8；花柱 3 叉状。瘦果球形，暗褐色，有光泽。花期 6~8 月，果期 9~10 月。

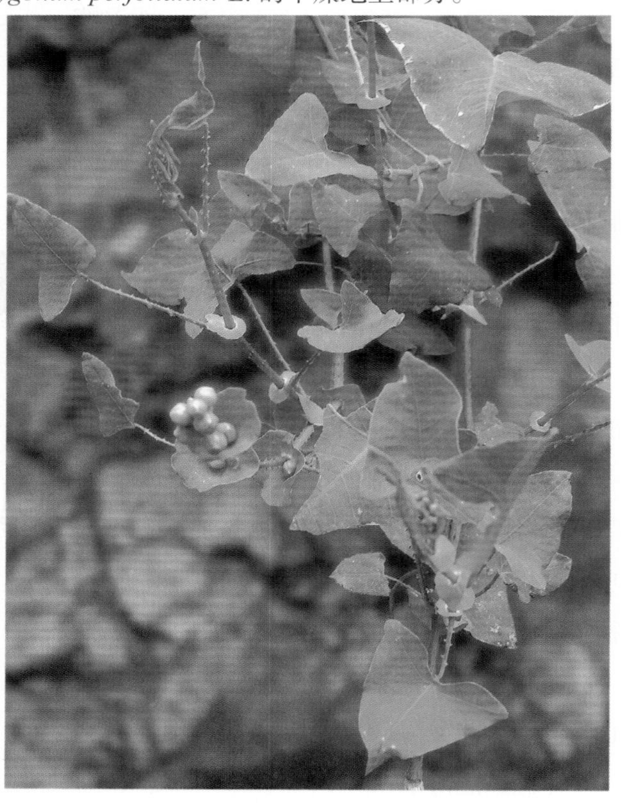

杠板归（原植物）

【生态分布】生于海拔 300~800m 的荒芜的沟边、河岸及村庄附近。分布于辽城乡、木井乡等地。

【采收加工】夏季开花时采割，晒干。

【鉴别】药材 茎略成方柱形，有棱角，多分枝，直径可达 0.2cm；表面紫红色或紫棕色，棱角上有倒毛钩刺，节略膨大，节间长 2~6cm，断面纤维性，黄白色，有髓或中空。叶互生，有长柄，盾状着生；叶片多皱缩，展平后呈近等边三角形，灰绿色至红棕色，下表面叶脉和叶柄均有倒生钩刺。短穗状花序顶生或生于上部叶腋，苞片圆形，花小，多萎缩或脱落。气微，茎味淡，叶味酸。

饮片 为不规则的段状，茎略成四棱形，表面紫红色或紫棕色，具棱，棱上有倒钩刺，断面黄白色，有髓或中空，叶互生，叶片多皱缩，完整叶呈盾状着生，灰绿色至红棕色，下面叶脉及叶柄均有倒生钩刺。顶端有短穗状花序，花小。瘦果球形，黑色。气微，茎味淡，叶味酸。

【化学成分】含山柰酚、咖啡酸甲酯、槲皮素、咖啡酸、原儿茶酸、阿魏酸、香草酸、熊果酸等，还含有甾醇脂肪酸酯、植物甾醇 β-D- 葡糖糖苷及长链脂肪酸酯等。另外还含有靛苷和鞣质。

【药理作用】

1. 有抗菌、抗病毒的作用。

2. 其他　95%乙醇提取物对肾性高血压大鼠有抗高血压作用。其有效成分 3，3′-二甲基并没食子酸给予清醒的肾性高血压大鼠，对心肌收缩力和血压有显著影响。Ames 试验，水提取物有一定的抗诱变作用，诱变抑制率在 10%以上。此外，本品对实验动物肿瘤有抑制作用，杠板归明胶纤维素有止血作用。

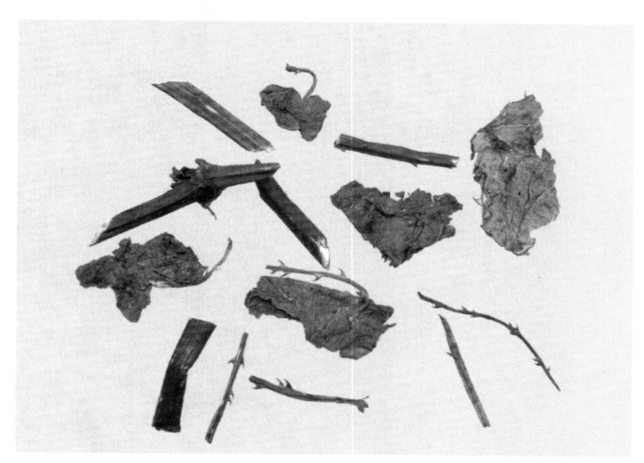

杠板归（饮片）

【性味、归经与效用】酸，微寒。归肺、膀胱经。有清热解毒，利水消肿，止咳的功效。用于咽喉肿痛，肺热咳嗽，小儿顿咳，水肿尿少，湿热泻痢，湿疹，疖肿，蛇虫咬伤。

【用法与用量】内服：煎汤，15~30g。外用：适量，煎汤熏洗。

【临床应用】

1. 喉痹　杠板归、连翘各 15g，桔梗 10g。水煎服，日服 1 剂。
2. 水肿　杠板归、车前子各 15g。水煎服，日服 1 剂。
3. 痢疾　杠板归、败酱草、蒲公英各 20g。水煎服，日服 1 剂。
4. 湿疮　杠板归、黄柏各等分。适量，水煎外洗患处。
5. 痈肿　杠板归、鲜蒲公英各等分。适量捣烂外敷；或干品捣烂麻油涂敷。
6. 血淋　杠板归、瞿麦、小蓟各 10g，生地黄、白茅根各 30g。水煎服，日服 1 剂。

花 椒 Huajiao

PERICARPIUM ZANTHOXYLI

【基源】为芸香科植物花椒*Zanthoxylum bungeanum* Maxim. 的干燥成熟果皮。

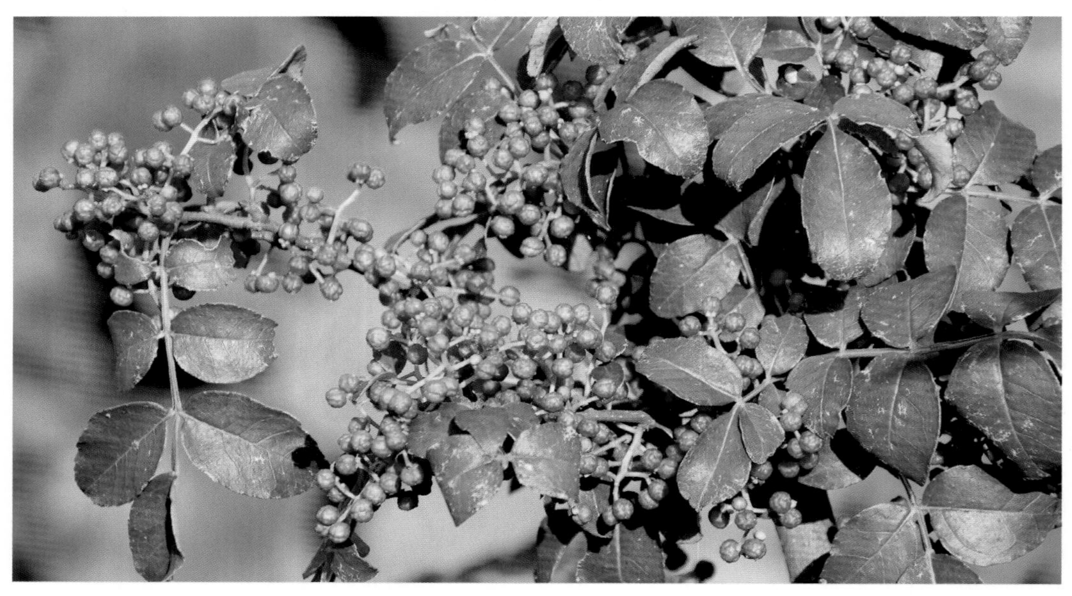

花 椒（原植物）

【原植物】落叶灌木或小乔木，高 3~7m。茎干上通常有增大的皮刺，枝木质而坚硬，灰色或褐灰色，有细小的皮孔及略斜向上的皮刺，基部略扁平。奇数羽状复叶，互生，叶轴腹面两侧有狭小的叶翼，背面着生向上的皮刺，腹面位于对生的二小叶片基部着生小皮刺；小叶 5~9，有时为 3 或 11，对生，近无柄，纸质，卵形或卵状长圆形，长 1.5~7cm，宽 1~3cm，先端急尖或短渐尖；基部圆形或钝，有时两侧略不对称，边缘具细钝齿，齿缝处着生大而透明的腺点，背面中脉基部两侧常被一簇锈褐色长柔毛。聚伞状圆锥花序，顶生，花梗被短柔毛，花小，单性，花被 4~8，三角状披针形，大小近相等；雄花具雄蕊数与花被同，有退化心皮 2；雌花心皮通常 3~4，

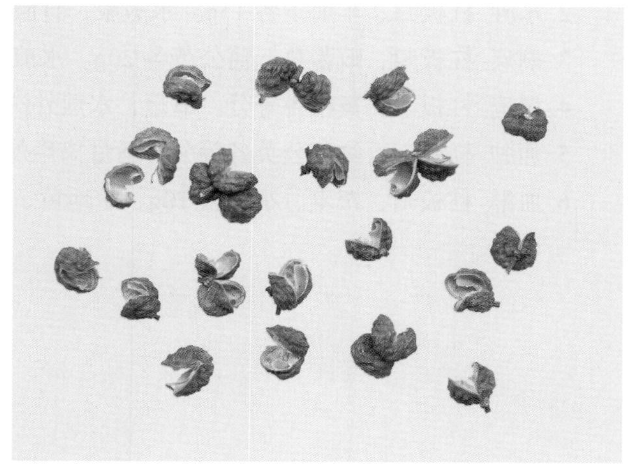

花 椒（饮片）

分离，子房近无柄，常仅 2~3 个或 1 个心皮成熟。蓇葖果红色至紫红色，外面密生疣状凸起的腺点，沿背腹缝线开裂。种子圆球形，黑色，有光泽。花期 3~5 月，果期 7~10 月。

【生态分布】生于阳光充足、温暖肥沃处。县域内各地均有大量栽培和野生。主要分布于井店镇王金庄村。

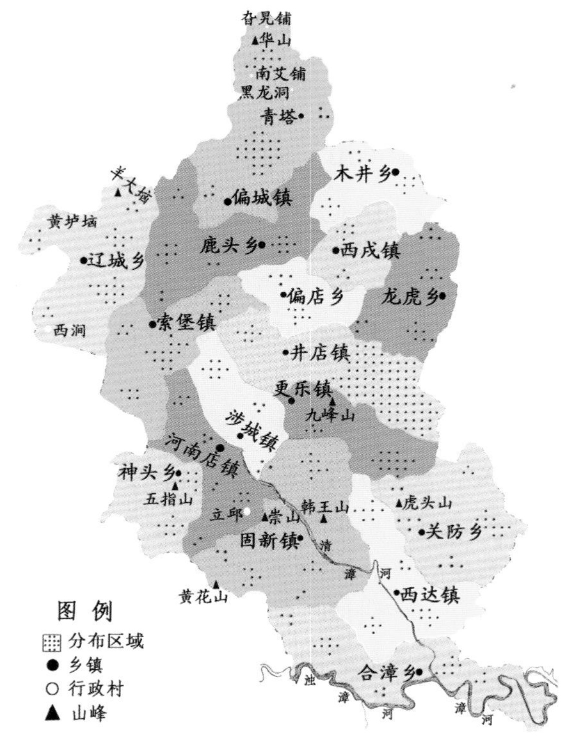

花椒资源分布图

【采收加工】秋季采收成熟果实，晒干，除去种子和杂质。

【鉴别】蓇葖果多单生，直径 4~5mm。外表面紫红色或棕红色，散有多数疣状突起的油点，直径 0.5~1mm，对光观察半透明；内表面淡黄色。香气浓，味麻辣而持久。

【化学成分】含挥发油：柠檬烯、1，8- 桉叶素、月桂烯，还含 α- 和 β- 蒎烯、香桧烯、紫苏烯、芳樟醇等。果皮还含香草木宁碱、单叶芸香品碱、青椒碱等。

【药理作用】有抗溃疡、抗腹泻、止血、镇痛、抑菌和驱虫的作用。

【性味、归经与效用】辛，温。归脾、胃、肾经。有温中止痛，杀虫止痒的功效。用于脘腹冷痛，呕吐泄泻，虫积腹痛；外用治湿疹，阴痒。

【用法与用量】内服：煎汤，3~6g。外用：适量，煎汤熏洗。

【临床应用】

1. 胃痛　花椒 6g，干姜 3g，陈皮、厚朴各 10g。水煎服，日服 1 剂。
2. 泄泻　苍术 15g，花椒 6g。水煎服，日服 1 剂。
3. 阴痒，湿疮　花椒、苦参各 10g。煎水外洗。

附：

椒 目 Jiaomu

SEMEN ZANTHOXYLI

【基源】为芸香科植物花椒*Zanthoxylum bungeanum* Maxim. 的干燥成熟种子。

【采收加工】9~10 月果实成熟时采摘，晾干，待果实开裂，果皮与种子分开时，取出种子。

【鉴别】种子椭圆形、类圆形或半球形，直径 3~4mm，外表面黑色，具光泽，密布细小疣点。表皮脱落后露出黑色多边形网状纹理。种脐椭圆形，种脊明显。种皮硬脆，剥除后可见淡黄色胚乳或子叶，胚乳发达；子叶肥厚，位于胚乳中央，有的种子内面大部中空，仅残留黄白色胚乳。气芳香浓烈，味辛辣凉口。

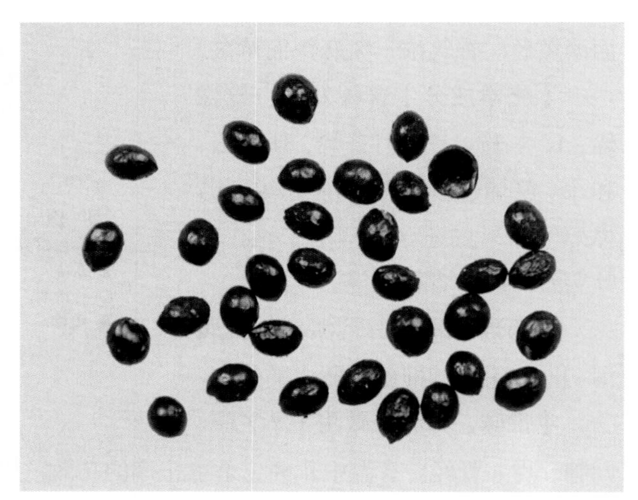

椒 目（饮片）

【化学成分】含表儿茶素、槲皮素、24- 烯环阿尔廷酮、辛二酸、钝叶扁柏氨基甲酸酯 A、异欧前胡素、异茴芹素、硬脂酸、β - 谷甾醇、胡萝卜苷等。

【药理作用】有抑制胃溃疡形成、抑制血栓形成、镇痛、抑菌、驱虫等作用。

【性味、归经与效用】苦、辛，温；有小毒。归脾、肺、膀胱经。有利水消肿，祛痰平喘的功效。用于水肿胀满，哮喘。

【用法与用量】内服：煎汤，2~5g 或研末 1.5g；或制成丸、片、胶囊剂。外用：适量，研末，醋调敷。

【临床应用】

1. 饮证 防己 12g，椒目 5g，炒葶苈子、大黄各 10g。水煎服，日服 1 剂。

2. 哮喘 麻黄、椒目、甘草各 5g，苦杏仁 10g。水煎服，日服 1 剂。

3. 水臌 椒目 3g。研末冲服。

花生衣 Huashengyi

TESTA ARACHIS

【基源】为豆科植物落花生*Arachis hypogaea* L. 的干燥种皮。

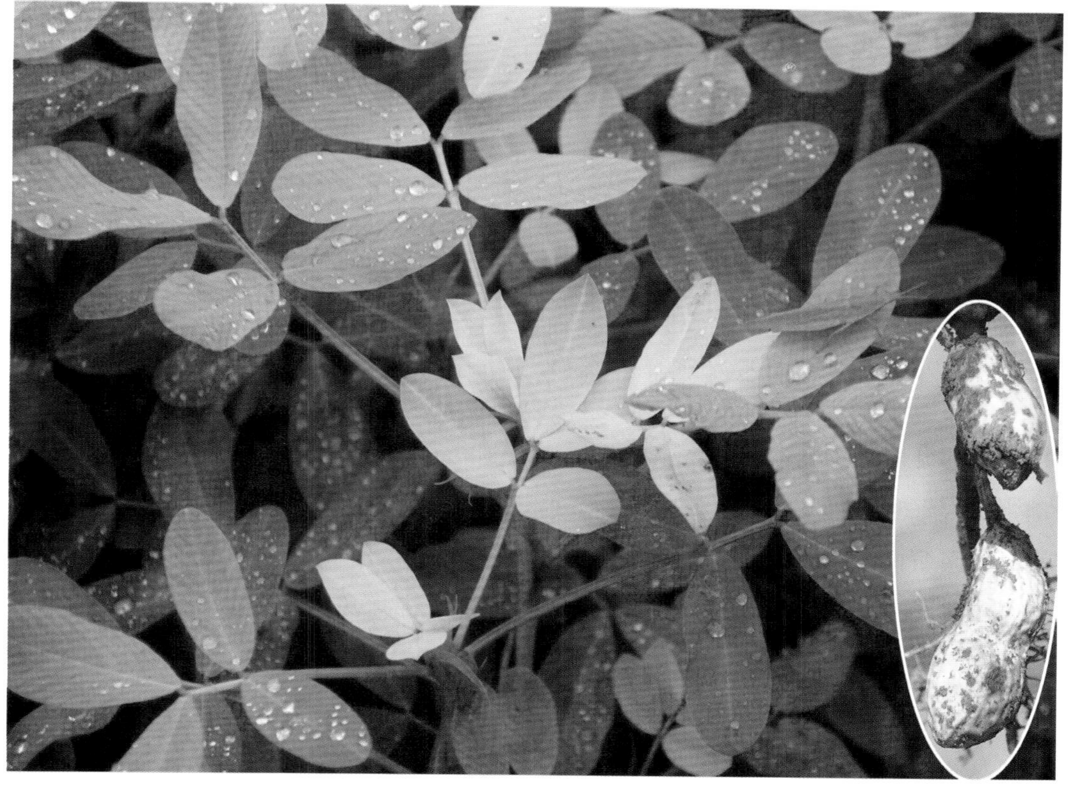

落花生（原植物）

【原植物】一年生草本，茎高 30~70cm，匍匐或直立，有棱，被棕黄色长毛。偶数羽状复叶，互生；叶柄长 2~5cm，被棕色长毛；托叶大，基部与叶柄基部连生，披针形，长 3~4cm，脉纹明显。小叶通常 4 枚，椭圆形至倒卵形，有时为长圆形，长 2~6cm，宽 1~2.5cm，先端圆或钝。花黄色，单生或簇生于叶腋，开花期几无花梗；萼管细长，萼齿上面 3 个合生，下面一个分离成二唇形；花冠蝶形，旗瓣近圆形，宽大，翼瓣与龙骨瓣分离；雄蕊 9，合生，1 个退化；花药 5 个长圆形，4 个近于圆形；花柱细长，柱头顶生，疏生细毛，子房内有 1 至数个胚珠，胚珠受精后，子房柄伸长至地下，发育为荚果。荚果长椭圆形，种子间常缢缩，果皮厚，革质，具突起网脉，长 1~5cm。种子 1~4 粒。花期 6~7 月，果期 9~10 月。

【生态分布】县域内各地均有栽培。

【采收加工】在加工油料或制作食品时收集红色种皮，晒干。

【鉴别】为碎片状，大小不一。外表面红色，有纵脉纹，内表面黄白色或白色，脉纹明显，质轻易碎。气微，味涩，微苦。

【化学成分】含 β-谷甾醇、山嵛酸、棕榈酸、硬脂酸、肉豆蔻酸、二十四烷酸、胡萝卜苷、木犀草素、香草酸、5，7-二羟基色酮、红车轴草素、金圣草素、圣草酚、芹菜素、D-葡萄糖、大豆皂苷Ⅰ和硝酸钾、无色矢车菊素、无色飞燕草素。

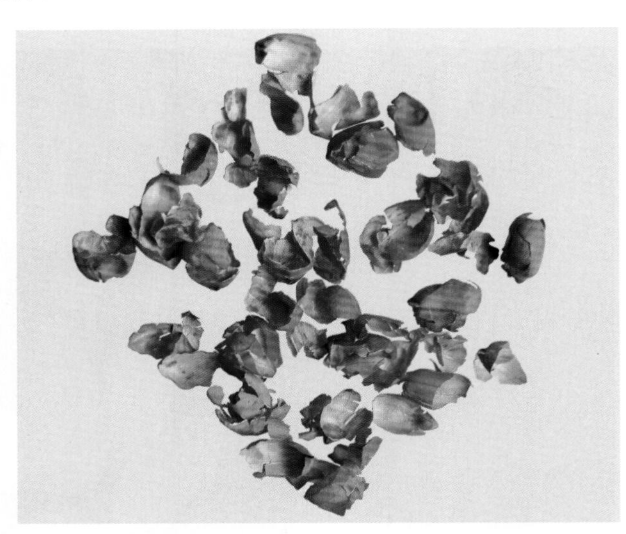

花生衣（饮片）

【药理作用】花生衣能使血友病患者的凝血时间缩短至正常，优球蛋白溶解时间明显延长，血浆再钙化时间缩短，血浆凝血致活酶活性增强，血栓弹性增加；服用花生衣可使正常人、正常家兔或高脂饮食家兔纤维蛋白溶解活性明显降低。

【性味、归经与效用】甘、微苦、涩，平。有凉血止血，散瘀的功效。用于血友病，类血友病，血小板减少性紫癜，手术后出血，咳血，咯血，便血，衄血，子宫出血。

【用法与用量】内服：煎汤，10~30g。

【临床应用】

1. 肌衄　①花生衣、紫花地丁、白茅根各 30g，生地黄、紫草、侧柏炭各 15g，地榆炭 10g，甘草 6g。水煎服，日服 1 剂。②花生衣 60g，冰糖适量。水炖服。

2. 遗精　花生衣、山茱萸各 10g。水煎服，日服 1 剂。

3. 水肿　花生衣、赤小豆、薏苡仁各 30g。水煎服，日服 1 剂。

鸡冠花 Jiguanhua

FLOS CELOSIAE CRISTATAE

【基源】为苋科植物鸡冠花*Celosia cristata* L. 的干燥花序。

【原植物】一年生草本，高60~90cm，光滑无毛。茎直立，颇粗壮，绿色或带红色，具纵棱条。叶互生，卵形至披针形，长6~13cm，宽2.5~7cm，先端渐尖，基部渐狭，全缘，叶柄红色。穗状花序顶生，扁平鸡冠状；上部具多数条状小鳞片，中部以下密生多数小花；苞片、小苞片和花被片紫红色、红色、淡红色、黄色等，干膜质，有光泽，宿存；花被片5，椭圆状卵形，顶端尖；雄蕊5，花丝下部合生成杯状；子房上位，柱头2浅裂。胞果卵形，直径2.5~3mm，盖裂。种子扁圆形或略成肾形，黑色，有光泽。花期7~10月，果期9~11月。

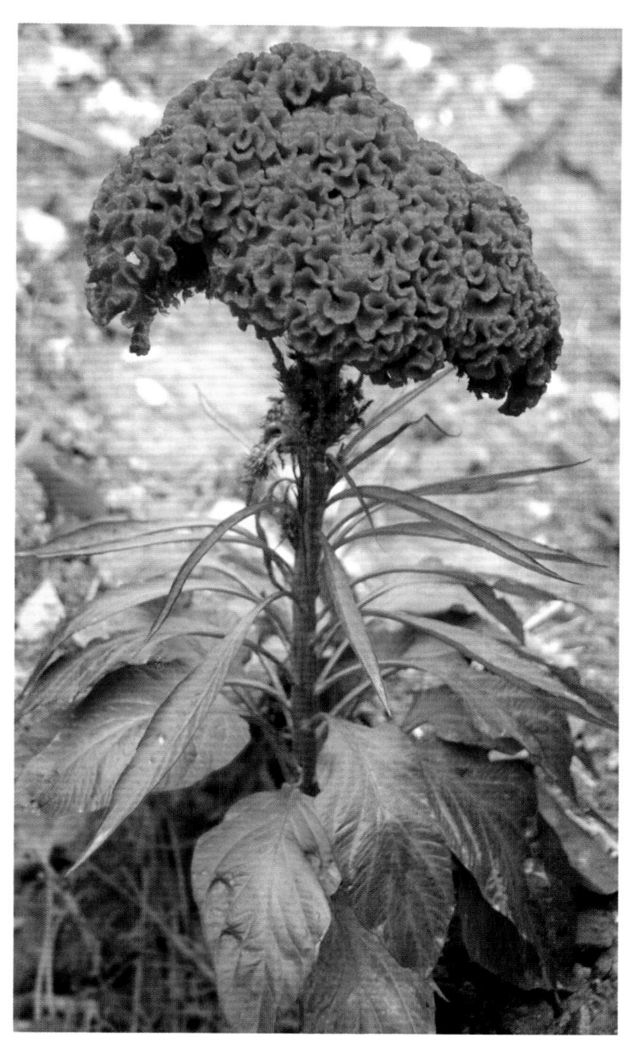

鸡冠花（原植物）

【生态分布】县域内各地均有栽培。

【采收加工】秋季花盛开时采收，晒干。

【鉴别】药材　为穗状花序，多扁平而肥厚，呈鸡冠状，长8~25cm，宽5~20cm，上缘宽，具皱褶，密生线状鳞片，下端渐窄，常残留扁平的茎。表面红色、紫红色或黄白色。中部以下密生多数小花，每花宿存的苞片及花被片均呈膜质。果实盖裂，种子扁圆肾形，黑色，有光泽。体轻，质柔韧。气微，味淡。

饮片 为不规则的块段。扁平，有的呈鸡冠状。表面红色、紫红色或黄白色。可见黑色扁圆肾形的种子。气微，味淡。

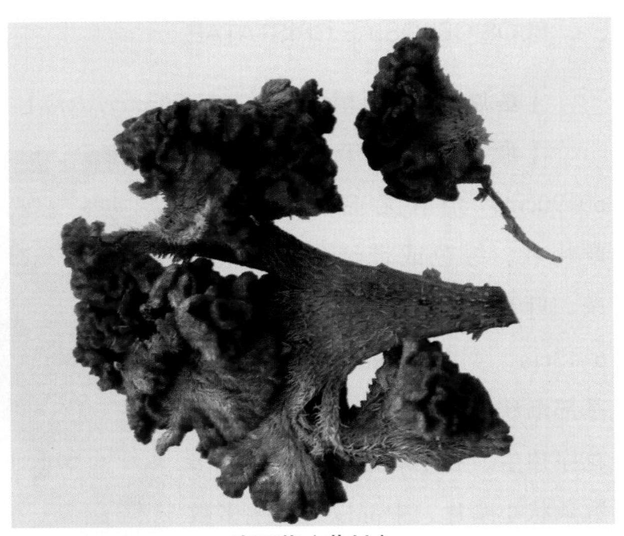

鸡冠花（药材）

【化学成分】含山柰苷、苋菜红苷、松醇及大量硝酸钾等。

【药理作用】有杀虫、止血的作用。

【性味、归经与效用】甘、涩，凉。归肝、大肠经。有收敛止血，止带，止痢的功效。用于吐血，崩漏，便血，痔血，赤白带下，久痢不止。

【用法与用量】内服：煎汤，6~12g。

【临床应用】

1. 月经过多 鸡冠花 20g，生地黄 30g，侧柏炭 15g，牡丹皮、知母各 10g。水煎服，日服 1 剂。

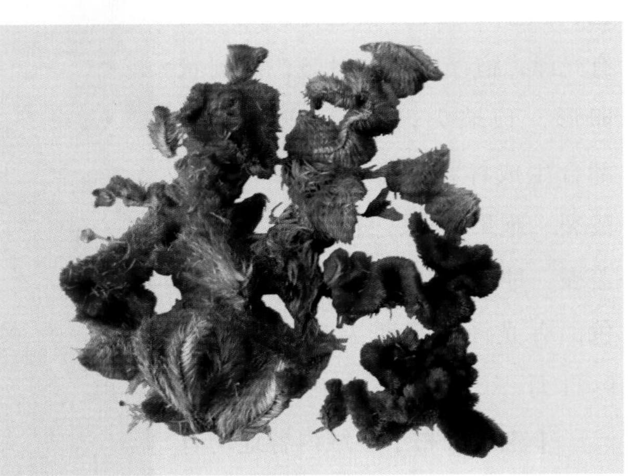

鸡冠花（饮片）

2. 带下 鸡冠花 10g，薏苡仁 30g。水煎服，日服 1 剂。

3. 便血 鸡冠花、槐花各 10g，侧柏炭 15g。水煎服，日服 1 剂。

鸡内金 Jineijin

ENDOTHELIUM CORNEUM GIGERII GALLI

【基源】为雉科动物家鸡*Gallus gallus domesticus* Brisson 的干燥沙囊内膜。

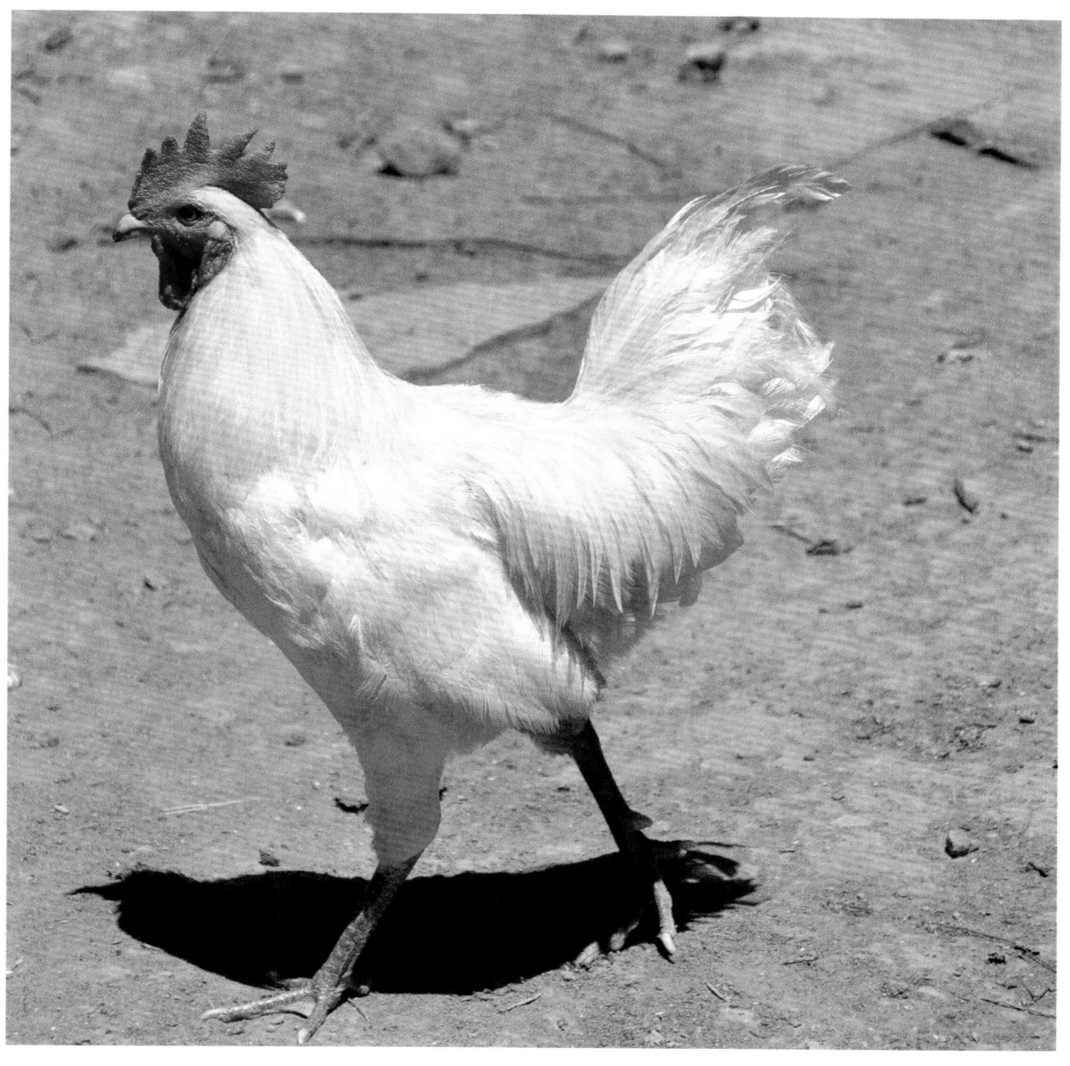

家鸡（原动物）

【原动物】家禽。嘴短而坚，略呈圆锥状，上嘴较弯曲。鼻孔被有鳞状瓣，裂状。眼有瞬膜，头上有肉冠，喉部两侧有肉垂，通常褐红色或鲜红色；翼短，不能高飞；足健壮，跗、跖及趾均被有鳞板；趾 4，前 3 趾，后 1 趾，后趾较短小，位前趾所生处略高。雄者体大，肉冠高，肉垂亦大，羽色较美，有长而鲜丽的尾羽，常下垂；足具一尖锐而向上曲的长距；雌者体较小，肉冠，肉垂均较小；尾羽甚短，足不具距。

【生态分布】全县各地均养。

【采收加工】杀鸡后，取出鸡肫，立即剥下内壁，洗净，干燥。

【鉴别】为不规则卷片，厚约2mm。表面黄色、黄绿色或黄褐色，薄而半透明，具明显的条状皱纹。质脆，易碎，断面角质样，有光泽。气微腥，味微苦。

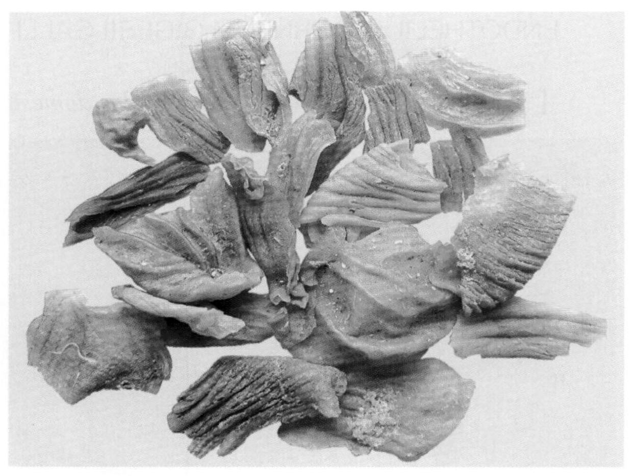

生鸡内金（饮片）

【化学成分】含胃激素、角蛋白、17种氨基酸、微量胃蛋白酶、淀粉酶、维生素 B_1、维生素 B_2、维生素C及氯化铵等。

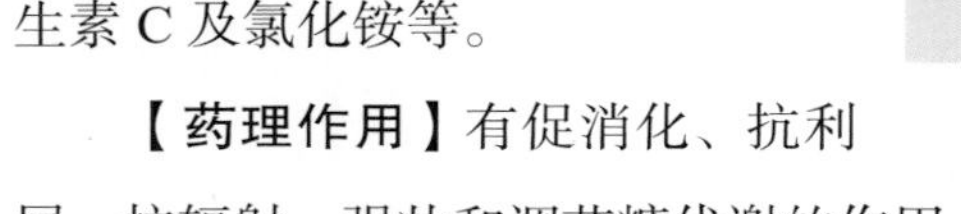

【药理作用】有促消化、抗利尿、抗辐射、强壮和调节糖代谢的作用。

【性味、归经与效用】甘，平。归脾、胃、小肠、膀胱经。有健胃消食，涩精止遗，通淋化石的功效。用于食积不消，呕吐泻痢，小儿疳积，遗尿，遗精，石淋涩痛，胆胀胁痛。

【用法与用量】内服：煎汤，3~10g，研末每次1.5~3g；或入丸、散。外用：适量，研末调敷或生贴。

【临床应用】

1. 痞满 鸡内金、神曲各20g，炒麦芽30g，苍术15g，陈皮、厚朴各10g。水煎服，日服1剂。

2. 泄泻 鸡内金、车前子、山药、炒麦芽各30g。水煎服，日服1剂。

3. 石淋 鸡内金、白茅根、生麦芽各30g。水煎服，日服1剂。

4. 遗精 鸡内金、金樱子各10g。水煎服，日服1剂。

角 蒿 Jiaohao

HERBA INCARVILLEAE SINENSIS

【基源】为紫葳科植物角蒿 *Incarvillea sinensis* Lam. 的干燥全草。

【原植物】一年生至多年生草本，具分枝的茎，高达 80cm。根近木质而分枝。叶互生；叶柄长 1~3cm；叶片二至三回羽状细裂，形态多变异，小叶不规则细裂，末回裂片线状披针形，具细齿或全缘。顶生总状花序，疏散，长达 20cm；花梗长 1~5mm；小苞片绿色，线形，长 3~5mm；花萼钟状，绿色带紫红色，长、宽均约 5mm，萼齿间皱褶 2 浅裂；花冠淡玫瑰色或粉红色，有时带紫色，钟状漏斗形，先端 5 裂，裂片圆形；雄蕊 4，二强，花药成对靠合；子房上位，2 室，柱头 2 裂。蒴果淡绿色，细圆柱形，先端尾状渐尖，长 3.5~5.5（~10）cm，粗约 5mm。种子扁圆形，细小，直径约 2mm，四周具透明的膜质翅，先端具缺刻。花期 5~9 月，果期 10~11 月。

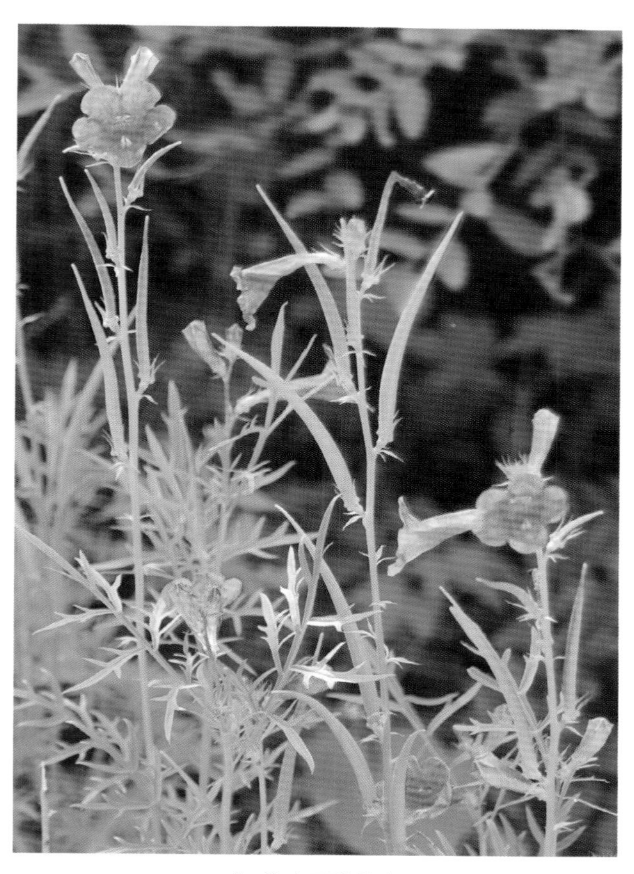

角蒿（原植物）

【生态分布】生于海拔 200~800m 的山坡、田野。全县各地均有分布。主要分布于鹿头乡、索堡镇、关防乡等地。

【采收加工】夏、秋季采收，切段，晒干。

【鉴别】**药材** 全草长 30~100cm。茎圆柱形，多分枝，表面淡绿色或黄绿色，略具细棱或纵纹，光滑无毛；质脆，易折断，断面黄白色，髓白色。叶多破碎或脱落，茎上部具总状排列的蒴果，呈羊角状，长 4~9.8cm，直径 0.4~0.6cm，多开裂，内具中隔。种子扁平，具膜质的翅，气微，味淡。

饮片 呈长段状。茎段圆柱形，直径 0.5~1cm。切面类白色，髓白色；外表面淡绿色或黄绿色，具明显的细棱或纵纹，光滑无毛。叶多破碎或脱落。蒴果呈羊角状，直径4~6mm，多开裂，内具中隔。种子扁平，具膜质的翅。质轻脆。气微，味淡。

【化学成分】含生物碱：角蒿酯碱A、B、C，角蒿原碱、角蒿特灵酯碱等。

【药理作用】有镇痛的作用。

【性味、归经与效用】辛、苦，寒；有小毒。归肝、脾、肾经。有祛风湿，解毒，杀虫的功效。用于风湿痹痛，跌打损伤，口疮，齿龈溃烂，耳疮，湿疹，疥癣，阴道滴虫病。

【用法与用量】内服：煎汤5~15g。外用：适量，烧存性研末掺，或煎汤熏洗。

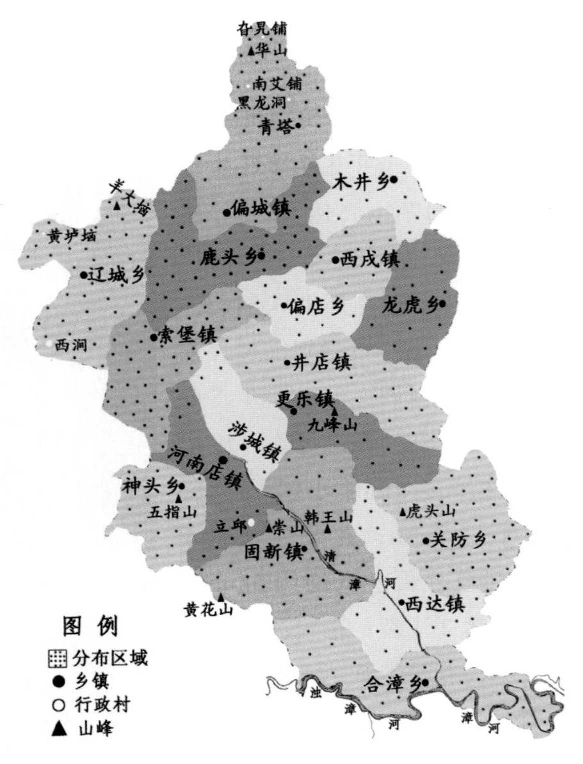

角蒿资源分布图

【临床应用】

1. 痹证　苍术、桑枝各15g，角蒿、薏苡仁、威灵仙、木瓜各10g。水煎服，日服1剂。

2. 湿疮　角蒿，烧存性为末。外敷患处。

3. 骨痹（足跟痛）　角蒿50g，艾叶、红花各10g。水煎熏洗。

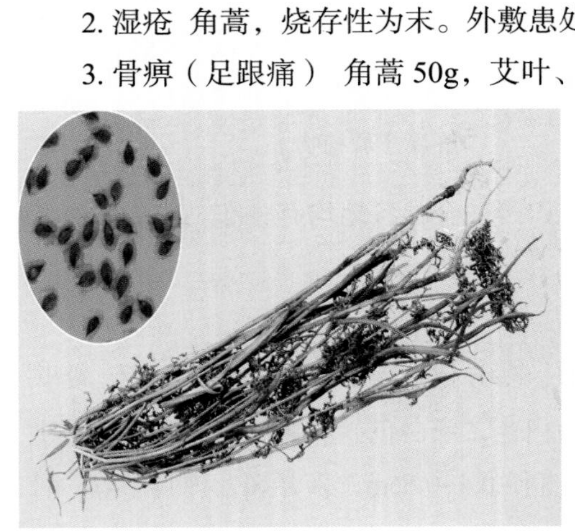

角蒿（药材）

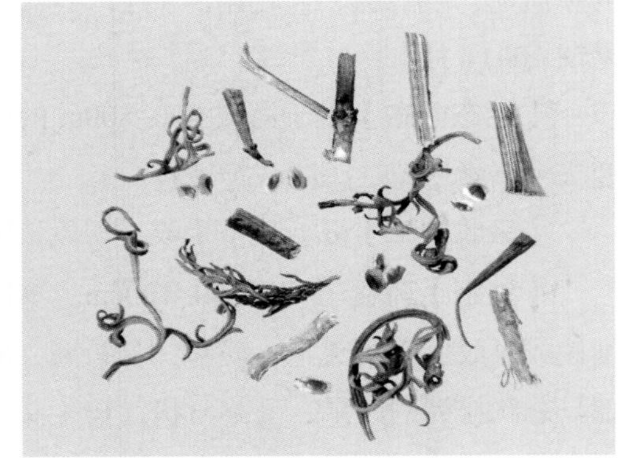

角蒿（饮片）

角茴香 Jiaohuixiang

HERBA HYPECOI

【基源】为罂粟科植物角茴香*Hypecoum erectum* L. 的干燥全草。

【原植物】一年生草本，高5~30cm。根圆锥形。茎圆柱形，二歧式分枝。基生叶多数，丛生；叶柄细长，基部扩大成鞘；叶片披针形，长3~8cm，多回羽状分裂，末回裂片线形，茎生叶与基生叶同形，但较小，裂片丝状，无柄。二歧聚伞花序具多花，花大；苞片钻形；萼片2，狭卵形；花瓣4，淡黄色，外面2枚倒卵形或近楔形，先端宽，3浅裂，内面2枚倒三角形，自中部以上3分裂，侧裂片宽，先端微缺，中裂片狭，匙形，先端圆；雄蕊4，花丝宽线形，扁平，中部以下连合，膜质，上部分离，丝状，花药狭长圆形，黄色；雌蕊和雄蕊近等长，子房条形，花柱2。蒴果长角果状，先端渐尖，两侧压扁，成熟时分裂成2果瓣，种子多数，近四棱形，两面具十字形突起，深褐色。花期5~6月，果期7~8月。

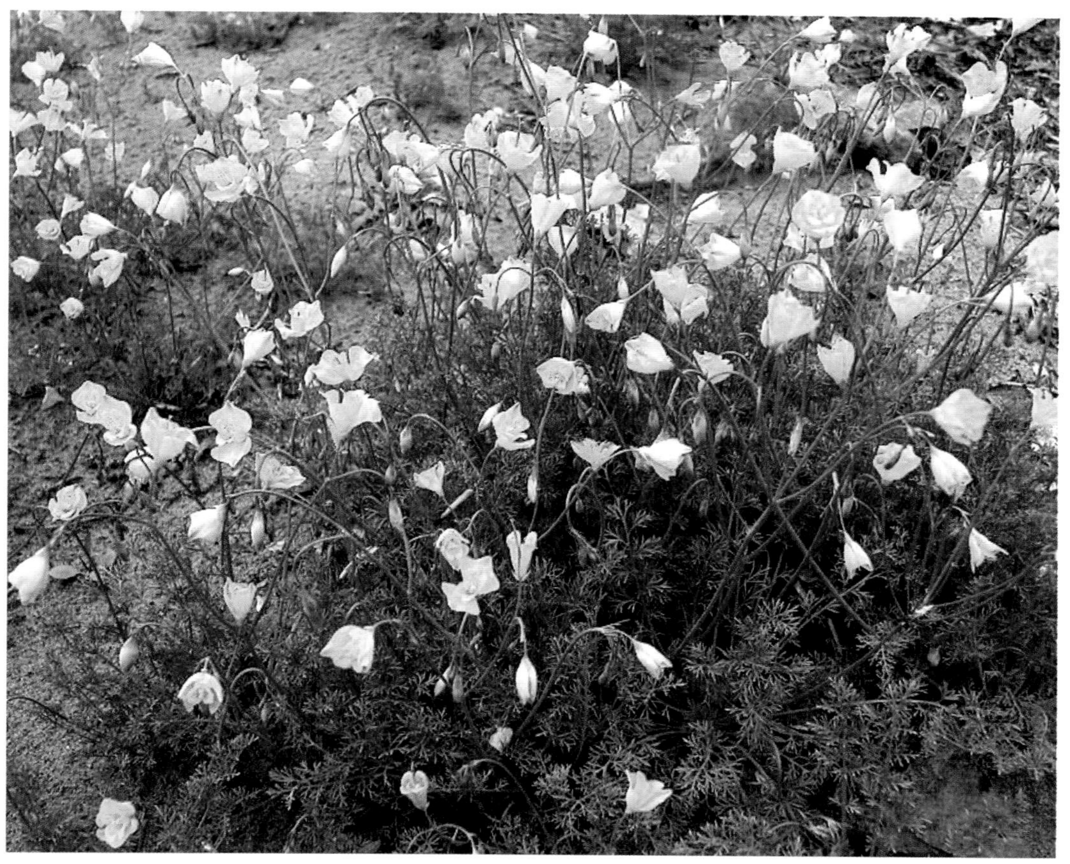

角茴香（原植物）

【生态分布】生于海拔200~800m干燥山坡、草地、沙地、砾质碎石地。县域内各地散有分布。主要分布于辽城乡、偏城镇等地。

【采收加工】春季开花前挖取全草，晒干。

【鉴别】药材 根圆锥状，外表面淡黄色或黄棕色，具纵皱纹。茎圆柱形，外表面光滑，绿色或黄绿色，具纵棱。基生叶多数，叶片多破碎，完整者展开后多回羽状全裂。花瓣黄色。蒴果条形直径1mm。种子矩形，长约1mm，黑褐色。质脆。气微香，味苦。

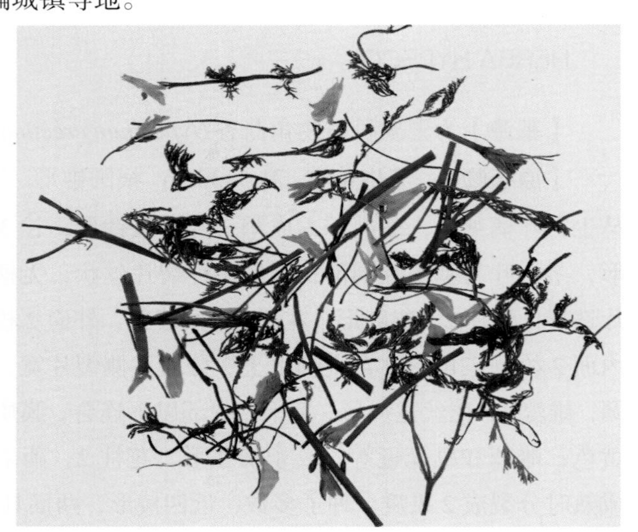

角茴香（饮片）

饮片 为不规则的段。根段呈圆柱形或圆锥形，直径2~4mm；切面皮部白色，木部黄白色；外表面淡黄色或黄棕色，具纵皱。茎段圆柱形，多扁缩，直径1~2mm；切面中空；外表面光滑，绿色或黄绿色，具纵棱。基生叶多数，皱缩成团，叶片多破碎，完整者展开后多回羽状全裂。花瓣黄色。蒴果条形，直径约1mm。种子矩形，长约1mm，黑褐色。体轻，质脆。气微香，味苦。

【化学成分】含角茴香碱、角茴香酮碱、原阿片碱、黄连碱、别隐品碱、刻叶紫堇胺、左旋的N-甲基四氢小檗碱、直立角茴香碱等。

【性味、归经与效用】苦、辛，凉。归肺、肝经。有清热解毒，镇咳止痛的功效。用于感冒发热，咳嗽，咽喉肿痛，肝热目赤，肝炎，胆囊炎，痢疾，关节疼痛。

【用法与用量】内服：煎汤，6~9g；研末，1~1.5g。

【临床应用】

1. 喉痹 角茴香、牛蒡子各10g。水煎服，日服1剂。

2. 咳嗽 角茴香9g，苦杏仁、桔梗、甘草各6g。水煎服，日服1剂。

3. 暴风客热 角茴香、夏枯草、野菊花各10g。水煎服，日服1剂。

芥 子 Jiezi

SEMEN SINAPIS

【基源】为十字花科植物白芥*Sinapis alba* L.或芥*Brassica juncea*（L.）Czern. et Coss.的干燥成熟种子。前者习称“白芥子”，后者习称“黄芥子”。

【原植物】白芥 一年生或二年生草本，高60~120cm。茎直立，上部分枝，植株较粗壮，被白色粗毛。叶互生，茎基部叶具长柄，叶片宽椭圆形或倒卵形，长6~15cm，大头羽裂或近全裂，侧裂片1~3对，边缘具疏齿，顶端裂片大，向下者渐小；茎生叶具短柄，叶片较小，向上裂片数渐少。总状花序顶生或腋生；萼片披针形，开展；花瓣乳黄色，宽卵形，具爪；雄蕊6，4长2短；子房长柱形，下部略大，密被白色长毛。长角果圆柱形，密被白色粗毛，种子缢缩，顶端具扁平剑形而略弯曲的喙，无毛。种子近球形，淡黄白色。花期4~6月，果期6~7月。

芥　一年生或二年生草本，茎直立，高可达1.2m，植株有时稍被白粉，幼时具白色疏毛，老时无毛。基生叶大，具长柄，叶片长椭圆形或倒卵形，长15~50cm，不分裂或大头羽状分裂，边缘具重锯齿或缺刻；茎生叶有短柄，不抱茎，披针形或宽条形，向上渐小，边缘具不明显锯齿或全缘。总状花序顶生，组成圆锥状；萼片4，宽披针形或披针形，外侧2片大，基部略呈囊状；花瓣4，鲜黄色，宽倒卵形，长约5mm，宽约2mm，顶端钝，下部具爪；雄蕊6，4长2短。长角果圆柱形，长3~5cm，顶端具短细柱形的喙。花期4~6月，果期5~7月。

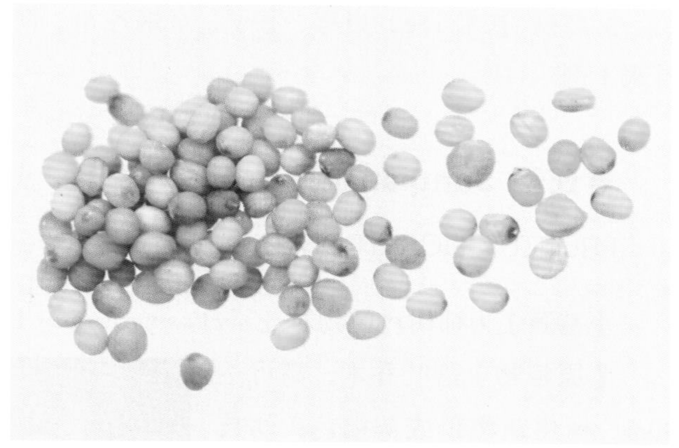

白芥子（饮片）

【生态分布】县域内各地均有栽培。

【采收加工】夏末秋初果实成熟时采割植株，晒干，打下种子，除去杂质。

【鉴别】白芥子　呈球形，直径1.5~2.5mm。表面灰白色至淡黄色。具细微的网纹，有明显的点状种脐。种皮薄而脆，破开后内有白色折叠的子叶，有油性。无臭，味辛辣。

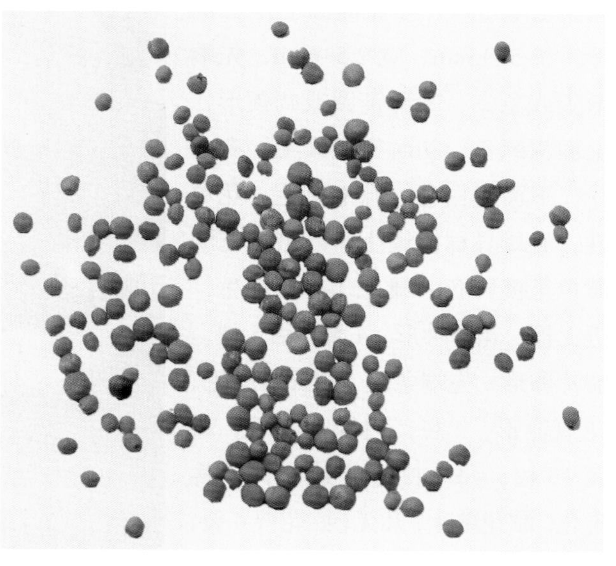

黄芥子（饮片）

黄芥子　较小，直径1~2mm。表面黄色至棕黄色，少数呈暗红棕色。研碎后加水浸湿，则产生辛烈的特异臭气。

【化学成分】含芥子苷、脂肪油、芥子酶、芥子碱等。

【药理作用】有抗菌、促进消化液分泌、催吐、调节血压和祛痰的作用。

【性味、归经与效用】辛，温。归肺经。有温肺豁痰利气，散结通络止痛的功效。用于寒痰喘咳，胸胁胀痛，痰滞经络，关节麻木、疼痛，痰湿流注，阴疽肿毒。

【用法与用量】内服：煎汤，3~9g。

【临床应用】

1. 咳嗽 芥子、紫苏子、苦杏仁、桔梗各10g，莱菔子15g，甘草6g。水煎服，日服1剂。

2. 悬饮 茯苓10g，芥子6g，大戟、芫花、甘遂各1.5g，大枣50g。水煎服，日服1剂。

3. 寒痹 苍术15g，川芎、芥子、全蝎各6g，防风、木瓜各10g，细辛3g。水煎服，日服1剂。

君迁子 Junqianzi

FRUCTUS DIOSPYRORIS

【基源】为柿树科植物君迁子*Diospyros lotus* L. 的干燥成熟果实。

【原植物】落叶乔木，高可达30m。树皮灰黑色或灰褐色；幼枝灰绿色，有短柔毛。单叶互生；叶柄长5~25mm；叶片椭圆形至长圆形，长5~13cm，宽2.5~6cm，先端渐尖或急尖，基部钝圆或阔楔形，上面深绿色，初时密生柔毛，有光泽，下面近白色，脉上有毛。花单性，雌雄异株，簇生于叶腋；花淡黄色至淡红色；雄花1~3朵腋生，近无梗；花萼钟形，4裂，稀5裂，裂片卵形，先端急尖，内面有绢毛，花冠壶形，4裂，边缘有睫毛，雄蕊16枚，每2枚连生成对，子房退化；雌花单生，几无梗；花萼4裂，裂至中部，两面均有毛，裂片先端急尖，花冠壶形，裂片反曲，退化雄蕊8，花柱4。浆果近球形至椭

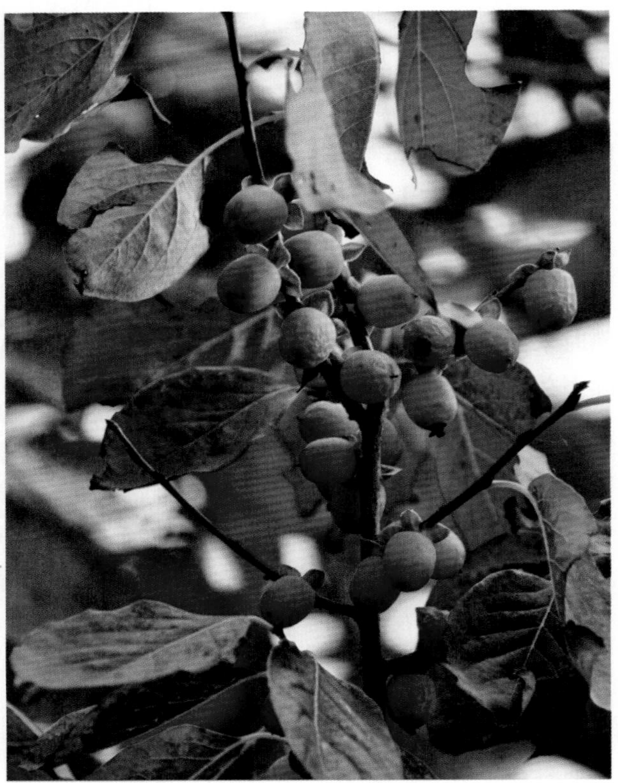

君迁子（原植物）

圆形，初熟时淡黄色，后则变为蓝黑色。被白蜡质。花期 5~6 月，果期 10~11 月。

【生态分布】生于海拔 200~1000m 的山坡、山谷或林缘。全县各地均有分布。主要分布于固新镇、河南店镇、关防乡、木井乡等地。

【采收加工】10~11 月果实成熟时采收，晒干。

【鉴别】呈近球形或椭圆形，长 1~1.5cm，直径 0.5~1cm。表面蓝黑色至黑紫色，略有光泽，具不规则皱纹，基部凹陷。外果皮薄；中果皮棕黄色至棕色，有滋润感；果核坚硬。气微香特异，味甜。

【化学成分】含鞣质等。

【药理作用】有抗致突变的作用。

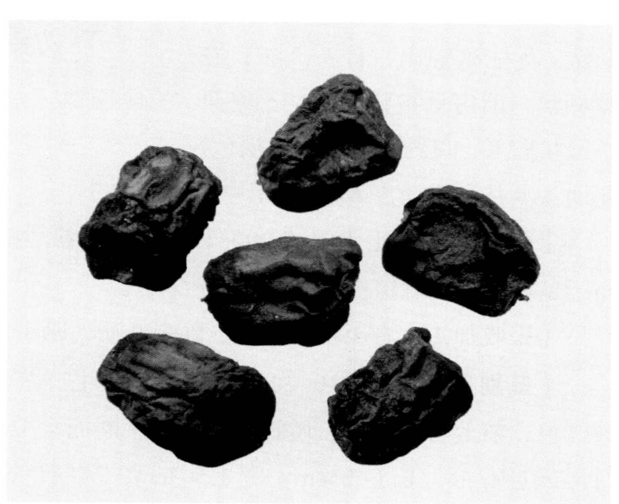

君迁子（饮片）

【性味、归经与效用】甘、涩，凉。归大肠、肺经。有清热，止渴的功效。用于烦热，消渴。

【用法与用量】内服：煎汤，15~30g。

【临床应用】

1. 便秘　君迁子 30g，苦杏仁 10g，郁李仁 15g。水煎服，日服 1 剂。

2. 脏躁　君迁子 30g，小麦 20g，甘草 12g，麦冬、大枣各 10g，栀子、淡豆豉各 6g。水煎服，日服 1 剂。

连钱草 Lianqiancao

HERBA GLECHOMAE

【基源】为唇形科植物活血丹 *Glechoma longituba*(Nakai)Kupr. 的干燥地上部分。

【原植物】多年生草本，高 10~30cm，幼嫩部分被疏生柔毛；匍匐茎着地生根，茎四棱形。叶柄长为叶片的 1.5 倍，被长柔毛，叶片心形或近肾形；长 1.8~2.6cm，

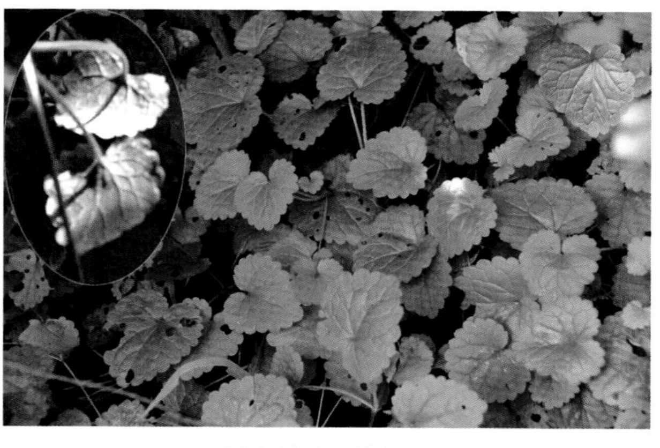

活血丹（原植物）

宽 2~3cm；先端急尖或钝，边缘具圆齿，两面被柔毛或硬毛。轮伞花序通常 2 花；小苞片线形，长 4mm，被缘毛；花萼钟筒状，长 9~11mm，外面被长柔毛，内面略被柔毛，萼齿 5，上唇 3 齿较长，下唇 2 齿略短，顶端芒状，具缘毛；花冠蓝或紫色，下唇具深色斑点；花冠筒有长和短两型，长筒者长 1.7~2.2cm，短筒者长 1~1.4cm，外面多少被柔毛，上唇 2 裂，裂片近肾形，下唇伸长，3 裂，中裂片最大，先端凹入；雄蕊 4，内藏，后对较长，花药 2 室；子房 4 裂，花柱略伸出，柱头 2 裂；花盘杯状，前房呈指状膨大。小坚果长圆状卵形，长约 1.5mm，深褐色。花期 4~5 月，果期 5~6 月。

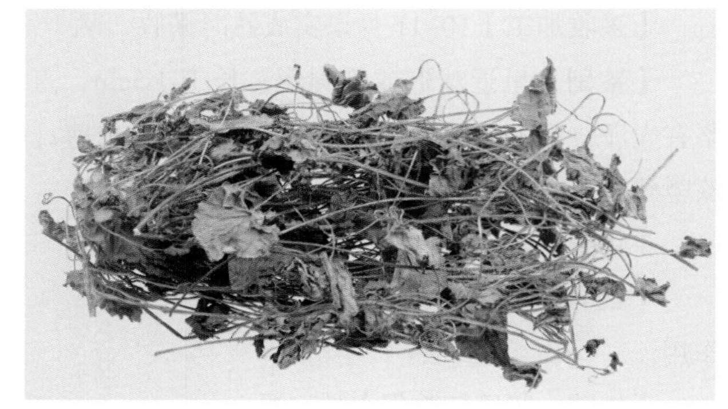

连钱草（药材）

【生态分布】生于海拔 200~1500m 的林缘、疏林下、草地上或溪边等阴湿处。分布于辽城乡、偏城镇等地。

【采收加工】春至秋季采收，除去杂质，晒干。

【鉴别】药材 长 10~20cm，疏被短柔毛。茎呈方柱形，细而扭曲；表面黄绿色或紫红色，节上有不定根；质脆，易折断，断面常中空。叶对生，叶片多皱缩，展平后呈肾形或近心形，长 1~2.5cm，宽 1.5~3cm，灰绿色或绿褐色，边缘具圆齿；叶柄纤细，长 4~7cm。轮伞花序腋生，花冠二唇形，长达 2cm。气芳香，味微苦。

饮片 呈不规则的段。茎四方形，表面黄绿色或紫红色；切面常中空。叶对生，叶片多皱缩，灰绿色或绿褐色。轮伞花序，花冠唇形。气芳香，味微苦。

【化学成分】含挥发油、欧亚活血丹呋喃、欧亚活血丹内酯、熊果酸、β-谷甾醇、棕榈酸、琥珀酸、咖啡酸、阿魏酸等。

【药理作用】有利尿、抗溃疡、抗菌、利胆的作用。

【性味、归经与效用】辛、微苦，微寒。归肝、肾、膀胱经。有利湿通淋，清热解毒，散瘀消肿的功效。用于热淋，石淋，湿热黄疸，疮痈

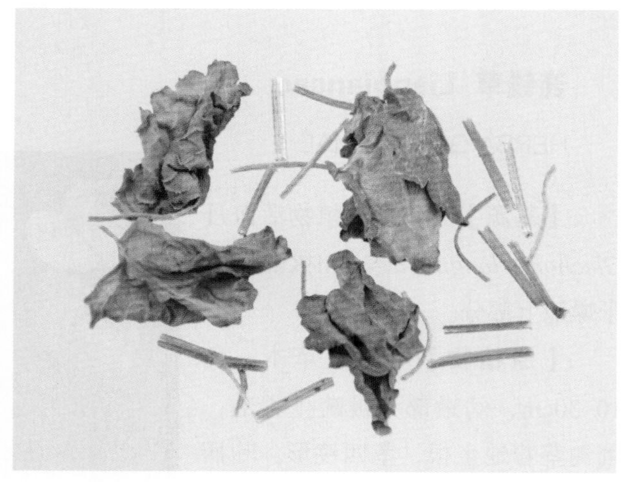

连钱草（饮片）

肿痛，跌打损伤。

【用法与用量】内服：煎汤，15~30g。外用：适量，煎汤洗。

【临床应用】

1. 水肿 连钱草、车前草各 30g。水煎服，日服 1 剂。
2. 淋证 连钱草、白茅根各 30g。水煎服，日服 1 剂。
3. 带下 连钱草、薏苡仁各 30g。水煎服，日服 1 剂。
4. 湿疮 连钱草 30g，苍术 10g。水煎外洗患处。
5. 黄疸 连钱草、茵陈、蒲公英各 30g。水煎服，日服 1 剂。
6. 痈肿，痄腮，跌打损伤，毒蛇咬伤 鲜连钱草 100g。捣烂，外敷患处。

连 翘 Lianqiao

FRUCTUS FORSYTHIAE

【基源】为木犀科植物连翘*Forsythia suspense*（Thunb.）Vahl 的干燥果实。初熟者为青翘，成熟者为老翘。

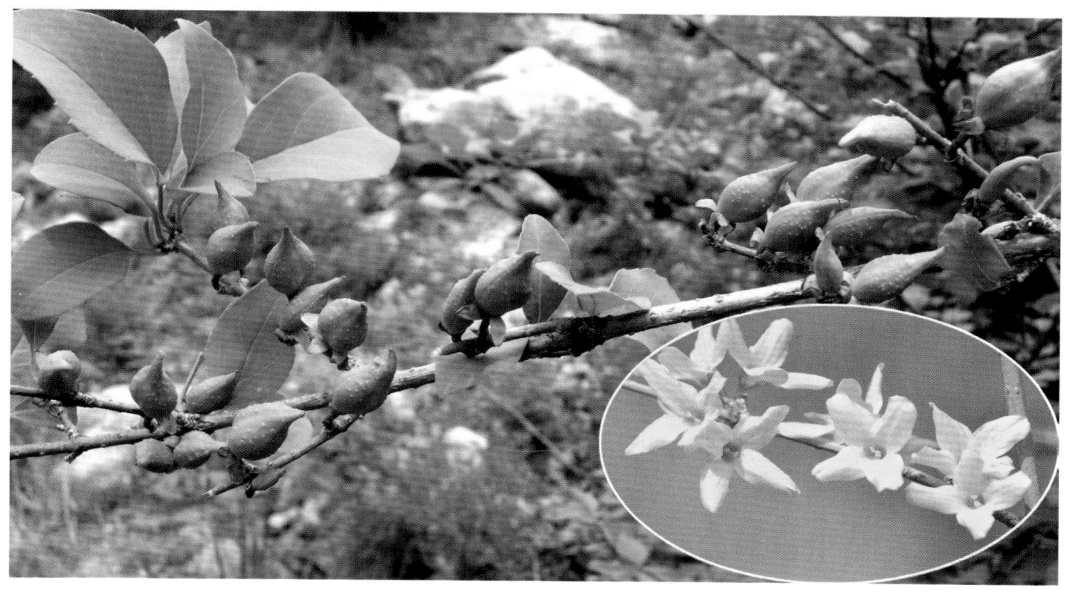

连翘（原植物）

【原植物】灌木，高 2~3m。茎丛生，枝条细长，开展或下垂，着地生根。小枝稍呈四棱形，节间中空，仅在节部具有实髓，表面浅棕色，皮孔明显。单叶对生，或偶有三出小叶，叶片卵形、宽卵形或椭圆状卵形，长 2cm，宽 1.3cm，无毛，先端锐尖或钝，基部圆形或宽楔形，边缘有不整齐的锯齿。花先叶开放，1 至数朵，腋生。花萼基部合生成管状，上部 4 深裂；花冠黄色，直径约 3cm，裂片 4，卵圆形，花冠管内有橘红色的条纹 12；雄蕊 2，着生于花冠基部；花柱细长，柱头 2 裂。蒴果狭卵形，稍扁，木质，外有散生的瘤点，2 室，长约 2cm，成熟时 2 裂似鸟嘴样。种子多数，棕色，扁平，一侧有薄翅，歪斜。花期 3~5 月，果期 7~8 月。

【生态分布】生于海拔 200~1500m 的山坡灌丛、疏林及草丛中。主要分布于偏城镇，关防乡、辽城乡、固新镇、神头乡。

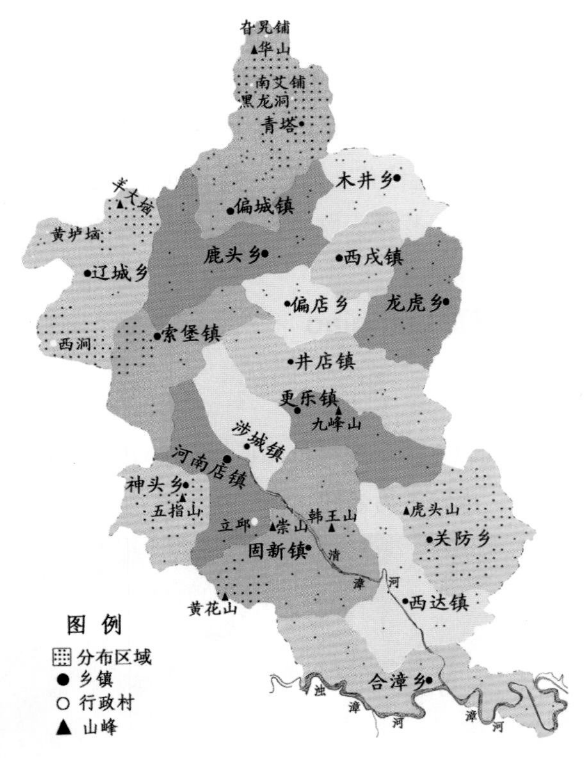

连翘资源分布图

【栽培技术】

1. 选地与整地

育苗地，宜选择土层深厚、疏松肥沃、排水良好的夹沙土；扦插育苗地，最好采用砂土地（通透性良好，容易发根），而且要靠近有水源的地方，便于灌溉；栽植地，宜选择背风向阳的缓坡地成片栽培，有利异株异花授粉，提高连翘结实率。亦可利用荒地、路旁、田边、地角、房前屋后、庭院空隙地零星种植。选地后于播前或定植前，深翻土地，施足基肥，整平耙细，开 1.3m 宽的高畦育苗。若为丘陵地成片造林，沿等高线作梯田栽植；山地采用梯田、鱼鳞坑等方式栽培。栽植穴要提前挖好，施足基肥后栽植。

2. 繁殖方法

（1）种子繁殖　选择生长健壮、枝条节间短而粗壮、花果着生密而饱满、无病虫的优良单株作采种母株，于 9~10 月采集成熟的果实，薄摊于通风阴凉处后熟数日，阴干后脱粒，选取籽粒饱满的种子，砂藏作种用。宜春播。南方于 3 月上、中旬，北方于 4 月上旬进行。在整平耙细的苗床上，按行距 20~25cm 开横沟条播，沟深 4~5cm，播幅宽 7~10cm，先浇施清淡的人畜粪水湿润，然后按每行播种 150 粒的播种量均匀地撒入沟内，覆盖 0.8~1cm 厚的火土灰或细土，上盖稻草。播后经常保持床土湿润，20 天左右开始出苗，齐苗后揭去盖草。苗期管理：苗高 7~10cm 时，进行第 1 次间苗，拔除生长细弱的密苗，保持株距 5cm 左右；当苗高 15cm 左右时，进行第 2 次间苗，去弱留强，按株距 7~10cm 留壮苗 1 株。加强苗床管理，及时中耕除草和追肥，培育 1 年，当苗高 50cm 以上时，即可出圃定植。

（2）扦插繁殖 南方于早春、北方于夏季扦插。在优良母株上，剪取1~2年生嫩枝，截成30cm长的插穗，每段需3个节位以上。然后，将下端近节处削成马耳形斜面，每30~50根一捆，用500ppm生根粉（ABT）或500~1000ppm吲哚丁酸（IBA）溶液，将插穗基部（1~2cm处）浸渍10秒钟，取出晾干药液后扦插。扦插时，在整好的畦面上按行株距10cm×5cm划线打点。随后，用小木棒打引孔，将插穗半截以上插入孔内，随即压实土壤，浇1次透水。早春气温较低，应搭设弓形塑膜棚增温保湿，1个月左右即可生根发芽，4月中、下旬可将塑膜揭去，进行除草和追肥，促进幼苗生长健壮，当年冬季，当幼苗高50cm左右出圃定植。

（3）压条繁殖 连翘为落叶灌木，下垂枝多。可于春季3~4月，将母株下垂枝弯压入土内，在入土处刻伤，用枝杈固定、覆盖以细肥土，刻伤处能生根成苗。加强管理，当年冬季至翌年早春，可截离母体，带根挖取幼苗，另行定植。

（4）分株繁殖 连翘萌发力极强，在秋季落叶后或早春萌芽前，挖取植株根际周围的根蘖苗，另行定植。

（5）定植 于冬季落叶后到早春萌发前均可进行。先在选好的定植地上，按行株距2m×1.5m挖穴（222株/亩），穴径和深度各70cm，先将表土填入坑内达半穴时，再施入适量厩肥或堆肥，与底土混拌均匀。然后，每穴栽苗1株，分层填土踩实，使根系舒展。栽后浇水，水渗后，盖上高出地面10cm左右，以利保墒。

连翘属同株自花不孕植物，自花授粉结实率极低，约占4%，若单独栽植长花柱或短花柱连翘，均不结实。因此，定植时要将长、短花柱的植株相间种植，才能开花结果，这是增产的关键。

3. 田间管理

（1）中耕除草与施肥 定植后于每年冬季在株旁松土除草1次，并施入腐熟厩肥或饼肥和土杂肥，幼树每株2kg；结果树每株10kg，于株旁挖穴或开沟施入，施后盖土、培土，以促幼树生长健壮，多开结果。早期株行间可间作矮秆作物。

（2）整形修剪 定植后，幼树高达1m左右时，于冬季落叶后，在主干离地面70~80cm处剪去顶梢。再于夏季通过摘心，多发分枝，从中在不同的方向上，选择3~4个发育充实的侧枝，培育成为主枝。以后在主枝上再选留3~4个壮枝，培育成为副主枝，在副主枝上，放出侧枝。通过几年的整形修剪，使其形成低干矮冠，内空外圆，通风透光，小枝疏朗，提早结果的自然开心形树型，同时于每年冬季，将枯萎、重叠枝、交叉枝、纤弱枝以及徒长枝和病虫枝剪除；生长期还要适当进行疏删短截。每次修剪之后，每株施入火土灰2kg、过磷酸钙200g、饼肥250g、尿素100g。于树冠下开环状沟施入，施后盖土，培土保墒。对已经开花结果多年、开始衰老的结果枝群，也要进行短截或重剪（即剪去枝条的 2/3），可促使剪口以下抽生壮枝，恢复树势，提高结果率。

4. 病虫害防治

（1）钻心虫 以幼虫钻入茎秆木质部髓心危害，严重时，被害枝不能开花结果，甚至整株枯死。

防治方法：用 80% 敌敌畏原液蘸药棉堵塞蛀孔毒杀，亦可将受害枝剪除。

（2）蜗牛 危害花及幼果。

防治方法：可在清晨撒石灰粉防治，或人工抹杀。

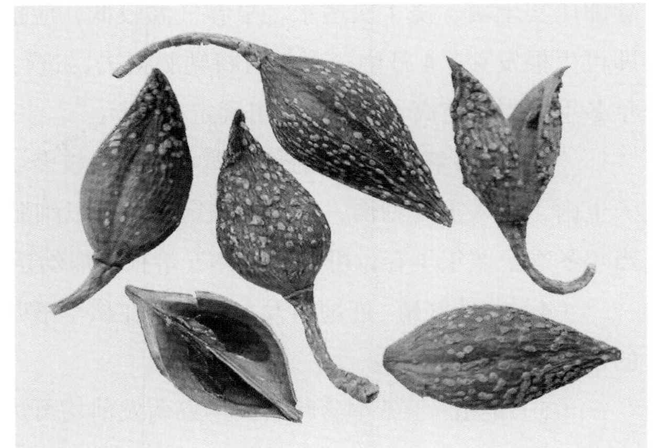

连翘（饮片 . 老翘）

【采收加工】秋季果实初熟尚带绿色时采收，除去杂质，蒸熟，晒干，习称“青翘”；果实熟透时采收，晒干，除去杂质，习称“老翘”。

【鉴别】呈长卵形至卵形，稍扁，长 1.5~2.5cm，直径 0.5~1.3cm。表面有不规则的纵皱纹及多数突起的小斑点，两面各有 1 条明显的纵沟。顶端锐尖，基部有小果梗或已脱落。青翘多不开裂，表面绿褐色，突起的灰白色小斑点较少；质硬；种子多数，黄绿色，细长，一侧有翅。老翘自顶端开裂或裂成两瓣，表面黄棕色或红棕色，内表面多为浅黄棕色，平滑，具一纵隔；质脆；种子棕色，多已脱落。气微香，味苦。

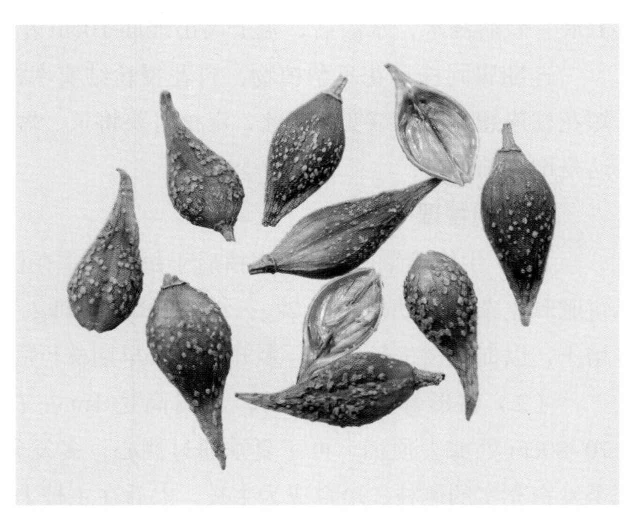

连翘（饮片 . 青翘）

【化学成分】含连翘酚、连翘苷、齐墩果酸、芦丁、熊果酸、挥发油等。

【药理作用】

1. 有抗病原体、抗炎、解热、保肝、止吐、利尿和抗休克的作用。

2. 毒性 煎剂小鼠灌服 LD_{50} 为 172.2g/kg。

【性味、归经与效用】苦，微寒。归肺、心、小肠经。有清热解毒，消肿散结，疏散风热的功效。用于痈疽，瘰疬，乳痈，丹毒，风热感冒，温病初起，温热入营，高热烦渴，神昏发斑，热淋涩痛。

【用法与用量】内服：煎汤，6~15g。

【临床应用】

1. 感冒 连翘、金银花、芦根各 30g，牛蒡子、淡竹叶、桔梗各 10g，薄荷、甘草各 6g。水煎服，日服 1 剂。

2. 喉痹 连翘、金银花各 20g，牛蒡子、玄参、射干各 10g，黄芩、甘草各 6g。水煎服，日服 1 剂。

3. 瘰疬 连翘、金银花、浙贝母、牡蛎各 30g，玄参 10g。水煎服，日服 1 剂。

4. 痈肿 连翘、金银花各 20g，栀子、防风各 10g，甘草 6g。水煎服，日服 1 剂。

5. 发热 连翘、板蓝根各 20g，生石膏、生地黄各 30g，知母、玄参各 10g。水煎服，日服 1 剂。

灵 芝 Lingzhi

GANODERMA

【基源】为多孔菌科真菌赤芝 *Ganoderma lucidum*（Leyss.ex Fr.）Karst. 的干燥子实体。

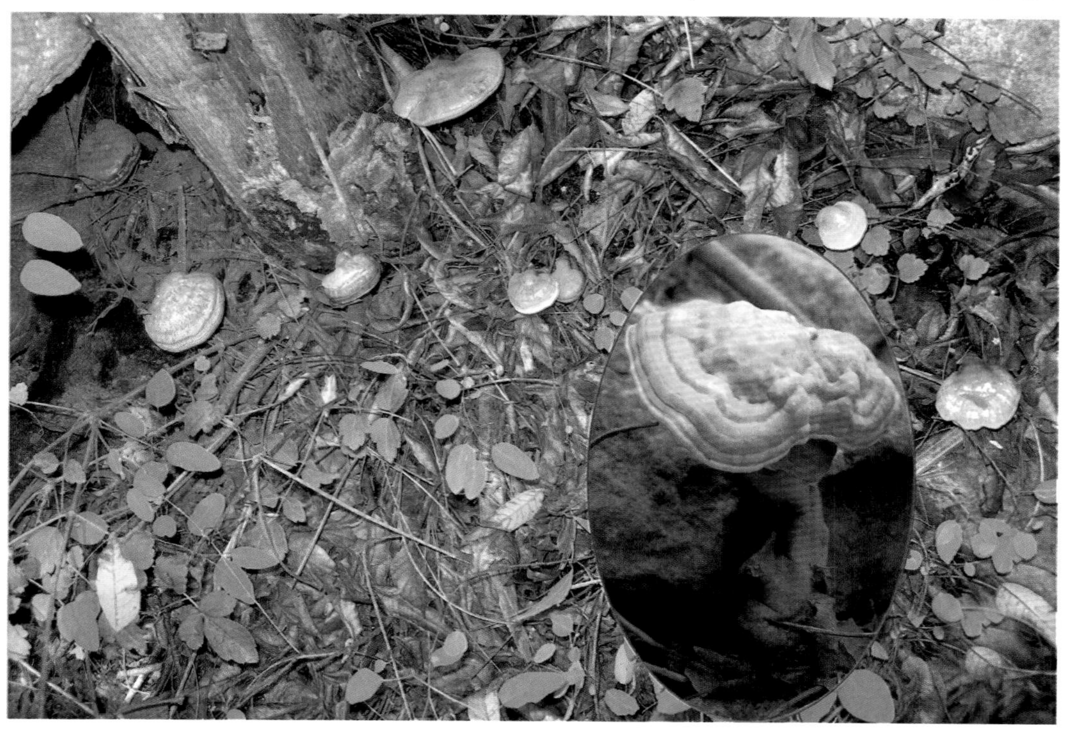

赤芝（原植物）

【原植物】寄生真菌。子实体有柄，菌盖（菌帽）半圆形至肾形，罕近圆形，长

4~12cm，宽3~20cm，厚0.5~2cm，木栓质，皮壳黄色，渐变为红褐色，表面稍有光泽，但久置则光泽消失，具有环状棱纹和辐射状的皱纹，边缘薄或平截，往往稍内卷。菌柄长3~19cm，粗0.5~4cm，皮壳带紫褐色，质坚硬，表面的光泽比菌盖更为显著。菌肉近白色至淡褐色，厚0.2~1cm。菌管长与菌肉厚度相等。孢子褐色，卵形， 平截，长8.5~11.5μm，宽5~7μm，外孢壁光滑，内孢壁粗糙，中央有一个大油滴。

【生态分布】生于海拔200~800m处，腐生于栎树或其他阔叶树的根部枯干或腐朽的木桩旁。全县各乡镇多有分布。主要分布于合漳乡、固新镇等地。

【采收加工】全年采收，除去杂质，剪除附有朽木、泥沙或培养基质的下端菌柄，阴干或在40~50℃烘干。

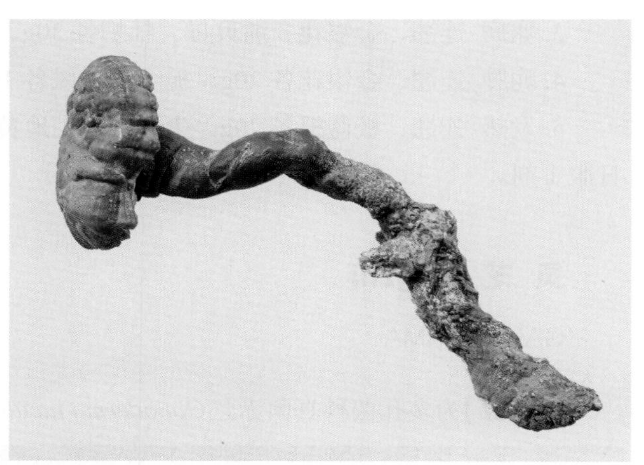

灵芝（药材）

【鉴别】药材 外形呈伞状，菌盖肾形、半圆形或近圆形，直径10~18cm，厚1~2cm。皮壳坚硬，黄褐色至红褐色，有光泽，具环状棱纹和辐射状皱纹，边缘薄而平截，常稍内卷。菌肉白色至淡棕色。菌柄圆柱形，侧生，少偏生，长7~15cm，直径1~3.5cm，红褐色至紫褐色，光亮。孢子细小。气微香，味微苦。

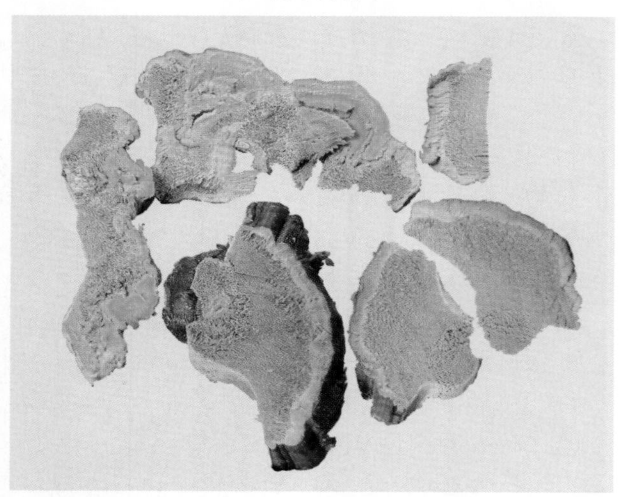

灵芝（饮片）

饮片 为长条形或不规则形的厚片，大小不一。菌盖一侧的外表面黄棕色至红褐色，有光泽或无，完整者有环状和辐射状棱纹，有的被有粉尘样的黄褐色孢子；下表面黄白色至深棕色，密生小孔状菌管孔，切面疏松，木栓质，分为三层，上层为皮壳层，极薄；中间为菌肉层，类白色至棕色，靠近上表面色浅；下层为菌管层，棕色或深棕色。菌柄表面黄褐色至紫褐色，光亮；切面类白色至棕色，中间色较深，无菌管层。体轻，质柔韧。气特异，味苦涩。

【化学成分】含13种氨基酸：精氨酸、色氨酸、天冬氨酸、甘氨酸、丙氨酸、苏氨酸、丝氨酸、谷氨酸、脯氨酸和微量的蛋氨酸、亮氨酸、酪氨酸、苯丙氨酸。还含有机锗及钙、镁、钠、锰、铁、锌、铜、硫等元素和类脂类成分及多种多糖类成分等。

【药理作用】有抗肿瘤、抗缺氧、增强免疫功能、抗辐射、强心、保护心肌缺血、抑制动脉粥样硬化、降血脂、镇咳和保肝的作用。

【性味、归经与效用】甘，平。归心、肺、肝、肾、脾经。有补气安神、止咳平喘的功效。用于心神不宁，失眠心悸，肺虚咳喘，虚劳短气，不思饮食。

【用法与用量】内服：煎汤，6~12g。

【临床应用】

1. 虚劳　黄芪 15g，灵芝、西洋参各 10g。水煎服，日服 1 剂。

2. 咳嗽　灵芝 15g，陈皮、清半夏、苦杏仁各 10g，干姜、细辛各 3g，五味子、甘草各 6g。水煎服，日服 1 剂。

3. 不寐，心悸　灵芝、茯神、远志、白芍各 10g，酸枣仁 30g，柏子仁 15g，人参、甘草各 6g。水煎服，日服 1 剂。

芦　根 Lugen

RHIZOMA PHRAGMITIS

【基源】为禾本科植物芦苇*Phragmites communis* Trin. 的新鲜或干燥根茎。

【原植物】多年生草本，高 1~3m。地下茎粗壮，横走，节间中空，节上有芽。茎直立，中空。叶 2 列，互生；叶鞘圆筒状，叶舌有毛；叶片扁平，长 15~45cm，宽 1~3.5cm，边缘粗糙。穗状花序排列成大型圆锥花序，顶生，长 20~40cm，微下垂，下部梗腋间具白色柔毛；小穗通常有 4~7 花，长 10~16cm；第 1 花通常为雄花，颖片披针形，不等长，第 1 颖片长为第 2 颖片之半或更短；外稃长于内稃，光滑开展；颖果椭圆形至长圆形，与内稃分离。花果期 7~10 月。

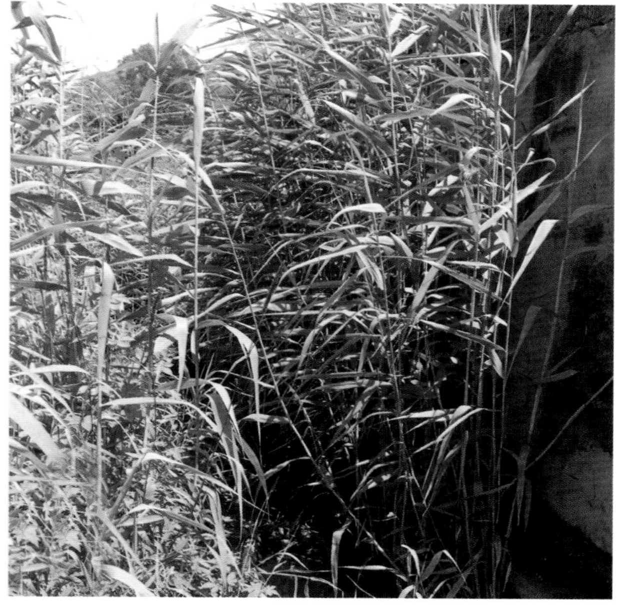

芦苇（原植物）

【生态分布】生于海拔 200~1200m 的河流、池沼岸边浅水中。分布于漳河沿岸。

【采收加工】全年均可采挖，除去芽、须根及膜状叶，晒干或鲜用。

【鉴别】药材　鲜芦根　呈长圆柱形，有的略扁，长短不一，直径 1~2cm。表面黄白色，有光泽，外皮疏松可剥离。节呈环状，有残根及芽痕。体轻，质韧，不易折断。切断面黄白色，中空，壁厚 1~2mm，有小孔排列成环。气微，味甘。

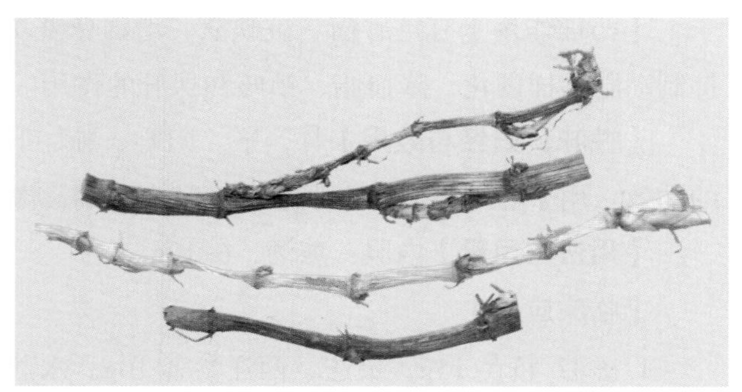

芦 根（药材）

芦根　呈扁圆柱形。节处较硬，节间有纵皱纹。

饮片　鲜芦根　呈圆柱形段。表面黄白色，有光泽，节呈环状。切面黄白色，中空，有小孔排列成环。气微，味甘。

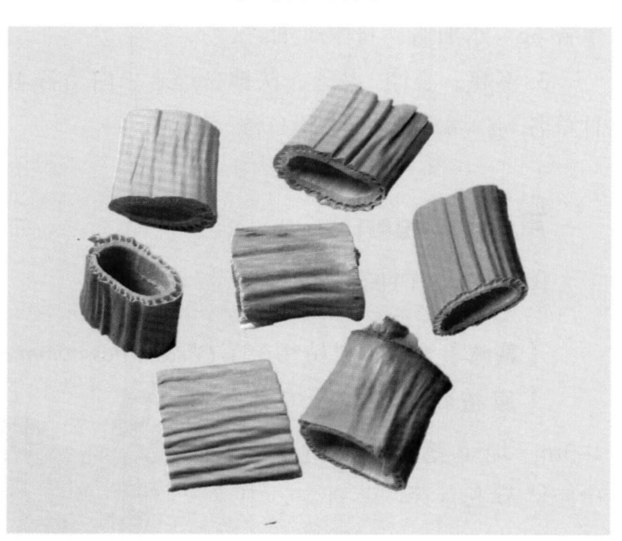

芦 根（饮片）

芦根　呈扁圆柱形段。表面黄白色，节间有纵皱纹。切面中空，有小孔排列成环。

【化学成分】含维生素 B_1、维生素 B_2、维生素 C 和蛋白质、天门冬酰胺、氨基酸、薏苡素、甾醇、生育酚、多糖等。

【药理作用】

1. 有解热、镇咳、镇静和镇痛的作用。

2. 毒性　小鼠灌胃 0.5g/kg，连用 30 日未见异常。

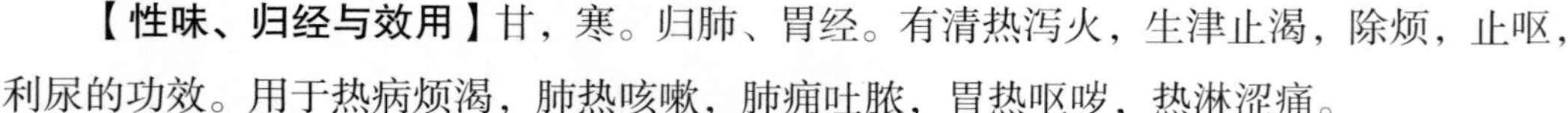

【性味、归经与效用】甘，寒。归肺、胃经。有清热泻火，生津止渴，除烦，止呕，利尿的功效。用于热病烦渴，肺热咳嗽，肺痈吐脓，胃热呕哕，热淋涩痛。

【用法与用量】内服：煎汤，15~30g，鲜品用量加倍，或捣汁用。

【临床应用】

1. 肺痈　芦根、金荞麦各 30g，败酱草、薏苡仁各 20g，冬瓜子 10g，桃仁 6g。水煎服，日服 1 剂。

2. 呕吐　鲜芦根 60g，竹茹 10g。煎浓汁频饮。

3. 消渴　芦根 30g，麦冬、天花粉各 20g，葛根 10g。水煎服，日服 1 剂。

4. 热淋　芦根、白茅根各 30g，车前子 10g。水煎服，日服 1 剂。

牡丹皮 Mudanpi

CORTEX MOUTAN

【基源】为毛茛科植物牡丹*Paeonia suffruticosa* Andr. 的干燥根皮。

【原植物】落叶小灌木，高 1~1.5（~2）m。根皮厚，外皮灰褐色至紫棕色。叶互生，叶柄长 5~11cm；叶片通常为二回三出复叶，顶生小叶宽卵形，长 4.5~6cm，宽 2.5~4cm，不等 2 裂至 3 浅裂或不裂，近无柄，上面绿色，无毛，下面淡绿色，有时被白粉，沿叶脉疏被短柔毛或近无毛。花单生于枝顶，大形，直径 10~17（~20）cm；苞片 5，长椭圆形；萼片 5，宽卵形，大小不等；花瓣 5，栽培品多为重瓣，变异很大，通常倒卵形，长 5~8cm，宽 4.5~6cm，顶端有不规则的缺刻，玫瑰色、红紫色、粉红色或白色；雄蕊多数，花药长圆形；花盘革质，杯状，完全包住心皮；心皮通常 5，密生柔毛。蓇葖果长卵圆形，密被黄褐色的硬毛。花期 4~5 月，果期 6 月。

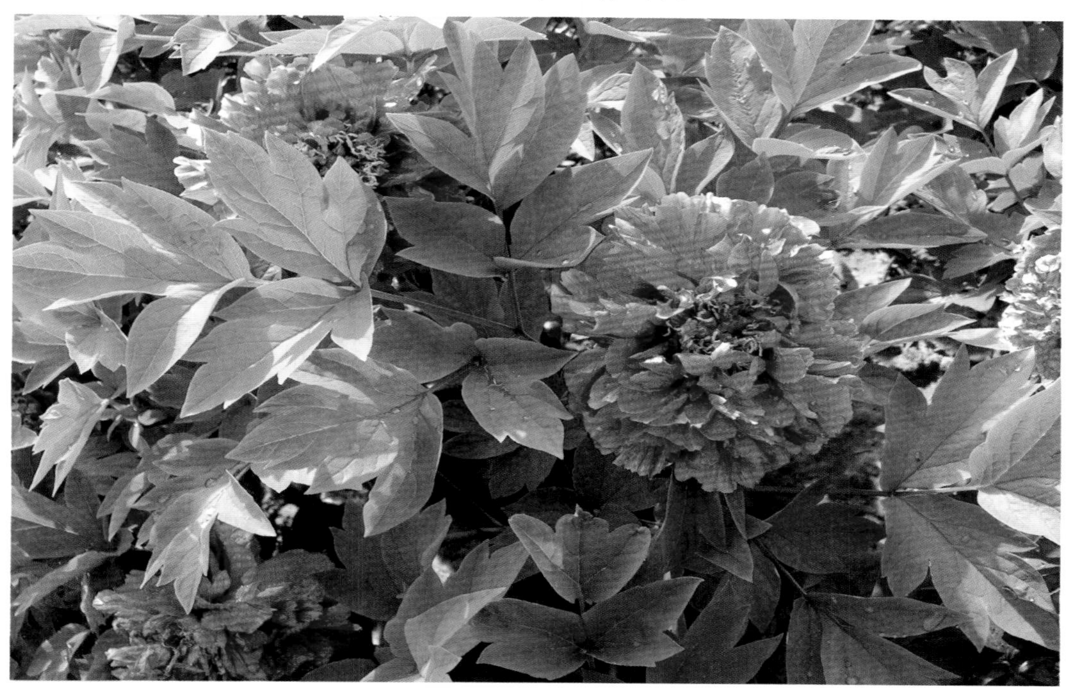

牡 丹（原植物）

【生态分布】生于路旁、园圃。县域内各地均有栽培。

【栽培技术】

1. 选地与整地

选向阳、排水良好、土层深厚、平坦的砂壤土地，施入腐熟杂粪，深翻，整平耙细整畦。前作以豆科植物为好。也可在路边或庭院种植。

2. 繁殖方法

（1）种子繁殖　牡丹种子从8月下旬开始成熟，应分批采收，采收后置室内阴凉条件下，促进后熟，待果荚裂开，种子脱出，即可进行播种，或在湿沙土中贮藏，晾干的种子不易发芽。播种前，可用50℃温水浸种24~30小时，使种皮变软脱胶，吸水膨胀，促进萌发。8月上旬至10月下旬播种。播种方式有穴播和条播，生产量大多采用条播法。条播用种量每亩需25~35千克。一般采用高畦，宽1.2m，行距10cm，开浅沟将种子每隔5cm1粒播入畦内，覆土3~5cm。为防止干燥，可铺盖稻草。播种2年后，于9~10月移栽，株行距30cm，覆土过顶芽约3cm。

（2）分株繁殖　8月下旬至10月收获时，剪下大、中根入药，细根不剪，从容易分株的地方剪下分成2~4株，9~11月即可移栽，以早栽为好。种前深翻土地，施足肥，按株行距25cm×35cm，每穴种三株，斜种成45度，覆土3~4cm。

3. 田间管理

（1）中耕除草　生长期间常锄草松土，一年生的根系较浅，中耕宜浅，二、三年生可适当深锄。

（2）水肥管理　田间忌积水，春季返青前及夏季干旱时应进行灌溉。除施足基肥外，春秋均应进行追肥，一般以农家肥和饼肥为主。

（3）摘花　春季现蕾后，及时进行摘蕾，防止养分损失。

4. 病虫害防治

（1）灰霉病　主要危害牡丹下部叶片，其他部分也可受害，阴雨潮湿时发病较重，防治方法：①选择无病种苗，清洁田间；②发病初期，喷50%甲基托布津500~1000倍液或50%多菌灵800倍液。

（2）叶斑病　叶片上病斑圆形，直径2~3mm，中部黄褐色，边缘紫红色。防治方法：同灰霉病。

（3）锈病　5~8月发生，危害叶片。防治方法：①选排水良好地块，高畦种植；②秋季枯萎后做好田间病残株处理工作，将病残株烧埋，减少越冬病原；③发病初期喷97%敌锈钠200倍液或20%三唑酮1200倍液。

（4）蛴螬、蝼蛄　发生时可用毒饵诱杀。

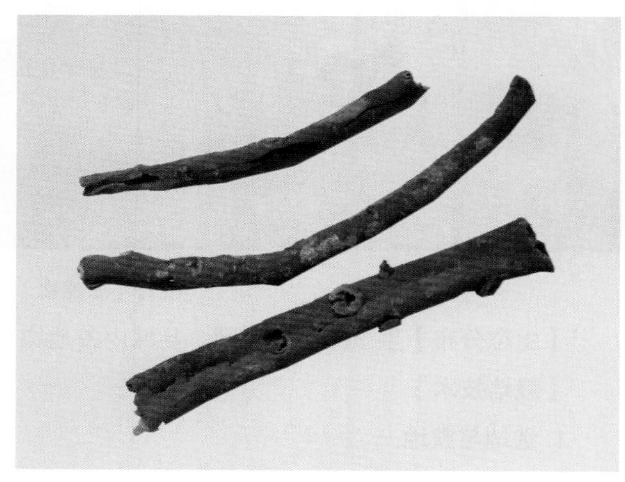

牡丹皮（药材．连丹皮）

【采收加工】秋季采挖根部，除去细根和泥沙，剥取根皮，晒干或刮去粗皮，除去木心，晒干。前者习称连丹皮，后者习称刮丹皮。

【鉴别】 药材　连丹皮　呈筒状或半筒状，有纵剖开的裂缝，略向内卷曲或张开，长 5~20cm，直径 0.5~1.2cm，厚 0.1~0.4cm。外表面灰褐色或黄褐色，有多数横长皮孔及细根痕，栓皮脱落处粉红色。内表面淡灰黄色或浅棕色，有明显的细纵纹，常见发亮的结晶。质硬而脆，易折断，断面较平坦，淡粉红色，粉性。气芳香，味微苦而涩。

刮丹皮　外表皮有刮刀削痕，外表面红棕色或淡灰黄色，有时可见灰褐色斑点状残存外皮。

饮片　呈圆形或卷曲形的薄片。连丹皮外表面灰褐色或黄褐色，栓皮脱落处粉红色；刮丹皮外表皮红棕色或淡灰黄色，内表面有时可见发亮的结晶。切面淡粉红色，粉性。气芳香，味微苦而涩。

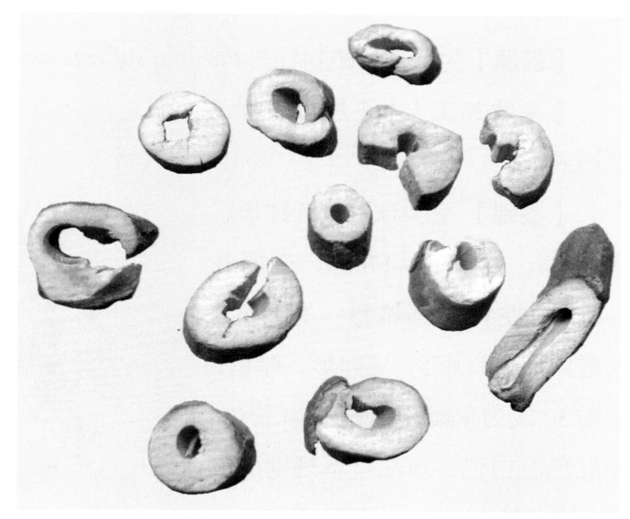

牡丹皮（饮片）

【化学成分】含丹皮酚、丹皮酚苷、芍药苷、羟基芍药苷、没食子酸等。

【药理作用】

1. 有抗病原体、抗血栓及抗动脉粥样硬化、抗心肌缺血及心律失常、抗炎、抗胃溃疡、降压和镇静、催眠、抗惊、镇痛、解热、利尿的作用。

2. 毒性　丹皮酚油剂小鼠腹腔注射 LD_{50} 为 735mg/kg。

【性味、归经与效用】辛、苦，微寒。归心、肝、肾经。有清热凉血，活血化瘀的功效。用于热入营血，温毒发斑，吐血衄血，夜热早凉，无汗骨蒸，经闭痛经，跌扑伤痛，痈肿疮毒。

【用法与用量】内服：煎汤，6~12g。

【临床应用】

1. 骨蒸　青蒿 9g，牡丹皮、知母各 6g，生地黄 12g，鳖甲 15g。水煎服，日服 1 剂。

2. 发热　水牛角 30g，生地黄 20g，牡丹皮、白芍各 10g。水煎服，日服 1 剂。

3. 郁证　牡丹皮、栀子、白芍、当归、茯苓、白术各 10g，柴胡 12g，薄荷、甘草各 6g。水煎服，日服 1 剂。

4. 肠痈　大黄 18g，牡丹皮、芒硝（后下）各 9g，桃仁 12g，冬瓜子 30g。水煎服，日服 1 剂。

附：

牡丹花 Mudanhua

FLOS MOUTAN

【基源】为毛茛科植物牡丹*Paeonia suffruticosa* Andr. 的干燥花。

【采收加工】4~5 月间采收，鲜用或干燥。

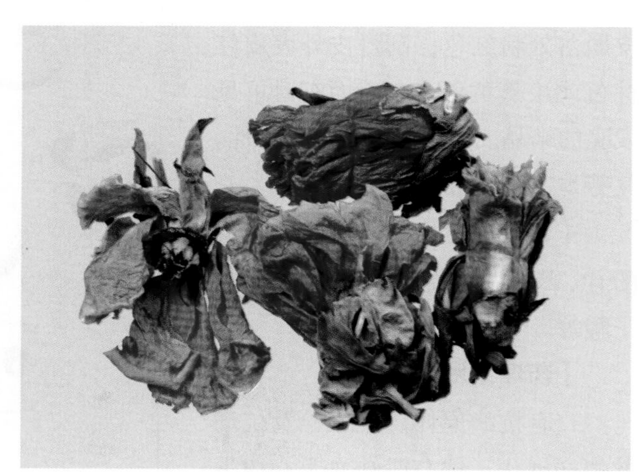

牡丹花（饮片）

【鉴别】 呈类球形或圆柱形，多皱缩，直径 10~17cm；花梗长 4~6cm；花托长圆锥形，苞片 5，长椭圆形；萼片 5，宽卵形，绿色；花瓣 5，或为重瓣，玫瑰色、红紫色、粉红色至白色，顶端呈不规则的波状；雄蕊长 1~1.7cm，花丝紫红色、粉红色，上部白色，长约 1.3cm，花药长圆形，长 4mm；花盘革质。气清香，味淡、微苦。

【化学成分】含紫云英苷、牡丹花苷、蹄纹天竺苷等。

【性味与效用】苦、淡，平。有活血调经的功效。用于妇女月经不调，经行腹痛。

【用法与用量】内服：煎汤，3~6g。

【临床应用】

1. 痛经 牡丹花、红花各 6g。代茶饮。

2. 闭经 牡丹花、桃仁、红花、香附、三棱各 10g，莪术、土鳖虫、川芎各 6g。水煎服，日服 1 剂。

牡荆叶 Mujingye

FOLIUM VITICIS NEGUNDO

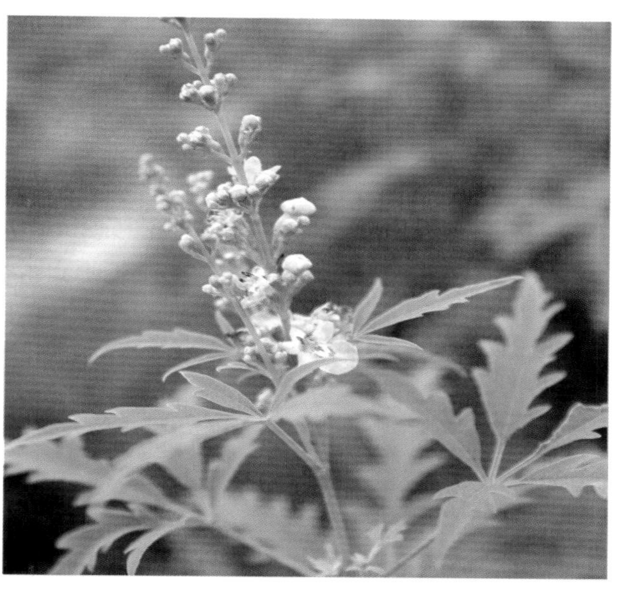

牡 荆（原植物）

【基源】为马鞭草科植物牡荆 *Vitex negundo* L.var.*cannabifolia*（Sieb.et Zucc.）Hand.-Mazz. 的新鲜或干燥叶。

【原植物】落叶灌木或小乔木，植株高 1~5m。多分枝，具香味。小枝四棱形，绿色，被粗毛，老枝褐色，圆形。掌状复叶，对生；小叶 5，稀为 3，中间 1 枚最大；叶片披针形或椭圆状披针形，基部楔形，边缘具粗锯齿，先端渐尖，表面绿色，背面淡绿色，通常被柔毛。圆锥花序顶生，长 10~20cm；花萼钟状，先端 5 齿裂；花冠淡紫色，先端 5 裂，二唇形。果实球形，黑色。花、果期 7~10 月。

【生态分布】生于海拔 200~1500m 的向阳山坡、路边或灌木丛中。全县有分布。

【采收加工】夏、秋二季叶茂盛时采收，除去茎枝。

【鉴别】为掌状复叶，小叶 5 片或 3 片，披针形或椭圆状披针形，中间小叶长 5~10cm，宽 2~4cm，两侧小叶依次渐小，先端渐尖，基部楔形，边缘具粗锯齿；上表面绿色，下表面淡绿色，两面沿叶脉有短茸毛，嫩叶下表面毛较密；总叶柄长 2~6cm，有一浅沟槽，密被灰白色茸毛。气芳香，味辛微苦。

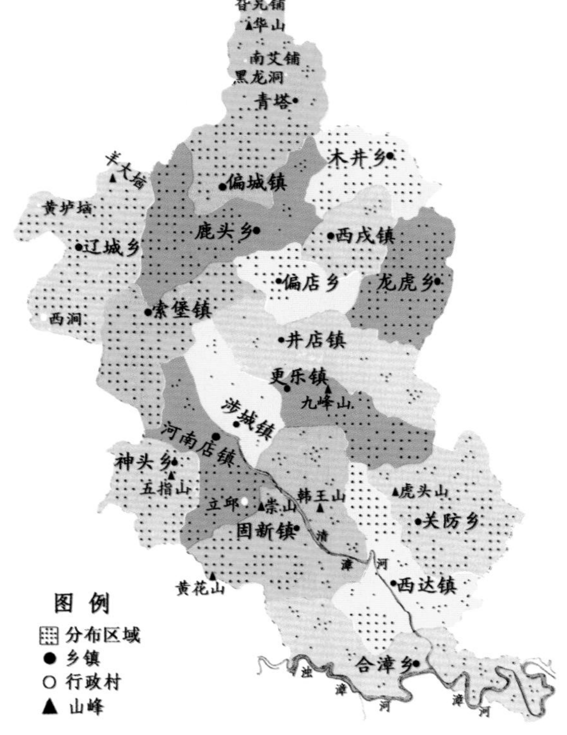

牡荆叶资源分布图

【化学成分】含挥发油约0.1%，其中主要成分为β-丁香烯、香桧烯、α-侧柏烯、樟烯、月桂烯等。

【药理作用】

1.有祛痰、镇咳、平喘、降血压、增强体液免疫、促进清蛋白合成和调节免疫球蛋白、抗菌、镇静催眠、抗组胺的作用。

2.毒性 挥发油小鼠灌胃的LD_{50}为7.40g/kg或8.68g/kg；挥发油乳剂小鼠灌胃的LD_{50}为5.20g/kg。

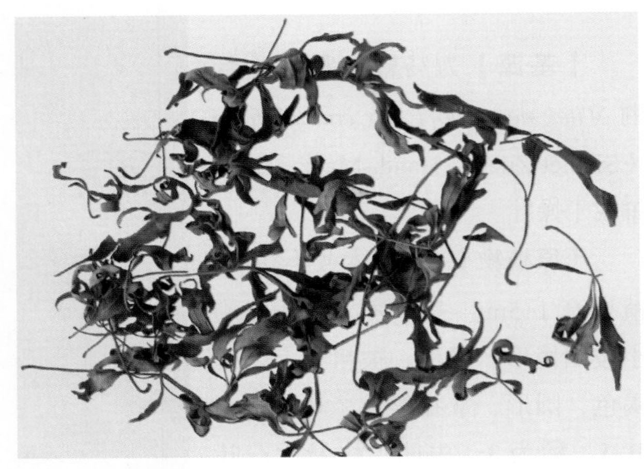

牡荆叶（饮片）

【性味、归经与效用】微苦、辛，平。归肺经。有祛痰，止咳，平喘的功效。用于咳嗽痰多。

【用法与用量】内服：煎汤，9~15g，鲜品可用至30~60g；或鲜品供提取牡荆油用。

【临床应用】

1.感冒 牡荆叶15g，紫苏叶、牛蒡子、荆芥、桔梗各10g，甘草6g。水煎服，日服1剂。

2.乳痈 牡荆叶适量。捣烂外敷。

3.鹅掌风，湿疮 牡荆叶适量。煎水洗患处。

芡 实 Qianshi

SEMEN EURYALES

【基源】为睡莲科植物芡*Euryale ferox* Salisb.的干燥成熟种仁。

【原植物】一年生水生大型草本。全株多刺。须根白色。叶着生于短缩而肥厚的根茎上；叶柄长，密生针刺；叶形多变化；初生叶小，膜质，箭形，具长柄，沉水。其次生出的叶椭圆状肾形，一侧有缺刻，浮水。再次生出的叶，缺刻渐小或无缺刻，盾形，直径60余厘米，最大可达130余厘米，浮于水面，

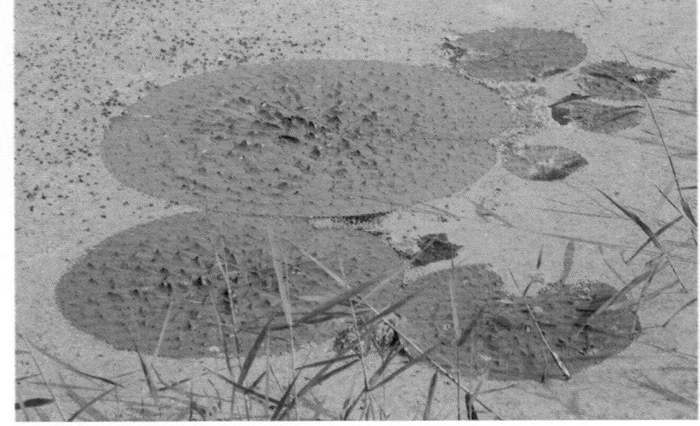

芡（原植物）

上面浓绿色，多隆起及皱缩，叶脉分歧处有刺，下面浓绿色或带紫色，掌状网脉呈板状突起，厚 7~10mm，密布绒毛，脉上有刺。花顶生，沉于水中，半露或伸出水面，半开，花梗长，圆柱形，多刺；萼片 4，肉质，直立，三角状披针形，基部宽阔，钝头，外面绿色，有倒向硬刺，里面带紫色；花瓣多数，比萼片短，由外向内逐渐变小，由长椭圆状披针形至披针形，紫色至淡紫色；雄蕊多数，花丝白色，扁平，基部宽，花药椭圆形；雌蕊无花柱，柱头 10，椭圆形，暗紫色，贴生在子房顶端，中央凹陷，子房下位，10 室，卵状球形，多皱缩，污紫色，直径 3~5cm，密被倒向硬刺，胚珠多数，着生于疏松的肉质的胎座上。果实卵状球形，具宿存萼，形如鸡头，直径 5~6cm，密被硬刺。种子球形，直径约 1cm，假种皮的外层较薄，密布紫红色纹理，内层稍厚，污蓝色或黑紫色，种皮坚硬，暗灰或暗灰褐色，表面有不规则的乳突，顶端四周凹陷，中央为圆形突起的种孔及椭圆形的种脐。花期 6~9 月，果期 8~10 月。

【生态分布】生于海拔 200~500m 的池塘、湖沼及水田中。分布于漳河沿岸。

【采收加工】秋末冬初采收成熟果实，除去果皮，取出种子，洗净，再除去硬壳（外种皮），晒干。

【鉴别】呈类球形，多为破粒，完整者直径 5~8mm。表面有棕红色内种皮，一端黄白色，约占全体 1/3，有凹点状的种脐痕，除去内种皮显白色。质较硬，断面白色，粉性。气微，味淡。

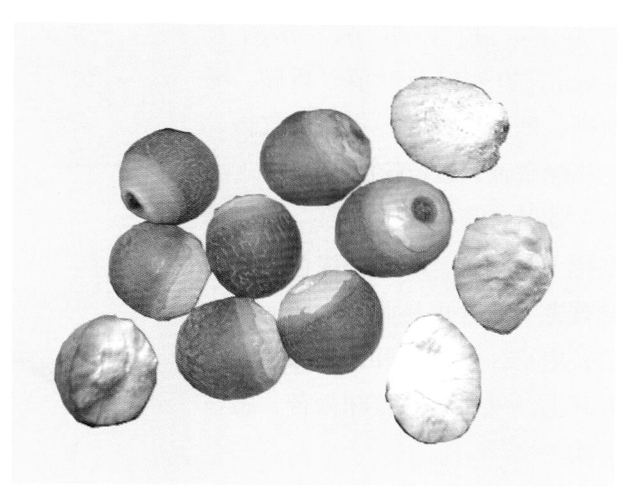

芡实（饮片）

【化学成分】含淀粉、蛋白质及脂肪。此外，尚含钙、磷、铁和维生素 B_1、维生素 B_2、维生素 C、烟酸及胡萝素等。

【药理作用】有滋养、滋润及收敛的作用。

【性味、归经与效用】甘、涩，平。归脾、肾经。有益肾固精，补脾止泻，除湿止带的功效。用于遗精滑精，遗尿尿频，脾虚久泻，白浊，带下。

【用法与用量】内服：煎汤，9~15g。

【临床应用】

1. 遗精　芡实 15g，菟丝子、山茱萸、桑螵蛸各 10g。水煎服，日服 1 剂。
2. 泄泻　芡实、山药、白术、白扁豆、车前子各 10g。水煎服，日服 1 剂。
3. 带下　芡实 10g，薏苡仁、山药、土茯苓各 30g。水煎服，日服 1 剂。

忍冬藤 Rendongteng

CAULIS LONICERAE JAPONICAE

【基源】为忍冬科植物忍冬*Lonicera japonica* Thunb. 的干燥茎枝。

【原植物】详见“金银花”项下。

【生态分布】详见“金银花”项下。

【采收加工】秋、冬二季采割，晒干。

【鉴别】药材 呈长圆柱形，多分枝，常缠绕成束，直径1.5~6mm。表面棕红色至暗棕色，有的灰绿色，光滑或被茸毛；外皮易剥落。枝上多节，节间长6~9cm，有残叶及叶痕。质脆，易折断，断面黄白色，中空。气微，老枝味微苦，嫩枝味淡。

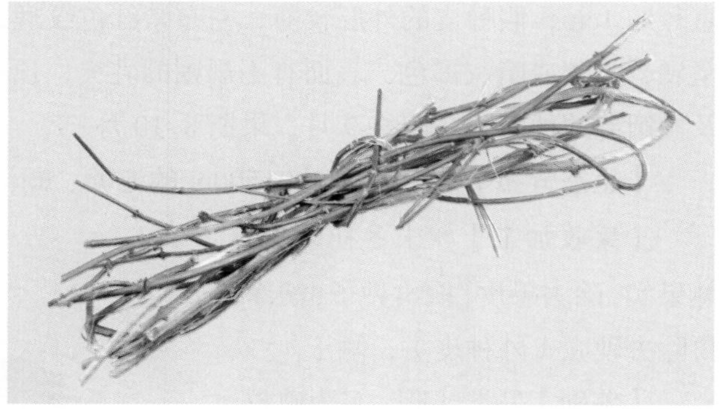

忍冬藤（药材）

饮片 呈不规则的段。表面棕红色（嫩枝），有的灰绿色，光滑或被茸毛；外皮易脱落。切面黄白色，中空。偶有残叶，暗绿色，略有茸毛。气微，老枝味微苦，嫩枝味淡。

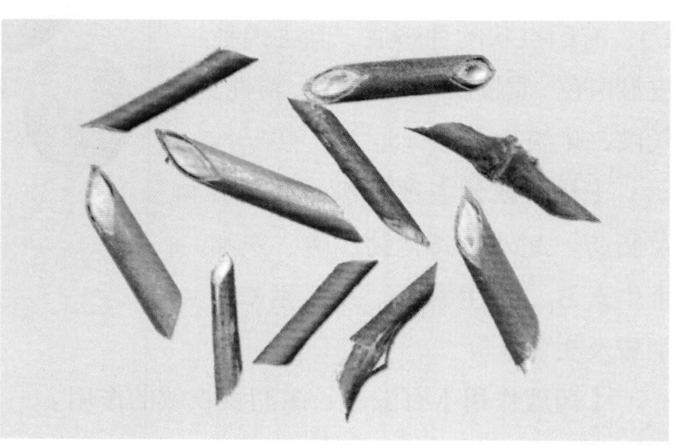

忍冬藤（饮片）

【化学成分】含绿原酸、异绿原酸和铁、钡、锰、锌、钛、锶、铜等微量元素。

【药理作用】有抗炎、抗菌和降压的作用。

【性味、归经与效用】甘，寒。归肺、胃经。有清热解毒，疏风通络的功效。用于温病发热，热毒血痢，痈肿疮疡，风湿热痹，关节红肿热痛。

【用法与用量】内服：煎汤，9~30g；或入丸、散；或浸酒。外用：适量，煎水熏洗，或熬膏贴，或研末调敷，亦可用鲜品捣敷。

【临床应用】

1. 热痹　忍冬藤、鸡血藤、络石藤各 30g，木瓜、川牛膝各 10g。水煎服，日服 1 剂。

2. 痈肿　忍冬藤适量。煎水外洗；或鲜忍冬藤捣烂外敷。

3. 毒蕈中毒　忍冬藤 200g。水煎服，日服 1 剂。

沙 棘 Shaji

FRUCTUS HIPPOPHAE

【基源】为胡颓子科植物沙棘*Hippophae rhamnoides* L. 的干燥成熟果实。

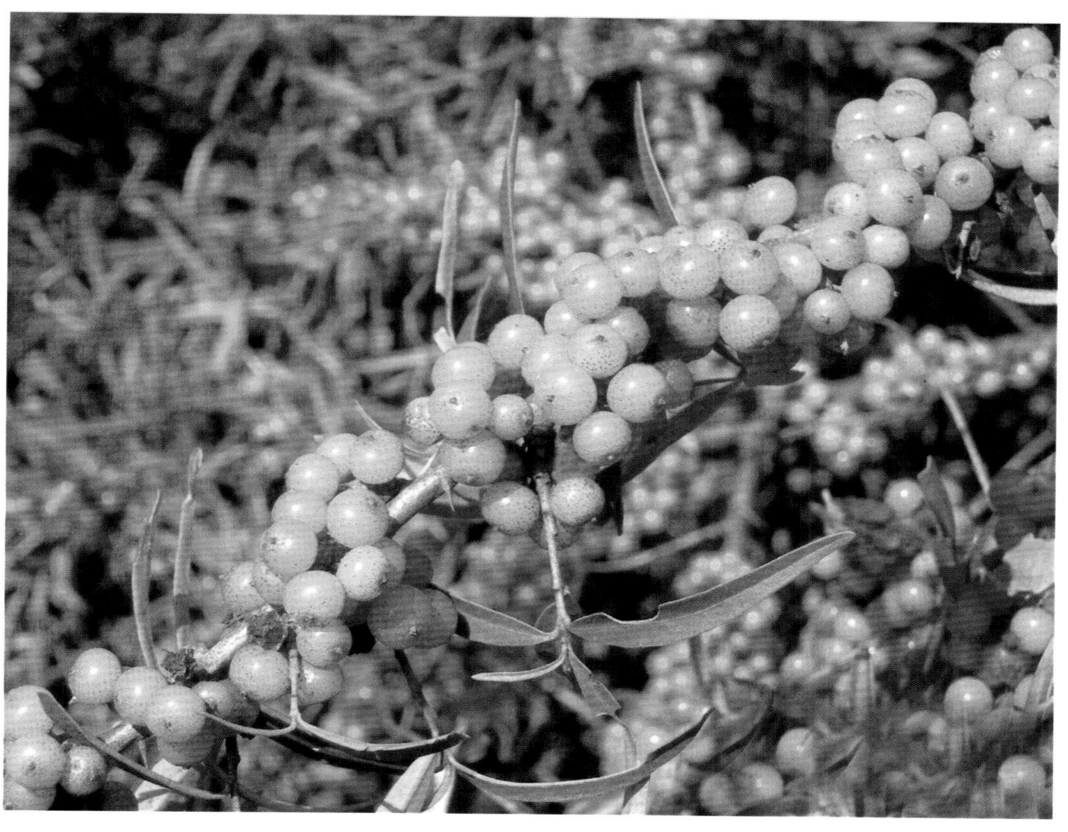

沙 棘（原植物）

【原植物】落叶灌木或小乔木，高 1~8m。枝灰色，通常具粗的棘刺，幼枝表面有褐锈色鳞片。叶互生或近对生，狭披针形或长圆状披针形，长 2~6~8cm，宽 4~12cm，先端钝尖，上面密被银白色鳞片，后渐脱落而成绿色，下面密被类白色鳞片，中脉明显隆起，叶柄极短；雌雄异株，短总状花序腋生于头年枝上，花先叶开放，小形，淡黄色；雄花序轴常脱落，无花梗，具 2 镊合状萼片，雄蕊 4，具短花丝，雌花于雄花后开放，具短梗，花萼筒囊状，顶端 2 裂。果为肉质花萼筒所包围而形成的坚果，橙黄色或橘红色，近球形，直径 5~10mm；种子卵形，种皮坚硬，深褐色或褐色，有光泽，中间具纵沟。花期 5 月，果期 9~10 月。

【生态分布】生于海拔 500~1000m 的阳坡、平坦沙地和砾石质山坡。分布于偏城镇、西戌镇等地。

【采收加工】秋、冬二季果实成熟或冻硬时采收，除去杂质，干燥或蒸后干燥。

【鉴别】呈类球形或扁球形，有的数个粘连，单个直径 5~8mm；表面橙黄色或棕红色，皱缩，顶端有残存花柱，基部具短小果梗或果梗痕。果肉油润，质柔软。种子斜卵形，长约 4mm，宽约 2mm；表面褐色，有光泽，中间有一纵沟；种皮较硬，种仁乳白色，有油性。气微，味酸、涩。

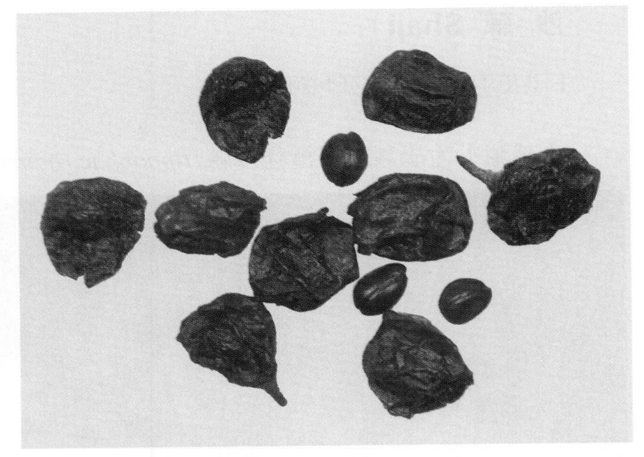

沙棘（饮片）

【化学成分】含黄酮类成分：异鼠李素、异鼠李素 -3-*O*- β -D- 葡萄糖苷、异鼠李素 -3-*O* - β - 芸香糖苷、芸香苷、紫云英苷和维生素 A、维生素 B_1、维生素 B_2、维生素 C、维生素 E，棕榈酸、硬脂酸、油酸、亚油酸、亚麻酸等。

【药理作用】有抗心肌缺血、抗心律失常、抗胃溃疡、保肝、抗炎、抗氧化、抗衰老、增强免疫、提高造血功能和抗肿瘤的作用。

【性味、归经与效用】酸、涩，温。归脾、胃、肺、心经。有健脾消食，止咳化痰，活血散瘀的功效。用于脾虚食少，食积腹痛，咳嗽痰多，胸痹心痛，瘀血经闭，跌扑瘀肿。

【用法与用量】内服：煎汤，3~10g；或入丸、散。外用：适量，捣敷或研末撒。

【临床应用】

1. 咳嗽 沙棘、清半夏、茯苓、桔梗各 10g，陈皮、甘草各 6g。水煎服，日服 1 剂。
2. 泄泻 沙棘 10g，炒山药 30g，神曲 20g。水煎服，日服 1 剂。

沙苑子 Shayuanzi

SEMEN ASTRAGALI COMPLANATI

【基源】为豆科植物扁茎黄芪*Astragalus complanatus* R.Br. 的干燥成熟种子。

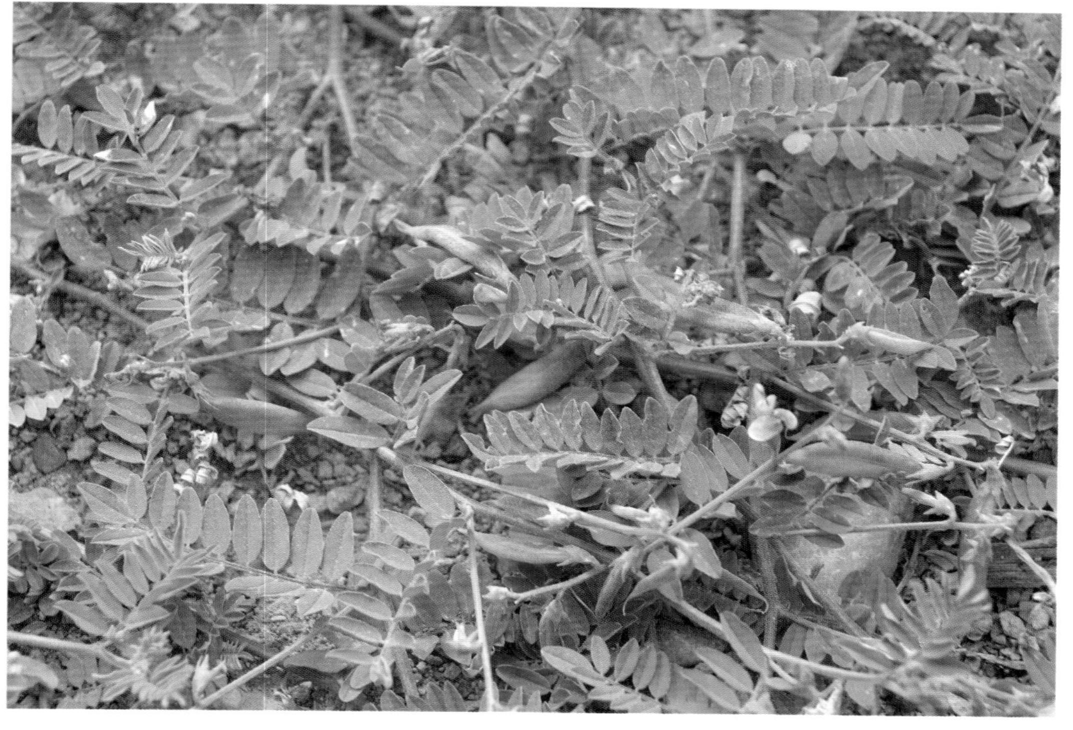

扁茎黄芪（原植物）

【原植物】多年生草本，高 30~100cm。根粗壮，根皮暗褐色，坚韧。茎多分枝，倾斜上升，疏被短柔毛。羽状复叶；托叶狭披针形，长约 3mm，宽约 0.5mm，有毛；小叶柄极短；小叶 9~21，椭圆形，长 7~20mm，宽 3~8mm，先端钝或微缺，有小尖；基部圆形，上面无毛，下面密生白色短柔毛。总状花序腋生，有花 3~7 朵；花萼钟状，长约 7mm，萼齿 5，披针形，与萼筒等长，密被白色短柔毛，萼下有 2 枚线形小苞片；花冠蝶形，黄色，旗瓣近圆形，先端凹，基部有短爪，长约 10mm，翼瓣稍短，龙骨瓣和翼瓣等长；雄蕊 10，其中 9 枚花丝连合，1 枚分离，花药细小；雌蕊超出雄蕊之外；子房上位，密被白色柔毛；花柱无毛，柱头有髯毛，有子房柄。荚果纺锤形，微膨胀，长 2~3.5cm，宽 6~8mm，先端有喙，背腹稍扁，疏被短柔毛。种子 20~30，圆肾形。花期 8~9 月，果期 9~10 月。

【生态分布】生于海拔 300~1100m 山坡、草地及路旁。分布于固新镇、偏城镇等地。

【采收加工】秋末冬初果实成熟尚未开裂时采割植株，晒干，打下种子，除去杂质，晒干。

【鉴别】沙苑子 略呈肾形而稍扁，长 2~2.5mm，宽 1.5~2mm，厚约 1mm。表面光滑，褐绿色或灰褐色，边缘一侧微凹处具圆形种脐。质坚硬，不易破碎。子叶 2，淡黄色，胚根弯曲，长约 1mm。无臭，味淡，嚼之有豆腥味。

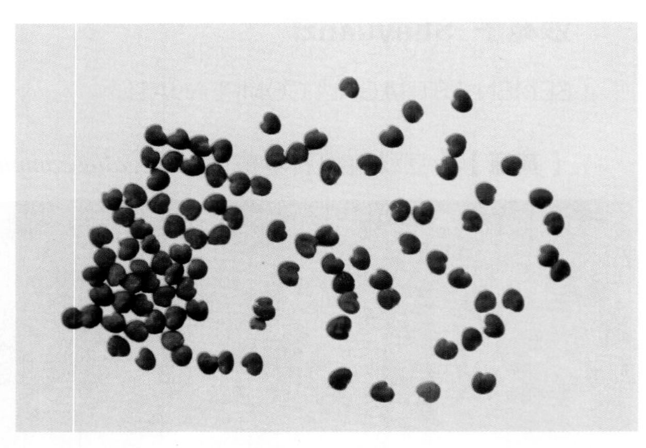

沙苑子（饮片）

盐沙苑子 形如沙苑子，表面鼓起，深褐绿色或深灰褐色。气微，味微咸，嚼之有豆腥味。

【化学成分】 含三萜糖苷、黄酮、异黄酮及其糖苷、氨基酸和多种脂肪酸类化合物及微量元素钴、硒、铁、锌、锰、铜、镍、钼、钾等，β-谷甾醇及氨化合物等。

【药理作用】

1. 有降低血压、调节血脂、改善血液流变性、抗血小板聚集和镇静、镇痛、解热、抗炎、保肝、缩尿与增强免疫的作用。

2. 毒性 水提醇沉剂给小鼠腹腔注射 LD_{50} 为 37.75 ± 1.048g/kg。

【性味、归经与效用】 甘，温。归肝、肾经。有补肾助阳，固精缩尿，养肝明目的功效。用于肾虚腰痛，遗精早泄，遗尿尿频，白浊带下，眩晕，目暗昏花。

【用法与用量】 内服：煎汤，9~15g。

【临床应用】

1. 腰痛 沙苑子 50g。水煎服，日服 1 剂。

2. 遗精 沙苑子、芡实、莲须、莲子各 15g，煅龙骨、煅牡蛎各 10g。水煎服，日服 1 剂。

3. 失溲 沙苑子、菟丝子、益智仁各 10g。水煎服，日服 1 剂。

4. 目昏 沙苑子、青葙子各 15g，茺蔚子 10g。共研细末，每服 5g，日服 2 次。

秃疮花 Tuchuanghua

HERBA DICRANOSTIGMAE

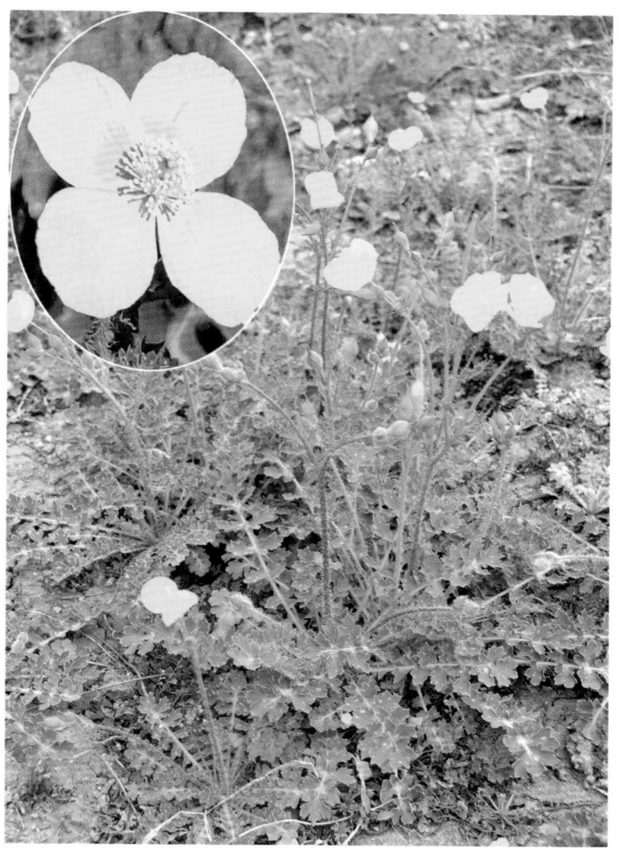

秃疮花（原植物）

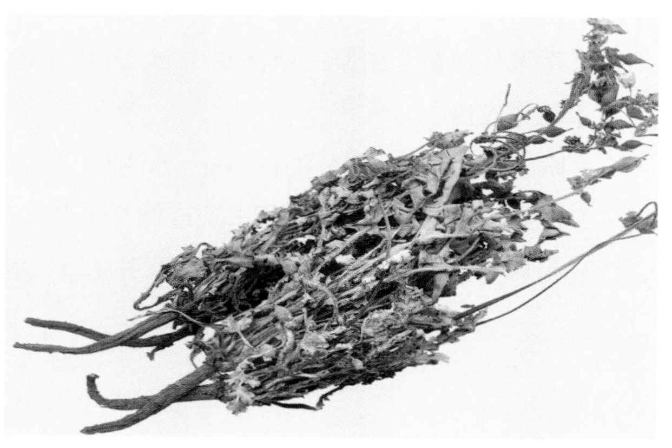

秃疮花（药材）

【基源】为罂粟科植物秃疮花*Dicranostigma leptopodum*（Maxim.）Fedde 的新鲜或干燥全草。

【原植物】多年生草本，高 25~80cm。全株含淡黄色液汁，被短柔毛，稀无毛。主根圆柱形。茎多数，绿色，具白粉，上部具多数分枝。基生叶丛生；叶柄长 2~5cm；叶片狭倒披针形，长 10~15cm，宽 2~4cm，羽状深裂，裂片再次深裂或浅裂，背面疏被白色短柔毛；茎生叶少数，生于茎上部，长 1~7cm，无柄。花 1~5 朵于茎及分枝顶端排列成聚伞花序；花梗长 2~2.5cm，无毛；萼片 2，卵形，先端细小，绿色，通常无毛，早落；花瓣 4，倒卵形或圆形，长 1~1.6cm，宽 1~1.3cm，黄色；雄蕊多数；雌蕊 1，子房狭圆柱形，密被疣状短毛。蒴果线形，长 4~7.5cm，宽约 0.2cm，无毛，2 瓣自先端开裂至近基部。种子卵圆形，具网纹。花期 3~5 月，果期 6~7 月。

【生态分布】生于海拔 200~600m 的丘陵草坡、路边和地头空地。全县各地均有大量分布。

【采收加工】春季开花期采挖，阴干或鲜用。

【鉴别】药材 全株长20~80cm，被柔毛。主根圆柱形，直径0.5~1.2 cm，外表面棕褐色，具扭曲的纵纹，断面皮部薄，黑褐色，木部淡黄色，中心橘黄色。茎呈扁圆柱形，长20~50cm，直径0.2~0.6cm，表面灰绿色，疏被柔毛，老茎上具1~2条纵沟。基生叶丛生，叶柄长2~5cm，叶片皱缩，完整叶展平后呈狭长椭圆形，长8~15cm，宽1.5~4cm，羽状全裂或深裂，裂片具缺刻或浅裂；茎生叶卵形，羽状全裂，灰绿色，背面疏生柔毛。花瓣黄色，花萼外被柔毛，雄蕊多数。蒴果长圆柱形。种子多数，卵形。气微，味微苦。

饮片 为根、茎、叶、花、果混合的段片。根段圆柱形，直径0.5~1.2 cm，切面皮部薄，黑褐色，木部淡黄色，中心橘黄色，外表面棕褐色，具扭曲的纵纹。茎段扁圆柱形，表面灰绿色，疏被柔毛，有的可见1~2条纵沟。叶多皱缩，灰绿色，羽状全裂或深裂，裂片具缺刻或浅裂。花黄色。蒴果长圆柱形。种子多数，卵形。气微，味微苦。

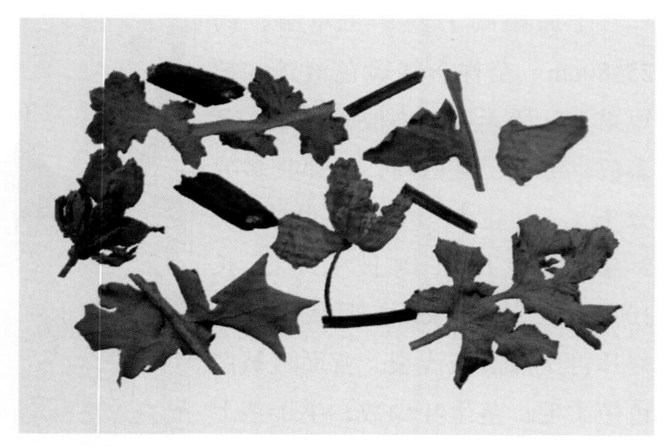

秃疮花（饮片）

【化学成分】含白屈菜红碱、血根碱、原阿片碱、别隐品碱、隐品碱、10-二十九烷醇、异紫堇定碱、紫堇定碱、原阿片碱、血根碱、别隐品碱、海罂粟碱、异紫或杷明碱、蝙蝠葛任碱、木兰花碱、紫堇块茎碱等。

【药理作用】有镇痛、镇静、降低脑血管阻力、增加血流量的作用。

【性味与效用】苦，寒。有清热解毒，消肿止痛，杀虫的功效。用于咽喉痛，牙痛；外用治瘰疬，秃疮，疥癣，痈疖，寻常疣。

【用法与用量】内服：煎汤9~15g。外用：适量，捣敷；或煎水洗。

【临床应用】

1. 喉痹 秃疮花、蒲公英各10g。水煎服，日服1剂。
2. 白秃疮 秃疮花适量。煎水洗或捣烂外敷患处。
3. 阴痒 秃疮花、地肤子各30g，艾叶15g。水煎熏洗。

芫荽子 Yansuizi

FRUCTUS CORIANDRI

【基源】为伞形科植物芫荽*Coriandrum sativum* L. 的干燥成熟果实。

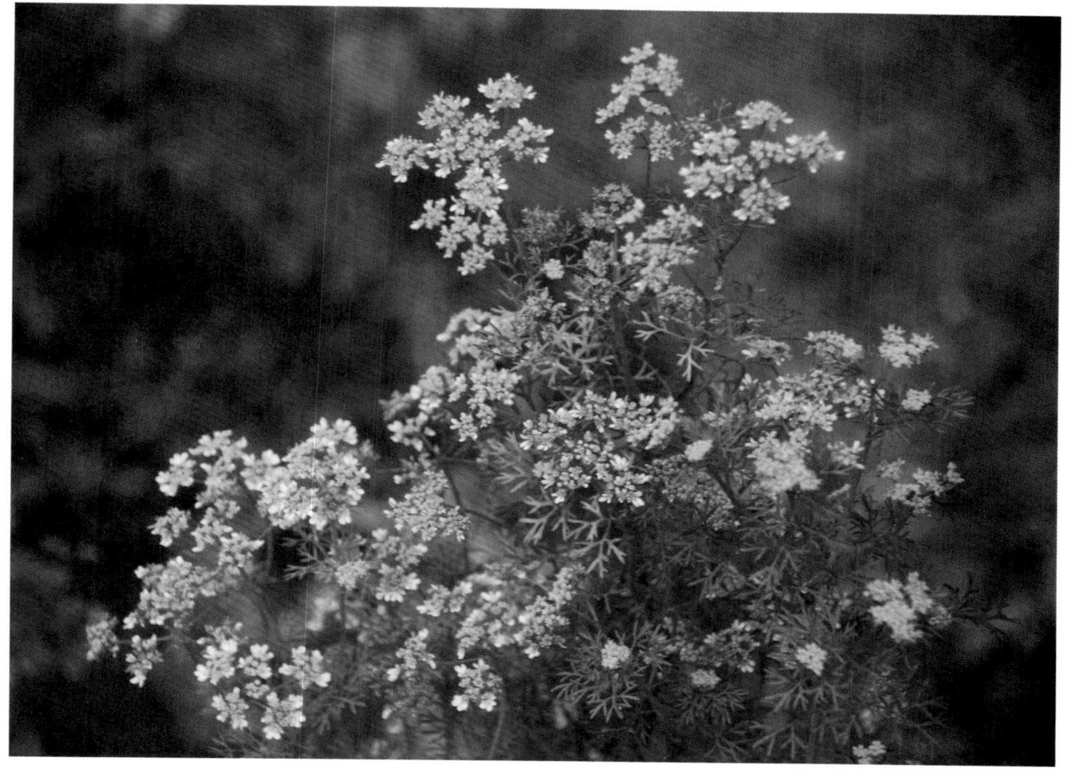

芫 荽（原植物）

【原植物】一年生或二年生草本，高 30~100cm。全株无毛，有强烈香气。根细长，有多数纤细的支根。茎直立，多分枝，有条纹。基生叶一至二回羽状分裂，叶柄长 2~8cm；羽片广卵形或扇形半裂，长 1~2cm，宽 1~1.5cm，边缘有钝锯齿、缺刻或深裂；上部茎生叶三至多回羽状分裂，末回裂片狭线形，长 5~15mm，宽 0.5~1.5mm；先端钝，全缘。伞形花序顶生或与叶对生；花序梗长 2~8cm；无总苞；伞辐 3~8；小总苞片 2~5，线形，全缘；小伞形花序有花 3~10；花白色或带淡紫色，萼齿通常大小不等，卵状三角形或长卵形；花瓣倒卵形，长 1~1.2mm，宽约 1mm，先端有内凹的小舌片；辐射瓣通常全缘，有 3~5 脉；花柱于果成熟时向外反曲。果实近球形，直径 3~5mm。背面主棱及相邻的次棱明显，胚乳腹面内凹，油管不明显，或有 1 个位于次棱下方。花果期 4~11 月。

【生态分布】县域内各地均有栽培。

【采收加工】秋季果实成熟时采摘，割取果枝，干燥后打下果实，去净杂质，再干燥。

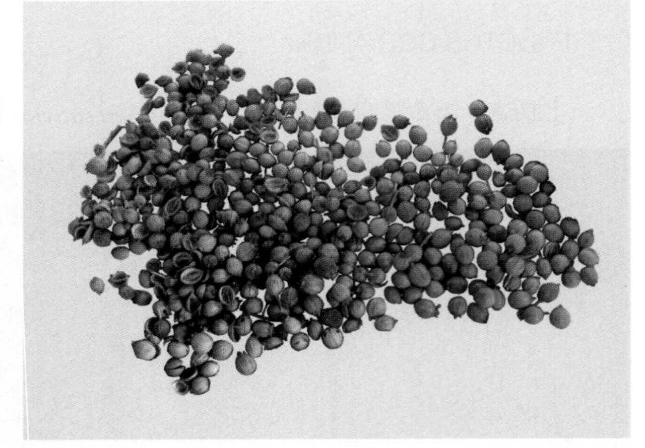
芫荽子（饮片）

【鉴别】为双悬果，呈圆球形，直径 3~5mm。表面淡黄棕色至黄棕色，有较明显而纵直的次生棱脊 10 条及不明显而呈波浪形弯曲的初生棱脊 10 条，相间排列。顶端可见极短的柱头残迹及 5 个萼齿残痕，基部有长约 15mm 的小果柄或果柄痕。悬果瓣腹面中央下凹，具 3 条纵形的棱线，中央较直，两侧呈弧形弯曲。质坚硬，用手揉碎，有特异浓烈香气，味微辣。

【化学成分】含挥发油 1%~1.4%，脂肪 26%。另含酚类、黄酮、黄酮苷、黄酮醇类，还含葡糖糖、果糖、蔗糖等。

【药理作用】有降低血糖的作用。

【性味、归经与效用】辛、酸，平。归肺、胃、大肠经。有健胃消积，理气止痛，透疹解毒的功效。用于食积，食欲不振，胸膈满闷，脘腹胀痛，呕恶反胃，泻痢，肠风便血，脱肛，疝气，麻疹，痘疹不出，秃疮，头痛，牙痛，耳痛。

【用法与用量】内服：煎汤，5~10g。外用：适量，煎汤含漱或熏洗。

【临床应用】

1. 麻疹 芫荽子 9g，水煎服。或芫荽子适量，置炭中烟熏。

2. 痞满 芫荽子、神曲各 10g，陈皮、山楂各 6g。水煎服，日服 1 剂。

3. 脱肛 芫荽子 50g。煎水熏洗。

4. 牙痛 芫荽子 10g。煎水漱口。

远 志 Yuanzhi

RADIX POLYGALAE

【基源】为远志科植物远志*Polygala tenuifolia* Willd. 或卵叶远志*Polygala sibirica* L. 的干燥根。

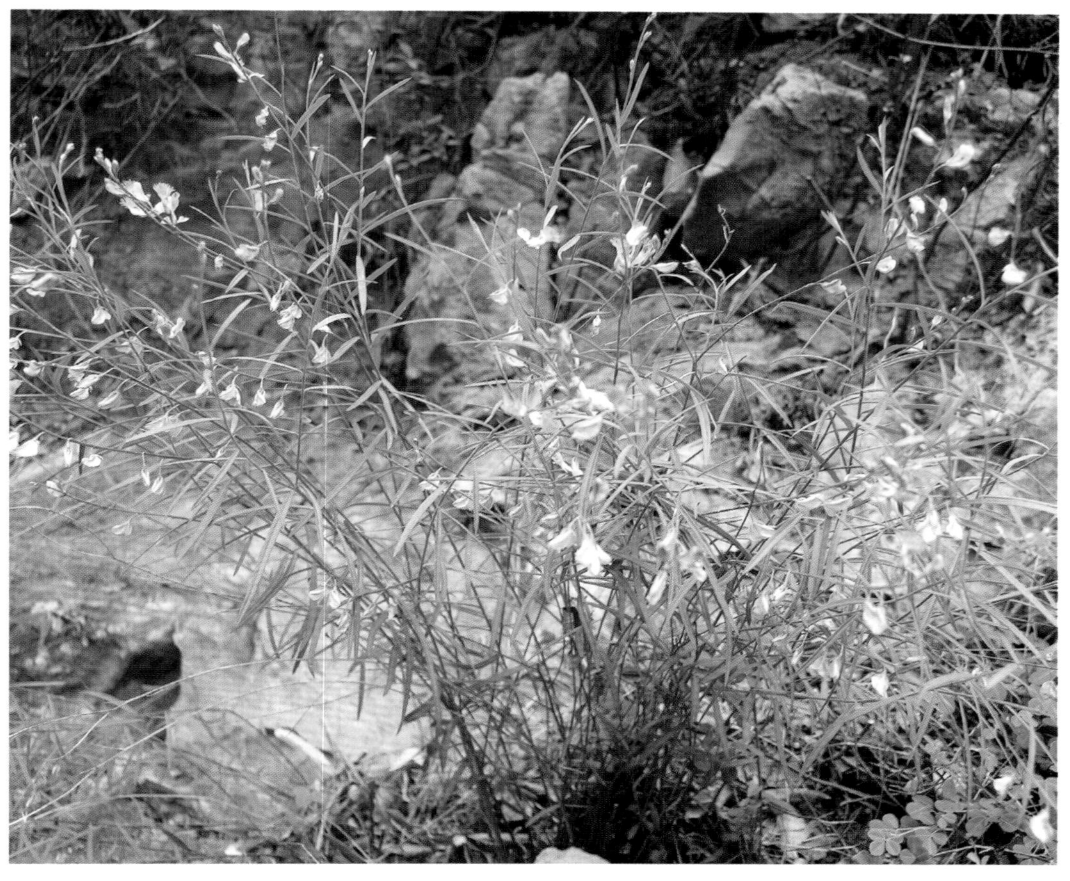

远 志（原植物）

【原植物】远志　多年生草本，高 30cm。根圆柱形，弯曲，颇长。茎由基部丛生、斜生或直立，绿色，近无毛。叶互生，线形至狭线形，长 1~3cm，宽 0.5~1mm，偶为 3mm，先端尖，基部渐狭成短柄，全缘。总状花序有稀疏的花，花绿白色，带紫，左右对称；萼片 5 片，外轮 3 片小，内轮 2 片，花瓣状；花瓣 3，下部合生，中央花瓣较大，呈龙骨状，顶端有流苏状附属物；雄蕊 8，花丝愈合成鞘状，近上端则分离，通常摺合，包围雌蕊于中央；子房上位，柱头 2 裂，不等长。蒴果卵圆形而扁，翅宽 1mm 以上。种子卵形，扁平黑色，密被白色细绒毛。花期 4~5 月，花后果实不久就可成熟。

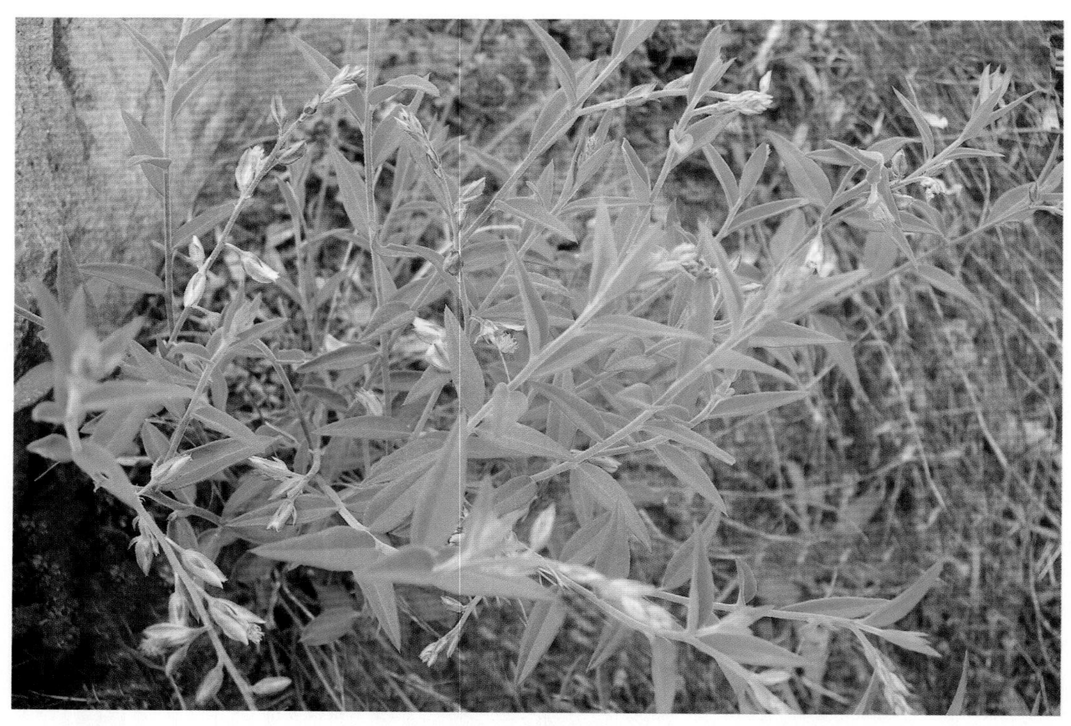

卵叶远志（原植物）

卵叶远志 多年生草本，高10~30cm。根圆柱形。茎多分枝，密被灰褐色细柔毛。单叶，互生，具短柄，下部叶小，卵形，长约6mm，宽约4mm，先端钝，具短尖头；上部叶大，披针形或椭圆状披针形，长1~2cm，宽3~6mm，被短柔毛，总状花序腋外生成假顶生，具少数花，花长6~10mm，蓝紫色，侧生花瓣倒卵形，2/5以下与龙骨瓣合生，龙骨瓣顶端背部具流苏状、鸡冠状附物；雄蕊8，雌蕊1，子房倒卵形，顶端具缘毛。蒴果近倒心形，具狭翅，宽1mm以下，疏生短睫毛；种子黑色，除种阜外，被白色柔毛，花期4~7月，果期5~8月。

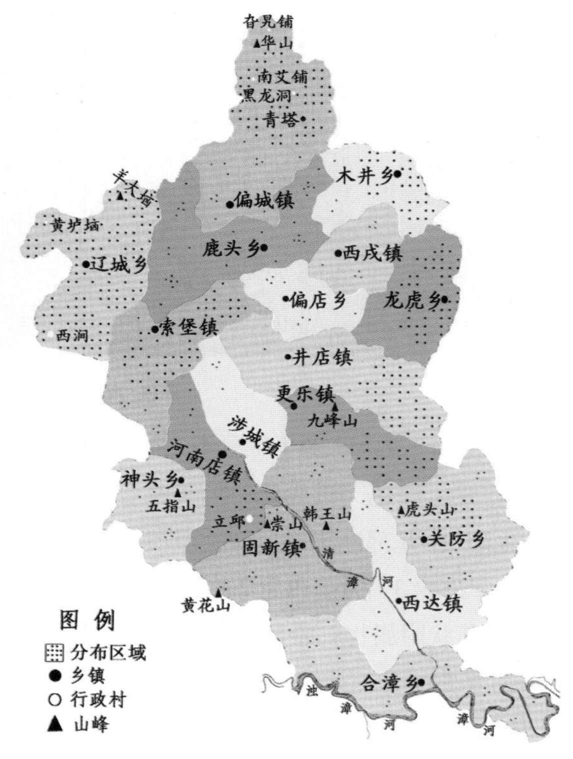

远志资源分布图

【生态分布】生于海拔 200~1200m 的向阳山坡、岩石缝或路旁。全县各地均有分布。主要分布于索堡镇、辽城乡、偏城镇、木井乡、关防乡、井店镇、更乐镇、龙虎乡、河南店镇等地。关防乡、索堡镇有栽培。

【栽培技术】

1. 选地与整地

选向阳、地势高燥、排水良好的砂质壤土，每亩撒施腐熟的厩肥 2500~3000kg，深翻 25cm，将肥料全部翻入底土中，并结合深翻每亩施磷酸二氢铵 50kg，耙细。做宽 1~1.2m 的平畦，耙平。

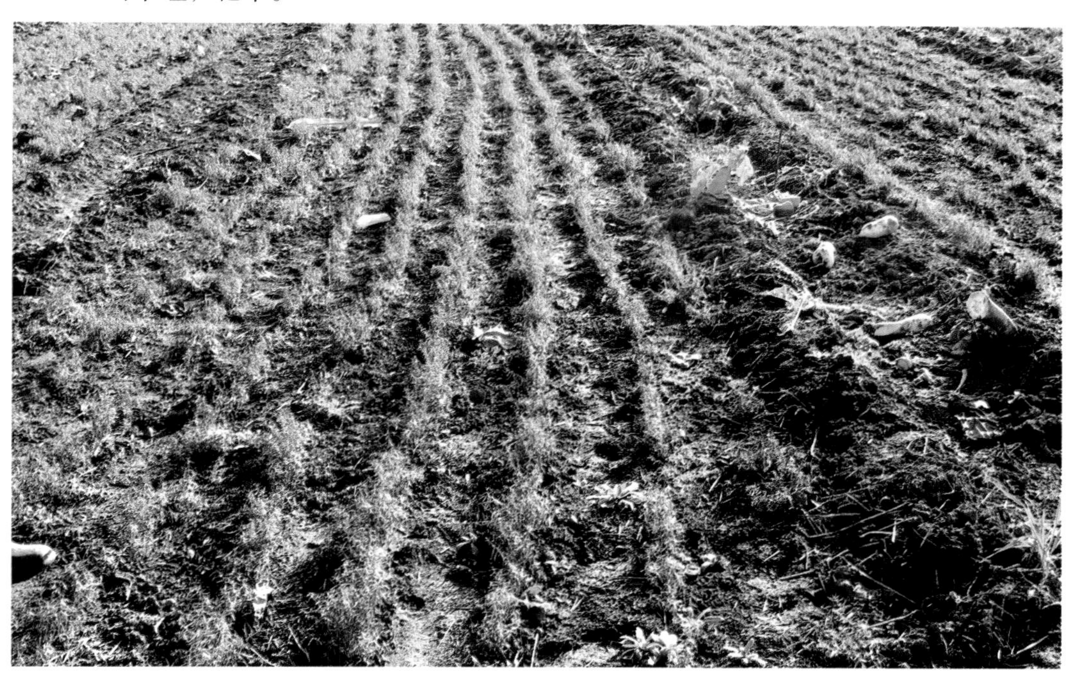

远 志（栽培）

2. 繁殖方法

用种子繁殖，一般采用春播和秋播，春播在 4 月中、下旬，许多地方在麦收后播种，效果良好。每亩用种 1~1.5kg。播种时先用 0.3% 的磷酸二氢钾溶液浸泡 24 小时，晾干，再与 5 倍的细沙混合，然后均匀撒入行距为 20~25cm 的浅沟中，上面覆盖未完全燃尽的草木灰 1~1.5cm，以不露种子为宜。如果

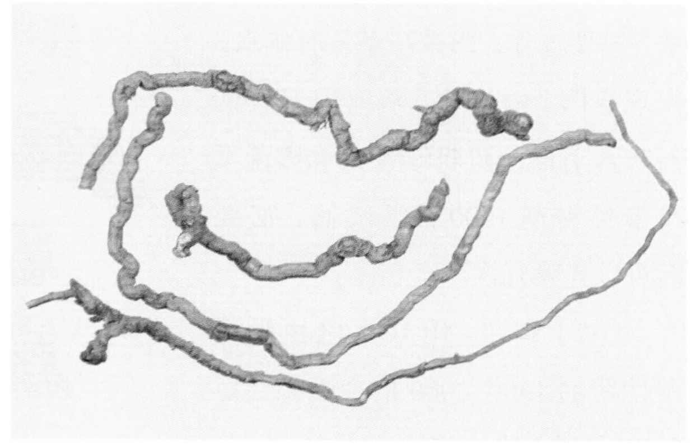

远 志（药材 . 远志）

当时土壤干燥，可适当用喷壶浇水。秋播在 8 月下旬，方法与春播同，秋播不可过晚，否则，将因地温逐渐下降影响出苗或出苗后生长不良，甚至死亡。

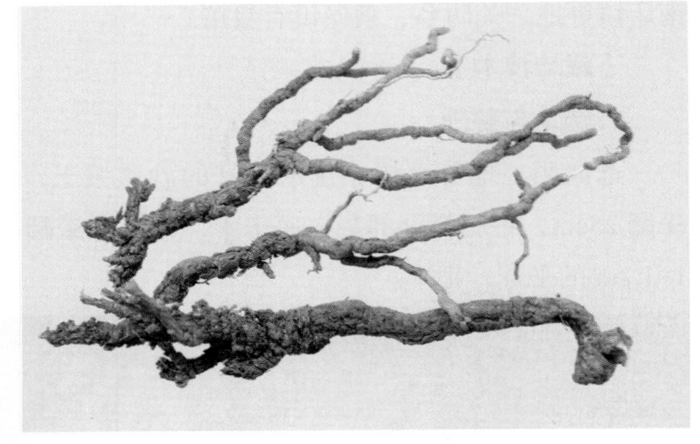

远 志（药材．卵叶远志）

3. 田间管理

远志植株矮小，故在生长期须勤中耕除草，以免杂草掩盖植株，因性喜干燥，除在种子萌发初期须适量浇水外，生长后期不宜经常浇水。每年春季发芽前，每亩可沟埋施腐熟的鸡粪 1000kg、磷酸二氢铵 30kg，施肥后浇水，不可用新鲜的人粪尿浇灌。

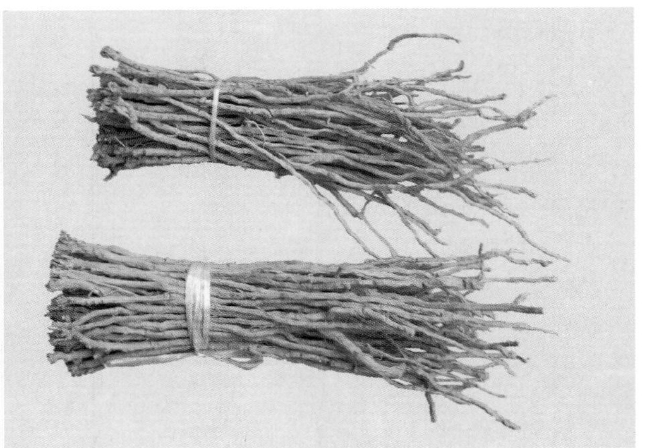

远 志（药材．栽培）

每年的 6 月中、下旬或 7 月上旬，是远志的生长旺盛期。此时每亩施 1% 的硫酸钾溶液 50~60kg 或 30% 磷酸二氢钾溶液 80~100kg，隔 10~12 天喷 1 次，连喷 2~3 次。喷施钾肥能增强远志的抗病能力，并能促进根部生长发育。

4. 病虫害防治

（1）根腐病 主要危害根部，田间积水和连作容易发生。防治方法：不要连作；雨季注意及时排水；发现病株及时拔除，病穴用 10% 的石灰水消毒；初期可用 50% 多菌灵可湿性粉剂 1000 倍液喷洒，必要时可以连喷几次。

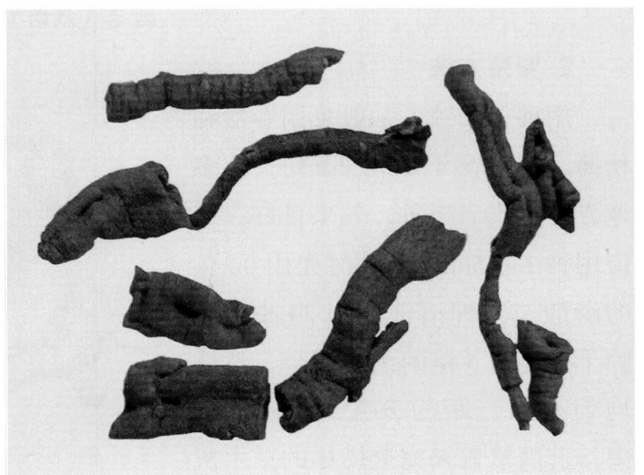

远 志（饮片．远志）

（2）蚜虫 用 10% 吡虫啉可湿性粉剂 1500~2000 倍液喷杀，每 7~10 天喷 1 次，连续 2~3 次。

【采收加工】春、秋二季采挖，除去须根和泥沙，晒干。

【鉴别】药材　远志　呈圆柱形，略弯曲，长3~15cm，直径0.3~0.8cm。表面灰黄色至灰棕色，有较密并深陷的横皱纹、纵皱纹及裂纹，老根的横皱纹较密更深陷，略呈结节状。质硬而脆，易折断，断面皮部棕黄色，木部黄白色，皮部易与木部剥离。气微，味苦、微辛，嚼之有刺喉感。

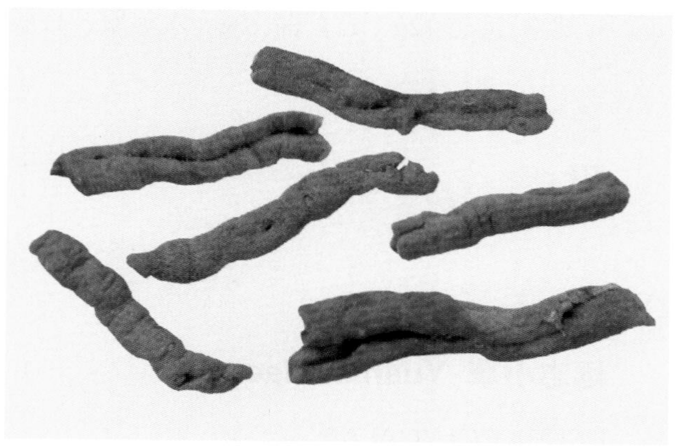

远志筒（饮片）

卵叶远志　根长4~18cm，直径2~8mm，根头部茎基2~5个。表面粗多，横沟纹较少，支根多，长2~5cm。质较硬，不易折断，断面皮部薄，木心较大。味微苦。

饮片　呈圆柱形的段。外表皮灰黄色至灰棕色，有横皱纹。切面棕黄色，中空。气微，味苦、微辛，嚼之有刺喉感。

【化学成分】含三萜皂苷、占吨酮、酚性糖苷，远志寡糖A、B、C、D、E、F和脂肪油等。

【药理作用】

1. 有祛痰、镇静、抗菌、兴奋子宫、抗突变、抗癌、降压、溶血的作用。

2. 毒性　远志根皮小鼠灌胃LD_{50}为10.03 ± 1.98g/kg。

【性味、归经与效用】苦、辛，温。归心、肾、肺经。有安神益智，交通心肾，祛痰，消肿的功效。用于心肾不交引起的失眠多梦，健忘惊悸，神志恍惚，咳痰不爽，疮疡肿毒，乳房肿痛。

【用法与用量】内服：煎汤，3~10g。

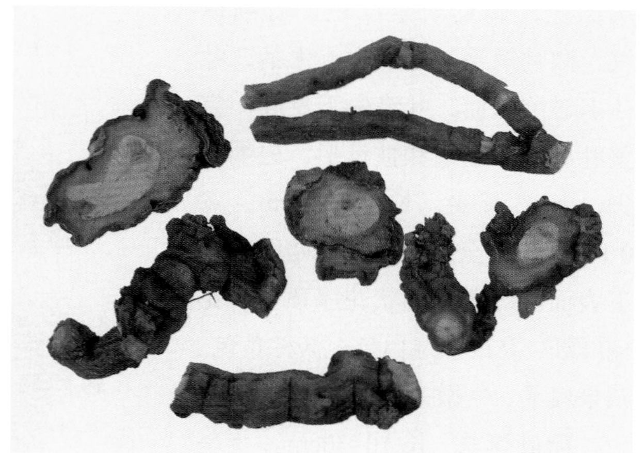

远志（饮片．卵叶远志）

【临床应用】

1. 不寐　远志10g，茯神20g，酸枣仁30g，甘草6g。水煎服，日服1剂。

2. 咳嗽 瓜蒌 20g，远志、苦杏仁、桔梗各 10g，甘草 6g。水煎服，日服 1 剂。

3. 喉痹 远志末，吹扑痛处，涎出为度。

4. 痈肿 远志 10g，蒲公英 30g。捣烂外敷。

5. 健忘 远志 12g，石菖蒲 10g。水煎服，日服 1 剂。

附：

远志小草 Yuanzhixiaocao

HERBA POLYGALAE

【基源】为远志科植物远志*Polygala tenuifolia* Willd. 或卵叶远志*Polygala sibirica* L. 的干燥地上部分。

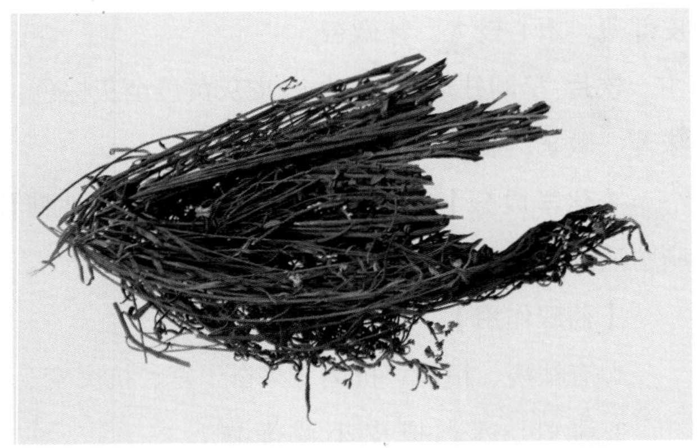

远志小草（药材 . 远志）

【鉴别】药材 远志 长 10~30cm。茎呈圆柱形，细弱，切面类白色或中空；外表面黄绿色或灰绿色，偶见淡紫红色，有细纵纹，微具短毛。叶互生，无柄，叶片多皱缩扭曲，叶缘向下反卷，完整叶展平后呈线状披针形，先端渐尖，基部渐狭，长 1.3~3.0cm，宽 0.1~0.3cm，全缘；上表面暗绿色，下表面淡绿色。总状花序顶生，花柄纤细，花浅灰绿白色至淡棕黄色。蒴果扁平。气微，味微苦。

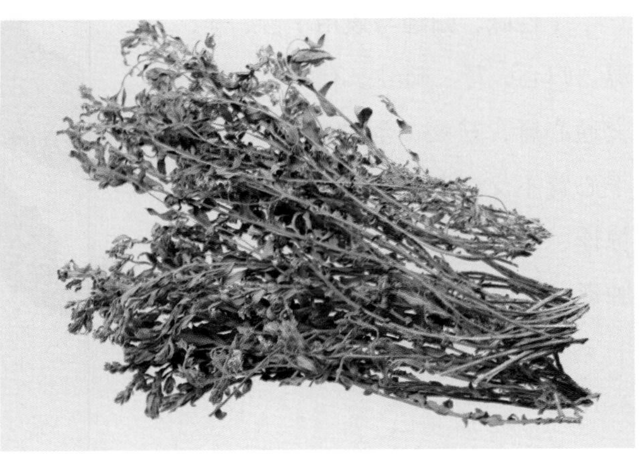

远志小草（药材 . 卵叶远志）

卵叶远志 长 10~30cm。茎呈圆柱形，外表面黄绿色或淡绿色，断面类白色，中空。叶互生，叶片多皱缩，完整叶展平后呈披针形或椭圆状披针形，先端渐尖，基部渐狭，长 1.0~3.0cm，宽 0.2~0.5cm，全缘；上表面暗绿色，下表面淡绿色。被短柔毛。花蓝紫色。蒴果扁平。气微，味微苦。

饮片　为不规则的小段，茎、叶混合。茎细小，灰绿色，质脆易折断。叶线形，皱缩，多脱落。气微，味微苦。

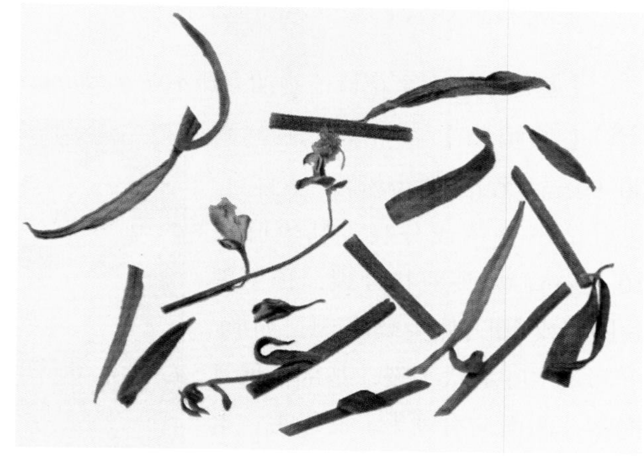

远志小草（饮片 . 远志）

【性味、归经与效用】辛、苦，平。归肺、心经。有祛痰，安神，消痈的功效。用于咳嗽痰多，虚烦，惊恐，梦遗失精，胸痹心痛，痈肿疮疡。

【用法与用量】内服：煎汤，3~10g；或入丸、散。

【临床应用】

1. 遗精，白浊　远志小草、黄芪、麦冬、当归、炒酸枣仁各 30g，石斛、人参、炙甘草各 15g，共研末。每服 12g，用水 230ml，加生姜 10g，煎至 180ml，去滓温服，不拘时。

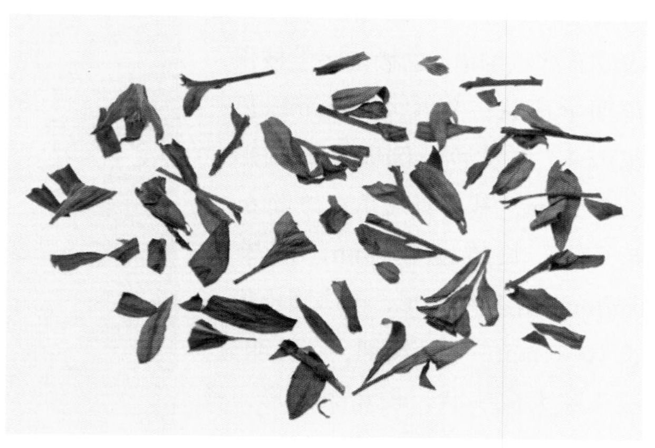

远志小草（饮片 . 卵叶远志）

2. 胸痹　远志小草、桂心、干姜、细辛、蜀椒（炒，出汗）各 90g，炮附子 0.6g。共研末，蜜和丸，每丸 0.2g。每服 0.6g，米汁送服，日服 3 次，如不见效，可稍加药量。忌食猪肉、冷水、生葱菜。

芸薹子 Yuntaizi

SEMEN BRASSICAE CAMPESTRIS

【基源】为十字花科植物油菜*Brassica campestris* L.的干燥成熟种子。

【原植物】二年生草本，高30~90cm。无毛，微带粉霜。茎直立，粗壮，不分枝或分枝。基生叶长10~20cm，大头羽状分裂，顶生裂片圆形或卵形，侧生裂片5对，卵形；下部茎生叶羽状半裂，基部扩展且抱茎，两面均有硬毛，有缘毛；上部茎生叶提琴形或长圆状披针形，基部心形，抱茎，两侧有垂耳，全缘或有波状细齿。总状花序生枝顶，花期伞房状；萼片4，黄带绿色；花瓣4，鲜黄色，倒卵形或圆形，长3~5mm，基部具短爪；雄蕊6，4长2短，长雄蕊8~9mm，短雄蕊6~7mm，花丝细线形；子房圆柱形，长10~11mm，上部渐细，花柱明显，柱头膨大成头状。长角果条形，长3~8cm，宽2~3mm，先端有9~24mm的喙；果梗长5~15mm。种子球形，直径约1.5mm，红褐或黑色，近球形。花期3~5月，果期4~6月。

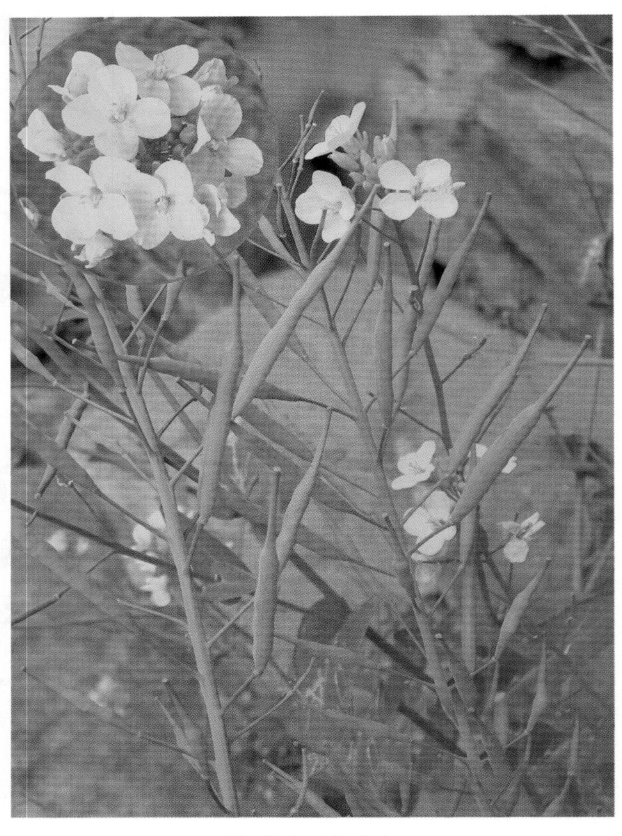

油 菜（原植物）

【生态分布】县域内各地均有栽培。

【采收加工】4~6月间种子成熟时，将地上部分割下，晒干，打落种子，除去杂质，晒干。

【鉴别】种子近球形，直径1.5~2mm。表面红褐色或棕黑色，

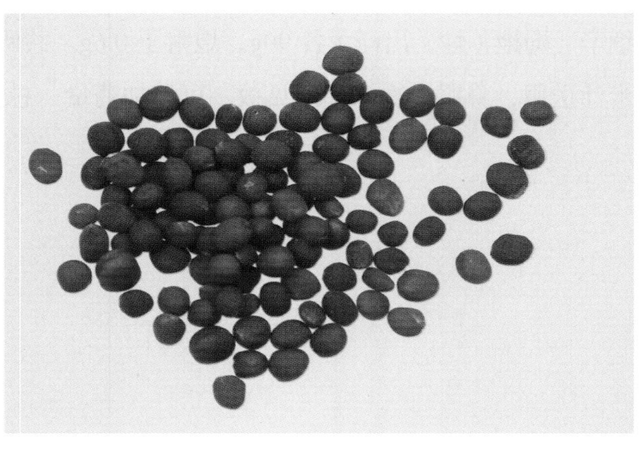

芸薹子（饮片）

放大镜下观察具有网状纹理，一端具黑色圆点状种脐。破开种皮内有子叶 2 片，肥厚，乳黄色，富油质，沿中脉相对折，胚根位于 2 纵折的子叶之间。气微，味淡。

【化学成分】含葡萄糖异硫氰酸酯类成分：葡糖糖芫菁芥素；又含脂肪油、蛋白质、芸香苷、菜子甾醇、22- 去氢菜油甾醇及较多量的丙氨酸、缬氨酸、天冬氨酸、赖氨酸、蛋氨酸等；还含磷脂酰肌醇、磷脂酰胆碱、磷脂酰乙醇胺、芥酸、阿糖配半乳聚糖等。

【性味、归经与效用】辛、甘，平。归肝、大肠经。有活血化瘀，消肿散结，润肠通便的功效。用于产后恶露不尽，瘀血腹痛，痛经，肠风下血，血痢，风湿关节肿痛，痈肿丹毒，乳痈，便秘，粘连性肠梗阻。

【用法与用量】内服：煎汤，5~10g；或入丸、散。外用：适量，研末调敷。

【临床应用】

1. 儿枕痛 当归 12g，芸薹子、益母草各 10g，川芎、甘草各 6g。水煎服，日服 1 剂。
2. 痢疾 芸薹子 10g，黄连、甘草各 6g。水煎服，日服 1 剂。
3. 痈肿 鲜芸薹子适量。捣烂外敷；或干品研末，麻油调敷。

皂角刺 Zaojiaoci

SPINA GLEDITSIAE

【基源】为豆科植物皂荚*Gleditsia sinensis* Lam. 的干燥棘刺。

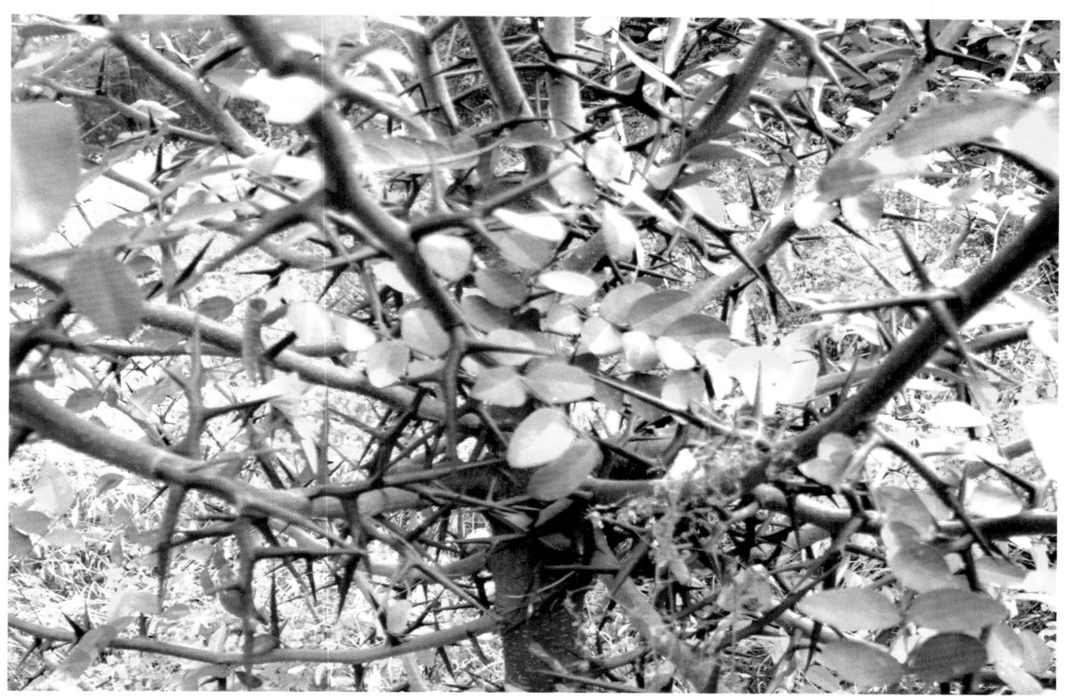

皂 荚（原植物）

【原植物】详见“大皂角”项下。

【生态分布】详见“大皂角”项下。

【采收加工】全年均可采收，干燥，或趁鲜切片，干燥。

【鉴别】 **药材** 为主刺及1~2次分枝的棘刺。主刺长圆锥形，长3~15cm或更长，直径0.3~1cm；分枝刺长1~6cm，刺端锐尖。表面紫棕色或棕褐色。体轻，质坚硬，不易折断。切片厚0.1~0.3cm，常带有尖细的刺端；木部黄白色，髓部疏松。淡红棕色；质脆，易折断。气微，味淡。

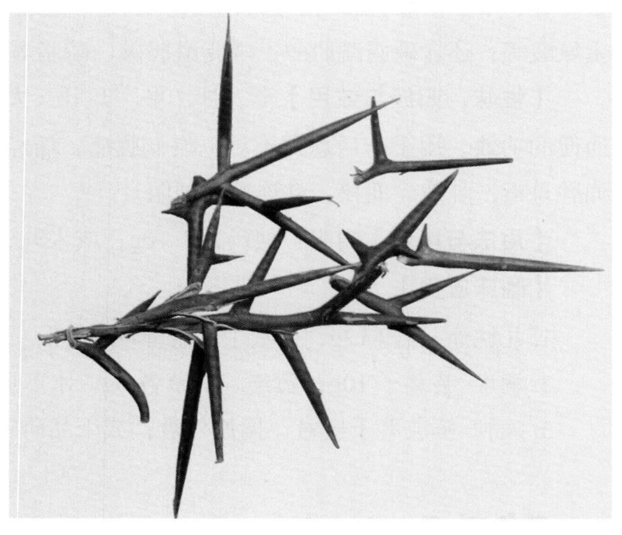

皂角刺（药材）

饮片 呈圆柱形或不规则形的片状，有的带有尖细的刺端，直径10mm以下。切面皮部极薄，木部黄白色至淡黄棕色，髓部疏松，淡红棕色。外表面红棕色至紫棕色，具细纵纹，稍光亮。质坚。气微，味淡。

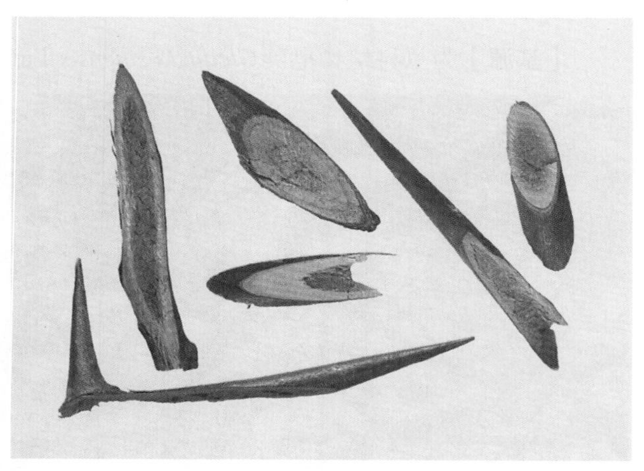

皂角刺（饮片）

【化学成分】含黄酮苷、酚类、氨基酸等。

【药理作用】有抗癌、抗菌的作用。

【性味、归经与效用】辛，温。归肝、胃经。有消肿托毒，排脓，杀虫的功效。用于痈疽初起或脓成不溃；外用治疥癣麻风。

【用法与用量】内服：煎汤，3~10g。外用：适量，醋蒸取汁涂患处。

【临床应用】

1. 痈肿 皂角刺（烧存性）适量。鸡蛋清调敷。

2. 乳痈 皂角刺（烧存性）15g，蚌粉9g。上药研细，每服3g，酒调下。

3. 湿疮 皂角刺30g，苦参20g，防风10g。水煎外洗。

败酱草 Baijiangcao

HERBA PATRINIAE

【基源】为败酱科植物黄花败酱 P*atrinia scabiosaefolia* Fisch.ex Trev. 或白花败酱*Pratrinia villosa* Juss. 的干燥全草。

【原植物】黄花败酱　多年生草本，高 70~130cm。地下根茎细长，横卧或斜生，有特殊臭气。基生叶丛生，有长柄，花时叶枯落；茎生叶对生，柄长 1~2cm，上部叶渐无柄，叶片 2~3 对羽状深裂，长 5~15cm，中央裂片最大，椭圆形或卵形，两侧裂片窄椭圆形至线形，先端渐尖，叶缘有粗锯齿，两面疏被粗毛或无毛，聚伞状圆锥花序集成疏而大的伞房状花序，腋生或顶生；总花梗常仅相对两侧或仅一侧被粗毛，花序基部有线形总苞片 1 对，甚小；花直径约 3mm；花萼短，萼齿 5,不明显;花冠黄色,上部 5 裂,冠筒短，内侧具白色长毛；雄蕊 4，与花冠近等长；子房 3 室，1 室发育。瘦果长椭圆形，长 3~4mm；边缘稍扁，由背部向两侧延展成窄翅状。花期 7~9 月，果期 9~10 月。

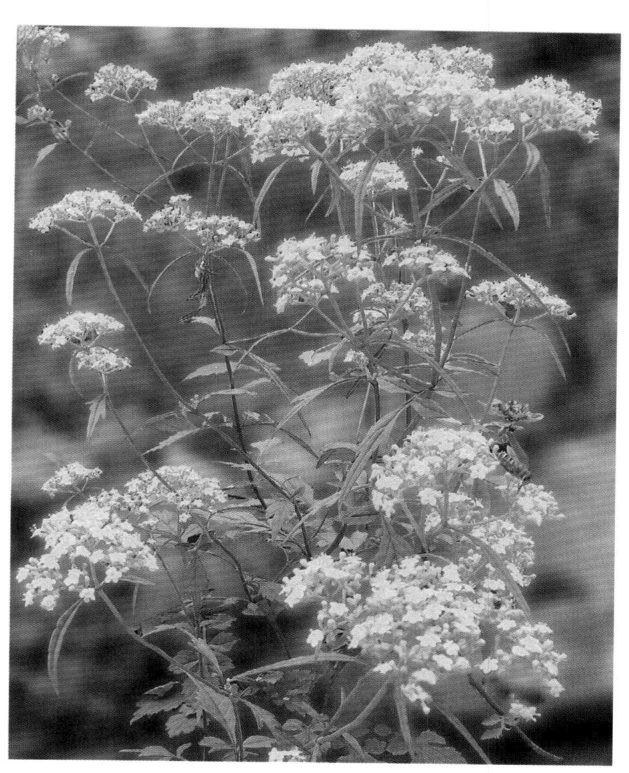

黄花败酱（原植物）

白花败酱　多年生草本，高 50~100cm。根茎有特殊臭味，茎枝被粗白毛，后毛渐脱落。基生叶丛生，叶柄较叶片稍长，叶片宽卵形或近圆形，边缘有粗锯齿；茎生叶对生，叶柄长 1~3cm，上部叶渐近无柄；叶片卵形，菱状卵形或窄椭圆形，长 4~11cm，宽 2~5cm，先端渐尖至窄长渐尖，基部楔形下延，叶 2 对羽状分裂，两面疏具糙伏毛或近无毛。聚伞圆锥花序，集成疏生大伞房状；总苞叶卵状披针形；花萼小，萼齿 5，不明显；花冠白色，直径约 5mm，冠筒短，先端 5 裂；雄蕊 4，伸出；子房下位，花柱稍短于雄蕊。瘦果倒卵形，宿存苞片贴生，苞片近圆形，膜质，网脉明显。

【生态分布】生于海拔 300~1300m 的向阳山坡、丘陵。全县各地均有分布。主要分布于神头乡、辽城乡、井店镇、西戌镇等地。

【采收加工】夏、秋季采割。洗净，晒干。

【鉴别】药材　黄花败酱　全体常折叠成束。茎圆柱形，直径 2~8mm；表面黄绿色或黄棕色，具纵棱及细纹理，有倒生粗毛。茎生叶多卷缩或破碎，两面疏被白毛，完整者呈羽状深裂或全裂，裂片 5~11，边缘有锯齿；茎上部叶较小，常 3 裂。有的枝端有花序或果序；小花黄色。瘦果长椭圆形，无膜质翅状苞片。气特异，味微苦。

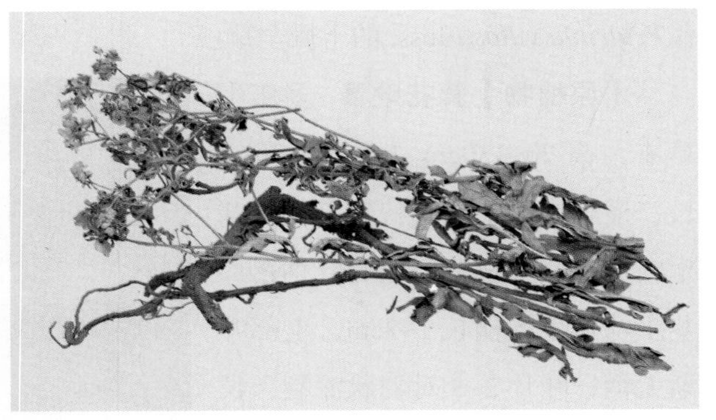

败酱草（药材 . 黄花败酱）

白花败酱　根茎节间长 3~6cm，着生数条粗壮的根。茎不分枝，表面有倒生的白长毛及纵向纹理，断面中空。茎生叶多不分裂，基生叶常有 1~4 对侧裂片；叶柄长 1~4cm，有翼。

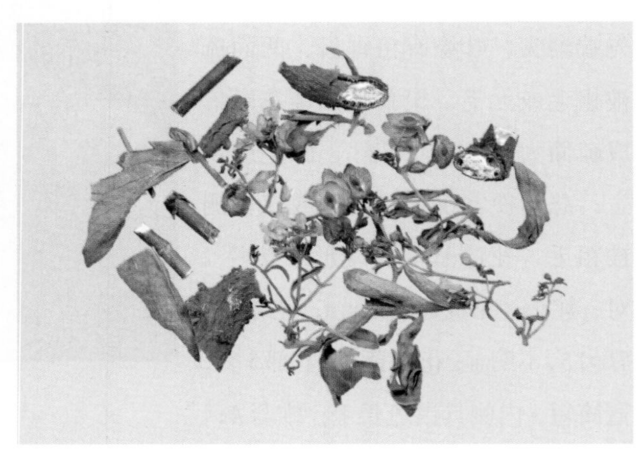

败酱草（饮片 . 黄花败酱）

饮片　黄花败酱 为根、茎、叶、花混合的不规则段片。根茎呈圆柱形，表面暗棕色至暗紫色，有节，节上有细根；茎呈细圆柱形，具纵棱及节，表面黄绿色或黄棕色，有时被有粗毛。质脆，切面中部有髓或有小空洞。叶多卷缩或破碎，完整者展平后呈羽状深裂至全裂；有 3~11 裂片，顶端裂片较大，长椭圆形或卵形；两侧裂片狭椭圆形至条形，边缘有粗锯齿；上表面深绿色或黄棕色，下表面色较浅，两面疏生白毛；叶柄短或近无柄，基部略抱茎。茎上部叶较小，常不裂或 3 裂；裂片狭长。有的枝端带有花序；花黄色，瘦果长方椭圆形。气特异，味微苦。

白花败酱　为根、茎、叶、花混合的不规则段片。根茎有节，节上有较粗的根；茎圆柱形，切面中空，外表面有纵棱及倒生的白长毛。茎生叶多不分裂，叶柄长 1~4cm，有翼。瘦果倒卵形。

【药理作用】有抗菌、抗病毒、镇静、镇痛、止血和抗肿瘤的作用。

【性味、归经与效用】辛、苦，凉。归肝、胃、大肠经。有清热解毒，祛瘀排脓的功效。用于阑尾炎，肠炎，痢疾，肝炎，结膜炎，产后瘀血腹痛，痈肿疔疮。

【用法与用量】内服：煎汤 6~30g。外用：适量，捣烂敷患处。

【临床应用】

1. 肠痈 败酱草、鱼腥草、芦根、蒲公英各 30g，牡丹皮 10g，冬瓜子 20g，生大黄 6g，水煎服，日服 1 剂。

2. 肺痈 败酱草、金银花、金荞麦、芦根各 30g，连翘 15g，苦杏仁、桔梗各 10g，甘草 6g。水煎服，日服 1 剂。

3. 痢疾 败酱草 30g，木香 10g。水煎服，日服 1 剂。

4. 恶露 败酱草 30g，当归 12g，川芎 6g，桃仁、红花各 10g，益母草 15g。水煎服，日服 1 剂。

5. 痈肿 败酱草、蒲公英各等分。捣烂外敷。

注：除上述植物外，县域内还分布有败酱科植物异叶败酱 *Patrinia villosa* Juss. 野生资源。原植物特征如下：

异叶败酱 多年生草本，高达 1m。根茎横走，黄白色，无粗根，有少数须根，具特异臭气。基生叶丛生，叶片卵形或 3 裂，有长柄；茎生叶多变，由 3 全裂至羽状全裂，先端裂片最大，茎上部叶常不裂。苞片叶状，条形，不裂。

板蓝根 Banlangen

RADIX ISATIDIS

【基源】为十字花科植物菘蓝 *Isatis indigotica* Fort. 的干燥根。

【原植物】详见“大青叶”项下。

【生态分布】详见“大青叶”项下。

【采收加工】秋季采挖，除去泥沙，晒干。

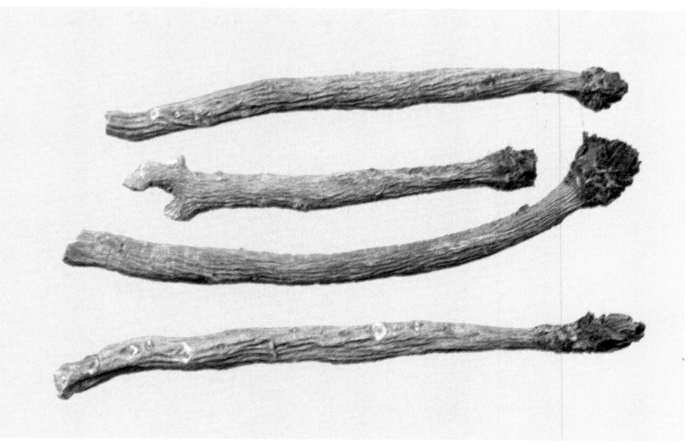

板蓝根（药材）

【鉴别】药材 呈圆柱形，稍

扭曲，长 10~20cm，直径 0.5~1cm。表面淡灰黄色或淡棕黄色，有纵皱纹、横长皮孔样突起及支根痕。根头略膨大，可见暗绿色或暗棕色轮状排列的叶柄残基和密集的疣状突起。体实，质略软，断面皮部黄白色，木部黄色。气微，味微甜后苦涩。

饮片 呈圆形的厚片。外表皮淡灰黄色至淡棕黄色，有纵皱纹。切面皮部黄白色，木部黄色。气微，味微甜后苦涩。

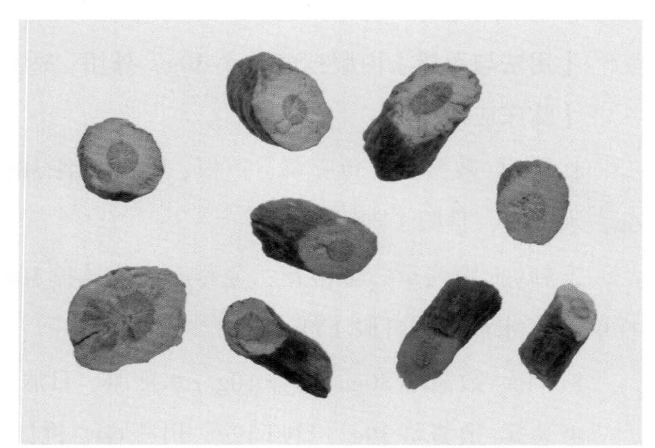

板蓝根（饮片）

【化学成分】含靛玉红、靛蓝、β-谷甾醇、γ-谷甾醇、精氨酸、谷氨酸、酪氨酸、γ-氨基酸等 14 种氨基酸和蔗糖等。

【药理作用】有抗病原体、解热、抗炎、增强免疫和抗肿瘤的作用。

【性味、归经与效用】苦，寒。归心、胃经。有清热解毒，凉血利咽的功效。用于瘟疫时毒，发热咽痛，温毒发斑，痄腮，烂喉丹痧，大头瘟疫，丹毒，痈肿。

【用法与用量】内服：煎汤，9~15g。

【临床应用】

1. 感冒 金银花 15g，连翘、板蓝根、牛蒡子、苦杏仁、桔梗各 10g，甘草 6g。水煎服，日服 1 剂。

2. 痄腮 板蓝根 15g，玄参、连翘各 12g，黄芩、僵蚕、薄荷、甘草各 6g。水煎服，日服 1 剂。

3. 喉痹 板蓝根 15g，玄参、桔梗、牛蒡子各 10g，甘草 6g。水煎服，日服 1 剂。

侧柏叶 Cebaiye

CACUMEN PLATYCLADI

【基源】为柏科植物侧柏 *Platycladus orientalis*（L.）Franco 的干燥枝梢和叶。

【原植物】常绿乔木，高达15~20m，胸径可达1m以上，有时呈灌木状。树干直立，枝条向上斜展，树冠成圆锥形或卵状圆锥形；树皮红棕色，薄纸质，浅纵裂，成薄片状剥落。小枝扁平，全为鳞片状叶包被，绿色或棕绿色；老枝圆柱形，红棕色，无毛，有光泽。叶芳香，鳞片状，紧贴枝上，交互对生排列成4行，叶片斜方形，长2~4mm，气孔在两侧成2~4行。花单性，雌雄同株，生于上年小枝顶端；雄花较雌花的数目多，生于下部的小枝顶端，雄球花黄色，卵圆形，雄蕊6~10，花药2~4室，药隔盾状圆形，具细短花丝；雌花生于上部的小枝顶端，雌球花紫色，无梗，有6~8个心皮，每心皮内面基部着生2胚珠。球果直立，圆球形或卵状椭圆形，长1.5~2cm，直径1.2~1.5cm，嫩时蓝绿色或绿色，肉质，被白色蜡粉，成熟时暗棕色，开裂；果鳞6~8片，卵状四角形、五角形或椭圆形，木质，外面顶端略下有1钩状突起，稍反曲，下部4枚较大，各具2粒种子；顶端2~4片较小，无种子。种子椭圆状

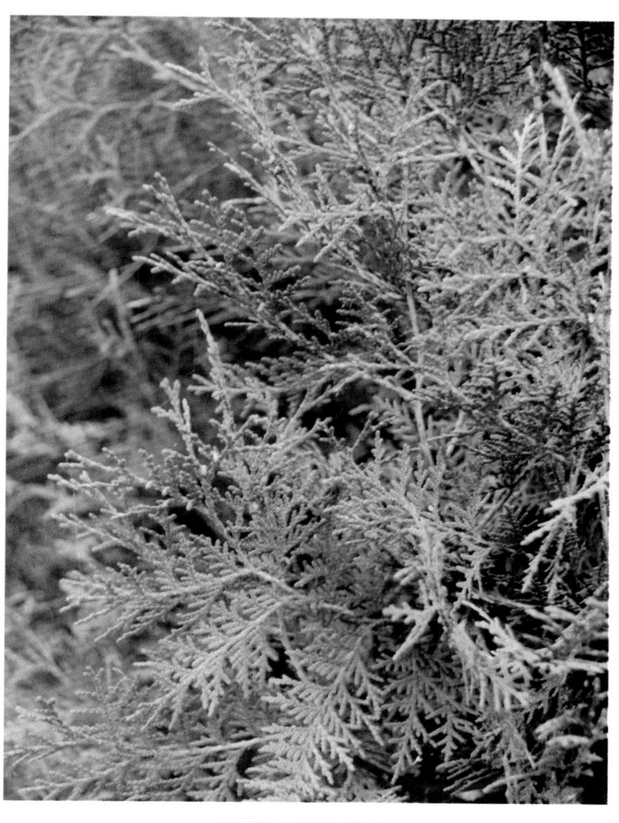

侧柏（原植物）

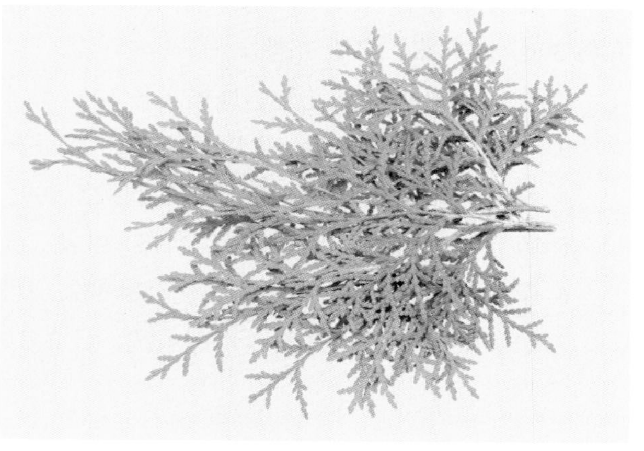

侧柏叶（药材）

卵形，长约 0.6cm，宽约 0.3cm，红棕色。花期 4 月，果期 8~10 月。

【生态分布】生于海拔 300~1500m 的湿润肥沃的山坡。全县各地均有分布和栽培。

【采收加工】多在夏、秋二季采收，阴干。

【鉴别】药材 为带叶枝梢，长短不一。老枝圆柱形，表面红棕色，稍有光泽；嫩枝扁平，叶细小鳞片状，交互对生，贴伏于枝上，深绿色或黄绿色。质脆，易折断。气清香，味苦涩、微辛。

饮片 枝梢多分枝，小枝扁平。叶细小鳞片状，交互对生，贴伏于枝上，深绿色或黄绿色。质脆，易折断。气清香，味苦涩、微辛。

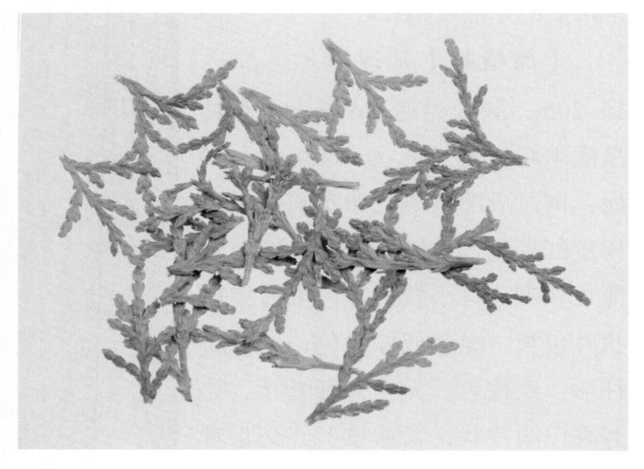

侧柏叶（饮片）

【化学成分】含挥发油：侧柏烯、小茴香酮、蒎烯、丁香烯等；酸类：棕榈酸、硬脂酸、月桂酸、肉豆蔻酸、油酸等；黄酮类：柏木双黄酮、芹菜素、槲皮苷、杨梅树皮素、扁柏双黄酮等和 β-谷甾醇、缩合鞣质等。

【药理作用】有止血、镇咳祛痰平喘、解痉、抗病毒、镇静、促消化的作用。

【性味、归经与效用】苦、涩，寒。归肺、肝、脾经。有凉血止血，化痰止咳，生发乌发的功效。用于吐血，衄血，咯血，便血，崩漏下血，肺热咳嗽，血热脱发，须发早白。

【用法与用量】内服：煎汤，6~12g；外用：适量。

【临床应用】

1. 脱发 生侧柏叶、牡丹皮、生地黄、枸杞子、菟丝子各 10g，制何首乌、炒黑芝麻各 30g。水煎服，日服 1 剂。

2. 便血 侧柏叶、槐花炭、地榆炭各 10g。水煎服，日服 1 剂。

3. 吐血，衄血 侧柏叶、生地黄各 10g，白茅根 30g，艾叶炭 6g。水煎服，日服 1 剂。

4. 粉刺 侧柏叶、桑叶、紫草、赤小豆各 10g。水煎服，日服 1 剂。

5. 历节风 侧柏叶 20g，木通、当归、红花、羌活、防风各 10g。水煎服，日服 1 剂。

6. 痄腮 侧柏叶适量。捣烂，鸡蛋清调敷，日换药 2 次。

7. 鹅掌风 鲜侧柏叶适量。水煎熏洗，日 2~3 次。

垂盆草 Chuipencao

HERBA SEDI

【基源】为景天科植物垂盆草*Sedum sarmentosum* Bunge 的新鲜或干燥全草。

【原植物】多年生肉质草本。茎平卧或上部直立，不育枝和花枝细弱，匍匐生根，长 10~25cm。3 叶轮生，无柄，叶片倒披针形至矩圆形，长 1.5~2.5cm，宽 3~5mm，先端近急尖，基部有距，全缘，肉质。花序聚伞状，直径 5~6cm，有 3~5 个分枝，花无梗；萼片 5，披针形至矩圆形，长 3.5~5mm；花瓣 5，淡黄色，披针形至矩圆形，长 5~8mm，顶端有较长的短尖头；雄蕊较花瓣短；鳞片小，楔状四方形，心皮 5，略叉开，长 5~6mm。蓇葖果。花期 4~5 月，果期 6~7 月。

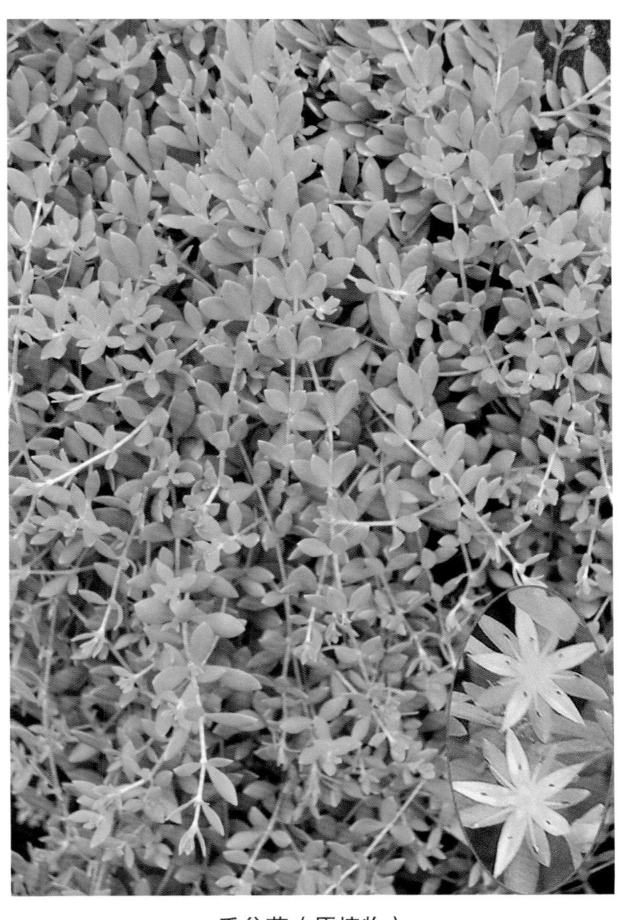

垂盆草（原植物）

【生态分布】生于海拔 300~1000m 的向阳山坡、石隙、沟边及路旁湿润处。全县各地均有分布。主要分布于关防乡、涉城镇等地。

【采收加工】夏、秋二季采收，除去杂质，晒干或鲜用。

【鉴别】药材　茎纤细，长可达 20cm 以上。部分节上可见纤细的不定根。3 叶轮生，叶片倒披针形至矩圆形，绿色，肉质，长 1~2cm，宽 0.4cm，先端近急尖，基部急狭，有距。气微，味微苦。

饮片　为不规则的段，部分节上可见纤细的不定根。3 叶轮生，叶片倒披针形至矩圆形，绿色，气微，味微苦。

【化学成分】含氰苷类，主要为垂盆草苷、生物碱类、甾醇类、黄酮类等。

【药理作用】有保肝、抑制免疫、抗脂质过氧化和抗菌的作用。

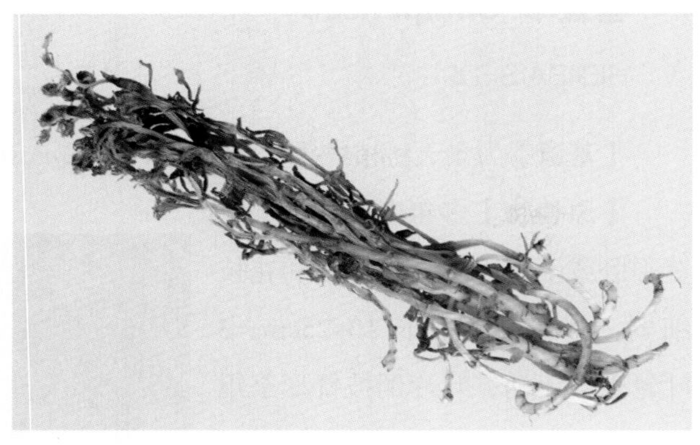

垂盆草（药材）

【性味、归经与效用】甘、淡，凉。归肝、胆、小肠经。有利湿退黄，清热解毒的功效。用于湿热黄疸，小便不利，痈肿疮疡。

【用法与用量】内服：煎汤，15~30g。

【临床应用】

1. 黄疸 垂盆草、茵陈各 30g，黄栌、虎杖各 10g。水煎服，日服 1 剂。

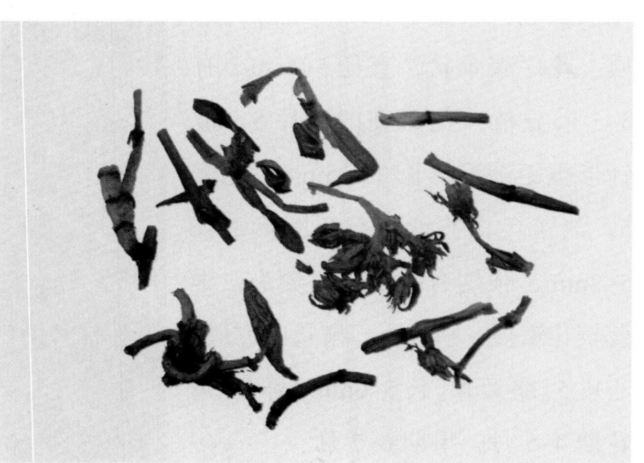

垂盆草（饮片）

2. 泄泻 垂盆草、马齿苋、车前子各 30g。水煎服，日服 1 剂。

3. 带下 垂盆草、薏苡仁、土茯苓各 30g。水煎服，日服 1 剂。

4. 淋证 垂盆草、白茅根各 30g。水煎服，日服 1 剂。

5. 毒蛇咬伤 鲜垂盆草适量。捣烂绞汁内服，每日 1~2 次，并用鲜草捣烂外敷。

6. 痈肿 垂盆草、蒲公英各等分。捣烂外敷。

7. 水火烫伤 鲜垂盆草适量。捣烂外敷。

刺猬皮 Ciweipi

CORIUM ERINACEI SEU HEMIECHINI

【基源】为猬科动物刺猬*Erinaceus europaeus* Linnaeus 的皮。

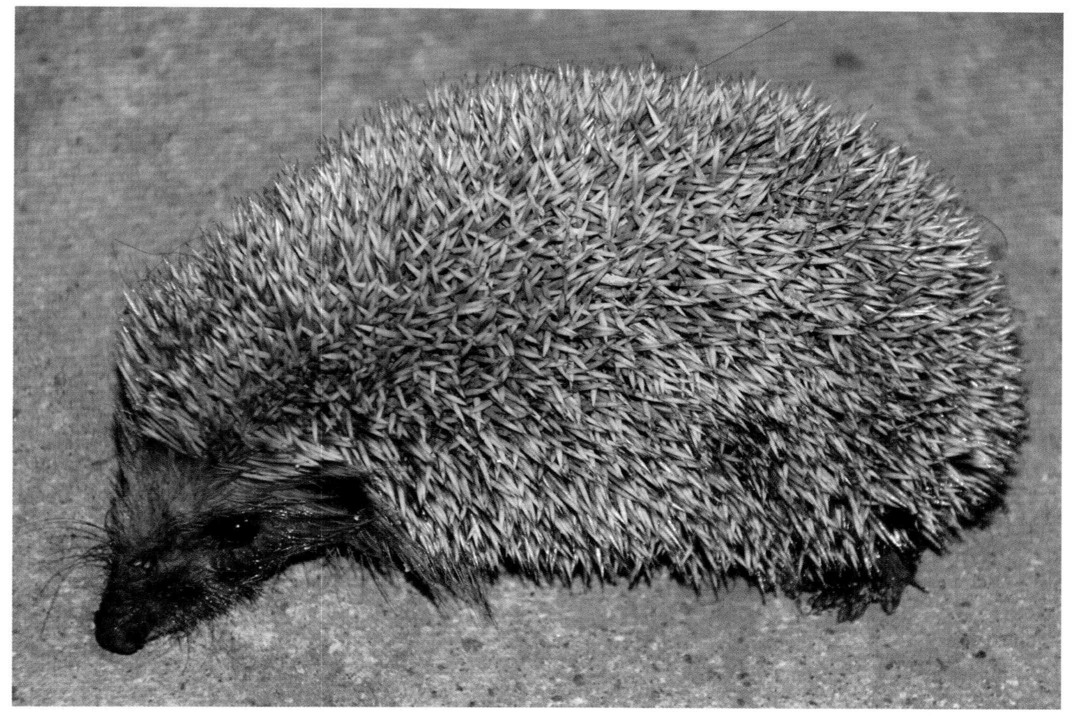

刺猬（原动物）

【原动物】体形肥短，体长 16~27cm，体重 400~900g。头宽而吻尖、眼小，耳短，其长度不超过周围的刺长。体背面及两侧密生尖刺，刺粗而硬，四肢短小，爪较发达，尾短。刺猬脸部色较深，为褐色。全身的尖刺颜色变异较大，大致可分为：一为纯白色，为数较少。一为基部白色或土黄色，中间棕色或黑褐色，尖端又为白色，因而整个体背呈土棕色。腹面及四肢有细而硬的白毛。四足浅褐色，尾上也覆有白毛。

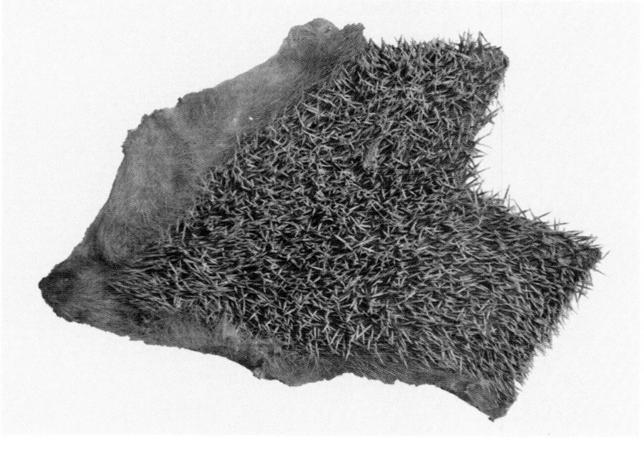

刺猬皮（药材）

【生态分布】主要栖息于灌木或草丛中。分布于全县山区。

【采收加工】多在春、秋季捕捉，捕后杀死、剥皮，刺毛向内，除去油脂、残肉等，用竹片将皮撑开悬放在通风处，阴干。

【鉴别】药材　干燥的皮呈多角形板刷状或直条状，有的边缘卷曲呈筒状或盘状，长 3~4cm。外表面密生错综交插的棘刺，棘长 1.5~2cm，坚硬如针，灰白色、黄色、灰褐色不一。腹部的皮上有灰褐色软毛。皮内面灰白色或棕褐色。具特殊腥臭气。

饮片　不规则的块状。外表面密生错综交插的棘刺，棘长 1.5~2cm，坚硬如针，灰白色、黄色、灰褐色不一。内表面灰白色或棕褐色。具特殊腥臭气。

【化学成分】刺猬皮上层刺主要含角蛋白；下层真皮层主要含胶原、弹性硬蛋白、脂肪等。

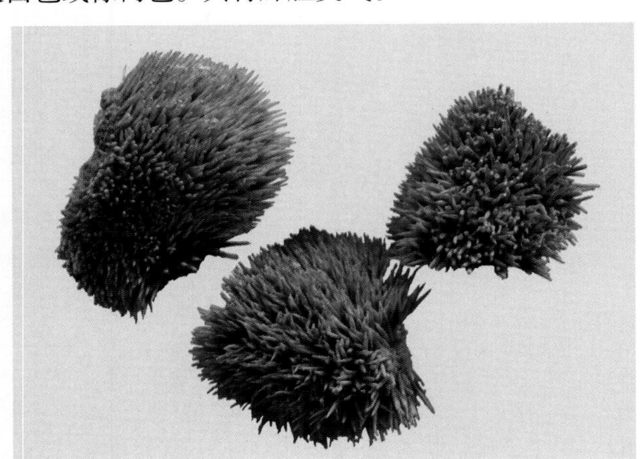

刺猬皮（饮片）

【性味、归经与效用】苦、涩，平。归胃、大肠、肾经。有化瘀止痛，收敛止血，涩精缩尿的功效。用于胃脘疼痛，反胃吐食，便血，肠风下血，痔漏，脱肛，遗精，遗尿。

【用法与用量】内服：煎汤，3~10g；研末，1.5~3g；或入丸剂。外用：适量，研末调敷。

【临床应用】

1. 胃痛　炙刺猬皮、香附、延胡索各 10g。水煎服，日服 1 剂。

2. 反胃　炙刺猬皮、旋覆花、清半夏各 10g，赭石 20g。水煎服，日服 1 剂。

3. 遗精，失溲　炙刺猬皮研末。每服 6g，日服 2 次。

4. 痔疮，便血　刺猬皮、地榆炭、侧柏叶、槐花各 10g，生地黄 15g。水煎服，日服 1 剂。

【注意】孕妇慎服。

金沸草 Jinfeicao

HERBA INULAE

【基源】为菊科植物条叶旋覆花*Inula linariifolia* Turcz. 或旋覆花*Inula japonica* Thunb. 的干燥地上部分。

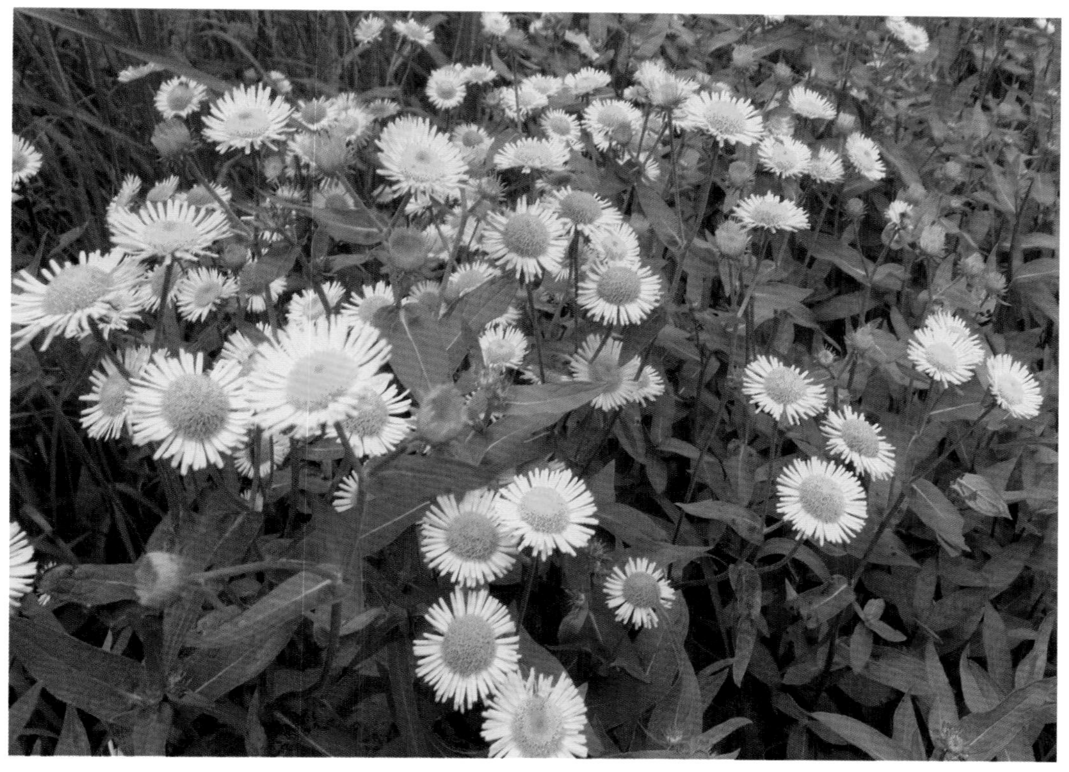

旋覆花（原植物）

【原植物】**旋覆花**　多年生草本，高 30~70cm。根茎短，横走或斜升，具须根。茎单生或簇生，绿色或紫色，有细纵沟，被毛。基部叶花期枯萎，中部叶长圆形或长圆状披针形，长 4~13cm，宽 1.5~4.5cm，叶端尖，叶基渐狭，无柄，全缘或有疏齿，上面有疏毛或近无毛，下面有疏伏毛；上部叶渐狭小，基部有时稍宽。头状花序直径 2.5~4cm，多数或少数排列成疏散伞房花序，总苞半球形，直径 1.3~1.5cm，总苞片 5 层，线状披针形，最外层常叶质而较长；外层基部革质，上部叶质；内层苞片干膜质。舌状花黄色，雌性，舌片线形，长 9~14mm，雌蕊 1，子房下位，柱头 2 深裂；管状花两性，花冠长 4~5mm，先端 5 齿裂，雄蕊 5，聚药，花药基部两侧有尖尾。冠毛白色，1 轮，有 20 余个粗糙毛。瘦果圆柱形，长 0.8~1mm，有 10 条纵沟，被疏短毛。花期 6~10 月，果期 9~11 月。

条叶旋覆花 多年生草木，高30~60cm。茎直立，单生或2~3簇生，基部叶花期宿存或枯萎。叶线状披针形，长3~10cm，宽0.5~1cm，全缘，边缘常反卷，叶端尖或稍钝，叶基较宽，半抱茎，无柄。头状花序直径1.5~2.5cm；总苞半球形，直径7~13mm，总苞片约4层，多少等长或外层较短；舌状花舌片线形，长8~11mm，管状花花冠长3~4mm，冠毛1轮，白色。瘦果圆柱形，被短毛。花期7~9月，果期8~10月。

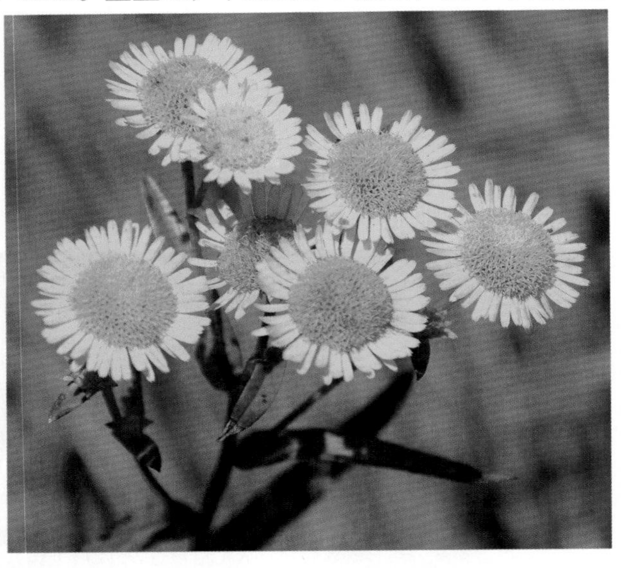
条叶旋覆花（原植物）

【生态分布】生于海拔200~1000m的河滩、田埂、渠边等较潮湿处。主要分布于固新镇、辽城乡、涉城镇等地。

【采收加工】夏、秋二季采割，晒干。

【鉴别】 **药材** **条叶旋覆花** 茎呈圆柱形，上部分枝，长30~70cm，直径0.2~0.5cm；表面绿褐色或棕褐色，疏被短柔毛，有多数细纵纹；质脆，断面黄白色，髓部中空。叶互生，叶片条形或条状披针形，长5~10cm，宽0.5~1cm；先端尖，基部抱茎，全缘，边缘反卷，上表面近无毛，下表面被短柔毛。头状花序顶生，直径0.5~lcm，冠毛白色，长约0.2cm。气微，味微苦。

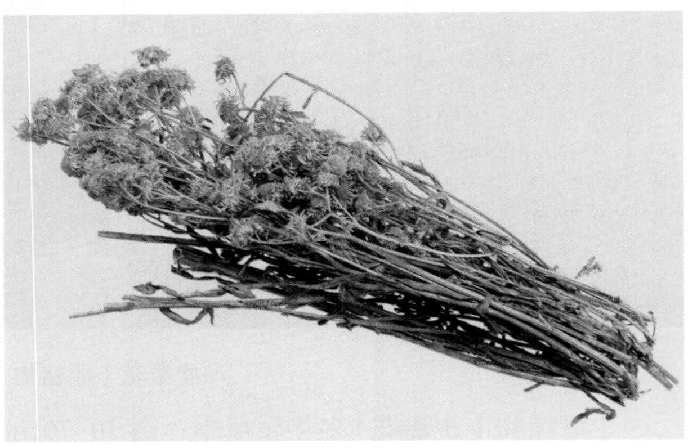
金沸草（药材．条叶旋覆花）

旋覆花 叶片椭圆状披针形，宽1~2.5cm，边缘不反卷。头状花序较大，直径1~2cm，冠毛长约0.5cm。

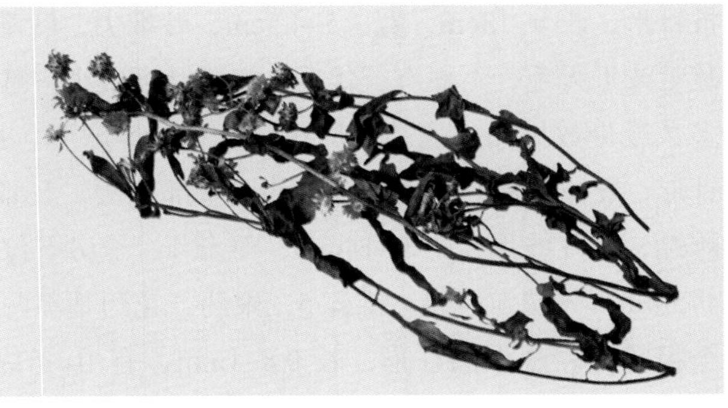
金沸草（药材．旋覆花）

饮片 呈不规则的段。茎圆柱

形，表面绿褐色或棕褐色，疏被短柔毛，有多数细纵纹。切面黄白色，髓部中空。叶多破碎，完整者先端尖，全缘。头状花序，冠毛白色。气微，味苦。

【化学成分】含旋覆花次内酯、蒲公英甾醇等。

【药理作用】有平喘止咳和抗菌的作用。

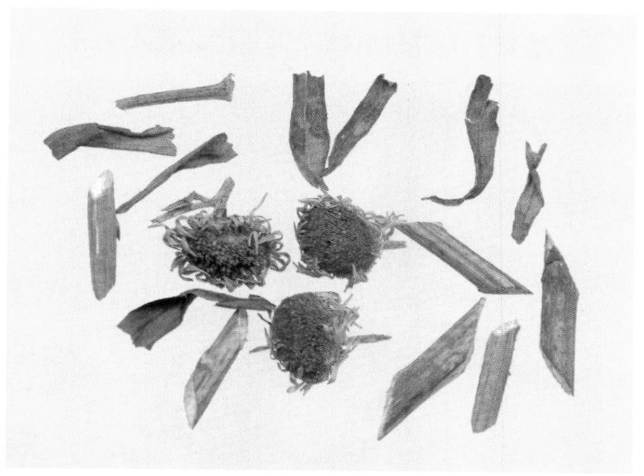

金沸草（饮片 . 条叶旋覆花）

【性味、归经与效用】苦、辛、咸，温。归肺、大肠经。有降气，消痰，行水的功效。用于外感风寒，咳嗽，痰饮蓄结，咳喘痰多，胸膈痞满；外用治疗疮肿毒。

【用法与用量】内服：煎汤，5~10g。外用：鲜品适量，捣汁涂患处或煎水洗。

【临床应用】

1. 咳嗽　金沸草、射干、苦杏仁、桔梗各10g，浙贝母、瓜蒌、荆芥各15g，甘草6g。水煎服，日服1剂。

2. 乳痈　金沸草12g，蒲公英10g，甘草、白芷、青皮各6g。水煎服，日服1剂。

3. 胁痛　金沸草20g，香附、川楝子、红花各10g，郁金12g。水煎服，日服1剂。

4. 痈肿　金沸草，鲜品捣烂外敷或干品水煎外洗。

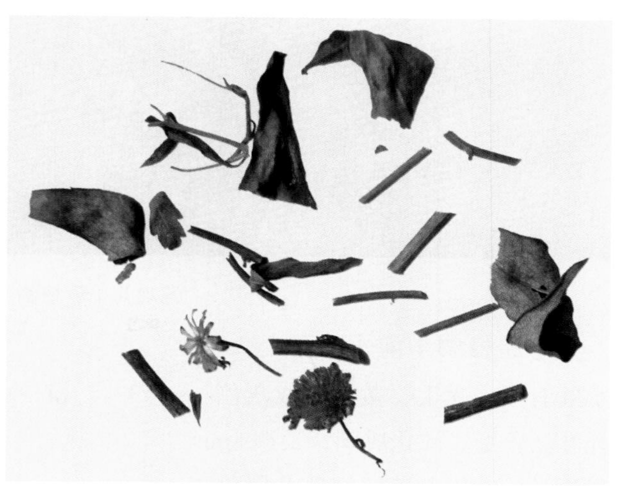

金沸草（饮片 . 旋覆花）

金雀根 Jinquegen

RADIX CARAGANAE SINICAE

【基源】为豆科植物锦鸡儿*Caragana sinica*（Buchoz）Rehd. 的干燥根。

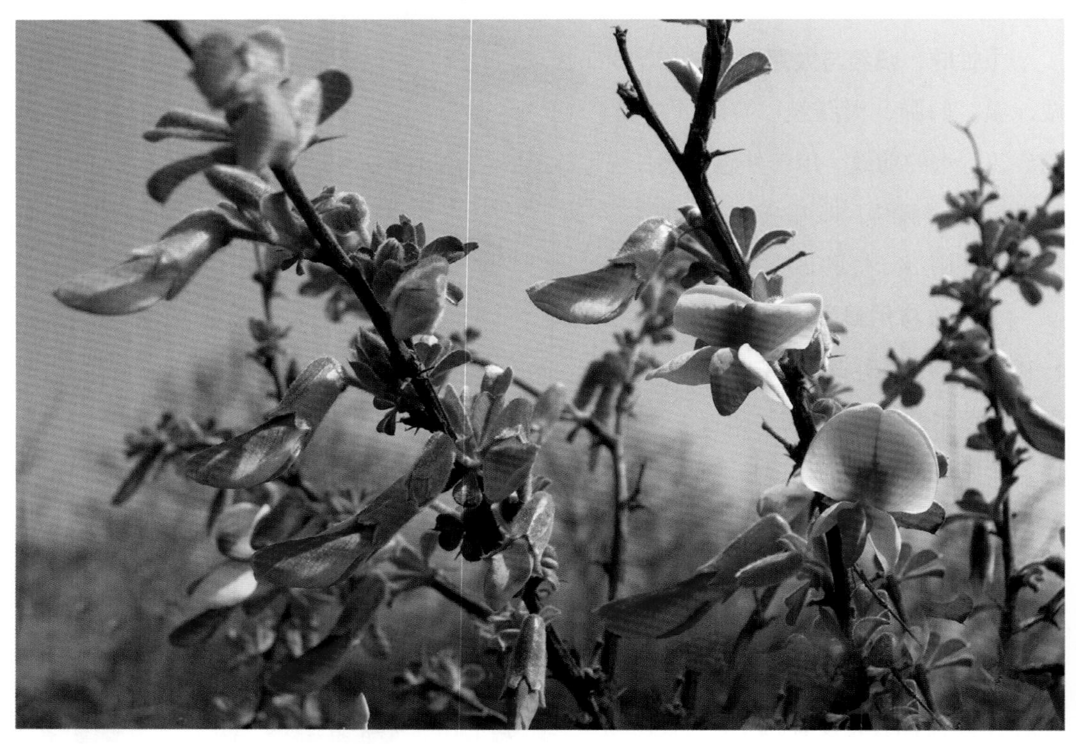

锦鸡儿（原植物）

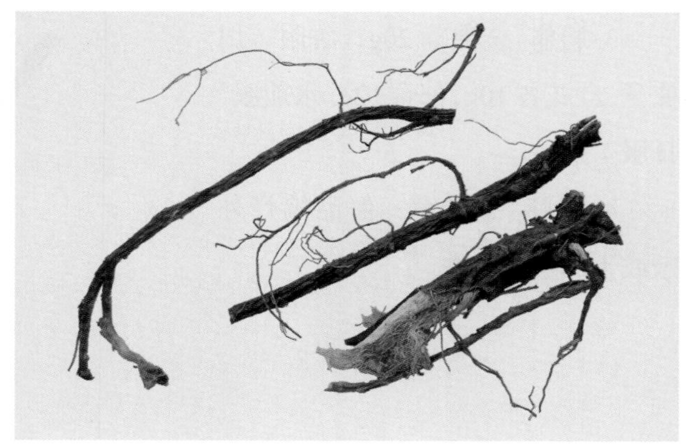

金雀根（药材）

【原植物】灌木，高 1~2m。小叶有棱，无毛，黄褐色或灰色。托叶三角形，硬化成刺，长达 8mm 或更长。叶轴脱落或宿存并硬化成刺，长达 2~2.5cm；小叶 2 对，羽状排列，上面一对较大，倒卵形或长圆状倒卵形，长 1~3.5cm，宽 5~15mm，先端圆或微凹，有针尖，基部楔形，两面无毛，下面网脉明显。花单生，长 2.8~3.1cm，花梗长约 1cm，中部有关节，节上有极细的小苞片；花萼钟形，长 12~14mm，基部偏斜；花瓣黄色带红色，凋谢时为褐红色，长达 3cm，先端钝圆，基部楔形，旗瓣狭倒卵形，具短爪，翼瓣长圆形，爪长为瓣片之半，耳短，龙骨瓣比翼瓣短；雄蕊 10，二体；子房无毛。荚果圆筒形，长 3~3.5cm，宽约 5mm，褐色，无毛，稍扁。花期 4~5 月，果期 6~7 月。

【生态分布】生于海拔 500~1000m 的山坡或路旁或栽培于庭园。主要分布于辽城乡西涧、关防乡等地。

【采收加工】全年可采。挖起根部，洗净泥沙，晒干。

【鉴别】药材　根呈圆柱形，表面褐色，有纵皱纹，并有稀疏不规则的凸出横纹。质坚韧，横断面皮部淡黄色，木部淡黄棕色。折断面纤维性。气微，味微苦，嚼之有豆腥味。气微，味苦。

饮片　为类圆形的厚片，直径 0.7~1.2cm。切面皮部淡黄色，纤维性，形成层环明显，木部淡黄棕色，导管孔和形成层环明显。外表面黑褐色，易剥落，具皱纹，有的具须根痕或不定芽痕，内皮黄白色。质硬。气微，味微甘，嚼之有豆腥气。

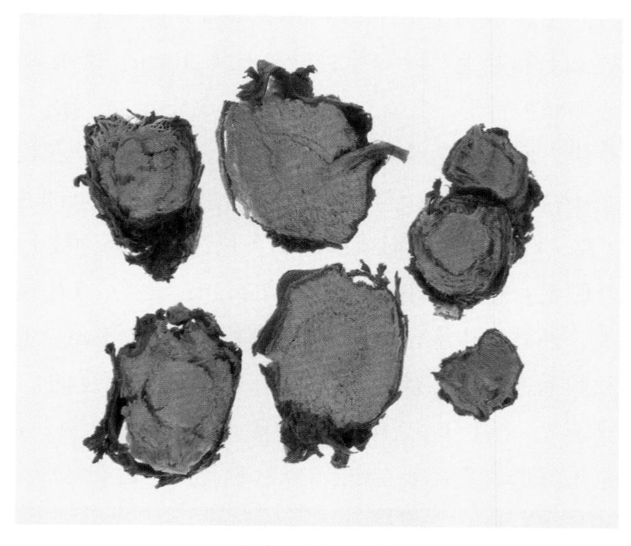

金雀根（饮片）

【化学成分】含 β-谷甾醇、胆甾醇、菜油甾醇、菜子甾醇、脂肪酸、竹节人参皂苷Ⅳ、锦鸡儿苷 A、刺楸根皂苷 F、楤木皂苷 A 等。

【药理作用】

1. 有降压、抗肿瘤的作用，并可显著降低高分子葡萄糖所致血瘀家兔的全血黏度、全血还原黏度、血浆黏度，明显降低纤维蛋白原含量，缩短血小板电泳时间，抑制血小板黏附，表明其可改善血液的浓、黏、凝、聚状态。

2. 毒性　醇提取物腹腔注射对小鼠的 LD_{50} 为 10.4g/kg，相当于原生药 309.7g/kg。

【性味、归经与效用】甘、辛、微苦，平。归肺、脾经。有补肺健脾，活血祛风的功效。用于虚劳倦怠，肺虚久咳，妇女血崩，白带，乳少，风湿骨痛，痛风，半身不遂，跌打损伤，高血压病。

【用法与用量】内服：煎汤，15~30g。外用：适量，捣敷。

【临床应用】

1. 眩晕　金雀根 15g，天麻、枸杞子、菊花各 10g。水煎服，日服 1 剂。

2. 痹证　金雀根、忍冬藤各 30g。水煎服，日服 1 剂。

3. 缺乳　金雀根 30g，猪蹄 1 只。水煎，食肉喝汤。

金银花 Jinyinhua

FLOS LONICERAE JAPONICAE

【基源】为忍冬科植物忍冬 L*onicerae japonica* Thunb. 的干燥花蕾或带初开的花。

【原植物】多年生半常绿缠绕木质藤本，长可达 9m。茎中空，多分枝，幼枝密被短柔毛和腺毛。叶对生；叶柄长 4~10cm，密被短柔毛；叶纸质，叶片卵形、长圆卵形或卵状披针形，长 2.5~8cm，宽 1~5.5cm，先端短尖、渐尖或钝圆，基部圆形或近心形，全缘，两面和边缘均被短柔毛。花成对腋生，花梗密被短柔毛和腺毛；总花梗通常单生于小枝上部叶腋，与对柄等长或稍短，生于下部者长 2~4cm，密被短柔毛和腺毛；苞片 2 枚，叶状，广卵形或椭圆形，长约 3.5mm，被毛或近无毛；小苞片长约 1mm，被短毛及腺毛；花萼短小，萼筒长约 2mm，无毛，5 齿裂，裂片卵状三角形或长三角形，先端尖，外面和边缘密被毛；花冠唇形，长 3~5cm，上唇 4 浅裂，花冠筒细长，外面被短毛和腺毛，上唇 4 裂片先端钝形，下唇带状而反曲，花初开时为白色，2~3 天后变金黄色；雄蕊 5，着生于花冠内面筒口附近，伸出花冠外；雌蕊 1，子房下位，花柱细长，伸出。浆果球形，直径 6~7mm，成熟时蓝黑色，有光泽。花期 4~7 月，果期 6~11 月。

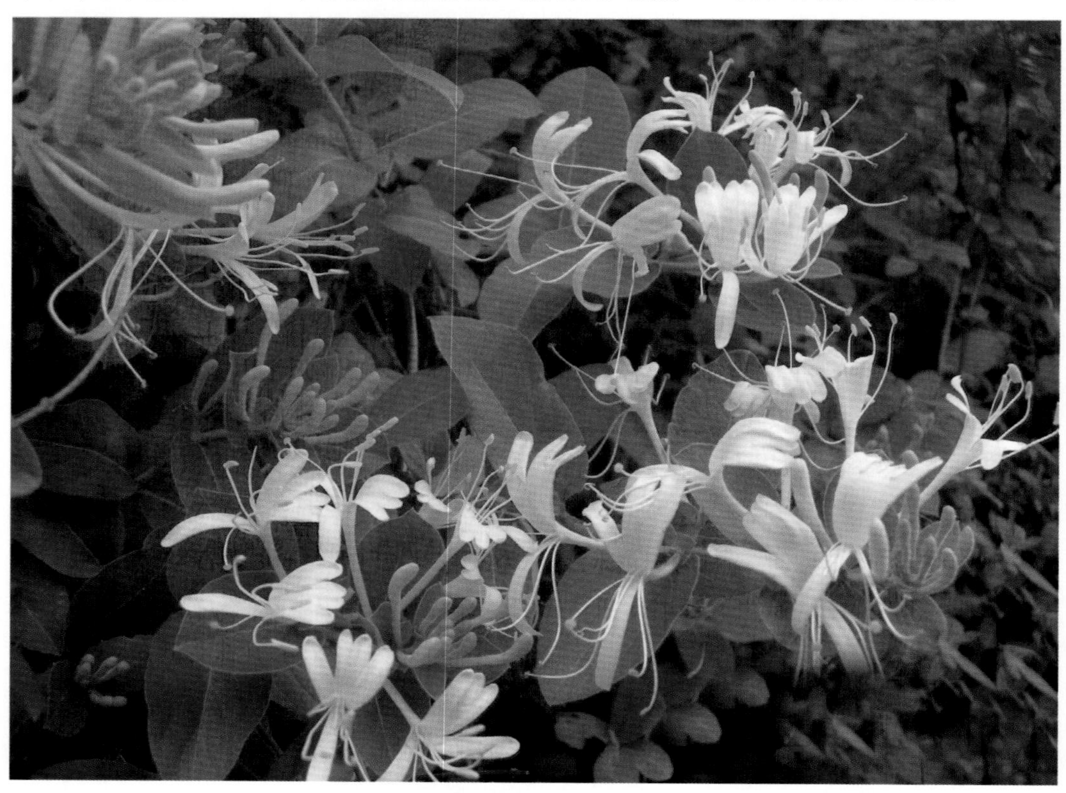

忍 冬（原植物）

【生态分布】生于海拔 200~1000m 的山坡灌丛、田埂、路边等。分布于涉城镇、固新镇等地。索堡镇、辽城乡有栽培。

【栽培技术】

1. 选地与整地

进行栽种不必全面翻垦，按行株距挖穴或开横沟即可。

2. 繁殖方法

（1）种子繁植　春播前将种子放在 35~40℃的温水中，浸泡 24 小时，取出拌 2~3 倍湿沙催芽，等种子裂口达 30%左右时，即可播种。春季 3 月初和秋季 10~11 月均可播种，按行距 27~30cm 开横沟，沟深 3~6cm，播幅宽约 l0cm。开沟后先施人畜粪水。将种子与火土灰 250~300kg 及人畜粪水充分拌匀后撒入沟中，盖细土约 lcm 厚，种沟上再盖草保湿。春播在当年出苗，秋播在翌年 3~4 月出苗。当年 10~11 月或 3~4 月可定植。

用种量直播每亩地用种量 1~1.5kg。

（2）扦插种植　扦插栽种不必全面翻垦，按行株距挖穴或开横沟即可。分扦插育苗和直接扦插两种。

①扦插育苗　在早春新芽未萌发前或秋季 9~10 月进行，以春季扦插成活率高。选健壮、无病的一、二年生枝条，剪成 33cm 长的插条，摘去下部叶片，然后在开好的横沟内放插条 10~15 根，插条 2/3 埋入土中，镇土压紧。半个月左右便可生根。当年 10~11 月或翌年早春可定植。

②直接扦插　扦插时间及插条的选择修剪同育苗扦插。在栽培地上，按 1.3~1.7m 距离，挖成宽深各 33cm 的穴，每穴插扦条 5~6 根，盖细土压紧，再盖松土与地面齐平，插后充分灌水。

3. 田间管理

（1）中耕除草　栽植后的第一、二年，每年中耕除草 2~3 次；发出新芽时进行第一次，7~8 月进行第二次，最后一次在秋末冬初霜冻前进行。从第三年起，只在早春和秋末冬初各进行 1 次。

（2）追肥　每次中耕后，追肥 1 次。春、夏季肥料以人畜粪水、油籽饼及氮肥为主，秋、冬季以堆肥、过磷酸钙为主。在株丛周围开横沟追施，施后覆土。

（3）修剪　通过修剪控制枝条过分伸长，使植株形成相应树形，并促使萌发短花枝，提高产量，便于管理。修剪应在定植或早春未萌发前进行，但要根据品种和生长情况，酌留适当数目的主干，从离地面 1~1.3m 处剪除过长部分，并将枯枝、弱枝、过密枝及病虫枝剪去，使枝条分布均匀，通风透光良好。修剪是提高产量的重要一环。

（4）设立支架　对藤蔓细长的金银花，可架设 1.7m 高的篱装支架，让藤蔓缠绕架上，使枝条分布均匀、生长良好。

4. 病虫害防治

（1）忍冬细蛾　该幼虫潜入叶内，取食叶肉组织，严重影响光合作用，使金银花产量和品质降低。防治重点：在一、二代成虫和幼虫前进行日可用25%灭幼脲3号3000倍液喷雾，在各代卵孵盛期用1.8%阿维菌素2000~2500倍液喷雾。

（2）棉铃虫 主要取食花蕾，不仅影响品质，而且容易脱落，严重影响产量。防治方法：在第一代幼虫盛发期前（5月初），用BT制剂、烟碱、苦参碱等仿制。

（3）铜绿异丽金龟 幼虫主要咬食忍冬的根系，造成营养不良，成虫则以花、叶为食。防治方法：用专用型白僵菌每亩2~3kg，拌50kg细土，于初春或7月中旬，开沟埋入根系周围。

（4）金银花（忍冬）白粉病 主要危害叶片、茎和花。叶上病斑初为白色小点，后扩展为白色粉状斑，严重时叶发黄变形甚至脱落。温暖湿润或株间郁闭易发病，施氮肥过多，也易发病。防治方法：发病初期喷施15%三唑酮可湿性粉剂2000倍液。

（5）枯萎病 叶片不变色而萎蔫下垂。全株青干枯死，或一枝干、或半边萎蔫干枯，刨开病干，可见导管变成深褐色。防治方法：建立无病苗圃；移栽时用农抗120的500倍液灌根，发病初期用农抗120的500倍液灌根。

【采收加工】夏初花开放前采收，干燥。

【鉴别】呈棒状，上粗下细，略弯曲，长2~3cm，上部直径约3mm，下部直径约1.5mm。表面黄白色或绿白色（贮久色较深），密被短柔毛。偶见叶状苞片。花萼绿色，先端5裂，裂片有毛，长约2mm。开放者花冠筒状，先端二唇形，雄蕊5，附于筒壁，黄色；雌蕊1，子房无毛。气清香，味淡、微苦。

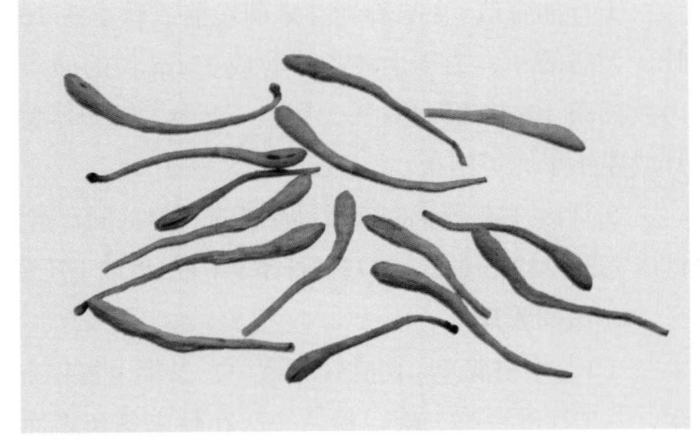

金银花（饮片）

【化学成分】含挥发油、黄酮、三萜、有机酸和多种绿原酸类化合物：绿原酸、异绿原酸、新绿原酸及咖啡酸等。

【药理作用】

1. 有抗菌、抗病毒、解热抗炎、降血脂、抗生育、保肝、抗氧化和调节免疫功能的作用。
2. 毒性 小鼠皮下注射金银花浸膏LD_{50}为53g/kg。

【性味、归经与效用】甘，寒。归肺、心、胃经。有清热解毒，疏散风热的功效。用于痈肿疔疮，喉痹，丹毒，热毒血痢，风热感冒，温病发热。

【用法与用量】内服：煎汤，6~15g。

【临床应用】

1. 感冒 金银花30g，连翘20g，芦根15g，牛蒡子、桔梗、荆芥穗各10g，薄荷、甘草各6g。水煎服，日服1剂。

2. 喉痹 金银花、板蓝根各10g，麦冬6g。代茶饮。

3. 乳蛾 金银花30g，连翘20g，牛蒡子、黄芩、浙贝母、桔梗、板蓝根各10g，甘草6g。水煎服，日服1剂。

4. 痈肿 金银花30g，蒲公英20g，连翘15g，甘草6g。水煎服，日服1剂。

5. 血痢 金银花30g，白头翁20g，木香10g，黄连、甘草各6g。水煎服，日服1剂。

京大戟 Jingdaji

RADIX EUPHORBIAE PEKINENSIS

【基源】为大戟科植物大戟*Euphorbia pekinensis* Rupr. 的干燥根。

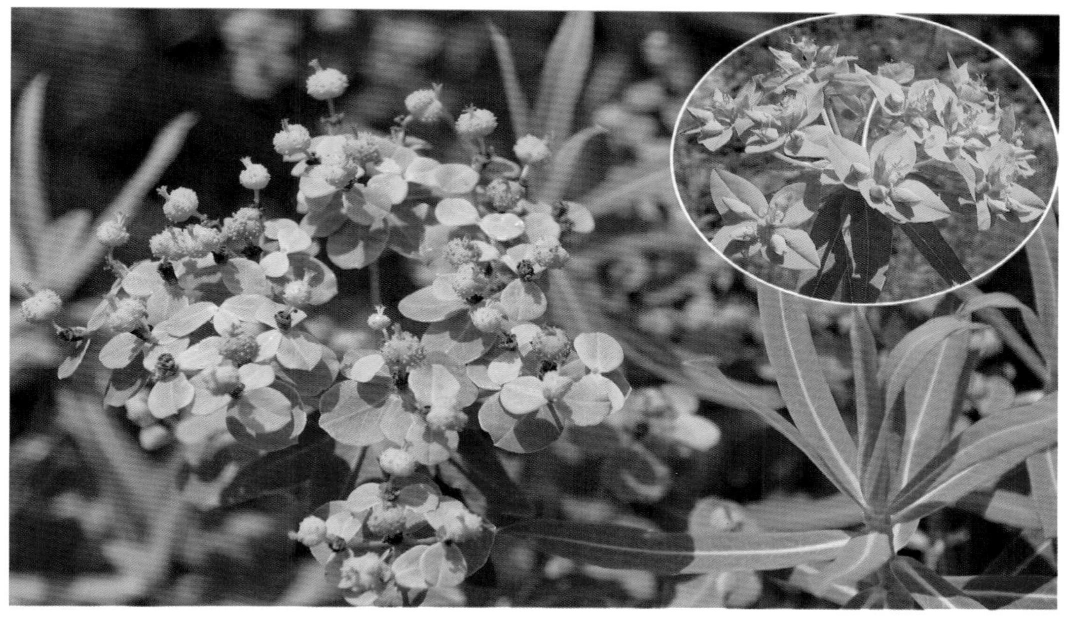

大戟（原植物）

【原植物】多年生草本，高30~80cm，植物体内有白色乳汁。根圆锥形；茎直立，被白色短柔毛，上部分枝。叶互生，几无柄，长圆状披针形至披针形，长3~8cm，宽5~13mm，下面稍被白粉，全缘。伞形聚伞花序顶生，通常有5伞梗，腋生者多只1梗，伞梗顶端着生一杯状聚伞花序，其基部有卵形或卵状披针形苞片，5片轮生，杯状花序总苞坛形，顶端4裂，腺体椭圆形；雄花多数，雄蕊1；雌花1，子房球形，3室，花柱3，顶端2浅裂。蒴果三棱状球形，表面具疣状突起；种子卵形，灰褐色。花期4~5月，果期6~7月。

【生态分布】生于海拔400~1200m的山坡、荒地、道路两旁。分布于更乐镇、神头乡、偏城镇等地。

【采收加工】秋、冬二季采挖，洗净，晒干。

【鉴别】药材 呈不整齐的长圆锥形，略弯曲，常有分枝，长 10~20cm，直径 1.5~4cm。表面灰棕色或棕褐色，粗糙，有纵皱纹、横向皮孔及支根痕。顶端略膨大，有多数茎基及芽痕。质坚硬，不易折断，断面类白色或淡黄色，纤维性。气微，味微苦涩。

饮片 为圆形、长圆形或不规则厚片，直径 1.5~4cm，厚 2~4mm。切面皮部灰棕色或棕色，木质部淡黄色或淡棕黄色，纤维性，形成层环明显，皮部与木部易分离。外表面灰棕色或棕褐色，粗糙，有纵皱纹、横向皮孔与支根痕。质硬。气微，味微苦涩。

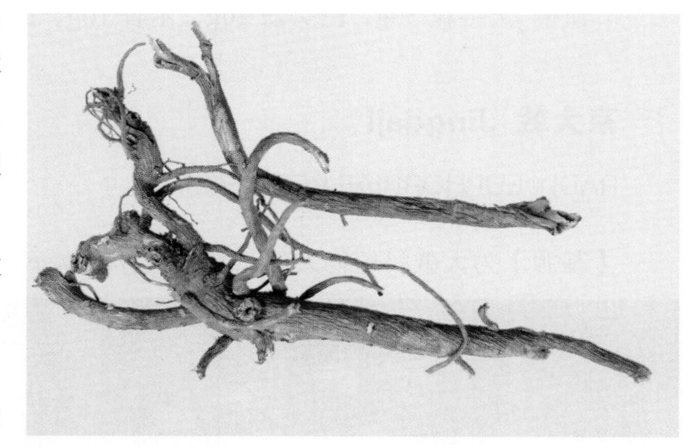

京大戟（药材）

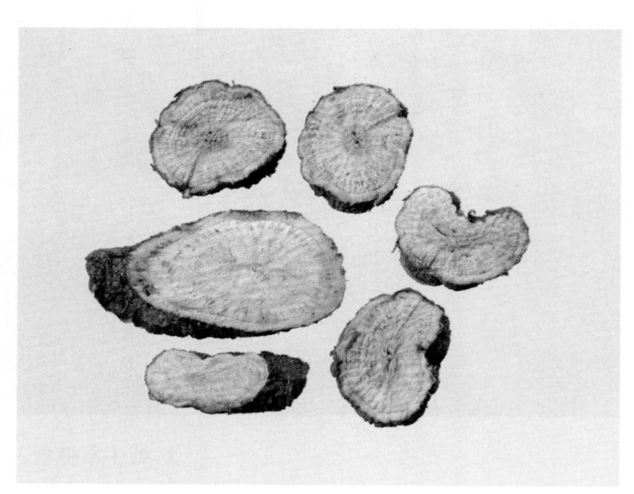

京大戟（饮片）

【化学成分】含三萜类成分大戟酮、生物碱，大戟色素体 A、B、C 等。

【药理作用】有致泻、利尿和降压的作用。

【性味、归经与效用】苦，寒；有毒。归肺、脾、肾经。有泻水逐饮，消肿散结的功效。用于水肿胀满，胸腹积水，痰饮积聚，气逆咳喘，二便不利，痈肿疮毒，瘰疬痰核。

【用法与用量】内服：煎汤，1.5~3g。入丸、散服，每次 1g；内服醋制用。外用：适量。

【临床应用】

1. 悬饮 京大戟、芫花、甘遂各 1.5g，大枣 50g。先煮大枣纳诸药煎，晨服。

2. 水臌 京大戟、芫花、甘遂各 1.5g，大腹皮、白茅根各 30g，大枣 50g。先煮大枣纳诸药煎，晨服。

3. 瘰疬 京大戟 60g，鸡蛋 7 个。将药和鸡蛋共放砂锅内，水煮 3 小时，将蛋取出，每早食鸡蛋 1 个，7 天为 1 疗程。

4. 子肿 京大戟、芫花、甘遂、海藻各等分。为末，醋调涂，或用白面调药敷肚下；先用开水嚼甘草，后以药敷肚上。

【注意】孕妇禁用；不宜与甘草同用。

卷 柏 Juanbai

HERBA SELAGINELLAE

【基源】为卷柏科植物卷柏*Selaginella tamariscina*（Beauv.）Spring 或垫状卷柏*Selaginella pulrinata*（Hook. et Grev.）Maxim. 的干燥全草。

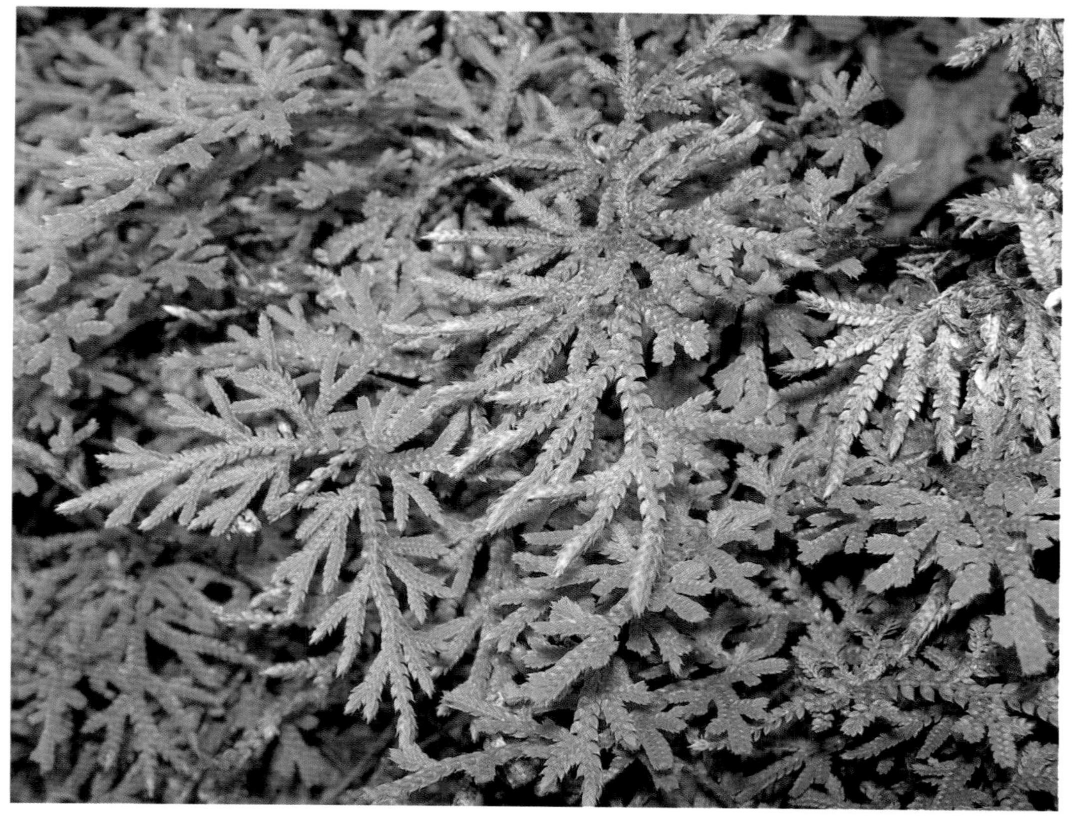

卷柏（原植物）

【原植物】卷柏 多年生草本，高 5~18cm。根须状。主茎短，通常单一，顶端丛生小枝，小枝扇形分叉，辐射展开，干时内卷如拳。营养叶二形，背腹各 2 列，交互着生，腹叶（中叶）斜向上，不平行，卵状长圆形，长 1.7mm，宽 0.8mm，先端急尖，有长芒，边缘有微齿；背叶（侧叶）斜展，宽超出腹叶，长卵圆形，长约 2mm，宽约 1mm，背面呈龙骨状，先端有长芒，外缘边狭膜质，有微齿，内缘边宽膜质，全缘。孢子囊穗生于枝顶，无柄，四棱形，长约 5mm；孢子叶三角形至卵状三角形，先端锐尖，有芒，边缘宽膜质，有细尖锯齿，背面龙骨状；孢子囊二型，单生于孢子叶之叶腋，雌雄同株；大孢子囊黄色，成熟时二瓣开裂，内含 4 个黄色大孢子，表面具小疣状突起，小孢子囊橘黄色，内含多数橘黄色小孢子。

垫状卷柏 形态与卷柏相似，主要区别：须根散生，主茎短，枝放射状丛生，枝上叶二型，排列形成二平行线，中叶先端直向，外缘厚，全缘。孢子囊肾形。

【生态分布】生于海拔200~1200m的荒山秃岭及干旱的岩石缝中。分布于偏城镇青塔村、辽城乡西涧村等地。

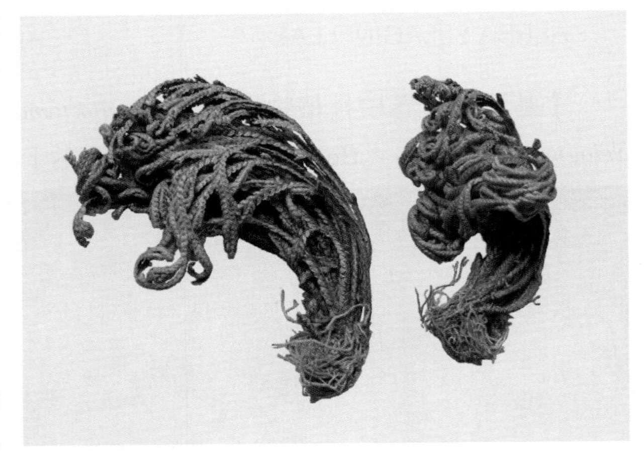

卷柏（药材）

【采收加工】全年均可采收，除去须根和泥沙，晒干。

【鉴别】药材 卷缩似拳状，长3~10cm。枝丛生，扁而有分枝，绿色或棕黄色，向内卷曲，枝上密生鳞片状小叶，叶先端具长芒，中叶（腹叶）两行，卵状矩圆形，斜向上排列，叶缘膜质，有不整齐的细锯齿。背叶（侧叶）背面的膜质边缘常呈棕黑色。基部残留棕色至棕褐色须根，散生或聚生成短干状。质脆，易折断。无臭，味淡。

饮片 呈卷缩的段状，枝扁而有分枝，绿色或棕黄色，向内卷曲，枝上密生鳞片状小叶。叶先端具长芒，中叶（腹叶）两行，卵状矩圆形或卵状披针形，斜向或直向上排列，叶缘膜质，有不整齐的细锯齿或全缘。背叶（侧叶）背面的膜质边缘常呈棕黑色。气微，味淡。

【化学成分】含苏铁双黄酮、穗花杉双黄酮、扁柏双黄酮、异柳杉双黄酮、柳杉双黄酮B、芹菜素和海藻糖等。

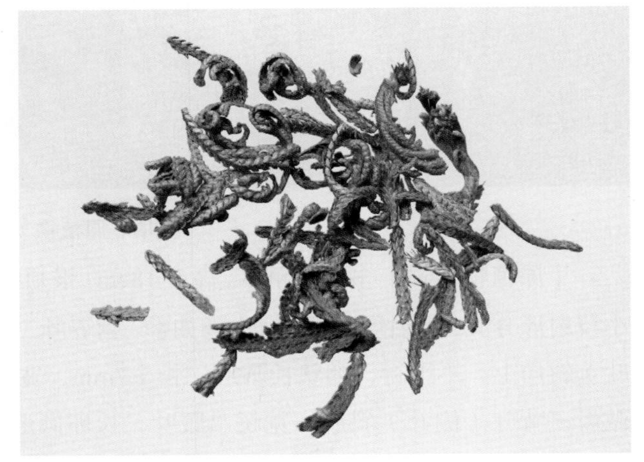

卷柏（饮片）

【药理作用】有抗菌、止血、镇痛、降血糖和解痉的作用。

【性味、归经与效用】辛，平。归肝、心经。有活血通经的功效。用于经闭痛经，癥瘕痞块，跌扑损伤。卷柏炭化瘀止血。用于吐血，崩漏，便血，脱肛。

【用法与用量】内服：煎汤，5~10g。

【临床应用】

1. 闭经　卷柏、益母草各15g，当归12g，桃仁、红花各10g，川芎6g。水煎服，日服 1 剂。

2. 吐血，便血，溺血　卷柏（炒焦）、仙鹤草各 30g。水煎服，日服 1 剂。

3. 胃痛　卷柏 60g。水煎服，日服 1 次。

4. 哮喘　卷柏、马鞭草各 15g。水煎服，冰糖为引，日服 1 剂。

5. 崩漏，带下　卷柏 15g。水煎服，日服 1 剂。

6. 癫痫　卷柏、冰糖各 60g，淡竹叶 30g。水煎服，日服 1 剂。

7. 跌打损伤　鲜卷柏 30g（干卷柏 15g）。水煎服，日服 1 剂。

8. 水火烫伤　鲜卷柏适量。捣烂外敷。

苦地丁 Kudiding

HERBA CORYDALIS BUNGEANAE

【基源】为罂粟科植物紫堇 *Corydalis bungeana* Turcz. 的干燥全草。

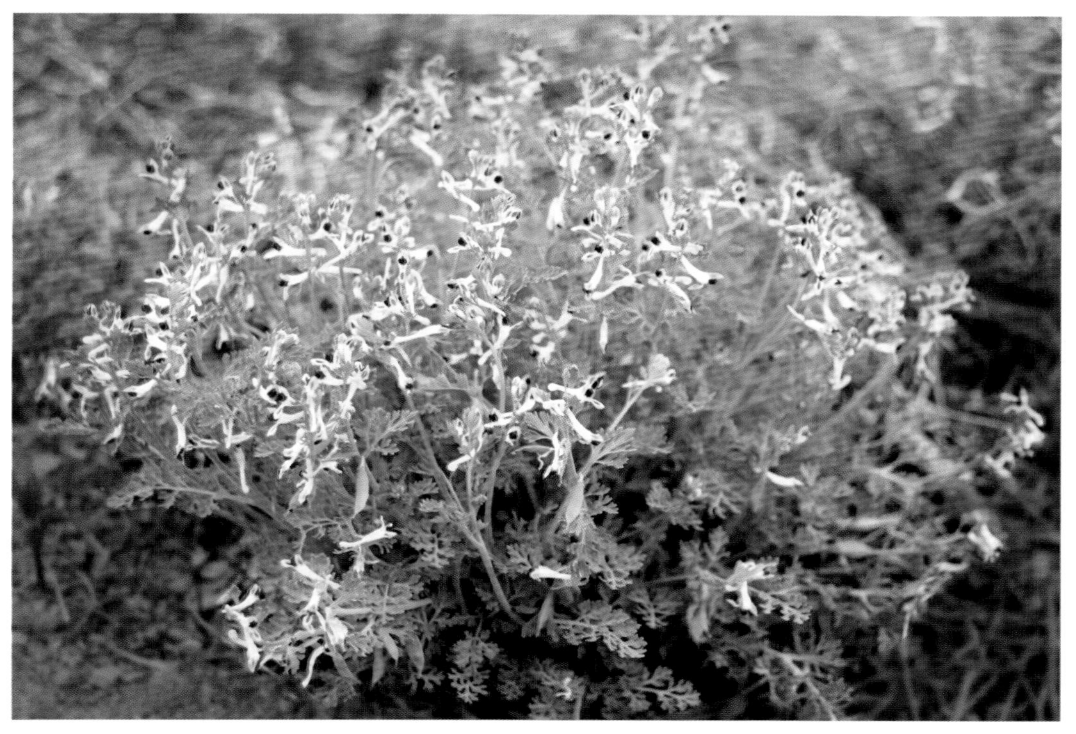

紫堇（原植物）

【原植物】一年或多年生草本，高 10~30cm。根细而直，少分枝，长 3~10cm。茎柔弱，直立或斜升，从基部向四周多分枝，有纵棱脊，灰绿色，全体光滑无毛。基生叶丛生；茎生叶互生，有柄，长 0.4~4cm，二至三回羽状全裂，一回裂片 2~3 对，轮廓呈斜宽卵形，最终裂片线形，宽约 1mm，先端钝圆或短突尖，叶两面灰绿色。花腋生，总状花序，长 1~6.5cm，果期可达 12cm；花梗长 1~2mm；苞片叶状，羽状深裂；萼片 2 枚，鳞片状，广卵形或卵状三角形，长 1~2mm，先端渐尖，边缘具不规则缺刻，早落；花瓣 4，淡紫色，倒卵状长椭圆形，大小不等，外侧两片大，下面一片平展，倒卵状匙形，先端呈兜状，背面具阔翅，上面一片先端呈兜状，基部具膨大的距，距长 4.5~6.5mm，内侧两片较小；雄蕊 6，每 3 枚花丝联合，形成二体，后一体花丝基部具蜜腺，插入距内；子房上位，长椭圆形，外被柔毛，花柱线形，稍扁，顶端微 2 裂，黄白色。蒴果扁椭圆形，灰绿色，长 1.2~2cm，宽 3~5mm，花柱宿存，果熟时裂为 2 瓣，内含种子 5~12 粒，种子细小，扁心形，直径 1.5~2mm，黑色，有光泽，有白色膜质种阜，着生于种脐旁。花期 4~5 月，果期 5~6 月。

【生态分布】生于海拔 300~1000m 的旷野、宅旁草丛或丘陵、山坡疏林下。分布于偏城镇、固新镇等地。

【采收加工】夏季花果期采收，除去杂质，晒干。

【鉴别】药材 多皱缩成团，长 10~30cm。主根圆锥形。表面棕黄色。茎细，多分枝，表面灰绿色或黄绿色，具 5 纵棱。质软，断面中空。叶多皱缩破碎，暗绿色或灰绿色，完整叶片二至三回羽状全裂。花少见，花冠唇形，有距，淡紫色。蒴果扁长椭圆形，呈荚果状。种子扁心形，黑色，有光泽。气微，味苦。

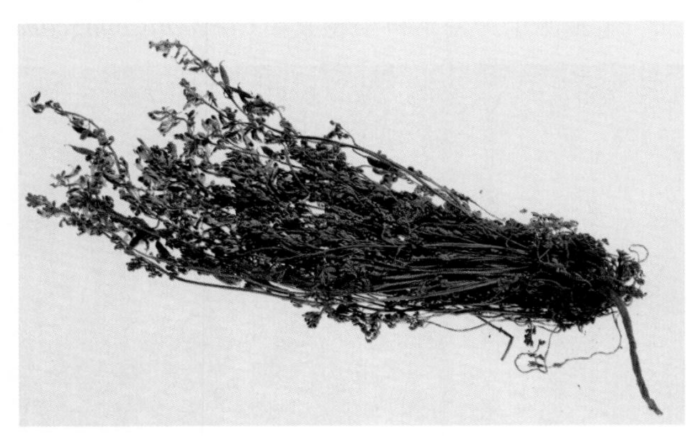

苦地丁（药材）

饮片 呈不规则的段。茎细，表面灰绿色，具 5 纵棱，断面中空。叶多破碎，暗绿色或灰绿色。花少见，花冠唇形，有距，淡紫色。蒴果扁长椭圆形，呈荚果状。种子扁心形，黑色，有光泽。气微，味苦。

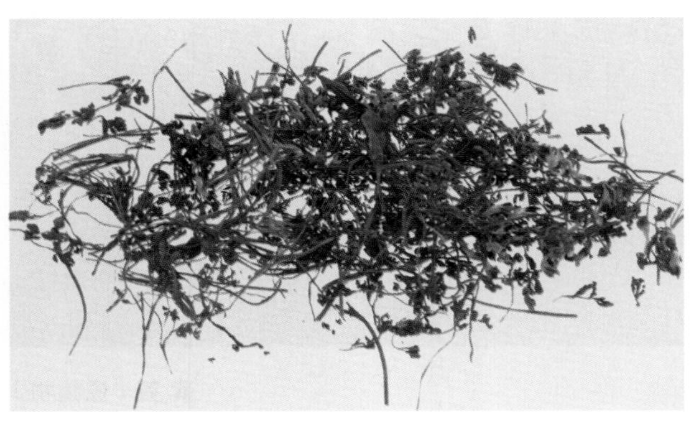

苦地丁（饮片）

【化学成分】含多种生物碱：消旋的和右旋的紫堇醇灵碱、乙酰紫堇醇灵碱、四氢黄连碱、原阿片碱、右旋异紫堇醇灵碱、四氢刻叶紫堇明碱、二氢血根碱、乙酰异紫堇醇灵碱、11- 表紫堇醇灵碱、紫堇文碱、比枯枯灵碱、12- 羟基紫堇醇灵碱、斯氏紫堇碱、碎叶紫堇碱、大枣碱、去甲大枣碱、异波尔定碱、右旋地丁紫堇碱、右旋 13- 表紫堇醇灵碱等。

【药理作用】有抗菌、抗病毒的作用。

【性味、归经与效用】苦，寒。归心、肝、大肠经。有清热解毒，散结消肿的功效。用于时疫感冒，咽喉肿痛，疔疮肿痛，痈疽发背，痄腮丹毒。

【用法与用量】内服：煎汤 9~15g；外用：适量，煎汤洗患处。

【临床应用】

1. 喉痹　苦地丁、连翘各 15g，牛蒡子、桔梗各 10g，甘草 6g。水煎服，日服 1 剂。
2. 痈肿　苦地丁、蒲公英、板蓝根各 15g。水煎服，日服 1 剂。
3. 黄疸　苦地丁、茵陈各 15g。水煎服，日服 1 剂。
4. 牙痛　苦地丁 15g。水煎服，日服 1 剂。

苦楝皮 Kulianpi

CORTEX MELIAE

【基源】为楝科植物楝 *Melia azedarach* L. 的干燥树皮及根皮。

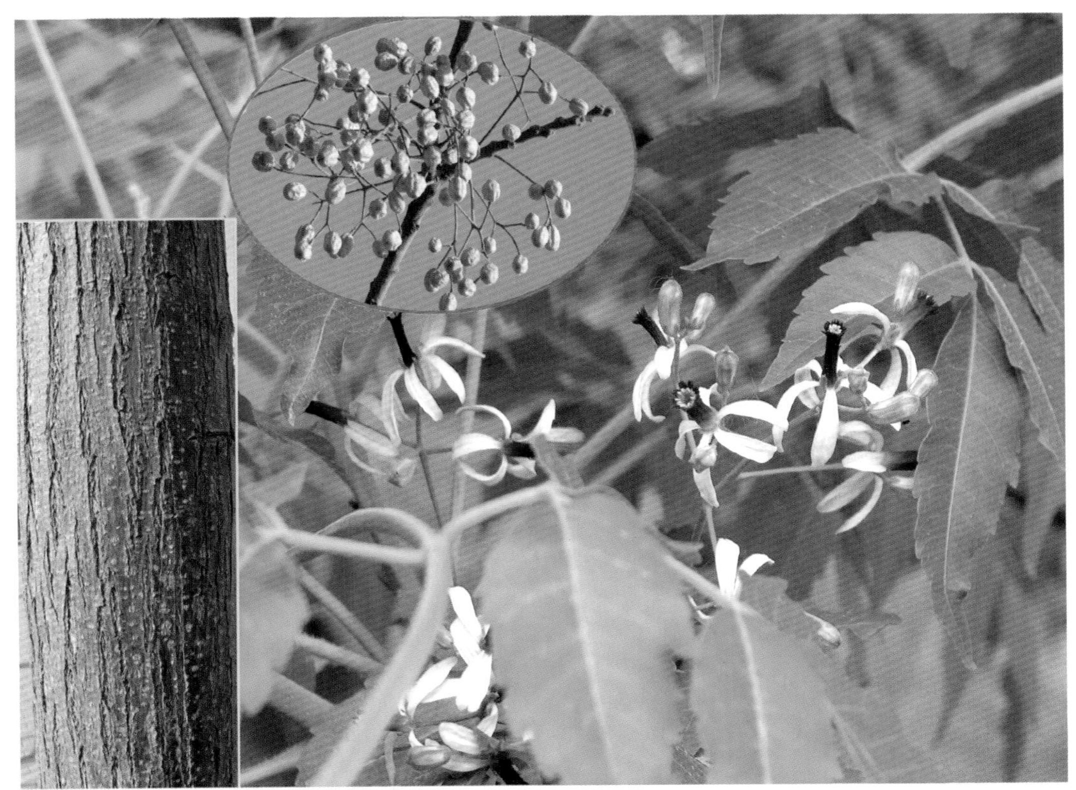

楝（原植物）

【原植物】落叶乔木，高 15~20m；树皮纵裂。二回羽状复叶，长 20~40cm，小叶卵形，长 3~7cm，宽 2~3cm，先端长渐尖，基部圆形或宽楔形，边缘有钝锯齿，罕为全缘，两面幼时被星状毛。圆锥花序腋生；花淡紫色或紫色，长约 1cm；花萼 5 裂，裂片披针形，被短柔毛；花瓣 5，倒披针形，外被短柔毛；雄蕊 10，花丝合生成筒。核果椭圆形或近球形，长 1.2~2cm，直径 1~1.5cm；内果皮极坚硬，通常具 5~6 棱。种子线状梭形，长 6~8mm，黑色。花期 4~5 月，果期 10~11 月。

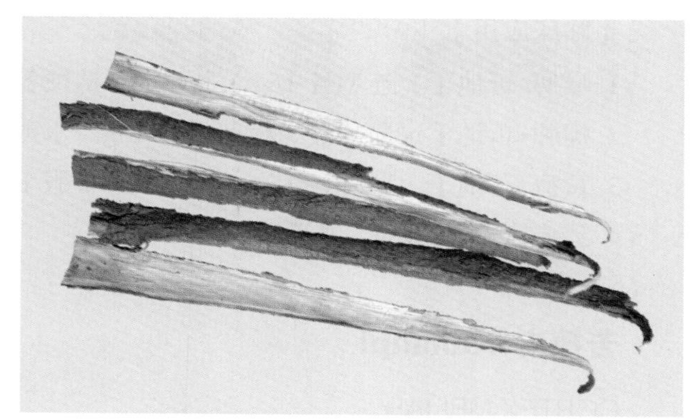
苦楝皮（药材）

【生态分布】生于海拔 200~1000m 的旷野、路旁或栽培。全县多地均有分布。

【采收加工】春、秋二季剥取，晒干，或除去粗皮，晒干。

【鉴别】**药材** 呈不规则板片状、槽状或半卷筒状，长宽不一，厚 2~6mm。外表面灰棕色或灰褐色，粗糙，有交织的纵皱纹和点状灰棕色皮孔，除去粗皮者淡黄色；内表面类白色或淡黄色。质韧，不易折断，断面纤维性，呈层片状，易剥离。气微，味苦。

饮片 呈不规则的段状或短片状。外表面灰棕色或灰褐色，除去粗皮者呈淡黄色。内表面类白色或淡黄色。切面纤维性，略成层片状，易剥离。气微，味苦。

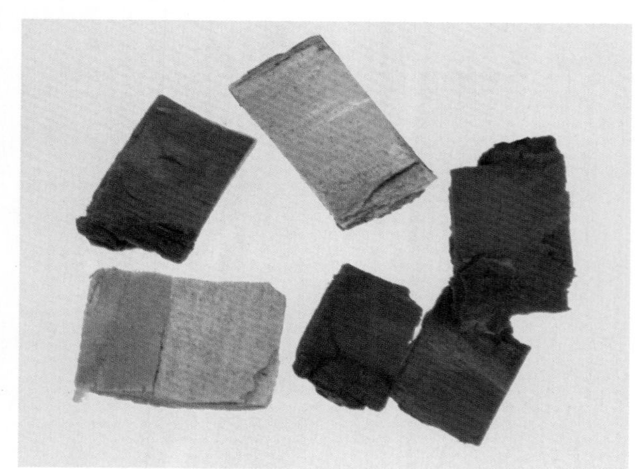
苦楝皮（饮片）

【化学成分】含川楝素、苦楝酮、苦楝萜酮内酯、苦楝萜醇内酯、苦楝植酸甲酯、苦楝子三醇、葛杜宁-3-*O*-β-*O*-D-吡喃葡萄糖苷、1，8-二羟基-2-甲基蒽醌-3-*O*-β-D-吡喃半乳糖苷、1，5-二羟基-8-甲氧基-2-甲基蒽醌-3-*O*-a-L-吡喃鼠李糖苷、4′，5-二羟基黄酮-7-*O*-a-L-吡喃鼠李糖基-（1→4）-β-D-吡喃葡萄糖苷、异川楝素、β-谷甾醇、正十三烷及水溶性成分等。

【药理作用】

1. 有驱虫、抑制呼吸中枢、抗肉毒素和对在位兔及离体兔肠的张力和收缩力显著增加的作用。

2. 毒性　川楝素小鼠腹腔、静脉、皮下和口服的 LD_{50} 分别为 13.8 ± 1.2mg/kg、14.6 ± 0.9mg/kg、14.3 ± 1.5mg/kg 和 244.2 ± 44.0mg/kg。大鼠皮下注射和家兔静注的 LD_{50} 分别为 9.8mg/kg 和 4.2mg/kg。

【性味、归经与效用】苦，寒；有毒。归脾、胃、肝经。有杀虫，疗癣的功效。用于蛔虫病，蛲虫病，虫积腹痛；外用治疥癣瘙痒。

【用法与用量】内服：煎汤，3~6g。外用：适量，研末，用猪脂调敷患处。

【临床应用】

1. 痢疾　苦楝皮、木香各 10g。水煎服，日服 1 剂。
2. 白秃疮　苦楝皮烧灰。麻油敷之。
3. 湿疮　苦楝皮、苦参各 10g。水煎外洗。
4. 瘾疹　苦楝皮浓煎浴。
5. 疥疮　楝根皮、大皂角（去皮子）等分，为末。猪脂调涂。
6. 龋齿　苦楝树皮煎汤漱口。

附：

苦楝子　Kulianzi

FRUCTUS MELIAE AZEDARACH

【基源】为楝科植物楝 *Melia azedarach* L. 的干燥成熟果实。

【采收加工】秋、冬两季果实成熟呈黄色时采收，或收集落下的果实，晒干、阴干或烘干。

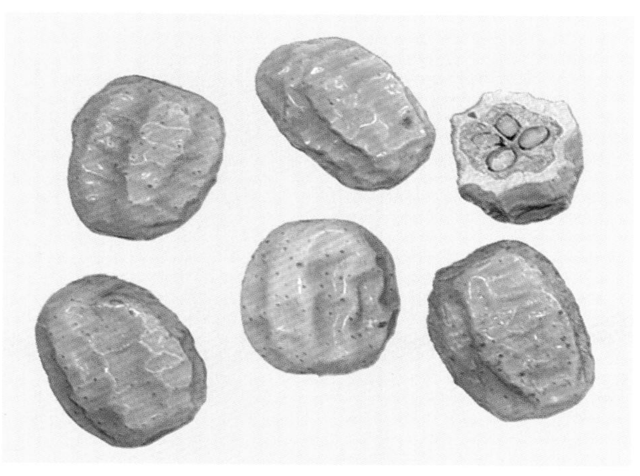

苦楝子（药材）

【鉴别】呈长圆形至近球形，长 1.2~2cm，直径 1.2~1.5cm。外表面棕黄色至灰棕色，皱缩而有光泽，具 6 条突起的纵棱，并有多数棕红色或棕色小点。先端偶见花柱残痕，基部有果梗痕。果肉较松软，淡黄色，遇水浸润显黏性。果核卵圆形，坚硬，具 4~5 棱，内分 4~5 室，每室含种子 1 颗。气特异，味酸、苦。

饮片 呈半球形、厚片或不规则的碎块。

【化学成分】含苦楝新醇、苦楝醇、苦楝二醇、苦楝酮、苦楝内酯、香草醛和香草酸等。

【药理作用】有抗真菌的作用。

【性味、归经与效用】苦，寒；有毒。归肝、胃经。有行气止痛，杀虫的功效。用于脘腹胁肋疼痛，虫积腹痛，头癣，冻疮。

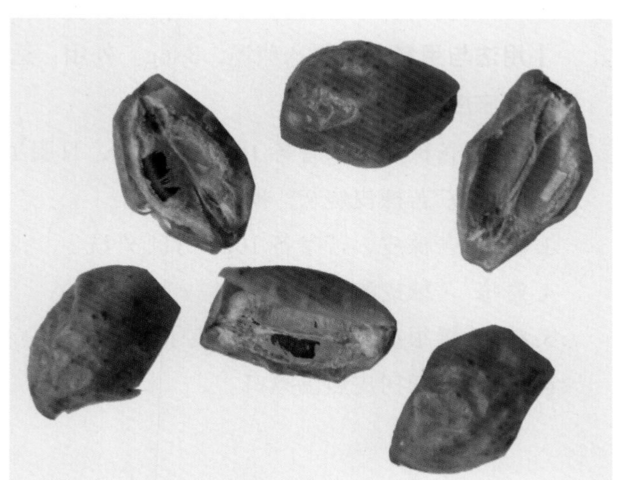

苦楝子（饮片）

【用法与用量】内服：煎汤，3~10g。外用：适量，研末调涂。行气止痛炒用，杀虫生用。

【临床应用】

1. 胁痛 苦楝子、香附各 10g，柴胡、郁金各 12g，甘草 6g。水煎服，日服 1 剂。

2. 胃痛 苦楝子、高良姜、香附各 10g。水煎服，日服 1 剂。

3. 狐疝 荔枝核 30g，橘核 20g，苦楝子、香附、乌药各 10g，柴胡 6g。水煎服，日服 1 剂。

4. 白秃疮 苦楝子适量。水煎外洗。

苦荬菜 Kumaicai

HERBA IXERITIS DENTICULATAE

【基源】为菊科植物苦荬菜*Ixeris denticulata*（Houtt.）Stebb. 的新鲜或干燥全草。

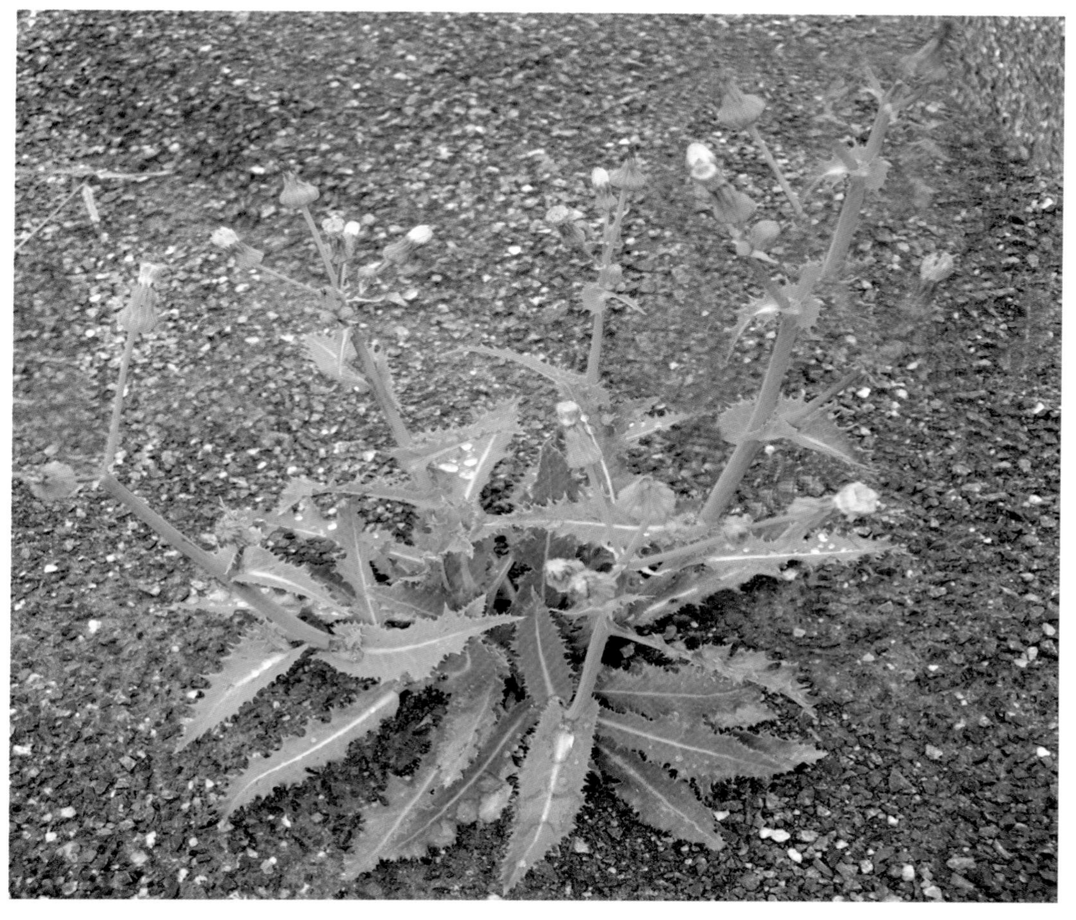

苦荬菜（原植物）

【原植物】多年生草本，高 30~80cm。全株无毛。茎直立，多分枝，紫红色。基生叶丛生，花期枯萎，卵形、长圆形或披针形，长 5~10cm，宽 2~4cm，先端急尖，基部渐窄成柄，边缘波状齿裂或羽状分裂，裂片边缘具细锯齿；茎生叶互生，舌状卵形，无柄，长 4~8cm，宽 1~4cm，先端急尖，基部微抱茎，耳状，边缘具不规则锯齿。头状花序排成伞房状，具细梗；总苞长约 7mm，外层总苞片小，长约 1mm，内层总苞片 8，条状披针形；花全为舌状花，黄色，长 6~9mm，舌片长 4~6mm，先端 5 齿裂。瘦果黑褐色，纺锤形，稍扁平，长 1~2mm，喙长约 0.8mm，冠毛白色。花期 4~6 月，果期 7~10 月。

【生态分布】生于海拔 200~1000m 的山坡、田野、路旁。全县各地均有大量分布。

【采收加工】春季采收，鲜用或阴干。

【鉴别】药材　长约50cm。茎圆柱形，直径1~4mm，多分枝，光滑无毛，有纵棱；表面紫红色至青紫色；质硬而脆，断面髓部呈白色。叶皱缩，完整者展开后呈舌状卵形，长4~8cm，宽1~4cm，先端尖，基部耳状，微抱茎，边缘具不规则锯齿，无毛，表面黄绿色。头状花序着生枝顶，黄色，冠毛白色；总苞圆筒形。果实纺锤形或圆形，稍扁平。气微，味苦、微酸涩。

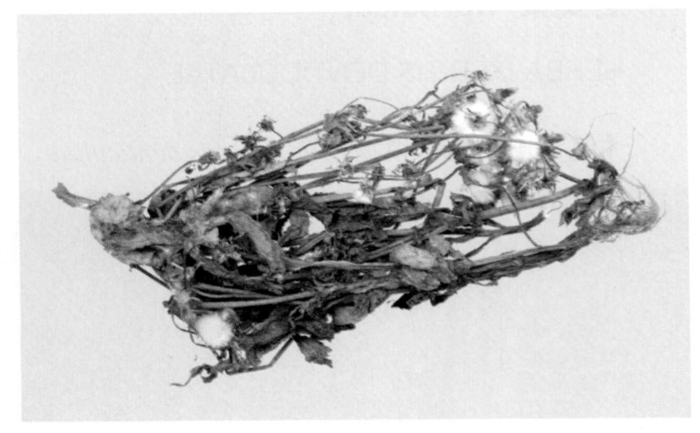

苦荬菜（药材）

饮片　呈长段状。茎圆柱形段，表面紫红色至青紫色，有分枝，光滑无毛，有纵棱。叶多皱缩，完整者展开后呈舌状卵形，先端尖，基部耳状，微抱茎，边缘具不规则锯齿，无毛，表面黄绿色。头状花序黄色，冠毛白色。果实纺锤形或圆形，稍扁平。气微，味苦、微酸涩。

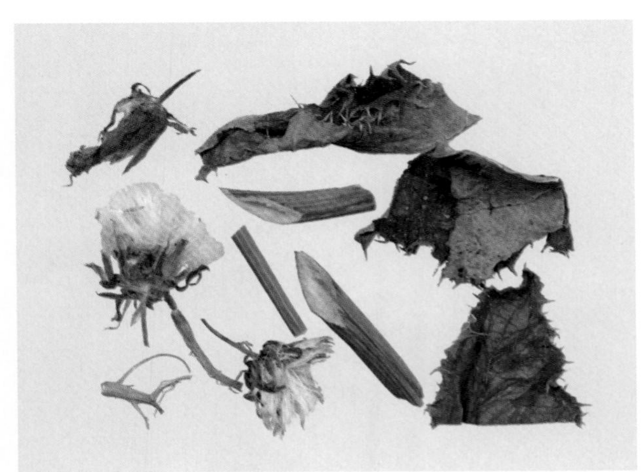

苦荬菜（饮片）

【性味与效用】苦，寒。有清热解毒，消肿止痛的功效。用于痈疖疔毒，乳痈，咽喉肿痛，黄疸，痢疾，淋证，带下，跌打损伤。

【用法与用量】内服：煎汤，9~15g，鲜品30~60g。外用：适量，捣敷；或捣汁涂；或研末调搽；煎水洗或漱。

【临床应用】

1. 喉痹　苦荬菜20g，金银花、桔梗、牛蒡子各10g，甘草6g。水煎服，日服1剂。

2. 黄疸　苦荬菜30g，黄栌10g，茵陈20g。水煎服，日服1剂。

3. 淋证　苦荬菜15g，白茅根30g，萹蓄10g。水煎服，日服1剂。

4. 带下　苦荬菜20g，椿皮10g，薏苡仁30g。水煎服，日服1剂。

5. 痢疾　苦荬菜30g，白头翁、木香各10g。水煎服，日服1剂。

6. 痈肿　苦荬菜、蒲公英各等分。捣烂，外敷患处。

7. 湿疮　鲜苦荬菜、鲜青蒿、鲜桃叶各等分。捣烂，外敷患处。

苦 木 Kumu

RAMULUS ET FOLIUM PICRASMAE

【基源】为苦木科植物苦木*Picrasma quassioides*（D.Don）Benn. 的干燥枝和叶。

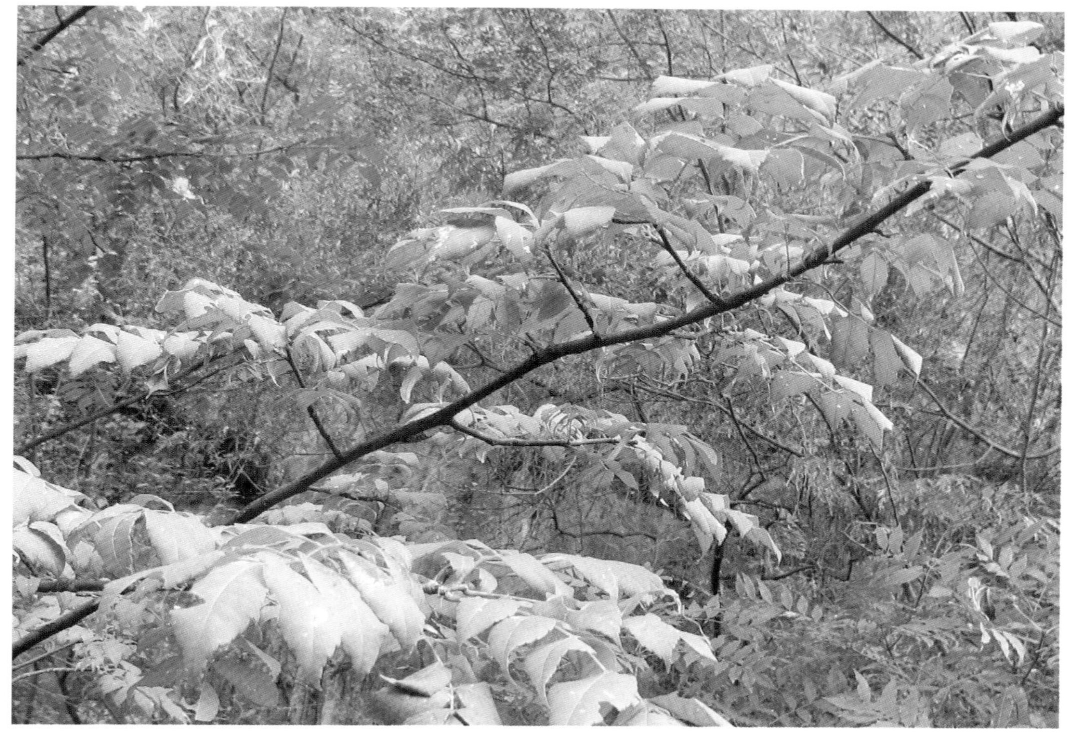

苦木（原植物）

【原植物】落叶乔木，高达10m。树皮灰褐色，平滑而具灰色皮孔和斑纹，有苦味；小枝绿色至红褐色，老枝灰褐色，均具皮孔；冬芽半月形或四角形，有暗褐色密毛。奇数羽状复叶互生；小叶9~15片，对生，近无柄，卵形或卵状椭圆形，长4~10cm，宽2~4.5cm，先端锐尖，基部偏斜楔形或稍圆，边缘具不整齐的钝锯齿，上面深绿色，平滑无毛，下面浅绿色，沿中脉有柔毛。雌雄异株，伞房状总状花序腋生，簇生绿黄色小花；雄花有萼片4~5，卵形，背面有细毛；花瓣4~5，与萼片互生，卵形或倒卵形，内面稍有毛；雄蕊4~5，着生于花盘基部，与萼片对生，花丝长为花瓣二倍，花丝有毛；雌花的萼、瓣与雄花同数，心皮4~5，合生，子房1室1胚珠。核果倒卵形，成熟时蓝绿色至红色，具宿萼。花期4~5月，果期8~9月。

【生态分布】生于海拔1500 m以下的湿润而肥沃的山地、林缘、溪边、路旁等处。分布于辽城乡、偏城镇等地。

【采收加工】夏、秋二季采收，干燥。

【鉴别】药材 枝呈圆柱形，长短不一，直径 0.5~2cm；表面灰绿色或棕绿色，有细密的纵纹及多数点状皮孔；质脆，易折断，断面不平整，淡黄色，嫩枝色较浅且髓部较大。叶为单数羽状复叶，易脱落；小叶卵状长椭圆形或卵状披针形，近无柄，长 4~16cm，宽 1.5~6cm；先端锐尖，基部偏斜或稍圆，边缘具钝齿；两面通常绿色，有的下表面淡紫红色，沿中脉有柔毛。气微，味极苦。

饮片 枝呈类圆形或长圆形厚片，直径 0.5~2cm。切面淡黄色，嫩枝色较浅且髓部较大，直径较大的可见年轮，髓部较小；外表面灰绿色或棕绿色，有细密的纵纹和多数点状皮孔；质硬脆。叶为丝状，两面通常绿色，有的下表面淡紫红色，部分下表面有柔毛。气微，味极苦。

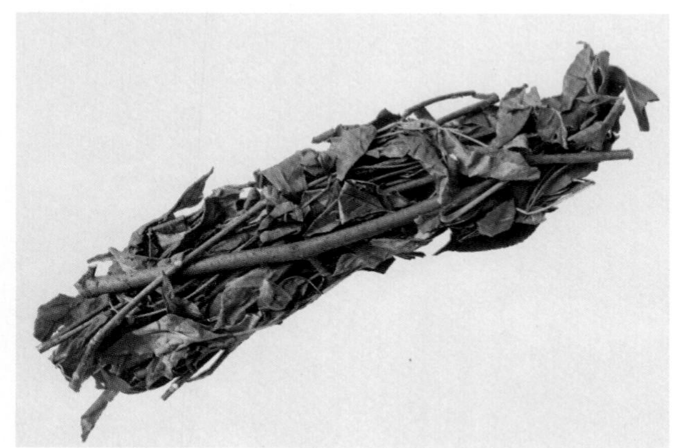

苦木（药材）

【化学成分】含苦参碱等生物碱及三萜类等。

【药理作用】有抗癌、抗单纯性疱疹病毒的作用。

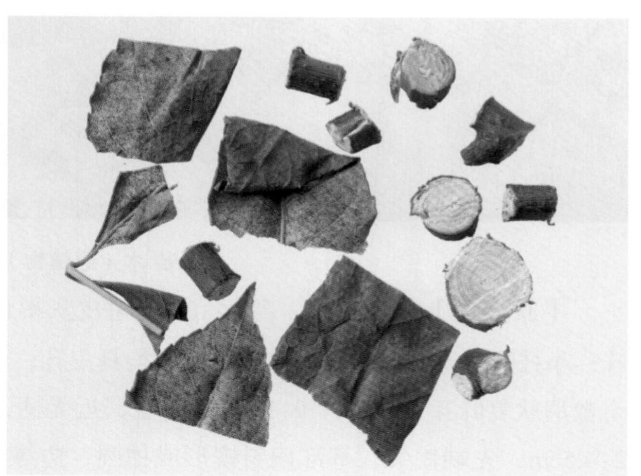

苦木（饮片）

【性味、归经与效用】苦，寒；有小毒。归肺、大肠经。有清热解毒，祛湿的功效。用于风热感冒，咽喉肿痛，湿热泻痢，湿疹，疮疖，蛇虫咬伤。

【用法与用量】内服：煎汤，枝 3~4.5g；叶 1~3g。外用：适量。

【临床应用】

1. 喉痹 苦木 5g，金银花 30g，连翘 20g，桔梗、牛蒡子、马勃各 10g。水煎服，日服 1 剂。

2. 痢疾 苦木 5g，苦地丁 10g。水煎服，日服 1 剂。

3. 湿疮 苦木适量。水煎外洗。

4. 淋证 苦木、淡竹叶各 5g。水煎服，日服 1 剂。

5. 痹证 苦木 9g，煎水兑酒服；另用苦木煎水，熏洗患处。

6. 无名肿毒 鲜苦木叶适量。捣烂外敷。

7. 水火烫伤 苦木叶研末。麻油调涂。

苦 参 Kushen

RADIX SOPHORAE FLAVESCENTIS

【基源】为豆科植物苦参*Sophora flavescens* Ait. 的干燥根。

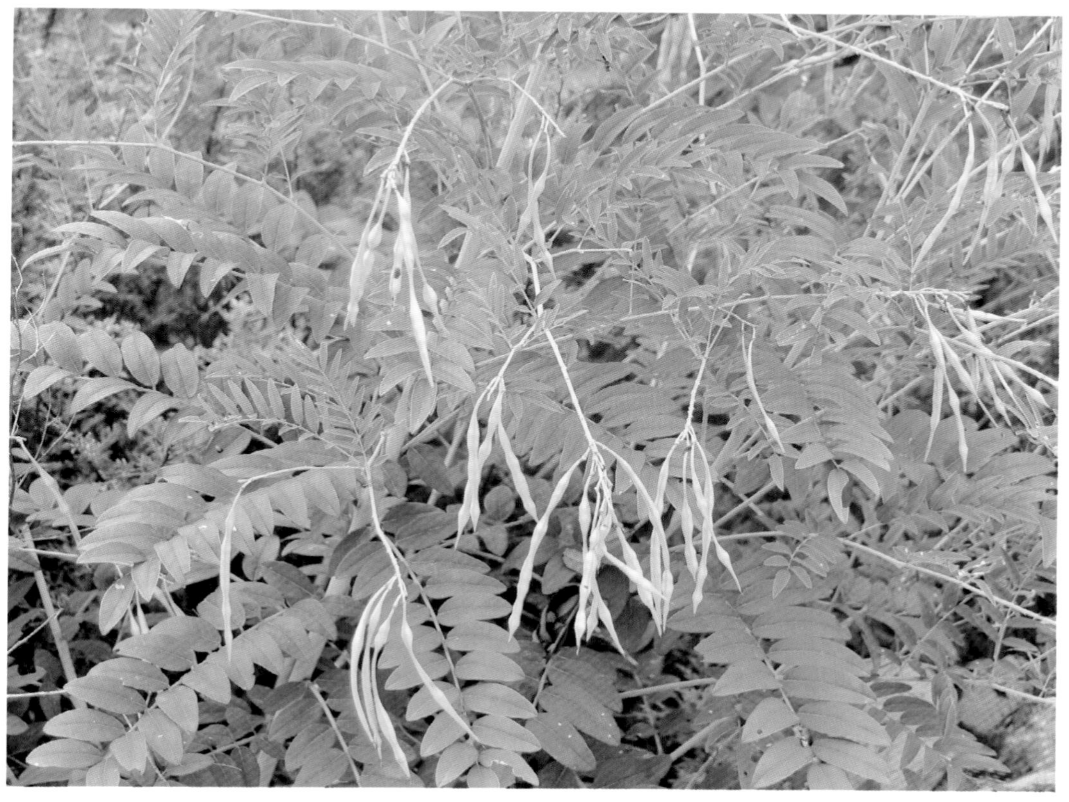

苦 参（原植物）

【原植物】落叶灌木，高 0.5~1.5m。根圆柱状，外皮黄色。幼枝被黄色细毛。叶为奇数羽状复叶，长 12~25cm，叶轴被细毛；托叶线形，长 5~8mm；小叶片 11~25，有短柄，长椭圆形或长椭圆状披针形，稀椭圆形，长 2~4.5cm，宽 0.8~2cm，先端渐尖，基部圆形或宽楔形，上面无毛，下面疏被柔毛。总状花序顶生，长 10~20cm，被短柔毛；小苞片线形，长约 1mm；花萼肿状，被疏短柔毛或无毛，长 5~8mm，先端 5 裂；花冠淡黄白色，旗瓣匙形，较其他花瓣稍长，翼瓣无耳，先端近圆形，龙骨瓣离生；雄蕊 10，离生，仅基部联合；子房被毛，有短柄，花柱细长。荚果线形，长 5~12cm，先端具长喙，于种子之间稍缢缩，略呈念珠状，成熟后不开裂。种子 1~5，近球形，棕黄色。花期 5~7 月。果期 8~9 月。

【生态分布】生于海拔 300~1200m 的沙地或向阳山坡草丛中及溪沟边。主要分布于辽城乡、涉城镇、井店镇、偏城镇、西戌镇等地。

【采收加工】春、秋二季采挖，除去根头和小支根，洗净，干燥，或趁鲜切片，干燥。

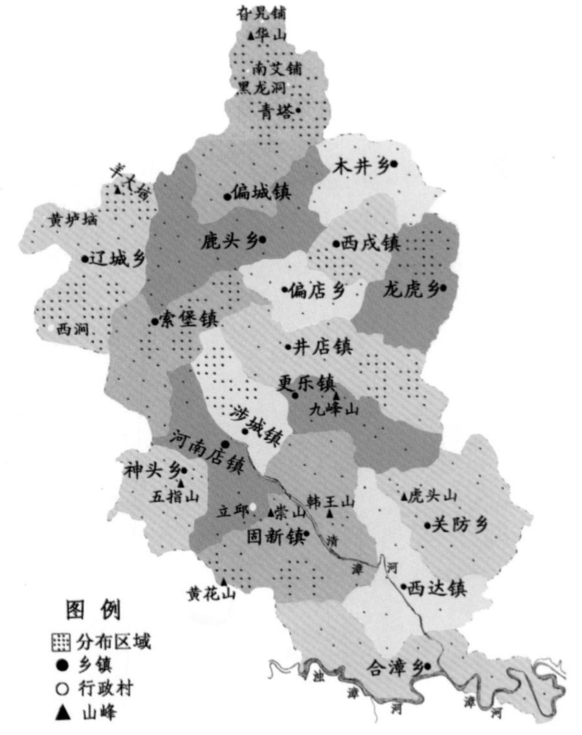

苦参资源分布图

【鉴别】药材 根长圆柱形，下部常分枝，长 10~30cm，直径 1~6.5cm。表面灰棕色或棕黄色，具纵皱纹和横生皮孔样突起，外皮薄，多破裂反卷，易剥落，剥落处显黄色，光滑。质硬，不易折断，断面纤维性；切片厚 3~6mm；切面黄白色，具放射状纹理和裂隙，有的具异型维管束呈同心性环列或不规则散在。气微，味极苦。

饮片 呈类圆形或不规则的厚片，直径 1 ~ 2 cm，厚 3 ~ 6 mm。外表皮灰棕色或棕黄色，有时可见横长皮孔样突起，外皮薄，常破裂反卷或脱落，脱落处显黄色或棕黄色，光滑。切面黄白色，纤维性，具放射状纹理和裂隙，有的可见同心性环纹。气微，味极苦。

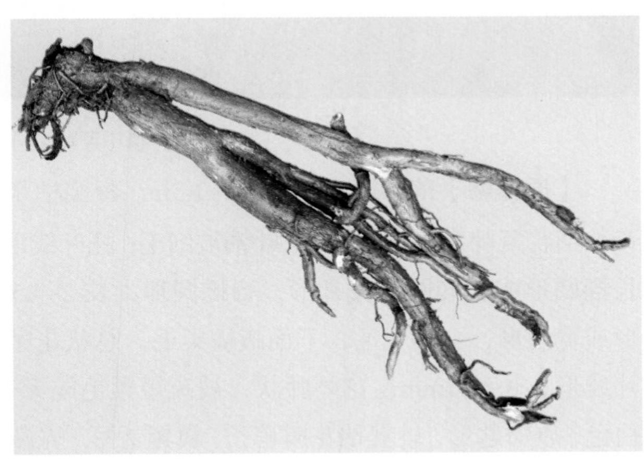

苦 参（药材）

【化学成分】含苦参碱、氧化苦参碱和黄酮类成分苦醇 C、苦醇 G 等。

【药理作用】

1. 有抗病原体 、抗炎、抗过敏、抗心律失常、抗肿瘤、镇静、镇痛、正性肌力、升白细胞、平喘、止泻、增强心肌收缩力、减慢心率。

2. 毒性 给雄性小鼠灌服水煎剂 LD_{50} 为 17.35 ± 1.15g/kg，苦参碱小鼠灌服给药 LD_{50} 为 586.2 ± 80.46mg/kg，总黄酮静脉注射小鼠 LD_{50} 为 103.1 ± 7.6g/kg，氧化苦参碱 LD_{50} 为 144.2 ± 22.8mg/kg。

【性味、归经与效用】苦，寒。归心、肝、胃、大肠、膀胱经。有清热燥湿，杀虫，利尿的功效。用于热痢，便血，黄疸尿闭，赤白带下，阴肿阴痒，湿疹，湿疮，皮肤瘙痒，疥癣麻风；外用治滴虫性阴道炎。

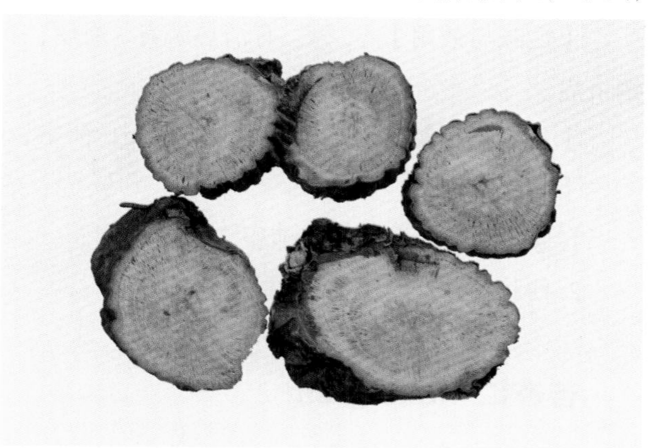
苦参（饮片）

【用法与用量】内服：煎汤，4.5~9g。外用：适量，煎汤洗患处。

【临床应用】

1. 带下 苦参、苍术、车前子各15g，薏苡仁30g。水煎服，日服1剂。

2. 痒风 苦参20g，艾叶10g，白鲜皮15g，甘草6g。水煎外洗。

3. 痢疾 苦参10g，红糖、白糖、木香各6g。水煎服，日服1剂。

4. 湿疮 苦参、黄柏、苍术各等分。研末外敷。

【注意】不宜与藜芦同用。

附：

苦参子 Kushenzi

SEMEN SOPHORAE

【基源】为豆科植物苦参*Sophora flavescens* Ait.的干燥成熟种子。

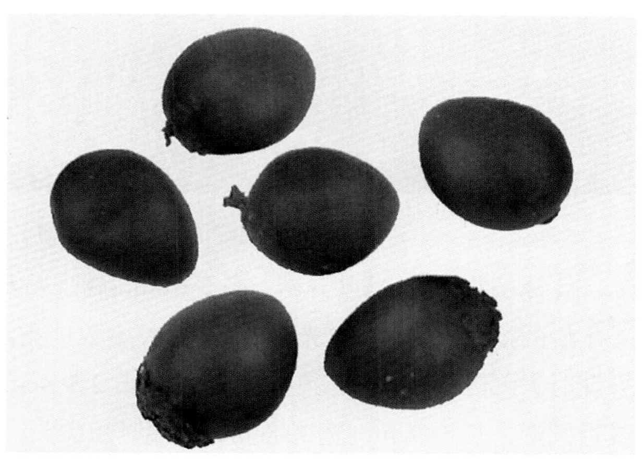
苦参子（饮片）

【采收加工】9~10月间种子成熟时采收，除净杂质，晒干。

【鉴别】类卵圆形，长4mm，直径3mm。表面棕褐色，有光泽，腹面具短鹰嘴状突起、凹窝及暗色条纹，背面浑圆。断面淡黄色。质坚硬。气微，味苦，有豆腥气。

【性味与效用】苦，寒。有清热解毒，通便，杀虫的功效。用于急性菌痢，大便秘结，蛔虫症。

【用法与用量】内服：煎汤，6~10g；研末，0.6~1.5g，每日 4 次。

【临床应用】

1. 腹泻　苦参子 6g。水煎服，日服 1 剂。

2. 便秘　苦参子 10 粒。吞服。

苦杏仁 Kuxingren

SEMEN ARMENIACAE AMARUM

【基源】为蔷薇科植物杏*Prunus armeniaca* L. 或山杏*Prunus armeniaca* L.var.*ansu* Maxim的干燥成熟种子。

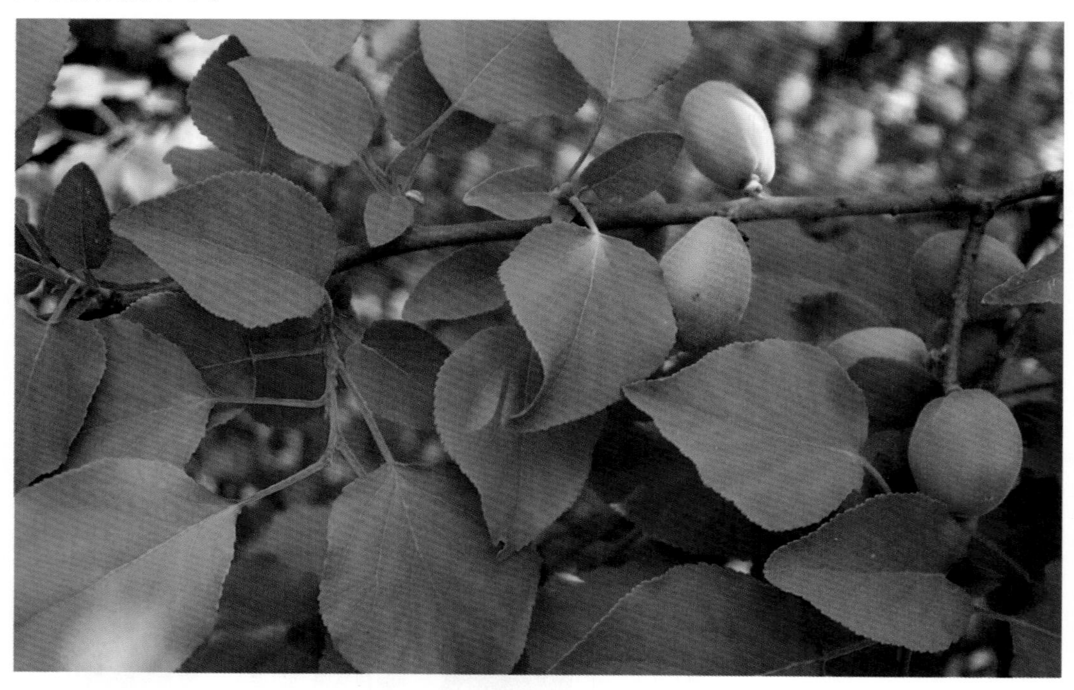

杏（原植物）

【原植物】杏　落叶乔木，高 5~10m。树皮暗灰褐色，多年生的枝浅褐色，皮孔大，一年生的枝浅红褐色，有光泽，无毛，具多数皮孔，冬芽簇生，圆锥形，芽鳞褐色，无毛，开花时大部分脱落。叶互生，具长柄，长 2.5~4cm，基部具 1~6 个腺点，叶片宽卵圆形或近圆形，长 5~9cm，宽 7~8cm，先端具短尖头，少有具长尖头，基部圆形或心形，边缘具圆钝锯齿，两面无毛或仅在脉腋间具毛。花先叶开放，单生于小枝顶端，无柄或具极短的柄；花萼圆筒状，基部疏被短柔毛，萼片 5，卵圆形或椭圆形，长 4~6mm，花后反折；花瓣 5，卵形至倒卵形，长 7~10mm，具短爪，白色或粉红色，具 3~5 条紫红色的脉纹；雄蕊多数，短于花瓣；子房被柔毛，花柱长 8~10mm，柱头头状。核果心状卵圆形，略扁，侧面具一浅凹槽，少有倒卵形，黄色至黄红色或白色，常具红晕，微被短柔毛，果肉多汁，成熟时不开裂；果核扁圆形，近平滑，坚硬，两侧常不相等，背缝较直，腹缝较圆，腹缝中部具龙骨状棱，两侧有扁平棱或浅沟。花期 3~4 月，果期 4~6 月。

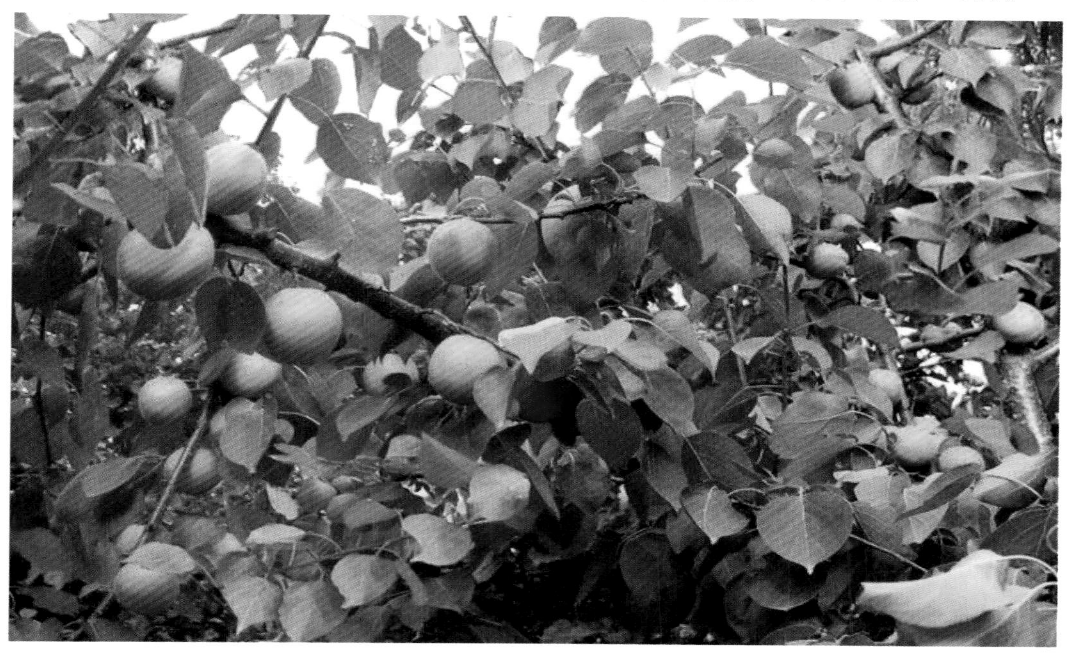

山杏（原植物）

山杏　与杏相似，区别点为本种植物的叶片宽椭圆形至宽卵形，长 4~5cm，宽 3~4cm，先端长渐尖，基部宽楔形。花常 2 朵，粉红色；果实较小，近球形，红色，外被短柔毛，果肉较薄，不可食，果核具网纹，有薄而锐的边缘。

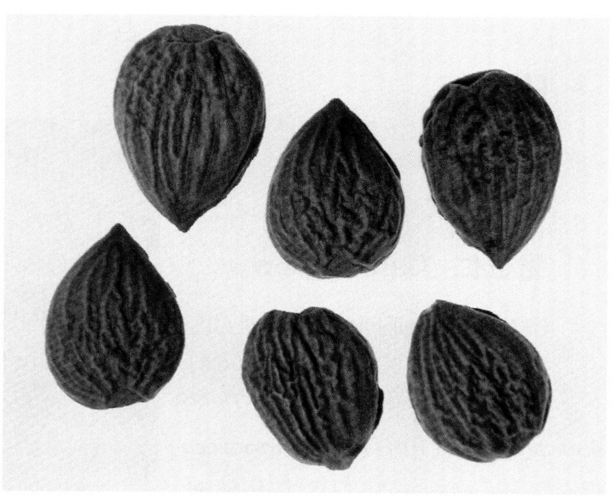

苦杏仁（饮片 . 杏）

【生态分布】杏和山杏在县域内分布较广，野生、栽培均有。

【采收加工】夏季采收成熟果实，除去果肉和核壳，取出种子，晒干。

【鉴别】呈扁心形，长 1~1.9cm，宽 0.8~1.5cm，厚 0.5~0.8cm。表面黄棕色至深棕色，一端尖，另端钝圆，肥厚，左右不对称，尖端一侧有短线形种脐，圆端合点处向上具多数深棕色的脉纹，种皮薄，子叶 2，乳白色，富油性。气微，味苦。

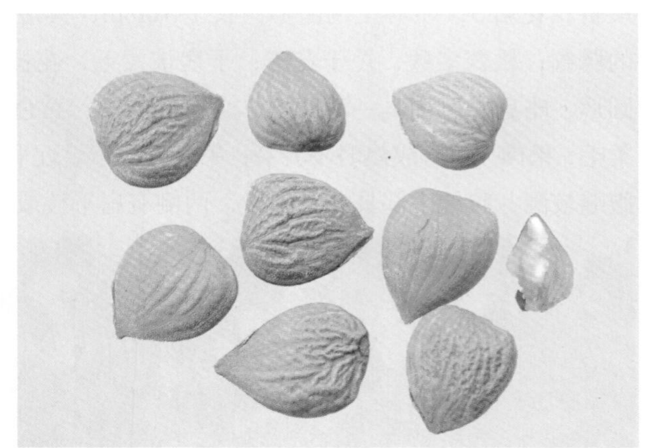

苦杏仁（饮片 . 山杏）

【化学成分】含苦杏仁苷、苦杏仁酶及脂肪油（杏仁油）、雌性酮及 α - 雌二醇等。

【药理作用】

1. 有镇咳平喘、保肝的作用。

2. 毒性　小鼠灌服苦杏仁苷 LD_{50} 为 88.7g/kg。

【性味、归经与效用】苦，微温；有小毒。归肺、大肠经。有降气止咳平喘，润肠通便的功效。用于咳嗽气喘，胸满痰多，肠燥便秘。

【用法与用量】内服：煎汤，5~10g，生品入煎剂后下。

【临床应用】

1. 咳嗽　苦杏仁、前胡、清半夏各 10g，紫苏叶、桔梗、陈皮、甘草各 6g。水煎服，日服 1 剂。

2. 喘证　苦杏仁、蜜紫菀、款冬花各 10g，麻黄 6g。水煎服，日服 1 剂。

3. 便秘　苦杏仁、桃仁各 10g，郁李仁、枳实各 15g。水煎服，日服 1 剂。

附：

甜杏仁 Tianxingren

SEMEN ARMENIACAE DULCIS

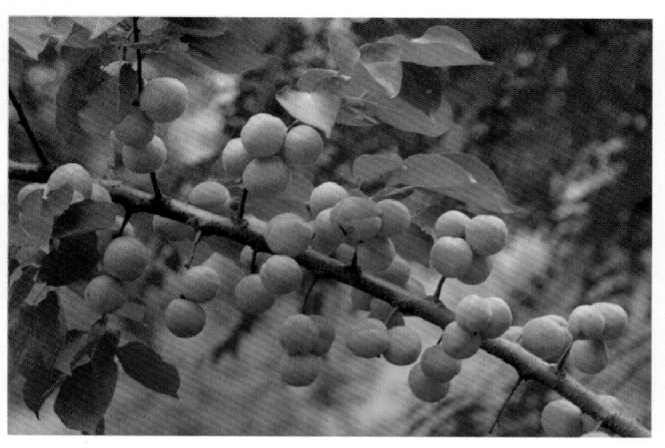

山 杏（原植物）

【基源】为蔷薇科植物杏*Prunus armeniaca* L. 或山杏*Prunus armeniaca* L.var.*ansu* Maxim 味甜的栽培品种的干燥种子。

【鉴别】呈扁心形，长16~21mm，宽12~16mm，厚5~8mm。顶端尖，基部圆，左右不对称，尖端一侧有短线形种脐，种脊明显，自合点处向上发散多数深棕色脉纹。种皮棕黄色，断面白色，子叶2枚。气微，味微甜。

【采收加工】果实成熟时采摘，除去果肉及核壳，取出种子，风干。

【性味与效用】甘，平；无毒。有润肺，平喘的功效。用于虚劳咳喘，肠燥便秘。

【用法与用量】内服：煎汤，10~15g。外用：适量，捣敷。

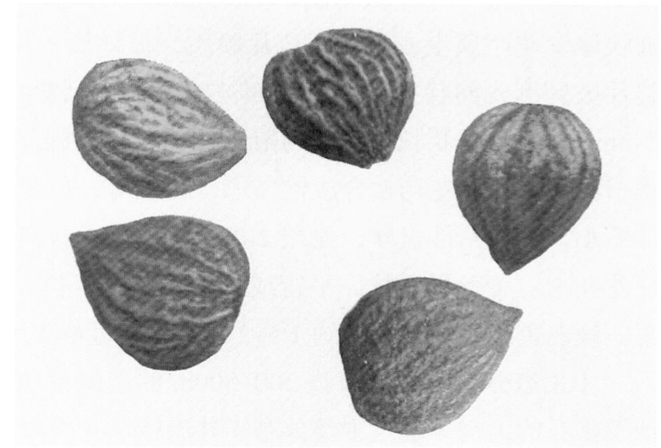

甜杏仁（饮片）

【临床应用】

1. 哮喘　甜杏仁10g，紫菀、人参、黄芪、五味子各6g，炙甘草3克。水煎服，日服1剂。

2. 便秘　甜杏仁15g，全瓜蒌、麦冬、郁李仁、枳壳各10g。水煎服，日服1剂。

罗布麻叶 Luobumaye

FOLIUM APOCYNI VENETI

【基源】为夹竹桃科植物罗布麻*Apocynum venetum* L.的干燥叶。

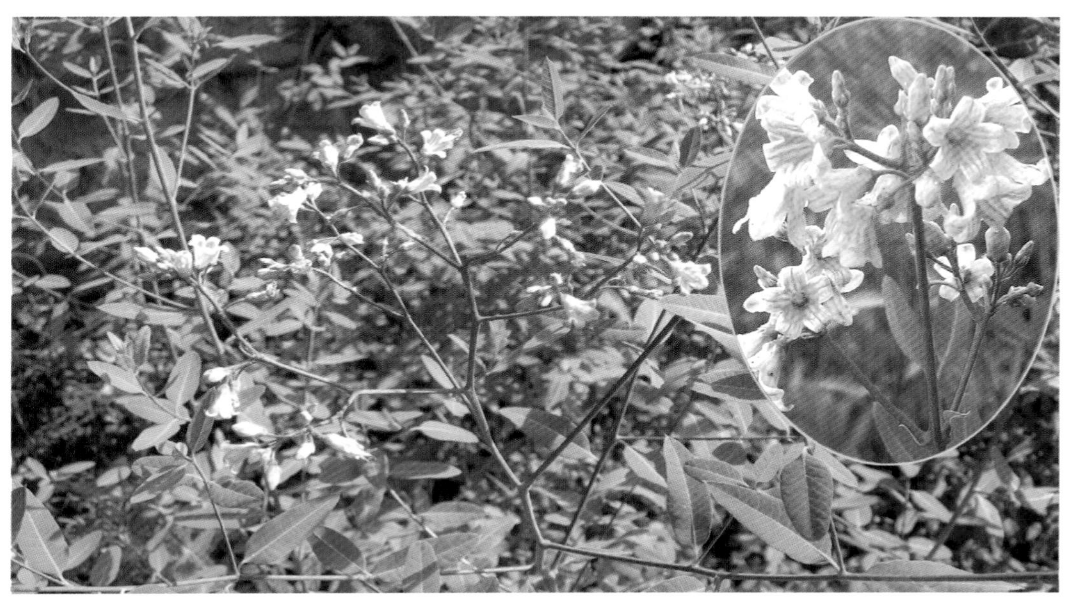

罗布麻（原植物）

【原植物】直立亚灌木，高 1.5~3m，全株具乳汁。枝条紫红色或淡红色，光滑无毛。主根粗壮，暗褐色。叶对生，叶柄长 3~6mm；叶片卵状披针形或长圆状披针形，长 1~5cm，宽 0.5~2cm，先端具短尖头，基部急尖至钝，叶缘具细齿，两面无毛。圆锥状聚伞花序顶生或腋生，苞片膜质，披针形，长约 4mm，宽约 1mm；花 5 数，花萼裂片披针形或卵状披针形，两面被柔毛；花冠紫红色或粉红色，筒部长 6~8mm，直径 2~3mm，裂片卵状长圆形，与冠筒几乎等长；雄蕊着生于花冠筒基部，花药箭头状，隐藏于花冠喉内，花药粘合成锥体形，花丝短；雌蕊长 2~2.5mm，花柱短，上部膨大，下部缩小，柱头基部盘状，先端 2 裂；子房由 2 枚离生心皮组成；花盘环状，肉质，着生在花托上。蓇葖果 2 枚，平行或叉生，下垂，长 8~20cm，直径 2~3mm。种子多数，顶生一簇白色绢质种毛，长约 1.5~2.5cm。花期 4~9 月，果期 7~12 月。

【生态分布】生于海拔 300~800m 的盐碱荒地、河滩、草滩、山坡沙质土、林缘湿地及多石的山沟等地。主要分布于井店镇、龙虎乡等。

【采收加工】夏季采收，除去杂质，干燥。

【鉴别】多皱缩卷曲，有的破碎，完整叶片展平后呈椭圆状披针形或卵圆状披针形，长 2~5cm，宽 0.5~2cm。淡绿色或灰绿色，先端钝，有小芒尖，基部钝圆或楔形，边缘具细齿，常反卷，两面无毛，叶脉于下表面突起；叶柄细，长约 4mm。质脆。气微，味淡。

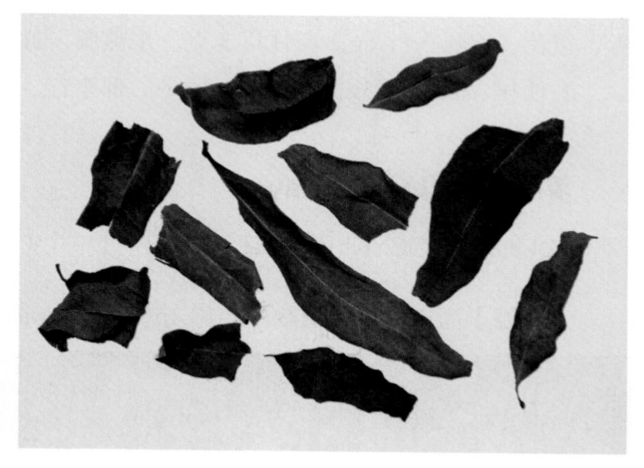

罗布麻叶（饮片）

【化学成分】含黄酮类：槲皮素、异槲皮苷、金丝桃苷、芸香苷等；有机酸类：延胡索酸、琥珀酸绿原酸等；氨基酸类：赖氨酸、组氨酸、天门冬氨酸等；其他尚含 β-谷甾醇、羽扇豆醇、鞣质、多糖等。

【药理作用】有中枢抑制、强心、降压、调血脂、利尿、抗血小板聚集、增强免疫和抗衰老的作用。

【性味、归经与效用】甘、苦，凉。归肝经。有平肝安神，清热利水的功效。用于肝阳眩晕，心悸失眠，浮肿尿少。

【用法与用量】内服：煎汤，6~12g。

【临床应用】

1. 眩晕 罗布麻叶 12g，石决明、夏枯草各 20g，白芍、菊花、天麻各 10g，钩藤 15g。水煎服，日服 1 剂。

2. 水肿 罗布麻叶 10g。代茶饮。

茅莓根 Maomeigen

RADIX RUBI PARVIFOLII

【**基源**】为蔷薇科植物茅莓*Rubus parvifolius* L. 的干燥根。

【**原植物**】小灌木，高约1~2m。枝有短柔毛及倒生皮刺。奇数羽状复叶；小叶3，有时5，先端小叶菱状圆形到宽倒卵形，侧生小叶较小，宽倒卵形至楔状圆形，长2~5cm，宽1.5~5cm，先端圆钝，基部宽楔形或近圆形，边缘具齿，上面疏生柔毛，下面密生白色绒毛；叶柄长5~12cm，顶生小叶柄长1~2cm，与叶轴均被柔毛和稀疏小皮刺；托叶条形。伞房花序有花3~10朵；总花梗和花梗密生绒毛；花萼外面密被柔毛和疏密不等的针刺，在花果时均直立开展；花粉红色或紫红色，直径6~9mm；雄蕊花丝白色，稍短于花瓣；子房具柔毛。聚合果球形，直径1.5~2cm，红色。花期5~6月，果期7~8月。

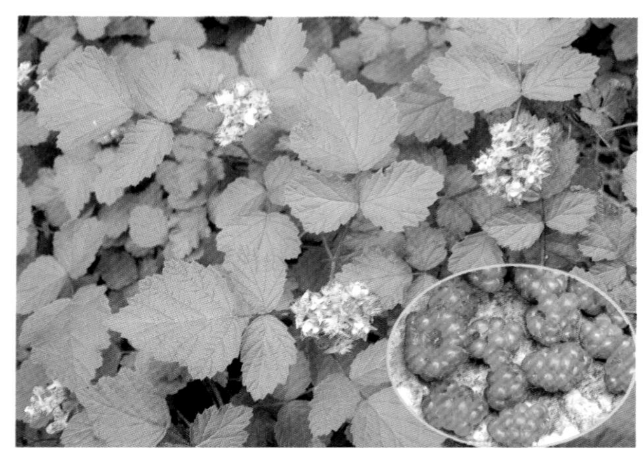

茅莓（原植物）

【**生态分布**】生于海拔300~1200m的山坡杂木林下、向阳山谷、路旁或荒野。县域内各地均有分布。主要分布于辽城乡、固新镇、关防乡等地。

【**采收加工**】秋、冬季挖根，洗净，晒干。

【**鉴别**】**药材**　根长短不等，多扭曲，直径0.4~1.2cm。上端较粗，呈不规则块状，常附残留茎基。表面灰褐色，有纵皱纹，栓皮有时剥落，露出红棕色内皮。质坚硬，断面淡黄色，有放射状纹理。气微，味微涩。

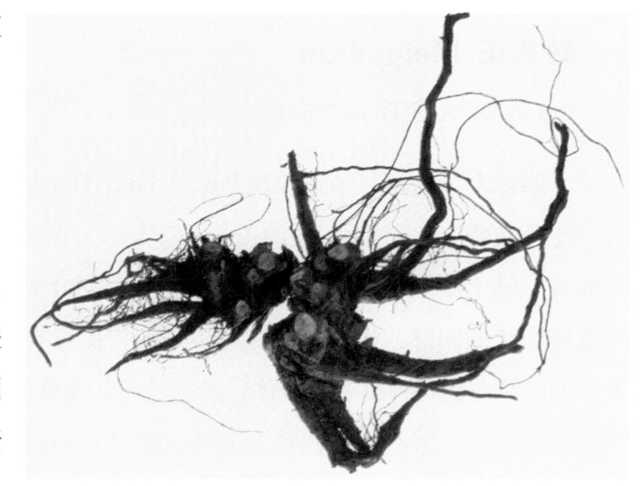

茅莓根（药材）

饮片 呈厚片或段状。表面灰褐色，有纵纹，有时栓皮脱落露出红棕色内皮。质坚硬，断面黄白色，有放射状纹理。气微，味酸涩。

【化学成分】含（-）-表儿茶精、β-谷甾醇、豆甾醇和菜油甾醇等。

【性味与效用】甘、苦，凉。有清热解毒，祛风利湿，活血凉血的功效。用于感冒发热，咽喉肿痛，风湿痹痛，肝炎，肠炎，痢疾，肾炎水肿，尿路感染，结石，跌打损伤，咳血，吐血，崩漏，疔疮肿毒，腮腺炎。

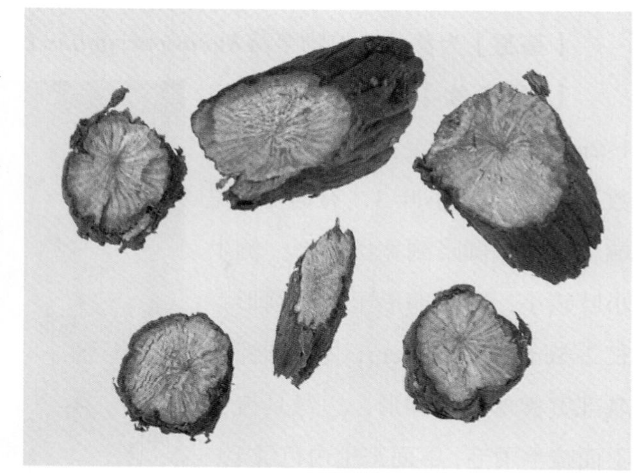

茅莓根（饮片）

【用法与用量】内服：煎汤，6~15g；或浸酒。外用：适量，捣敷；或煎汤熏洗；或研未调敷。

【临床应用】

1. 感冒 茅梅根、金银花各20g，连翘、牛蒡子各10g，薄荷、甘草各6g。水煎服，日服1剂。

2. 痹证 茅梅根30g，秦艽、木瓜各10g，威灵仙15g。水煎服，日服1剂。

3. 淋证 茅莓根、白茅根各30g。水煎服，日服1剂。

4. 痈肿 茅莓根、蒲公英各30g。水煎服；或捣烂外敷。

玫瑰花 Meiguihua

FLOS ROSAE RUGOSAE

【基源】为蔷薇科植物玫瑰*Rosa rugosa* Thunb. 的干燥花蕾。

【原植物】直立灌木，高约2m。枝干粗壮，有皮刺和刺毛，小枝密生绒毛。羽状复叶；叶柄及叶轴上有绒毛及疏生小皮刺和刺毛；托叶大部分附着于叶柄上；小叶5~9，椭圆形或椭圆状倒卵形，长2~5cm，宽1~2cm，边缘有钝锯齿，质厚，上面光亮，多皱，无毛，下面苍白色，有柔毛及腺体，网脉显著。花单生或3~6朵聚生；花梗有绒毛和刺毛；花瓣5或多数；紫红色或白色，芳香，直径6~8cm；花柱离生，被柔毛，柱头稍突出。果扁球形，直径2~2.5cm，红色，平滑，萼片宿存。花期5~6月，果期8~9月。

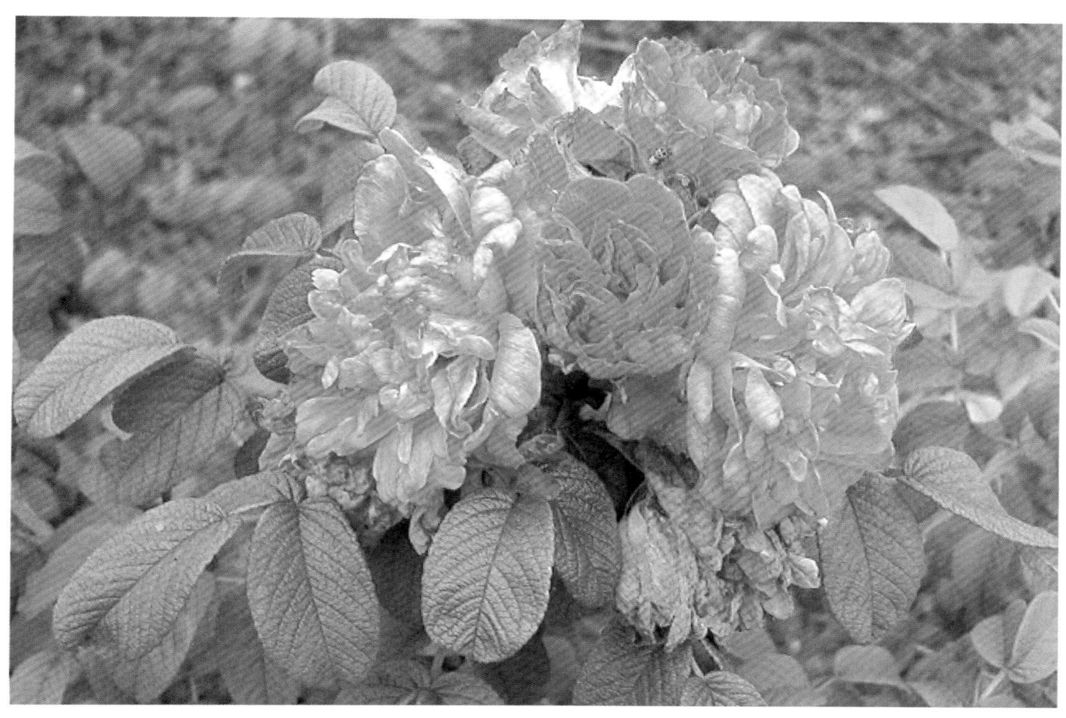

玫瑰（原植物）

【生态分布】栽培于花圃，庭院。

【采收加工】春末夏初花将开放时分批采摘，及时低温干燥。

【鉴别】略呈半球形或不规则团状，直径 0.7~1.5cm。残留花梗上被细柔毛，花托半球形，与花萼基部合生；萼片 5，披针形，黄绿色或棕绿色，被有细柔毛；花瓣多皱缩，展平后宽卵形，呈覆瓦状排列，紫红色，有的黄棕色；雄蕊多数，黄褐色；花柱多数，柱头在花托口集成头状，略突出，短于雄蕊。体轻，质脆。气芳香浓郁，味微苦涩。

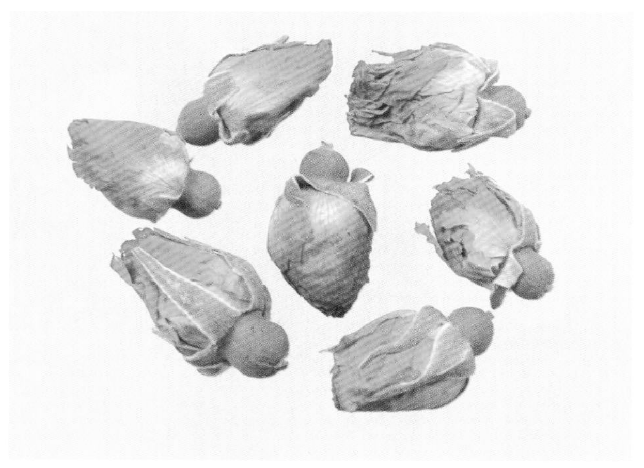

玫瑰花（饮片）

【化学成分】含挥发油、槲皮素、矢车菊双苷、有机酸、β-胡萝卜素、脂肪油等。

【药理作用】有抗病毒、促进胆汁分泌、抗肿瘤的作用。

【性味、归经与效用】甘、微苦，温。归肝、脾经。有行气解郁，和血，止痛的功效。用于肝胃气痛，食少呕恶，月经不调，跌打损伤。

【用法与用量】内服：3~6g。

【临床应用】

1. 胁痛 玫瑰花、香附各 10g。水煎服，日服 1 剂。
2. 胃痛 玫瑰花、佛手、木香各 10g。水煎服，日服 1 剂。
3. 跌打损伤 玫瑰花 10g，红花 6g。代茶饮。
4. 痛经 玫瑰花 10g，红花 6g，红糖 20g。代茶饮。

泡桐花 Paotonghua

FLOS PAULOWNIAE

【基源】为玄参科植物泡桐*Paulownia fortunei*（Seem.）Hemsl. 或毛泡桐*Paulownia tomentosa*（Thunb.）Steud. 的干燥花。

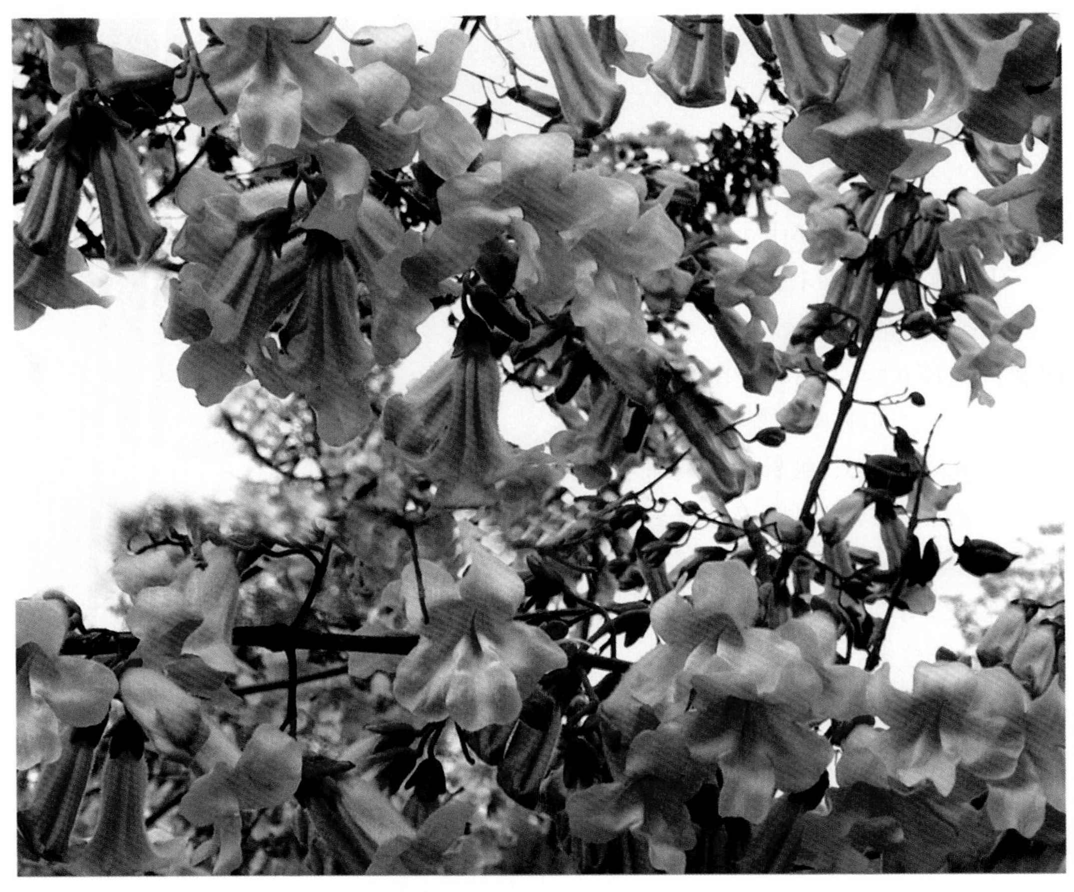

毛泡桐（原植物）

【原植物】泡桐 乔木，高达 30m。树皮灰褐色，幼枝、叶、叶柄、花序各部及幼果均被黄褐色星状绒毛。叶柄长达 12cm；叶片长卵状心脏形，长可达 20cm，先端长渐尖或锐尖头，基部心形，全缘。花序狭长几成圆柱形，长约25cm；小聚伞花序有花3~8朵，头年秋天生花蕾，先叶开放；总花梗与花梗近等长；花萼倒圆锥形，长2~2.5cm，5裂达1/3，裂片卵形，果期变为狭三角形；花冠管状漏斗形，白色，内有紫斑，长达10cm，筒直而向上逐渐扩大，上唇较狭，2裂，反卷，下唇3裂，先端均有齿痕状齿或凹头；雄蕊4，二强，隐于花冠筒内；子房2室，花柱细长，内弯。蒴果木质，长圆形，长6~10cm，室背2裂。种子多数，扁而有翅。花期2~3月，果期8~9月。

毛泡桐 其形态主要特征为：叶全缘或3~5浅裂。花外面通常淡紫色，内面白色，有紫色条纹。花期4~5月，果期8~9月。

【生态分布】生于海拔200~1300m的山坡、林中、山谷及荒地。全县各地均有野生或栽培。

【采收加工】春季开花时采收，干燥。

【鉴别】泡桐花 长达10cm。花萼灰褐色，长2~2.5cm，质厚，裂片被柔毛，内表面较密；花冠白色，干者外面灰黄色至灰棕色，密被毛茸，内面色浅，腹部具紫色斑点，筒部毛茸稀少。气微香，味微苦。

毛泡桐花 长4~7.5cm；花萼较小，长约1.2cm；花冠紫红色，干者灰棕色，内面紫色斑点众多。

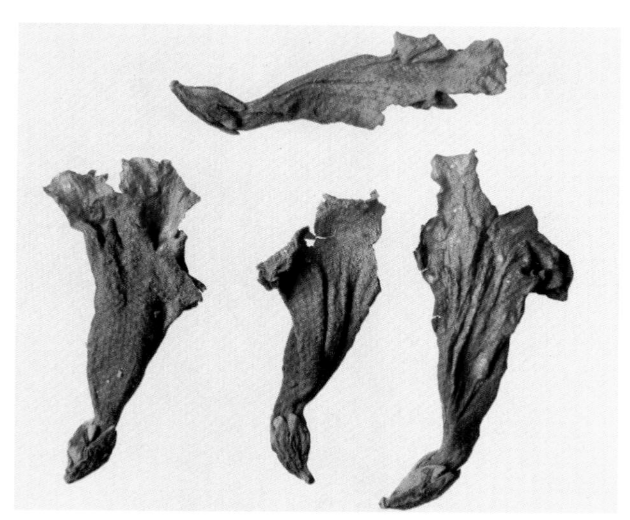

泡桐花（饮片．毛泡桐）

【化学成分】含香精油、熊果酸、泡桐素和芝麻素等。

【药理作用】有抗菌、抗病毒、镇咳、祛痰、平喘、安定、降温和抗癌的作用。

【性味与效用】苦，寒。有清肺利咽，解毒消肿的功效。用于肺热咳嗽，急性扁桃体炎，菌痢，急性肠炎，急性结膜炎，腮腺炎，疖肿，疮癣。

【用法与用量】内服：煎汤，10~25g。外用：鲜品适量，捣烂敷，或制成膏剂搽。

【临床应用】

1. 咳嗽 泡桐花20g，桑叶、苦杏仁、桔梗、连翘各10g，薄荷6g。水煎服，日服1剂。

2. 痄腮 泡桐花24g，水煎，白糖30g冲服，日服1剂。

3. 云雾移睛 泡桐花、酸枣仁、玄明粉、羌活各等分。共研细末，布包煎服，每服6g，日服3次。

4. 痈肿 泡桐花适量。捣烂外敷。

青 蒿 Qinghao

HERBA ARTEMISIAE ANNUAE

【基源】为菊科植物黄花蒿*Artemisia annua* L. 的干燥地上部分。

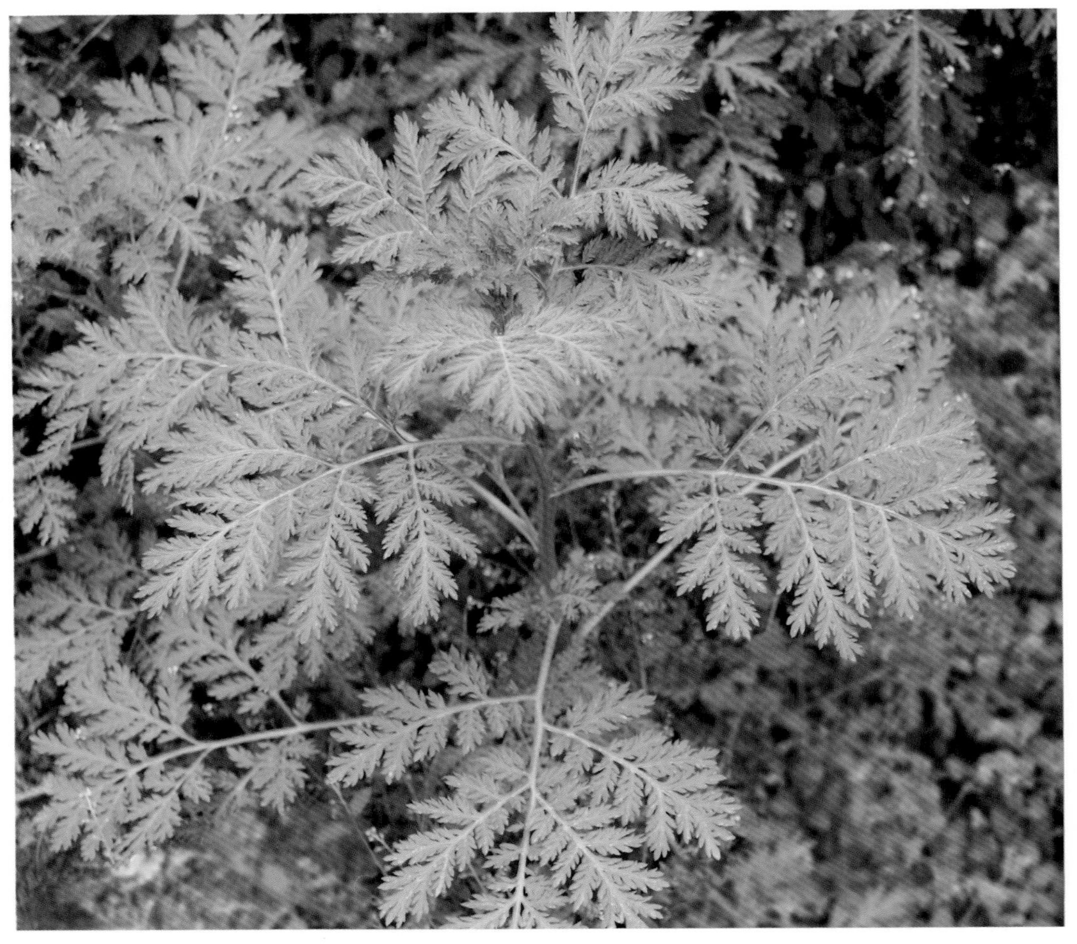

黄花蒿（原植物）

【原植物】一年生草本，高 40~150cm。茎直立，具纵纹，多分枝，光滑无毛。叶互生，幼时绿色。老时黄褐色，无毛，叶片通常为三回羽状全裂。长 4~6cm，宽 2~3cm，裂片短而细。宽 0.5~1mm，先端尖，表面深绿色，有极小的粉末状短柔毛，背面淡绿色，具细小的毛或粉末状腺状斑点；叶轴两侧具狭翅；叶柄基部稍扩大抱茎；茎上部的叶向上逐渐细小呈线形，无柄，基生叶在开花时凋谢。头状花序细小球形，具细软短梗，排列成圆锥状；总苞的苞片 2~3 层，无毛，外层卵形，绿色；内层椭圆形，边缘膜质，背面中央为绿色。花托长椭圆形，无毛；花皆为管状花，黄色；雌花较少围于外层，雌蕊一，柱头 2 裂，呈长叉状开展；内为两性花，花冠长约 1mm，先端分裂；雄蕊 5，聚药，药先端呈三角形，基部两侧下延呈一短尖。瘦果椭圆形。花期 8~10 月，果期 10~11 月。

【生态分布】生于海拔 200~1200m 的旷野、山坡、路边、河岸等处。县域内各地均有大量分布。

【采收加工】秋季花盛开时采割，除去老茎，阴干。

【鉴别】药材　茎圆柱形，上部多分枝，长 30~80cm，直径 0.2~0.6cm，表面黄绿色或棕黄色，具纵棱线；质略硬，易折断，断面中部有髓。叶互生，暗绿色或棕绿色，卷缩，易碎，完整者展平后为三回羽状深裂，裂片及小裂片矩圆形或长椭圆形，两面被短毛。气香特异，味微苦。

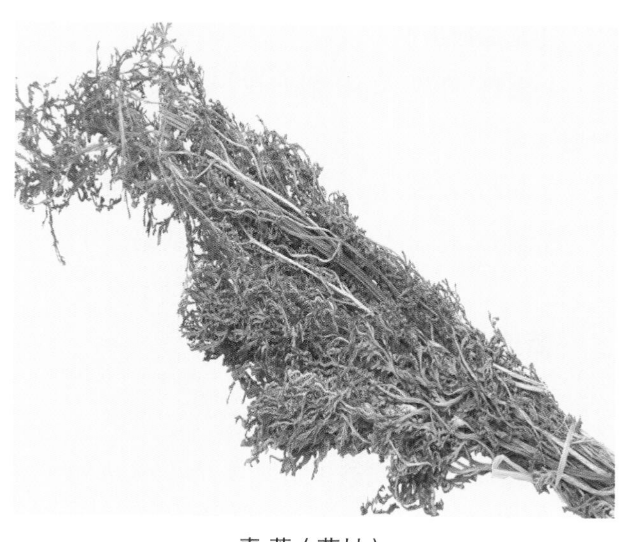

青蒿（药材）

饮片　呈段状。茎段圆柱形，直径 2~6mm；切面黄白色，中部有白色的髓；外表面黄绿色至棕黄色，具纵棱线。叶多皱缩、破碎，暗绿色至棕绿色，完整者展平后为三回羽状深裂，裂片及小裂片矩圆形或长椭圆形，两面被短毛。花序头状。质脆，易碎。气香特异，味微苦。

【化学成分】含青蒿素、青蒿酸、青蒿醇、蒿黄素、紫花牡荆素、鼠李素、槲皮素、木犀草素和香豆精、青蒿酮、芳樟醇、异龙脑、水杨酸、棕榈酸、豆甾醇、β-谷甾醇等。

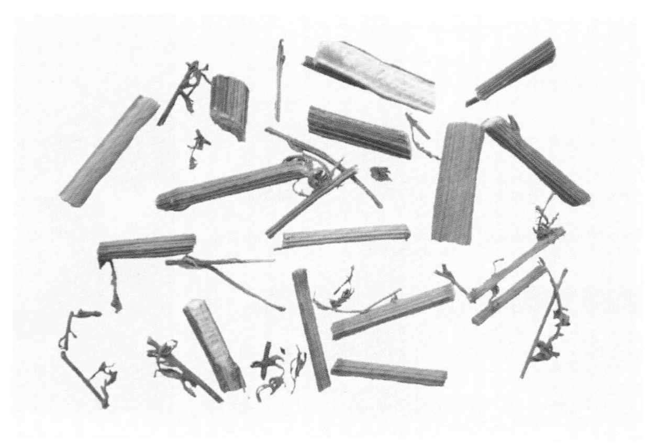

青蒿（饮片）

【药理作用】

1. 有抗病原体、抗疟、解热、抗肿瘤、抗血吸虫和降低冠脉流量、降低血压与抗心律失常的作用。

2. 毒性 青蒿素小鼠灌胃 LD_{50} 为 4223mg/kg。

【性味、归经与效用】苦、辛，寒。归肝、胆经。有清虚热，除骨蒸，解暑热，截疟，退黄的功效。用于温邪伤阴，夜热早凉，阴虚发热，骨蒸劳热，暑邪发热，疟疾寒热，湿热黄疸。

【用法与用量】内服：煎汤，6~12g，后下。

【临床应用】

1. 虚热 青蒿、知母、牡丹皮、银柴胡各 10g，鳖甲 30g，生地黄、地骨皮各 15g。水煎服，日服 1 剂。

2. 黄疸 茵陈 30g，青蒿 20g，栀子 10g。水煎服，日服 1 剂。

3. 湿疮 青蒿适量。水煎外洗；或捣烂外敷。

苘麻子 Qingmazi

SEMEN ABUTILI

【基源】为锦葵科植物苘麻*Abutilon theophrasti* Medic. 的干燥成熟种子。

【原植物】一年生草本，高 1~2m，全株密被绒毛和星状毛。单叶互生；叶柄长可达 14cm；托叶早落；叶片圆心形，直径 7~18cm，先端渐尖，基部心形，两面密生星状柔毛，边缘具粗锯齿，掌状叶脉 3~7 条。花单生于叶腋，花梗长 1~3cm，近端处有关节，花径 1~1.2cm；萼片 5，绿色，卵形，锐尖，基部连合；花瓣 5，黄色，具浅棕色脉纹，宽倒卵形，顶端平凹，基部与雄蕊筒合生；雄蕊多数，花丝连合成筒状；心皮 15~20，排列呈轮状，花柱离生成束，包于雄蕊筒内，柱头头状。蒴果半球形，似磨盘密生星状毛，成熟后形成分果，每分果顶端有 2 长芒，内有种子 3 粒。种子黑色，

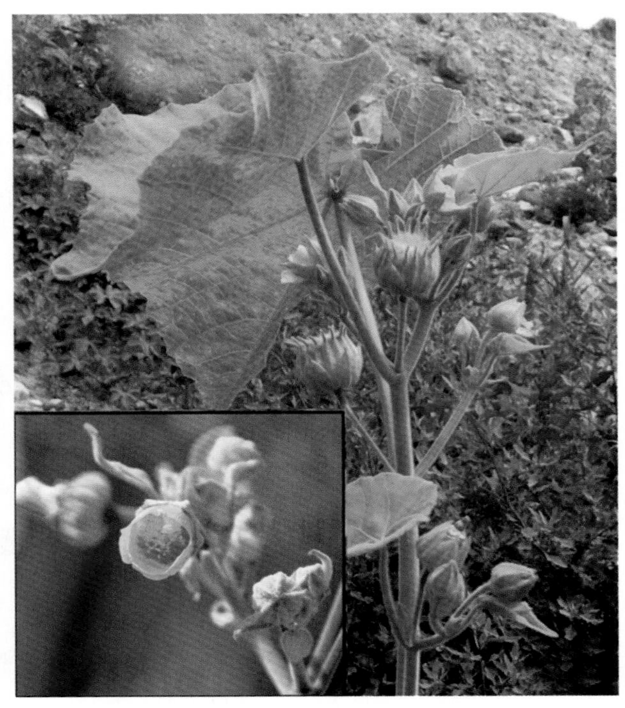

苘麻（原植物）

三角状扁肾形，长 3~4mm，直径 2.5~3mm。花期 7~10 月，果期 10~11 月。

【生态分布】生于海拔 200~1100m 的路旁、荒地和田野间。分布于索堡镇、辽城乡等地。

【采收加工】秋季果实成熟时采收，晒干，打下种子，除去杂质。

【鉴别】呈三角状肾形，长 3.5~6mm，宽 2.5~4.5mm，厚 1~2mm。表面灰黑色或暗褐色，有白色稀疏绒毛，凹陷处有类椭圆状种脐，淡棕色，四周有放射状细纹。种皮坚硬，子叶 2，重叠折曲，富油性。气微，味淡。

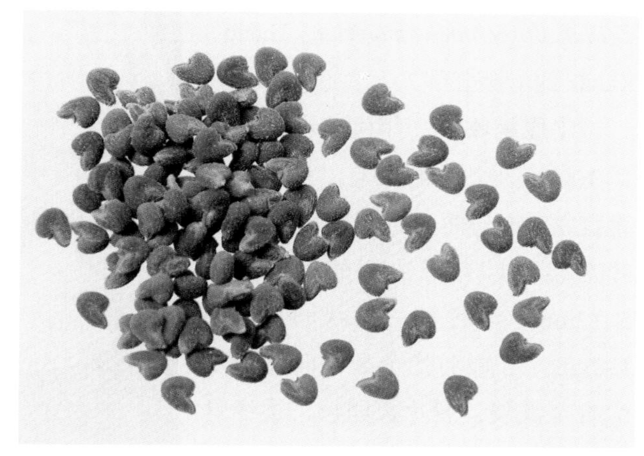

苘麻子（饮片）

【化学成分】含油 15%~17%，其中 58% 为亚油酸。此外还含谷胱甘肽、高谷胱甘肽、绿原酸、棉酚芦丁等。

【药理作用】

1. 有抑菌和利尿的作用。

2. 毒性　水煎剂 83.3g/kg，给小鼠灌服无明显毒性，观察 7 天未见死亡。

【性味、归经与效用】苦，平。归大肠、小肠、膀胱经。有清热解毒，利湿，退翳的功效。用于赤白痢疾、淋症涩痛、痈肿疮毒、目生翳膜。

【用法与用量】内服：煎汤，3~9g。

【临床应用】

1. 痢疾　苘麻子、木香各 10g，黄连 6g。水煎服，日服 1 剂。

2. 淋证　苘麻子 10g，代茶饮。

3. 缺乳　苘麻子 12g，王不留行各 15g，穿山甲 6g。水煎服，日服 1 剂。

4. 痈肿　苘麻子适量，研末。每服 3g，日服 2 次。

松蒿 Songhao

HERBA PHTHEIROSPERMI JAPONICI

【基源】为玄参科植物松蒿*Phtheirospermum japonicum*（Thunb.）Kanitz 的干燥全草。

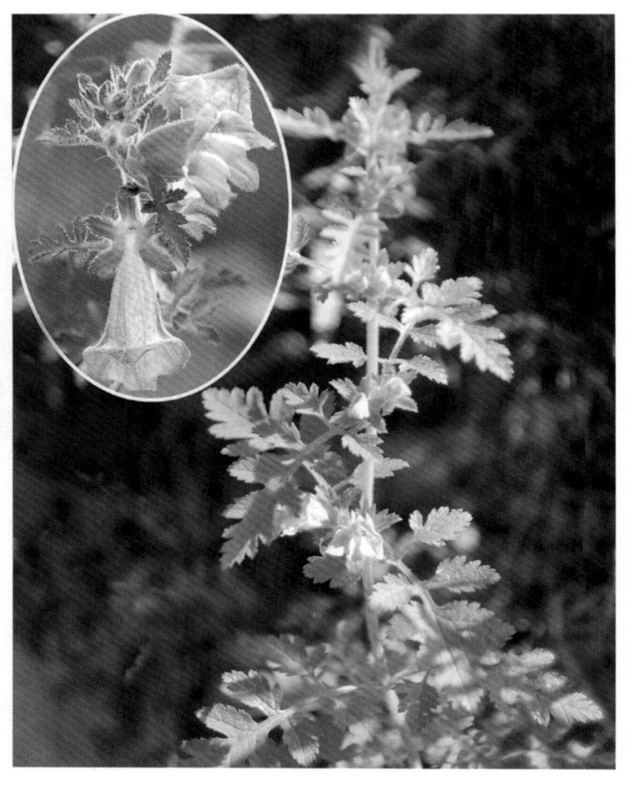

松蒿（原植物）

【原植物】一年生草本，高可达 100cm。全株被腺毛，有黏性。茎直立，或弯曲而后上升，多分枝。叶对生；具有带狭翅的柄，柄长 5~12mm；叶片长三角状卵形，长 1~7cm。下端羽状全裂，向上渐变深裂至浅裂，裂片长卵形，边缘具细齿。花单生于叶腋，花稀疏；花梗长 2~7mm；萼钟状，5 裂，果期增大，裂片长卵形，上端羽状齿裂，边缘有细齿；花冠紫红色或淡紫红色，筒状，长 1.5~2cm，2 唇形，下唇有两条横的大皱褶，上有白色长柔毛；雄蕊 4，药室基部延长成短芒。蒴果卵状圆锥形，长约 1cm，室背 2 裂。种子卵圆形，扁平，长约 1.2mm。花期 7~8 月，果期 8~10 月。

【生态分布】生于海拔 300~1000m 的山坡、沙质地、草地。全县各地均有分布。主要分布于辽城乡、索堡镇等地。

【采收加工】夏、秋季采收，晒干。

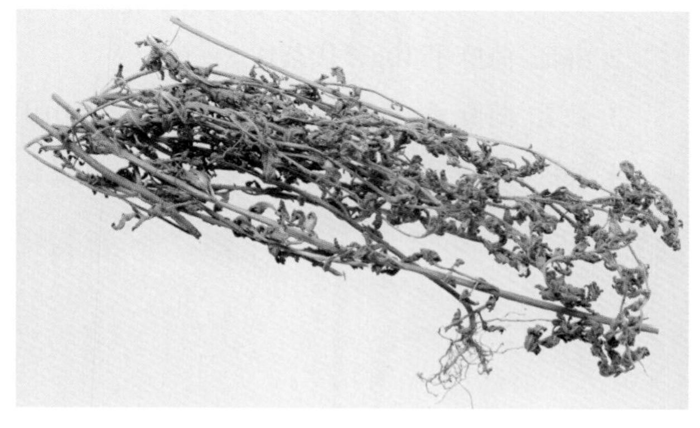

松蒿（药材）

【鉴别】药材 全长 30~60cm，茎直立，上部多分枝，具腺毛，有粘性。叶对生，多皱缩而破碎；完整叶片三角卵形，长 3~5cm，宽 2~3.5cm，羽状深裂，两侧裂片长圆形，顶端裂片较大，卵圆形，边缘具细锯齿，叶两面均有腺毛。穗状花序顶生，花萼钟状，长约6mm，5裂；花冠淡红紫色。味微辛。

饮片　呈段状。茎有分枝，具腺毛，有黏性。叶皱缩，完整展开后呈三角卵形，羽状深裂，两侧裂片长圆形，顶端裂片较大，卵圆形，边缘具细锯齿，叶两面有腺毛。穗状花序，花萼钟状，5裂；花冠淡紫红色。味微辛。

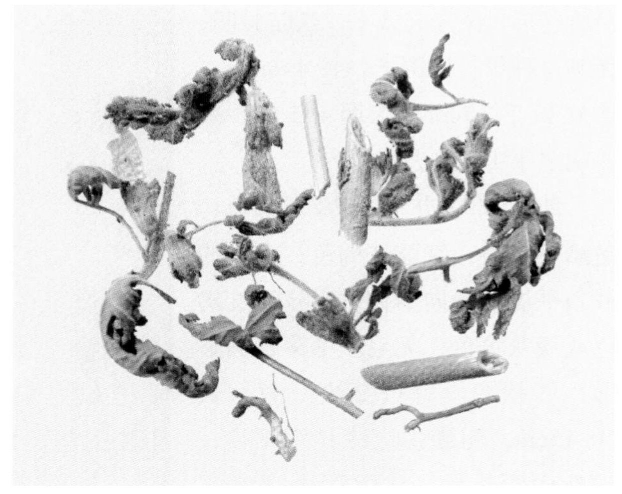

松蒿（饮片）

【化学成分】含松蒿苷、洋丁香酚苷、天人草苷A、桃叶珊瑚苷等。

【性味、归经与效用】微辛，凉。归肺、脾、胃经。有清热利湿，解毒的功效。用于黄疸，水肿，风热感冒，口疮，鼻炎，疮疖肿毒。

【用法与用量】内服：煎汤，15~30g。外用：适量，煎水洗或研末调敷。

【临床应用】

1. 黄疸　松蒿、茵陈各30g。水煎服，日服1剂。
2. 感冒　松蒿15g，生姜6g。水煎服，日服1剂。
3. 水肿　松蒿30g。水煎，睡前服；同时熏洗全身。
4. 痈肿　松蒿研末，白酒调敷。

松花粉 Songhuafen

POLLEN PINI

【基源】为松科植物马尾松*Pinus massoniana* Lamb.、油松*Pinus tabuliformis* Carr.或同属数种植物的干燥花粉。

【原植物】马尾松　乔木，高达45m，胸围可达1.5m。树皮红褐色，下部灰褐色，成不规则长块状裂。小枝常轮生，淡黄褐色，无白粉，无毛；冬芽卵状圆柱形，褐色，先端尖，芽鳞边缘丝状，先端尖或有长尖头。叶针形，2针一束，稀3针一束，长12~30cm，细长而柔软，叶缘有细锯齿，树脂道4~8个，在背面边生，或腹面也有2个边生；叶鞘初呈褐色，后渐变成灰黑色，宿存。雄球花淡红褐色，圆柱形，弯垂，长1~1.5cm，聚生于新枝下部苞腋，穗状；雌球花单生或2~4个聚生于新枝顶端，淡紫红色。

球果卵圆形或圆锥状卵形，长 4~7cm，径 2.5~4cm，有短梗，下垂，熟时栗褐色；中部种鳞近长圆状倒卵形，长约 3cm；鳞盾菱形，微隆起或平，鳞脐微凹，无刺。种子长卵圆形，长 4~6mm，连翅长 2~2.7cm。花期 4~5 月，果熟期翌年 10~12 月。

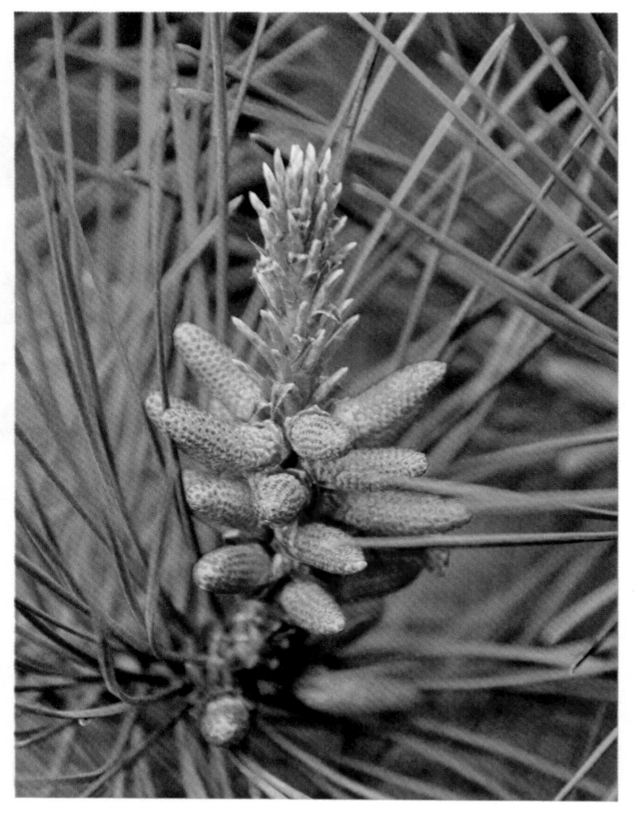

油 松（原植物）

油松 常绿乔木，树皮灰褐色，呈鳞甲状裂，裂隙红褐色；大树的枝条平展或微向下伸，小枝淡红褐色或淡灰黄色，无毛。冬芽长椭圆形，红褐色。针叶 2 枚一束，长 10~15cm，粗硬，边缘具细锯齿，横断面弯月形，树脂管约 10 个，叶鞘黑灰色，宿存。花单性，雌雄同株，雄球花序长卵形，淡黄绿色，簇生于新枝基部，花开后呈穗状，雄蕊多数；雌球花序阔卵形，着生于新枝顶端，多数珠鳞成螺旋状紧密排列，胚珠 2 枚；珠鳞下面具 1 小型苞片，与珠鳞分离。球果卵圆形，长 4~10cm，成熟后宿存，暗褐色，种鳞的鳞盾肥厚，横脊显著，鳞脐凸起有刺尖；种子长 6~8mm，种翅长约 10mm，呈不十分规则的椭圆形。花期 5 月，果熟期次年 9 月。

【生态分布】生于山坡耐旱的土壤。县域内各地均有栽培或野生。

【采收加工】春季花刚开时，采摘花穗，晒干，收集花粉，除去杂质。

【鉴别】为淡黄色的细粉。体轻，易飞扬，手捻有滑润感。气微，味淡。

【化学成分】含油脂及微量元素等。

【药理作用】有抗肿瘤、抗衰

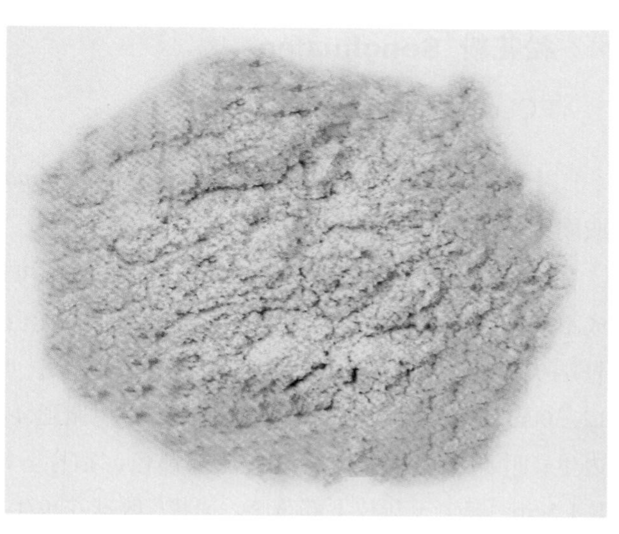

松花粉（饮片）

老、增强免疫力等作用。

【性味、归经与效用】甘，温。归肝、脾经。有收敛止血，燥湿敛疮的功效。用于外伤出血，湿疹，黄水疮，皮肤糜烂，脓水淋漓。

【用法与用量】内服：煎汤，3~6g；外用：适量，撒敷患处。

【临床应用】

1. 衄血 松花粉 3g，分 2 次服。
2. 创伤出血，黄水疮 松花粉适量。撒敷患处。
3. 湿疮 松花粉、黄柏各 10g，苍术 20g。为末，外敷患处。
4. 胃痛 松花粉 3g，冲酒服。

委陵菜 Weilingcai

HERBA POTENTILLAE CHINENSIS

【基源】为蔷薇科植物委陵菜*Potentilla chinensis* Ser. 的干燥全草。

【原植物】多年生草本，高 30~60cm，全株密生长柔毛。主根发达，圆锥形或圆柱形。茎直立或略斜生。叶为羽状复叶，顶端小叶最大，两侧小叶渐次变小，有托叶；基生叶通常有小叶 15 片以上，少数可达 31 片；茎生叶有小叶 3~13；小叶片长圆形至长圆状倒披针形，长 1~6cm，宽 0.6~1.5cm，边缘缺刻状羽状深裂；裂片三角形，常反卷，上面绿色，有疏短柔毛，下面灰白色，密生白色绵毛。聚伞花序聚集；花萼 5，阔卵圆形，与副萼互生，副萼线状披针形；花瓣 5 片，深黄色；雄蕊多数，花药黄色，子房近卵形，花柱侧生，短。瘦果有毛，多数，聚生于被有绵毛的花托上，花萼宿存。花期 5~8 月，果期 6~9 月。

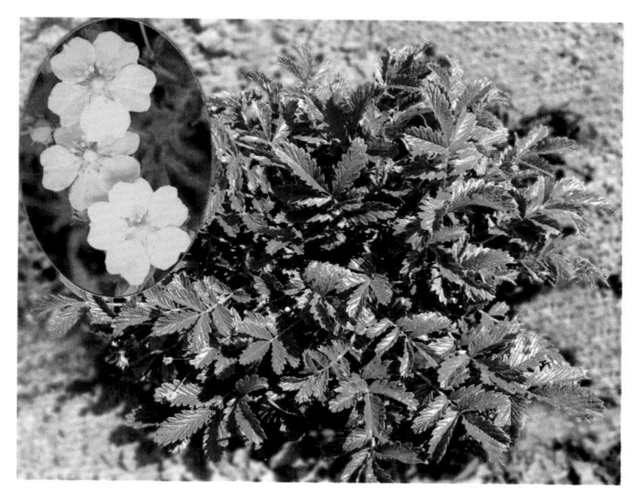

委陵菜（原植物）

【生态分布】生于海拔 300~1500m 的向阳山坡或荒地。全县各地均有大量分布。主要分布于木井乡、关防乡、龙虎乡等地。

【采收加工】春季未抽茎时采挖，除去泥沙，晒干。

【鉴别】药材 根呈圆柱形或类圆锥形，略扭曲，有的有分枝，长 5~17cm，直径

0.5~1cm；表面暗棕色或暗紫红色，有纵纹，粗皮易成片状剥落，根头部稍膨大；质硬，易折断，断面皮部薄，暗棕色，常与木部分离，射线呈放射状排列。叶基生，单数羽状复叶，有柄；小叶狭长椭圆形，边缘羽状深裂，下表面和叶柄均密被灰白色柔毛。气微，味涩、微苦。

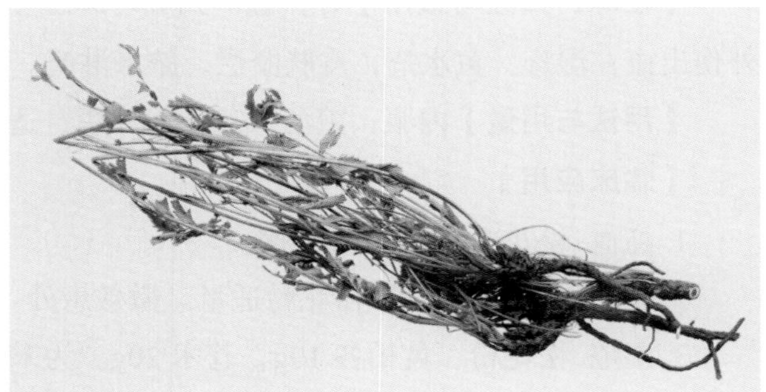
委陵菜（药材）

饮片 为不规则的段。根表面暗棕色或暗紫红色，栓皮易成片状剥落。切面皮部薄，暗棕色，常与木质部分离，射线呈放射状排列。叶边缘羽状深裂，下表面和叶柄均密被灰白色绒毛。气微，味涩、微苦。

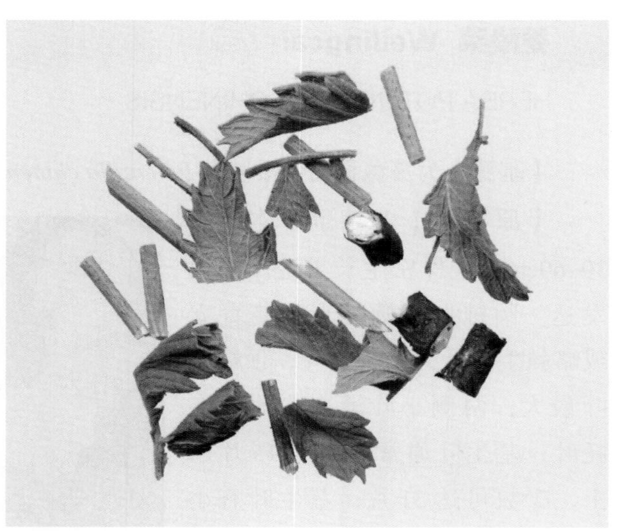
委陵菜（饮片）

【化学成分】含槲皮素、山柰素、抗坏血酸、α-儿茶酚、熊果酸、丝石竹皂苷元、没食子酸等。

【药理作用】有抗病原微生物、扩张支气管、兴奋子宫的作用。

【性味、归经和效用】苦，寒。归肝、大肠经。有清热解毒，凉血止痢的功效。用于赤痢腹痛，久痢不止，痔疮出血，痈肿疮毒。

【用法与用量】内服：煎汤，9~15g。外用：适量。

【临床应用】

1. 痢疾 委陵菜、马齿苋各 15g，茶叶 6g。水煎服，日服 1 剂。
2. 便血 委陵菜 15g，小蓟炭、侧柏叶炭各 10g。水煎服，日服 1 剂。
3. 痈肿 委陵菜、蒲公英各 15g。水煎服，日服 1 剂。

岩防风 Yanfangfeng

RADIX LIBANOTIS LANCIFOLIAE

【基源】为伞形科植物条叶岩防 Libanotis lancifolia K.T.Fu 的干燥根。

【原植物】多年生草本，高 30~100cm，基部木质，亚灌木状，无毛。根状茎露出岩面很高，木质化，上部密被纤维状叶柄残迹。基生叶具长柄，柄长达 10cm，基部宽展成叶鞘，叶鞘带紫色，边缘宽膜质；叶片轮廓长圆状卵形，二回羽状复叶，长达 15~20cm，一回羽片 4~7 对，羽片具 3~5 小叶，下部羽片叶柄长可达 2~5cm，小叶具短柄，线形至狭椭圆形或披针线形，长 2~5cm，宽 3~5mm，先端渐尖，基部渐狭成楔形，边缘全缘，绿色或灰绿色，无毛，全株成不育叶丛；花时基生叶枯萎；茎生叶较少，一回羽状复叶，上部叶简化成单叶，小叶形状和基生叶相似。复伞形花序多数，总苞片缺，伞辐 4~8，稍不等长，带紫色，长 8~14mm，疏生毛；小伞形花序具 8~10 花；小总苞片 5~7，披针状线形，长 1~2mm，被细毛，花梗长 2~3mm，密被细柔毛；萼齿锥形明显；花瓣宽卵形，边缘紫红色，先端具内卷的小舌片；花柱基圆锥形，花柱近直立。双悬果狭倒卵形，长约 3mm，密被柔毛，横切面近圆形，果棱突出，每棱槽下有油管 1，合生面 2。花果期 9~10 月。

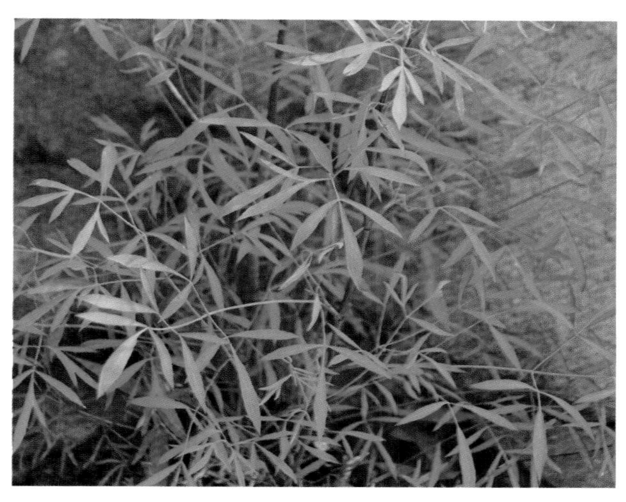

条叶岩防（原植物）

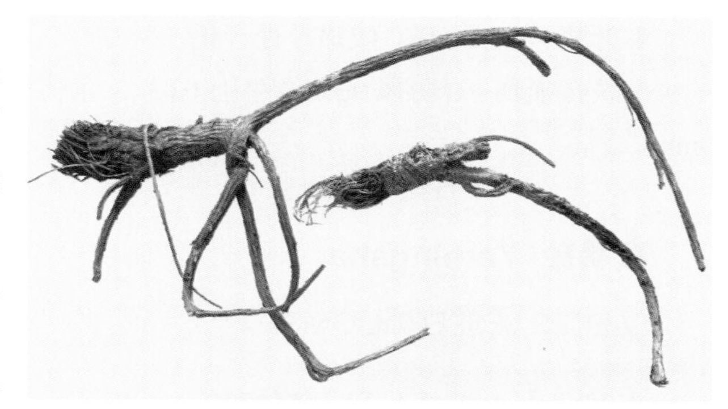

岩防风（药材）

【生态分布】生于海拔 500~1500m 的山坡岩缝或山道坡上。主要分布于更乐镇、辽城乡、关防乡、固新镇等地。

【采收加工】秋季采挖根，洗净，晒干。

【鉴别】药材　略呈圆柱形，下部有多数分枝，长 10~25cm，直径 0.5~1cm。表面土黄色或淡黄色，具纵皱纹、纵沟与横向皮孔样突起，根头部有多数枯鞘纤维。质硬脆，断面纤维性，皮部黄白色，木部黄色，形成层淡黄色。具胡萝卜样臭味，味微甘、辛、苦。

饮片 呈圆柱形的厚片或段。外表面土黄色或淡黄色，具纵皱纹、纵沟与横向皮孔样突起，可见残留的枯鞘纤维。质硬脆，断面纤维性，皮部黄白色，木部黄色，形成层淡黄色。具胡萝卜样臭味，味微甘、辛、苦。

【化学成分】含岩风素、欧芹酚甲酯、异欧前胡内酯、花椒毒素、佛手苷内酯和 B- 谷甾醇等。

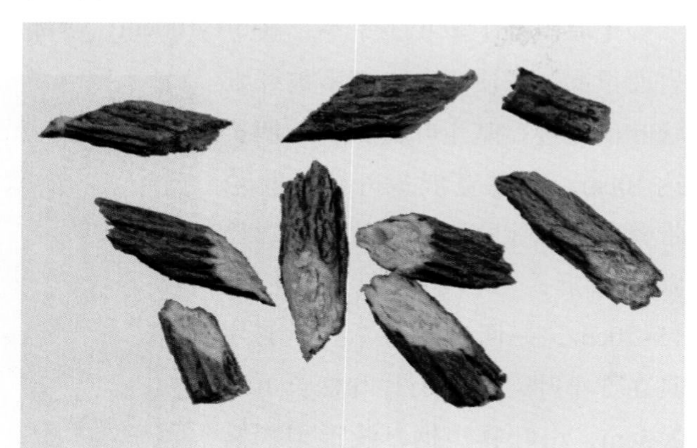

岩防风（饮片）

【药理作用】有解热、镇静、降压、镇痛、抗肿瘤的作用。

【性味、归经与效用】辛、甘，温。归肺、肝经。有发表散寒，祛风除湿，消肿止痛的功效。用于风寒感冒，风湿痹痛，筋骨麻木，跌打伤肿。

【用法与用量】内服：煎汤，3~9g；或研末；或浸酒。外用：适量捣敷。

【临床应用】

1. 感冒 岩防风 9g，防风 6g。水煎服，日服 1 剂。
2. 痹证 岩防风、楤木各 9g，珠子参 6g。水煎服，日服 1 剂。
3. 眩晕 岩防风、夏枯草、黄芩各 9g。水煎服，日服 1 剂。
4. 牙痛 岩防风 1g。咬痛牙处含化。
5. 跌打损伤 岩防风 9g，金牛七 0.03g，童便 9ml 为引，水煎放凉服，每 3 小时服 9ml。

夜明砂 Yemingsha

FAECES VESPERTILIONIS

【基源】为蝙蝠科动物蝙蝠*Vespertilio superans* Thomas、大耳蝠*Plecotus auritus* Linnaeus. 等的干燥粪便。

【原动物】蝙蝠 一种飞翔生活的小型兽类。较小，体长 4.5~8.0cm。眼小，鼻部无鼻叶或其他衍生物。耳短而宽。由指骨末端向上至上膊骨，向后至躯体两侧后肢及尾间，有一层薄的翼膜，其上无毛。尾发达。全身呈黑褐色。

大耳蝠 体长 5~8cm。耳极大，为其最显著之特征。耳壳近乎卵圆形，前后缘均甚突出。耳屏甚长，几为耳长之半。鼻孔朝前上方。后肢及足均纤细。尾与体等长。全身背面浅灰褐色，腹面灰白色，其毛尖灰白色，毛基黑褐色。

【生态分布】蝙蝠 栖息于屋檐、房梁、石缝、岩洞或树洞中。白天休息，黄昏或清晨活动觅食，以双翅目紫虫为食。

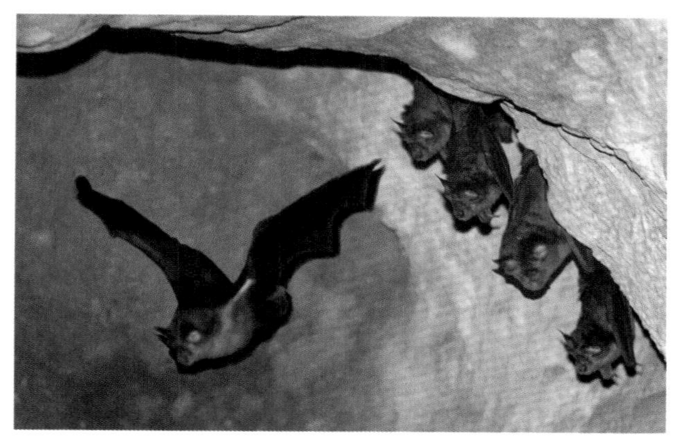

蝙蝠（原动物）

大耳蝠 栖息于山洞、树洞或房屋顶楼内，独居。食昆虫。主要分布于合漳乡、神头乡等地。

【采收加工】全年均可采，以夏季为宜。从山洞中铲取，除去泥土，拣去杂质，晒干。

【鉴别】为长椭圆形颗粒，两端微尖，长 5~7mm，直径约 2mm。表面略粗糙，棕褐色或灰棕色；破碎者呈小颗粒状或粉末状。放大镜下观察，可见棕色或黄棕色有光泽的昆虫头、眼及破碎的翅膜。气微或无，味微苦而微辛。

【化学成分】含尿素、尿酸、胆甾醇及少量维生素 A 等。

【性味、归经与效用】辛，寒。归肝经。有清肝明目，散瘀消积的功效。用于青盲，雀目，目赤肿痛，白睛溢血，内外翳障，小儿疳积，瘰疬，疟疾。

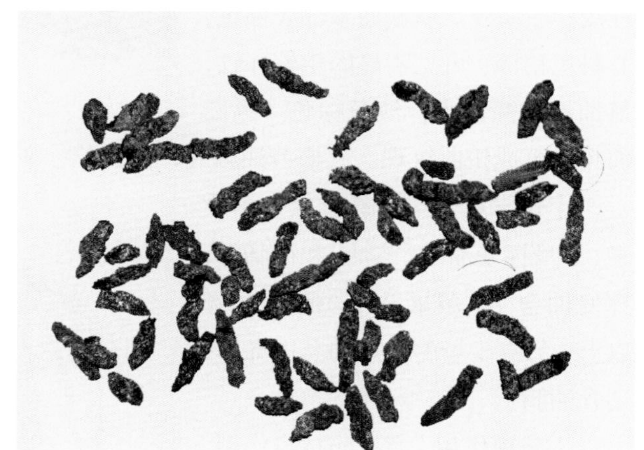

夜明砂（饮片）

【用法与用量】内服：煎汤，布包，3~10g；或研末，每次 1~3g。外用：适量，研末调涂。

【临床应用】

1. 暴风客热　石决明 20g，夜明砂（包）、青葙子、密蒙花、野菊花、木贼各 10g，甘草 6g。水煎服，日服 1 剂。

2. 云翳　夜明砂、白菊花、决明子、谷精草各 10g。水煎服，日服 1 剂。

3. 瘰疬　夜明砂 9g，煅蛤壳 15g。共研细末，米饭为丸，如绿豆大。每晚服 6g，白开水送服。

油松节 Yousongjie

LIGNUM PINI NODI

【基源】为松科植物油松*Pinus tabuliformis* Carr. 或马尾松*Pinus massoniana* Lamb. 的干燥瘤状节或分枝节。

【原植物】详见“松花粉”项下。

【生态分布】详见“松花粉”项下。

【采收加工】全年均可采收。多于采伐时或木器厂加工时锯取之，经过选择整修，晒干或阴干。

【鉴别】呈扁圆节段状或不规则的块状，长短粗细不一。外表面黄棕色、灰棕色或红棕色，有时带有棕色至黑棕色油斑，或有残存的栓皮。质坚硬。横截面木部淡棕色，心材色稍深，可见明显的年轮环纹，显油性；髓部小，淡黄棕色。纵断面具纵直或扭曲纹理。有松节油香气，味微苦、辛。

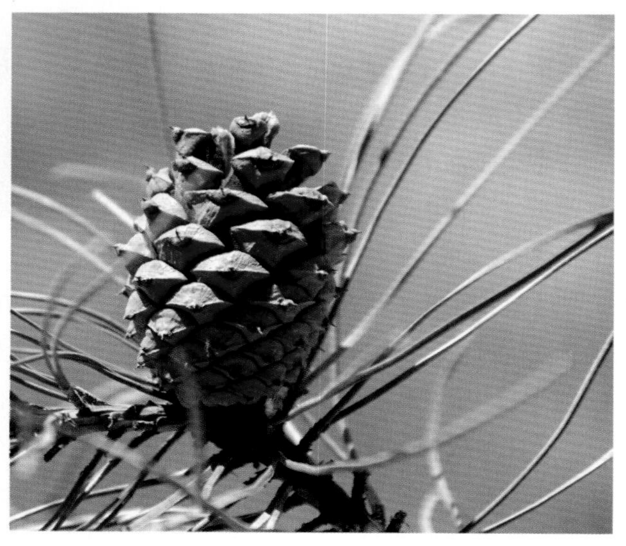

油 松（原植物）

【化学成分】含纤维素、木质素、少量挥发油（松节油）和树脂等，挥发油含 α-蒎烯及 β-蒎烯 90% 以上，另有少量的樟烯和二戊烯等，还含油脂。

【药理作用】有镇痛抗炎作用。

【性味、归经与效用】苦、辛，温。归肝、肾经。有祛风除湿，通络止痛的功效。用于风寒湿痹，历节风痛，转筋挛急，跌打伤痛。

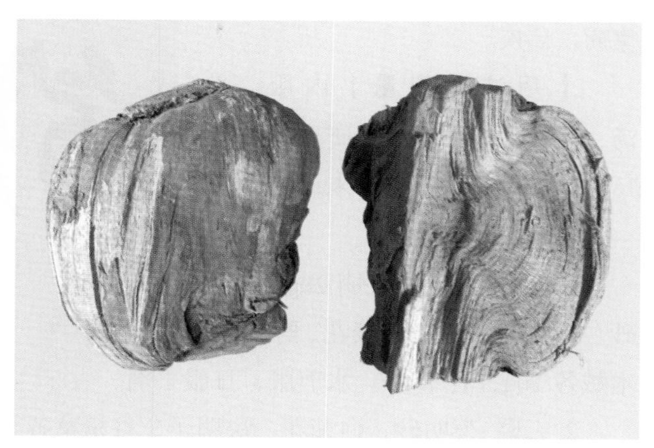

油松节（药材）

【用法与用量】内服：煎汤 9~15g；或浸酒、醋等。外用：适量，浸酒涂搽；或炒研末调敷。

【临床应用】

1. 痹证　油松节、威灵仙各15g，桂枝、羌活、独活、秦艽各10g，甘草6g。水煎服，日服1剂。

2. 跌打损伤　油松节适量，劈成细块，白酒浸半月。外涂患处。

3. 历节风　油松节18g，桑枝30g，木瓜9g。水煎服，日服1剂。

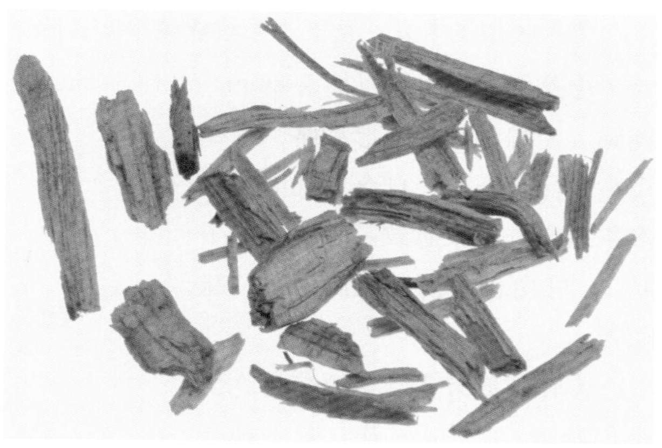

油松节（饮片）

郁李仁 Yuliren

SEMEN PRUNI

【基源】为蔷薇科植物欧李*Prunus humilis* Bge. 的干燥成熟种子。

【原植物】落叶灌木，直立，高1~1.5m。树皮灰褐色，多分枝，小枝被短柔毛，冬芽3个并生，两侧为花芽，中间为叶芽。叶互生，叶柄短，长约2mm，托叶2，线形，呈篦状分裂，早落；叶片长圆形或椭圆形，少有椭圆披针形，长2.5~5cm，宽约2cm，先端急尖或短渐尖，基部楔形，边缘具细锯齿，上面绿色，无毛，下面浅绿色，无毛或在脉间被微毛。花先叶开放或与叶同时开放，单生或2朵并生，具花柄，长6~8mm，无毛；花萼钟状，萼片5，反折，边缘具浅乳突状锯齿；花瓣5，白色或近粉红色，倒卵形或长倒卵形，长4~6mm，宽3~4mm；雄蕊多数，花丝线形，不等长；雌蕊1，子房长圆形或近圆形，无毛或具少数柔毛，1室，花柱无毛。核果近球形，成熟时鲜红色，直径约1.5cm，有光泽，核近球形或倒卵形，顶端微尖，表面有1~3沟。种子卵形，稍扁，上端尖，下端钝圆，种皮浅棕色或黄白色。花期4~5月，果期7月。

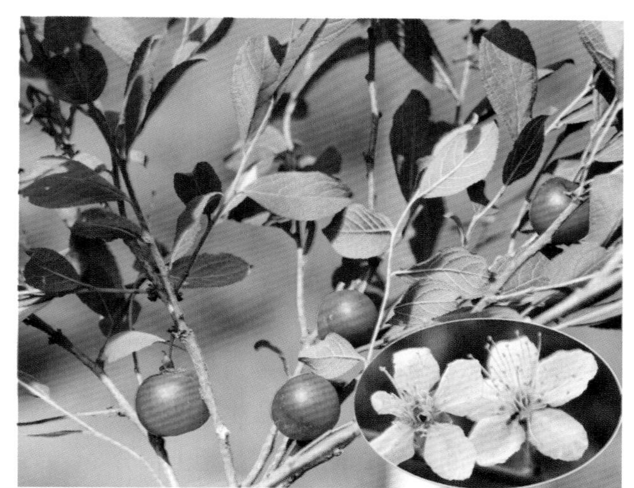

欧李（原植物）

【生态分布】生于海拔300~1000m的向阳山坡沙地、山地灌丛中。主要分布于索堡镇、涉城镇等地。

【采收加工】夏、秋二季采收成熟果实，除去果肉和核壳，取出种子，干燥。

【鉴别】呈卵形，长 5~8mm，直径 3~5mm。表面黄白色或浅棕色，一端尖，另端钝圆。尖端一侧有线形种脐，圆端中央有深色合点，自合点处向上具多条纵向维管束脉纹。种皮薄，子叶 2，乳白色，富油性。气微，味微苦。

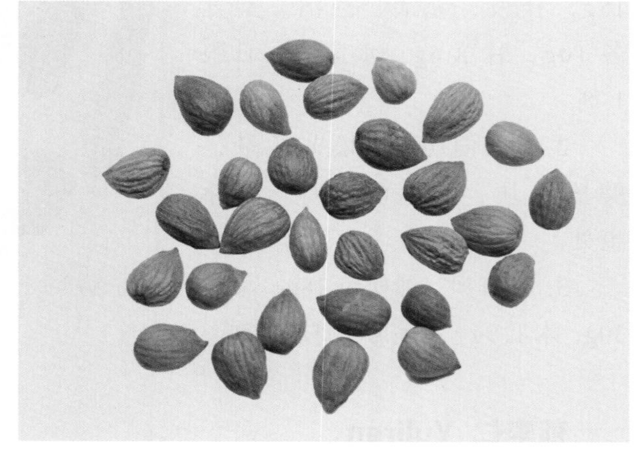
郁李仁（饮片）

【化学成分】含苦杏仁苷、郁李仁苷 A、B，山柰苷、营实糖苷和熊果酸、香草酸、原儿茶酸等。

【药理作用】有泻下、祛痰平喘、抗炎镇痛的作用。

【性味、归经与效用】辛、苦、甘，平。归脾、大肠、小肠经。有润肠通便，下气利水的功效。用于津枯肠燥，食积气滞，腹胀便秘，水肿，脚气，小便不利。

【用法与用量】内服：煎汤，6~10g。

【临床应用】

1. 便秘 郁李仁、火麻仁、瓜蒌子、苦杏仁各 10g。水煎服，日服 1 剂。
2. 水肿 郁李仁、冬瓜皮、车前子各 10g。水煎服，日服 1 剂。

泽 兰 Zelan

HERBA LYCOPI

【基源】为唇形科植物毛叶地瓜儿苗*Lycopus lucidus* Turcz.Var.*hirtus* Regel 或地瓜儿苗*Lycopus lucidus* Turcz. 的干燥地上部分。

【原植物】**毛叶地瓜儿苗** 多年生草本，高可达 1m 余。根茎横走，稍肥大，呈圆柱形，浅黄白色，具节，节上具鳞叶及须根。茎直立，通常不分枝，四棱形，节上密集硬毛，茎棱上被向上小硬毛。叶交互对生，具极短柄或近于无柄；叶片披针形，多少弧弯，长 4~10cm，宽 1~3cm，先端长锐尖或渐尖，基部楔形，边缘具锐齿，并有缘毛，上面密被细刚毛状硬毛，下面具凹陷的腺点，在肋及脉上被刚毛状硬毛。轮伞花序腋生，无梗，多花密集，其下承以小苞片，小苞片卵圆形至披针形，先端刺尖，位于外方者超过花萼，具 3 脉，位于内方者短于或等于花萼，具 1 脉，边缘有毛；花萼钟形，长约 4mm，先端 5 齿裂，具刺尖头，边缘有毛；花冠钟形，白色，稍露出于花萼，长 4.5~5mm，外面在冠檐上具腺点，内面在喉部具白色短柔毛，冠檐不明显二唇形，上唇近圆形，下唇3裂，中裂片较大；前对雄蕊能育，超出于花冠，药室略叉开，后对雄蕊退化，先端棍棒状；子房长圆形，4深裂，着生于花盘上，花柱伸出于花冠外，柱头2裂。小坚果扁平，长1~1.5mm，暗褐色。花期6~9月，果期8~10月。

地瓜儿苗　与毛叶地瓜儿苗形态相似，主要区别是：本种茎节处无毛或在节上疏生小硬毛，叶片长圆状披针形，边缘具锐尖粗牙齿状锯齿，叶上面无毛，下面脉上疏生白色柔毛或无毛。

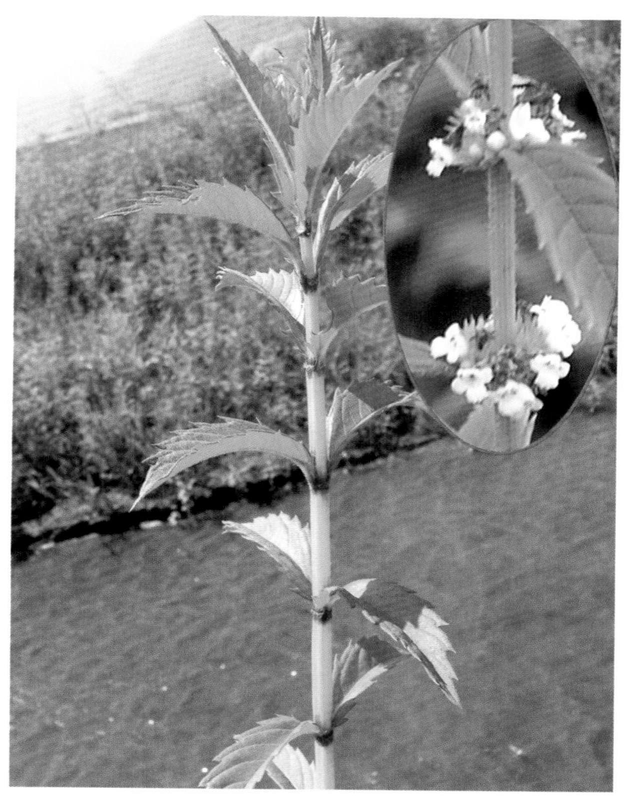

毛叶地瓜儿苗（原植物）

【生态分布】 生于海拔200~1000m的沼泽地、山野低洼地、水边等潮湿处。分布于漳河两岸，主要为辽城乡、河南店镇、西达镇、固新镇等地。

【采收加工】 夏、秋二季茎叶茂盛时采割，晒干。

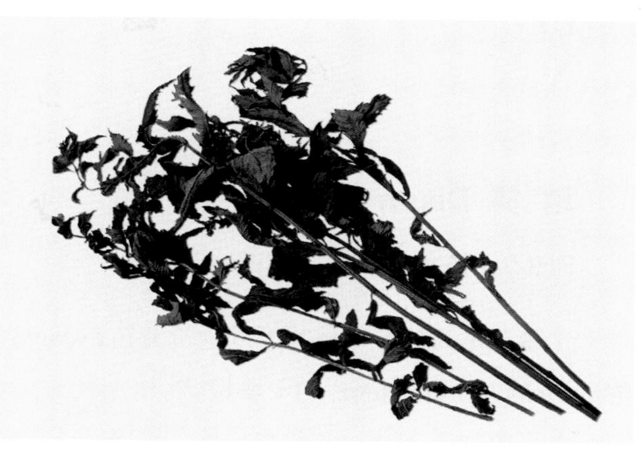

泽兰（药材）

【鉴别】 **药材**　茎呈方柱形，少分枝，四面均有浅纵沟，长50~100cm，直径0.2~0.6cm。表面黄绿色或带绿色，节处紫色明显，有白色茸毛；质脆，断面黄白色，髓部中空。叶对生，有短柄或近无柄；叶片多皱缩，展平后呈披针形或长圆形，长5~10cm；上表面黑绿色或暗绿色，下表面灰绿色，密具腺点，两面均有短毛；先端尖，基部渐狭，边缘有锯齿。轮伞花序腋生，花冠多脱落，苞片及花萼宿存，小包片披针形，有缘毛，花萼钟形，5齿。气微，味淡。

饮片　呈不规则的段。茎方柱形，四面均有浅纵沟，表面黄绿色或带紫色，节处紫色明显，有白色茸毛。切面黄白色，中空。叶多破碎，展平后呈披针形或长圆形，边缘有锯齿。有时可见轮伞花序。气微，味淡。

【化学成分】含挥发油和鞣质等。

【药理作用】有改善微循环障碍、降低血液黏度、轻度抑制血栓形成和强心的作用。

【性味、归经与效用】苦、辛，微温。归肝、脾经。有活血调经，祛瘀消痈，利水消肿的功效。用于月经不调、经闭、痛经、产后瘀血腹痛、疮痈肿毒、水肿腹水。

【用法与用量】内服：煎汤，6~12g。

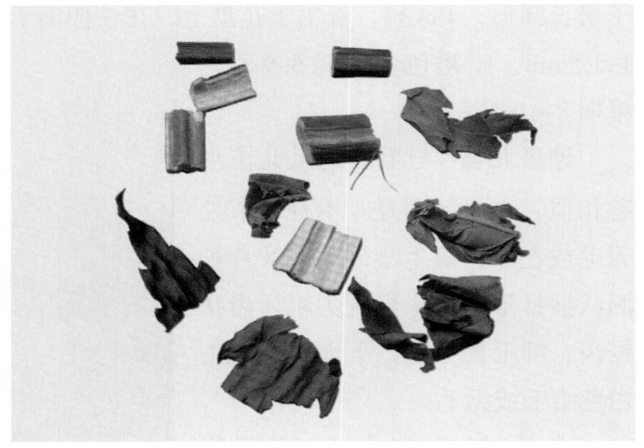

泽兰（饮片）

【临床应用】

1. 闭经 泽兰 12g，当归、红花、桃仁各 10g，益母草 15g，川芎 6g。水煎服，日服 1 剂。
2. 儿枕痛 泽兰 12g，益母草、香附、延胡索各 10g，桃仁、红花、川芎各 6g。水煎服，日服 1 剂。
3. 水肿 泽兰、车前子各 30g。水煎服，日服 1 剂。
4. 跌打损伤 泽兰 12g，红花 6g。水煎服，日服 1 剂。
5. 毒蛇咬伤 泽兰 60~120g，水煎服，日服 1 剂；另取泽兰叶 60g，捣烂，敷贴伤口。

附：

地 笋 Disun

RHIZOMA LYCOPI LUCIDI

【基源】为唇形科植物毛叶地瓜儿苗 *Lycopus lucidus* Turcz.var.*hirtus* Regel 或地瓜儿苗 *Lycopus lucidus* Turcz. 的干燥根茎。

【采收加工】秋、冬两季采挖，洗净，干燥。

【鉴别】呈纺锤形，稍扁，略弯曲，长 4~10cm，直径 0.3~2cm。表面黄棕色至棕褐色，皱缩，有微隆起的环节，节间长 0.3~1cm，节上可见膜质鳞叶或须根。体轻，质稍韧，易折断，断面黄白色或棕黄色。气微，味甘而微苦。

【**性味、归经与效用**】甘、辛，平。归心、肝、脾、胃经。有化瘀止血，益气利水的功效。用于衄血，吐血，产后腹痛，黄疸，水肿，带下，气虚乏力。

【**用法与用量**】内服：煎汤，4~9g。

【**临床应用**】

1. 黄疸　地笋、赤小豆各 60g。水煎当茶饮。

2. 鼻衄　地笋、桑白皮各 30g。水煎服，日服 1 剂。

3. 带下　地笋、薏苡仁各 30g。水煎服，日服 1 剂。

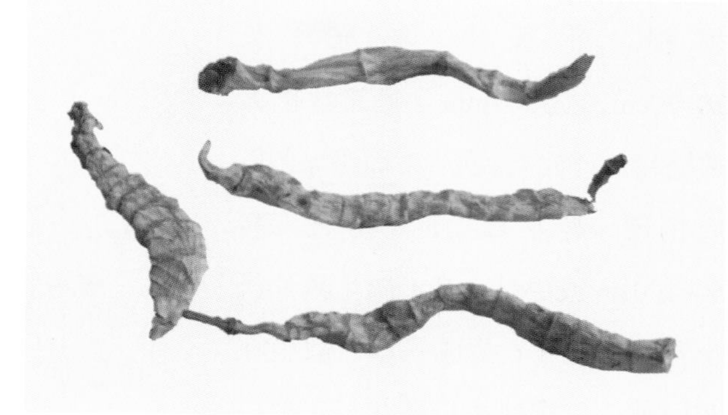

地笋（药材）

4. 水肿　地笋 30g，生黄芪 10g，车前草 15g。水煎服，日服 1 剂。

5. 儿枕痛　地笋、益母草各 15g，川芎、红花各 6g。水煎服，日服 1 剂。

知母 Zhimu

RHIZOMA ANEMARRHENAE

【**基源**】为百合科植物知母 *Anemarrhena asphodeloides* Bge. 的干燥根茎。

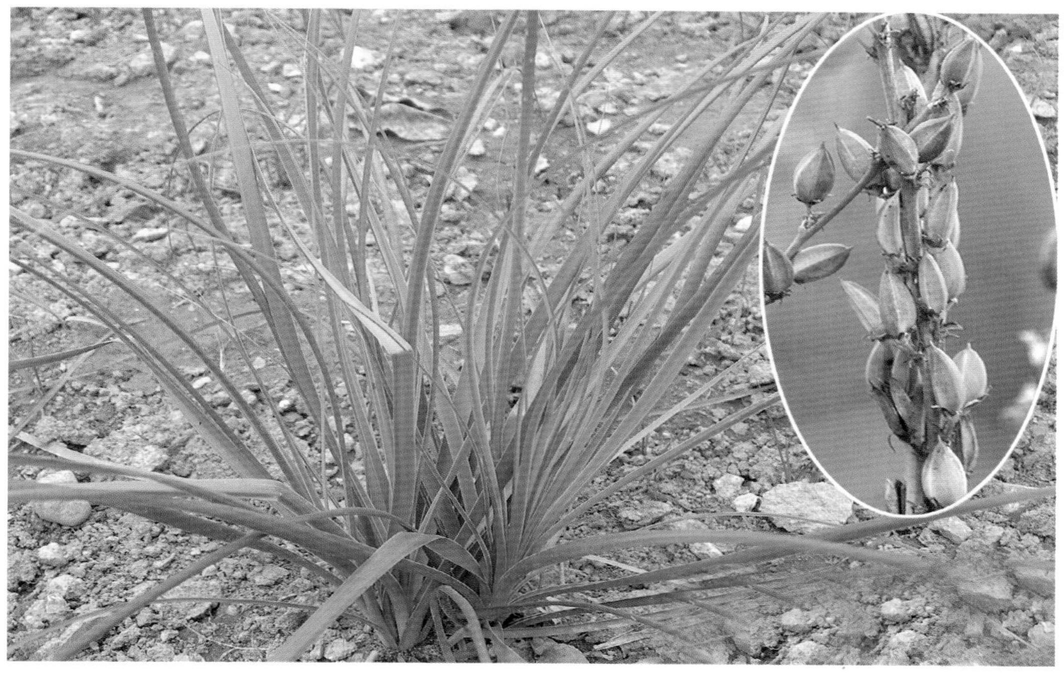

知母（原植物）

【原植物】多年生草本。全株无毛。根茎肥厚，横走，粗壮，残留多数黄褐色纤维状的旧叶残基，下面生有多数肉质须根。叶基生，线形，长20~70cm，宽3~7mm，基部常扩大成鞘状，上面淡绿色，下面深绿色，质稍硬。花葶直立，不分枝，高50~100cm或更长，其上疏生鳞片状小苞片；花2~6朵成一簇，散生在花序轴上，排列成长穗状；花黄白色或淡紫色，具短梗，多于夜间开放，有香气；花被片6，2轮，长圆形，长6~8mm，宽1~1.5mm，外轮具紫色脉纹，内轮淡黄色；雄蕊3，着生于内轮花被片中央，花药黄色；子房长卵形，3室。蒴果长圆形，长10~15mm，直径5~7mm，具6条纵棱，3室，每室含种子1~2。种子黑色，长三棱形，两侧有翅，长8~12mm。花期5~8月，果期8~9月。

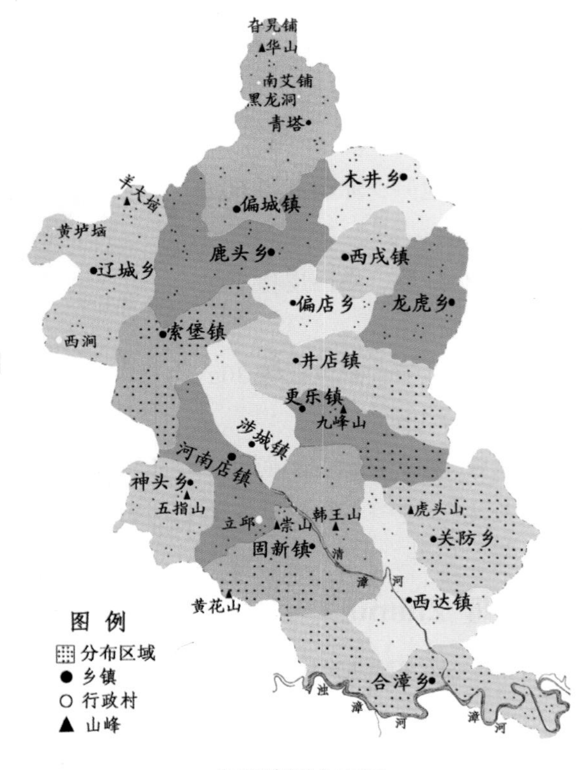

知母资源分布图

【生态分布】生于海拔200~1200m的草地、山坡。全县各地均有分布，主要分布于关防乡、索堡镇、合漳乡、固新镇、井店镇、更乐镇等地。索堡镇、关防乡等地有栽培。

【栽培技术】

1. 选地与整地

施足基肥，翻地深23~33cm。至翌春解冻后，耙平作畦，畦高10~13cm，宽1.2m，畦沟宽30cm。

2. 繁殖方法

（1）种子种植 选择三年生以上无病虫害的健壮植株，于8月中旬至9月中旬采集成熟果实，晒干，脱粒，当年秋播或翌年春播。播种前，将种子用60℃温水浸泡8~12小时，捞出晾干外皮，用2倍的湿润河沙拌匀，在向阳温暖处挖浅窝，将种子堆于窝内，上面盖土5~6cm，再用农用薄膜覆盖催芽，待多数种子露白时，即可取出播种。春播或秋播。在整好的畦上，按行距25cm开深2cm的浅沟，将催芽种子均匀撒入沟内，覆土盖平稍加镇压，以不见种子为度。播后保持土壤湿润，10~12天便可出苗。秋播，于10月底至11月初播种，翌年4月出苗，秋播出苗较整齐。

（2）分株种植　于早春或晚秋，将2年生的根茎挖出，带须根切成3~5cm的小段，每段带芽头2~3个。在备好的畦上，按行距20cm，深4~5cm开横沟，将切好的种茎按行株距5cm一段平放于沟内，覆土，压实，浇透水。

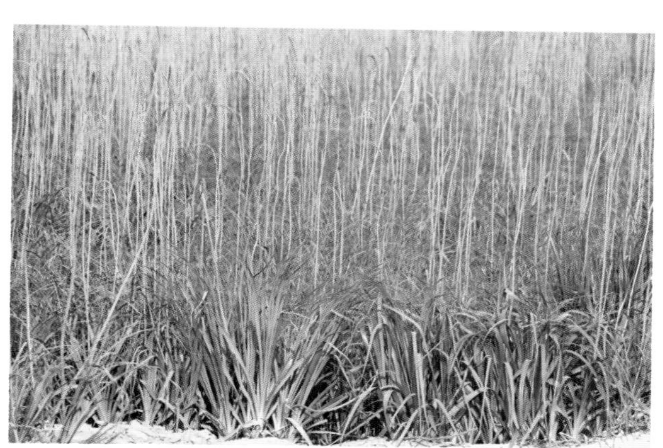

知 母（栽培）

3. 田间管理

（1）间苗、定苗、松土除草，当苗高4~5cm时，按行株距5~6cm间苗；苗高6~10cm，按行株距18cm定苗。间苗、定苗后各进行一次松土除草，注意松土宜浅，以耧松地表土为度。

（2）施肥、苗期每亩施稀薄人畜粪水1500~2000kg；生长中后期，每亩施熟厩肥和草木灰各1000kg。2~3年生知母，在春季萌发前，每亩施厩肥1500kg，磷酸二铵50kg。生长中的每年7~8月生长旺盛期，每亩喷施0.3%磷酸二氢钾100kg，隔半个月再喷一次。

（3）排灌、干旱时及时浇水；封冻前灌一次越冬水，防冬旱。雨后及时疏沟排水。

（4）覆盖柴草　知母栽后1~3年，于春季追肥后，每亩顺沟覆盖麦糠、麦秸之类杂草800~1000kg，每年一次，中间不需翻动，以改良土壤，保持水分，抑制杂草滋生。

4. 病虫害防治

蛴螬咬断知母苗或地下根茎，造成缺棵。

防治方法：发生时浇施辛硫磷1000倍灌根。

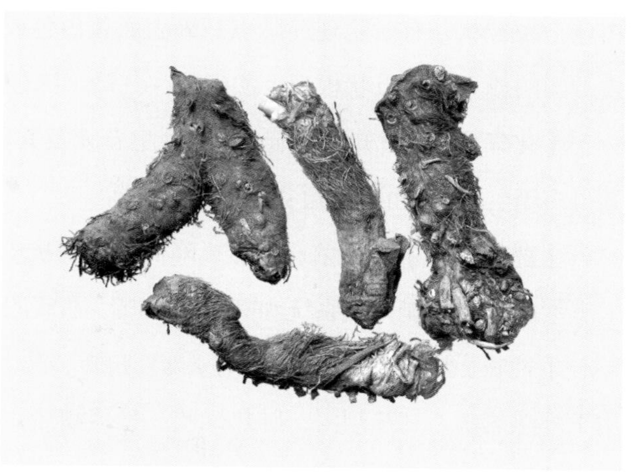

知 母（药材．毛知母）

【采收加工】春、秋二季采挖，

除去须根及泥沙，晒干，习称“毛知母”；或除去外皮，晒干。

【鉴别】药材 呈长条状，微弯曲，略扁，偶有分枝，长3~15cm，直径0.8~1.5cm，一端有浅黄色的茎叶残痕。表面黄棕色至棕色，上面有一凹沟，具紧密排列的环状节，节上密生黄棕色的残存叶基，由两侧向根茎上方生长；下面隆起而略皱缩，并有凹陷或突起的点状根痕。质硬，易折断，断面黄白色。气微，味微甜、略苦，嚼之带黏性。

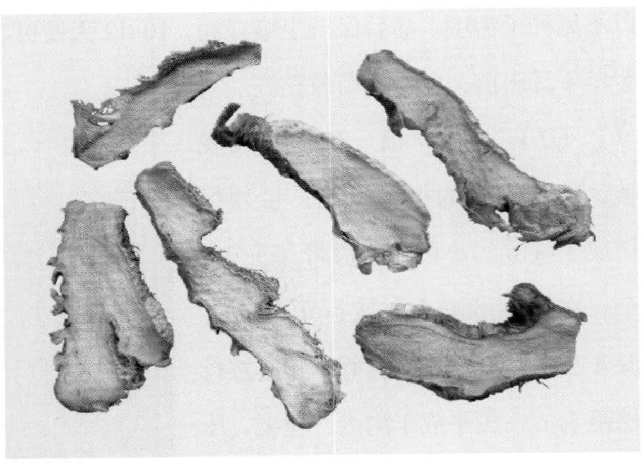

知母（饮片．毛知母）

饮片 毛知母 为不规则类椭圆形、长圆形或“Y”形片，直径0.5~1.5cm，厚1~3mm。切面黄白色或淡黄色，颗粒状，有时隐现筋脉点。外表面灰棕色至黄棕色，有凹陷或突起的点状根痕，可见少数毛须状叶基。质硬脆。气微，味微甜、略苦，嚼之带黏性。

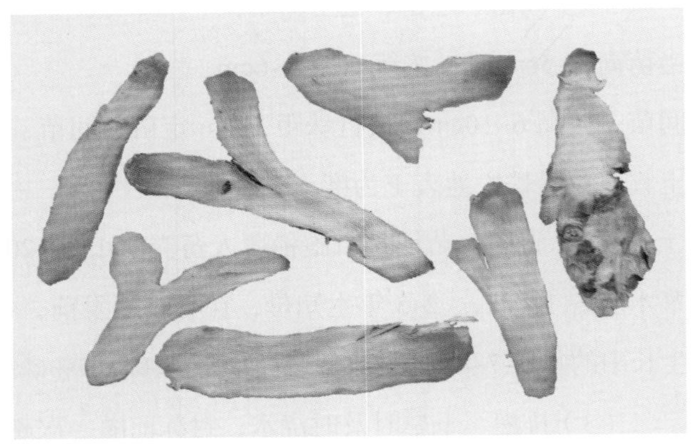

知母（饮片．知母肉）

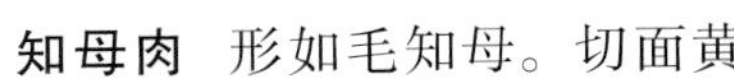

知母肉 形如毛知母。切面黄白色，颗粒状，有时隐现筋脉点。外表面黄白色或淡黄色，可见残留的瘢片状淡黄色栓皮及凹陷或突起的点状根痕。质硬脆。气微，味微甜、略苦，嚼之带黏性。

【化学成分】含知母皂苷、异菝葜皂苷元及其琥珀酸衍生物S-ZMS和杧果苷、胆碱、知母多糖、β-谷甾醇、尼克酰胺及烟酸等。

【药理作用】有抗菌、解热、降低血糖、抗皮质激素、抗血小板聚集、双向调节肾上腺素能和胆碱能神经系统和利胆、镇咳、祛痰的作用。

【性味、归经与效用】苦、甘，寒。归肺、胃、肾经。有清热泻火，滋阴润燥的功效。用于外感热病，高热烦渴，肺热燥咳，骨蒸潮热，内热消渴，肠燥便秘。

【用法与用量】内服：煎汤，6~12g。

【临床应用】

1. 发热　生石膏 30g（先煎），知母、粳米各 10g，甘草 6g。水煎服，日服 1 剂。

2. 牙痛　生石膏 30g（先煎），知母、白芷各 10g，牛膝、甘草各 6g。水煎服，日服 1 剂。

3. 咳嗽　知母、百合、紫菀、枇杷叶各 10g，浙贝母、苦杏仁、桔梗、甘草各 6g。水煎服，日服 1 剂。

4. 遗精　熟地黄 30g，山茱萸、山药、知母各 10g，牡丹皮、茯苓、泽泻、黄柏各 6g。水煎服，日服 1 剂。

5. 骨蒸　知母、青蒿各 10g，鳖甲 30g。水煎服，日服 1 剂。

6. 盗汗　知母、秦艽各 10g，黄柏 6g，浮小麦 30g。水煎服，日服 1 剂。

7. 不寐　酸枣仁 30g，茯神 15g，知母、远志各 10g，甘草 6g。水煎服，日服 1 剂。

柏子仁 Baiziren

SEMEN PLATYCLADI

【基源】为柏科植物侧柏*Platycldus orientalis*（L.）Franco 的干燥成熟种仁。

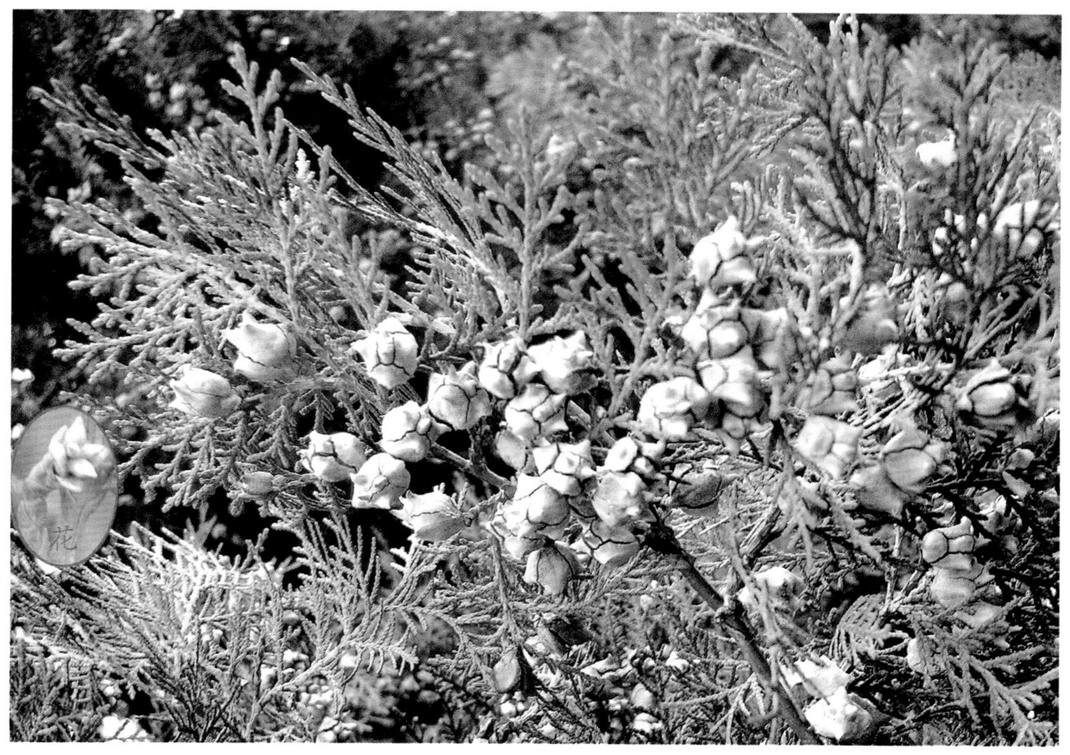

侧柏（原植物）

【原植物】详见“侧柏叶”项下。

【生态分布】详见“侧柏叶”项下。

【采收加工】秋、冬二季采收成熟种子，晒干，除去种皮，收集种仁。

【鉴别】种仁呈长卵圆形至长椭圆形，长 4~7mm，直径 1.5~3mm。表面黄白色或淡黄棕色，外包膜质内种皮，顶端略尖，有深褐色的小点，基部钝圆。质软，富油性。气微香，味淡。

【化学成分】含脂肪油、皂苷、挥发油、植物甾醇、维生素 A 和蛋白质等。

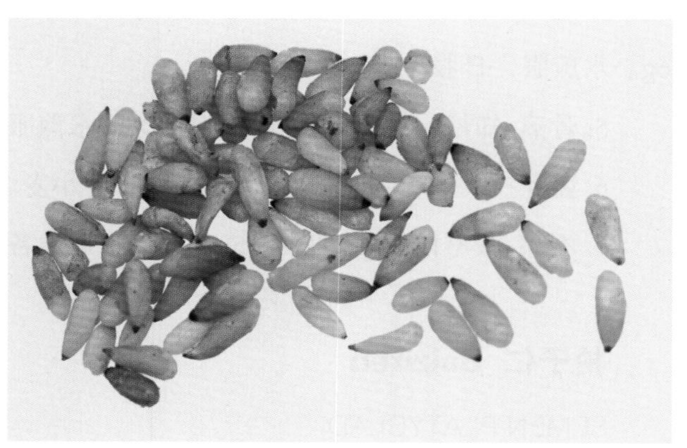

柏子仁（饮片）

【药理作用】有促智、镇静的作用。

【性味、归经与效用】甘，平。归心、肾、大肠经。有养心安神，润肠通便，止汗的功效。用于阴血不足，虚烦失眠，心悸怔忡，肠燥便秘，阴虚盗汗。

【用法与用量】内服：煎汤，3~10g。

【临床应用】

1. 不寐　酸枣仁 30g，柏子仁 15g，茯神、知母各 10g，川芎、甘草各 6g。水煎服，日服 1 剂。

2. 心悸　酸枣仁、珍珠母各 30g，柏子仁、生地黄各 15g，茯神 20g，麦冬、炙甘草各 10g。水煎服，日服 1 剂。

3. 盗汗　柏子仁 15g，龟板、鳖甲各 30g，熟地黄 20g，枸杞子、牛膝各 10g，五味子 6g。水煎服，日服 1 剂。

4. 便秘　柏子仁、苦杏仁、郁李仁各等分，研末制成蜜丸。每服 6g，日服 2 次。

扁 蕾 Bianlei

HERBA GENTIANOPSIS BARBATAE

【基源】为龙胆科植物扁蕾*Gentianapsis barbata*（Froel.）Ma 的干燥全草。

【原植物】一或二年生草本，高 8~40cm。茎单生。基生叶有柄，长约 0.6cm，叶片匙形或线状披针形，长 0.7~4cm，宽 0.1~1cm，先端圆钝，基部渐狭成柄，中脉在下面显著；茎生叶 3~10 对，无柄，狭披针形至线形，长 1.5~8cm，宽 3~9mm，先端渐尖，基部钝。单花顶生；花梗长达 15cm，果时更长；花萼筒形，稍扁，稍短于花，或与花冠筒等长，萼筒长 0.6~1cm，萼裂片 4，不等长，异形，具白色膜质边缘；花冠筒状漏斗形，筒部黄白色，檐部蓝色或淡蓝色，长 2~5cm，裂片 4，下部两侧有短的细条裂齿；腺体 4 个，近球形，着生于花冠筒基部，与雄蕊互生；雄蕊 4，生于花冠筒中部；子房狭椭圆形，长 2.5~3cm，子房柄长 2~4mm，花柱短。蒴果长圆形。种子小，长约 1mm，表面有较密的突起。花、果期 7~9 月。

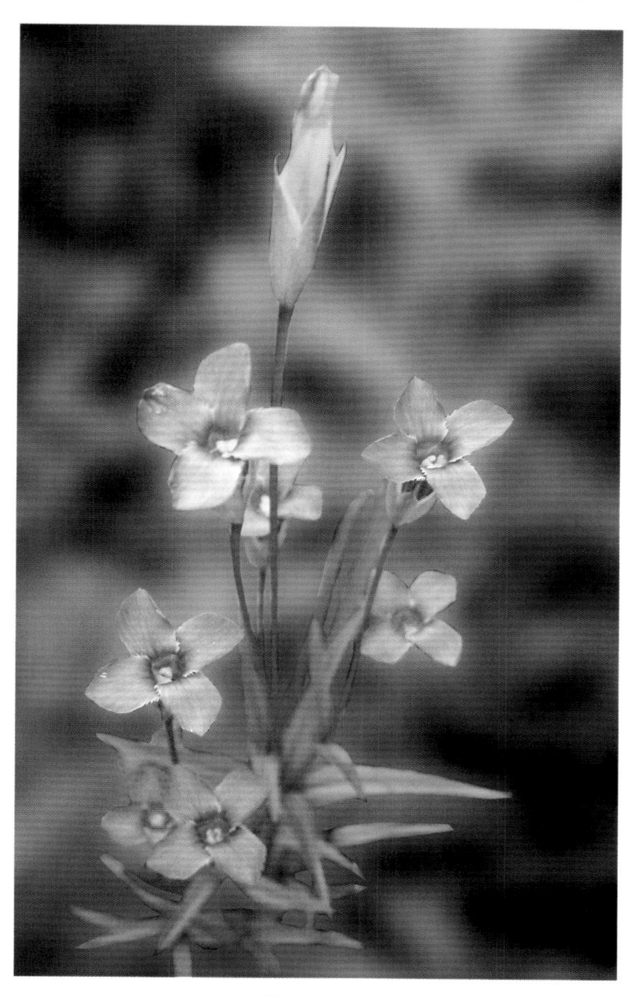

扁蕾（原植物）

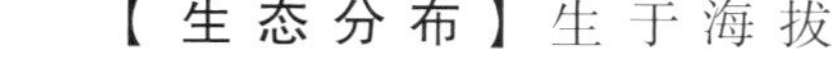

【生态分布】生于海拔 600~1000m 的水沟边、山坡草地、灌丛中。分布于神头乡雪寺、偏城镇二龙山等地。

【采收加工】春、夏季采收，洗净，晾干。

【鉴别】药材 根细长圆锥形，稍有分枝，长短不一，直径约 1.5mm，表面淡黄色。茎具 4 纵棱，有分枝，长短不一，直径约 2mm，表面黄绿色，光滑无毛，节部膨大；质脆，易折断，断面中空。叶对生，皱缩破碎，完整叶片呈条形，先端渐尖，全缘，基部2对生叶几相连，表面绿色或暗绿色；质脆，易碎。花单生于枝端，多断落，花萼钟状，具4棱，4裂，内对裂片披针形，先端尾尖，外对裂片条状披针形，较内裂片长，黄绿色，花冠钟形，淡黄色、黄绿色或淡蓝色。蒴果狭矩圆形。种子椭圆形，棕褐色，密被小疣状突起。气微，味微苦。

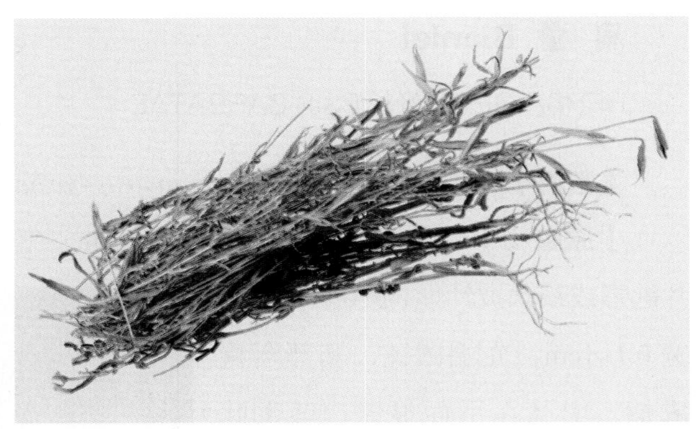

扁蕾（药材）

饮片　呈段状。根段圆柱形，直径约1.5mm，表面淡黄色。茎段具4纵棱，直径约2mm，切面中空；表面黄绿色，节部膨大；质脆。叶皱缩破碎，完整叶片呈条形或条状披针形，先端渐尖，基部略抱茎，全缘，背面主脉明显，表面绿色或暗绿色。花萼钟状，具4棱，4裂，黄绿色，花冠钟形，淡黄色、黄绿色或淡蓝色。蒴果狭矩圆形。种子椭圆形，棕褐色，密被小疣状突起。气微，味苦。

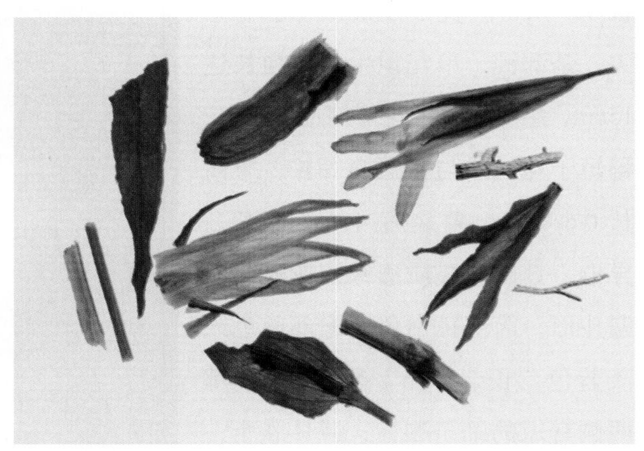

扁蕾（饮片）

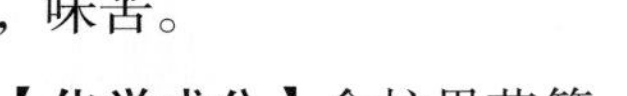

【化学成分】含杧果苷等。

【性味、归经与效用】苦，寒。归心、肝经。有清热解毒，消肿止痛的功效。用于外感发热，肝炎，胆囊炎，头痛目赤，外伤肿痛，疮疖肿毒。

【用法与用量】内服：煎汤，6~10g；或入丸、散。外用：适量，捣敷。

【临床应用】

1. 黄疸　扁蕾10g，茵陈30g。水煎服，日服1剂。

2. 暴风客热　扁蕾、野菊花各10g。代茶饮。

3. 痈肿　扁蕾、蒲公英各等分。捣烂外敷。

草牡丹 Caomudan

HERBA CLEMATIDIS HERACLEIFOLIAE

【基源】为毛茛科植物大叶铁线莲*Clematis heracleifolia* DC. 的干燥全草。

【原植物】基部木质。高0.3~1m。主根粗大，表面棕黄色。茎粗壮，纵条纹明显，密生白色糙绒毛。叶对生，三出复叶，长达30cm；叶柄长4.5~15cm，被毛；小叶片亚革质或厚纸质，宽卵形、卵圆形或近圆形，长6~13cm，宽4~10cm，先端短尖头，上面暗绿色，近无毛，下面有曲柔毛，脉上尤多；顶生小叶柄长，侧生小叶柄短。聚伞花序顶生或腋生，花梗粗壮，有白色糙绒毛，每花下有一个线状披针形苞片；花杂性，两性花与雄花异株；花直径2~3cm；萼片4，蓝紫色，窄长圆形或宽线形，长1.5~2cm，宽约5mm，先端常反卷，下半部靠合管状，外面有白色厚绢状短柔毛，内面无毛，边缘密生白色绒毛；心皮多数，有白色绢毛。瘦果卵形，长约4mm，红棕色，有短柔毛，宿存花柱羽毛状，长达3cm。花期8~9月，果期9~10月。

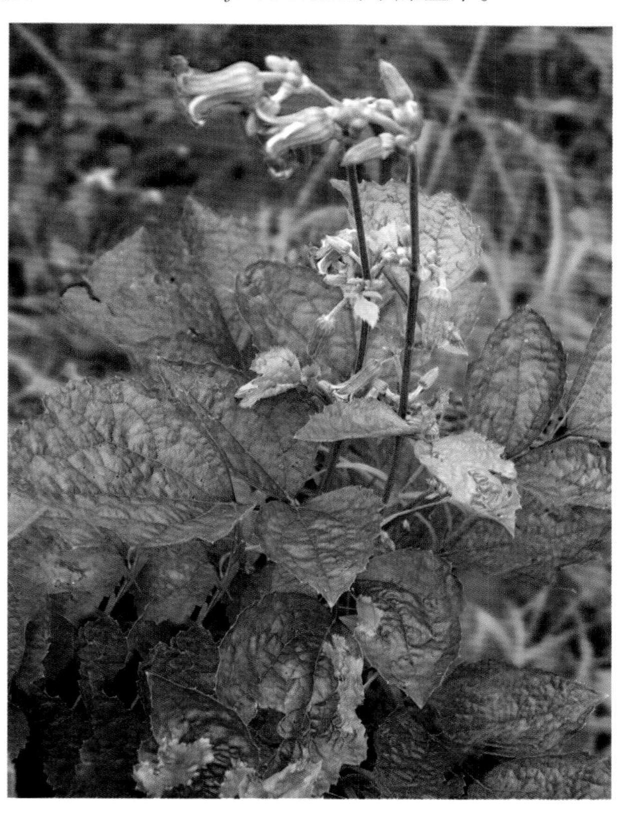

大叶铁线莲（原植物）

【生态分布】生于海拔300m以上的山坡沟谷、路旁或林边。主要分布于涉城镇、偏城镇、固新镇等地。

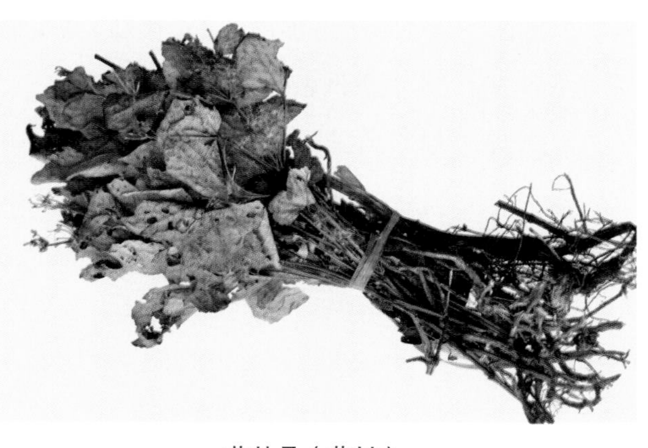

草牡丹（药材）

【采收加工】夏、秋季采收，切段，晒干。

【鉴别】药材　根粗大，木质化；表面棕黄色。茎圆柱形，多切成段，直径5~8mm，下段茎木化，上段茎草质，黄绿或绿褐色，具纵棱。叶对生，完整叶为三出复叶，先端小叶较大，宽卵形，长宽均为6~13cm，先端短尖，基部楔形，不分裂或3浅裂，边缘有粗锯齿，具柄；侧生小叶近无柄，较小。聚伞花序顶生或腋生，花梗粗壮，有白色糙毛，花淡蓝色。瘦果卵形，长约4mm，红棕色。气微，味微苦。

饮片　呈段状。根段圆形，木质化；表面棕黄色。茎段圆柱形，直径5~8mm，表面黄绿色或绿褐色，具纵棱；草质或木化。叶皱缩，纸质，展平后完整者为三出复叶，先端小叶宽卵形，长宽均为6~13cm，先端短尖，基部楔形，不分裂或3浅裂，边缘有粗锯齿，具柄；侧生小叶近无柄，较小。聚散花序顶生或腋生，花梗粗壮，有白色糙毛；花淡紫色。瘦果卵形，长约4mm，红棕色。气微，味微苦。

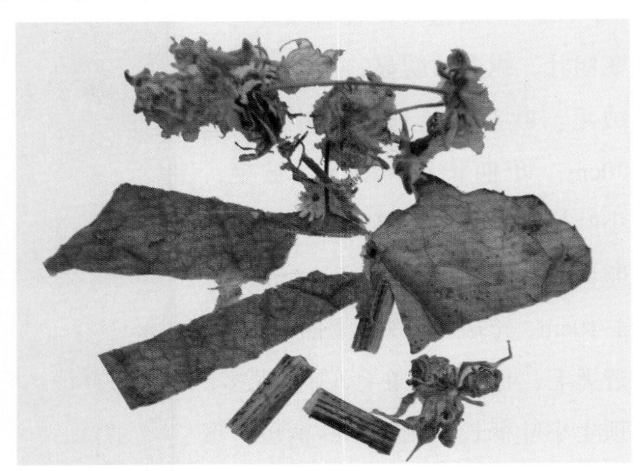

草牡丹（饮片）

【性味、归经与效用】辛、甘、苦，微温。归肝、大肠经。有祛风除湿，止泻痢，消痈肿的功效。用于风湿性关节痛，腹泻，痢疾，结核性溃疡。

【用法与用量】内服：煎汤9~15g；或泡酒。外用：适量，煎汤熏洗。

【临床应用】

1. 泄泻，痢疾　草牡丹15g。水煎服，日服1剂。

2. 痹证　①草牡丹、五加皮各9g，牛膝、威灵仙各12g。水煎服，日服1剂。②草牡丹、透骨草各30g。水煎熏洗患处。

3. 瘰疬　草牡丹适量。水煎洗患处。

草 乌 Caowu

RADIX ACONITI KUSNEZOFFII

【基源】为毛茛科植物北乌头*Aconitum kusnezoffii* Reichb. 的干燥块根。

【原植物】多年生草本，高70~150cm。块根通常2，偶有3个，倒圆锥形，长2.5~5cm，直径1~1.5cm，外皮黑褐色。茎直立，粗壮。叶互生，具柄，叶片坚纸质，轮廓卵圆形，长6~14cm，宽8~19cm，3全裂几达基部，裂片菱形，再作深浅不等的羽状缺刻状分裂，最终裂片披针形至线状披针形，先端尖，两面均无毛或上面疏被短毛。花序总状，或有时近窄圆锥花序，花序轴光滑无毛，或偶在花梗上部被很稀疏的短毛；花萼蓝紫色，上萼片盔形，高1.5~2.5cm，宽0.9~1.3cm，嘴稍向前平伸，侧萼片倒卵状圆形，稍偏斜，长1.3~1.7cm，下萼片长圆形，长1~1.5cm；蜜叶2，有长爪，距拳卷；雄蕊多数；心皮通常5，罕为3~4，无毛。蓇葖果长1.3~1.6cm。种子多数。花期7~9月，果期8~10月。

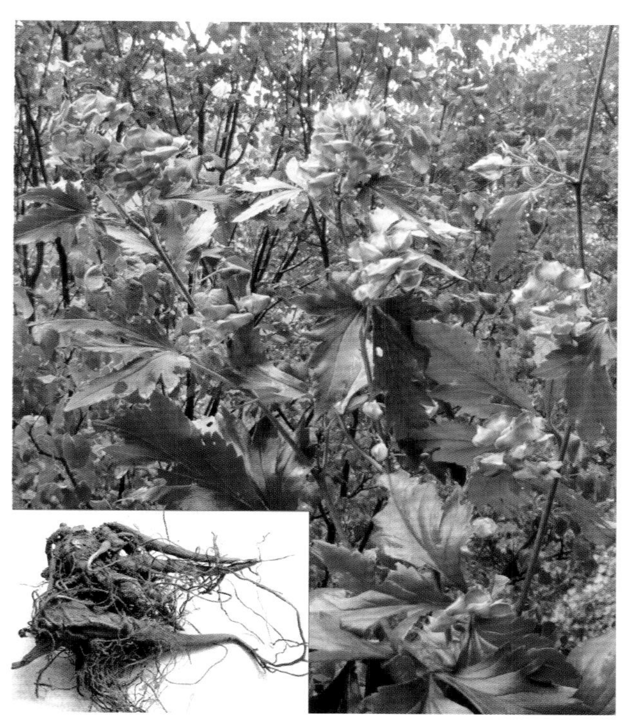

北乌头（原植物）

【生态分布】生于海拔500~1200m的山地、丘陵草坡、林下或林缘。分布于辽城乡、神头乡等地。

【采收加工】秋季茎叶枯萎时采挖，除去须根和泥沙，干燥。

【鉴别】药材　呈不规则长圆

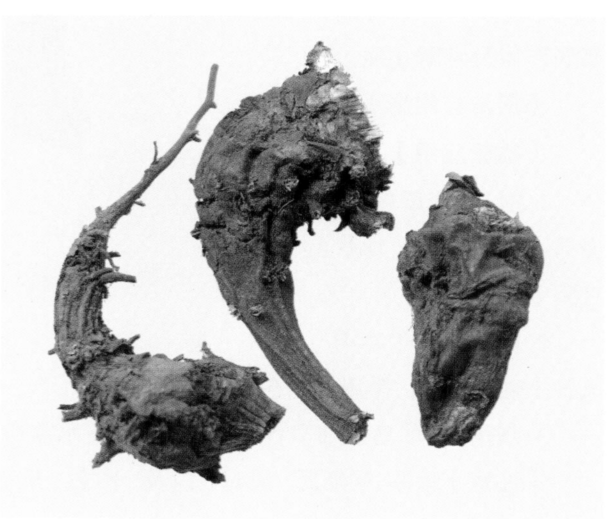

草乌（药材）

锥形，略弯曲，长 2~7cm，直径 0.6~1.8cm。顶端常有残茎和少数不定根残基，有的顶端一侧有一枯萎的芽，一侧有一圆形或扁圆形不定根残基。表面灰褐色或黑棕褐色，皱缩，有纵皱纹、点状须根痕及数个瘤状侧根。质硬，断面灰白色或暗灰色，有裂隙，形成层环纹多角形或类圆形，髓部较大或中空。气微，味辛辣、麻舌。

饮片　制草乌　呈不规则圆形或近三角形的片。表面黑褐色，有灰白色多角形形成层和点状维管束，并有空隙，周边皱缩或弯曲。质脆。气微，味微辛辣，稍有麻舌感。

【化学成分】含剧毒的双酯类生物碱：乌头碱、中乌头碱、次乌头碱、3- 去氧乌头碱、北乌头碱、拉帕宁、得姆定等，此外还含乌头多糖。

生草乌（饮片）

【药理作用】

1. 有镇痛、抗炎、局部麻醉、强心的作用。

2. 毒性　未炮制的生草乌毒性很大，小鼠腹腔注射的 LD_{50} 为 0.19g/kg。

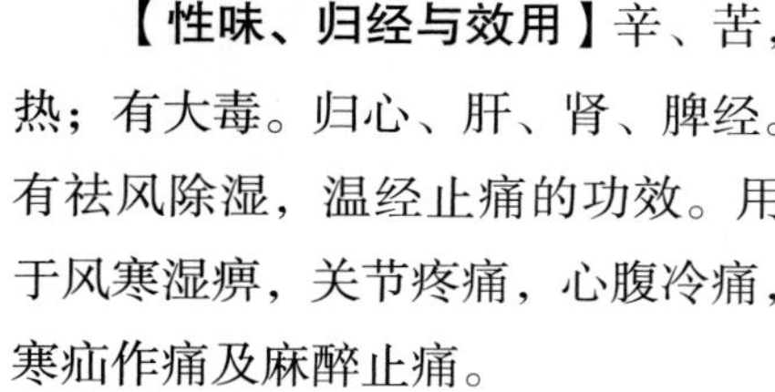

【性味、归经与效用】辛、苦，热；有大毒。归心、肝、肾、脾经。有祛风除湿，温经止痛的功效。用于风寒湿痹，关节疼痛，心腹冷痛，寒疝作痛及麻醉止痛。

【用法与用量】一般炮制后用。

【临床应用】

1. 痹证　制草乌（先煎）、当归、赤芍、川芎各 6g，甘草 3g。水煎服，日服 1 剂。

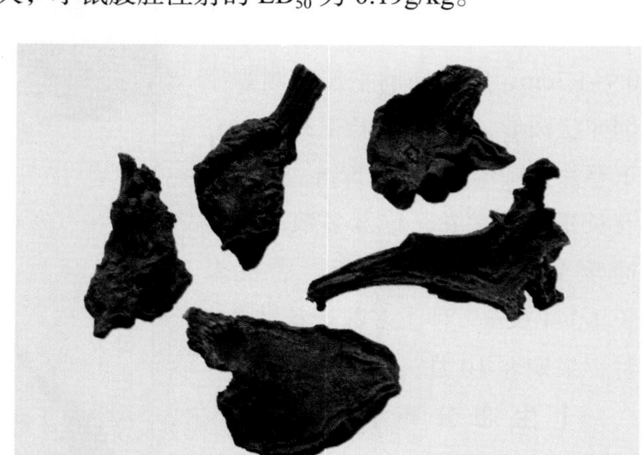

制草乌（饮片）

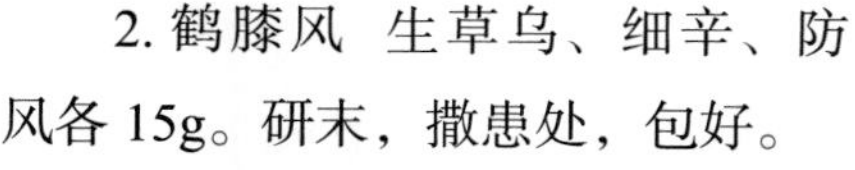

2. 鹤膝风　生草乌、细辛、防风各 15g。研末，撒患处，包好。

3. 龋齿　生草乌、细辛各 6g，花椒 3g。水煎漱口，不可咽下。

【注意】禁忌　反半夏、贝母、白及、白蔹、瓜蒌、天花粉。生者毒性剧烈，内服宜慎。久煎可减低毒性，加强疗效。孕妇忌用。

茺蔚子 Chongweizi

FRUCTUS LEONURI

【基源】为唇形科植物益母草*Leonurus japonicus* Houtt. 的干燥成熟果实。

【原植物】详见“益母草”项下。

【生态分布】详见“益母草”项下。

【采收加工】秋季果实成熟时采割地上部分，晒干，打下果实，除去杂质。

【鉴别】呈三棱形，长2~3mm，宽约1.5mm。表面灰棕色至灰褐色，有深色斑点，一端稍宽，平截状，另一端渐窄而钝尖。果皮薄，子叶类白色，富油性。气微，味苦。

【化学成分】含益母草宁碱、水苏碱及脂肪油。

【药理作用】

1. 有降压的作用。

2. 毒性 人一次口服茺蔚子30g以上，可于4~6h后出现中毒反应，症状为全身无力，下肢不能活动，全身酸麻疼痛，重者汗多呈虚脱状态。

【性味、归经与效用】辛、苦，微寒。归心包、肝经。有活血调经，清肝明目的功效。用于月经不调，经闭痛经，目赤翳障，头晕胀痛。

【用法与用量】内服：煎汤，5~10g。

【临床应用】

1. 暴风客热 茺蔚子、决明子、

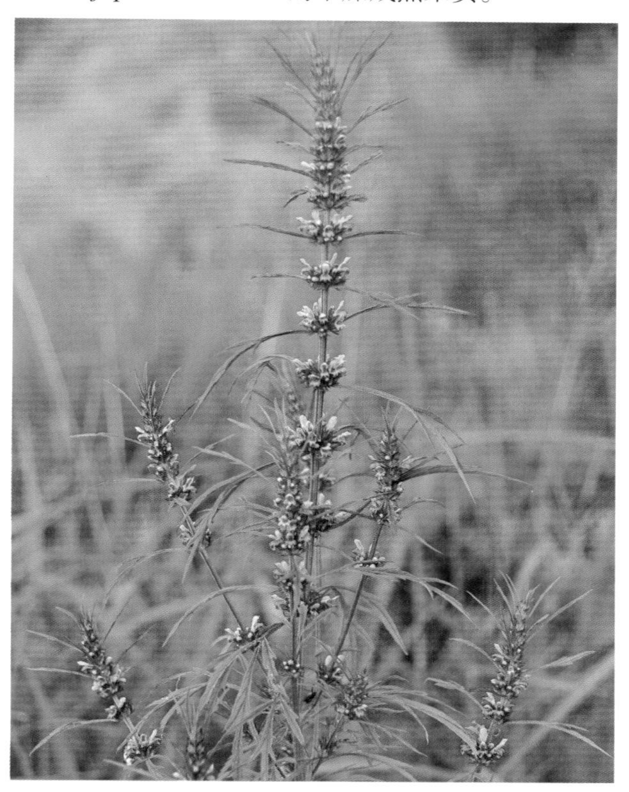

益母草（原植物）

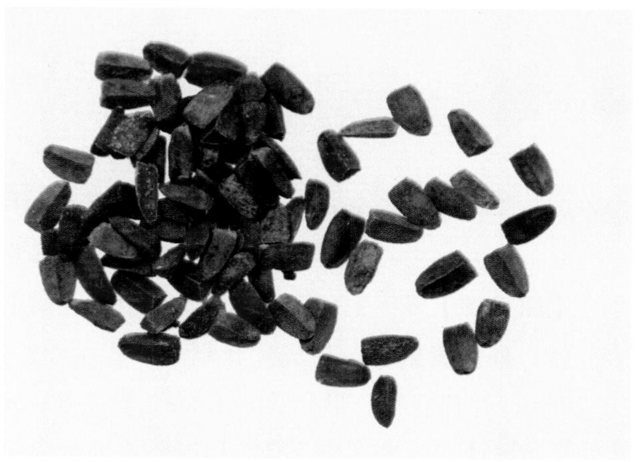

茺蔚子（饮片）

青葙子、菊花各9g。水煎服，日服1剂。

2. 闭经，痛经 茺蔚子、香附、桃仁各10g，当归12g，红花、土鳖虫、川芎各6g。水煎服，日服1剂。

3. 头痛 茺蔚子、黄芩、菊花各10g，夏枯草20g，石决明30g，钩藤15g。水煎服，日服1剂。

4. 水肿 茺蔚子10g，白茅根30g。水煎服，日服1剂。

5. 乳痈 茺蔚子捣敷及取汁服。

穿山龙 Chuanshanlong

RHIZOMA DIOSCOREAE NIPPONICAE

【基源】为薯蓣科植物穿龙薯蓣*Dioscorea nipponica* Makino的干燥根茎。

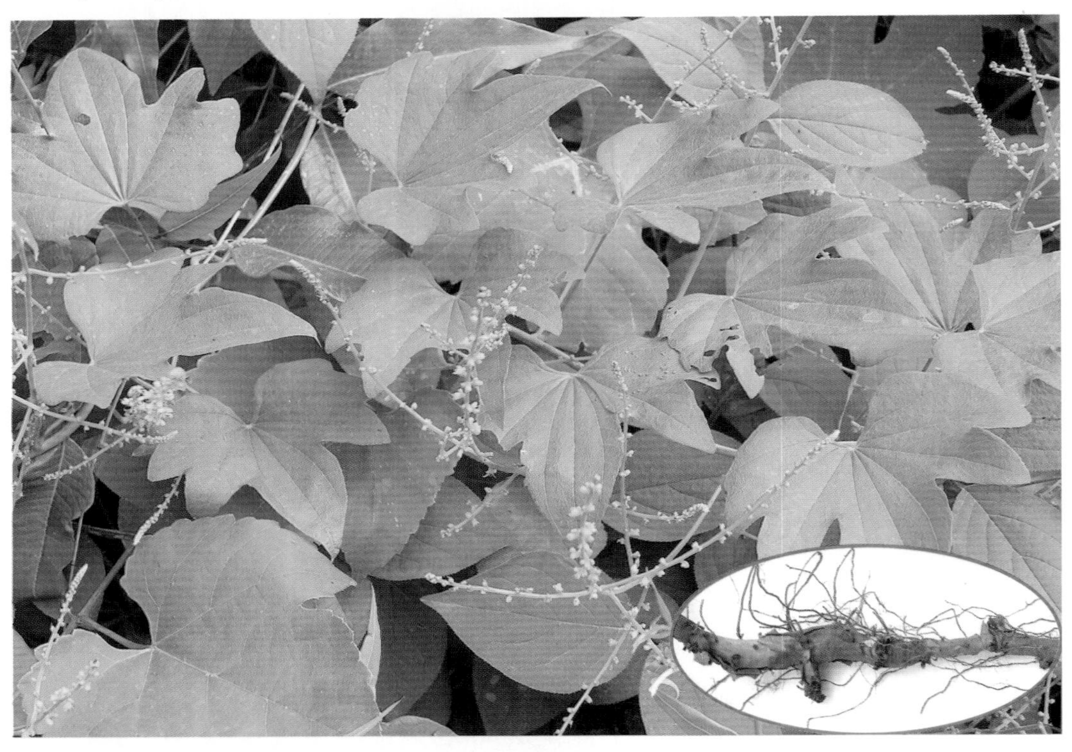

穿龙薯蓣（原植物）

【原植物】多年生缠绕草质藤本。根状茎横走，木质，很硬，呈稍弯曲的圆柱形，多分枝，外皮黄褐色，易成片状剥离。茎左旋，圆柱形，近无毛。单叶互生，叶柄长10~20cm；叶片掌状心形，长8~15cm，宽7~13cm，顶端渐尖，基部心形，边缘作不等大的三角状浅裂、中裂或深裂，顶端叶片近于全缘，上面黄绿色，有光泽，无毛或有稀疏的白色细柔毛，尤以脉上较密。花单性，雌雄异株；雄花序为穗状花序，腋生，基部常 2~4 花簇生，顶端花通常单生；雄花无柄，花被碟形，6 裂，顶端圆形；雄蕊 6，花药内向。雌花序穗状，花常单生，花被 6 裂，裂片披针形，雌花柱头 3 裂，裂片再 2 裂。蒴果，具 3 翅，翅长 1.5~2cm，宽 0.5~1cm。种子每室 2，基生，四周种翅膜质，略呈长方形，长约 2 倍于宽。花期 6~8 月，果期 8~10 月。

【生态分布】生于海拔 500~1500m 的山坡、林边或灌木丛中。主要分布于涉城镇、神头乡、固新镇、偏城镇、辽城乡、关防乡等地。

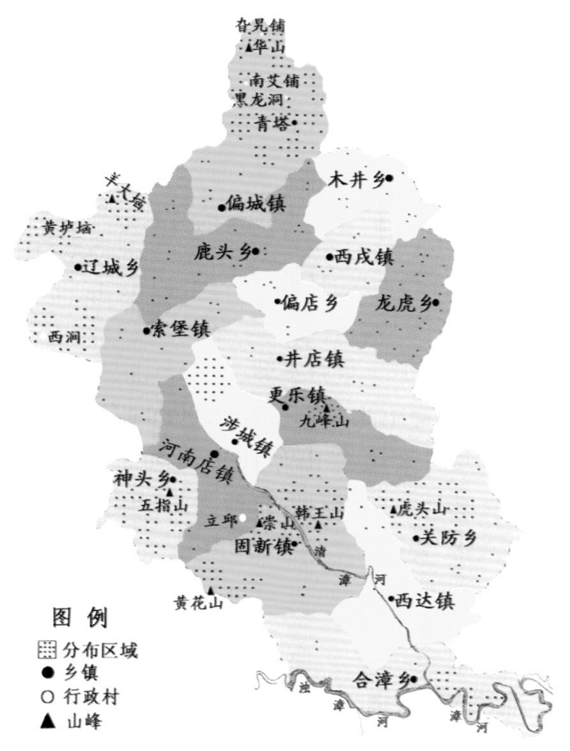

穿山龙资源分布图

【采收加工】春、秋二季采挖，洗净，除去须根和外皮，晒干。

【鉴别】药材　呈类圆柱形，稍弯曲，长 15~20cm，直径 1.0~1.5cm。表面黄白色或棕黄色，有不规则纵沟、刺状残根及偏于一侧的突起茎痕。质坚硬，断面平坦。白色或黄白色，散有淡棕色维管束小点。气微，味苦涩。

饮片　呈圆形或椭圆形的厚片。外表皮黄白色或棕黄色，有时可见刺状残根。切面白色或黄白色，有淡棕色的点状维管束。气微，味苦涩。

【化学成分】含薯蓣皂苷、薯蓣皂苷元、穗菝葜甾苷、25-D- 螺甾 -3，5- 二烯及对羟基苄基酒石酸等。

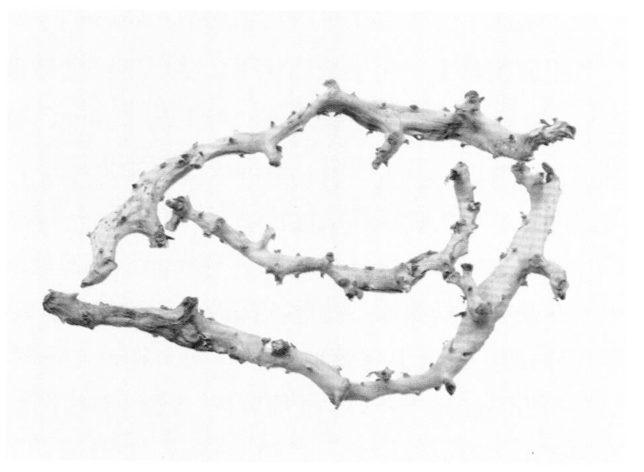
穿山龙（药材）

【药理作用】

1. 有抗病原体、镇咳祛痰、平喘、抗动脉粥样硬化、降血压、改善冠脉循环、强心、利尿、调节免疫力的作用。

2. 毒性 小鼠静注总皂苷 LD_{50} 为 750mg/kg，小鼠灌服总苷 60~180mg/kg 共 7 周，对血浆、肝功能及主要脏器无影响。

【性味、归经与效用】甘、苦，温。归肝、肾、肺经。有祛风除湿，舒筋通络，活血止痛，止咳平喘的功效。用于风湿痹病，关节肿胀，疼痛麻木，跌扑损伤，闪腰岔气，咳嗽气喘。

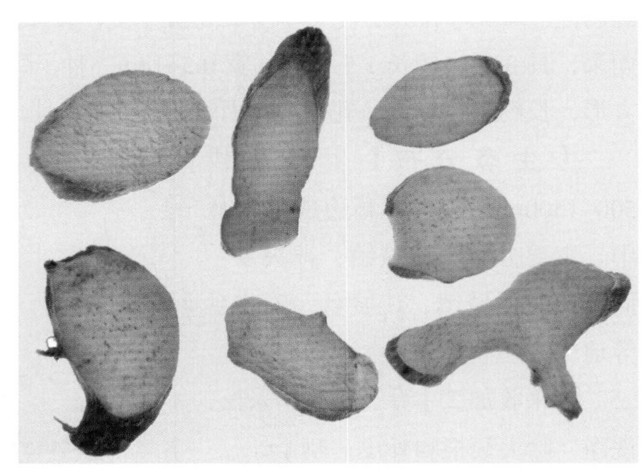

穿山龙（饮片）

【用法与用量】内服：煎汤，9~15g；也可制成酒剂用。

【临床应用】

1. 痹证 穿山龙、牛膝、木瓜、独活、羌活各 10g，桑寄生 20g，全蝎 6g。水煎服，日服 1 剂。

2. 骨痹 穿山龙 60g，白酒 500ml，浸泡 7 天。每服 30ml，日服 2 次。

3. 闪腰，岔气 穿山龙 10g，土鳖虫 6g。水煎服，日服 1 剂。

4. 久咳 穿山龙 15g。水煎服，日服 1 剂。

5. 冻疮 穿山龙熬膏外涂。

【注意】粉碎加工时，注意防护，以免发生过敏反应。

点地梅 Diandimei

HERBA ANDROSACES UMBELLATAE

【基源】为报春花科植物点地梅*Androsace umbellata*（Lour.）Merr. 的干燥全草。

【原植物】一年生或二年生无茎草本。全株被节状的细柔毛。主根不明显，具多数须根。叶全部基生，平铺地面；叶柄长 1~4cm，被开展的柔毛；叶片近圆形或卵圆形，直径 5~20mm，先端钝圆，基部浅心形至近圆形，边缘具三角状钝牙齿，两面均被贴伏的短柔毛。花葶通常数枚自叶丛中抽出，高 4~15cm，被白色短柔毛。伞形花序 4~15 花；苞片数枚，卵形至披针形，长 3.5~4mm；花梗纤细，长 1~3cm，果时伸长可达 6cm，被柔毛并杂生短柄腺体；花萼 5 深裂，几达基部，裂片长卵形或卵状披针形，长 3~4mm，果期伸长达 5mm 并呈星状水平开展，具 3~6 条明显纵脉；花冠白色，直径 4~6mm，筒部长约 2mm，短于花萼，喉部黄色，5 裂，裂片倒卵状长圆形，长 2.5~3mm，宽 1.5~2mm；雄蕊着生于花冠筒中部，长约 1.5mm，花丝短；子房球形，花柱短，胚珠多数。蒴果近球形，直径 2.5~4mm，先端 5 瓣裂，裂瓣膜质，白色，具宿存花萼。种子棕褐色，长圆状多面体形，直径 0.6~0.8mm。花期 4~5 月，果期 6 月。

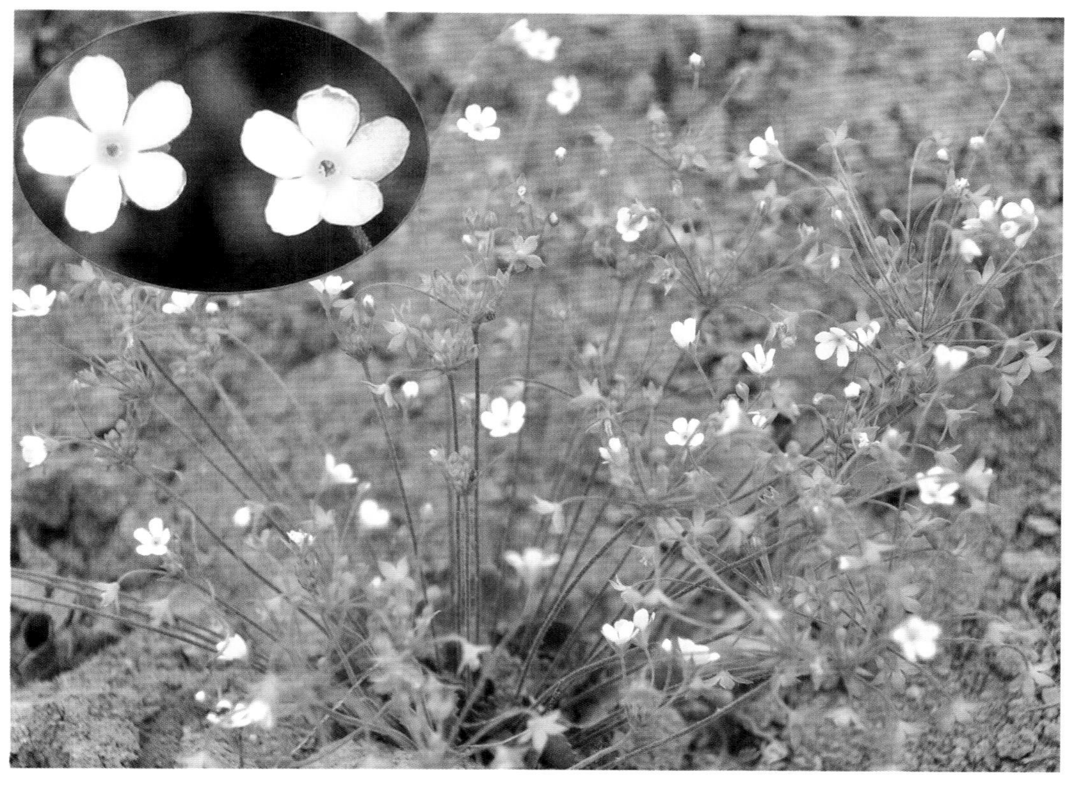

点地梅（原植物）

【生态分布】生于海拔 200~1000m 的林下、田野、草地。全县各地均有分布。主要分布于索堡镇、涉城镇、辽城乡等地。

【采收加工】清明前后采收全草，晒干。

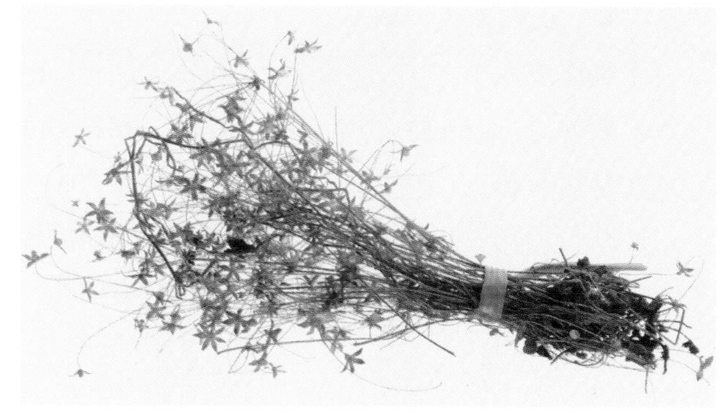

点地梅（药材）

【鉴别】药材　全草皱缩，被白色节状细柔毛。根细须状。叶基生，多皱缩破碎，完整者呈近圆形或卵圆形，黄绿色，直径 5~20mm，边缘具三角状钝牙齿，两面均被贴伏的短柔毛；叶柄长 1~4cm，有白毛。花葶纤细，有的可见顶生伞形花序，小花浅黄色，或已结成球形蒴果，具深裂的宿萼。质脆，易碎。气微，味辛而微苦。

饮片　为根、茎、叶、花、果实混合的不规则段。根细须状。叶多皱缩，完整者呈近圆形或卵状圆形，黄绿色，两面具被贴伏的短柔毛。花梗纤细，小花浅黄色，或已结成球形蒴果，具深裂的宿萼。气微，味辛而微苦。

【化学成分】含皂苷、鞣质酚类和糖类、生物碱等。

【药理作用】

1. 对心血管系统的作用　乙醇浸剂 1 ∶ 5000 对离体蛙心，1 ∶ 500~1 ∶ 1000 对豚鼠或兔心脏均有兴奋作用，使心脏收缩加强并迅速停止在收缩状态；对在体豚鼠或兔心脏亦有强心作用，能增强离体兔肠及大鼠子宫平滑肌兴奋性，使收缩加强。

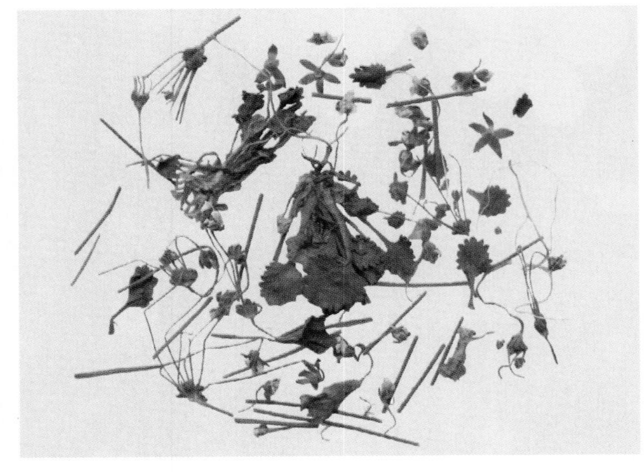

点地梅（饮片）

2. 对血液系统的影响　乙醇浸剂在试管内对豚鼠及兔红细胞有较强的溶血作用。

3. 其他　所含皂苷可引起气管黏膜的分泌，内服有祛痰作用；所含鞣质有收敛性，可用作黏膜保护剂和止血，有抗菌作用，动物实验有致癌作用。提取物有杀精子作用。

【性味与效用】苦、辛，微寒。有清热解毒，消肿止痛的功效。用于咽喉肿痛，口疮，牙痛，头痛，赤眼，风湿痹痛，哮喘，淋浊，疔疮肿毒，烫火伤，蛇咬伤，跌打损伤。

【用法与用量】内服：煎汤，9~15g；或研末；或泡酒；或开水泡代茶。外用：适量，鲜品捣敷；或煎水洗、含漱。

【临床应用】

1. 喉痹　点地梅 15g，牛蒡子、连翘、桔梗各 10g，甘草 6g。水煎服，日服 1 剂。
2. 暴风客热　点地梅 15g，菊花、桑叶各 10g，龙胆 6g。水煎服，日服 1 剂；并熏洗。
3. 跌打损伤　点地梅 30g，地鳖虫 9g。水煎服，日服 1 剂。
4. 哮喘　点地梅 15~30g。水煎服，日服 1 剂。

鬼箭羽 Guijianyu

SUBER ALIFORMIS EUONYMI

【基源】为卫矛科植物卫矛 *Euonymus alatus* （Thunb.）Sieb. 枝条上的干燥木翅。

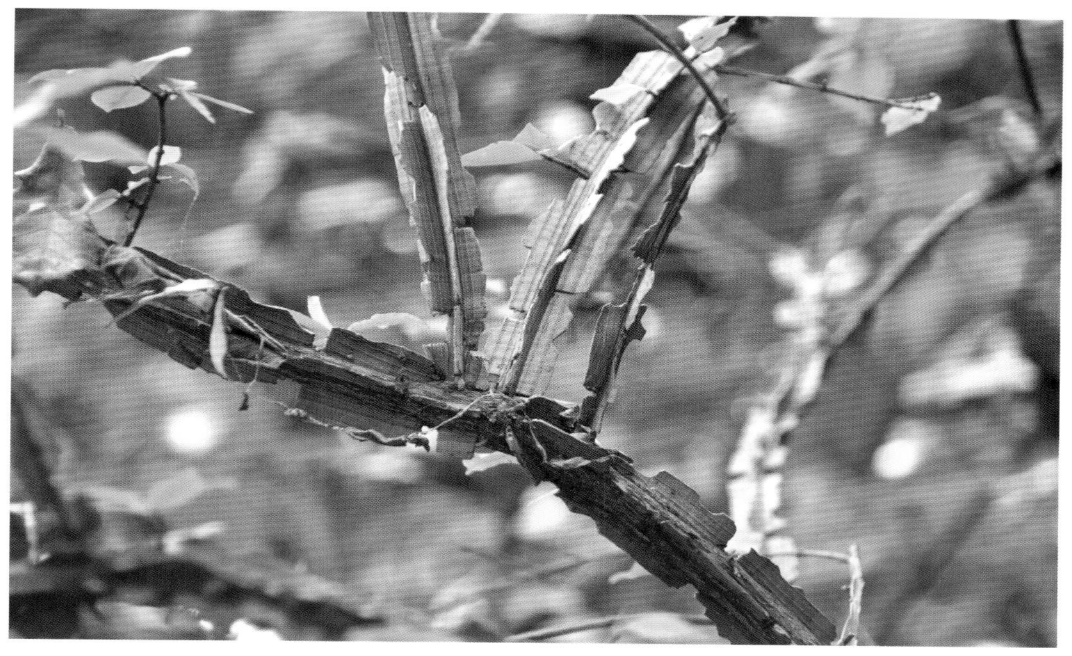

卫矛（原植物）

【原植物】落叶灌木，植株光滑无毛，高 2~3m。多分枝。小枝通常四棱形，棱上常具木栓质扁条状翅，翅宽约 1cm 或更宽。单叶对生；叶柄极短；叶片薄，稍膜质，倒卵形、椭圆形至宽披针形，长 2~6cm，宽 1.5~3.5cm，先端短渐尖或渐尖，边缘有细锯齿，基部楔形或宽楔形，表面深绿色，背面淡绿色。聚伞花序腋生，有花 3~9 朵，花小，两性，淡黄绿色，径约 3mm；萼 4 浅裂，裂片半圆形，边缘有不整齐的毛状齿；花瓣 4，近圆形，边缘有时呈微波状；雄蕊 4，花丝短，着生于肥厚方形的花盘上，花盘与子房合生。蒴果椭圆形，绿

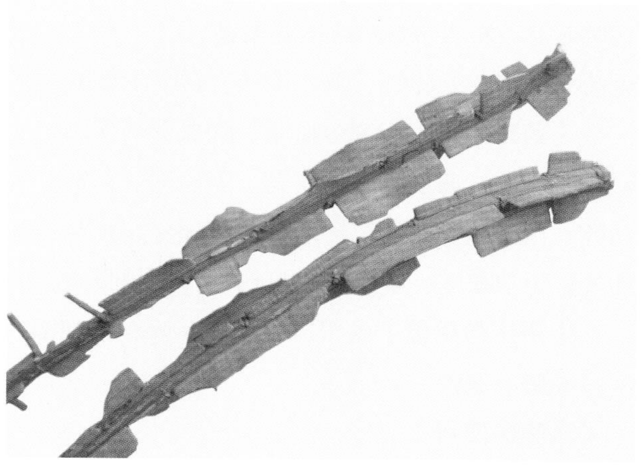

鬼箭羽（药材）

色或紫色，1~3 室，分离。种子椭圆形或卵形，淡褐色，外被橘红色假种皮。花期 5~6 月，果期 9~10 月。

【生态分布】生于海拔 500~1300m 的山野。主要分布于辽城乡、更乐镇等地。

【采收加工】全年可采，割取枝条后，取其嫩枝，晒干。或收集其翅状物，晒干。

【鉴别】药材 为具翅状物的圆柱形枝条，顶端多分枝，长 40~60cm，枝条直径 2~6mm，表面较粗糙，暗灰绿色至灰黄绿色，有纵纹及皮孔，皮孔纵生，灰白色，略突起而微向外反卷。翅状物扁平状，靠近基部处稍厚，向外渐薄，宽 4~10mm，厚约 2mm，表面深灰棕色至暗棕红色，具细长的纵直纹理或微波状弯曲，翅极易剥落，枝条上常见断痕。枝坚硬而韧，难折断，断面淡黄白色，粗纤维性。气微，味微苦。另，市售也有用木翅的，木翅为破碎扁平的薄片，长短大小不一，宽 4~10mm，两边不等厚，靠枝条生长的一边厚可至 2mm，向外渐薄，表面土棕黄色，微有光泽，两面均有微细密致的纵条纹或微呈波状弯曲，有时可见横向凹陷槽纹，质轻而脆，易折断，断面平整，暗红色，气微，味微涩。

饮片 呈扁平长形薄片，长至 4cm，宽 0.4~1cm，着生于枝条的一边，厚约 2mm，向外渐薄似刀片。表面灰褐色，微有光泽。有微细致密的纵直纹理。有时显横向凹纹。质轻脆，易折断，断面平整，棕黄色至棕褐色。气微，味微涩。

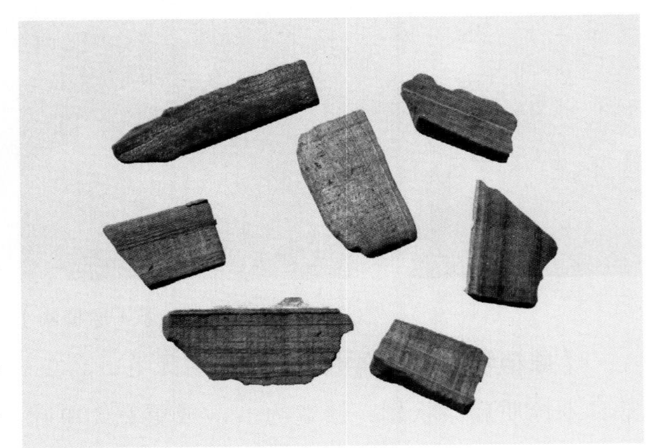

鬼箭羽（饮片）

【化学成分】含 4- 豆甾烯 -3- 酮、4- 豆甾烯 -3，6- 二酮、β- 谷甾醇、6-β- 羟基 -4- 豆甾烯 -3- 酮、去氢双儿茶精 A、香橙素、d- 儿茶精、鬼箭羽碱、雷公藤碱、卫矛羰碱、新卫矛羰碱、卫矛碱、草酰乙酸钠等。

【药理作用】有调节血脂、降血糖的作用。

【性味、归经与效用】苦、辛，寒。归肝、脾经。有破血通经，解毒消肿，杀虫的功效。用于癥瘕结块，心腹疼痛，闭经，痛经，崩中漏下，产后瘀滞腹痛，恶露不下，疝气，历节痹痛，疮肿，跌打伤痛，虫积腹痛，烫火伤，毒蛇咬伤。

【用法与用量】内服：煎汤，4~9g；或泡酒或入丸、散。外用：适量，捣敷或煎汤洗；或研末调敷。

【临床应用】

1. 闭经，癥瘕，痛经，儿枕痛，恶露 鬼箭羽、香附、当归、赤芍各 9g，丹参

15g，红花 6g，益母草 20g。水煎服，日服 1 剂。

2. 崩漏 鬼箭羽、当归、甘草各 10g。水煎服，日服 1 剂。

3. 痹证 鬼箭羽 60~90g。水煎服，日服 1 剂。

4. 历节风 鬼箭羽、秦艽、羌活、独活、牛膝、木瓜各 10g，桑寄生、威灵仙各 15g，全蝎 6g。水煎服，日服 1 剂。

5. 痒风 鬼箭羽、蛇床子、地肤子各等分。适量，水煎外洗患处。

6. 水火烫伤 鬼箭羽为末。外敷或麻油调敷。

7. 感冒 鬼箭羽 30g。水煎服，日服 1 剂。

8. 痈肿 鬼箭羽、蒲公英、金银花各等分，为末。适量，麻油调敷。

鬼针草 Guizhencao

HERBA BIDENTIS BIPINNATAE

【基源】为菊科植物鬼针草*Bidens bipinnata* L.的新鲜或干燥地上部分。

【原植物】一年生草本，高 50~100cm，茎中部叶和下部叶对生；柄长 2~6cm；叶片长 5~14cm，二回羽状深裂，裂片再次羽状分裂，小裂片三角状或菱状披针形，先端尖或渐尖，边缘具不规则细齿或钝齿，两面略有短毛；上部叶互生，羽状分裂。头状花序直径 5~10cm；总花梗长 2~10cm；总苞片条状椭圆形，先端尖或钝，被细短毛；舌状花黄色，通常有 1~3 朵不发育；筒状花黄色，发育，长约 5mm，裂片 5。瘦果条形，长 1~2cm，宽约 1mm，具 3~4 棱，有短毛；先端冠毛芒状，3~4 枚，长 2~5mm。花期 8~9 月，果期 9~11 月。

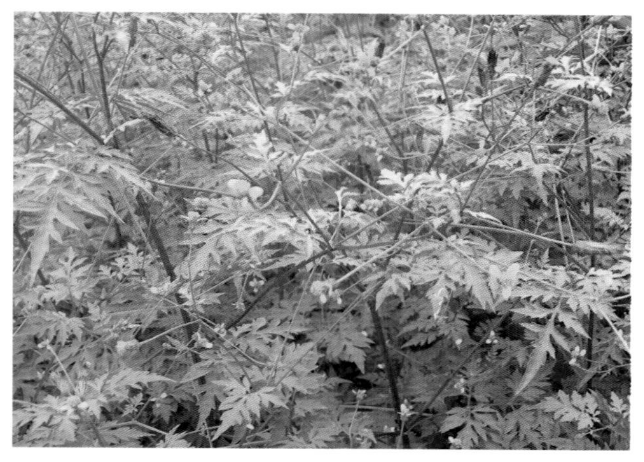

鬼针草（原植物）

【生态分布】生于海拔 200~1000m 的山坡、路旁、农田或水旁。全县各地均有大量分布。

【采收加工】夏、秋季开花盛期，收割地上部分，拣去杂草，鲜用或晒干。

【鉴别】药材 茎略呈方形，幼茎有短柔毛。叶纸质而脆，多皱缩、破碎，常脱落。茎顶常有扁平盘状花托，着生 10 余个呈条形、有 3~4 棱的瘦果，冠毛 3~4 枚，有时带有头状花序。气微，味淡。

饮片 为不规则段。茎段略呈方形。叶纸质而脆，多皱缩、破碎，完整叶展平后下部叶3裂或不分裂，中部叶具柄，三出，小叶3枚，椭圆形或卵状椭圆形，先端锐尖，基部近圆形或阔楔形，不对称，边缘具锯齿。偶见头状花序和狭圆柱形的果实。气微，味淡。

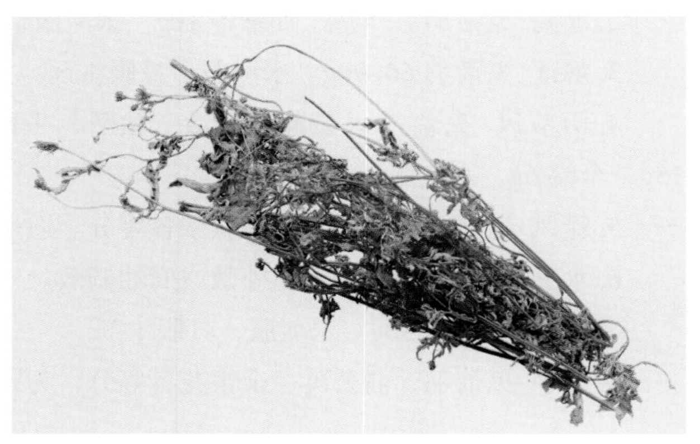
鬼针草（药材）

【化学成分】含金丝桃苷、异奥卡宁-7-O-葡萄糖苷、奥卡宁、海生菊苷、水杨酸、原儿茶酸、没食子酸、多种氨基酸和脂肪酸类化合物。又含微量聚乙炔类化合物XⅠV及多种强极性炔类化合物。

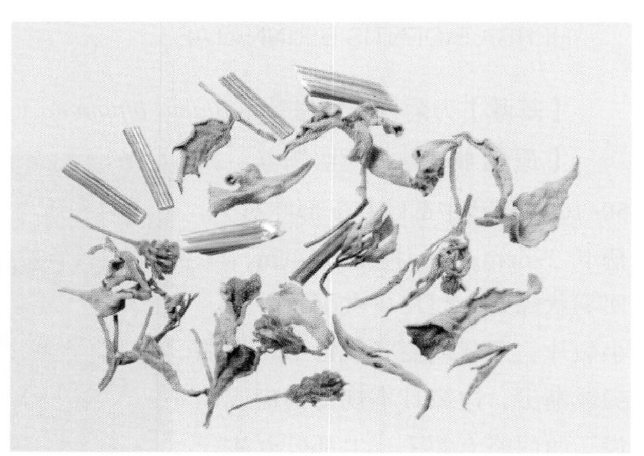
鬼针草（饮片）

【药理作用】

1. 有抗高血脂、抗血栓形成、抗胃溃疡和镇痛作用。

2. 毒性 小鼠腹腔注射注射液的 LD_{50} 为173g/kg，体外无溶血作用。对家兔角膜也无刺激作用，肌内注射局部组织有充血现象。

【性味、归经与效用】苦，微寒。归肝、肺、大肠经。有清热解毒，祛风除湿，活血消肿的功效。用于咽喉肿痛，泄泻，痢疾，黄疸，肠痈，疔疮肿毒，蛇虫咬伤，风湿痹痛，跌打损伤。

【用法与用量】内服：煎汤，15~30g，鲜品倍量；或捣汁。外用：适量，捣敷或取汁涂；或煎水熏洗。

【临床应用】

1. 痹证 鬼针草30g，秦艽10g，络石藤20g，全蝎、甘草各6g。水煎服，日服1剂。
2. 黄疸 鬼针草、茵陈各30g。水煎服，日服1剂。
3. 痢疾 鬼针草30g，仙鹤草10g，黄连6g。水煎服，日服1剂。
4. 眩晕 鬼针草10g。代茶饮。
5. 痈肿 鬼针草适量。捣烂外敷。

急性子 Jixingzi

SEMEN IMPATIENTIS

【基源】为凤仙花科植物凤仙花*Impatiens balsamina* L. 的干燥成熟种子。

【原植物】详见“凤仙花”项下。

【生态分布】详见“凤仙花”项下。

【采收加工】夏、秋季果实即将成熟时采收，晒干，除去果皮和杂质。

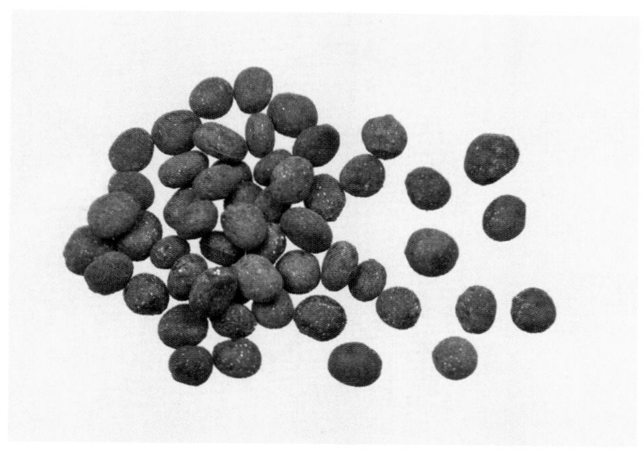

急性子（饮片）

【鉴别】椭圆形、扁圆形或卵圆形，长 2~3mm，宽 1.5~2.5mm。表面棕褐色或灰褐色，粗糙，有稀疏的白色或浅黄棕色小点，种脐位于狭端，稍突出。质坚实，种皮薄，子叶灰白色，半透明，油质。气微，味淡，微苦。

【化学成分】含脂肪油 17.9%，油内含十八碳四烯酸约 27%。又含甾醇类成分：凤仙甾醇、α - 菠菜甾醇、β - 谷甾醇。还含三萜类成分：β - 香树脂醇、凤仙萜四醇 -A。另含 9- 十八碳烯酸 -1- 甘油酯、棕榈酸、硬脂酸、油酸和棕榈酸乙酯、硬脂酸乙酯、油酸乙酯、类脂、蔗糖、车前糖、蒽醌苷等。

【药理作用】有抗生育、兴奋子宫、抗菌的作用。

【性味、归经与效用】微苦、辛，温；有小毒。归肺、肝经。有破血，软坚，消积的功效。用于癥瘕痞块，经闭，噎嗝。

【用法与用量】内服：煎汤，3~5g。

【临床应用】

1. 痛经 急性子为末。红糖水冲服，每服 3g，日服 2 次。
2. 噎嗝 急性子，酒浸三宿，晒干为末，酒丸绿豆大。每服 8 粒，温酒下。
3. 骨鲠 急性子嚼烂噙化下，温水漱口，免损齿。
4. 跌打损伤，狐疝 急性子、沉香各 1.5g。研末，开水冲服。

【注意】孕妇忌用。

荩草 Jincao

HERBA ARTHRAXONIS HISPIDI

【基源】为禾本科植物荩草*Arthraxon hispidus*（Thunb.）Makino 的干燥全草。

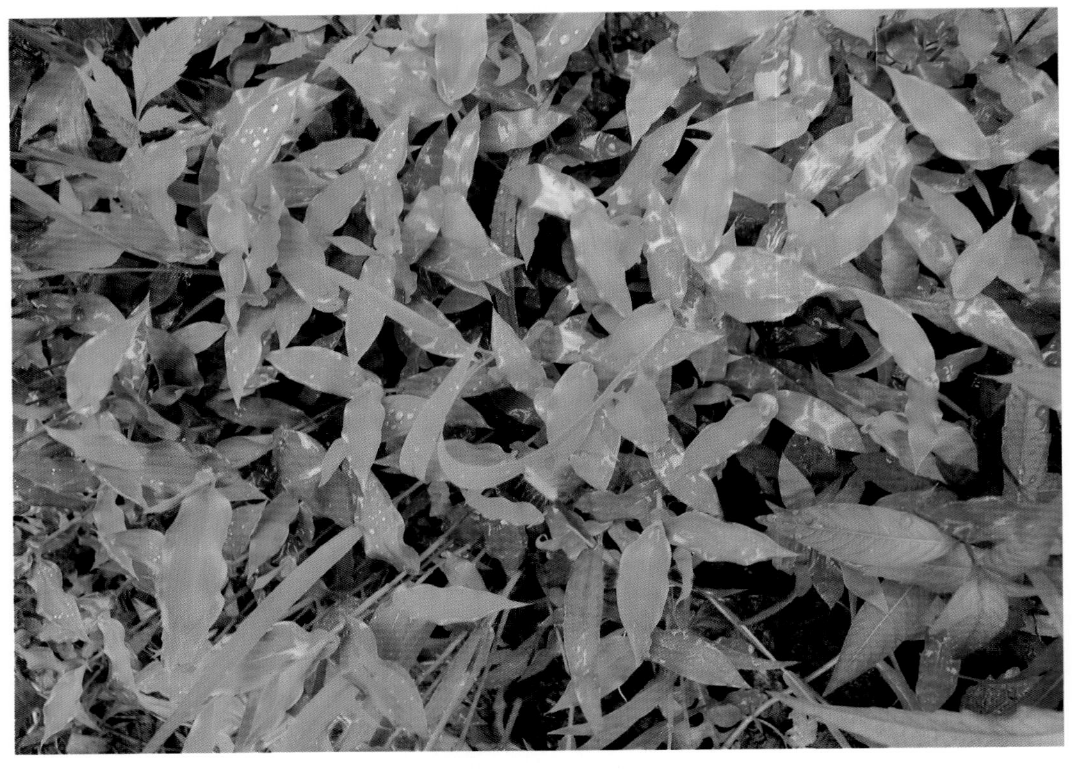

荩草（原植物）

【原植物】一年生草本。秆细弱无毛，基部倾斜，高 30~45cm，分枝多节。叶鞘短于节间，有短硬疣毛；叶舌膜质，边缘具纤毛；叶片卵状披针形，长 2~4cm，宽 8~15mm，除下部边缘生纤毛外，余均无毛。总状花序细弱，长 1.5~3cm，2~10 个成指状排列或簇生于秆顶，穗轴节间无毛，长为小穗的 2/3~3/4，小穗孪生，有柄小穗退化成 0.2~1mm 的柄；无柄小穗长 4~4.5mm，卵状披针形，灰绿色或带紫色；第 1 颖边缘带膜质，

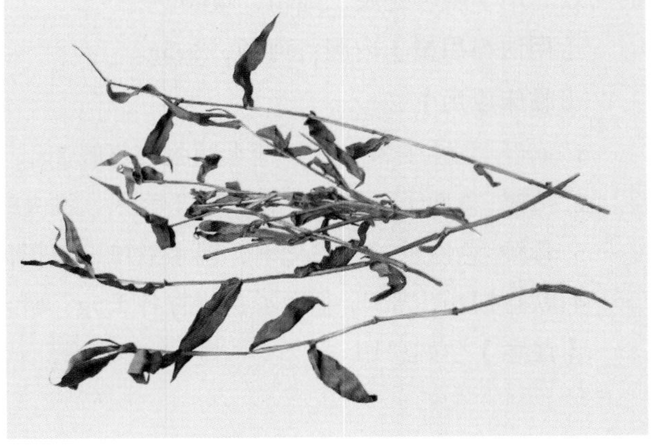

荩草（药材）

有 7~9 脉，脉上粗糙，先端钝；第 2 颖近膜质，与第 1 颖等长，舟形，具 3 脉，侧脉不明显，先端尖；第 1 外稃，长圆形，先端尖，长约为第 1 颖的 2/3，第 2 外稃与第 1 外稃等长，近基部伸出 1 膝曲的芒，芒长 6~9mm，下部扭转；雄蕊 2；花黄色或紫色，长 0.7~1mm。颖果长圆形，与稃体几等长。花、果期 8~11 月。

【生态分布】生于海拔 200~1000m 的山坡、草地和阴湿处。全县各地均有大量分布。

【采收加工】7~9 月割取全草，晒干。

【鉴别】药材　多呈团状，长 30~45cm。根絮状、细长，根茎扁圆柱形，淡紫色，两侧具沟纹。茎呈扁圆柱形，直径 1~2.5mm，表面灰绿色或黄白色，具纵沟纹。断面淡绿色或类白色。叶片多皱缩，完整叶展平后呈卵状披针形，叶脉弧形，叶鞘有短硬疣毛，叶舌膜质，边缘具纤毛，纸质。总状花序细弱，2~10 个成指状排列或簇生于茎顶。花黄色或紫色。颖果长圆形。气微，味淡。

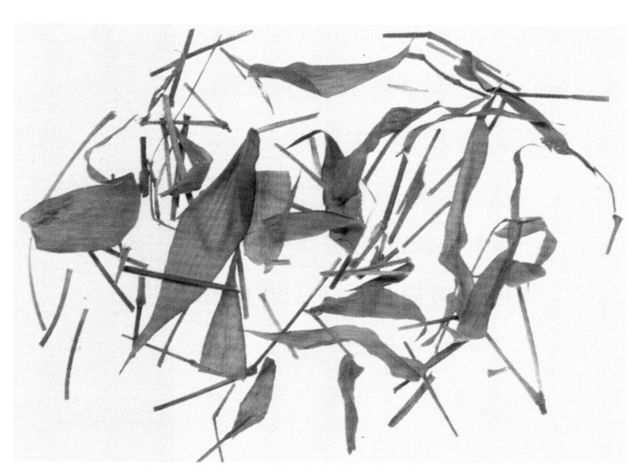

荩草（饮片）

饮片　为根、茎、叶、花混合的段状。根段圆柱形，细弱。茎段扁圆柱形，直径 1~2.5mm，表面灰绿色或黄白色，具纵沟纹。叶多皱缩，完整叶展平后呈卵状披针形，叶脉弧形，纸质。可见花序和长圆形颖果。气微，味淡。

【化学成分】含乌头酸、木犀草素、木犀草素 -7- 葡萄糖苷、荩草素等。

【性味、归经与效用】苦，平。有止咳定喘，解毒杀虫的功效。用于久咳气喘，肝炎，咽喉炎，口腔炎，鼻炎，淋巴结炎，乳腺炎，疮疡疥癣。

【用法与用量】内服：煎汤，6~15g。外用：适量，煎水洗或捣敷。

【临床应用】

1. 哮喘　荩草 12g。水煎服，日服 1 剂。
2. 痒风　荩草、地肤子各等分。水煎外洗或捣烂外敷。
3. 痈肿　荩草、蒲公英各等分。水煎外洗或捣烂外敷。

荆 芥 Jingjie

HERBA SCHIZONEPETAE

【基源】为唇形科植物荆芥*Schizonepeta temnuifolia* Briq. 的干燥地上部分。

【原植物】一年生草本，高 60~80cm，有强烈香气。茎直立，四棱形，基部棕紫色，上部多分枝，全株被灰白色短柔毛。叶对生，茎基部的叶无柄或近无柄，羽状深裂，裂片 5，中部及上部无叶柄，羽状深裂，裂片 3~5 片，线形，长 1.5~2cm，宽 2~4mm，全缘，两面均被白色柔毛，背面有凹陷腺点，叶脉不明显。花为轮伞花序，多轮密集于枝端，形成穗状，长 3~8cm，基部花序较疏，具无柄线形苞叶，长 0.4~1.7cm，宽 1~3mm，花小，浅红紫色；花萼漏斗状倒圆锥形，长约 3mm，被白色柔毛，并具黄绿色腺点，先端 5 齿裂，裂片卵状三角形；花冠二唇裂，长约 4mm，上唇较小，呈凹头匙形，下唇较大，3 裂；雄蕊 4，2 强；子房 4 纵裂，花柱基生，柱头二歧。小坚果 4，卵形或椭圆形，长约 1mm，表面光滑，棕色。花期 7~9 月，果期 9~11 月。

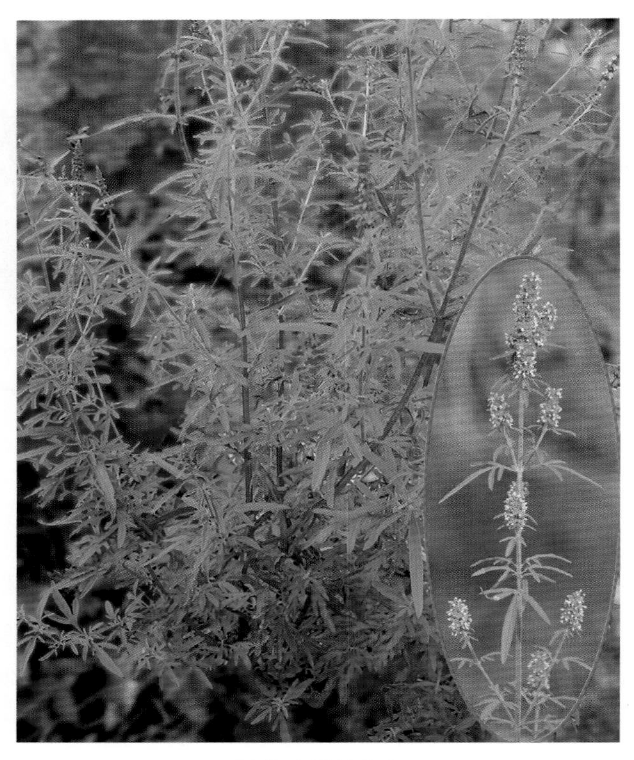

荆芥（原植物）

【生态分布】生于海拔 200~1300m 的山坡、草地。全县各地均有分布；关防乡、井店镇、索堡镇等地有栽培。

【采收加工】夏、秋二季花开到顶、穗绿时采割，除去杂质，晒干。

【栽培技术】

1. 选地与整地

选择地势高，排水良好，疏松的土地种植，播前用 70% 敌克松每亩用 1kg 或无氯硝基苯每亩用 1kg 处理土壤防止根腐病。因种子细小，整地要求精耕细耙，施足底肥，把畦面表土整细整平。轮作，忌连作。

2. 繁殖方法

一般多直播，也有穴播、育苗定植。北方春播、秋播均可。秋播产量高。一般秋播多在7月份，由于采收药用部位不同，播种时间也不同。采收茎叶者在4月上旬播种，采收荆芥穗为主的，常于6月下旬播种。春播在3至4月间，秋播在6至7月间。一般都是春播。

（1）撒播法：将种子与草木灰混合，均匀撒在畦上，然后加以镇压。

（2）条播法：按行距26.4~33cm开浅沟，沟深3cm，将种子均匀播入，覆土0.67~1cm，稍填压后立即浇水，经常保持土壤潮湿。当苗高13.2~16.5cm时，即可定植。

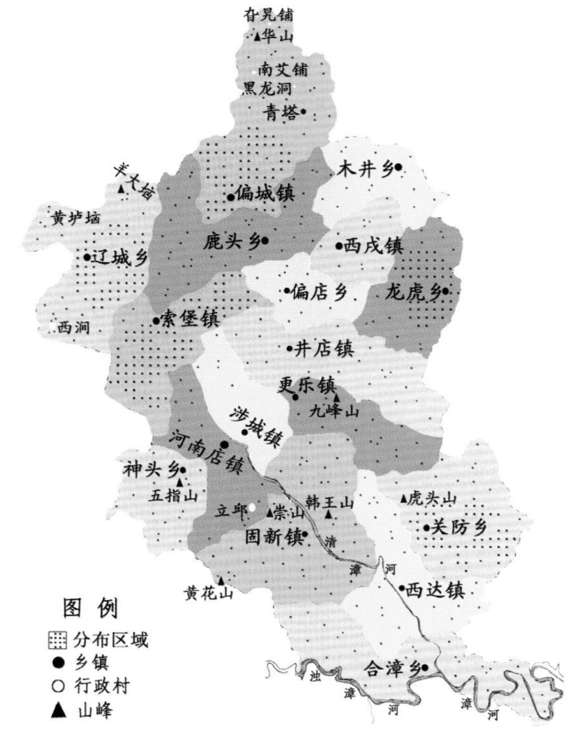

荆芥资源分布图

（3）穴播法：行、株距15~20cm见方，穴深4~5cm。

3. 田间管理

（1）定苗 当苗高7~10cm时定苗，穴播每隔16.5~20cm留苗1丛（3~4株），条播7~10cm留苗1株，若有缺苗，用间出的苗补齐。

（2）灌水 苗期应及时浇水，保持表土潮湿。

（3）追肥 播种前要施足底肥，生长期注意追施磷肥、钾肥。6~8月于行间开沟追肥1~2次，每次每亩施人畜粪尿500kg左右或硫酸铵10kg，施后覆盖培土。

4. 病虫害防治

根腐病 主要特征是根变黑腐烂，茎基部成麻丝状腐烂，病情轻者，可拔除病株，用生石灰封穴，用50%托布津1000倍液或50%多菌灵1000倍液喷雾，每周1次，连续2~3次。

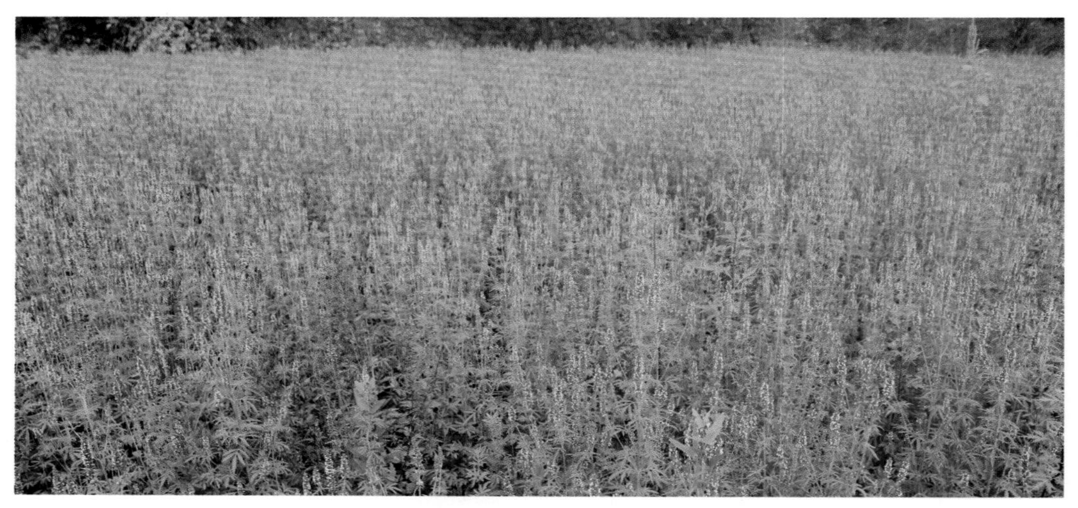

荆芥（栽培）

【鉴别】药材 茎呈方柱形，上部有分枝，长 50~80cm，直径 0.2~0.4cm；表面淡黄绿色或淡紫红色，被短柔毛；体轻，质脆，断面类白色。叶对生，多已脱落，叶片 3~5 羽状分裂，裂片细长。穗状轮伞花序顶生，长 3~8cm，直径约 0.7cm 。花冠多脱落，宿萼钟状，先端 5 齿裂，淡棕色或黄绿色，被短柔毛；小坚果棕黑色。气芳香，味微涩而辛凉。

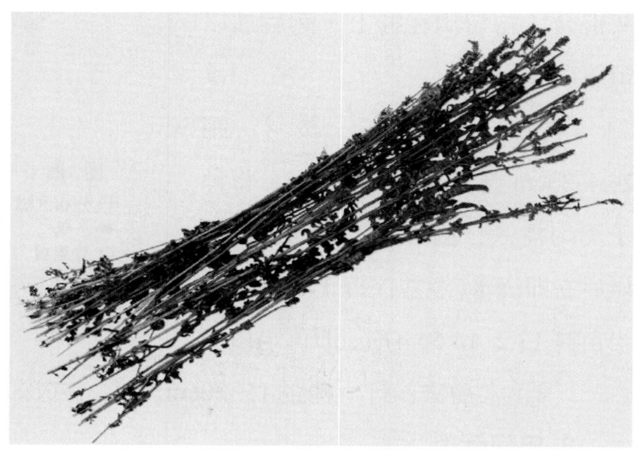

荆芥（药材）

饮片 呈不规则的段。茎呈方柱形，表面淡黄绿色或淡紫红色，被短柔毛。切面类白色。叶多已脱落。穗状轮伞花序。气芳香，味微涩而辛凉。

【化学成分】 含挥发油：右旋薄荷酮、薄荷酮、柠檬烯和荆芥苷 A、B、C、D、E 及荆芥醇、荆芥素 A 等。

【药理作用】

1. 有解热降温、镇静、镇痛、抗炎、抗菌、抗过敏、止血、解痉

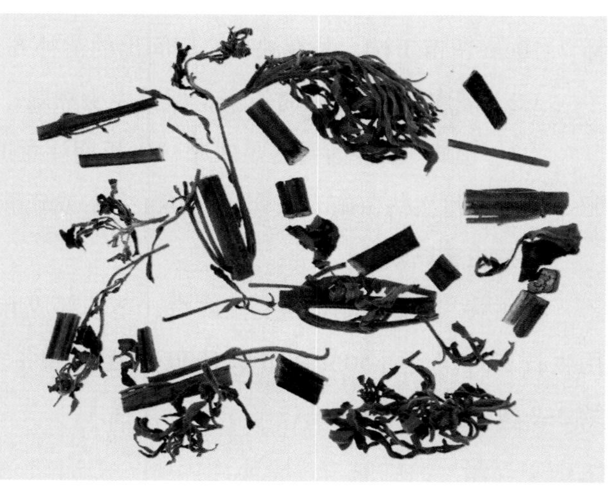

荆芥（饮片）

和平喘祛痰的作用。

2. 毒性　小鼠腹腔注射水煎剂 LD_{50} 为 39.8 ± 1.2g/kg。

【性味、归经与效用】辛，微温。归肺、肝经。有解表散风，透疹，消疮的功效。用于感冒，头痛、麻疹，风疹，疮疡初起。

【用法与用量】内服：煎汤，5~10g。外用：煎水洗患处。

【临床应用】

1. 感冒　荆芥 15g，防风、柴胡、牛蒡子各 10g，薄荷、甘草各 6g。水煎服，日服 1 剂。

2. 喉痹　金银花 20g，荆芥穗、葛根、连翘各 15g，桔梗 10g，甘草 6g。水煎服，日服 1 剂。

3. 便血　荆芥炭、槐花各 10g。水煎服，日服 1 剂。

荔枝草 Lizhicao

HERBA SALVIAE PLEBEIAE

【基源】为唇形科植物荔枝草 *Salvia plebeia* R.Br. 的新鲜或干燥地上部分。

【原植物】一年生或二年生直立草本，高 15~90cm。多分枝。主根肥厚，向下直伸，有多数须根。茎方形，被灰白色倒向短柔毛。基生叶丛生，贴伏地面，叶片长椭圆形至披针形，叶面有明显的深皱折；茎生叶对生，叶柄长 0.4~1.5cm，密被短柔毛；叶片长椭圆形或披针形，长 2~6cm，宽 0.8~2.5cm，先端钝或锐尖，基部楔形渐狭，边缘具小圆齿或钝齿，上面有皱折，被柔毛，下面密被微柔毛及金黄色小腺点，纸质。轮伞花序有 2~6 朵花，聚集成顶生及腋生的假总状或圆锥花序，花序轴被开展短柔毛和腺毛；苞片细小，卵形或披针形，略被毛；花萼钟形，长约 3mm，外面密被黄褐色腺点，沿脉被开展短柔毛，二唇形，上唇半圆形，先端有 3 小尖头，下唇 2 裂片，为三角形，萼筒长约 2.5mm；花冠紫色或淡紫色，长 5~6mm，冠筒直伸，内面基部有毛环，上唇盔状，

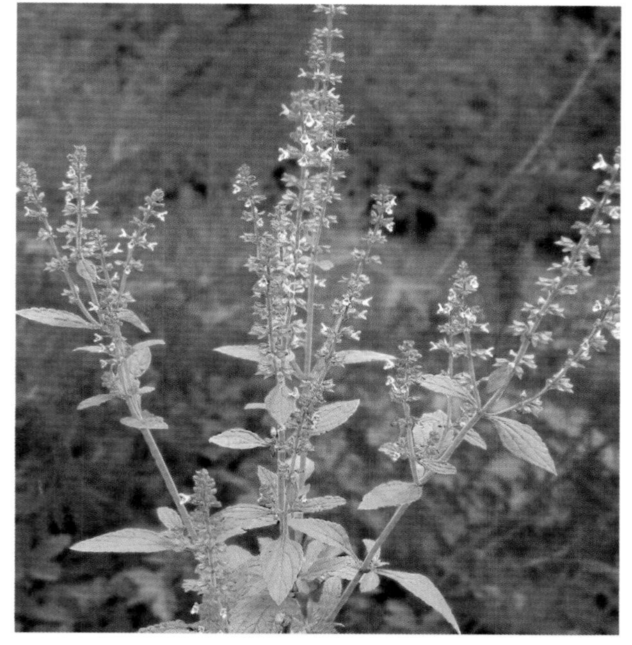

荔枝草（原植物）

长圆形，长 1.8~2.5mm，先端微凹，外面被有短柔毛，下唇长约 1.7~2mm，有 3 裂片，侧裂片半圆形，中裂片大，倒心形，先端浅波状；能育雄蕊 2，花丝长 1.5mm，药隔长 1.5~2mm，伸直或略弯，上、下臂近等长，2 下药室不育，膨大，互相粘合；花柱与花冠等长，先端不等 2 裂，子房 4 裂，花柱着生于子房底部。小坚果倒卵圆形，直径 0.4mm，褐色，光滑，有小腺点。花期 4~5 月，果期 6~7 月。

【生态分布】生于海拔 200~1200m 的山坡、路旁、荒地、河边湿地上。全县各地均有分布。主要分布于索堡镇、辽城乡等地。

【采收加工】6~7 月割取地上部分，除净泥土，扎成小把，鲜用或晒干。

【鉴别】药材 全草长 15~80cm，多分枝。茎方柱形，直径 2~8mm，表面灰绿色至棕褐色，被短柔毛，断面类白色，中空。叶对生，常脱落或破碎，完整叶多皱缩或卷曲，展开后呈长椭圆形或披针形，长 1.5~6cm，边缘有圆锯齿或钝齿，背面有金黄色腺点，两面均被短毛；叶柄长 0.4~1.5cm，密被短柔毛。轮伞花序顶生或腋生，花序具花 2~6，集成多轮的假总状或穗状花序；花冠多脱落；宿存花萼钟状，长约 3mm，灰绿色或灰棕色，背面有金黄色腺点及短柔毛，内藏棕褐色倒卵圆形的小坚果。味苦、辛。

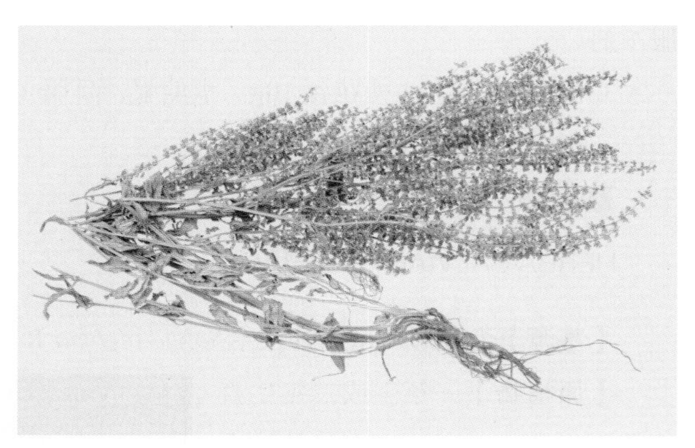

荔枝草（药材）

饮片 为不规则的小段，根、茎、叶、花、果实混合。根为暗红色小段。茎为规则小段，直径 2~8mm，外表被灰色小粗毛。叶片破碎皱缩，完整叶片展平后呈长椭圆状卵形或披针形，边缘有锯齿，两面疏被柔毛，花蓝紫色，小坚果倒卵圆形，黑褐色，有腺点，味苦、辛。

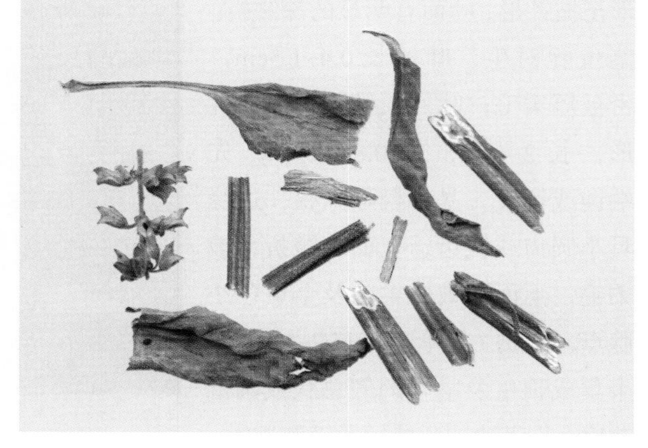

荔枝草（饮片）

【化学成分】含高车前苷、粗毛豚草素、楔叶泽兰素即尼泊尔黄酮素、楔叶兰素 -7- 葡萄糖苷即尼泊尔黄酮苷、4- 羟基苯基乳酸、咖啡酸等。

【药理作用】有抗微生物、止咳和平喘的作用。

【性味、归经与效用】苦、辛，凉。归肺、胃经。有清热解毒，凉血散瘀，利水消肿的功效。用于感冒发热，咽喉肿痛，肺热咳嗽，咳血，吐血，尿血，崩漏，痔疮出血，肾炎水肿，白浊，痢疾，痈肿疮毒，湿疹瘙痒，跌打损伤，蛇虫咬伤。

【用法与用量】内服：煎汤，9~30g（鲜品 15~60g），或捣绞汁饮。外用：适量，捣敷；或绞汁含漱及滴耳，亦可煎水外洗。

【临床应用】

1. 喉痹　荔枝草、金银花各 30g，牛蒡子 10g。水煎服，日服 1 剂。
2. 衄血　荔枝草、白茅根各 30g，大蓟、小蓟、牡丹皮各 10g。水煎服，日服 1 剂。
3. 水肿　荔枝草、白茅根各 30g。水煎服，日服 1 剂。
4. 痈肿　鲜荔枝草适量。捣烂外敷或干品研末，鸡蛋清或麻油调搽。
5. 痔疮　荔枝草 50g，槐花 30g。水煎熏洗。
6. 阴痒　荔枝草、苦参各 30g。水煎熏洗。

柳叶菜 Liuyecai

HERBA EPILOBII HIRSUTII

【基源】为柳叶菜科植物柳叶菜*Epilobium hirsutum* L. 的新鲜或干燥全草。

【原植物】多年生草本，高约 1m。茎密生展开的白色长柔毛及短腺毛。下部叶对生，上部叶互生；无柄，有叶延，略抱茎，两面被柔毛；叶片长圆状披针形至披针形，长 4~13cm，宽 7~17mm，基部楔形，边缘具细齿。花两性，单生于叶腋，浅紫色，长 1~1.2cm；萼筒圆柱形，裂片 4，长 7~9mm，外面被毛；花瓣 4，宽倒卵形，长 1~1.2cm，宽 5~8mm，先端凹缺，2 裂；雄蕊 8，4 长 4 短；子房下位，柱头 4 裂，短棒状至棒状。蒴果圆柱形，具4棱，4 开裂，长 4~7cm，被长柔毛及短腺毛；果柄长 0.5~2cm，密生小乳突。种子椭圆形，棕色，先端具一簇白

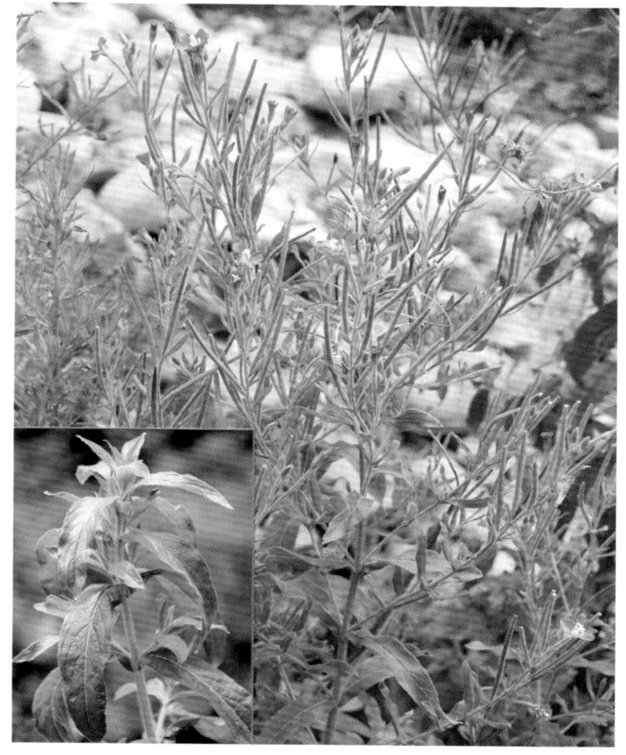

柳叶菜（原植物）

色种缨。花期 4~11 月。

【生态分布】本县生于海拔 300~900m 的林下湿处、沟边、沼泽地。主要分布于偏城镇、固新镇等地。

【采收加工】全年均可采，鲜用或晒干。

【鉴别】**药材** 长 40~80cm。主根圆柱形，直径 0.5~1.2cm，外表面土黄色，断面类白色，须根多而纤细。茎圆柱形，直径 0.6~1.2 cm，断面淡绿色，中空，外表面绿色或淡黄绿色，有白色柔毛及短腺毛。上部叶互生，下部叶对生，无柄，叶片多皱缩，完整叶展平后呈长圆状披针形至披针形，长 4~13cm，宽 0.5~1.5cm，上表面暗绿色，下表面淡绿色，基部楔形；边缘具细齿。花单生叶腋，浅紫色。蒴果圆柱形，具 4 棱，被长柔毛及短腺毛。种子椭圆形，棕色。气微，味淡。

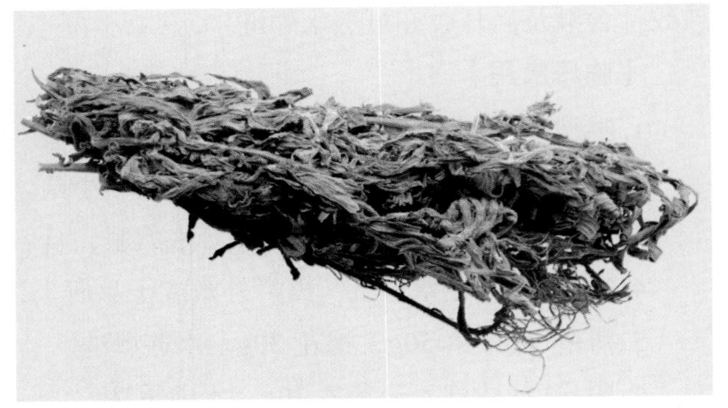

柳叶菜（药材）

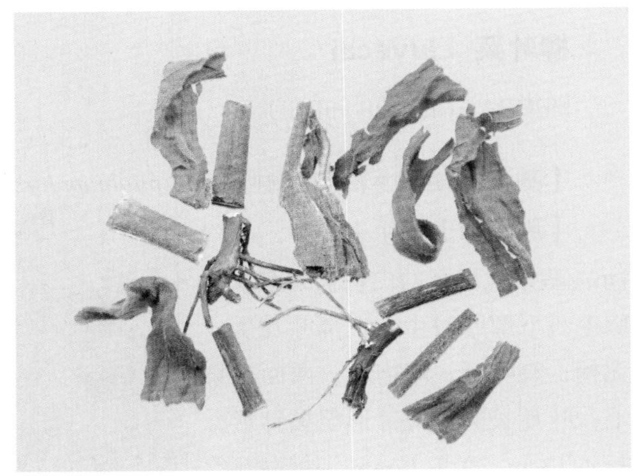

柳叶菜（饮片）

饮片 为根、茎、叶、花、果混合的段状。根段圆柱形，切面类白色，外表面土黄色。茎段圆柱形，切面淡绿色，中空，外表面绿色或淡黄绿色，有白色柔毛及短腺毛。叶多皱缩，上表面暗绿色，下表面淡绿色，边缘具细齿。花浅紫色。蒴果圆柱形，具 4 棱。种子椭圆形，棕色。气微，味淡。

【化学成分】含没食子酸、3- 甲氧基没食子酸、原儿茶酸、金丝桃苷、山柰酚、槲皮素、棕榈酸、硬脂酸、亚油酸、齐墩果酸、山楂酸和委陵菜酸等。

【药理作用】有抑菌作用。

【性味与效用】苦、淡，寒。有清热解毒，利湿止泻，消食理气，活血接骨的功效。用于湿热泻痢，食积，脘腹胀痛，牙痛，月经不调，经闭，带下，跌打骨折，疮肿，烫火伤，疥疮。

【用法与用量】内服：煎汤，6~15g；或鲜品捣汁。外用：适量，捣敷；或捣汁涂。

【临床应用】

1. 感冒　柳叶菜、荆芥各10g。水煎服，日服1剂。

2. 喉痹　柳叶菜15g，牛蒡子、桔梗各10g，黄芩、甘草各6g。水煎服，日服1剂。

3. 痢疾　柳叶菜、蒲公英各30g。水煎服，日服1剂。

4. 痈肿　柳叶菜、蒲公英各等分。捣烂外敷患处；或干品研末麻油调涂患处。

5. 水火烫伤　鲜柳叶菜适量。捣烂外敷；或干品研末麻油调涂患处。

柳枝 Liuzhi

RAMULUS SALICIS BABYLONICAE

【基源】为杨柳科植物垂柳 *Salix babylonica* L. 的新鲜或干燥枝条。

【原植物】乔木，高可达18m，树冠开展而疏散。树皮灰黑色，不规则开裂；枝细，下垂，无毛。芽线形，先端急尖。叶狭披针形，长9~16cm，宽0.5~1.5cm，先端长渐尖，基部楔形，边缘具锯齿；叶柄长（3~）5~10mm，有短柔毛；托叶仅生在萌发枝上。花序先叶或与叶同时开放；雄花序长1.5~3cm，有短梗，轴有毛；雄蕊2，花药红黄色；苞片披针形，外面有毛；腺体2；雌花序长达2~5cm，有梗，基部有3~4小叶，轴有毛；子房椭圆形，无柄或近无柄，花柱短，柱头2~4深裂；苞片披针形，外面有毛；腺体1。蒴果长3~4mm。花期3~4月，果期4~5月。

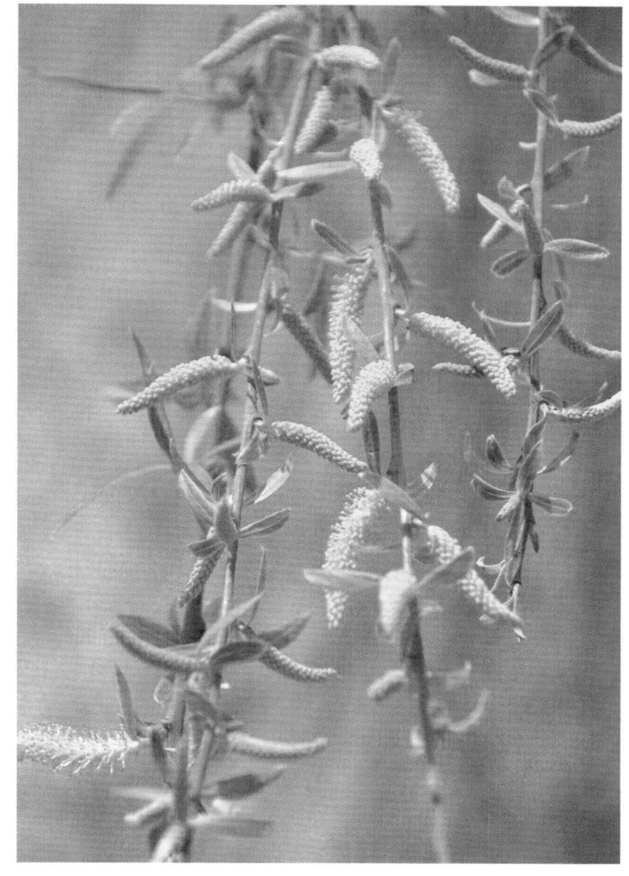

垂柳（原植物）

【生态分布】常栽培于河边、路旁等地。县域内各地均有栽培。

【采收加工】春季摘取嫩树枝条，鲜用或晒干。

【鉴别】药材　嫩枝圆柱形，直径5~10mm，表面微有纵皱纹，黄色。节间长0.5~5cm，上有交叉排列的芽或残留的三角形瘢痕。质脆易断，断面不平坦，皮部薄而浅棕色，木部宽而黄白色，中央有黄白色髓部。气微，味微苦、涩。

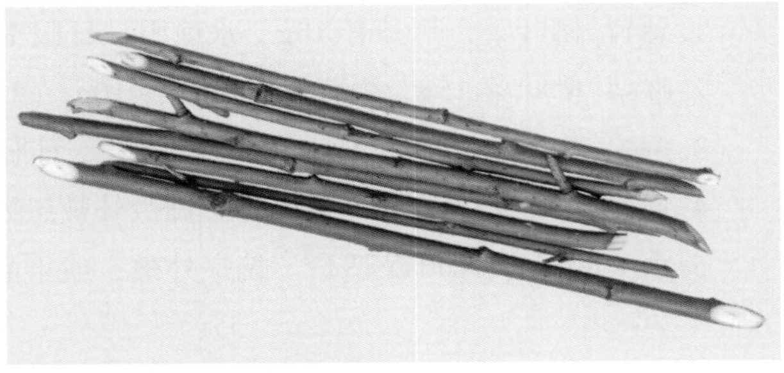

柳 枝（药材）

饮片 呈圆形厚片，切面浅白色，中心髓部小。外表面绿褐色或棕褐色，有灰色点状物及细纹。质坚韧。气微，味微苦、涩。

【化学成分】含水杨苷。

【药理作用】水杨苷可作苦味剂。4%～10%水杨苷元可作局部麻醉。

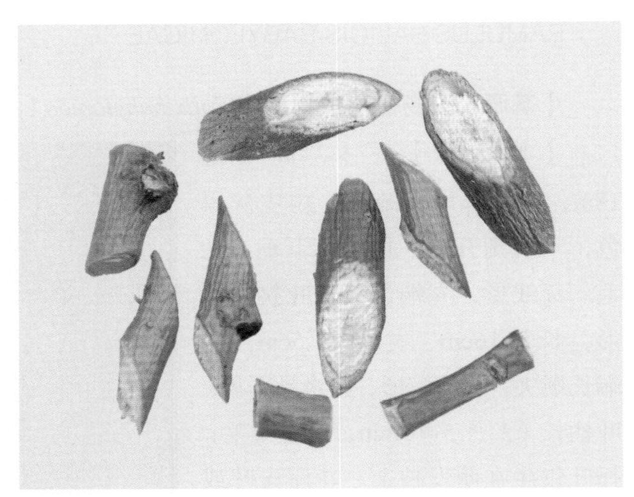

柳 枝（饮片）

【性味、归经与效用】苦，寒。归胃，肝经。有祛风利湿，解毒消肿的功效。用于风湿痹痛，小便淋浊，黄疸，风疹瘙痒，疔疮，丹毒，龋齿，龈肿。

【用法与用量】内服：煎汤，15~30g。外用：适量，煎水含漱；或熏洗。

【临床应用】

1. 淋证 柳枝30g，淡竹叶10g。煎汤饮之。
2. 痹证 柳枝、桑枝、桃枝各30g。煎汤，熏洗患处。
3. 黄疸 柳枝、黄栌各30g。水煎服，日服1剂。
4. 湿疮 柳枝、蛇床子各30g。煎汤，洗患处。
5. 牙痛 柳枝30g。煎水含漱。
6. 痔疮 柳枝、槐枝各30g。煎汤，熏洗患处。

络石藤 Luoshiteng

CAULIS ET FOLIUM TRACHELOSPERMI

【基源】为夹竹桃科植物络石 *Trachelospermum jasminoides* （Lindl.）Lem. 的干燥带叶藤茎。

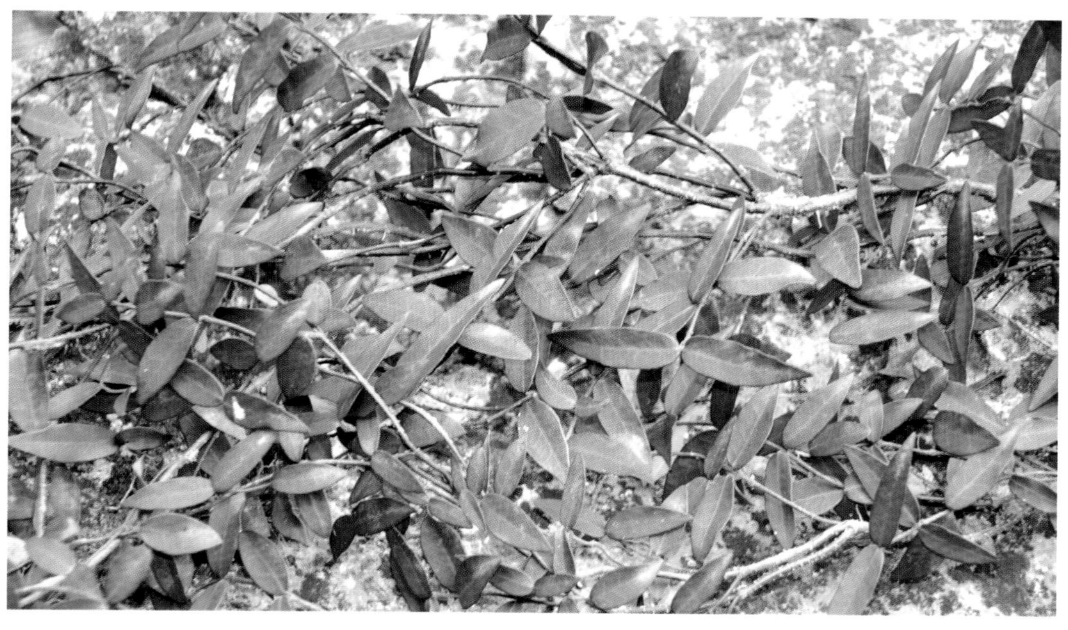

络石（原植物）

【原植物】常绿木质藤本，长达 10m。全株具乳汁。茎圆柱形，有皮孔；嫩枝被黄色柔毛，老时渐无毛。叶对生，革质或近革质，椭圆形或卵状披针形，长 2~10cm，宽 1~4.5cm；上面无毛，下面被疏短柔毛；侧脉每边 6~12 条。聚伞花序顶生或腋生，二歧，花白色，芳香；花萼 5 深裂，裂片线状披针形，顶部反卷，基部具 10 个鳞片状腺体；花蕾顶端钝，花冠筒圆筒形，中部膨大，花冠裂片 5，向右覆盖；雄蕊 5，着生于花冠筒中部，腹部粘生在柱头上，花药箭头状，基部具耳，隐藏在花喉内；花盘环状 5 裂，与子房等长；子房由 2 枚离生心皮组成，无毛，花柱圆柱状，柱头卵圆形。蓇葖果叉生，

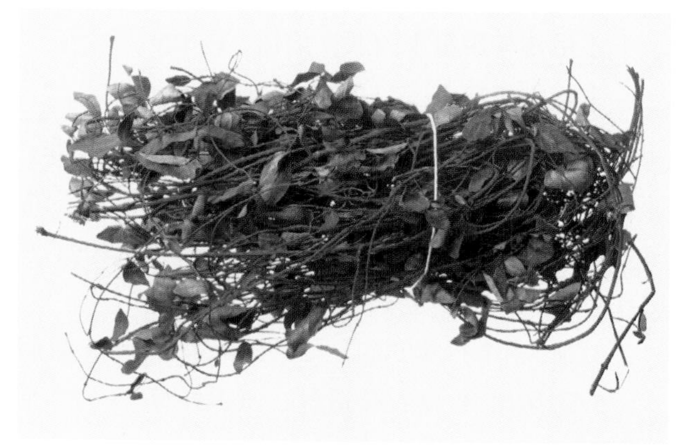

络石藤（药材）

无毛，线状披针形；种子多数，褐色，线形，顶端具白色绢质种毛。花期3~7月，果期7~12月。

【生态分布】生于海拔400~800m的山野、溪边、路旁、林绿或杂木林中，常缠绕于树上或攀援于墙壁、岩石上。主要分布于固新镇、辽城乡等地。

【采收加工】冬季至次春采割，除去杂质，晒干。

【鉴别】药材 茎呈圆柱形，弯曲，多分枝，长短不一，直径1~5mm；表面红褐色，有点状皮孔及不定根；质硬，断面淡黄白色，常中空。叶对生，有短柄；展平后叶片呈椭圆形或卵状披针形，长1~8cm，宽0.7~3.5cm；全缘，略反卷，上表面暗绿色或棕绿色，下表面色较淡，革质。气微，味微苦。

饮片 呈不规则的段。茎圆柱形，表面红褐色，可见点状皮孔。切面黄白色，中空。叶全缘，略反卷；革质。气微，味微苦。

【化学成分】含牛蒡苷、络石苷、去甲络石苷、穗罗汉松树脂酚苷、橡胶肌醇、牛蒡苷元、穗罗汉松树脂酚、络石苷元、去甲络石苷元和β-香树脂醇、β-香树脂酸乙酸酯、羽扇豆醇、羽扇豆醇乙酸酯、羽扇豆醇不饱和脂肪酸酯、β-谷甾醇、豆甾醇及菜油甾醇。

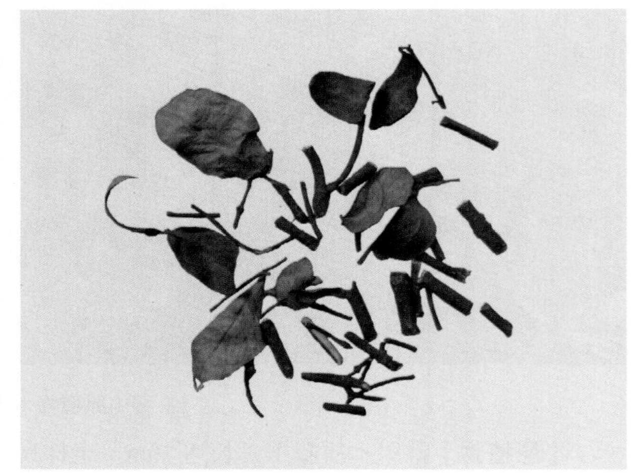

络石藤（饮片）

【药理作用】有抑菌、抗痛风的作用。

【性味、归经与效用】苦，微寒。归心、肝、肾经。有祛风通络，凉血消肿的功效。用于风湿热痹，筋脉拘挛，腰膝酸痛，喉痹，痈肿，跌扑损伤。

【用法与用量】内服：煎汤，6~12g。

【临床应用】

1. 热痹 络石藤、鸡血藤、忍冬藤各30g，木瓜、秦艽、地龙各10g。水煎服，日服1剂。
2. 喉痹 络石藤30g，射干、牛蒡子各10g。水煎服，日服1剂。
3. 滑胎 络石藤240g，当归、白术各120g。俱醋拌炒，共为末，炼蜜丸。每早晚各服9g。
4. 泄泻 络石藤60g，大枣50g。水煎服，日服1剂。
5. 创伤出血 络石藤适量，研末外敷。

南瓜子 Nanguazi

SEMEN MOSCHATAE

【基源】为葫芦科植物南瓜*Cucurbita moschata*（Duch. ex Lam.）Duch.ex Poir. 的干燥成熟种子。

【原植物】一年生蔓生草本，茎长达 2~5m。常节部生根，密被白色刚毛。单叶互生；叶柄粗壮，长 8~19cm，被刚毛；叶片宽卵形或卵圆形，有 5 角或 5 浅裂，长 12~25cm，宽 20~30cm，先端尖，基部深心形，上面绿色，下面淡绿色，两面均被刚毛和茸毛，边缘有小而密的细齿。卷须稍粗壮，被毛，3~5 歧。花单性，雌雄同株；雄花单生，花萼筒钟形，长 5~6mm，裂片条形，长 10~15mm，被柔毛，上部扩大成叶状，花冠黄色，钟状，长约 8cm，5 中裂，裂片边缘反卷，雄蕊 3，花丝腺体状，长 5~8mm，药室折曲；雌花单生，子房 1 室，花柱短，柱头 3，膨大，先端 2 裂，果梗粗壮，有棱槽，长 5~7cm，瓜蒂扩大成喇叭状。瓠果形状多样，外面常有纵沟。种子多数，长卵形或长圆形，灰白色。花期 6~7 月，果期 8~9 月。

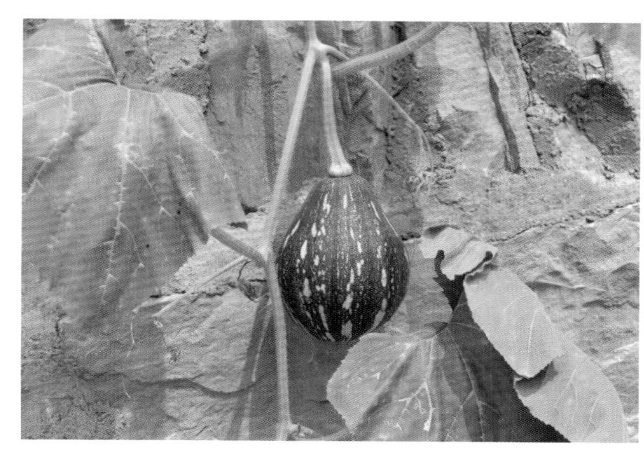

南瓜（原植物）

【生态分布】生于海拔 200~1300m 的山坡草地、河滩沙地。县域内各地均有栽培。

【采收加工】夏、秋季食用南瓜时，收集成熟种子，除去瓤膜，洗净，晒干。

【鉴别】种子扁圆形，长 1.2~1.8cm，宽 0.7~1cm。表面淡黄白色至淡黄色，两面平坦而微隆起，边缘稍有棱，一端略尖，先端有珠孔，种脐稍突起或不明显。除去种

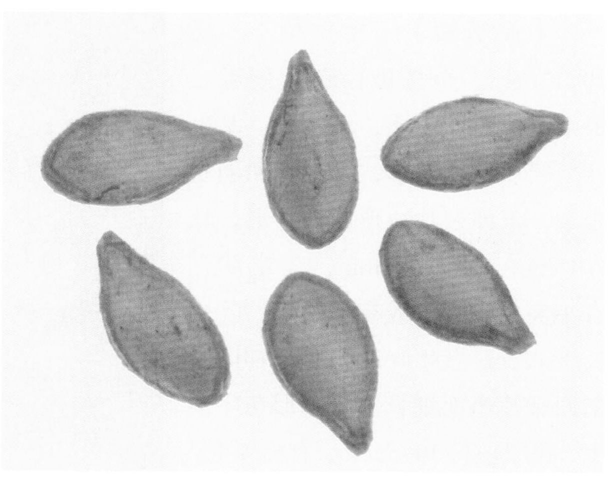

南瓜子（饮片）

皮，有黄绿色薄膜状胚乳。子叶 2 枚，黄色，肥厚，有油性。气微香，味微甘。

【化学成分】种子含油 16.4%，其中主要脂肪酸为亚油酸、油酸、棕榈酸、硬脂酸、亚麻酸、肉豆蔻酸。还含类脂成分：三酰甘油、二酰甘油、单酰甘油、甾醇、甾醇酯以及磷脂酰胆碱等。脱脂的种子中分得有效成分：南瓜子氨酸。

【药理作用】

1. 有驱虫、抗血吸虫的作用。

2. 毒性 小鼠灌服南瓜子氨酸过氯酸盐与盐酸盐的 LD_{50} 分别为 1.25g/kg 与 1.10g/kg。

【性味、归经与效用】甘，平。归大肠经。有杀虫，下乳，利水消肿功效。用于绦虫，蛔虫，血吸虫，钩虫，蛲虫病，产后缺乳，产后手足浮肿，百日咳，痔疮。

【用法与用量】内服：煎汤 30~60g；研末或制成乳剂。外用：适量，煎水熏洗。

【临床应用】

1. 绦虫病 南瓜子、石榴根皮各 30g。水煎，分 3 次服，连服 2 天。

2. 蛔虫病 南瓜子、韭菜叶各 30g，水竹沥 60g。开水冲服。

3. 钩虫病 南瓜子榨油，每次 1 茶匙，内服后 4 小时服泻下剂。

4. 缺乳 南瓜子 60g，研末。加红糖适量，开水冲服。

5. 内痔 南瓜子 1000g，煎水熏之。每日 2 次，连熏数日。

南鹤虱 Nanheshi

FRUCTUS CAROTAE

【基源】为伞形科植物野胡萝卜 *Daucus carota* L. 的干燥成熟果实。

【原植物】二年生草本，高 20~120cm。全株被白色粗硬毛。根细圆锥形，肉质，黄白色。基生叶薄膜质，长圆形，二至三回羽状全裂，末回裂片线形或披针形，长 2~15mm，宽 0.5~4mm，先端尖，有小尖头，光滑或有糙硬毛；叶柄长 3~12cm；茎生叶近无柄，有叶鞘，末回裂片小而细长。复伞形花序顶生，花序梗长 10~55cm，有糙硬毛；总苞片多数，叶状，羽状分裂，裂

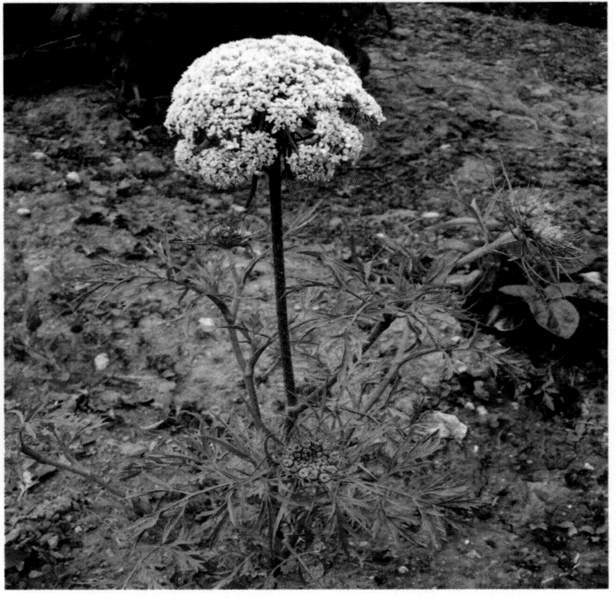

野胡萝卜（原植物）

片线形，长 3~30mm；伞辐多数，结果时外缘的伞辐向内弯曲；小总苞片 5~7，线形，不分裂或 2~3 裂，边缘膜质，具纤毛；花通常白色，有时带淡红色。双悬果长卵形，长 3~4mm，宽 1.5~2.5mm，具棱，棱上有翅，棱上有短钩刺或白色刺毛。花期 5~7 月，果期 6~8 月。

【生态分布】生于山坡路旁、旷野或田间。全县各地均有分布。

【采收加工】秋季果实成熟时割取果枝，晒干，打下果实，除去杂质。

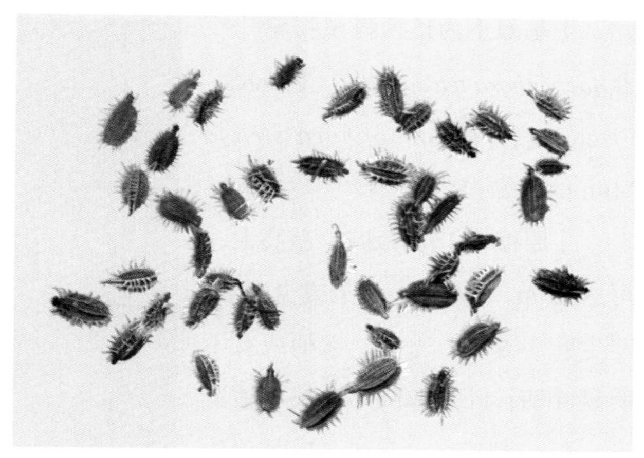

南鹤虱（饮片）

【鉴别】双悬果椭圆形，多裂为分果，分果长 3~4mm，宽 1.5~2.5mm。表面淡绿棕色或棕黄色，顶端有花柱残基，基部钝圆，背面隆起，具 4 条窄翅状次棱，翅上密生 1 列黄白色钩刺，刺长约 1.5mm，次棱间的凹下处有不明显的主棱，其上散生短柔毛，接合面平坦，有 3 条脉纹，上具柔毛。种仁类白色，有油性。体轻，搓碎时有特异香气，味微辛、苦。

【化学成分】含挥发油约 2%，其中含细辛醚、甜没药烯、巴豆酸、细辛醛、牻牛儿醇乙酸酯；还含芳樟醇、柠檬烯、胡萝卜烯、姜黄烯；另含黄酮类、糖、季铵生物碱、氨基酸、胡萝卜苦苷、甾醇等。

【药理作用】有扩张冠状动脉、降压、舒张平滑肌的作用。

【性味、归经与效用】苦、辛，平；有小毒。归脾、胃经。有杀虫消积的功效。用于蛔虫病，蛲虫病，绦虫病，虫积腹痛，小儿疳积。

【用法与用量】内服：煎汤，3~9g；或入丸、散。外用：适量，煎水熏洗。

【临床应用】

1. 蛔虫病、绦虫病、蛲虫病　南鹤虱 6g，研末。水调服。
2. 钩虫病　南鹤虱 45g，浓煎两次汁合并，加白糖适量调味，晚上临睡前服，连用 2 剂。
3. 虫积腹痛　南鹤虱 9g，南瓜子、槟榔各 15g。水煎服，日服 1 剂。
4. 阴痒　南鹤虱 6g。煎水，熏洗阴部。

南沙参 Nanshashen

RADIX ADENOPHORAE

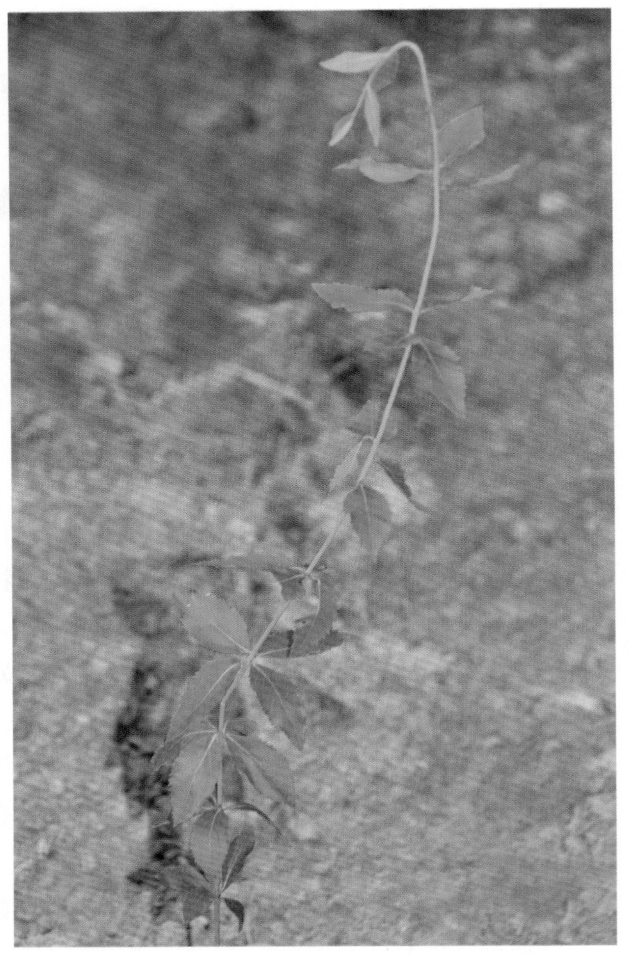
轮叶沙参（原植物）

【基源】为桔梗科植物轮叶沙参*Adenophora tetraphylla*（Thunb.）Fisch. 或沙参*Adenophora stricta* Miq. 的干燥根。

【原植物】轮叶沙参 茎高大，可达 1.5m，不分枝，无毛或少有毛。茎生叶 3~6 枚，轮生，无柄或有不明显叶柄；叶片卵圆形至线状披针形，长一般在 4~14cm，两面疏生短柔毛，边缘有锯齿。花序狭窄圆锥状，聚伞花序，长大，小聚伞大多集成数轮；花萼无毛，筒部倒圆锥状，裂片钻形，长 1~2.5（~4）mm，全缘；花冠坛状钟形，蓝色或蓝紫色，长 7~11mm，口部稍缢缩，裂片三角形，长约 2mm；雄蕊 5；子房上部具肉质花盘，花柱长约 20mm，柱头 2 裂。蒴果球形，圆锥形或卵状圆锥形，长 5~7mm，直径 4~5mm。种子黄棕色，长圆状圆锥形，稍扁，有条棱，并由棱扩展成一条白带，长约 1mm。花期 7~9 月。

沙参 多年生草本，茎高 40~80cm。不分枝，常被短硬毛或长柔毛，少无毛。基生叶心形，大而具长柄；茎生叶无柄，或仅下部的叶有极短而带翅的柄；叶片椭圆形、窄卵形，长 3~11cm，宽 1.5~5cm，顶端急尖或渐尖，基部楔形，少为近于圆钝形，边缘有不整齐的锯齿。聚伞花序假总状或成极狭的圆锥花序，极少具长分枝而为圆锥花序；花梗长不足 5mm；花萼常被短柔毛，筒部常倒卵状，少为倒卵状圆锥形，裂片 5，狭长，多为钻形，少为线状披针形，长 6~8mm，宽 1~2mm；花冠宽钟状，蓝色或紫色，长

1.5~2.3cm，外面无毛或有硬毛，基部合成短筒，裂片 5，三角状卵形；雄蕊 5，花丝基部宽，边缘有柔毛；子房下位，花柱常略长于花冠或近等长；蒴果椭圆状球形，或椭圆状，长 6~10mm。种子多数，棕黄色，稍扁，有 1 条棱，长约 1.5cm。花期 8~9 月。

【生态分布】 生于海拔 300~1500m 的山坡草地或灌丛中。全县各地均有分布。主要分布于辽城乡、偏城镇、更乐镇、涉城镇、神头乡、西达镇、关防乡等地。

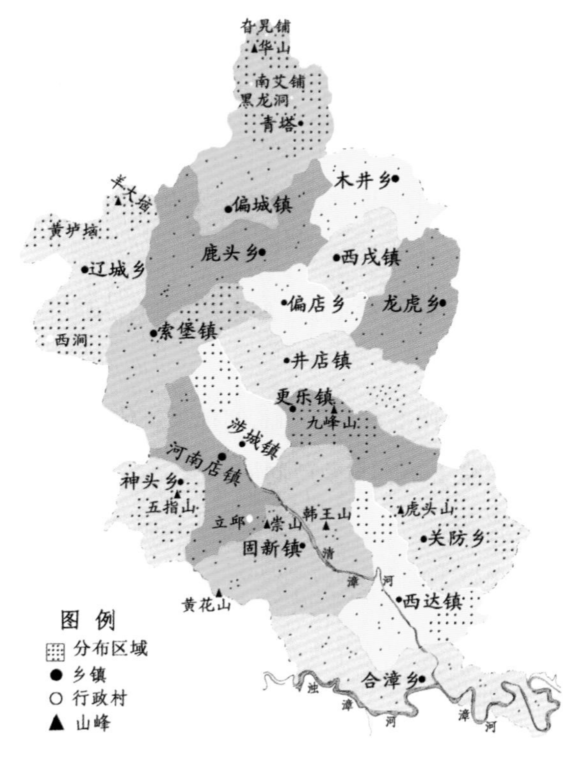

南沙参资源分布图

【采收加工】 春、秋二季采挖，除去须根，洗后趁鲜刮去粗皮，洗净，干燥。

【鉴别】药材 呈圆锥形或圆柱形，略弯曲，长 7~27cm，直径 0.8~3cm。表面黄白色或淡棕黄色，凹陷处常有残留粗皮，上部多有深陷横纹，呈断续的环状，下部有纵纹和纵沟。顶端具 1 或 2 个根茎。体轻，质松泡，易折断，断面不平坦，黄白色，多裂隙。气微，味微甘。

饮片 为圆形或类圆形的厚片，直径 0.8~3cm。切面白色或类白色，有多数不规则裂隙，呈花纹状。外表面黄白色或淡棕黄色，皱缩，凹陷处常有残留粗皮，多有深陷横纹呈断续的环状。体轻，质松泡。气微，味微甘。

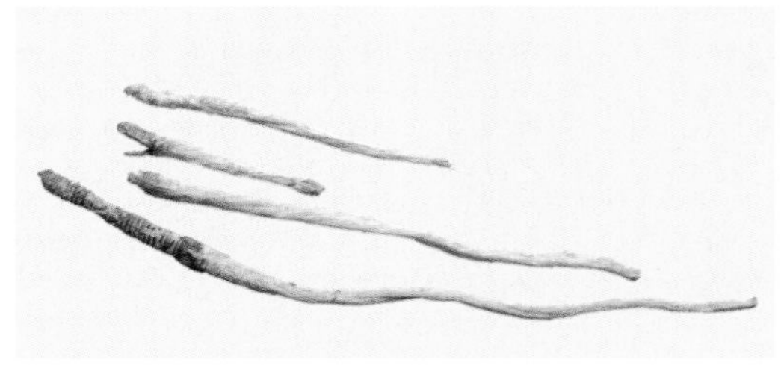
南沙参（药材）

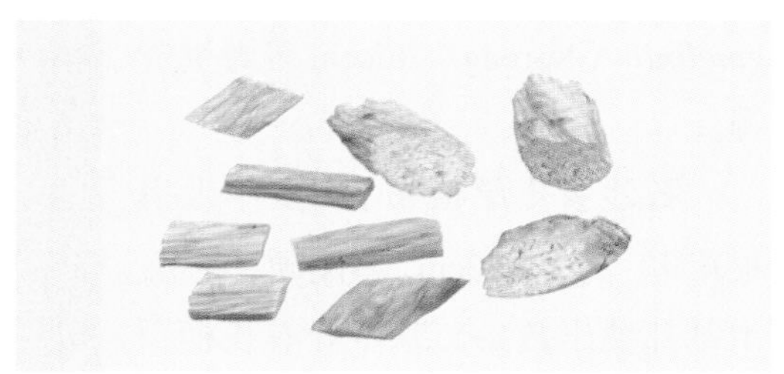
南沙参（饮片）

【化学成分】 含蒲公英赛酮、羽扇豆烯酮、β-谷甾醇等。

【药理作用】有祛痰、强心、活血、抗真菌的作用。

【性味、归经与效用】甘，微寒。归肺、胃经。有养阴清肺，益胃生津，化痰，益气的功效。用于肺热燥咳，阴虚劳嗽，干咳痰黏，胃阴不足，食少呕吐，气阴不足，烦热口干。

【用法与用量】内服：煎汤，9~15g；或入丸、散。

【临床应用】

1. 咳嗽 南沙参15g，麦冬、苦杏仁、枇杷叶、百合各10g，甘草6g。水煎服，日服1剂。

2. 胃痛 南沙参15g，麦冬、石斛、玉竹、川楝子、延胡索各10g，甘草6g。水煎服，日服1剂。

3. 消渴 南沙参15g，麦冬、玄参、知母各10g，生石膏30g，甘草6g。水煎服，日服1剂。

4. 虚劳 南沙参、黄精、枸杞子、黄芪各10g。水煎服，日服1剂。

【注意】不宜与藜芦同用。

注：

除上述植物外，县域内还分布有桔梗科植物杏叶沙参*Adenophora hunanensis* Nannf.、石沙参*Adenophora polyantha* Nakai、多歧沙参*Adenophora wawreana* Zahlbr.、狭叶沙参*Adenophora gmelinii*（Spreng）Fisch.等野生资源。

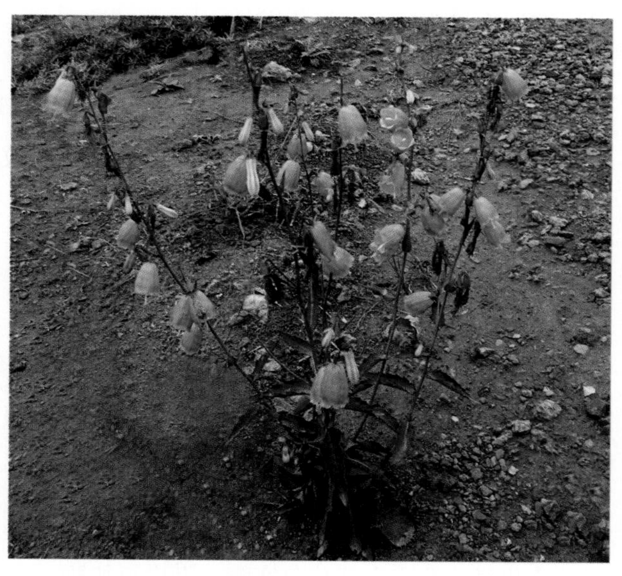

石沙参（原植物）

石沙参（原植物） 多年生宿根草本，高30~50cm。茎刚硬，直立，由基部抽出数条。基生叶有长柄，叶片心状卵圆形或心状肾形，边缘具锯齿或不规则粗锯齿，早枯；茎生叶互生，无柄，叶片质厚，稍有光泽，披针形、卵状披针形或长卵形至卵形，稀线状披针形，基部圆形至广楔形，先端尖，边缘具疏而尖的牙齿状锯齿或刺状齿。假总状花序或狭圆锥花序，花鲜蓝色。蒴果卵状椭圆形。种子黄棕色，卵状椭圆形。花期 7~9 月，果期 9~10 月。

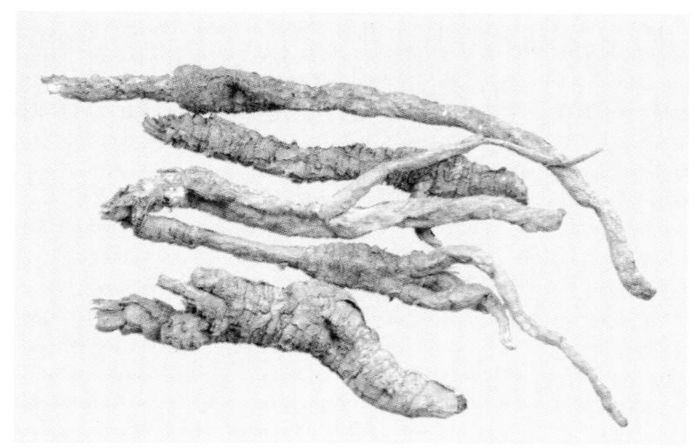

石沙参（药材）

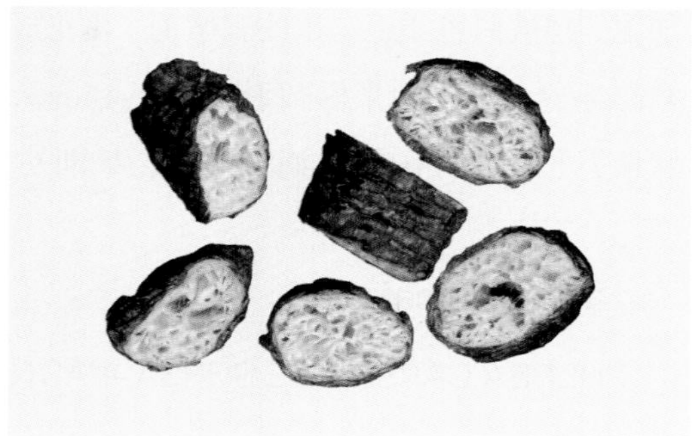

石沙参（饮片）

杏叶沙参（原植物）　多年生草本。茎单一或有分枝，高 50~100cm，有毛。叶互生；叶片卵形。长 2.5~5cm，宽 1.5~2.5cm，边缘有重锯齿，上面绿色，下面淡绿色。圆锥花序少分枝；花梗和苞片上皆有毛；萼齿披针形，有毛；花冠宽钟形，蓝紫色，外面带有毛；花柱略露出花冠外，微有毛；花盘粗短，长及宽均为 1.5mm。花期 9~10 月。

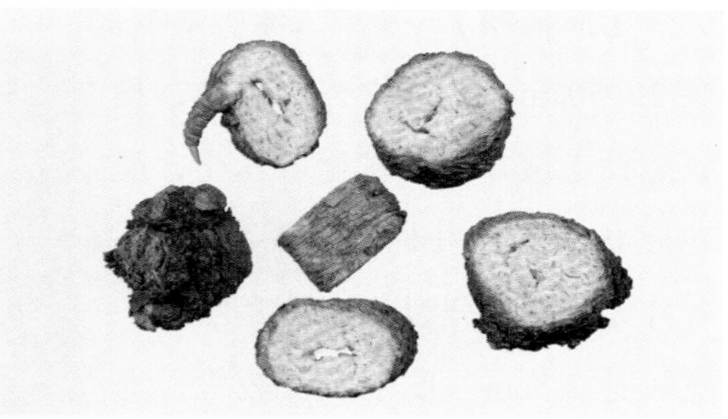

杏叶沙参（饮片）

多歧沙参（原植物）　多年生草本，有白色乳汁。根胡萝卜形。茎高 50~120cm，有反曲的短柔毛或近无毛。茎生叶互生，有柄；叶片卵形、狭卵形、披针形或近条形，长达 8.5cm，宽达 2.8cm，边缘有不整齐尖锯齿，两面几无毛；叶柄长达 2.5cm。圆锥花序长达 45cm，分枝斜展；花萼无毛，裂片 5，钻形，长 4~6mm，平展，稍反曲，边缘每侧有 2~3 个小齿；花冠蓝紫色，钟状，长 1.2~1.4cm，5 浅裂，无毛；雄蕊 5，长约 8mm，花丝下部变宽，边缘有密柔毛；花盘圆筒状，长约 1.5mm；子房下位，花柱伸出或与花冠近等长。

狭叶沙参（原植物）　多年生草本，高 40~60cm。根圆柱形。茎直立，单一或自基部抽出数条，成丛生状，较纤细，稍弯曲，无毛或被短硬毛。基生叶具长柄，形状多变，通常浅心形、卵形或菱状卵形，具粗圆齿，早枯；茎生叶互生，下部叶披针形或狭披针形，边缘具稀疏牙齿或全缘，中部叶密集，无柄，线形，长 2~10cm，宽 2.5mm，全缘，稀具疏齿，两面无毛或被短硬毛。花通常 1~10 朵排列成总状或花序下部稍有分枝形成狭圆锥形花序，稀单生于茎顶；花萼无毛，萼筒倒卵状长圆形，萼裂片5，披针形、狭三角状披针形或丝状披针形，长4~6mm，宽1.5~2mm，直立、全缘，近无毛；花冠蓝紫色或淡紫色，漏斗状钟形，长1.5~2cm，花冠裂片广卵形，稀近正三角形；花丝下部加宽，密被白色柔毛，花柱有微毛，比花冠短，稀与花冠近等长；花盘筒状，长2.5~3mm，被疏毛或无毛。蒴果椭圆形，长8~13mm，径4~7mm。种子黄棕色，椭圆形，具一条翅状棱，长约1.8mm。花期7~8月，果期9月。

荠 菜 Jicai

HERBA CAPSELLAE BURSA-PASTORIS

【基源】为十字花科植物荠菜*Capsella bursa-pastoris*（L.）Medic. 的干燥全草。

【原植物】一年或二年生草本，高20~50cm。茎直立，有分枝，稍有分枝毛或单毛。基生叶丛生，呈莲座状，具长叶柄，达5~40mm；叶片大头羽状分裂，长可达12cm，宽可达2.5cm，顶生裂片较大，卵形至长卵形，长5~30mm，侧生者宽2~20mm，裂片3~8对，较小，狭长，呈圆形至卵形，先端渐尖，浅裂或具有不规则粗锯齿；茎生叶狭披针形，长1~2cm，宽2~15mm，基部箭形抱茎，边缘有缺刻或锯齿，两面有细毛或无毛。总状花序顶生或腋生，果期延长达20cm；萼片长圆形；花瓣白色，匙形或卵形，长2~3mm，有短爪。短角果倒卵状三角形或倒心状三角形，长5~8mm，宽4~7mm，扁平，无毛，先端稍凹，裂瓣具网脉，花柱长约0.5mm。种子2行，呈椭圆形，浅褐色。花、果期4~6月。

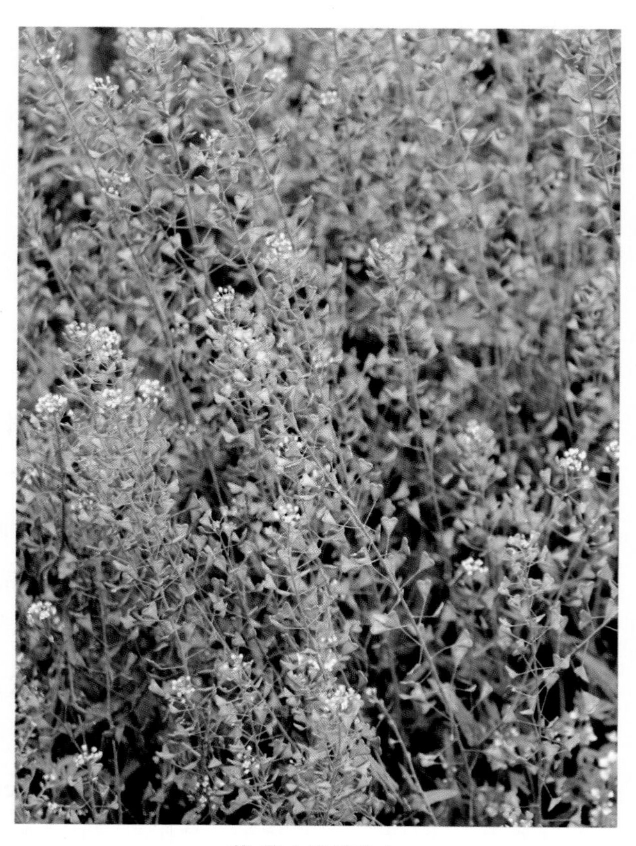

荠 菜（原植物）

【生态分布】生于海拔 200~1200m 的路旁、地边。全县各地均有大量分布。

【采收加工】3~5 月采收，除去枯叶杂质，洗净，晒干。

【鉴别】**药材**　主根圆柱形或圆锥形，有的有分枝，长 4~10cm；表面类白色或淡褐色，有许多须状侧根。茎纤细，黄绿色，易折断。根出叶羽状分裂，多卷缩，展平后呈披针形，顶端裂片较大，边缘有粗齿；表面灰绿色或枯黄色，有的棕褐色，纸质，易碎；茎生叶长圆形或线状披针形，基部耳状抱茎。果实倒三角形，扁平，顶端微凹，具残存短花柱。种子细小倒卵圆形，着生在假隔膜上，成 2 行排列。搓之有清香气，味淡。

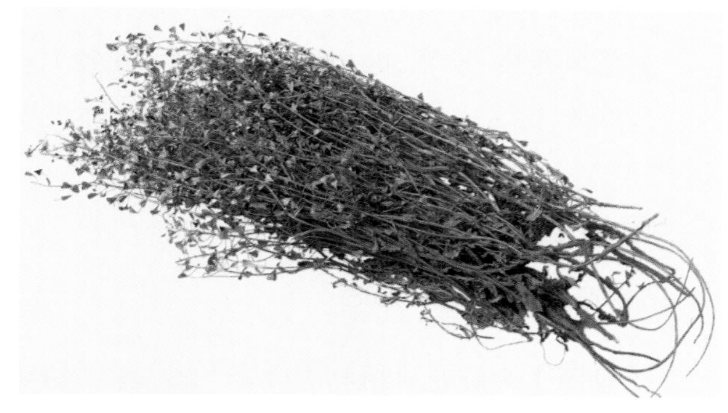

荠菜（药材）

饮片　为不规则的段片，根呈须状分枝。茎生叶狭披针形，多破碎，叶缘呈不规则的缺刻或锯齿。总状花序，呈十字展开。短角果呈扁三角状心形，有细棱，淡黄色。种子细小，倒卵圆形，深褐色。气微，味淡而涩。

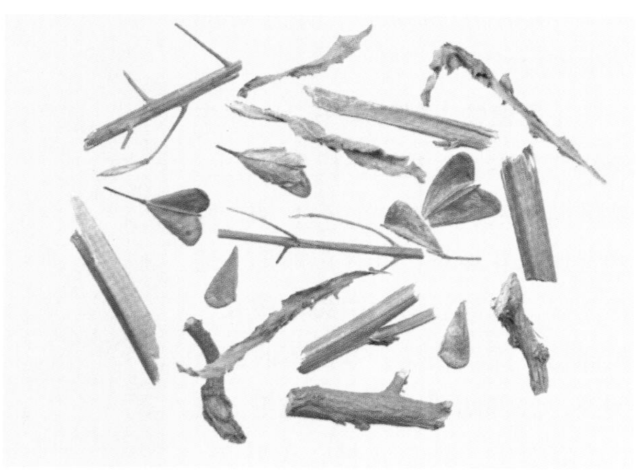

荠菜（饮片）

【化学成分】含草酸、酒石酸、苹果酸、丙酮酸、对氨基苯磺酸、精氨酸、天冬氨酸、脯氨酸、蛋氨酸、亮氨酸、谷氨酸、甘氨酸、丙氨酸，胱氨酸、半脱氨酸、蔗糖、山梨糖、乳糖、葡萄糖胺、山梨糖醇、甘露醇、侧金盏花醇以及钾、钙、钠、铁、氯、磷、锰。还含二氢非瑟素、山柰酚 -4′ - 甲醚、槲皮素 -3- 甲醚、棉花皮素六甲醚、香叶木苷、洋槐黄素又名刺槐乙素、芸香苷、木犀草素 -7- 芸香糖苷、胆碱、乙酸胆碱、棕榈酸、黑芥子苷、芥子碱、延胡索酸。

【药理作用】有兴奋子宫、降低血压、解热、镇静和抗肿瘤的作用。

【性味、归经与效用】甘、淡，凉。归肝、脾、膀胱经。有凉肝止血，平肝明目，清热利湿的功效。用于吐血，衄血，咯血，尿血，崩漏，目赤疼痛，眼底出血，高血压病，赤白痢疾，肾炎水肿，乳糜尿。

【用法与用量】内服：煎汤，15~30g；鲜品 60~120g；或入丸、散。外用：适量，捣汁点眼。

【临床应用】

1. 崩漏 荠菜 30g，藕节 20g，仙鹤草 10g。水煎服，日服 1 剂。

2. 热淋 荠菜、白茅根各 30g。水煎服，日服 1 剂。

3. 痢疾 荠菜、马齿苋各 30g。水煎服，日服 1 剂。

4. 暴风客热 荠菜 30g，青葙子、密蒙花各 10g，龙胆 6g。水煎服，日服 1 剂。

5. 水肿 荠菜、白茅根、车前子各 30g。水煎服，日服 1 剂。

牵牛子 Qianniuzi

SEMEN PHARBITIDIS

【基源】为旋花科植物裂叶牵牛 *Pharbitis nil*（L.）Choisy 或圆叶牵牛 *Pharbitis purpurea*（L.）Voigt 的干燥成熟种子。

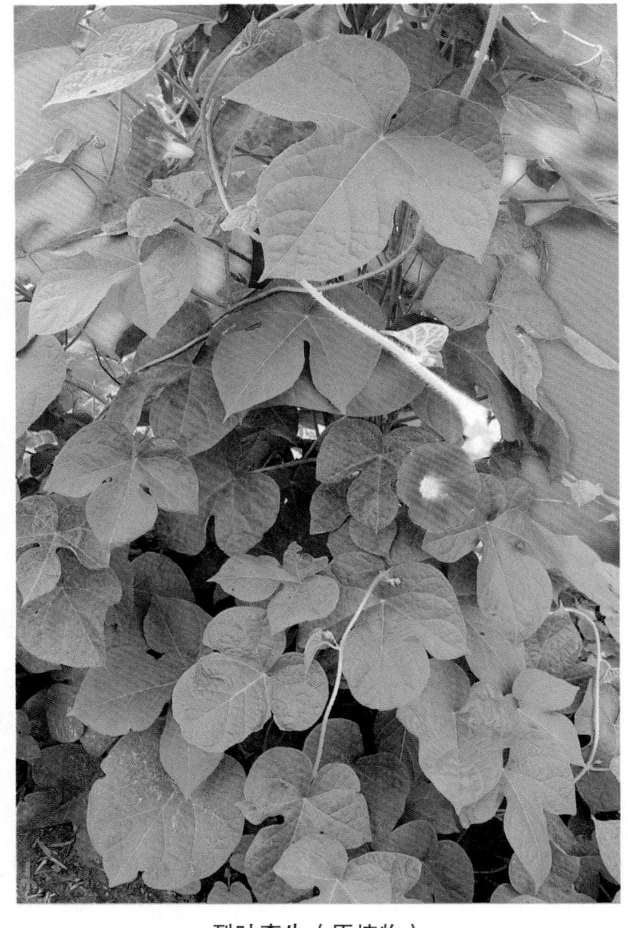

裂叶牵牛（原植物）

【原植物】裂叶牵牛 一年生缠绕性草本。茎左旋，长 2m 以上，被倒向短毛。叶互生，有长柄，叶柄常比总花梗长；叶片广卵形，通常 3 裂，基部心形，中裂片较长，长卵形，先端长尖，基部不收缩，侧裂片底部阔圆，两面均被毛。花 1~3 朵腋生，具总花梗；苞叶 2；萼 5 深裂，裂片线状披针形，长 2~2.5cm，先端尾状长尖，基部被长毛，花冠漏斗状，紫色或淡红色、淡蓝色、蓝紫色，上部色较深、下部色浅或为白色，早晨开放，日中花冠收拢；雄蕊 5，贴生于花冠基部，长不及花冠之半，花丝基部有毛；雌蕊 1，比雄蕊稍长，无毛，柱头头状，3 裂。蒴果球形，为宿存花萼所包被，3 室，每室有 2 种子；种子卵状，3 棱形，黑色或黄白色，表面平滑。花期 6~9 月，果期 7~10 月。

圆叶牵牛　与裂叶牵牛的主要区别为全株密被白色长毛。叶通常阔心形，全缘；叶柄与总花梗近等长。花萼裂片卵状披针形，较短，长约 1cm。

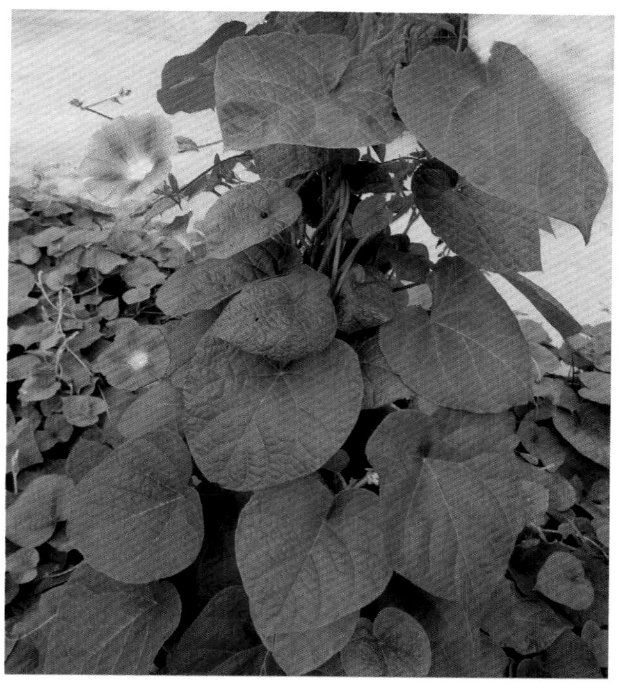
圆叶牵牛（原植物）

【生态分布】生于海拔 200~800m 的田边、路旁、宅旁或山谷林内。全县各地均有分布。

【采收加工】秋末果实成熟、果壳未开裂时采割植株，晒干，打下种子，除去杂质。

【鉴别】似橘瓣状，长 4~8mm，宽 3~5mm。表面灰黑色或淡黄白色，背面有一条浅纵沟，腹面棱线的下端有一点状种脐，微凹。质硬，横切面可见淡黄色或黄绿色皱缩折叠的子叶，微显油性。气微，味辛、苦，有麻感。

【化学成分】含牵牛树脂苷、牵牛子酸、麦角醇、野麦角碱、麦角新碱、麦角辛和艾拉替尔 -7-*O*-β -D- 吡喃木糖基 -*O*- β -D- 吡喃阿拉伯糖苷及栗木甾酮等。

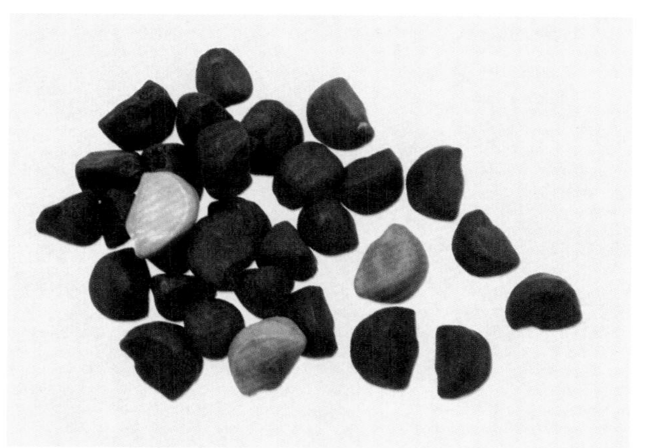
牵牛子（饮片）

【药理作用】

1. 有泻下、利尿、兴奋平滑肌、驱虫的作用。

2. 毒性　牵牛子苷小鼠皮下注射 LD_{50} 为 37.5mg/kg。

【性味、归经与效用】苦，寒；有毒。归肺、肾、大肠经。有泻水通便，消痰涤饮，杀虫攻积的功效。用于水肿胀满，二便不通，痰饮积聚，气逆喘咳，虫积腹痛。

【用法与用量】内服：煎汤，3~6g。入丸、散服，每次 1.5~3g。

【临床应用】

1. 水臌　黄芪、大腹皮各 20g，白术、枳壳、莱菔子各 10g，茯苓 15g，牵牛子、甘草各 6g。水煎服，日服 1 剂。

2. 食积　牵牛子适量，研末。每服 1~3g。

3. 便秘　牵牛子适量，研末。每服 1.5g，红糖为引。

4. 暴喘　牵牛子、大黄、枳壳各等分，研末。蜜水调下，以气平为度。

茜 草 Qiancao

RADIX ET RHIZOMA RUBIAE

【基源】为茜草科植物茜草 *Rubia cordifolia* L. 的干燥根和根茎。

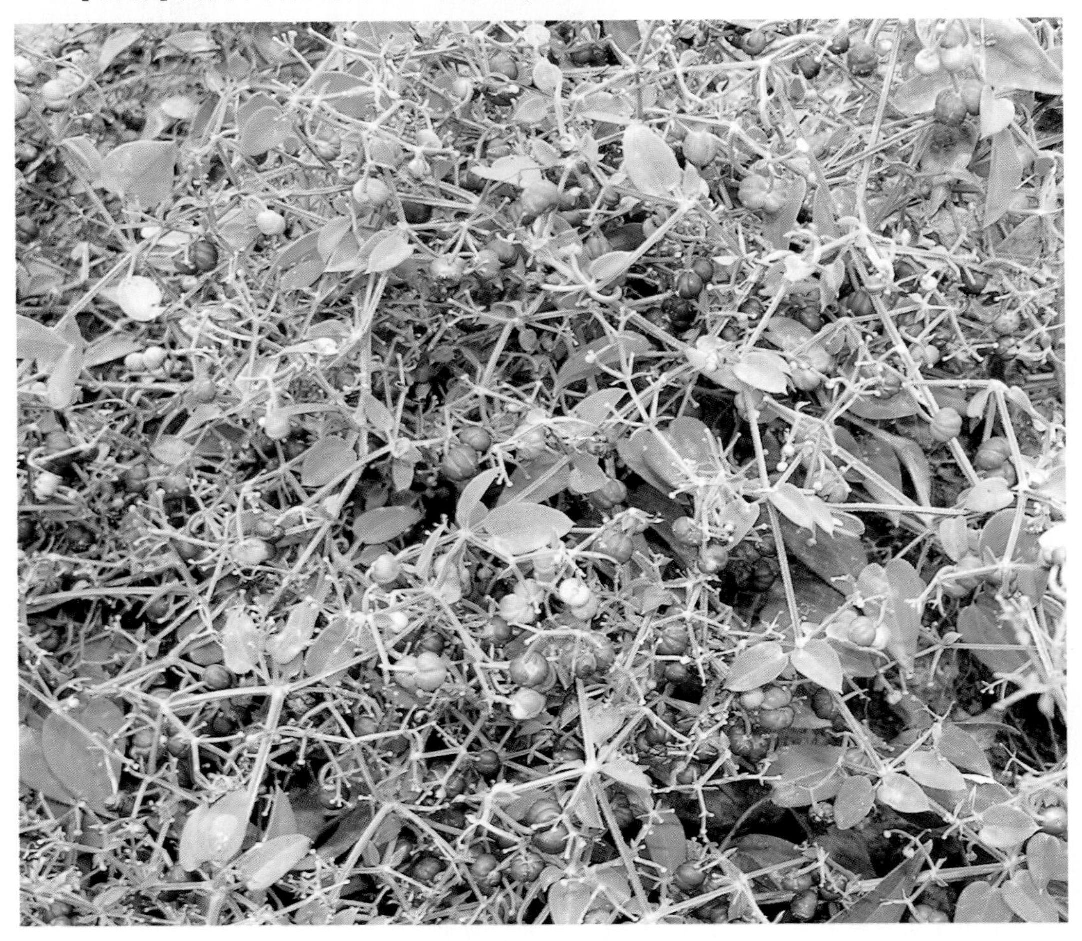

茜草（原植物）

【原植物】多年生攀援草本。地下有数条至数十条的根丛生，少数较粗，直径

2~6mm，多数较细，直径在1mm左右，外皮紫红色或橙红色。茎方形，有明显的四棱，棱上生多数倒生的小刺。叶四片轮生，具长柄，叶片形状变化较大，卵形、三角状卵形、宽卵形至窄卵形，长2~6cm，宽1~4cm，先端通常急尖，基部心形，上面粗糙，下面沿中脉及叶柄均有倒刺，全缘，基出脉5。聚伞花序腋生及顶生，常集成大而疏松的圆锥花序；花小，黄白色；花萼不显；花冠辐状，直径约4mm，5裂，裂片卵状三角形，先端急尖；雄蕊5，着生在花冠管上；子房下位，2室。浆果球形，直径5~6mm，红色后转为黑色。花期6~9月，果期8~10月。

【生态分布】生于海拔200~1000m的山坡路旁、沟沿、田边、灌丛及林缘。县域内各地有大量分布。

【采收加工】春、秋二季采挖，除去泥沙，干燥。

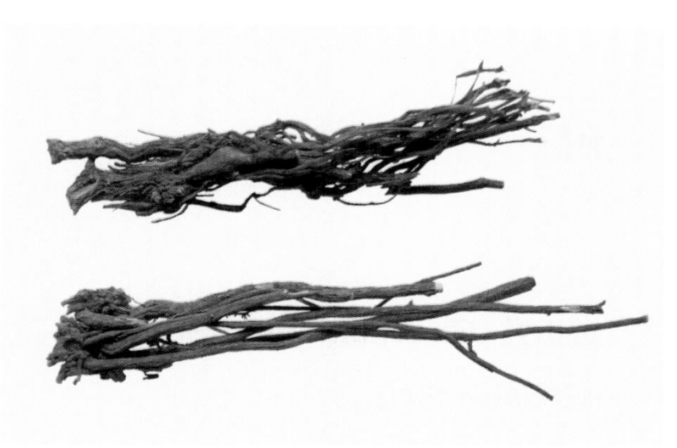

茜草（药材）

【鉴别】药材 根茎呈结节状，丛生粗细不等的根。根呈圆柱形，略弯曲，长10~25cm，直径0.2~1cm；表面红棕色或暗棕色，具细纵皱纹及少数细根痕；皮部脱落处呈黄红色。质脆，易折断，断面平坦，皮部狭，紫红色，木部宽广，浅黄红色，导管孔多数。气微，味微苦，久嚼刺舌。

饮片 呈不规则的厚片或段。根呈圆柱形，外表皮红棕色或暗棕色，具细纵纹；皮部脱落处呈黄红色。切面皮部狭，紫红色，木部宽广，浅黄红色，导管孔多数。气微，味微苦，久嚼刺舌。

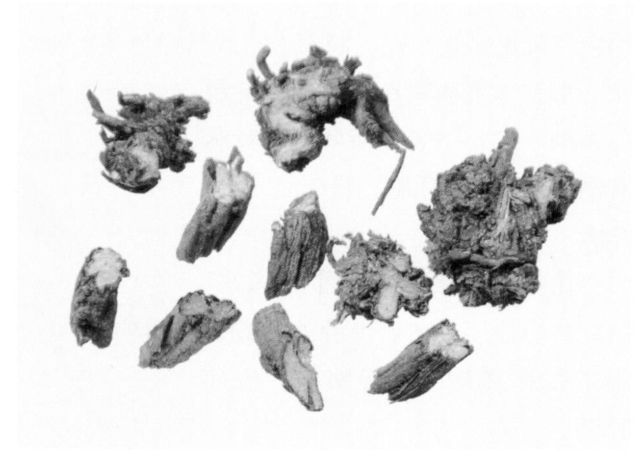

茜草（饮片）

【化学成分】含蒽醌类成分：羟基茜草素、异茜草素、茜草素、茜草酸和伪羟基茜草素等。

【药理作用】有止血、抑菌和止咳、祛痰的作用。

【性味、归经与效用】苦，寒。归肝经。有凉血止血，祛瘀通经的功效。用于吐血，衄血，崩漏，外伤出血，经闭瘀阻，关节痹痛，跌扑肿痛。

【用法与用量】内服：煎汤，6~10g。

【临床应用】

1. 崩漏　生地黄 30g，茜草炭 20g，白芍 12g，地榆炭、知母各 10g，甘草 6g。水煎服，日服 1 剂。

2. 儿枕痛　益母草 20g，当归 12g，茜草、香附各 10g，川芎、桃仁、红花、甘草各 6g。水煎服，日服 1 剂。

3. 鼻衄　桑白皮、白茅根各 30g，茜草炭 10g。水煎服，日服 1 剂。

4. 闭经　茜草、益母草各 50g。水煎服，日服 1 剂。

附：

过山龙 Guoshanlong

HERBA RUBIAE

【基源】为茜草科植物茜草*Rubia cordifolia* L. 干燥地上部分。

【采收加工】取本品洗净，切段，晾干。

【鉴别】呈段状，段长 1~1.5cm，全体灰绿色至黄绿色。茎呈棱柱形，直径 1~3mm，具 4 条或多条明显的纵棱，棱上疏生倒刺，有的可见节或四枚轮生叶痕；切面木部暗灰褐色，可见多数小孔，髓部中空或具白色疏松海绵状髓部。叶轮生；完整叶呈卵形或卵状心形，上表面粗糙，有众多突起的微细小点；下表面沿叶柄和叶脉有倒刺；全缘。质脆，易碎。气微，味淡。

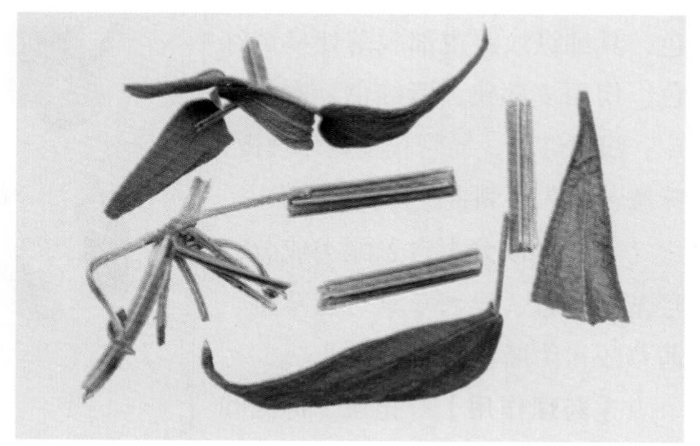

过山龙（饮片）

【性味、归经与功效】辛，微寒。归肝、心经。有活血消肿的功效。用于跌扑损伤，风湿痹痛，疮痈肿毒。

【临床应用】

1. 吐血，崩漏　过山龙 60g。水煎服，日服 1 剂。

2. 痈肿　鲜过山龙适量。捣烂外敷。

荞麦七 Qiaomaiqi

RADIX PTEROXYGONI GIRALDII

【基源】为蓼科植物翼蓼*Pteroxygonum giraldii* Dammer et Diels 的干燥块根。

【原植物】多年生蔓性草本。茎蔓延，不分枝，长达 2m 以上。叶通常 2~4 个簇生，叶柄长 3~8cm，红色；具托叶鞘；叶片三角形或三角状卵形，长 4~8cm，宽 3~5cm，先端尾尖或渐尖，基部凹入，两侧基角呈耳形或圆形，全缘；具 5~7 条基出脉，背脉上微有毛。总状花序腋生；总花梗果期可伸长达 20cm；花为单被花；花被 5 裂，裂片椭圆形或卵形，果时宿存，不增大；雄蕊 8，排成 2 轮；子房上位，柱头 3 叉，头状。果实三角形，下垂，顶部有 3 翅，基部有 3 角，果梗有 2 翼，其下具披针形膜质苞片。花期 6~8 月，果期 8~9 月。

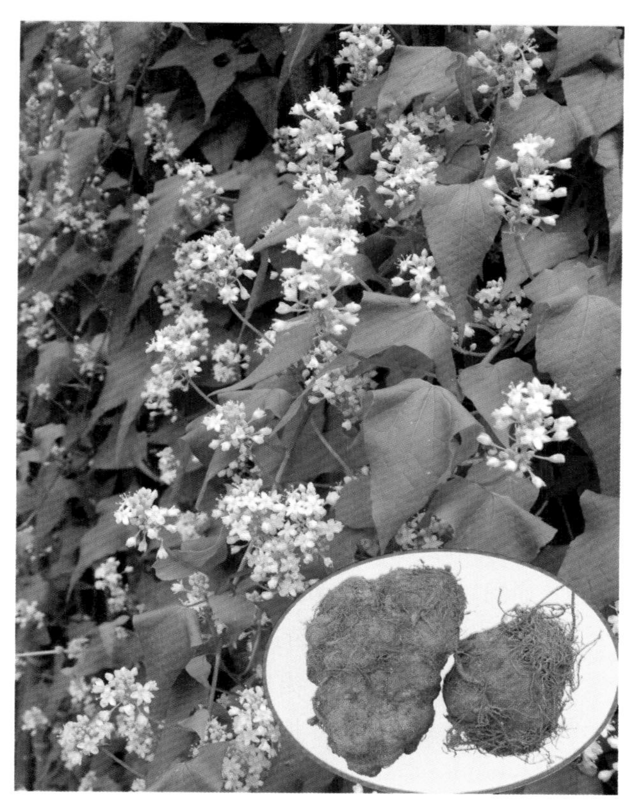

翼蓼（原植物）

【生态分布】生于海拔 200~1200m 的高山密林或山坡草丛中。主要分布于偏城镇、辽城乡等地。

【采收加工】秋季挖出块根，去掉茎叶及须根，洗净泥土，切片晒干。

【鉴别】药材　块根近圆柱形，长约 10cm，直径 2~8cm。根头部留有突起的茎基或支根残基，凹凸不平，有的已切成块片。表面棕红色至棕色，光滑或皱缩，剖面可见纵横走向的维管束及纤维。质坚硬，

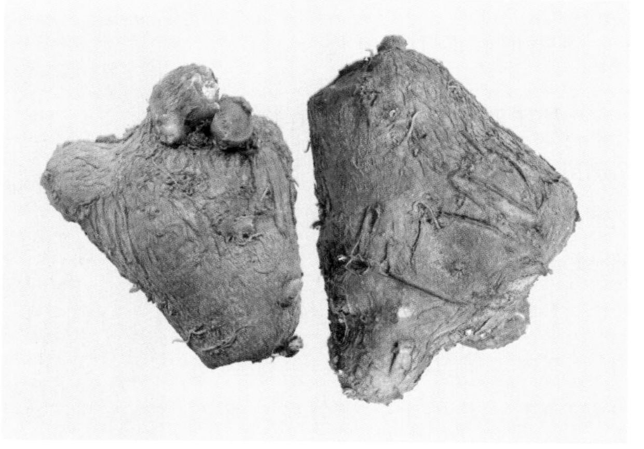

荞麦七（药材）

难折断。气微，味苦。

饮片 为类圆形或不规则形块片，厚 0.5~1.5cm，直径 2~8cm。切面红棕色或浅红棕色，维管束密集呈“朱砂点”状；周边凹凸不平，棕红色至棕色，光滑或皱缩。质坚硬，难折断。气微，味苦。

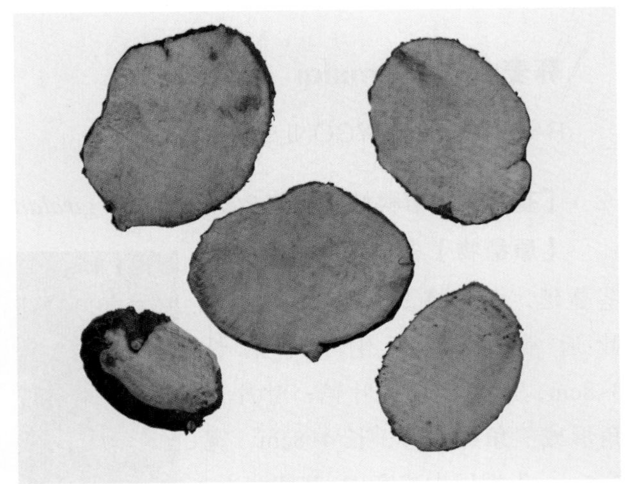

荞麦七（饮片）

【化学成分】含蒽醌：大黄素、大黄素甲醚及鞣质等。

【药理作用】对金黄色葡萄球菌有较强的抗菌作用，其抗菌效价在 1 ∶ 128 以上。

【性味与效用】苦、涩、辛，凉。有清热解毒，凉血止血，除湿止痛的功效。用于咽喉肿痛，疮疖肿毒，烧伤，吐血，衄血，便血，崩漏，痢疾，泄泻，风湿痹痛。

【用法与用量】内服：煎汤，6~15g；或研末。外用：适量，捣敷；或研末调敷。

【临床应用】

1. 喉痹 荞麦七、金银花各 15g，甘草 6g。水煎服，日服 1 剂。
2. 崩漏 荞麦七、藕节、茜草各 15g。水煎服，日服 1 剂。
3. 痢疾 荞麦七 10g，黄连 6g。水煎服，日服 1 剂。
4. 烧伤 荞麦七适量。捣烂，外敷患处。
5. 痈肿 荞麦七适量。捣烂，外敷患处。

窃 衣 Qieyi

FRUCTUS TORILIS

【基源】为伞形科植物窃衣 *Torilis scabra* (Thunb.)DC. 和小窃衣 *Torilis japonica* (Houtt.) DC. 的干燥成熟果实。

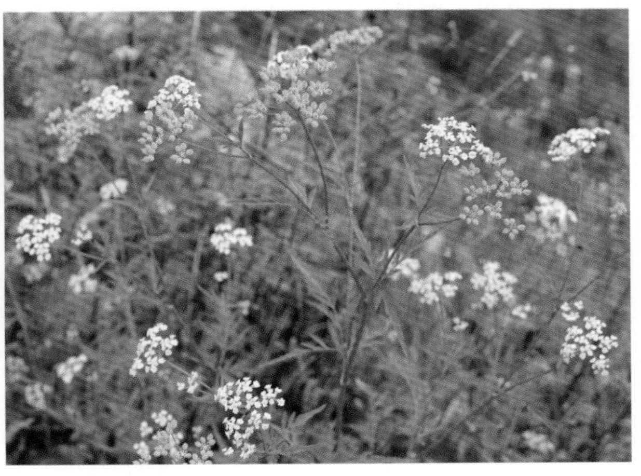

小窃衣（原植物）

【原植物】窃衣 一年生或多年生草本，高 10~70cm。全株有贴生短硬毛。茎单生，有分枝，有细直纹和刺毛。叶卵形，一至二回羽状分裂，小叶片披针状卵形，羽状深裂，末回裂片披针形至长圆形，长 2~10mm，宽 2~5mm，边缘有条裂状粗齿至缺刻或分裂。复伞形花序顶生和腋生，花序梗长 2~8cm；总苞片通常无，很少 1，钻形或线形；伞辐 2~4，长 1~5cm，粗壮，有纵棱及向上紧贴的硬毛；小总苞片 5~8，钻形或线形；小伞形花序有花 4~12；萼齿细小，三角状披针形，花瓣白色，倒圆卵形，先端内折；花柱基圆锥状，花柱向外反曲。果实长圆形，长 4~7mm，宽 2~3mm，有内弯或呈钩状的皮刺，粗糙，每棱槽下方有油管 1。花、果期 4~10 月。

小窃衣　与窃衣的植物形态基本相似，区别点在于：总苞片 3~6，伞辐 4~12，果实圆卵形，长 1.5~4mm，宽 1.5~2.5mm。花、果期 4~10 月。

【生态分布】生于海拔 150~1500m 的林下、山坡、路旁、荒地及草丛中。主要分布于偏城镇等地。

【采收加工】夏末秋初采收，晒干或鲜用。

【鉴别】药材　果实为矩圆形的双悬果，多裂为分果，分果长 3~4mm，宽 1.5~2mm。表面棕绿色或棕黄色，顶端有微突的残留花柱，基部圆形，常残留有小果柄。背面隆起，密生钩刺，刺的长短与排列均不整齐，状似刺猬。接合面凹陷成槽状，中央有 1 条脉纹。体轻。搓碎时有特异香气。味微辛、苦。

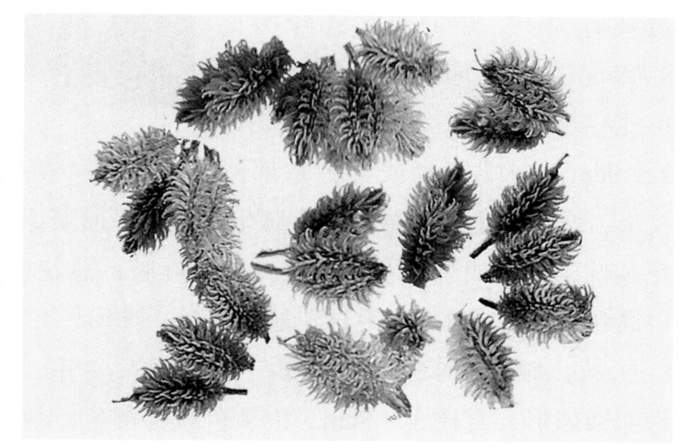

窃衣（饮片）

【化学成分】挥发性成分中含 α-侧柏烯、α-蒎烯、β-蒎烯、樟烯、蒈烯-3、α-水芹烯、柠檬烯、β-水芹烯、γ-松油烯、对-聚伞花素、β-丁香烯、乙酸龙脑酯、乙酸牻牛儿酯。种子中含窃衣素。果实中含葎草烯、左旋大牻牛儿烯 D、窃衣内酯、氧化窃衣内酯、窃衣醇酮等，以及多种倍半萜成分。

【性味、归经与效用】苦、辛，平。归脾、大肠经。有杀虫止泻，收湿止痒的功效。用于虫积腹痛，泄痢，疮疡溃烂，阴痒带下，湿疹。

【用法与用量】内服：煎汤，6~9g。外用：适量，捣汁涂；或煎水洗。

【临床应用】

1. 蛔虫病，久泻　窃衣 6~9g。水煎服，日服 1 剂。
2. 痒风，阴痒　窃衣、苦参各 30g。水煎，熏洗患处。
3. 带下　窃衣 9g，薏苡仁 30g。水煎服，日服 1 剂。

【注意】本地有当蛇床子用者。

柿蒂 Shidi

CALYX KAKI

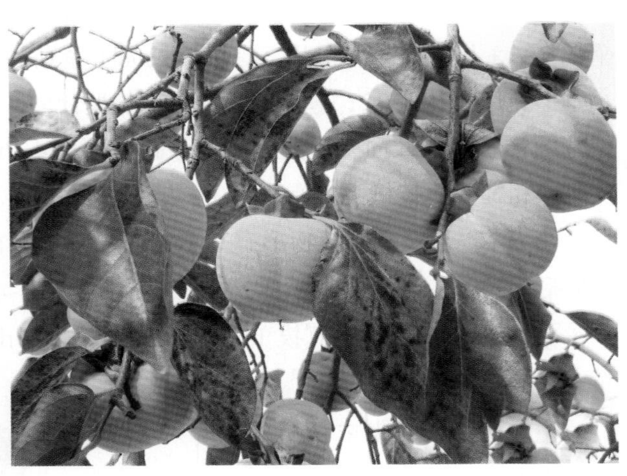

柿（原植物）

【基源】为柿科植物柿*Diospyros kaki* Thunb. 的干燥宿萼。

【原植物】落叶大乔木，高达14m。树皮深灰色至灰黑色，长方块状开裂；枝开展，有深棕色皮孔，嫩枝有柔毛。单叶互生；叶柄长8~20mm；叶片卵状椭圆形至倒卵形或近圆形，长5~18cm，宽2.8~9cm，先端渐尖或钝，基部阔楔形，全缘，上面深绿色，主脉生柔毛，下面淡绿色，有短柔毛，沿脉密被褐色绒毛。花杂性，雄花成聚伞花序，雌花单生叶腋；总花梗长约5mm，有微小苞片；花萼下部短筒状，4裂，内面有毛；花冠黄白色，钟形，4裂；雄蕊在雄花中16枚，在两性花中8~16枚，雌花有8枚退化雄蕊；子房上位，8室，花柱自基部分离。浆果形状种种，多为卵圆球形，直径3.5~8cm，橙黄色或鲜黄色，基部有宿存萼片。种子褐色，椭圆形。花期5月，果期9~10月。

【生态分布】生长于海拔200m以上的山坡、宅前。全县各地均有大量分布。

【采收加工】冬季果实成熟时采摘，食用时收集，洗净，晒干。

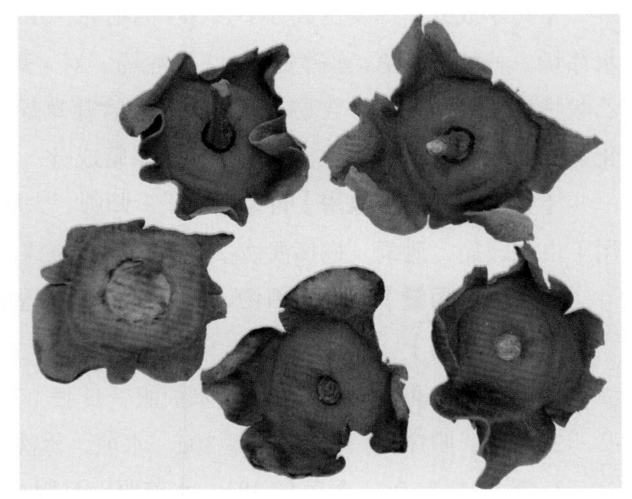

柿蒂（饮片）

【鉴别】呈扁圆形，直径1.5~2.5cm。中央较厚，微隆起，有果实脱落后的圆形疤痕，边缘较薄，4裂，裂片多反卷，易碎；基部有果梗或圆孔状的果梗痕。外表面黄褐色或红棕色，内表面黄棕色，密被细绒毛。质硬而脆。气微，味涩。

【化学成分】含齐墩果酸、白桦脂酸、熊果酸、硬脂酸、棕榈酸、琥珀酸、丁香酸、没食子酸、β-谷甾醇、β-谷甾醇葡萄糖苷、三叶豆苷、金丝桃苷、山柰酚、槲皮素，又含葡萄糖、果糖、脂肪油、鞣质等。

【药理作用】有抗心律失常、镇静、抗生育的作用。

【性味、归经与效用】苦、涩，平。归胃经。有降逆止呃的功效。用于呃逆。

【用法与用量】内服：煎汤，5~10g。

【临床应用】

1. 呃逆　柿蒂 15g，丁香、陈皮各 10g，甘草 6g。水煎服，日服 1 剂。
2. 血淋　柿蒂（烧存性）为末。每服 6g，食前米饮调服。

附：

柿 叶 Shiye

FOLIUM KAKI

【基源】为柿科植物柿 *Diospyros kaki* Thunb. 的干燥叶。

【采收加工】霜降后采收，晒干。

【鉴别】药材　呈椭圆形或近圆形，全缘，边缘微反卷。上表面灰绿色或黄棕色，较光滑，下表面淡绿色，具短柔毛，中脉及侧脉在上面凹下或平坦，侧脉每边 5~7 条，向上斜生，近叶脉结，脉上有密生褐色绒毛。叶柄长 8~20mm，质脆。气微，味微苦。

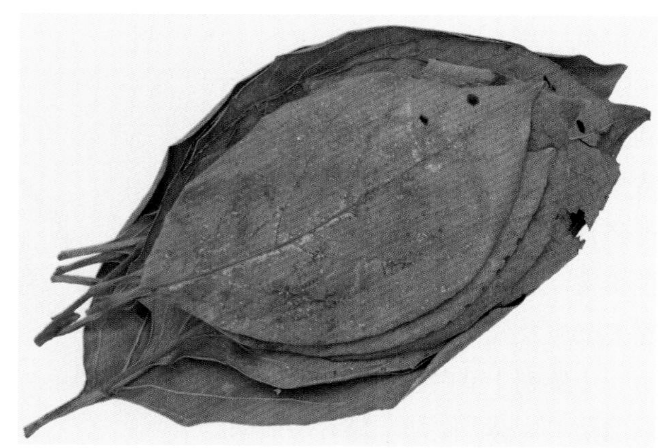

柿叶（药材）

饮片　为不规则的丝片状，宽 5~10mm，革质。上表皮深绿色。主脉疏生柔毛，下面淡绿色，有短柔毛，沿叶脉密生淡褐色绒毛。

【化学成分】含黄酮苷、鞣质、酚类、树脂、香豆精类、多糖、挥发油、有机酸、叶绿素等。

【药理作用】有增加冠脉流量、抑制血栓形成、抗肿瘤和抑制金黄色葡萄球菌、卡他球菌生长与解热作用。

【性味、归经与效用】苦，寒。归肺经。有止咳定喘，生津止渴，活血止血的功效。用于咳喘，消渴及各种出血，臁疮。

【用法与用量】内服：煎汤，3~9g；或适量泡茶。外用：适量，研末敷。

【临床应用】

1. 咳嗽　霜柿叶、霜桑叶、百合、苦杏仁各 10g，甘草 6g。水煎服，日服 1 剂。

2. 衄血　霜柿叶（烧存性）、百草霜，共研末。外敷。

3. 臁疮　霜柿叶，适量。研末，外敷。

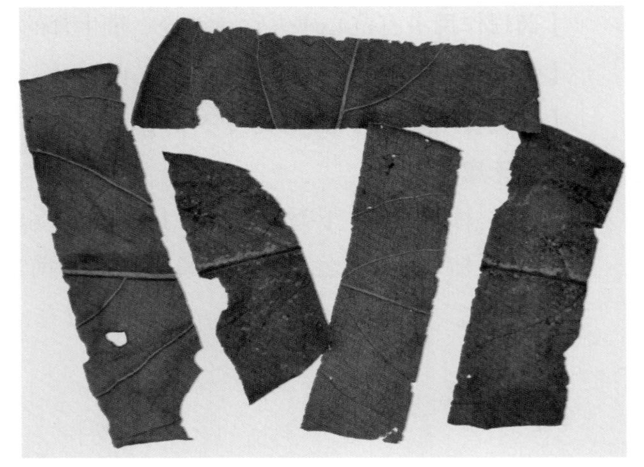

柿叶（饮片）

柿霜 Shishuang

MANNOSUM KAKI

【基源】为柿科植物柿*Diospyros kaki* Thunb. 的果实制成“柿饼”时外表所生的白色粉霜。

【采收加工】取近成熟的柿子，剥去外皮，日晒夜露（防雨、防虫蝇、防尘）。约经月余后，放置席圈内，再经月余，即成柿饼。其上生有白色粉霜，用洁净竹片刮下即成柿霜。除去杂质及残存宿萼，过 40 目筛。

【鉴别】呈白色粉末状，质轻，易潮解。气微，味甜，具有清凉感。

【化学成分】含熊果酸、齐墩果酸、白桦脂酸、三萜酸、糖类和柿萘醇酮等。

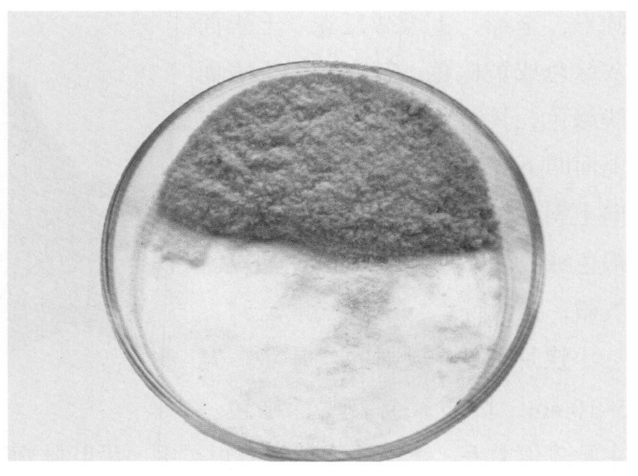

柿霜（饮片）

【性味、归经与效用】甘，凉。归心、肺、胃经。有润肺止咳，生津利咽，止血的功效。用于肺热燥咳，咽干喉痛，口舌生疮，吐血，咯血，消渴。

【用法与用量】内服：冲服，3~9g；或入丸剂噙化。外用：适量，撒敷。

【临床应用】

1. 咳嗽　柿霜、百合、苦杏仁、枇杷叶各10g。后三药煎汤去渣，汤中加入柿霜，日服1剂。

2. 喉痹　柿霜、麦冬各3g。代茶饮。

3. 口糜　柿霜3g。含服，不拘时。

娃娃拳 Wawaquan

HERBA GREWIAE BILOBAE

【基源】为椴树科植物扁担杆*Grewia biloba* G.Don的干燥全株。

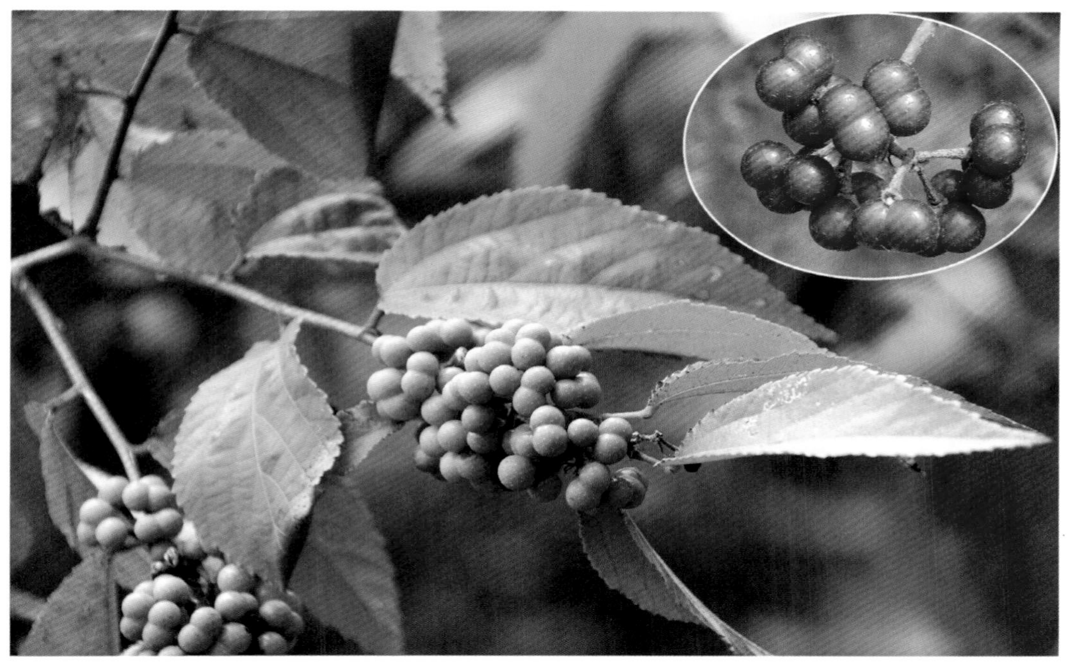

扁担杆（原植物）

【原植物】灌木或小乔木，高1~4m。多分枝，嫩枝被粗毛。叶互生；叶柄长4~8mm，被粗毛；托叶钻形，长3~4mm；叶片薄革质，狭菱状卵形或狭菱形，长4~9cm，宽2.5~4cm，两面有稀疏星状粗毛，边缘有细齿；基出脉3条，中脉有侧脉3~5对。聚伞花序腋生，多花，花序柄长不到1cm；花柄长3~6mm；苞片钻形，长3~5mm；萼片狭长圆形，长4~7mm，外面被毛，内面无毛；花瓣长1~1.5mm；雌蕊柄长约0.5mm，有毛；雄蕊长2mm；子房有毛，花柱与萼片平齐，柱头扩大，盘状，有浅裂。核果红色，有2~4颗分核。花期5~7月。

【生态分布】生于海拔300~1200m的丘陵或低山路边草地、灌丛或疏林中。主要分布于固新镇、关防乡、龙虎乡等地。

【采收加工】夏、秋季采收，洗净，晒干或鲜用。

【鉴别】**药材** 茎圆柱形，直径0.5~1.5cm，断面类白色，髓部疏松，外表面淡棕色，具圆形或椭圆形点状类白色皮孔，嫩枝被粗毛。叶多皱缩，叶柄被柔毛，长2~6mm。完整者展平后呈狭菱状卵形或狭菱形，长3~9cm，宽1~4cm，边缘具细齿，基出脉3条，上表面绿色，下表面淡绿色。聚伞花序，花淡黄绿色，直径约1cm，萼片5，狭披针形，长约5mm，外面密生灰色短毛，内面无毛；花瓣5，雄蕊多数，花药白色，花柱长，子房有毛。核果橙红色，直径7~12mm，无毛，2裂，内有种子2~4粒。气微，味淡。

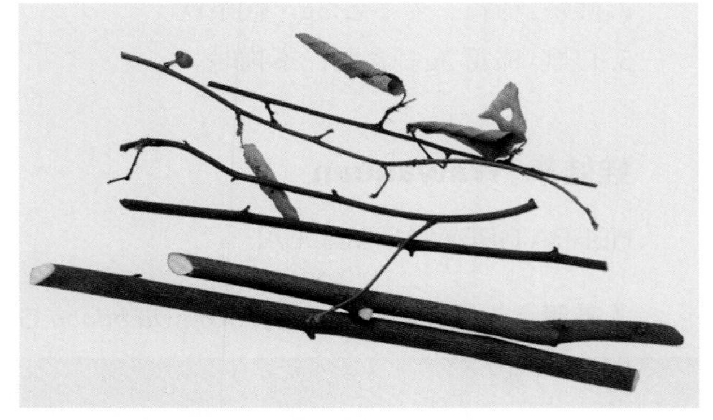

娃娃拳（药材）

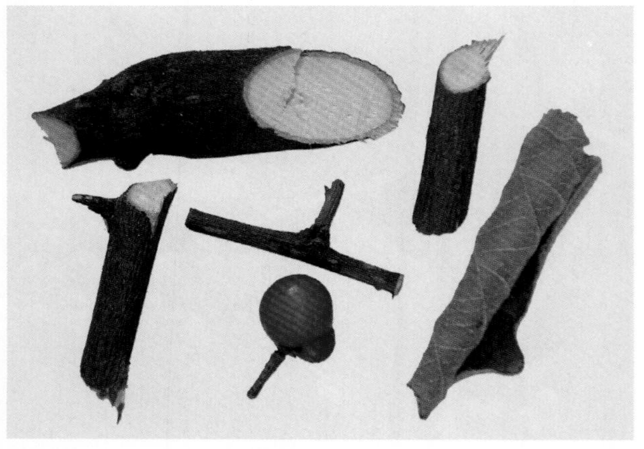

娃娃拳（饮片）

饮片 为根、茎、叶、花、果混合的段状。茎段圆柱形，切面类白色，髓部疏松，外表面淡棕色，具圆形或椭圆形点状类白色皮孔。叶多皱缩，完整者展平后呈狭菱状卵形或狭菱形。可见花、果。花淡黄棕色，核果红色。气微，味淡。

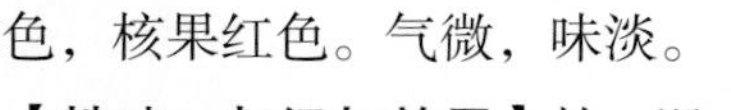

【性味、归经与效用】甘，温。归肺、脾经。有健脾益气，祛风除湿，固精止带的功效。用于脾虚食少，久泻脱肛，小儿疳积，蛔虫病，风湿痹痛，遗精，崩漏，带下，子宫脱垂。

【用法与用量】内服：煎汤，9~15g；或浸酒。外用：适量，鲜品捣敷。

【临床应用】

1. 疳证 娃娃拳30g，糯米藤、鸡矢藤各15g，广柑皮9g。水煎服，日服1剂。

2. 痞满 娃娃拳45g。水煎服，日服1剂。

3. 遗精，失溲 娃娃拳果30~60g。水煎服，日服1剂。

4. 带下 娃娃拳、紫茉莉根（去皮）、白鸡冠花、刺萝卜各30g。炖肉服。

5. 崩漏，胎漏 娃娃拳根30~60g，算盘子根15~30g。加鸡蛋煮熟后，去蛋壳、药渣，再煮沸服。

6. 痹证 ①娃娃拳、松叶、豨莶草各 30g。水煎服，日服 1 剂。②娃娃拳 150g（研粗末），白酒 1000ml，浸泡 7 天后服用。每次 1 小杯，早晚各 1 次。

歪头菜 Waitoucai

HERBA VICIAE UNIJUGAE

【基源】为豆科植物歪头菜 *Vicia unijuga* A.Brown. 的干燥全草。

【原植物】多年生草本，高达 1m。幼枝被淡黄色疏柔毛。卷须不发达变成针状；小叶 1 对，大小和形状变化大，叶片卵形至菱形，长 3~10cm，宽 1~5cm，先端急尖，基部斜楔形；叶柄短；托叶戟形，大，边缘有粗牙齿；总状花序腋生，总花梗长达 10cm；萼斜钟状，萼齿 5，三角形，下面 3 齿长，疏生短毛；花冠蝶形，紫色或紫红色，旗瓣提琴形，先端微缺，长约 15mm，翼瓣先端钝，具耳和爪，长约 13mm，龙骨瓣曲卵形，与翼瓣等长，具耳和爪；雄蕊 10，二体，（9）+1；子房具柄，无毛，花柱上半部被白色短柔毛。荚果狭长圆形，扁，长 3~4cm，褐黄色。种子扁圆形，棕褐色。花期 6~8 月，果期 9 月。

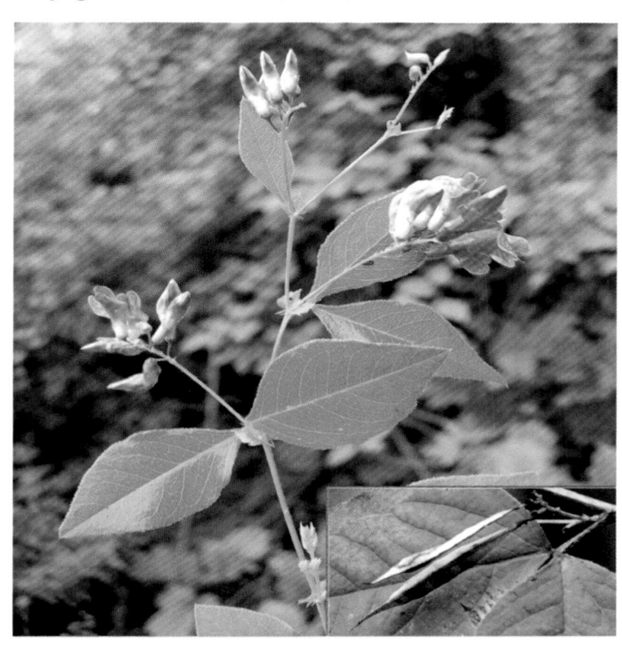

歪头菜（原植物）

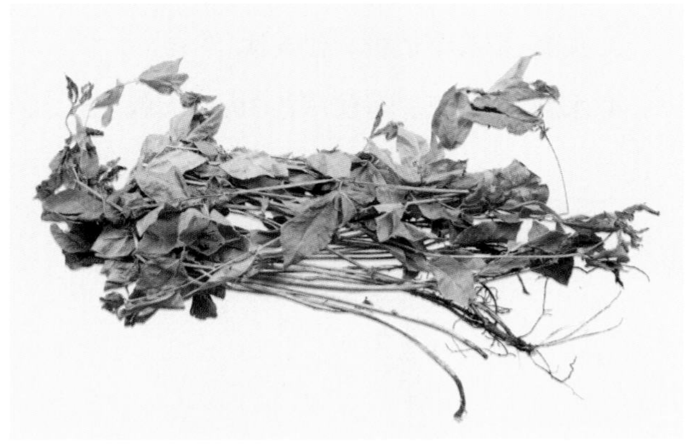

歪头菜（药材）

【生态分布】生于海拔 300~1200m 的向阳山坡、灌丛、草地、林下。全县各地均有分布。主要分布于更乐镇、辽城乡等地。

【采收加工】夏、秋季采挖，洗净，切段，晒干。

【鉴别】药材 根较壮，近木质，褐色。茎具明显两棱，直径 1.5~3mm，有分支，表面绿色或黄绿色，纤维性。叶互生，偶数羽状复叶，小叶 2 枚，多皱缩、破碎，完整者展平后呈卵形或椭圆形，长 3~6cm，宽 2~3.5cm，先端渐尖或钝，基部楔形，边缘具微凸出的小齿；托叶半边箭头状。或偶尔见花序腋生，花蓝紫色或淡紫色。荚果偏平。气微，味淡。

饮片 为不规则的段状，茎、叶混合。茎段表面被淡黄色柔毛；叶呈碎片状，完整叶片卵形或菱状椭圆形，两面近无毛。

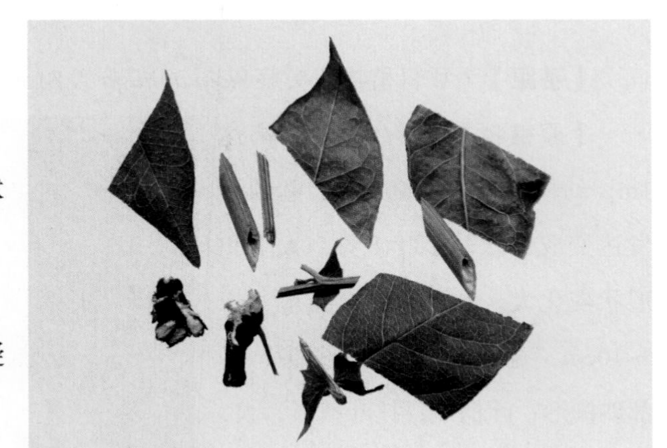

歪头菜（饮片）

【化学成分】含大波斯菊苷、木犀草素 -7- 葡萄糖苷、植物凝集素。

【性味与效用】甘，平。有补虚，调肝，利尿，解毒的功效。用于虚劳，头晕，胃痛，浮肿，疔疮。

【用法与用量】内服：煎汤，9~30g。外用：适量，捣敷。

【临床应用】

1. 虚劳 歪头菜 15g，小米、鹅绒委陵菜各等分。水煎服，日服 1 剂。

2. 胃痛 歪头菜 3g，研末。开水吞服。

3. 头痛 歪头菜适量。代茶饮。

4. 水肿 歪头菜、车前草各 30g，大戟 1.5g。水煎服，日服 1 剂。

威灵仙 Weilingxian

RADIX ET RHIZOMA CLEMATIDIS

【基源】为毛茛科植物威灵仙 *Clematis chinensis Os* beck、棉团铁线莲 *Clematis hexapetala* Pall. 的干燥根和根茎。

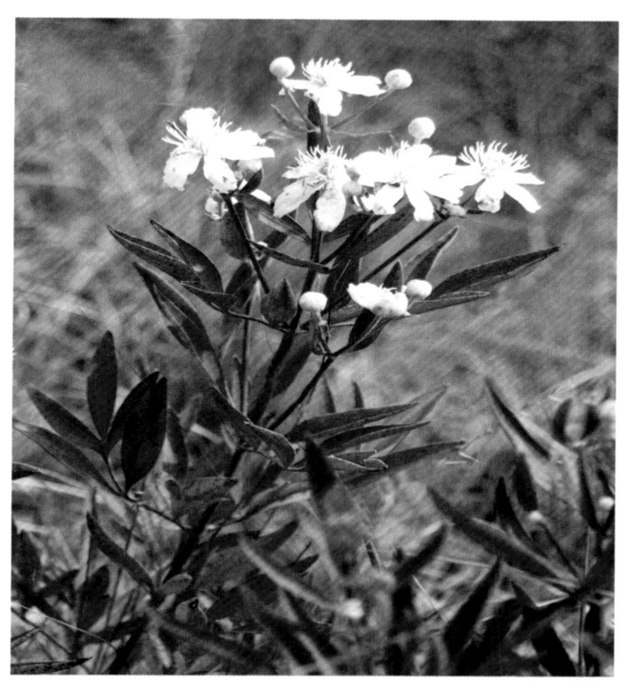

棉团铁线莲（原植物）

【原植物】威灵仙 藤本，高3~10m。植物干时变黑。根丛生于块状根茎上，细长圆柱形。茎具明显条纹，近无毛。叶对生，长达20cm，一回羽状复叶，小叶5，略带草质，狭卵形或三角状卵形，长3~7cm，宽1.5~3.6cm，先端钝或渐尖，基部圆形或宽楔形，全缘，主脉3条，上面沿叶脉有细毛，下面无毛。圆锥花序长12~18cm，顶生及腋生；总苞片窄线形，长5~7mm，密生细白毛；花直径约1.5cm，萼片4，有时5，花瓣状，长圆状倒卵形，长约6.5mm，白色或绿白色，外被白色柔毛，内侧光滑无毛；雄蕊多数，不等长，花丝扁平；心皮多数，离生，子房及花柱上密生白毛。瘦果扁平，略生细短毛，花柱宿存，延长成白色羽毛状。花期5~6月，果期6~7月。

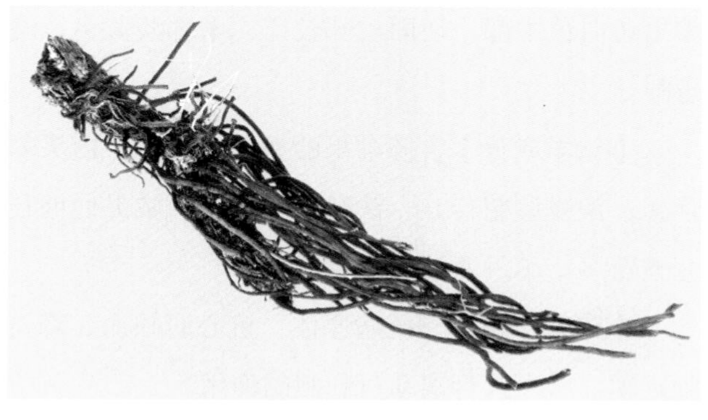

威灵仙（药材．棉团铁线莲）

棉团铁线莲 直立草本，高30~100cm。茎圆柱形，有纵沟，疏生柔毛，后脱落无毛。叶对生；叶柄长0.5~3.5cm; 叶片近革质，绿色，干后常变黑色，一至二回羽状深裂，裂片线状披针形、长椭圆状披针形、椭圆形或线形，长1.5~10cm，宽0.1~2cm，先端锐尖或凸尖，有时钝，全缘，两面或沿叶脉疏被长柔毛或近无毛，网脉突起。聚伞花序顶生或腋生，通常具3花。有时为单花，花梗有柔毛；苞片线形。花两性，直径2.5~5cm；萼片4~8，通常6，长椭圆形或狭倒卵形，长

1~2.5cm，宽 0.3~1cm，白色，开展，外面密生白色绵毛，花蕾时像棉花球，内面无毛；花瓣无；雄蕊多数，花丝细长，长约 9mm，无毛，花药线形；心皮多数，被白色柔毛。瘦果倒卵形，扁平，长约 4mm，密生柔毛，宿存花柱羽毛状，长 1.5~3cm。花期 6~8 月，果期 7~10 月。

【生态分布】生于海拔 300~1500m 的山坡、山谷灌木丛中、沟边路旁草丛中。全县各地均有大量分布。主要分布于索堡镇、固新镇、涉城镇、井店镇等地。

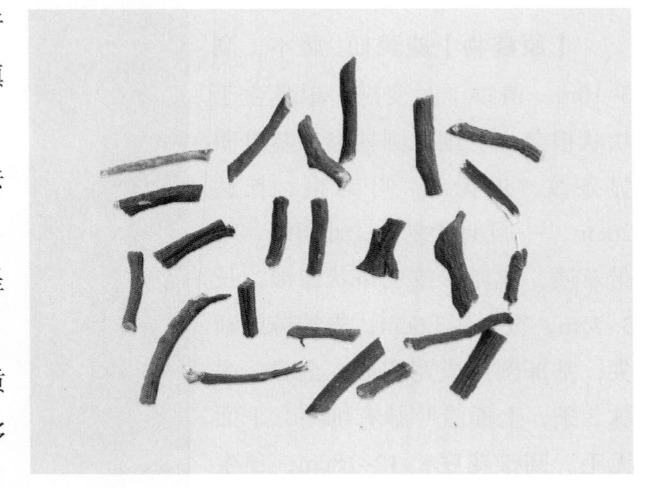

威灵仙（饮片）

【采收加工】秋季采挖，除去泥沙，晒干。

【鉴别】药材　威灵仙　根茎呈柱状，长 1.5~10cm. 直径 0.3~1.5cm；表面淡棕黄色；顶端残留茎基；质较坚韧。断面纤维性；下侧着生多数细根。根呈细长圆柱形，稍弯曲，长 7~15cm，直径 0.1~0.3cm；表面黑褐色，有细纵纹 . 有的皮部脱落，露出黄白色木部；质硬脆，易折断，断面皮部较广，木部淡黄色，略呈方形，皮部与木部间常有裂隙。气微，味淡。

棉团铁线莲　根茎呈短柱状，长 1~4cm，直径 0.5~1cm。根长 4~20cm，直径 0.1~0.2cm:表面棕褐色至棕黑色；断面木部圆形。味咸。

饮片　呈不规则的段。表面黑褐色、棕褐色或棕黑色，有细皱纹，有的皮部脱落，露出黄白色木部。切面皮部较广，木部淡黄色，略呈方形或近圆形，皮部与木部间常有裂隙。

【化学成分】含齐墩果酸型三萜皂苷、白头翁素、白头翁内酯、前皂苷、铁线莲糖苷 A 、铁线莲糖苷 B 、铁线莲糖苷 C 、威灵仙糖苷甲、香豆素类化合物、谷甾醇、肉豆蔻酸及 α， β ~ 亚油酸等。

【药理作用】有抗病原体、抗心肌缺血、降血糖、抗利尿、抗肿瘤、镇痛、促进胃肠运动、增强食管蠕动、利胆的作用。

【性味、归经与效用】辛、咸，温。归膀胱经。有祛风湿，通经络的功效。用于风湿痹痛，肢体麻木，筋脉拘挛，屈伸不利。

【用法与用量】内服：煎汤，6~10g。

【临床应用】

1. 痹证　威灵仙、苍术各 15g，秦艽、羌活、独活、当归各 10g，细辛 3g，甘草 6g。水煎服，日服 1 剂。

2. 闪腰　威灵仙 20g，川牛膝 10g，土鳖虫 6g。水煎服，日服 1 剂。

3. 骨痹（足跟痛）　威灵仙 30g，乳香、红花各 10g。水煎熏洗。

4. 痔疮　威灵仙、槐花各 30g。水煎熏洗。

5. 骨鲠　威灵仙 20g。水煎小口频饮慢饮。

香椿皮 Xiangchunpi

CORTEX TOONAE SINENSIS

【基源】为楝科植物香椿 *Toona sinensis*（A.Juss.）Roem. 的干燥干皮或枝皮。

【原植物】落叶乔木，高达 16m。树皮暗褐色，成片状剥落，小枝有时具柔毛。偶数羽状复叶互生，长 25~50cm，有特殊气味；叶柄红色，基部肥大；小叶 8~10 对，小叶柄长 5~10mm；叶片长圆形至披针状长圆形，长 8~15cm，宽 2~4cm，先端尖，基部偏斜，圆形或阔楔形，全缘或有疏锯齿，上面深绿色，无毛，下面色淡，叶脉或脉间有长柔毛。花小，两性，圆锥花序顶生；花芳香；花萼短小，5 裂；花瓣 5，白色，卵状椭圆形；退化雄蕊 5，与 5 枚发育雄蕊互生；子房上位，5 室，花盘远较子房为短。蒴果椭圆形或卵圆形，长 2~3.5cm，先端开裂为 5 瓣。种子椭圆形，一端有翅。花期 5~6 月，果期 9 月。

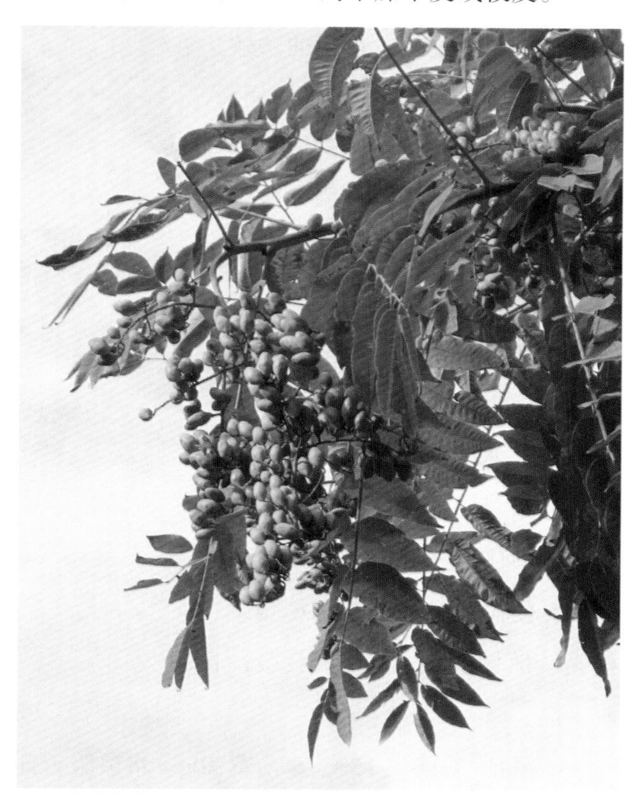

香椿（原植物）

【生态分布】常栽培于房前屋后、村边、路旁，全县各地均有分布。

【采收加工】剥取树皮，干燥。

【鉴别】**药材** 呈半卷筒或片状，厚0.2~0.6cm。外表面红棕色或棕褐色，有纵纹及裂隙，有的可见圆形细小皮孔。内表面棕色，有细纵纹。质坚硬，断面纤维性，呈层状。有香气，味淡。

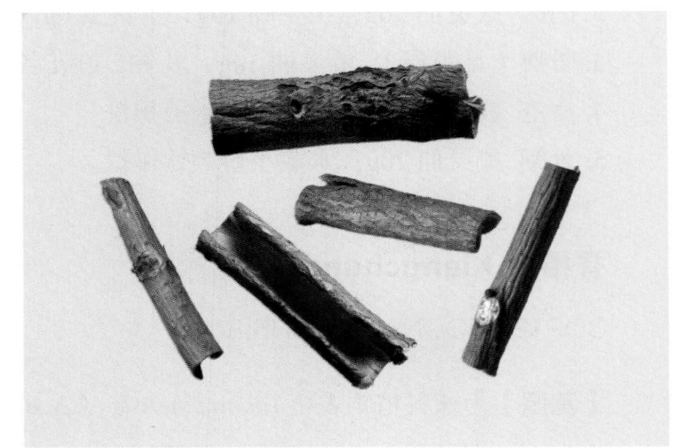

香椿皮（药材）

饮片 呈半筒状丝片，少数呈不规则的块片状。外表面红棕色或棕褐色，有纵纹及裂隙。内表面棕色，有细纵纹。质坚硬，切面纤维性。有香气，味淡。

【性味、归经与效用】苦、涩，微寒。归大肠、胃经。有清热燥湿，涩肠，止血，止带，杀虫的功效。用于泄泻，痢疾，肠风便血，崩漏，带下，蛔虫病，丝虫病，疮癣。

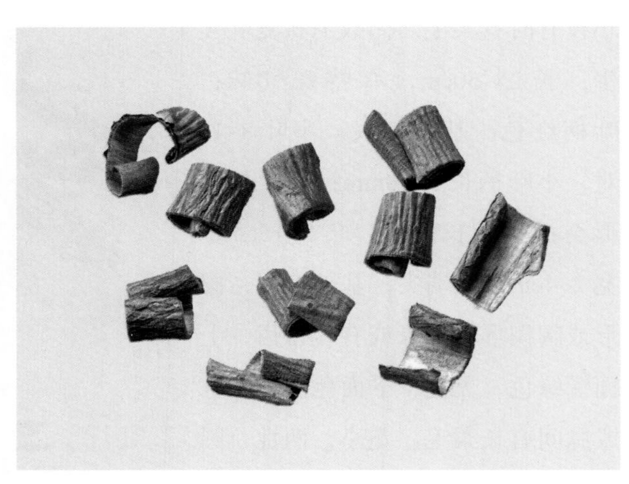

香椿皮（饮片）

【用法与用量】内服：煎汤，6~15g；或入丸、散。外用：适量，煎水洗；或熬膏涂；或研末调敷。

【临床应用】

1. 痢疾 香椿皮、木香各15g，黄连6g。水煎服，日服1剂。

2. 带下 香椿皮15g，黄柏10g。水煎服，日服1剂。

3. 便血 香椿皮15g，槐角子、枳壳、地榆炭各10g。水煎服，日服1剂。

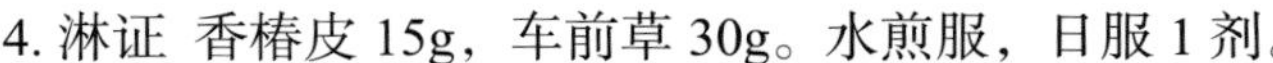

4. 淋证 香椿皮15g，车前草30g。水煎服，日服1剂。

附：

香椿子 Xiangchunzi

FRUCTUS TOONAE SINENSIS

【基源】为楝科植物香椿*Tooma sinensis*（A.Juss.）Roem的干燥果实。

【采收加工】秋季采收，晒干。

【鉴别】为狭卵圆形，长2.5~3.5cm。果皮开裂为5瓣，深裂至全长2/3左右，裂片披针形，先端尖；外表面黑褐色，有细纹理；内表黄棕色，光滑；果肉厚约2.5mm；质脆。果轴呈圆锥形，顶端钝尖，黄棕色，有5条棕褐色棱线。种子着生于果轴及果瓣之间，5列，具极薄的种翅，黄白色，半透明，基部斜口状；种仁细小不明显。气微，味微苦。

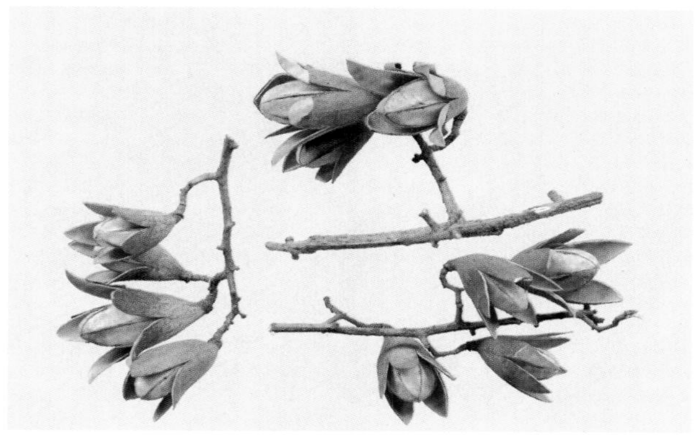

香椿子（药材）

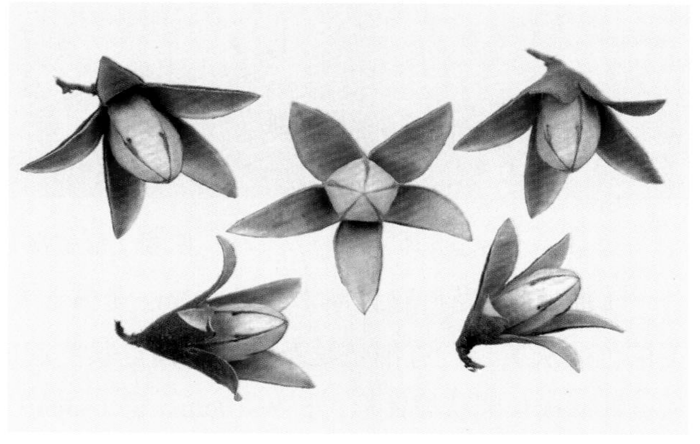

香椿子（饮片）

【性味、归经与效用】苦、辛，温。归肺、肝、大肠经。有祛风，散寒，止痛的功效。用于外感风寒，风湿痹痛，胃痛，疝气痛，痢疾。

【用法与用量】内服：煎汤，6~15g；或研末。

【临床应用】

1. 感冒　香椿子、鹿衔草各10g。水煎服，日服1剂。
2. 胸痹　香椿子、龙骨。研末，开水冲服。
3. 痹证　香椿子炖猪肉或羊肉服。
4. 狐疝　香椿子15g。水煎服，日服1剂。
5. 肛瘘　香椿子、饴糖。蒸服。

6. 头痛 香椿子 6g，菊花 9g，生牡蛎 18g。水煎服，日服 1 剂。

7. 胃痛 香椿子 6~9g。水煎服，日服 1 剂。

香加皮 Xiangjiapi

CORTEX PERIPLOCAE

【基源】为萝藦科植物杠柳 P*eriploca sepium* Bge. 的干燥根皮。

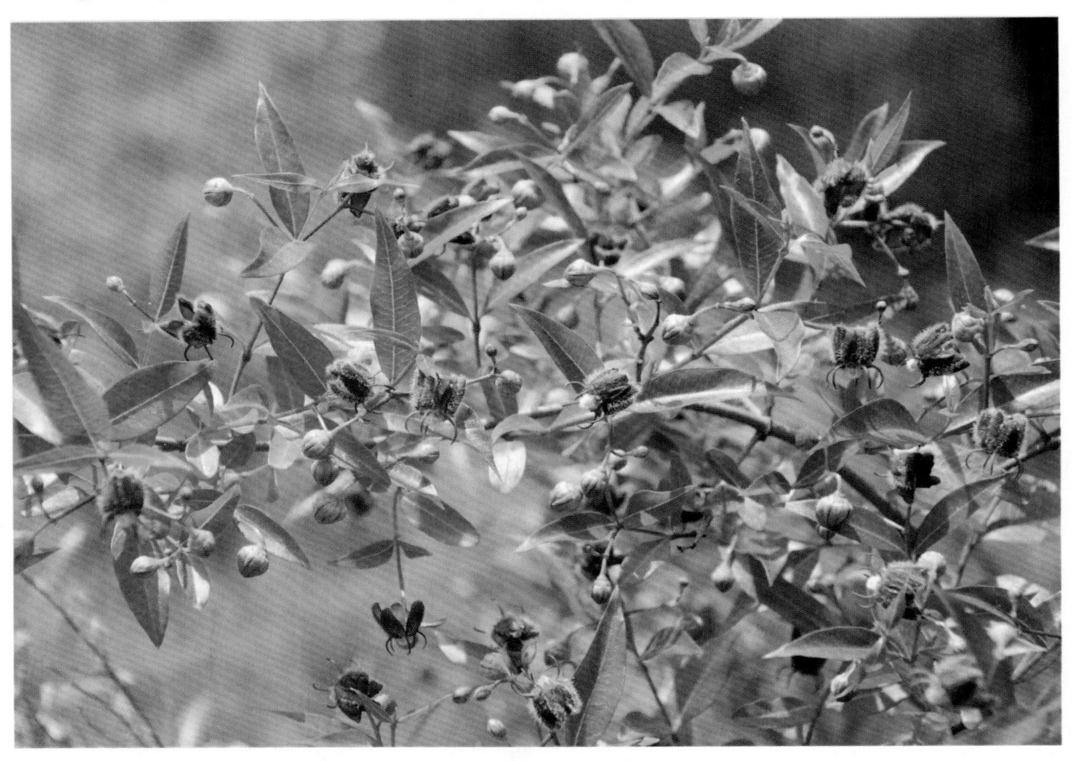

杠 柳（原植物）

【原植物】落叶蔓性灌木，高达 2m。全体含乳汁。茎深紫色或灰棕色，小枝多对生，黄棕色或灰黄色，有细条纹及淡棕色圆点状突起的皮孔。叶对生，叶柄长 2~6mm，叶片披针形或长圆状披针形，长 3~10cm，宽 1~3cm，先端渐尖，基部楔形或圆形，全缘，上面深绿色，有光泽，下面淡绿色，侧脉多数，先端近边缘处沿叶缘联成一线。聚伞花序，腋生，花 1~5 朵，总花梗细长，小花梗稍短，花径 1.5~2cm，花萼 5 深裂，裂片卵形；花冠黄绿色 5 深裂，裂片内面中部有一小块白色毡毛，外围紫褐色斑，近边缘密被白色细长毛，花开放后裂片向外卷；副花冠 5 枚，线形，具细柔毛；雄蕊 5，联合成圆锥状，具毛；雌蕊包于其中。蓇葖果对生，细长圆柱形，长 6~15cm，成熟时褐色，沿内侧纵裂。种子多数，扁纺锤形，一面平坦，一面突起，黑褐色，丛生白色细长毛。花期 5~6 月，果期 6~10 月。

【生态分布】生于海拔 200~1200m 的山坡、林缘。全县各地均有大量分布。

【采收加工】春、秋二季采挖，剥取根皮，晒干。

【鉴别】药材　呈卷筒状或槽状，少数呈不规则的块片状，长 3~10cm，直径 1~2cm，厚 0.2~0.4cm。外表面灰棕色或黄棕色，栓皮松软常呈鳞片状，易剥落。内表面淡黄色或淡黄棕色，较平滑，有细纵纹。体轻，质脆，易折断，断面不整齐，黄白色。有特异香气，味苦。

饮片　呈卷筒状、槽状或弧形丝片，少数呈不规则的块片状，直径 1~2cm，厚 2~4mm。切面不整齐，黄白色。外表面灰棕色至黄棕色，栓皮松软常呈鳞片状，易剥落，可见横向皮孔及须根痕；内表面淡黄色至淡黄棕色，较平滑，有细纵纹。体轻，质脆。有特异香气，味苦。

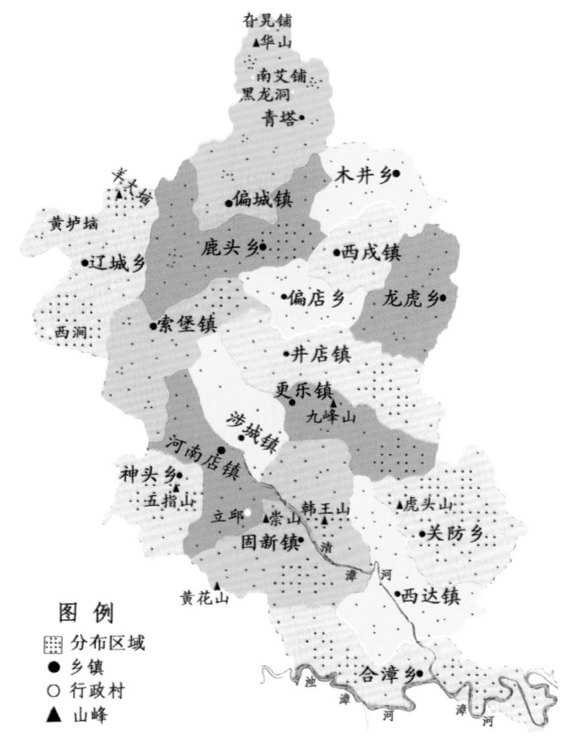

香加皮资源分布图

【化学成分】含甾类糖苷、杠柳毒苷、北五加皮苷、杠柳苷、游离孕烯醇类化合物、北五加皮寡糖等。

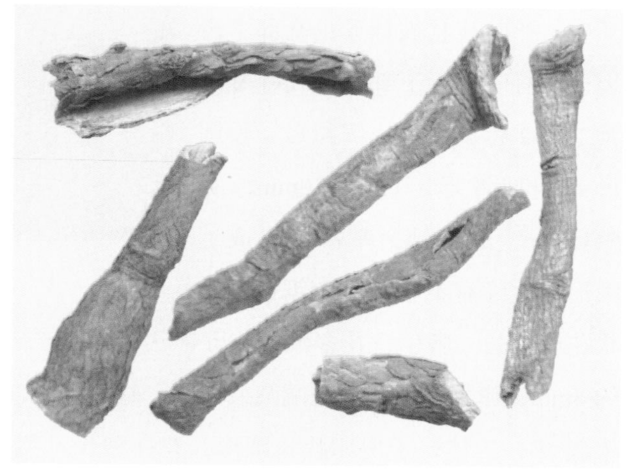
香加皮（药材）

【药理作用】

1. 有强心、抗肿瘤、抗炎、调节中枢、利尿、升血压、抑胆碱的作用。

2. 毒性　过量时强心苷成分可使动物及人中毒，出现血压骤升，心收缩力加强，心律不齐甚至心肌纤颤致死，伴有呕吐。

【性味、归经与效用】辛、苦，温；有毒。归肝、肾、心经。有利水消肿，祛风湿，强筋骨的功效。用于下肢浮肿，心悸气短，风寒湿痹，腰膝酸软。

【用法与用量】内服，煎汤，3~6g。

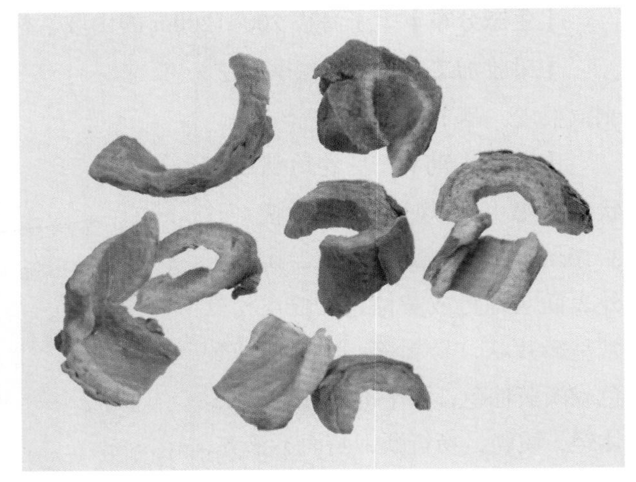
香加皮（饮片）

【临床应用】

1. 痹证　香加皮 6g，穿山龙、木瓜、独活、杜仲、威灵仙、伸筋草各 10g。水煎服，日服 1 剂。

2. 水肿　香加皮 3g。水煎服，日服 1 剂。

3. 阴痒　香加皮、地肤子各等分。适量，水煎外洗。

【注意】不宜过量服用。

省头草 Xingtoucao

HERBA MELILOTI

【基源】为豆科植物草木樨 *Melilotus suaveolens* Ledeb. 的新鲜或干燥全草。

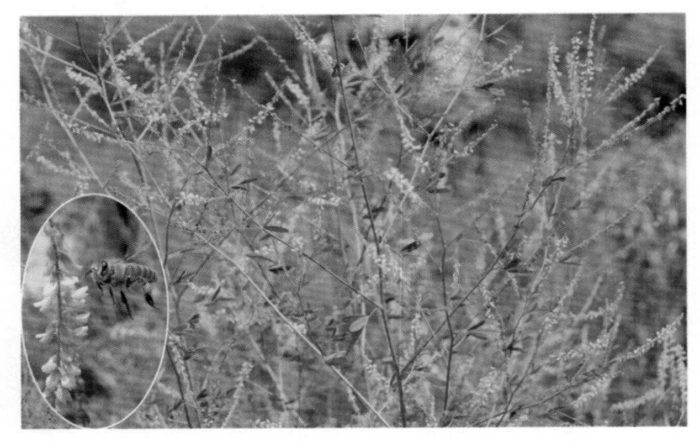
草木樨（原植物）

【原植物】一年或二年生草本，高 60~90cm，有时可达 1m 以上。茎直立，粗壮，多分枝。三出复叶，互生；托叶线状披针形，基部不齿裂；稀有时靠近下部叶的托叶基部具 1 或 2 齿裂；叶片倒卵形、长圆形或倒披针形，长 15~30mm，宽 5~15mm，先端钝，基部楔形或近圆形；边缘有不整齐的疏锯齿。总状花序细长，腋生，花多数；花萼钟状，萼齿 5，三角状披针形，近等长；花黄色，长约 4mm，旗瓣椭圆形，先端圆或微凹，基部楔形，翼瓣比旗瓣稍短，与龙骨瓣略等长；雄蕊 10，二体；子房卵状长圆形，花柱细长。荚果小，倒卵形，长 3~3.5mm，棕色，仅 1 节荚，先端有短喙，表面具网纹。种子 1 颗，近圆形或椭圆形，稍扁。花期 6~8 月，果期 7~10 月。

【生态分布】生于海拔 300~800m 的山沟、河岸或田野潮湿处。县域内各地均有分布。

【采收加工】6~8 月开花期割取地上部分，鲜用或晒干。

【鉴别】药材　全株或切成小段。茎直立，多分枝，外表有纵棱，绿色或黄绿色。三出复叶，互生，有柄，小叶片多皱缩，展平后长椭圆形或倒披针形，长 1~3cm，宽 0.5~1cm，先端钝圆或近平截，中脉突出呈短尖头，边缘有纤柔细齿，基部楔形，侧脉直达齿尖；托叶线形，长约 5mm。总状花序纤细，腋生或顶生。花多数，小形，长 3~4mm；花萼钟形，花冠碟形，黄色，多已脱落。气微香，味微甘。

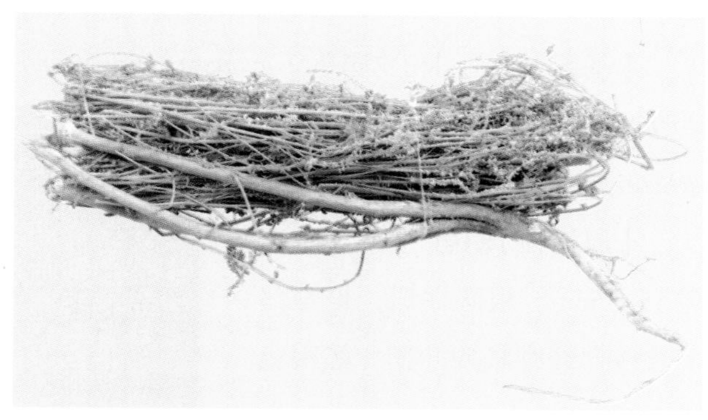

省头草（药材）

饮片　呈根、茎、叶、花混合的不规则的碎段。根呈细段状，茎段表面灰绿色或绿褐色；叶呈碎片状，边缘有细齿，托叶线形；花呈蝶形，花萼钟状，花冠黄色。气微，味淡。

【化学成分】含挥发油，油中主要成分为香豆精。

【药理作用】有抗疟作用，能使疟原虫形态破坏、死亡，使感染鸡疟的红细胞数减少或消失。

【性味、归经与效用】辛、甘，凉。归脾、胃经。有清暑化湿，健胃和中的功效。用于暑湿胸闷，头胀头痛，痢疾，淋症，疟疾，带下，口疮，口臭，疮疡，湿疮，疥癣，淋巴结核。

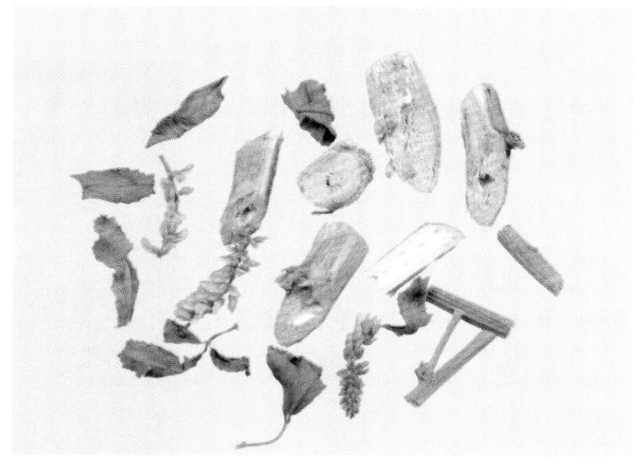

省头草（饮片）

【用法与用量】内服：煎汤，9~15g；或浸酒。外用：适量，捣敷；或煎水洗；或烧烟熏。

【临床应用】

1. 湿温　省头草、藿香各 10g，陈皮、厚朴各 6g，生姜 6g。水煎服，日服 1 剂。

2. 脾瘅　省头草、薄荷各 6g。代茶饮。

3. 淋证　省头草、车前子各 10g。水煎服，日服 1 剂。

鸦 葱 Yacong

RADIX SCORZONERAE

【基源】为菊科植物鸦葱*Scorzonera ruprechtiana* Lipsch.et Krasch.、桃叶鸦葱*Scorzonera sinensis* Lipsch.et Krasch. 和细叶鸦葱*Scorzonera albicaulis* Bge. 的干燥根。

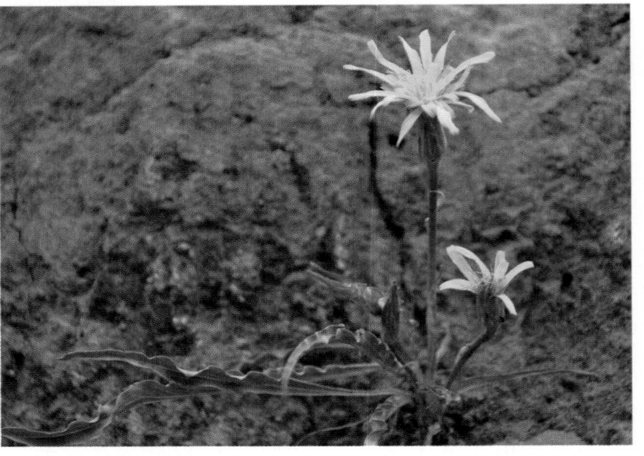

桃叶鸦葱（原植物）

【原植物】鸦葱 多年生草本，高 15~35cm。根圆柱形，根颈部具多数残存纤维状残叶鞘，黑褐色。茎无毛，直径 3~6mm，常在头状花序下膨大。基生叶宽披针形至长椭圆状卵形，基部渐狭成有翅的叶柄。长 20~30（~40）cm，宽 1.2~3.5（~5）cm，无毛，边缘平展；茎生叶 2~3 枚，下部的宽披针形，上部鳞片状。头状花序，单生枝端，大，长 3.5~4.5cm；总苞宽 1.2~1.5cm；外层总苞片宽卵形。无毛，内层长椭圆形；舌状花黄色，两性，结实。瘦果，长 10~13mm，无毛，有纵肋；冠毛污白色，羽状。花期 4~5 月，果期 6~7 月。

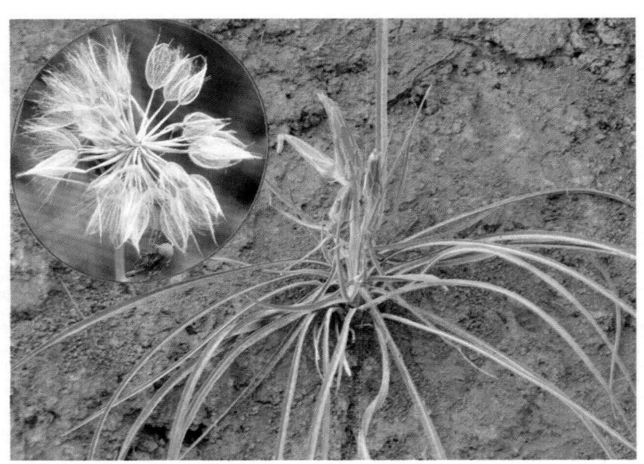

细叶鸦葱（原植物）

桃叶鸦葱 多年生草本，高 5~10cm。根圆柱状，根衣稠密而厚实，纤维状，褐色。茎单一或 3~4 个聚生，无毛，有白粉。基部叶灰绿色，常呈镰状弯曲，披针形或卵状披针形，长 5~20cm，无毛，有白粉，边缘深皱状弯曲，叶柄长达 8cm，宽鞘状抱茎；茎生叶小，鳞片状，长椭圆状披针形，近无柄，半抱茎。头状花序单生茎顶，长 2~3.5cm；总苞筒形，长 2~3cm，宽 8~15mm；总苞片 3~4 层，先端钝，边缘膜质，无毛，外层短，三角形或宽卵形，最内层长披针形。舌状花黄色，外面玫瑰色，长 2~3cm。瘦果圆柱形，长 12~14mm，暗黄色，无毛，无喙；冠毛白色，羽毛状，长约 15mm。花果期 4~6 月。

细叶鸦葱　多年生草本，高 30~60cm，根基部有少数上年残叶。茎中空，被蛛丝状毛。基生叶长 20~40cm，宽 7~20mm，线形或宽线形，先端渐尖，基部渐狭成具翅的柄，具 5~7 脉；茎生叶渐小，基部稍扩展，抱茎。头状花序在茎顶和侧生花梗上排成伞形或伞房状；总苞圆筒形，长 2.5~4cm，宽 8~15mm，有霉状蛛丝状毛或几无毛；总苞片多层，外层三角状卵形，很小，中层倒卵形，内层线状披针形，很大。舌状花黄色，长 2~2.5cm。瘦果圆柱形，长达 2.5cm，黄褐色，稍弯，上端狭窄成喙，具多数纵肋；冠毛污黄色，羽状，长约 2cm，基部连合成环状。花果期 6~8 月。

【生态分布】生于海拔 200~1200m 的山坡草地。全县各地均有大量分布。

【采收加工】夏、秋季采收，洗净，晒干。

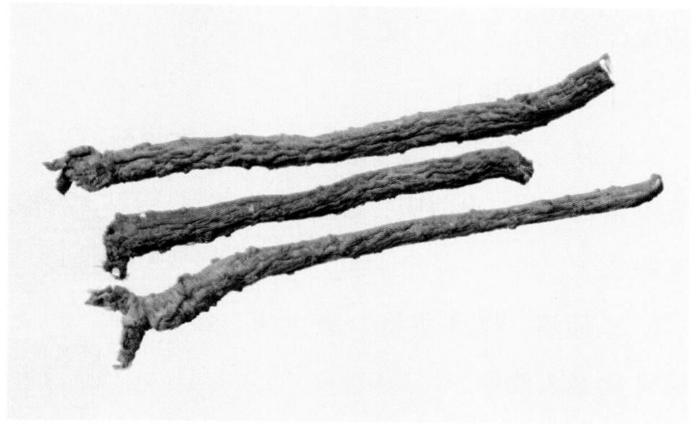

鸦葱（药材．桃叶鸦葱）

【鉴别】药材　呈长圆柱形，长可达 20cm 以上，直径 0.6~1cm；根头部残留众多棕色毛须（叶基纤维束与维管束）。表面棕黑色，直立，上部具密集的横皱纹，全体具多数瘤状物。质较疏松，断面黄白色，有放射状裂隙。气微，味微苦涩。

饮片　呈圆柱形厚片或段，外表面棕黑色，具横皱纹。断面黄白色，质疏松，有放射状裂隙。气微，味微苦涩。

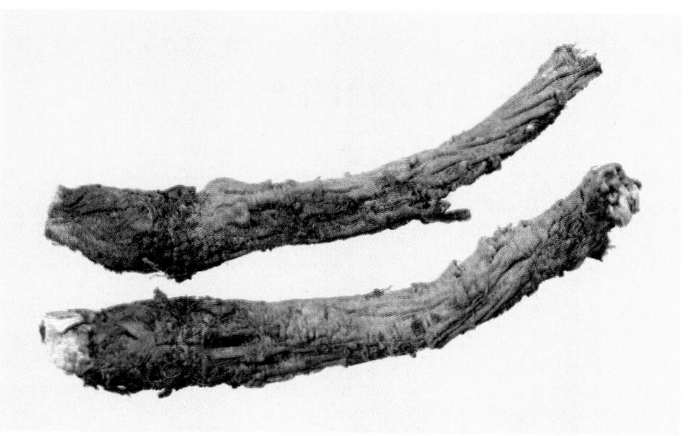

鸦葱（药材．细叶鸦葱）

【化学成分】含橡胶、菊糖、胆碱、镍、钴、钙、镁、铁等。

【药理作用】

1. 抗腹泻、抗炎及对离体肠管的影响　雅葱口服液 18.2g/kg、10.3g/kg 灌胃，对蓖麻油、番泻叶所引起的小鼠腹泻具有显著的抑制作用；10.8g/kg 对二甲苯所致小鼠耳壳肿胀、醋酸所引起的小鼠腹腔毛细血管通透性增高也有显著的抑制作用；体外实验，雅葱 7.2 g/

ml、11.5g/ml 对兔离体十二指肠有抑制作用，但对大肠杆菌和金黄色葡萄球菌均无抑制作用。

2. 毒性 雅葱口服液小鼠的 LD_{50} 灌胃给药＞ 54g/kg，急性毒性试验：腹腔注射＞ 9.2g/kg。

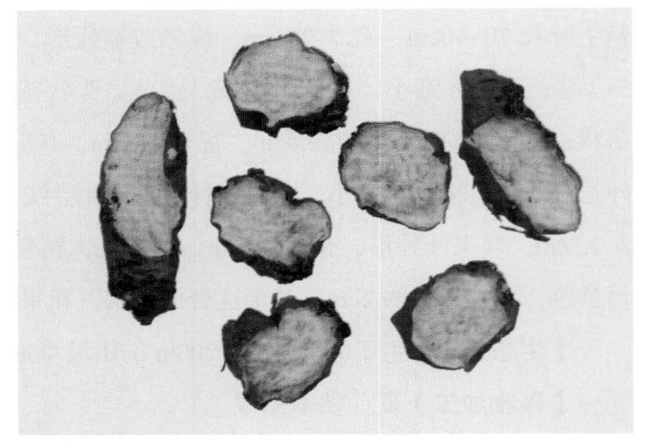

鸦葱（饮片．桃叶鸦葱）

【性味与效用】苦、辛，寒。有清热解毒，消肿散结的功效。用于疔疮痈疽，乳痈，跌打损伤，劳伤。

【用法与用量】内服：煎汤，9~15g；或熬膏。外用：适量，捣敷，或取汁涂。

【临床应用】

1. 缺乳 鸦葱、萱草根各 30g，王不留行 24g。水煎服，日服 1 剂，连服 3 天。

2. 肺痨 鸦葱适量，煮大枣，每日食枣 3 枚 。

3. 缠腰火丹 鸦葱新鲜汁外涂。

4. 痈肿 鸦葱、蒲公英各等分。捣烂外敷。

5. 千日疮 鸦葱新鲜汁外涂。

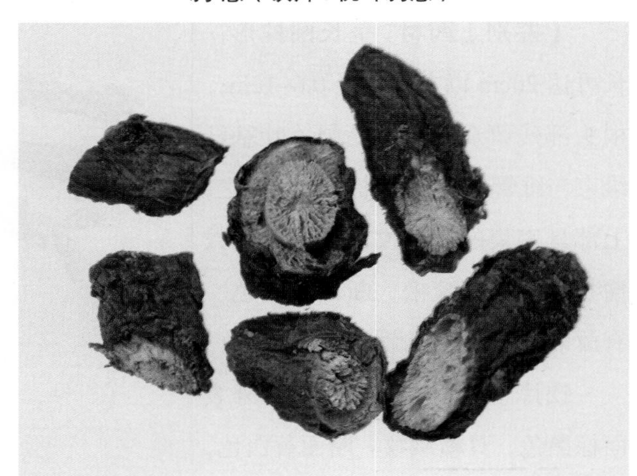

鸦葱（饮片．细叶鸦葱）

茵 陈 Yinchen

HERBA ARTEMISIAE SCOPARIAE

【基源】为菊科植物滨蒿*Artemisia scoparia* Waldst.et Kit. 或茵陈蒿*Artemisia capillaris* Thunb. 的干燥地上部分。

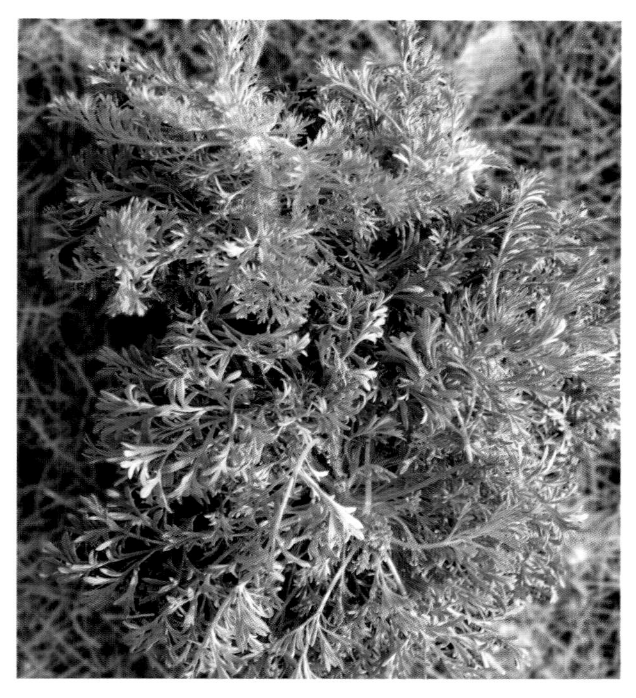

滨蒿（原植物）

【原植物】**滨蒿** 二年生至多年生草本。根纺锤形或圆锥形，多垂直。全株幼时被灰白色绢毛，成长后高 45~100cm。茎常单一，偶 2~4，基部常木质化。表面紫色或黄绿色，有纵条纹，多分枝，老枝近无毛，幼嫩枝被灰白色绢毛，有时具叶较大而密集的不育枝。叶密集；下部叶与不育枝的叶同形，有长柄，叶长圆形，长 1.5~5cm，2 或 3 次羽状全裂，最终裂片倒披针形或线形，先端尖，常被绢毛或上面较稀；中部叶长 1~2cm，2 次羽状全裂，基部抱茎，裂片线形或毛管状，有毛或无毛；上部叶无柄，3 裂或不裂，裂片短，毛管状。头状花序极多数，有梗，在茎的侧枝上排列成复总状花序；总苞卵形或近球形，直径 1~2mm，总苞片 3~5 层，每层 3 片，覆瓦状排列，卵形、椭圆形、长圆形或宽卵形，先端钝圆，外层者短小，内层者大，边缘宽膜质，背面绿色，近无毛；花杂性，均为管状花；外层者为雌花 5~15，以 10~12 个为多见，能育，柱头 2 裂，叉状，伸出花冠外，内层为两性花 3~9，先端稍膨大，5 裂，裂片三角形，有时带紫色，下部收缩，倒卵状，子房退化，不育。瘦果小，长圆形或倒卵形，长约 0.7mm，具纵条纹，无毛。花期 8~9 月，果期 9~10 月。

茵陈蒿 半灌木状多年生草本。根分枝，常斜生，或为圆锥形而直生，但不呈纺锤状。茎常数个丛生，斜上，第一年生长者常单生，基部较粗壮，木质化程度较猪毛蒿为强。茎直立多分枝，绿褐色或紫褐色，具纵条纹，枝细稠密，无毛。基生叶有柄，柄细长柔弱，叶上部有不规则的羽状深裂及锯齿，基部楔形，被白色软毛，茎生叶无柄，1~2 回羽状全裂或不分裂，裂片线形，长 5~20mm，绿色，有毛或无毛。头状花序卵形，直径 1~2mm，排列成大圆锥花序状；总苞卵形，无毛，总苞片 3~4 列，外列片较短，绿色，边缘淡绿色，卵形或三角形；花均为管状，边缘雌花较两性花稍长，着生花托周围，中央两性花不结实，着生花托中部，花冠黄绿色，花冠下部狭，长约 1.5mm，先端 5 裂；雄蕊 5，不外露，聚药，花丝着生在花冠管内基部；子房椭圆形，柱头近头状，不外露。瘦果倒卵形，长 0.8mm。花期 9~10 月，果期 11 月。

【生态分布】生于海拔 200~1000m 的山坡、路边。县域内各地有分布。

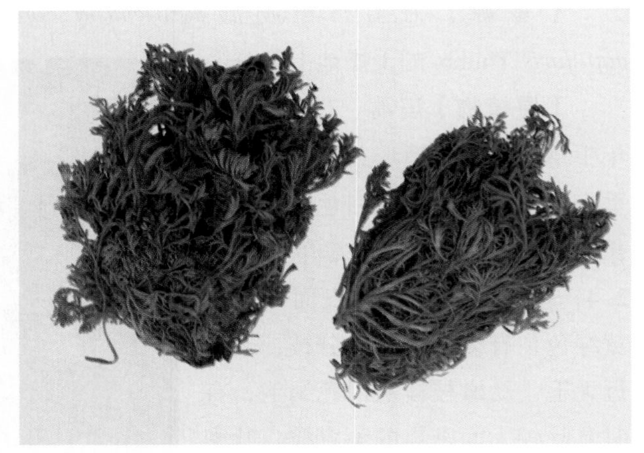

茵陈（药材.绵茵陈）

【采收加工】春季幼苗高 6~10cm 时采收或秋季花蕾长成至花初开时采割，除去杂质和老茎，晒干。春季采收的习称“绵茵陈”，秋季采割的称“花茵陈”。

【鉴别】**药材　绵茵陈**　多卷曲成团状，灰白色或灰绿色，全体密被白色茸毛，绵软如绒。茎细小，长 1.5~2.5cm，直径 0.1~0.2cm，除去表面白色茸毛后可见明显纵纹；质脆，易折断。叶具柄；展平后叶片呈一至三回羽状分裂，叶片长 1~3cm，宽约 1cm；小裂片卵形或稍呈倒披针形、条形，先端锐尖。气清香，味微苦。

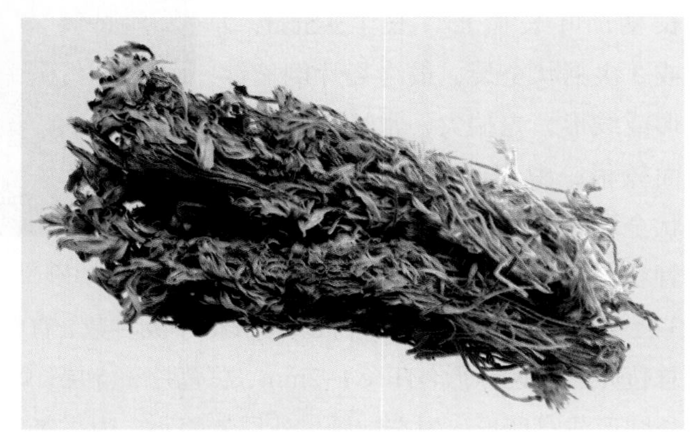

茵陈（药材.花茵陈）

花茵陈　茎呈圆柱形，多分枝，长 30~100cm，直径 2~8mm；表面淡紫色或紫色，有纵条纹，被短柔毛；体轻，质脆，断面类白色。叶密集，或多脱落；下部叶二至三回羽状深裂，裂片条形或细条形，两面密被白色柔毛；茎生叶一至二回羽状全裂，基部抱茎，裂片细丝状；头状花序卵形，多数集成圆锥状，长 1.2~1.5mm，直径 1~1.2mm，有短梗；总苞片 3~4 层，卵形，苞片 3 裂；外层雌花 6~10 个，可多达 15 个，内层两性花 2~10 个。瘦果长圆形，黄棕色。气芳香，味微苦。

饮片　呈松散的碎团块，灰白色或灰绿色，全体密被白茸毛，绵软如绒。气清香，味微苦。

【化学成分】含挥发油：β-蒎烯、柠檬烯、甘桂烯、茵陈烃、茵陈酮、茵陈二炔、茵陈烯酮、茵陈二炔酮、茵陈炔醇、葛缕酮、侧柏酮、侧柏醇、苯酚、丁香油酚、丁醛、糖醛、桉叶素、叶酸、脂肪酸，苯氧基色原酮类成分、黄酮类成分，茵陈荷酸 A、B，咖啡酸、绿原酸、胆碱等。

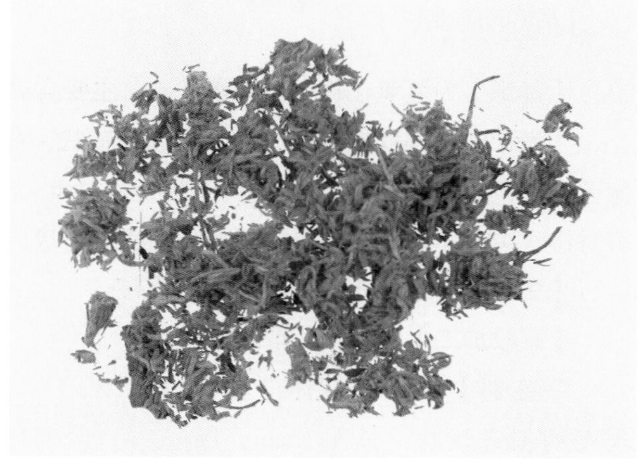

茵 陈（饮片 . 绵茵陈）

【药理作用】

1. 有抗病原体、抗病毒 、抗内毒素、抗螺旋体、抗寄生虫、抗心肌缺血、抗肿瘤 、抗早孕、解痉平喘、降血压、降血脂、降酶保肝、利胆、利尿、调节凝血、调节免疫力和兴奋子宫的作用。

2. 毒性 ①神经系统：头痛、眩晕、上肢麻木震颤、频发一过性晕厥；②心血管系统：胸闷、心悸、心律失常（如频发性室性期前收缩，尖端扭转性室速，窦性心动、过缓，窦性停搏，交界区逸搏心律，阵发性快速房颤等）；③消化系统：恶心、呕吐、胃脘部灼热疼痛、饱胀感。

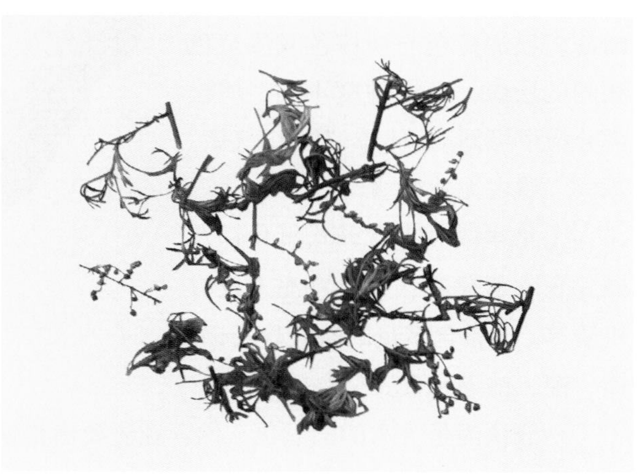

茵 陈（饮片 . 花茵陈）

【性味、归经与效用】苦、辛，微寒。归脾、胃、肝、胆经。有清利湿热，利胆退黄的功效。用于黄疸尿少，湿温暑湿，湿疮瘙痒。

【用法与用量】内服：煎汤，6~15g。外用：适量，煎汤熏洗。

【临床应用】

1. 头汗 茵陈 30g，栀子、大黄各 10g。水煎服，日服 1 剂。

2. 黄疸 茵陈 30g，栀子、虎杖各 10g。水煎服，日服 1 剂。

3. 感冒 茵陈 10g。代茶饮。

4. 痒风 茵陈、青蒿、地肤子各等分。煎浓汁洗患处。

禹余粮 Yuyuliang

LIMONITUM

【基源】为氢氧化物类矿物褐铁矿，主要含碱式氧化铁 [FeO（OH）]。

【原矿物】褐铁矿，非晶质。常成葡萄状、肾状、乳房状、块状、土状等集合体。颜色为褐色到黑色，若为土状则为黄褐色或黄色。条痕为黄褐色。半金属光泽或土状光泽，有时作丝绢光泽。不透明，断面为介壳状或土状，硬度 1~5.5，比重 3.6~4.0。

【生态分布】分布于鹿头乡老周背村。

【采收加工】采挖后，除去杂石。

【鉴别】块状集合体，呈不规则的斜方块状，长 5~10cm，厚 1~3cm。表面红棕色、灰棕色或浅棕色，多凹凸不平或附有黄色粉末。断面多显深棕色与淡棕色或浅黄色相间的层纹，各层硬度不同，质松部分指甲可划动。体重，质硬。气微，味淡，嚼之无砂粒感。

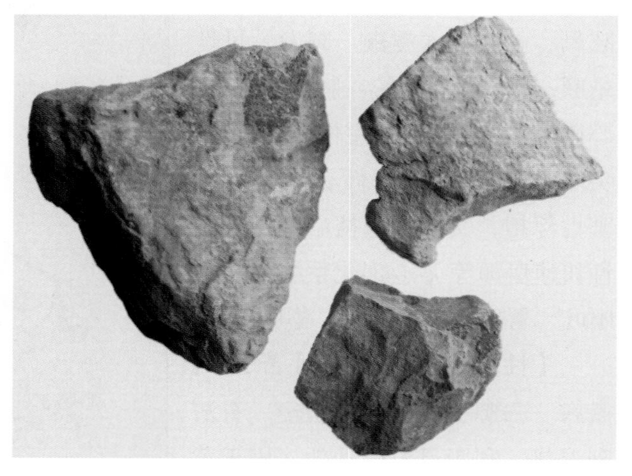

禹余粮（药材）

【化学成分】含碱式氧化铁及碱式含水氧化铁，并夹有泥土及有机质等。又常含多量的磷酸盐及铝、镁、钾、钠等元素。

一般认为是含水的三氧化二铁。在主要由褐铁矿组成的“铁帽”中，有时含有铜、铅、铁；有时含钴、镍、金等。

【药理作用】

1. 抑制肠蠕动 用 100%禹粮石的生品、煅品、醋淬品水煎液 0.25ml/10g 分别给小鼠灌胃，观察小鼠胃肠道推进运动，发现三者均能抑制肠蠕动，其移行率分别为 61.3%、50.6%、5.6%，而对照组为 80.9%。

2. 对凝血出血作用 100%禹粮石的生品、煅品、醋淬品水煎液按 0.1ml/10g 灌胃，每天 1 次，连续 5 天，同时测定凝血时间及出血时间。生品禹粮石对两者均有明显缩短作用，而禹粮石经煅制后，则出现延长作用。

3. 毒性 小鼠静脉注射禹粮石煎剂的 LD_{50} 为 8.25g/kg，中毒症状有拒食、肺充血和肝肿大。

【**性味、归经与效用**】甘、涩，微寒。归胃、大肠经。有涩肠止泻，收敛止血的功效。用于久泻久痢，大便出血，崩漏带下。

【**用法与用量**】内服：煎汤，9~15g，先煎；或入丸、散。

【**临床应用**】

1. 久泻，久痢　禹余粮、赤石脂各 30g。水煎服，分 3 次温服。

2. 带下　禹余粮、薏苡仁各 30g，芡实 10g。水煎服，日服 1 剂。

3. 崩漏　禹余粮、赤石脂、乌贼骨各 30g。水煎服，日服 1 剂；或研细面，每服 3~6g，日服 2 次。

4. 瘢痕　禹余粮、清半夏各等分。末之，以鸡蛋黄和。先以新布拭瘢令赤，以涂之勿见风，日 2 次。

禹州漏芦 Yuzhouloulu

RADIX ECHINOPSIS

【**基源**】为菊科植物蓝刺头 *Echinops latifolius* Tausch 的干燥根。

【**原植物**】多年生草本，高达 1m。根圆柱形，直径 0.5~1.5cm，淡红色。茎单一，直立，上部密生白绵毛，下部疏生蜘丝状毛。叶互生，二回羽状分裂或深裂，基生叶具长柄，长圆状倒卵形，长约 20cm；上部叶渐小，长椭圆形至卵形，长 10~18cm，先端锐尖，基部抱茎，边缘具尖刺，上面被蜘丝状毛，下面密被白绵毛。头状花序顶生，球形，直径约 4cm，由许多小头状花序组成；外总苞刚毛状，内总苞片外层为匙形，顶端渐尖，边缘具睫毛；内层为菱形至长圆形，顶端锐尖，中部以上被睫毛；花冠筒状，先端 5 裂，窄长圆形，淡蓝色，筒部白色；雄蕊 5，花药聚合，花丝短，分离。瘦果圆柱形，密生

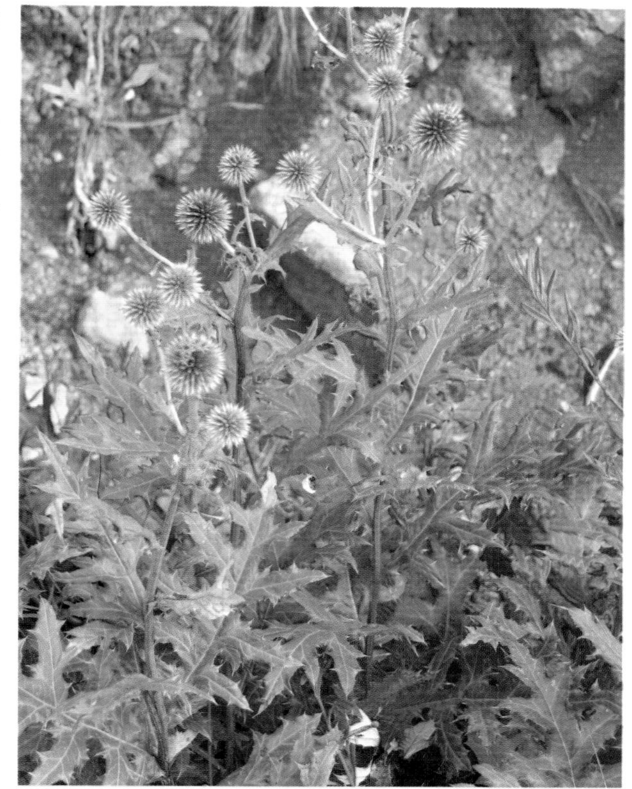

蓝刺头（原植物）

黄褐色柔毛，冠毛长约 1mm。花期 7~9 月，果期 10 月。

【生态分布】生于海拔 300~1200m 的山坡草丛中或山野向阳处。全县各地均有分布。主要分布于辽城乡、涉城镇、索堡镇、更乐镇等地。

【采收加工】春、秋二季采挖，除去须根和泥沙，晒干。

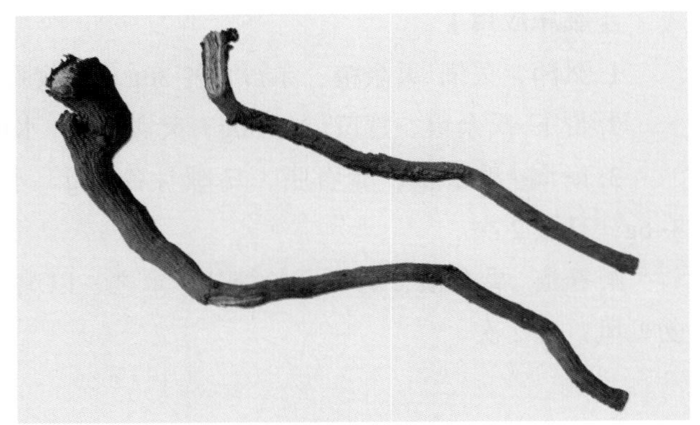

禹州漏芦（药材）

【鉴别】药材 呈类圆柱形，稍扭曲，长 10~25cm，直径 0.5~1.5cm，表面灰黄色或灰褐色，具纵皱纹，顶端有纤维状棕色硬毛。质硬，不易折断，断面皮部褐色，木部呈黄黑相间的放射状纹理。气微，味微涩。

饮片 呈圆形或类圆形的厚片，外表皮灰黄色至灰褐色。切面皮部褐色，木部呈黄黑相间的放射状纹理。气微，味微涩。

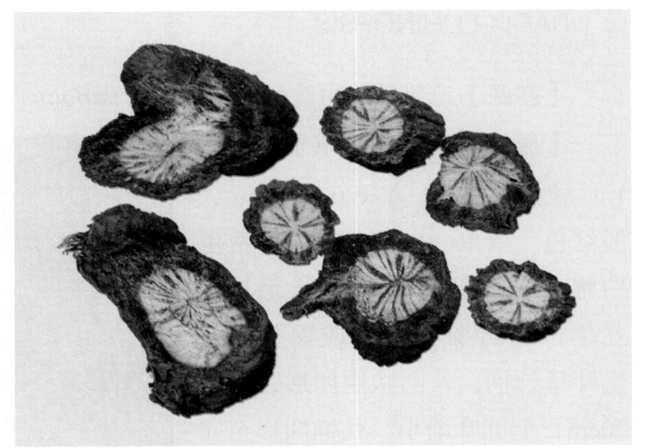

禹州漏芦（饮片）

【化学成分】含 5-（3- 丁烯 -1- 炔）-2、2 ' - 联噻吩、α - 三联噻吩、卡多帕亭、2-（戊二炔 -1，3）-5-（3，4- 二羟基丁炔 -1）-2，2 ' - 联噻吩。此外还有蒲公英萜醇醋酸酯、β - 谷甾醇和胡萝卜苷及蓝刺头碱。

【药理作用】有抑菌、抗衰老、兴奋肌肉神经的作用。

【性味、归经与效用】苦，寒。归胃经。有清热解毒，消痈，下乳，舒筋通脉的功效。用于乳痈肿痛，痈疽发背，瘰疬疮毒，乳汁不通，湿痹拘挛。

【用法与用量】内服：煎汤，5~10g。

【临床应用】

1. 乳痈 禹州漏芦、蒲公英、金银花各 15g，紫花地丁 10g，土贝母 9g，甘草 6g。水煎服，日服 1 剂。

2. 瘰疬 禹州漏芦、夏枯草各 15g，蒲公英、紫花地丁各 30g，甘草 6g。水煎服，日服 1 剂。

3. 缺乳 禹州漏芦 15g，穿山甲、王不留行、路路通各 10g，桔梗、甘草各 6g。水煎服，日服 1 剂。

【注意】孕妇慎用。

珍珠透骨草 Zhenzhutougucao

HERBA SPERANSKIAE TUBERCULATAE

【基源】为大戟科植物地构叶*Speranskia tuberculata*（Bunge）Baill. 的干燥全草。

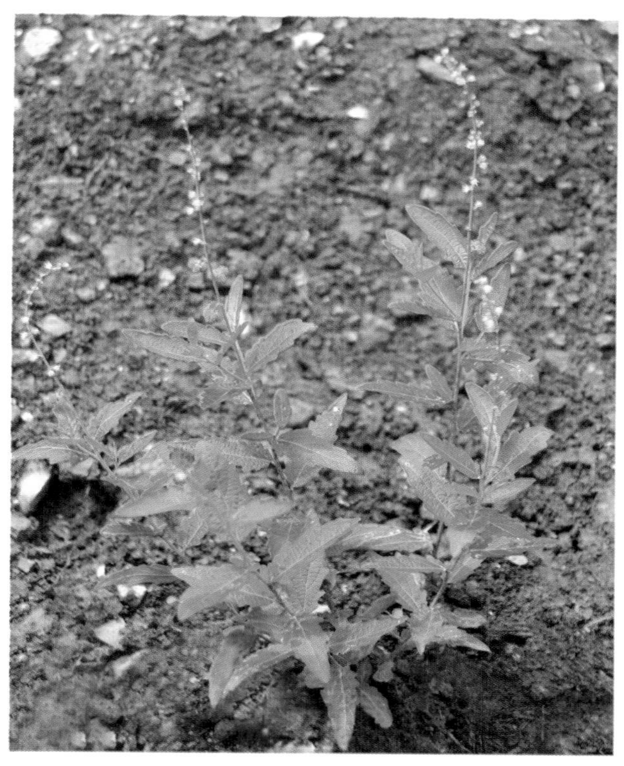

地构叶（原植物）

【原植物】多年生草本，高15~50cm。根茎横走，淡黄褐色。茎直立，丛生，被灰白色卷曲柔毛。叶互生或于基部对生；无柄或具短柄；叶片厚纸质，披针形至椭圆状披针形，长1.5~7cm，宽0.5~2cm，先端钝尖或渐尖，基部宽楔形或近圆形，上部全缘，下部具齿牙，两面被白色柔毛，以沿脉处为密。总状花序顶生；花单性同序；雄花位于花序上部，具长卵状椭圆形或披针形的叶状苞片2枚，苞片内有花1~3朵；萼片5，稀4，花瓣5，稀4，呈鳞片状，黄色腺体盆状，与花瓣互生，雄蕊10~15，花盘腺体5，黄色；花序下部的花略大，中间1朵为雌花，两侧为雄花；苞片2；雌花具较长的花梗，萼片5~6，花瓣6，子房上位，花柱3枚，均2裂。蒴果三角状扁圆球形，被柔毛和疣状突起，先端开裂；每室有种子1颗，三角状倒卵形，绿色。花期4~5月，果期5~6月。

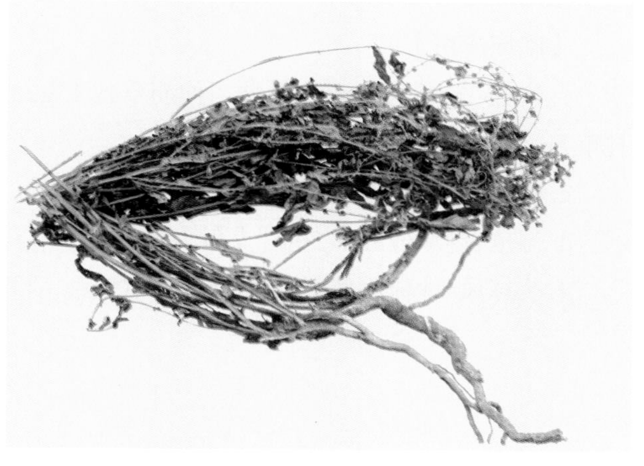

珍珠透骨草（药材）

【生态分布】生于海拔300~1000m的山坡及草地。全县各地均有分布。主要分布于固新镇、关防乡、神头乡、龙虎乡等地。

【采收加工】5~6月间开花结

实时采收，除去杂质，鲜用或晒干备用。

【鉴别】药材 茎多分枝，呈圆柱形或微有棱，通常长 10~30cm，直径 1~4mm，茎基部有时连有部分根茎；茎表面浅绿色或灰绿色，近基部淡紫色，被灰白色柔毛，具互生叶或叶痕，质脆，易折断，断面黄白色。根茎长短不一，表面土棕色或黄棕色，略粗糙；质稍坚硬，断面黄白色。

叶多卷曲而皱缩或破碎，呈灰绿色，两面均被白色细柔毛，下表面近叶脉处较显著。枝梢有时可见总状花序和果序；花型小；蒴果三角状扁圆形。气微，味淡而后微苦。

饮片 茎、叶、花、果混合。茎圆柱形或微有棱，表面浅绿色或灰绿色，被有灰白色柔毛。质脆，切面黄白色。叶片多卷曲皱缩而破碎，呈灰绿色，两面均被白色细柔毛。总状花序，蒴果三角状扁圆形。气微，味淡而后微苦。

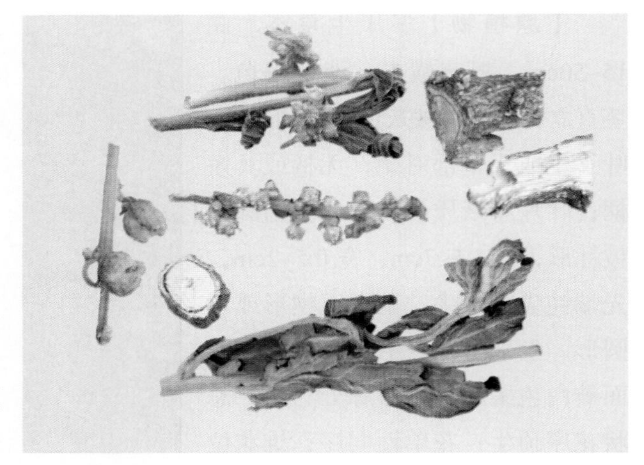

珍珠透骨草（饮片）

【化学成分】含挥发油、生物碱、酚类化合物及苷类等。

【药理作用】有抗炎、镇痛的作用。

【性味、归经与效用】辛，温。归肝、肾经。有祛风除湿，舒筋活血，散瘀消肿，解毒止痛的功效。用于风湿痹痛，筋骨拘挛，寒湿脚气，腰部扭伤，瘫痪，闭经，阴囊湿疹，疮疖肿毒。

【用法与用量】内服：煎汤，9~15g。外用：适量，煎水熏洗；或捣敷。

【临床应用】

1. 痹证 珍珠透骨草、桑枝、伸筋草各 15g，鸡血藤 30g，络石藤 20g，苍术 10g，甘草 6g。水煎服，日服 1 剂。
2. 骨痹 珍珠透骨草 30g，桃仁、红花、乳香、没药各 10g。水煎外洗。
3. 湿疮 珍珠透骨草 30g，艾叶、桑枝各 20g，甘草 10g。水煎外洗。
4. 绣球风 珍珠透骨草、蛇床子、白藓皮、艾叶各适量。水煎外洗。

柴胡 Chaihu

RADIX BUPLEURI

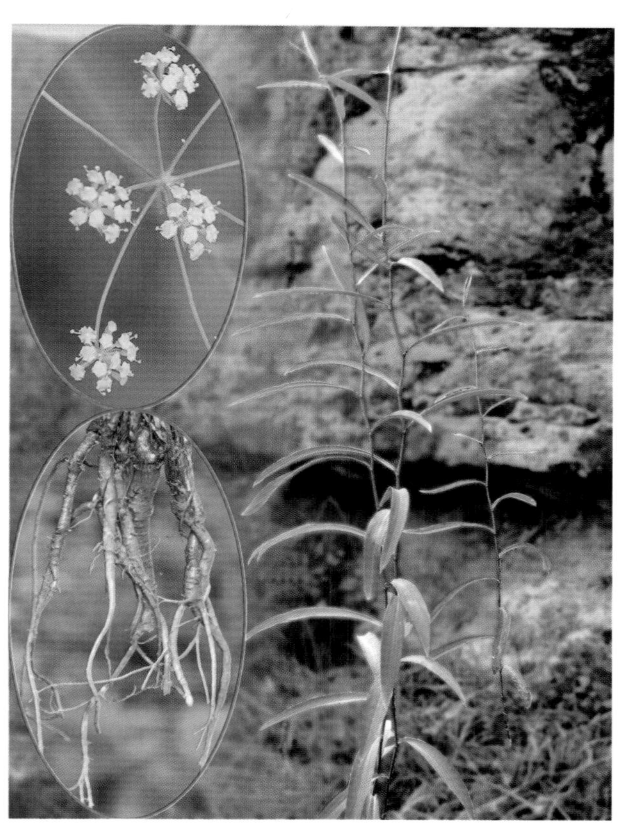

柴胡（原植物）

【历史与道地性考证】始载于《神农本草经》，列为上品。原名茈胡。至《本草图经》始易其名为柴胡。历代本草对柴胡产地和道地产区叙述有所不同。《神农本草经》："生川谷。"《新修本草》："生洪农川谷及宛朐。"《本草图经》载"今关陕江湖间近道皆有之，以银州者为胜。二月生苗，甚香，茎青紫，坚硬，微有细线，叶似竹叶稍紧小，亦有似邪蒿者，亦有似麦门冬叶而短者。七月开黄花。根淡赤色，似前胡而强。生丹州者结青子，与他处者不类。芦头有赤毛如鼠尾，独窠长者好。"由此可见古代所用柴胡已有多种。李时珍："银州即今延安府神木县，五原城是其废迹。所产柴胡长尺余而微白且软，不易得也。北地所产者，亦如前胡而软，今人谓之北柴胡是也，入药亦良。"上述描述与今所用的柴胡 *Bupleurum chinense* DC.、狭叶柴胡 *Bupleurum scorzonerifolium* Willd. 一致。本地野生品形态与上述记载特征相符。《涉县植物资源志》记载品种与此相同。

《中国道地药材》中将柴胡列为北药产区道地药材。据明嘉靖三十七年（1558 年）《涉县志》记载：物产柴胡为其主产之一。在艰苦卓绝的抗日战争时期，八路军一二九师的卫生工作者利用当地的柴胡资源，研制成功"柴胡注射液"，挽救了无数抗日军民的生命，为抗日战争的胜利作出了贡献。民国 29 年（1940 年）八路军一二九师卫生工作者将柴胡进行蒸馏提取制成注射液，取名瀑泼利尔。经临床使用，治疗疟疾及一般的发热性疾病效果显著。民国 30 年（1941 年）5 月 1 日"瀑泼利尔"受到晋冀鲁豫边区大会的奖励，后正式命名为柴胡注射液。柴胡注射液的研制成功，开创了传统药物现代制剂的先例，填补了世界制药史的空白。民国 32 年（1943 年）3 月 17 日，《新华日报》（华北版）

刊登《医学界的新贡献——利华药厂发明注射剂》的报道（指柴胡注射液和苍术油注射液），称之为粉碎封锁线的一大创举！直到今天，涉县的野生柴胡仍是制订《中华人民共和国药典》的标准药材。综上所述，历史上涉县柴胡和武安市、左权县等太行山流域的野生柴胡就是柴胡的道地产区，而涉县产柴胡以其质地纯正、根粗结实、气香味浓、药效显著等特点位于品质俱优之最。

【基源】为伞形科植物柴胡*Bupleurum chinense* DC. 或狭叶柴胡*Bupleurum scorzonerifolium* Willd. 的干燥根。

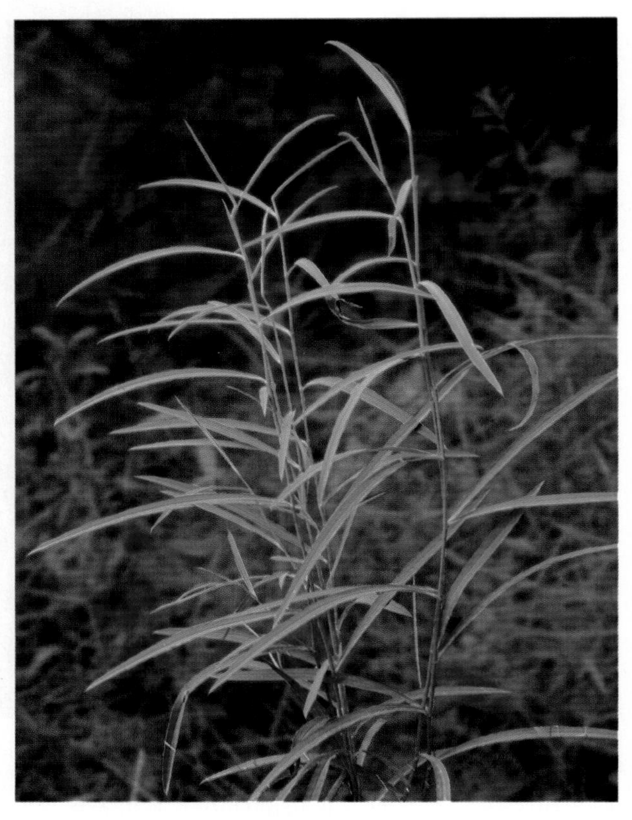

狭叶柴胡（原植物）

【原植物】柴胡 多年生草本，高 40~70cm。主根较粗，坚硬，有少数侧根，黑褐色。茎直立，2~3 枝丛生，稀单一，上部分枝，略呈之字形弯曲。叶互生；基生叶线状披针形或倒披针形，基部渐窄至长柄，先端具突尖；基生叶长圆状披针形至倒披针形，两端狭窄，近无柄，长 5~12cm，宽 5~16mm，最宽处常在中部，先端渐尖，基部渐窄，上部叶短小，有时呈镰刀状弯曲，表面绿色，背面粉绿色，具平行脉 5~9 条。伞形花序多分枝，花序顶生兼腋生，伞梗 4~10 条；总苞片 1~2，披针形，常脱落；小总苞片 5~7，通常较小花短，稀近等长，有 3 条明显脉纹；花瓣 5，黄色，先端向内反卷；雄蕊 5，插生于花柱基之下；子房椭圆形，花柱 2，花柱基黄棕色。双悬果长卵形至椭圆形，长 2.5~3mm，棕色，果棱明显，棱槽中通常各具油管 3 条，合生面有油管 4 条。花期 7~9 月，果期 9~10 月。

狭叶柴胡 多年生草本，高 40~80cm。根长圆锥形，多为单生，稀下部稍有分枝，通常棕红色或红褐色。茎单生或数枝丛生，基部常留有多数棕红色或黑棕色枯叶纤维；茎多回分枝，稍呈“之”字形弯曲。基生叶披针形至线状披针形，基部渐窄成柄，长 7~15cm，宽 3~6mm，先端长渐尖，中部最宽，基部最窄，具 5~7（~9）条平行脉；茎生叶无柄，线形或线状披针形，长 6~12cm，宽 2~6mm，上部叶短小。伞形花序小，分枝细长而多，伞梗 5~13，长 1~3cm，略呈弧状弯曲；总苞片 1~4，线状披针形，长

1~3mm，极不等大，常早落。小伞形花序有 8~10 朵小花；小总苞片通常 4~6，披针形或线形，长 3~4mm，宽仅 1mm，与小花等长或稍长，花黄色。双悬果长圆形至卵形，褐棕色，长 2.5~3mm，果棱粗而钝，棱槽中各有油管 3~4 条，合生面有油管 4~6 条。花期 8~9 月。果期 9~10 月。

【生态分布】生于 600~1500m 的背阴山坡及灌木林缘中。全县均有分布。主要分布于偏城镇、关防乡、木井乡、河南店镇、辽城乡、龙虎乡、索堡镇和五指山、九峰山、韩王山等地。关防乡、偏城镇等地有栽培。

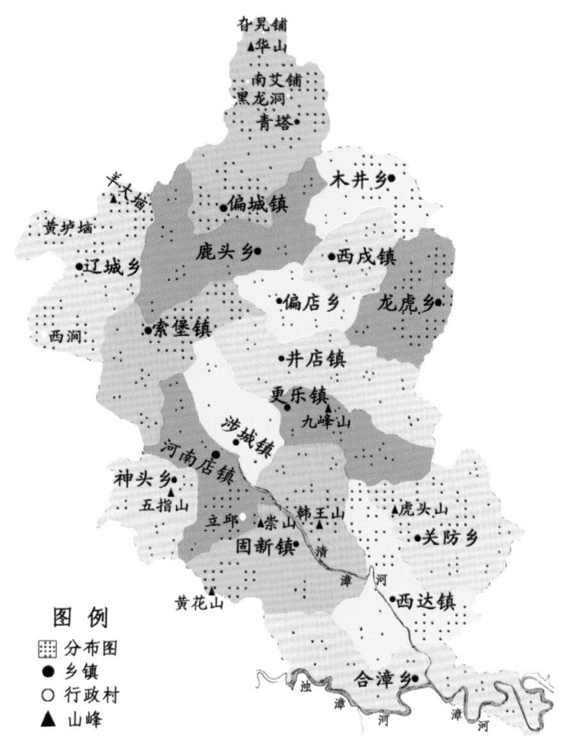

柴胡资源分布图

【栽培技术】

1. 选地与整地

一般用非耕地栽培，以疏松肥沃、排水良好的夹沙土或砂壤土较好。整地时最好施入基肥，深翻后耙细整平，作宽约 1.3m 的畦；坡地可只开排水沟，不作畦。

2. 繁殖方法

一般用种子繁殖。春播 4 月中上旬，冬播 11 月至 12 月上旬，也可以接麦茬 6 月播种。直播法，条播行距 30cm 左右。用木棒开沟，沟深 1.5cm。种子拌火灰均匀撒入沟内，覆土 1.5cm。轻轻镇压。有条件覆盖地膜。播前土壤底墒要足，播后保持湿润。每亩用种量 0.5~0.75kg。最好与小麦、玉米、荞麦等农作物套种为好。

3. 田间管理

播后如遇天旱，应喷水保湿。半月后陆续出苗。苗高约 10cm 时间苗、补苗，每隔 5~7cm 留苗 1 株，缺苗处带土移栽补齐，同时除草，施 1 次清淡水肥。6~7 月柴胡旺盛生长期，配合中耕除草，适当施肥浇水。第二年春季和夏季两次肥。雨季注意排涝。非种子田，生长期发现花蕾及时摘除，可以成倍增加药材产量。二年生植株在 7 月中旬割掉地上茎叶，可以保证药材质量，提高产量。

4. 病虫害防治

（1）锈病

锈病主要危害茎叶，叶面出现黄色病斑。

锈病一般在 5~6 月份的春季发病，春季多雨发病严重，氮肥过多，植株嫩弱，有利于发病。

防治方法：

①清园，处理病株。

②发病初期用 20%粉锈宁 1000 倍液喷雾防治。

（2）斑枯病

斑枯病危害叶部。叶片病斑圆形或近圆形。直径 1~5mm，灰白色，边缘色深，叶两面上生黑色小点，即病原菌的分生孢子器。严重时叶片病斑连成一片，植株枯萎死亡。

病原菌以菌丝体和分生孢子器在病株残体上越冬，春天分生孢子借气流传播侵染，夏季分生孢子借雨水传播进行再侵染，东北地区一般在 7 月份发病，8 月份进入盛期。

防治方法：

①清园，烧掉病株残体。

②生育期或发病初期用 40%代森锰锌 1000 倍液喷施，或发病初期用 1 ∶ 1 ∶ 120 的波尔多液喷雾防治。

（3）根腐病

根腐病先使个别支根和须根变褐腐烂，然后向主根扩展，主根发病后，根部腐烂，只剩下表皮，最后地上部分腐烂变黑而死亡。

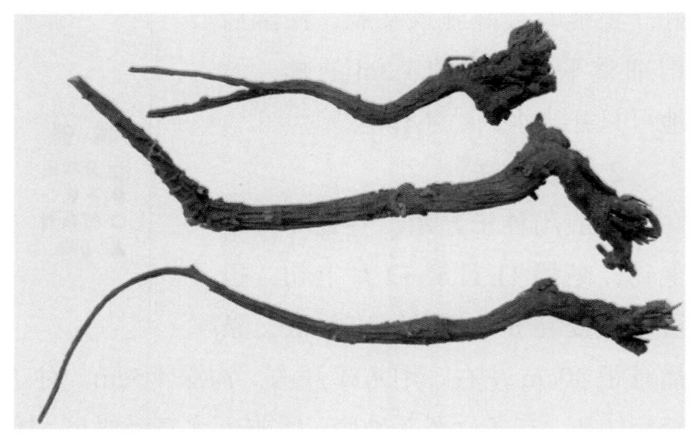

柴胡（药材．柴胡）

病原菌在土壤中越冬，5 月份开始发病，土壤黏重，高温多雨季节易发生。

防治方法：

①防治水涝，夏季注意开沟排水。

②柴胡割蕾，增强通风透光。

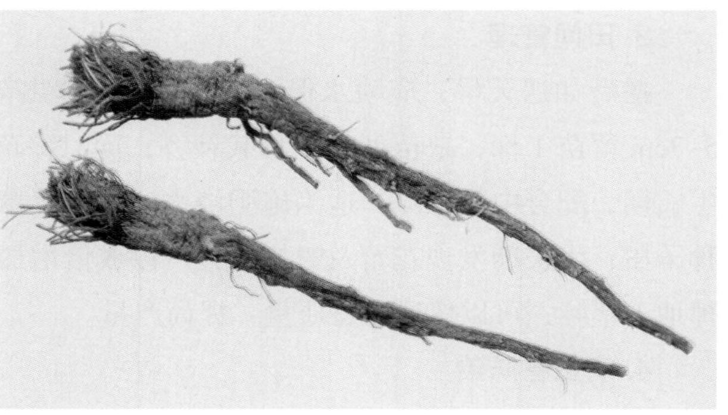

柴胡（药材．狭叶柴胡）

③增施磷肥钾肥；移栽时用 50%甲基托布津 800 倍液浸种 20 分种再进行移栽。

（4）蚜虫

蚜虫多在第二年早春返青时和 8 月下旬危害茎部、花梗和叶片，吸取液渍，一年生幼苗主要危害叶柄。蚜虫成群分布，覆盖整个表面，呈白色。如果不及时防治，后期会造成植株枯萎而死。

可用10%吡虫啉粉剂1000倍液或50%灭蚜松乳剂1000~1500倍液喷杀。每隔5~7天一次。

【生物学特性】喜温暖湿润气候。耐寒、耐旱、怕涝，宜选干燥山坡，土层深厚、疏松肥沃、富含腐殖质的砂质壤土栽培。不宜在粘土和低洼地栽种。

【采收加工】春、秋二季采挖，除去茎叶和泥沙，干燥。

【鉴别】药材　柴胡　呈圆柱形或长圆锥形，长6~15cm。直径0.3~0.8cm。根头膨大，顶端残留3~15个茎基或短纤维状叶基，下部分枝。表面黑褐色或浅棕色，具纵皱纹、支根痕及皮孔。质硬而韧，不易折断，断面显纤维性，皮部浅棕色，木部黄白色。气微香，味微苦。

狭叶柴胡　根较细，圆锥形，顶端有多数细毛状枯叶纤维，下部多不分枝或稍分枝。表面红棕色或黑棕色，靠近根头处多具细密环纹。质稍软，易折断，断面略平坦，不显纤维性。具败油气。

饮片　柴胡　呈不规则厚片或短段，外表皮黑褐色或浅棕色，具纵皱纹和支根痕。切面淡黄白色，纤维性。质硬。气微香，味微苦。

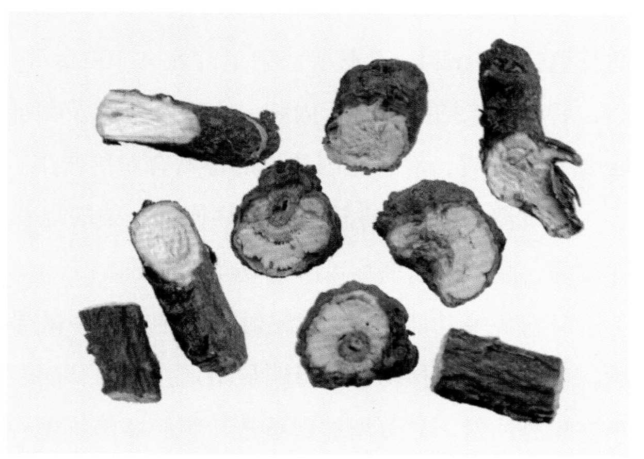

柴胡（饮片.柴胡）

狭叶柴胡　呈类圆形不规则厚片或短段，外表皮红棕色或黑褐色。有时可见根头处具细密环纹或有细毛状枯叶纤维。切面黄白色，平坦。具败油气。

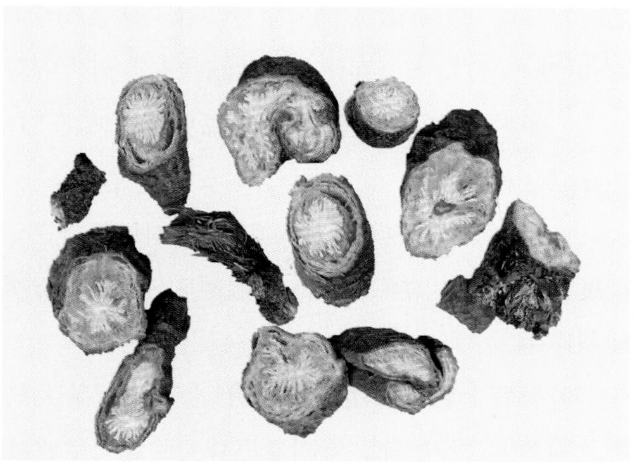

柴胡（饮片.狭叶柴胡）

【化学成分】含柴胡皂苷a、c、d及α-菠菜甾醇、槲皮素、柴胡多糖、挥发油、异槲皮素、异鼠李素和多糖等。

【药理作用】

1. 解热、镇痛　煎剂或浸膏对伤寒混合菌苗及热刺激等理化刺激所致兔发热有明显解热作用。

2. 保肝　柴胡皂苷对细菌性（伤寒疫苗）、四氯化碳及半乳糖胺所致实验性肝损伤有显著抗损伤作用。500mg/kg 连续灌服 3 天，对 CCl_4 所致大、小鼠及犬中毒性肝损伤有保护作用，使肝功能很快恢复正常。对小鼠离体肝灌流肝缺氧复氧损伤有明显拮抗作用。柴胡皂苷 A 使 CCl_4 升高的小鼠血清转氨酶、三酰甘油酯、过氧化脂质降低，使谷胱甘肽升高，具有保护肝细胞和促进脂质代谢作用。

3. 抗炎　柴胡皂苷 50mg/kg 给大鼠肌肉注射，能明显抑制右旋糖酐所致足爪肿胀。柴胡皂苷、挥发油及皂苷元 A 腹腔给药对角叉莱胶所致大鼠足肿胀均有明显抑制作用。戊酸腹腔注射对小鼠巴豆油耳部炎症作用强于麝香，柴胡皂苷 a 或 d 10mg/kg 灌服或 1mg/kg 肌内注射，均有抗渗出和抗肉芽肿作用，抗增生比抗渗出作用强。

4. 镇静、抗惊厥　口服柴胡粗皂苷 200~800mg/kg 使小鼠出现镇静作用，小鼠口服柴胡总皂苷 500mg/kg 及腹腔注射皂苷元 A 100mg/kg 均能延长环己巴比妥钠引起的睡眠时间，后者还能拮抗甲基苯丙胺、去氧麻黄碱及咖啡因对小鼠的兴奋作用。柴胡煎剂 20g/kg 给小鼠灌胃，对咖啡因诱发的惊厥有对抗作用。

5. 抗溃疡　柴胡有较强抗溃疡作用。柴胡皂苷及糖浆状残基对大鼠幽门结扎、应激性溃疡、醋酸性溃疡均可降低其溃疡指数。

6. 对免疫功能的影响　注射液明显促进小鼠绵羊红细胞抗体形成；破伤风毒素免疫后，对兔白细胞移动抑制有明显增强作用。柴胡多糖 50mg/kg，100mg/kg，200mg/kg 给小鼠腹腔注射，显著增加脾系数、腹腔巨噬细胞吞噬指数及百分数和抗体滴度，且可以完全或部分恢复环磷酰胺对小鼠迟发超敏反应的抑制。柴胡多糖还明显提高植物血凝素的应答反应、刀豆素 A 的增生反应和天然杀伤细胞的活性，表明柴胡多糖能提高小鼠体液和细胞免疫功能，并使免疫抑制状态得到一定恢复。

7. 镇咳　豚鼠腹腔注射柴胡总皂苷镇咳的 ED_{50} 为 9.1mg/kg，其效果与磷酸可待因 7.6mg/kg 相近。

8. 抗病原体　煎剂（1 ： 1）体外对结核杆菌生长有抑制作用，对金黄色葡萄球菌有轻度抑制作用，对疟原虫、钩端螺旋体及牛痘病毒、流感病毒 A_3 和出血热病毒有一定抑制作用。

9. 对肾上腺皮质功能的影响　柴胡皂苷给大鼠腹腔注射后使血浆促皮质激素、皮质酮及葡萄糖含量增加，柴胡 d 皂苷实验表明是通过促皮质激素刺激肾上腺皮质实现的。

10. 抗溃疡　柴胡总皂苷口服可抑制胃酸分泌，增加胃液的 pH 值，对大鼠实验性醋酸溃疡有治疗作用，能明显抑制盐酸-乙醇引起的急性胃溃疡。

11. 促进物质代谢 柴胡皂苷 a、d 促进肝糖元合成，皂苷 a、d 和 α-菠菜甾醇有降低血胆固醇作用，皂苷 a、c、d 能增加蛋白质生物合成。

12. 溶血 柴胡皂苷对生物膜有低浓度稳定高浓度溶解作用，其溶血强度为 $d>a>b_1>b_2>c$。

13. 对酶活性的影响 醇提物对小鼠腺苷环化酶高浓度抑制，低浓度增强。氯仿提物对磷酸二酯酶抑制作用强（74.1%）。皂苷 a、d 对糖代谢酶有抑制作用。

14. 毒性 柴胡皂苷小鼠灌胃 LD_{50} 为 4.70g/kg。

【性味、归经与效用】辛、苦，微寒。归肝、胆、肺经。有疏散退热，疏肝解郁，升举阳气的功效。用于感冒发热，寒热往来，胸胁胀痛，月经不调，子宫脱垂，脱肛。

【用法与用量】内服：煎汤，3~10g。

【临床应用】

1. 感冒 柴胡、黄芩各 9g，党参、生姜各 6g。水煎服，日服 1 剂。

2. 头痛，眩晕，月经不调 柴胡 12g，当归、白芍、白术、茯苓各 10g，薄荷、生姜、甘草各 6g。水煎服，日服 1 剂。

3. 胸痹，胁痛 柴胡、白芍、当归各 9g，枳壳 6g。水煎服，日服 1 剂。

4. 胃缓 黄芪 15g，党参、白术、当归、陈皮、炙甘草各 10g，柴胡、升麻各 6g，生姜、大枣各 6g。水煎服，日服 1 剂。

5. 阴挺，脱肛 柴胡、党参、当归各 9g，升麻 6g。水煎服，日服 1 剂。

6. 黄疸 柴胡 12g，黄芩 6g，栀子 10g，茵陈 30g。水煎服，日服 1 剂。

7. 口糜 柴胡、吴茱萸各等分，为末，每服 3g。好酒调敷脚心。

8. 耳聋 柴胡、香附各 30g，川芎 15g。为末，早晚开水送服 9g。

9. 淋证 柴胡 24g，黄芩 21g，五味子、萹蓄、车前草各 30g（高热者加生石膏 30g，黄柏 9g，连翘 15g；血尿明显者加白茅根 30g）。水煎服，日服 1 剂。

臭梧桐 Chouwutong

RAMULUS ET FOLIUM CLERODENDRI TRICHOTOMI

【基源】为马鞭草科植物海州常山*Clerodendrun trichotomum* Thunb. 的干燥嫩枝及叶。

【原植物】灌木或小乔木，高 1.5~10m。幼枝、叶柄及花序等多少被黄褐色柔毛或近无毛；老枝灰白色，有皮孔，髓部白色，有淡黄色薄片横隔。单叶对生；叶柄长 2~8cm；叶片纸质，宽卵形、卵形、卵状椭圆形或三角状卵形，长 5~17cm，宽 5~14cm，先端尖或渐尖，基部宽楔形至楔形，偶有心形，全缘或具波状齿，两面疏生短毛或近无毛；侧脉 3~5 对。伞房状聚伞花序顶生或腋生，疏散，通常二歧分枝，花序长 8~18cm，花序梗长 3~6cm，具椭圆形叶状苞片，早落；花萼幼时绿白色，后紫红色，基部合生，中部略膨大，具 5 棱，先端 5 深裂，裂片三角状披针形或卵形；花冠白色或带粉红色，花冠管细，先端 5 裂，裂片长椭圆形；雄蕊 4，与花柱同伸出花冠外。核果近球形，径 6~8mm，包于增大的宿萼内，熟时蓝紫色。花、果期 6~11 月。

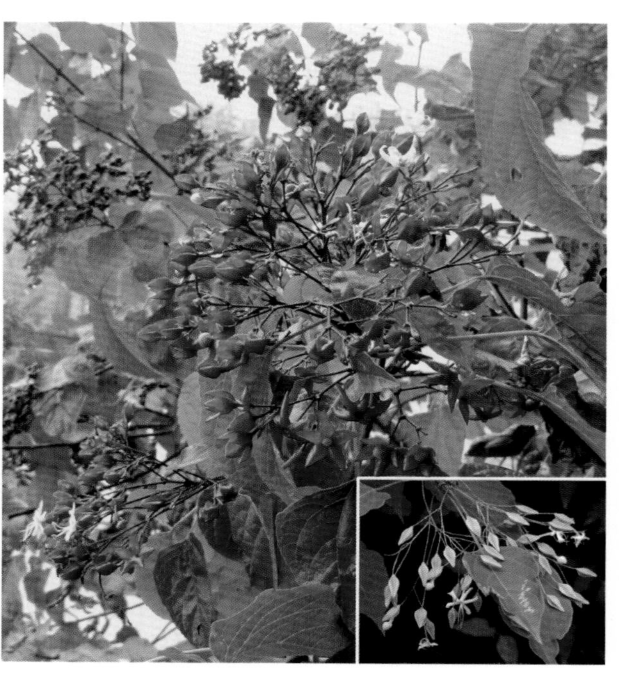

海州常山（原植物）

【生态分布】生于海拔 300~1100m 的山坡灌丛中。全县各地均有分布。主要分布于固新镇等地。

【采收加工】6~10 月采收，捆扎成束，晒干。

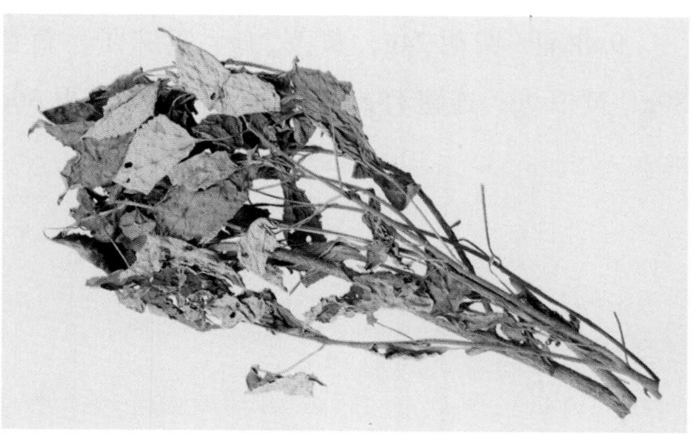

臭梧桐（药材）

【鉴别】药材 小枝类圆形或略带方形，直径约 0.3~1cm，黄绿色，有纵向细皱纹，具黄色点状皮孔，密被短茸毛，稍老者茸毛脱落；质脆，易折断，断面木部淡黄色，髓部白色。叶对生，多皱缩卷曲，或破碎，完整者展平后呈广卵形或椭圆形，长 7~15cm，宽 5~9cm，先端渐尖，基部阔楔形或截形，全缘或具波状齿，上面灰绿色，下面黄绿色，两面均有短柔毛；叶柄长 2~8cm，密被短柔毛。气异臭，味苦、涩。

饮片 呈长短不一的丝片。茎呈圆形或略方形短段或厚片，切面木部淡黄色，髓部白色；外表面黄绿色，具黄色点状皮孔和纵向细皱纹。叶均切断，多皱缩卷曲，表面灰绿色或浅黄棕色。叶脉羽状，全缘或有波状齿，叶两面均具茸毛，尤以下表面叶脉处为多。质脆。气特异，味苦、涩。

【化学成分】含海州常山黄酮苷、内消旋肌醇、生物碱、刺槐素 -7- 双葡萄糖醛酸苷、植物血凝素、臭梧桐素 A 和 B、海州常山苦素 A 和 B。

【药理作用】

1. 有降压、抗炎、镇痛、镇静和驱肠虫的作用。

2. 毒性 臭梧桐煎剂小鼠腹腔注射 LD_{50} 为 20.6g/kg。臭梧桐热浸液小鼠静脉注射 LD_{50} 为 19.4g/kg。另有报道，在试验臭梧桐降压过程中，发现少数猫出现血尿、蛋白尿，可能对肾脏有一定影响。

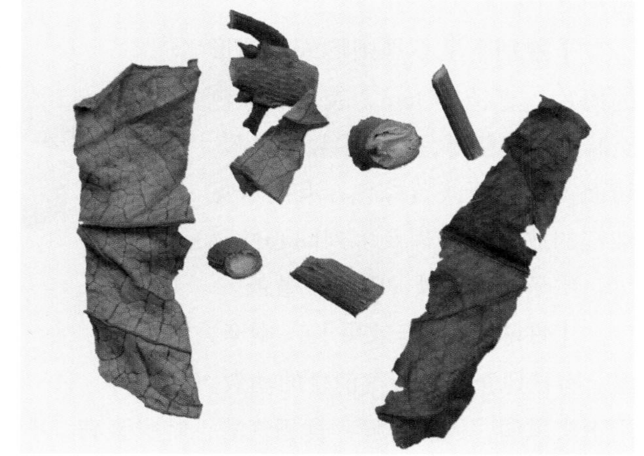

臭梧桐（饮片）

【性味、归经与效用】苦、微辛，平。归肝、胆、脾经。有祛风除湿，平肝降压，解毒杀虫的功效。用于风湿痹痛，半身不遂，高血压病，偏头痛，疟疾，痢疾，痈疽疮毒，湿疹疥癣。

【用法与用量】内服：煎汤，10~15g，鲜品 30~60g；或浸酒；或入丸、散。外用：适量，煎水洗；或捣敷；研末掺或调敷。

【临床应用】

1. 痹证 臭梧桐、威灵仙各 15g，豨莶草、老鹳草、秦艽、木瓜、防风各 10g。水煎服，日服 1 剂。

2. 湿疮 臭梧桐适量。煎汤外洗。

3. 鹅掌风 臭梧桐叶、白鲜皮、蛇床子各 30g。煎水洗患处。

附：

臭梧桐根 Chouwutonggen

RADIX CLERODENDRI TRICHOTOMI

【基源】为马鞭草科植物海州常山*Clerodendrun trichotomum* Thunb. 的干燥根。

【采收加工】秋季采挖，洗净，切片晒干或鲜用。

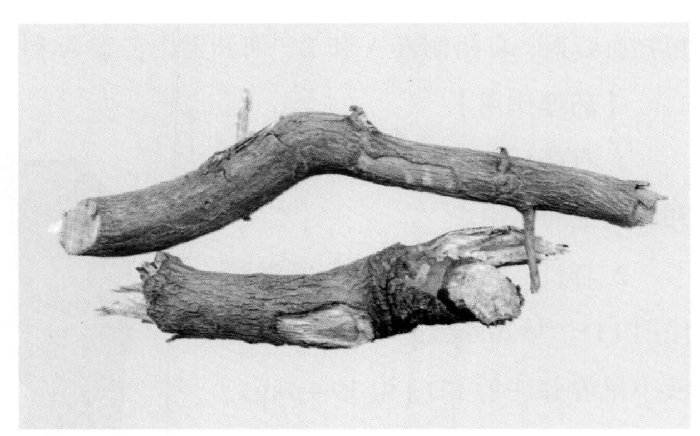

臭梧桐根（药材）

【鉴别】呈不规则形或类圆形的薄片，直径 1~3cm。表皮灰棕色至暗棕色，粗糙，外皮多数已脱落。切面黄白色至淡黄棕色，有的可见细密的放射状纹理及多列同心性环纹。质坚硬。气微，味淡、微苦。

【性味、归经与效用】苦、微辛，温。有祛风止痛，行气消食的功效。用于头风痛，风湿痹痛，食积气滞，脘腹胀满，小儿疳积，跌打损伤，乳痈肿毒。

【用法与用量】内服：煎汤，10~15g；或捣汁冲酒。

【临床应用】

1. 头风，痛风 臭梧桐根 15g，鹅不食草、防风、荆芥各 6g，大枣 60g。水煎服，日服 1 剂。

2. 食积 臭梧桐根 30g，臭草根、鱼腥草各 15g，马兰 9g，萝卜头 24g。水煎服，日服 1 剂。

3. 便血 臭梧桐根皮、仙鹤草各 15g。水煎服，日服 1 剂。

4. 跌打损伤 臭梧桐根 15g。煎酒服。

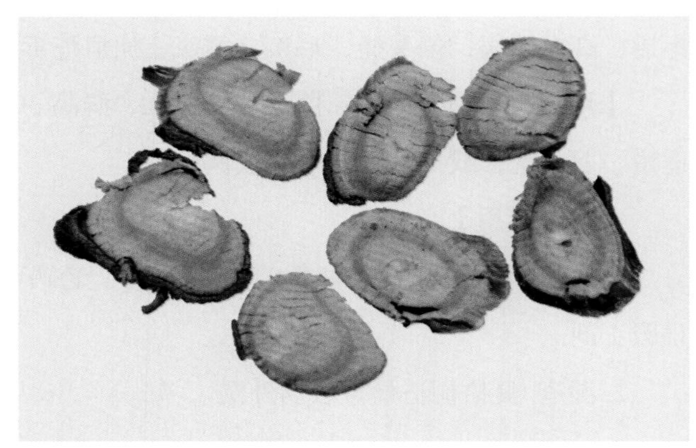

臭梧桐根（饮片）

党 参 Dangshen

RADIX CODONOPSIS

【基源】为桔梗科植物党参 *Codonopsis pilosula*（Franch.）Nannf. 的干燥根。

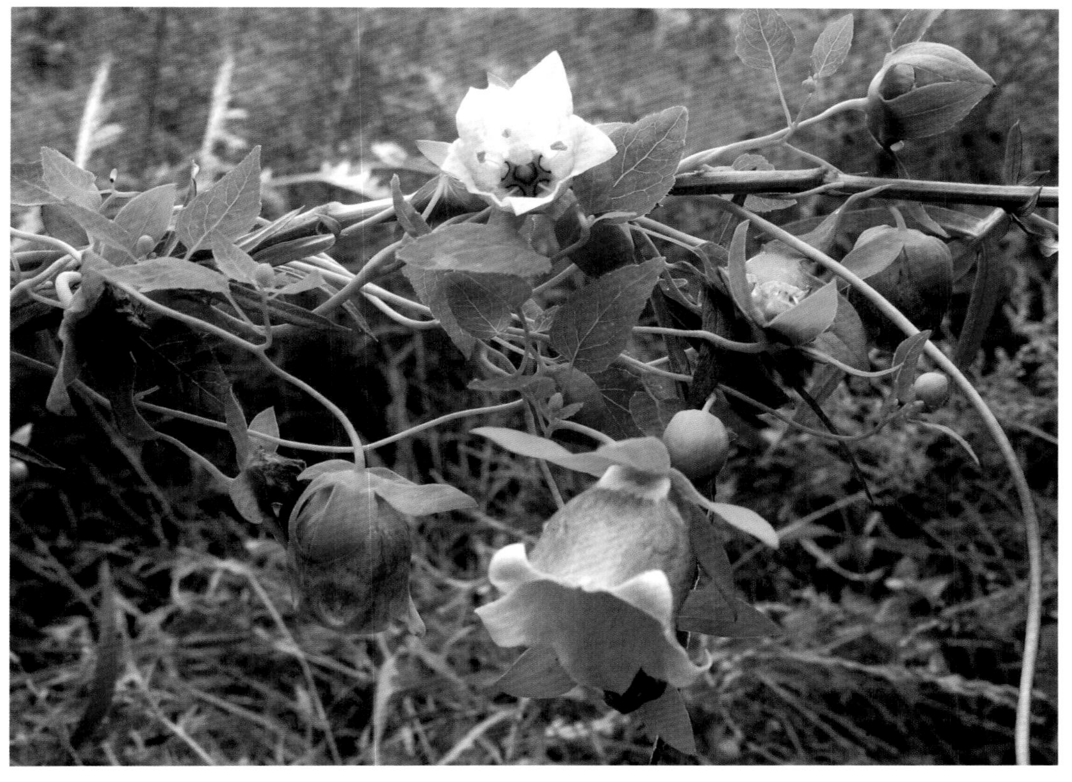

党 参（原植物）

【原植物】多年生草质藤本，具浓臭。根常肥大肉质，呈纺锤状圆柱形，较少分枝或中部以下略有分枝，长 15~35cm，直径 1~3cm，表面黄色，上端 5~10cm 部分有细密环纹，而下部则疏生横长皮孔。茎基具多数瘤状茎痕，茎缠绕，长 1~2m，直径 2~3mm，有多数分枝。叶在主茎及侧枝上的互生，在小枝上的近于对生，叶柄长 0.5~2.5cm，有疏短刺毛；叶片卵形或窄卵形，长 1~6.5cm，宽 1~5cm，先端钝或微尖，基部近于心形，上面绿色，下面灰绿色，两面疏或密地被贴伏的长硬毛或柔毛，边缘具波形钝锯齿，分枝上的叶片渐趋狭窄，叶基部圆形或楔形。花单生于枝端，与叶柄互生或近于对生，有梗；花萼 5 裂，裂片宽披针形或狭长圆形，长 1~2cm，宽 6~8mm，顶端钝或微尖；花冠钟状，长 1.8~2.3cm，直径 1.8~2.5cm，黄绿色，内面有紫斑，先端 5 裂，裂片正三角形；雄蕊 5，花丝基部稍扩大，长约 5mm，子房半下位，花柱短，柱头有白色刺毛。蒴果圆锥形；种子多数，细小，卵形，棕黄色。花期 8~9 月，果期 9~10 月。

【**生态分布**】生于海拔 500m 以上的山地灌木丛中及林缘。野生党参主要分布于辽城乡、河南店镇和神头乡。

【**栽培技术**】

1. 选地与整地

育苗地宜选半阴半阳坡，土质疏松肥沃，繁殖质多，排水良好的砂质壤土，距水源较近的地方，每亩施圈肥或堆肥 1500kg 左右，然后翻耕、细耙、整平做成平畦或高畦。定植地地形要求向阳。每亩可施厩肥或堆肥 3000kg 左右，也可加施过磷酸钙 30~50kg，施后深耕 25~30cm，耙细、整平，做成约 120cm 宽的畦，山坡地种植多不做畦，顺坡面整平即可。

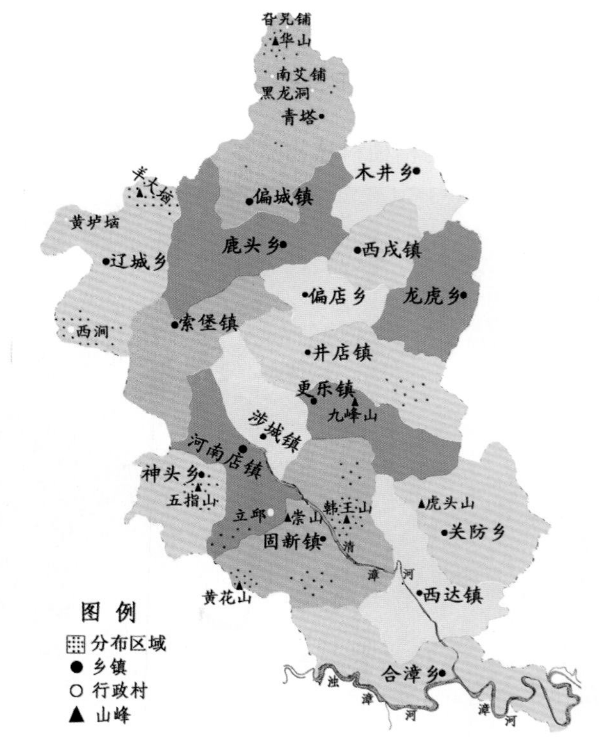

党参资源分布图

2. 繁殖方法

（1）育苗　选择 2~3 年生、无病虫害的党参，用当年所结的种子在白露前后播种。发芽率可达 85%，还可把当年的种子翌年春夏两个季节再行播种，但发芽率较低。为使种子提早发芽，可提前 5~6 天催芽，待种子裂口后播种。育苗地选肥沃、背阴地块，深翻整平耙细，做阳畦，浇透水，然后将新鲜种子均匀撒在苗床上，上面撒一层细沙土；上覆草帘子，要经常喷水，保持苗床土壤湿润。党参育苗时不追肥以防徒长。待出苗后去掉覆盖物，苗高 6cm 时间苗，株距 3cm 左右。及时拔草。

（2）起苗　晚秋将苗挖出，不要伤苗断根，除去细弱带病虫害苗，在地冬冻前做坑埋处理，适时浇水。

（3）移栽　秋季移苗可提高出苗率，在整好的地上按行距 25~30cm，深 5cm 左右开沟，再按株距 10cm 顺沟将苗斜摆沟内，覆土 5cm，每亩用种根约 375kg。

（4）间作　可同玉米间作，当玉米出土后，将党参种子撒播地内，玉米长至 30~40cm 时，党参苗开始出土，能起防晒荫蔽作用。

3. 田间管理

（1）中耕除草及施肥　直播或移栽后的党参，在苗高 6~9cm 时进行第一次锄草，苗高 15~18cm 时，结合间苗（株距 4.5cm）进行第二次锄草。同时追施人粪尿与适量磷肥。党参生长期不宜水分过量，一般不太旱时，不用多浇水。

（2）搭架 党参蔓茎长 3m 左右，蔓高 30cm 时在行间插入竹竿或树枝，将蔓茎缠绕其上，茎蔓过稠的地方，可适当疏枝，以利通风透光。

（3）采种 选择 2~3 年，健壮、无病虫害的党参植株，于 9~10 月份果实由绿变为黄白色，里面种子变成黄褐色时，将地上茎割下并晒干，将种子过筛去杂，收种于纱布袋内在通风处保存。

4. 病虫害防治

（1）锈病

叶、茎、花托均可受害。一般发病部位产生黄褐色病斑，叶部病斑较大，不规则，周围有明显的黄色晕圈。发病后期，叶、茎枯黄，全株枯死。防治方法：及时清除病残枯叶，并集中烧毁；发病初期可喷 25% 粉锈宁可湿性粉剂 1500~2000 倍液，每隔 7~10 天一次，连续喷 2~3 次。

（2）党参根腐病

叶面生有不规则褐色病斑，叶背有灰色霉状物，常致植株枯死。

防治方法：收后清园，及时清除病残枯叶，并集中烧毁；发病期可喷 40% 霜疫灵 300 倍液或 70% 百菌清 1000 倍液，每隔 7~10 天一次，连续喷 2~3 次。

（3）党参害虫

蚜虫、红蜘蛛危害。5~6 月天气干旱时常发生，造成叶片干枯卷缩。可喷 10% 吡虫啉 1000 倍液，用 5% 尼朗索乳剂 1500~2000 倍液获 20% 扫螨净可湿性粉剂喷杀。

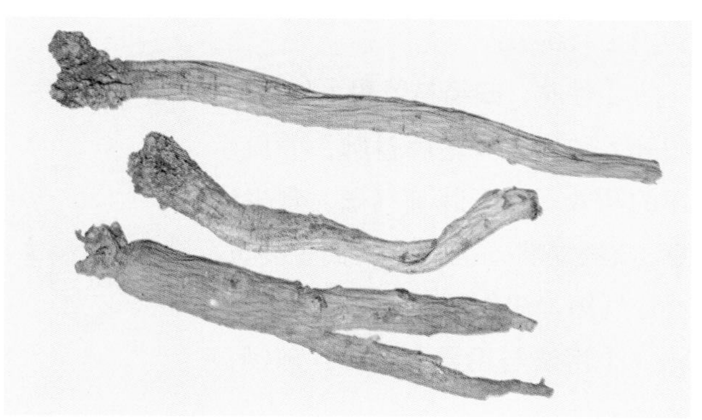

党参（药材 . 野生）

【采收加工】秋季采挖，洗净，晒干。

【鉴别】药材 呈长圆柱形，稍弯曲，长 10~35cm，直径 0.4~2cm。表面黄棕色至灰棕色，根头部有多数疣状突起的茎痕及芽，每个茎痕的顶端呈凹下的圆点状；根头下有致密的环状横纹，向下渐稀疏，有的达全长的一半，栽培品环状横纹少或无；全体有纵皱纹及散在的横长皮孔样突起，支根断落处常有黑褐色胶状物。质稍硬或略带韧性，断面稍平坦，有裂隙或放射状纹理，皮部淡黄白色至淡棕色，木部淡黄色。有特殊香气，味微甜。

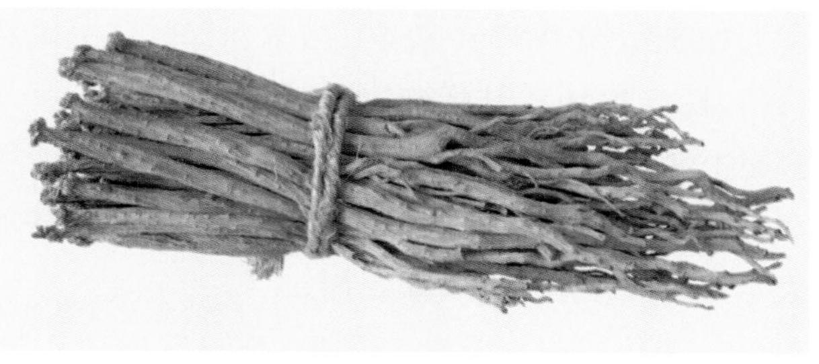

党参（药材 . 栽培）

饮片 呈类圆形的厚片。外表皮灰黄色至黄棕色，有时可见根头部有多数疣状突起的茎痕和芽。切面皮部淡黄色至淡棕色，木部淡黄色，有裂隙或放射状纹理。有特殊香气，味微甜。

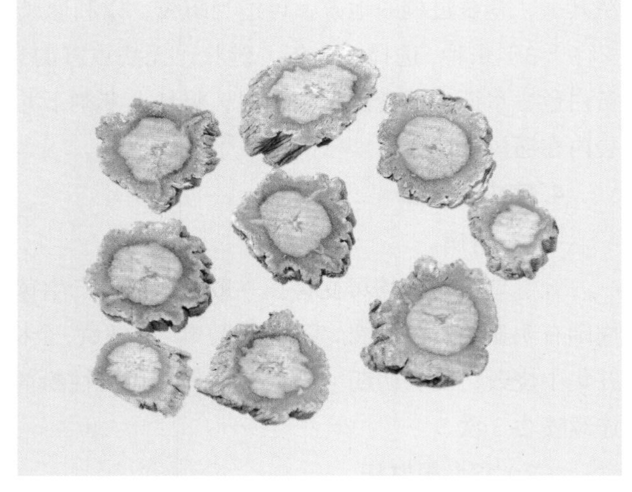

党参（饮片.野生）

【化学成分】含党参苷、苍术内酯Ⅱ、苍术内酯Ⅲ、蒲公英萜醇、党参酸、丁香苷、香荚兰酸、烟酸及少量生物碱，多种甾醇、甾酮及其苷类，葡萄糖、果糖、甘露糖、鼠李糖，己酸、庚酸、蒎烯和赖氨酸、苏氨酸、蛋氨酸等17种氨基酸和铁、锌等14种无机元素。

【药理作用】

1. 有抗衰老、镇静、加强造血功能、抗血栓、调血脂、抗心肌缺血、改善微循环、促进胃肠功能、抗溃疡、调节免疫功能的作用。

2. 毒性 水煎液给小鼠灌胃的LD_{50}为240.3g/kg，党参注射液小鼠腹腔注射的LD_{50}为79.21±3.60g/kg。

【性味、归经与效用】甘，平。归脾、肺经。有健脾益肺，养血生津的功效。用于脾肺气虚，食少倦怠，咳嗽虚喘，气血不足，面色萎黄，心悸气短，津伤口渴，内热消渴。

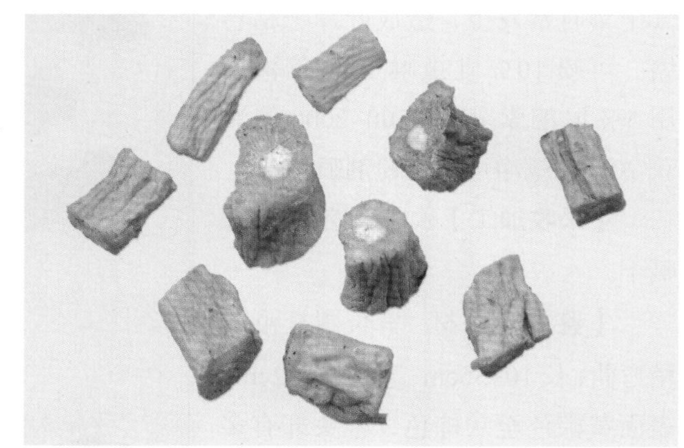

党参（饮片.栽培）

【用法与用量】内服：煎汤，9~30g。

【临床应用】

1. 虚劳 党参12g，茯苓、白术、当归、陈皮各10g，甘草6g。水煎服，日服1剂。

2. 胃缓 党参、白术、当归、陈皮、炙甘草各10g，黄芪15g，柴胡、升麻6g，生姜、大枣各6g。水煎服，日服1剂。

3. 阴挺，脱肛 党参、柴胡、当归各9g，升麻6g。水煎服，日服1剂。

4. 消渴 党参、麦冬、葛根各10g，天花粉20g。水煎服，日服1剂。

5. 心悸 党参、麦冬各10g，珍珠母30g，五味子6g。水煎服，日服1剂。

【注意】不宜与黎芦同用。

浮 萍 Fuping

HERBA SPIRODELAE

【基源】为浮萍科植物紫萍*Spirodela polyrrhiza*（L.）Schleid. 的干燥全草。

【原植物】多年生细小草本，浮生水面。根多数，细长，叶状体扁平，单生或2~5簇生一起，卵形或卵圆形，长5~8mm，宽4~7mm。上表面绿色，下表面带紫红色，具5~11条脉。花单性，雌雄同株，生于叶状体边缘的缺刻内；佛焰苞短小，二唇形，内有雄花2~3枚及雌花1枚，均无花被；雄花具雄蕊2，花药2室，花丝纤细；雌花具1雌蕊，子房无柄，1室，具有直立胚珠2，花柱短，柱头扁平或环状。果实圆形，边缘有翅。花期4~6月，果期5~7月。

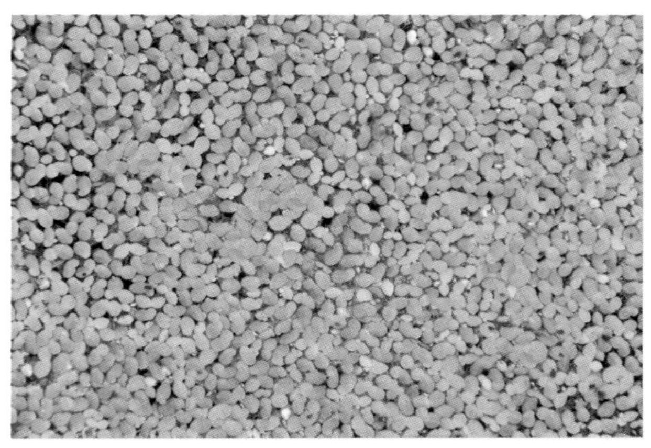

紫 萍（原植物）

【生态分布】生于池沼、水田或净水中。全县各地均有分布。

【采收加工】6~9月采收，洗净，除去杂质，晒干。

【鉴别】呈扁平叶状体，呈卵形或卵圆形，长径2~5mm。上表面淡绿色至灰绿色，偏侧有1小凹陷，边缘整齐或微卷曲。下表面紫绿色至紫棕色，着生数条须根。体轻，手捻易碎。气微，味淡。

【化学成分】含荭草素、木犀草素-7-单糖苷、牡荆素、芹菜素-7-单糖苷、β-胡萝卜素、叶黄素、环氧叶黄素、堇黄质及新黄质及亚麻酸、棕榈酸和亮氨酸、天冬氨酸、谷氨酸等必需氨基酸 。

【药理作用】有解热、抗感染的作用。

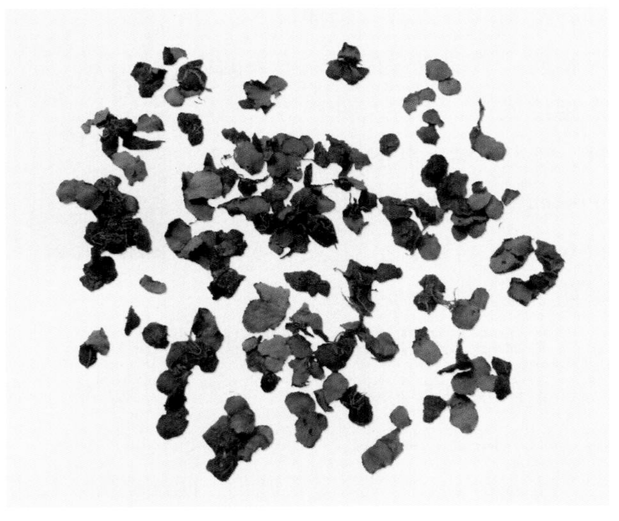

浮 萍（饮片）

【性味、归经与效用】辛，寒。归肺经。有宣散风热，透疹，利尿的功效。用于麻疹不透，风疹瘙痒，水肿尿少。

【用法与用量】内服：煎汤，3~9g。外用：适量，煎汤浸洗。

【临床应用】

1. 感冒 浮萍、连翘、防风各 9g，牛蒡子、薄荷、紫苏叶各 6g。水煎服，日服 1 剂。
2. 口糜 浮萍 9g。代茶饮。
3. 消渴 浮萍、天花粉、葛根各等分，为末。每服 6g，日服 2 次。
4. 痒风 浮萍、当归、地肤子各 9g。水煎服，日服 1 剂。
5. 癃闭，水肿 浮萍 9g，车前子、白茅根各 30g。水煎服，日服 1 剂。
6. 胬肉攀睛 浮萍少许。研烂，入冰片少许，贴眼上。

浮小麦 Fuxiaomai

FRUCTUS TRITICI LEVIS

【基源】为禾本科植物小麦 *Triticum aestivum* L. 干瘪轻浮的颖果。

【原植物】一年生或越年生草本，高 60~100cm。秆直立，通常 6~9 节。叶鞘光滑，常较节间为短；叶舌膜质，短小；叶片扁平，长披针形，长 15~40cm，宽 8~14mm，先端渐尖，基部方圆形。穗状花序直立，长 3~10cm；小穗两侧扁平，长约 12mm，在穗轴上平行排列或近于平行，每小穗具 3~9 花，仅下部的花结实；颖短，第 1 颖较第 2 颖为宽，两者背面均具有锐利的脊，有时延伸成芒；外稃膜质，微裂成 3 齿状，中央的齿常延伸成芒，内稃与外稃等长或略短，脊上具鳞毛状的窄翼；雄蕊 3；子房卵形。颖果长圆形或近卵形，长 6~8mm，浅褐色。花期 4~5 月，果期 5~6 月。

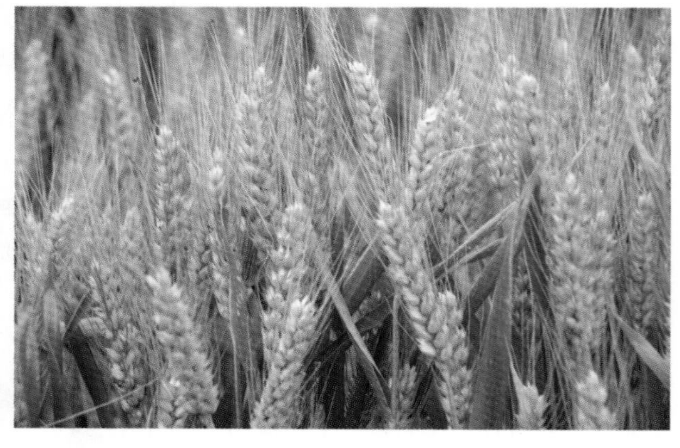

小麦（原植物）

【生态分布】县域内各地均有栽培。

【采收加工】夏至前后，成熟果实采收后，取瘪瘦轻浮与未脱净皮的麦粒，筛去灰屑，用水漂洗，晒干。

【鉴别】干瘪颖果呈长圆形，两端略尖。长约 7mm，直径约 2.6mm。表面黄白色，皱缩。有时尚带有未脱净的外稃与内稃。腹面有一深陷的纵沟，顶端钝形，带有浅黄棕色柔毛，另一端成斜尖形，有脐。质硬而脆，易断，断面白色，粉性差。无臭，味淡。

【性味、归经与效用】甘，凉。归心经。有除虚热，止汗的功效。用于阴虚发热，盗汗，自汗。

【用法与用量】内服：煎汤，15~30g；或研末。止汗，宜微炒用。

【临床应用】

1. 自汗，盗汗 浮小麦60g。水煎服，日服1剂。

2. 血淋 浮小麦、白茅根各30g。水煎服，日服1剂。

3. 脏躁 浮小麦60g，茯神、麦冬、炙甘草各10g，大枣15g。水煎服，日服1剂。

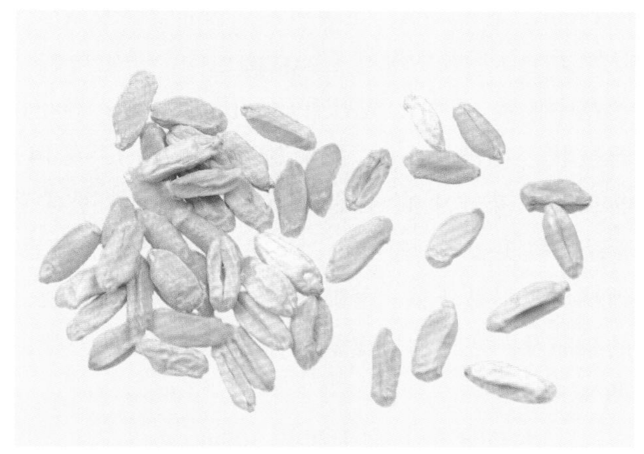

浮小麦（饮片）

核桃楸皮 Hetaoqiupi

CORTEX JULANDIS MANDSHURICAE

【基源】为胡桃科植物核桃楸*Juglans mandshurica* Maxim. 的干燥树皮。

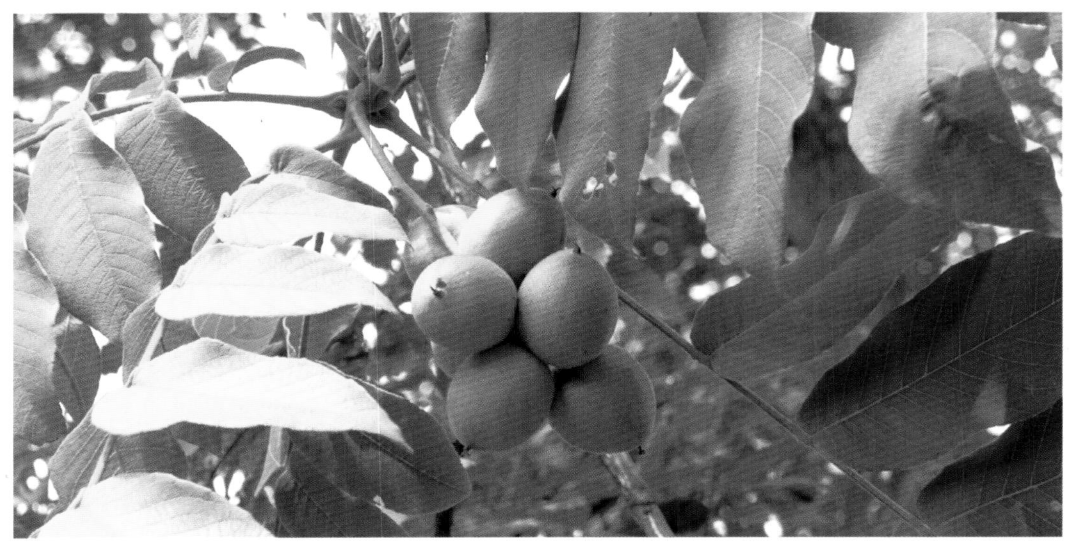

核桃楸（原植物）

【原植物】落叶乔木，高超过20m。树皮暗灰色；浅纵裂。小枝粗壮，具柔腺毛。髓部薄片状；顶芽大，有黄褐色毛。奇数羽状复叶，互生，长可达80cm；叶柄长

5~9cm，基部肥大，叶柄和叶轴被有短柔毛及星状毛；小叶9~23枚，椭圆形至长椭圆形，6~17cm，宽2~7cm，先端渐尖，基部歪斜或截形，边缘具细锯齿，表面深绿色，初生稀疏短柔毛，后仅中脉有毛，背面色淡，贴生短柔毛及星状毛。花单性，雌雄同株；雄葇荑花序腋生，下垂，先叶开放，长9~20cm；雄花具短柄，有1枚苞片及1~2枚小苞片，花被状，花被片3~4，常有雄蕊12，稀13或14；雌花序穗状，顶生，直立，有雌花4~10朵，花被片4，披针形或线状披针形，被柔毛，苞片及小苞片合绕子房外壁，子房下位，柱头2裂，鲜红色。果序长10~15cm，俯垂，常有5~7个果实，核果球形或卵形，顶端尖，不易开裂，密被腺质短柔毛；果核坚硬，表面有8条纵棱，各棱之间有不规则的皱曲及凹穴；内果皮壁内有多枚不规则的空隙，隔膜内亦有2空隙。花期4~5月，果期8~9月。

【生态分布】生于海拔300m以上的土质肥厚、湿润、排水良好的沟谷两旁或山坡中下部的杂木林中。主要分布于辽城乡、索堡镇等地。

【采收加工】春、秋季采收，剥取树皮，晒干。

核桃楸皮（药材）

【鉴别】药材 呈卷筒状或扭曲成绳状，长短不一，直径约2cm，厚2~4mm。外表面平滑，有细纵纹，灰棕色，有少数圆形突起的皮孔及三角状叶痕；内表面暗棕色，质坚韧，不易折断，易纵裂，断面纤维性。气微，味微苦、涩。

饮片 呈扭曲的单卷或双卷筒状段片。树皮厚2~4mm，枝皮厚1~2 mm。外表面灰棕色或浅灰棕色，有细纵纹及圆形突起的皮孔和三角形叶痕（习称“猴脸状”）；内表面黑褐色或暗棕色，平滑，具细纵纹。质坚韧，不易折断而易纵裂，断面纤维性。气微，味微苦、涩。

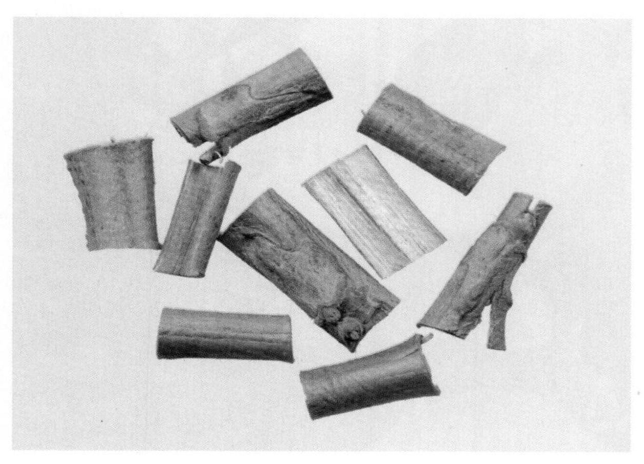

核桃楸皮（饮片）

【化学成分】含胡桃醌等醌类、槲皮素、双氢槲皮素、多酚、挥发油、苷类和钙、镁、铁、锌等微量元素。

【药理作用】有消炎、镇痛、抗菌、抗氧化、抗肿瘤和杀虫等作用。

【性味、归经与效用】苦、辛，微寒。有清热燥湿，泻肝明目的功效。用于湿热下痢，带下黄稠，目赤肿痛，麦粒肿，迎风流泪，骨结核。

【用法与用量】内服：煎汤，3~9g。外用：9~15g，煎水洗眼。

【临床应用】

1. 痢疾　核桃楸皮 12g，生地榆、椿皮各 9g。水煎服，日服 1 剂。
2. 带下　核桃楸皮、苍术各 9g。水煎服，日服 1 剂。
3. 暴风客热　核桃楸皮、野菊花各 10g。水煎服，日服 1 剂；也可熏洗眼睛。
4. 针眼，便秘　核桃楸皮 9g，大黄 6g。水煎服，日服 1 剂。

【注意】孕妇忌服。

核桃仁 Hetaoren

SEMEN JUGLANDIS

【基源】为胡桃科植物胡桃*Juglans regia* L. 的干燥成熟种子。

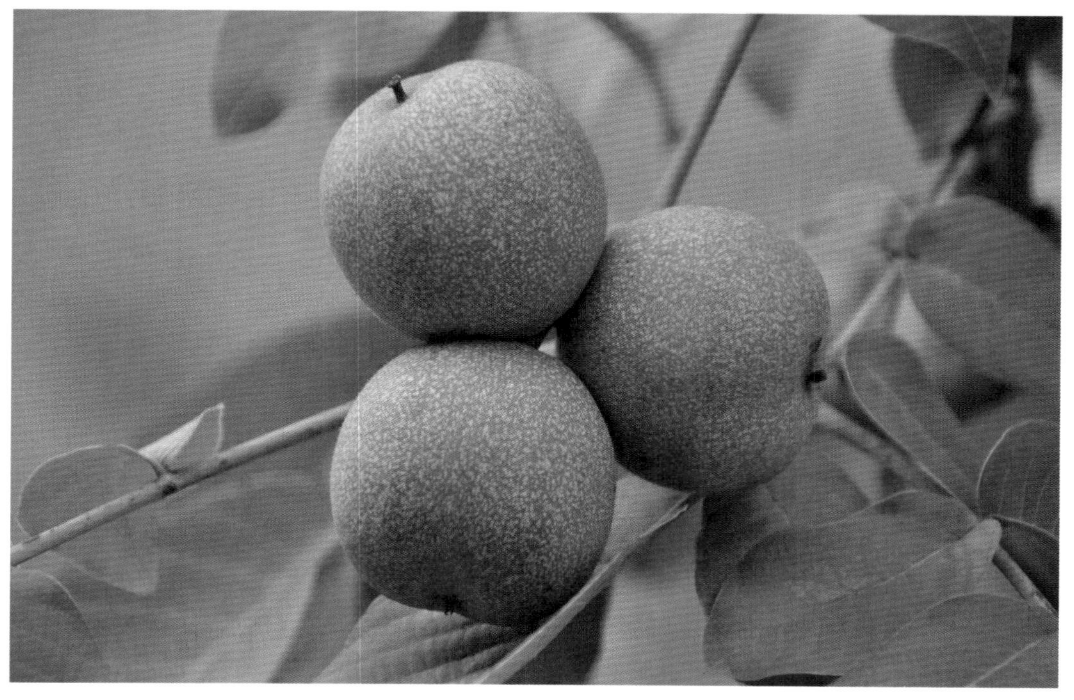

胡桃（原植物）

【原植物】落叶乔木，高达 30 余米，树皮灰色，幼时平滑，老时浅纵裂，小枝幼时被短腺毛。叶互生，奇数羽状复叶，长 15~28cm，叶柄长 4~10cm，密被腺毛；小叶 5~9，具短柄或无柄，小叶卵形、椭圆形或长椭圆形，长 6~15cm，宽 4~8cm，先端尖或钝，基部圆形，有时稍呈偏斜状，全缘或具疏锯齿，侧脉 12~19 对，下面腋内有短簇柔毛。花单性，雌雄同株；雄花葇荑花序下垂，总花梗密被腺毛，花密生，苞片 1，长圆形，小苞片 2，长卵形，花被通常 3 片，形似小苞片，被白色茸毛，雄蕊 6~30；雌花序生于幼枝顶端，有花 1~3，无花梗，苞片 3，长卵形，花被片 4，子房下位，密被腺毛，花柱短，柱头 2。核果近球形；外果皮绿色，有斑点；中果皮肉质；内果皮骨质，有 2 条纵棱及不规则的浅沟。花期 4~5 月，果期 9~10 月。

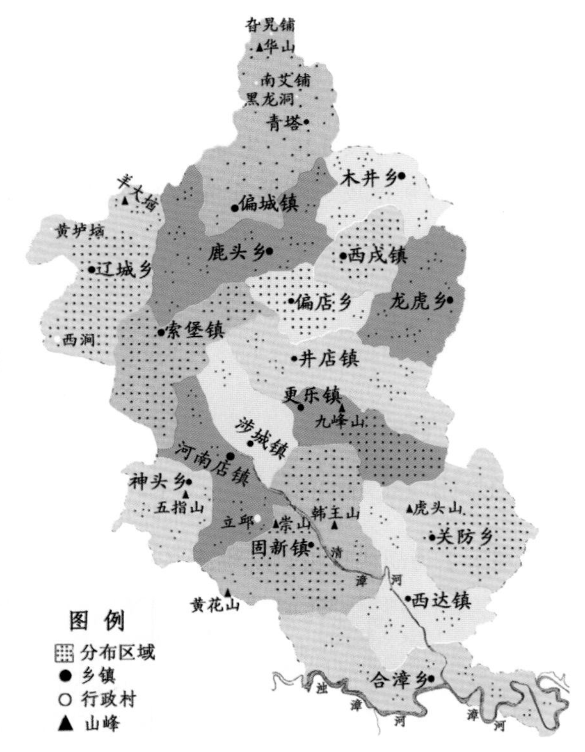

核桃仁资源分布图

【生态分布】生于海拔 200~1200m 的山地及丘陵地带。县域内各地均有大量栽培。以阳光足、土层深厚、疏松肥沃、排水良好的中性砂质土壤和壤土栽培为宜。

【采收加工】秋季果实成熟时采收，除去肉质果皮，晒干，再除去核壳和木质隔膜。

【鉴别】**药材** 种子完整者类球形，由两片呈脑状的子叶组成，直径 1~3cm，一端可见三角状突起的胚根。通常两瓣裂或破碎成不规则块状。种皮菲薄，淡棕色至深棕色，有深色纵脉纹。子叶黄白色，碎断后内部黄色或乳白色，富油性，气微香，味甘，种皮微涩。

饮片 多破碎，呈不规则的块状，有皱曲的沟槽，大小不一；完整者类球形，直径 2~3cm。种皮淡黄色或黄褐色，膜质，维管束脉纹深棕色。子叶类白色。质脆，富油性。气微，味甘；种皮味涩、微苦。

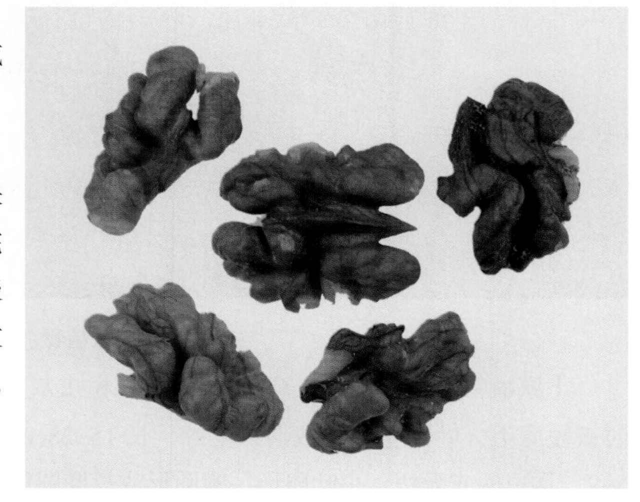
核桃仁（饮片）

【化学成分】含亚油酸、油酸、

亚麻酸的甘油酯、油菜甾醇、豆甾醇、谷甾醇、类脂化合物和氨基酸等，主要是谷氨酸、精氨酸及天门冬氨酸。

【药理作用】有强壮及抗癌作用。

【性味、归经与效用】甘，温。归肾、肺、大肠经。有补肾，温肺，润肠的功效。用于肾阳不足，腰膝酸软，阳痿遗精，虚寒喘嗽，肠燥便秘。

【用法与用量】内服：煎汤，6~9g。

【临床应用】

1. 腰痛　核桃仁、桑寄生、续断各 15g，山茱萸、牛膝各 10g。水煎服，日服 1 剂。
2. 便秘　核桃仁、黑芝麻各等分，研末，制成蜜丸。每服 9g，日服 2 次。
3. 遗精　核桃仁 3 个，五味子 7 粒。蜂蜜适量，睡前嚼服。

附：

青龙衣 Qinglongyi

PERICARPIUM JUGLANDIS

【基源】为胡桃科植物胡桃*Juglans regia* L. 未成熟果实的新鲜或干燥外果皮。

【采收加工】夏、秋季摘下未成熟的果实，剥取绿色的外果皮，鲜用或晒干。

【鉴别】呈皱缩的半环形或不规则块片状，边缘多向内卷曲。外表面黑棕色或黑黄色，较光滑，密生黄色斑点，一端有一果柄痕。内表面黑黄色，粗糙，附纵向筋络状维管束。质脆，易折断。气微，味微苦、涩，嚼之有沙粒感。

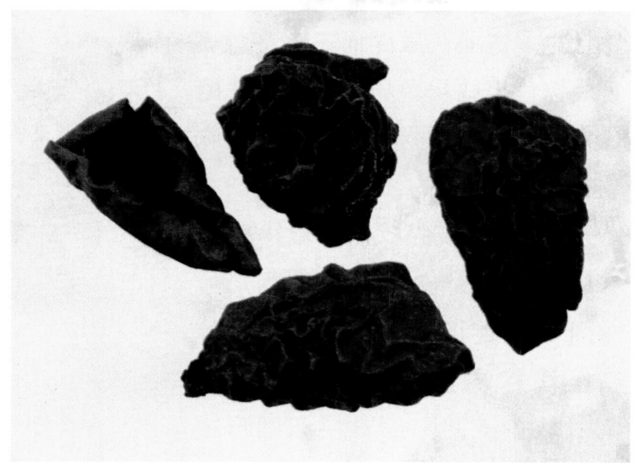

青龙衣（饮片）

【化学成分】含泰国树脂酸、白桦脂酸、胡萝卜苷、4，5-O-异丙叉基-α-四氢萘醌、4-甲氧基-α-四氢萘醌-5-O-α-葡萄糖苷、4-乙氧基-8-羟基-α-四氢萘醌、2，3-二羟基-1-（4-羟基取代苯基）-1-丙酮（名为核桃素 D）、二氢红花菜豆酸等。

【药理作用】有抗肿瘤、抗胃溃疡及消炎镇痛的作用。

【性味、归经与效用】苦、涩，平。归肝、脾、胃经。有止痛，止咳，止泻，解毒，杀虫的功效。用于脘腹疼痛，痛经，久咳，泄泻久痢，痈肿疮毒，顽癣，秃疮，白癜风。

【用法与用量】内服：煎汤，9~15g；或入丸、散。外用：适量，鲜品擦拭或捣敷；或煎水洗。

【临床应用】

1. 水痢 青龙衣 30g，捣碎，铁锅内微炒，再捣细。每早服 9g，白开水送服。

2. 肺胀 青龙衣、麻黄、苦杏仁、石膏、甘草、紫苏子各 9g。水煎服，日服 1 剂。

3. 久咳 青龙衣 9g，龙葵 15g。水煎 2 次，将药液混合，每日分 2~3 次服，10 天为 1 疗程。

4. 痈肿 青龙衣适量。水煎，烫洗患处。

5. 蚊虫叮咬 青龙衣 4 个，白酒 60ml。浸泡 3 天，外擦患处。

分心木 Fenxinmu

XELOSEPTUM JUGLANDIS

【基源】为胡桃科植物胡桃*Juglans regia* L. 的果核内的干燥木质隔膜。

【采收加工】秋冬季采收成熟核果，击开核壳，采取核仁时，收集果核内的木质隔膜，晒干。

【鉴别】**药材** 木质隔膜呈薄片状，多弯曲，破碎而不整齐。表面淡棕色至棕褐色，或棕黑色，略有光泽。质脆，易折断。气微，味微苦。

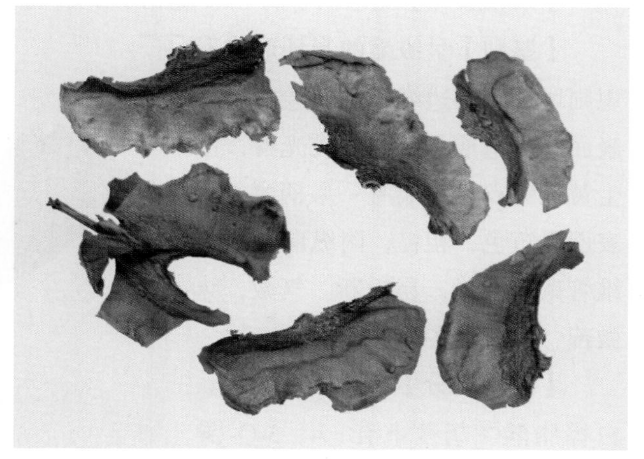

分心木（饮片）

饮片 多破碎成半圆形片状或不规则片状，完整者呈类圆形或椭圆形，直径 2.5~3cm，表面棕色至浅棕褐色，稍有光泽，边缘不整齐，上中部有一卵圆形或椭圆形孔洞，长约占隔膜直径的 1/2，边缘增厚处呈棕褐色，增厚部分汇合延伸至基部。体轻，质脆，易折断。气微，味微涩。

【性味、归经与效用】苦、涩，平。归脾、肾经。有涩精缩尿，止血止带，止泻痢的功效。用于遗精滑泄，尿频遗尿，崩漏，带下，泄泻，痢疾。

【用法与用量】内服：煎汤，3~9g。

【临床应用】

1. 遗精　①分心木、枸杞子各9g，补骨脂、肉苁蓉各15g。水煎服，日服1剂。②分心木9g。水煎服，日服1剂。

2. 不寐　分心木10g。水煎服，日服1剂。

核桃枝 Hetaozhi

RAMULUS JUGLANDIS

【基源】为胡桃科植物胡桃*Juglans regia* L.的嫩枝。

【采收加工】春、夏季采摘枝叶，洗净，鲜用。

【鉴别】**药材** 呈圆柱形，有分枝，长短不一，直径0.5~1.5cm。外表面灰白色至灰褐色，粗糙，具纵纹和圆点状皮孔。断面类白色至淡灰白色，皮部狭窄，木部宽广，具环纹，中央有髓或空洞。质坚硬，不易折断。气微，味淡、微苦。

饮片 呈类圆形或长圆形的薄片，直径0.5~1.5cm。切面类白色至淡灰白色，皮部狭窄，木部宽广，具环纹，中央有髓或空洞；外表面灰白色至灰褐色，粗糙，具纵纹和圆点状皮孔。气微，味淡、微苦。

【性味与效用】苦、涩，平。有杀虫止痒，解毒散结的功效。用于疥疮，瘰疬，肿块。

【用法与用量】内服：煎汤，15~30g。外用：适量，煎水洗。

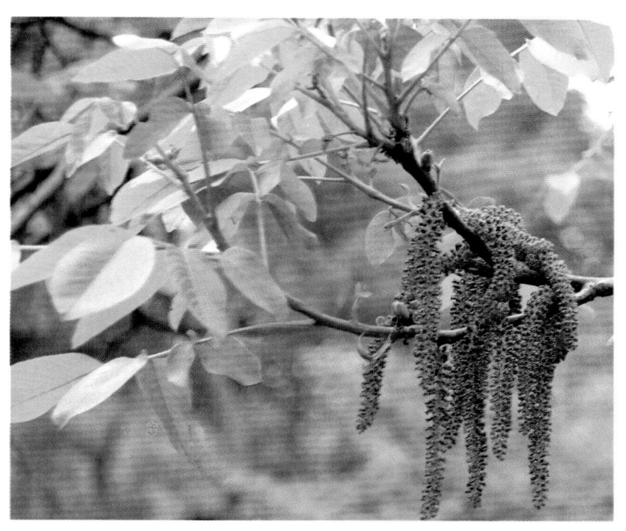

胡桃（原植物）

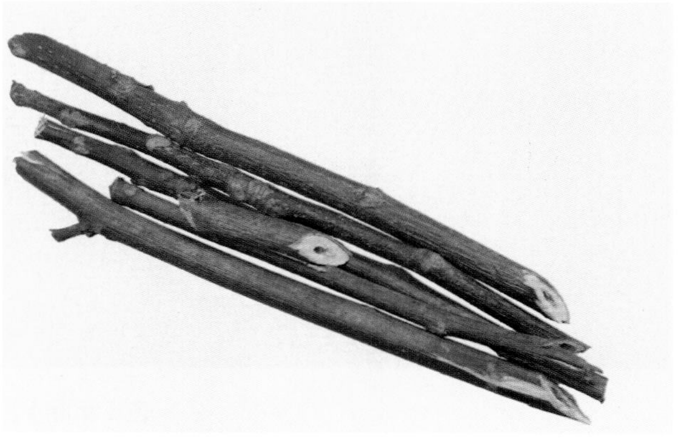

核桃枝（药材）

【临床应用】

1. 瘰疬 鲜核桃枝、鲜大蓟等分。煎水当茶饮；另煮马齿苋当菜吃。

2. 噎嗝（食管癌、胃癌等），乳岩（乳腺癌），石岩（淋巴系统肿瘤）核桃枝250g，鸡蛋3个，共煮4小时，去汤，吃鸡蛋，每次1个，每日3次。

3. 疥疮 鲜核桃枝适量。煎水洗患处。

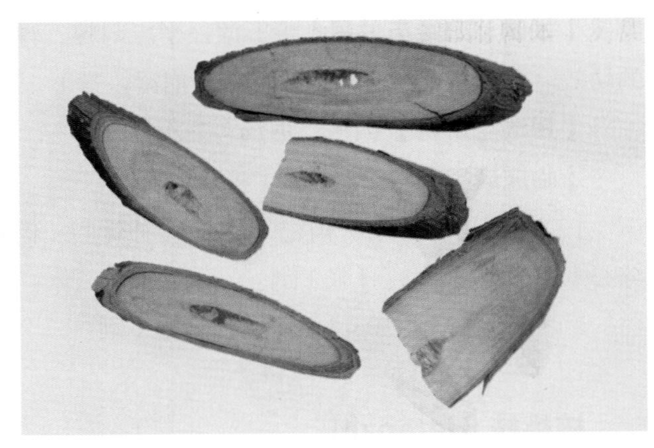

核桃枝（饮片）

荷 叶 Heye

FOLIUM NELUMBINIS

【基源】为睡莲科植物莲*Nelumbo nucifera* Gaertn. 的干燥叶。

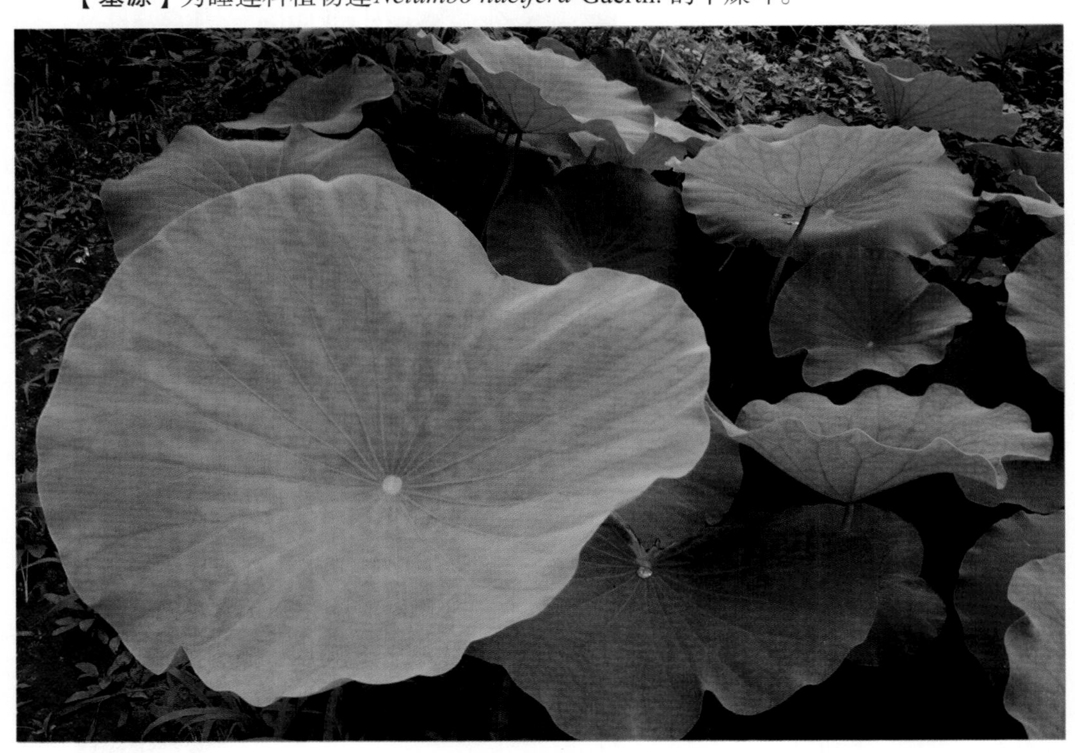

莲（示叶）

【原植物】详见“莲子”项下。

【生态分布】详见“莲子”项下。

【采收加工】夏、秋二季采收，晒至七八成干时，对折成半圆形或折扇形，干燥。

【鉴别】药材 呈半圆形或折扇形，展开后呈类圆形，全缘或稍呈波状，直径20~50cm。上表面深绿色或黄绿色，较粗糙；下表面淡灰棕色，较光滑，有粗脉21~22条，自中心向四周射出，中心有突起的叶柄残基。质脆，易破碎。微有清香气，味微苦。

饮片 呈不规则的丝状，上表面深绿色或黄绿色，较粗糙；下表面淡灰棕色，较光滑，叶脉明显突起。质脆，易破碎。稍有清香气，味微苦。

【化学成分】含斑点亚洲罂粟碱、荷叶碱、原荷叶碱、消旋亚美罂粟碱、前荷叶碱、N-去甲基荷叶碱、番荔枝碱、鹅掌楸碱、巴婆碱、槲皮素、色矢车菊素和无色飞燕草素。此外尚含荷叶苷、草酸、琥珀酸、苹果酸、柠檬酸、酒石酸、葡萄酸及鞣质等。

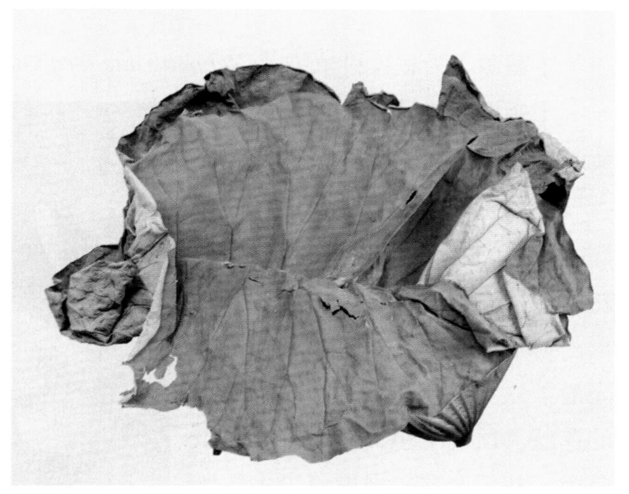
荷叶（药材）

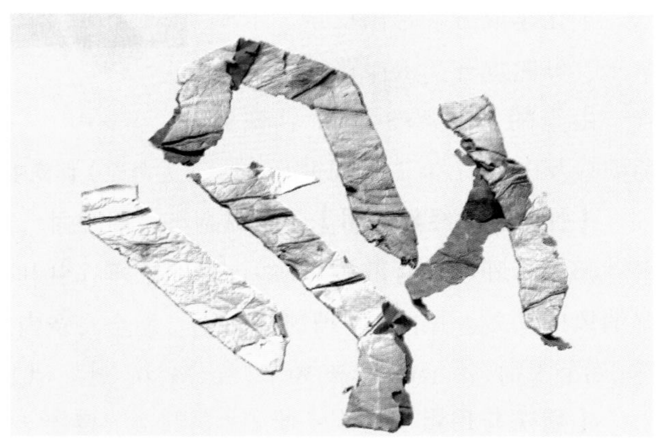
荷叶（饮片）

【药理作用】有调血脂、镇咳祛痰、解除平滑肌痉挛和降压的作用。

【性味、归经与效用】苦，平。归肝、脾、胃经。有清暑化湿，升发清阳，凉血止血的功效。用于暑热烦渴，暑湿泄泻，脾虚泄泻，血热吐衄，便血崩漏。

【用法与用量】内服：煎汤，3~10g；荷叶炭3~6g。

【临床应用】

1. 感冒 荷叶、藿香、佩兰、淡竹叶、菊花各10g，清半夏、厚朴各6g。水煎服，日服1剂。

2. 泄泻 荷叶、白术、白扁豆各10g，山药、车前子各30g。水煎服，日服1剂。

3. 衄血 荷叶炭、侧柏炭、百草霜各等分。研末，制成蜜丸，每服6g，日服2次。

4. 黄水疮，湿疮 荷叶炭、黄柏、苍术各等分。研末麻油调敷。

5. 缠腰火丹 鲜荷叶适量。捣烂外敷。

附：

荷 花 Hehua

FLOS NELUMBINIS NUCIFERAE

【基源】为睡莲科植物莲 *Nelumbo nucifera* Gaertn. 的干燥花蕾。

【采收加工】6~7 月采含苞未放的大花蕾或开放的花，阴干。

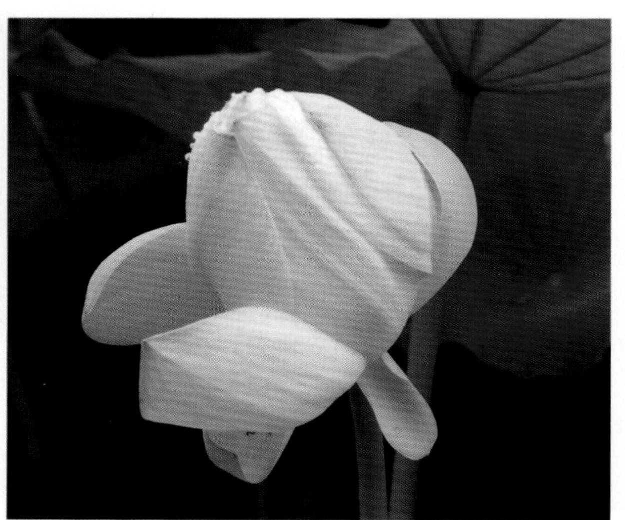

莲（示花）

【鉴别】花蕾圆锥形，长 2.5~5cm，直径 2~3cm。表面灰棕色，花瓣多层。散落的花瓣卵形或椭圆形，皱缩或折摺，表面具多数细脉，光滑柔软。去掉花瓣，中心有幼小的莲蓬，顶端平坦，上面有小孔十余个，基部渐窄，周围着生多数雄蕊。气香，味微涩。

【化学成分】含槲皮素、木犀草素、异槲皮苷、木犀草素葡萄糖苷、山柰酚、山柰酚 -3- 半乳糖葡萄糖苷及山柰酚 -3- 二葡萄糖苷等。

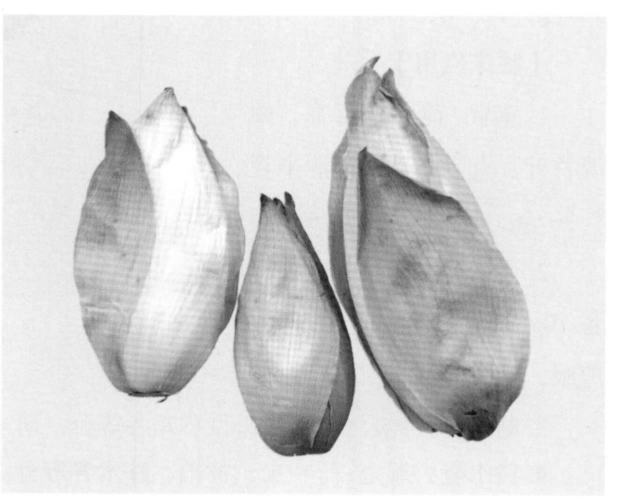

荷花（药材）

【性味、归经与效用】苦、甘，平。归心、肝经。有散瘀止血，去湿消风的功效。用于损伤呕血，血淋，崩漏下血，天泡湿疮，疥疮瘙痒。

【用法与用量】内服：研末，1~1.5g；煎汤，6~9g。外用：适量，鲜者贴敷患处。

【临床应用】

1. 咯血　荷花 6g。水煎服，日服 1 剂。

2. 湿疮 荷花适量。研末外敷。

荷 梗 Hegeng

CAULIS NELUMBINIS NUCIFERAE

【基源】为睡莲科植物莲*Nelumbo nucifere* Gaertn. 的干燥叶柄或花柄。

【采收加工】夏、秋季采收，去叶及莲蓬，晒干或鲜用。

【鉴别】药材 近圆柱形，长40~80cm，直径8~15mm。表面棕黄色或黄褐色，有数条深浅不等的纵沟和细小的刺状突起。体轻，质脆，易折断，折断时有粉尘飞出，断面淡粉白色，可见数个大小不等的孔道。气微，味淡。

饮片 呈近圆柱形段，直径8~15mm。表面棕黄色或黄褐色，有深浅不等的纵沟。质脆，断面淡白色，可见数个大小不等的孔道。气微，味淡。

【化学成分】含斑点亚洲罂粟碱、原荷叶碱等生物碱。此外尚含有黄酮苷、天冬酰胺、树脂及鞣质。

【性味、归经与效用】苦，平。归脾、胃经。有解暑清热，理气化湿的功效。用于暑湿胸闷不舒，泄泻，痢疾，淋病，带下。

【用法与用量】内服：煎汤，9~15g。

【临床应用】

1. 泄泻 荷梗9g。水煎服，日服1剂。

2. 乳结 荷梗适量，煎汤熏洗数次。

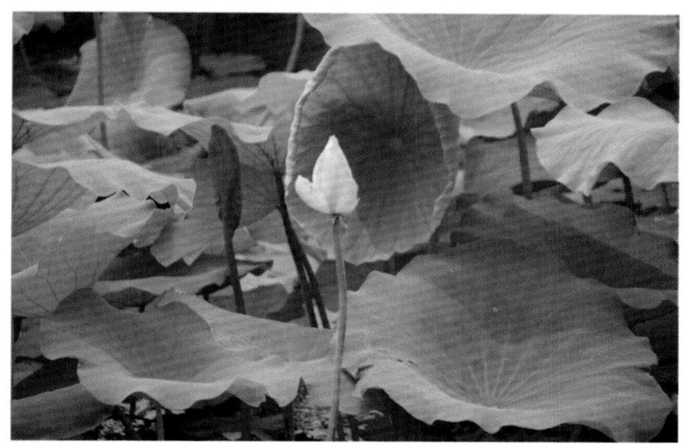

莲（原植物）

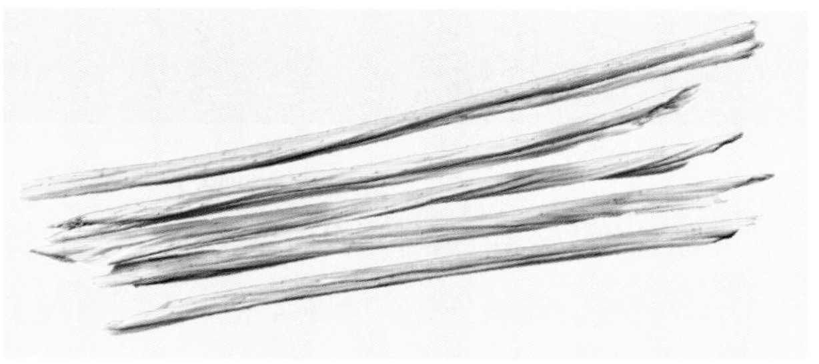

荷梗（药材）

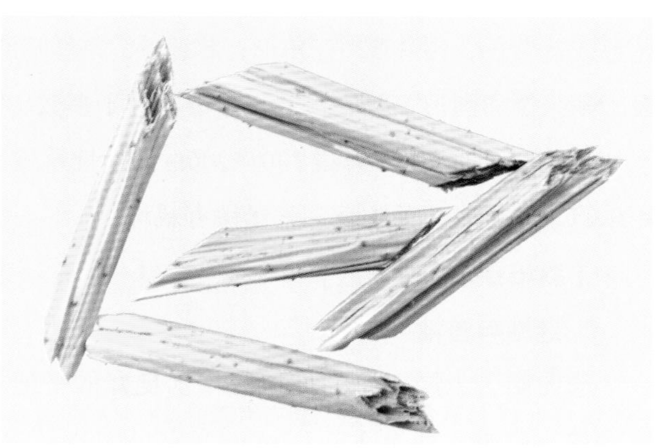

荷梗（饮片）

桔 梗 Jiegeng

RADIX PLATYCODONIS

【基源】为桔梗科植物桔梗*Platycodon grandiflorum*（Jacq.）A.DC. 的干燥根。

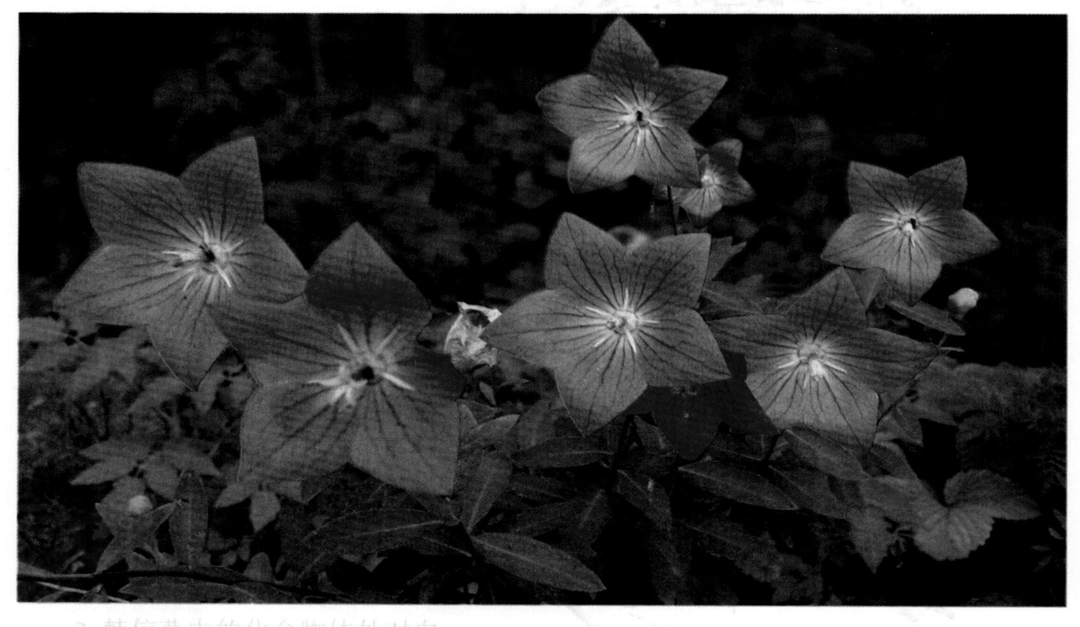

桔 梗（原植物）

【原植物】多年生草本，有白色乳汁。主根长纺锤形，分枝少。茎高 30~120cm，无毛，通常不分枝或上部稍分枝。叶 3~4 轮生、对生或互生，无柄或有极短柄，叶片卵形至披针形，长 2~7cm，宽 0.5~3cm，顶端尖，边缘有尖锯齿，基部楔形，下面被白粉。花 1 至数朵，单生茎顶或集成疏总状花序；花萼钟状，裂片 5；花冠宽钟状，直径 4~6cm，蓝色或蓝紫色，裂片 5，三角形；雄蕊 5，花丝基部变宽，密生细毛；子房下位，花柱 5 裂。蒴果倒卵圆形，熟时顶部 5 瓣裂。种子多数，褐色。花期 7~10 月。果期 8~10 月。

【生态分布】生于海拔 300~1200m 的山地草坡、林缘。主要分布于偏城镇、河南店镇、更乐镇、辽城乡。关防乡、索堡镇有栽培。

【栽培技术】

1. 选地与整地

选向阳、土层深厚的坡地或排水良好的平地。深耕 30~40cm，结合施用底肥，细碎土块、整平，作宽 1.3~1.7m 的平畦。雨水较多和灌溉方便地区也可以做高畦，宽 50cm，高 15~20cm，畦间留 20cm 宽的沟。

2. 繁殖方法

（1）直播法　播种分春播和冬播，春播于3月下旬至4月中旬，冬播于11月份至翌年1月份。按行距20~25cm，在畦面开沟条播，将种子均匀地播入沟内，覆土厚约3mm，稍加填压后浇水。播种后10~15天出苗，每亩需种量1.5~2kg。

（2）育苗移栽法　先作苗床，宽约1.3m。3月下旬育苗，按行距10~15cm开沟，播下种子，薄覆细土，轻压，盖草。出苗后即将盖草除去。至秋末地上部分枯萎后或次年春季出苗前移栽，将苗根掘起按行距20~25cm开沟，株距6cm，顺沟栽种，覆以细土。

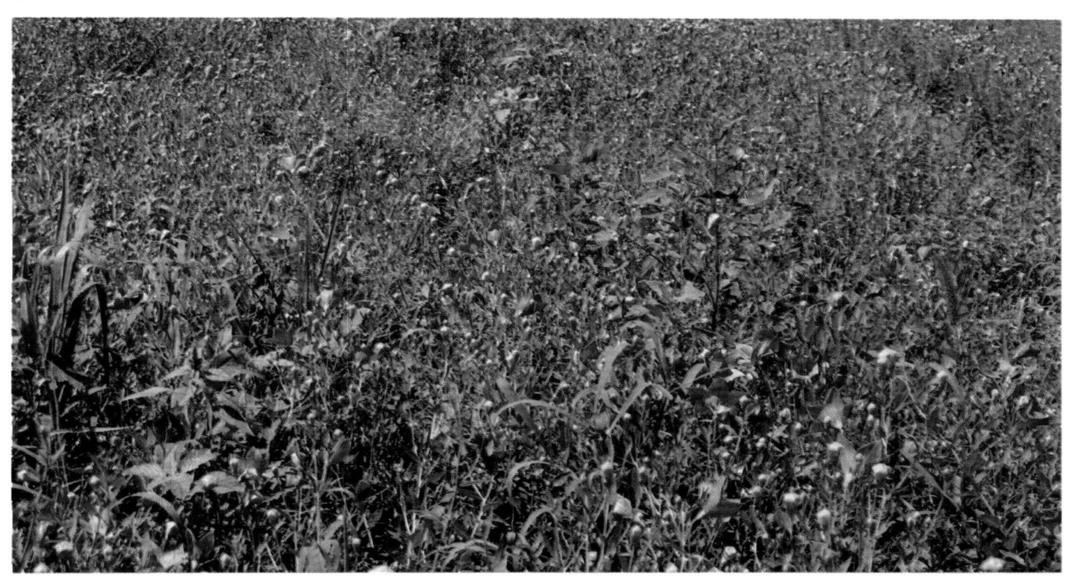

桔梗（栽培）

（3）根尖部繁殖法：栽植期3月下旬至4月上旬。将采掘的桔梗根的根部切下，长4~5cm，按行、株距20~30cm开沟，深8~9cm，每穴栽一个，覆土，浇水。

3. 田间管理

苗高2cm时适当疏苗，苗高3~4cm时定苗，以株距8~10cm留壮苗1株。补苗与间苗同时进行，带土补苗易于成活。全生育期视草情中耕除草3次，苗高7~10cm时第一次，1个月后第二次，再1个月之后第三次。

苗高1~2cm时，每亩施清淡人畜粪水1吨；苗高6~7cm时，每亩施过磷酸钙10kg于沟中，再施清淡人畜粪水1.2吨，并盖土。第三次在中耕除草后每亩施土杂肥1.5吨及人畜粪水1.2吨，施于穴中并培土。第二年春，苗高6~7cm时及开花前，每亩各追施人畜粪水1.5吨及尿素5kg。

桔梗花期较长，花果的生长发育消耗大量营养物质，除去花果是桔梗增产的一项有效措施。非种子田，在盛花期喷浓度为0.1%乙烯利1次，基本可以达到除花目的。为了促进根生长，必须进行打芽，每株只留主芽1~2个，其余摘除。

4. 病虫害防治

（1）轮纹病

轮纹病主要危害叶片。患病植株叶片产生褐色具同心轮纹的近圆形斑点。可用50%多菌灵1000倍液或代森锰锌600倍液喷雾防治，每7~10天一次，连续2~3次；秋季清理田间，减少病源。

（2）斑枯病

斑枯病危害叶片。受侵染叶片两面产生白色圆形或近圆形病斑，严重时，病斑汇合，叶片枯死。发病时可用抗枯宁500倍液喷雾防治，每7~10天喷一次，连续2~3次；秋季清理田间，减少病源。

（3）根腐病

根腐病危害根部，患病植株全株枯萎死亡。防治方法是加强排水，低洼地块不种植；发现病株及时拔除，并用生石灰对病穴消毒。

（4）拟地甲

拟地甲是危害根部的害虫，可用90%敌百虫800倍液或50%辛硫磷1000倍液喷杀。

【采收加工】春、秋二季采挖，洗净，除去须根，趁鲜剥去外皮或不去外皮，干燥。

【鉴别】药材 呈圆柱形或略呈纺锤形，下部渐细，有的有分枝，略扭曲，长7~20cm，直径0.7~2cm。表面白色或淡黄白色，不去外皮者表面黄棕色至灰棕色，具纵扭皱沟，并有横长的皮孔样斑痕及支根痕，上部有横纹。有的顶端有较短的根茎或不明显，其上有数个半月形茎痕。质脆，断面不平坦，形成层环棕色，皮部类白色，有裂隙，木部淡黄白色，气微，味微甜后苦。

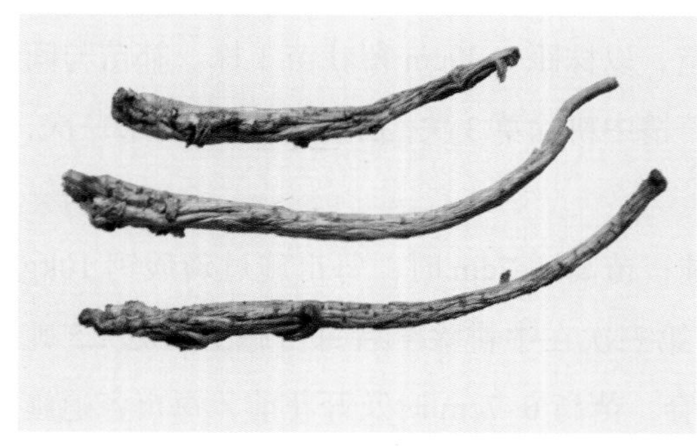

桔梗（药材.不去皮.野生）

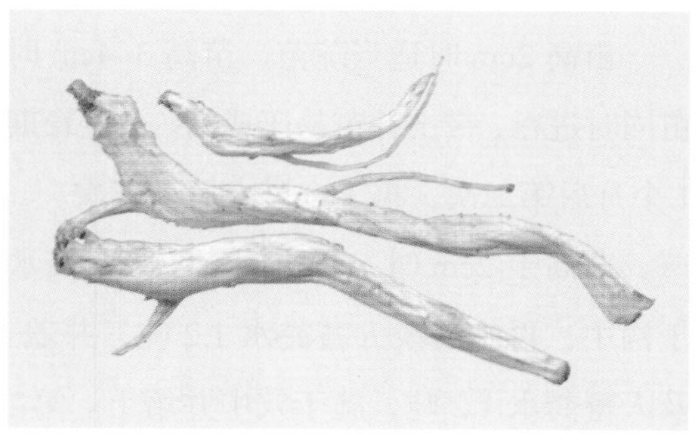

桔梗（药材.去皮.野生）

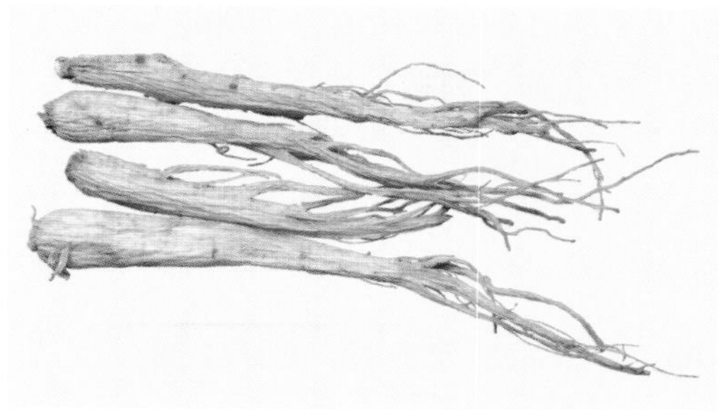

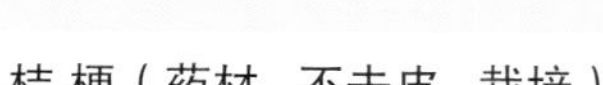

桔 梗（药材 . 不去皮 . 栽培）

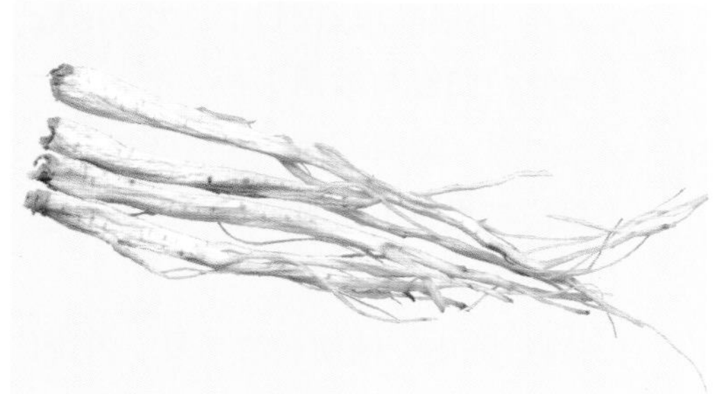

桔 梗（药材 . 去皮 . 栽培）

饮片 呈椭圆形或不规则厚片。外皮多已除去或偶有残留。切面皮部类白色，较窄；形成层环纹明显，棕色；木部宽，有较多裂隙。气微，味微甜后苦。

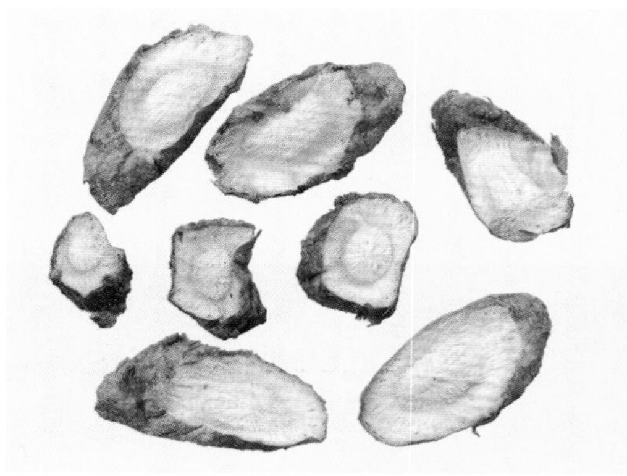

桔 梗（饮片 . 不去皮 . 野生）

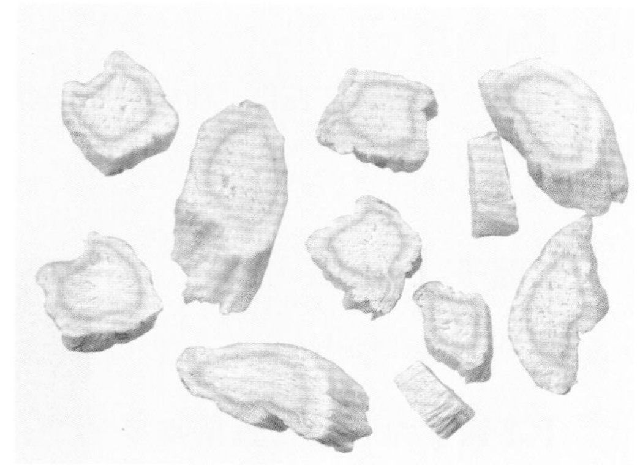

桔 梗（饮片 . 去皮 . 野生）

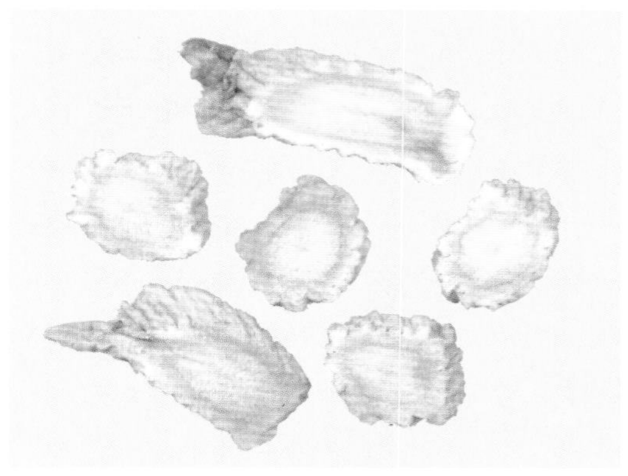

桔 梗（饮片 . 不去皮 . 栽培）

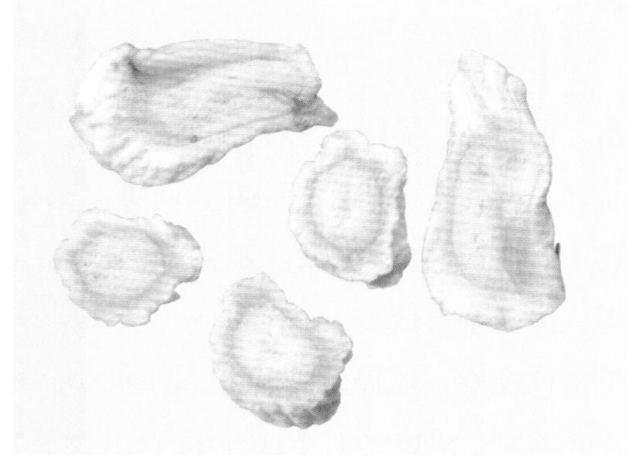

桔 梗（饮片 . 去皮 . 栽培）

【化学成分】含桔梗皂苷元，远志酸，桔梗酸 A、B、C，桔梗聚糖，植物甾醇，微量元素等。

【药理作用】

1. 有祛痰、镇咳、抗炎、镇痛的作用。

2. 毒性　小鼠灌服煎剂 LD_{50} 为 24g/kg，皂苷皮下注射最小致死量为 770mg/kg。

【性味、归经与效用】苦、辛，平。归肺经。有宣肺，利咽，祛痰，排脓的功效。用于咳嗽痰多，胸闷不畅，咽痛音哑，肺痈吐脓。

【用法与用量】内服：煎汤，3~10g。

【临床应用】

1. 咳嗽　陈皮、桔梗、清半夏、苦杏仁各 10g，甘草 6g。水煎服，日服 1 剂。

2. 肺痈　桔梗、清半夏、桑白皮各 10g，瓜蒌、鱼腥草各 20g，芦根、金荞麦、败酱草各 30g，甘草 6g。水煎服，日服 1 剂。

3. 喉痹　桔梗、山豆根各 10g，甘草 6g。水煎服，日服 1 剂。

4. 胁痛　桔梗、川楝子、香附、枳壳各 10g，郁金 12g，柴胡、甘草各 6g。水煎服，日服 1 剂。

5. 癃闭　桔梗、苦杏仁、桂枝各 6g，猪苓、白术、茯苓各 10g，泽泻 20g。水煎服，日服 1 剂。

莱菔子 Laifuzi

SEMEN RAPHANI

【基源】为十字花科植物萝卜 *Raphanus sativus* L. 的干燥成熟种子。

【原植物】一年生或二年生草本。根肉质，形状、大小及色泽因品种不同而多变化。茎粗壮，高可达 1m，分枝，具纵棱。基生叶丛生，大头状羽裂，长 8~30cm，疏生白色糙毛，顶端裂片最大，侧裂片 4~6 对，沿叶轴对生或互生，向下裂片渐小；茎生叶亦为大头状羽裂，较基生叶为小；茎上部叶有柄或近无柄，长椭圆形至披针形，长 2.5~5cm，宽 1~2cm，边缘有锯齿或缺刻，极少全缘。总状花序顶生，

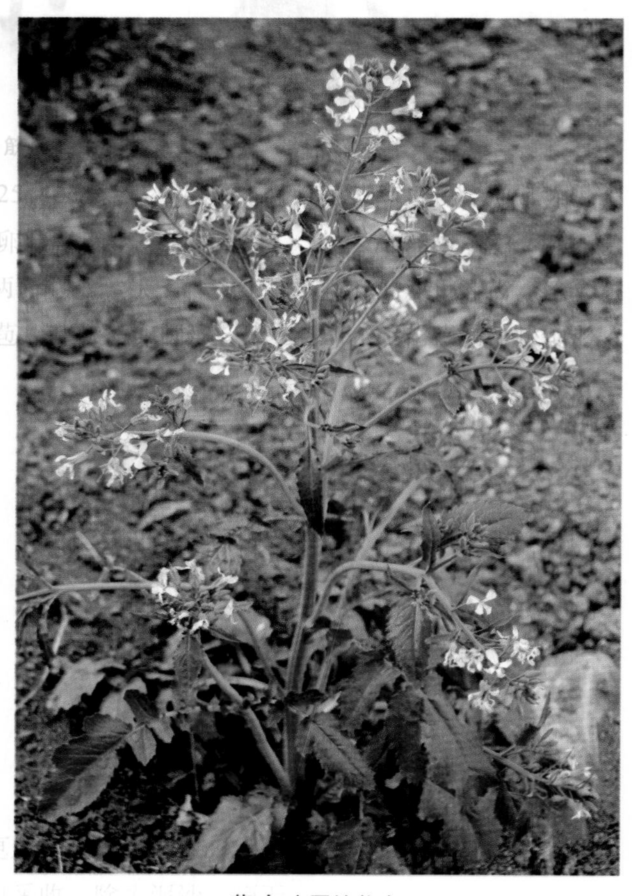

萝卜（原植物）

常组成圆锥状，花淡紫红色或白色，直径 15~20mm，萼片 4，线状长椭圆形；花瓣 4，宽倒卵形，具爪，有显著脉纹；雄蕊 6，4 长 2 短。长角果圆柱形，长 2~4cm，肉质，种子间常缢缩，有种子 1~6 粒，成熟时果瓣肥厚而呈海绵状，顶端具细长尖喙。种子近圆形，稍扁，红褐色或灰褐色。花期 4~5 月，果期 5~6 月。

【生态分布】县域内各地均有栽培。

【采收加工】夏季果实成熟时采割植株，晒干，搓出种子，除去杂质，再晒干。

【鉴别】呈类卵圆形或椭圆形，稍扁，长 2.5~4mm，宽 2~3mm。表面黄棕色、红棕色或灰棕色。一端有深棕色圆形种脐，一侧有数条纵沟。种皮薄而脆，子叶 2，黄白色，有油性。气微，味淡、微苦辛。

【化学成分】含挥发油：α、β-己烯醛和 β、γ-己烯醇；脂肪油：芥酸、芥子酸、亚油酸、亚麻酸和莱菔素、菜子甾醇等。

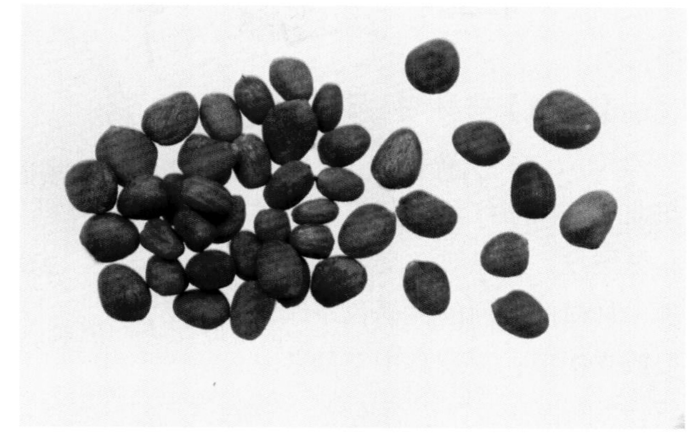
炒莱菔子（饮片）

【药理作用】

1. 有抗病原体、降压、祛痰止咳、促进胃肠运动的作用。

2. 毒性 水提物小鼠腹腔注射 LD_{50} 为 127.4 ± 3.7g/kg。

【性味、归经与效用】辛、甘，平。归肺、脾、胃经。有消食除胀，降气化痰的功效。用于饮食停滞，脘腹胀痛，大便秘结，积滞泻痢，痰壅喘咳。

【用法与用量】内服：煎汤，5~12g。

【临床应用】

1. 痞满 炒莱菔子 15g，陈皮、清半夏、茯苓、厚朴各 10g，甘草 6g。水煎服，日服 1 剂。

2. 便秘 炒莱菔子，研末，制成蜜丸。每服 6g，每日 2 次。

3. 咳嗽 莱菔子 15g，紫苏子 10g，白芥子、苦杏仁、甘草各 6g。水煎服，日服 1 剂。

4. 食积 炒莱菔子、鸡内金各 9g，麦芽 12g。水煎服，日服 1 剂。

5. 痢疾 炒莱菔子 15g，木香 10g，黄连 6g。水煎服，日服 1 剂。

6. 跌打损伤 生莱菔子 100g，研烂，热酒调敷。

附：

地骷髅 Dikulou

RADIX RAPHANI

【**基源**】为十字花科植物萝卜 *Raphanus sativus* L. 开花结实后的干燥老根。

【**采收加工**】待种子成熟后，连根拔起，剪除地上部分，将根洗净，晒干。

【**鉴别**】**药材** 呈圆柱状，长 20~25cm，直径 3~4cm，微扁，略扭曲，表面紫红色或灰褐色；具波状纵皱纹，或纵皱纹交叉成网状纹理；具横向排列的黄褐色条纹及支根或支根痕；顶端具中空的茎基。质轻，断面淡黄白色而疏松。气微，味略辛。

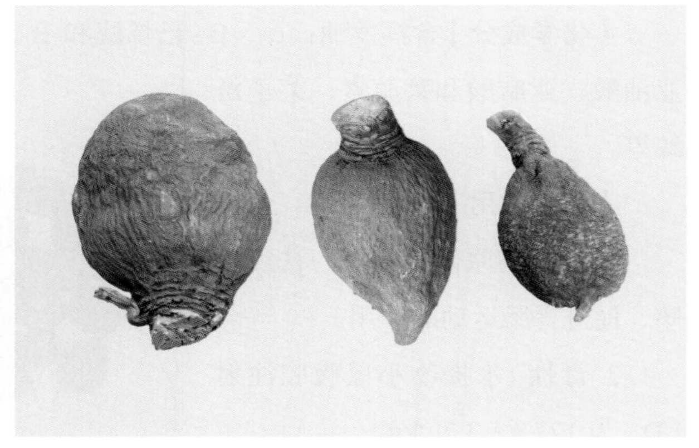

地骷髅（药材）

饮片 呈类圆形厚片或不规则形的段块，直径 1~4cm。切面类白色至黄白色，具众多孔隙及筋脉纹；外表面灰黄褐色或紫红褐色，具纵皱纹，有的可见须根痕。体轻，质松，略呈海绵状。气微，味淡。

【**化学成分**】含莱菔苷、葡萄糖、果糖、树脂、维生素等。

【**性味、归经与效用**】甘、辛，平。归肺、肾经。有行气消积，化痰，解渴，利水消肿的功效。用于咳嗽痰多，食积气滞，腹胀痞满，痢疾，消渴，脚气，水肿。

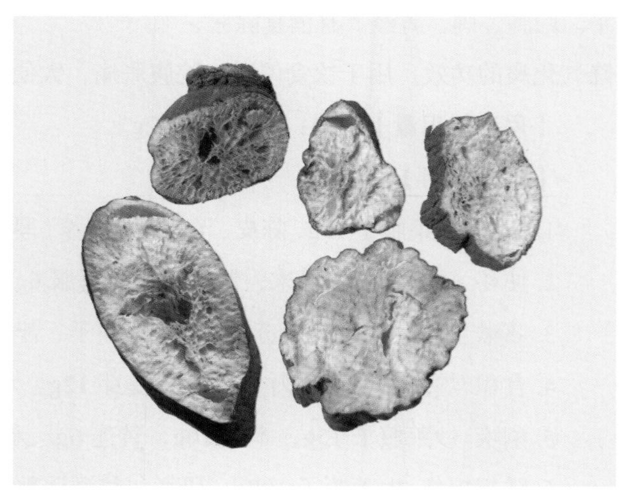

地骷髅（饮片）

【**用法与用量**】内服：煎汤，10~30g；或入丸、散。

【临床应用】

1. 咳嗽　地骷髅 30g，紫苏子 10g，白芥子 6g。水煎服，日服 1 剂。

2. 痞满　地骷髅、炒麦芽各 30g，鸡内金 10g。水煎服，日服 1 剂。

3. 水肿　地骷髅 15g，茯苓皮 12g，炒白术 9g，陈皮 6g。水煎服，日服 1 剂。

4. 冻疮，脚汗　地骷髅适量，煎水洗患处。

狼　毒 Langdu

RADIX EUPHORBIAE EBRACTEOLATAE

【基源】为大戟科植物月腺大戟 *Euphorbia ebracteolata* Hayata 的干燥根。

【原植物】多年生草本，高 30~60cm，根肥厚肉质，纺锤形至圆锥形，外皮黄褐色，有黄色乳汁。茎直立，绿色，基部带紫色。叶互生，无柄，茎下部叶小，向上渐大，叶片长圆状披针形，长 4~11cm，宽 1~2.5cm，先端钝，基部楔形，全缘，中脉粗大，两面光滑无毛。总花序腋生或顶生，通常顶生的有 5 伞梗，基部具卵状披针形或三角状长卵形的叶状苞片 5，每伞梗再二叉状分枝，分枝处有三角卵形或广卵形苞片 2，分枝先端具 2 片较小苞片及 1 杯状聚伞花序；杯状总苞具 5 裂片，先端有不规则浅裂，腺体 4 个，半月形，总苞内有多数雄花，每花具雄蕊 1 个，小花梗与花丝有节；雌花 1 朵，生于总苞的中央，仅具 1 个雌蕊，常伸出总苞而下垂，子房 3 室，花柱 3，2 裂。蒴果三角状扁球形，无毛。种子圆卵形，棕褐色，平滑。花期 4~6 月，果期 5~7 月。

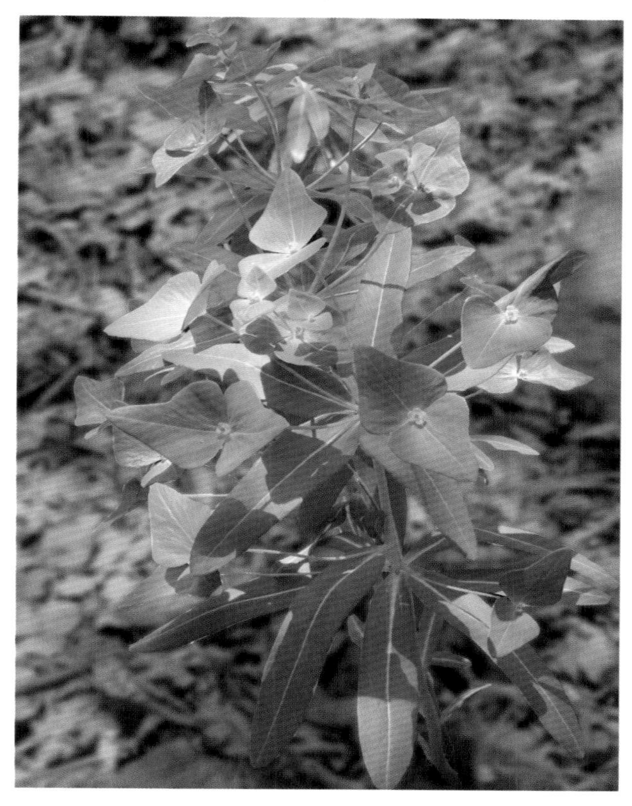

月腺大戟（原植物）

【生态分布】生于海拔 1000m 以上的向阳山坡、草丛中。分布于辽城乡等地。

【采收加工】春、秋二季采挖，洗净，切片，晒干。

【鉴别】药材　肥厚肉质，长圆锥形。外皮薄，黄棕色或灰棕色，易剥落而露出黄色皮部。断面黄白色，有黄色不规则大理石样纹理或环纹。体轻，质脆。易折断，断面具粉性。气微，味微辛。

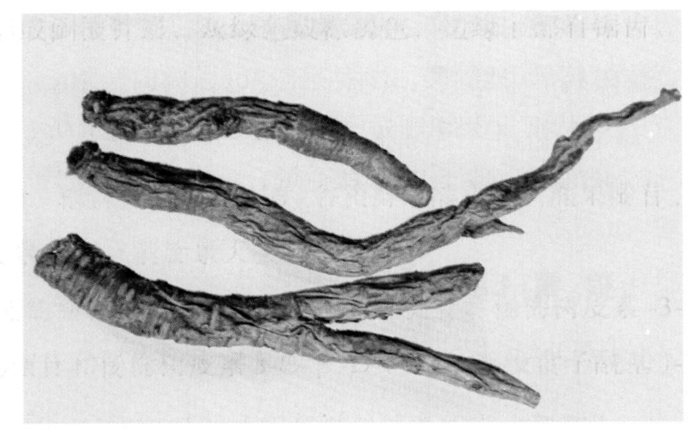

狼毒（药材）

饮片　呈类圆形或长圆形块片，直径1.5~8cm，厚0.3~4cm。外皮薄，黄棕色或灰棕色，易剥落而露出黄色皮部。切面黄白色，有黄色不规则大理石样纹理或环纹。体轻，质脆，易折断，断面有粉性。气微，味微辛。

【化学成分】含二十八烷酸、胡萝卜苷、狼毒乙素及其2-β-葡萄糖苷、月腺大戟甲素、乙素，月腺大戟苷A、B、C和大戟醇、β-谷甾醇、3-呋喃甲酸等。

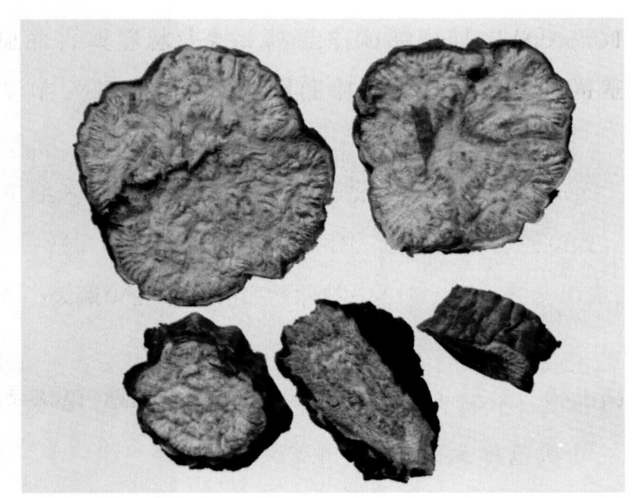

狼毒（饮片）

【药理作用】

1. 有抗肿瘤、抗菌、镇痛的作用。

2. 毒性　狼毒注射液（每ml含月腺大戟生药1g）小鼠腹腔注射的LD_{50}为291.68g/kg。

【性味、归经与效用】辛，平；有毒。归肝、脾经。有散结，杀虫的功效。外用于淋巴结结核、皮癣、灭蛆。

【用法与用量】内服：煎汤1~3g。外用：熬膏外敷。

【临床应用】

1. 哮喘　醋狼毒4g。水煎服，日服1剂。

2. 带下（滴虫性阴道炎）　狼毒1.5g，荆芥、蛇床子各9g，苦参6g，枯矾1.5g。水煎熏洗，日用1剂。

3. 筋痹　醋狼毒、鸡血藤、青风藤、海风藤、追地风、天麻、制川乌（先煎）各10g，加白酒750ml，浸渍4天。口服，1次5ml，1日2次。

4. 绣球风　狼毒、防风、苦参各等分，研粉。加凡士林配成20%软膏外搽。

狼尾巴花 Langweibahua

HERBA LYSIMACHIAE

【基源】为报春花科植物虎尾草*Lysimachia barystachys* Bunge的干燥全草。

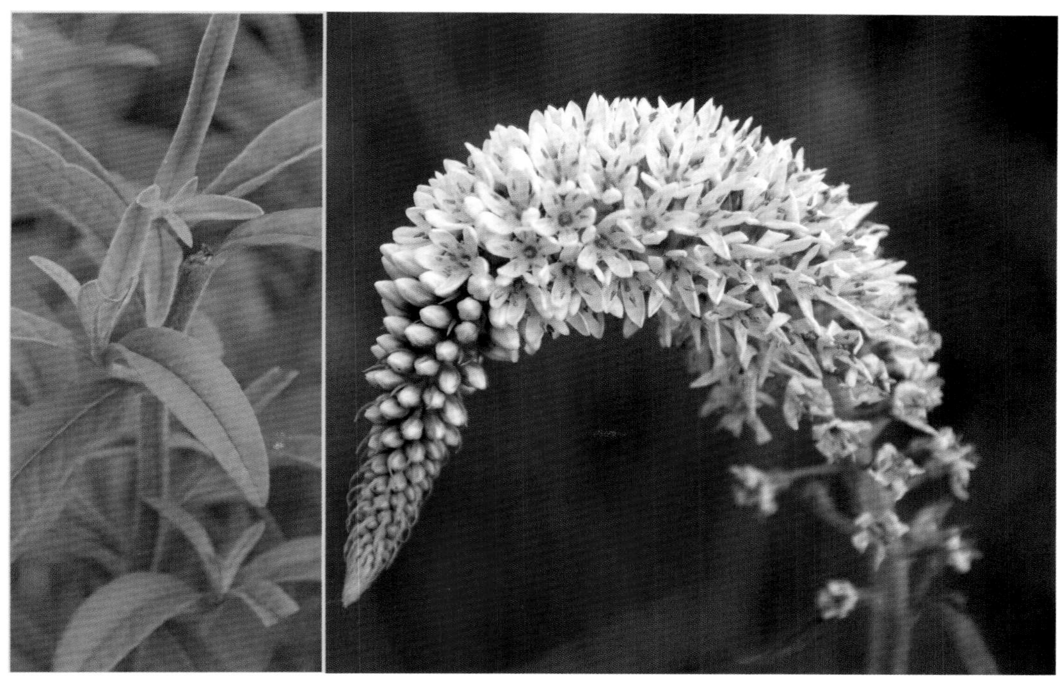

虎尾草（原植物）

【原植物】多年生草本，高40~100cm。根细，根茎横走，茎直立，单一或有短分枝，上部密被长柔毛。叶互生或近对生；叶无柄或近无柄；叶片线状长圆形至披针形，长6~10cm，宽0.6~2.2mm；先端尖，基部渐窄，边缘多少向外卷折，两面及边缘疏被短柔毛，表面通常无腺点。总状花序顶生，花密集，常弯向一侧呈狼尾状，长4~6（~12）cm，后渐伸长，果时可达30cm；花序轴和花梗均被柔毛；苞片条形，长约6mm；花梗长4~6mm；花萼近钟形，长约3.5mm，5深裂，裂片长圆形，外面被柔毛，边缘膜质，呈小流苏状；花冠白色，5深裂，裂片长圆状披针形，长为

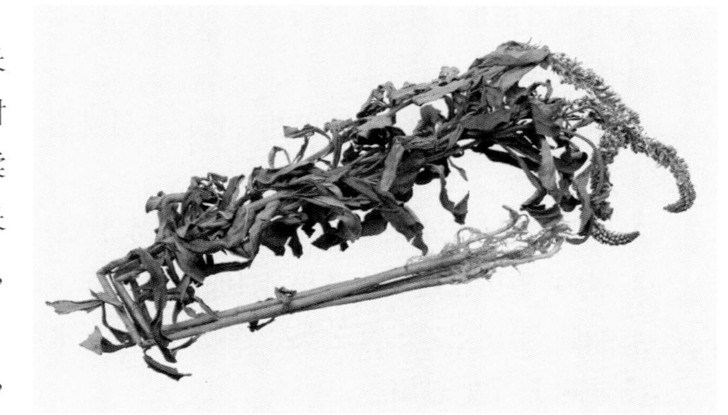

狼尾巴花（药材）

花萼的3~4倍；雄蕊5，雄蕊长为花冠的一半，基部连合成筒；雌蕊1。蒴果球形，包于宿存的花萼内。种子多数，红棕色。花期5~8月，果期8~10月。

【生态分布】生于海拔200~1100m的山坡、草地、路旁灌丛或田埂。县域内各地均有分布。主要分布于固新镇、偏城镇等地。

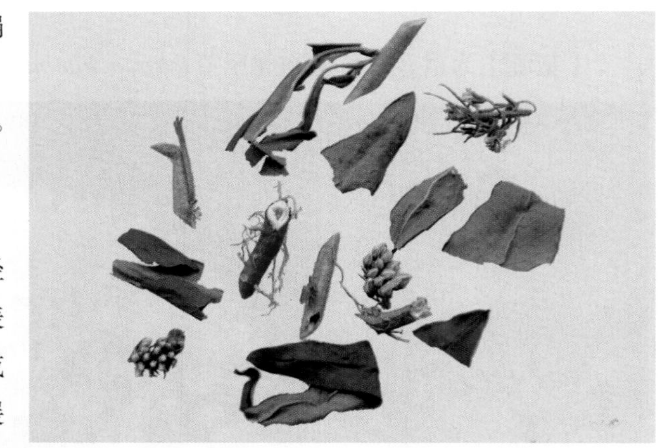

狼尾巴花（饮片）

【采收加工】花期采挖，阴干。

【鉴别】药材 长40~100cm。根较粗壮，木质，表面淡棕红色。茎圆柱形，单一或有短分枝，直径0.4~1.0cm，淡绿色或微带红色，表面密被长柔毛。叶多皱缩，互生或近对生，无柄或近无柄。完整者展平后呈卵状椭圆形或阔披针形，长6~10cm，宽0.5~2cm，先端渐尖，基部渐狭至叶柄，两面疏被黄色卷毛及黑色斑点。总状花序顶生，常弯向一侧呈狼尾状，花冠白色，5深裂。蒴果球形，淡黄棕色。气微，味淡、微苦涩。

饮片 呈根、茎、叶、花、果混合的段状。根段圆柱形，断面类白色，外表面淡绿色或微带红色，密被长柔毛。茎段圆柱形，淡绿色或微带红色，表面密被长柔毛。叶多皱缩，两面疏被黄色卷毛及黑色斑点。花萼淡绿色，近钟形，花冠白色。蒴果球形，淡黄棕色。气微，味淡、微苦涩。

【化学成分】含山柰酚、槲皮素、金丝桃苷和异槲皮素等。

【药理作用】有抗病源体、降低血压等作用。

【性味、归经与效用】苦、辛、微酸，平。有活血调经，解毒生肌，利水的功效。用于调经散瘀，清热消肿。

【用法与用量】内服：煎汤，15~30g；或泡酒；或捣汁。外用：适量，捣敷；或研末敷。

【临床应用】

1. 痛经 当归12g，狼尾巴花、桃仁、红花各10g，鸡血藤15g，川芎6g。水煎服，日服1剂。

2. 水肿 狼尾巴花15g，白茅根30g。水煎服，日服1剂。

3. 喉痹 狼尾巴花、板蓝根各10g。水煎服，日服1剂。

4. 痈肿 狼尾巴花、蒲公英、连翘各10g。水煎服，日服1剂。

【注意】孕妇忌用。

莲 房 Lianfang

RECEPTACULUM NELUMBINIS

【基源】为睡莲科植物莲*Nelumbo nucifere* Gaertn. 的干燥花托。

【原植物】详见“莲子”项下。

【生态分布】详见“莲子”项下。

【采收加工】秋季果实成熟时采收，除去果实，晒干。

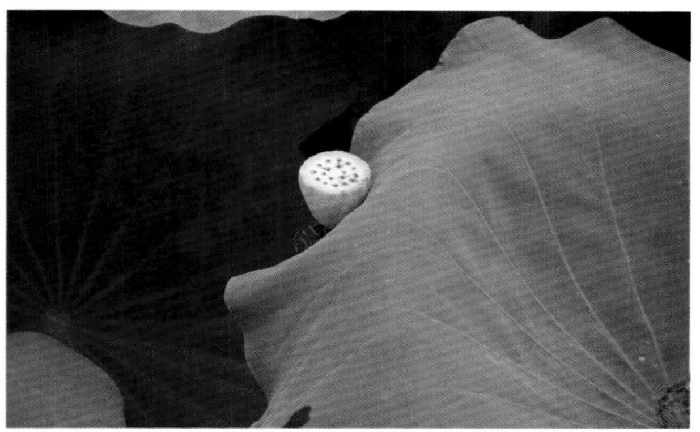

莲（原植物）

【鉴别】呈倒圆锥状或漏斗状，多撕裂，直径 5~8cm，高 4.5~6cm。表面灰棕色至紫棕色，具细纵纹和皱纹，顶面有多数圆形孔穴，基部有花梗残基。质疏松，破碎面海绵样，棕色。气微，味微涩。

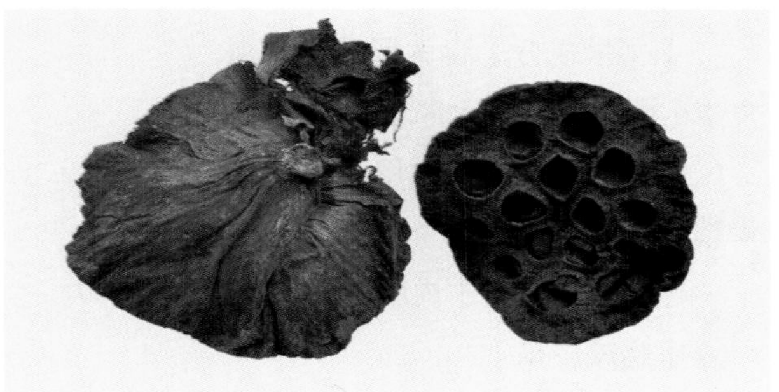

莲 房（药材）

【化学成分】含金丝桃苷、槲皮素-3-二葡萄糖苷及少量莲子碱。此外尚含碳水化合物、脂肪、蛋白质、胡萝卜素、烟酸、维生素 B_1、维生素 B_2 和维生素 C、槲皮素。

【性味、归经与效用】苦、涩，温。归肝经。有化瘀止血的功效。用于崩漏，尿血，痔疮出血，产后瘀阻，恶露不尽。

【用法与用量】内服：煎汤，5~10g。

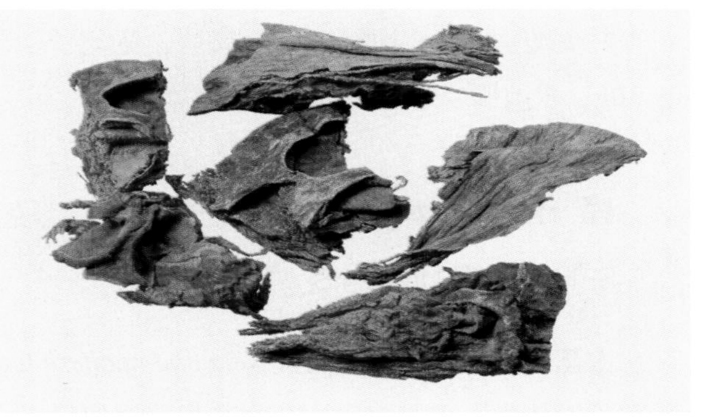

莲 房（饮片）

【临床应用】

1. 儿枕痛 莲房 20g，香附 10g。水煎服，日服 1 剂。

2. 崩漏 莲房、荆芥、地榆各等分。烧存性为末。每服 6g，日服 2 次。

3. 痔疮 莲房 30g，槐角、黄柏各 10g，甘草 6g。水煎熏洗。

4. 血淋 莲房15g，白茅根30g，小蓟10g。水煎服，日服1剂。

莲 须 Lianxu

STAMEN NELUMBINIS

【基源】为睡莲科植物莲*Nelumbo nucifere* Gaertn. 的干燥雄蕊。

【原植物】详见“莲子”项下。

【生态分布】详见“莲子”项下。

【采收加工】夏季花开时选晴天采收，盖纸晒干或阴干。

【鉴别】呈线性。花药扭转，纵裂，长1.2~1.5cm，直径约0.1cm，淡黄色或棕黄色。花丝纤细，稍弯曲，长1.5~1.8cm，淡紫色。气微香，味涩。

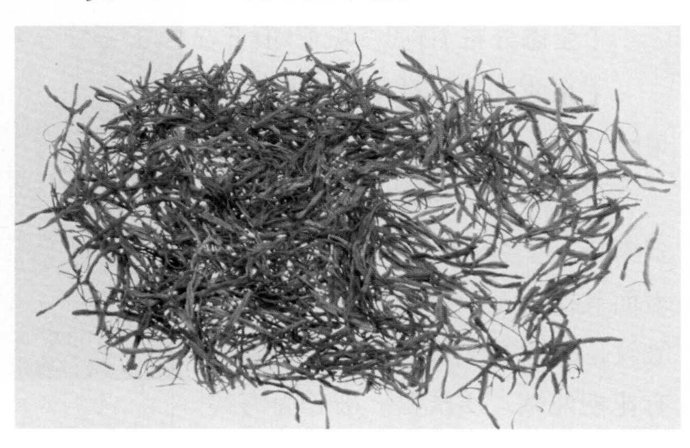

莲须（饮片）

【化学成分】含木犀草素、槲皮素、异槲皮苷及木犀草素葡萄糖苷等。

【性味、归经与效用】甘、涩，平。归心、肾经。有固肾涩精的功效。用于遗精，滑精，带下，尿频。

【用法与用量】内服：煎汤，3~5g。

【临床应用】

1. 遗精 莲须、沙苑子、蒺藜各10g，煅龙骨、煅牡蛎各30g，黄柏、五味子、芡实各6g。水煎服，日服1剂。

2. 失溲 莲须、枸杞子、山茱萸、菟丝子、覆盆子各10g，山药、益智仁、桑螵蛸各30g。水煎服，日服1剂。

莲 子 Lianzi

SEMEN NELUMBINIS

【基源】为睡莲科植物莲*Nelumbo nucifere* Gaertn. 的干燥成熟种子。

【原植物】多年生水生草本。根茎肥厚横走，外皮黄白色，节部缢缩，节上生鳞片叶及须根。叶伸出水面，圆盾形，直径25~90cm，全缘稍呈波状，上面暗绿色，光滑具白粉，下面淡绿色，叶柄粗大，着生于叶背中央，圆柱形，中空，高达1~2m，有刺毛。

花大，单生于花梗顶端，直径 14~24cm，白色或粉红色，芳香；萼片 4~5，绿色，早落；花瓣多数，有脉；雄蕊多数，早落，花药线形，黄色，药隔先端有一棒状附属物；心皮多数，20~30，离生，嵌于平头倒圆锥形的肉质花托内，花托于果期膨大呈莲蓬头状（习称"莲蓬"），直径 5~10cm，海绵质。坚果卵形或椭圆形，外果皮坚硬光滑，内有种子 1 枚。花期 6~7 月，果期 9~10 月。

【生态分布】生于水泽、池塘、湖沼或水田内，野生或栽培。分布于漳河两岸，主要为西达镇、涉城镇。

【采收加工】秋季果实成熟时采割莲房，取出果实，除去果皮，干燥。

【鉴别】略呈椭圆形或类球形，长 1.2~1.8cm，直径 0.8~1.4cm。表面浅黄棕色至红棕色，有细纵纹和较宽的脉纹，一端中心呈乳头状突起，深棕色，多有裂口，其周边略下陷。质硬，种皮薄，不易剥离。子叶 2，黄白色，肥厚，中有空隙，具绿色莲子心。气微，味甘、微涩；莲子心味苦。

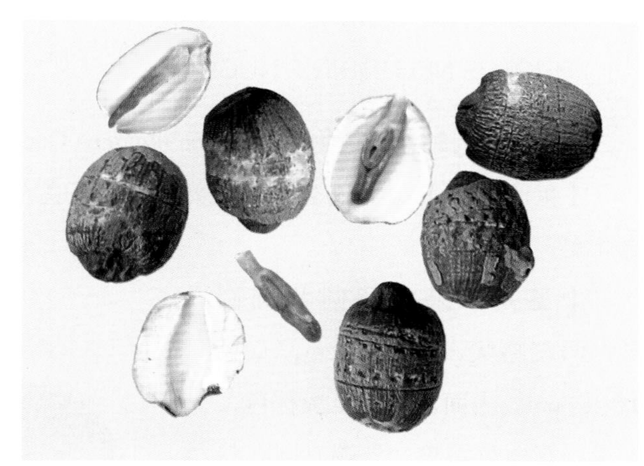

莲子（饮片）

【化学成分】含蛋白质、脂肪、膳食纤维、碳水化合物和硫胺素、核黄素、尼克酸、槲皮素、芦丁、金丝桃苷及钾、钠、钙、镁、铁、磷、锌、硒等元素。

【药理作用】作用缓和，系药食两用品种，常用在保健食品中。单味常服，能补脾益胃。

【性味、归经与效用】甘、涩，平。归脾、肾、心经。有补脾止泻，止带，益肾涩精，养心安神功效。用于脾虚泄泻，带下，遗精，心悸失眠。

【用法与用量】内服：煎汤，6~15g。

【临床应用】

1. 泄泻 人参、茯苓、白术（炒）、山药各 10g，白扁豆（炒）、莲子、薏苡仁（炒）、砂仁、桔梗、甘草各 6g。水煎服，日服 1 剂。
2. 久痢 莲子（去心）60g，为末。每服 3g，陈米汤调下。
3. 噤口痢 莲子 15g，黄连、升麻、人参各 6g。水煎服，日服 1 剂。
4. 心悸 莲子、酸枣仁各 15g，柏子仁 10g，甘草 6g。水煎服，日服 1 剂。
5. 白浊，遗精 莲子、益智仁、龙骨各等分，共为细末。每服 6g，食前米饮调下。

附：

石莲子 Shilianzi

FRUCTUS NELUMBINIS NUCIFERAE

【基源】为睡莲科植物莲*Nelumbo nucifera* Gaertn. 的干燥老熟果实。

【采收加工】10月间当莲子成熟时，割下莲蓬，取出果实晒干；或拾取落入泥中之莲实，洗净晒干。

【鉴别】果实卵圆状椭圆形，两端略尖，长1.5~2cm，直径0.8~1.3cm。表面灰棕色至黑棕色，平滑，有白色霜粉，先端有圆孔状柱迹或有残留柱基，基部有果柄痕。质坚硬，不易破开，破开后内有1颗种子，卵形，种皮黄棕或红棕色，不易剥离，子叶2枚，淡黄白色，粉性，中心有一暗绿色的莲子心。气微，味微甘，胚芽苦。

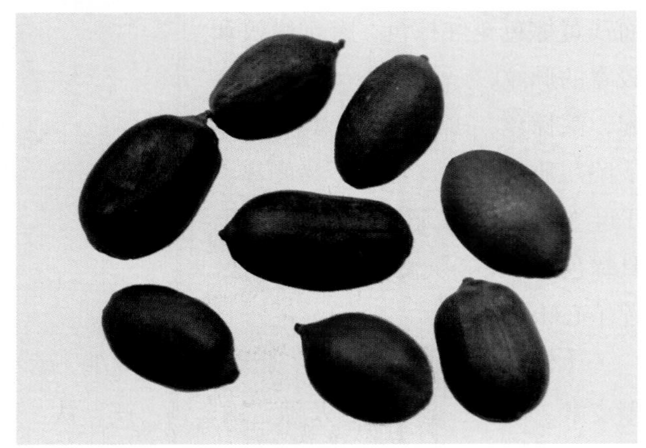

石莲子（饮片）

【性味、归经与效用】甘、涩、微苦，寒。归脾、胃、心经。有清湿热，开胃进食，清心宁神，涩精止泄的功效。用于噤口痢，呕吐不食，心烦失眠，遗精，尿浊，带下。

【用法与用量】内服：煎汤，9~12g。清湿热生用，清心宁神连心用。

【临床应用】

1. 噤口痢 石莲子30g，茯苓、白术、白扁豆、木瓜、木香各10g，黄连6g。水煎服，不拘时。

2. 遗精 石莲子15g，黄柏、萆薢、茯苓各10g，牡丹皮、石菖蒲各6g。水煎服，日服1剂。

凌霄花 Lingxiaohua

FLOS CAMPSIS

【基源】为紫葳科植物凌霄 *Campsis grandiflora*（Thunb.）Loiel ex K Schum. 或美洲凌霄 *Campsis radicans*（L.）Seem. 的干燥花。

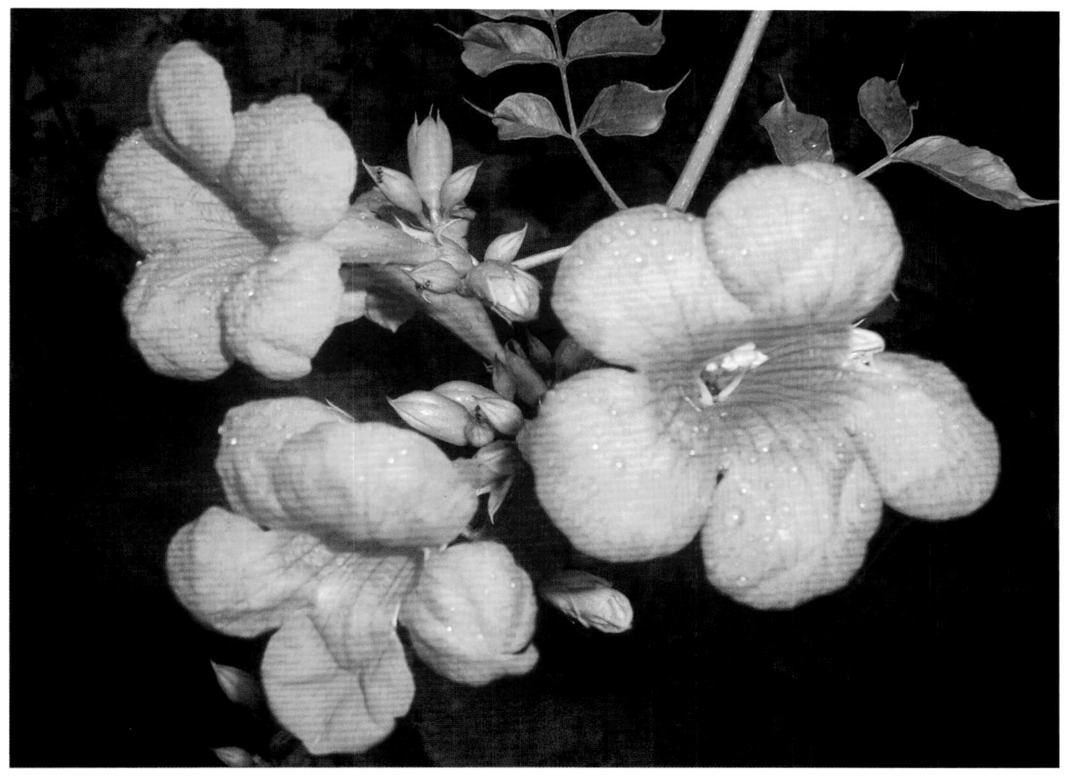

美洲凌霄（原植物）

【原植物】凌霄 落叶木质藤本，高达 10m，茎绿色、灰棕或灰白色，具红色或灰白色皮孔，老茎具棱状网状裂纹，节处常有气生根。奇数羽状复叶对生，小叶 5~11 枚，卵形至卵状披针形，长 3.5~11cm，宽 1.5~6.5cm，先端长尖，基部稍不对称，边缘具 7~19 个锯齿，两面无毛，两小叶柄间有无色或淡紫色毛茸。三出聚伞花序集成稀疏顶生圆锥花丛；花萼筒钟形，绿色，长 2.4~3cm，有 5 条突起的纵脉，质较薄，上部五裂至中部，萼齿披针形；花冠漏斗状，外面橙黄色，内面橙红色，长 6.5~8cm，直径 6~10cm；雄蕊 4 枚，2 强，花丝细长；子房上位，长圆形，2 室，胚珠多数，基部有花盘，花柱一枚，细长，伸出花冠处，柱头 2 裂。蒴果长形如豆荚，长 10~23cm，有柄，顶端钝，基部狭细，室背开裂成 2 瓣，果瓣由隔膜分开；种子多数，扁平，两端有翅。花期 6~8 月，果期 7~11 月。

美洲凌霄 与凌霄相似，区别点为：小叶（3~）5~13（~15）枚，长 3~8cm，宽 1.5~5cm，背面有毛，以叶脉上为多。花萼无突起的纵棱，齿中部有 5 条微凹的沟，长 1~2.3cm，直径 0.8~1.1cm，鲜红色，肥厚肉质，萼齿三角形，向外微卷；花冠细长漏斗状，橙红色或鲜红色，长 6.5~8cm，直径 3.5~5cm，质厚，裂片宽 1.7~2.5cm。蒴果长 8~17cm。

【生态分布】生于海拔 400m 以上的山谷、疏林下，攀援于树上、石壁上。多为栽培。

【采收加工】夏、秋二季花盛开时采摘，干燥。

【鉴别】凌霄 多皱缩卷曲，黄褐色至棕褐色，完整花朵长 4~5cm。萼筒钟状，长 2~2.5cm，裂片 5，裂至中部，萼筒基部至萼齿尖有 5 条纵棱。花冠先端 5 裂，裂片半圆形，下部联合呈漏斗状，表面可见细脉纹，内表面较明显。雄蕊 4，着生在花冠上，2 长 2 短，花药个字形，花柱 1，柱头扁平。气清香，味微苦、酸。

美洲凌霄 完整花朵长 6~7cm。萼筒长 1.5~2cm，硬革质，先端 5 齿裂，裂片短三角状，长约为萼筒的 1/3，萼筒外无明显的纵棱；花冠内表面具明显的深棕色脉纹。

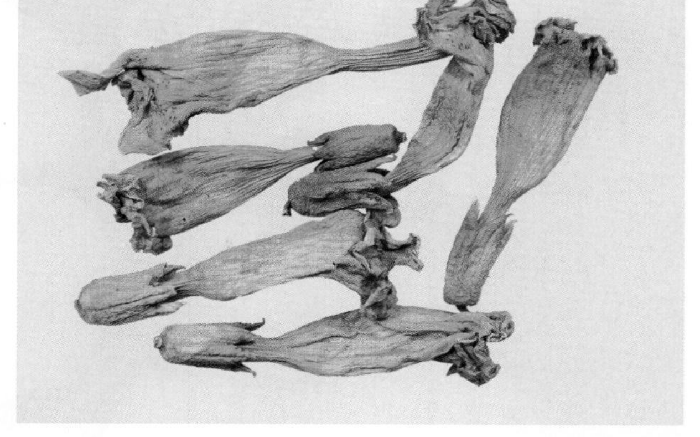

凌霄花（饮片 . 美洲凌霄）

【化学成分】含芹菜素、β-谷甾醇等。

【药理作用】

1. 有抑制血栓形成、抗菌、对已孕子宫能增加收缩频率及收缩强度，增强收缩活性的作用。

2. 毒性 毒性很低，给小鼠灌胃的最大耐受量为 50g/kg（生药）。

【性味、归经和效用】甘、酸，寒。归肝、心包经。有活血通经，凉血祛风的功效。用于月经不调，经闭癥瘕，产后乳肿，风疹发红，皮肤瘙痒，痤疮。

【用法与用量】内服：煎汤，3~6g；或入散剂。外用：适量，研末调涂；或煎汤熏洗。

【临床应用】

1. 闭经 凌霄花为末。每服 6g，食前温酒下。

2. 痒风 凌霄花为末。酒调服 3g。

3. 头痛 凌霄花 10g，川芎、藁本各 6g。水煎服，日服 1 剂。

4. 酒皶鼻 凌霄花、栀子各等分，为细末。每服 6g，食后茶调下，日服 2 次。

5. 崩漏 凌霄花 10g，生地炭 30g。水煎服，日服 1 剂。

6. 便血 凌霄花适量。浸酒饮服。

栾 华 Luanhua

FLOS KOELREUTERIAE

【基源】为无患子科植物栾树 *Koelreuteria paniculata* Laxm. 的干燥花。

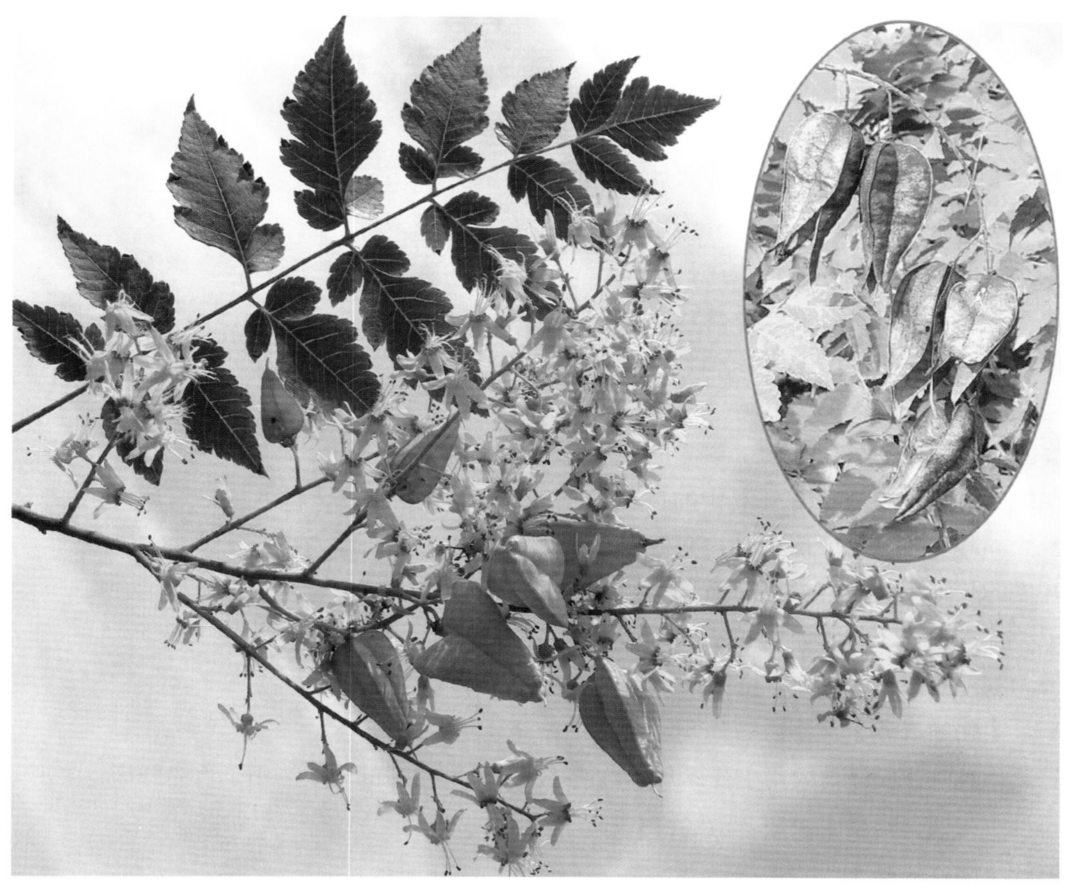

栾树（原植物）

【原植物】落叶乔木或灌木。树皮厚，灰褐色至灰黑色；小枝具疣点，与叶轴、叶柄均被皱曲的短柔毛或无毛。叶丛生于当年生枝上，平展，一回、不完全二回或偶有为二回羽状复叶，长可达 50cm；小叶纸质，（7~）11~18 片，无柄或具极短的柄，对生或互生，卵形、阔卵形至卵状披针形，长（3~）5~10cm，宽 3~6cm，先端短尖或短渐尖，基部钝至近截形，边缘有不规则的钝锯齿，齿端具小尖头，上面仅中脉上散生皱曲的短柔毛，下面在脉腋具髯毛，有时小叶背面被茸毛。花杂性同株或异株；聚伞圆锥花序长 25~40cm，密被微柔毛，分枝长而扩展；苞片狭披针形，被小粗毛；花淡黄色，稍芬芳；花梗长 2.5~5cm；萼裂片卵形，边缘具腺状缘毛，呈啮蚀状；花瓣 4，开花时向外反折，线状长圆形，长5~9mm，被长柔毛，瓣片基部的鳞片初时黄色，开花时橙红色，参差不齐的深裂，被疣状皱曲的毛；雄蕊8，在雄花中的长7~9mm，雌花中的长4~5mm，花丝下半部密被白色、开展的长柔毛；花盘偏斜，有圆钝小裂片；子房三棱形，除棱上具缘毛外无毛，退化子房密被小粗毛。蒴果圆锥形，具三棱，长4~6cm，先端渐尖，果瓣卵形，外面有网纹，内面平滑且略有光泽。种子近球形，直径6~8mm。花期6~8月，果期9~10月。

【生态分布】生于海拔200~1200m的山坡杂木林。全县各地均有分布。

【采收加工】6~7月采花，阴干或晒干。

【鉴别】花多皱缩，苞片狭披针形，花梗长1.5~2cm。花呈黄色或淡黄色，萼裂片卵形，边缘具腺状缘毛，花瓣4，向外反折，线状长圆形，长3~7mm，被长柔毛，瓣片基部鳞片黄色至橙红色，参差不齐的深裂，被疣状皱曲的毛；雄蕊8，在雄花中的长5~7mm，雌花中的长2~3.5mm，花丝下半部密被白色、开展的长柔毛；花盘偏斜，有圆钝小裂片；子房三棱形，除棱上具缘外无毛，退化子房密被小粗毛。质脆。气芳香，味微甘、涩。

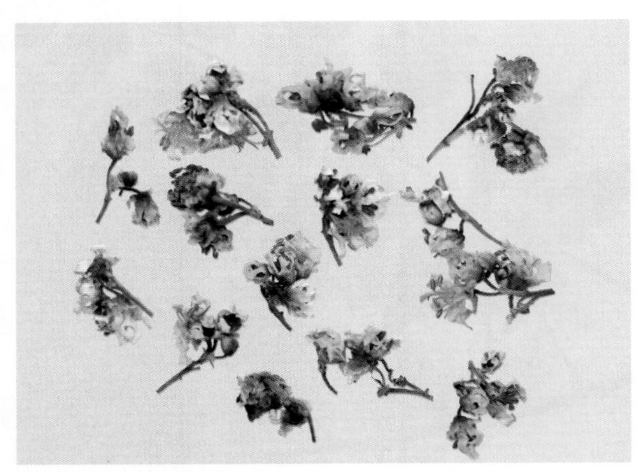

栾华（饮片）

【化学成分】含三萜皂苷等。

【性味、归经与效用】苦，寒。归肝经。有清肝明目的功效。用于目赤肿痛，多泪。

【用法与用量】内服：煎汤，3~6g。

【临床应用】

1. 暴风客热 夏枯草20g，栾华10g，龙胆、黄芩各6g。水煎服，日服1剂。
2. 天行赤眼 栾华、千里光、野菊花各10g。水煎服，日服1剂；并煎水熏洗眼部。

桑白皮 Sangbaipi

CORTEX MORI

【基源】为桑科植物桑*Morus alba* L. 的干燥根皮。

【原植物】落叶乔木，高达15m。常因整枝、修剪成灌木状，植物体含乳汁，根皮黄棕色至红棕色，纤维性强；树皮黄褐色，常有条状裂隙。叶互生，叶柄长1.5~4cm，被疏毛；托叶披针形，早落；叶片卵形或宽卵形，长5~10（~20）cm，宽7~13cm，先端急尖或钝，基部近心形，边缘具不整齐的粗锯齿，有时具不规则的圆齿，或不规则的分裂，上面无毛，有光泽，下面沿叶脉处有短疏毛。花单性，雌雄异株；花黄绿色；与叶同时开放；雌雄花均列成穗状的葇荑花序；雄花序长1~2.5cm，雌花序长0.5~1.5cm；雄花花被片4，雄蕊4，中央具不育雄蕊；雌花花被4，无花柱，柱头2裂，宿存，子房一室，具一胚珠。瘦果外被肉质花被，密集成聚花果，初时绿色，成熟时黑紫色，少有白色的。花期4~5月，果期5~6月。

【生态分布】生于海拔200~1000m的丘陵、山坡、村旁、田野等处。全县各地均有分布。主要分布于辽城乡、偏城镇、河南店镇等地。

【采收加工】秋末叶落时至次春发芽前采挖根部，刮去黄棕色粗皮，纵向剖开，剥取根皮，晒干。

【鉴别】药材 根皮呈扭曲的卷筒状、槽状或板片状，长短宽窄不一，厚1~4mm。外表面白色或淡黄白色，较平坦，有的残留橙黄色或棕黄色鳞片状粗皮；内表面黄白色或灰黄色，有细纵纹。体轻，质韧，纤维性强，难折断，易纵向撕裂，撕裂时有粉尘飞扬。气微，味微甘。

饮片 呈丝状，宽3~5mm，外

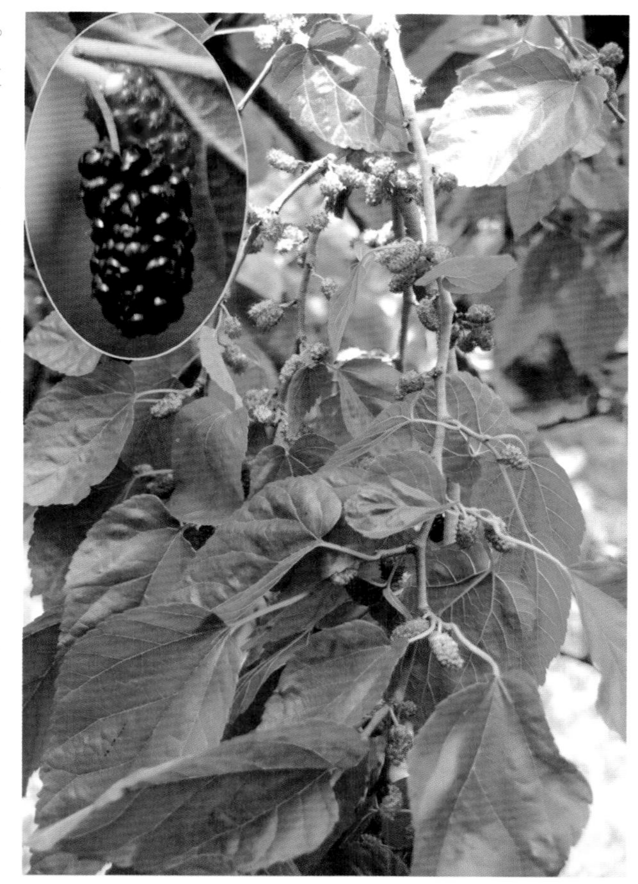

桑（原植物）

表面白色或淡黄色，平坦；内表面黄白色或淡黄色，有细纵纹。质韧，纤维性强，撕裂时有粉末飞出。气微，味微甜。

【化学成分】含多种黄酮衍生物，包括桑皮素、桑根皮素等，鞣质、黏液素、桑皮呋喃A及类似乙酰胆碱的降压成分。

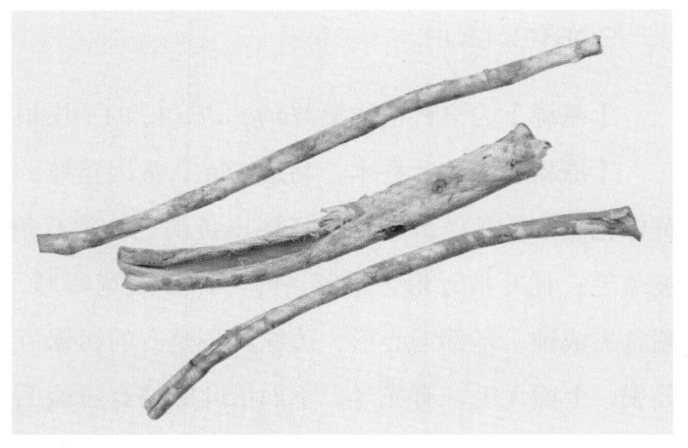

桑白皮（药材）

【药理作用】

1. 有利尿、导泻、降压、抗菌、镇咳、抗炎的作用。

2. 毒性　桑白皮提取物小鼠静脉注射 LD_{50} 为32.7mg/kg。

【性味、归经与效用】甘，寒。归肺经。有泻肺平喘，利水消肿的功效。用于肺热喘咳，水肿胀满尿少，面目肌肤浮肿。

【用法与用量】内服：煎汤，6~12g；或入散剂。外用：适量，捣汁涂或煎水洗。

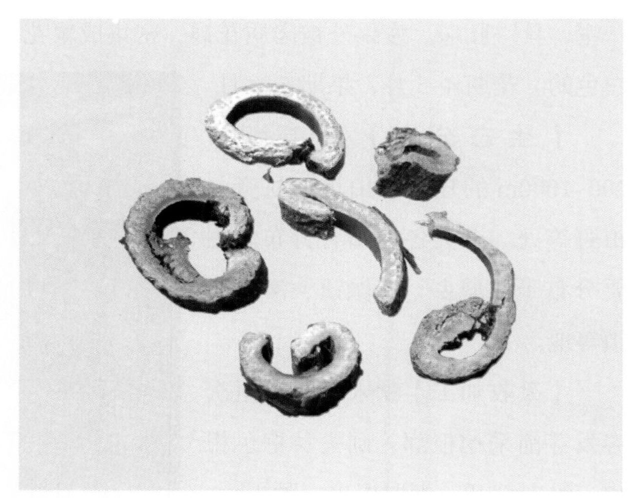

桑白皮（饮片）

【临床应用】

1. 哮喘　桑白皮、地骨皮各30g，炙甘草3g。水煎服，日服1剂。

2. 咳嗽　桑白皮15g，紫苏子9g，甘草6g。水煎服，日服1剂。

3. 粉刺　桑白皮20g，苦杏仁、苦参、白鲜皮、地肤子、紫草各10g，拳参15g，甘草6g。水煎服，日服1剂。

4. 水肿　桑白皮20g，白茅根30g，泽泻15g，麻黄6g。水煎服，日服1剂。

5. 鼻衄　桑白皮30~60g，白茅根、芦根各30g，黄芩炭10g。水煎服，日服1剂。

桑　椹 Sangshen

FRUCTUS MORI

【基源】为桑科植物桑*Morus alba* L. 的干燥果穗。

【原植物】详见“桑白皮”项下。

【生态分布】详见“桑白皮”项下。

【采收加工】4~6 月果实变红时采收，晒干，或略蒸后晒干。

【鉴别】为聚花果，由多数小瘦果集合而成，呈长圆形，长 1~2cm，直径 0.5~0.8cm。黄棕色、棕红色至暗紫色，有短果序梗。小瘦果卵圆形，稍扁，长约 2mm，宽约 1mm，外具肉质花被片 4 枚。气微，味微酸而甜。

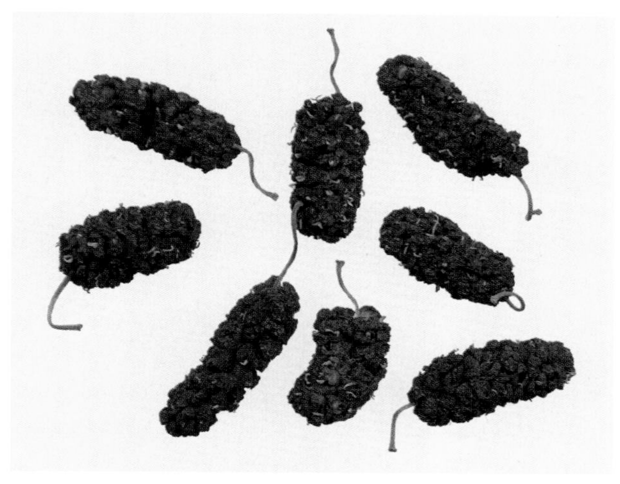

桑椹（饮片）

【化学成分】含黄酮类、桑椹色素、总磷脂、芳香油、有机酸、维生素、微量元素、氨基酸、蛋白质、碳水化合物、类脂化合物、纤维。

【药理作用】有调节细胞免疫、促进 T 淋巴细胞成熟、调节体液免疫、升白细胞、促进骨髓造血功能、调节细胞膜功能的作用。

【性味、归经与效用】甘、酸，寒。归心、肝、肾经。有滋阴补血，生津润燥的功效。用于肝肾阴虚，眩晕耳鸣，心悸失眠，须发早白，津伤口渴，内热消渴，肠燥便秘。

【用法与用量】内服：煎汤，9~15g；或熬膏、浸酒、生啖；或入丸、散。外用：适量，浸水洗。

【临床应用】

1. 眩晕　桑椹 15g，熟地黄 30g，山茱萸、牛膝、菊花、枸杞子各 10g。水煎服，日服 1 剂。
2. 便秘　桑椹、郁李仁、苦杏仁、火麻仁、桃仁各等分，制成蜜丸。每服 6g，日服 2 次。
3. 不寐　桑椹、生地黄各 15g。水煎服，日服 1 剂。
4. 水火烫伤　鲜桑椹，净瓶收之，久自成水。外涂患处。

桑 叶 Sangye

FOLIUM MORI

【基源】为桑科植物桑*Morus alba* L. 的干燥叶。

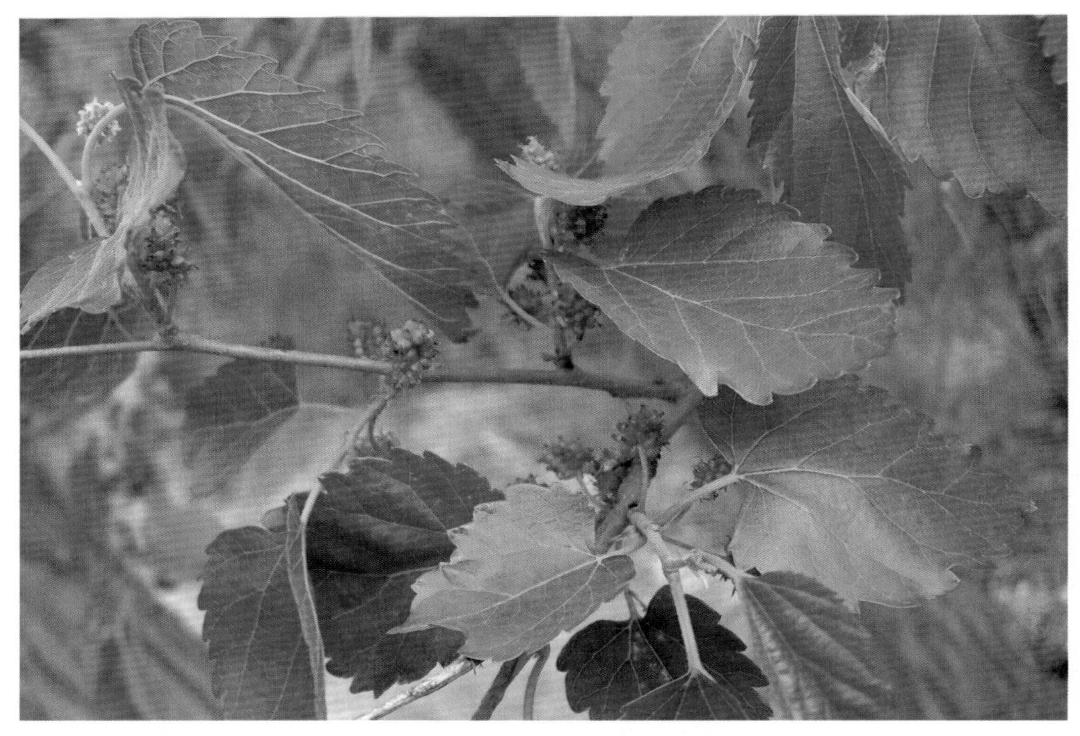

桑（原植物）

【原植物】详见“桑白皮”项下。

【生态分布】详见“桑白皮”项下。

【采收加工】初霜后采收，除去杂质，晒干。

【鉴别】药材 多皱缩、破碎。完整者有柄，叶片展开后呈卵形或宽卵形，长 8~15cm，宽 7~13cm。先端渐尖，基部截形、圆形或心形，边缘有锯齿或钝锯齿，有的不规则分裂。上表面黄绿色或浅黄棕色，

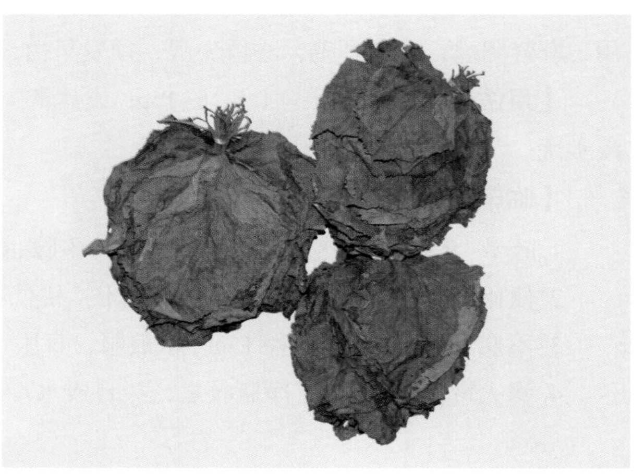

桑叶（药材）

有的有小疣状突起；下表面颜色稍浅，叶脉突出，小脉网状，脉上被疏毛，脉基具簇毛。质脆。气微，味淡、微苦涩。

饮片　呈碎片状，上表面呈黄绿色，略有光泽，背面淡黄绿色或黄白色，叶脉突起，小脉交织呈网状。质脆。气微，味淡、微苦涩。

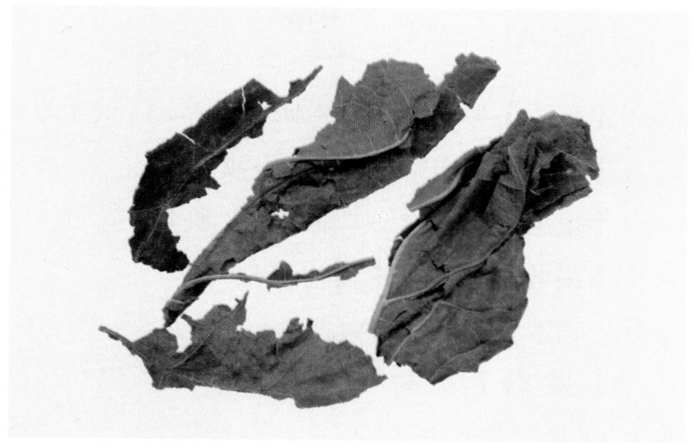

桑叶（饮片）

【化学成分】含黄酮及其苷类，胡芦巴碱、胆碱、腺嘌呤、甘氨酸等13种氨基酸和绿原酸、延胡索酸、棕榈酸及维生素类，胡萝卜素、内消旋肌醇、精氨酸苷等。

【药理作用】有抗病原体、降低血糖的作用。

【性味、归经与效用】甘、苦，寒。归肺、肝经。有疏散风热，清肺润燥，清肝明目的功效。用于风热感冒，肺热燥咳，头晕头痛，目赤昏花。

【用法与用量】内服：煎汤，5~10g；或入丸、散。外用：适量，煎水洗或捣敷。

【临床应用】

1. 感冒　桑叶、菊花、苦杏仁、桔梗各10g，芦根30g，连翘15g，薄荷、甘草各6g。水煎服，日服1剂。

2. 咳嗽　桑叶20g，苦杏仁、枇杷叶各10g、黄芩、薄荷、甘草各6g。水煎服，日服1剂。

3. 盗汗，自汗　桑叶10g。代茶饮。

4. 眩晕　桑叶、菊花各3g。代茶饮。

5. 水火烫伤　霜桑叶，焙干，烧存性，为细末。麻油调敷或干敷。

桑 枝 Sangzhi

RAMULUS MORI

【基源】为桑科植物桑*Morus alba* L.的干燥嫩枝。

【原植物】详见“桑白皮”项下。

【生态分布】详见“桑白皮”项下。

【采收加工】春末夏初采收，去叶，晒干，或趁鲜切片，晒干。

【鉴别】药材 呈长圆柱形，少有分枝，长短不一，直径0.5~1.5cm。表面灰黄色或黄褐色，有多数黄褐色点状皮孔及细纵纹，并有灰白色略呈半圆形的叶痕和黄棕色的腋芽。质坚韧，不易折断，断面纤维性。切片厚0.2~0.5cm，皮部较薄，木部黄白色，射线放射状，髓部白色或黄白色。气微，味淡。

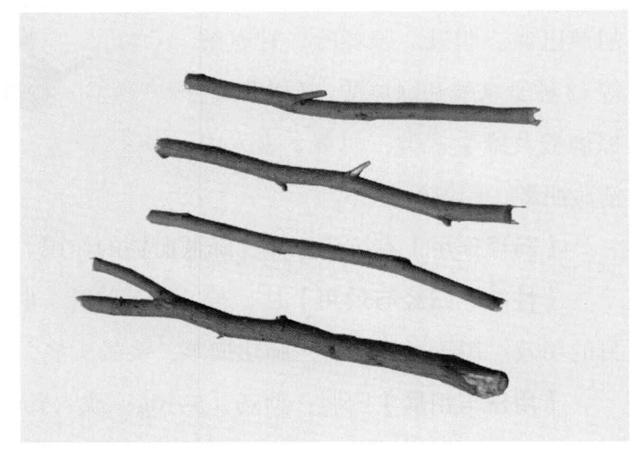

桑 枝（药材）

饮片 呈类圆形或椭圆形的厚片，外表皮灰黄色或黄褐色，有点状皮孔。切面皮部较薄，木部黄白色，射线放射状，髓部白色或黄白色。气微，味淡。

【化学成分】含桑皮素、鞣质及游离蔗糖、果糖、水苏糖、葡萄糖、麦芽糖、棉子糖等多种糖类。

【药理作用】有抗病原体、调节免疫、解痉、降血压、抗炎的作用。

【性味、归经与效用】微苦，平。归肝经。有祛风湿，利关节的功效。用于风湿痹病，肩臂、关节酸痛麻木。

【用法与用量】内服：煎汤，9~15g。外用：适量，煎水熏洗。

【临床应用】

1. 痹证 桑枝30g，姜黄9g，羌活、防风各6g。水煎服，日服1剂。

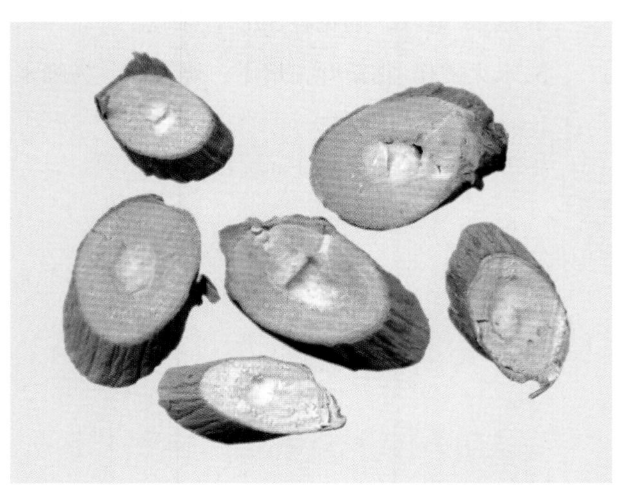

桑 枝（饮片）

2. 痹证，麻木 桑枝、鸡血藤各 15g，威灵仙 12g，全蝎 3g。水煎服，日服 1 剂。

3. 痒风 桑枝、桃枝、槐枝、柳枝各 50g。水煎熏洗。

射 干 Shegan

RHIZOMA BELAMCANDAE

【基源】为鸢尾科植物射干 *Belamcanda chinensis* （L.）DC. 的干燥根茎。

【原植物】多年生草本，高 50~120cm。根状茎横生，略呈结节状，外皮鲜黄色，生多数须根。茎直立，下部生叶。叶 2 列，嵌叠状排列，宽剑形，扁平，长 25~60cm，宽 2~4cm，绿色，常带白粉，基部抱茎，叶脉平行。聚伞花序伞房状顶生；总花梗和小花梗基部具膜质的苞片，花桔黄色，直径 3~5cm，花被片 6，椭圆形，长 2~2.5cm，宽约 1cm，散生暗红色斑点，内轮 3 片较外轮 3 片略小，基部合生成短筒，雄蕊 3，着生在花被片基部；子房下位，3 室，花柱棒状，顶端 3 浅裂，被短柔毛。蒴果倒卵圆球形，长 2.5~3.5cm，有 3 纵棱，成熟时沿缝线 3 瓣裂。种子黑色，近球形，有光泽。花期 7~9 月，果期 8~9 月。

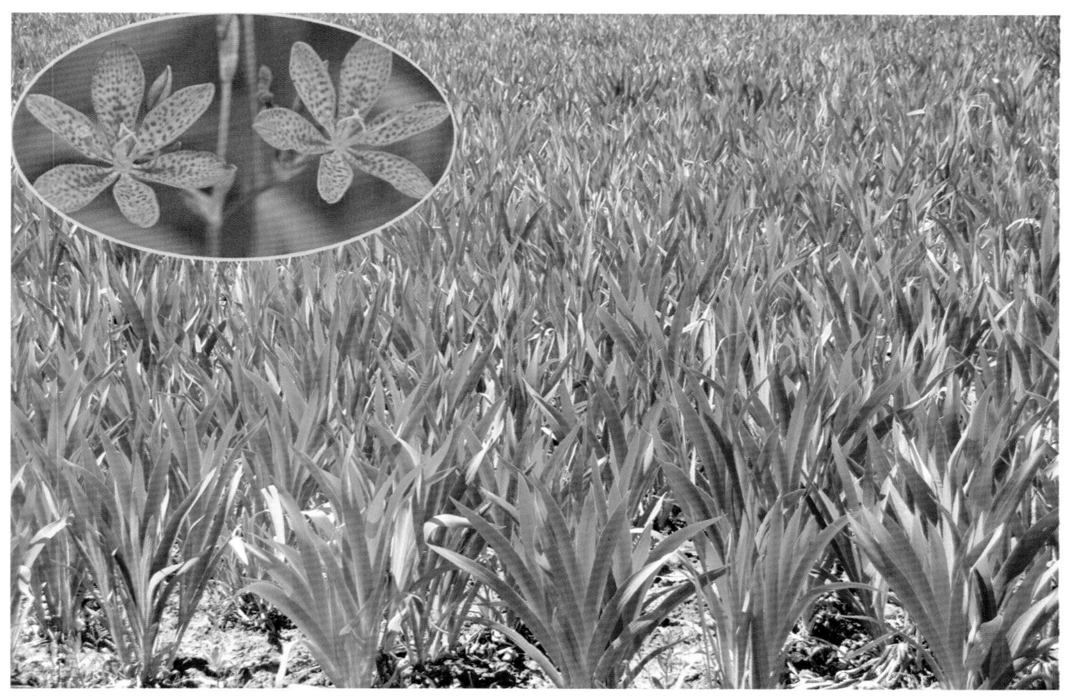

射 干（原植物）

【生态分布】生于海拔 300~600m 的山坡、干地。井店镇、偏城镇、辽城乡、索堡镇等地有大量栽培。

【栽培技术】

1. 选地与整地

通常选择肥沃、疏松、地势较高的土壤。

2. 繁殖方法

（1）种子繁殖 射干种皮的通透性很差，影响出苗，所以播种前必须进行种子处理。

种子处理方法 在播种前一个月，将种子用水浸泡一周，其间换水3~4次，每次换水时加1/3体积的细砂揉搓冲洗一次，后将种子放入箩筐内，用麻布盖严，经常淋水保湿，待种子露白达60%以上时即可取出播种。

用种量每亩3.0~4.0kg。

（2）根茎繁殖 选取春季或秋季挖取的射干根茎，切成若干小段，每段带1~2个芽眼和部分须根，置于通风处，待其伤口愈合后，栽种。

播种移栽 在备好的畦上，按行株距20cm×25cm开穴，穴内放腐植解土或土杂肥1把，与穴土拌匀，每穴栽入1~2段，芽眼朝上，覆土压实，浇水保湿即可。

种子繁殖可育苗移栽或直播。育苗移栽，按行距10~15cm，深3cm，宽8cm开沟播种，播后20~25天可出苗。育苗1年后，当苗高20cm时定植。选阴天，按行株距4cm×25cm开穴，每穴栽苗1~2株，栽后浇定根水。直播，在备好的畦上，按行株距30cm×25cm开穴，每穴施入土杂肥或干粪肥少许，与底土拌匀，上再盖2cm细土，每穴撒入5~6粒，覆土，浇水，盖草。以便保墒。

3. 田间管理

（1）定苗 当苗高20cm时定苗。按行株距20cm×25cm留苗。

（2）灌水 除苗期、定植期外，不浇或少浇水。雨季应及时排水。

（3）打花薹 除留种田外，根茎繁殖当年，种子繁殖第2~3年的开花期，应分别摘取花蕾。

（4）追肥 栽后第二年，应进行追肥。通常一年3次，分别于3月、6月、11月进行。结合中耕除草，每次每亩施人畜粪水1500~2000kg，或饼肥50kg，或过磷酸钙25kg。冬季增施冬腊肥，每亩施腐熟厩肥2000kg。

4. 病虫害防治

（1）锈病 一般在秋季危害，病叶出现褐色病斑。防治方法：发病初期喷25%粉锈宁可湿性粉剂2000倍液，每周1次，连续喷洒2~3次。

（2）射干钻心虫 又名环斑蚀夜蛾。幼虫危害幼嫩心叶、叶鞘、茎基部，致使茎叶被咬断，植株枯萎。高龄幼虫可钻入土下10mm，危害根状茎。常导致病菌侵入引起根腐。防治方法：越冬卵孵化盛期喷5%高效氯氰菊酯；幼虫入土前根际用50%辛硫磷1000倍液浇灌；忌连作。

【采收加工】春初刚发芽或秋末茎叶枯萎时采挖，除去须根和泥沙，干燥。

【鉴别】药材　呈不规则结节状，长 3~10cm，直径 1~2cm。表面黄褐色、棕褐色或黑褐色，皱缩，有较密的环纹。上面有数个圆盘状凹陷的茎痕，偶有茎基残存；下面有残留细根及根痕。质硬，断面黄色，颗粒性。气微，味苦、微辛。

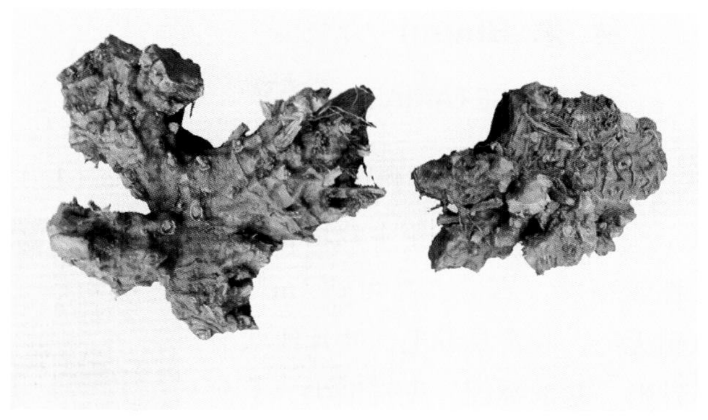

射干（药材）

饮片　呈不规则形或长条形的薄片。外表皮黄褐色、棕褐色或黑褐色，皱缩，可见残留的须根和须根痕，有的可见环纹。切面淡黄色或鲜黄色，具散在筋脉小点或筋脉纹，有的可见环纹。气微，味苦、微辛。

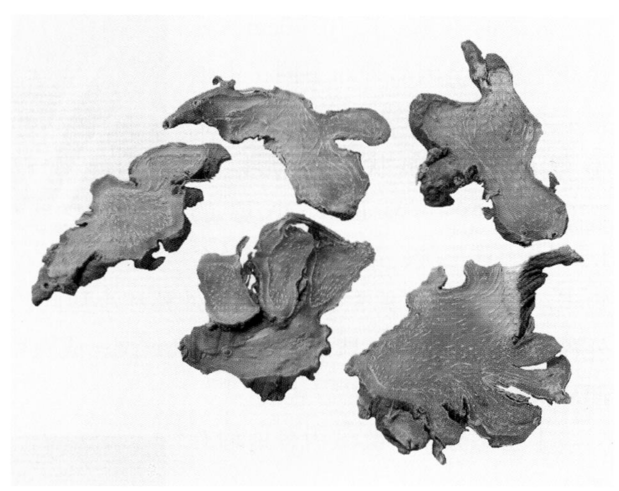

射干（饮片）

【化学成分】含鸢尾苷、鸢尾黄酮、洋鸢尾素、射干酚 A、射干酚 B、射干酮等。

【药理作用】

1. 有抗病原体、抗炎、解热、兴奋咽喉黏膜的作用。

2. 毒性　醇提物小鼠灌服 LD_{50} 为 66.78g/kg。

【性味、归经与效用】苦，寒。归肺经。有清热解毒，消痰，利咽的功效。用于热毒痰火郁结，咽喉肿痛，痰涎壅盛，咳嗽气喘。

【用法与用量】内服：煎汤，3~10g。

【临床应用】

1. 喉痹　射干、桔梗、牛蒡子、木蝴蝶各 10g，黄芩、甘草各 6g。水煎服，日服 1 剂。

2. 咳嗽　射干、紫菀、款冬花、清半夏各 10g，麻黄、生姜各 6g，五味子、细辛各 3g，大枣 6 枚。水煎服，日服 1 剂。

3. 痄腮　射干 10~15g。水煎，饭后服，日服 2 次。

4. 瘰疬　射干、连翘、夏枯草各等分，为丸。每服 6g，饭后白开水送服。

5. 癥瘕　射干、三棱、枳壳、茯苓、赤芍各 10g，鳖甲 30g，桃仁、牡丹皮、莪术、小茴香、桂枝各 6g。水煎服，日服 1 剂。

秫 米 Shumi

SEMEN SETARIAE

【基源】为禾本科植物粟*Setaria italica*（L.）Beauv. 的干燥成熟种子。

【原植物】一年生栽培谷物。秆较粗壮，直立，高可达1m。叶鞘无毛，叶舌具纤毛，叶片线状披针形，基部钝圆，先端渐尖，上面粗糙，下面较光滑。圆锥花序圆柱形，成熟时下垂，长10~40cm，直径变化较大，因品种而不同；主轴密生柔毛，刚毛长为花穗的1~3倍；小穗卵形或卵状披针形，长2~3mm；第一颖长为小穗的1/3~1/2，具三脉；第二颖略短乃至短于小穗的1/4，具5~9脉；第一外稃和小穗同长，具5~7脉，内稃短小。谷粒和第一外稃等长，卵状或圆球形，具细点状皱纹；成熟后自第一外稃基部和颖分离脱落。花果期夏秋季。

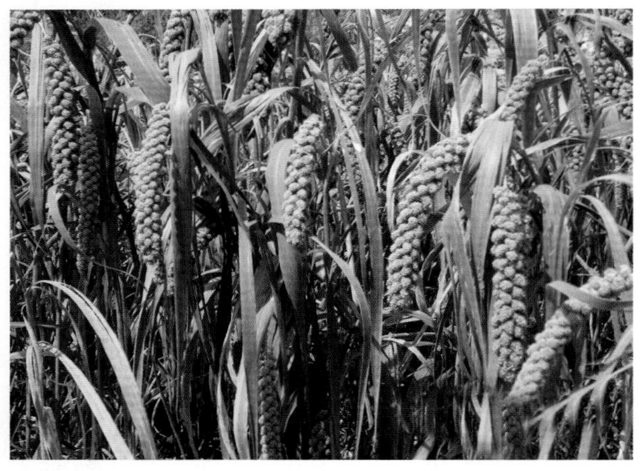

粟（原植物）

【生态分布】县域内各地均有栽培。

【采收加工】果实成熟时采收，去净杂质，晒干。

【鉴别】呈圆球形，直径约1.5mm。表面类白色至黄白色，一侧可见1凹槽。质坚，富粉性。气微，味淡。

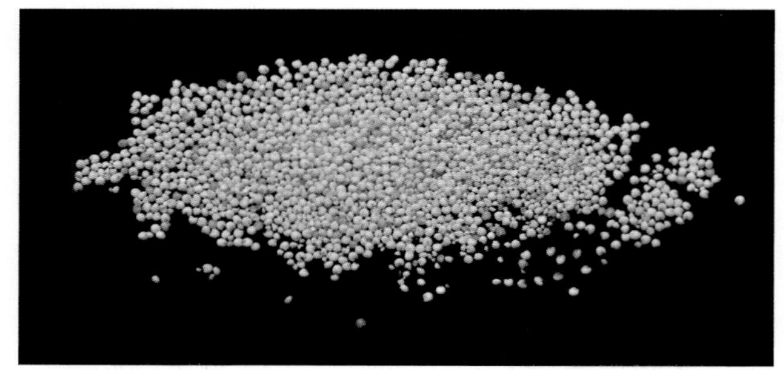

秫米（饮片）

【化学成分】含脂肪、蛋白质和谷氨酸、脯氨酸、丙氨酸、蛋氨酸和少量赖氨酸等。

【性味、归经与效用】甘，微寒。归肺、胃、大肠经。有祛风除湿，和胃安神，解毒敛疮的功效。用于疟疾寒热，筋骨挛急，泄泻痢疾，夜寐不安，肿毒，漆疮，冻疮，犬咬伤。

【用法与用量】内服：煎汤，9~15g，包煎；或煮粥；或酿酒。外用：适量，研末撒；或捣敷。

【临床应用】

1. 不寐 秫米 30g，法半夏 10g。水煎服，日服 1 剂。

2. 泄泻 秫米、山药各等分。煮粥服；或研末，每服 10g；日服 2 次。

桃仁 Taoren

SEMEN PERSICAE

【基源】为蔷薇科植物桃*Prunus persica*（L.）Batsch 或山桃*Prunus davidiana*（Carr.）Franch. 的干燥成熟种子。

【原植物】桃 落叶小乔木，高达 3~8m。小枝绿色或半边红褐色，无毛。叶互生，在短枝上呈簇生状；叶柄长 1~2cm，通常有 1 至数枚腺体；叶片椭圆状披针形至倒卵状披针形，边缘具细锯齿，两面无毛。花通常单生，先于叶开放，直径 2.5~3.5cm，具短梗；萼片 5，基部合生成短萼筒，外被绒毛；花瓣 5，倒卵形，粉红色，罕为白色；雄蕊多数；子房 1 室，花柱细长，柱头小，圆头状。核果近球形，直径 5~7cm，表面有短绒毛，果肉白色或黄色，离核或粘核。种子 1 枚，扁卵状心形。花期 3~4 月，果期 6~7 月。

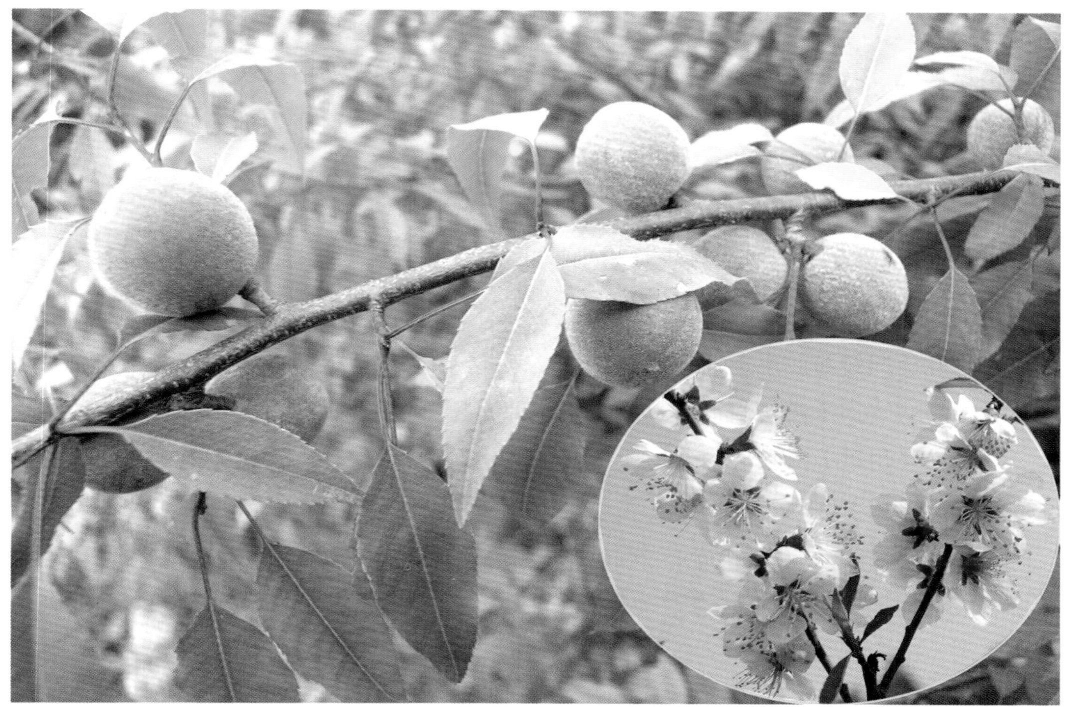

桃（原植物）

山桃 落叶小乔木，高 5~9m。叶互生；托叶早落；叶柄长 1.5~3cm；叶片卵状披针形，长 4~8cm，宽 2~3.5cm。花单生，萼片 5，花瓣 5，阔倒卵形，粉红色至白色。核果近圆形，黄绿色，表面被黄褐色柔毛。果肉离核；核小，坚硬。种子 1 颗，棕红色。花期 3~4 月。果期 6~7 月。

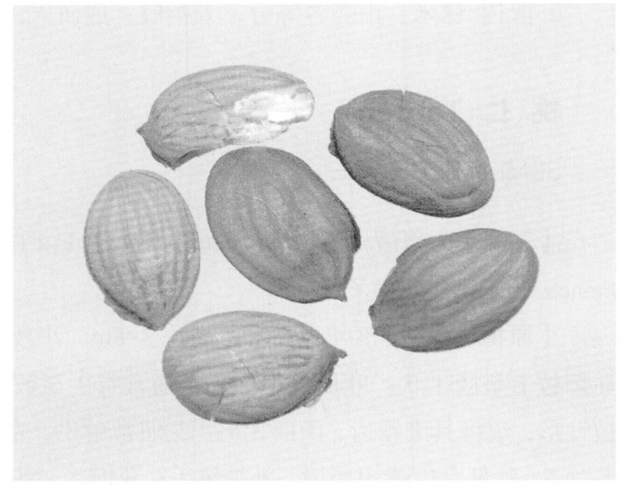
桃仁（饮片.桃）

【生态分布】桃在县域内各地普遍栽培。山桃生于海拔 800~1200m 的山坡、山谷沟底或荒野疏林及灌丛内。分布于全县山区。

【采收加工】果实成熟后采收，除去果肉和核壳，取出种子，晒干。

【鉴别】桃仁 呈扁长卵形，长 1.2~1.8cm，宽 0.8~1.2cm，厚 0.2~0.4cm。表面黄棕色至红棕色，密布颗粒状突起。一端尖，中部膨大，另端钝圆稍扁斜，边缘较薄。尖端一侧有短线形种脐，圆端有颜色略深不甚明显的合点，自合点处散出多数纵向维管束。种皮薄，子叶 2，类白色，富油性。气微，味微苦。

山桃仁 呈类卵圆形，较小而肥厚，长约 0.9cm，宽约 0.7cm，厚约 0.5cm。

【化学成分】含苦杏仁苷、杏仁酶、脂肪油、维生素 B_1、挥发油等。

【药理作用】

1. 有增加脑血流及外周血流、改善微循环、抗凝及抑制血栓形成、润肠通便、抗炎、抗过敏的作用。

2. 毒性 水煎剂小鼠腹腔注射 LD_{50} 为 222.5 ± 7.5g/kg；灌胃 LD_{50} 为 42.81 ± 0.02g/kg。

【性味、归经与效用】苦、甘，平。归心、肝、大肠经。有活血祛瘀，润肠通便，止咳平喘的功效。用于经闭痛经，癥瘕痞块，肺痈肠痈，跌扑损伤，肠燥便秘，咳嗽气喘。

【用法与用量】内服：煎汤，5~10g。

【临床应用】

1. 闭经 桃仁、红花各 10g，当归 12g，川芎、水蛭各 6g。水煎服，日服 1 剂。

2. 儿枕痛 桃仁、红花、香附、乌药、延胡索各 10g，当归 12g，川芎 6g。水煎服，日服 1 剂。

3. 肠痈 桃仁、牡丹皮各 10g，冬瓜子、败酱草各 30g，大黄 12g。水煎服，日服 1 剂。

4. 便秘 桃仁、柏子仁、苦杏仁、郁李仁各等分，研末，制成蜜丸。每服 6g，日服 2 次。

桃 枝 Taozhi

RAMULUS PERSICAE

【基源】为蔷薇科植物桃*Prunus persica*（L.）Batsch 的干燥枝条。

【原植物】详见“桃仁”项下。

【生态分布】详见“桃仁”项下。

【采收加工】夏季采收，切断，晒干。

【鉴别】药材 呈圆柱形，长短不一，直径0.2~1cm，表面红褐色，较光滑，有类白色点状皮孔。质脆，易折断，切面黄白色，木部占大部分，髓部白色。气微，味微苦、涩。

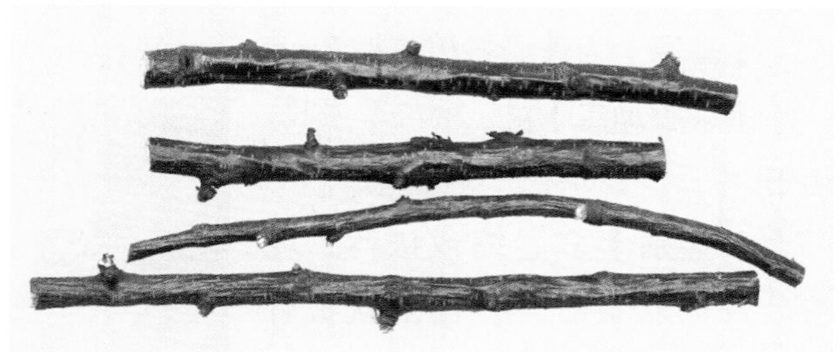

桃枝（药材）

饮片 呈圆柱形厚片或段状，直径0.2~1cm，表面红褐色，较光滑，有类白色点状皮孔。质脆，切面黄白色，木部占大部分，髓部白色。气微，味微苦、涩。

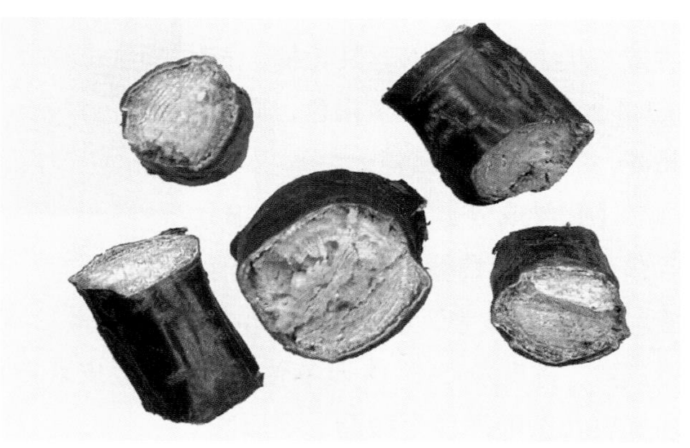

桃枝（饮片）

【化学成分】含柚皮素及其葡萄糖苷、山柰酚及其葡萄糖苷、二氢山柰酚、山柰素葡萄糖苷、橙皮素葡萄糖苷、槲皮素葡萄糖苷、右旋儿茶精、β-谷甾醇葡萄糖苷、洋李苷等。

【性味、归经与效用】苦，平。归心、肝经。有活血通络，解毒杀虫的功效。用于心腹刺痛，风湿痹痛，跌打损伤，疮癣。

【用法与用量】内服：煎汤，9~15g。外用：适量，煎汤洗浴。

【临床应用】

1. 卒心痛 桃枝 50g，酒 200ml。煎取 100ml，顿服。
2. 黄疸 鲜桃枝 90g。水煎服，日服 1 剂。
3. 口糜 桃枝 30g。浓煎含漱，日服 1 剂。
4. 湿疮 桃枝、地肤子各 30g。水煎外洗患处。
5. 痹证 桃枝、柳枝、桑枝各等分。适量，水煎熏洗患处。

附：

桃 叶 Taoye

FOLIUM PERSICAE

【基源】为蔷薇科植物桃*Prunus persica*（L.）Batsch 的干燥叶。

【采收加工】夏、秋二季采收，晒干。

【鉴别】多卷缩或破碎，完整叶片卵状披针形、椭圆状披针形或倒卵状披针形，长 8~15cm，宽 2~4cm，边缘有锯齿，顶端渐尖或长尖，基部楔形。具短柄，长 0.7~1.2cm。黄绿色至黄褐色，质轻易碎。气微，味微苦。

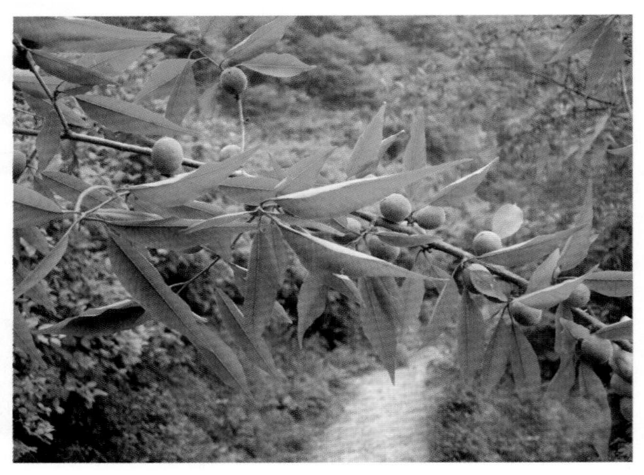

桃（原植物）

【化学成分】含三十一烷、β-谷甾醇及其葡萄糖苷、熊果酸、消旋扁桃酸、槲皮素、紫云英苷、蜡梅苷、山柰素-3-双葡萄糖苷、桃皮素、柚皮素、香橙素、橙皮素、桃皮素-5-β-D-吡喃葡萄糖苷、橙皮素-5-O-β-D-吡喃葡萄糖苷、右旋儿茶酚、左旋表儿茶酚没食子酸酯、绿原酸和矢车菊苷等。

【药理作用】有杀灭孑孓、蚊虫钩端螺旋体的作用。

【性味、归经与效用】苦、辛，平。归脾、肾经。有祛风清热，燥湿解毒，杀虫的功效。用于外感风邪，头风头痛，风痹，湿疹，痈肿疮疡，癣疮，疟疾，蛔虫，蛲虫，阴道滴虫等虫证。

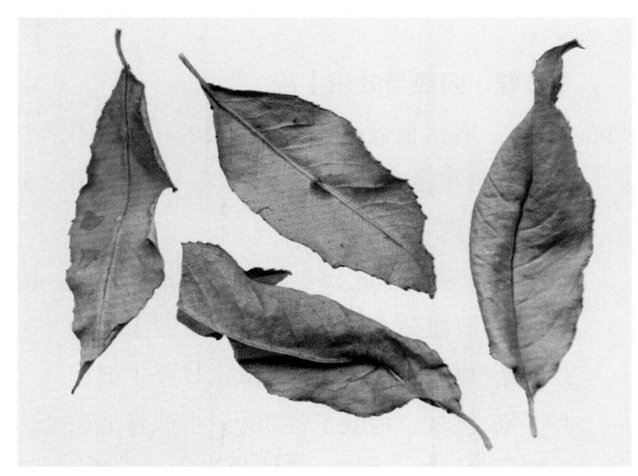

桃叶（饮片）

【用法与用量】内服：煎汤，

5~10g。外用：适量，煎水洗；鲜品捣敷或捣汁涂。

【临床应用】

1. 头痛 鲜桃叶适量，盐少许，共捣烂。敷太阳穴。

2. 痈肿 鲜桃叶适量，捣烂。敷患处。

3. 阴痒 鲜桃叶适量，水煎熏洗。

4. 疥疮 桃叶捣汁敷之。

5. 痔疮 桃叶适量，煎汤熏洗。

铁线透骨草 Tiexiantougucao

HERBA CLEMATIDIS INTRICATAE

【基源】为毛茛科植物黄花铁线莲*Clematis intricata* Bunge的干燥地上部分。

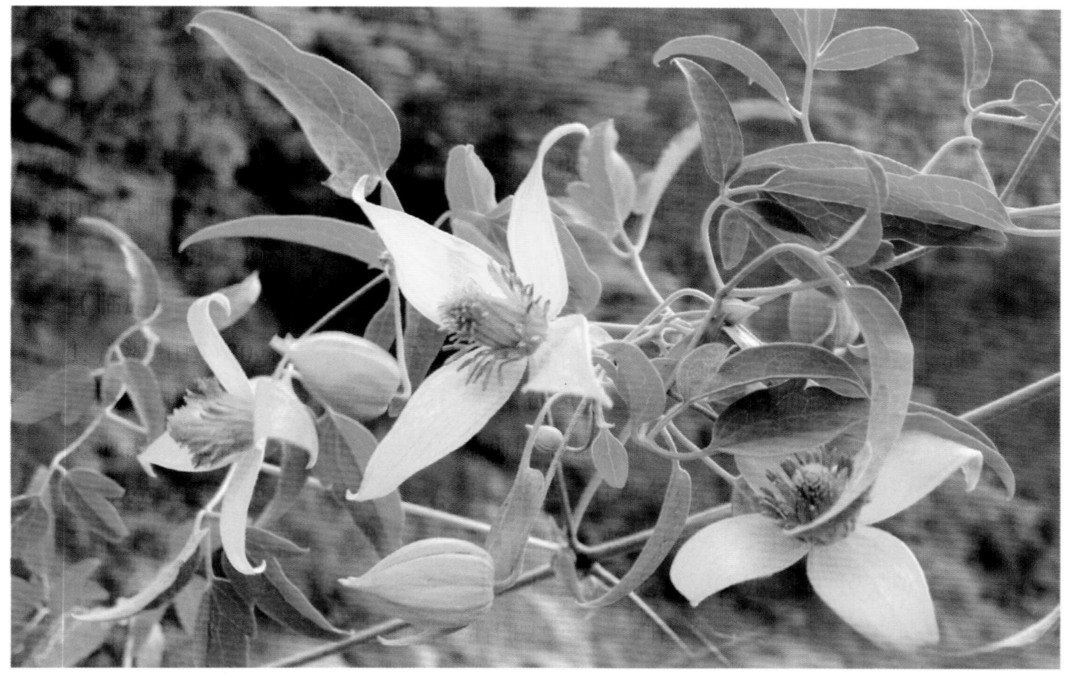

黄花铁线莲（原植物）

【原植物】草质藤本，茎纤细，多分枝，近无毛或有疏短毛。叶对生，二回羽状复叶，长达15cm，灰绿色，近无毛；小叶有长柄，2~3全裂，或深裂，或浅裂，中央裂片线状披针形、披针形或狭卵形，长1~4.5cm，宽0.2~1.5cm，先端渐尖，基部楔形，全缘或有少数牙齿；两侧裂片较短，下部常2~3浅裂。聚伞花序腋生，通常具3朵花，有时为单花；花序梗长1.2~3.5cm，有时极短，疏被柔毛；中间花梗无小苞片，侧生花梗下部有2片对生小苞片，苞片叶状，全缘或2~3浅裂或全裂；花两性，萼片4，狭卵形或长圆形，长1.2~2.2cm，宽 4~6mm，黄色，两面无毛，或内面有极稀柔毛，外面边缘有短绒毛；花瓣无；雄蕊多数，花丝中下部较宽，被短柔毛，花药无毛，心皮多数。瘦果卵形或椭圆状卵形，扁，长 2~3.5mm，边缘厚，被柔毛，宿存花柱长羽毛状，长 3.5~5cm。花期 6~7 月，果期 8~9 月。

【生态分布】 生于海拔 300~1200m 的山坡、路旁或灌木林中。主要分布于辽城乡、井店镇、河南店镇、涉城镇、更乐镇等地。

【采收加工】 夏秋季采割，去净杂质，晒干。

【鉴别】药材 茎细长圆柱形，盘绕或捆扎成把，长 10~15cm，直径 1~3mm；表面黄绿色至灰绿色，基部老茎黄棕色至红棕色，有明显的纵棱线，节稍膨大；质脆易折断，断面灰黄白色。叶对生，二回羽状复叶，叶片常破碎脱落，叶柄及叶轴常卷缩；小叶披针形或狭卵形，长 1~3cm，宽 0.6~1.5cm，全缘或有疏齿，灰绿色；纸质。花两性，单一或 3 朵成聚伞花序腋生。花梗长约 3cm，花萼淡黄色，萼片 4，狭卵形，边缘有短柔毛；花瓣无，雄蕊多数，花丝狭条形，有短柔毛；雌蕊多数。瘦果扁卵形，长约 2.5mm。有宿存的白色羽状花柱。气微，味淡。

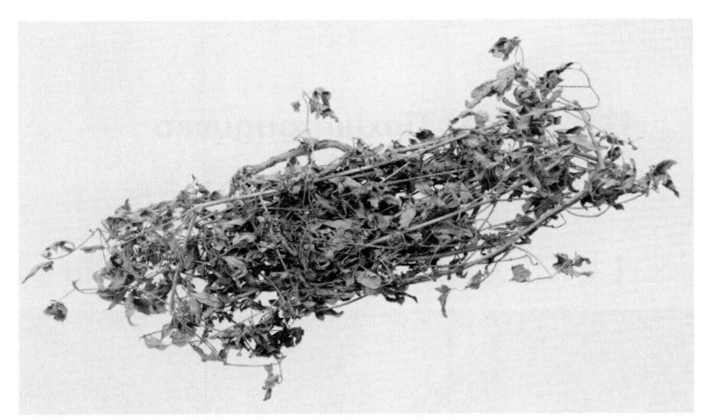

铁线透骨草（药材）

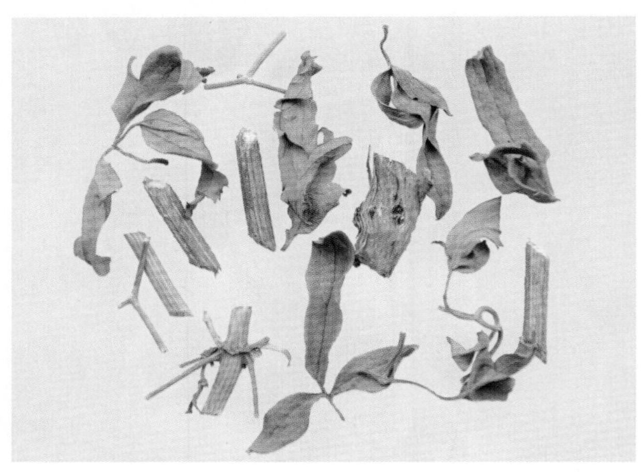

铁线透骨草（饮片）

饮片 呈茎、叶、花、果的混合段片。茎长圆柱形，直径 1~3mm。切面灰黄白色，周边黄棕色至灰绿色，老茎黄棕色至红棕色，有明显的纵棱线，节部稍膨大。叶多皱缩，灰绿色。偶有花果。花萼淡黄色，萼片 4，狭卵形，花瓣无；瘦果扁卵形，有宿存的白色羽状花柱。气微，味淡。

【化学成分】 含三十烷醇、β-谷甾醇、东莨菪素、5-羟基-4-氧代-戊酸、咖啡酸、肌醇、硬脂酸乙酯、咖啡酸乙酯和二十六烷醇等。

【药理作用】

1. 有抗炎、镇痛的作用。

2. 毒性 水煎液灌服小鼠的 LD_{50} 为 167.5 ± 18.5g/kg。

【性味、归经与效用】辛、咸，温；有小毒。有祛风除湿，通络止痛的功效。用于风湿性关节炎，四肢麻木，拘挛疼痛，牛皮癣，疥癣。

【用法与用量】内服：煎汤，6~9g。外用：适量，捣敷；或煎汤洗。

【临床应用】

1. 痹证　铁线透骨草12g。水煎服，日服1剂。

2. 白疕　鲜铁线透骨草适量。捣烂外敷，待患处起水泡，连成一片时为度，去药，将水泡破刺，使黄水外流，局部涂布麻油，2~3天后黄水流尽，局部结痂时改用油砂条外敷包扎，以免干痂周围疼痛。

3. 跌打损伤　艾叶90g，铁线透骨草30g，当归、黄芪各15g，苏木12g，延胡索9g。水煎洗患处。适用于红肿未破烂者。

通经草 Tongjingcao

HERBA ALEURITOPTERIDIS ARGENTEAE

【基源】为中国蕨科银粉背蕨*Aleuritopteris argentea*（Gmel.）Fee的干燥全草。

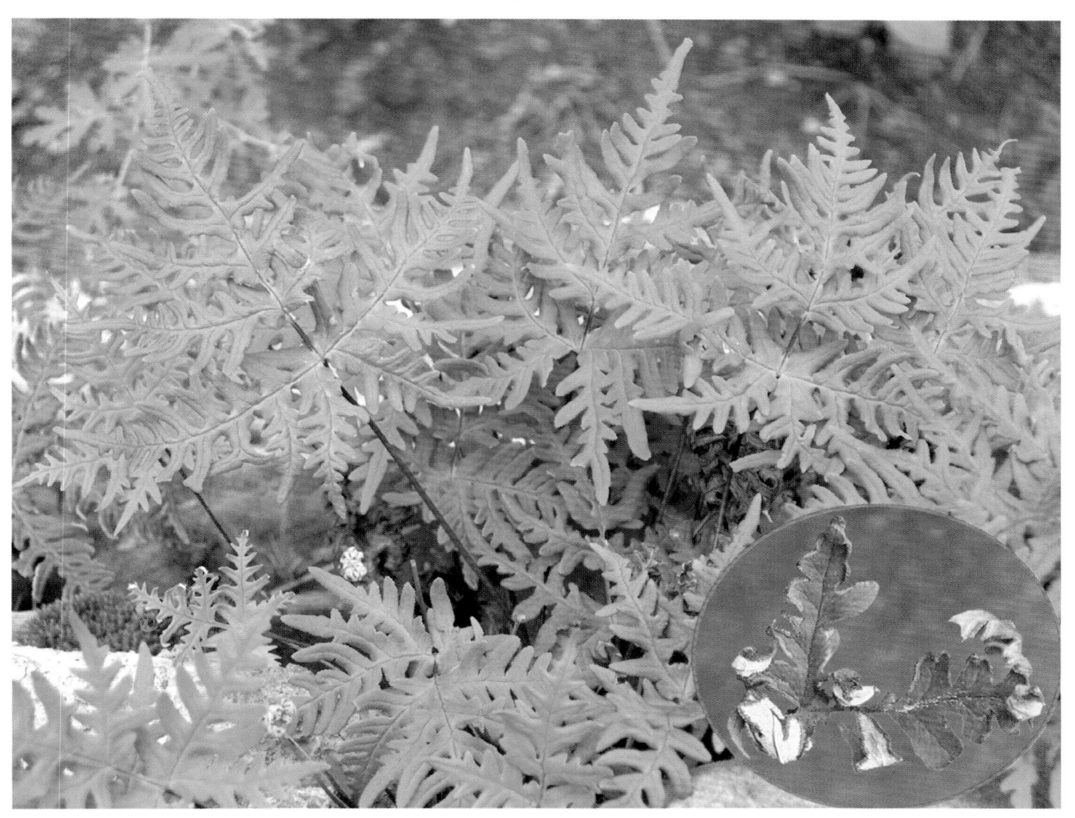

银粉背蕨（原植物）

【原植物】高 14~20cm。根状茎直立或斜升，外被红棕色边的亮黑色披针形鳞片，叶簇生，厚纸质，上表面暗绿，背面有银白色或乳黄色粉粒，叶片五角形，长宽各约 5~6cm，羽片基部彼此相连或分离，顶生羽近于菱形，侧生羽片又为三角形，叶柄栗褐色，有光泽。孢子囊群生于小脉顶端，成熟时汇合成条形；囊群盖沿叶边连续着生，厚膜质，全缘。

【生态分布】多生于海拔 200~1200m 的石灰岩石缝中或土壁上。全县各地均有分布。

【采收加工】夏、秋季采收，去净泥土，捆成小把，晒干。

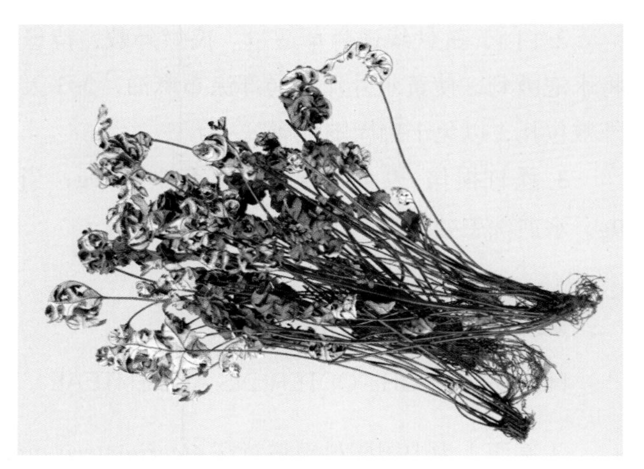
通经草（药材）

【鉴别】药材　根茎短小，密被红棕色鳞片。叶数枚簇生；叶柄细长，长 10~20cm，栗棕色，有光泽；叶片卷缩，展开后呈近五角形，长宽均 5~10cm，掌状羽裂，细裂片宽窄不一，叶上表面绿色，下表面被银白色或淡黄色粉粒。孢子囊群集生于叶缘，成条形。质脆，易折断。气微，味淡。

饮片　呈段状。根外表面土褐色，质脆，断面黄白色。叶均已切断，叶柄细，栗棕色，有光泽；叶片卷缩，完整者展开后呈近五角形，长宽均 5~10cm，掌状羽裂，细裂片宽窄不一，叶上表面绿色，下表面被银白色或淡黄色粉粒。孢子囊群集生于叶缘，成条形。质脆，易折断。气微，味淡。

【化学成分】含粉背蕨酸、蔗糖和黄酮类化合物等。

【性味、归经与效用】辛、甘，平。归肝、肺经。有活血调经，止咳，利湿，解毒消肿的功效。用于月经不调，闭经腹痛，赤白带下，肺痨咳血，大便泄泻，小便涩痛，肺痈，乳痈，风湿关节疼痛，跌打损伤，肋间神经痛，暴发火眼，疮肿。

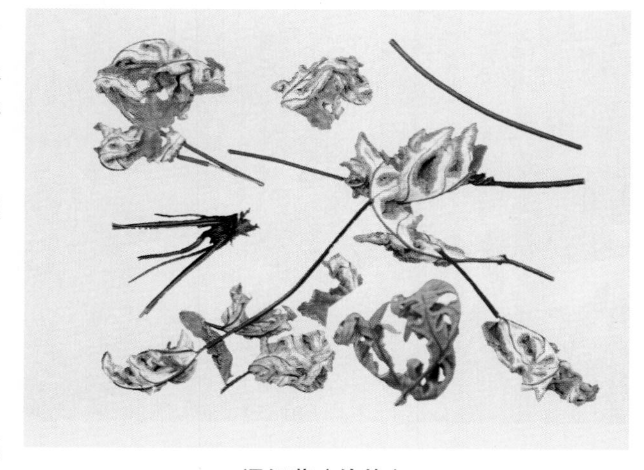
通经草（饮片）

【用法与用量】内服：煎汤，9~15g。外用：适量，水煎熏洗或捣敷。

【临床应用】

1. 闭经　通经草、益母草各 30g，川芎 6g。水煎服，日服 1 剂。

2. 带下　通经草、土茯苓各 30g。水煎服，日服 1 剂。

3. 肺痨（咳嗽吐血）　通经草 15g，贝母、天冬各 9g。水煎服，日服 1 剂。

4. 百日咳　通经草 9g，百部 12g。煎水，加冰糖适量服。

5. 泄泻　通经草、木槿花、山楂各 3g。做粥喝，日服 3 次。

6. 淋证　通经草 30g，研细末，开水调白糖冲服。或配白茅根 15g。

7. 天行赤眼　通经草 15g，秦皮、菊花各 9g。水煎，熏洗患眼。

【注意】孕妇禁用。

夏至草 Xiazhicao

HERBA LAGOPSIS SUPINAE

【基源】为唇形科植物夏至草 *Lagopsis supina*（Steph.）IK.Gal. 的新鲜或干燥全草。

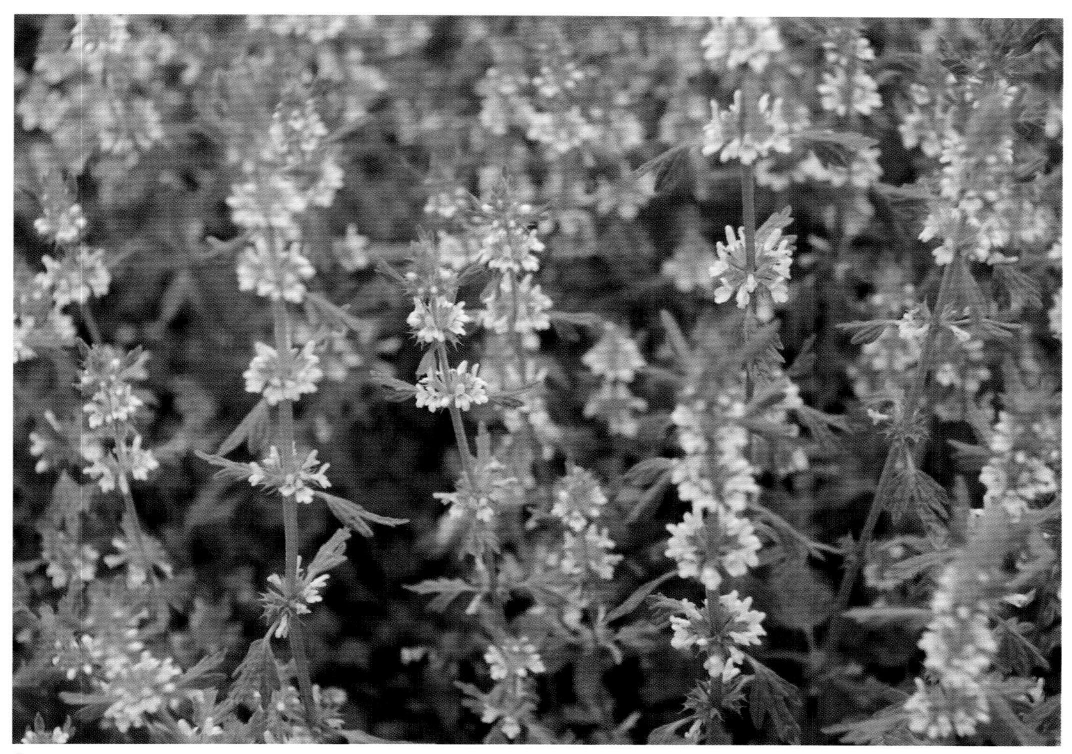

夏至草（原植物）

【原植物】多年生草本，高 15~35cm。茎直立，方柱形，分枝，被倒生细毛。叶对生；有长柄，被细毛；叶片轮廓近圆形，直径 1.5~2cm，掌状 3 深裂，裂片再 2 深裂或有钝裂齿，两面均密生细毛，下面叶脉凸起。春夏开花，花轮有花 6~10 朵，无梗或有短梗，腋生；苞片与萼筒等长，刚毛状，被有细毛；花萼钟形，外面被有细毛，喉部有短毛，具 5 脉和 5 齿，齿端有尖刺，上唇 3 齿较下唇 2 齿长；花冠白色，钟状，长约 7mm，外面被有短柔毛，冠筒内面无毛环，上唇较下唇长，直立，长圆形，内面有长柔毛，下唇平展，有 3 裂片；雄蕊 4，二强，不伸出；花柱先端 2 裂，裂片相等，圆形。小坚果褐色，长圆状三棱形，有鳞粃。花期 3~4 月，果期 5~6 月。

【生态分布】生于海拔 200~1000m 低山的水边、路旁旷地上。全县各地均有分布。

【采收加工】夏至前盛花期采收，晒干或鲜用。

【鉴别】药材　茎呈类方柱形，有分枝，长 12~30cm，被倒生细毛。叶对生，黄绿色至暗绿色，多皱缩，完整叶片展平后呈掌状 3 全裂，裂片具钝齿或小裂，两面密被细毛；叶柄长。轮伞花序腋生；花萼钟形，萼齿 5，齿端有尖刺；花冠钟状，类白色。小坚果褐色，长卵形。质脆。气微，味微苦。

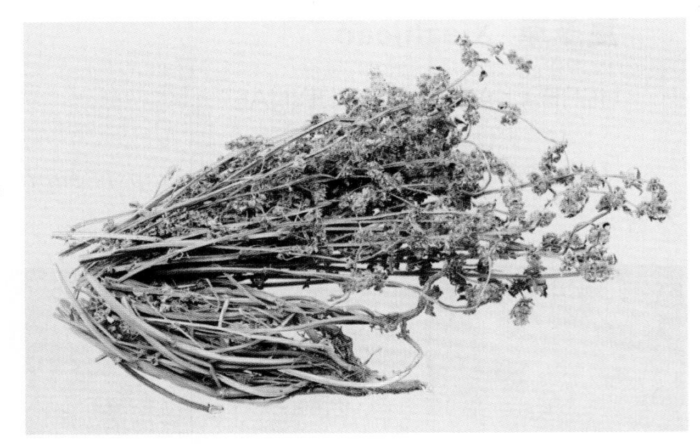

夏至草（药材）

饮片　呈茎、叶、花、果混合的段状。茎方形，表面黄绿色或紫棕色被有细毛，断面中空。叶皱缩多破碎，上表面暗绿色，下表面灰绿色，两面均密生细毛。花腋生，排成轮状，花冠白色。小坚果长圆状三棱形，褐色。气微，味微苦。

【化学成分】含苯丙苷类成分，还含二十酸十八醇酯、二十酸 -16- 甲基 -15，16- 烯十七醇酯、棕榈酸、β - 谷甾醇、齐墩果酸和胡萝卜苷。

【性味、归经与效用】辛、微苦，寒。归肝经。有养血活血，清热利湿的功效。用于月经不调，产后瘀滞腹痛，血虚头昏，半身不遂，跌打损伤，水肿，小便不利，目赤肿痛，

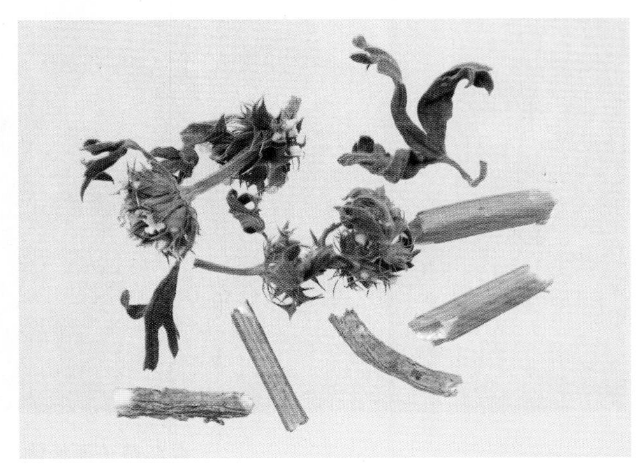

夏至草（饮片）

疮痈，冻疮，牙痛，皮疹瘙痒。

【用法与用量】内服：煎汤，9~12g；或熬膏。

【临床应用】

1. 儿枕痛 当归12g，夏至草、香附各10g，川芎、桃仁、红花各6g，鸡血藤30g。水煎服，日服1剂。

2. 跌打损伤 夏至草、川刘寄奴、金丝梅、香通各15g。水煎服，日服1剂。

3. 水肿 夏至草、马鞭草各30g。水煎浓汁服。

4. 淋证 夏至草10g，白茅根、玉米须各30g。水煎服，日服1剂。

5. 闭经 夏至草30g，川芎、香附各9g，刘寄奴12g。水煎服，日服1剂。

徐长卿 Xuchangqing

RADIX ET RHIZOMA CYNANCHI PANICULATI

【基源】为萝藦科植物徐长卿*Cynanchum paniculatum*（Bge.）Kitag.的干燥根和根茎。

【原植物】多年生直立草本，高达1m，根细呈须状，多至50余条，形如马尾，具特殊气味。茎部分枝，无毛或被微毛。叶对生，纸质，披针形至线形，长4~13cm，宽3~15mm，两端急尖，两面无毛或上面具疏柔毛，叶缘稍反卷，有睫毛。圆锥聚伞花序近顶腋生，长达7cm，有花10余朵；花萼内面有或无腺体；花冠黄绿色，近幅状，裂片长达4mm，宽3mm，副花冠裂片5，顶端钝；基部增厚，花粉块每室1个，下垂，臂短，平伸；子房椭圆形，柱头五角形，顶端略突起。蓇葖果单生披针状，长约6cm。种子长圆形，长约3mm，顶端具白绢质种毛，长1cm。花期5~7月，果期9~12月。

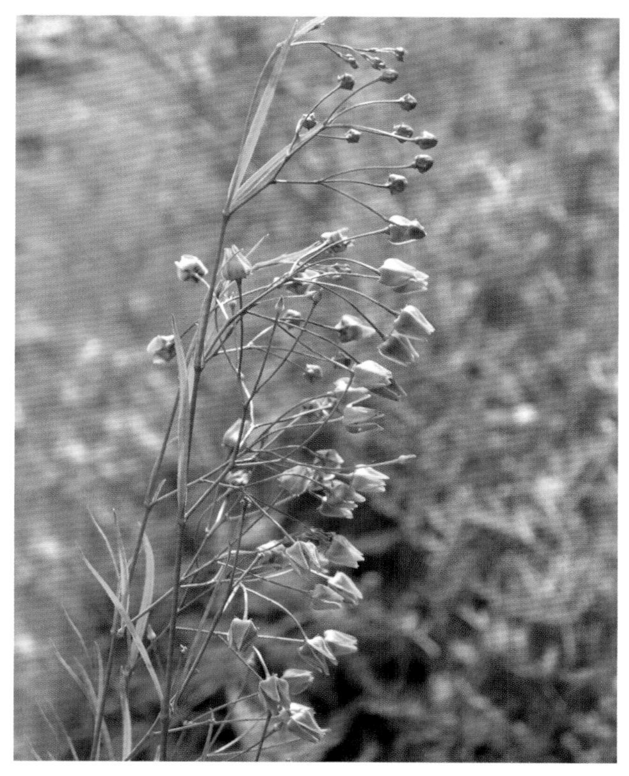

徐长卿（原植物）

【生态分布】生于海拔400m以上的阳坡草丛中。主要分布于木井乡、偏城镇、河南店镇、关防乡、辽城乡等地。

【采收加工】秋季采挖，除去杂质，阴干。

【鉴别】药材 根茎呈不规则柱状，有盘节，长 0.5~3.5cm，直径 2~4mm。有的顶端带有残茎，细圆柱形，长约 2cm，直径 1~2mm，断面中空；根茎节处周围着生多数根。根呈细长圆柱形，弯曲，长 10~16cm，直径 1~1.5mm。表面淡黄白色至淡棕黄色或棕色，具微细的纵皱纹，并有纤细的须根。质脆，易折断，断面粉性，皮部类白色或黄白色，形成层环淡棕色，木部细小。气香，味微辛凉。

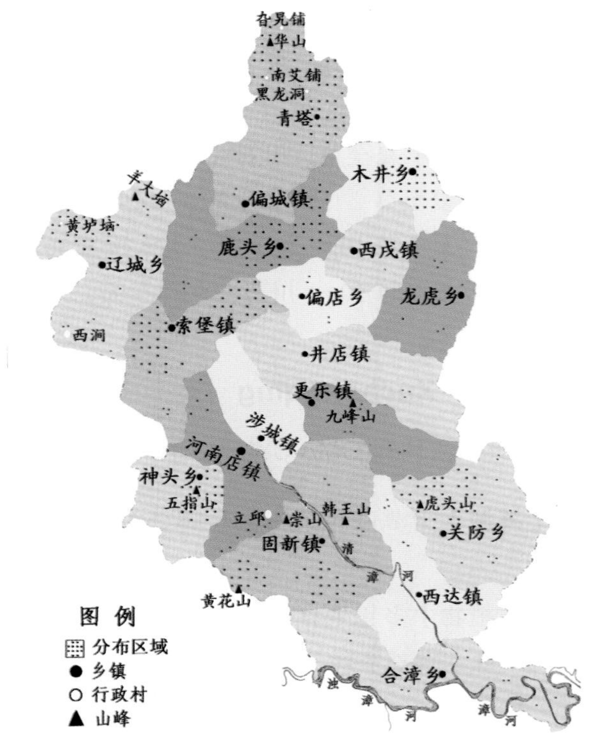

徐长卿资源分布图

饮片 呈不规则的段。根茎有节，四周着生多数根。根圆柱形，表面淡黄白色至淡棕黄色或棕色，有细纵皱纹。切面粉性，皮部类白色或黄白色，形成层环淡棕色，木部细小。气香，味微辛凉。

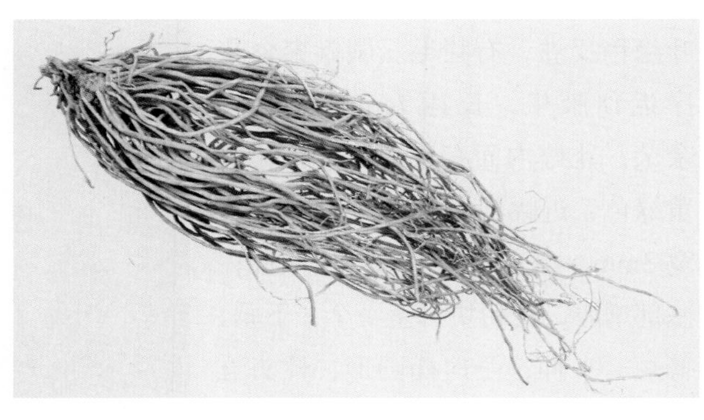
徐长卿（药材）

【化学成分】含丹皮酚、异丹皮酚、丹皮酚原苷和丹皮酚苷以及甾体及其糖苷等。

【药理作用】有镇痛、镇静、降血压、降血脂、抗菌的作用。

【性味、归经与效用】辛，温。归肝、胃经。有祛风，化湿，止痛，止痒的功效。用于风湿痹痛，胃痛胀满，牙痛，腰痛，跌扑伤痛，风疹，湿疹。

【用法与用量】内服：煎汤，3~12g，后下。

【临床应用】

1. 痹证 徐长卿、木瓜各 10g，威灵仙、桑枝各 15g，姜黄、甘草各 6g。水煎服，日服 1 剂。

2. 腰痛　徐长卿、杜仲、牛膝各 10g，桑寄生 20g，续断 15g。水煎服，日服 1 剂。

3. 胃痛　徐长卿、高良姜、香附各 9g。水煎服，日服 1 剂。

4. 痢疾，泄泻　徐长卿 3~6g。水煎服，日服 1 剂。

5. 淋证　徐长卿 9g，白茅根 30g。水煎服，日服 1 剂。

6. 湿疮，痒风　徐长卿、苦参、地肤子各 30g。水煎外洗。

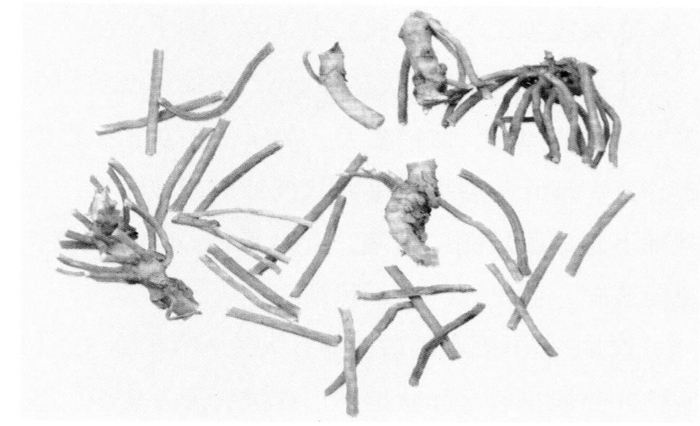

徐长卿（饮片）

鸭跖草 Yazhicao

HERBA COMMELINAE

【基源】为鸭跖草科植物鸭跖草 *Commelina communis* L. 的干燥全草。

【原植物】一年生草本，植株高 15~60cm。茎多分枝，具纵棱，基部匍匐，上部直立，微被毛，下部光滑无毛，节稍膨大，其上生根。单叶互生，无柄或近无柄；叶片披针形或阔披针形，长 4~10cm，宽 1~3cm；顶端渐尖，全缘，基部下延成膜质鞘，抱茎，有白色缘毛。聚伞花序有花 2~3 朵，着生于扁压、折叠状的总苞内；总苞心状卵形，长 1~2cm，边缘不相连，具柄，与叶对生；萼片 3，阔披针形，膜质；花瓣 3，深蓝色，有长爪，瓣片近阔卵形；雄蕊 6，3 个发育，3 个退化；子房上位，卵形，3 室，花柱丝状而长。蒴果椭圆形，长 6~8mm，2 室，2 瓣裂，每室种子 2。花期 5~9 月，果期 6~11 月。

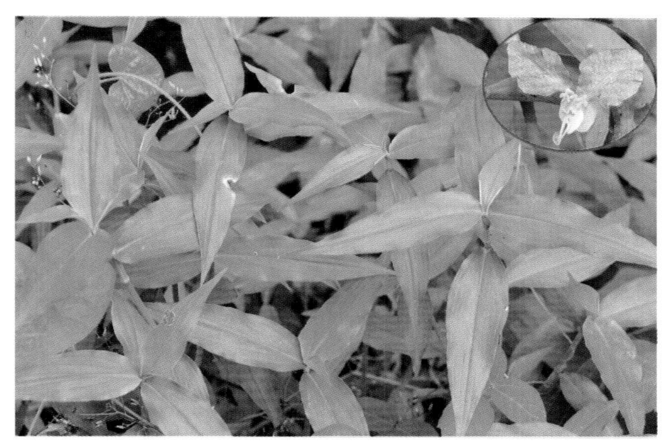

鸭跖草（原植物）

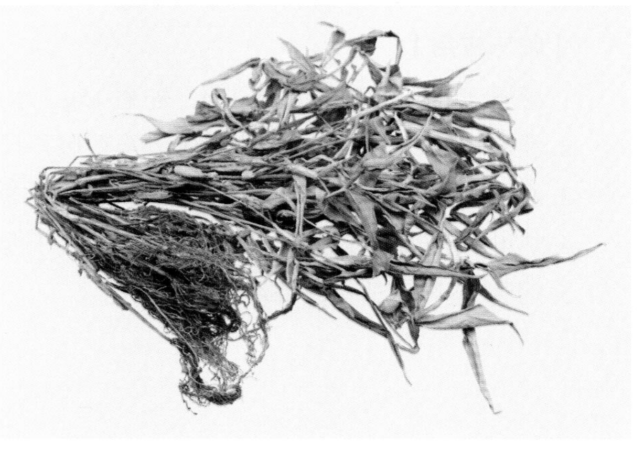

鸭跖草（药材）

【生态分布】生于海拔 200~800m 的湿润阴处，在沟边、路边、田埂、荒地、宅旁墙角、山坡及林缘草丛中均常见。分布于辽城乡、固新镇等地。

【采收加工】夏、秋二季采收，晒干。

【鉴别】药材 可长达60cm，黄绿色或黄白色，较光滑，茎有纵棱，直径约0.2cm，多有分枝或须根，节稍膨大，节间长3~9cm；质柔软，断面中心有髓。叶互生，多皱缩，破碎；完整叶片展平后呈卵状披针形或披针形，长3~9cm，宽1~2.5cm，先端尖，全缘，基部下延成膜质鞘，抱茎，叶脉平行。花多脱落，总苞佛焰苞状，心形，两边不相连；花瓣皱缩，蓝色。气微，味淡。

饮片 呈不规则的段。茎有纵棱，节稍膨大。切面中心有髓。叶互生，多皱缩、破碎，完整叶片展平后呈卵状披针形或披针形，全缘，基部下延成膜质叶鞘，抱茎，叶脉平行。总苞佛焰苞状，心形。气微，味淡。

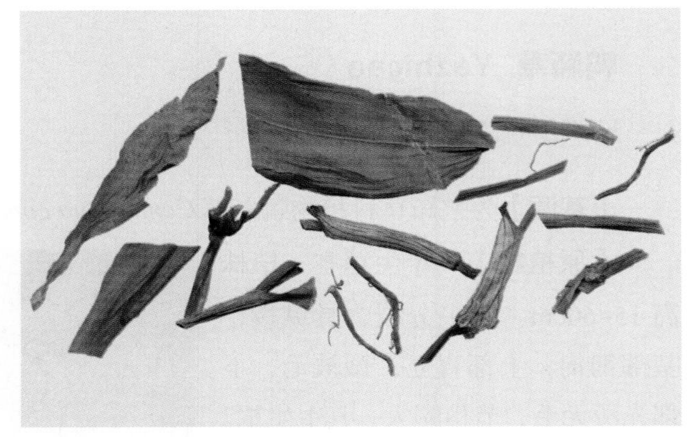

鸭跖草（饮片）

【化学成分】含左旋-黑麦草内酯、无羁萜、β-谷甾醇、对-羟基桂皮酸、胡萝卜苷和D-甘露醇、正三十烷醇。地上部分含生物碱：1-甲氧羰基-β-咔啉、哈尔满、去甲哈尔满。花瓣含花色苷、鸭跖黄酮苷、丙二酸单酰基-对-香豆酰飞燕草苷及鸭跖兰素等。

【药理作用】

1. 有抗菌、抗内毒素、抗炎、镇痛、止咳的作用。
2. 毒性 水煎剂小鼠灌胃的最大耐受量大于80g/kg。

【性味、归经与效用】甘、淡，寒。归肺、胃、小肠经。有清热泻火，解毒，利水消肿的功效。用于感冒发热，热病烦渴，咽喉肿痛，水肿尿少，热淋涩痛，痈肿疔毒。

【用法与用量】内服：煎汤，15~30g。外用：适量。

【临床应用】

1. 感冒 鸭跖草30g，黄芩10g，连翘15g。水煎服，日服1剂。
2. 喉痹 鸭跖草30g，板蓝根10g。水煎服，日服1剂。
3. 水肿 鸭跖草、白茅根、车前子各30g。水煎服，日服1剂。
4. 热淋 鸭跖草、白茅根各30g。水煎服，日服1剂。
5. 痈肿 鸭跖草适量，捣烂外敷。

益母草 Yimucao

HERBA LEONURI

【基源】 为唇形科植物益母草*Leonurus japonicus* Houtt. 的新鲜或干燥地上部分。

【原植物】 一年生或二年生草本。茎直立，高 60~120cm，钝四棱形，微具槽，有倒向糙伏毛，多分枝。叶对生；叶柄纤细，长 2~3cm，上部的柄较短；茎下部叶轮廓为卵形，基部宽楔形稍下延，掌状 3 裂，裂片呈长圆状菱形至卵圆形，通常长 2.5~6cm，宽 1.5~4cm，裂片再分裂，上面被糙伏毛，下面被疏柔毛及腺点；茎中部叶轮廓为菱形，较小，通常分裂成 3 个或偶有多个长圆状线形的裂片；花序最上部的苞叶近于无柄，线形或线状披针形，全缘或具疏齿。轮伞花序腋生，具 8~15 朵花，多数远离而组成长穗状花序；小苞片刺状，比萼筒短，长约 5mm；无花梗；花萼管状钟形，长 6~8mm，外面贴生微柔毛，内面上部被柔毛，具宽三角形萼齿 5，先端刺尖，前 2 齿靠合，后 3 齿较短；花冠粉红至淡紫红色，长 1~1.2cm，冠筒长约 6mm，外被柔毛，冠檐二唇形，下唇与上唇约等长，3 裂，中裂片倒心形，先端微缺；雄蕊 4，2 强，花丝疏被鳞状毛；花柱略超出于雄蕊，先端 2 浅裂；花盘平顶。小坚果长圆状三棱形，长 2.5mm，淡褐色，光滑。花期 6~9 月，果期 9~10 月。

【生态分布】 生于海拔 200~800m 的山地、荒野。全县各地均有大量分布。

【采收加工】 鲜品春季幼苗期至初夏花前期采割；干品夏季茎叶茂盛、花未开或初开时采割，晒干，或切段晒干。

【鉴别】药材　鲜益母草 幼苗期无茎，基生叶圆心形，5~9 浅裂，每裂片有 2~3 钝齿。花前期茎呈方柱形，上部多分枝，四面凹下成纵沟，长 30~60cm，直径 0.2~0.5cm；表面青绿色；质鲜嫩，断面中部有髓。叶交互对生，有柄；叶片青绿色，

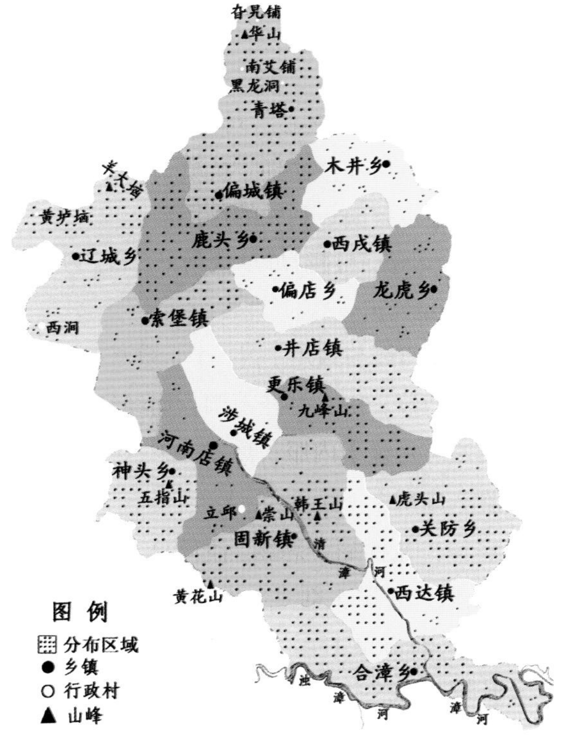

益母草资源分布图

质鲜嫩，揉之有汁；下部茎生叶掌状3裂，上部叶羽状深裂或浅裂成3片，裂片全缘或具少数锯齿。气微，味微苦。

干益母草 茎表面灰绿色或黄绿色；体轻，质韧，断面中部有髓。叶片灰绿色，多皱缩、破碎，易脱落，轮伞花序腋生，小花淡紫色，花萼筒状，花冠二唇形。切段者长约2cm。

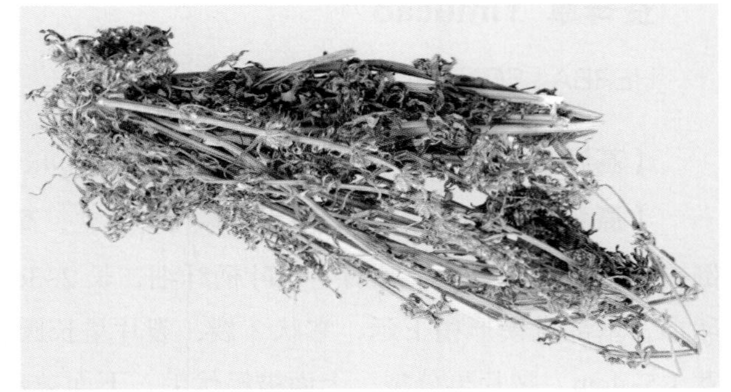

益母草（药材）

饮片 呈不规则的段。茎方形，四面凹下成纵沟，灰绿色或黄绿色。切面中部有白髓。叶片灰绿色，多皱缩、破碎。轮伞花序腋生，花黄棕色，花萼筒状，花冠二唇形。气微，味微苦。

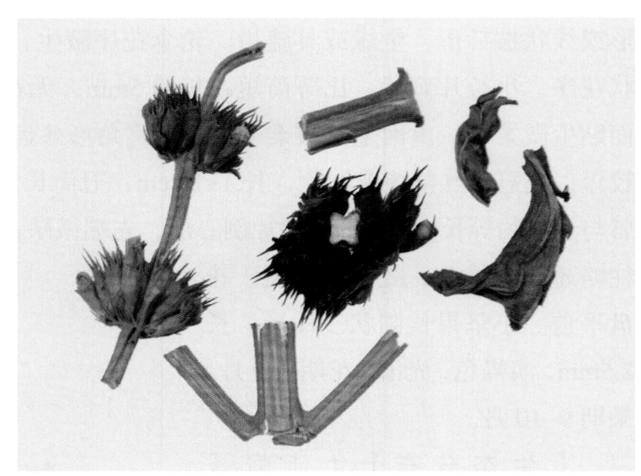

益母草（饮片）

【化学成分】含益母草碱、水苏碱、芦丁、延胡索酸、益母草碱甲和益母草碱乙等。

【药理作用】

1. 有兴奋子宫、强心、对抗心肌缺血、降压、增加微循环、抗凝、兴奋呼吸中枢、抗菌、利尿的作用。

2. 毒性 小鼠静注益母草注射液 LD_{50} 为30~60g/kg，小鼠静注益母草总碱的 LD_{50} 为572.2 ± 37.2mg/kg。

【性味、归经与效用】苦、辛，微寒。归肝、心包、膀胱经。有活血调经，利尿消肿，清热解毒的功效。用于月经不调，痛经经闭，恶露不尽，水肿尿少，疮疡肿毒。

【用法与用量】内服：煎汤，9~30g，鲜品12~40g。

【临床应用】

1. 痛经，儿枕痛，恶露 益母草30g，当归、泽兰、桃仁、红花、香附、延胡索各10g。水煎服，日服1剂。

2. 头痛 益母草15g，防风、羌活、天麻各10g，川芎6g。水煎服，日服1剂。

3. 眩晕 益母草、天麻、黄芩各10g，夏枯草、钩藤（后下）各20g。水煎服，日服1剂。

4. 溺血，水肿 益母草、白茅根各30g。水煎服，日服1剂。

5. 千日疮 益母草花，搽疣，效佳。

【注意】孕妇慎用。

黄荆子 Huangjingzi

FRUCTUS VITICIS NEGUNDINIS

【基源】为马鞭草科植物黄荆*Vitex negundo* L.、牡荆*Vitex negundo* L.var *cannabifolia*（Sieb.et Zucc.）Hand-Mazz.、荆条 *Vitex negundo* L. var. *heterophylla*（Franch.）Rehd. 的干燥成熟果实。

【原植物】黄荆 直立灌木，植株高 1~3m。小枝四棱形，与叶及花序通常被灰白色短柔毛。叶柄长 2~5.5cm；掌状复叶，小叶 5，稀为 3，小叶片长圆状披针形至披针形，基部楔形，全缘或有少数粗锯齿，先端渐尖，表面绿色，背面密生灰白色绒毛，中间小叶长 4~13cm，宽 1~4cm，两侧小叶渐小，若为 5 小叶时，中间 3 片小叶有柄，最外侧 2 枚无柄或近无柄，侧脉 9~20 对。聚伞花序排列成圆锥花序式，顶生，长 10~27cm；花萼钟状，先端 5 齿裂，外面被灰白色绒毛；花冠淡紫色，外有微柔毛，先端 5 裂，二唇形；雄蕊伸于花冠管外；子房近无毛。核果褐色，近球形，径约 2mm，等于或稍短于宿萼。花期 4~6 月，果期 7~10 月。

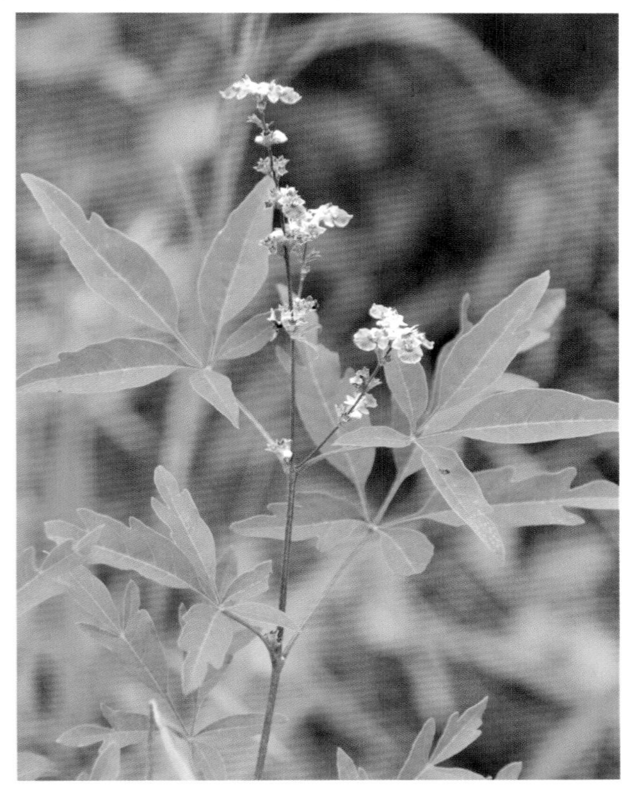

黄 荆（原植物）

牡荆 详见“牡荆叶”项下。

荆条 落叶小灌木，有时可成小乔木。一般高达 1~1.5m，小枝上端四棱形。掌状复叶有长柄，小叶 3~7，通常 5 枚，叶椭圆状卵形至卵状披针形，长 2~20cm，先端长

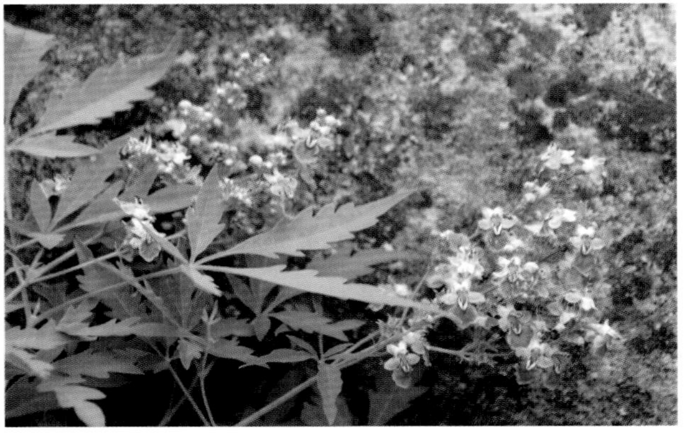

荆 条（原植物）

而渐尖，基部楔形，叶缘有疏大的缺齿或羽状深裂，叶面绿色，叶背灰白色有毛。花成顶生或腋生圆锥状聚伞花序，花小形，蓝紫色或白色，花梗短。小核果周围有5齿裂的宿存花萼。花期6月下旬至7月，果熟期9月。

【生态分布】生于海拔200~1500m的山坡、路旁或灌丛中。县域内各地均有分布。

【采收加工】8~9月采摘果实，晾晒干燥。

【鉴别】果实连同宿萼及短果柄呈倒卵状类圆形或近梨形，长3~5.5mm，直径1.5~2mm。宿萼钟形，灰褐色，密被棕黄色或灰白色绒毛，包被整个果实的2/3或更多，萼筒先端5齿裂，外面具5~10条纵脉纹。果实近球形，上端稍大略平圆，有花柱脱落的凹痕，基部稍狭尖，棕褐色。质坚硬，不易破碎，断面黄棕色，4室，每室有黄白色或黄棕色种子1颗或不育。气香，味微苦、涩。

【化学成分】含对-羟基苯甲酸、5-氧异酞酸、3β-乙酰氧基-12-齐墩果烯-27-羧酸、蒿黄素、棕榈酸、油酸、亚油酸、对-羟基苯甲酸、阿魏酸、对-香豆酸、香草酸、丁香酸、桉叶素、左旋-香桧烯、α-蒎烯、樟烯、β-丁香烯等。

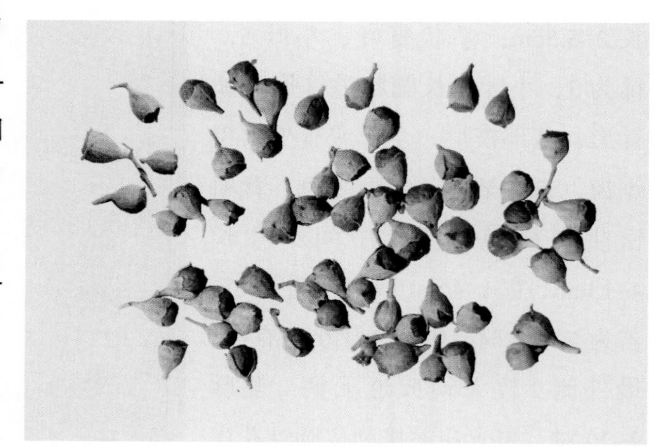

黄荆子（饮片）

【药理作用】

有镇咳、平喘、抗炎、抗微生物、抗菌的作用。

【性味、归经与效用】辛、苦，温。归肺、胃、肝经。有祛风解表，止咳平喘，理气消食止痛的功效。用于伤风感冒，咳嗽，哮喘，胃痛吞酸，消化不良，食积泻痢，胆囊炎，胆结石，疝气。

【用法与用量】内服：煎汤，5~10g；或入丸、散。

【临床应用】

1. 咳嗽　炒黄荆子10g。水煎服，日服1剂。
2. 哮喘　黄荆子6~15g。研粉，加白糖适量，水冲服，日服2次。
3. 吞酸　黄荆子15g。水煎服，日服1剂。
4. 狐疝　黄荆子、小茴香各9g，荔枝核12g。水煎服，日服1剂。
5. 肛瘘　炒黄荆子，为末。每服15g，红糖拌，空心酒送服。

黄 精 Huangjing

RHIZOMA POLYGONATI

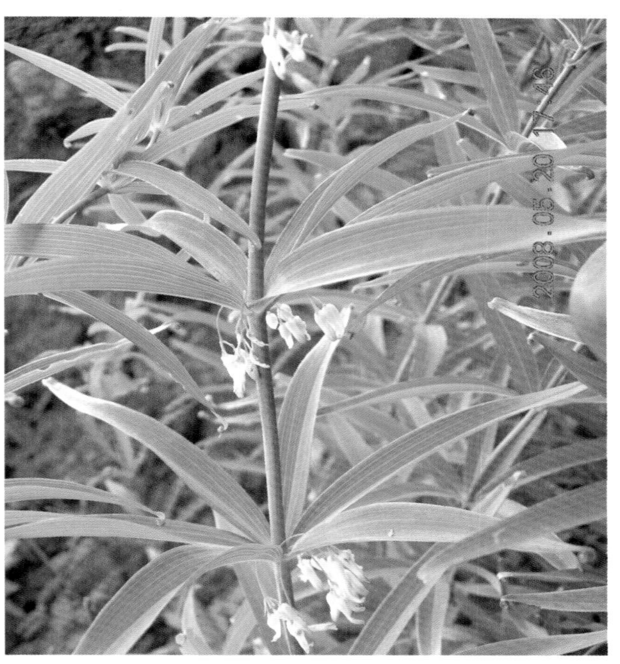

黄 精（原植物 ）

【基源】为百合科植物黄精*Polygonatum sibiricum* Red. 的干燥根茎。

【原植物】多年生草本，高50~90cm，偶可达1m以上。根茎横走，圆柱状，由于结节膨大，所以节间一头粗，一头细，粗的一头直径可达2.5cm。茎直立，上部稍成攀缘状。叶轮生，无柄，每轮4~6叶，线状披针形，长7~15cm，宽4~16mm，先端渐尖并拳卷。花腋生，下垂，2~4朵集成聚伞花序，总花梗长1~2cm，花梗长4~10mm，基部有膜质小苞片；花被筒状，白色至淡黄色，全长9~13mm，裂片6，披针形，长约4mm；雄蕊着生在花被筒的1/2以上处，花丝短，长0.5~1mm；花柱长为子房的1.5~2倍。浆果球形，直径7~10mm，成熟时紫黑色。花期5~6月，果期7~9月。

【生态分布】生于海拔600~1500m的山地林下、灌木丛中或山坡的半阴处。主要分布于偏城镇、更乐镇、固新镇、辽城乡、神头乡。

【采收加工】春、秋二季采挖，除去须根，洗净，置沸水中略烫或蒸至透心，干燥。

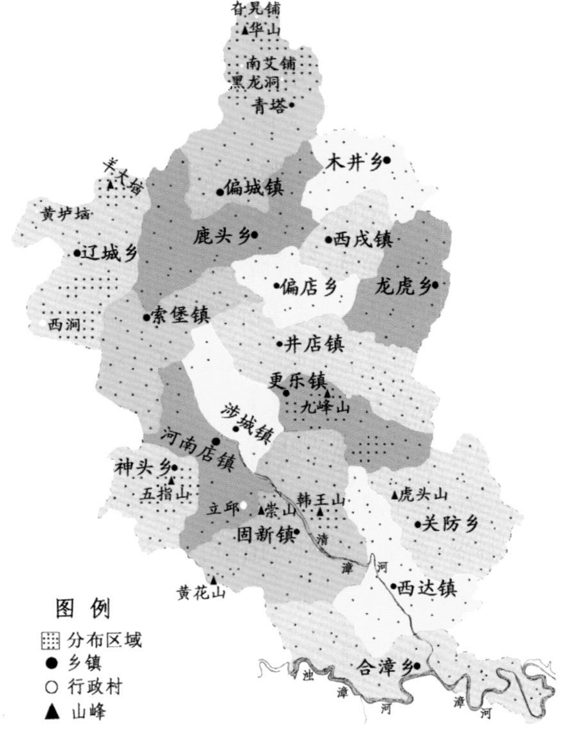

黄精资源分布图

【**鉴别**】**药材** 呈结节状弯柱形，长 3~10cm，直径 0.5~1.5cm。结节长 2~4cm，略呈圆锥形，常有分枝。表面黄白色或灰黄色，半透明，有纵皱纹，茎痕圆形，直径 5~8mm。

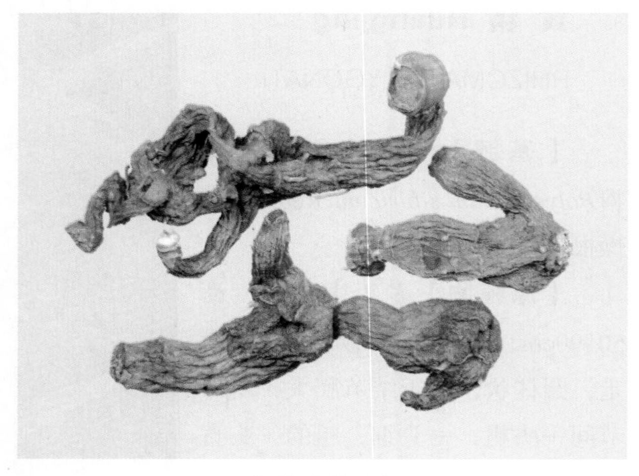

黄精（药材）

饮片 呈不规则的厚片，外表皮淡黄色至黄棕色。切面略呈角质样，淡黄色至黄棕色，可见多数淡黄色筋脉小点。质稍硬而韧。气微，味甜，嚼之有黏性。

【**化学成分**】含多糖类、甾体皂苷类、黄酮类、氨基酸、生物碱、甘露醇、黏液质、淀粉、蒽醌类化合物等。

【**药理作用**】有抗辐射、抗结核、扩张冠脉、抗心肌缺血、调节血脂、降血糖、抗衰老、调节免疫、保肝、抗炎、抗病原体、抗自由基的作用。

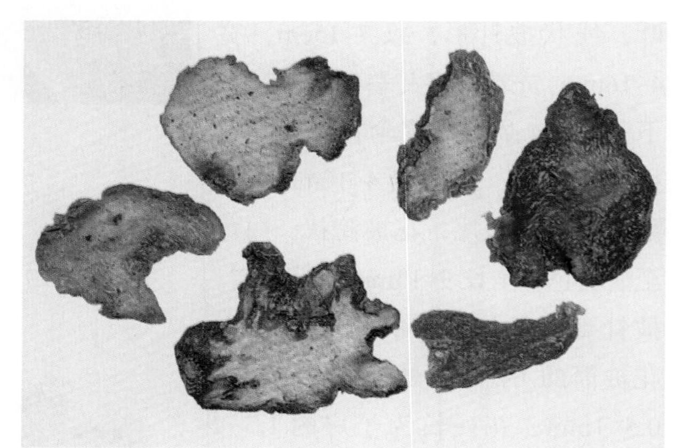

黄精（饮片）

【**性味、归经与效用**】甘，平。归脾、肺、肾经。有补气养阴，健脾，润肺，益肾的功效。用于脾胃气虚，体倦乏力，胃阴不足，口干食少，肺虚燥咳，劳嗽咳血，精血不足，腰膝酸软，须发早白，内热消渴。

【**用法与用量**】内服：煎汤，9~15g。

【**临床应用**】

1. 虚劳 黄芪 15g，黄精、枸杞子各 10g。水煎服，日服 1 剂。
2. 劳嗽 黄精 10g，川贝母、苦杏仁、枇杷叶各 6g。水煎服，日服 1 剂。
3. 消渴 黄精、葛根、山药、天花粉各等分，研末。每服 6g，日服 2 次。

注：

除上述植物外，县域内还分布有百合科植物二苞黄精*Polygonatum* involucratum（Franch. et Savat.）Maxim.、热河黄精*Polygonatum macropodiums* Turcz. 和卷叶黄精*Poygonm cirrhifolium*（Wall.）Royle. 的野生资源。

二苞黄精（原植物） 多年生草本，高 20~50cm。根状茎细柱形，直径 3~5mm。叶互生，4~7 叶，上部叶近无柄，下部叶有短柄；叶片卵状椭圆形或长圆状椭圆形，长 5~10cm，宽 3~7cm，先端短渐尖，基部圆形或圆楔形，全缘，两面无毛。花腋生，具 2 花；总花梗长 1~2 cm，顶端有叶状苞片 2，苞片卵形或宽卵形，长 2~3.5 cm，宽 1~2.5cm，成对包着花，宿存，具多脉，花梗长仅 1~2mm；花被绿白色或淡黄绿色，长 2.3~2.5cm，裂片 6，长约 3mm；雄蕊 6，花丝下部贴生于花被筒上，上部分离，长 2~3mm，稍向上弯，两侧扁，有乳头状突起，花药长圆形，长 4~5mm，基部 2 裂，内向开裂；子房上位，长约 5mm，花柱长 1.8~2cm。

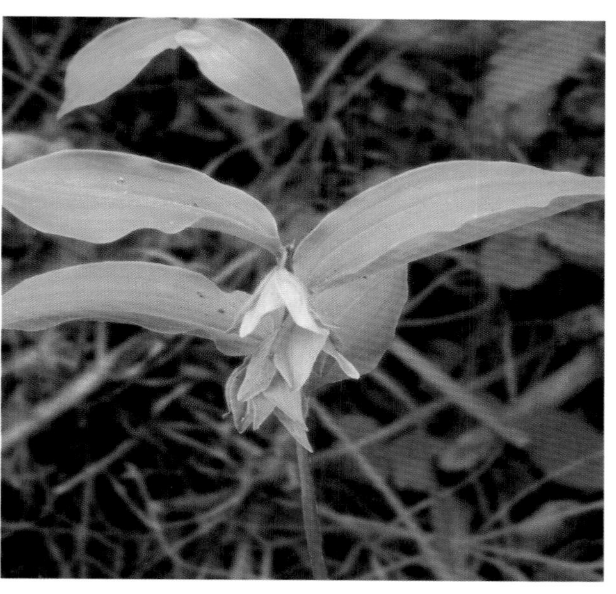

二苞黄精（原植物）

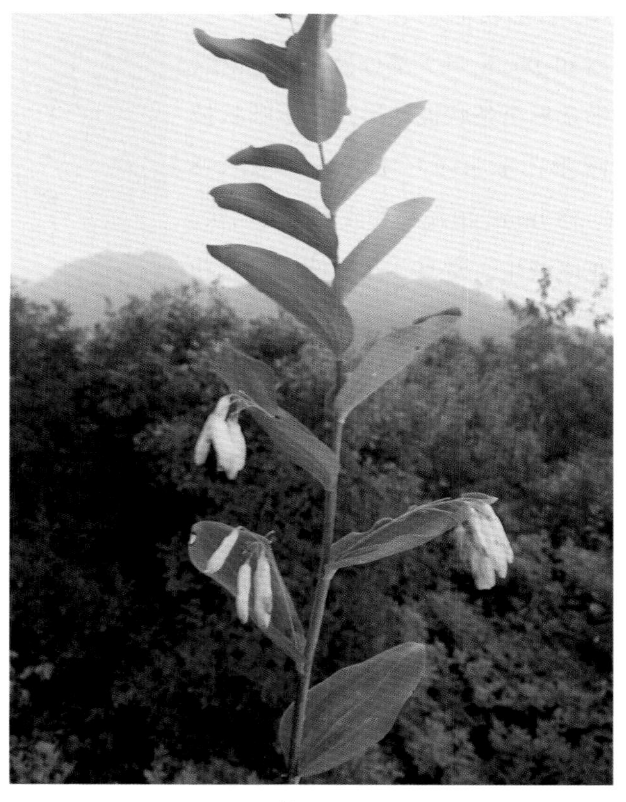

热河黄精（原植物）

浆果圆球形，直径约 1cm，熟时蓝紫色。种子 7~8。

热河黄精（原植物） 根茎呈连珠状，直径 1~2cm；叶互生，长圆状披针形至椭圆形，下面脉上被短毛；总花梗呈细丝状，长 3~8cm，有花 2~7 朵。药材部分根茎长 3~5cm，直径约 2cm，表面黄棕色，茎痕圆形，节环较稀疏。

热河黄精（饮片） 呈圆形、长条形或不规则形厚片。直径 0.5~1.5cm。切面淡黄白色至淡棕黄色，角质样，密布类圆形点状维管束。外表面浅棕黄色或黄棕色，略皱缩，具突起的波状浅棕黄色环纹和周围凸起、中间凹入的圆形根痕。质硬，易折断。断面角质状，淡黄白色。气微，味甘、淡微涩。

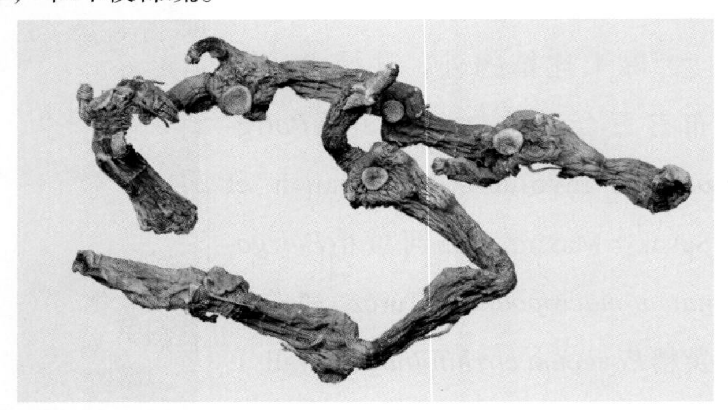

热河黄精（药材）

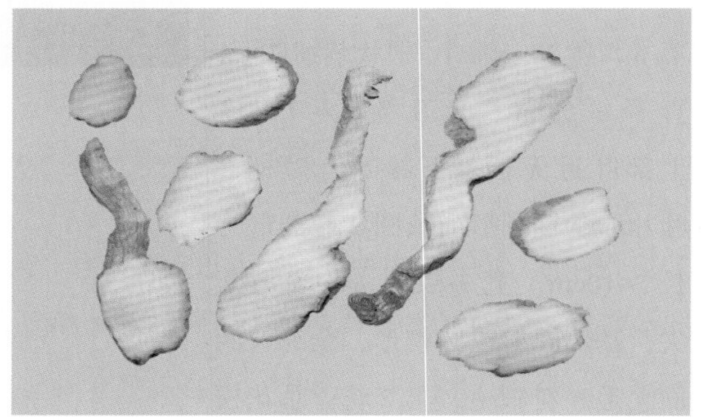

热河黄精（饮片）

卷叶黄精（原植物） 根状茎肥厚圆柱形或连珠状，直径 1~2cm。茎高 30~90cm。叶大部分为 3~6 枚轮生，细条形至条状披针形，稀矩圆状披针形，长 4~9（~12）cm，宽 1~8（~15）mm，顶端拳卷或弯曲成钩状。花序腋生，常具 2 花，俯垂，总花梗长 3~10mm，花梗长 3~8mm，苞片微小或不存在，通常位于花埂上；花被淡紫色，合生成筒状，全长 8~11mm，裂片 6，长约 2mm；雄蕊 6，花丝着生近花被筒中部；子房长约 2.5mm，具约等长的花柱。浆果直径 8~9mm，熟时紫色或紫红色。

黄栌 Huanglu

FOLIUM ET RAMULUS COTINI

【基源】为漆树科植物黄栌 *Cotinus coggygria* Scop.var.cinerea Engl. 和毛黄栌 *Cotinus coggygria* Scop.var.*pubescens* Engl. 的干燥嫩枝和叶。

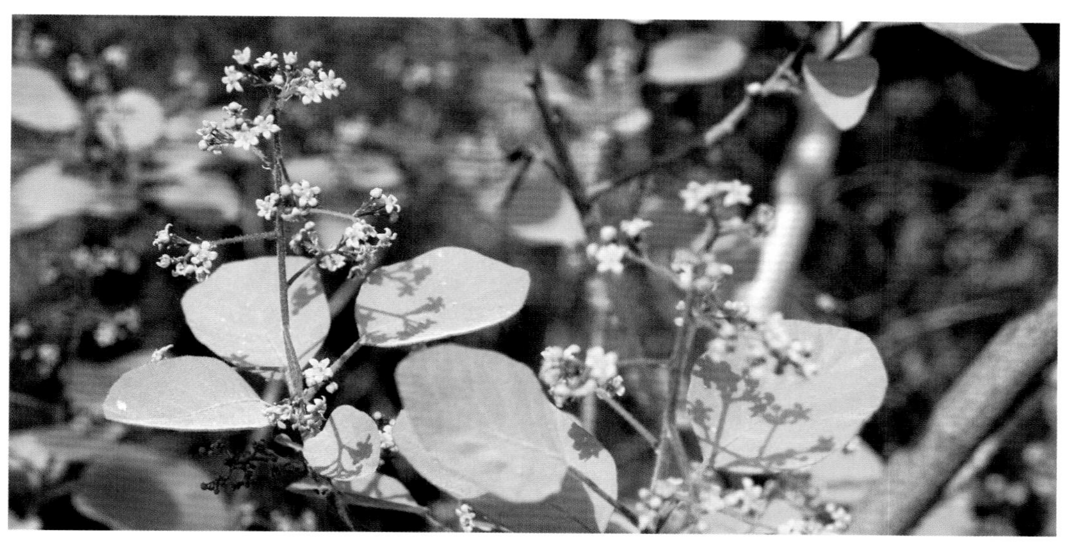

黄栌（原植物）

【原植物】黄栌　落叶灌木，丛生状，高 3~5m。单叶互生，卵圆形或倒卵形，长 3~8cm，宽 2.5~10cm，先端圆或微凹，基部圆形或阔楔形，全缘，两面或尤其叶背显著被灰色柔毛；侧脉 6~11 对，先端常分叉；叶柄细长，长 1~4（~7.5）cm。圆锥花序顶生，被柔毛；花杂性，小型，径约 3mm；花萼 5，无毛，裂片卵状三角形，长约 1.2mm，宽约 0.8mm；花瓣 5，卵形或卵状披针形，长 2~2.5mm，宽约 1mm，无毛；雄蕊 5，长约 1.5mm，花药卵形，与花丝等长；花盘 5 裂，紫褐色；子房近球形，径约 0.5mm，花柱 3，分离，不等长；果序长 5~20cm，不育花花梗宿存，紫绿色，细长羽毛状。核果肾形，直径 3~4mm，熟时红色。花期 4~5 月，果熟期 6 月。

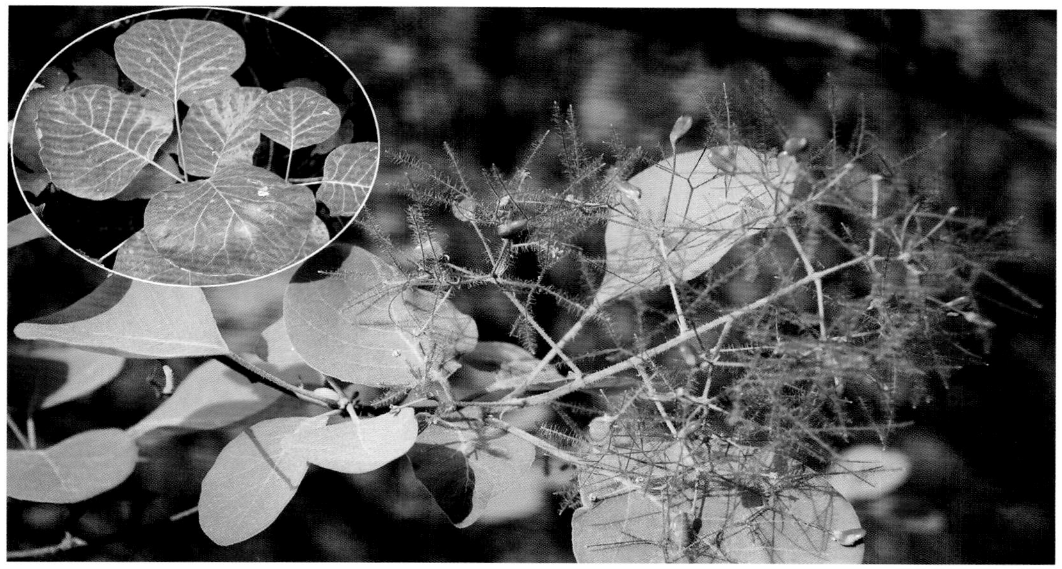

毛黄栌（原植物）

毛黄栌 叶多为阔椭圆形，稀圆形，叶背尤其沿脉上和叶柄密被柔毛；花序无毛或近无毛而与黄栌相区别。花期 4 ~ 5 月，果期 9 ~ 10 月。

【生态分布】生于海拔 300m 以上的向阳山坡林中。主要分布于合漳乡、固新镇、河南店镇、辽城乡，县域内其他地方也有分布。

【采收加工】夏季枝叶茂盛时砍下枝条，切段，晒干。

【鉴别】药材 嫩枝圆柱形，长短不一，直径 0.5~1cm。外表面紫红色或灰绿色，具灰色短柔毛及淡褐色小皮孔。质硬。断面木部黄白色，髓部淡紫红色至棕色。叶片灰绿色，完整者展平后卵圆形至倒卵形，长 3~8cm，宽 2.5~10cm。两面均被白色短柔毛，下表面沿叶脉处较密；叶柄长 1~4（~7.5）cm。气微香，味涩、微苦。

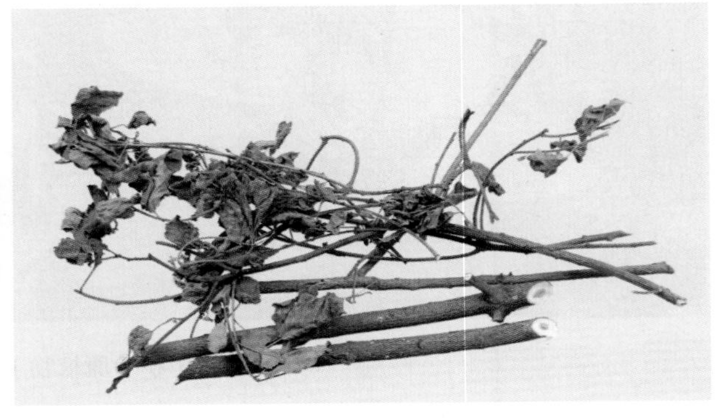
黄栌（药材）

饮片 呈段、片状。嫩枝段呈圆柱形，切面皮部薄，淡棕色，边缘黄绿色，木部黄白色，髓部淡紫红色至棕色，质疏松；外表面紫红色或灰绿色。叶多皱缩、破碎，完整者展平后呈近圆形，长 3~8cm，宽 2.5~10cm，灰绿色或带棕红色。气微香，味涩、微苦。

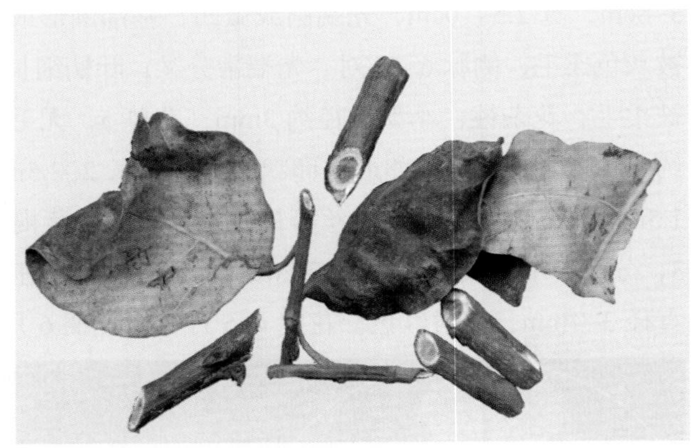
黄栌（饮片）

【化学成分】含鞣质，主要成分为三甲基没食子酰葡萄糖。还含没食子酸、杨梅苷、杨梅树皮素、异槲皮苷、山柰素、没食子酸四糖、飞燕草素 -3- 半乳糖苷、越橘花青苷、矮牵牛素 -3- 葡萄糖苷；木部含非瑟素、硫黄菊素、黄杨醇碱 E、环朝鲜黄杨碱 B 等。

【药理作用】有抗炎、抗菌的作用。

【性味、归经与效用】苦、辛，寒。归肝、肾经。有清热解毒，活血止痛的功效。用于黄疸型肝炎，丹毒，漆疮，水火烫伤，结膜炎，跌打瘀痛。

【用法与用量】内服：煎汤，9~15g。外用：适量，煎水洗或捣烂敷患处。

【临床应用】

1. 黄疸 黄栌、连韶（连翘根）、梓白皮各 10g，茵陈 30g。水煎服，日服 1 剂。

2. 丹毒 黄栌煨水洗患处；再用桑白皮 9g，煨水服。

3. 漆疮 黄栌适量，煎汤洗患处。

4. 暴风客热 黄栌、菊花各 9g。水煎服，日服 1 剂，药渣煎水熏患眼。

5. 水火烫伤 皮肤未破 黄栌适量，煎汤洗患处。

黄芪 Huangqi

RADIX ASTRAGALI

【基源】为豆科植物蒙古黄芪*Astragalus membranaceus*（Fisch.）Bge.var.*mongholicus*（Bge.）Hsiao 或膜荚黄芪*Astragalus membranaceus*（Fisch.）Bge. 的干燥根。

【原植物】蒙古黄芪 多年生草本，主根长而粗壮，条较顺直。茎直立，高 40~80cm。奇数羽状复叶，小叶 12~18 对；小叶片小，宽椭圆形或长圆形，长 5~10mm，宽 3~5mm，两端近圆形，上面无毛，下面被柔毛；托叶披针形。总状花序腋生，常比叶长，具花 5~20 余朵；花萼钟状，密被短柔毛，具 5 萼齿；花冠黄色至淡黄色，长 18~20mm，旗瓣长圆状倒卵形，翼瓣和龙骨瓣均有长爪；雄蕊 10，二体（9+1）；子房光滑无毛。荚果膜质，膨胀，半卵圆形，直径 11~15mm，先端有短喙，基部有长子房柄，均无毛。花期 6~7 月，果期 8~9 月。

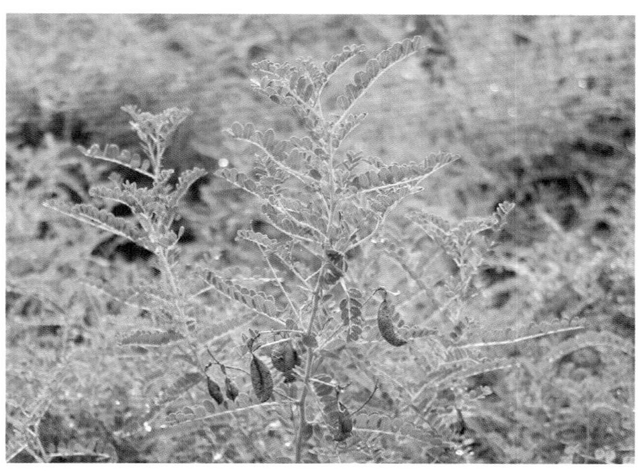

蒙古黄芪（原植物）

膜荚黄芪 多年生草本，高 50~80cm。主根深长，条直、粗壮或有少数分枝。奇数羽状复叶，小叶 6~13 对，小叶片椭圆形至长圆形或椭圆状卵形至长圆状卵形，长 7~30mm，宽 3~12mm，先端钝、圆或微凹，有时具小刺尖，基部圆形，上面近无毛，下面伏生白色柔毛；托叶卵形至披针状线形，长 5~15mm。总状花序腋生，通常生花 10~20 朵；

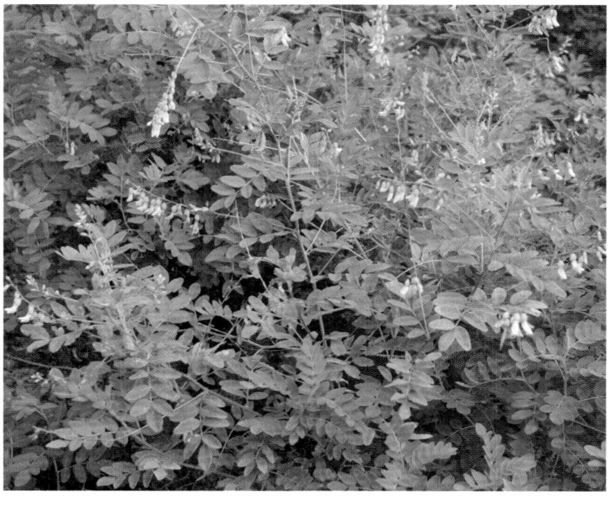

膜荚黄芪（原植物）

花萼钟状，被黑色或白色短毛；萼齿5，长为萼筒的1/5~1/4。

花冠黄色至淡黄色，或有时稍带淡紫红色，长约16mm，旗瓣长圆状倒卵形，翼瓣及龙骨瓣均具长爪及短耳；子房有柄，被柔毛。荚果膜质，膨胀，半卵圆形，长20~30mm，宽9~12mm，被黑色或黑白相间的短伏毛。花期6~8月，果期7~9月。

【生态分布】生于海拔600~1000m的田埂、路旁、荒山坡。主要分布于辽城乡等地。膜荚黄芪在索堡镇、井店镇有栽培。

【栽培技术】

1. 选地与整地

黄芪是深根植物，故应选土层深厚疏松、排水良好的砂质壤土，有排灌条件，无荫蔽、阳光充足的地块。秋天耕地前，施入厩肥或堆肥没亩4900~5000kg。过磷酸钙每亩25~30kg，撒匀后耕翻，深25~30cm，耙细整平做成行距40~50cm的小高垄，垄高15~20cm。

2. 繁殖方法

以直播为主，直播产量高、质量好。播种期在4~5月或9~10月，一般用条播法，也可用点或撒播，条播按行距45~60cm开浅沟，深约3~4cm，将种子均匀播入沟中，覆土后稍加踩压，干旱时需浇水，保持土壤湿润，以利出苗。点播按种距60cm，株距30cm开穴，每穴种入种子5~10粒，覆土3~4mm。

3. 田间管理

苗期需常灌水，促使齐苗，灌水不能过猛过大，应勤浇少浇。雨季注意排水，雨季前培土防倒伏。如果2~3年采收，从第二年起，每年早春于行间仍需沟施圈肥或堆肥，每亩500~1000kg，加入过磷酸钙每亩15~20kg，若苗生长过弱，可追施硫酸铵每亩10kg，施后覆土灌水。

4. 病虫害防治

（1）白粉病　主要危害叶片，初期叶两面生白色粉状斑，严重时整个叶片被一层白粉所覆盖，叶柄和茎部也有白粉。被害植株往往早期落叶，产量受损。防治措施：实行轮作，尤其不要与豆科植物和易感染此病的作物连作。生长期发病，可用药剂防治：用25%粉锈宁可湿性粉剂800倍液或50%多菌灵可湿性粉剂500~800倍液喷雾；用75%百菌清可湿性粉剂500~600倍液喷雾。用以上任意一种杀菌剂或交替使用，每隔7~10天喷1次，连续喷3~4次，具有较好的防治效果。

（2）白绢病　发病初期，病根周围以及附近表土产生棉絮状的白色菌丝体。由于菌丝体密集而成菌核，初为乳白色，后变米黄色，最后呈深褐色或栗褐色。根系腐烂殆尽或残留纤维状的木质部，极易从土中拔起，地上部枝叶发黄，植株枯萎死亡。防治措施：合理轮作；土壤处理，可于播种前施入杀菌剂进行土壤消毒，常用的杀菌剂为50%可湿性多菌灵400倍液，拌入2~5倍的细土。一般要求在播种前15天完成，可以减少和防止病菌危害。

（3）根结线虫病　黄芪根部被线虫侵入后，导致细胞受刺激而加速分裂，形成大小不等的瘤结状虫瘿。主根和侧根能变形成瘤。瘤状物小的1~2mm，大的可以使整个根系变成一个瘤状物。发病植株枝叶枯黄或落叶。砂性重的土壤，发病严重。防治措施：忌连作；及时拔除病株；施用农家肥应充分腐熟；土壤消毒参照白绢病。

（4）食心虫　危害黄芪的食心虫主要是黄芪籽蜂，黄芪籽蜂对种子危害率一般为10%~30%，严重者达到40%~50%。防治措施：及时消除田内杂草，处理枯枝落叶，减少越冬虫源；种子收获后用1∶150倍液的辛酸磷拌种防治，在盛花期和结果期各喷1.8%阿维菌素乳油100倍液1次。

（5）芫菁　危害黄芪的芫菁共9种，芫菁取食茎、叶、花，喜欢幼嫩部分，严重的可在几天之内将植株吃成光秆。防治措施：农业防治，用2.5%敌百虫粉剂喷粉，或喷施90%晶体敌百虫1000倍液，每亩用药液75kg，均可杀死成虫。

（6）蚜虫　危害黄芪的蚜虫以槐蚜为主，多集中危害枝头幼嫩部分及花穗等，致使植株生长不良，造成落花、空荚等，严重影响种子和商品根的产量。防治措施：用10%吡虫啉可湿性粉剂1500~2000倍液，每7~10天喷1次，连续2~3次。

【采收加工】春、秋二季采挖，除去须根和根头，晒干。

【鉴别】药材　呈圆柱形，有的有分枝，上端较粗，长30~90cm，直径1~3.5cm，表面淡棕黄色或淡棕褐色，有不整齐的纵皱纹或纵沟。质硬而韧，不易折断，断面纤维性强，并显粉性，皮部黄白色，木部淡黄色；有放射状纹理和裂隙，老根中心偶呈枯朽状，黑褐色或呈空洞。气微，味微甜，嚼之微有豆腥味。

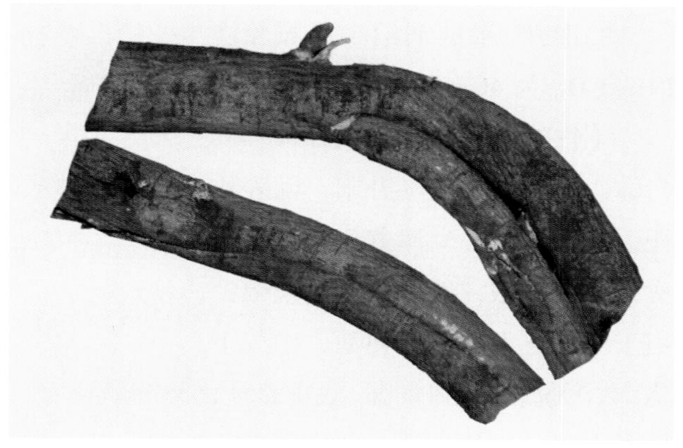

黄芪（药材.蒙古黄芪）

饮片　呈类圆形或椭圆形的厚片，外表皮黄白色至淡棕褐色，可见纵皱纹或纵沟。切面皮部黄白色，木部淡黄色，有放射状纹理及裂隙，有的中心偶有枯朽状，黑褐色或呈空洞。气微，味微甜，嚼之有豆腥味。

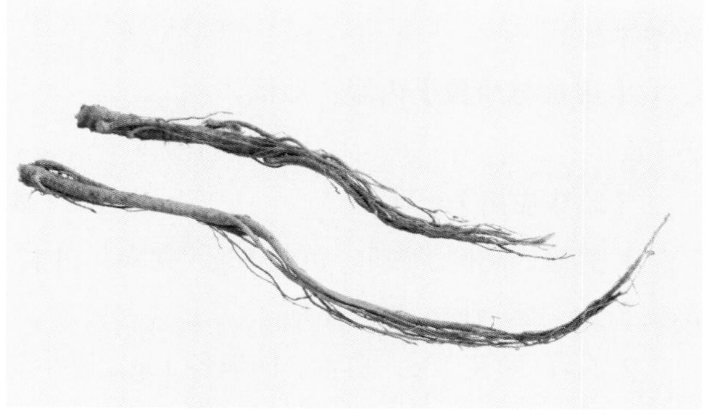

黄芪（药材.膜荚黄芪）

【化学成分】含黄芪苷（黄芪苷Ⅰ、Ⅱ、Ⅲ、Ⅳ、Ⅴ、Ⅵ、Ⅶ、Ⅷ）、乙酰黄芪苷Ⅰ、异黄芪皂苷Ⅰ和Ⅱ、大豆皂苷Ⅰ、膜荚黄芪苷Ⅰ和Ⅱ、山柰酚、槲皮素、异鼠李素、黄芪多糖Ⅰ、Ⅱ、Ⅲ，叶酸、β-谷甾醇、亚油酸、阿魏酸及亚麻酸、绿原酸、胡萝卜苷、羽扇豆醇、胆碱及多种氨基酸。

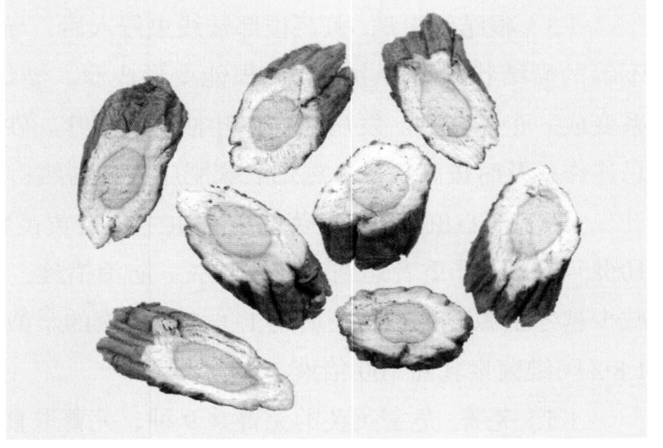

黄芪（饮片.蒙古黄芪.野生）

【药理作用】

1. 有抗血小板聚集、抗肝细胞凋亡、保护心肌再灌注损伤、保护血管内皮细胞、调节小肠上皮细胞增殖、调节免疫、调控骨髓造血、抗脑缺血、降血糖、抗肿瘤、抗自由基、保护实验性肾炎、保肝、抗溃疡、调节中枢功能、抗骨质疏松的作用。

2. 毒性　水煎剂给小鼠腹腔注射的 LD_{50} 为 40 ± 5g/kg。

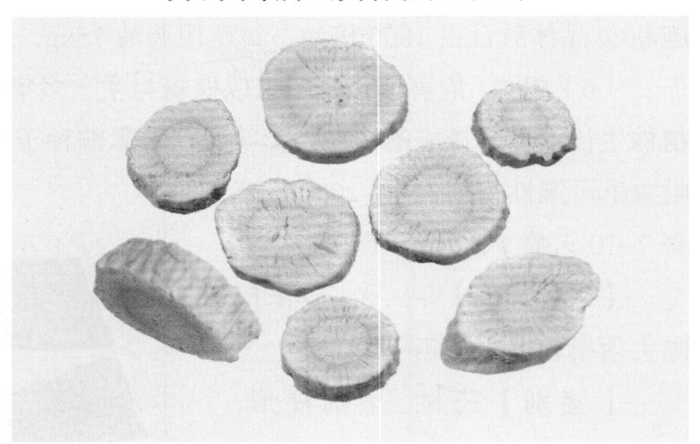

黄芪（饮片.蒙古黄芪.栽培）

【性味、归经与效用】甘，微温。归肺、脾经。有补气升阳，固表止汗，利水消肿，生津养血，行滞通痹，托毒排脓，敛疮生肌的功效。用于气虚乏力，食少便溏，中气下陷，久泻脱肛，便血崩漏，表虚自汗，气虚水肿，内热消渴，血虚萎黄，半身不遂，痹痛麻木，痈疽难溃，久溃不敛。

【用法与用量】内服：煎汤，9~30g。

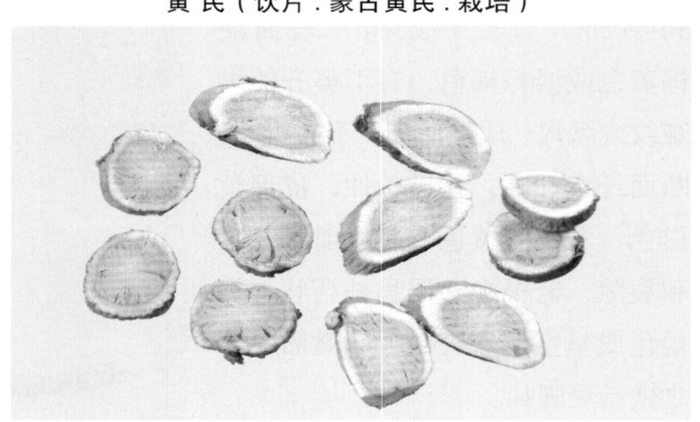

黄芪（饮片.膜荚黄芪.栽培）

【临床应用】

1. 胃缓，阴挺，脱肛　黄芪 15g，党参、白术、当归、炙甘草各 10g，柴胡、升麻、陈皮各 6g。水煎服，日服 1 剂。

2. 自汗　黄芪 15g，白术、防风各 10g，浮小麦 30g。水煎服，日服 1 剂。

3. 虚劳　黄芪、当归各等分为末，制成蜜丸。每服 10g，日服 2 次。

4. 中风　黄芪 30g，当归 10g，川芎、地龙、桃仁、红花、全蝎各 6g。水煎服，日服 1 剂。

5. 水肿 生黄芪 15g，党参、白术、防风各 10g，甘草 6g。水煎服，日服 1 剂。

6. 痈疽（内脓已成或不溃破者） 生黄芪 30g。水煎顿服。

7. 痈疽（久溃不愈者） 生黄芪 20g，蒲公英、紫花地丁各 30g，党参、甘草各 10g。水煎服，日服 1 剂。

黄 芩 Huangqin

RADIX SCUTELLARIAE

【基源】为唇形科植物黄芩*Scutellaria baicalensis* Georgi 的干燥根。

【原植物】多年生草本，高 30~60cm。全株稍有毛。根圆锥形，粗壮，断面鲜黄色。茎四棱形，自基部分枝多而细，基部稍木化。叶交互对生，近无柄，披针形，长 1.5~5cm，宽 0.4~1.2cm，上面深绿色，下面淡绿色，被下陷的腺点。圆锥花序顶生，具叶状苞片；花萼二唇形，紫绿色，上唇背部有盾状附属物，果时增大，膜质；花冠二唇形，蓝紫色或紫红色，上唇盔状，下唇宽，中央常有浅紫色斑，花冠管细，基部骤曲，直立；雄蕊 4，稍露出，药室裂口有白色髯毛；子房 4 深裂，生于环状花盘上；花柱基生，先端二浅裂。小坚果 4，球形，黑褐色；有瘤，包围于增大的宿萼中。花期 6~9 月，果期 8~10 月。

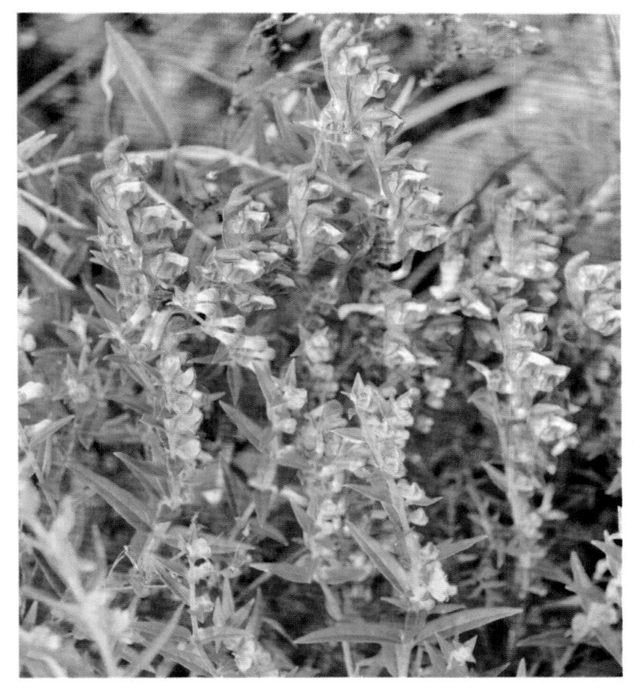

黄芩（原植物）

【生态分布】生于海拔 300~1200m 的山野向阳的干燥山坡，常见于路边及山坡草地。主要分布于更乐镇、固新镇、偏城镇、合漳乡、索堡镇、关防乡等地。井店镇、索堡镇、关防乡等地有栽培。

【栽培技术】

1. 选地与整地

黄芩适合在气候温暖而略寒冷的地带生长。人工栽培以排水良好，阳光充足，土层深厚、肥沃的砂质土壤为宜。种植前每亩施腐熟厩肥 2.0~2.5 吨作基肥，然后深耕细耙，平整后作成 1m 至 1.2m 的平畦。

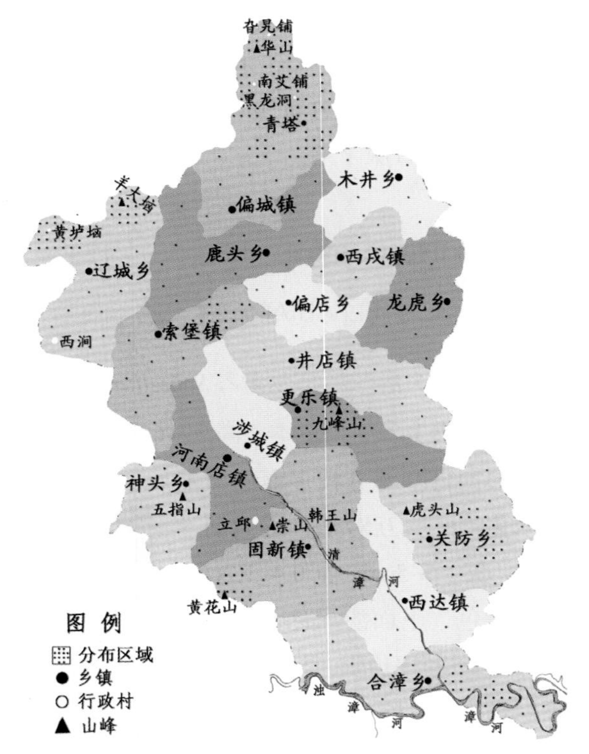

黄芩资源分布图

2. 繁殖方法

生长上主要用种子繁殖。春天干旱少雨、没有灌溉的地区夏天6~7月份雨季播种。春天雨水较多或有灌溉的地区4月中旬播种。播前确保土壤墒情较好。采用条播法，按行距25~27cm，用树枝等在畦面划约1cm的浅沟，均匀撒上种子，覆土，轻轻镇压。覆盖地膜可以明显提高出苗率。播种前浸种催芽有利出苗，但要确保土壤不易干旱或覆盖地膜。方法是：40~45℃水中浸泡5~6小时，捞出置20~25℃的条件下保温催芽，待大部分种子裂口时即可播种。每亩播种量0.75~1kg。

3. 田间管理

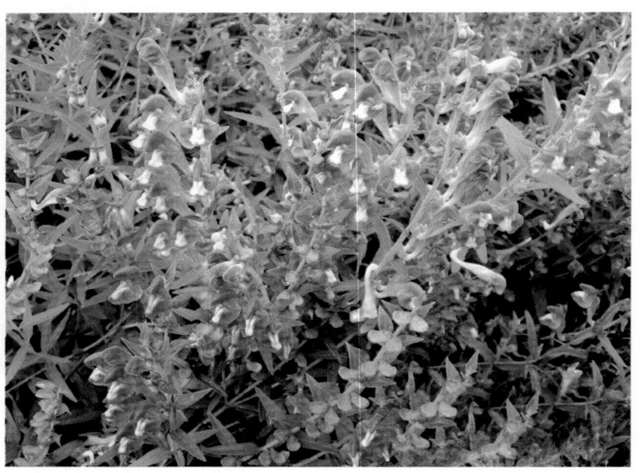

黄 芩（栽培）

播后10~15天可出苗。待幼苗出齐，分2~3次剪掉过密和瘦弱的小苗，保持株距10~12cm。缺苗部位带土移栽补苗，栽后浇水。根据草情，注意经常松土除草。6~7月间幼苗四周适当培土，以保持表土疏松，没有杂草，有利植株正常生长。6~7月间幼苗生长发育的旺盛时期，根据苗情酌施追肥，通常每亩施用过磷酸钙20kg，硫酸铵10kg，亦可追施腐熟稀释的人粪尿20~25kg。追肥后应及时浇水。

冬天地上部分干枯后割除，清除枯枝落叶，顺苗所在行施一薄层土杂肥越冬。第二年除草施肥和浇水管理和第一年相同。黄芩第一年和第二年均结种子，不采种子的地块，在抽出花序之前，将花梗剪掉，控制养分消耗，以促使根部生长。如有必要，可以剪第二次和第三次。

4. 病虫害防治

（1）叶枯病　高温多雨季节，容易发病，开始从叶尖或叶缘出现不规则的黑褐色病斑，逐渐向内延伸，并使叶干枯，严重时扩展成片。防治方法：秋后清理田园，除净带病的枯枝落叶，消灭越冬菌源，发病初期喷洒 1 ∶ 1 ∶ 120 波尔多液，或用 50%多菌灵可湿性粉剂 1000 倍液喷雾防治，每隔 7~10 天喷药 1 次，连续喷洒 2~3 次。

（2）根腐病　栽植 2 年以上者易发病，往往根部呈现黑褐色病斑以致腐烂，全株枯死。防治方法：注意排水，并选择地势高燥的地块种植，忌连作。用 50%多菌灵或 50%甲基托布金 500 倍液灌根。

（3）黄琴舞蛾　以幼虫在叶背作薄丝巢，虫体在丝巢内取食叶肉，仅留上表皮，在北京一年发生 4 代以上，10 月以蛹在残叶上越冬。防治方法：清园，处理枯落叶等残株；发生期用 90%敌百虫晶体或 40%乐果乳油 1000 倍液喷雾防治。

【采收加工】春、秋二季采挖，除去须根和泥沙，晒后撞去粗皮，晒干。

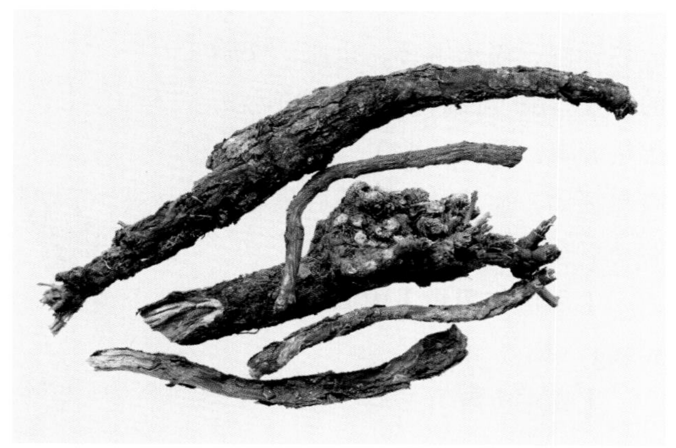

黄芩（药材 . 野生）

【鉴别】药材　呈圆锥形，扭曲，长 8~25cm，直径 1~3cm。表面棕黄色或深黄色，有稀疏的疣状细根痕，上部较粗糙，有扭曲的纵皱纹或不规则的网纹，下部有顺纹和细皱纹。质硬而脆，易折断，断面黄色，中心红棕色；老根中心呈枯朽状或中空，暗棕色或棕黑色。气微，味苦。

栽培品较细长，多有分枝。表面浅黄棕色，外皮紧贴，纵皱纹较细腻。断面黄色或浅黄色，略呈角质样。味微苦。

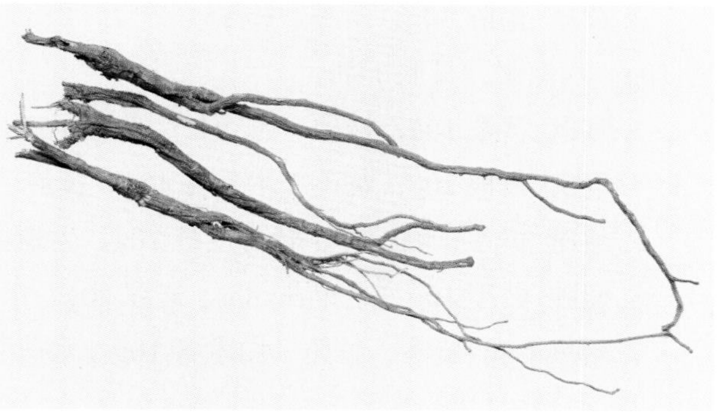

黄芩（药材 . 栽培）

饮片　呈长条形、圆形或不规则形片。厚 1~2mm，直径 0.5~2（~3）cm，长至 15cm。切面黄色或深黄色，中间红棕色或呈棕黑色枯朽状。外表面棕黄色或深黄色，具纵向皱纹或不规则网状或疣状根痕。质硬而脆，易折断。气微，味苦。

【化学成分】含黄芩苷、汉黄芩苷、汉黄芩素、汉黄芩新素、木蝴蝶素、β-谷甾醇、菜油甾醇，豆甾醇等。

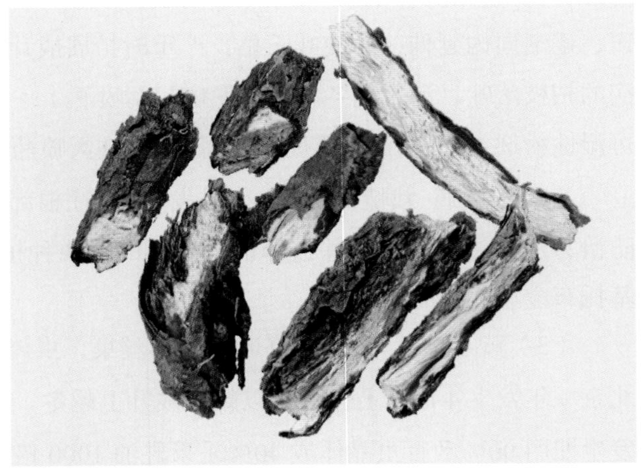

黄芩（饮片.野生）

【药理作用】

1. 有抗菌、抗真菌、抗炎、抗过敏、抗氧化、抗血小板聚集、抗癌、解热、降血脂、保肝、利胆、降血糖、利尿、拮抗促肾上腺皮质激素和抗放射的作用。

2. 毒性 小鼠腹腔注射黄芩苷 LD_{50} 为 3081mg/kg。

【性味、归经与效用】苦，寒。归肺、胆、脾、大肠、小肠经。有清热燥湿，泻火解毒，止血，安胎的功效。用于湿温，暑湿，胸闷呕恶，湿热痞满，泻痢，黄疸，肺热咳嗽，高热烦渴，血热吐衄，痈肿疮毒，胎动不安。

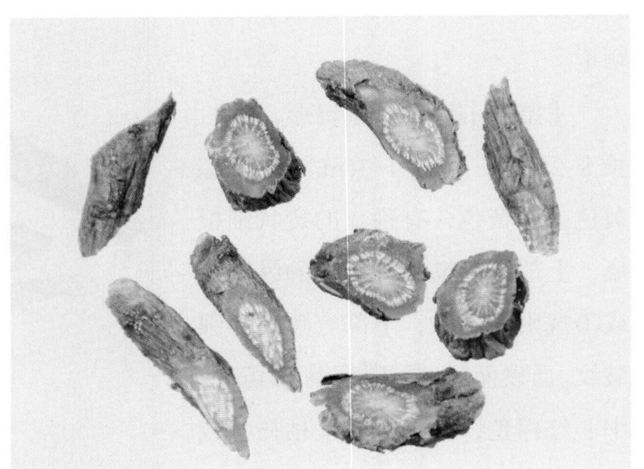

黄芩（饮片.栽培）

【用法与用量】内服：煎汤，3~10g。

【临床应用】

1. 喉痹 黄芩、桔梗、射干各10g，甘草6g。水煎服，日服1剂。

2. 黄疸 茵陈30g，黄芩、栀子各10g。水煎服，日服1剂。

3. 咳嗽 黄芩10g，桔梗、苦杏仁、紫苏子、甘草各6g。水煎服，日服1剂。

4. 痢疾 葛根20g，黄芩、木香各10g，黄连、甘草各6g。水煎服，日服1剂。

5. 衄血 黄芩、侧柏叶、牡丹皮各10g，生地黄15g。水煎服，日服1剂。

6. 痈肿 黄芩10g，金银花30g，连翘20g。水煎服，日服1剂。

7. 胎热不安 黄芩、竹茹、白术各10g。水煎服，日服1剂。

黄芫花 Huangyuanhua

FOLIUM ET FLOS WIKSTROEMIAE CHAMAEDAPHNIS

【基源】为瑞香科植物河蒴荛花*Wikstroemia chamaedaphne* Meissn. 的干燥叶及花蕾。

【原植物】直立落叶灌木，高约0.5m。枝细长，新枝绿色，老枝红褐色，平滑无毛。叶对生或近之，革质；长椭圆状披针形乃至披针形，长2~5cm，亦少有长至6cm者，宽0.3~1cm，先端尖或稍尖，基部渐狭成短柄，叶片全部光滑，下面苍绿色，全缘。花小，黄色，数朵排成顶生伞形聚伞花序，常数个再集合成圆锥花序；花被管状，先端4裂，外面被疏柔毛；雄蕊8，分上下二轮着生于花被管内；花盘鳞片1，长圆形，子房上位被淡黄色短柔毛；柱头圆形。核果卵圆形。花期夏秋间，果期秋季。

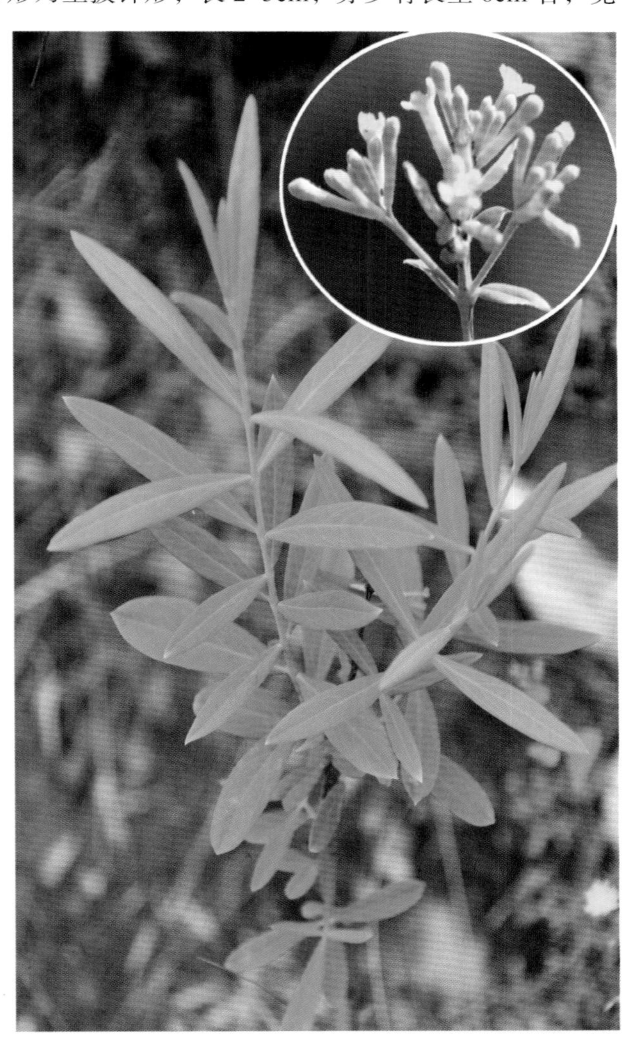

河蒴荛花（原植物）

【生态分布】生于海拔300~1000m的山坡、路旁、沟边和草丛中。主要分布于河南店镇、神头乡等地。

【采收加工】夏季花未开放时采收，阴干或烘干。

【鉴别】叶多卷缩，完整叶片展平后呈披针形或狭长披针形，长2~6cm，宽0.4~1cm；先端尖或稍尖，全缘；边缘略向下翻卷，基部渐狭成短柄；两面无毛，上表面绿色，下表面淡绿色，主脉突出；折断时可见叶脉处有白色棉状纤维。花多单个散在或聚集成束，单个花蕾呈弯曲或稍压弯的短棒状或细长筒状，长0.3~8cm，直径1~2mm；表面灰绿色或灰黄色，全体密被白色短柔毛，上端较粗，下端渐细，有的先端4裂；雄蕊8个。

质松脆。气微香，味微苦而后辛。

【化学成分】含芫花酯甲等。

【药理作用】

1. 有引产、促癌、镇静的作用。

2. 毒性 提取物小鼠腹腔注射的 LD_{50} 为（16.69~34.28）g/kg。

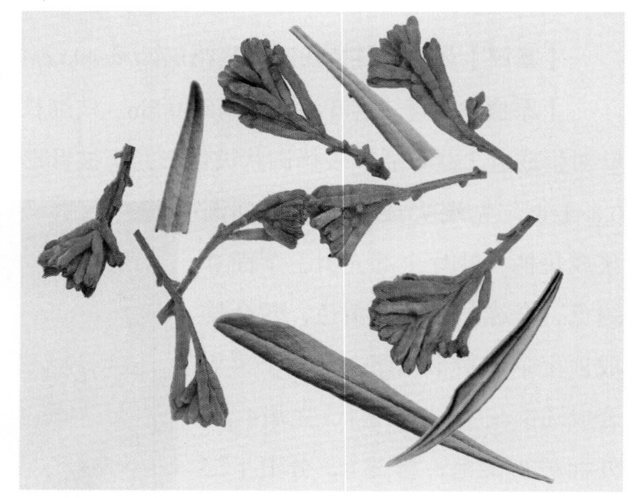

黄芫花（饮片）

【性味、归经与效用】辛、苦，寒；有小毒。归肝、膀胱经。有泻下逐水，涤痰的功效。用于水肿，胀满，痰饮，咳喘，急慢性肝炎，精神分裂症，癫痫。

【用法与用量】内服：研末，1.5~3g；煎汤，3~6g。治疗精神分裂症，必要时用量可逐渐加大至6g，水煎服。

【临床应用】

1. 悬饮 黄芫花、甘遂、大戟各等分。上各为散，以大枣 50g 煎汤，调服药末 1.5~3g，早晨空服 1 次。

2. 水臌 黄芫花、大戟、甘遂各 1.5g，大枣 50g。水煎服，日服 1 剂。

3. 牙痛 黄芫花末擦牙令热。痛定后，以温水漱口。

4. 癫痫，癫狂 黄芫花研末，每服 2g，渐增到 3g、6g、9g，1 日 1 次或隔日 1 次，连服 5 剂。

5. 白秃疮 黄芫花末，猪脂和涂之。

6. 痈肿 黄芫花为末，胶和如粥敷之。

【注意】发热体弱，溃疡病及孕妇忌服。不宜与甘草同用。

接骨木 Jiegumu

RAMULUS SAMBUCI WILLIAMSII

【基源】为忍冬科植物接骨木*Sambucus williamsii* Hance. 的新鲜或干燥茎枝。

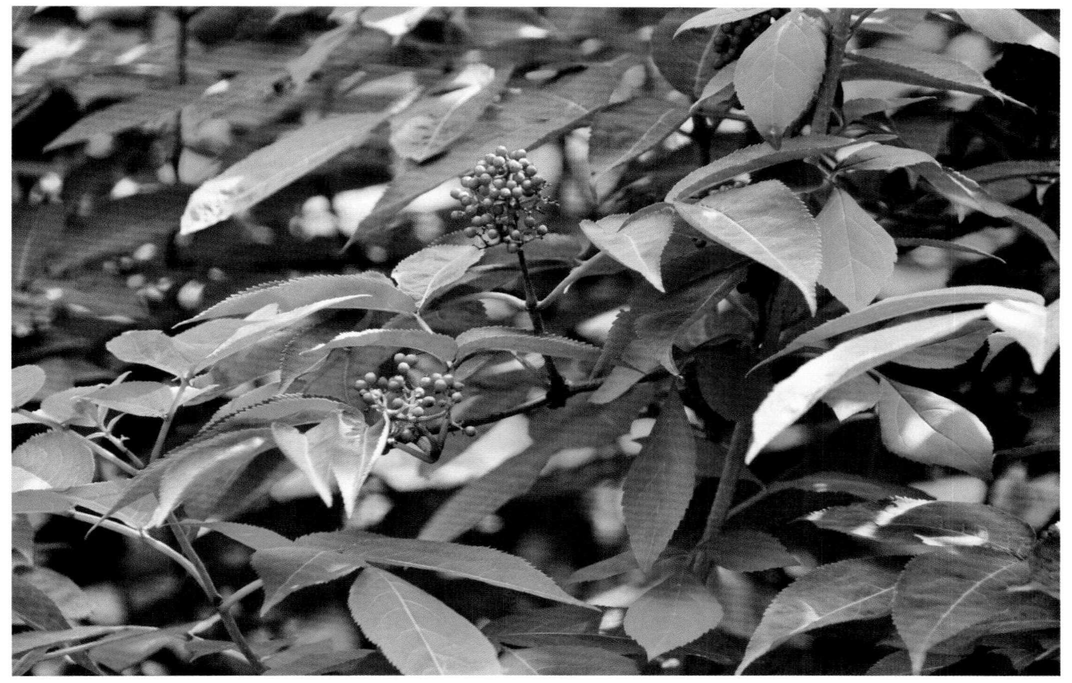

接骨木（原植物）

【原植物】落叶灌木或小乔木，高达 6m。老枝有皮孔，髓心淡黄棕色。奇数羽状复叶对生，小叶 2~3 对，有时仅 1 对或多达 5 对，托叶狭带形或退化成带蓝色的突起；侧生小叶片卵圆形、狭椭圆形至倒长圆状披针形，长 5~15cm，宽 1.2~7cm，先端尖、渐尖至尾尖，基部楔形或圆形，边缘具不整齐锯齿，基部或中部以下具 1 至数枚腺齿，最下一对小叶有时具长 0.5cm 的柄，顶生小叶卵形或倒卵形，先端渐尖或尾尖，基部楔形，具长约 2cm 的柄，揉碎后有臭气。花与叶同出，圆锥聚伞花序顶生，长 5~11cm，宽 4~14cm；具总花梗，花序分枝多成直角开展；花小而密；萼筒杯状，长约 1mm，萼齿三角状披针形，

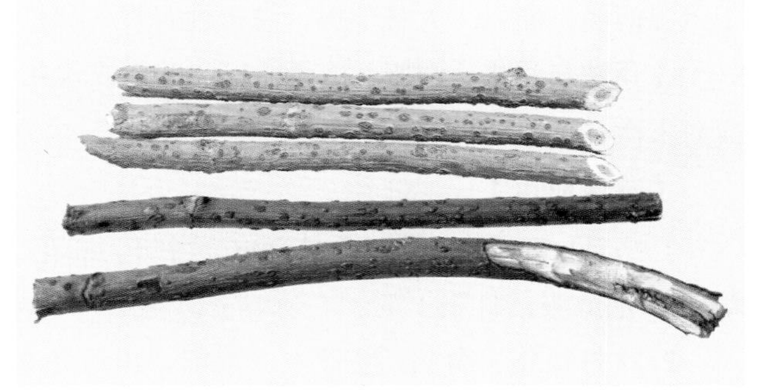

接骨木（药材）

稍短于萼筒；花冠蕾时带粉红色，开后白色或淡黄色，花冠辐状，裂片 5，长约 2mm；雄蕊与花冠裂片等长，花药黄色；子房 3 室，花柱短，柱头 3 裂。浆果状核果近球形，直径 3~5mm，黑紫色或红色；分核 2~3 颗，卵形至椭圆形，长 2.5~3.5mm，略有皱纹。花期 4~5 月，果期 9~10 月。

【生态分布】生于海拔 400~1200m 的林下、灌丛或路旁。主要分布于涉城镇、更乐镇、固新镇等地。

【采收加工】全年可采，鲜用或切段晒干。

【鉴别】药材 茎枝圆柱形，长短不等，直径 5~12mm。表面绿褐色，有纵条纹及棕黑色点状突起的皮孔，有的皮孔呈纵长椭圆形，长约 1cm。皮部剥离后呈浅绿色至浅黄棕色。体轻，质硬。加工后的药材为斜向横切片，呈长椭圆形，厚约 3mm，切面皮部褐色，木部浅黄白色至浅黄褐色，有环状年轮和细密放射状的白色纹理。髓部疏松，海绵状。体轻。气无，味微苦。

饮片 呈斜向横切的段片，长 0.6~2cm，直径 0.6~1.6cm。切面皮部菲薄，棕色，木部黄白色，髓部通常褐色，疏松，海绵状。外表面灰褐色，有纵形条纹及棕色点状突起的皮孔；嫩枝表面绿色，髓部大，白色，具红色小点。质轻。气微，味淡。

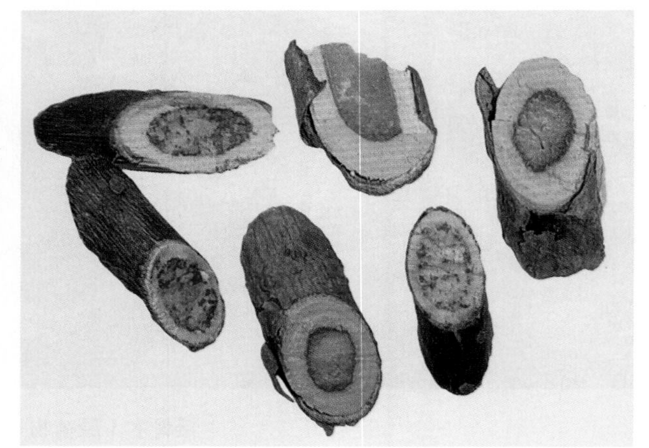

接骨木（饮片）

【化学成分】含接骨木花色素苷、花色素葡萄糖苷和氢基酸、氰醇苷、环烯醚萜苷、莫罗忍冬苷等。

【药理作用】有镇痛、镇静、利尿和抗病毒的作用。

【性味、归经与效用】甘、苦，平。归肝经。有祛风利湿，活血，止血的功效。用于风湿痹痛，痛风，大骨节病，急慢性肾炎，风疹，跌打损伤，骨折肿痛，外伤出血。

【用法与用量】内服：煎汤，15~30g；或入丸、散。外用：适量，捣敷或煎汤熏洗；或研末撒。

【临床应用】

1. 痹证 接骨木 30g，桑枝 20g，当归、红花、独活、防风各 10g，老鹳草 15g，甘草 6g。水煎服，日服 1 剂。

2. 跌打损伤、骨折 接骨木、当归、川芎各 25g，乳香 5g，研细末。每次 10g，用酒化贴患处。

3. 水肿　接骨木、车前子各 30g。水煎服，日服 1 剂。

4. 漆疮　接骨木茎叶 120g。煎汤待凉洗患处。

菊　花 Juhua

FLOS CHRYSANTHEMI

【基源】为菊科植物菊*Chrysanthemum morifolium* Ramat. 的干燥头状花序。

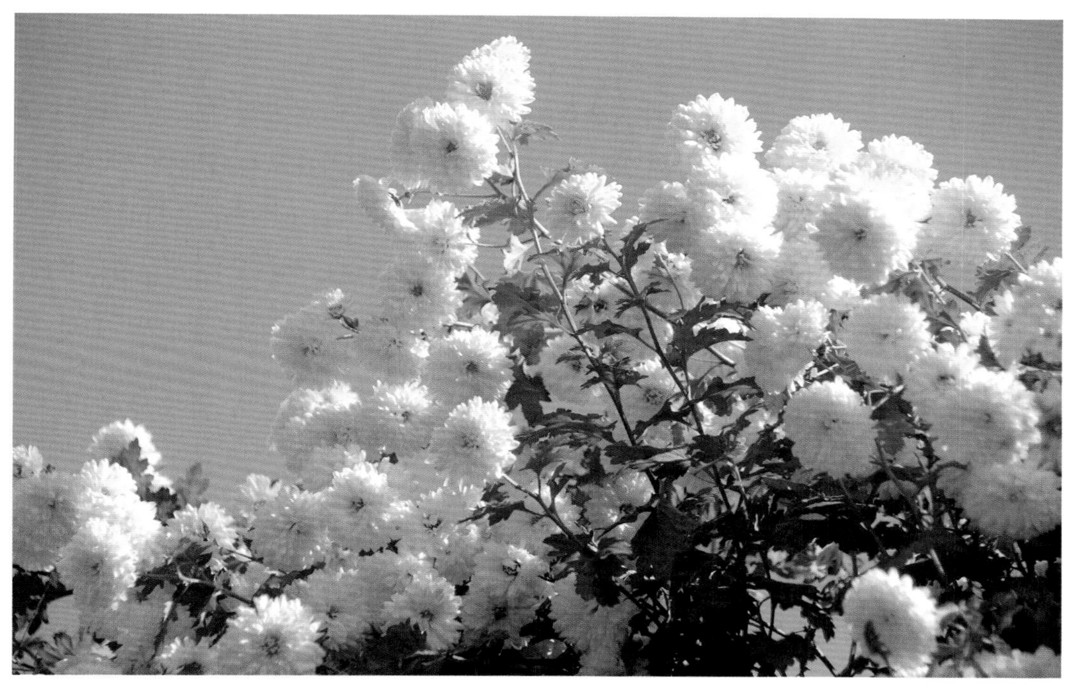

菊（原植物）

【原植物】多年生草本，高 10~150cm。根状茎多少木质化。茎直立，基部有时木质化，略带紫红色，上部多分枝，幼枝略具棱，密被灰白色柔毛。单叶互生，有柄；叶卵形至披针形，先端钝，基部楔形或近心形，边缘有粗大不整齐锯齿或深裂，两面密被白色绒毛。头状花序顶生或腋生，有单个或数个集生于茎枝顶端，花序大小不等，直径 2.5~5.0cm；总苞半球形，外层总苞绿色，线形，边缘膜质，中层苞片阔卵形，内层苞片长椭圆形或长圆形；花托小，凸出，呈半球形；舌状花雌性，着生于花序边缘，花冠舌状，舌片线状长圆形，长可至 3cm，宽 3~6mm，先端钝圆，白色、红色、紫色或黄色，无雄蕊；雌花 1 枚，花柱短，柱头 2 裂；管状花位于花序中央，花有时外具 1 卵状膜质鳞片，花冠管状，先端 5 裂，裂片三角状卵形，雄蕊 5 枚，花药线形，先端具长椭圆形的附属物，基部钝圆，长丝极短，分离，雌蕊 1 枚，子房下位，长圆形，花柱线形；有时具多数舌状花或管状花。瘦果不发育。栽培品种极多，头状花序多变化，形状不同，品种繁多。

【生态分布】栽培于田间、山坡或庭院。井店镇、索堡镇有大量栽培。

【栽培技术】

1. 选地与整地

前作采收后，土壤要深耕1次，深度20~25cm，结合耕翻，施入基肥，每亩2000~2500kg圈肥或堆肥。有条件的地区，栽培前再锄1遍，破碎土块，整平耙细。南方作高畦，北方作平畦。畦宽1.2~1.5m，畦间距约30cm，沟深20cm。

2. 繁殖方法

（1）分根繁殖　选留优良植株，冬前上盖3~6cm厚厩肥或马粪，以保护越冬。在北方每年4~5月间，将母株挖出，把菊苗分开，分根时注意每株带有白根，以利成活。按行60~80cm，开深13~17cm的沟，按株距30~45cm栽种，将土压紧，并及时浇水。

（2）扦插繁殖　在4~5月，待植株生长到15cm高时，进行分根繁殖。先在苗床开沟，沟距16cm，沟深6cm，将插条按8cm株距排入沟中，使枝条上露出土面3cm左右，覆土压紧，上盖薄层稻草，保持湿润。在保持温度15~18℃，并有足够的温度情况下，约20天生根。生长健壮后即可定植大田，行、株距同分根繁殖。

3. 田间管理

（1）中耕除草　菊花是浅根性植物，中耕不宜过深。一般中耕2~3次；第一次在移栽后10天左右；第2次在7月下旬；第3次在9月上旬。此外每次大雨后，为防止土壤板结，可适当进行1次浅中耕。

（2）适时打顶　菊花打顶是增产的一项重要措施。可抑制植株徒长，使主茎粗壮，减少倒伏，增加分枝，提高花产量。生长期间共打顶3次，应选晴天进行。第1次在菊花移栽前一星期，苗高25cm左右，打去7~10cm；第2次于6月上、中旬，植株抽出3~4个30cm左右长的新枝叶，打去分枝顶梢；第3次在7月上旬。

（3）灌水　扦插或移栽时，应灌水以保证幼苗成活，蕾期干旱应注意浇水，在雨季应及时排水，以防积水烂根。

（4）追肥　菊花根系发达，需肥量大，产区一般追肥三次。移栽时，每亩施人畜粪水250~400kg加水4倍；第二次打顶时，施人畜粪水500kg左右或硫酸铵10kg，结合培土；第三次追肥在花蕾形成时，每亩用人畜粪水700~1000kg，或硫酸铵10kg，促使花蕾增大，提高产量和品质。

4. 病虫害防治

（1）枯斑病 又名叶枯病。一般于4月中、下旬发生，一直危害到菊花收获。4~9月雨水较多时，发病严重。防治方法：在最后一次菊花采摘后，即割去地上部植株，集中烧毁，减少越冬菌源；选健壮无病的菊种苗，培育壮苗；适施氮肥，雨后开沟排水，降低田间湿度，减轻危害；发病初期，摘除病叶，喷施50%甲基托布津1000倍液，选晴天，在露水干后喷药，每隔7~10天一次，连续喷3次以上。

（2）枯萎病 俗称“烂根”，受害植株，叶片变为紫红色或黄绿色，由下至上蔓延，以致全株枯死，病株根部深褐色呈水渍状腐烂。地下害虫多，地势低洼积水的地块，容易发病。防治方法：选无病老根留种；轮作，不重茬；做高畦，开深沟，排水降低湿度；选用健壮无病种苗；拔除病株，并在病穴中撒施石灰粉或用50%多菌灵1000倍液浇灌。

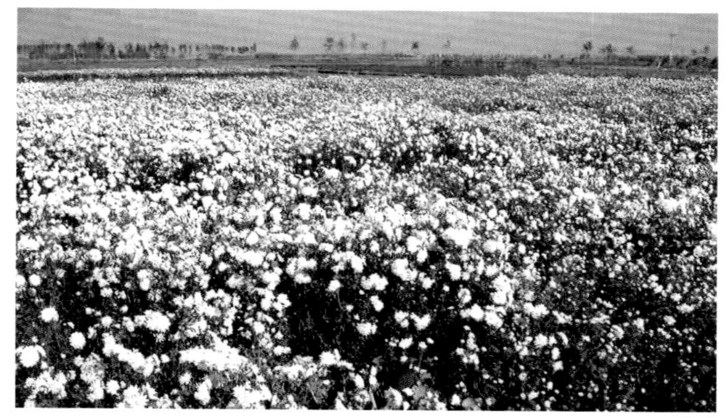

菊花（栽培）

（3）霜霉病 被害叶片出现一层灰白色的霉状物。遇雨，流行迅速，染病植株枯死，不能开花，影响产量和质量。防治方法：种苗用40%疫霜灵300~400倍液浸10分钟后栽种；发病期可喷40%疫霜灵200倍液或50%瑞毒霉500倍液喷治。

（4）花叶病毒病 发病植株，其叶片呈黄色相间的花叶，对光有透明感。病株矮小或丛枝，枝条细小，开花少，花朵小，产量低，品质差。发生危害时间较长，蚜虫为传毒媒介。防治方法：选育抗病的优良品种；及时治蚜防病。

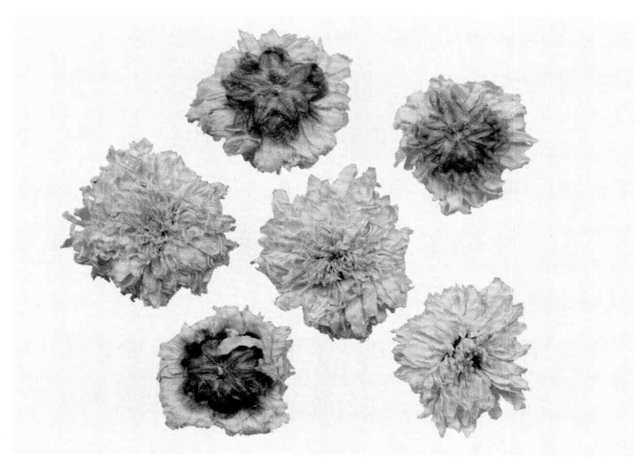

菊花（饮片）

（5）菊天牛 以成虫在根部潜伏越冬。防治方法：在产卵孔下3~5mm处剪除被产卵的枝梢，集中烧毁；成虫发生期于晴天上午在植株和地面喷5%西维因粉，5天一次，喷2次，清除杂草。

（6）菊小长管蚜 9~10月间集中于菊嫩梢，花蕾和叶背危害，吸取汁液，使叶片皱缩，花朵减少或变小。菊蚜一年发生 20 多代。防治方法：清除杂草，忌与菊科植物连作和间套作，发生期喷 10%吡虫啉粉剂 1000 倍，每隔 7~15 天一次，连续喷 2~3 次。

（7）菊花瘿蚊 受害植株，虫瘿成串，植株矮小。防治方法：人工摘剪虫瘿，从菊花育苗田向大田移栽时，应先摘剪虫瘿后再移栽，摘剪下的虫瘿要集中深埋或烧毁，也可用开水烫。

【采收加工】9~11 月花盛开时分批采收，阴干或焙干，或蒸后晒干。

【鉴别】呈倒圆锥形或圆筒形，有时稍压扁呈扇形，直径 1.5~3cm，离散。总苞碟状；总苞片 3~4 层，卵形或椭圆形，草质，黄绿色或褐绿色，外面被柔毛，边缘膜质。花托半球形，无托片或托毛。舌状花数层，雌性，位于外围，类白色，劲直，上举，纵向折缩，散生金黄色腺点；管状花多数，两性，位于中央，为舌状花所隐藏，黄色，顶端 5 齿裂。瘦果不发育，无冠毛。体轻，质柔润，干时松脆。气清香，味甘、微苦。

【化学成分】含菊油环酮、樟脑、乙酸龙脑酯、矢车菊苷、氨基酸、氯原酸、木犀草素 -7-葡萄糖苷、大波斯菊苷、刺槐苷和胆碱、水苏碱、腺嘌呤、α - β - 香树脂醇和微量元素。

【药理作用】

1. 有抗病原体、增加冠脉及实验性粥样化冠脉流量、解热、抗缺氧、抗衰老的作用。

2. 毒性 煎剂 92g/kg 或浸膏 50~100g/kg 给小鼠灌胃，均未见死亡。

【性味、归经与效用】甘、苦，微寒。归肺、肝经。有散风清热，平肝明目，清热解毒的功效。用于风热感冒，头痛眩晕，目赤肿痛，眼目昏花，疮痈肿毒。

【用法与用量】内服：煎汤，5~10g。

【临床应用】

1. 感冒 菊花、桑叶、黄芩各 10g，苦杏仁、薄荷各 6g。水煎服，日服 1 剂。

2. 眩晕 菊花、白芍各 10g，石决明、珍珠母各 20g，夏枯草 15g。水煎服，日服 1 剂。

3. 目昏 菊花、枸杞子、山茱萸、山药各 10g，熟地 30g，牡丹皮、泽泻各 6g。水煎服，日服 1 剂。

4. 天行赤眼 菊花、千里光各 10g，金银花 15g。水煎服，日服 1 剂。

5. 痈肿 菊花、蒲公英各等分。捣烂外敷患处。

菊芋 Juyu

RHIZOMA HELIANTHI TUBEROSI

【基源】菊科植物菊芋 *Helianthus tuberosus* L. 新鲜或干燥的块茎。

【原植物】多年生草本，高1~3m。具块状地下茎。茎直立，上部分枝，被短糙毛或刚毛。基部叶对生，上部叶互生；有叶柄，叶柄上部有狭翅；叶片卵形至卵状椭圆形，长10~15cm，宽3~9cm，先端急尖或渐尖，基部宽楔形，边缘有锯齿，上面粗糙，下面被柔毛，具3脉。头状花序数个，生于枝端，直径5~9cm，有1~2个线状披针形的苞叶；总苞片披针形或线状披针形，开展；舌状花中性，淡黄色，特别显著；管状花两性，孕育，花冠黄色、棕色或紫色，裂片5。瘦果楔形；冠毛上端常有2~4个具毛的扁芒。花期8~10月。

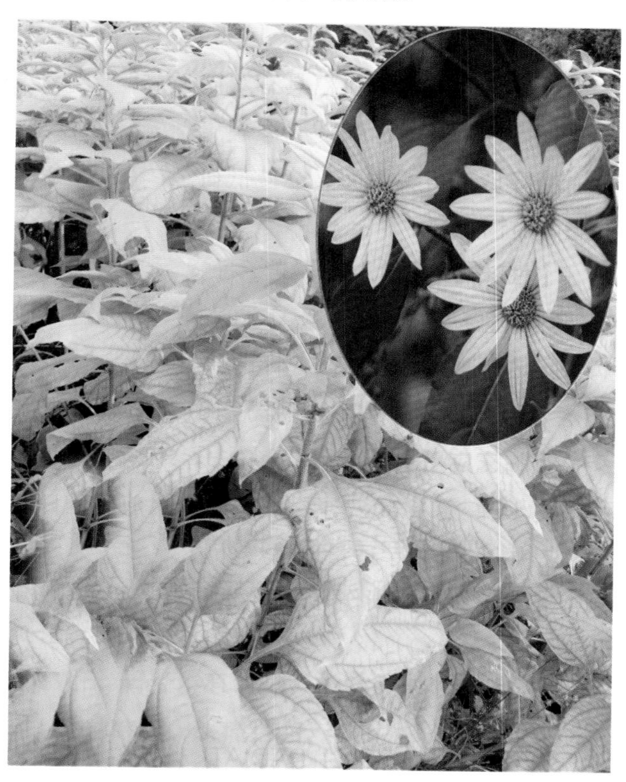

菊芋（原植物）

【生态分布】生于海拔400~1000m的沟边、路旁、荒地，或栽培于庭院。县域内各地均有分布和栽培。

【采收加工】夏、秋季采挖块茎，鲜用或晒干。

【鉴别】药材　呈不规则的肥厚团块状或长柱状，长5~10cm，直径1.5~3cm。表面灰棕色或灰黄色，有断续的纵皱纹和沟纹，上端有残留茎基。质坚硬，不易折断。气微，味甘、微苦。

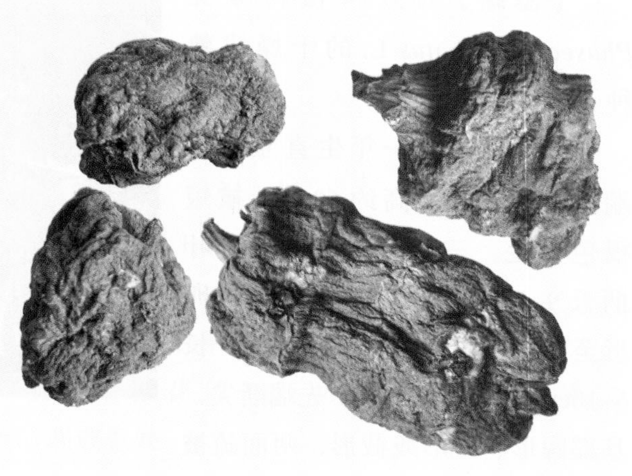

菊芋（药材）

猫眼草 Maoyancao

HERBA EUPHORBIAE ENSULAE

【基源】为大戟科植物乳浆大戟*Euphorbia ensula* L.的干燥全草。

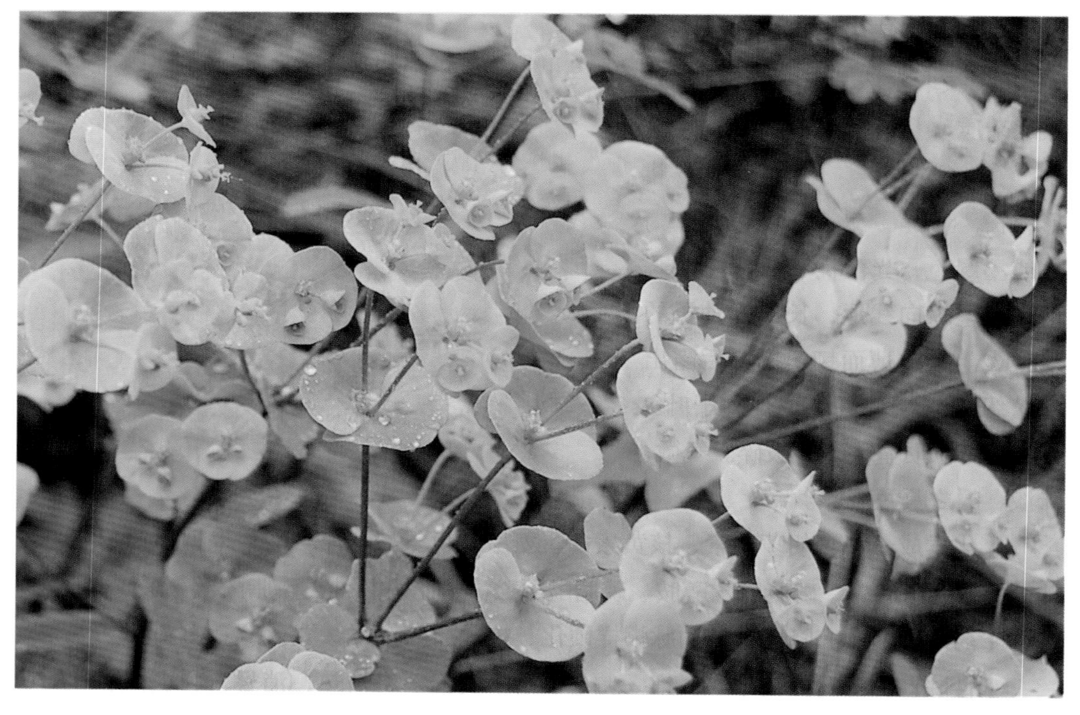

乳浆大戟（原植物）

【原植物】多年生草本，高达15~40cm。有白色乳汁，无毛。根茎伸长，直生或匍匐。茎有纵条纹，基部淡紫色。短枝和营养枝上的叶密集，条形，无柄，长1.5~3cm，长枝或生花的茎上的叶互生，无柄，披针形或倒披针形，先端圆钝，微凹或具凸尖，全缘。杯状聚伞花序顶生，通常具5伞梗，每伞梗再二至三回分叉，顶端常有短的续发的枝叶；苞叶对生，半圆形或宽心形，先端短骤凸；总苞杯状，4裂，腺体4，位于裂片之间，黄色，呈新月形。两端呈短角状；雄花8~12，每花具雄蕊1，雌花1，位于中部；子房有长梗，超出雄花之外，花柱3枚，柱头2裂。蒴果卵状球形，径3~3.5mm，3分果爿。种子长圆状卵形，长约2mm，灰色，有棕色斑点。花期5~7月，果期7~8月。

【生态分布】生于海拔300~1000m的山坡草地或砂质地上。全县各地均有分布。主要分布于固新镇、神头乡等地。

【采收加工】春、夏季采收，除去杂质，晒干。

【鉴别】药材 茎呈圆柱形，长20~40cm，表面黄绿色，基部多呈紫红色，有纵皱纹，体轻，质脆，易折断。叶互生，无柄，叶片多皱缩破碎，绿色或黄绿色，易脱落，完整者展平后呈狭条形，长 2.5~5cm，宽 0.2~0.3cm，茎上部的分枝处有数叶轮生。多歧聚伞花序，花序顶生于上部叶腋，基部的叶状苞片呈扇状半月形至三角状肾形。蒴果三棱状卵圆形，光滑。气特异，味淡。

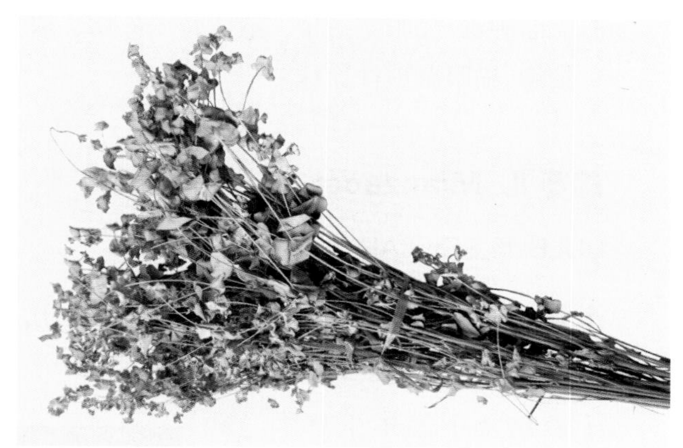

猫眼草（药材）

饮片　呈茎、叶、花、果混合的段片。茎片呈圆柱形，切面类白色，周边黄绿色或紫红色，有纵纹；叶片多破缩、破碎，完整者展平后呈狭条形，长 2.5~5cm，宽 2~3mm。多歧聚伞花序顶生及生于上部叶腋，基部的叶状苞片呈扇状半月形至三角状肾形。蒴果三棱状卵圆形，光滑。种子卵圆形，淡褐色或褐色，光滑。气特异，味淡。

【化学成分】含山柰酚、槲皮素、槲皮苷、山柰酚 -3-L- 鼠李糖酐、6，7- 二羟基香豆素、亚乙二氧基香豆素等。

【药理作用】

1. 有抗菌、止咳、祛痰、平喘的作用。

2. 毒性　小鼠口服猫眼草总黄酮的 LD_{50} 为 1.25 ± 0.05g/kg。

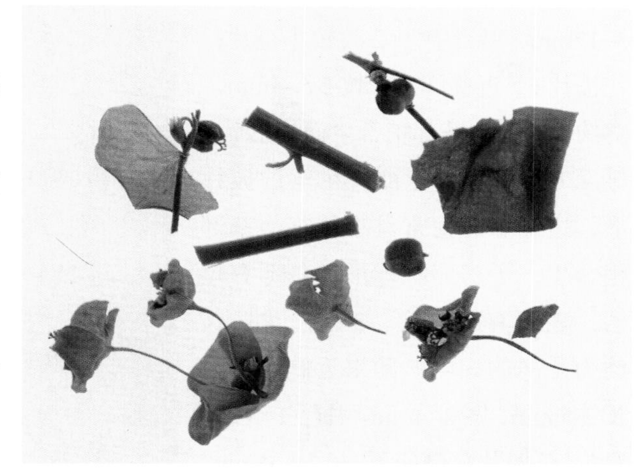

猫眼草（饮片）

【性味、归经与效用】苦，微寒；有小毒。归肺、膀胱、肝经。有镇咳，祛痰，散结，逐水，拔毒，杀虫的功效。用于痰饮咳喘，水肿，瘰疬，疥癣，无名肿毒。

【用法与用量】内服：煎汤，0.9~2.4g。外用：适量，捣敷。

【临床应用】

1. 久咳　猫眼草 9g，苦杏仁、法半夏各 6g，茯苓 12g，桂枝 3g。水煎服，日服 1 剂。

2. 瘰疬　鲜猫眼草，煎膏。浸纱布塞入疮口。

3. 疥疮 猫眼草，研末。麻油或花生油、猪油调敷患处。

4. 无名肿毒 猫眼草适量，熬成膏。外用，取膏适量摊布上贴患处，日 1 次。

5. 钱癣 猫眼草煎汁涂抹。

绵枣儿 Mianzaoer

BULBUS SCILLAE

【基源】为百合科植物绵枣儿 *Scilla scilloides* （Lindl.） Druce 的新鲜或干燥鳞茎。

【原植物】多年生草本。鳞茎卵形或近球形，高 2~5cm，宽 1~3cm，鳞茎皮黑褐色。基生叶 2~5 枚；叶片狭带状，长 15~40cm，宽 2~9mm，平滑。花葶通常比叶长，总状花序长 2~20cm；花小，直径 4~5mm，紫红色、粉红色至白色，在花梗顶端脱落；花梗长 5~12mm，基部有 1~2 枚较小苞片；花被片 6，近椭圆形，长 2.5~4mm，宽约 1.2mm，基部稍合生而成盘状；雄蕊 6，稍短于花被，花丝近披针形，边缘和背面常具小乳突，基部稍合生；子房卵状球形，基部有短柄，表面有小乳突，3 室，花柱长约为子房的一半。蒴果近倒卵形，长 3~6mm，宽 2~4mm。种子 1~3 颗，黑色，长圆状狭倒卵形，长 2.5~5mm。花、果期 7~11 月。

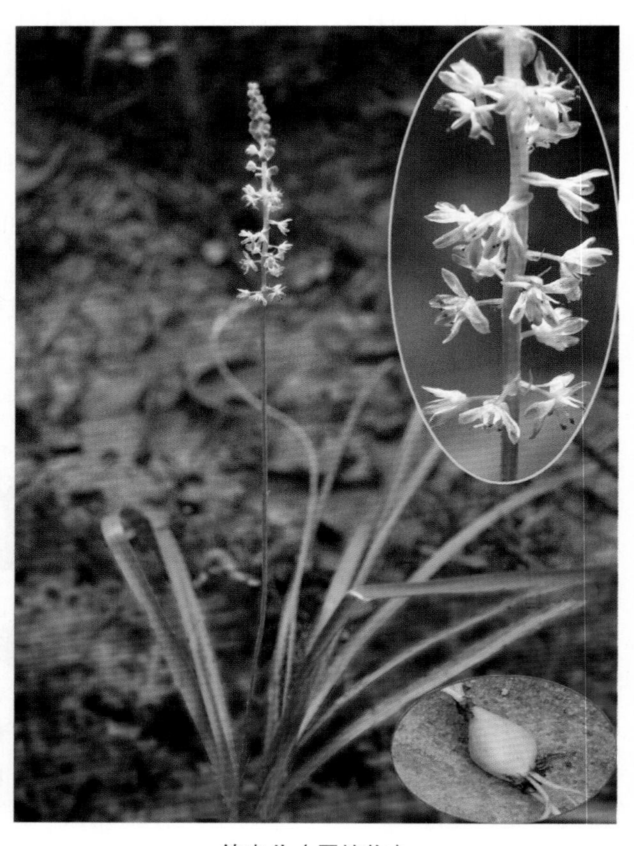

绵枣儿（原植物）

【生态分布】生于海拔 500~1000m 的山坡、草地、路旁或林缘。主要分布固新镇、木井乡、辽城乡、神头乡、偏城镇等地。

【采收加工】6~7 月采收，洗净，鲜用或晒干。

【鉴别】鳞茎呈压扁的长卵形，长 2~3cm，直径 0.5~1.5cm。质硬，角质样。顶端渐尖，残留叶基，基部鳞茎盘明显，有的鳞茎外被数层白色膜质鳞片，内部为棕黄色半透明的鳞片。气微，味微苦、微辣。

【化学成分】含绵枣儿糖苷 D-1、E-1、E-2、E-3、E-4、E-5、G-1，15- 去氧尤可甾醇，15- 去氧 -22- 羟基尤可甾醇，15- 去氧尤可甾酮及 2 种三萜螺环内酯化合物，2- 羟基 -7-0- 甲基绵枣儿素、绵枣儿素和海葱原苷 A 等。

【药理作用】有强心、利尿、兴奋子宫、抗肿瘤的作用。

【性味与效用】苦、甘，寒；有小毒。有活血止痛，解毒消肿，强心利尿的功效。用于跌打损伤，筋骨疼痛，疮痈肿痛，乳痈和心脏病水肿。

【用法与用量】内服：煎汤，3~9g。外用：适量，捣敷。

【临床应用】

1. 胸痹　红花 9g，郁金、丹参各 12g，瓜蒌 15g，绵枣儿、陈皮、甘草各 6g。水煎服，日服 1 剂。

2. 乳痈　绵枣儿 12g。捣烂外敷，日更换 1 次。

3. 跌打损伤　桃仁、红花各 12g，绵枣儿 6g，乳香、没药、延胡索各 10g。水煎服，日服 1 剂。

【注意】孕妇忌用。

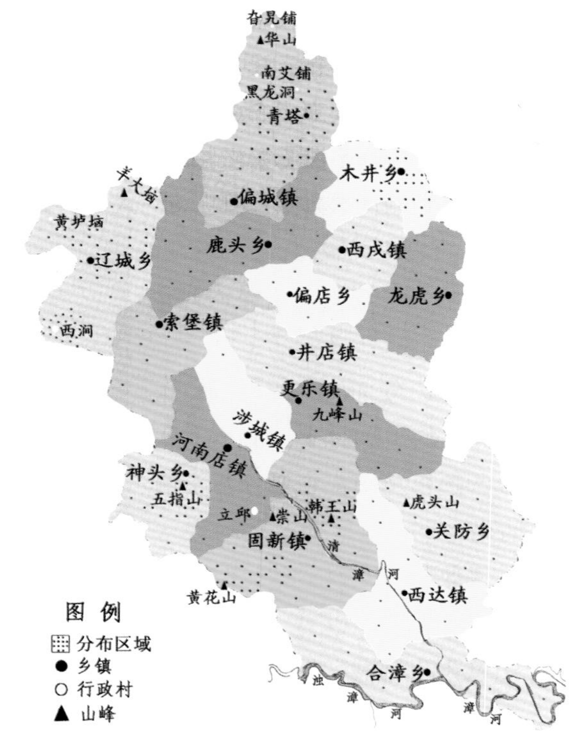

绵枣儿资源分布图

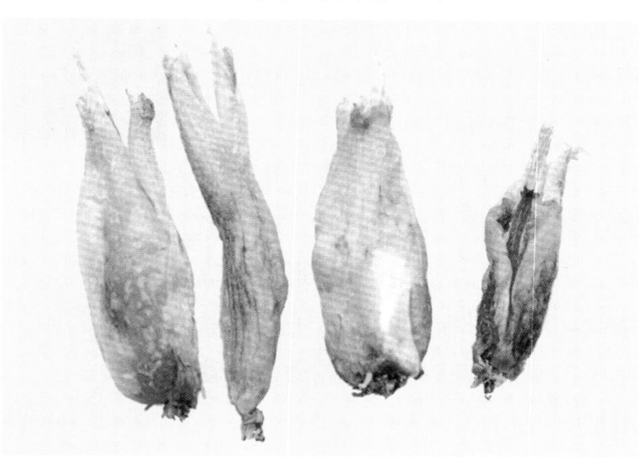

绵枣儿（饮片）

盘龙参 Panglongshen

HERBA SPIRANTHIS SINENSIS

【基源】为兰科植物绶草 *Spiranthes sinensis*（Pers.）Ames 新鲜或干燥的全草。

【原植物】多年生草本，高 15~50cm，茎直立，基部簇生数条粗厚、肉质的根，近基部生 2~4 枚叶。叶条状倒披针形或条形，长 10~20cm，宽 4~10mm。花序顶生，长 10~20cm，具多数密生的小花，似穗状；花白色或淡红色，螺旋状排列；花苞片卵形，长渐尖；中萼片条形，先端钝，长约 5mm，宽约 1.3mm，侧萼片等长，较狭；花瓣和中萼片等长但较薄，先端极钝，唇瓣近长圆形，长 4~5mm，宽约 2.5mm，先端极钝，伸展，基部至中部边缘全缘，中部以上呈强烈的皱波状啮齿，在中部以上的表面具皱波状长硬毛，基部稍凹陷，呈浅囊状，囊内具 2 枚突起。

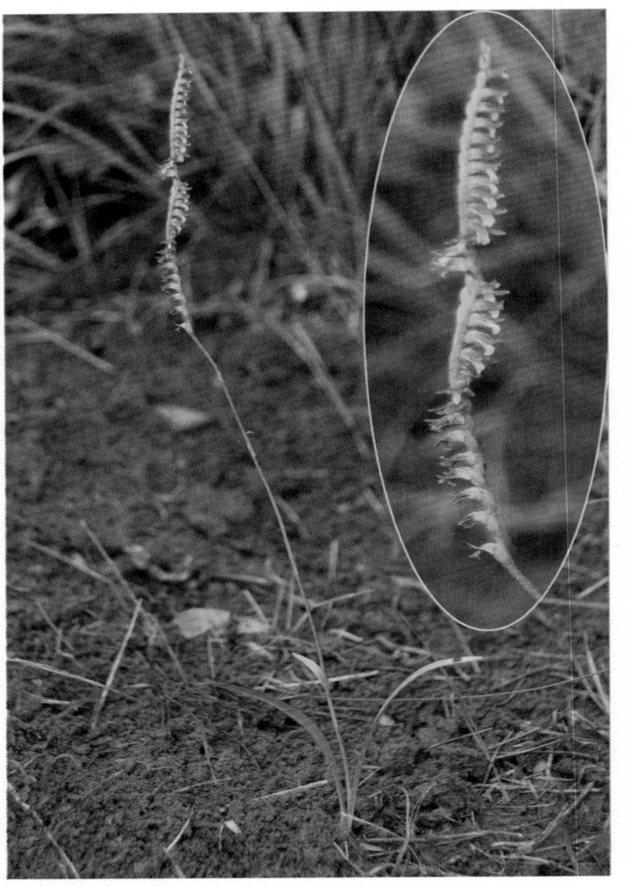

绶草（原植物）

【生态分布】生于海拔 400~1000m 的山坡林下、灌丛下、路边或沟边草丛中。主要分布于偏城镇青塔。

【采收加工】夏、秋采收，鲜用或晒干。

【鉴别】药材 茎圆柱形，具纵条纹，基部簇生数条小纺锤形块根，具纵皱纹，表面灰白色。叶条形，数枚基生，展平后呈条状披针形。有的可见穗状花序，呈螺旋状扭转。气微，味淡微甘。

饮片 呈根、茎、叶、花混合的不规则段状。块根肉质，有纵皱纹，表面灰白色。茎圆柱形，具纵条纹。叶多皱缩或破碎。可见穗状花序，呈螺旋状扭曲。气微，味淡微甘。

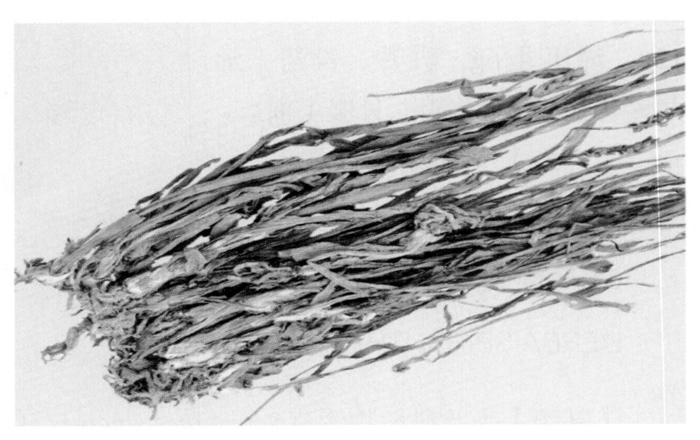

盘龙参（药材）

【化学成分】含二氢菲类化合物：盘龙参酚 A、B、C，盘龙参新酚 A、B，盘龙参醌、盘龙参二聚菲酚、红门兰酚；甾醇类成分：β-谷甾醇、豆甾醇、菜油甾醇；阿魏酸酯成分：阿魏酸十九醇酯、阿魏酸二十醇酯等。

【性味、归经与效用】甘、苦，平。归心、肺经。有益气养阴，清热解毒的功效。

用于病后虚弱，阴虚内热，咳嗽吐血，头晕，腰痛酸软，糖尿病，遗精，淋浊带下，咽喉肿痛，毒蛇咬伤，烫火伤，疮疡痈肿。

【用法与用量】内服：煎汤，9~15g；鲜全草 15~30g。外用：适量，鲜品捣敷。

【临床应用】

1. 虚劳　盘龙参、鸡血藤、血人参各 10g，黄芪 15g。水煎服，日服 1 剂。

2. 咳嗽　盘龙参 15g，百合、川贝母各 10g。水煎服，日服 1 剂。

3. 水火烫伤　鲜盘龙参，捣烂外敷；干品，研末，麻油调涂。

4. 乳蛾　盘龙参 9~15g。水煎服，日服 1 剂。

5. 缠腰火丹　绶草根适量，晒干研末。麻油调搽。

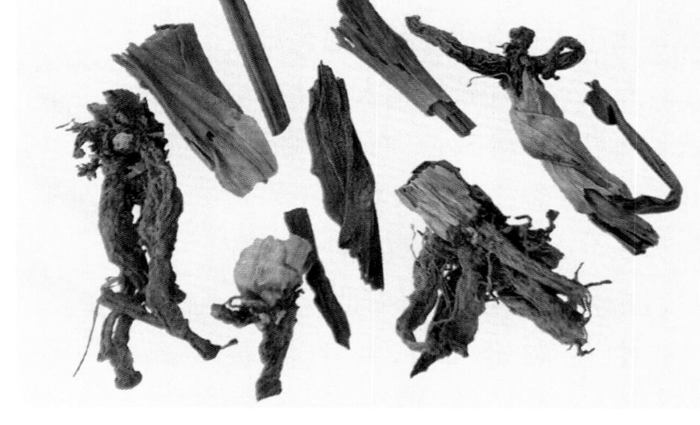

盘龙参（饮片）

6. 痈肿　鲜盘龙参适量，捣烂外敷。干品研末麻油调涂。

雀儿舌头　Queershetou

RADIX LEPTOPIS

【基源】为大戟科植物雀儿舌头 *Leptopus chinensis*（Bunge）Pojarkova 的干燥根。

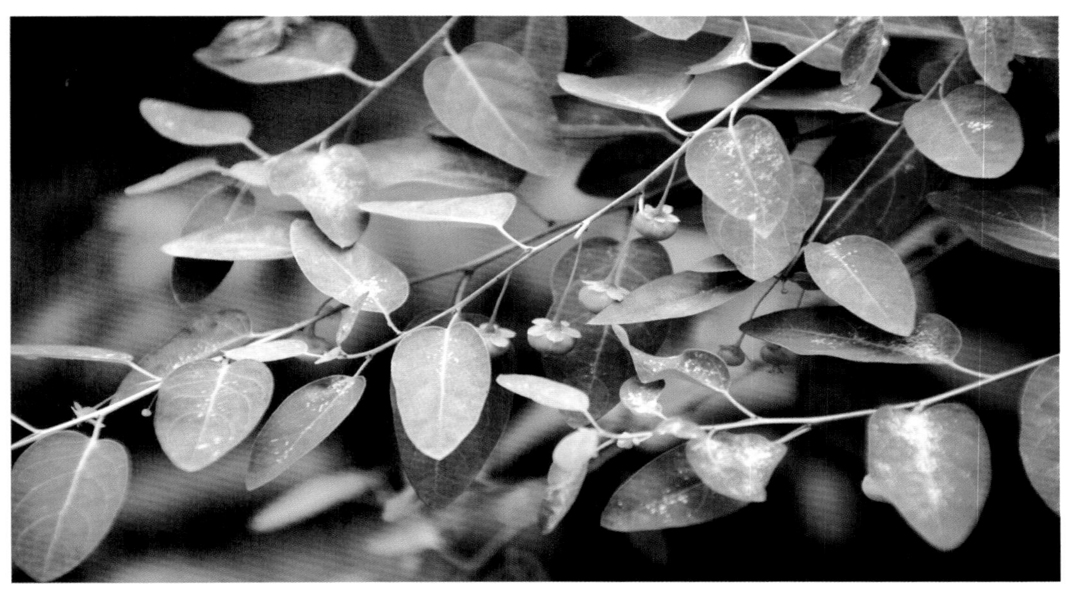

雀儿舌头（原植物）

【原植物】灌木或多年生草本。叶互生，全缘；叶柄短；托叶小。花单性，雌雄同株，簇生或单生叶腋；花梗细长；有花瓣；雄花：萼片 5（~6），覆瓦状排列，分离或基部稍连生，花瓣 5（6），花盘腺体 5，扁平，顶端全缘或 2 裂，雄蕊 5（6），花丝离生或连合成柱状，退化雌蕊小；雌花：萼片较雄花大，花瓣小或不明显，子房 3 室，每室 2 胚珠，花柱短，2 裂，顶端头状。蒴果开裂为 3 个 2 裂的分果瓣。种子无种阜，光滑或有斑点；胚弯曲。

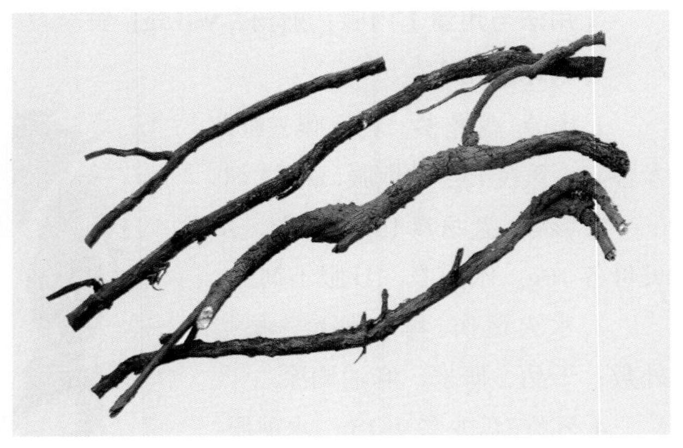

雀儿舌头（药材）

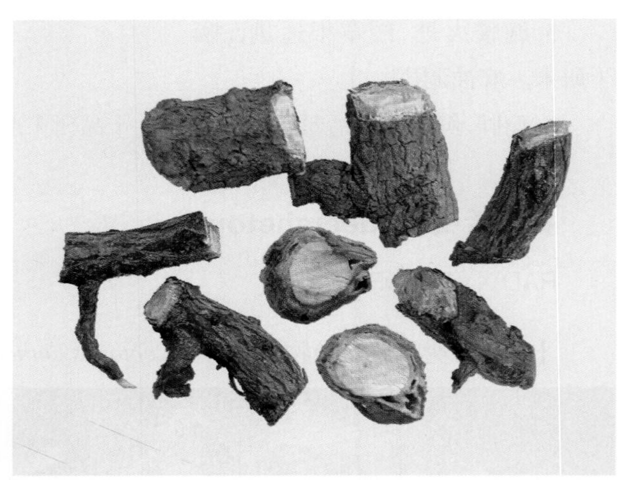

雀儿舌头（饮片）

【生态分布】生于海拔 300~800m 的田头、堰边、山坡和林缘。全县各地均有大量分布。

【采收加工】全年可采，挖出根部，洗净，晒干。

【鉴别】**药材** 呈圆柱形，略弯曲，长短不一，直径 0.5~1.0cm。表面红棕色或黄棕色，稍粗糙，有纹理及纵沟纹。质坚硬，不易折断。断面皮部淡棕色，木部淡黄白色，中心黄色。气微，味甘。

饮片 呈圆柱形段。切面类白色或淡黄白色，中心黄色。外表面红棕色或黄棕色，稍粗糙，具纹理及纵沟纹。气微，味甘。

【性味、归经与效用】辛，温。归胃、大肠经。有理气止痛的功效。用于脾胃气滞所致脘腹胀痛、食欲不振、寒疝腹痛、下痢腹痛。

【用法与用量】内服：煎汤 6~12g。

【临床应用】

1. 胃痛 雀儿舌头 9g。水煎服，日服 1 剂。

2. 痢疾 雀儿舌头 10g，黄连 6g。水煎服，日服 1 剂。

商 陆 Shanglu

RADIX PHYTOLACCAE

【基源】为商陆科植物商陆*Phytolacca acinosa* Roxb. 和垂序商陆*Phytolacca americana* L. 的干燥根。

【原植物】商陆 多年生草本。根肥大，肉质，圆锥形。茎直立，高 0.8~1.5m，绿色或带紫红色。叶互生，纸质，叶柄长 1.5~3cm，叶片椭圆形至长椭圆形，长 10~30cm，宽 5~15cm，顶端急尖，基部楔形，渐狭，两面均无毛。总状花序顶生或与叶对生，直立，通常比叶为短；苞片线形，膜质；花两性，小形，花被片 5，白色、淡黄绿色或带粉红色，椭圆形至长圆形，长 3~4mm；雄蕊 8~10，罕 10 枚以上；心皮 5~8（~10），分离但紧贴，花柱短，顶端下弯。果实为肉质浆果，由 5~8（~10）个分果组成，扁球形，直径 7~8mm，熟时紫黑色；种子肾形，黑褐色。花期 4~7 月，果期 7~10 月。

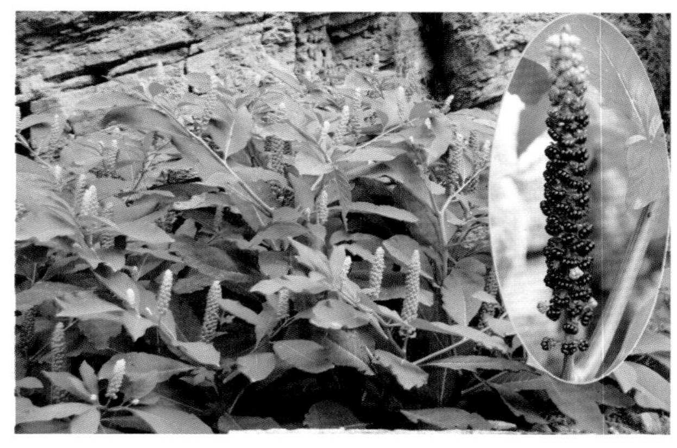

商陆（原植物）

垂序商陆 极似上种，区别在于本种茎的棱较为明显，叶片通常较上种稍窄，总状花序（特别在果期）下垂，雄蕊及心皮通常 10 枚。花期 7~8 月，果期 8~10 月。

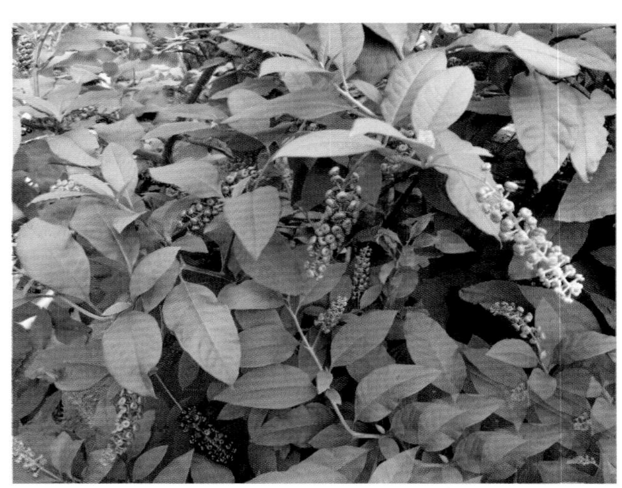

垂序商陆（原植物）

【生态分布】生于海拔 400~1000m 的山沟边或林下，以及林缘路边湿润的土壤中。主要分布于河南店镇五指山、涉城镇韩王山和固新镇、辽城乡。

【采收加工】秋季至次春采挖，除去须根和泥沙，切成块或片，晒干或阴干。

【鉴别】药材 根呈圆锥形，有多数分枝。直径 2~8cm。表面灰棕色或灰黄色，有明显的横向皮孔及纵沟纹。质硬。断面浅黄棕色或黄白色，木部隆起，形成数个突起的同心性环轮。气微，味稍甜，久嚼麻舌。

饮片 呈横切或纵切的不规则块片，厚薄不等。外皮灰黄色或灰棕色。横切片弯曲不平，边缘皱缩，直径 2~8cm；切面浅黄棕色或黄白色，木部隆起，形成数个突起的同心性环轮。纵切片弯曲或卷曲，长 5~8cm，宽 1~2cm，木部呈平行条状突起。质硬。气微，味稍甜，久嚼麻舌。

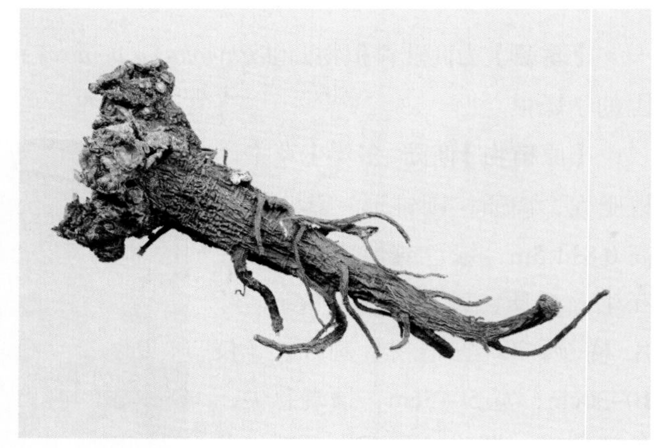

商陆（药材 . 商陆）

【化学成分】含商陆苷 A、B、C、D、E、F 等和 α- 菠菜甾醇，美商陆苷 A、D、B、E、G，美商陆皂苷 B，多糖及美商陆抗病毒蛋白等。

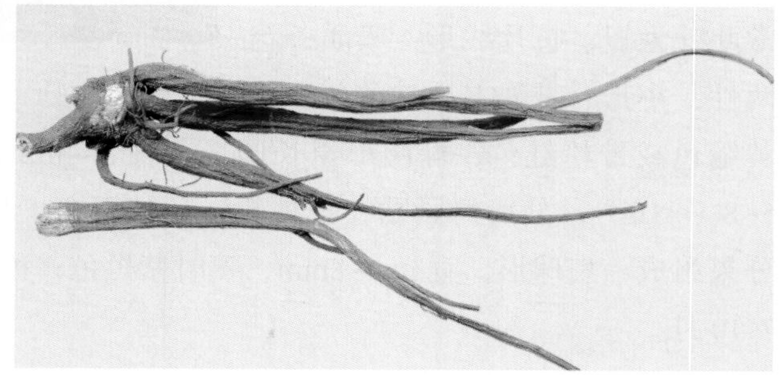

商陆（药材 . 垂序商陆）

【药理作用】

1. 有利尿、抗肾炎、祛痰、抗炎、免疫诱导、抗溃疡、保肝、抗病原体的作用。

2. 毒性 给小鼠灌服商陆水浸剂、煎剂及酊剂 LD_{50} 分别为 26g/kg、28g/kg 及 46.5g/kg。经腹腔给药，商陆生品 LD_{50} 为 10.92 ± 0.27g/kg，垂序商陆生品 LD_{50} 为 7.66 ± 1.70g/kg。

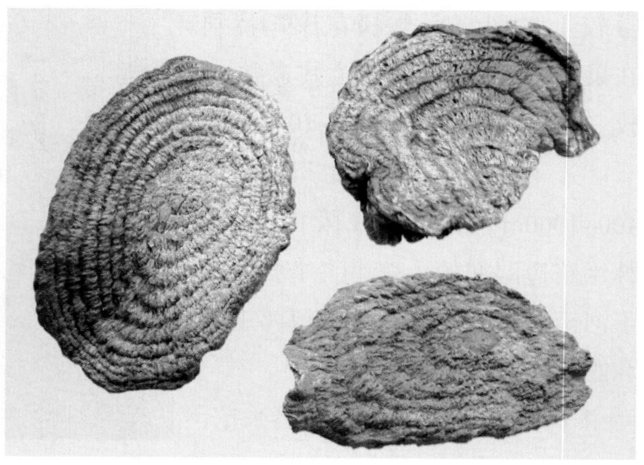

商陆（饮片 . 商陆）

【性味、归经与效用】苦，寒；有毒。归肺、脾、肾、大肠经。有逐水消肿，通利二便；外用解毒散结的功效。用于水肿胀满，二便不通；外治痈肿疮毒。

【用法与用量】内服：煎汤，3~9g。外用：适量，煎汤熏洗。

【临床应用】

1. 水肿　商陆、泽泻、赤小豆、椒目、木通、茯苓皮、槟榔、大腹皮、羌活、秦艽、生姜各 6g。水煎服，日服 1 剂 。

2. 瘰疬　商陆 9g，红糖为引。水煎服，日服 1 剂 。

3. 痈肿　商陆适量，捣烂外敷。

【注意】孕妇禁用。

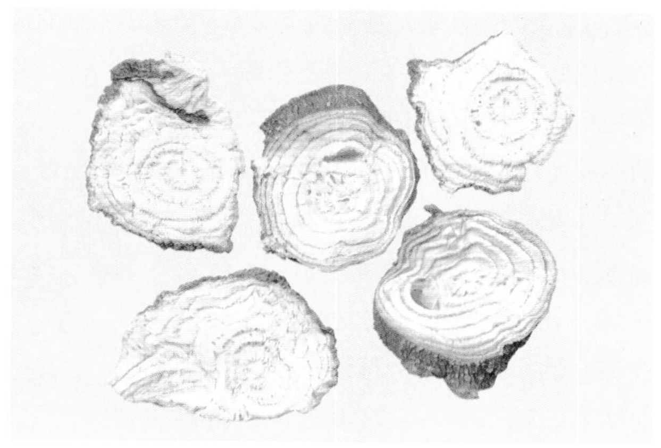

商陆（饮片．垂序商陆）

蛇床子 Shechuangzi

FRUCTUS CNIDII

【基源】为伞形科植物蛇床 *Cnidium monnieri*（L.）Cuss. 的干燥成熟果实。

【原植物】一年生草本，高 20~70cm。根细长，圆锥形。茎直立或斜上，多分枝，中空，表面具深纵条纹。根生叶具短柄，基部有短阔的叶鞘，边缘膜质；上部叶几全部简化成鞘状；叶片轮廓卵形至卵状披针形，长 3~8cm，宽 2~5cm，二至三回三出式羽状全裂；末回裂片线形至线状披针形，长 3~10mm，宽 1~1.5mm，顶端有小尖头，边缘及脉上粗糙。复伞形花序顶生或侧生，直径 2~3cm；总苞片 6~10，线形至线状披针形，长约 5mm，边缘膜质，有短柔毛；伞辐 8~25，长 0.5~2cm；小总苞片多数，线形，长 3~5mm，边缘有短柔毛；小伞形花序具花 15~20；萼齿不明显，花瓣白色，顶端有内折的小舌片；花柱基略隆起，花柱向下反曲。分生果长圆状，长 1.3~3mm，宽 1~2mm，横剖面近五角形，主棱 5，均扩展成翅状，每棱槽中有油管 1，合生面 2，胚乳腹面平直。花期 4~7 月，果期 7~10 月。

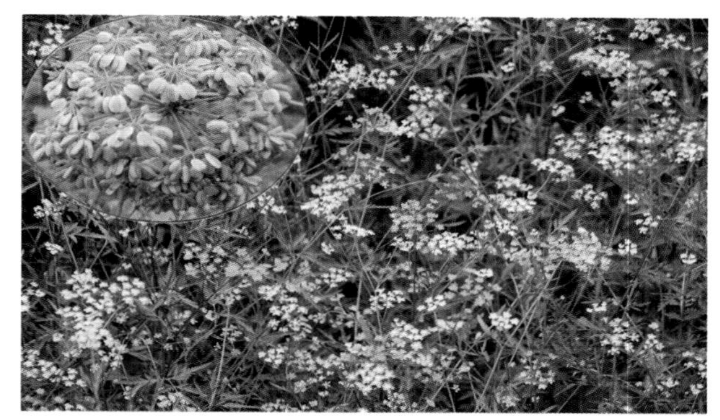

蛇床（原植物）

【生态分布】生于海拔 200~1000m 的低山坡、田野、路旁、沟边、河边湿地。主要分布于神头乡、偏城镇等地。

【采收加工】夏、秋二季果实成熟时采收，除去杂质，晒干。

【鉴别】双悬果，呈椭圆形，长 2~4mm，直径约 2mm，表面灰黄色或灰褐色，顶端有

2 枚向外弯曲的柱基，基部偶有细梗。分果的背面有薄而突起的纵棱 5 条，接合面平坦，有 2 条棕色略突起的纵棱线。果皮松脆，揉搓易脱落。种子细小，灰棕色，显油性。气香，味辛凉，有麻舌感。

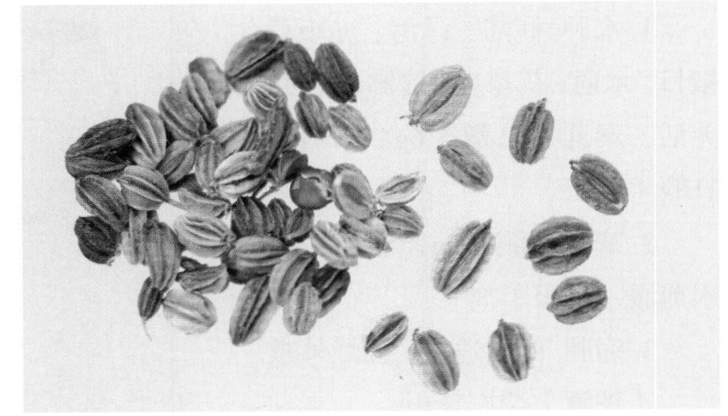

蛇床子（饮片）

【化学成分】含蛇床子素、亚油酸、油酸、顺香芹醇、β-金合欢烯、α-蒎烯、醋酸龙脑酯、柠檬烯、佛手柑内酯、花椒毒素、欧前胡素、蛇床醇 A、蛇床醇 B 和棕榈酸、β-谷甾醇及铜、锰、锌等元素。

【药理作用】

1. 有解痉平喘、祛痰、免疫抑制、局麻、抗心律失常、催眠、镇痛、抗炎、促智、抗病原体、抗骨质疏松、抗诱变、杀孑孓和性激素样作用。

2. 毒性 蛇床子提取液 20g/kg 给小鼠腹腔注射未见死亡。总香豆素小鼠灌服 LD_{50} 为 2.44 ± 0.05g/kg。

【性味、归经与效用】辛、苦，温；有小毒。归肾经。有燥湿祛风，杀虫止痒，温肾壮阳的功效。用于阴痒带下，湿疹瘙痒，湿痹腰痛，肾虚阳痿，宫冷不孕。

【用法与用量】内服：煎汤，3~10g。外用：适量，多煎汤熏洗，或研末调敷。

【临床应用】

1. 阳痿 蛇床子、菟丝子、淫羊藿、肉苁蓉、巴戟天、山茱萸各 10g，熟地黄 20g，五味子 6g。水煎服，日服 1 剂。

2. 痒风，阴痒，湿疮 蛇床子 30g，苦参 20g，地肤子 10g。水煎熏洗。

3. 阴汗 蛇床子、石菖蒲各等分，为末。日 2~3 次涂搽。

4. 脱肛 蛇床子、甘草各 30g，为末。热汤调服 3g，日 3 服。

蛇 莓 Shemei

HERBA DUCHESNEAE INDICAE

【基源】为蔷薇科植物蛇莓 *Duchesnea indica* （Andr.） Focke 的干燥全草。

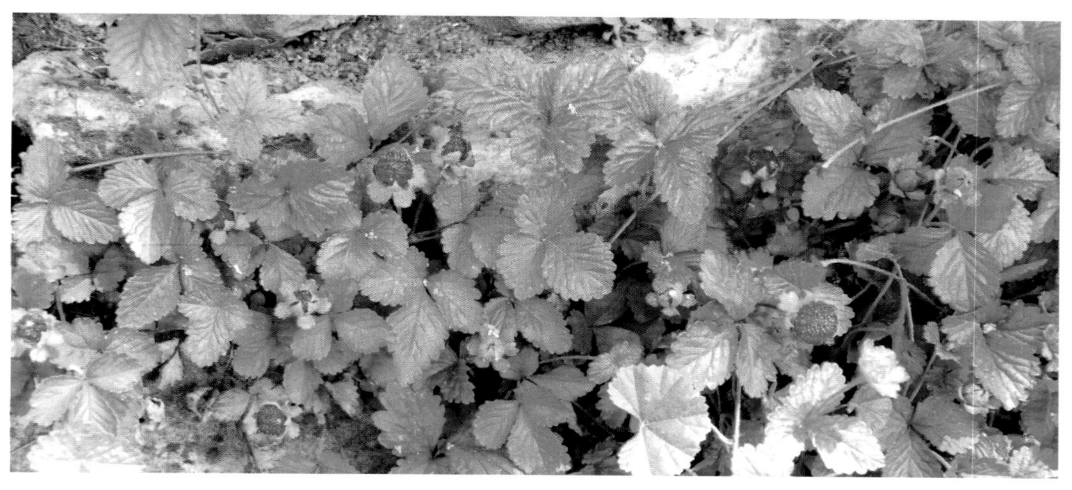

蛇莓（原植物）

【原植物】多年生草本。根茎短，粗壮。匍匐茎多数，长30~100cm，有柔毛，在节处生不定根。基生叶数个，茎生叶互生，均为三出复叶；叶柄长1~5cm，有柔毛；托叶窄卵形至宽披针形，长5~8mm；小叶片具小叶柄，倒卵形至菱状长圆形，长2~3.5~5cm，宽1~3cm，先端钝，边缘有钝锯齿，两面均有柔毛或上面无毛。花单生于叶腋；直径1.5~2.5cm；花梗长3~6cm，有柔毛；萼片5，卵形，长4~6mm，先端锐尖，外面有散生柔毛；副萼片5，倒卵形，长5~8mm，比萼片长，先端常具3~5锯齿；花瓣5，倒卵形，长为5~10mm，黄色，先端圆钝；雄蕊20~30；心皮多数，离生；花托在果期膨大，海绵质，鲜红色，有光泽，直径10~20mm，外面有长柔毛。瘦果卵形，长约1.5mm，光滑或具不明显突起，鲜时有光泽。花期6~8月。果期8~10月。

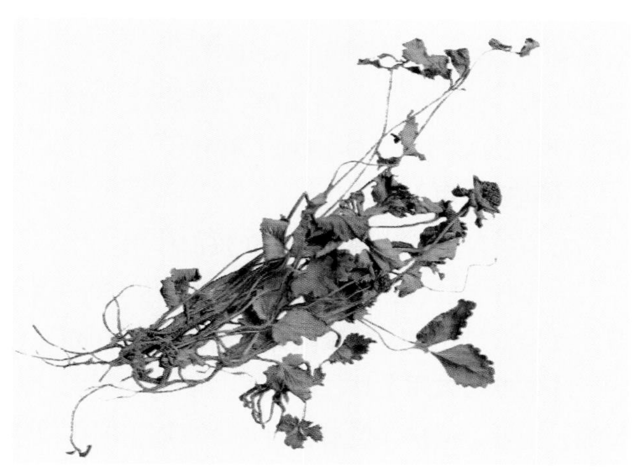

蛇莓（药材）

【生态分布】生于海拔300~1200m的山坡、河岸、潮湿的地方。全县各地均有分布。

【采收加工】6~11月采收全草，洗净，晒干。

【鉴别】药材　多缠绕成团，被白色毛茸，根茎粗壮，有多数长而纤细的匍匐茎。叶互生，掌状复叶；小叶片3片，基生叶的叶柄长6~10cm，小叶多皱缩，完整者倒卵形，长1.5~4cm，宽1~3cm，基部偏斜，边缘有钝齿，表面黄绿色，上面近无毛，下面被疏毛。花单生于叶腋，具长柄。聚合果棕红色，瘦果小，花萼宿存。气微，味微涩。

饮片 呈不规则的段状。根纤细，须状，黄棕色。根头部膨大，多数被有柔毛的叶柄和茎的残基。茎细圆柱形，有的已压扁，灰绿色或黄棕色，具细纵纹及稀疏柔毛，切面中空。叶多皱缩和破碎，灰绿色或暗绿色，边缘具粗锯齿，两面均散生柔毛。果实矩圆状卵形，暗红色。气微，味微涩。

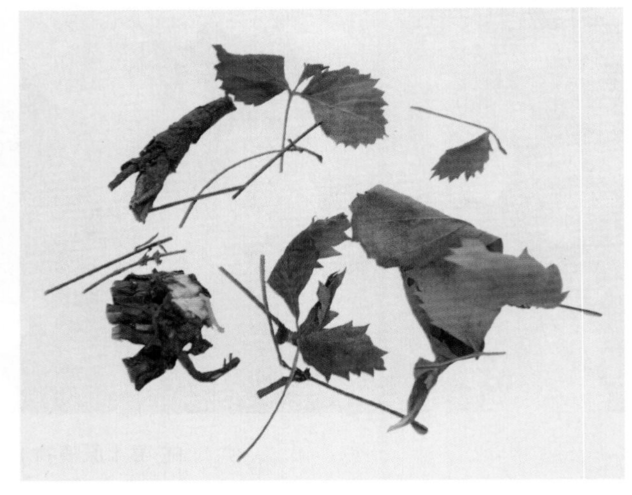

蛇莓（饮片）

【化学成分】 含甲氧基去氢胆甾醇、低聚缩合鞣质、并没食子鞣质、总蛋白、没食子酸、己糖、戊糖、糖醛酸、蛋白质、蛋白质鞣质多糖、酚性物质、熊果酸、委陵菜酸、野蔷薇葡萄糖酯、刺梨苷 F、6- 甲氧基柚皮素、杜鹃素、β - 谷甾醇、硬脂酸、白桦苷、蛇莓并没食子苷 A、B，山柰酚 -3-O- 芸香糖苷及山柰酚 -3-O- 刺槐二糖苷。

【药理作用】

1. 有抗肿瘤、抗菌和增强免疫的作用。

2. 毒性 其注射剂给小鼠腹腔注射达 450g（生药）/kg，未见死亡；静脉注射（0.3ml/只）无异常或死亡。其流浸膏给小鼠灌服 50g/kg 14d，未见异常和中毒。

【性味与效用】 甘、苦，寒。有清热解毒，凉血止血，散瘀消肿的功效。用于热病，惊痫，感冒，痢疾，黄疸，目赤，口疮，咽痛，痄腮，疖肿，毒蛇咬伤，吐血，崩漏，月经不调，烫火伤，跌打肿痛。

【用法与用量】 内服，煎汤，9~15g，鲜品 30~60g；或捣汁饮。外用：适量，捣敷或研末撒。

【临床应用】

1. 感冒 蛇莓鲜品 30~60g。水煎服，日服 1 剂。
2. 痢疾，泄泻 蛇莓 15~30g。水煎服，日服 1 剂。
3. 黄疸 蛇莓 15~30g。水煎服，日服 1 剂。
4. 喉痹 蛇莓适量，研细末。每服 6g，开水冲服。
5. 痄腮 蛇莓鲜品 30~60g，加盐少许同捣烂外敷。
6. 缠腰火丹 鲜蛇莓捣烂，取汁外敷。
7. 乳痈 蛇莓鲜品 30~60g。酒水煎服。
8. 瘰疬 蛇莓鲜品 30~60g。洗净，水煎服，日服 1 剂。

9. 吐血，咯血 鲜蛇莓 30~60g。捣烂绞汁 1 杯，冰糖少许炖服。

10. 跌打损伤 鲜蛇莓适量。捣烂，甜酒少许，共炒热外敷。

11. 阴痒 蛇莓适量。煎水洗阴部。

甜地丁 Tiandiding

HERBA GUELDENSTAEDTIAE

【基源】为豆科植物米口袋*Gueldenstaedtia verna* （Georgi）A.Boriss. 的干燥全草。

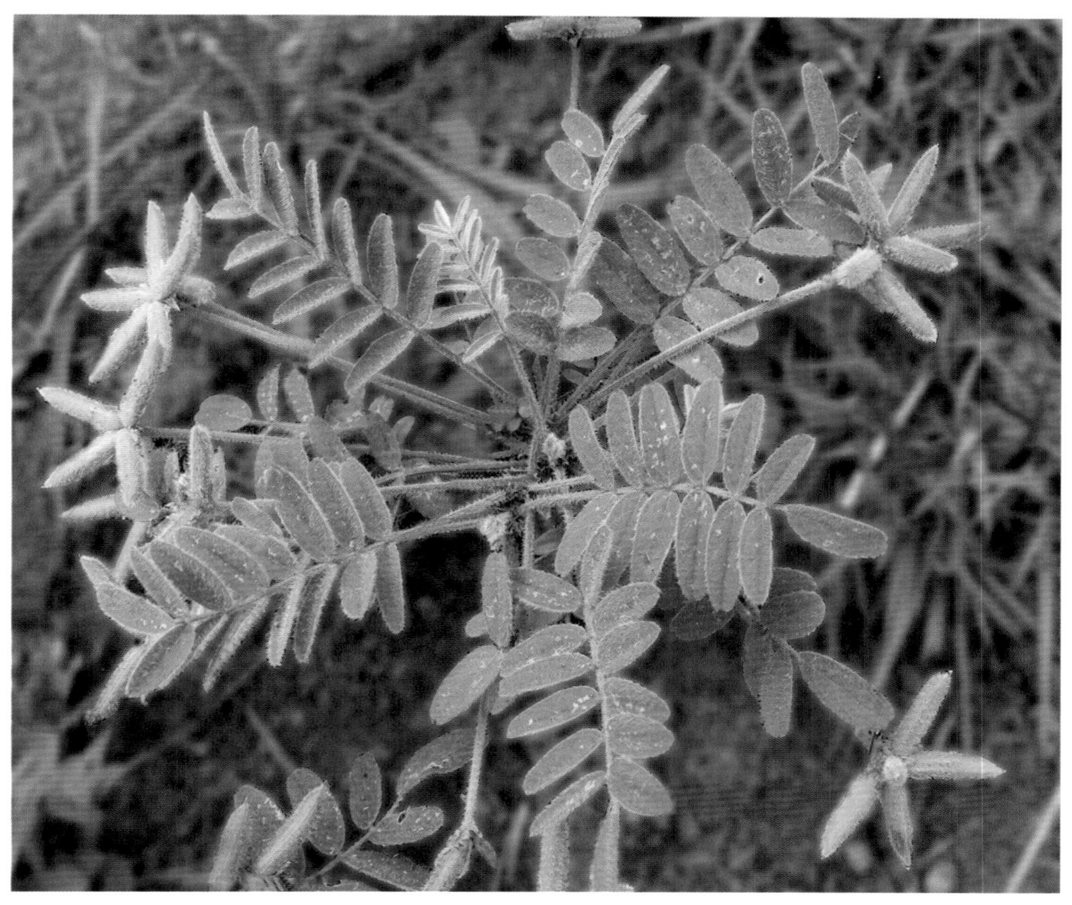

米口袋（原植物）

【原植物】多年生草本，高 5~20cm，全株被白色柔毛，果期后毛渐稀少。根茎短，主根深入地下，长圆锥形或圆柱形。叶丛生，多数，奇数羽状复叶，托叶长三角形至披针形，基部与叶柄合生。叶初时长 3~10cm，开花后可长达 15~20cm，小叶片 9~19 枚，广椭圆形、椭圆形、长圆形、卵形或近披针形，长 4~15mm，（后期可长达 40mm），宽 2~8mm，基部圆形或广楔形，先端钝或圆形，有时微凹，具细尖，全缘，两面密被白色柔毛，后期毛渐稀。花序梗自叶丛中抽出，伞形花序有花 2~5（8）朵，小花梗极短或近于无梗，苞及小苞片披针形至线形；花萼钟形，长 5~10mm，先端 5 裂，裂齿不等长；花冠蝶形，紫堇色，旗瓣长 12~14mm，广卵形至狭卵形或椭圆形、倒卵形，基部渐窄成爪；翼瓣长 8~11mm，长圆形，上端稍宽，基部有细爪；龙骨瓣长 5~6mm；雄蕊 10 枚，二体；子房密被柔毛，花柱上端卷曲。荚果圆筒状，长 13~22mm，宽 3~4mm，被白色柔毛。种子肾形，直径 1.5~1.8mm。花期 4~5 月，果期 5~6 月。

【生态分布】生于海拔 200~1200m 的草地、山坡或路旁等处。县域内各地均有大量分布。

【采收加工】夏、秋季采收，鲜用或扎把晒干。

【鉴别】药材 根呈长圆锥形，有的略扭曲，长 9~18cm，直径 0.3~0.8cm。表面红棕色或灰黄色，有纵皱纹、横向皮孔及细长侧根；质硬，断面黄白色，边缘绵毛状，中央浅黄色，颗粒状。茎短而细，灰绿色，有茸毛。单数羽状复叶，丛生，具托叶，叶多皱缩，破碎，完整小叶片展开后呈椭圆形或长椭圆形，长 0.5 ~ 2cm，宽 0.2~1cm，灰绿色，有白色茸毛。有时可见伞形花序，蝶形花冠紫色或黄棕色。荚果圆柱形，长 1.5~2.5cm，棕色，有白色茸毛；种子黑色，细小。气微，味淡、微甜，嚼之有豆腥味。

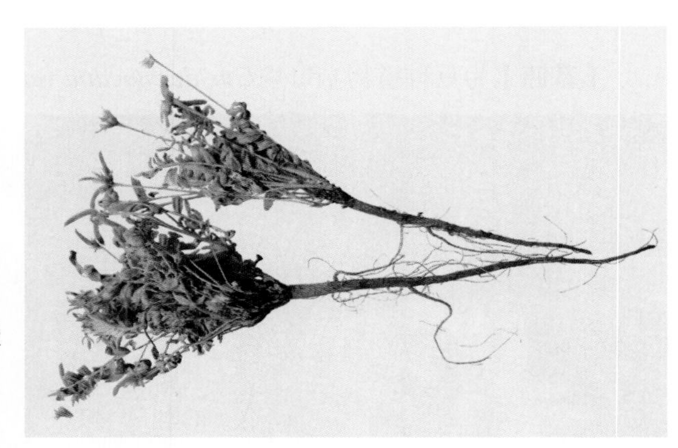

甜地丁（药材）

饮片 呈根、茎、叶、花、果混合的不规则段片。根切面黄白色，有放射状花纹，边缘绵毛状，周边棕红色或灰黄色，有纵皱纹、横向皮孔及侧根痕，质坚而稍韧。叶为单数羽状复叶，多皱缩、破碎，灰绿色，完整小叶片展开后呈椭圆形，长 0.5~2.0cm，宽 0.2~1cm，灰绿色，被白色茸毛。蝶形花冠紫色。荚果圆筒形，棕色，表面被茸毛；种子黑色，细小。气微，味淡、微甜，嚼之有豆腥味。

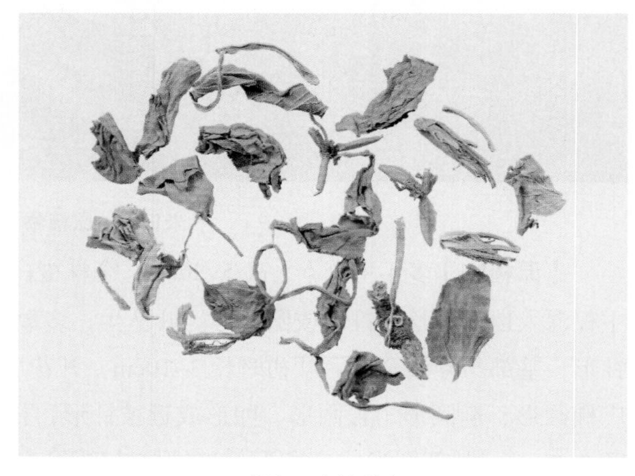

甜地丁（饮片）

【化学成分】含 β- 谷甾醇、叶虱硬脂醇、大豆皂醇 B 和 E。

【药理作用】有兴奋子宫和抗菌的作用。

【性味、归经与效用】甘、苦，寒。归心、肝经。有清热解毒，凉血消肿的功效。用于痈肿疔疮，丹毒，肠痈，瘰疬，毒虫咬伤，黄疸，肠炎，痢疾。

【用法与用量】内服：煎汤，6~30g。外用：适量，鲜品捣敷；或煎水洗。

【临床应用】

1. 喉痹　甜地丁 30g，桔梗 10g。水煎服，日服 1 剂。
2. 肠痈　甜地丁、红藤各 60g。水煎服，日服 1 剂。
3. 丹毒　甜地丁、野菊花各 30g。水煎服，日服 1 剂；或捣烂外敷。
4. 黄疸　甜地丁、蒲公英、茵陈各 30g。水煎服，日服 1 剂。
5. 痢疾　甜地丁、马齿苋各 30g。水煎服，日服 1 剂。
6. 热淋　甜地丁、白茅根各 30g。水煎服，日服 1 剂。
7. 水火烫伤　甜地丁、苍术各等分。研末，麻油调敷。

菟丝子 Tusizi

SEMEN CUSCUTAE

【基源】为旋花科植物菟丝子 *Cuscuta chinensis* Lam. 的干燥成熟种子。

【原植物】一年生缠绕性寄生草本。茎纤细，丝状，黄色，直径不足 1mm，多分枝，随处生寄生根伸入寄主体内。鳞片叶稀少，三角状卵形。花两性，多数，簇生成球形，花梗粗壮，苞片鳞片状；花萼杯状，长约 2mm，先端 5 裂，宿存；花冠白色，钟状，5 浅裂，裂片三角状卵形，向外反卷，花冠管基部具鳞片 5，长圆形，先端及边缘撕裂状；雄蕊 5，与花冠裂片互生，花丝短，花药露于花冠裂片之外；雌蕊 2 心皮，合生，子房上位，2 室，花柱 2，直立，柱头头状。蒴果近球形，稍扁，直径约 3mm。花期 7~9 月，果期 8~10 月。

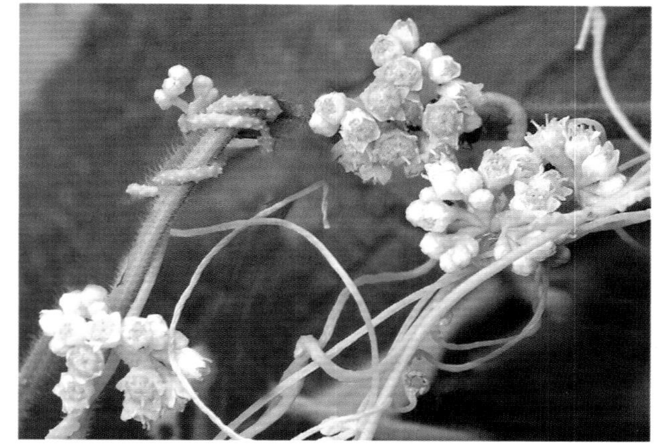

菟丝子（原植物）

【生态分布】生于田边、路边、荒地及灌木丛中，多寄生于豆科、菊科、藜科等草本植物。县域内各地均有分布。

【采收加工】秋季果实成熟时采收植株，晒干，打下种子，除去杂质。

【鉴别】呈类球形，直径 1~1.5mm。表面灰棕色至棕褐色，具细密突起的小点，一端有微凹的线形种脐。质坚实，不易以指甲压碎。气微，味淡。

【化学成分】含槲皮素、紫云英苷、槲皮素-3-O-β-D-半乳糖-7-O-β-葡萄糖苷、金丝桃苷、胆甾醇、菜油甾醇、β-谷甾醇、豆甾醇、菟丝子脂苷、芝麻素、棕榈酸、山柰酚、咖啡酸、菟丝子黄酮、生物碱、蒽醌、鞣质、卵磷脂、脑磷脂、酸性纯多糖。

【药理作用】

1. 有调控性腺轴、防治白内障、强心、抗菌、调节免疫、调节内分泌的作用。

2. 毒性 醇提物小鼠皮下注射 LD_{50} 为 2.46g/kg。

【性味、归经与效用】辛、甘，平。归肝、肾、脾经。有补益肝肾，固精缩尿，安胎，明目，止泻；外用消风祛斑的功效。用于肝肾不足，腰膝酸软，阳痿遗精，遗尿尿频，肾虚胎漏，胎动不安，目昏耳鸣，脾肾虚泻；外治白癜风。

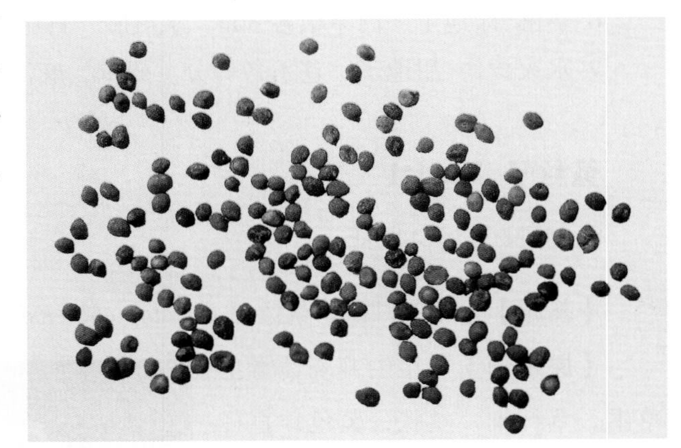

菟丝子（饮片）

【用法与用量】内服：煎汤，6~12g。外用：适量。

【临床应用】

1. 腰痛 菟丝子、杜仲各15g。水煎服，日服1剂。

2. 遗精 菟丝子、煅牡蛎、金樱子、熟地黄各30g，牡丹皮、泽泻、五味子各3g。水煎服，日服1剂。

3. 不育，阳痿 菟丝子15g，车前子、覆盆子、枸杞子各10g，五味子6g。水煎服，日服1剂。

4. 目昏 菟丝子、决明子各10g，枸杞子、熟地黄各30g，车前子6g。水煎服，日服1剂。

5. 胎动不安，滑胎 菟丝子、桑寄生、续断各15g，阿胶、杜仲、地黄各10g。水煎服，日服1剂。

6. 泄泻 菟丝子、山药各15g，石莲子、车前子各10g。水煎服，日服1剂。

梧桐子 Wutongzi

SEMEN FIRMIANAE

【基源】为梧桐科植物梧桐*Firmiana plantanifolia*（L.f.）Marsili 的干燥种子。

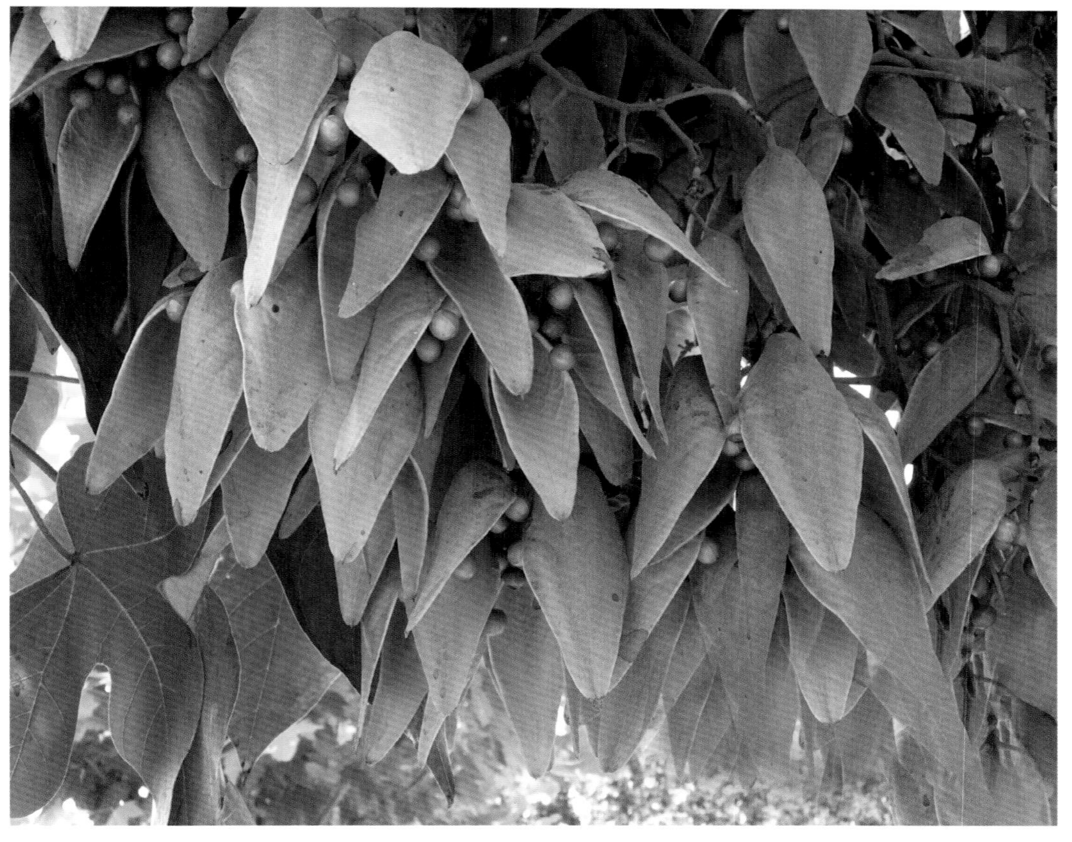

梧桐(原植物)

【原植物】落叶乔木，高达16m。树皮青绿色，平滑。单叶互生，叶柄长8~30cm；叶片心形，掌状3~5裂，直径15~20cm，裂片三角形，先端渐尖，基部心形，两面无毛或略被短柔毛；基生脉7条。圆锥花序顶生，长20~50cm，下部的分枝长达12cm，花单性或杂性，淡黄绿色；萼管长约2mm，裂片5，长条形，向外卷曲，长7~9mm，外面被淡黄色短柔毛，无花瓣；雄花由10~15枚雄蕊合生，花丝愈合成一圆柱体，约与萼片等长；雌花常有退化雄蕊围生子房基部，子房由5心皮联合，部分离生，花柱长，柱头5裂。蓇葖果5，纸质，有柄，长6~11cm，宽1.5~2.5cm，被短绒毛或几无毛，在成熟前每个心皮由腹缝开裂成叶状果瓣。种子4~5，球形，直径约7mm，干时表面多皱纹，着生于叶状果瓣的边缘。花期6~7月，果熟期10~11月。

【生态分布】生于路旁。多为栽培。全县各地均有分布。

【采收加工】秋季种子成熟时将果枝采下，打落种子，除去杂质，晒干。

【鉴别】种子球形，状如豌豆，直径约 7mm，表面黄棕色至棕色，微具光泽，有明显隆起的网状皱纹。质轻而硬，外层种皮较脆易破裂，内层种皮坚韧。剥除种皮，可见淡红色的数层外胚乳，内为肥厚的淡黄色内胚乳，油质，子叶 2 片薄而大，紧贴在内胚乳上，胚根在较小的一端。

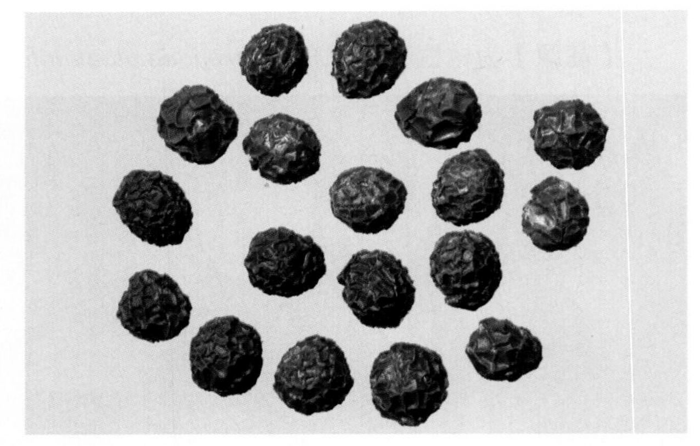

梧桐子（饮片）

【化学成分】含苹婆酸、锦葵酸和咖啡碱等。

【药理作用】有降压、止血的作用。

【性味、归经与效用】甘，平。归心、肺、肾经。有顺气和胃，健脾消食，止血的功效。用于胃脘疼痛，伤食腹泻，疝气，须发早白，小儿口疮，鼻衄。

【用法与用量】内服：煎汤，3~9g；或研末，2~3g。外用：煅存性研末撒。

【临床应用】

1. 泄泻（食积） 梧桐子、秫米各等分，炒焦为末。每服 3g，日服 2 次。

2. 狐疝 梧桐子炒香，剥壳食之。

3. 须发早白 梧桐子、黑芝麻各 9g，制何首乌、熟地黄各 15g。水煎服，日服 1 剂。

4. 痈肿 梧桐子适量，烧存性。研末外敷。

旋覆花 Xuanfuhua

FLOS INULAE

【基源】为菊科植物旋覆花 *Inula japonica* Thunb. 的干燥头状花序。

【原植物】详见“金沸草”项下。

【生态分布】详见“金沸草”项下。

【采收加工】夏、秋二季花开放时采收，除去杂质，阴干或晒干。

【鉴别】呈扁球形或类球形，直径 1~2cm。总苞由多数苞片组成，呈覆瓦状排列，苞片披针形或条形，灰黄色，长 4~11mm；总苞基部有时残留花梗，苞片及花梗表面被白色茸毛，舌状花 1 列，黄色，长约 1cm，多卷曲，常脱落，先端 3 齿裂；管状花多数，棕黄色，长约 5mm，先端 5 齿裂；子房顶端有多数白色冠毛，长 5~6mm。有的可见椭圆形小瘦果。体轻，易散碎。气微，味微苦。

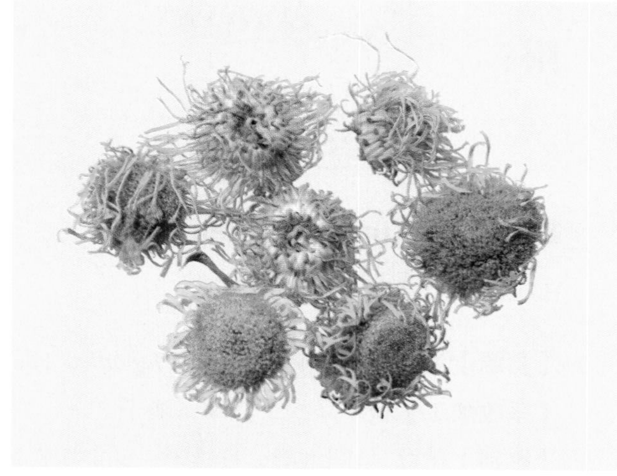

旋覆花（饮片）

【化学成分】含槲皮素、槲皮黄苷、异槲皮苷、槲皮万寿菊苷咖啡酸和甾醇类等。

【药理作用】

1. 有止咳平喘化痰、抗炎、抗菌的作用。

2. 毒性　煎剂小鼠灌胃 LD_{50} 为 22.5g/kg。

【性味、归经与效用】苦、辛、咸，微温。归肺、脾、胃、大肠经。有降气，消痰，行水，止呕的功效。用于风寒咳嗽，痰饮蓄结，胸膈痞闷，喘咳痰多，呕吐噫气，心下痞硬。

【用法与用量】内服：煎汤 3~9g，包煎。

【临床应用】

1. 咳嗽　旋覆花、清半夏、紫苏子、桔梗、陈皮各 10g，桑白皮、瓜蒌各 15g，甘草 6g。水煎服，日服 1 剂。

2. 呕吐，噫气　旋覆花、法半夏、炙甘草各 10g，赭石、生姜各 15g，人参 6g，大枣 20g。水煎服，日服 1 剂。

3. 肝着　旋覆花 30g，茜草 10g。水煎顿服。

4. 眩晕　旋覆花 20g，天麻、茯苓、陈皮、菊花各 10g。水煎服，日服 1 剂。

5. 噎嗝　赭石 30g，旋覆花、法半夏各 10g，砂仁、甘草各 6g。水煎服，日服 1 剂。

附：

旋覆花根 Xuanfuhuagen

RADIX INULAE JAPONICAE

【基源】为菊科植物旋覆花*Inula japonica* Thunb. 的干燥根。

【采收加工】秋季采挖，洗净，晒干。

【鉴别】药材 呈圆锥形，长短不一，主根直径 0.5~1.0cm，须根纤细。断面类白色，外表面土黄色，有纵皱纹。质硬而脆。气微，味辛、苦。

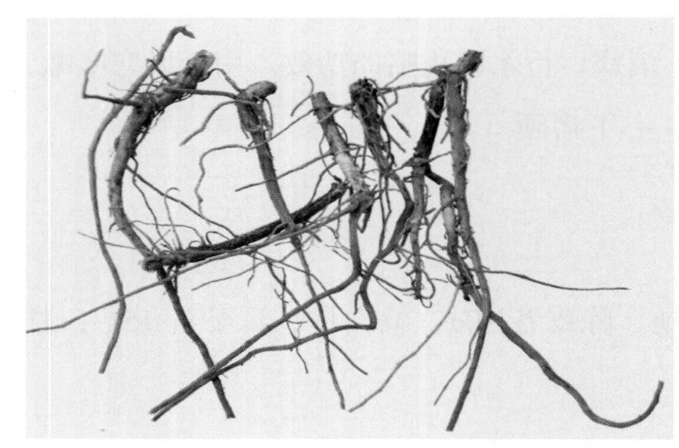

旋覆花根（药材）

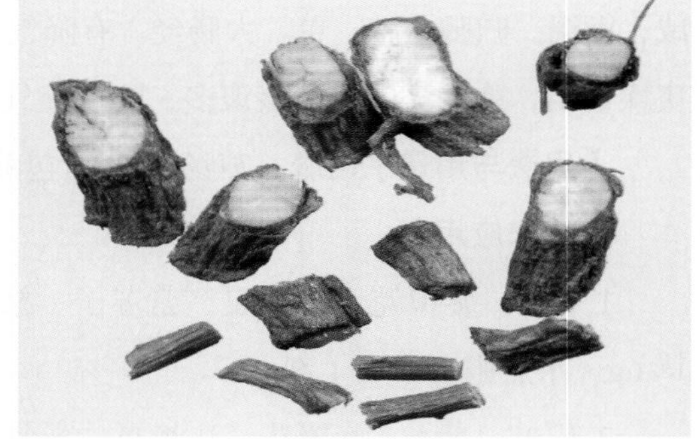

旋覆花根（饮片）

饮片 呈圆柱形段。切面类白色，外表面土黄色，有纵皱纹。质硬而脆。气微，味辛、苦。

【性味与效用】咸，温。有祛风除湿，止咳平喘，解毒疗疮的功效。用于风湿痹痛，咳喘，疔疮。

【用法与用量】内服：煎汤，9~15g。外用：适量，捣敷。

【临床应用】

1. 筋断 旋复花根适量。洗净，捣烂外敷，日易之。

2. 痹证 旋复花根 15g，水牛肉 100g。水煎服，日服 1 剂。

3. 痈肿 旋覆花根适量。捣烂外敷。

野亚麻 Yeyama

HERBA LINI

【基源】为亚麻科植物野亚麻*Linum stelleroides* Planch. 的干燥地上部分。

【原植物】一年或二年生草本，高 40~70cm。茎直立，上部多分枝，基部略带木质。单叶互生；无柄；叶片线形至线状披针形，长 1~4cm，宽 1~2.5mm，两面无毛，全缘，先端尖，基部渐窄，具 1~3 脉。花单生于枝端成聚伞花序；萼片 5，卵状披针形，绿色，长 2.5~3mm，顶端锐尖，边缘膜质，有黑色腺点；花瓣 5，淡紫色或蓝色，长 7~8mm；雄蕊 5，退化雄蕊 5，与花柱等长，花丝基部合生；子房上位，5 室，花柱丝状，分离，柱头倒卵形。蒴果球形，直径 3.5~4mm。种子长圆形，长约 2mm，扁平，褐色。花、果期 7~9 月。

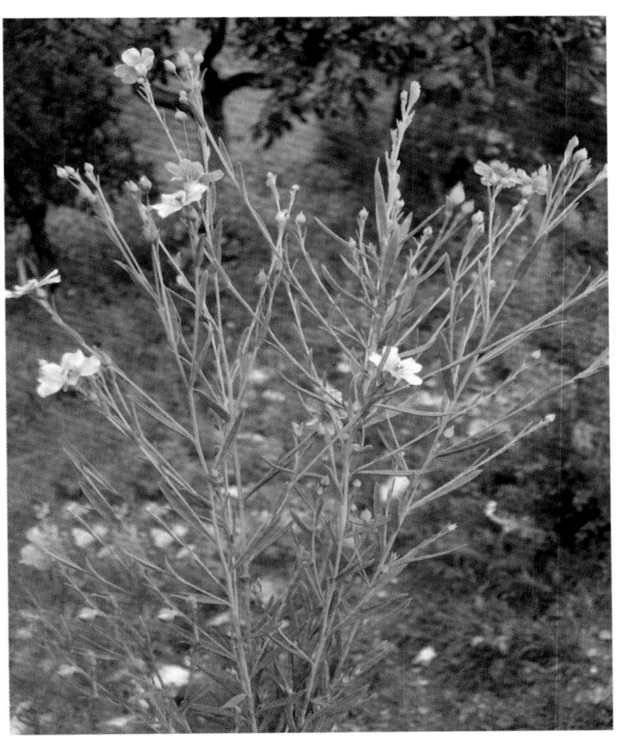

野亚麻（原植物）

【生态分布】生于平坦沙地、固定沙丘、干燥山坡及草原上。分布于索堡镇，固新镇。

【采收加工】6~8 月间割取，除去残存枯叶等杂质，晒干。

【鉴别】药材 全株无毛，黄绿色。茎细圆柱形，长 30~70cm，直径 2~3mm，中部以上多分枝。质脆易折，断面中空，周围有纤维连接。叶线形，互生。花淡紫色，单生于茎枝端，形成聚伞花序。气微，味苦。

饮片 呈不规则的段状。茎段细圆柱形，有的有分枝，质脆易折，断面中空。叶多皱缩，完整者线形，具 1~3 脉。单生花，具叶柄；萼片 5，

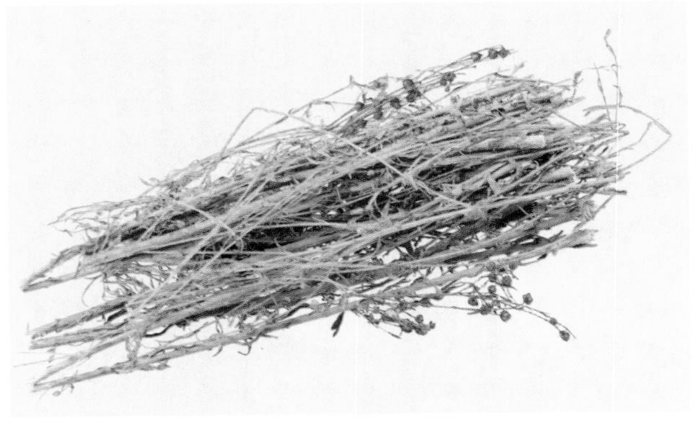

野亚麻（药材）

披针形；花瓣 5，淡紫色。气微，味苦。

【化学成分】含木质素和聚戊糖等。

【性味、归经与效用】甘，平。有解毒消肿的功效。用于疮疖痈肿。

【用法与用量】外用：适量，鲜品捣烂敷。

【临床应用】

1. 痒风　野亚麻、地肤子、灰藋草各等分。适量，水煎熏洗患处。

2. 痈肿　鲜野亚麻全草捣烂，敷患处，每日换 1 次。

3. 便秘　野亚麻、核桃仁各 15g。水煎，加蜂蜜 20ml，日服 1 剂。

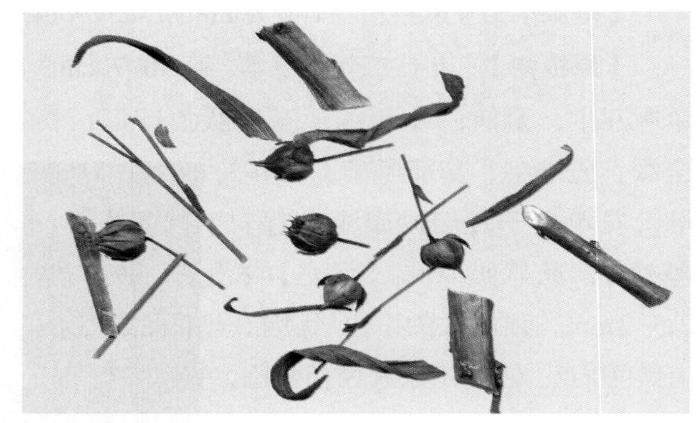

野亚麻（饮片）

银杏叶 Yinxingye

FOLIUM GINKGO

【基源】为银杏科植物银杏 *Ginkgo biloba* L. 的干燥叶。

【原植物】详见“白果”项下。

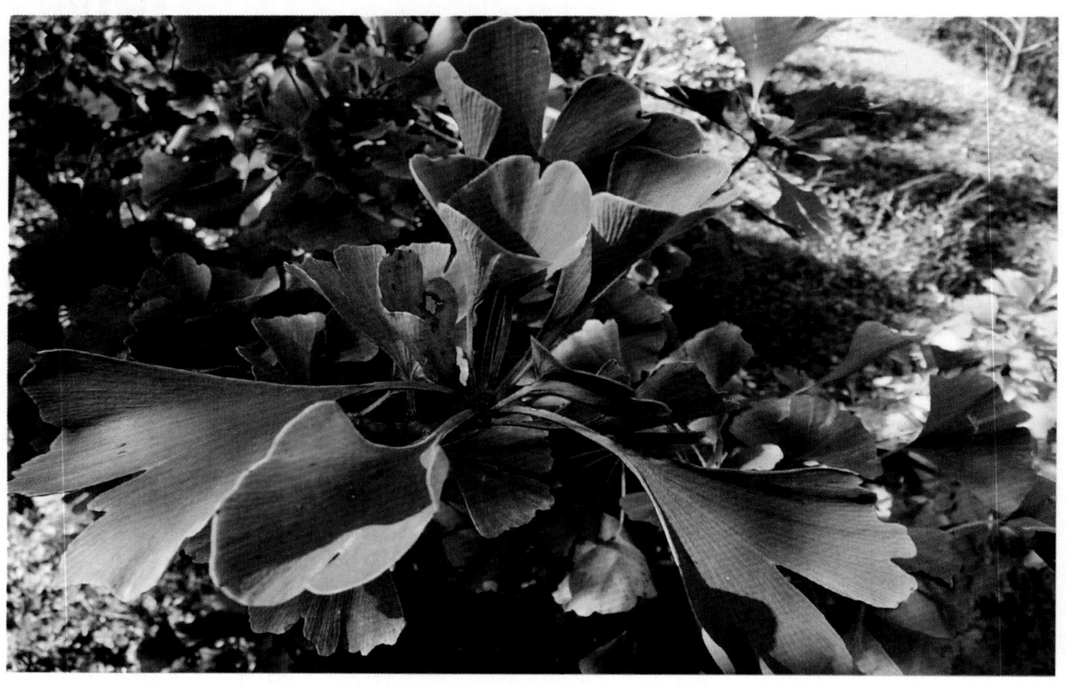

银 杏（原植物）

【生态分布】详见“白果”项下。

【采收加工】秋季叶尚绿时采收，干燥。

【鉴别】多皱折或破碎，完整者呈扇形，长 3~12cm，宽 5~15cm。黄绿色或浅棕黄色，上缘呈不规则的波状弯曲，有的中间凹入，深者可达叶长的 4/5。具二叉状平行叶脉，细而密，光滑无毛，易纵向撕裂。叶基楔形，叶柄长 2~8cm。体轻。气微，味微苦。

【化学成分】含黄酮类化合物、二萜内酯、酚类、酸类、聚异戊烯醇、甾类、糖类及微量元素。

【药理作用】有扩张血管、增加血流量、抗血小板活化因子（PAF）、抗脂质过氧化、抗紫外线、抗脑损伤、改善老年性学习记忆障碍、加强中枢神经可塑性的作用。

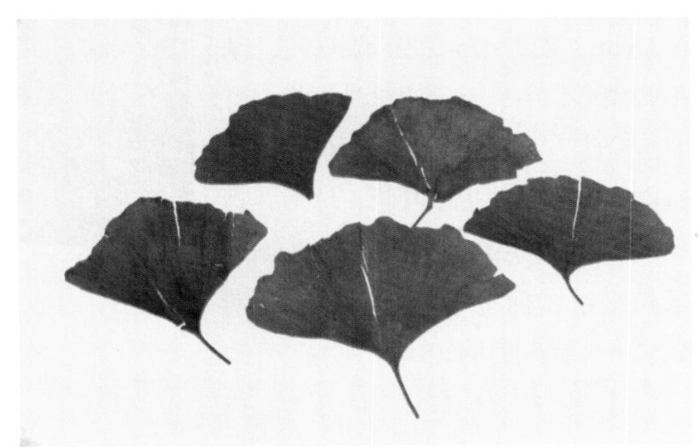

银杏叶（饮片）

【性味、归经与效用】甘、苦、涩，平。归心、肺经。有活血化瘀，通络止痛，敛肺平喘，化浊降脂的功效。用于瘀血阻络，胸痹心痛，中风偏瘫，肺虚咳喘，高脂血症。

【用法与用量】内服：煎汤，9~12g。

【临床应用】

1. 胸痹　银杏叶、瓜蒌、丹参各 15g，薤白 12g，郁金 9g，甘草 5g。水煎服，日服 1 剂。
2. 雀斑　银杏叶适量，捣烂，搽患处。
3. 灰指甲　银杏叶适量，煎水洗。
4. 鸡眼　鲜银杏叶 10 片，捣烂，包贴患处，2 天后呈白腐状，用小刀将硬丁剔出。
5. 漆疮　银杏叶、忍冬藤各等分。煎水洗，或单用银杏叶煎洗。

棒棒木 Bangbangmu

CAULIS CELTIS BUNGEANAE

【基源】为榆科植物小叶朴*Celtis bungeana* BI 的干燥茎。

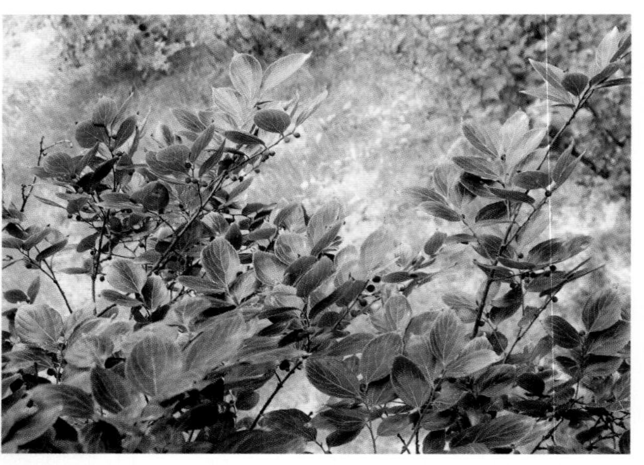

小叶朴（原植物）

【原植物】落叶乔木。一年枝无毛。叶互生；叶柄长 5~10mm；无托叶；叶片斜卵形至椭圆形，长 4~11cm，宽 2~4cm，先端渐钝，基部阔楔形，中、上部边缘具锯齿，有时近全缘，上面无毛，下面仅脉腋常有柔毛。核果单生于叶腋，球形，直径4~7mm，紫黑色，果柄长 1.2~2.8cm，果核平滑，稀有不明显网纹。花期 4~5 月，果熟期 8~10 月。

【生态分布】生于海拔 400~1000m 的田间、山坡、丘陵地区。主要分布于固新镇、涉城镇、辽城乡、索堡镇等地。

【采收加工】夏季砍割枝条，切薄片，或取树干刨成薄片，晒干。

【鉴别】**药材** 茎枝圆柱状，灰褐色，有光泽；断面色白，纹理致密；质坚硬。气微香，味微苦。

饮片 呈类圆形厚片或不规则的段。直径 1 ~ 10cm。切面皮部薄，淡黄白色，木部宽广，白色或类白色，射线放射状，中央具较疏松的髓；外表面灰褐色，具不规则的纵纹理与棕红色点状皮孔。质硬。气微香，味微苦。

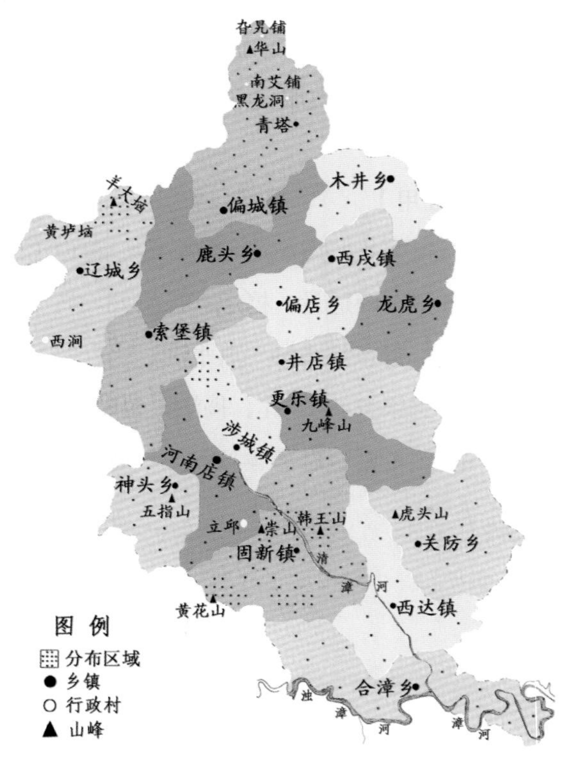

棒棒木资源分布图

【化学成分】含生物碱、皂苷、

β 型强心苷、不饱和甾醇、内酯、挥发油、脂肪和糖类等。

【药理作用】

1. 有止咳、祛痰平喘、抗菌的作用。

2. 毒性　水煎剂 20g/kg，40g/kg 和 60g/kg 腹腔注射于小鼠，观察 3 天未见异常。棒棒木根注射液及醋酸铅沉淀的乙醚提取液腹腔注射后［剂量分别为 30g（生药）/kg 和 15g（生药）/kg］动物有翻正反射消失及呼吸变慢等，持续 20 分钟左右恢复。

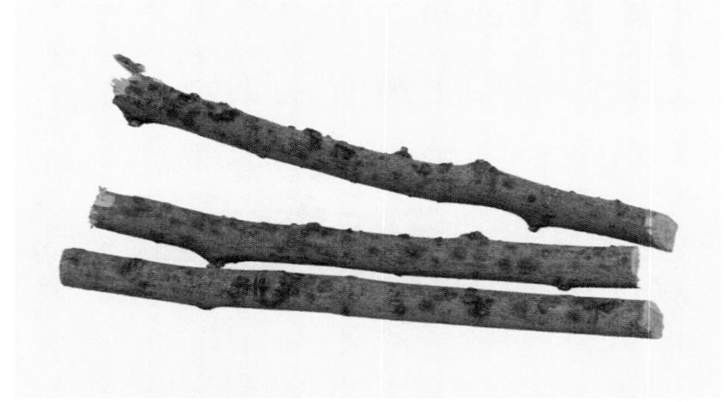

棒棒木（药材）

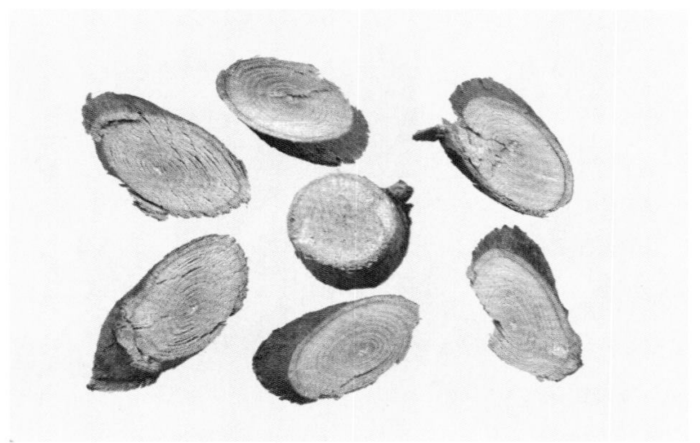

棒棒木（饮片）

【性味与效用】辛、微苦，凉。有祛痰、止咳、平喘的功效。用于慢性咳嗽，哮喘。

【用法与用量】内服：煎汤，30~60g。

【临床应用】

1. 咳嗽　棒棒木 60g，川贝母 10g。水煎服，日服 1 剂。

2. 哮喘，久咳　①棒棒木 60g，白糖 15g。水煎棒棒木约 40 分钟成浓茶色，放入白糖，连煎 3 次，每晚服 1 次。②棒棒木 1500g，甘草 90g。加水 8000ml，煎至 3000ml。每日 3 次，每次服 10ml。

3. 久咳　棒棒木 60g，地龙、百部、黄芩各 9g。急火先煎棒棒木 1 小时，成浓茶色，再加余药，煎两次，混合后，分 2 次早、晚服用，日服 1 剂。10 天为 1 疗程。

萹 蓄 Bianxu

HERBA POLYGONI AVICULARIS

【基源】为蓼科植物萹蓄*Polygonum aviculare* L. 的干燥地上部分。

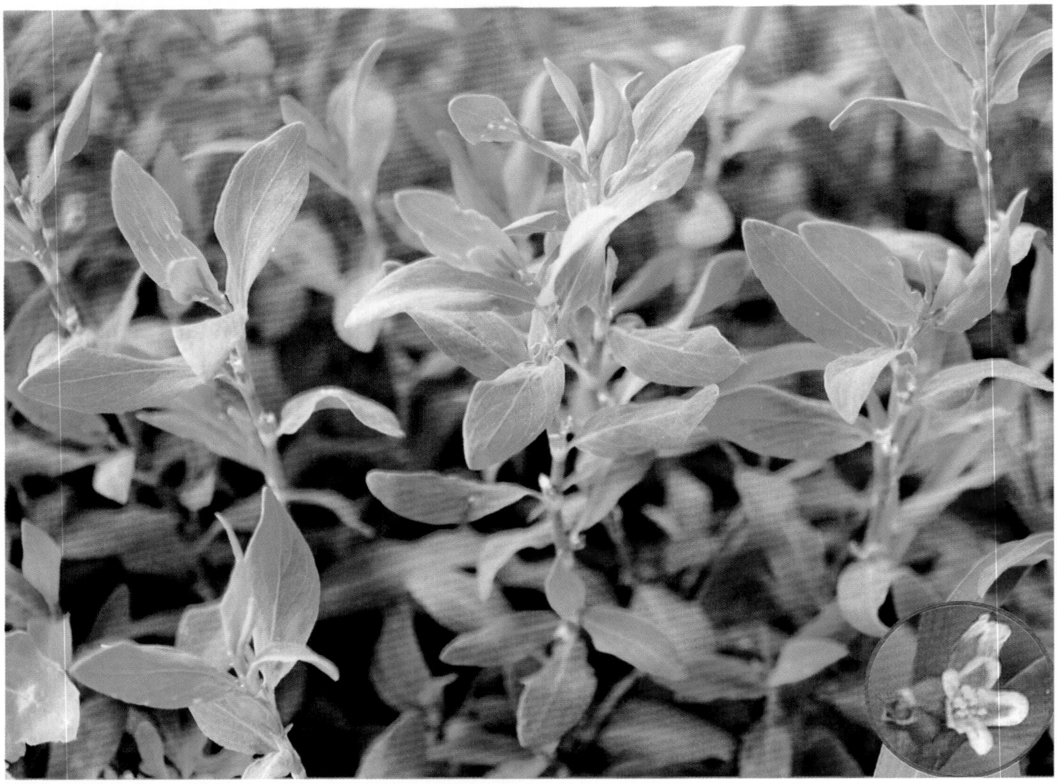

萹 蓄（原植物）

【原植物】一年生草本，高 15~40cm，植物体常有白色粉霜，全体无毛。茎平卧或斜向上伸，基部多分枝，绿色，有棱。单叶互生，长椭圆形或披针形，长 1~4cm，宽 0.3~1cm，先端钝或急尖，基部楔形，全缘，近无柄或具短柄；托叶鞘抱茎，膜质，白色，先端开裂，老时裂成丝状。花下，常数朵簇生于叶腋，具短花梗；花被 5 深裂，裂片椭圆形，绿色，边缘白色，结果后白色边缘变为红色；雄蕊 8，

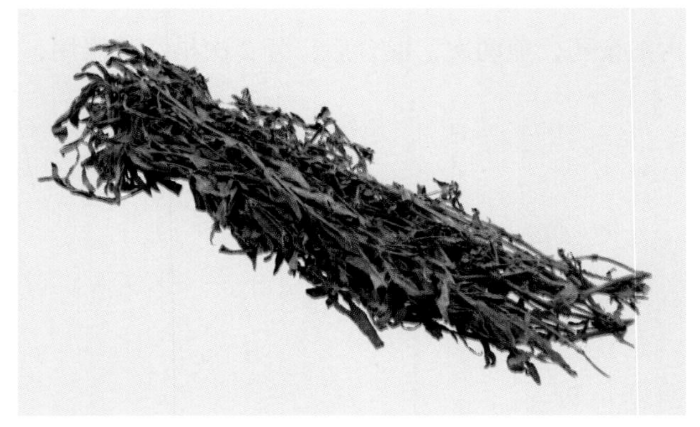

萹 蓄（药材）

花丝短。瘦果小，黑褐色，卵状三棱形，有细纹及小点，大部为宿存花萼所包被。花期5~9月，果期9~10月。

【生态分布】生于海拔200~1000m的山坡、田野、路旁。全县各地均有大量分布。主要分布于更乐镇、西达镇、涉城镇、索堡镇等地。

【采收加工】夏季叶茂盛时采收，除去根和杂质，晒干。

【鉴别】药材 茎呈圆柱形而略扁，有分枝，长15~40cm，直径0.2~0.3cm。表面灰绿色或棕红色，有细密微突起的纵纹；节部稍膨大，有浅棕色膜质的托叶鞘，节间长约3cm；质硬，易折断，断面髓部白色。叶互生，近无柄或具短柄，叶片多脱落或皱缩、破碎，完整者展平后呈披针形，全缘，两面均呈棕绿色或灰绿色。无臭，味微苦。

饮片 呈不规则的段。茎呈圆柱形而略扁，表面灰绿色或棕红色，有细密微突起的纵纹；节部稍膨大，有浅棕色膜质的托叶鞘。切面髓部白色。叶片多破碎，完整者展平后呈披针形，全缘。气微，味微苦。

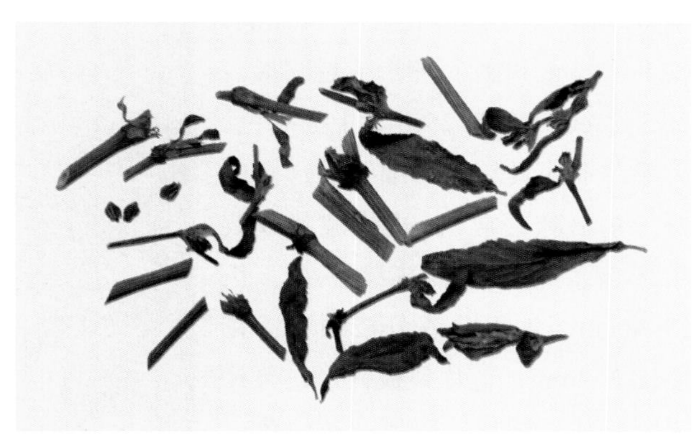

萹蓄（饮片）

【化学成分】含萹蓄苷、槲皮苷、蒽酮类、大黄素、鞣质、咖啡酸、硅酸、绿原酸、草酸、黏液质、葡萄糖、果糖、蔗糖、维生素C等。

【药理作用】有抗病原体、驱虫、泻下、利尿、利胆、降血压、止血、调节平滑肌、调节呼吸的作用。

【性味、归经与效用】苦，微寒。归膀胱经。有利尿通淋，杀虫，止痒的功效。用于热淋涩痛，小便短赤，虫积腹痛，皮肤湿疹，阴痒带下。

【用法与用量】内服：水煎，9~15g。外用：适量，煎洗患处。

【临床应用】

1. 热淋 萹蓄、白茅根各15g，瞿麦10g。水煎服，日服1剂。
2. 黄疸 萹蓄、垂盆草各15g，栀子10g，茵陈30g。水煎服，日服1剂。
3. 痢疾 萹蓄、仙鹤草各30g。水煎服，日服1剂。
4. 带下 萹蓄、椿皮、泽泻、黄柏各10g。水煎服，日服1剂。
5. 湿疮，阴痒 萹蓄、黄柏、苦参各10g，苍术20g。水煎熏洗。

博落回 Boluohui

HERBA MACLEAYAE CORDATAE

【基源】为罂粟科植物博落回*Macleaya cordata*（Willd.）R.Brown 的干燥全草。

【原植物】多年生大型草本，基部灌木状，高 1~4m。具乳黄色浆汁。根茎粗大，橙红色。茎绿色或红紫色，中空，粗达 1.5cm，上部多分枝，无毛。单叶互生；具叶柄，长 1~12cm；叶片宽卵形或近圆形，长 5~27cm，宽 5~25cm，上面绿色，无毛，下面具易落的细绒毛，多白粉，基出脉通常 5，边缘波状或波状牙齿。大型圆锥花序多花，长 15~40cm，生于茎或分枝顶端；花梗长 2~7mm；苞片狭披针形；萼片狭倒卵状长圆形、船形，黄白色；花瓣无；雄蕊 24~30，花丝丝状，花药狭条形，与花丝等长；子房倒卵形、狭倒卵形或倒披针形，无毛。蒴果倒披针形，扁平，长约 2cm，宽 5mm，外被白粉。种子通常 4~8 枚，卵球形，种皮蜂窝状，具鸡冠状突起。花期 6~8 月，果期 7~10 月。

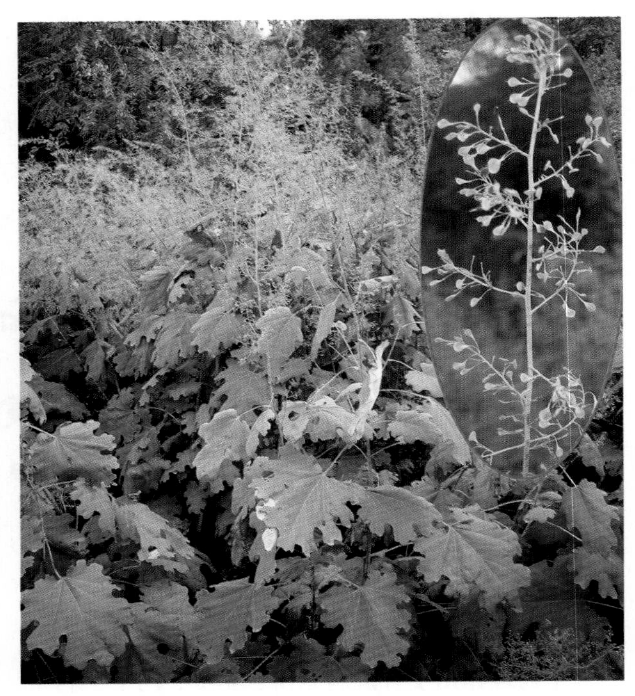

博落回（原植物）

【生态分布】生于海拔 200~1400m 的山林、灌丛、草丛、沟渠或路旁等。全县各地均有分布，主要分布于更乐镇、西达镇、涉城镇等地。

【采收加工】秋、冬二季采收，除去杂质，干燥。

【鉴别】药材　根粗壮，棕褐色，有纵沟纹。茎圆柱形，直径 2~4cm，中空，浅绿色，被白色粉霜，上部有分枝。单叶互生，具长柄；叶片皱缩，完整叶片展平后呈宽卵

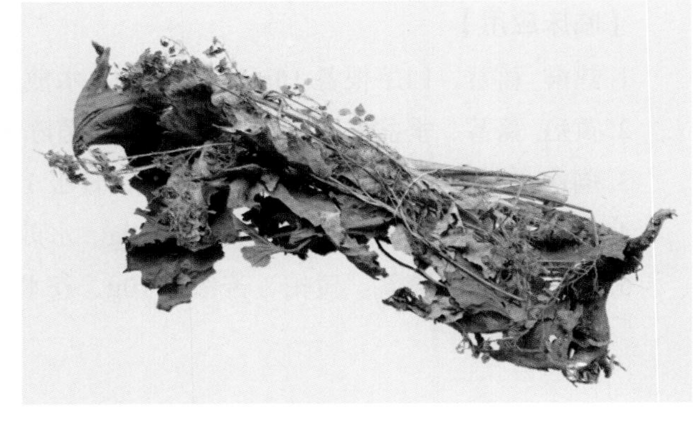

博落回（药材）

形或近圆形，5~9浅裂，裂片边缘具不规则波状齿，上表面浅绿色或灰绿色，下表面被白霜及细密茸毛。圆锥花序多顶生，残存小花白色或淡红色，易脱落。蒴果狭倒卵形或倒披针形而扁平，下垂。气微，味苦。

饮片　呈段状。茎段圆柱形，直径2~8mm，切面类白色或淡橙黄色，中空；外表面灰绿色至棕褐色，被白粉。叶多皱缩或卷曲，完整叶片展平后呈广卵形或近圆形，长5~25cm，宽3~20cm，7~9掌状浅裂，裂片边缘波状或具波状齿；叶柄长1~12cm。花序圆锥状。蒴果狭倒卵形或倒披针形，扁平，长约2cm，宽5mm。种子卵球形，种皮鸡窝状，具鸡冠状突起。体轻，质脆。气微，味苦、辛。

【化学成分】含血根碱、白屈菜红碱、原阿片碱、α-别隐品碱、博落回碱、氧化血根碱、总生物碱。

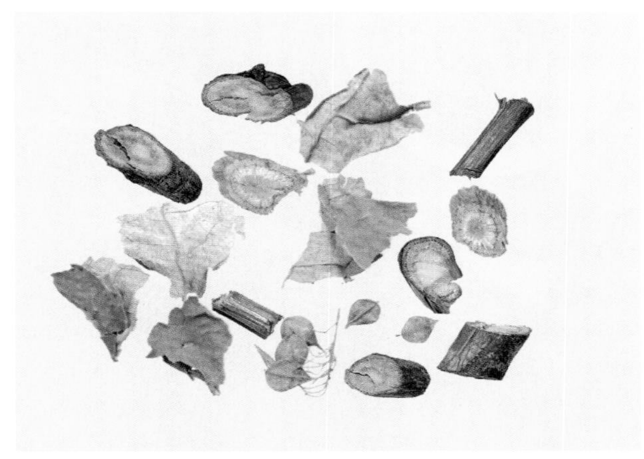
博落回（饮片）

【药理作用】

1. 有抗寄生虫、抗菌、杀蛆的作用。

2. 毒性　博落回注射液注入兔耳朵静脉可引起心电图T波倒置，并可出现多源性室性期前收缩，伴有短暂的阵发性心动过速。

【性味、归经与效用】苦，寒；有大毒。归肝、大肠经。有清热解毒，活血散瘀，杀虫止痒的功效。用于痈肿疮毒，下肢溃疡，烧、烫伤，湿疹，顽癣，跌扑损伤，风湿痹痛，阴痒。

【用法与用量】外用：适量，捣敷；或煎水熏洗；或研末调敷。

【临床应用】

1. 臁疮　博落回全草，烧存性，研极细末，撒于疮口内，或用麻油调搽，或同生猪油捣和成膏敷贴。

2. 肥疮　先剃发，再用博落回60g，明矾30g。煎水洗，每日1次，共7天。

3. 水火烫伤　博落回根研末，棉籽油调搽。

4. 蚊虫叮咬　取新鲜博落回茎，折断，有黄色汁液流出，以汁搽患处。

楮实子 Chushizi

FRUCTUS BROUSSONETIAE

【基源】为桑科植物构树*Broussonetia papyrifera*（L.）Vent. 的干燥成熟果实。

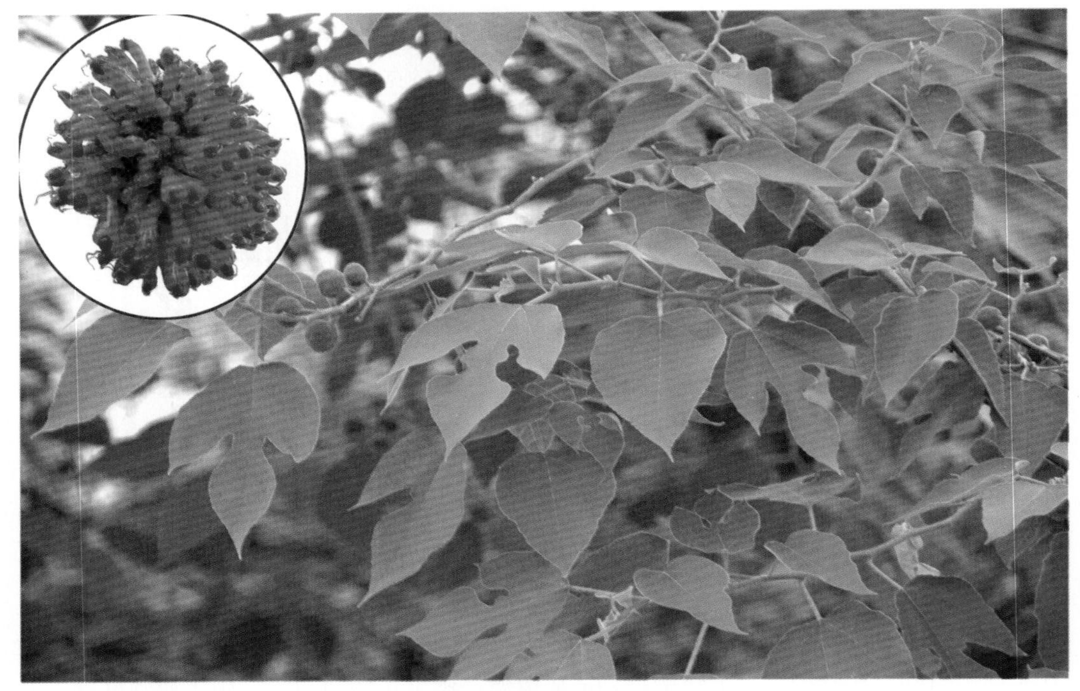

构树（原植物）

【原植物】落叶乔木，高可达16m。树皮灰色，平滑。茎叶含乳汁；嫩枝被柔毛，后脱落。叶互生；叶柄长3~10cm，密生绒毛；托叶膜质，早落；叶片阔卵形，长6~20cm，宽3~12cm，先端渐尖，基部圆形或心形，有时不对称，边缘粗齿，幼时掌状3裂或有5裂，分裂深浅不一，或有不裂，上面暗绿色，有粗糙伏毛，下面灰绿色，密被柔毛。花单性，雌雄异株，雄花成葇荑花序，腋生而下垂，长6~8cm；花被4，雄蕊4，中央有不发育雌蕊；雌花序成球形头状花序，由苞片和花被密叠而成，苞片棒状，有毛，先端圆锥形，花被管状，有3~4齿，子房有柄包围在花被管内，花柱侧生，细长。聚花果肉质，球形，直径约3cm，橘黄色或红色。小核果内含1种子，橙红色，成熟时有肉质子房柄伸出。花期5月，果期8~10月。

【生态分布】生于海拔300~1000m的山坡林缘或村寨道旁。全县各地均有大量分布。

【采收加工】秋季果实成熟时采收，洗净，晒干，除去灰白色膜状宿萼及杂质。

【鉴别】略呈球形或卵圆形，稍扁，直径约1.5mm。表面红棕色，有网状皱纹或颗粒状突起，一侧有棱，另一侧有凹沟，有的具果梗，质硬而脆，易压碎。胚乳类白色，富油性。气微，味淡。

【化学成分】含皂苷、维生素B、油脂、饱和脂肪酸、油酸、亚油酸等。

【药理作用】有增强记忆、预防老年痴呆的作用。

【性味、归经与效用】甘、寒。归肝、肾经。有补肾清肝，明目，利尿的功效。用于肝肾不足，腰膝酸软，虚劳骨蒸，头晕目昏，目生翳膜，水肿胀满。

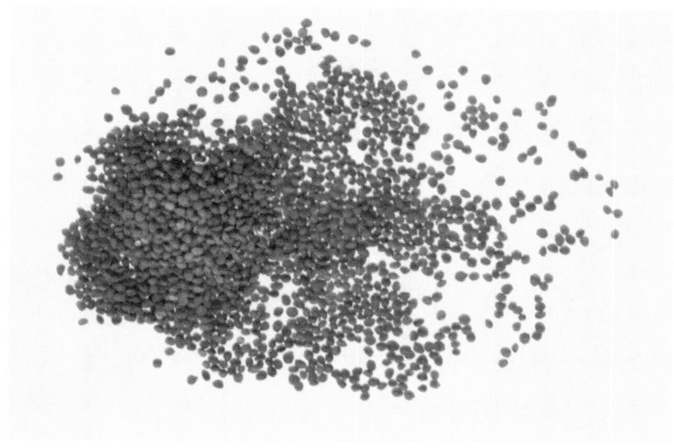

楮实子（饮片）

【用法与用量】内服：煎汤，6~12g。

【临床应用】

1. 腰酸 楮实子12g。水煎服，日服1剂。
2. 眩晕 楮实子12g，枸杞子、菊花各10g。水煎服，日服1剂。
3. 骨蒸，盗汗，遗精 楮实子12g，菟丝子、山茱萸、银柴胡、青蒿各10g。水煎服，日服1剂。
4. 水肿 楮实子6g，大腹皮9g。水煎服，日服1剂。
5. 皴皱 楮实子、土瓜根、商陆各等分。上为细末，每日早晨用少许，洗擦患处。

酢浆草 Cujiangcao

HERBA OXALIDIS CORNICULATAE

【基源】为酢浆科植物酢浆草*Oxalis corniculata* L.的干燥全草。

【原植物】多年生草本。根茎细长，茎细弱，常褐色，匍匐或斜生，多分枝，被柔毛。总叶柄长2~6.5cm；托叶明显；小叶3片，倒心形，长4~10mm，先端凹，基部宽楔形，上边无毛，叶背疏生平伏毛，脉上毛较密，边缘具贴伏缘毛；无柄。花单生或数朵组成腋生伞形花序；花梗与叶柄等长；花黄

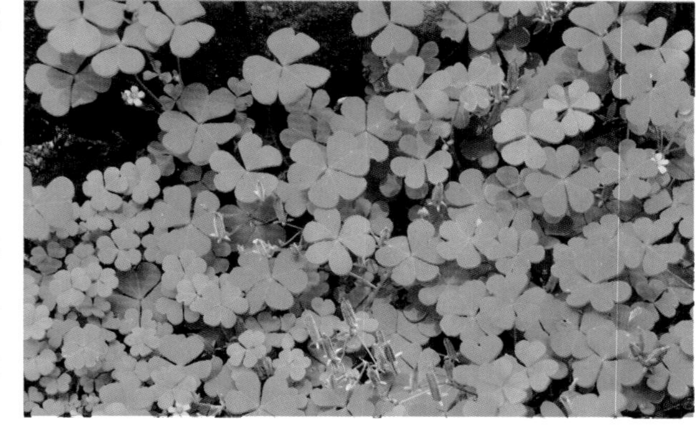

酢浆草（原植物）

色，萼片长卵状披针形，长约 4mm，先端钝；花瓣倒卵形，长约 9mm，先端圆，基部微合生；雄蕊的花丝基部合生成筒；花柱 5。蒴果近圆柱形，长 1~1.5cm，略具 5 棱，有喙，熟时弹射；种子深褐色，近卵形而扁，有纵槽纹。花期 5~8 月，果期 6~9 月。

【生态分布】 生于海拔 200~600m 的荒地、田野、道旁。全县各地均有分布。

【采收加工】 夏、秋季两季采收，除去泥沙、杂质，鲜用或晒干。

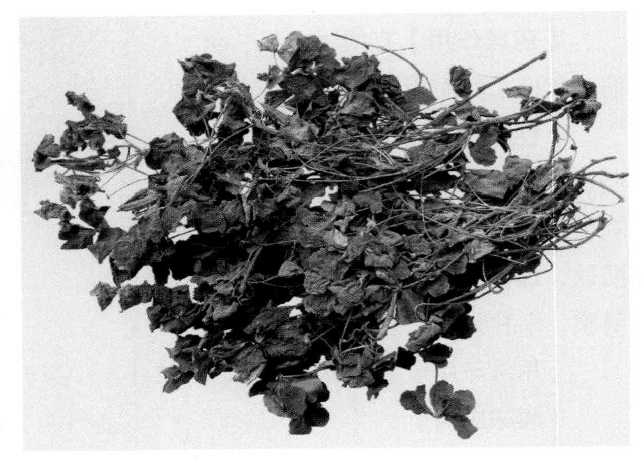

酢浆草（药材）

【鉴别】药材 全株被疏毛。茎草质，多分枝，节上生根，三片复叶，互生，叶片多皱缩，棕绿色，叶柄长 2.5~5cm，完整者展开后小叶倒心形，无柄，全缘。花单生或伞形花序腋生，花小，黄色，多已干缩。蒴果近圆柱形，有 5 棱，被柔毛。质脆易折断。气微，味酸涩，微咸。

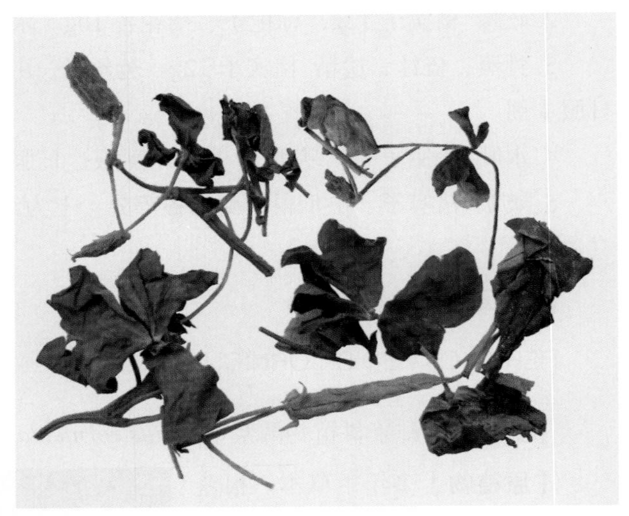

酢浆草（饮片）

饮片 呈段状。茎段细，表面具纵沟槽，被疏长毛，黄棕色或红紫色，有的可见茎节或切断的分枝，节上残存细根。叶多皱缩，破碎或切断；完整互生叶为掌状三出复叶，叶柄细长，小叶无柄，倒心形，均被柔毛；蒴果近圆柱状，棱 5 条，有短柔毛；有的已切断。种子小，扁卵形，红褐色，有横沟槽。气微，味微酸。

【化学成分】 含抗坏血酸、去氢抗坏血酸、丙酮酸、乙醛酸、脱氧核糖核酸、牡荆素、异牡荆素以及 17 种化合物：如 2- 庚烯醛、2- 戊基呋喃、反式植醇，并含中性类脂化合物、糖脂、磷脂以及脂肪酸、α- 生育酚、β- 生育酚。

【药理作用】 有抗菌的作用。

【性味、归经与效用】 酸，寒。归肝、肺、膀胱经。有清热利湿，凉血散瘀，消肿解毒的功效。用于咽喉炎，扁桃体炎，口疮，泄泻，痢疾，黄疸，淋症，赤白带下，麻疹，吐血，衄血，疔疮，疥癣，跌打损伤等。

【用法与用量】内服：煎汤，9~15g；或入散剂。外用：适量，煎水洗；捣汁或烧存性研末调敷。

【临床应用】

1. 淋证 酢浆草、淡竹叶各 6g。代茶饮。

2. 喉痹 酢浆草、金银花各 30g，桔梗 6g。水煎服，日服 1 剂。

3. 带下 酢浆草、薏苡仁各 30g。水煎服，日服 1 剂。

4. 痢疾 酢浆草 30g，白头翁 10g。水煎服，日服 1 剂。

5. 咳嗽 ①酢浆草（蜜炙）9g，炙桑白皮 3g。水煎服，日服 1 剂。②鲜酢浆草 30g，紫菀 9g。水煎服，日服 1 剂。

6. 湿疮，水火烫伤 酢浆草适量，鲜品捣烂外敷，干品研末麻油调搽。

葛 根 Gegen

RADIX PUERARIAE LOBATAE

【基源】为豆科植物野葛*Pueraria lobata*（Willd.）Ohwi 的干燥根。

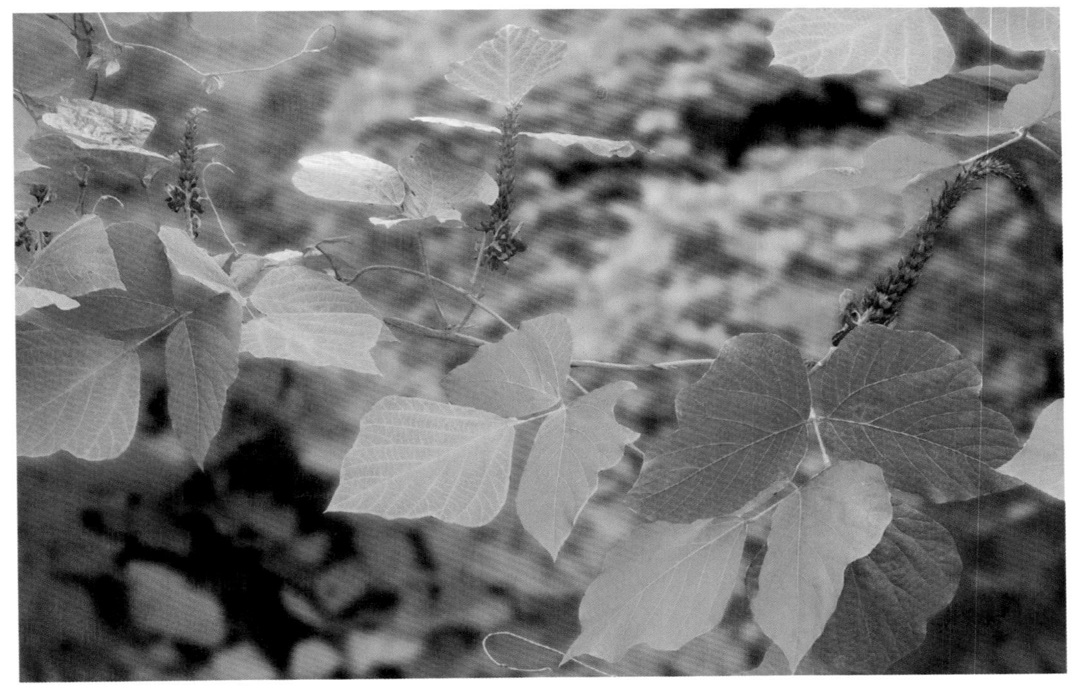

野葛（原植物）

【原植物】 多年生落叶藤本，长达 10m。全株被黄褐色粗毛。块根圆柱状，肥厚，外皮灰黄色，内部粉质，纤维性很强。茎基部粗壮，上部多分枝。三出复叶；顶生小叶柄较长；叶片菱状圆形，长 5.5~19cm，宽 4.5~18cm，先端渐尖，基部圆形，有时浅裂，侧生小叶较小，斜卵形，两边不等，背面苍白色，有粉霜，两面均被白色伏生短柔毛；托叶盾状着生，卵状长椭圆形，小托叶针状。总状花序腋生或顶生，花冠蓝紫色或紫色；苞片狭线形，早落，小苞片卵形或披针形；萼钟状，长 0.8~1cm，萼齿 5，披针形，上面 2 齿合生，下面 1 齿较长；旗瓣近圆形或卵圆形，先端微凹，基部有两短耳，翼瓣狭椭圆形，较旗瓣短，常一边的基部有耳，龙骨瓣较翼瓣稍长；雄蕊 10，二体；子房线形，花柱弯曲。荚果线形，长 6~9cm，宽 7~10mm，密被黄褐色长硬毛。种子卵圆形，赤褐色，有光泽。花期 4~8 月，果期 8~10 月。

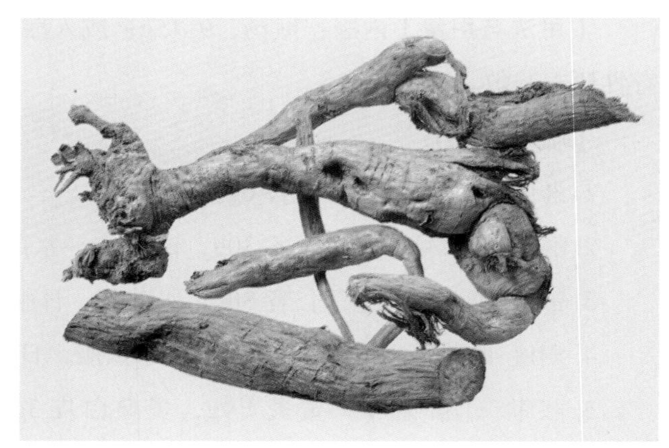

葛根（药材）

【生态分布】 生于海拔 200~1300m 的山坡、路边草丛及较阴湿的地方。主要分布于辽城乡、关防乡、合漳乡等地。

【采收加工】 秋、冬二季采挖，趁鲜切成厚片或小块，干燥。

【鉴别】药材 呈纵切的长方形厚片或小方块，长 5~35cm，厚 0.5~1cm。外皮淡棕色，有纵皱纹，粗糙。切面黄白色，纹理不明显。质韧，纤维性强。气微，味微甜。

饮片 呈不规则的厚片、粗丝或边长为 5~12mm 的方块。切面浅黄棕色至棕黄色。质韧，纤维性强。气微，味微甜。

【化学成分】 含葛根素、黄豆苷元、黄豆苷，葛根苷 A、B、C，槐花二醇、尿囊素、紫檀烷，拟雌内酯、氯化胆碱等。

【药理作用】

1. 有调节心脏功能及代谢、扩张冠状血管和脑血管、改善微循环、

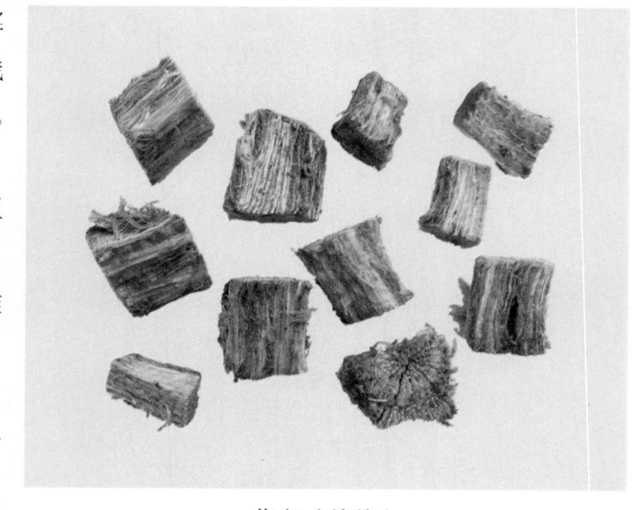

葛根（饮片）

抗血小板聚集、抗心肌缺血、抗脑缺血、抗心律失常、降低血压、解热、降血糖、降血脂、解毒、抗肿瘤、益智的作用。

2. 毒性　葛根醇浸膏、总黄酮和葛根素小鼠静脉注射的 LD_{50} 分别为 2.1，1.6~2.1 和 0.74g/kg。

【性味、归经与效用】 甘、辛，凉。归脾、胃、肺经。有解肌退热，生津止渴，透疹，升阳止泻，通经活络，解酒毒的功效。用于外感发热头痛，项背强痛，口渴，消渴，麻疹不透，热痢，泄泻，眩晕头痛，中风偏瘫，胸痹心痛，酒毒伤中。

【用法与用量】 内服：煎汤，10~15g。

【临床应用】

1. 感冒　葛根 12g，麻黄、生姜各 9g，桂枝、白芍、甘草各 6g，大枣 60g。水煎服，日服 1 剂。

2. 痢疾　葛根 15g，黄芩、黄连各 10g，甘草 6g。水煎服，日服 1 剂。

3. 泄泻　人参、甘草各 6g，茯苓、白术、葛根、车前子各 10g。水煎服，日服 1 剂。

4. 消渴　葛根、天花粉各 30g。水煎服，日服 1 剂。

附：

葛花 Gehua

FLOS PUERARIAE

【基源】 为豆科植物野葛 *Pueraria lobata*（Willd.）Ohwi 的干燥花。

【采收加工】 立秋后当花未全开放时采收，去枝叶，晒干。

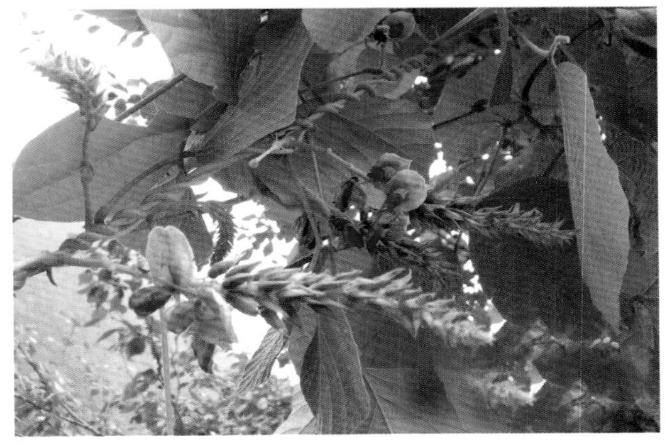

野葛（示花）

【鉴别】 花蕾呈扁长圆形。开放的花皱缩，花萼灰绿色至灰黄色，萼齿 5，披针形，约与萼筒等长或稍长，内外均有灰白色毛。花冠蓝色至蓝紫色，久置则呈灰黄色；旗瓣近圆形或长圆形，高 6~15mm，宽 6~12mm，先端中央缺刻，深 0.5~1.0mm；翼瓣窄三角形，长 6~12mm，宽 2~5mm，基部附属体一例甚小或缺，弦侧附属体明显长大于宽，龙骨瓣长 5~13mm，宽 3~5mm，弦侧基部有三角形附属体。无臭，味淡。

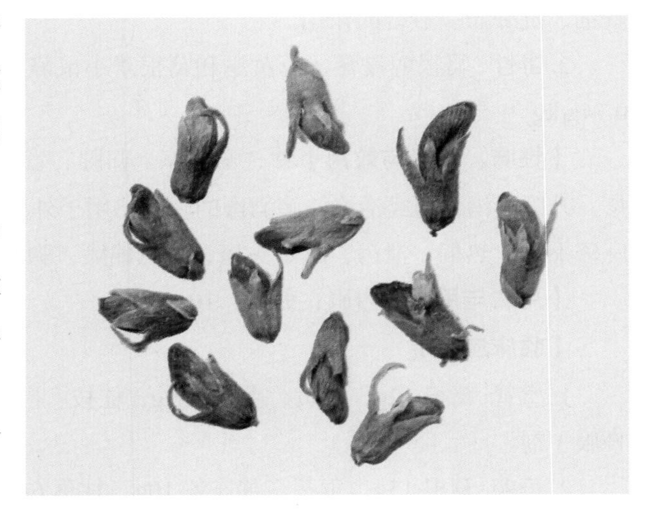

葛花（饮片）

【化学成分】含挥发油：其中性油中含丁香油酚、芳樟醇，酸性油中得苯甲酸甲酯、丙酸甲酯、异戊酸甲酯、正己酸甲酯。三萜皂苷：槐花二醇、槐花皂苷Ⅲ。此外尚含β-谷甾醇、染料木素、大豆素、槲皮素、葛花苷、鹰嘴豆芽素 A、刺芒柄花素、芒柄花苷、降紫香苷。

【药理作用】有解酒、保肝的作用。

【性味、归经与效用】甘，凉。归脾、胃经。有解酒醒脾、止血的功效。用于伤酒烦热口渴，头痛头晕，脘腹胀满，不思饮食，呕逆吐酸，吐血，肠风下血。

【用法与用量】内服：煎汤，3~9g；或入丸、散。

【临床应用】

1. 酒毒　葛花 10g。代茶饮。

2. 痔疮　葛花、槐花各 10g。水煎服，日服 1 剂。

隔山消 Geshanxiao

RADIX CYNANCHI

【基源】为萝藦科植物牛皮消 *Cynanchum auriculatum* Royle ex Wight 的干燥块根。

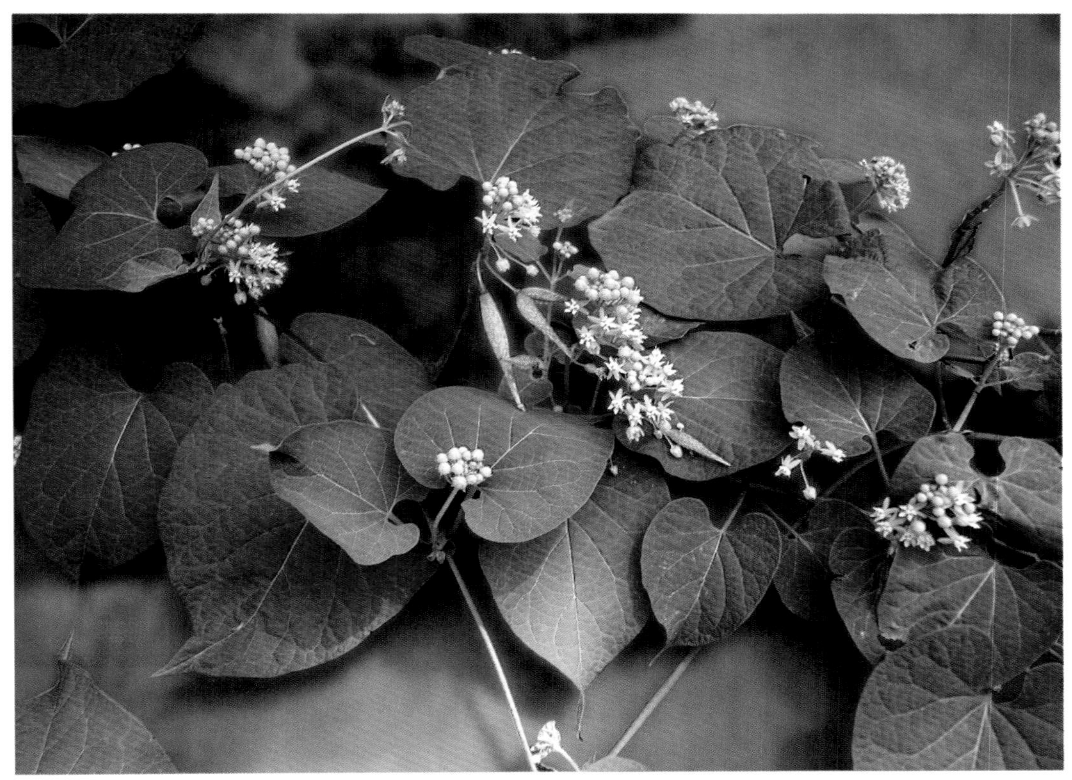

牛皮消（原植物）

【原植物】蔓性半灌木。具乳汁。根肥厚，类圆柱形，表面黑褐色，断面白色。茎被微柔毛。叶对生；叶柄长 3~9cm；叶片心形至卵状心形，长 4~12cm，宽 3~10cm，先端短渐尖，基部深心形，两侧呈耳状内弯，全缘，上面深绿色，下面灰绿色，被微毛。聚伞花序伞房状，腋生；总花梗圆柱形，长 10~15cm，着花约 30 朵；花萼近 5 全裂，裂片卵状长圆形，反折；花冠辐状，5 深裂，裂片反折，白色，内具疏柔毛；副花冠浅杯状，裂片椭圆形，长于合蕊柱，在每裂片内面的中部有一个三角形的舌状鳞片；雄蕊 5，着生于花冠基部，花丝连成筒状，花药 2 室，附着于柱头周围，每室有黄色花粉块 1 个，长圆形，下垂；雌蕊由 2 枚离生心皮组成，柱头圆锥状，先端 2 裂。蓇葖果双生，基部较狭，中部圆柱形，上部渐尖，长约 8cm，直径约 1cm。种子卵状椭圆形至倒楔形，边缘具狭翅，先端有一束白亮的长绒毛。花期 6~9 月，果期 7~11 月。

【生态分布】生于海拔 300~1100m 的山坡岩石缝中、灌丛中或路旁、墙边、河流及水沟边湿地。主要分布于索堡镇、偏城镇、井店镇等地。

【采收加工】早春幼苗未萌发前或 11 月地上部分枯萎时采收均可。采挖时注意勿损伤根部。挖出后洗净泥土，除去残茎和须根晒干，或趁鲜切片后晒干。生用。

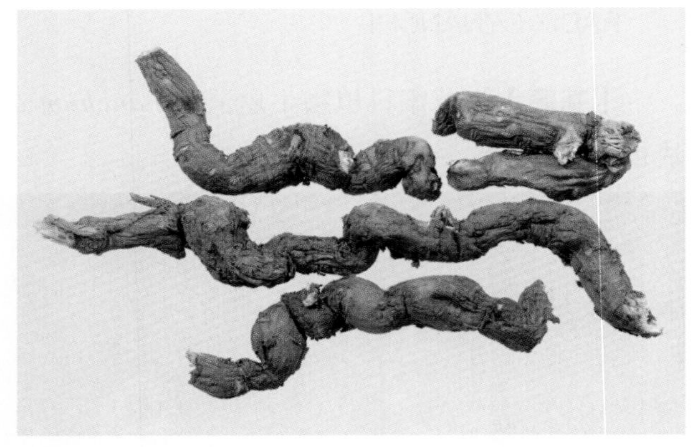

隔山消（药材）

【鉴别】药材 根呈长圆柱形、长纺锤形或结节状圆柱形，略弯曲，长 10~20（50）cm，直径 1~4cm。表面土黄色或淡黄棕色，残留棕黑色的栓皮，有明显横长皮孔，有的具纵皱纹；质坚硬而脆。断面较平坦，类白色，粉性，有鲜黄色放射状纹理，气微，味微甘后苦。

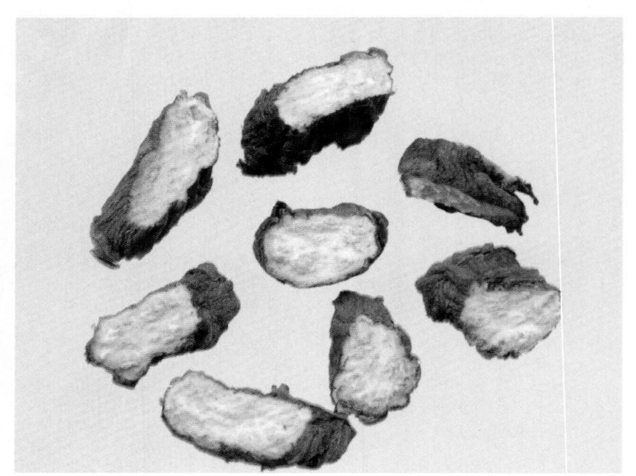

隔山消（饮片）

饮片 微圆形厚片，直径 2~4cm；切面淡黄棕色，粉性，有辐射状花纹及鲜黄色孔点。外表面黄褐色或红棕色，栓皮粗糙，有明显纵皱纹，皮孔横长突起，栓皮破裂处黄白色或浅黄棕色。质坚硬。气微，味先苦后甜。

【化学成分】含多种混合苷，混合苷水解后可得 D- 加拿大麻糖。经碱水解得：肉珊瑚苷元、去酰基萝藦苷元，本波苷元及桂皮酸。尚分离得到五个甾体醇型苷元：告达亭、开德苷元、萝藦苷元、加加明、隔山消苷元。

除上述成分，尚含有磷脂类成分，主要为磷脂酰胆碱、磷脂酰乙醇胺、磷脂酰肌醇。还含有粗蛋白、粗脂肪、游离糖、淀粉、维生素、结氨酸、亮氨酸等 18 种无机盐及人体必需的微量元素。

【药理作用】有增强体液免疫及细胞免疫功能的作用。

【性味、归经与效用】甘、苦，平。归脾、胃、肝经。有消食健脾、理气止痛、催乳的功效。用于饮食积滞、脾胃气滞的腹痛腹胀、乳汁不下或不畅。

【用法与用量】煎汤，5~10g；研末服，1~3g。

【临床应用】

1. 痢疾　隔山消 30g。水煎服，每日 1 剂。

2. 食积　隔山消 3g，研粉。开水吞服，日服 1 次。

3. 胃痛　隔山消 6g，苦荞头 3g，研粉。每日 3 次，开水吞服 3g。

4. 缺乳　隔山消 30g 炖肉吃。

【注意】过量服用容易引起中毒。

韩信草 Hanxincao

HERBA SCUTELLARAIAE INDICAE

【基源】为唇形科植物韩信草 *Scutellaria indica* L. 的新鲜或干燥全草。

【原植物】多年生草本，全体被毛，高 10~37cm。叶对生；叶柄长 5~15mm；叶片草质至坚纸质，心状卵圆形至椭圆形，长 1.5~3cm，宽 1.2~3.2cm，先端钝或圆，两面密生细毛。花轮有花 2 朵，集成偏侧的顶生总状花序；苞片卵圆形，两面都有短柔毛；小梗基部有 1 对刚毛状小苞片；花萼钟状，长 2mm，外面被粘柔毛，具 2 唇，全缘，萼筒背生 1 囊状盾鳞；花冠蓝紫色，2 唇形，长约 19mm，外面被腺体和短柔毛，上唇先端微凹，下唇有 3 裂片，中裂片圆状卵圆形；雄蕊 2 对，不伸出；花柱细长，子房光滑，4 裂。小坚果横生，卵形，有小瘤状突起。花期 4~5 月，果期 6~9 月。

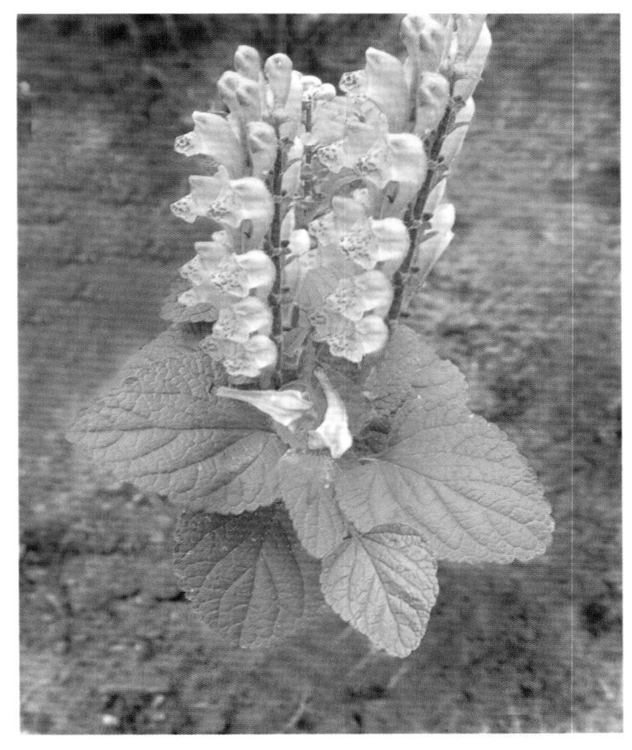

韩信草（原植物）

【生态分布】生于山地或丘陵地、疏林下，路旁空地及草地上。分布于涉城镇韩王山海拔 778~1100m 处、河南店镇滴谷寺、辽城乡西涧村等地。

【采收加工】春、夏季采收，洗净，鲜用或晒干。

【鉴别】药材　全草长 10~25cm，全体被毛，叶上尤多。根纤细。茎方柱形，有分枝，表面灰绿色。叶对生，叶片灰绿色或绿褐色，多皱缩，展平后呈卵圆形长 1.5~3cm，宽

1~2.5cm，先端圆钝，基部浅心形或平截，边缘有钝齿；叶柄长 0.5~1.5cm。总状花序顶生，花偏向一侧，花冠蓝色，二唇形，多已脱落。长约 1.5cm。宿萼钟形，萼筒背部有一囊状盾鳞，呈“耳挖”状。小坚果圆形，淡棕色。气微，味微苦。

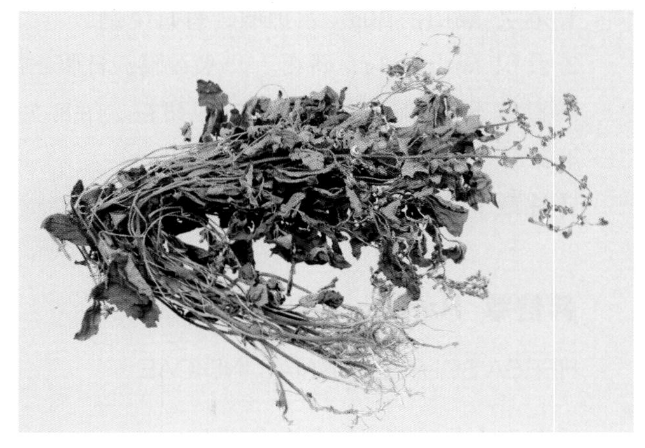

韩信草（药材）

饮片 呈根、茎、叶、花、果混合的段状。全体被毛，根纤细。茎方柱形，灰绿色。叶片较厚，皱缩，灰绿色或暗紫色。花偏向一侧。果实淡棕色，卵圆形。气微，味微苦。

【化学成分】 含高山黄芩素、高山黄芩苷、半枝莲种素、半枝莲素、汉黄芩素、山姜素、白杨素、芹菜素、木犀草素、氨基酸、有机酸等。

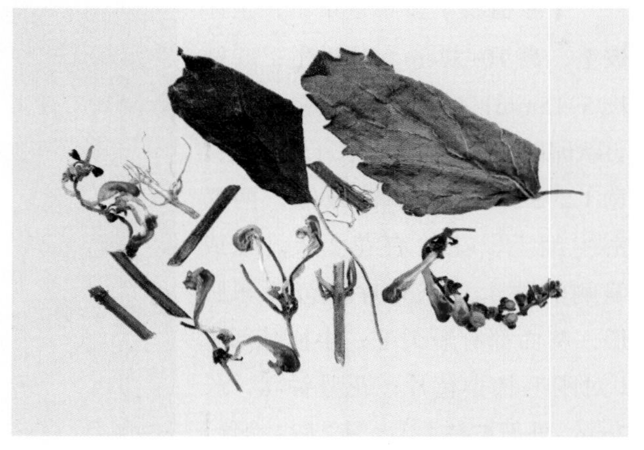

韩信草（饮片）

【药理作用】

1. 有抗病毒、抗肿瘤的作用。

2. 韩信草中的化合物体外对白血病细胞株 L_{1210}、HL-60 和 K_{562} 细胞等均有细胞毒性。

【性味、归经与效用】 辛、苦，寒。归心、肝、肺经。有清热解毒，活血止痛，止血消肿的功效。用于痈肿疔毒，肺痈，肠痈，瘰疬，毒蛇咬伤，肺热咳嗽，牙痛，喉痹，咽痛，筋骨疼痛，吐血，咯血，便血，跌打损伤，皮肤瘙痒。

【用法与用量】 内服：煎汤，10~30g；或捣汁，鲜品 30~60g；或浸酒。外用：适量，捣敷；或煎汤洗。

【临床应用】

1. 肺痈 韩信草 60g。水煎，代茶饮，日服 1 剂。
2. 瘰疬 韩信草 15g，加水煮汁，以药汁同鸡蛋 2 个煮服。
3. 喉痹 韩信草、冬凌草、桔梗各 10g。水煎服，日服 1 剂。
4. 牙痛 韩信草、千里光、蒲公英各 12g，加鸡蛋 1 个炖服。日服 1 剂。
5. 毒蛇咬伤 韩信草、连钱草各适量。捣烂敷。
6. 痈肿 韩信草适量。捣烂，外敷患处。

黑　豆 Heidou

SEMEN SOJAE NIGRUM

【基源】为豆科植物大豆*Glycine max*(L.)Merr. 干燥成熟的黑色种子。

【原植物】一年生直立草本，高 60~180cm。茎粗壮，密生褐色长硬毛。叶柄长，密生黄色长硬毛；托叶小，披针形；三出复叶，顶生小叶菱状卵形，长 7~13cm，宽 3~6cm，先端渐尖，基部宽楔形或圆形，两面均有白色长柔毛，侧生小叶较小，斜卵形；叶轴及小叶柄密生黄色长硬毛。总状花序腋生；苞片及小苞片披针形，有毛；花萼钟状，萼齿 5，披针形，下面 1 齿最长，均密被白色长柔毛；花冠小，白色或淡紫色，稍较萼长；旗瓣先端微凹，翼瓣具 1 耳，龙骨瓣镰形；雄蕊 10，二体；子房线形，被毛。荚果带状长圆形，略弯，下垂，黄绿色，密生黄色长硬毛。种子 2~5 颗，黄绿色或黑色，卵形至近球形，长约 1cm。花期 6~7 月，果期 8~10 月。

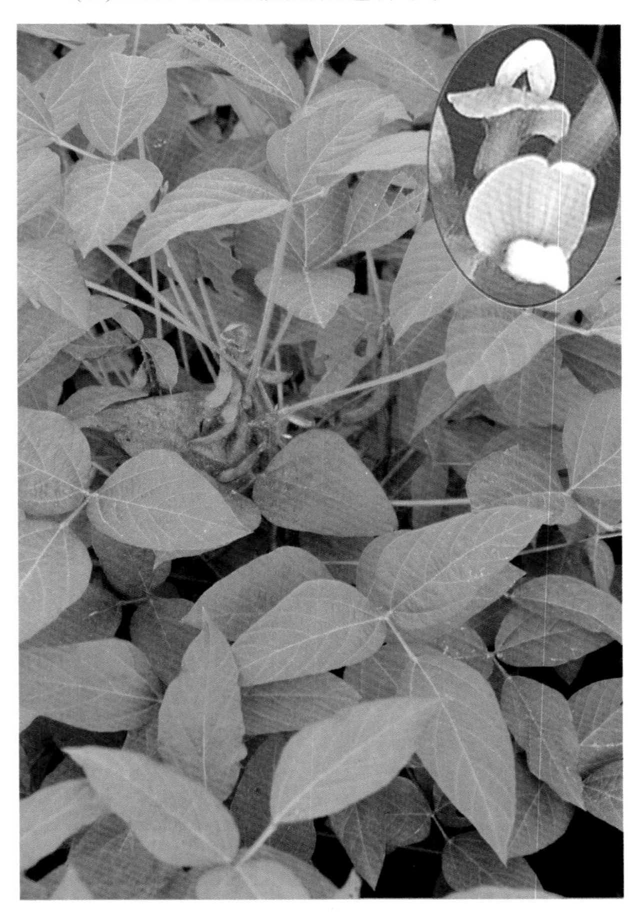

大豆（原植物）

【生态分布】县域内各地均有栽培。

【采收加工】秋季采收成熟果实，晒干，打下种子，除去杂质。

【鉴别】呈椭圆形或类球形，稍扁，长 6~12mm，直径 5~9mm。表面黑色或灰黑色，光滑或有皱纹，具光泽，一侧有淡黄白色长椭圆形种脐。质坚硬。种皮薄而脆，子叶 2，肥厚，黄绿色或淡黄色。气微，味淡，嚼之有豆腥味。

【化学成分】含蛋白质、脂肪和碳水化合物、胡萝卜素，维生素 B_1、维生素 B_2，烟酸等。并含异黄酮类：大豆苷，染料木苷。皂苷类：大豆皂醇 A、B、C、D、E。与苷元结合的糖有葡萄糖、木糖、半乳糖、阿拉伯糖、鼠李糖和葡萄糖醛酸，苷元与糖的比例为 1 ∶ 1。

胆碱、叶酸、亚叶酸、泛酸、生物素、唾液酸、维生素 B_{12}，水解产物中含乙酸丙酸。

【药理作用】

1. 有降脂、抗动脉粥样硬化及减肥、保肝、抗脂肪肝、抗氧化、抗衰老、抗肿瘤的作用。

2. 大豆总苷有明显抗病毒，大豆磷脂有明显加强和延长胰岛素降血糖的作用。

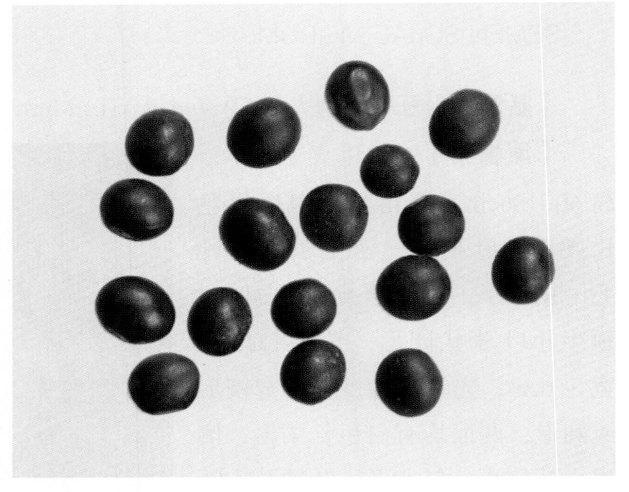

黑豆（饮片）

【性味、归经和效用】甘，平。归脾、肾经。有益精明目，养血祛风，利水，解毒的功效。用于阴虚烦渴，头晕目昏，体虚多汗，肾虚腰痛，水肿尿少，痹痛拘挛，手足麻木，药食中毒。

【用法与用量】内服：煎汤，9~30g；外用：适量，煎汤洗患处。

【临床应用】

1. 消渴 炒黑豆、葛根、天花粉各等分，研末。每服 6g，淡盐水送下，日服 2 次。
2. 自汗 黑豆 30g，桑叶 10g。水煎服，日服 1 剂。
3. 眩晕 黑豆 30g，菊花、枸杞子、天麻各 10g。水煎服，日服 1 剂。
4. 腰痛 黑豆 30g，杜仲、续断各 15g。水煎服，日服 1 剂。
5. 中毒（食物或药物）黑豆 30g，甘草 10g。水煎服，日服 1 剂。

黑芝麻 Heizhima

SEMEN SESAMI NIGRUM

【基源】为脂麻科植物脂麻 *Sesamum indicum* L. 干燥成熟的黑色种子。

【原植物】一年生草本，高 80~180cm。茎直立，四棱形，棱角凸出，基部稍木质化，表面具茸毛。叶对生，或上部叶互生，叶柄长 1~7cm，通常上部叶狭披针形或狭椭圆形，近全缘，中部叶椭圆形或长卵形，疏生锯齿，下部叶有时 3 裂，叶片长 5~15cm，宽 2~7cm，表面绿色，背面淡绿色，两面均有白色柔毛，沿叶脉处毛显著增多。花单生，或 3 花生一叶腋；花萼绿色，5 裂，裂片披针形；花冠唇形，白色或筒部带淡红色或紫色，长 2~2.5cm，外侧被柔毛；雄蕊 4，着生于花冠筒基部，2 强雄蕊，花药黄色，基着，呈矢形；雌蕊 1，心皮 2，子房圆锥形，初期呈假 4 室，成熟后为 2 室，花柱线形，柱头 2

裂。蒴果四棱状长圆筒形，初期绿色，成熟后黑褐色，长 2~2.5cm，直径 8~12mm，先端稍尖，基部具短柄，密被细柔毛，花萼宿存。种子多数，黑色、淡黄色或白色，卵形，两侧扁平。花期 5~9 月，果期 7~9 月。

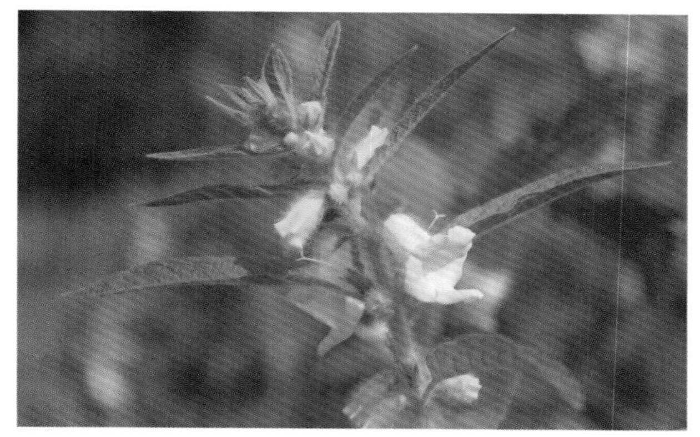

脂麻（原植物）

【生态分布】县域内有栽培，常栽培于气候干燥，排水良好的沙壤土或壤土地区。

【采收加工】秋季果实成熟时采割植株，晒干，打下种子，除去杂质，再晒干。

【鉴别】呈扁卵圆形，长约 3mm，宽约 2mm，表面黑色，平滑或有网状皱纹，尖端有棕色点状种脐，种皮薄，子叶 2，白色，富油性。气微，味甘，有油香气。

【化学成分】含脂肪油，主要为油酸、亚油酸、棕榈酸、硬脂酸、花生酸、二十四烷酸、二十二烷酸的甘油酯、芝麻素、芝麻林素、芝麻酚、维生素 E、植物甾醇、卵磷脂、叶酸；尚含脂麻苷、蛋白质、车前糖、芝麻糖、磷、钾、细胞色素 C、草酸钙。

【药理作用】

1. 有降血糖、延缓衰老的作用。

2. 毒性 榨油后的饼对家畜有毒，可引起绞痛、震颤、呼吸困难、胀气、咳嗽及抑制。小牛喂食过多的黑芝麻则发生湿疹、脱毛及瘙痒。

【性味、归经与效用】甘，平。归肝、肾、大肠经。有补肝肾，益精血，润肠燥的功效。用于精血亏虚，头晕眼花，耳鸣耳聋，须发早白，病后脱发，肠燥便秘。

【用法与用量】内服：煎汤，9~15g。

【临床应用】

1. 眩晕 黑芝麻 20g，墨旱莲 12g，女贞子、枸杞子、制何首乌、菟丝子、菊花各 10g。水煎服，日服 1 剂。

2. 便秘 黑芝麻、生何首乌各 20g，苦杏仁 10g。水煎服，日服 1 剂。

3. 缺乳 黑芝麻炒研，入盐少许食之。

4. 须发早白 黑芝麻、制何首乌各等分，焙干，研末制成蜜丸。每服 6g，日服 2 次。

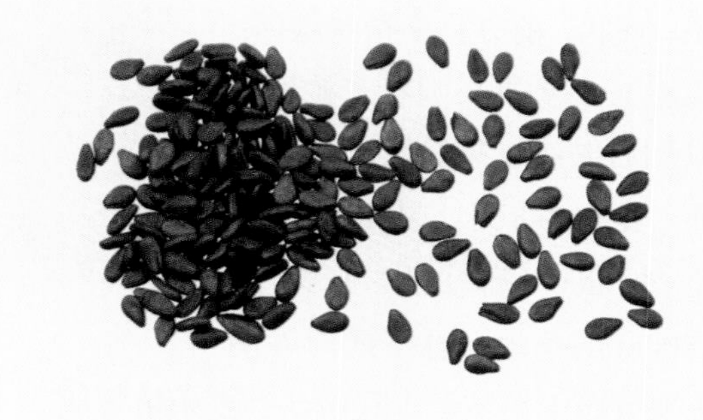

黑芝麻（饮片）

筋骨草 Jingucao

HERBA AJUGAE

【基源】为唇形科植物筋骨草*Ajuga decumbens* Thunb. 的干燥全草。

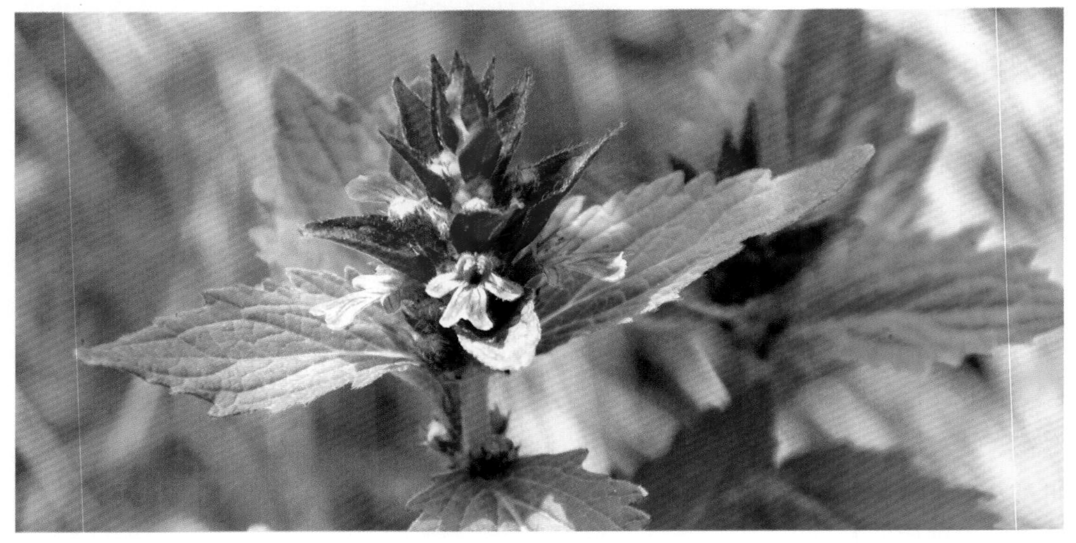

筋骨草（原植物）

【原植物】多年生草本，茎高25~40cm。茎四棱形，紫红色或绿紫色，通常无毛。叶对生，具短柄，基部抱茎；叶片卵状椭圆形至狭椭圆形，长4~7.5cm，宽3.2~4cm，先端钝或急尖，基部楔形，下延，两面略被糙伏毛，边缘具不整齐的双重牙齿。轮伞花序多花，密集成顶生假穗状花序；苞片叶状，卵圆形，长1~1.5cm；花萼漏斗状钟形，具10脉，萼齿5，整齐；花冠唇形，淡蓝色、淡紫红色或白色，基部膨大，内有毛环，上唇短，直立，2裂，下唇增大，3裂；雄蕊4，二强，伸出；花盘小，环状，前方具一指状腺体；子房无毛。小坚果长圆状三棱形，背部具网状皱纹，果脐大，几占整个腹面。花期4~8月，果期7~9月。

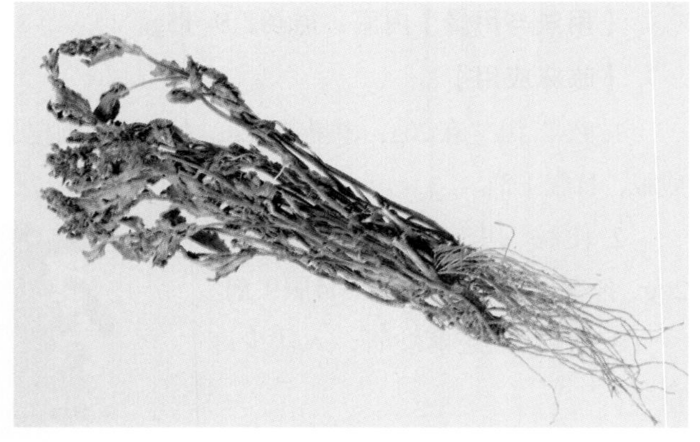

筋骨草（药材）

【生态分布】生于海拔350~1200m的草地、林下或山谷溪旁。主要分布于偏城镇、辽城乡、更乐镇等地。

【采收加工】春、夏、秋季均可采收，除去泥沙，晒干。

【鉴别】药材　长10~35cm。根细小，暗黄色。地上部分灰黄色或黄绿色，密被白色柔毛。细茎丛生，质软柔韧，不易折断。叶对生，多皱缩、破碎，完整叶片展平后呈匙形或倒卵状披针形，长3~6cm，宽1.5~2.5cm，绿褐色，边缘有波状粗齿，叶柄具狭翅。轮伞花序腋生，小花二唇形，黄棕色。气微，味苦。

饮片　呈不规则长段，全体密被白色柔毛。茎段方柱形，直径约2mm，表面灰黄色或黄绿色，切面髓部中空。叶皱缩，多破碎或切断，完整叶叶片呈匙形或倒卵状披针形，长3~6cm，宽1.5~2.5cm，绿褐色，边缘具波状粗齿；叶柄长1~2.5cm，具狭翅。轮伞花序，花冠多已脱落；可见宿存花萼，5裂，黄白色至淡黄绿色。气微，味苦。

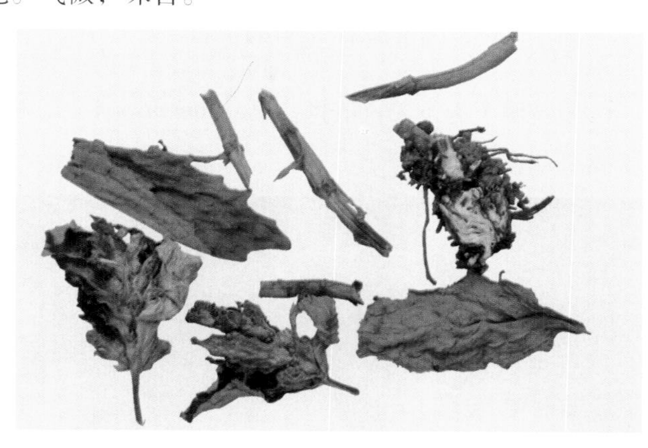

筋骨草（饮片）

【化学成分】含脱皮甾酮、杯苋甾酮、筋骨草甾酮B和C、筋骨草内酯、筋骨草糖、黄酮苷、皂苷及生物碱等。

【药理作用】有镇咳祛痰平喘、抗炎、抗菌、抗病毒的作用。

【性味、归经与效用】苦，寒。归肺经。有清热解毒，凉血消肿的功效。用于咽喉肿痛，肺热咯血，跌打肿痛。

【用法与用量】内服：煎汤，15~30g。外用：适量，捣烂敷患处。

【临床应用】

1. 喉痹　筋骨草10g。代茶饮。
2. 肺痨　筋骨草6~9g。晒干研末服，日服3次。
3. 痢疾　鲜筋骨草90g。捣烂绞汁，调蜜炖温服。
4. 黄疸　筋骨草15~30g，鲜萝卜根120g。水煎服，日服1次。
5. 痔疮　筋骨草适量。水煎熏洗。
6. 跌打损伤　鲜筋骨草适量。捣烂外敷。

【注意】孕妇忌服。

景天三七 Jingtiansanqi

HERBA SEDI AIZOONIS

HERBA SEDI KAMTSCHATICI

【基源】为景天科植物费菜*Sedum aizoon* L.、横根费菜*Sedum kamtschaticum* Fisch.的干燥全草。

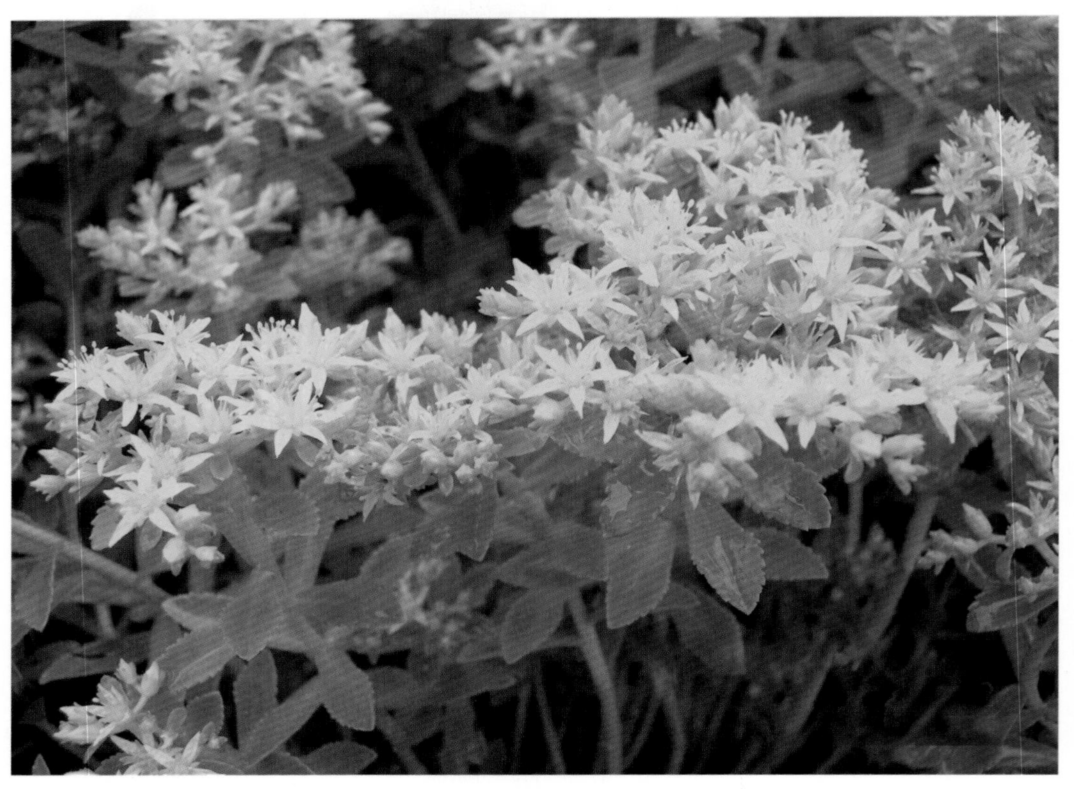

费菜（原植物）

【原植物】费菜 多年生肉质草本，高20~80cm，全株无毛。根状茎粗短，近木质化。茎直立，圆柱形，粗壮，不分枝，有时从基部抽出1~3条，基部常紫色。叶互生或近于对生；叶片长3.5~8cm，宽1.2~2cm，先端钝或稍尖，基部楔形，几无柄，边缘有不整齐的锯齿。聚伞花序顶生，花枝平展，多花，花下有苞叶；萼片5，线形至披针形，不等长，长约为花瓣的1/2；花瓣5，黄色，长圆形至椭圆状披针形，长6~10mm，先端有短尖；雄蕊10，2轮，均较花瓣短；鳞片5，正方形或半圆形；心皮5，稍开展，卵状长圆形，长6~7mm，先端突狭成花柱，基部稍合生，腹面凸起。蓇葖果，黄色或红棕色，呈星芒状排列。种子细小，褐色，平滑，椭圆形，边缘有狭翅。花期6~7月，果期8~9月。

横根费菜　多年生草本。根状茎粗而木质，有分枝。茎斜上，高15~40cm，有时被微乳头状突起。叶互生或对生，稀为3叶轮生，几无柄；叶片倒披针形、匙形至倒卵形，长2.5~7cm，宽0.5~3cm，先端圆钝，基部渐狭，上部边缘有疏锯齿或疏圆齿。聚伞花序，顶生；萼片5，披针形，长3~4cm；花瓣5，黄色或橙黄色，披针形，长6~8cm，先端有短尖，背面有龙骨状突起；雄蕊10枚，较花瓣稍短；鳞片5，细小，近正方形；心皮5，与花瓣同长或稍短，直立，基部有2mm合生。蓇葖果，上部星芒状开裂，腹面浅囊状突起。种子细小，倒卵形，褐色。花期6~7月，果期8~9月。

【生态分布】生于海拔200~1200m的温暖向阳的山坡岩石上或草地。全县各地均有分布。主要分布于索堡镇、偏城镇、更乐镇、关防乡、固新镇、涉城镇等地。

【采收加工】春、秋季采挖，洗净，晒干。

【鉴别】　**药材　费菜**　根茎短小，略呈块状；表面灰棕色，根数条，粗细不等；质硬，断面暗棕色或类灰白色。茎圆柱形，长15~40cm，直径2~5mm；表面暗棕色或紫棕色，有纵棱；质脆，易折断，断面常中空。叶互生或近对生，几无柄；叶片皱缩，展平后呈长披针形至倒披针形，长3~8cm，宽1~2cm；灰绿色或棕褐色，先端渐尖，基部楔形，边缘上部有锯齿，下部全缘。聚伞花序顶生，花黄色。气微，味微涩。

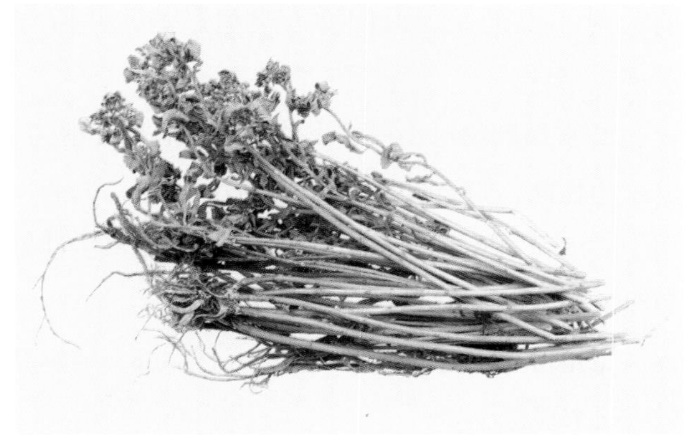

景天三七（药材．费菜）

横根费菜　根茎横走，木质，较细长。茎簇生。叶匙形至倒卵形。花橘黄色。

饮片　呈根茎、茎、叶、花混合的不规则段。根茎呈不规则形，切面淡红棕色；外表面粗糙，灰棕色至棕红色，可见残留须根。茎段

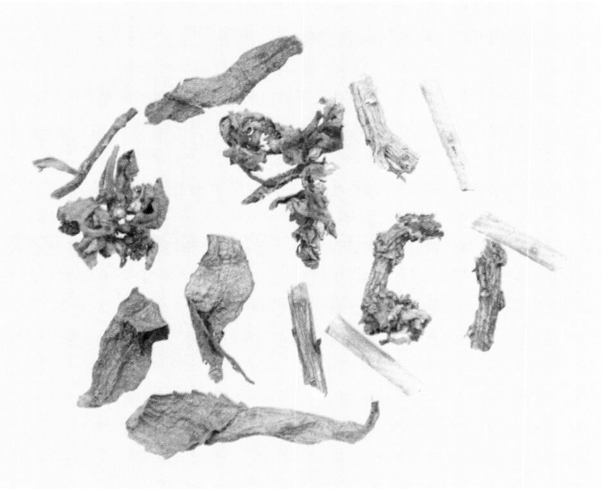

景天三七（饮片）

圆形，直径 3~6mm，切面白色或类白色，常中空；外表面淡绿色、暗棕色或紫棕色，有纵棱。叶皱缩，展平后呈长披针形或倒披针形，灰绿色或棕褐色，边缘上部有锯齿。花小，黄色。气微，味微酸。

【化学成分】

1. 费菜 含景天庚糖、蔗糖、果糖。根含齐墩果酸、β - 谷甾醇、熊果酸、熊果酚苷、氨醌、消旋 - 甲基异石榴皮碱、左旋景天宁、消旋景天胺。

2. 横根费菜 含杨梅树皮素 -3- 葡萄糖苷、杨梅树皮素 -3- 半乳糖苷、杨梅树皮素 -3-O- β -D-（6〃-O- 没食子酰基）- 葡萄糖苷和杨梅树皮素 3-O- β -D-（6〃-O- 没食子酰基）- 半乳糖苷、熊果酚苷、氢醌。

【药理作用】

1. 水溶性提取物 4~8g/kg 给兔灌胃或静脉注射，均能缩短凝血时间及出血时间；对小鼠的凝血时间亦有类似影响，并谓与仙鹤草素注射液的缩短凝血时间差不多。

2. 水提取物对小鼠的半数致死量肌内注射为 269.5g/kg，静脉注射为 119.3g/kg。

【性味、归经与效用】甘、微酸，平。归心、肝经。有散瘀，止血，安神的功效。用于溃疡病，肺结核，支气管扩张及血小板减少性紫癜等血液病的中小量出血，外伤出血，烦躁不安。

【用法与用量】内服：煎汤，15~30g；或鲜品绞汁，30~60g。外用：适量，鲜品捣敷或研末撒敷。

【临床应用】

1. 衄血 景天三七 30g。水煎服，日服 1 剂。

2. 溺血 景天三七 15g，加红糖引。水煎服，日服 1 剂。

3. 带下，崩漏 鲜景天三七 60~90g。水煎服，日服 1 剂。

4. 跌打损伤，水火烫伤，蚊虫叮咬 景天三七鲜草适量。捣烂外敷。

5. 创伤出血 景天三七适量，研细末。外敷伤处。

葎 草 Lü cao

HERBA HUMULI SCANDENTIS

【基源】为桑科植物葎草 *Humulus scandens*（Lour.）Merr. 的干燥地上部分。

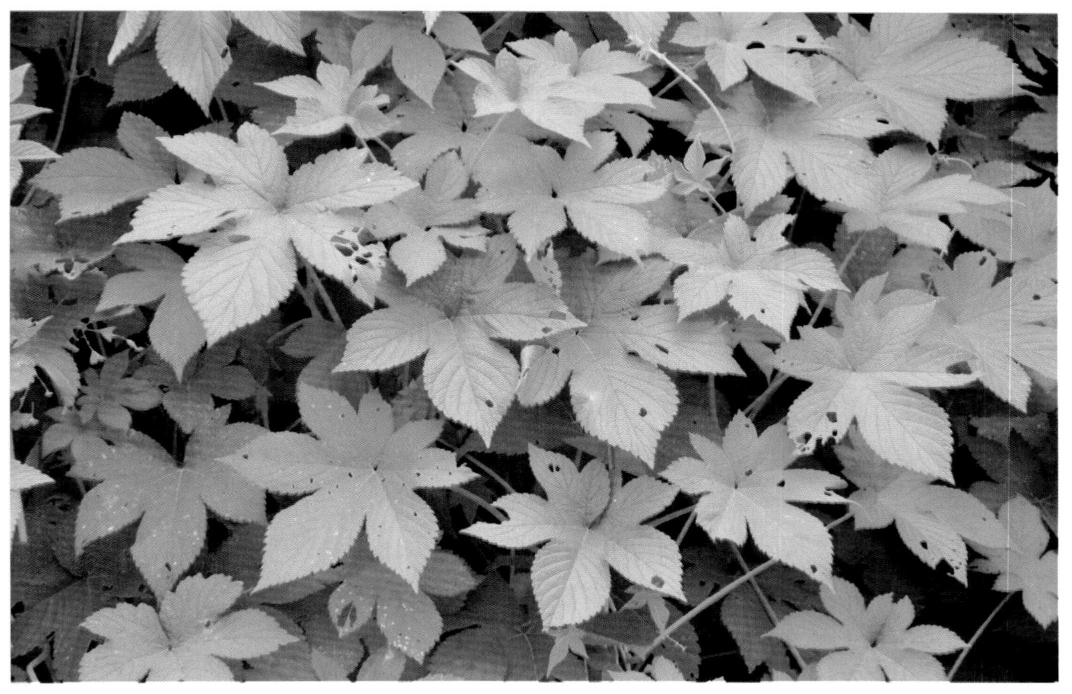

葎草（原植物）

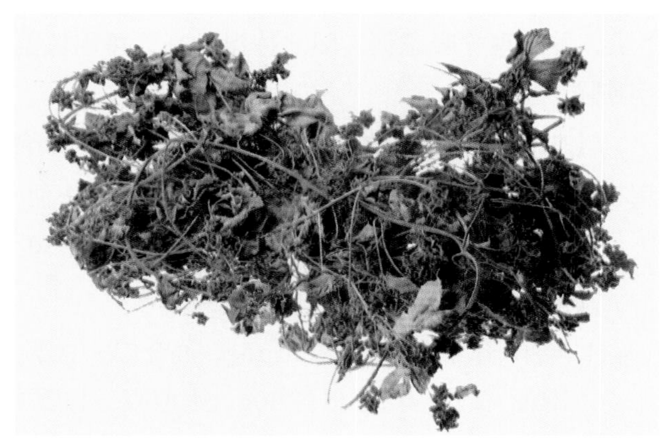

葎草（药材）

【原植物】一年生或多年生蔓性草本。茎长达数米，淡绿色，有纵条棱，茎枝和叶柄上密生短倒向钩刺。单叶对生；叶柄长 5~20cm，稍有 6 条棱，有倒向短钩刺；掌状叶 5~7 深裂，直径约 5~15cm，裂片卵形或卵状披针形，先端急尖或渐尖，边缘有锯齿，上面有粗刚毛，下面有细油点，脉上有硬毛。花单性，雌雄异株；雄花序为圆锥花序，雌花序为短穗状花序；雄花小，具花被片 5，黄绿色，雄蕊 5，花丝丝状，短小。果穗绿色，近球形；瘦果淡黄色，扁球形。花期 6~10 月，果期 8~11 月。

【生态分布】生于海拔 200~1000m 的路旁、沟边湿地，村寨篱笆上或林缘灌丛。全县各地均有大量分布。

【采收加工】9~10 月收获，选晴天，收割地上部分，除去杂质，晒干。

【鉴别】**药材** 叶皱缩成团。完整叶片展平后为近肾形五角状，掌状深裂，裂片 5~7，边缘有粗锯齿，两面均有毛茸，下面有黄色小腺点；叶柄长 5~20cm，有纵沟和倒刺。茎圆形，有倒刺和毛茸。质脆易碎，茎断面中空，不平坦，皮、木部易分离。有的可见花序或果穗。气微，味淡。

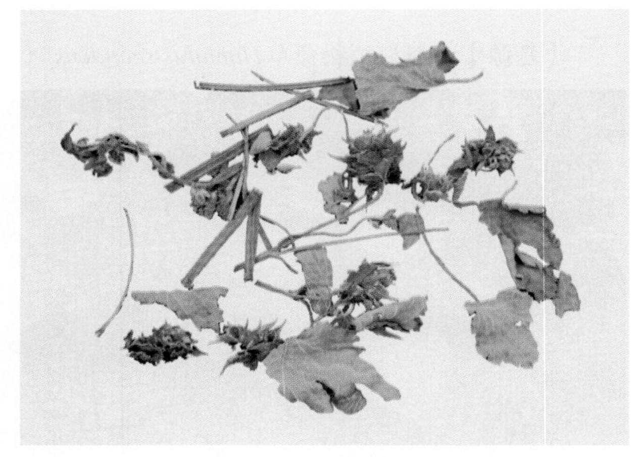

葎草（饮片）

饮片 多为茎、叶混合的段，被毛。茎具棱，棕黑色或黄褐色，有倒钩刺或钩刺脱落的痕迹，切断面中空。叶多已破碎，深绿色或棕褐色，偶见黄绿色小花。气微，味淡。

【化学成分】含木犀草素、葡萄糖苷、胆碱、天冬酰胺及挥发油等；挥发油主要含 β-葎草烯、丁香烯等。球果含葎草酮、蛇麻酮等。叶含木犀草素 -7- 葡萄糖苷、牡荆素等。

【药理作用】

1. 有抗菌的作用。

2. 其他 葎草酮对猫有二硝基酚样作用，静脉注射 3mg/kg 后，可使氧耗量立即增加 1 倍，并出现呼吸急促，随之体温升高，可因体温过度升高而致死，大剂量注射还可产生糖尿、血尿。

【性味、归经与效用】甘、苦，寒。归肺、肾经。有清热解毒，利尿通淋的功效。用于肺热咳嗽，肺痈，虚热烦渴，热淋，水肿，小便不利，湿热泻痢，热毒疮疡，皮肤瘙痒。

【用法与用量】内服：煎汤，10~15g（鲜者 30~60g）。外用：适量，捣敷或煎水熏洗。

【临床应用】

1. 咳嗽 葎草 20g，金银花 15g，苦杏仁、牛蒡子各 10g，薄荷 6g。水煎服，日服 1 剂。

2. 淋证 葎草、白茅根各 30g。水煎服，日服 1 剂。

3. 痹证 葎草适量。捣烂外敷。

4. 湿疮，痔疮 葎草适量。煎水外洗。

5. 痒风 葎草、苍耳草、黄柏各适量。煎水洗患处。

6. 痔疮，脱肛 鲜葎草 90g。煎水熏洗。

棉花根 Mianhuagen

RADIX GOSSYPII

【基源】为锦葵科植物陆地棉*Gossypium hirsutum L.*的干燥根。

【原植物】一年生草本至亚灌木，高达1.5m。叶互生；叶掌状至浅裂，裂片宽三角形至卵圆形；小苞片3，基部离生，心形，先端具7~9齿，齿裂的长约为宽的3~4倍；雄蕊柱长1~2cm，花丝排列疏松；蒴果卵圆形。种子除被长绵毛外，还有不易剥离的短绵毛。花期夏、秋季。

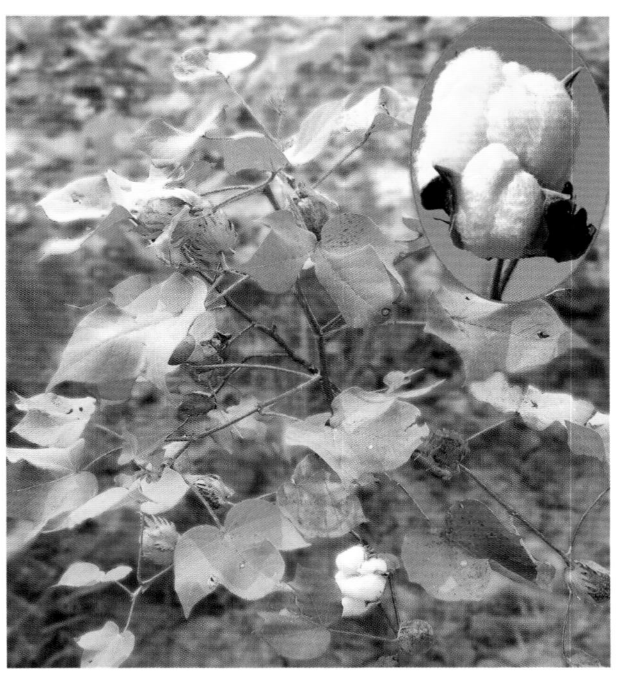

陆地棉（原植物）

【生态分布】生于海拔200m以上的田间、坡地。县域内有栽培。

【采收加工】秋季采收，洗净，切片，晒干。

【鉴别】药材 根呈圆柱形，稍弯曲，长10~20cm，直径0.4~2cm。表面黄棕色，有不规则的纵皱纹及横裂的皮孔，皮部薄，红棕色，易剥离。质硬，折断面纤维性，黄白色，无臭，味淡。

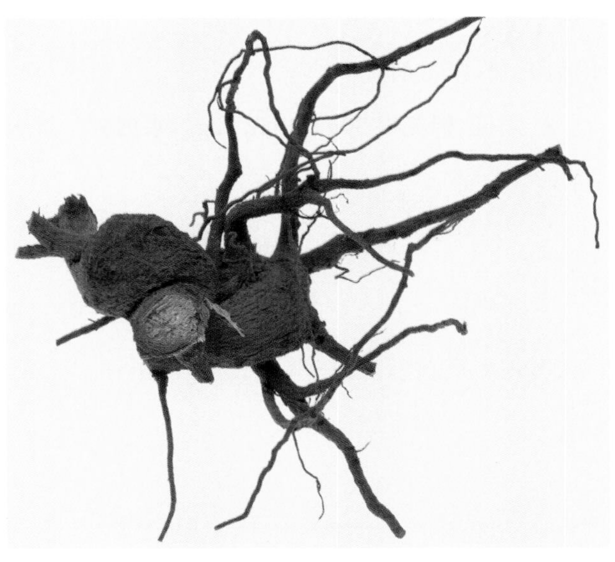

棉花根（药材）

饮片 呈圆柱状或不规则的厚片。表面黄棕色，有不规则的纵皱纹及横长的皮孔，皮部薄，易剥离。质硬，断面纤维性，黄白色。无臭，味淡。

【化学成分】含棉酚、棉紫色

素、精氨酸、天冬酰胺、甜菜碱、草酸、水杨酸、油酸、棕榈酸及少量挥发油，挥发油中含糠醛、香草乙酮等。

【药理作用】

1. 有止咳、祛痰、平喘、抗菌的作用。

2. 毒性 棉花根溶液能迅速引起动物睾酮、肝、肾、肌肉组织的损害。

【性味、归经与效用】甘，温。归肺经。有止咳平喘，通经止痛的功效。用于治咳嗽，气喘，月经不调，崩漏。

【用法与用量】内服：煎汤，15~30g。

【临床应用】

1. 虚劳 棉花根 30g，当归 10g。水煎服，日服 1 剂。

2. 咳嗽 棉花根 30g，党参、茯苓、白术、桔梗各 10g，法半夏、甘草各 6g。水煎服，日服 1 剂。

3. 自汗 棉花根 30g。水煎服，日服 1 剂。

4. 缺乳 棉花根 30g，香附 12g，川楝子 9g。水煎服，日服一剂。

5. 喘证 棉花根 30g，党参、百合各 10g，五味子、炙甘草各 6g。水煎服，日服 1 剂。

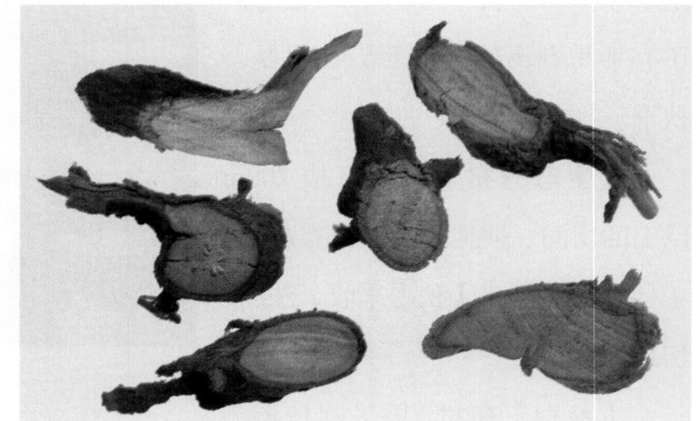

棉花根（饮片）

6. 阴挺 棉花根 30g，枳壳 12g。水煎服，日服 1 剂。

棠 梨 Tangli

FRUCTUS PYRI BETULAEFOLIAE

【基源】为蔷薇科植物杜梨*Pyrus betulaefolia* Bunge 的新鲜或干燥果实。

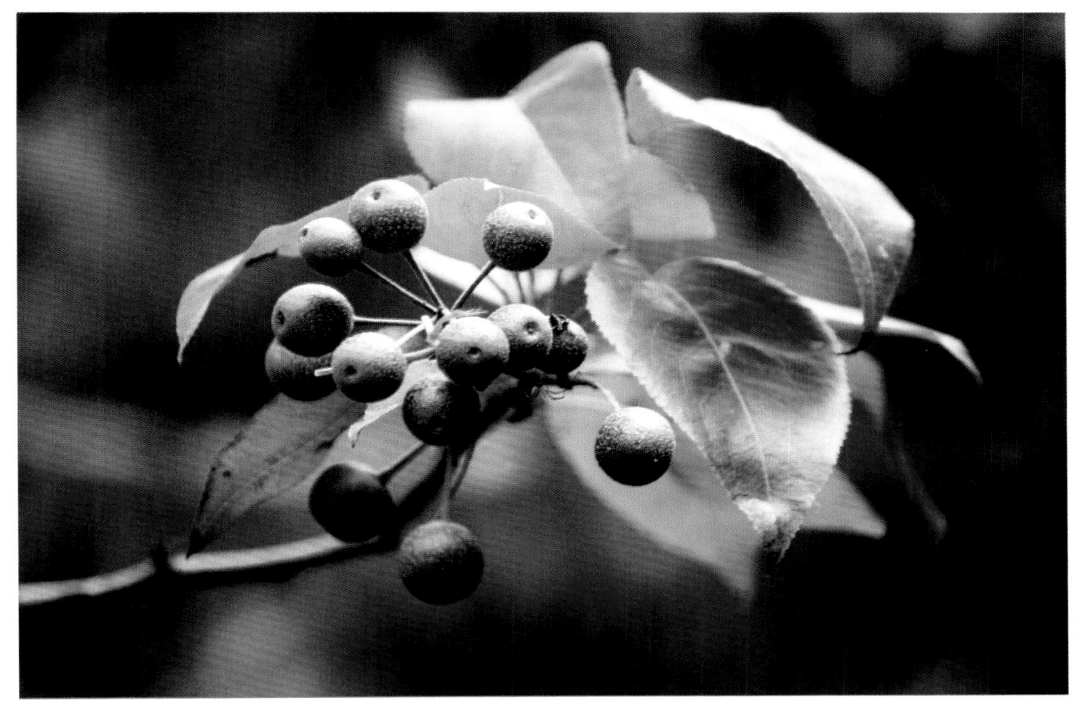

杜 梨（原植物）

【原植物】乔木，高达 10m。枝常具刺；小枝嫩时密被灰白色绒毛，二年生枝条具稀疏绒毛或近于无毛，紫褐色。叶互生，短枝上簇生；叶柄长 2~3cm，被灰白色绒毛；托叶膜质，线状披针形；叶片菱状卵形至长卵形，长 4~8cm，宽 2.5~3.5cm，先端渐尖，基部宽楔形，稀近圆形，边缘有粗锐锯齿，幼时两面均密被灰白色绒毛，老叶上面无毛而有光泽，下面微被绒毛或近于无毛。花两性；伞形总状花序，有花 10~15 朵，总花梗和花梗均被灰白色绒毛，花梗长 2~2.5cm；苞片膜质，线形，长 5~8mm，两面均微被绒毛，早落；花直径 1.5~2cm；萼筒外密被灰白色绒毛；萼片 5，三角卵形，长约 3mm，先端急尖，全缘，内外两面均密被绒毛；花瓣 5，宽卵形，长 5~8mm，宽 3~4mm，先端圆钝，基部有短爪，白色；雄蕊 20，花药紫色，长约花瓣之半；花柱 2~3，基部微具毛。果实近球形，直径 5~10mm，2~3 室，褐色，有淡色斑点，基部具带绒毛果梗。花期 4 月。果期 8~9 月。

【生态分布】生于海拔 200~1200m 的平原或山坡阳处。分布于王金庄、神头乡等地。

【采收加工】8~9 月果实成熟时采摘，晒干或鲜用。

【鉴别】呈类球形，直径 5~10cm。表面黑褐色，有白色斑点，质硬，果肉薄，褐色。气微，味酸、微甜。

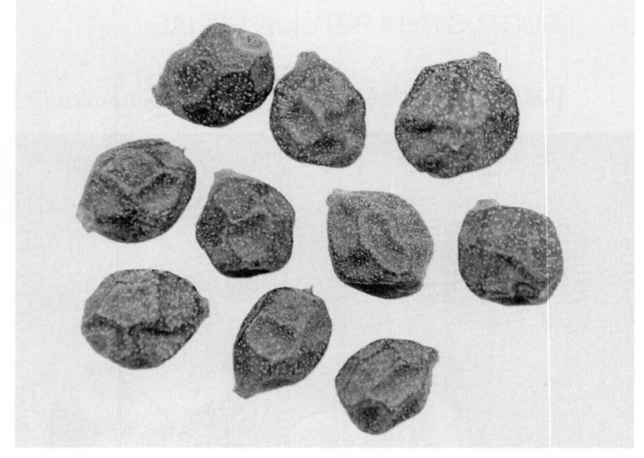
棠梨（饮片）

【化学成分】含糖、水分。叶含绿源酸、异绿原酸、新绿原酸和槲皮素衍生物。又含多量蛋白质。

【性味、归经与效用】酸、甘、涩，微寒。归肺、胃、大肠经。有敛肺，涩肠，消食的功效。用于咳嗽，泻痢，食积。

【用法与用量】内服：煎汤，15~30g。

【临床应用】

1. 咳嗽 棠梨 30g，百合、川贝母各 10g。水煎服，日服 1 剂。
2. 泄泻 棠梨、薏苡仁各 30g。水煎服，日服 1 剂。
3. 霍乱 棠梨、木瓜各 30g。水煎服，日服 1 剂。

葶苈子 Tinglizi

SEMEN DESCURAINIAE

SEMEN LEPIDII

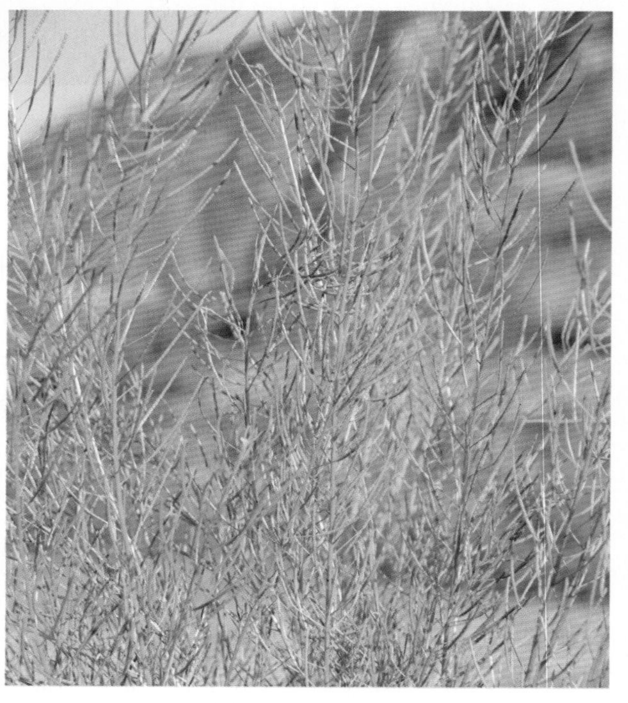
播娘蒿（原植物）

【基源】为十字花科植物播娘蒿 *Descurainia sophia*（L.）Webb.ex Prantl. 或独行菜 *Lepidium apetalum* Willd. 的干燥成熟种子。前者习称“南葶苈子”，后者习称“北葶苈子”。

【原植物】播娘蒿 一年生或二年生草本，高 20~100cm，植株幼时被灰黄色柔毛及分叉毛，老时毛渐少。茎单一，上部多分枝。叶互生，下部稍有柄，上部叶无柄，二至三回羽状全裂或深裂，裂片纤细，近线形，两面密生灰黄色柔毛及分叉毛，老时几无毛。总状花序顶生，花小，多数；萼片 4，线形或狭长圆形，长约 2mm；花瓣 4，黄色，匙形，短于萼片或与萼片等长。长角果细圆柱形，果瓣中肋明显，成熟时果实稍呈念珠状；果梗纤细，在果轴上斜向开展。种子 1 行，多数，细小，褐色，近椭圆形而扁，长约 1mm，无膜质边缘；子叶背依胚根。花期 4~6 月，果期 5~8 月。

独行菜 一年生或二年生草本，常呈铺散状。茎高 10~30cm，多分枝，被淡黄色乳头状腺毛。叶互生，无柄；茎下部叶狭匙形或长椭圆形，长 2~3cm，宽 2~3mm，全缘或上端具疏齿，疏生乳头状腺毛；茎上部叶条形，有疏齿或全缘。总状花序顶生，结果时伸长，花小，白色；萼片 4，宽椭圆形或长卵形，边缘白色、膜质；花瓣 2~4，退化成狭匙形或线形，较萼片小；雄蕊通常 2，与萼片近等长。短角果近圆形，直径约 2mm，光滑，顶端凹缺，内有短的头状柱头，2 室，每室有 1 种子，椭圆形，稍扁，无膜质边缘；子叶背依胚根。花期 4~5 月，果期 6~7 月。

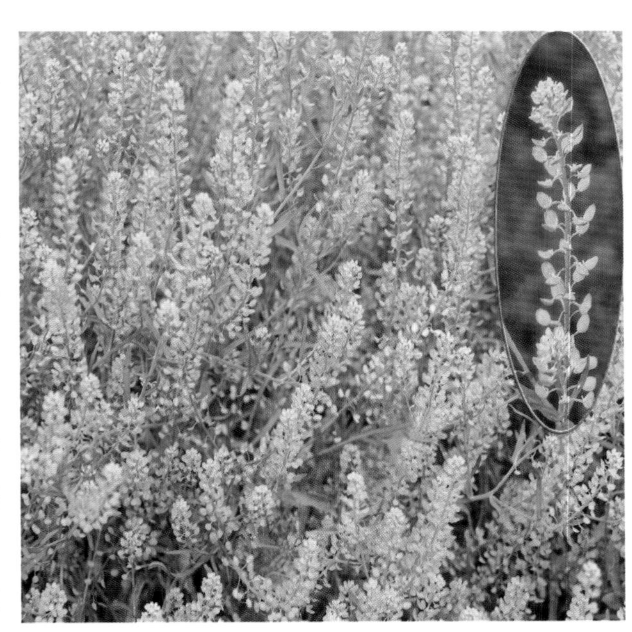

独行菜（原植物）

【生态分布】生于海拔 200~1000m 的山坡、沟旁、路旁及村庄附近。全县各地均有分布。主要分布于固新镇、辽城乡、关防乡、合漳乡等地。

【采收加工】夏季果实成熟时采割植株，晒干，搓出种子，除去杂质。

【鉴别】南葶苈子 呈长圆形略扁，长约 0.8~1.2mm，宽约 0.5mm。表面棕色或红棕色，微有光泽，具纵沟 2 条，其中 1 条较明显。一端钝圆，另端微凹或较平截。种脐类白色，位于凹入端或平截处。气微，味微辛、苦，略带黏性。

北葶苈子 呈扁卵形，长 1~1.5mm，宽 0.5~1mm。一端钝圆，另端尖或微凹，种脐位于凹入端。味微辛辣，黏性较强。

【化学成分】含芥子苷、脂肪油、蛋白质、糖类、黄酮苷、生物碱、挥发油、脂肪油、异硫氰苷及强心苷等。

【药理作用】

1. 有强心、抗菌、祛痰、利尿、抗癌的作用。

2. 毒性　雄性小鼠静脉给药的 LD_{50} 北葶苈子为 33.8g/kg，南葶苈子为 29.8g/kg；雌性小鼠的 LD_{50} 为北葶苈子 32.3g/kg，南葶苈子 29.97g/kg。

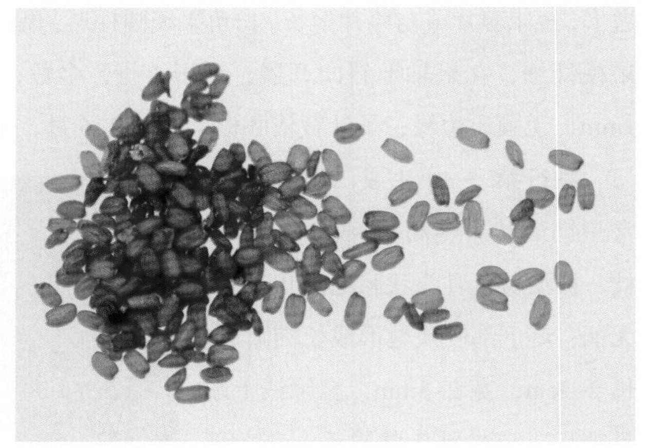

葶苈子（饮片 . 南葶苈子）

【性味、归经与效用】辛、苦，大寒。归肺、膀胱经。有泻肺平喘，行水消肿的功效。用于痰涎壅肺，喘咳痰多，胸胁胀满，不得平卧，胸腹水肿，小便不利。

【用法与用量】内服：煎汤，3~10g，包煎。

【临床应用】

1. 哮喘　葶苈子、桑白皮各 15g，瓜蒌子、苦杏仁各 10g，甘草 6g。水煎服，日服 1 剂。

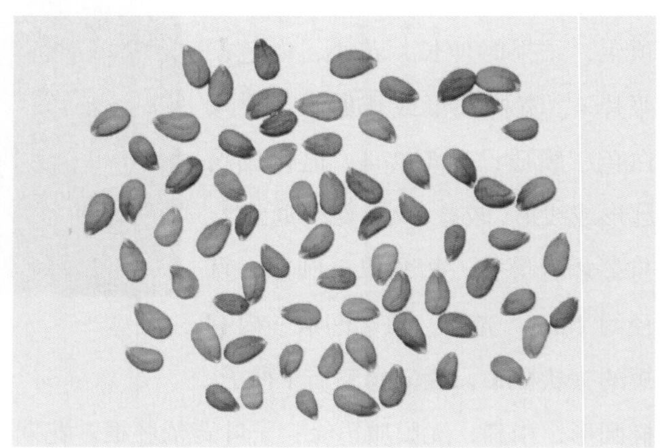

葶苈子（饮片 . 北葶苈子）

2. 水臌　葶苈子 15g，椒目 5g，大腹皮、白茅根各 30g，茯苓、白术、黄芪各 10g，甘草 6g。水煎服，日服 1 剂。

3. 肺痈　葶苈子 10g，大枣 60g。煮枣去渣，纳葶苈子，水煎，顿服。

萱草根 Xuancaogen

RADIX ET RHIZOMA HEMEROCALLIS

【基源】为百合科植物萱草*Hemerocallis fulva* L.、小萱草*Hemerocallis minor* Mill.或黄花菜*Hemerocallis citrina* Baroni 的干燥根及根茎。

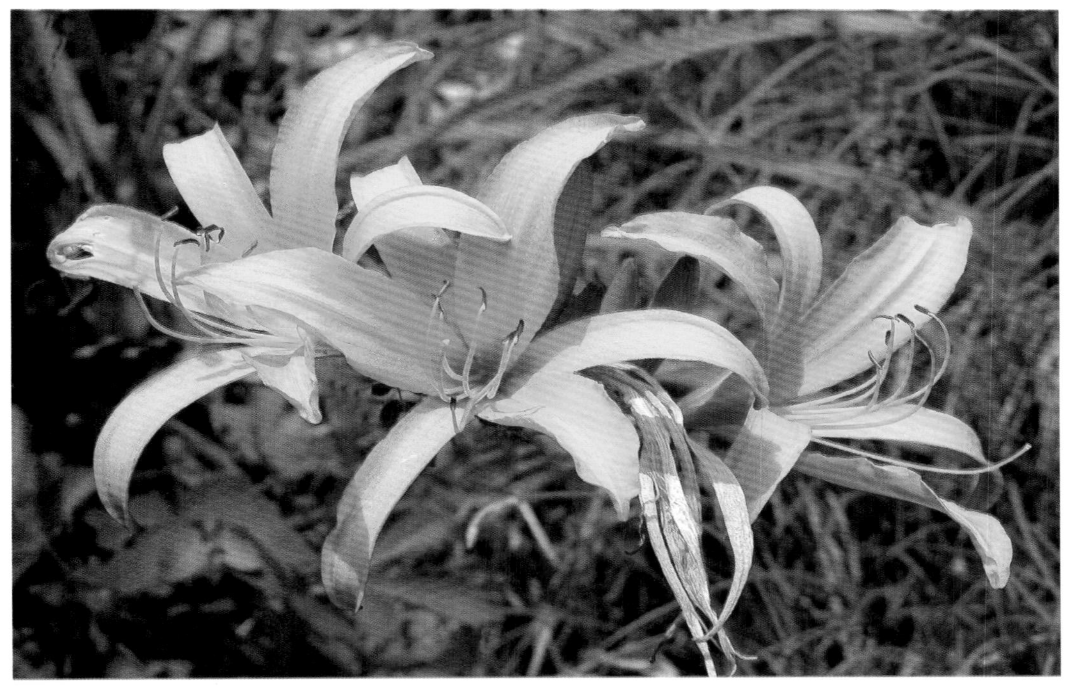

萱草（原植物）

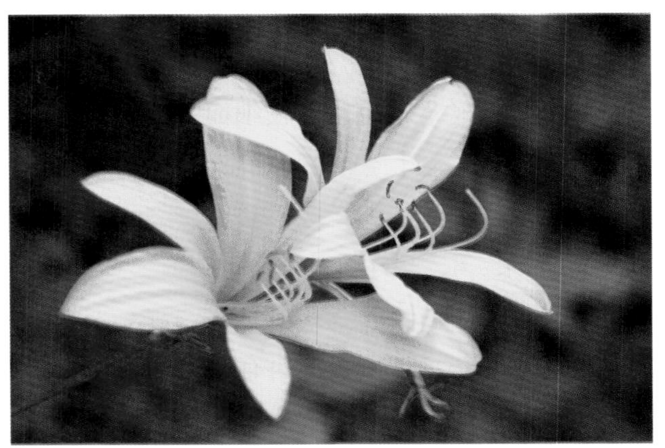

小萱草（原植物）

【原植物】萱草　多年生草本。根近肉质，中下部有纺锤状膨大。叶长 30~80cm，宽 1.5~3.5cm，下面呈龙骨状突起。花葶粗壮，比叶大，高 60~100cm，聚伞花序复组成圆锥状，具 6~12 花或更多；苞片卵状披针形；花早上开，晚上凋谢，无香味，桔红色至桔黄色，具短花梗；花被片 7~12cm，花冠管长 2~3cm，外轮花被片长圆状披针形，宽 1.2~1.8cm，内轮花被片长圆形，宽 2~3cm，下部一般有∧形彩斑。蒴果长圆形，具数粒种子。花果期 5~7 月。

小萱草 多年生草本，高 35~60cm。根丛生，细长圆柱形，无膨大部分。叶线形，长约 45cm，宽 5~10mm。花茎与叶面等高或略高；花 1~3 朵，淡黄色，有香气，下部筒状，上部漏斗状，裂片 6，内轮裂片较外轮为宽，脉纹网结状；花序几乎不分枝。蒴果长 3~4.5cm。花期 6~8 月。

黄花菜 多年生草本，具短的根茎和肉质、肥大的纺锤状块根。叶基生，排成两列；叶片条形，长 50~130cm，宽 6~25mm，背面呈龙骨状突起。花葶长短不一，一般稍长于叶，基部三棱形，上部圆柱形，有分枝；蝎尾状聚伞花序复组成圆锥形，多花，有时可达 100 朵；花序下部的苞片披针形，自下向上渐短；花柠檬黄色，具淡的清香味，花梗很短；花被管长 3~5cm，花被裂片 6，长 6~12cm，具平行脉，外轮倒披针形，内轮长圆形；雄蕊 6，伸出，上弯，比花被裂片约短 3cm。蒴果钝三棱状椭圆形，长 3~5cm，种子约 20 颗，黑色，有棱。花、果期 5~9 月。

【生态分布】生于海拔 200~1200m 的山地湿润处。主要分布于涉城镇、河南店镇等地。

【采收加工】夏、秋采挖，除去残茎、须根，洗净泥土，晒干。

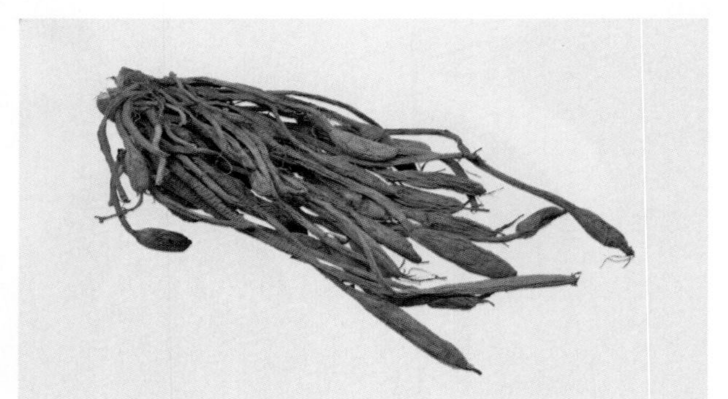

萱草根（药材 . 萱草）

【鉴别】药材 萱草 根茎圆柱形，顶端常残留叶基。根簇生，干瘪皱缩，长 3~20cm，直径 0.3~1.5cm；末端或中部常肥大呈纺锤形；表面灰黄色或淡棕色，有多数横纹及纵皱纹，末端残留细须根。体轻、质松软、不易折断。

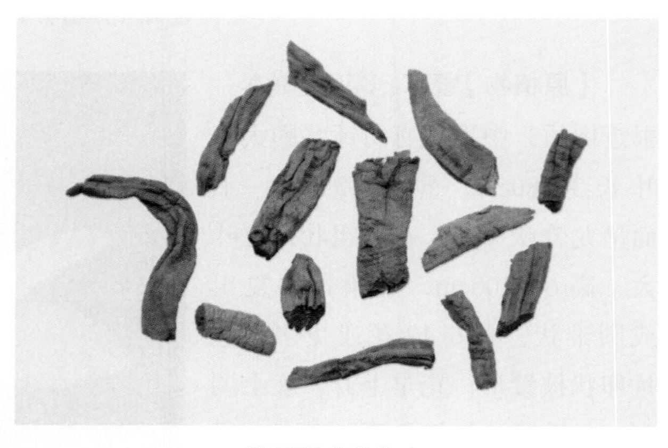

萱草根（饮片）

小萱草 根茎较短，根较细而多，长 5~15cm，直径 2~3mm；无纺锤形的块根。

黄花菜 根茎类圆柱形，长 1~4cm，直径 1~1.5cm。根多数，长 8~20cm，直径 3~4mm，偶有纺锤形的小块根。

饮片 呈段状。根为扁圆形，直径 3~5mm，外表皮灰黄褐色或灰褐色，具纵皱纹，有的具致密横皱纹，切面黄褐色至黑褐色，多裂隙。根茎呈圆柱形，直径 0.8~1.2cm，外表皮棕褐色或深褐色，粗糙，具残留的簇生根及根茎。体轻，质稍韧。气微香，味淡。

【化学成分】含大黄酚、黄花蒽醌、美决明子素甲醚、决明子素、芦荟大黄素、大黄酸等。

【药理作用】

1. 有抗菌、利尿、抗吸血虫的作用。

2. 毒性　本品毒性大，毒性主要集中在根部。小白鼠中毒的表现为脑、脊髓白质部和视神经纤维素软化和髓鞘消失，灰质部的病变一般较轻，肝、肾细胞有不同程度的浊肿，肺脏有出血或斑块出血；萱草根的毒性因产地不同而有很大差异，加热 60℃以上，可使毒性减弱甚至破坏。萱草根口服在体内蓄积性大；黄连、黄柏可部分解除其毒性。

【性味、归经与效用】甘，凉；有毒。归脾、肝、膀胱经。有清热利湿，凉血止血，解毒消肿的功效。用于黄疸，水肿，淋浊，带下，衄血，便血，崩漏，瘰疬，乳痈，乳汁不通。

【用法与用量】内服：煎汤，6~9g。外用：适量，捣敷。

【临床应用】

1. 水肿　萱草根 6~9g。水煎服，日服 1 剂。

2. 衄血，吐血　萱草根 9g，冰糖 15g。水煎服，日服 1 剂。

3. 乳痈，毒蛇咬伤　鲜萱草根和醋捣烂敷患处。

【注意】本品用量过大，可致瞳孔散大，呼吸抑制和引起小便失禁，应慎重。

掌叶半夏 Zhangyebanxia

RHIZOMA PINELLIAE PEDATISECTAE

【基源】为天南星科植物虎掌 *Pinellia pedatisecta* Schott 的干燥块茎。

【原植物】多年生草本。1~2 年生块茎近圆球形，三年以上块茎由于侧生 2~5 个乳头状小块茎而呈扁柿形，直径达 6cm。叶自芽眼抽出，2~6 丛生；叶片鸟足状分裂，裂片 5~13，卵状披针形或椭圆状披针形，中裂片比侧裂片长大，长 15~18cm，宽约 3cm。花序梗 2~4，亦自芽眼抽出，长 15~30cm；佛焰苞为匙状披针形，向下渐变细，色质如叶，宿存；肉穗花序雌花序轴部分与佛焰苞贴生，长 1~3cm，外侧着花；雄花序轴部分游离，长 5~7mm；小花密集，黄色；附属器形如鼠尾，长达 15cm。浆果卵形，熟时绿白色，易脱落布地，当年发芽长出新株。花期 5~7 月，果期 6~10 月。

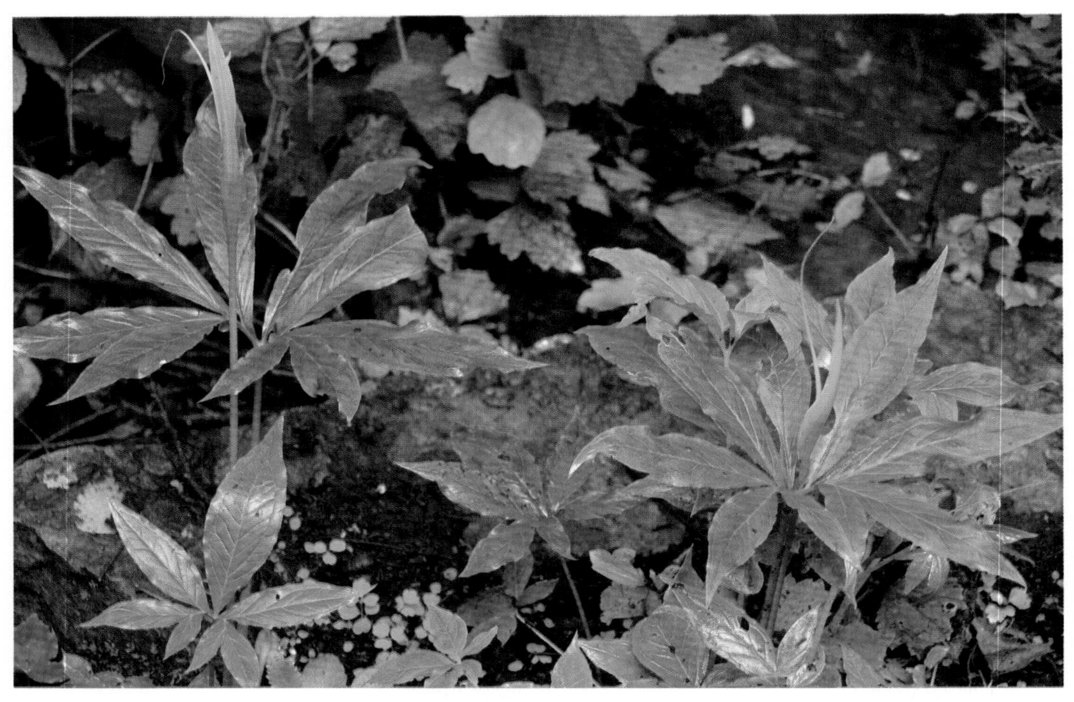

虎掌（原植物）

【生态分布】生于海拔 500~1000m 的山谷、河岸、草地、草丛的阴湿处。全县各地均有分布。井店镇有栽培。

【采收加工】多在白露前后采挖，去净须根，撞去外皮，晒干。

【鉴别】块茎扁球形，上下两面均较平坦，大小不一，主块茎直径约至 5cm，厚 1.2~1.8cm，通常周边生有数个侧块茎或有侧芽；侧生块茎呈半球形，直径 1~2.5cm。表面黄白色或淡黄棕色，上端中央凹陷，凹陷周围密布细小凹点。质坚实而重。味有麻舌感。

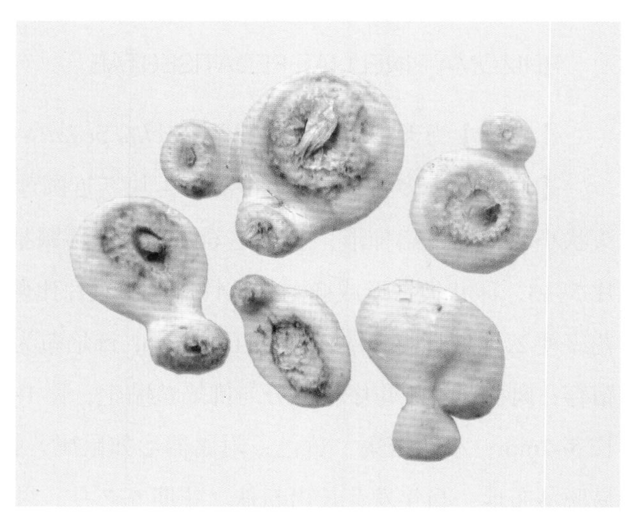

掌叶半夏（药材）

【化学成分】含多种生物碱、皂苷、环二肽类化合物和氨基酸等。

【性味与效用】苦、温；有小毒。有燥湿化痰，祛风止痉，散结消肿的功效。用于顽痰咳嗽，风痰眩晕，中风痰壅，口眼㖞斜，半身不遂，癫痫，惊风，破伤风；外用治痈肿，蛇虫咬伤及无名肿毒。

【用法与用量】内服：3~9g，

一般炮制后用。外用：捣敷或研末调敷。

【临床应用】

1. 痈肿　鲜掌叶半夏适量。捣烂敷患处。

2. 无名肿毒　鲜掌叶半夏、鲜半枝莲全草各适量。捣烂敷患处。

3. 毒蛇咬伤　鲜掌叶半夏、鲜一枝黄花嫩叶、鲜一点红各适量。共捣烂敷患处。

【注意】孕妇慎用。

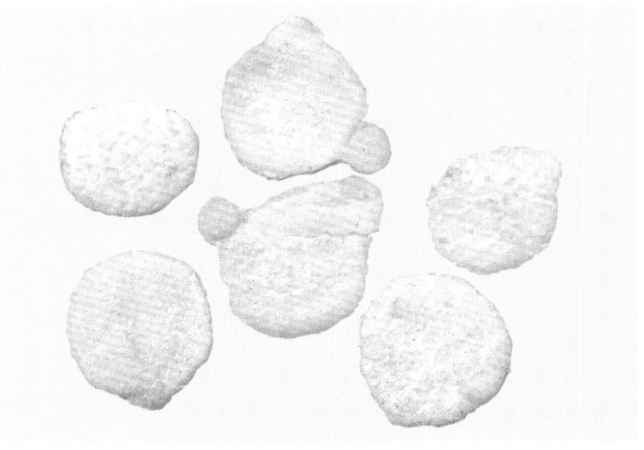

掌叶半夏（饮片）

紫花地丁 Zihuadiding

HERBA VIOLAE

【基源】为堇菜科植物紫花地丁 *Viola yedoensis* Makino 的干燥全草。

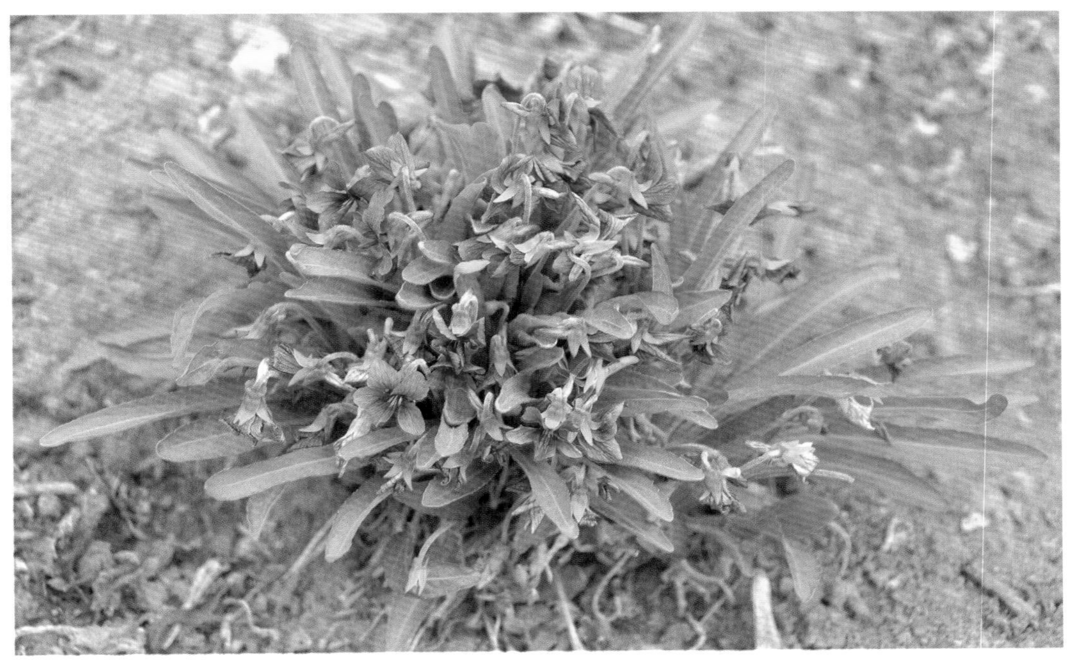

紫花地丁（原植物）

【原植物】多年生草本，无地上茎，花期高 4~10cm，果期可达 20cm。根茎稍粗，长约 1cm。根细长，黄白色。叶基部丛生。托叶通常 1/2~1/3 与叶柄合生，长约 2.5cm，浅绿色，先端分离部分呈线状披针形或披针形，边缘具疏齿或近全缘；花期时叶柄长

1.5~5~10cm，果期时可达 15cm，具狭翼，上部翼稍宽，被短毛；叶片舌形、长圆形或长圆状披针形，长 2.5~4~6cm，宽 0.5~1~1.5cm，基部截形、钝圆形或楔形，先端通常钝，边缘具平圆齿，两面绿色，被短毛，果期叶片长可达 10cm，宽可达 4cm，基部微呈心形。花梗多数，超出或略等于叶长，被毛；苞片生于花梗中部附近；萼片 5，披针形或卵状披针形，先端稍尖或渐尖，边缘具膜质狭边，基部附属物短，末端圆形、截形或不整齐形；花瓣 5，紫色或紫堇色，倒卵形或长圆形，侧瓣无须毛，下瓣连距长 4~18~20mm，距细，长约 4~6mm，末端微向上弯；子房无毛，花柱棍棒状，基部弯曲，向上略粗，柱头顶面略平，两侧及后方有薄边，前方具短喙；雄蕊 5，花药结合，药隔宽，包围子房，花丝宽而短，其下面两枚的基部具蜜腺的附属物，伸入花瓣距内。蒴果长圆形，长约 1cm，无毛，萼宿存。种子多数，长圆形棕黄色，光滑。花期3~4月下旬至9月，果期5~9月。

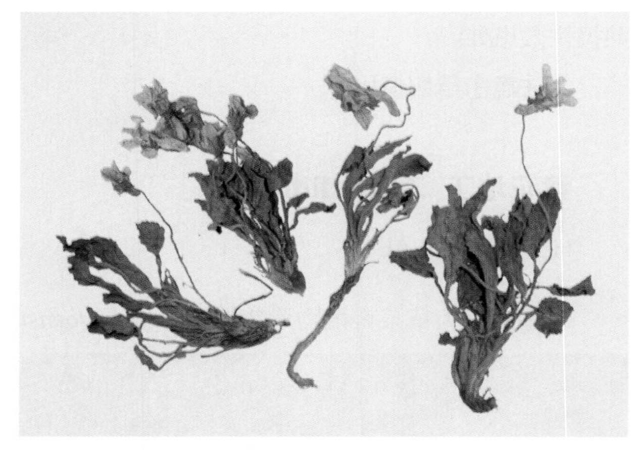
紫花地丁（药材）

【生态分布】生于海拔 200~1300m 的山野草坡和田野等湿润处。全县各地均有大量分布。

【采收加工】春、秋二季采收，除去杂质，晒干。

【鉴别】药材 多皱缩成团，主根长圆锥形，直径 1~3mm，淡黄棕色，有细纵皱纹。叶基生，灰绿色，展平后叶片呈披针形或卵状披针形，长 1.5~6cm，宽 1~2cm；先端钝，基部截形或稍心形，边缘具钝锯齿，两面有毛；叶柄细，长 2~6cm，上部具明显狭翅。花茎纤细；花瓣 5，紫堇色或淡棕色，花距细管状。蒴果椭圆形或 3 裂，种子多数，淡棕色。气微，味微苦而稍黏。

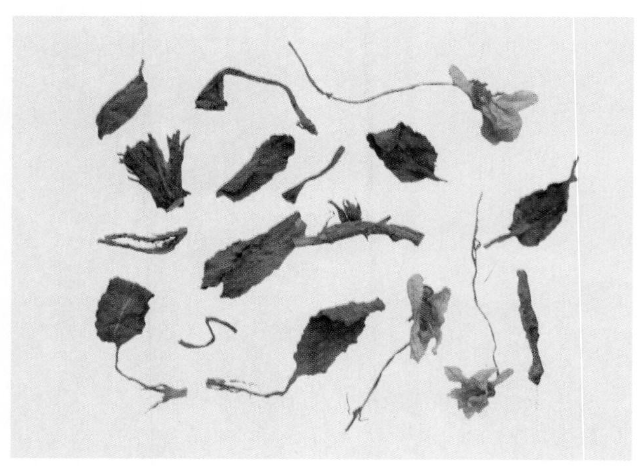
紫花地丁（饮片）

饮片 呈根、茎、叶、花混合的不规则段片。根直径 1~3mm，淡黄棕色。叶灰绿色，展平后叶片呈披针形或卵状披针形，长 1.5~6cm，宽 1~2cm；先端钝，基部截形或稍心形，边缘具钝锯齿，两面有毛。叶柄细，长 2~6cm，上部明显狭翅。花茎纤细，花瓣 5，紫堇色或淡棕色；花距细管状。蒴果椭圆形或 3 裂，种子多数淡棕色。气微，味微苦而稍黏。

【化学成分】含苷类、黄酮类、黏液质、棕榈酸、丁二酸、山柰酚 -3-O- 鼠李吡喃糖苷和对羟基苯甲酸等。

【药理作用】有抗菌、抗病毒、抗寄生虫、调节免疫的作用。

【性味、归经与效用】苦、辛，寒。归心、肝经。有清热解毒，凉血消肿的功效。用于疔疮肿毒，痈疽发背，丹毒，毒蛇咬伤。

【用法与用量】内服：煎汤，15~30g。外用：鲜品适量，捣烂敷患处。

【临床应用】

1. 喉痹 紫花地丁、蒲公英各 10g。代茶饮。
2. 黄疸 紫花地丁、茵陈各 30g。水煎服，日服 1 剂。
3. 痢疾 紫花地丁、败酱草各 30g，木香 10g。水煎服，日服 1 剂。
4. 天行赤眼 紫花地丁、千里光各 10g。代茶饮。
5. 瘰疬 紫花地丁、浙贝母、牡蛎各 30g，玄参 10g，夏枯草 20g。水煎服，日服 1 剂。
6. 痈肿 紫花地丁、蒲公英、野菊花各等分。捣烂外敷。

紫荆皮 Zijingpi

CORTEX CERCIS CHINENSIS

【基源】为豆科植物紫荆 *Cercis chinensis* Bunge. 的干燥树皮。

【原植物】落叶小乔木或大灌木，栽培的常呈灌木状，高可达 15m。树皮幼时暗灰色而有光滑，老时粗糙而作片裂。幼枝有细毛。单叶互生；叶柄长达 3cm；叶片近圆形，长 6~14cm，宽 5~14cm，先端急尖或骤尖，基部深心形，上面无毛，下面叶脉有细毛，全缘。花先叶开放，4~10 朵簇生于老枝上；小苞片 2，阔卵形，长约 2.5mm；花梗细，长 6~15mm；花萼钟状，5 齿裂；花玫瑰红色，长 1.5~1.8cm，花冠蝶形，大小不等；雄蕊 10，分离，花丝细长；雌蕊 1，子房无毛，

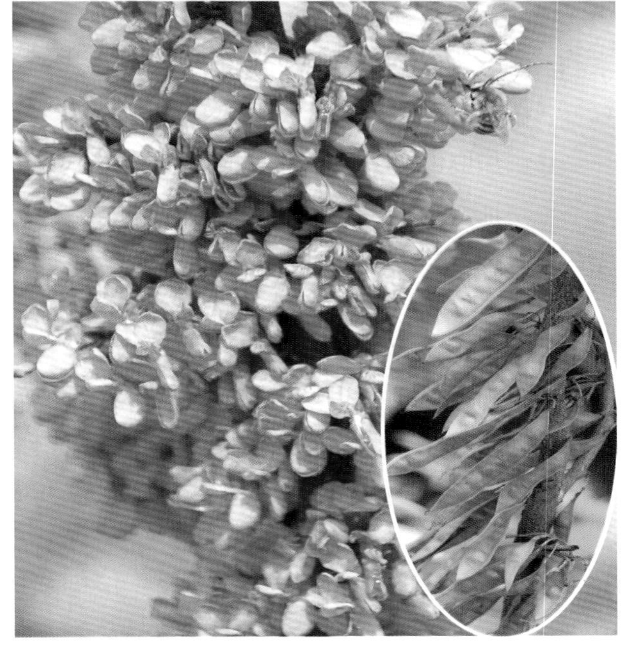

紫荆（原植物）

具柄，花柱上部弯曲，柱头短小，呈压扁状。荚果狭长方形，扁平，长 5~14cm，宽约 1~1.5cm，沿腹缝线有狭翅，暗褐色。种子 2~8 颗，扁，近圆形，长约 4mm。花期 4~5 月，果期 5~7 月。

【生态分布】生于山坡、溪边、灌丛中。通常栽培于庭园向阳的地方。

【采收加工】夏、秋季两季采收，除去泥沙、杂质，鲜用或晒干。

【鉴别】药材 呈筒状或槽状或不规则的块片，向内卷曲，长 6~25cm，宽 3cm，厚 3~6mm，外表面灰棕色，粗糙，有皱纹，常显鳞甲状；内表面紫棕色，或红棕色，有细纵纹理。质坚实，不易折断，断面灰红棕色。对光照视，可见细小的亮点。气微，味涩。

饮片 呈丝片状。外表面灰棕色，有皱纹；内表面紫棕色，有细纵纹理。切面灰红色，对光照视可见小亮星。质坚实。气微，味涩。

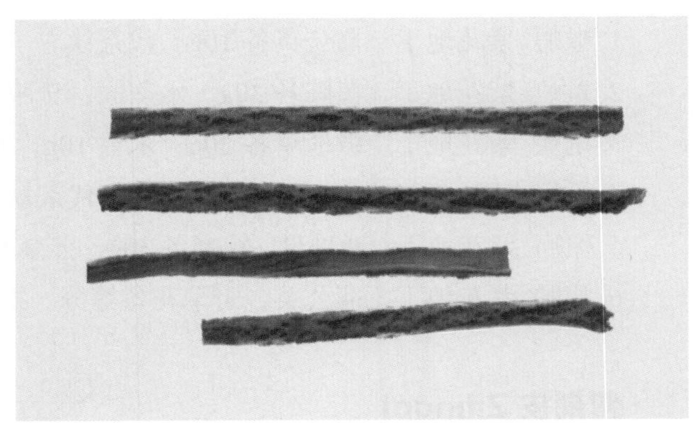

紫荆皮（药材）

【药理作用】有抗炎镇痛、抗病原微生物和解除肠道平滑肌痉挛的作用。

【性味、归经与效用】苦、平。归肝经。有活血，通淋，解毒的功效。用于妇女月经不调，瘀滞腹痛，风湿痹痛，小便淋痛，喉痹，痈肿，疥癣，跌打损伤，蛇虫咬伤。

【用法与用量】内服：煎汤，6~15g；或浸酒；或入丸、散。外用：适量，研末调敷。

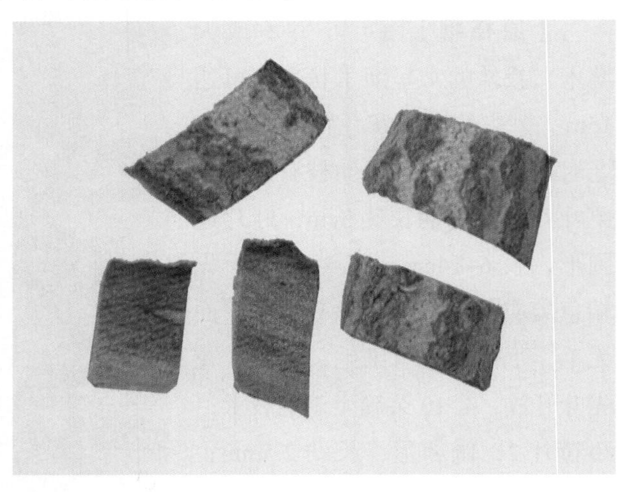

紫荆皮（饮片）

【临床应用】

1. 痹证　紫荆皮 15g，威灵仙、羌活、独活各 10g。水煎服，日服 1 剂。

2. 腹痛　紫荆皮 15g，益母草、香附各 10g。水煎服，日服 1 剂。

3. 淋证　紫荆皮、白茅根各 15g。水煎服，日服 1 剂。

4. 痈肿　紫荆皮、中华卷柏各等分。研细末，麻油调敷患处。

【注意】孕妇忌用。

紫茉莉根 Zimoligen

RADIX MIRABILIS JALAPAE

【基源】为紫茉莉科植物紫茉莉*Mirabilis jalapa* L.的干燥根。

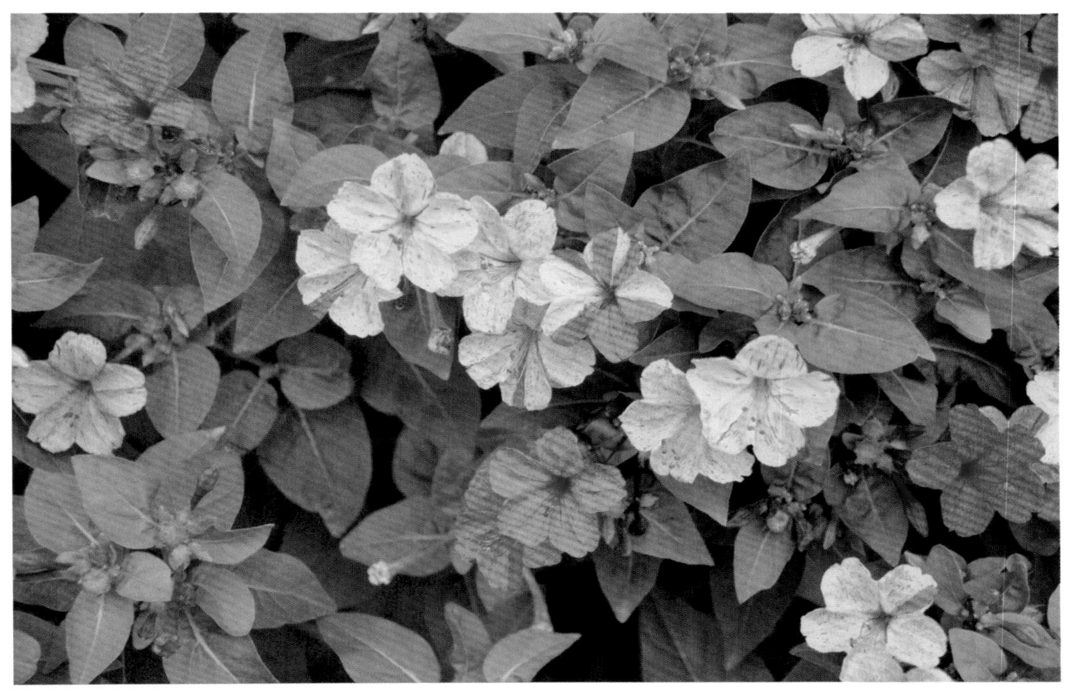

紫茉莉（原植物）

【原植物】一年生或多年生草本，高50~100cm。根壮，圆锥形或纺锤形，肉质，表面棕褐色，里面白色，粉质。茎直立，多分枝，圆柱形，节膨大。叶对生；有长柄，下部叶柄超过叶片的一半，上部叶近无柄；叶片纸质，卵形或卵状三角形，长3~10cm，宽3~5cm，先端锐尖，基部截形或稍心形，全缘。花1至数朵，顶生，集成聚伞花序；每花基部有一萼状总苞，绿色，5裂；花两性，单被，红色、粉红色、白色或黄色，花被筒圆柱状，长4~5cm，上部扩大呈喇叭形，5浅裂，平展；雄蕊5~6，花丝细长，与花被等长或稍长；雌蕊1，子房上位，卵圆形，花柱单1，细长线形，柱头头状，微裂。瘦果，近球形，长约8mm，熟时黑色，有细棱，为宿存苞片所包。花期7~9月，果期9~10月。

【生态分布】生于水沟边、房前屋后墙脚下或庭园中，常栽培。

【采收加工】在播种当年10~11月收获。挖起全根，洗净泥沙，鲜用，或去尽芦头及须根，刮去粗皮，去尽黑色斑点，切片，立即晒干或炕干，以免变黑，影响品质。

【鉴别】 **药材** 长圆锥形或圆柱形，有的压扁，有的可见支根，长 5~10cm，直径 1.5~8cm。表面灰黄色，有纵皱纹及须根痕。顶端有茎基痕。质坚硬，不易折断，断面不整齐，可见环纹。经蒸煮者断面角质样。无臭，味淡，有刺喉感。

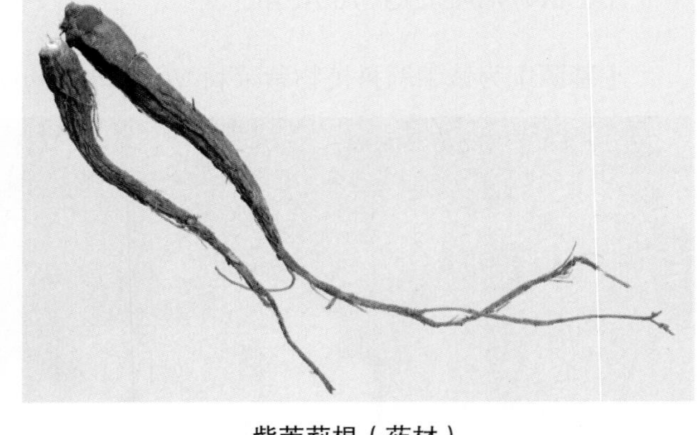

紫茉莉根（药材）

饮片 呈圆形或类圆形厚片，直径 2~7cm。切面灰白色至灰褐色，颗粒性，具数个至十数个明显的同心环；外表面粗糙，棕褐色至暗灰褐色，表皮皱缩并作鳞片状剥裂，可见横长皮孔。质硬。气微，味微苦后微甜。

【化学成分】含蛋白质、豆甾醇和 β-谷甾醇等。

【药理作用】有抗菌，抗病毒，抗肿瘤的作用。

【性味与效用】甘、淡，微寒。有清热利湿，解毒活血的功效。用于热淋，白浊，水肿，赤白带下，关节肿痛，痈疮肿毒，乳痈，跌打损伤。

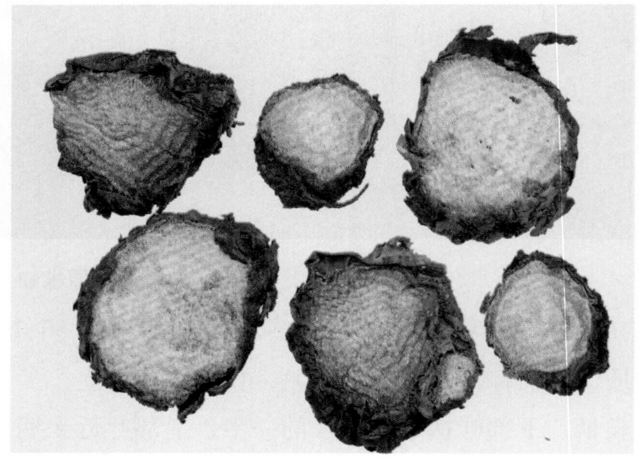

紫茉莉根（饮片）

【用法与用量】内服：煎汤，15~30g；鲜品 30~60g。外用：适量，鲜品捣敷。

【临床应用】

1. 喉痹 紫茉莉根 15g。水煎服，日服 1 剂。

2. 痛经 紫茉莉根 15g，香附、延胡索各 9g。水煎服，日服 1 剂。

3. 淋证 紫茉莉根 15g，车前草 30g。水煎服，日服 1 剂。

4. 带下 紫茉莉根、薏苡仁各 30g。水煎服，日服 1 剂。

5. 痹证 紫茉莉根 24g，木瓜 15g。水煎服，日服 1 剂。

【注意】孕妇忌用。

紫苏梗 Zisugeng

CAULIS PERILLAE

【基源】为唇形科植物紫苏*Perilla frutescens*（L.）Britt. 的干燥茎。

【原植物】一年生草本，高30~100cm，具特异香气。茎钝四棱形，绿色或绿紫色，密被长柔毛。叶对生；叶柄长3~5cm；叶片皱，卵形至宽卵形，长7~13cm，宽4.5~10cm，先端突尖或渐尖，基部近圆形或广楔形，边缘有粗锯齿，两面绿色或紫色，或仅下面紫色，上面疏生柔毛，下面被贴生柔毛，并有细腺点。轮伞花序组成偏向一侧的顶生及腋生总状花序，密被长柔毛；苞片宽卵圆形或近圆形，直径约4mm，先端具短尖，外被红褐色腺点，边缘膜质；花萼钟形，具10脉，下部被长柔毛，夹有黄色腺点，内面喉部有疏柔毛环，萼檐二唇形，上唇宽大，3齿，下唇稍长，2齿；花冠白色至紫红色，二唇形，上唇顶部微凹，下唇3裂，中裂片较大；花筒短，长2~2.5mm，雄蕊4，2强；子房4裂，花柱基底着生，柱头2浅裂。小坚果近球形，灰褐色，直径约1.5mm，具网纹，果萼增大，长至11mm。花期6~8月，果期8~10月。

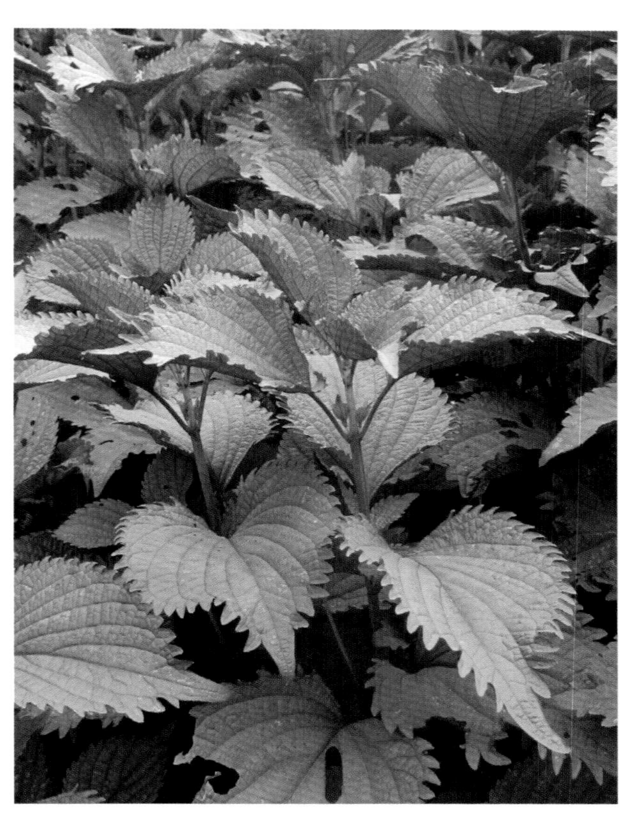

紫苏（原植物）

【生态分布】生于海拔200~800m的山地、路旁、村边或荒地。本地亦有栽培。

【栽培技术】

1. 选地与整地

育苗地、移栽地应深翻土地，整平耙细，按1.3m宽做畦，并理好排水沟。

2. 繁殖方法

紫苏采用种子繁殖。可直播或育苗移栽，但以育苗移栽较好。紫苏是一般夏季作物收获后的良好作物，也可经济利用土地。每亩用种 1.2~2kg。

4 月上旬前后播种育苗。种子与 1500kg 左右的细火土灰拌匀撒播于畦面后，每亩施入人畜粪水 800~1000kg，再撒盖火土灰或堆肥，厚度以不见种子为宜。最后盖草，保持土壤湿润，10~15 天后出苗。6 月上旬前，苗高 18~20cm 时，即可在雨天或阴天移栽。按行株距 27cm × 30cm 挖穴，一般穴深 10cm 左右，每穴栽苗 1~2 株，栽后覆土压紧。如移栽时土壤干燥，应先浇水于穴内，才易成活。

3. 田间管理

（1）定苗 当苗高 5cm 左右时进行间苗，拔除过密或生长纤细的植株。通常株间距离保持在 3cm 左右。育苗移栽后，应经常检查，如有死亡，应及时补苗。补苗后要立即浇水或施稀人畜粪水。

（2）浇水 紫苏移栽后，若遇干旱，要及时浇水。雨后应注意排水，以免烂根。

（3）中耕除草 在移栽成活后和植株即将封畦时各进行 1 次。中耕松土不宜过深，以免损伤根系。最后 1 次中耕除草应培土于植株的基部。

（4）追肥 每次中耕除草后都应追肥 1 次。一般每次每亩施入人畜粪尿 1000~1200kg。间苗后第一次追肥宜淡，以免伤苗；当苗高 10~15cm 时第二次追肥可以稍浓，主要以氮肥催苗为主。

4. 病虫害防治

病害主要有斑枯病、菟丝子病、锈病。

菟丝子病 呈寄生性种子植物，以缠绕紫苏，吸取营养，造成紫苏茎叶变黄、红或白色，生长不良。

防治方法：用生物制剂“鲁保 1 号”防治。

斑枯病防治同“丹参”。

虫害有银纹夜蛾、尺蠖、避债蛾等。

防治方法：发生用 90% 敌百虫 1000 倍液喷杀。

【采收加工】秋季果实成熟后采割，除去杂质，晒干，或趁鲜切片，晒干。

【鉴别】药材 呈方柱形，四棱钝圆，长短不一，直径 0.5~1.5cm。表面紫棕色或暗紫色，四面有纵沟和细纵纹，节部稍膨大，有对生的

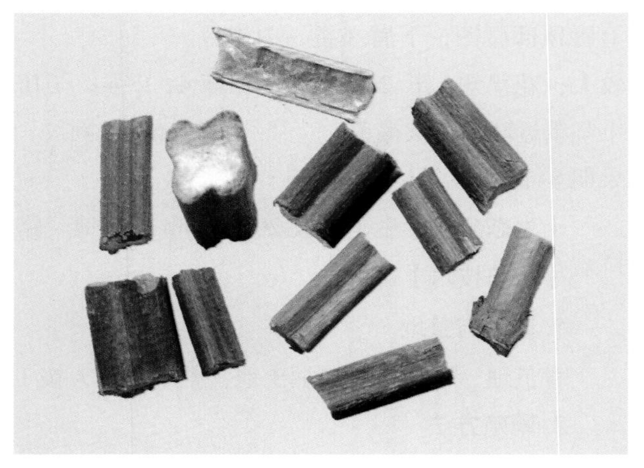

紫苏梗（饮片）

枝痕和叶痕。体轻，质硬，断面裂片状。切片厚 2~5mm，常呈斜长方形。木部黄白色，射线细密，呈放射状，髓部白色，疏松或脱落。气微香，味淡。

饮片　呈类方形的厚片。表面紫棕色或暗紫色，有的可见对生的枝痕和叶痕。切面木部黄白色，有细密的放射状纹理，髓部白色，疏松或脱落。气微香，味淡。

【化学成分】含紫苏酮、异白苏烯酮、白苏烯酮、紫苏烯、亚麻酸乙酯、亚麻酸、β-谷甾醇等。

【药理作用】有孕激素样作用和干扰素诱导作用。

【性味、归经与效用】辛，温。归肺、脾经。有理气宽中，止痛，安胎的功效。用于胸膈痞闷，胃脘疼痛，嗳气呕吐，胎动不安。

【用法与用量】内服：煎汤，5~10g。

【临床应用】

1. 痞满　紫苏梗、陈皮、清半夏、厚朴、茯苓、旋覆花各 10g，甘草 6g。水煎服，日服 1 剂。

2. 恶阻　紫苏梗 10g，伏龙肝 30g，砂仁、生姜各 6g。水煎服，日服 1 剂。

3. 梅核气　紫苏梗、清半夏、厚朴、桔梗、茯苓各 10g，生姜 6g。水煎服，日服 1 剂。

4. 胎动不安　紫苏梗、续断、菟丝子各 10g，桑寄生 15g，白术 6g，黄芩 3g。水煎服，日服 1 剂。

5. 水肿　紫苏梗 24g，大蒜根 9g，生姜皮、冬瓜皮各 15g。水煎服，日服 1 剂。

紫苏叶 Zisuye

FOLIUM PERILIAE

【基源】为唇形科植物紫苏*Perilla frutescens*（L.）Britt. 的干燥叶（或带嫩枝）。

【原植物】详见“紫苏梗”项下。

【生态分布】详见“紫苏梗”项下。

【采收加工】夏季枝叶茂盛时采收，除去杂质，晒干。

【鉴别】药材　叶多皱缩卷曲，破碎，完整者展平后呈卵圆形，

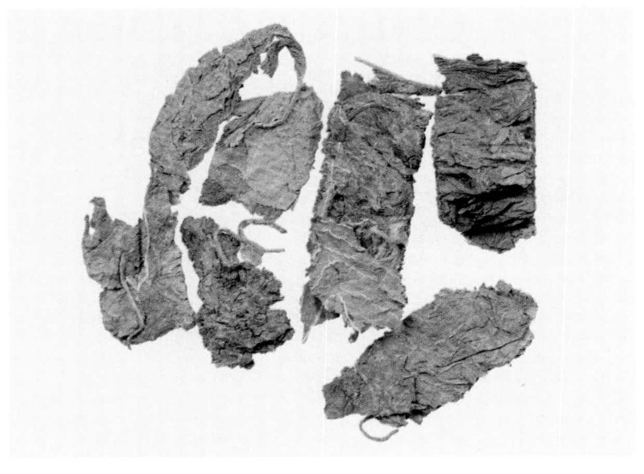

紫苏叶（饮片）

长 4~11cm，宽 2.5~9cm。先端长尖或急尖，基部圆形或宽楔形，边缘具圆锯齿。两面紫色或上表面绿色，下表面紫色，疏生灰白色毛，下表面有多数凹点状腺鳞。叶柄长 2~7cm，紫色或紫绿色。质脆。带嫩枝者，枝的直径 2~5mm，紫绿色，断面中部有髓。气清香，味微辛。

饮片 呈不规则段或未切叶。叶多皱缩卷曲、破碎，完整者展平后呈卵圆形。边缘具圆锯齿。两面紫色或上表面绿色，下表面紫色，疏生灰白色毛。叶柄紫色或紫绿色。带嫩枝者，枝的直径 2~5mm，紫绿色，切面中部有髓。气清香，味微辛。

【化学成分】含挥发油：紫苏醛、L- 柠檬烯、α 及 β - 蒎烯、β - 丁香烯、芳樟醇、紫苏酮、紫苏烯、白苏烯酮、精氨酸、紫苏醇 - β -D- 吡喃葡萄糖苷、紫苏苷、沉香醇、亚麻酸乙酯和亚麻酸、β - 谷甾醇等。

【药理作用】

1. 有镇静、解热、抗病原体、增强胃肠运动、止咳祛痰平喘、抑制神经反射及传导、止血、升血糖的作用。

2. 毒性 紫苏酮小鼠灌胃 LD_{50} 为 78.9mg/kg。

【性味、归经与效用】辛，温。归肺、脾经。有解表散寒，行气和胃的功效。用于风寒感冒，咳嗽呕恶，妊娠呕吐，鱼蟹中毒。

【用法与用量】内服：煎汤，5~10g。

【临床应用】

1. 感冒 紫苏叶、荆芥、防风、前胡各 10g，苦杏仁、生姜、甘草各 6g。水煎服，日服 1 剂。

2. 梅核气 紫苏叶、清半夏、厚朴、茯苓各 10g，生姜 6g。水煎服，日服 1 剂。

3. 恶阻 紫苏叶、生姜各 10g，伏龙肝 20g。水煎频服，日服 1 剂。

4. 子悬 紫苏叶 30g，当归、大腹皮、陈皮各 10g，黄芩、甘草各 6g。水煎服，日服 1 剂。

5. 中毒（鱼、蟹） 紫苏叶 15g，厚朴、生姜、甘草各 10g。水煎服，日服 1 剂。

6. 湿疮 紫苏叶适量。水煎洗患处。

紫苏子 Zisuzi

FRUCTUS PERILLAE

【基源】为唇形科植物紫苏*Perilla frutescens*（L.）Britt. 的干燥成熟种子。

【原植物】详见“紫苏梗”项下。

【生态分布】详见“紫苏梗”项下。

【采收加工】秋季果实成熟时采收，除去杂质，晒干。

【鉴别】呈椭圆形或类球形，直径约 1.5mm，表面灰棕色或灰褐色，有微隆起的暗紫色网纹，基部稍尖，有灰白色点状果梗痕。果皮薄而脆，易压碎。种子黄白色，种皮膜质，子叶 2，类白色，有油性。压碎有香气，味微辛。

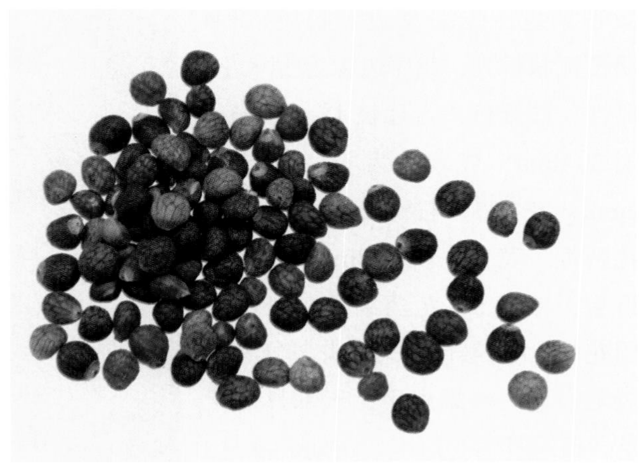

紫苏子（饮片）

【化学成分】含脂肪油（亚麻油酸、亚油酸、油酸、棕榈酸）、维生素 B_1 等。

【药理作用】有降血脂、增强学习记忆能力、抑菌、抗血栓的作用。

【性味、归经与效用】辛，温。归肺经。有降气化痰，止咳平喘，润肠通便的功效。用于痰壅气逆，咳嗽气喘，肠燥便秘。

【用法与用量】内服：煎汤，3~10g。

【临床应用】

1. 咳嗽　紫苏子、莱菔子、苦杏仁各 10g，白芥子 6g。水煎服，日服 1 剂。
2. 便秘　紫苏子、火麻仁、苦杏仁、瓜蒌子各 10g，研末，制成蜜丸。每服 6g，日服 2 次。
3. 遗精　炒紫苏子，为末，酒调服 2g，日服 2 次。

紫　菀 Ziwan

RADIX ET RHIZOMA ASTERIS

【基源】为菊科植物紫菀*Aster tataricus* L.f. 的干燥根和根茎。

【原植物】多年生草本，根茎短，密生多数须根。茎直立，粗壮，通常不分枝，被糙毛。基生叶丛生，有长柄，叶片椭圆状匙形，长达 40cm，基部下延；茎生叶互生，无柄，叶片长椭圆形或披针形，长 18~35cm，宽 5~10cm，表面粗糙，先端急尖，边缘有不整齐的粗锯齿，基部楔形下延。头状花序多数，伞房状排列，花序直径 25~35mm，有长柄，柄上被短刚毛，总苞半球形，总苞片 3 列，长圆状披针形，绿色微带紫色，先端及边缘膜质，3~4 层覆瓦状排列；花序边缘为舌状花，雌性，蓝紫色，舌片长 15~18mm，宽 3~4mm，先端 3 齿裂，管长约 2mm，花柱 1，柱头 2 分叉；管状花两性，黄色，长 6~7mm，先端 5 齿裂，雄蕊 5，花药细长、聚药包围花柱，子房下位，柱头 2 分叉；冠毛白色。瘦果扁平，上部具短伏毛，顶端具宿存冠毛。花期 8~9 月，果期 9~10 月。

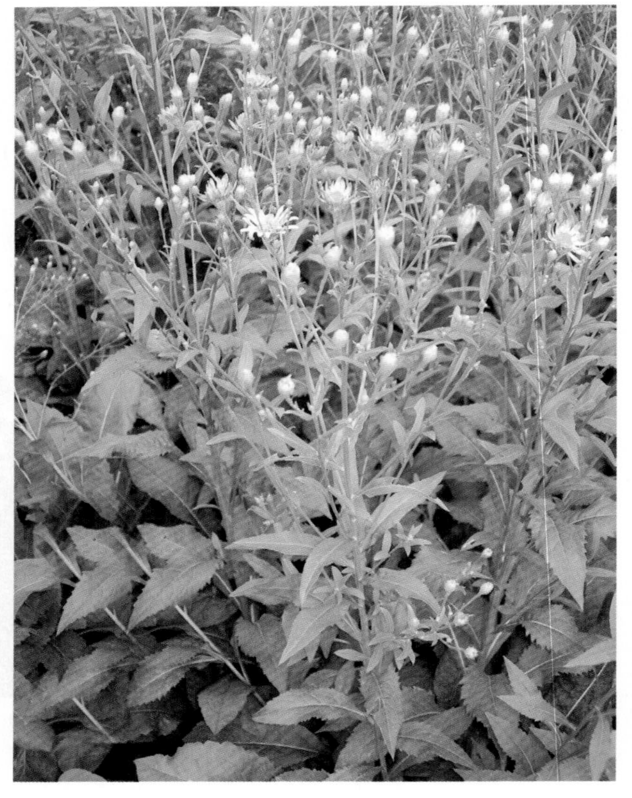

紫菀（原植物）

【生态分布】 生于海拔 400~800m 的田间。索堡镇、偏城镇有栽培。

【采收加工】 春、秋二季采挖，除去有节的根茎（习称“母根”）和泥沙，编成辫状，晒干，或直接晒干。

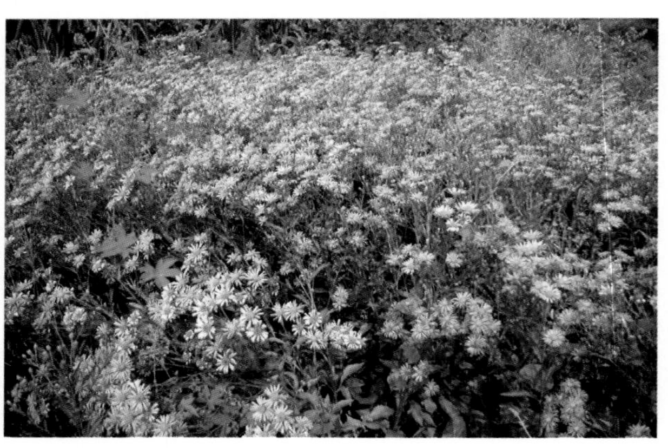

紫菀（栽培）

【鉴别】药材 根茎不规则块状，大小不一，顶端有茎、叶的残基；质稍硬。根茎簇生多数细根，长 3~15cm，直径 0.1~0.3cm；多编成辫状，表面紫红色或灰红色，有纵皱纹；质较柔韧。气微香，味甜、微苦。

饮片 呈不规则的厚片或段，根外表皮紫红色或灰红色，有纵皱纹。切面淡棕色，中心具棕黄色的木心。气微香，味甜、微苦。

【化学成分】含紫菀皂苷、紫菀酮、槲皮素、无羁萜、表无羁萜醇琥珀酸及少量挥发油等。

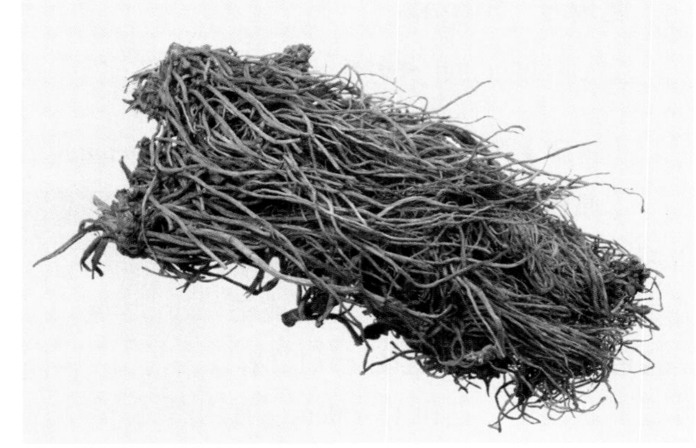

紫菀（药材）

【药理作用】有祛痰、镇咳、抗病原体、抗癌的作用。

【性味、归经与效用】辛、苦，温。归肺经。有润肺下气，消痰止咳的功效。用于痰多喘咳，新久咳嗽，劳嗽咳血。生紫菀化痰止咳力大。用于风寒咳喘，痰多咳嗽。炙紫菀增加润肺、止咳、化痰的作用。用于肺虚久嗽，劳嗽咳血。

【用法与用量】内服：煎汤，5~10g；或入丸、散。

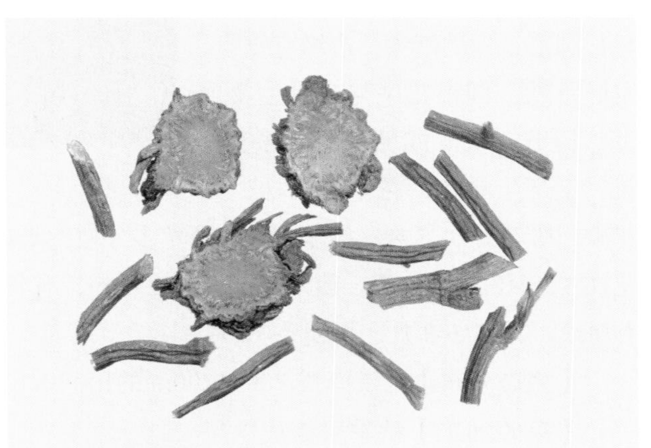

紫菀（饮片）

【临床应用】

1. 咳嗽　紫菀、橘红、桔梗、白前、百部各 10g，苦杏仁、桔梗、紫苏叶各 6g，甘草 3g。水煎服，日服 1 剂。

2. 劳嗽　黄芪 15g，人参、五味子各 6g，熟地、桑白皮各 30g，紫菀、款冬花各 10g。水煎服，日服 1 剂。

3. 久咳　炙紫菀、炙款冬花、苦杏仁各 6g，炙百部 9g。水煎服，日服 1 剂。

4. 哮喘　紫菀、款冬花各 6g，射干、炙麻黄、清半夏、生姜各 9g，五味子、细辛各 3g，大枣 15g。水煎服，日服 1 剂。

5. 癃闭　紫菀、车前子（包）各 12g。水煎服，日服 1 剂。

6. 便秘　紫菀、苦杏仁、当归、肉苁蓉各 9g。水煎服，日服 1 剂。

【注意】

1. 阴虚肺燥及湿热忌用。

2. 紫菀皂苷有强力溶血作用，其粗制剂不宜静脉注射。

蓖麻子 Bimazi

SEMEN RICINI

【基源】为大戟科植物蓖麻 *Ricinus communis* L. 的干燥成熟种子。

【原植物】一年生草本，在热带或南方地区常成多年生灌木或小乔木。幼嫩部分被白粉，绿色或稍呈紫色，无毛。单叶互生，具长柄；叶片盾状圆形，直径 15~60cm，有时大至 90cm，掌状分裂至叶片的一半以下，裂片 5~11，卵状披针形至长圆形，先端渐尖，边缘有锯齿，主脉掌状。圆锥花序与叶对生及顶生，长 10~30cm 或更长，下部生雄花，上部生雌花；花单性同株，无花瓣；雄花萼 3~5 裂；雄蕊多数，花丝多分枝；雌花萼 3~5 裂；子房 3 室，每室 1 胚珠；花柱 3，深红色，2 裂。蒴果球形，长 1~2cm，有软刺，成熟时开裂，种子长圆形，光滑有斑纹。花期 5~8 月，果期 7~10 月。

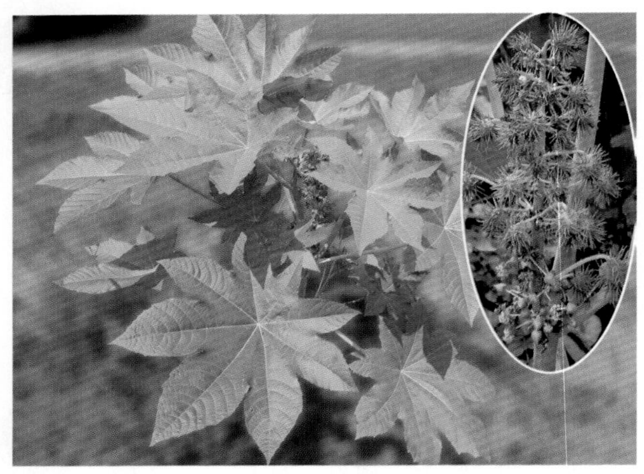

蓖 麻（原植物）

【生态分布】生于海拔 200~1200m 的田间、山坡。县域内各地均有栽培。

【采收加工】秋季采摘成熟果实，晒干，除去果壳，收集种子。

【鉴别】呈椭圆形或卵形，稍扁，长 0.9~1.8cm，宽 0.5~1cm。表面光滑，有灰白色与黑褐色或黄棕色与红棕色相间的花斑纹。一面较平，一面较隆起，较平的一面有 1 条隆起的种脊；一端有灰白色或浅棕色突起的种阜。种皮薄而脆。胚乳肥厚，白色，富油性，子叶 2，菲薄。气微，味微苦辛。

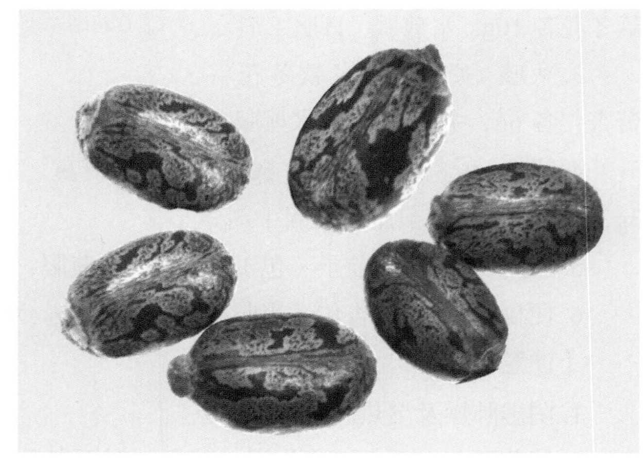

蓖麻子（饮片）

【化学成分】含蛋白质、脂肪油、碳水化合物、酚性物质、蓖麻毒蛋白及蓖麻碱等。

【药理作用】

1. 有泻下、抗肿瘤、抗艾滋病毒的作用。

2. 毒性 小鼠灌服生蓖麻子的 LD_{50} 为 4557mg/kg。

【性味、归经与效用】甘、辛，平；有毒。归大肠、肺经。有泻下通滞，消肿拔毒的功效。用于大便燥结，痈疽肿毒，喉痹，瘰疬。

【用法与用量】内服：入丸剂，2~5g。外用：适量，捣敷或调敷。

【临床应用】

1. 痈疽，发背，附骨痈 蓖麻子去皮，研为泥，旋摊膏药贴之，消肿散毒。

2. 瘰疬 蓖麻子炒热，去皮，烂嚼，临睡服 2~3 枚，渐加至十数枚。

3. 水火烫伤 蓖麻子、蛤粉等分，为末，研膏。烫伤用麻油调涂，火疮用水调涂。

4. 胃缓，阴挺，脱肛 蓖麻子捣敷百会穴，日易 3 次。

附：

蓖麻根 Bimagen

RADIX RICINI

【基源】为大戟科植物蓖麻 *Ricinus communis* L. 的干燥根。

【采收加工】秋、冬季采挖，除去须根，洗净，晒干。

【鉴别】药材 呈圆柱形，多分枝，上端较粗，长约 20cm，直径 0.4~3.0cm。表面黄色或灰褐色，可见有不整齐的细密纵皱纹。质硬，易折断，断面不平坦，皮部薄，木部白色。气微，味淡。

饮片 圆柱状厚片，直径 0.4~3.0cm。表面黄色或灰褐色，可见有不整齐的纵皱纹。质硬，断面不平坦，皮部薄，木部白色。气微，味淡。

【性味、归经与效用】辛，平。归肝、心经。有祛风止痉，活血消肿的功效。用于破伤风，癫痫，脑卒中，偏瘫，跌打损伤，疮痈肿毒，瘰疬，脱肛，子宫脱垂。

【用法与用量】内服：15~30g。外用：适量，捣敷。

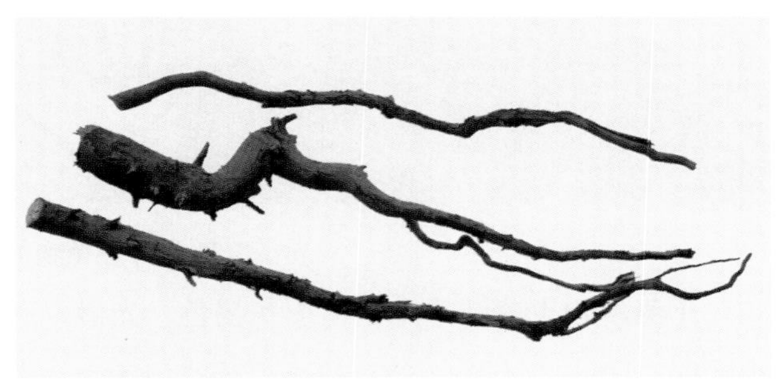

蓖麻根（药材）

【临床应用】

1. 惊风　红蓖麻鲜根 60~90g。水煎服。

2. 痹证，跌打损伤　蓖麻根 9~12g。水煎服，日服 1 剂。

3. 瘰疬　白茎蓖麻根、冰糖各 30g，豆腐 1 块，开水炖服；渣捣烂敷患处。

4. 创伤出血　蓖麻根研末。撒布患处。

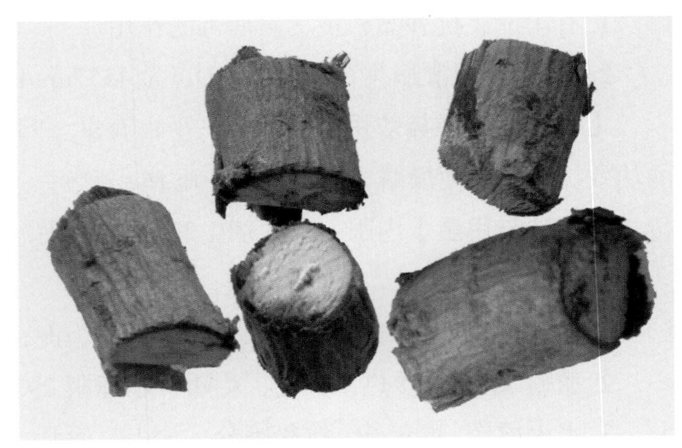

蓖麻根（饮片）

椿 皮 Chunpi

CORTEX AILANTHI

【基源】为苦木科植物臭椿 *Ailanthus altissima*（Mill.）Swingle 的干燥根皮或干皮。

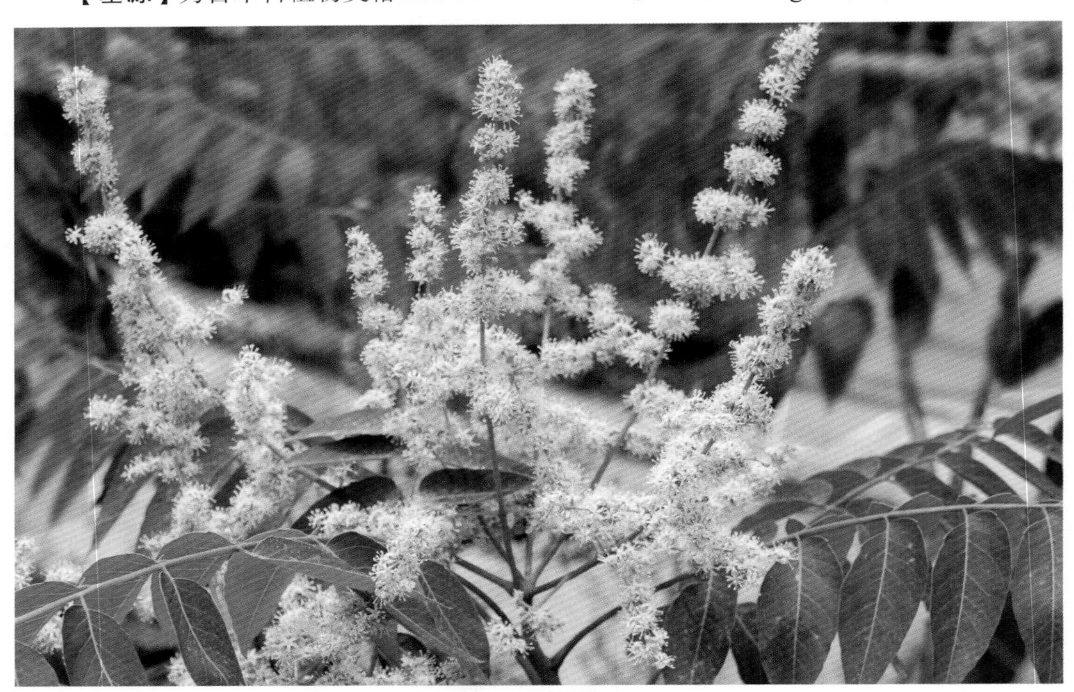

臭 椿（原植物）

【原植物】落叶乔木。树皮灰褐色，光滑，奇数羽状复叶互生，小叶片 13~15，具小叶柄，卵状披针形，长 7~12cm，宽 2~4.5cm，先端渐尖，基部歪斜，一侧方圆，一侧楔形，近基部处常有 1~2 对粗锯齿，齿顶有 1 细小圆形腺体，全缘，有时略皱缩或反卷；

柔碎有臭气。花小，绿白色，杂性，集成大型顶生圆锥花序；萼片 5~6，三角状卵形，边缘具细毛；花瓣 5~6；雄花雄蕊 10，着生于花盘基部；两性花雄蕊较短，少于 10 枚；雌蕊具 5~6 心皮，基部多少连合。翅果扁平，长椭圆形，1~6 个着生于果柄上，每个翅果中部具 1 种子。种子卵圆形或近圆形，扁平，淡褐色，光滑。花期 6~7 月，果期 9 月。

【生态分布】生于海拔 200~800m 的山坡、路旁，或栽培于庭院、村边。全县各地均有大量分布。主要分布于固新镇、关防乡等地。

【采收加工】全年均可剥取，晒干，或刮去粗皮晒干。

【鉴别】药材　根皮　呈不整齐的片状或卷片状，长宽不一，厚 0.3~1cm。外表面灰黄色或黄褐色，粗糙，有多数突起的纵向皮孔及不规则纵、横裂纹，除去粗皮者显黄白色；内表面淡黄色，较平坦，密布梭形小孔或小点。质硬而脆，断面外层颗粒性，内层纤维性。气微，味苦。

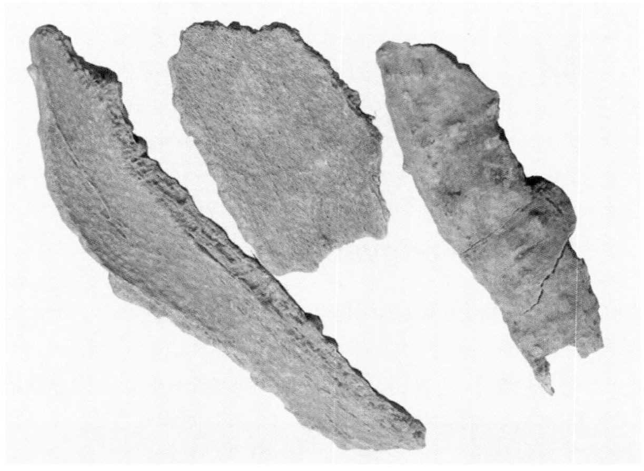

椿皮（药材）

干皮　呈不规则板片状，大小不一，厚 0.5~2cm。外表面灰黑色，极粗糙，有深裂。

饮片　呈不规则的丝条状或段状。外表面灰黄色或黄褐色，粗糙，有多数突起的纵向皮孔样突起和不规则纵、横裂纹，除去粗皮者显黄白色。内表面淡黄色，较平坦，密布梭形小孔或小点。气微，味苦。

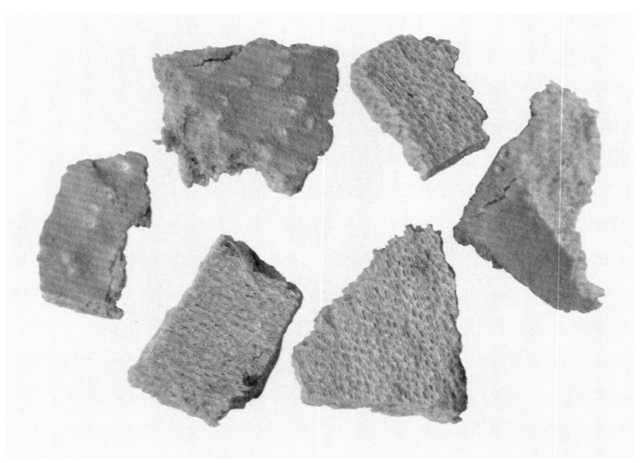

椿皮（饮片）

【化学成分】根皮中含臭椿苦内酯、乙酰臭椿苦内酯、臭椿双内酯、丁香酸、香草酸、β-谷甾醇、苦楝素等。树皮含臭椿苦酮、臭椿苦内酯、乙酰臭椿苦内酯、苦木素、新苦木素。

【药理作用】有抗菌、抗癌的作用。

【性味、归经与效用】苦、涩，寒。归大肠、胃、肝经。有清热燥湿，收涩止带，止泻，止血的功效。用于赤白带下，湿热泻痢，久泻久痢，便血，崩漏。

【用法与用量】内服：煎汤，6~9g。

【临床应用】

1. 带下 椿皮、泽泻、马齿苋各 15g。水煎服，日服 1 剂。
2. 痢疾 椿皮、地榆各 10g，马齿苋 15g。水煎服，日服 1 剂。
3. 淋证 椿皮 12g（鲜品 45g），鲜车前草 60g。水煎服，日服 1 剂。
4. 湿疮 椿皮 20g，苦参、地肤子各 15g。水煎外洗。

附：

凤眼草 Fengyancao

FRUCTUS AILANTHI ALTISSIMAE

【基源】为苦木科植物臭椿*Ailanthus altissima*（Mill.）Swingle 的干燥成熟果实。

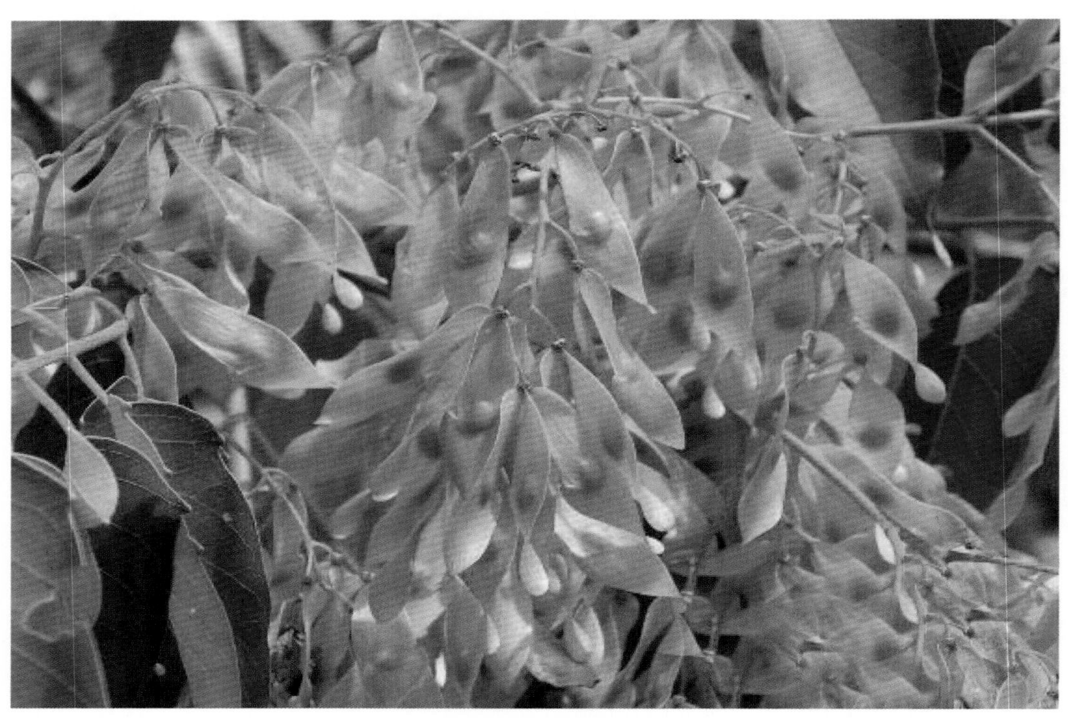

臭 椿（示果实）

【采收加工】秋季果实成熟时采收，除去果柄，晒干。

【鉴别】为翅果，长椭圆形，扁平，两端稍卷曲，长 3.5~4cm，宽 1~1.5cm。淡黄褐色，表面有细密的纵皱纹，膜质，微具光泽；中部具一条横向的凸纹，中央隆起呈扁球形，内含种子一枚，少数翅果有残存的果柄。种子扁圆形，长约 5mm，宽约 4mm，种皮黄褐色，子叶 2，黄绿色，有油质。气微，味苦。种子尤苦。

【化学成分】含脂肪油及苦味成分等。

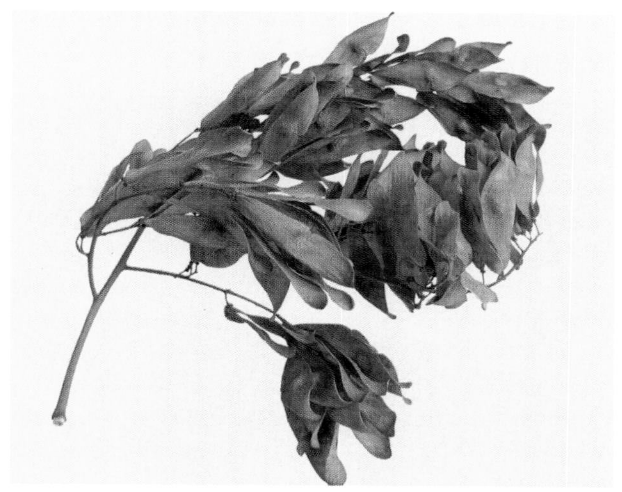

凤眼草（药材）

【药理作用】有抗菌、灭阴道滴虫的作用。

【性味与效用】苦、涩，凉。有清热燥湿，止痢，止血的功效。用于痢疾，白浊，带下，便血，尿血，崩漏。

【用法与用量】内服：煎汤，3~9g；或研末。外用：适量，煎水洗。

【临床应用】

1. 痢疾　凤眼草、槐花各 9g，黄柏 6g，白头翁 15g，马齿苋 30g。水煎服，日服 1 剂。

2. 溺血　凤眼草 9g。水煎服，日服 1 剂。

3. 带下，淋证　凤眼草 60g，炒黄研末。每服 6g，白开水送服。

4. 带下　凤眼草、黄柏、鸡冠花各 9g。水煎服，日服 1 剂。

5. 肺痈　凤眼草、大青叶各 30~60g。水煎服，日服 2 剂。

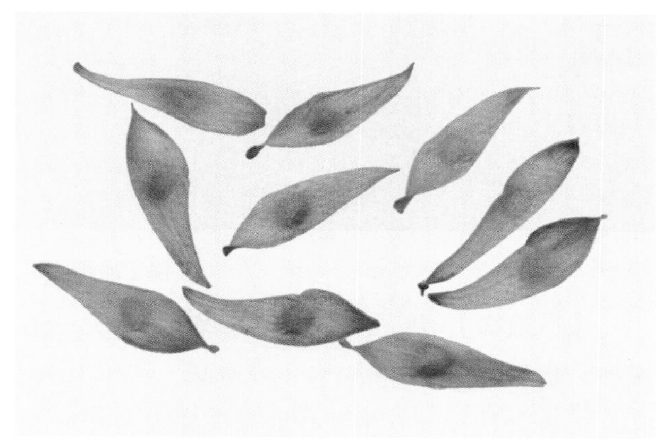

凤眼草（饮片）

6. 阴癣　凤眼草 15g。水煎服，日服 1 剂；并取药汁外洗患处。

槐 花 Huaihua

FLOS SOPHORAE

【基源】为豆科植物槐*Sophora japonica* L. 的干燥花及花蕾。前者习称“槐花”，后者习称“槐米”。

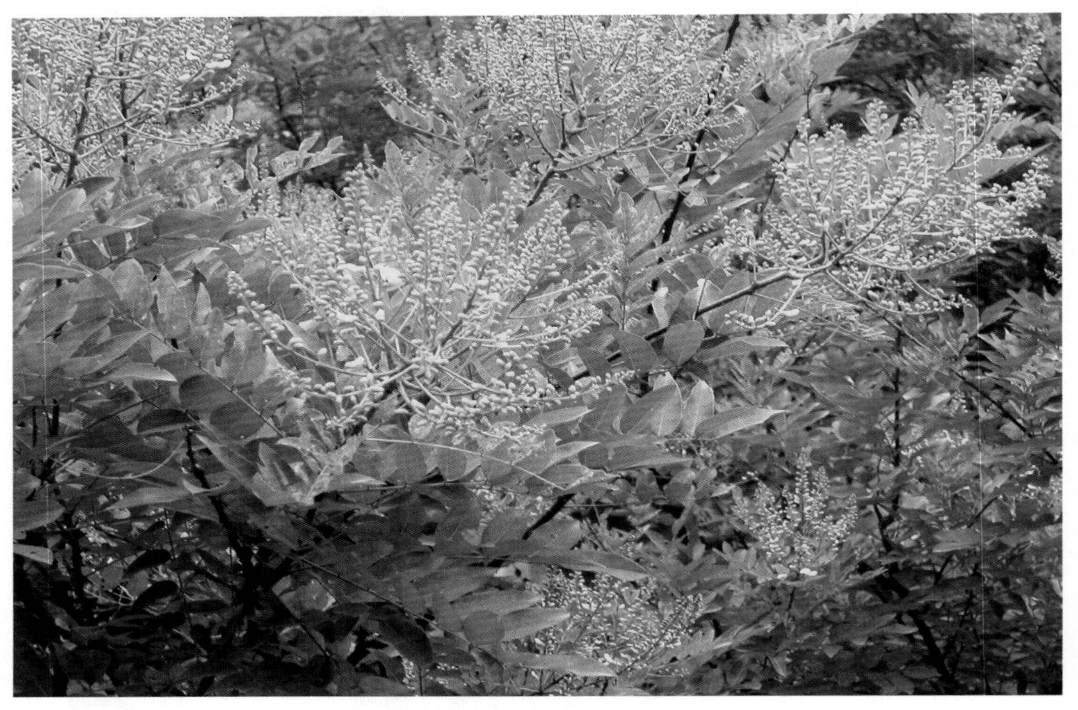

槐（原植物）

【原植物】落叶乔木，高 15~25m，直径可达 1m。树冠球形或阔卵形，树皮粗糙，纵裂，暗灰色，内皮鲜黄色，具臭味。一年生小枝暗褐绿色，有短绒毛，并有黄褐色皮孔。奇数羽状复叶互生，叶柄基部膨大，叶长 15~25cm，叶轴有毛，小叶片 7~17，小叶柄长 2~4mm，有毛；托叶镰刀状，长近 1cm，早落；小叶片卵状披针形或卵状长圆形，长 2.5~7.5cm，宽 1.2~2.7cm，先端具细突尖，全缘，基部圆形或宽楔形，上面深绿色，平滑，下面白绿色，伏生白毛，主脉显著，侧脉不明显。顶生大型圆锥花序，花梗及小花梗均有毛；萼钟状，先端 5 浅裂；花冠蝶形，黄白色；雄蕊 10，离生或基部稍连合，花丝不等长；子房筒状，有细长毛，花柱弯曲。荚果圆柱形，无毛，绿色，肉质不裂，下垂，果先端有细尖喙状物，种子间明显缢缩呈念珠状。种子 1~6 颗，棕黑色，肾形。花期 7~8 月，果期 9~10 月，果经冬不落。

【生态分布】生于海拔 200~1000m 的山地、庭院、路旁。全县各地均有分布。

【采收加工】夏季花开放或花蕾形成时采收，及时干燥，除去枝、梗及杂质。

【鉴别】**槐花**　皱缩而卷曲，花瓣多散落。完整者花萼钟状，黄绿色，先端5浅裂；花瓣5，黄色或黄白色，1片较大，近圆形，先端微凹，其余4片长圆形。雄蕊10，其中9个基部连合，花丝细长。雌蕊圆柱形，弯曲。体轻。气微，味微苦。

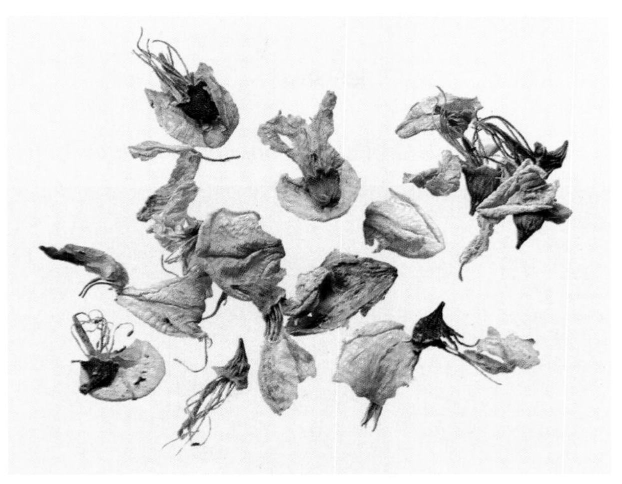

槐花（饮片）

槐米　呈卵形或椭圆形，长2~6mm，直径约2mm。花萼下部有数条纵纹。萼的上方为黄白色未开放的花瓣。花梗细小。体轻，手捻即碎。气微，味微苦涩。

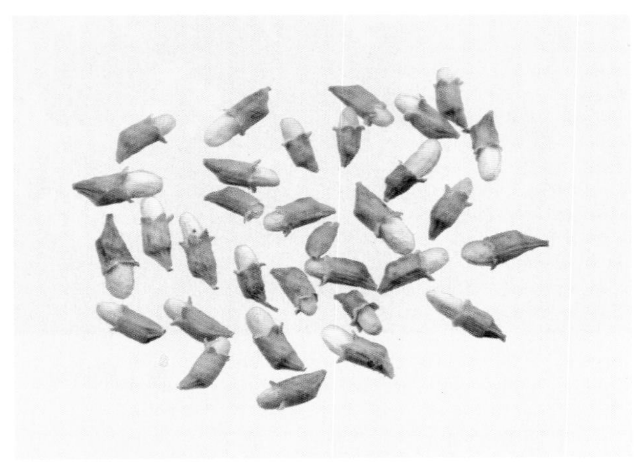

槐米（饮片）

【化学成分】含芸香苷（芦丁）、槐花米甲素、槐花米乙素、槐花米丙素和槲皮素、白桦脂醇、槐二醇等。

【药理作用】有抗炎、抗溃疡、抗辐射、解痉和保持毛细血管正常的抵抗力，减少毛细血管通透性、减慢心率、降低血压、降低肝、主动脉及血中胆固醇量的作用。

【性味、归经与效用】苦，微寒。归肝、大肠经。有凉血止血，清肝泻火的功效。用于便血，痔血，血痢，崩漏，吐血，衄血，肝热目赤，头痛眩晕。

【用法与用量】内服：煎汤，5~10g。

【临床应用】

1. 痔疮，便血，痢疾　槐花15g，荆芥穗炭、地榆炭、黄芩、枳壳各10g。水煎服，日服1剂。

2. 淋证 槐花15g，白茅根30g。水煎服，日服1剂。

3. 头痛，暴风客热　槐花15g，栀子、菊花、黄芩、桑叶、夏枯草各10g。水煎服，日服1剂。

槐角 Huaijiao

FRUCTUS SOPHORAE

【基源】为豆科植物槐*Sophora japonica* L. 的干燥成熟果实。

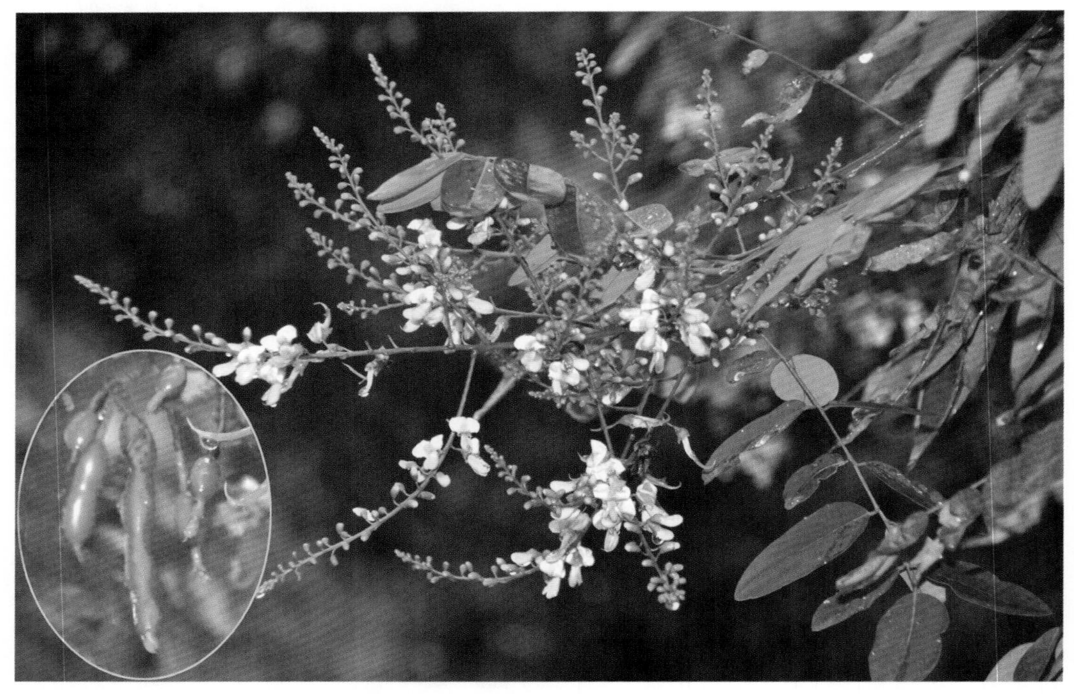

槐（原植物）

【原植物】详见“槐花”项下。

【生态分布】详见“槐花”项下。

【采收加工】冬季采收，除去杂质，干燥。

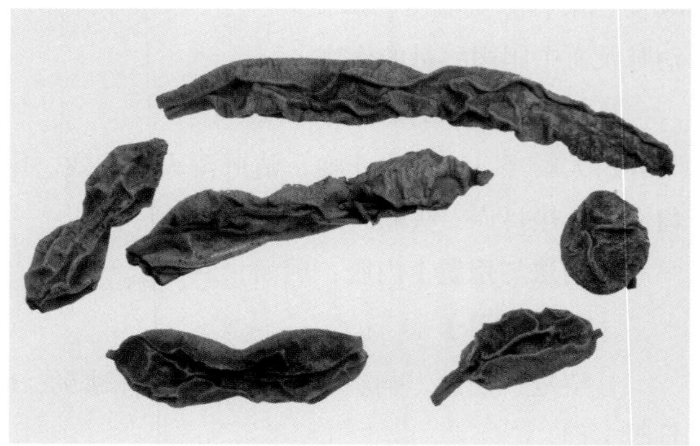

槐角（饮片）

【鉴别】呈连珠状，长1~6cm，直径0.6~1cm，表面黄绿色或黄褐色，皱缩而粗糙，背缝线一侧呈黄色。质柔润，干燥皱缩，易在收缩处折断，断面黄绿色，有黏性。种子1~6粒，肾形，长约8mm，表面光滑，棕黑色，一侧有灰白色圆形种脐。质坚硬，子叶2，黄绿色。果肉气微，味苦，种子嚼之有豆腥气。

【化学成分】含黄酮类及异黄酮类化合物槐角苷、芦丁及多种氨基酸、生物碱。

【药理作用】

1. 有升血糖、抗早孕、降胆固醇、抗缺氧的作用。

2. 毒性　浸膏皮下注射能使兔及豚鼠的红细胞减少。槐树种子提取液能对兔、猪、人的红细胞有凝集作用。

【性味、归经与效用】苦，寒。归肝、大肠经。有清热泻火，凉血止血的功效。用于肠热便血，痔肿出血，肝热头痛，眩晕目赤。

【用法与用量】内服：煎汤，6~9g。

【临床应用】

1. 痔疮，便血　槐角、地榆炭各10g，黄芩、当归、枳壳各6g，防风3g。水煎服，日服1剂。

2. 便秘　槐角、蜂蜜各10g，君迁子15g。水煎服，日服1剂。

3. 淋证　槐角、车前子各10g，白茅根30g，甘草6g。水煎服，日服1剂。

4. 痢疾　槐角、黄连各10g，木香6g。水煎服，日服1剂。

5. 暴风客热　槐角、青葙子、密蒙花各10g，黄连6g。水煎服，日服1剂。

6. 水火烫伤　槐角烧灰为末，麻油调上即好。

蒺藜 Jili

FRUCTUS TRIBULI

【基源】为蒺藜科植物蒺藜 *Tribulus terrestris* L. 的干燥成熟果实。

【原植物】一年生草本，全株密被灰白色柔毛。茎由基部分枝，平卧，长达1m左右。偶数羽状复叶，互生或对生，长1.5~5cm；小叶3~7对，矩圆形，长6~15mm，宽2~5mm，先端锐尖或钝，基部稍偏斜，近圆形，全缘。花小，黄色，单生于叶腋；花梗短；萼片、花瓣均为5；雄蕊10，生于花盘基部，其中5枚较长，与花瓣对生，另5枚较短，在基部外侧有鳞片状小腺体；子房上位，卵形，通常5室，柱头5，线形。果五角形，由5个分果瓣所组成，成熟时分离，每果瓣呈斧形，两端有长短不等的硬尖刺各1对，背面有短硬毛及瘤状突起。花期5~7月，果期7~9月。

【生态分布】生于荒丘、田边、路旁及河边。县域内各地均有分布。

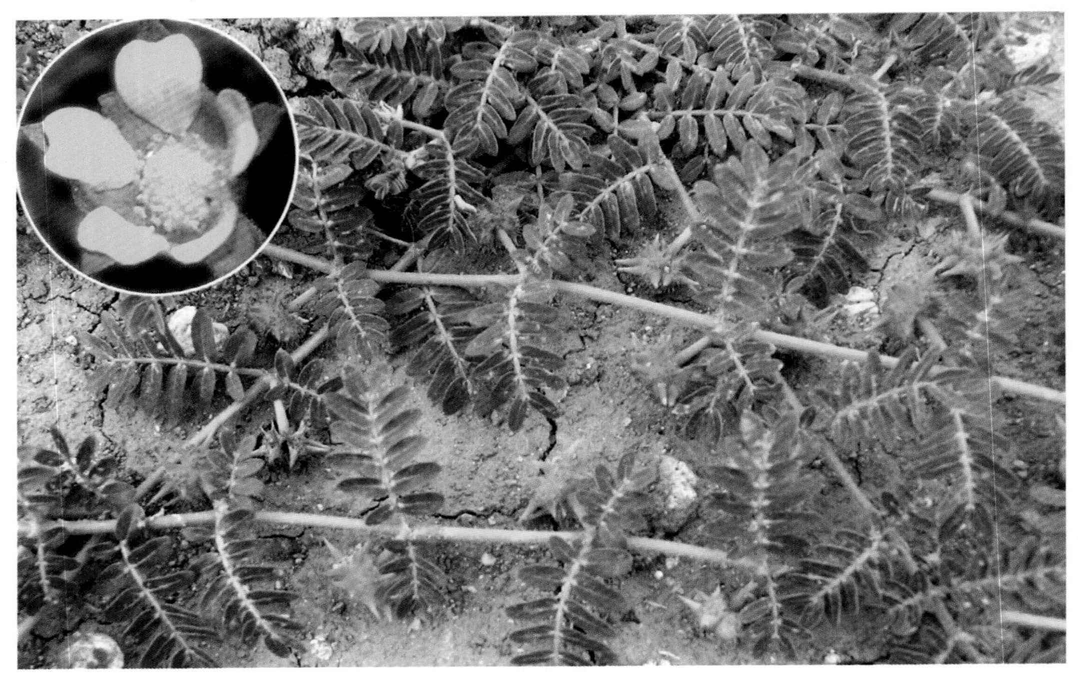

蒺藜（原植物）

【采收加工】秋季果实成熟时采割植株，晒干，打下果实，除去杂质。

【鉴别】药材 由5个分果瓣组成，呈放射状排列，直径7~12mm。常裂为单一的分果瓣，分果瓣呈斧状，长3~6mm；背部黄绿色，隆起，有纵棱和多数小刺，并有对称的长刺和短刺各1对，两侧面粗糙，有网纹，灰白色。质坚硬。气微，味苦、辛。

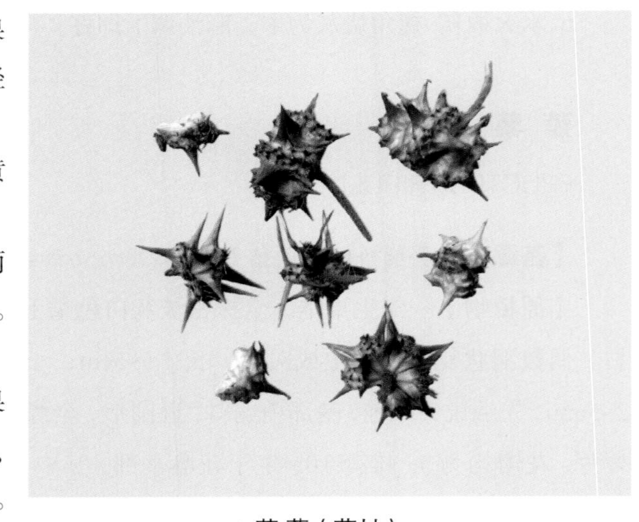

蒺藜（药材）

饮片 呈单一的分果瓣，分果瓣呈斧状，长3~6mm；背部棕黄色，隆起，有纵棱，两侧面粗糙，有网纹。气微，味苦、辛。

【化学成分】含甾体皂苷，黄酮化合物：刺蒺藜苷、山柰酚、山柰酚-3-葡萄糖苷、山柰酚-3-芸香糖苷，还含蒺藜酰胺、8-甲基氧化茚酮和杂多糖H。

【药理作用】

1. 有抗心肌缺血、降压调血脂、抗衰老、中枢兴奋、呼吸轻度兴奋、松弛离体肠管的作用及促性腺激素样作用。

2. 毒性 小鼠灌服蒺藜皂苷 LD_{50} 为（4.49 ± 0.027）g/kg。

【性味、归经与效用】辛、苦，微温；有小毒。归肝经。有平肝解郁，活血祛风，明目，止痒的功效。用于头痛眩晕，胸胁胀痛，乳闭乳痈，目赤翳障，风疹瘙痒。

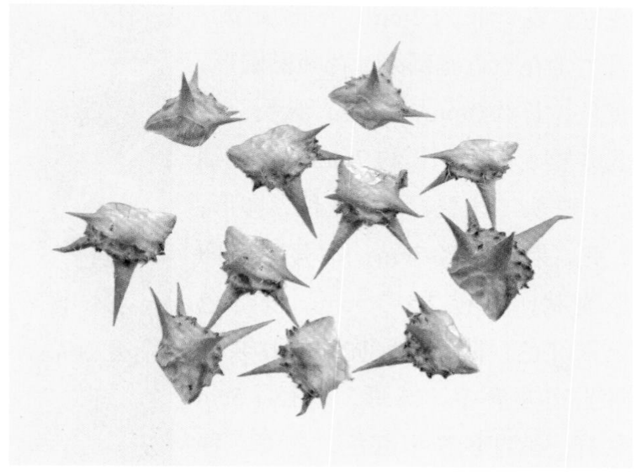

蒺藜（饮片）

【用法与用量】内服：煎汤，6~10g。

【临床应用】

1. 头痛，眩晕 ①熟地黄30g，白芍12g，决明子、钩藤各20g，蒺藜、菊花、天麻、杜仲各10g，夏枯草15g。水煎服，日服1剂。②蒺藜、菊花、桑叶、白芷、川芎各6g。水煎服，日服1剂。

2. 胸痹 炒蒺藜300g，研为细末。每早、午、晚各服12g，开水调服。

3. 暴风客热 蒺藜、栀子、黄芩各10g，牡丹皮、龙胆、甘草各6g。水煎服，日服1剂。

4. 胁痛 蒺藜、香附、川楝子、青皮各10g，郁金、柴胡各12g。水煎服，日服1剂。

5. 缺乳 蒺藜、香附、漏芦、王不留行各10g，柴胡12g。水煎服，日服1剂。

6. 口糜 炒蒺藜、炒白扁豆各90g，捣细罗为散，如茶点吃。

7. 白驳风 ①蒺藜、补骨脂、何首乌各10g，黄芪15g。水煎服，日服1剂。②蒺藜180g，生捣为末，每汤服6g，日服2次。

8. 痒风 蒺藜、地肤子各30g。水煎洗患处。

锦灯笼 Jindenglong

CALYX SEU FRUCTUS PHYSALIS

【基源】为茄科植物酸浆*Physalis alkekengi* L.var.*franchetii*（Mast.）Makino的干燥宿萼或带果实的宿萼。

【原植物】多年生草本。全株光滑，仅地上幼嫩部分略具疏毛。根状茎横走，地上茎直立，高35~80cm，茎下部常带紫色，上部不分枝而略作“之”字形曲折，微具棱角，茎节略膨大。叶在茎下部者互生，在中上部者常二叶同生一节呈假对生；叶柄长1.5~3cm；叶片广卵形至卵形，长6~12cm，宽5~9cm，先端锐尖或渐尖，基部圆形至广楔形而骤狭下延至叶柄上部，叶缘不规则波状或具疏浅缺刻并略具短毛。花单生于叶腋，花梗纤细，长0.8~1.6cm，花萼钟状、绿色、长5~6mm，边缘及外侧具短毛，萼齿5，三角形；花冠广钟状、白色，直径 1.5~2cm，裂片 5，阔而短，先端急尖，外有短毛；雄蕊 5，短于花冠，花丝长约 2mm，基部扁阔，着生于花冠近基部处，花药椭圆形，黄色，长约 3mm，基生，纵裂；雌蕊亦短于花冠、长约 7mm，花柱细长，柱头二浅裂，子房上位，卵形，2 室。果梗长 2~3cm；宿萼呈阔卵形囊状，直径 2.5~3.5cm，橙红色至朱红色，薄革质，先端尖；浆果封于宿萼囊中，球形，直径 1.5cm 左右，橙红色至朱红色，光滑。种子多数，为扁平阔卵形、黄色。花期 6~10 月，果期 7~11 月。

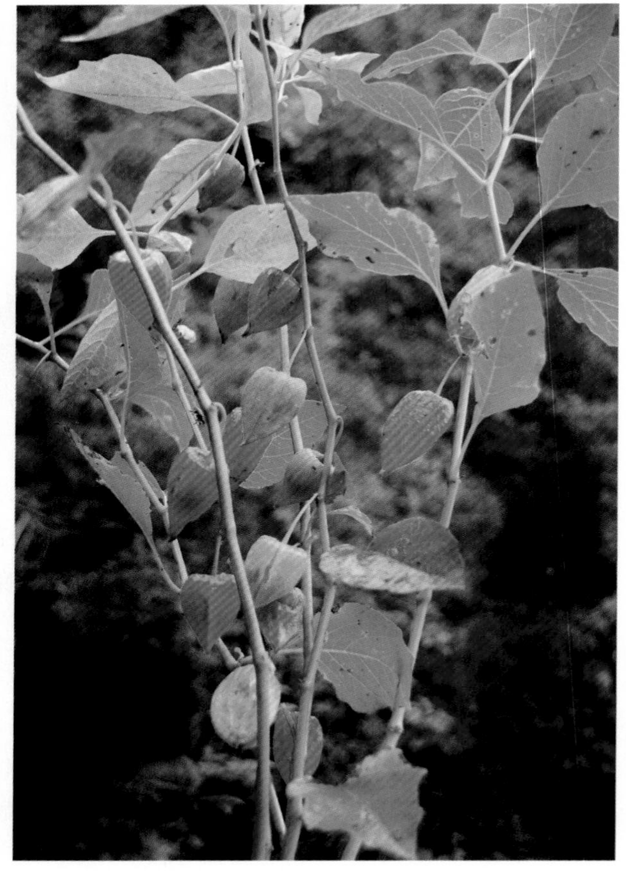

酸浆（原植物）

【生态分布】生于海拔 200~1200m 的旷野或山坡、林缘等。县域内各地均有分布。主要分布于辽城乡、涉城镇等地。

【采收加工】秋季果实成熟、宿萼呈红色或橙红色时采收，干燥。

【鉴别】略呈灯笼状，多压扁，长 3~4.5cm，宽 2.5~4cm。表面橙红色或橙黄色，有 5 条明显的纵棱，棱间有网状的细脉纹。顶端渐尖，微 5 裂，基部略平截，中心凹陷有果梗。体轻，质柔韧，中空，或内有棕红色或橙红色果实。果实球形，多压扁，直径 1~1.5cm，果皮皱缩，内含种子多数。气微，宿萼味苦，果实味甘、微酸。

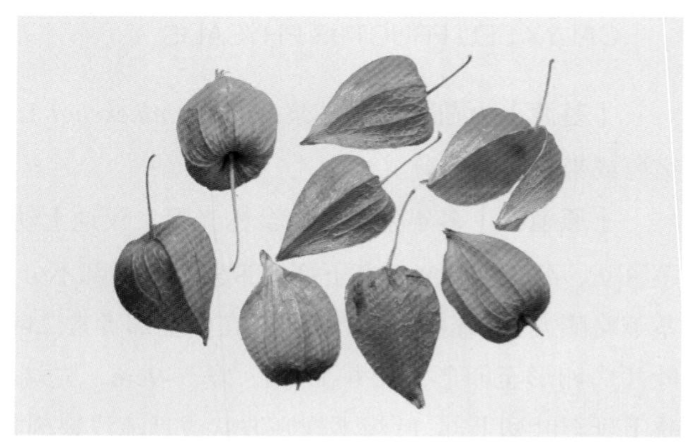

锦灯笼（药材）

【化学成分】含酸浆果红素、α-，β-胡萝卜素、蕃茄烃、酸浆苦素 A、B、C 等，尚含酸浆醇 A、B，禾本甾醇、钝叶醇等。此外，还有多种 4- 脱甲基甾醇。

【药理作用】有抗菌、抗癌及强心解热的作用。

【性味、归经与效用】苦，寒。归肺经。有清热解毒，利咽化痰，利尿通淋的功效。用于咽痛音哑，痰热咳嗽，小便不利，热淋涩痛；外治天疱疮，湿疹。

【用法与用量】内服：煎汤，5~9g。外用：适量，捣敷患处。

【临床应用】

1. 咳嗽　①锦灯笼、苦杏仁、桑白皮、前胡各 10g，甘草 6g。水煎服，日服 1 剂。②锦灯笼、苦杏仁、桔梗、前胡各 9g，甘草 6g。水煎服，日服 1 剂。③锦灯笼、玄参各 9g，苦杏仁 6g。水煎服，日服 1 剂。

2. 喉痹　①锦灯笼 10g，黄芩、桔梗、牛蒡子、甘草各 6g。水煎服，日服 1 剂。②锦灯笼 15g，牛蒡子 9g，甘草 3g。水煎服，日服 1 剂。

3. 暴喑　锦灯笼 10 个。水煎服，日服 1 剂。

4. 淋证　锦灯笼、车前子各 15g。水煎服，日服 1 剂。

5. 水肿　锦灯笼、车前子、泽泻各 15g。水煎服，日服 1 剂。

6. 天疱疮　锦灯笼适量。捣烂外敷。

蓝萼香茶菜 Lan'exiangchacai

HERBA RABDOSIAE JAPONICAE

【基源】为唇形科植物蓝萼香茶菜 *Rabdosia japonica*（Burn.f.）Hara var. *glaucocalyx*（Maxim.）Hara 的干燥全草。

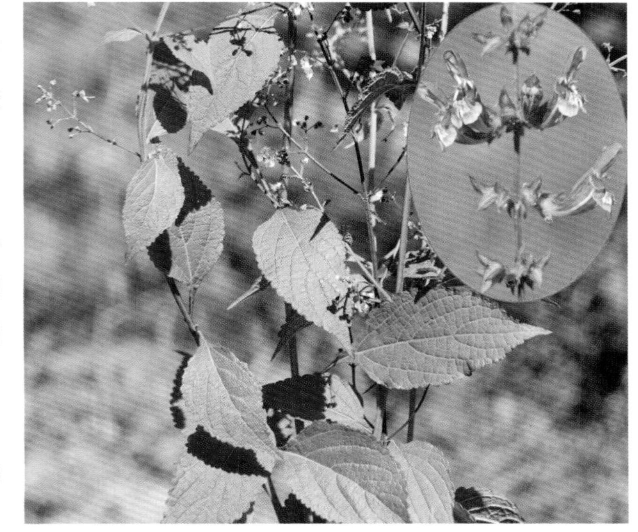

蓝萼香茶菜（原植物）

【原植物】多年生草本，茎高达 1.5m。茎下部被疏柔毛，上部近无毛。叶对生；叶柄长 0.5~3cm；叶片卵形或宽卵形，长 6.5~13cm，两面沿脉略被疏柔毛。聚伞花序具梗，3~5 花，组成疏松、顶生圆锥花序；苞片及小苞片卵形，被微柔毛；花萼筒状钟形，长约 1.5mm，外被灰白色短柔毛及腺点，萼齿 5，较萼筒短，多少呈二唇形，上唇 3 齿，中齿略小，下唇 2 齿，较长，果时增大，长达 3mm；花冠白色，长 5.5mm，花冠筒近基部上面浅囊状，上唇 4 等裂，下唇舟形；雄蕊及花柱直伸花冠外。小坚果宽倒卵形，先端无毛。

【生态分布】生于海拔800~1500m的山坡、山地阔叶林下、林缘、沟谷或灌丛中。分布于辽城乡、偏城镇、神头乡等地。

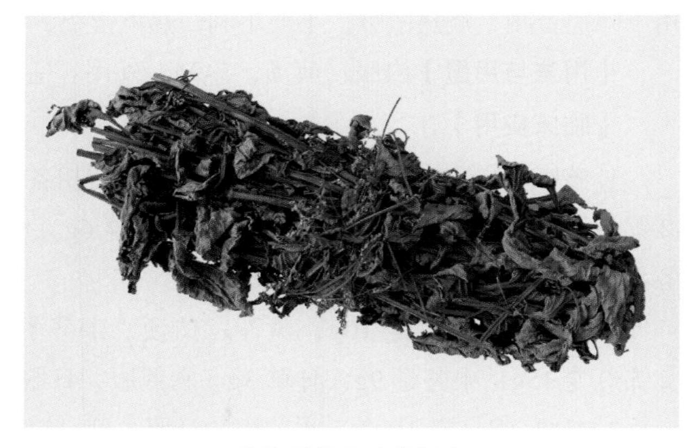
蓝萼香茶菜（药材）

【采收加工】夏、秋季采收，洗净，切段，晒干。

【鉴别】**药材** 茎方形，下部被疏柔毛，上部近无毛。叶对生，多皱缩，完整叶片展平后呈卵形或宽卵形，两面沿脉略被疏柔毛；叶柄长0.5~3cm。聚伞花序具梗，组成疏松、顶生圆锥花序；花萼筒状钟形，萼齿5，较萼筒短，多少呈二唇形，上唇3齿，下唇2齿，较长；花冠白色，上唇4等裂，下唇舟形。小坚果宽倒卵形，先端无毛。气微，味苦。

饮片 呈茎、叶、花、果混合的段状。茎方形，表面棕色，被有疏柔毛或无毛，断面中空。叶皱缩多破碎，两面沿脉略被疏柔毛。聚伞花序具梗，花冠白色。小坚果宽倒卵形，先端无毛。气微，味苦。

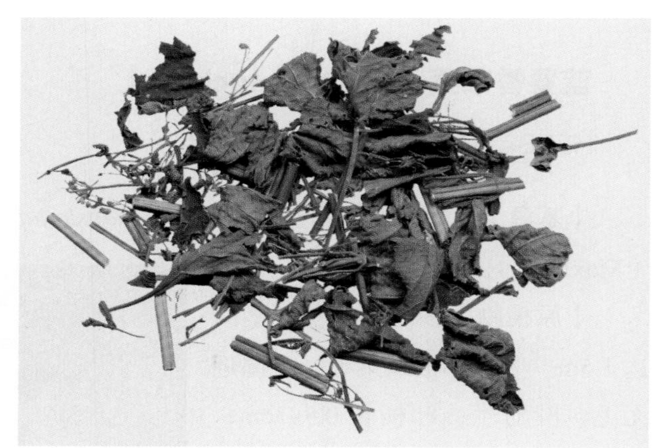
蓝萼香茶菜（饮片）

【化学成分】含兰萼甲素和乙素、β-谷甾醇、熊果酸、齐墩果酸等。

【药理作用】有抗肿瘤、抗菌、抗炎、保肝等作用。

【性味、归经与效用】苦、甘，凉。归胃、大肠经。有健胃消食，清热解毒的功效。用于脘腹胀痛，食滞纳呆，胁痛黄疸，感冒发热，乳痈，蛇虫咬伤。

【用法与用量】内服：煎汤，10~15g。外用：适量，捣敷。

【临床应用】

1. 喉痹 蓝萼香茶菜15g，桔梗、牛蒡子各10g。水煎服，日服1剂。
2. 痞满 蓝萼香茶菜15g，炒谷芽12g，鸡内金、陈皮各9g。水煎服，日服1剂。
3. 黄疸 蓝萼香茶菜、茵陈各30g，车前子15g。水煎服，日服1剂。
4. 乳痈 蓝萼香茶菜、蒲公英各15g。水煎服，日服1剂；或鲜品捣烂外敷。

蓝盆花 Lanpenhua

FLOS SCABIOSAE

【基源】为川续断科植物窄叶蓝盆花*Scabiosa comosa* Fisch.ex Roem.et Schult. 和华北蓝盆花*Scabiosa tschilliensis* Grunning 的干燥花序。

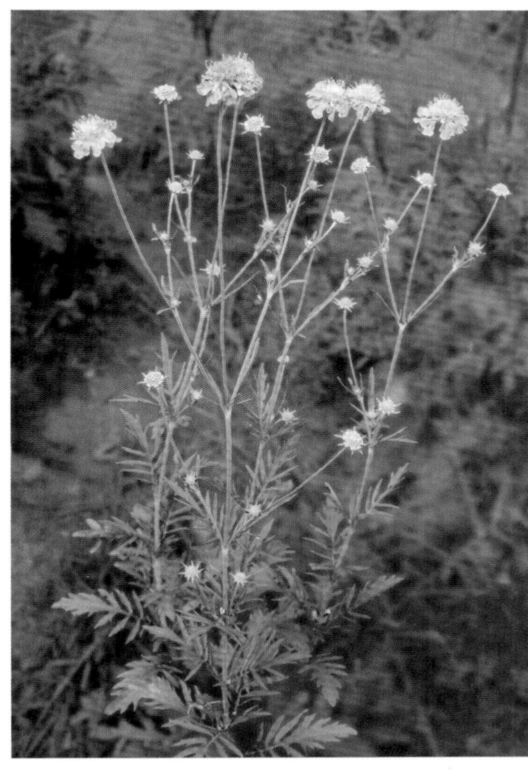

窄叶蓝盆花（原植物）

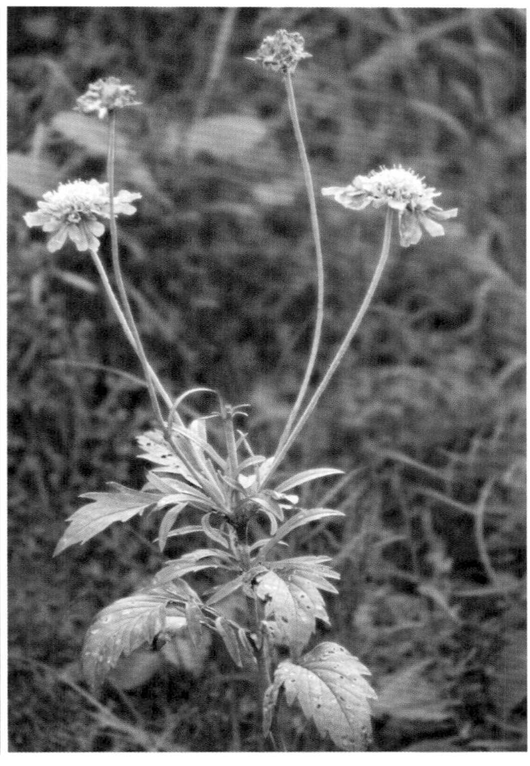

华北蓝盆花（原植物）

【原植物】窄叶蓝盆花 多年生草本，高达60cm。茎数枝，被短毛。基生叶成丛，叶柄长3~6cm；叶片窄椭圆形，长6~10cm，宽1~2cm，羽状全裂，稀齿裂，裂片条形，宽1~1.5mm，花时常枯萎；茎生叶对生，基部连接成短鞘，抱茎，具长1~1.2cm的短柄或无柄；叶长圆形，长8~15cm，宽4~5cm，一至二回狭羽状全裂，裂片线形，宽1~1.5mm，渐尖头，两面光滑，或疏被白色短伏毛。头状花序三出顶生，半球形，直径3~3.5cm；总花梗长达30cm；花萼5裂，细长针状；花冠蓝紫色，外面密被短柔毛，中央花冠筒状，长4~6mm，先端5裂，裂片等长；边缘花二唇形，长达2cm，上唇2裂，较短，下唇3裂，较长，中裂片最长达1cm，倒卵形；雄蕊4，花丝细长，外伸；花柱长1cm，外伸，柱头头状。果序椭圆形，小总苞方柱状，四棱明显，中棱常较细弱，先端有8凹穴，冠檐膜质；瘦果长圆形，长约3mm，具5条棕色脉，先端冠以宿存的萼刺5。花期7~8月，果期9月。

华北蓝盆花 多年生草本，高达30~60cm。根粗壮，木质，表面棕褐色。基部分枝。基生叶簇生，连叶柄长10~15cm；叶片卵状披针形或狭卵形至椭圆形，先端急尖或钝，边缘有锯齿或浅裂片，偶深裂，长2.5~7cm，宽1.5~2cm，基部楔形，两面疏生白色柔毛，下面较密，老时近光滑；叶柄长4~10cm；茎生叶对生，羽状浅裂至深裂，侧裂片披针形，宽3~4mm，有时具小裂片，顶裂片大，卵状披针形或宽披针形；叶柄短或向上渐无柄。头状花序具长梗，长15~30cm，密生白色卷曲状柔毛；花序数个在茎顶成聚伞状，头状花序扁球形，直径2.5~4cm；总苞片10~14，披针形，长5~10mm，具3脉，外面及边缘密生短柔毛；花托苞片披针形，长3.5mm；小总苞果时四方柱形，具8肋，肋上被白色长柔毛，顶端具8窝孔，膜质冠直伸，白色或带紫色；花萼5裂，刚毛状，长2~2.5cm，基部五角星状，棕褐色；边缘花花冠二唇形，蓝紫色，裂片5，不等大；中央花筒状，顶端5齿裂；雄蕊4，伸出花冠筒外；花柱细长，柱头头状。瘦果椭圆形，长约2mm。花果期6~9月。

【生态分布】生于海拔700~1100m的砂质山坡及砂地草丛中。主要分布于偏城镇、辽城乡、河南店镇等地。

【采收加工】7~8月采收，摘取刚开放的花序，阴干。

【鉴别】呈类球形，直径1~1.5cm，花梗长1~4cm；总苞条状披针形，约10枚，长1~1.6cm，绿色。两面被毛；小苞片多数，披针形，长1mm，灰绿色，被毛。花萼长2mm，5齿裂，裂片刺芒状。花冠灰蓝色或灰紫蓝色；边缘花较大，花冠唇形，筒部短，密被毛；中央花较小，5裂。雄蕊4；子房包于杯状小总苞内，小总苞具明显4棱。气微，味微苦。

【化学成分】含熊果酸、芹菜素、大波斯菊苷、野漆树苷、木犀草素-7-O-葡萄糖苷、葡萄糖等。

【药理作用】

1. 有解热、镇静、抗炎的作用。

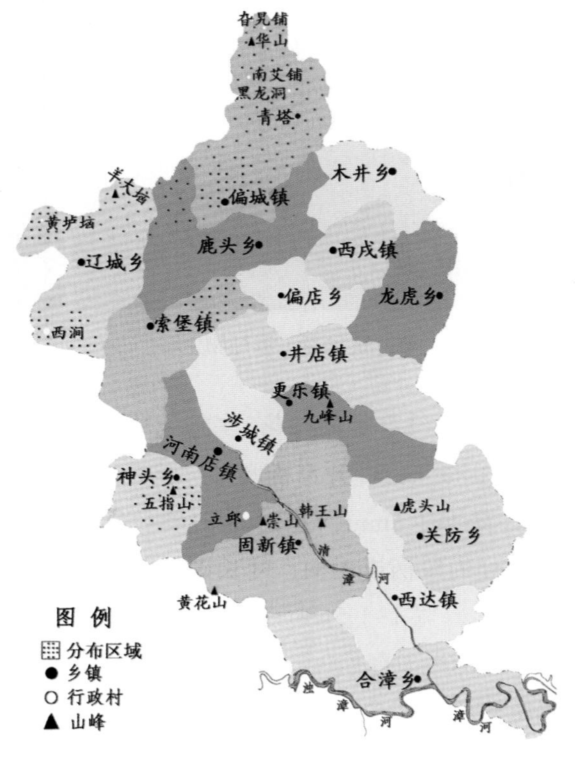

蓝盆花资源分布图

2. 毒性 每只小鼠腹腔注射4%蓝盆花总黄酮注射液0.4ml，观察24h无1只死亡。序贯法经静脉注射测得LD_{50}为1456mg/kg。

【性味与效用】甘、苦，凉。有清热泻火的功效。用于肺热咳嗽，肝火头痛，目赤，湿热黄疸。

【用法与用量】内服：研末，1.5~3g。

【临床应用】

1. 咳嗽 蓝盆花15g，甘草12g，草河车9g，远志6g，莲座蓟3g。共研细末，每日3次，每次1.5~3g，开水冲服。

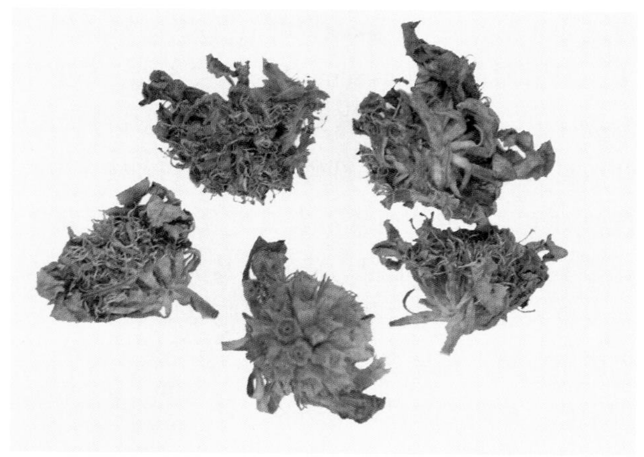

蓝盆花（饮片）

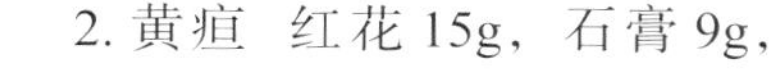

2. 黄疸 红花15g，石膏9g，蓝盆花、木通、龙胆地丁、诃子各6g，麻黄9g。共研细末，每日3次，每次1.5~3g。

墓头回 Mutouhui

RADIX PATRINIAE

【基源】为败酱科植物糙叶败酱*Patrinia scabra* Bunge. 和异叶败酱*Patrinia heterophylla* Bunge. 的干燥根。

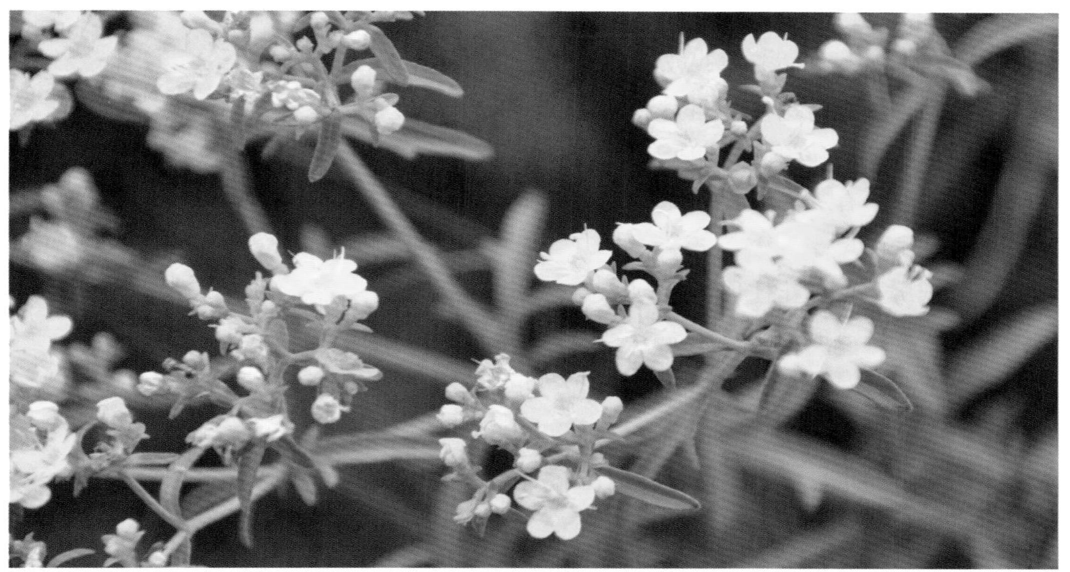

糙叶败酱（原植物）

【原植物】糙叶败酱 多年生直立草本，高 30~60cm；茎 1 至数枝，被细密短毛。基生叶倒披针形或倒窄卵形，长 3~6cm，宽 1~2cm，先端窄急尖到钝急尖，边缘具浅锯齿或 2~4 羽状浅裂到深裂，两面及边缘被白糙毛；叶柄长 2~4cm，花期枯萎；茎生叶对生，对窄卵形，长 4~8cm，宽 1.5~3.5cm，1~4 对羽状深裂至全裂，中央裂片较长大，倒披针形，全缘或具极稀大锯齿，两侧裂片镰状线形，全缘或再羽状齿裂，两面被短糙毛；叶柄长 1cm 或近无柄。圆锥聚伞花序，多枝在顶端集成伞房状，总花梗及分枝被细糙毛；苞片对生，线形，通常不裂或少至 2~3 裂；花黄色，直径 5~8mm，基部具 1 小苞片；花萼不明显；花冠管状，管短，基部一侧膨大呈囊状，顶端 5 裂；雄蕊 4；子房下位，1 室发育，2 不发育室稍长，果期肥厚扁平呈卵形或阔椭圆形。瘦果长圆柱状，背贴于圆形膜质苞片，苞片直径 5~8mm，常带紫色。花期 7~8 月；果期 8~9 月。

异叶败酱 多年生直立草本，高 30~80cm，茎少分枝，幼枝被短柔毛。基生叶卵形，或 3 裂；具长柄；茎生叶对生，由下部的 2~4 对羽状全裂到上部的 3 全裂或浅裂，中央裂片稍大，卵形、卵状披针形或近菱形，先端渐尖，边缘具圆齿状浅裂或大圆齿，脉上被疏短毛；叶柄约 1cm，最上部叶较窄，有时不裂，近无柄。聚伞圆锥花序伞房状，总花梗下之苞片线状 3 裂，分枝下者不裂，与花序等长或稍长，小花长 5~7mm，花径 5~6mm，基部具 1 小苞片；萼齿细小不明显；花冠筒状，筒基有小偏突，筒内有白毛，5 裂片稍短于筒；雄蕊 4，稍外露；子房下位，花柱顶稍弯。瘦果长方椭圆形或卵形，背部苞片阔长方椭圆形或宽椭圆形，长达 12mm，顶端圆。花期 7~8 月。

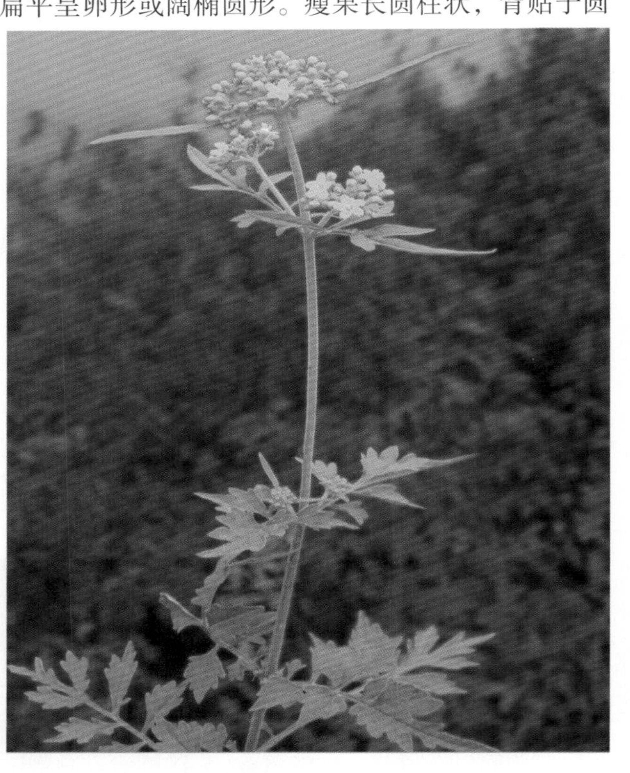

异叶败酱（原植物）

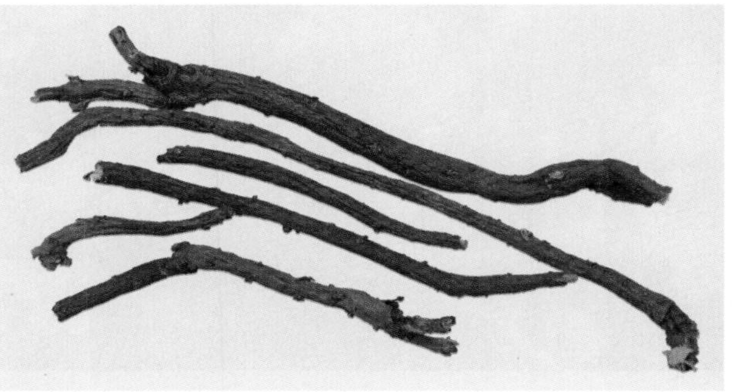

墓头回（药材 . 糙叶败酱）

【生态分布】详见“败酱草”项下。

【采收加工】秋季采根，去净泥土，鲜用或晒干。

【鉴别】药材　糙叶败酱　根不规则圆柱形，长短不一，常弯曲，直径 0.4~5cm；根头部粗大，有的分枝。表面粗糙，棕褐色，皱缩，有的具瘤状突起；栓皮易剥落；脱落后呈棕黄色。折断面纤维，具放射状裂隙。体轻，质松，具特异臭气，味稍苦。

异叶败酱　根细圆柱形，有分枝。表面黄褐色，有细纵纹及点状支根痕，有的具瘤状突起。质硬，断面黄白色，呈破裂状。

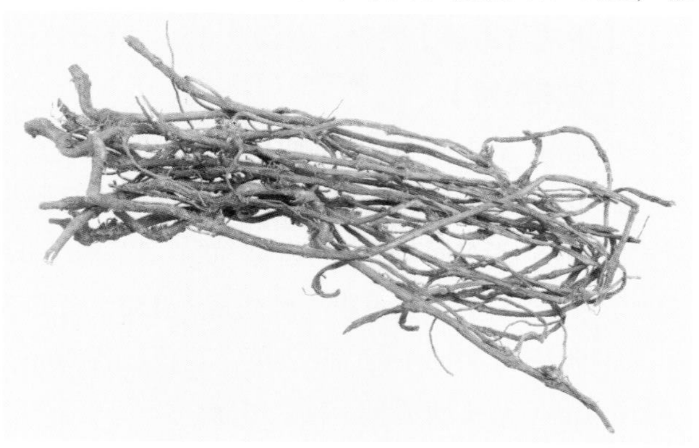

墓头回（药材 . 异叶败酱）

饮片　呈类圆形或不规则的厚片。直径 0.2~4.5cm，厚 2~4mm。切面皮部浅棕色，木部黄白色，有放射状纹理。外表面灰褐色或黑褐色，粗糙，有时具环节及鳞叶或圆点状支根痕；栓皮疏松，易剥落，剥落处呈棕褐色。体轻质松，易折断。具特异臭气，味微苦。

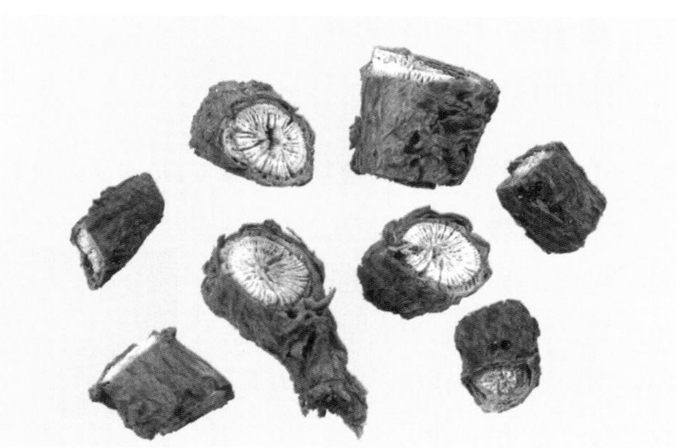

墓头回（饮片 . 糙叶败酱）

【化学成分】糙叶败酱　含挥发油：β - 丁香烯、α - 葎草烯、3，7，11- 三甲基 -1，3，6，10- 十二碳四烯、β - 芹子烯、α - 和 β - 古芸烯、正十六烷。

异叶败酱　含挥发油：异戊酸、倍半萜烯类、倍半萜醇类和醛、酮、醇等含氧化合物及单萜烯类，另还含 α - 和 β - 蒎烯、柠檬烯、γ - 和 δ - 榄香烯、龙脑、α - 松油烯等。

【药理作用】

1. 有抗肿瘤、镇静、抑菌、止血和促进免疫功能的作用。

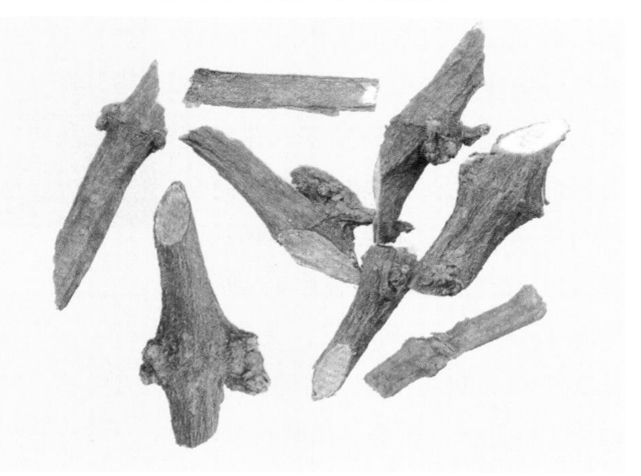

墓头回（饮片 . 异叶败酱）

2. 毒性　用 50% 水提物给小鼠腹腔给药的 LD_{50} 为 0.6 ± 0.02ml/10g。

【性味、归经与效用】苦、微酸涩，凉。归心、肝经。有燥湿止带，收敛止血，清热解毒的功效。用于赤白带下，崩漏，泄泻痢疾，黄疸，疟疾，肠痈，疮疡肿毒，跌打损伤，子宫颈癌，胃癌。

【用法与用量】内服：煎汤 9~15g。外用：适量，捣敷。

【临床应用】

1. 崩漏 墓头回 30g，仙鹤草 15g，茜草 10g。水煎服，日服 1 剂。
2. 带下 墓头回、椿皮各 15g。水煎服，日服 1 剂。
3. 痢疾 墓头回 15g，马齿苋 30g。水煎服，日服 1 剂。
4. 痛经 墓头回、香附、延胡索各 15g，黄酒 30ml。水煎服，日服 1 剂。
5. 泄泻 墓头回 15g，蒲公英、薏苡仁各 30g。水煎服，日服 1 剂。
6. 痈肿 墓头回适量。捣烂外敷。

蓬子菜 Pengzicai

HERBA GALII VERI

【基源】为茜草科植物蓬子菜 *Galium verum* L. 的全草。

【原植物】多年生直立草本。根茎粗短，根圆柱形，粗长而弯曲，稍木质。茎丛生，基部稍木质化，四棱形，幼时有柔毛。叶 6~10 片，轮生；无柄；叶片线形，长 1~5cm，宽 1~2mm，先端急尖，上面稍有光泽，仅下面沿中脉二侧被柔毛，边缘反卷。聚伞花序集成顶生的圆锥花序状，稍紧密；花序梗有灰白色细毛；花具短柄；萼筒全部与子房愈合，无毛；花冠辐状，淡黄色，花冠筒极短，裂片 4，卵形，雄蕊 4，伸出；子房 2 室，花柱 2，柱头头状。双悬果 2，扁球形，直径约 1.8~2mm，无毛。花期 6~7 月，果期 8~9 月。

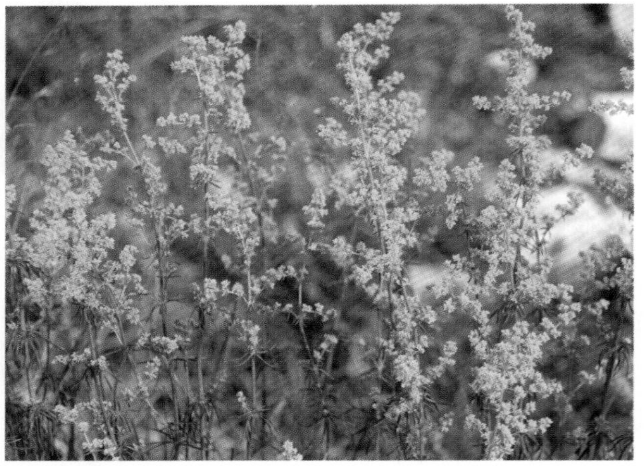

蓬子菜（原植物）

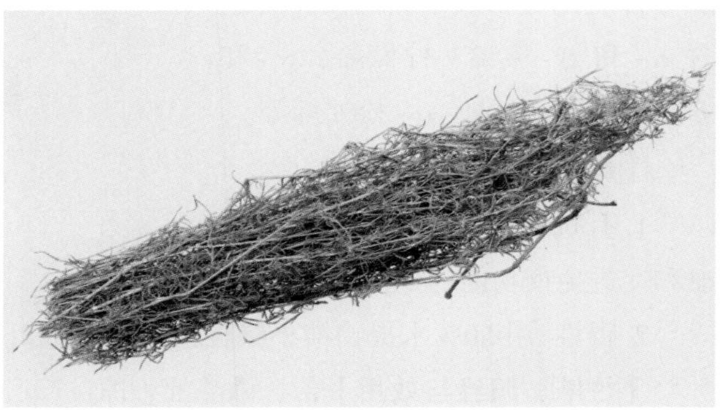

蓬子菜（药材）

【生态分布】生于山坡灌丛及旷野草地。县域各地均有分布。

【采收加工】夏、秋季采收，鲜用或晒干。

【鉴别】药材 根圆柱形，弯曲，主根不明显，支根多条丛生于根茎，长约15cm，直径0.2~0.5cm。表面灰褐色或浅棕褐色，有细皱纹，外皮剥落处显出橙黄色木部。质稍硬。断面类白色或灰黄色，用扩大镜观察可见多数小孔，并有同心排列橙黄色环纹。茎丛生，基部稍木质化，四棱形。叶6~10片，轮生；无柄；叶片线形。聚伞花序集成顶生的圆锥花序状；花序梗有灰白色细毛；花具短柄；花冠辐状，淡黄色，花冠筒极短，裂片4，卵形。气微，味淡。

饮片 为根、茎、叶、花的混合段状。根段表面灰褐色或浅棕褐色，有细皱纹，外皮剥落处显出橙黄色木部。质稍硬。断面类白色或灰黄色，用扩大镜观察可见多数小孔，并有同心排列橙黄色环纹。茎端四棱形。叶轮生，叶片线形。花序梗有灰白色细毛；花具短柄；花冠辐状，淡黄色，花冠筒极短，裂片4，卵形。气微，味淡。

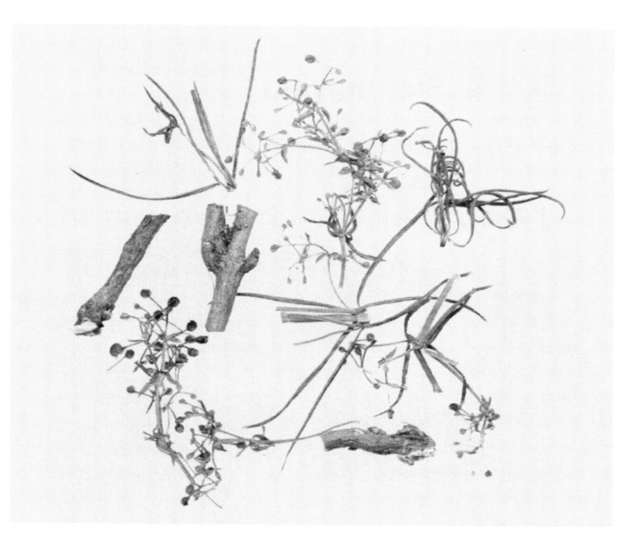

蓬子菜（饮片）

【化学成分】

1. 根含甲基异茜草素樱草糖苷、蓬子菜根双糖苷、蓬子菜根苷。地上部分含环烯醚萜类成分：车叶草苷、水晶兰苷、桃叶珊瑚苷、6-乙酰基鸡矢藤次苷、鸡矢藤次苷甲醚、去乙酰基交让木苷、都桷子苷；有机酸成分：根皮酸、2-哌啶酸、绿原酸；黄酮类成分：芸香苷、喇叭茶苷、槲皮泰3-葡萄糖苷、槲皮素-7-葡萄糖苷、槲皮素-3，7-二葡萄糖苷、木犀草素-7-葡萄糖苷。

2. 开花期地上部分的环烯醚萜类成分有：车叶草苷、水晶兰苷、鸡矢藤次苷、去乙酰基车叶草苷酸、都桷子苷酸、车叶草苷酸、交让木苷、V1环烯醚萜和V3环烯醚萜。另含挥发油，内含甲基香草醛、向日葵素。

【药理作用】全草有利胆作用，其有效成分车叶草苷具有缓泻及降压作用。对蓬子菜采用不同溶媒所得的提取物进行抑菌试验，结果表明：以水提取法抑菌效果为最强，水提醇沉法略有抑菌作用，醇提法则无抑菌作用。其新鲜植物的液汁或煎剂，外用可治皮疹。

【性味、归经与效用】微辛、苦，微寒。有清热解毒，活血通经，祛风止痒的功效。用于肝炎，腹水，咽喉肿痛，疮疖肿毒，跌打损伤，妇女经闭，带下，毒蛇咬伤，荨麻疹，稻田皮炎。

【用法与用量】内服：煎汤，10~15g。外用：适量，捣敷；或熬膏涂。

【临床应用】

1. 黄疸 蓬子菜、茵陈各 30g，板蓝根 15g。水煎服，日服 1 剂。

2. 走黄 蓬子菜 15g。黄酒煎，日服 1 剂，将渣捣敷患处。

3. 瘾疹 ①蓬子菜 15g。水煎服，日服 1 剂。②蓬子菜、地肤子各 10g。水煎服，日服 1 剂。

4. 湿疮 蓬子菜、黄柏各 50g。水煎洗患处。

蒲公英 Pugongying

HERBA TARAXACI

【基源】为菊科植物蒲公英 *Taraxacum mongolicum* Hand.-Mazz. 的干燥全草。

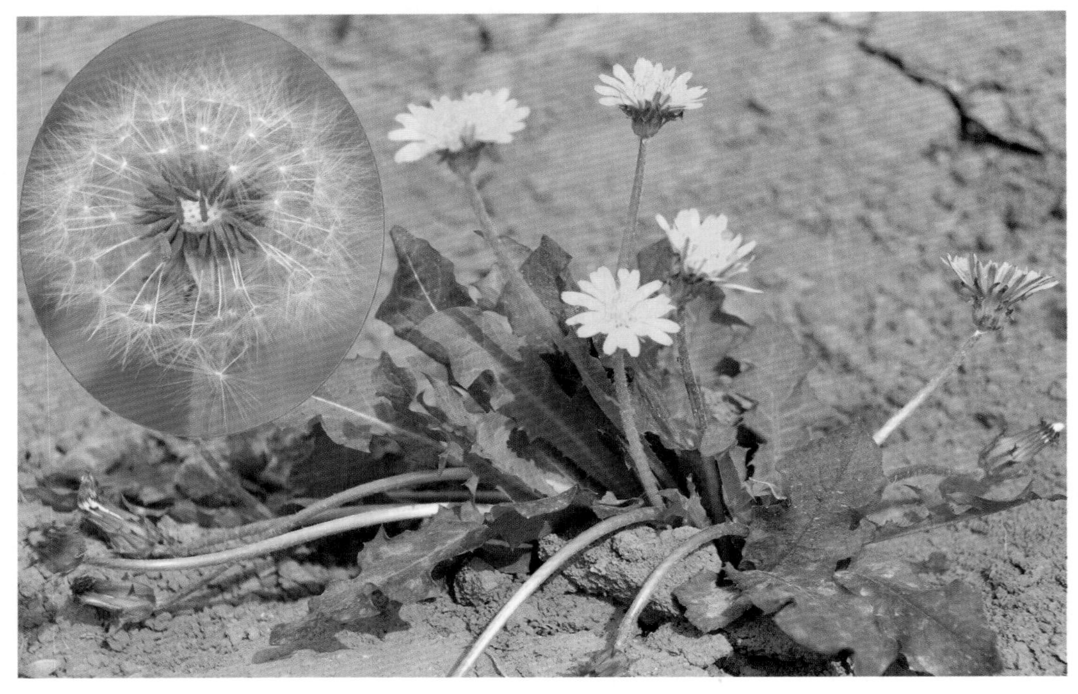

蒲公英（原植物）

【原植物】多年生草本，高 10~25cm。含白色乳汁，全体被白色疏软毛。根深长，单一或分枝，直径通常 3~5mm，外皮黄棕色。叶根生，排列成莲座状；具叶柄，柄基部两侧扩大呈鞘状；叶片线状披针形，倒披针形或倒卵形，长 6~15cm，宽 2~3.5cm，先端尖或钝，基部狭窄，下延呈叶柄状，边缘浅裂或作不规则的羽状分裂，裂片齿牙状或三角状，全缘或具疏齿，裂片间有细小锯齿，绿色或有时在边缘带淡紫色斑迹，被白色蛛丝状毛。花葶比叶片长或稍短，上部密被白色蛛丝状毛；花状花序单一，顶生，全为舌状花，两性；总苞片多层，外面数层较短，卵状披针形，长 6~8mm，宽 2.2~3.5mm，先端有小角状突起；内面一层线状披针形，长 1.2~1.8cm，中部宽约 2mm，先端有小角状突起，边缘白色，膜质或略带粉红色，缘具蛛丝状毛；花托平坦；花冠黄色，先端平截，5 齿裂，下部 1/3 连成管状；雄蕊 5，着生于花冠管上，花药合生成筒状包于花柱外，药隔向上引伸，药室基部有尾，2 室，纵裂，花丝分离；雌蕊 1，子房下位，花柱细长，柱头 2 裂，有短毛。瘦果倒披针形，长 4~5mm，宽 1.5mm，具纵棱，并有横纹相连，全部有刺状突起，果顶具长 8~10mm 的喙；冠毛白色，长约 7mm。花期 4~5 月，果期 6~7 月。

【生态分布】生于海拔 200~1200m 的山地、荒野、路旁。县域内各地均有大量分布。主要分布于辽城乡、关防乡、涉城镇等地。

【采收加工】春至秋季花初开时采挖，除去杂质，洗净，晒干。

【鉴别】**药材**　呈皱缩卷曲的团块。根呈圆锥状，多弯曲，长 3~7cm；表面棕褐色，抽皱；根头部有棕褐色或黄白色的茸毛，有的已脱落。叶基生，多皱缩破碎，完整叶片呈倒披针形，绿褐色或暗灰绿色，先端尖或钝，边缘浅裂或羽状分裂，基部渐狭，下延呈柄状，下表面主脉明显。花茎 1 至数条，每条顶生头状花序，总苞片多层，内面一层较长，花冠黄褐色或淡黄白色。有的可见多数具白色冠毛的长椭圆形瘦果。气微，味微苦。

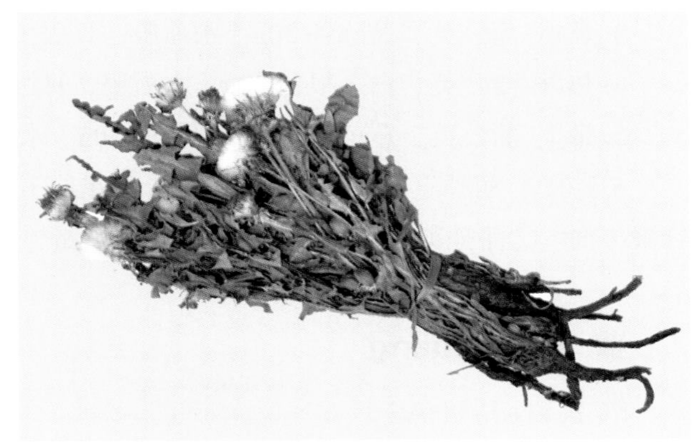

蒲公英（药材）

饮片　呈不规则的段。根表面棕褐色，抽皱；根头部有棕褐色或黄白色的茸毛，有的已脱落。叶多皱缩破碎，绿褐色或暗灰绿色，完整者展平后呈倒披针形，先端尖或钝，边缘浅裂或羽状分裂，基部渐狭，下延呈柄状。头状花序，总苞片多层，花冠黄褐色或淡黄白色。有的可见具白色冠毛的长椭圆形瘦果。气微，味微苦。

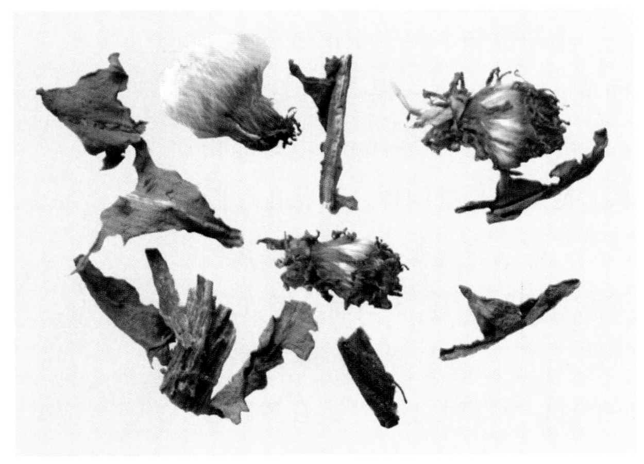

蒲公英（饮片）

【化学成分】含蒲公英甾醇、胆碱、菊糖、蒲公英醇、蒲公英素、维生素 A、维生素 B、维生素 C 等成分。

【药理作用】

1. 有抗病原体、利胆、保肝、抗胃溃疡、抗肿瘤的作用。

2. 毒性 小鼠腹腔注射的 LD_{50} 为 156.3 ± 9.0g（生药）/kg。

【性味、归经与效用】苦、甘，寒。归肝、胃经。有清热解毒，消肿散结，利尿通淋的功效。用于疔疮肿毒，乳痈，瘰疬，目赤，咽痛，肺痈，肠痈，湿热黄疸，热淋涩痛。

【用法与用量】内服：煎汤，10~15g。

【临床应用】

1. 乳痈，喉痹，肠痈，暴风客热 蒲公英、金银花各 30g。水煎服，日服 1 剂。

2. 肺痈 蒲公英、冬瓜子各 15g，鱼腥草、鲜芦根各 30g，桃仁 9g。水煎服，日服 1 剂。

3. 黄疸 蒲公英、茵陈各 30g。水煎服，日服 1 剂。

4. 热淋 蒲公英、白茅根各 30g。水煎服，日服 1 剂。

5. 带下 蒲公英、薏苡仁各 30g，椿皮 10g。水煎服，日服 1 剂。

6. 痄腮，痈肿 ①蒲公英、金银花、紫花地丁、野菊花各 30g，甘草 6g。水煎服，日服 1 剂。②蒲公英、仙人掌（去皮刺）各适量，捣烂外敷。

蒲 黄 Puhuang

POLLEN TYPHAE

【基源】为香蒲科植物东方香蒲 *Typha orientalis* Presl 的干燥花粉。

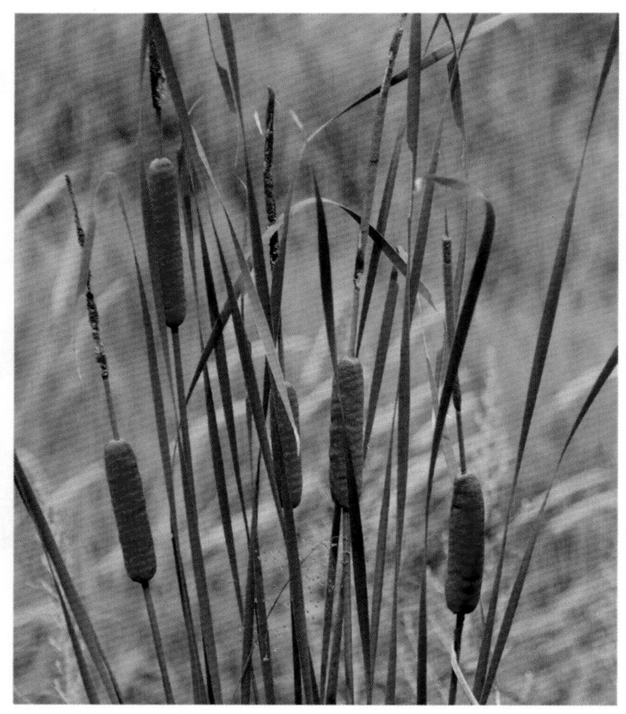

东方香蒲（原植物）

【原植物】多年生沼生草本，直立，高 1~2m。根茎粗壮，横走。叶线形，宽 5~10mm，基部鞘状，抱茎。雌雄同株，穗状花序圆柱形，雄花序与雌花序彼此连接；雄花序在上，长 3~5cm，雄花有雄蕊 2~4，花粉粒单生；雌花序长 6~15cm，雌花无小苞片，有多数基生的白色长毛，毛等于或稍长于柱头，稀短于柱头，柱头匙形，不育雌蕊棍棒状。小坚果有一纵沟。花期 6~7 月，果期 7~8 月。

【生态分布】生于海拔 200~500m 的池沼或水旁。主要分布于固新镇、西达镇等地。

【采收加工】夏季采收蒲棒上部的黄色雄花序，晒干后碾轧，筛取花粉。

【鉴别】为黄色粉末。体轻，放水中则漂浮水面。手捻有滑腻感，易附着手指上。气微，味淡。

【化学成分】含异鼠李素 -3-O-芸香糖苷、异鼠李素、槲皮素、β-谷甾醇、微量元素及氨基酸。

【药理作用】有扩张血管、抗动脉粥样硬化、收缩平滑肌、促进凝血的作用。

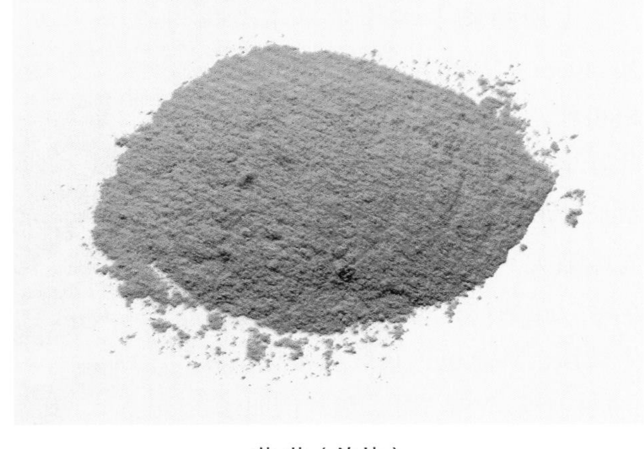

蒲黄（饮片）

【性味、归经和效用】甘，平。归肝、心包经。有止血，化瘀，通淋的功效。用于吐血，衄血，咯血，崩漏，外伤出血，经闭痛经，胸腹刺痛，跌扑肿痛，血淋涩痛。

【用法与用量】内服：煎汤，5~10g，包煎。外用：适量，敷患处。

【临床应用】

1. 衄血 蒲黄、侧柏叶炭、地榆炭、景天三七各 10g。水煎服，日服 1 剂。
2. 痛经，儿枕痛 蒲黄、延胡索各 10g。水煎服，日服 1 剂。
3. 崩漏 蒲黄、黄芩各 30g，荷叶灰 15g，为末。每服 9g，空心酒调下。
4. 血淋 蒲黄 10g，白茅根 30g。水煎服，日服 1 剂。
5. 创伤出血 炒蒲黄 、海螵蛸各等分。研末外敷。
6. 跌打损伤 蒲黄、景天三七各 10g。水煎服，日服 1 剂。

瑞香狼毒 Ruixianglangdu

RADIX STELLERAE CHAMAEJASMIS

【基源】为瑞香科植物瑞香狼毒*Stellera chamaejasme* L. 的干燥根。

【原植物】多年生草本，高20~40cm。茎丛生，基部木质化；根粗壮，圆锥形，木质多纤维。单叶互生；无柄或几无柄；叶片椭圆状披针形，长2~4cm，宽2~8mm，先端渐尖，基部楔形，两面无毛，全缘。花两性；头状花序，多数聚生枝顶，具总苞；花萼花瓣状，黄色或白色，先端5裂，裂片倒卵形，长2~3mm，其上有紫红色网纹；萼筒圆柱状，长8~12mm，有明显纵脉纹；雄蕊10，2轮排列，着生于萼筒中部以上，花丝极短；子房上位，1室，上部密被细毛，花柱短，柱头球形。果实圆锥形，干燥，包藏于宿存萼筒基部。花期5~6月，果期6~8月。

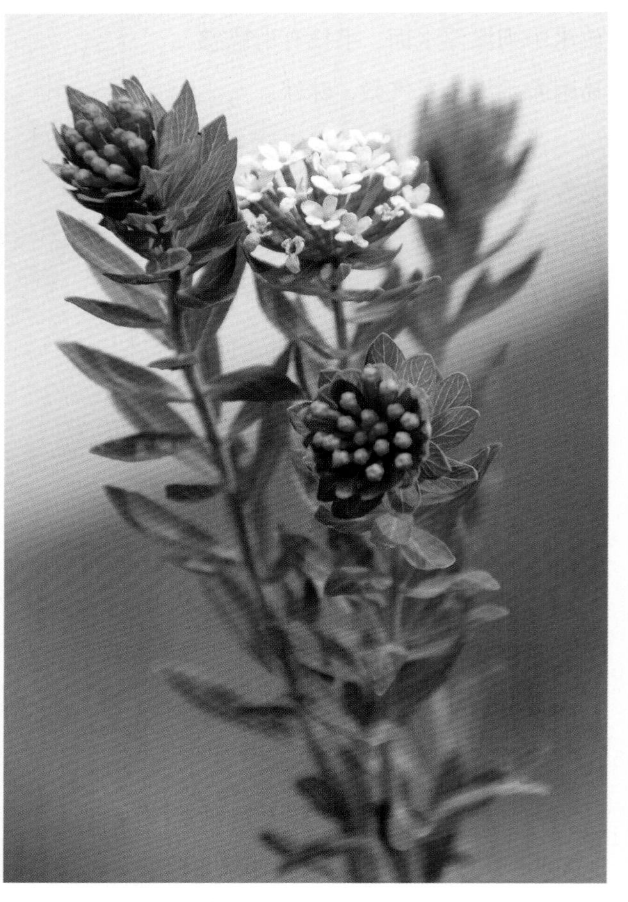

瑞香狼毒（原植物）

【生态分布】生于海拔800~1200m的向阳山坡、草丛中。分布于辽城乡、神头乡等地。

【采收加工】秋季挖根，洗净，鲜用或切片晒干。

【鉴别】**药材** 呈膨大的纺锤形、圆锥形或长圆柱形，稍弯曲，有的有分枝。根头部有地上茎残迹，表面棕色至棕褐色，有扭曲的纵沟及横生隆起的皮孔和侧根痕，栓皮剥落处露出白色柔软纤维。体轻、质韧，不易折断，断面呈纤维状。皮部类白色，木部淡黄色。气微，味微辛。

饮片 呈圆形或长圆形厚片，直径1~3cm，厚4~5mm。切面皮部类白色，具辐射状裂隙，边缘有绒毛状纤维，形成层环黄褐色，木部黄白色，有黄白相间的异型维管束花纹；

周边棕褐色或棕红色，有略突起的黄白色或土黄色横向皮孔及不规则纵沟纹，栓皮脱落处呈类白色絮毛状。质疏松略脆。气微，味甘淡而涩。

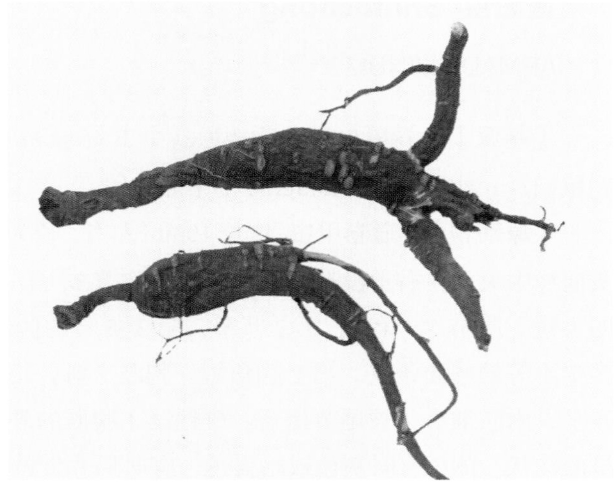

瑞香狼毒（药材）

【化学成分】含格尼迪木、12-乙酰氧基赫雷毒素等，狼毒素A、B、C，异狼毒素、木脂素、挥发油、香豆精等。

【药理作用】

1. 有抗肿瘤、抗菌、抗惊厥、免疫调节、抗艾滋病毒的作用。

2. 毒性　瑞香狼毒水提物和醇提物小鼠腹腔注射的LD_{50}分别为184.3g/kg和132.7g/kg。

【性味、归经与效用】苦、辛，平；有毒。归肺、脾、肝经。有泻水逐饮，破积杀虫的功效。用于水肿腹胀，痰食虫积，心腹疼痛，癥瘕积聚，结核，疥癣。

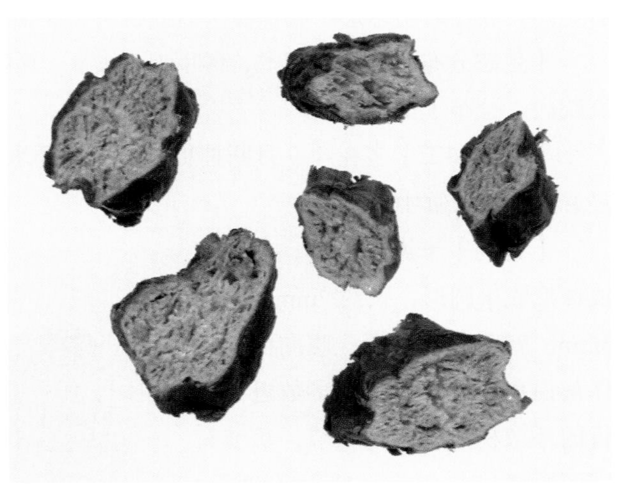

瑞香狼毒（饮片）

【用法与用量】内服：煎汤，1~3g；或入丸、散。外用：适量，研末调敷；或醋磨汁涂。

【临床应用】

1. 癥瘕　醋瑞香狼毒、炮附片各3g，当归6g，防葵3g。水煎服，日服1剂。

2. 疥疮　瑞香狼毒研粉，以猪油调膏，外敷患处，日1次。

3. 瘰疬　瑞香狼毒适量，水煎成膏，洗净伤口，外敷。

4. 子痈　瑞香狼毒、核桃、白矾各等量。烧存性，共研细末，每日1次，每次4g，开水冲服。

5. 白疕　瑞香狼毒、土茯苓各30g，生地黄20g，紫草、荆芥穗、白鲜皮各10g，共研细粉。口服，每次5g，日服3次，饭后服。

6. 创伤出血　瑞香狼毒、茜草按4∶5比例，共研末撒布。

鼠妇虫 Shufuchong

ARMADILLIDIUM

【基源】为卷甲虫科动物普通卷甲虫*Armadillidium vurgare*（Latrelle）或潮虫科动物鼠妇*Porcellio scaber* Latreille 的干燥虫体。

【原动物】普通卷甲虫 体长10mm左右，长为宽的2倍。体呈长椭圆形，背呈弓形。头前缘中央及左右角没有显著的突起。胸节7，第1、第2胸节的后侧板较第3、第7节的尖锐。腹节5，第1、第2节窄，第3~5节的侧缘与尾节后缘联成半圆形。体节上有多少不等的弯曲条纹。第2触角短。胸肢7对，腹肢5对。尾肢扁平，外肢与尾节嵌合齐平，内肢细小，被尾节掩盖。雄性第1腹肢的外肢如鳃盖状，内肢较细长，末端弯曲呈微钩状。体色有时灰色或暗褐色，有时局部带黄色，并具有光亮的斑点。

鼠妇 形状与普通卷甲虫颇为相似，全体呈椭圆形，长约10mm，宽约6mm，表面有光泽，卷曲时呈球形。胸部各节后侧锐尖，尾节呈三角形，尾枝呈棒状，长于尾节。

【生态分布】多栖于朽木、腐叶或石块下，喜阴暗潮湿的环境，有时也出现在房屋、庭院内。分布于全县山区。

【采收加工】多在4~9月间捕捉，捕后用开水烫死，晒干或焙干。本品易遭虫蛀，最好放在石灰缸中贮存。

【鉴别】干燥的虫体，多卷曲成球形或半圆形，长约7mm，宽约5mm。背隆起，平滑，腹向内陷。体灰白色，有光泽。由多数近于平行的环节构成，胸部7节，每节有同形的脚1对。向前、向后逐渐变长。腹部较短，宽圆形，分5节。质脆易碎。气腥臭。

【化学成分】含黏多糖类、卵黄蛋白原、卵黄磷蛋白、多酚氧化镁、血淋巴蛋白等。

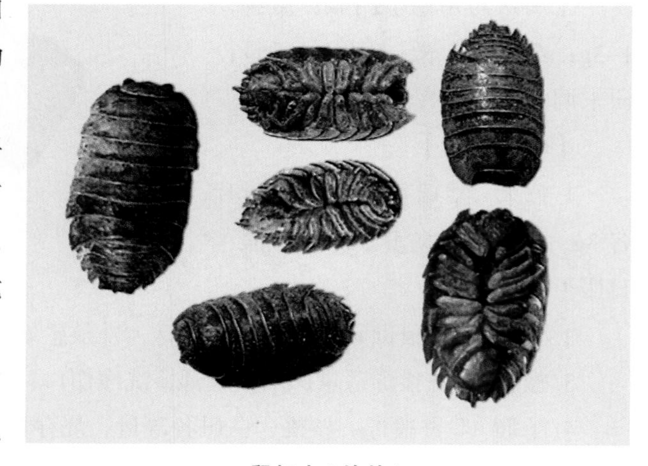

鼠妇虫（饮片）

【药理作用】有镇痛、导致高蛋白血症的作用。

【性味、归经与效用】酸、咸，凉。归肝、肾经。有破瘀消癥，通经，利水，解毒，止痛的功效。用于癥瘕，疟母，血瘀经闭，小便不通，惊风撮口，牙齿疼痛，鹅口诸疮。

【用法与用量】内服：煎汤，3~6g，或入丸、散。外用：适量，研末调敷。

【临床应用】

1. 癃闭　鼠妇虫 7 个，水煎，顿服，酒调下。

2. 闭经　鼠妇虫 3g，赤芍 12g，桃仁、红花各 9g，丹参 15g。水煎服，日服 1 剂。

3. 血淋　鼠妇虫 9 个。焙干研细末。1 次服下，日 2 次。

4. 撮口　鼠妇虫，绞取汁，与儿少许服之。

5. 肝癌　鼠妇虫 60g，加水适量，水煎 2 次取汁 240ml，混合后每日分 4 次口服。服药期间禁酸、辣、腥。

蜀葵花 Shukuihua

FLOS ALTHAEAE ROSEAE

【基源】为锦葵科植物蜀葵 *Althaea rosea*（L.）Cav. 的干燥花。

【原植物】二年生直立草本，高达 2m。茎枝密被刺毛。叶互生；叶柄长 5~15cm，被星状长硬毛；托叶卵形，长约 8mm，先端具 3 尖；叶近圆心形，直径 6~16cm，掌状 5~7 浅裂或波状棱角，裂片三角形或圆形，中裂片长约 3cm，宽 4~6cm，上面疏被星状柔毛，粗糙，下面被星状长硬毛或绒毛。花腋生，单生或近簇生，排列成总状花序式，具叶状苞片。花梗长约 5mm，果时延长至 1~2.5cm，被星状长硬毛；小苞片杯状，常 6~7 裂，裂片卵状披针形，长 8~10mm，密被星状粗硬毛，基部合生；萼钟状，直径 2~3cm，5 齿裂，裂片三角形，长 1.2~1.5cm，密被星状粗硬毛；花大，直径 6~10cm，有红、紫、白、粉红、黄和黑紫等色；单瓣或重瓣，花瓣倒卵状三角形，长约 4cm，先端凹缺，基部狭，爪被长髯毛；雄蕊柱无毛，长约 2cm，花丝纤细，长约 2mm，花柱分枝多数，微被细毛。果盘状，直径约 2cm，被短柔毛，分果爿近圆形，多数，背部厚达 1mm，具纵槽。花期 2~8 月。

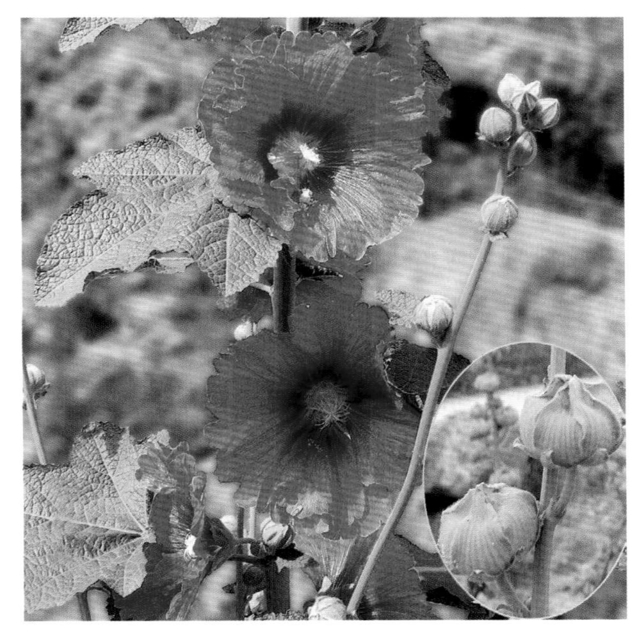

蜀葵（原植物）

【生态分布】生于海拔 200~1120m 的山坡、路旁，或栽培于庭院、村边。县域内各地均有栽培。

【采收加工】夏、秋季采收，阴干。

【鉴别】花卷曲，呈不规则的圆形或扁形，长2~4.5cm。有的带有花萼和副萼，花萼杯状，5裂，裂片三角形，长约1cm，副萼6~7裂，长5~10mm，两者均呈黄褐色，并被有较密的星状毛。花瓣皱缩卷折，平展后呈倒卵状三角形，爪有长毛状物。雄蕊多数，花丝联合成筒状。花柱上部分裂呈丝状。质柔韧而稍脆。气微香，味微苦。

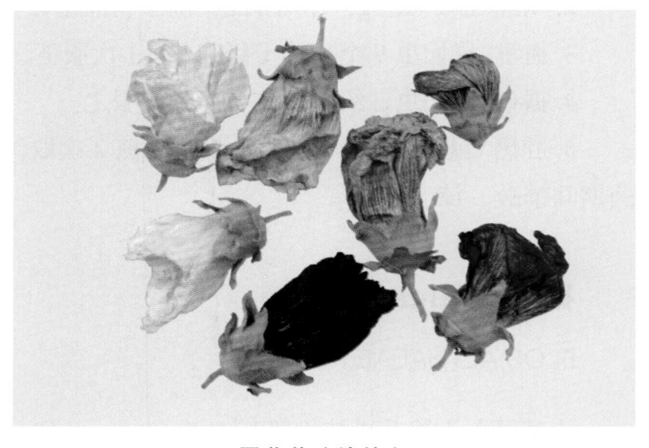

蜀葵花（饮片）

【化学成分】含1-对-羟基苯基-2-羟基-3-（2，4，6）-三羟基苯基-1，3-丙二酮、二氢山柰酚葡萄糖苷及蜀葵苷。

【药理作用】

1. 有抗炎、镇痛的作用。

2. 毒性 小鼠静注乙醇提取物的 LD_{50} 为 2.76 ± 0.08g/kg。

【性味、归经与效用】甘、咸，凉。归肺、大肠、膀胱经。有和血止血，解毒散结的功效。用于吐血，衄血，月经过多，赤白带下，二便不通，小儿风疹，疟疾，痈疽疖肿，蜂蝎蜇伤，烫伤，火伤。

【用法与用量】内服：煎汤，3~9g；或研末，1~3g。外用：适量，研末调敷；或鲜品捣敷。

【临床应用】

1. 衄血 桑白皮、白茅根、芦根各30g，蜀葵花、侧柏炭、茜草各10g。水煎服，日服1剂。

2. 带下 蜀葵花、椿皮各10g。水煎服，日服1剂。

3. 梅核气 蜀葵花、桔梗各3g。代茶饮。

4. 痢疾 蜀葵花、椿皮各10g。水煎服，日服1剂。

5. 水火烫伤 蜀葵花3朵，泡麻油60g。擦患处。

6. 痈肿 蜀葵花适量。捣烂外敷。

附：

蜀葵根 Shukuigen

RADIX ALTHAEAE ROSEAE

【基源】为锦葵科植物蜀葵*Althaea rosea*（L.）Cav. 的干燥根。

【采收加工】秋季挖取，洗净，晒干。

【鉴别】药材 根呈圆锥形，略弯曲，长5~20cm，直径0.5~1cm；表面土黄色，栓皮易脱落。质硬，不易折断，断面不整齐，纤维状，切面淡黄色或黄白色。气浓郁，味甘。

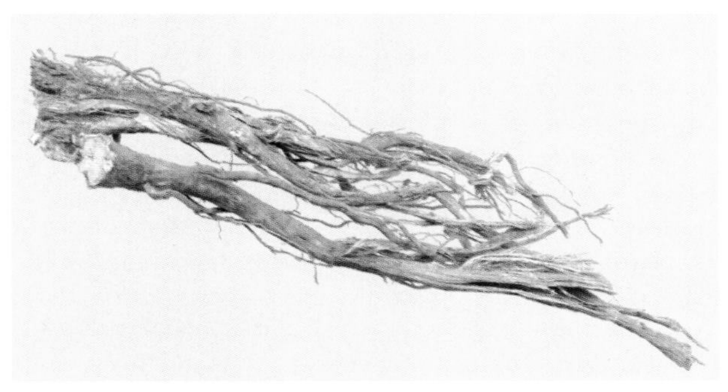

蜀葵根（药材）

饮片 呈圆形或类圆形厚片。切面淡黄色或淡黄白色，多不平坦，皮部淡黄白色，木部淡黄色，筋脉点略突起呈数圈同心形，形成层环浅棕色、外表面土黄色，具微密的纵皱纹与略突出表面的棕色细长横向皮孔。质硬略脆，断面纤维性。气浓郁，味甘，富黏液性。

【化学成分】根含黏液质，一年生根的黏液质含戊糖7.78%，戊聚糖6.87%，甲基戊聚糖10.59%及糖醛酸20.04%。

【性味与效用】甘、咸，微寒。有清热利湿，凉血止血，解毒排脓的功效。用于淋证，带下，痢疾，吐血，血崩，外伤出血，疮疡肿毒，烫伤烧伤。

【用法与用量】内服：煎汤，9~15g。外用：适量，捣敷。

【临床应用】

1. 淋证　蜀葵根、车前草各15g，白茅根30g。水煎服，日服1剂。

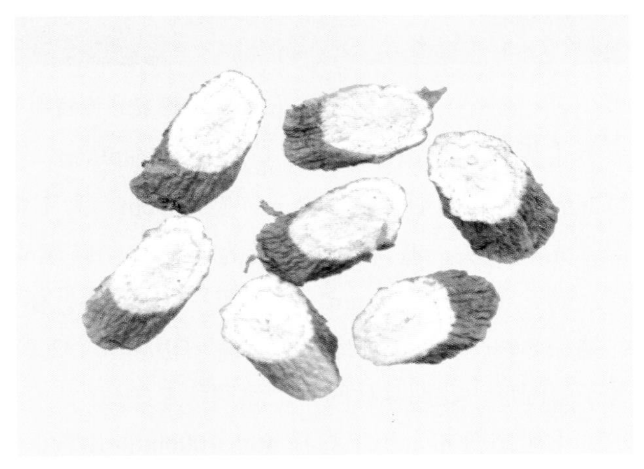

蜀葵根（饮片）

2. 带下 蜀葵根 15g，椿皮 10g。水煎服，日服 1 剂。

3. 痢疾 蜀葵根 15g，秦皮 10g。水煎服，日服 1 剂。

4. 肠痈 蜀葵根、大黄各 3g。水煎服，日服 1 剂。

5. 痈肿、水火烫伤 蜀葵根适量，鲜品捣敷患处；干品研末，加蜂蜜调搽患处。

蜀羊泉 Shuyangquan

HERBA SOLANI

【基源】为茄科植物青杞*Solanum septemlobum* Bunge 的干燥地上部分。

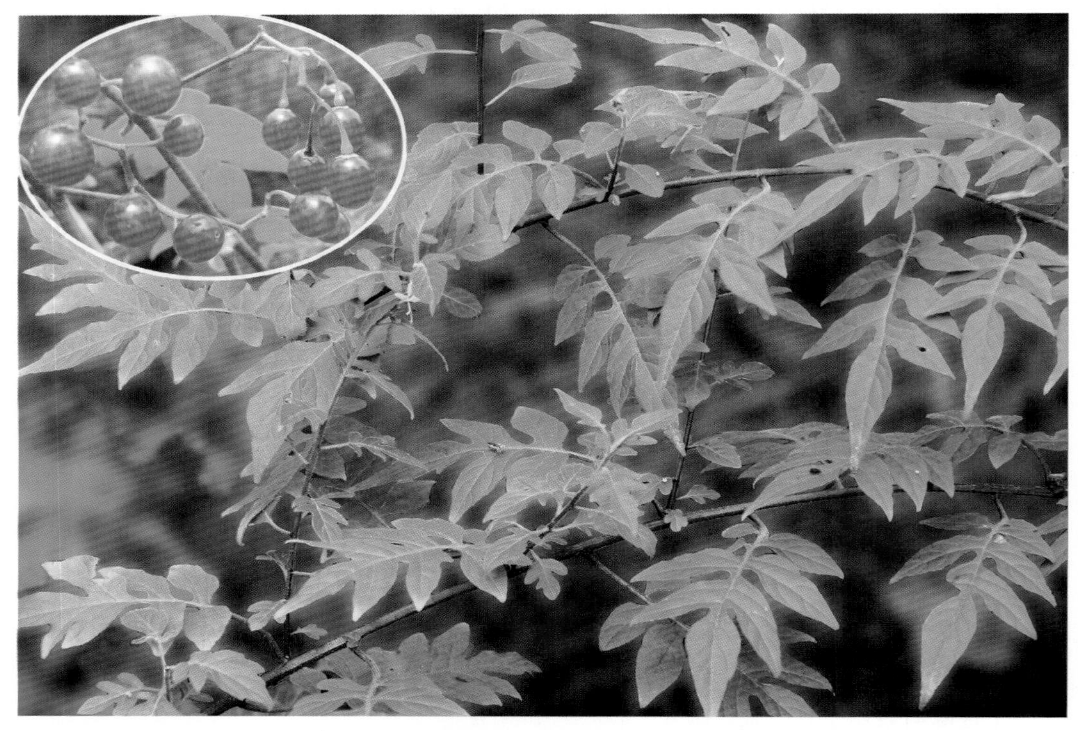

青杞（原植物）

【原植物】多年生直立草本，高约 50cm。茎具棱角，多分枝。叶互生；叶柄长 1~2cm；叶片卵形，长 3~7cm，宽 2~5cm，为不整齐的羽状分裂，裂片阔线形或披针形，先端渐尖，基部突窄，延为叶柄。二歧聚伞花序，顶生或腋外生；总花梗长约 1~2.5cm；花梗长 5~8mm，基部具关节；萼小，杯状，5 裂，萼齿三角形；花冠青紫色，先端深 5 裂，裂片长圆形；雄蕊 5；子房卵形，2 室，柱头头状。浆果近球形，熟时红色；种子扁圆形。花期夏秋间，果熟期秋末冬初。

【生态分布】生于海拔 400~1000m 的山沟、田间或路旁。主要分布于涉城镇、河南店镇、辽城乡、固新镇等地。

【采收加工】夏、秋季采割，洗净，晒干。

【鉴别】药材　茎圆柱形，表面黄绿色至灰黄色，具明显的纵皱纹和点状突起皮孔，有柔毛。叶片多皱缩，完整展开为不整齐羽状分裂，裂片阔线形或披针形，先端渐尖。偶见果实暗绿色或暗红色，种子多数。气微，味微苦。

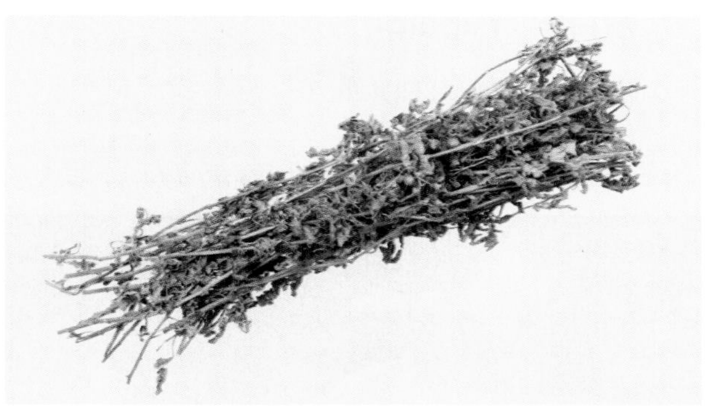

蜀羊泉（药材）

饮片　呈段状。茎段圆柱形，直径 2~6mm；表面黄绿色至灰黄色，具明显的纵皱纹和点状突起皮孔，并有柔毛，有的可见切断的分枝、互生的叶柄或与叶对生的花序痕；切面淡黄白色，有髓或中空。叶多皱缩、破碎或切断，完整互生叶展平后呈卵形，长 3~7cm，宽 2~5cm，为不整齐的羽状分裂。偶见暗绿色或暗红色的果实。种子多数。气微，味微苦。

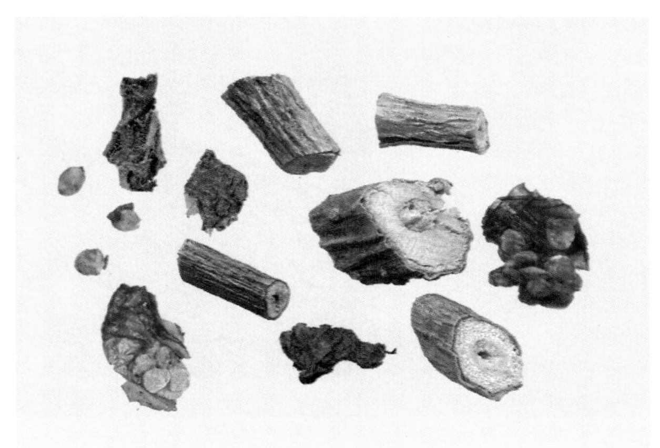

蜀羊泉（饮片）

【化学成分】含蜀羊泉碱、苦茄碱、澳洲茄碱等。

【药理作用】有抗炎、抗菌、抗肿瘤的作用。

【性味、归经与效用】苦，寒；有小毒。归肺，胃经。有清热解毒的功效。用于热毒疮肿，咽喉肿痛，皮肤痒疹。

【用法与用量】内服：煎汤，15~30g。外用：适量，捣敷；或煎水熏洗。

【临床应用】

1. 喉痹　鲜蜀羊泉 60g。水煎服，日服 1 剂。
2. 目昏　蜀羊泉果 6g。水煎服，日服 1 剂。
3. 痒风　鲜蜀羊泉 60g。煎水熏洗。
4. 黄疸　蜀羊泉 50g，捣汁和酒服，3~5 次之后，即可见效。
5. 漆疮　蜀羊泉适量。捣烂涂搽。

榆白皮 Yubaipi

CORTEX ULMI PUMILAE

【基源】为榆科植物榆 *Ulmus pumila* L. 的干燥树皮。

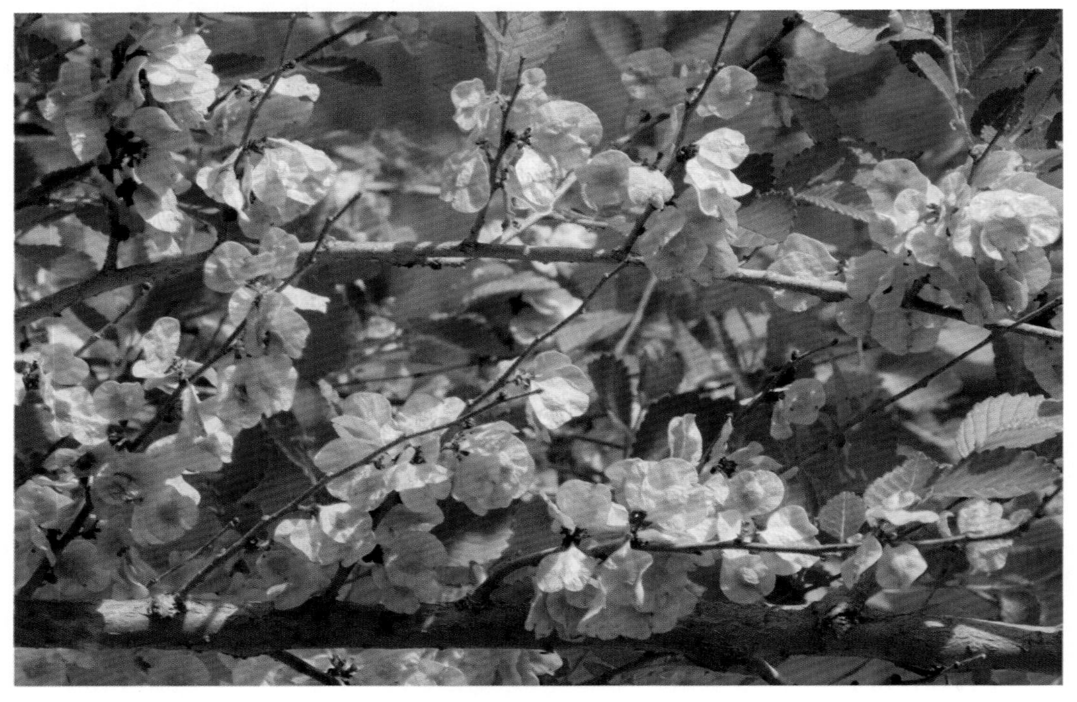

榆（原植物）

【原植物】落叶乔木，树干端直，高达 20m。树皮暗灰褐色，粗糙，有纵沟裂；小枝柔软，有毛，浅灰黄色。叶互生，纸质；叶柄长 2~10m，有毛；托叶早落；叶片倒卵形、椭圆状卵形或椭圆状披针形，长 2~8cm，宽 1.2~2.5cm，先端锐尖或渐尖，基部圆形或楔形，上面暗绿色，无毛，下面幼时有短毛，老时仅脉腋有毛，边缘具单锯齿；侧脉明显，9~18 对。花先叶开放，簇生成聚伞花序，生于去年枝的叶腋；花被钟形，4~5 裂；雄蕊与花被同数，花药紫色；子房扁平，1 室，花柱 2。翅果近圆形或倒卵形，长 1~1.5cm，宽 0.8~1.2cm，光滑，先端有缺口，种子位于翅果中央，

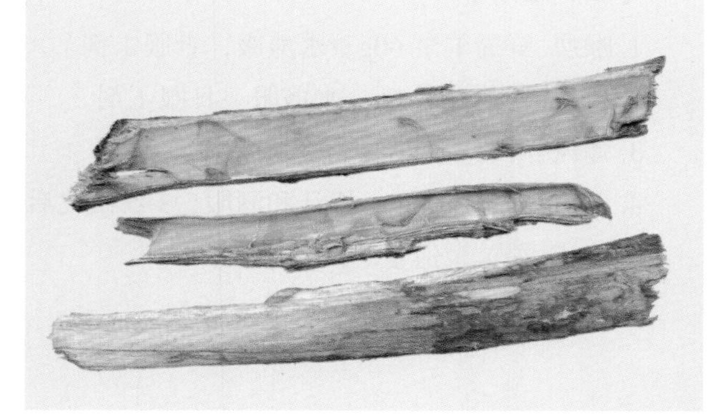

榆白皮（药材）

与缺口相接；果柄长约2mm。花期3~4月，果期4~6月。

【生态分布】 生于海拔1000m以下的河堤、田埂、路旁。县域内各地均有分布。

【采收加工】 春、秋季采收根皮；春季或8~9月间割下老枝条，立即剥取内皮晒干。

【鉴别】药材 呈板片状或浅槽状，长短不一，厚3~7mm。外表面浅黄白色或灰白色，较平坦，皮孔横生，嫩皮较明显，有不规则的纵向浅裂纹，偶有残存的灰褐色粗皮；内表面黄棕色，具细密的纵棱纹。质柔韧，纤维性。气微，味稍淡，有黏性。

饮片 呈方形或长方形块，长、宽1~1.5cm，厚0.8~2mm。切面黄白色，纤维性。外表面黄白色，可见浅红棕色栓皮残存；内表面浅黄色或灰黄色，具细纵皱纹。质柔韧。气微，味稍淡，有黏性。

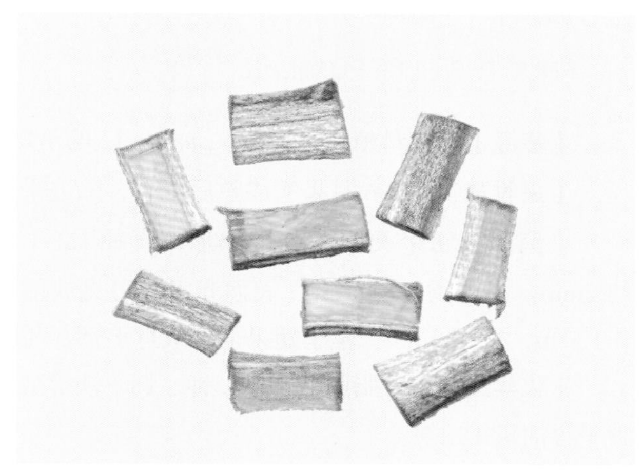

榆白皮（饮片）

【化学成分】 含β-谷甾醇、豆甾醇等多种甾醇类，及鞣质、树胶、脂肪油。

【药理作用】 抗菌　榆白皮制成的药粉50mg/ml对甲、乙型链球菌有抑制作用，100mg/ml对白色葡萄球菌、绿脓杆菌、伤寒杆菌有抑制作用，200mg/ml对大肠杆菌、结核杆菌有抑制作用。

【性味、归经与效用】 甘，微寒。归肺、脾、膀胱经。有利水通淋，祛痰，消肿解毒的功效。用于水肿，小便不利，淋浊，带下，咳嗽痰多，失眠，内外出血，难产胎死不下，痈疽，瘰疬，秃疮，疥癣。

【用法与用量】 内服：煎汤，9~15g；或研末。外用：适量，煎水洗；或捣敷；或研末调敷。

【临床应用】

1. 淋证　榆白皮15g，冬葵子10g，白茅根30g，甘草6g。水煎服，日服1剂。
2. 不寐　榆白皮15g。水煎服，日服1剂。
3. 咳嗽　榆白皮15g，紫菀10g。水煎服，日服1剂。
4. 带下　榆白皮、山药、党参各15g，白果8个，升麻、柴胡各6g。水煎服，日服1剂。
5. 痈肿　榆白皮，研末，鸡蛋清调涂患处。
6. 白秃疮　榆白皮捣末，醋和涂患处。

附：

榆荚仁 Yujiaren

FRUCTUS ULMI PUMILAE

【基源】为榆科植物榆 *Ulmus pumila* L. 的干燥成熟果实或种子。

【采收加工】4~6 月果实成熟后采收，除去果翅，晒干。

【鉴别】翅果类圆形或倒卵形，直径 1.2~1.5cm；先端有缺口，基部有短柄，长约 2mm。果翅类圆形而薄，表面光滑，可见放射状脉纹。种子长椭圆形或卵圆形，长 1~1.5cm，直径 5mm，位于翅果上部或近上部，与缺口的底缘密接。

【化学成分】含脂肪酸和钠、钾、钙、铁等微量元素，另含核黄素，硫胺素等成分。种子含油量 18.1%。

【性味、归经与效用】甘，微辛。归肺、脾、心经。有健脾安神，止咳化痰，清热利水，消肿杀虫的功效。用于失眠，食欲不振，带下，小便不利，水肿，小儿疳热羸瘦，烫火伤，疮癣。

【用法与用量】内服：煎汤，10~15g。外用：适量，研末调敷。

【临床应用】

1. 不寐　榆荚仁 60g，远志 10g。水煎服，日服 1 剂。

2. 带下　①榆荚仁和白面蒸发糕吃。②榆荚仁 15~30g。水煎服，日服 1 剂。

3. 淋证　榆荚仁 60g，白茅根 30g。水煎服，日服 1 剂。

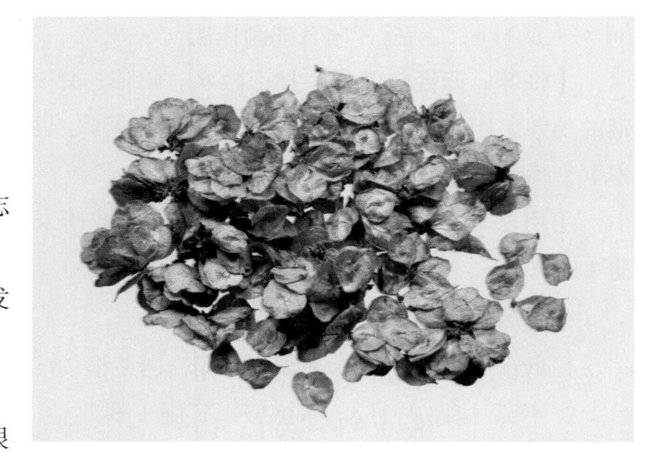

榆荚仁（饮片）

照山白 Zhaoshanbai

RAMULUS ET FOLIUM RHODODENDRI MICRANTHI

【基源】为杜鹃花科植物小花杜鹃*Rhododendron micranthum* Turcz. 的干燥枝叶或带叶枝梢。

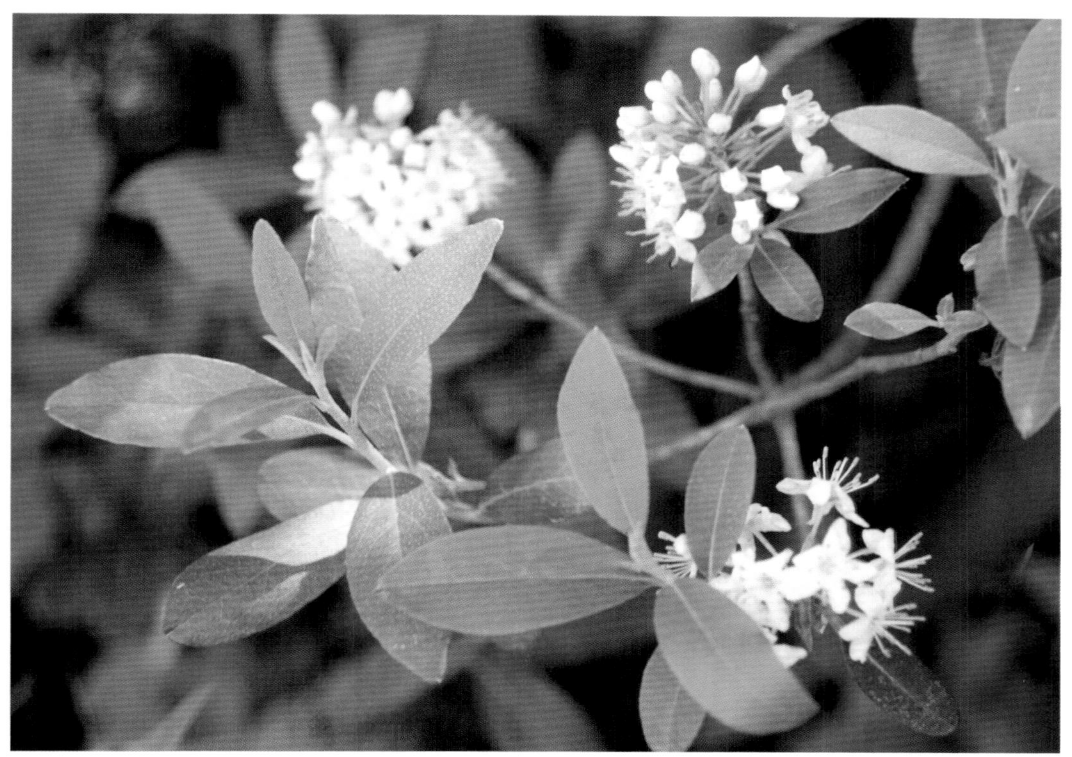

小花杜鹃（原植物）

【原植物】半常绿灌木，高1~2m。小枝细瘦，黄褐色，疏生鳞片及柔毛，老枝灰色，纵裂。单叶互生；叶柄长3~7mm；叶片革质，椭圆状披针形或狭卵形，长3~6cm，宽8~15mm，先端钝或稍尖，基部渐狭呈楔形，边缘略反卷，有疏浅齿或不明显的细齿，表面绿色，光滑，背面淡绿色，密生褐色鳞片。花密集成总状花序顶生；花小，乳

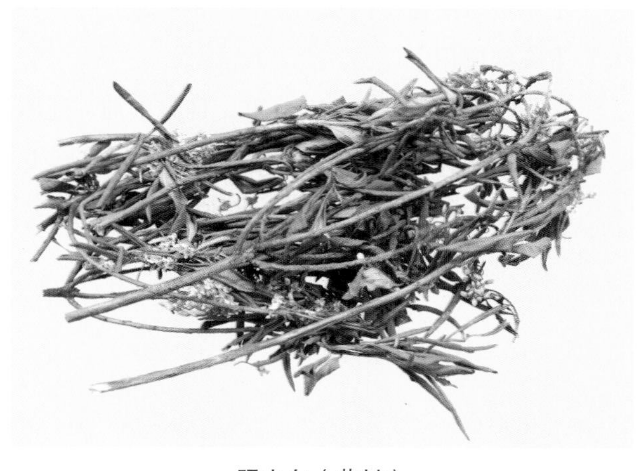

照山白（药材）

白色；花萼5深裂，裂片狭三角形至披针形，有睫毛；花冠钟形，长6~8mm，5裂，裂片卵形，外侧有鳞片；雄蕊10枚，伸出花冠外；雌蕊1，子房5室，有鳞片，花柱短于雄蕊。蒴果圆柱形，长4~8mm，褐色，成熟时5裂，花柱宿存。花期5~7月，果期7~9月。

【生态分布】生于海拔600~1500m的山坡、山谷林下或灌丛中。主要分布于神头乡、辽城乡等地。

【采收加工】夏、秋季采收，鲜用或晒干。

【鉴别】叶多反卷，有的破碎，完整叶片展平后呈长椭圆形或倒披针形，长2~5cm，宽0.6~1.5cm，全缘；上面灰绿色或棕褐色，有白色腺鳞，下表面淡黄绿色，密被淡棕色腺鳞；叶柄长2~5mm；革质。枝梢圆柱形，柄端有短总状花序，外被多数淡棕色卵状苞片。气芳香，味微苦、微辛。

【化学成分】含挥发油，酚酸类成分：对-羟基苯甲酸、原儿茶酸、香草酸和丁香酸及槲皮素、棉花皮素、山柰酚、金丝桃苷、紫云英苷等。

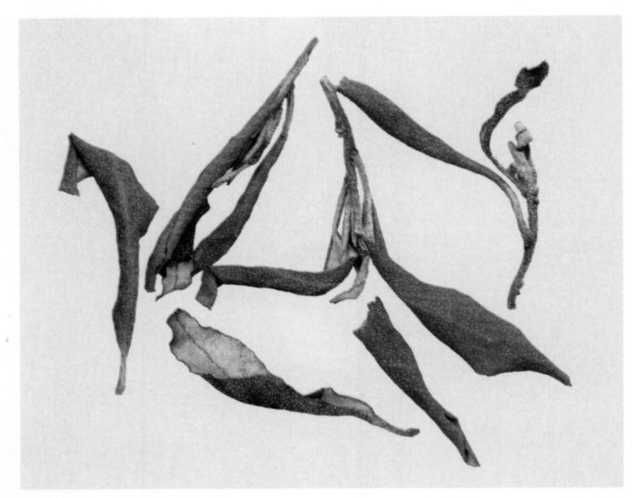

照山白（饮片）

【药理作用】

1. 有减慢心率和降低血压、祛痰、镇咳的作用。

2. 毒性　小鼠灌服煎剂的LD_{50}为85.5g/kg。

【性味、归经与效用】苦、辛，温；有毒。归心、肺、大肠经。有止咳化痰，祛风通络，调经止痛的功效。用于咳喘痰多，风湿痹痛，腰痛，月经不调，痛经，骨折。

【用法与用量】内服：煎汤，3~4.5g。外用：适量，捣敷。

【临床应用】

1. 痛经　照山白3g。水煎服，日服1剂，连服15天。

2. 产后身痛　照山白3~4.5g。水煎服，日服1剂，连服20天。

3. 痈肿，骨折　照山白花、叶适量，捣烂敷患处。

碧桃干 Bitaogan

FRUCTUS PERSICAE LMMATURUS

【基源】为蔷薇科植物桃*Prunus persica*（L.）Batsch或山桃*Prunus davidiana*（Carr.）Franch. 尚未核化的干燥幼果。

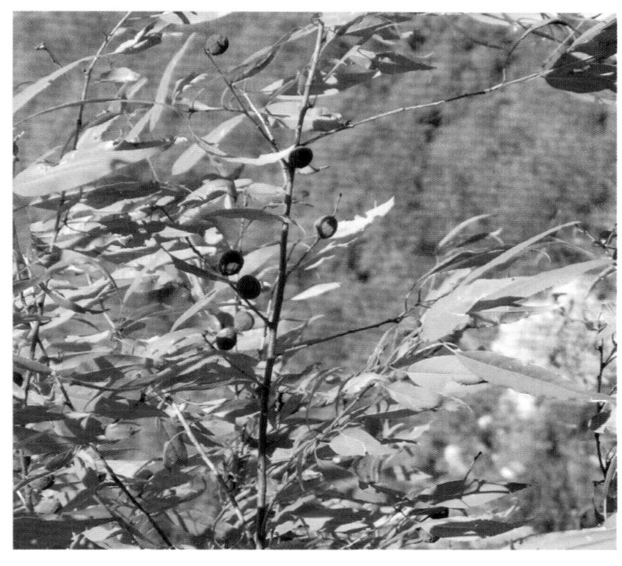

山桃（原植物）

【原植物】详见“桃仁”项下。

【生态分布】详见“桃仁”项下。

【采收加工】春季取其未成熟而落于地上的果实，干燥。

【鉴别】呈扁卵形或卵圆形，长1.8~3cm，直径1.5~2cm。先端渐尖，鸟喙状；表面黄绿色或棕黄色，具网状皱缩的纹理，密被黄白色茸毛，基部不对称。质坚硬，破开，断开面内果皮厚而硬化或较薄未硬化，内含未成熟种子1枚。气微，味微酸涩。

【化学成分】含有机酸、酚性成分等。

【性味、归经与效用】酸、苦，平。归肺、肝经。有敛汗涩精，活血止血，止痛的功效。用于盗汗，遗精，心腹痛，吐血，妊娠下血。

【用法与用量】内服：煎汤，6~9g；或入丸、散。外用：适量，研末调敷；或烧烟熏。

【临床应用】

1. 盗汗　碧桃干、浮小麦各30g，桑叶10g。水煎服，日服1剂。

2. 胎漏　碧桃干（烧灰存性）、地榆各等分，研末。每服6g，空心开水调下。

3. 暴喑　碧桃干7个（烧灰存性），研末，大枣30g。煎水冲服。

4. 中风　碧桃干60~90g，桔梗15~18g，丹参30g。水煎，冲黄酒，早晚饭前各服1次。

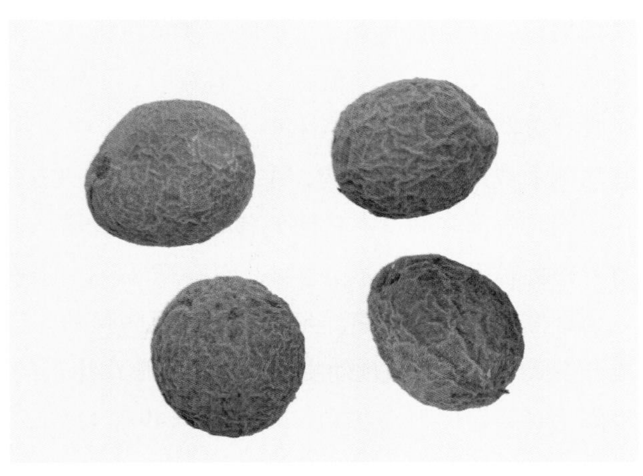

碧桃干（饮片）

蝉 蜕 Chantui

PERIOSTRACUM CICADAE

【基源】为蝉科昆虫黑蚱 *Cryptotympana pustulata* Fabricius 的若虫羽化时脱落的皮壳。

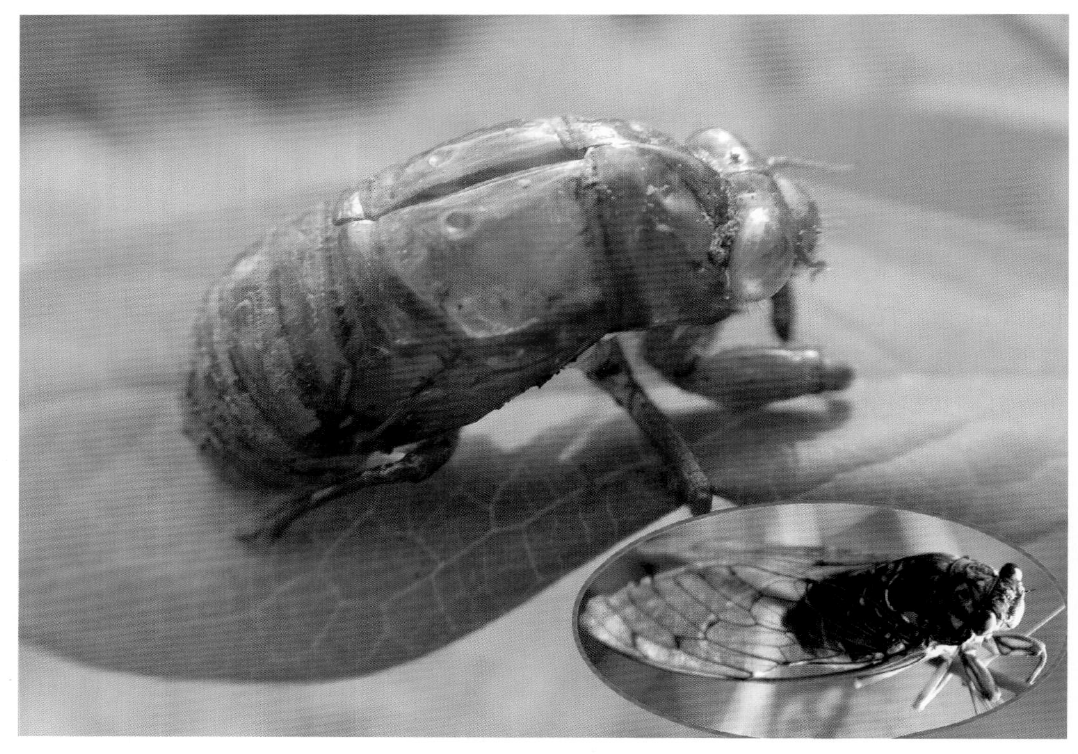

黑 蚱（原动物）

【原动物】黑蚱形体长约 4.0~4.8cm，色黑而有光泽，头部横宽，复眼一对，形大淡黄褐色，两复眼间有三个单眼，淡黄色排成三角形，头部具触角一对，短小且细，刚毛状，口器发达，唇基梳状，上唇宽短，下唇延长成管状，长可达到第 3 对足的基部，刺吸式口器吸食植物营养汁液。前胸较小，中胸背板发达，中央具“W”字形的浅色斑，其两侧形成两个狭长的沟，中胸背板后缘中央有一“X”形隆起，淡褐色；后胸狭小，在后胸与腹部之间，左右两侧各有一个发音器，末端圆，呈舌状延伸，达腹部第三、四节。翅比较发达，2 对，透明，膜质黑褐色，前翅基部 1/2 处具烟褐色斑，后翅基部 1/3 处为烟黑色，翅脉明显。足 3 对，胸足颇强劲，特别是前足，股节膨大而下方具刺，形成开掘式足，从而显现幼虫期在地下土壤内生活的历史。足中胫节和跗节两端为黑褐色，中间为黄褐色，跗节黑色。蝉的腹部共有 11 节，通常前 8 腹节为正常腹节，后 3 节形成雄性或雌性外生殖器及其附属器，雌虫形体与雄虫相似，但稍短，无鸣器，腹盖不发达，产卵器显著。

黑蚱多生于盛夏，雄者交尾后即死去，雌虫 7~8 月间产卵于嫩枝的木质部内，产卵 6~8 粒，翌年 6 月中旬孵化，孵化后幼虫以植物的地下部分的汁液为食，蛰居于根际向阳干燥的土壤中。一般雨后幼虫出土率较高，蝉的幼虫羽化为若虫时所脱下的皮壳即为蝉蜕。

【生态分布】栖于杨、柳、榆、槐、枫杨等树上。全县各地均有分布。

【采收加工】夏、秋二季收集，除去泥沙，晒干。

【鉴别】略呈椭圆形而弯曲，长约 3.5cm，宽约 2cm。表面黄棕色，半透明，有光泽。头部有丝状触角 1 对，多已断落，复眼突出。额部先端突出，口吻发达，上唇宽短，下唇伸长成管状。胸部背面呈十字形裂开，裂口向内卷曲，脊背两旁具小翅 2 对；腹面有足 3 对，被黄棕色细毛。腹部钝圆，共 9 节。体轻，中空，易碎。气微，味淡。

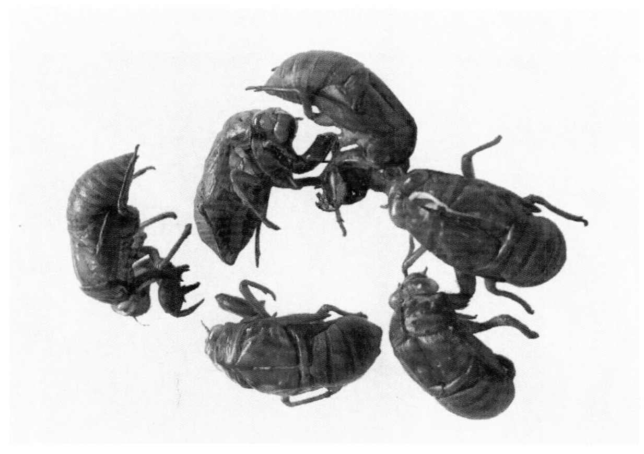

蝉蜕（饮片）

【化学成分】含甲壳脂、壳聚糖和蛋白质、氨基酸、酚类化合物与钙、铝、磷、镁等 19 种微量元素。

【药理作用】

1. 有解热、镇静、抗惊厥、抗过敏、免疫抑制、镇痛、抗肿瘤的作用。

2. 毒性 小鼠腹腔注射醇提取液（0.16g 生药 /ml）的 LD_{50} 为 809 ± 41.8mg/kg。

【性味、归经与效用】甘，寒。归肺、肝经。有疏散风热，利咽，透疹，明目退翳，解痉的功效。用于风热感冒，咽痛音哑，麻疹不透，风疹瘙痒，目赤翳障，惊风抽搐，破伤风。

【用法与用量】内服：煎汤，3~6g。

【临床应用】

1. 感冒　金银花 20g，连翘 15g，牛蒡子、蝉蜕、前胡各 10g，薄荷、甘草各 6g。水煎服，日服 1 剂。

2. 口僻 蝉蜕、寒食面各等分，研细末，以酽醋调为糊。如患左侧，右边涂之；右斜，左边涂之。候口正，急以水洗却药。

3. 暴喑 蝉蜕、牛蒡子、桔梗、木蝴蝶各 10g，甘草 6g。水煎服，日服 1 剂。

4. 痒风 蝉蜕、白鲜皮、防风各 10g，薄荷 6g。水煎服，日服 1 剂。

5. 咳嗽，喉痹 蝉蜕、桔梗各 10g。水煎服，日服 1 剂。

6. 眩晕 蝉蜕 60g，微炒 捣细罗为散。每服不计时候，以温酒调下 3g。

7. 破伤风 蝉蜕适量，为细末，掺在疮口上，毒气自散。

辣 椒 Lajiao

FRUCTUS CAPSICI

【基源】为茄科植物辣椒*Capsicum annuum* L. 或其栽培变种的干燥成熟果实。

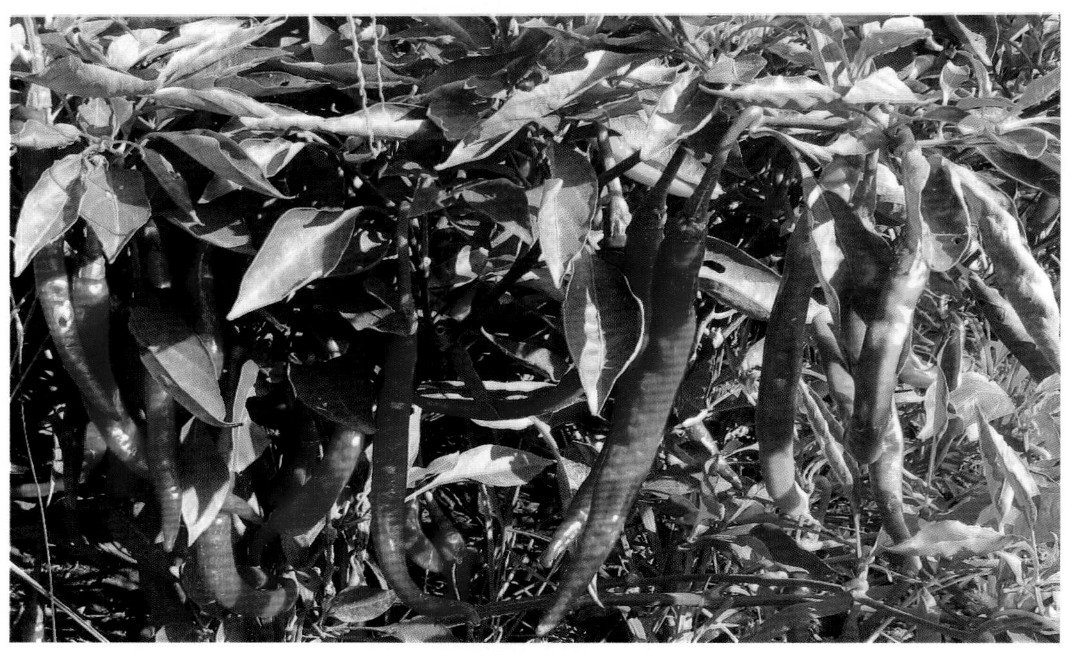

辣椒（原植物）

【原植物】一年生或有限多年生草本，高 40~80cm。单叶互生，枝顶端节不伸长而成双生或簇生状；叶片长圆状卵形、卵形或卵状披针形，长 4~13cm，宽 1.5~4cm，全缘，先端尖，基部渐狭。花单生，俯垂；花萼杯状，不显著 5 齿；花冠白色，裂片卵形；雄蕊 5；雌蕊 1，子房上位，2 室，少数 3 室，花柱线状。

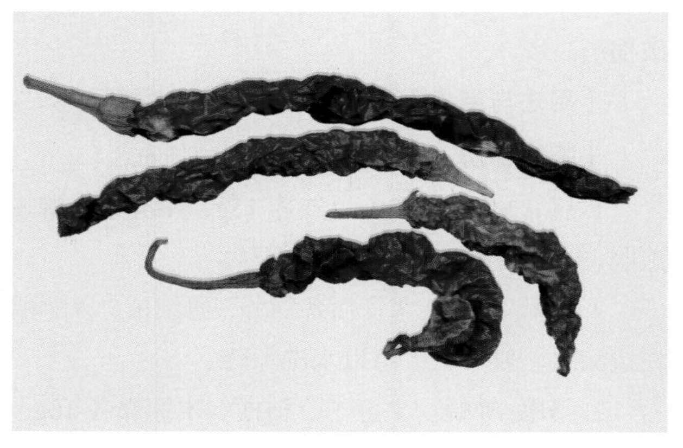

辣椒（药材）

浆果长指状，先端渐尖且常弯曲，未成熟时绿色，成熟后呈红色、橙色或紫红色，味辣。种子多数，扁肾形，淡黄色。花、果期 5~11 月。

【生态分布】生于田间、路旁、庭院。县域内各地均有栽培。

【采收加工】夏、秋二季果皮变红色时采收，除去枝梗，晒干。

【鉴别】呈圆锥形、类圆锥形，略弯曲。表面橙红色、红色或深红色，光滑或较皱缩，显油性，基部微圆，常有绿棕色、具 5 裂齿的宿萼及果柄。果肉薄。质较脆，横切面可见中轴胎座，有菲薄的隔膜将果实分为 2~3 室，内含多数种子。气特异，味辛、辣。

【化学成分】含辣椒碱类成分，主要有辣椒碱、二氢辣椒碱、去甲双氢辣椒碱、高辣椒碱、高二氢辣椒碱、壬酰香草胺、辛酰香草酰胺；还含 β-胡萝卜素、隐黄质、玉米黄质、辣椒红素、辣椒玉红素、堇黄质、茄碱、茄啶及柠檬酸、酒石酸、苹果酸等。

【药理作用】有抗菌、杀虫、促进食欲、改善消化和促进局部血液循环、抑制脂质过氧化的作用。

【性味、归经和效用】辛，热。归心、脾经。有温中散寒，开胃消食的功效。用于寒滞腹痛，呕吐，泻痢，冻疮。

【用法与用量】内服：煎汤，0.9~2.4g。外用：适量。

【临床应用】

1. 痹证　辣椒 20 个，花椒 30g。先将花椒煎水，煮沸后放入辣椒煮软，取出撕开，贴患处，再用水热敷。

2. 冻疮　剥辣椒皮，贴上即愈。

3. 痢疾　辣椒 1 个，为丸，清晨热豆腐皮裹，吞下。

4. 毒蛇咬伤　辣椒生嚼 11~12 个，即消肿定痛，伤处起小泡，出黄水而愈。食此味反甘而不辣。或嚼烂敷伤口，亦消肿定痛。

漏 芦 Loulu

RADIX RHAPONTICI

【基源】为菊科植物祁州漏芦*Rhaponticum uniflorum*（L.）DC. 的干燥根。

【原植物】多年生草本，全体密被白色绵毛。根肉质，圆锥形，直径1~2.5cm，根端具数芽，或具根生叶的残基而密被白色茸毛。茎单一，直立。叶互生，叶柄长；叶片羽状深裂，裂片6~8对，长椭圆形至披针形，边缘通常有不规则的浅裂，两面均有白色茸毛；茎上部叶稀少。头状花序单生茎顶，直径约5cm，总苞片宽钟状，多层，具干膜质附片，最内层附片披针形，外层附片卵形至宽倒卵形，常掌状分裂；花全部为管状花，淡紫色，长约2.5cm，花冠管细长，先端5裂，裂片线形；雄蕊5，聚药；花柱上部稍肥厚，先端二浅裂。瘦果倒卵形4棱，冠毛多列，不等长，淡褐色而有光泽。花期5~7月，果期6~8月。

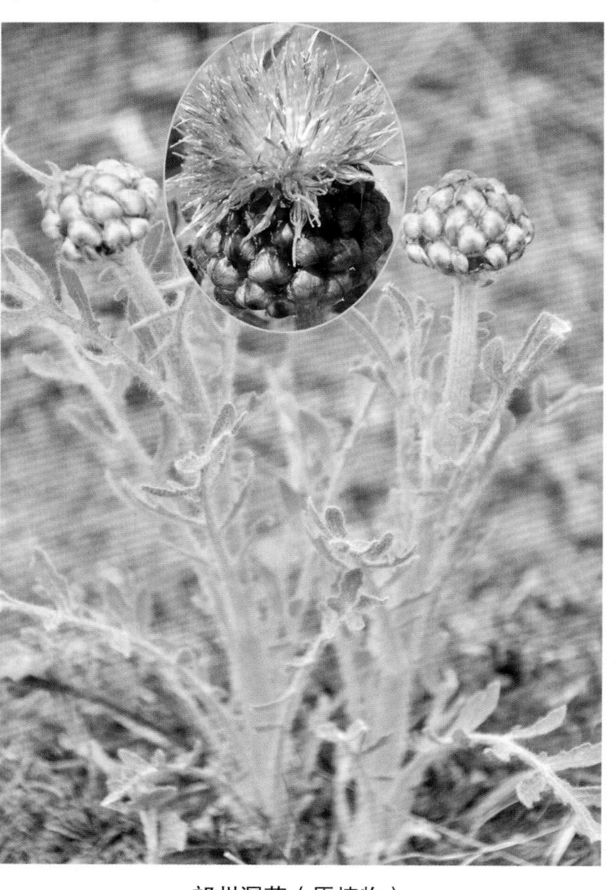

祁州漏芦（原植物）

【生态分布】生于海拔400m以上的山坡丘陵地、松林下。县域内各地均有分布。主要分布于辽城乡、偏城镇、索堡镇、更乐镇、木井乡等地。

【采收加工】春、秋二季采挖，除去须根和泥沙，晒干。

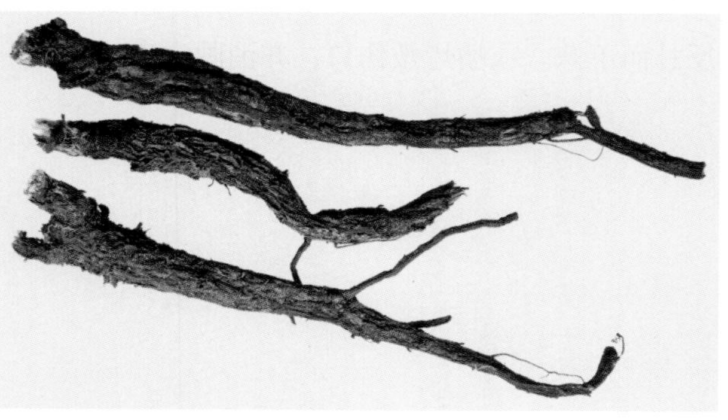

漏芦（药材）

【鉴别】药材 呈圆锥形或扁

片块状，多扭曲，长短不一。直径 1~2.5cm。表面暗棕色、灰褐色或黑褐色，粗糙，具纵沟及菱形的网状裂隙。外层易剥落，根头部膨大，有残茎及鳞片状叶基，顶端有灰白色绒毛。体轻，质脆，易折断，断面不整齐，灰黄色，有裂隙，中心有的呈星星状裂隙，灰黑色或棕黑色。气特异，味微苦。

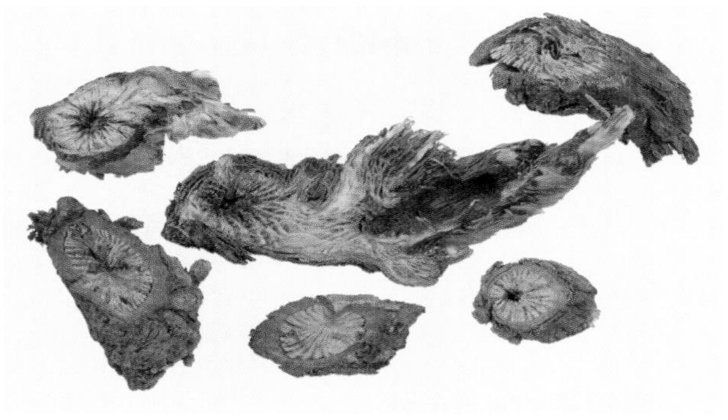

漏芦（饮片）

饮片 呈类圆形或不规则的厚片。外表皮暗棕色至黑褐色，粗糙，有网状裂纹。切面黄白色至灰黄色，有放射状裂隙。气特异，味微苦。

【化学成分】 含蜕皮甾酮类化合物、挥发油及一些脂溶性成分。从中分得漏芦甾酮、蜕皮甾酮、土克甾酮、牛蒡子醛、牛蒡子醇-b、棕榈酸、β-谷甾醇、硬脂酸乙酯。挥发油中含反式石竹烯和 α-香柠檬烯等 19 种成分。

【药理作用】

1. 有抗菌、抗衰老、提高免疫功能、抗动脉粥样硬化的作用。

2. 毒性　给小鼠灌服漏芦 25g/kg，7 日内未见死亡，LD_{50}>25g/kg。蜕皮甾酮雄性小鼠腹腔给药 LD_{50} 为 6.48g/kg。

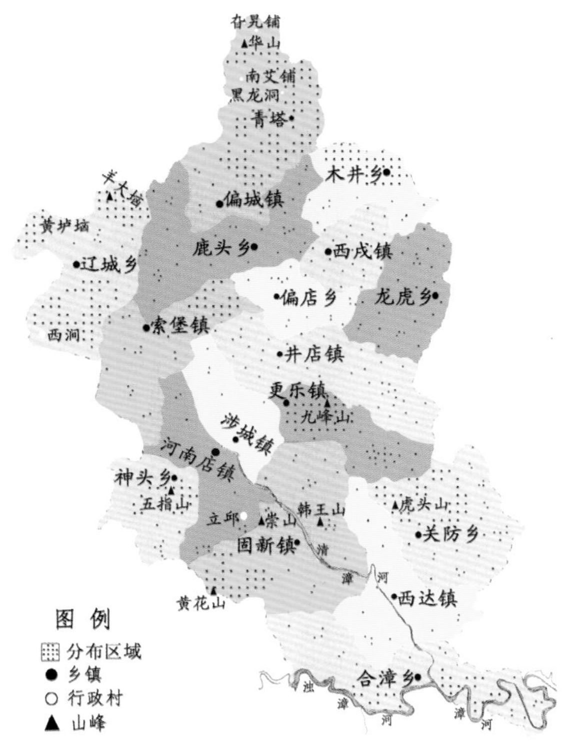

漏芦资源分布图

【性味、归经与效用】 苦，寒。归胃经。有清热解毒，消痈，下乳，舒筋通脉的功效。用于乳痈肿痛，痈疽发背，瘰疬疮毒，乳汁不通，湿痹拘挛。

【用法与用量】 内服：煎汤，5~9g。

【临床应用】

1. 乳痈　漏芦、蒲公英、金银花各15g，土贝母9g，甘草6g。水煎服，日服1剂。

2. 缺乳　漏芦、王不留行各15g，路路通12g，通草6g。水煎服，日服1剂。

3. 痈肿　漏芦15g，连翘9g，黄柏12g，大黄、甘草各3g。水煎服，日服1剂。

4. 痄腮　漏芦4.5g，板蓝根3g，牛蒡子1.2g，甘草1.5g。水煎服，日服1剂。

5. 瘰疬　漏芦、蒲公英、紫花地丁各15g，浙贝母、牡蛎各30g，玄参10g，甘草6g。水煎服，日服1剂。

漆树子 Qishuzi

SEMEN TOXICODENDRON

【基源】为漆树科植物漆树*Toxicodendron vernicifluum*（Stokes）F.A.Barkl. 的干燥成熟种子。

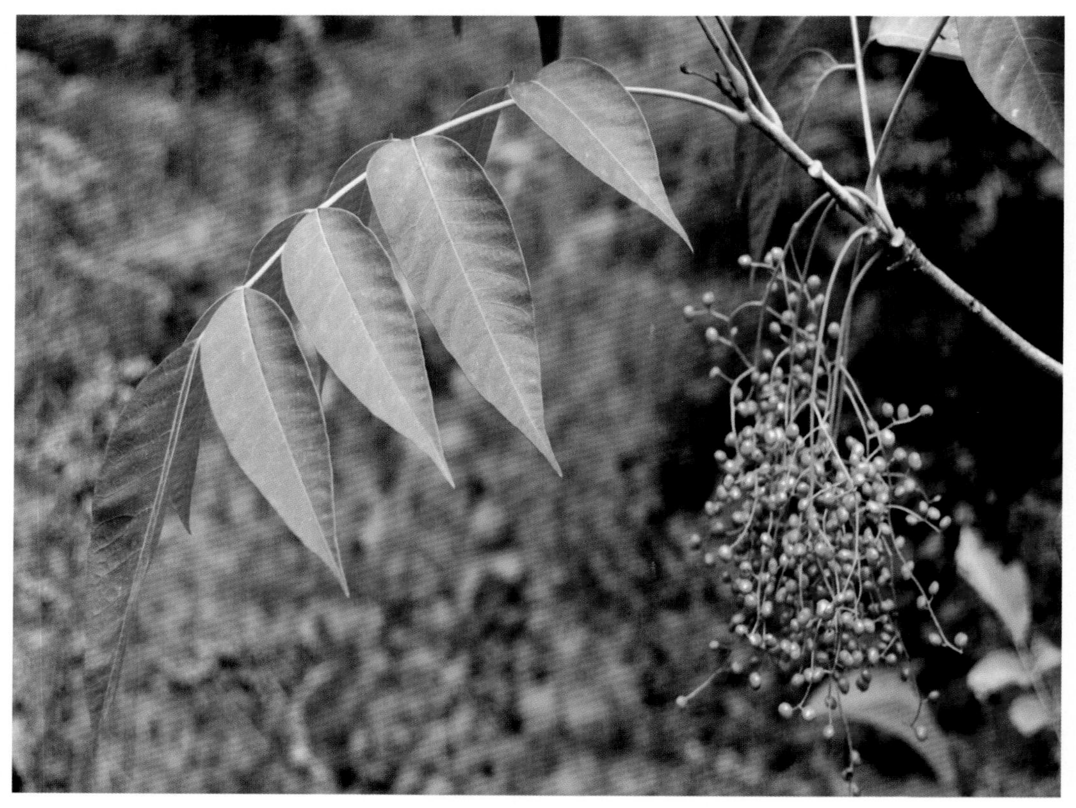

漆树（原植物）

【原植物】落叶乔木，高达20m。树皮灰白色，粗糙，呈不规则纵裂，小枝粗壮，被棕色柔毛；冬芽生枝顶，大而显著，被棕黄色绒毛。奇数羽状复叶螺旋状，互生，长22~75cm；叶柄长7~14cm，被微柔毛，近基部膨大，半圆形，上面平；小叶4~6对，小叶柄长4~7mm，卵形、卵状椭圆形或长圆形，长6~13cm，宽3~6cm，先端渐尖或急尖，基部偏斜，圆形或阔楔形，全缘，上面无毛或中脉被微毛，下面初有细毛，老时沿脉密被淡褐色柔毛；侧脉10~15对，两面略凸，膜质至薄纸质。圆锥花序长15~30cm，被灰黄色微柔毛；花杂性或雌雄异株，花黄绿色；雄花花萼5，卵形，长约0.8mm；花瓣5，长圆形，开花外卷；雄蕊5，长约2.5mm，着生于花盘边缘，花丝线形，花药长圆形；雌花较雄蕊小，子房球形，1室，径约1.5mm，花柱3。果序稍下垂，核果肾形或椭圆形，不偏斜，略压扁，长5~6mm，宽7~8mm，外果皮黄色，无毛，具光泽，成熟后不裂，中果皮蜡质，具树脂条纹，果核棕色，与果同形，长约3mm，宽约5mm，坚硬。花期5~6月，果期7~10月。

【生态分布】生于海拔400m以上的向阳山坡林内。主要分布于偏城镇、辽城乡等地。

【采收加工】9~10月果实成熟时，采摘种子，除去果梗，晒干。

【鉴别】呈肾形或椭圆形，略扁，长5~6mm，宽7~8mm。表面棕黄色至浅棕色，具光泽。质硬。断面中果皮蜡质，具树脂条纹。种子1枚，种仁淡黄色至淡黄棕色。气微，味淡。

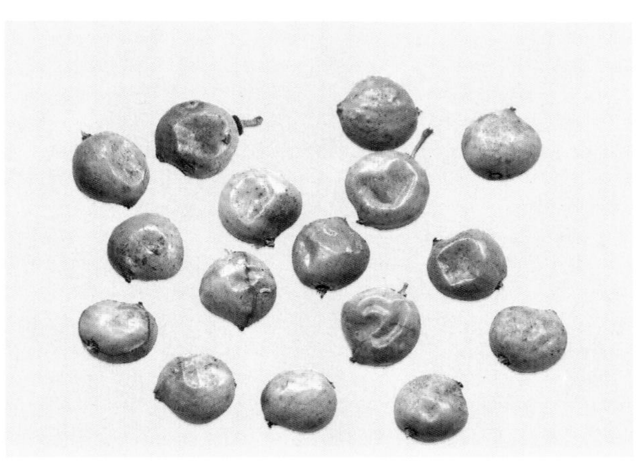

漆树子（饮片）

【化学成分】含脂肪约20%，主要是棕榈酸、油酸、二十烷二甲酸等的甘油酯。

【性味、归经与效用】辛，温，有毒；归肝、脾经。有活血止血，温经止痛的功效。用于出血夹瘀的便血，尿血，崩漏及瘀滞腹痛，闭经。

【用法与用量】内服：煎汤，6~9g；或入丸、散。

【临床应用】

吐泻腹痛 漆树子、八角莲、九盏灯各6g，女儿红9ml。共研末，每次9g，开水冲服。

酸枣仁 Suanzaoren

SEMEN ZIZIPHI SPINOSAE

【基源】为鼠李科植物酸枣 *Ziziphus jujuba* Mill.var.*spinosa*（Bunge） Hu ex H.F.Chou 的干燥成熟种子。

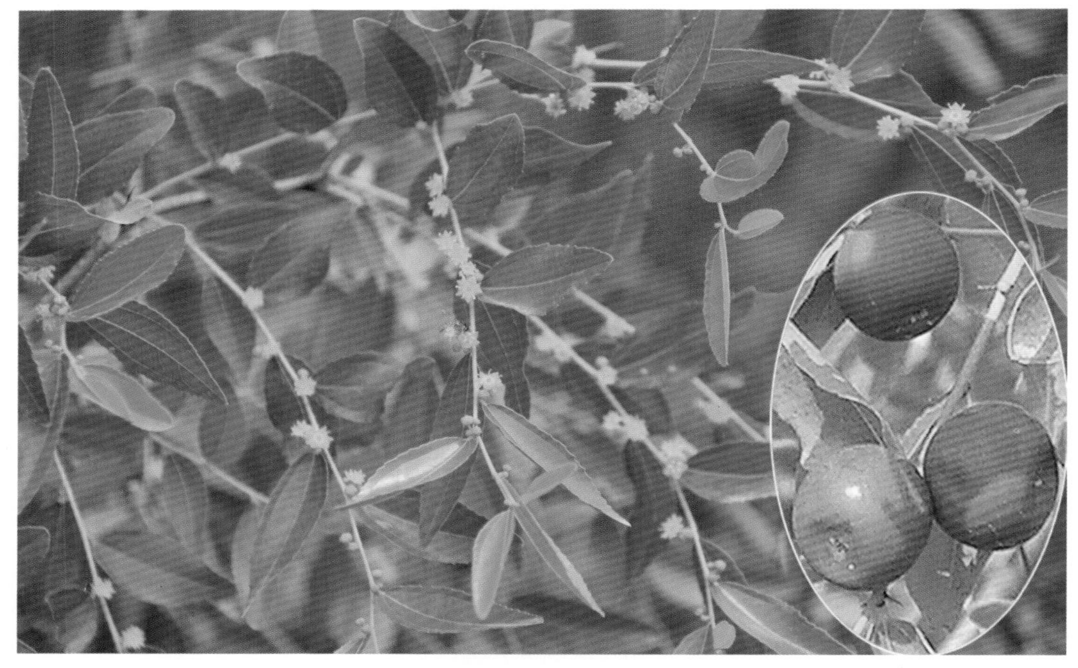

酸枣（原植物）

【原植物】落叶灌木，稀为小乔木，高 1~3m。老枝灰褐色，幼枝绿色；于分枝基部处具刺 1 对，一枚针形直立，长达 3cm 余，另一枚向下弯曲，长约 0.8cm。单叶互生；叶柄极短；托叶针状；叶片长圆状卵形至卵状披针形，长 2~4.5cm，宽 0.8~2cm，先端钝，基部圆形，稍偏斜，边缘具细锯齿，两面光滑无毛，下面有 3 条明显的纵脉。花小，2~3 朵簇生于叶腋；花柄极短；花萼 5 裂，裂片卵状三角形；花瓣 5，黄绿色，与萼片互生；雄蕊 5，与花瓣对生，比花瓣稍长；花盘明显，10 浅裂；子房椭圆形，埋于花盘中，花柱 2 裂。核果肉质，近球形，直径 0.8~1.3cm，成熟时暗红褐色。果皮薄，有酸味。花期 6~7 月，果期 9~10 月。

【生态分布】生于海拔 200~1500m 的向阳或干燥的山坡、路旁及荒地。县域内各地均有大量分布。主要分布于关防乡、辽城乡、索堡镇、偏城镇等地。

【采收加工】秋末冬初采收成熟果实，除去果肉和核壳，收集种子，晒干。

【鉴别】呈扁圆形或扁椭圆形，长 5~9mm，宽 5~7mm，厚约 3mm。表面紫红色或紫褐色，平滑有光泽，有的有裂纹。有的两面均呈圆隆状突起；有的一面较平坦，中间或有 1 条隆起的纵线纹；另一面稍突起。一端凹陷，可见线形种脐；另一端有细小突起的合点。种皮较脆，胚乳白色，子叶 2，浅黄色，富油性。气微，味淡。

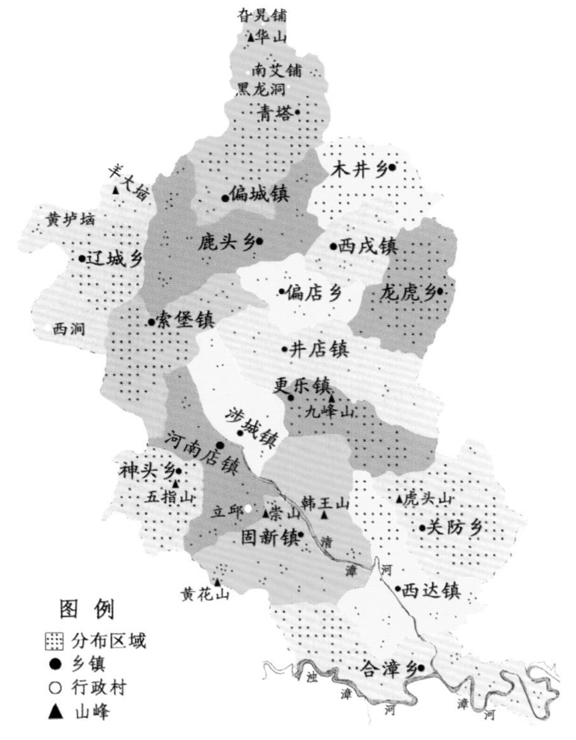

酸枣仁资源分布图

【化学成分】含酸枣仁皂苷 A、B，酸枣仁碱 A、E，荷叶碱、酸枣仁黄酮、阿魏酸；苏氨酸、缬氨酸、蛋氨酸等 17 种氨基酸及维生素 E、核黄素、胡萝卜素，钾、钠、钙、铁、磷、锌、硒等元素。

【药理作用】

1. 有镇静催眠、抗惊厥、镇痛、降温、强心、降压、抗缺氧、增强免疫、降血脂、抗动脉硬化的作用。

2. 毒性　小鼠腹腔注射酸枣仁煎剂的 LD_{50} 为 14.3 ± 2.0g/kg。

【性味、归经与效用】甘、酸，平。归肝、胆、心经。有养心补肝，宁心安神，敛汗，生津的功效。用于虚烦不眠，惊悸多梦，体虚多汗，津伤口渴。

【用法与用量】内服：煎汤，10~15g。

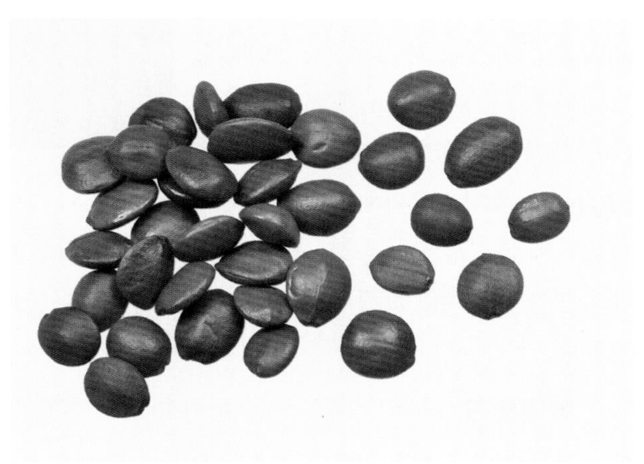
酸枣仁（饮片）

【临床应用】

1. 不寐　酸枣仁 30g，知母 10g，茯神 15g，川芎、甘草各 6g。水煎服，日服 1 剂。

2. 心悸，怔忡　酸枣仁 15g，茯神、人参、柏子仁、远志、甘草各 10g，五味子 6g，龙齿、珍珠母各 30g。水煎服，日服 1 剂。

3. 自汗，盗汗　酸枣仁 30g，桑叶 10g，黄芪 15g。水煎服，日服 1 剂。

豨莶草 Xixiancao

HERBA SIEGESBECKIAE

【基源】为菊科植物豨莶*Siegesbeckia orientalis* L.、腺梗豨莶*Siegesbeckia pubescens* Makino和毛梗豨莶*Siegesbeckia glabrescens* Makino的干燥地上部分。

【原植物】豨莶 一年生草本。高30~100cm。茎直立，上部常分枝成二歧状，分枝被灰白色短柔毛。叶对生，基部叶于花期枯萎；中部叶三角状卵形或卵状披针形，长4~10cm，宽1.8~6.5cm，先端渐尖，基部阔楔形，下延成具翼的柄，边缘具不规则浅裂或粗齿，上面绿色，下面淡绿色，具腺点，两面被毛，三出基脉；上部叶渐小，卵状长圆形，边缘浅波状或全缘。头状花序多数，集成顶生的圆锥花序；花梗长1.5~4cm，密生短柔毛；总苞阔钟形，总苞片2层，背面被紫褐色的腺毛；外层苞片5~6层，线状匙形或匙形，长8~11mm，宽约1.2mm；内层苞片卵状长圆形或卵圆形，长约5mm，宽1.5~2.2mm；花杂性，黄色，雌花舌片先端3裂，中央花为管状，两性，先端5齿裂，雄蕊5，聚药；子房下位，柱头2裂。瘦果倒卵圆形，有4棱，顶端有灰褐色环状突起，长3~3.5mm。花期4~9月，果期6~11月。

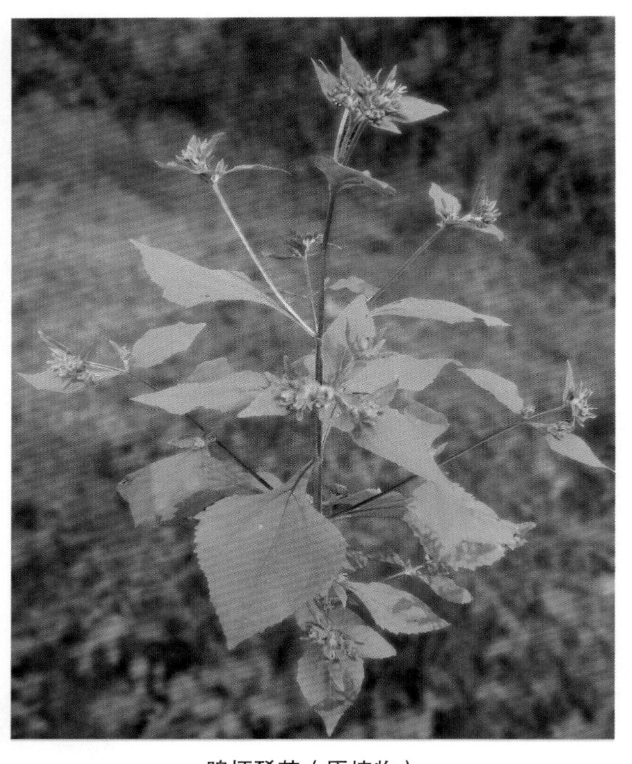

腺梗豨莶（原植物）

腺梗豨莶 一年生草本，高30~130cm。茎直立，粗壮，下部木质化，上部多叉状分枝，常带紫色，被灰白色长柔毛和糙毛。叶对生，基部叶片较大，宽卵形或卵状三角形，长9~14cm，宽4.5~9cm，先端尖，基部楔形，下延成翼柄，上部叶片较小，椭圆形、长椭圆状披针形，上面深绿色，下面淡绿色，叶缘有不规则的锯齿，两面均有长柔毛，主脉3出，脉上毛很显著。头状花序多数，集成顶生的圆锥花序；花序梗细长，被密毛和腺毛；总苞片2列，外列苞片5，长蓖形或匙形，长于小花，长1~1.2cm，宽约3mm，平展，内列苞片较短，10~12枚，倒卵形，内外列苞片均密生腺毛，有黏手感；花杂性，黄色，边花舌状，1列，长达3.5mm，雌性，舌片先端3齿裂，裂片近三角形；雄蕊5，聚药；子房下位，柱头2裂。瘦果具4棱，倒卵形，上部截形较宽，下部较窄，微弯，长约4mm，黑色，平滑无毛。花期8~10月，果期9~12月。

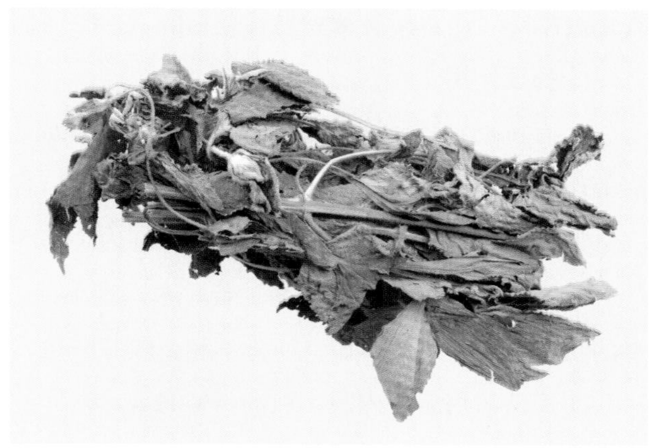

豨莶草（药材）

毛梗豨莶　与上述两种主要区别：植株瘦弱，高约50cm，茎上部分枝非二歧状，疏生平伏短柔毛。总苞片背面密被紫褐色头状有柄的腺毛，头状花序较小，舌状花长约2mm。瘦果倒卵形，4棱，长约2.5毫米，有灰褐色环状突起。花期4~9月，果期6~11月。

【生态分布】生于海拔200~1000m的山坡或路边杂草、灌丛中。县域内各地均有分布。主要分布于辽城乡、涉城镇、关防乡等地。

【采收加工】夏、秋二季花开前和花期均可采割，除去杂质，晒干。

【鉴别】药材　茎略呈方柱形，多分枝，长30~110cm，直径0.3~1cm；表面灰绿色、黄棕色或紫棕色，有纵沟及细纵纹，被灰色柔毛；节明显，略膨大；质脆，易折断，断面黄白色或带绿色，髓部宽广，类白色，中空。叶对生，叶片多皱缩、卷曲，展平后呈卵圆形，灰绿色，边缘有钝锯齿，两面皆有白色柔毛，主脉3出。有的可见黄色头状花序，总苞片匙形。气微，味微苦。

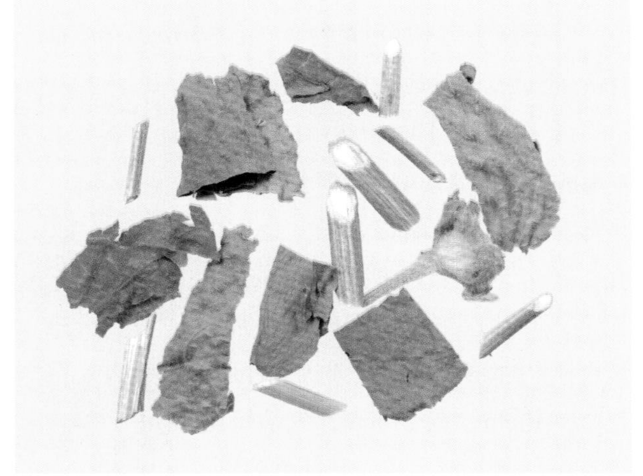

豨莶草（饮片）

饮片　呈不规则的段。茎略呈方柱形，表面灰绿色、黄棕色或紫棕色，有纵沟及细纵纹，被灰色柔毛。切面髓部类白色。叶多破碎，灰绿色，边缘有钝锯齿，两面皆有白色柔毛，有的可见黄色头状花序，总苞片匙形。气微，味微苦。

【化学成分】含9β-羟基-8β-异丁酰氧基木香烯内酯、9β-羟基-8β-异丁烯酰氧基木香烯内酯、14-羟基-8β-异丁酰氧基木香烯内酯、8β-异丁酰氧基-14-醛基木香烯内酯等。还含豨莶苷、异豨莶精醇B，C、豨莶萜内酯等。

【药理作用】

1. 有抗炎、降压、扩张血管、抑制血栓形成、改善微循环、免疫抑制、抗早孕、抗疟的作用。

2. 毒性 醇沉液小鼠静脉注射的LD_{50}为（45.54±1.44）g/kg。

【性味、归经与效用】辛、苦，寒；有小毒。归肝、肾经。有祛风湿，利关节，解毒的功效。用于风湿痹痛，筋骨不利，腰膝酸软，四肢麻痹，半身不遂，风疹湿疮。

【用法与用量】内服：煎汤，9~12g。

【临床应用】

1. 痹证 鸡血藤15g，豨莶草、臭梧桐各10g，甘草6g。水煎服，日服1剂。

2. 黄疸 豨莶草、车前草各15g，栀子10g，茵陈30g。水煎服，日服1剂。

3. 湿疮 豨莶草适量，水煎外洗。

暴马子皮 Baomazipi

CORTEX SYRINGAE

【基源】为木犀科植物暴马丁香*Syringa reticulate*（Bl.）Hara var. *mandshurica*（Maxim.）Hara的干燥干皮或枝皮。

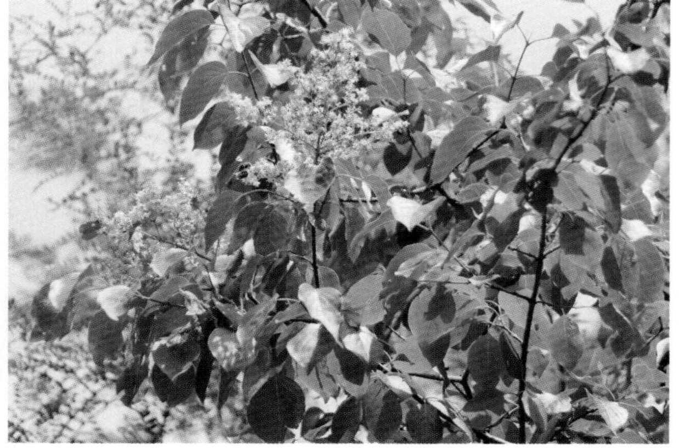

暴马丁香（原植物）

【原植物】落叶小乔木，高4~10m。树皮紫灰褐色，具细裂纹。当年生枝绿色或略带紫晕，疏生皮孔。单叶对生；叶柄长1~2.5cm，无毛；叶片厚纸质，宽卵形、卵形至椭圆状卵形，或为长圆状披针形，长2.5~13cm，宽1~6cm，先端短尾尖至尾状渐尖或锐尖，基部常圆形。圆锥花序由1至多对着生于同一枝条上的侧芽抽生；花序轴具皮孔；花梗长0~2mm；花萼长1.5~2mm，萼齿钝、凸尖或截平；花冠白色，呈辐状，直径4~5mm，花冠管长约1.5mm，裂片卵形，长2~3mm，先端锐尖；花丝细长，雄蕊几乎为花冠裂片 2 倍长，花药黄色。蒴果长椭圆形，长 1.5~2cm，先端常钝，或为锐尖、凸尖，光滑或具细小皮孔。花期 6~7 月，果期 8~10 月。

【生态分布】生于海拔 100~1200m 的山坡灌丛、林缘。县域内各地均有分布。主要分布于关防乡、涉城镇、固新镇等地。

【采收加工】春、秋二季剥取树皮，干燥。

【鉴别】药材　呈槽状或卷筒状，长短不一，厚 2~4mm。外表面暗灰褐色，嫩皮平滑，有光泽，老皮粗糙，有横纹；横向皮孔椭圆形，暗黄色；外皮薄而韧，可横向撕剥，剥落处显暗黄绿色。内表面淡黄褐色。质脆，易折断，断面不整齐。气微香，味苦。

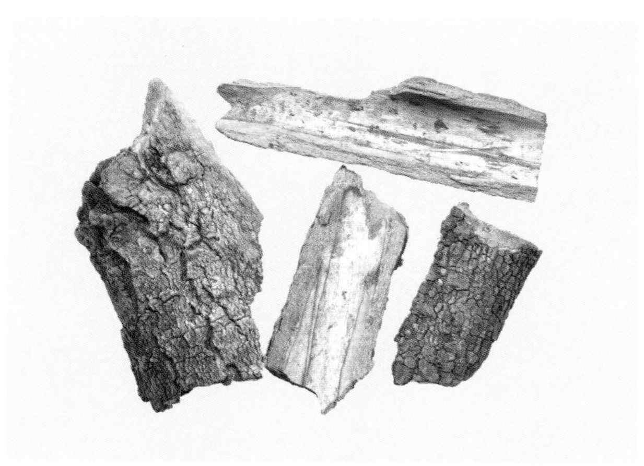

暴马子皮（药材）

饮片　呈槽状或卷筒状片块，厚 2~4mm。切面土黄色至淡棕色，纤维性。外表面暗灰褐色，嫩皮平滑，有光泽，老皮粗糙，有横纹；横向皮孔椭圆形，暗黄色；外皮薄而韧，可横向撕剥，剥落处显暗黄绿色。内表面淡黄褐色。质脆，易折断，断面不整齐。气微香，味苦。

【化学成分】含香豆精、暴马子醛酸甲酯等。

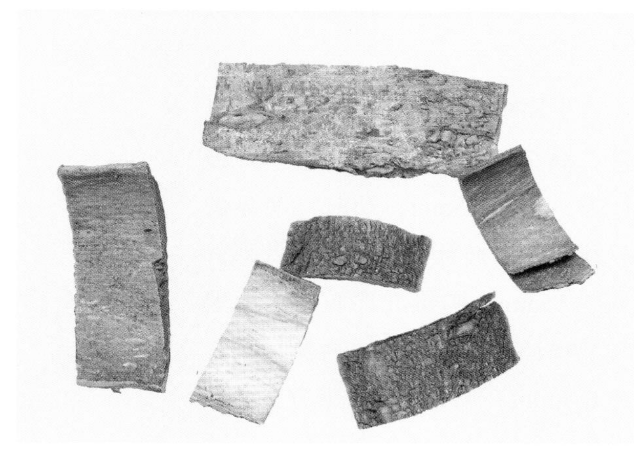

暴马子皮（饮片）

【药理作用】

1. 有镇咳、祛痰、平喘、抑菌等作用。

2. 毒性　煎剂小鼠腹腔注射的 LD_{50} 为 10.18g（生药）/kg。

【性味、归经与效用】苦，微寒。归肺经。有清肺祛痰，止咳平喘的功效。用于咳嗽痰多。

【用法与用量】内服：煎汤，30~45g。

【临床应用】

1. 咳嗽，哮喘　暴马子皮 30g，黄芩 10g，桑白皮 20g。水煎服，日服 1 剂。

2. 水肿（心源性水肿）　暴马子皮 30g。水煎服，日服 1 剂。

稻 芽 Daoya

FRUCTUS ORYZAE GERMINATUS

【基源】为禾本科植物稻*Oryza sativa* L. 的成熟果实经发芽干燥的炮制加工品。

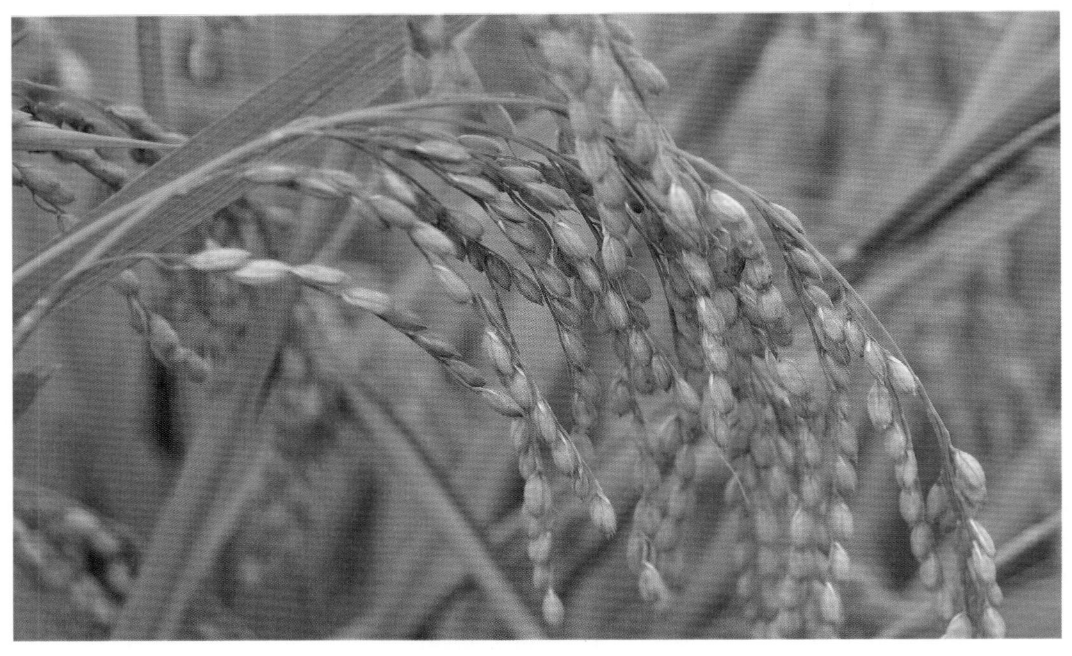

稻（原植物）

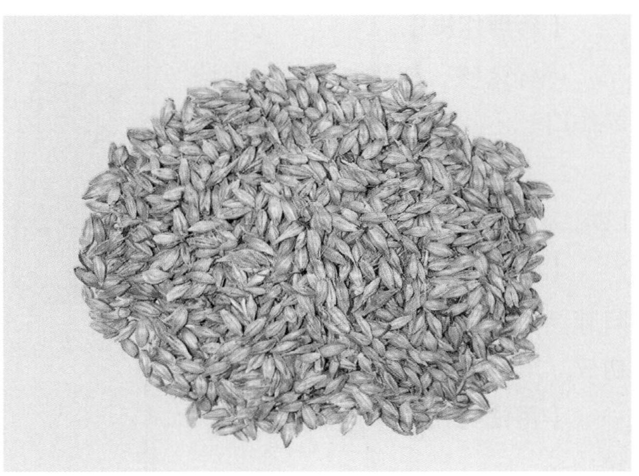

稻 芽（饮片）

【原植物】一年生植物。秆直立，高 30~100cm。叶舌膜质，披针形，长 8~25mm，幼时具明显的叶耳；叶片披针形至条状披针形，宽 6~15mm。圆锥花序疏松，成熟时下垂；小穗长圆形，两侧压扁，长 6~8mm，含 3 小花，下方 2 小花退化，仅存极小的外稃而位于一两性小花之下；颖强烈退化，在小穗柄的顶端呈半月状的痕迹；退化外稃长 3~4mm，两性小花外稃常具细毛，有芒或无芒；内稃 3 脉；雄蕊 6 枚。花期 7~8 月，果期 8~9 月。

【生态分布】县域内漳河两岸均有栽培。

【采收加工】将稻谷用水浸泡后，保持适宜的温、湿度，待须根长至约 1cm 时，干燥。

【鉴别】呈扁长椭圆形，两端略尖，长7~9mm，直径约3mm。外稃黄色，有白色细茸毛，具5脉。一端有2枚对称的白色条形浆片，长2~3mm，于一个浆片内侧伸出弯曲的须根1~3条，长0.5~1.2cm。质硬，断面白色，粉性。气微，味淡。

【化学成分】含蛋白质、脂肪油、淀粉、淀粉酶、麦芽糖、腺嘌呤、胆碱及天冬氨酸等18种氨基酸。

【药理作用】所含淀粉酶有消化淀粉作用。

【性味、归经与效用】甘，温。归脾、胃经。有消食和中，健脾开胃的功效。用于食积不消，脾胃虚弱，不饥食少。炒稻芽偏于消食。用于不饥食少。焦稻芽善化积滞。用于积滞不消。

【用法与用量】内服：煎汤，9~15g。

【临床应用】

1. 痞满　炒稻芽、炒麦芽、山药各30g，白术、陈皮、厚朴、神曲各10g，甘草6g。水煎服，日服1剂。

2. 食积　炒稻芽、炒麦芽各30g，鸡内金、神曲、莱菔子各10g。水煎服，日服1剂。

耧斗菜 Loudoucai

HERBA AQUILEGIAE

【基源】为毛茛科植物野耧斗菜*Aquilegia viridiflora* Pall.、华北耧斗菜*Aquilegia yabeana* Kitag的干燥全草。

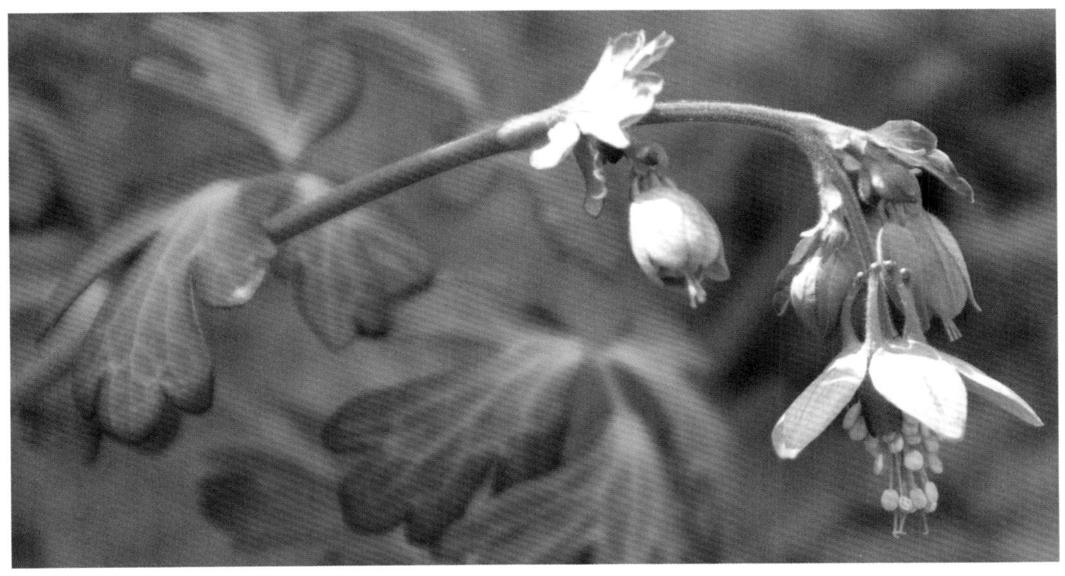

野耧斗菜（原植物）

【原植物】野耧斗菜 多年生草本，高 15~50cm。根圆柱形，直径达 1.5cm。茎直立，被柔毛及腺毛。基生叶二回三出复叶；叶柄长达 18cm，被柔毛或无毛，基部有鞘；叶片宽 4~10cm，中央小叶楔状倒卵形，长 1.5~3cm，宽与长几相等或更宽，上部 3 裂，裂片具 2~3 圆齿，上面绿色，无毛，下面有时为粉绿色，被短柔毛或近无毛，具短柄，侧生小叶与中央小叶相近；茎生叶数枚，一至二回三出复叶，上部叶较小。单歧聚伞花序，3~7 朵花，微下垂；苞片 3 全裂；花梗长 2~7cm；花两性，萼片 5，花瓣状，黄绿色，长椭圆状卵形，长 1.2~1.5cm，宽 6~8mm，先端微钝，被柔毛；花瓣 5，黄绿色，直立，倒卵形，与萼片近等长，先端近截形，距长 1.2~1.8cm，直或微弯；雄蕊多数，伸出花外，长约 2cm，花药黄色；退化雄蕊线状长椭圆形，白膜质；心皮 4~6，密被腺毛，花柱与子房近等长。蓇葖果长 1.5cm。种子狭倒卵形，长约 2mm，黑色，具微凸起的纵棱。花期 5~7 月，果期 6~8 月。

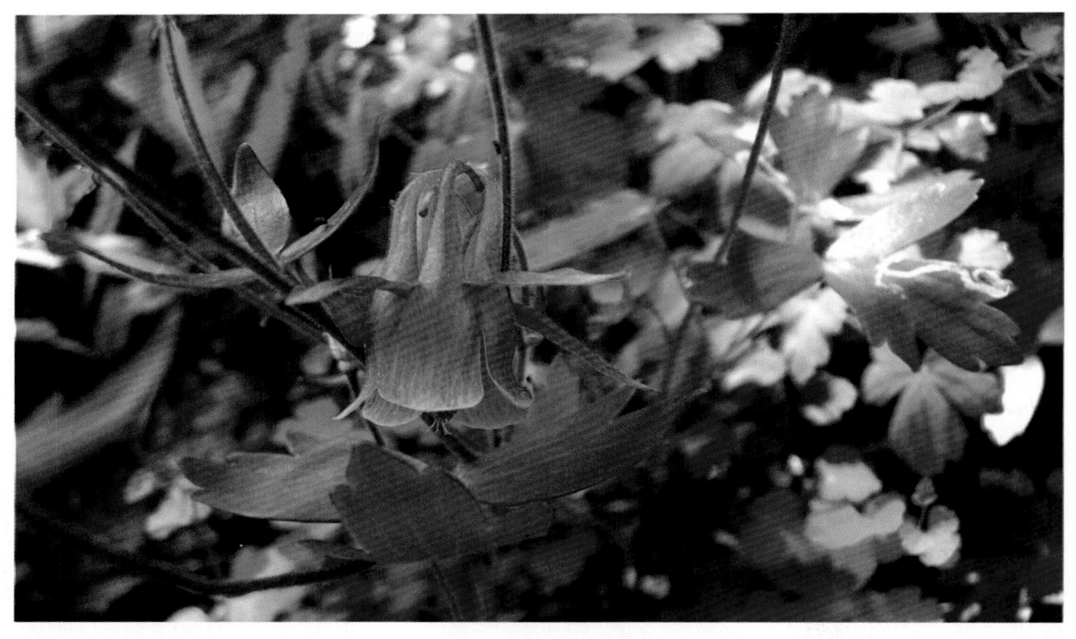

华北耧斗菜（原植物）

华北耧斗菜 株高 40~60cm，疏被短柔毛和少数腺毛。基生叶具长柄，一至二回三出复叶；小叶菱状倒卵形或宽菱形，长 2.5~5cm，宽 2.5~4cm，3 裂，边缘有圆齿，上面无毛，下面疏被短柔毛，叶柄长 8~25cm；茎生叶较小。花序具少数花，下垂，密被短腺毛。苞片 3 裂或不裂，狭长圆形。5~7 月开花，萼片紫色，狭卵形，长 1.6~2.6cm；花瓣和萼片同色，瓣片长约 1.2cm，顶端圆截形，基部延伸成距，距长 1.7~2cm，末端钩状内曲，外面有稀疏短柔毛。雄蕊多数，不超出花瓣；花药黄色；内轮退化雄蕊白色，膜质，长约 5mm，先端尖，边缘皱波状。心皮 5，密被短腺毛。蓇葖果长约 1.7cm。种子黑色，光滑。

【生态分布】 生于海拔 400m 以上的山坡、林缘等处。主要分布于神头乡、辽城乡、偏城镇等地。

【采收加工】 6~7 月间采收，晒干。

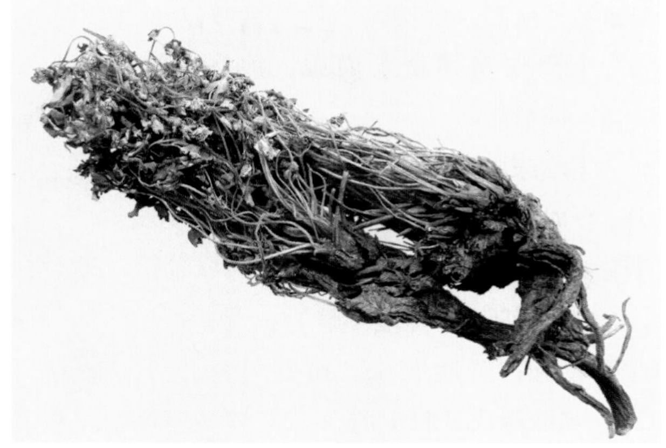

耧斗菜（药材 . 野耧斗菜）

【鉴别】 **药材**　大多碎断，根黑色单一，叶柄纤细，直径约 0.5mm，基部扩大，浅黄色，叶皱缩，绿色，一至二回三出复叶，小叶片狭卵形或倒宽卵形，宽 6~11mm，深裂，先端钝，常 2~3 裂。花皱缩，萼片脱落，苞片 2，淡紫色，花冠黄色，5 瓣，连有细长的花葶。蓇葖果 3~6~（7），绿色至棕黄色，长 0.9~1.2cm，顶端尖，呈鸟嘴状，上端开裂，具网状脉。种子细小，黑色，卵形至半月形，长 1.5~2mm，直径 0.5~1mm，表面光滑或具细小突起，一侧边缘微具翅。体轻、气微，味淡、微涩。

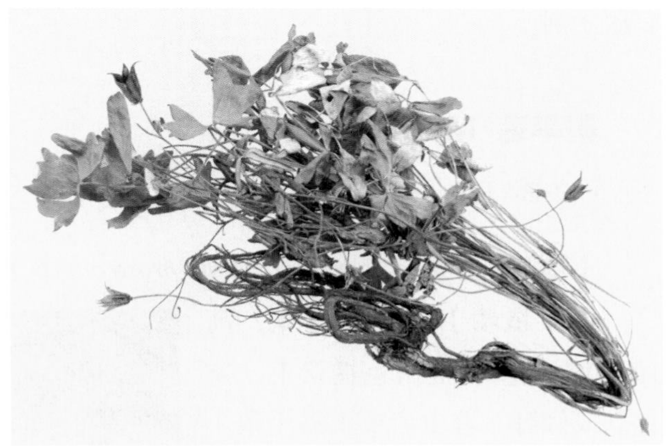

耧斗菜（药材 . 华北耧斗菜）

饮片　为根、茎、叶、花、果的混合不规则段片。根片类圆柱形，表面黑色。茎段被柔毛和腺毛。叶皱缩，绿色，二回三出复叶，完整展开者狭卵形或倒宽卵形，深裂，先端钝。花苞片 2，淡紫色，花冠黄色，5 瓣。蓇葖果表面绿色至棕黄色，顶端尖，呈鸟嘴状，上端开裂，具网状脉。种子黑色，卵形至半月形，一侧边缘微具翅。体轻。气微，味淡、微涩。

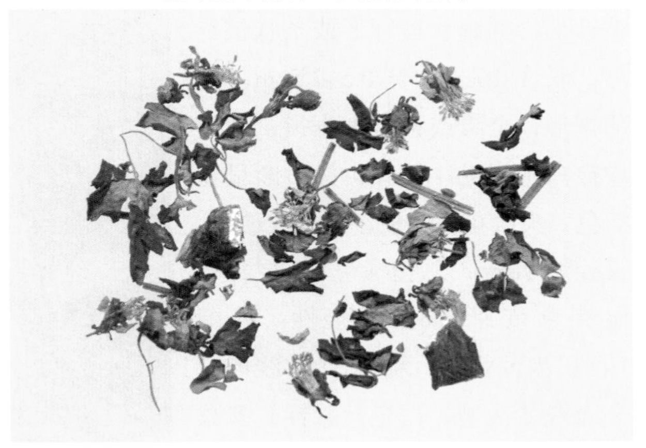

耧斗菜（饮片 . 野耧斗菜）

【化学成分】 含紫堇块茎碱、木兰花碱、黄连碱等。

【药理作用】 可增强巴比妥钠的催眠作用，并能防止戊四氮引起的惊厥作用。

【性味与效用】微苦、辛、甘，平。有活血调经，凉血止血，清热解毒的功效。用于痛经，崩漏，痢疾。

【用法与用量】内服：煎汤3~6g；或熬膏。

【临床应用】

1. 崩漏 鲜耧斗菜15g。水煎服，日服1剂。

2. 月经不调 鲜耧斗菜15g，鲜仙鹤草9g，鲜地榆6g，鲜益母草12g。水煎服，日服1剂。

3. 痢疾 耧斗菜3g。水煎服，日服1剂。

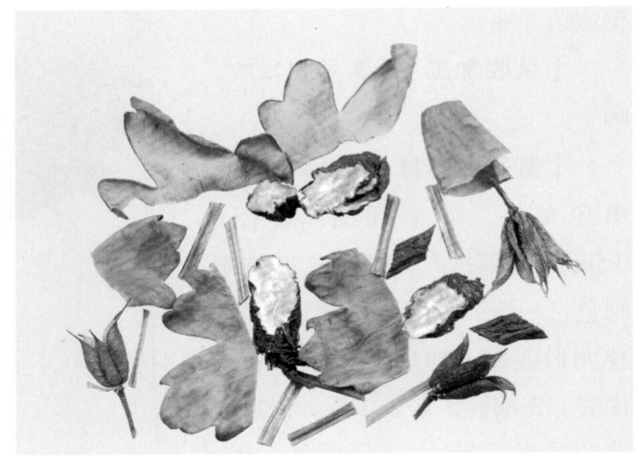

耧斗菜（饮片．华北耧斗菜）

墨旱莲 Mohanlian

HERBA ECLIPTAE

【基源】为菊科植物鳢肠*Eclipta prostrata* L.的干燥地上部分。

【原植物】一年生草本，高10~60cm，全株被白色糙伏毛。茎直立或倾卧，着土后节上易生根。叶对生，叶柄极短或近无柄；叶片披针形、椭圆状披针形或条状披针形，长3~10cm，宽0.5~2.5cm，基部楔形，全缘或稍有细锯齿，两面均被白色粗毛。茎叶折搓后渐呈蓝黑色。头状花序有梗，腋生或顶生，直径约9mm，总苞绿色，2层，每层有总苞片5~6；花杂性；外围1~2层为舌状花，舌片小，狭线形，全缘或2浅裂，白色，雌性，多数发育；中央为管状花，花冠筒顶端4裂，裂片卵形，黄绿色，两性，全育。管状花发育的瘦果较短粗，三棱形，

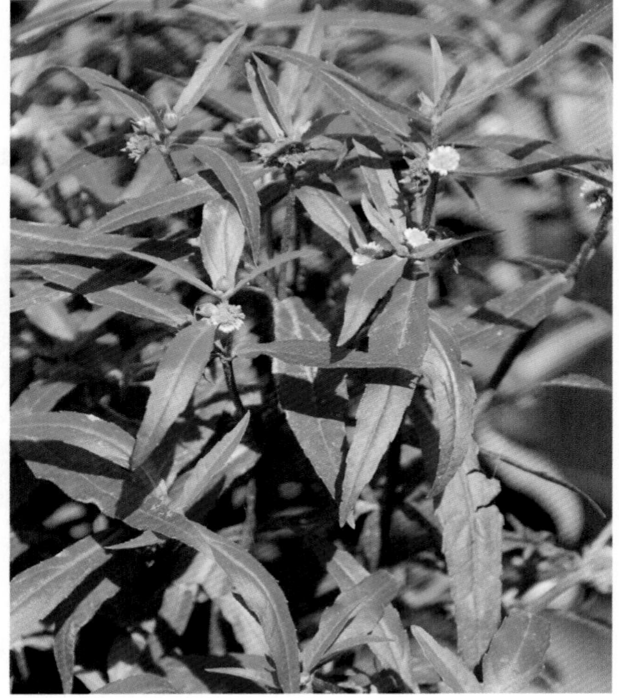

鳢肠（原植物）

舌状花发育的瘦果扁四棱形，均黄黑色，表面有瘤状突起；无冠毛。花期 7~9 月，果期 9~10 月。

【生态分布】生于海拔 300~800m 的湿地、沟边或田间。县域内各地均有分布。主要分布于辽城乡、固新镇、涉城镇等地。

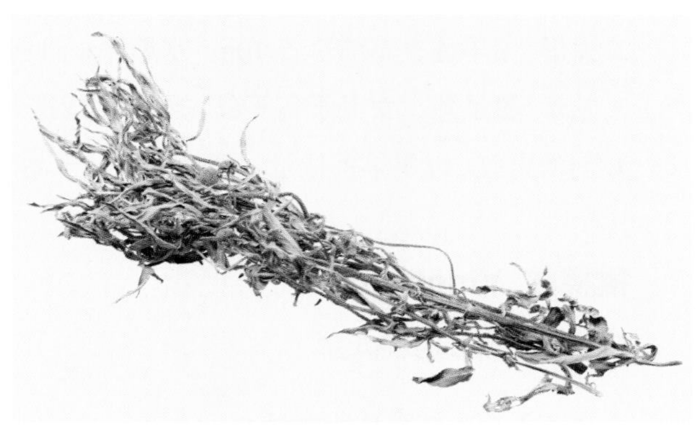

墨旱莲（药材）

【采收加工】花开时采割，晒干。

【鉴别】药材　全体被白色茸毛。茎呈圆柱形，多分枝，有纵棱，直径 2~5mm；表面绿褐色或棕紫色，质脆、易折断，断面黄白色，中央有白色疏松的髓或中空。叶对生，近无柄，叶片皱缩卷曲或破碎，完整者展平后呈长披针形，全缘或具浅齿，墨绿色。头状花序单生于枝端，总花梗细长，总苞片 5~6，黄绿色或棕褐色，花冠多脱落。瘦果椭圆形而扁，长 2~3mm，棕色或浅褐色。气微，味微咸、涩。

饮片　呈不规则的段。茎圆柱形，表面绿褐色或墨绿色，具纵棱，有白毛，切面中空或有白色髓。叶多皱缩或破碎，墨绿色，密生白毛，展平后，可见边缘全缘或具浅锯齿。头状花序。气微，味微咸。

【化学成分】含烟碱、芹菜素、木犀草素、木犀草素 -7-O- 葡萄糖苷、蟛蜞菊内酯、去甲基蟛蜞菊内酯、去甲基蟛蜞菊内酯 -7- 葡萄糖苷、旱莲苷 A、B，胡萝卜苷、豆甾醇 -3- 氧葡萄糖苷等。

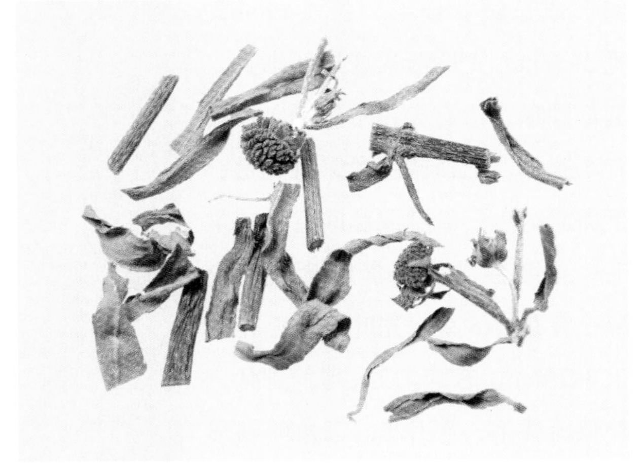

墨旱莲（饮片）

【药理作用】

1. 有抑菌、保肝、增强免疫、抗诱变、止血、镇痛和镇静等作用。

2. 毒性　小鼠灌胃给药 LD_{50} 为 163.4 ± 21.4g/kg。

【性味、归经与效用】甘、酸，凉。归肝、肾经。有补益肝肾，凉血止血的功效。用于肝肾阴虚，牙齿松动，须发早白，眩晕耳鸣，腰膝酸软，阴虚血热吐血、衄血、尿血、血痢，崩漏下血，外伤出血。

【用法与用量】内服：煎汤，6~12g。

【临床应用】

1. 衄血 墨旱莲、侧柏叶、茜草、藕节各10g。水煎服，日服1剂。

2. 血淋 墨旱莲、车前草各10g。水煎服，日服1剂。

3. 眩晕 墨旱莲、女贞子各等分，研末制成蜜丸。每服10g，日服2次。

4. 创伤出血 鲜墨旱莲适量，捣烂外敷；干品研末外敷。

樱桃核 Yingtaohe

NUX PSEUDOCERASI

【基源】为蔷薇科植物樱桃*Cerasus pseudocerasus*（Lindl.）G.Don的干燥果核。

【原植物】落叶灌木或乔木，高3~8m。树皮灰白色，有明显皮孔；幼枝无毛或被疏柔毛。叶互生；叶柄长0.7~1.5cm，被疏柔毛，先端有1或2个大腺体；托叶披针形，有羽裂腺齿，早落；叶片卵形或长圆状卵形，长5~12cm，宽3~5cm，先端渐尖或尾状渐尖，基部圆形，边有尖锐重锯齿，齿端有小腺体，上面暗绿色，近无毛，下面淡绿色，沿脉或脉间有稀疏柔毛；花两性，花序伞房状或近伞形；有花3~6朵，先叶开放；花梗长8~19mm，被疏柔毛；萼筒钟状，外被疏柔毛；萼片5，三角卵圆形或卵状长圆形；先端急尖或钝；花瓣5，白色，卵圆形，先端下凹或二裂；雄蕊30~35，栽培者可达50枚；花柱与雄蕊近等长，无毛，雌蕊1，子房上位。核果近球形，红色，

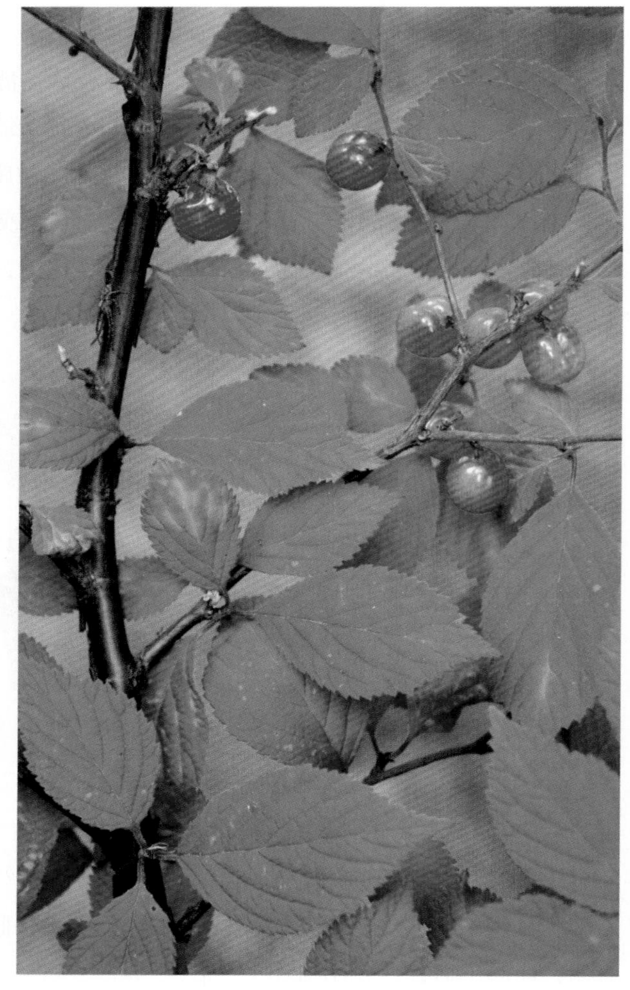

樱桃（原植物）

直径 9~13mm，种子 1 颗，包围于黄白色木质内果皮中。花期 3~4 月，果期 5~6 月。

【生态分布】生于海拔 700~1500m 的山坡向阳处或沟边。县域内各地均有分布。主要分布于偏城镇、辽城乡。

【采收加工】夏季取成熟果实置于缸中，用器具揉搓，使果肉与核分离，取出核，洗净晒干。

【鉴别】果核呈卵圆形或长圆形，长 8~10mm，直径约 5mm。先端略尖，微偏斜，基部钝圆而凹陷，一边稍薄，近基部呈翅状。表面黄白色或淡黄色，有网状纹理，两侧各有一条明显棱线。质坚硬，不易破碎。敲开果核有种子一枚，种皮黄棕色或黄白色，常皱缩，子叶淡黄色。气无，味微苦。

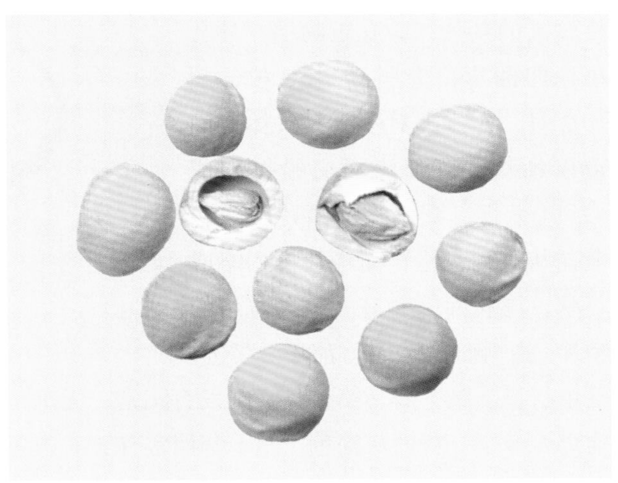

樱桃核（饮片）

【化学成分】含氰苷等。

【性味、归经与效用】辛，温。归肺经。有发表透疹，消瘤去瘢，行气止痛的功效。用于痘疹初期透发不畅，皮肤瘢痕，瘿瘤，疝气疼痛。

【用法与用量】内服：煎汤，5~15g。外用：适量，磨汁涂；或煎水熏洗。

【临床应用】

1. 疹出不畅　樱桃核 9g，捣碎煎汤熏洗；或水煎服。

2. 睑黄疣　樱桃核适量。磨水搽之，其瘤渐渐自消。

3. 瘿瘤　樱桃核适量。醋磨患处。

4. 狐疝　樱桃核 60g，醋炒研末。每服 9g，日服 2 次。

5. 瘢痕　樱桃核适量。研细，敷于患处。

壁虎 Bihu

GEKKO

【基源】为壁虎科动物无蹼壁虎*Gekko swinhonis* Güenther、多疣壁虎*Gekko japonicus*（Dumeril et Bibron）、蹼趾壁虎*Gekko subpalmatus* Güenther等的干燥全体。

【原动物】无蹼壁虎　全长12cm左右，体尾几等长。头扁宽；吻斜扁，吻鳞达鼻孔，其后方有3枚较大的鳞片；鼻孔近吻端；耳孔小，卵圆形；上唇鳞9~12枚，颏片2对，外侧1对较小，头体背面覆以细鳞，背部疣鳞交错排列成12~14纵行，胸、腹部鳞片较大，覆瓦状排列；尾背面鳞片排列略成环状，尾腹面中央有一纵排宽扁的鳞片。指、趾膨大，指、趾间无蹼迹，具单行指、趾下瓣，第1指、趾发育正常，无爪，其余均具爪。雄性尾基赘疣显著，肛前窝6~8个。背面灰棕色，躯干背面常有5~6条深色横纹；四肢及尾部也有深色横纹。

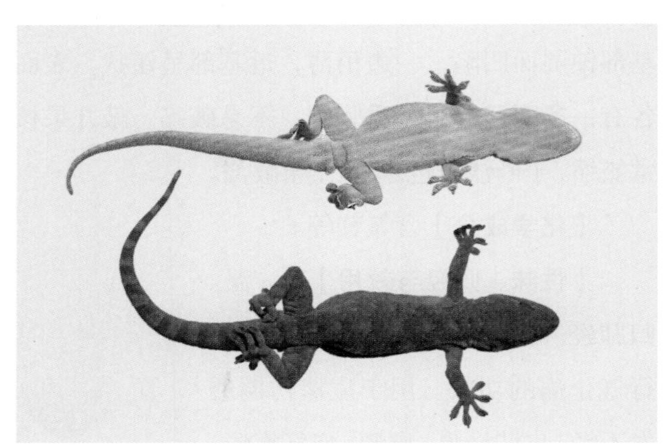

多疣壁虎（原动物）

多疣壁虎　全长约10cm，身体扁平，头大，略呈三角形，吻长，约为眼径的2倍，眼无活动性眼睑，瞳孔椭圆形，眼球覆有透明薄膜，鼓膜明显，上下颌长有细齿，舌形宽厚，顶端凹入，富有黏性，能在捕食昆虫时骤然突出粘取。四肢短，各具5趾，末端膨大，指间张有微蹼，除拇指外，均有钩爪，趾底具单行褶襞皮瓣，有除空气之功能，借此攀附于光滑的平面上爬行。尾尖长，约占体长的2/3，基部圆筒状，往后则呈平扁形而逐渐尖细。头和背上覆有颗粒状细鳞，体侧和枕部杂有大形的结节，颏下鳞25对；胸腹鳞大，呈覆瓦状排列，尾鳞排成整齐的横环形，腹面中段有1条横列的长鳞。背部褐灰色而有黑斑或5条隐晦的条纹，下唇鳞和腹面白色，散有小形黑点。尾上有黑色横纹9条。

蹼趾壁虎　全长10~45cm。吻斜扁，吻长明显大于眼径和眼至耳孔间的距离；吻鳞长方形，宽为其高的2倍，上缘与鼻间鳞、鼻孔相接，鼻孔圆形，近吻端，位于吻鳞、第1上唇鳞、鼻鳞之间；两上鼻鳞之间被1片小鳞隔开，个别的有2片小鳞相隔开；上唇鳞8~11片，下唇鳞8~11片，颏鳞三角形，颏片3~5对，大多数个体，大小很不一致，排列也不对称；眼大，瞳孔垂直椭圆形，颞部鼓起，耳孔明显，呈卵圆形，鼓膜内陷。头、躯干和四肢背面均被粒鳞而无疣鳞，喉部被以粒鳞，体腹面鳞片呈覆瓦状排列；趾成瓣状，趾间具蹼，第1趾无爪，具单行趾下瓣；尾略纵扁，背面被覆瓦状鳞片，腹面有1列横向扩大的鳞片，雄性具 7~11 个肛前窝，尾基部膨大，每侧有 1 个大疣鳞。体背灰褐色，躯干背面有 6~10 条浅色不规则横斑，尾背有 9~12 个浅色环状横斑；腹面白色。

【生态分布】栖于壁间、檐下等隐僻处，夜间活动，捕食昆虫。县域内各地均有分布。

【采收加工】夏秋两季捕捉，捕后将完整壁虎除去内脏，擦净，用竹片撑开，使其全体扁平顺直，晒干或烘干。

【鉴别】呈片平条状，全体长 10~12cm。头椭圆形而扁，有眼一对，头背面黑褐色或黑灰色，具疣或无疣，被以细鳞。胸、腹面黄白色，被以较大的鳞片。尾几与体等长，多残缺不全。指、趾间有蹼迹或无蹼迹。气微臭，味咸。

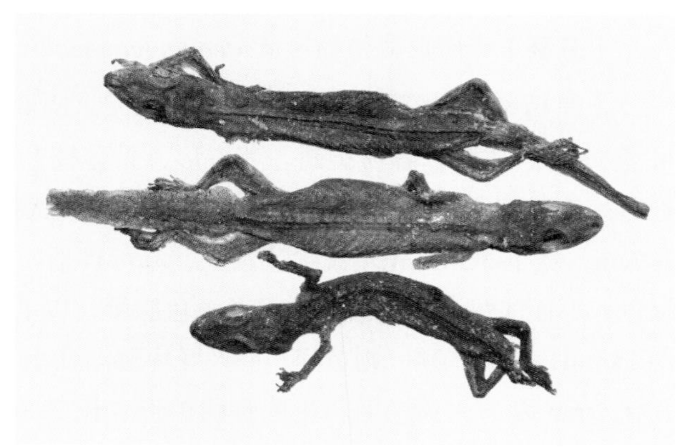

壁虎（药材）

【化学成分】含脂肪油 10.5%，还含甘氨酸、谷氨酸、脯氨酸、丙氨酸、天冬氨酸、精氨酸、丝氨酸、缬氨酸、苏氨酸、异亮氨酸、组氨酸等 14 种氨基酸和无机元素钠、钾、磷、钙、镁、铁、硅、铝、钛、铬、锰、铅、钡、铜、锆、银、锶、锡等。

【药理作用】

1. 有镇静催眠的作用。

2. 毒性　给小鼠静脉注射壁虎 80% 乙醇提取物水溶液的 LD_{50} 为 0.49g/kg，腹腔注射时 LD_{50} 为 5.1g/kg。

【性味、归经与效用】咸，寒；有小毒。归心、肝经。有祛风定惊，散结解毒的功效。用于历节风痛，中风瘫痪，风疾惊痫，瘰疬恶疮，风癣，噎嗝。

【用法与用量】内服：煎汤，3~6g；研末，每次 1~2g；亦可浸酒或入丸、散。

【临床应用】

1. 历节风　壁虎、全蝎、姜黄、甘草各 6g，当归、赤芍、桑枝各 10g。水煎服。每日 1 剂。

2. 痈疮，瘰疬，水火烫伤　壁虎适量，焙干研末。麻油调敷患处。

3. 噎嗝　壁虎 6g，赭石 20g，桔梗、枳壳各 10g。水煎服。每日 1 剂。

4. 肛瘘　壁虎尾尖，量管之大小，剪成 1 段，插入管中。拔脓收口极速。

薄 荷 Bohe

HERBA MENTHAE HAPLOCALYCIS

【基源】为唇形科植物薄荷 *Mentha haplocalyx* Briq. 的干燥地上部分。

【原植物】多年生芳香草本，茎直立，高 80~130cm。具匍匐的根茎，深入土壤可至 13cm，质脆，容易折断。茎方形，具分枝，四侧无毛或略具倒生的柔毛，角隅及近节处毛较显著。叶形变化较大，披针形、卵状披针形、长圆状披针形至椭圆形，长 2~7cm，宽 1~3cm，先端锐尖或渐尖，基部楔形，边缘具细锯齿，侧脉 5~6 对，上面深绿色，下面淡绿色，两面具柔毛及黄色腺鳞，以下面分布较密。轮伞花序腋生，花时径约 18mm，愈向茎顶，则节间、叶及花序逐渐变小。总梗上有小苞片数枚，线状披针形，长在 2mm 以下，具缘毛。花萼管状钟形，长 2~3mm，外被柔毛及腺鳞，具 10 脉，其萼齿狭三角状钻形，长约 0.7mm，缘有纤毛。花冠淡紫色或白色，冠檐 4 裂，上裂片顶端 2 裂，较大。花冠喉内部被柔毛。雄蕊 4，挺出或包于花冠筒内。小坚果长卵球形，长 0.9mm，宽 0.6mm，褐色或淡褐色，具小腺窝。花期 7~10 月，果期 10~11 月。

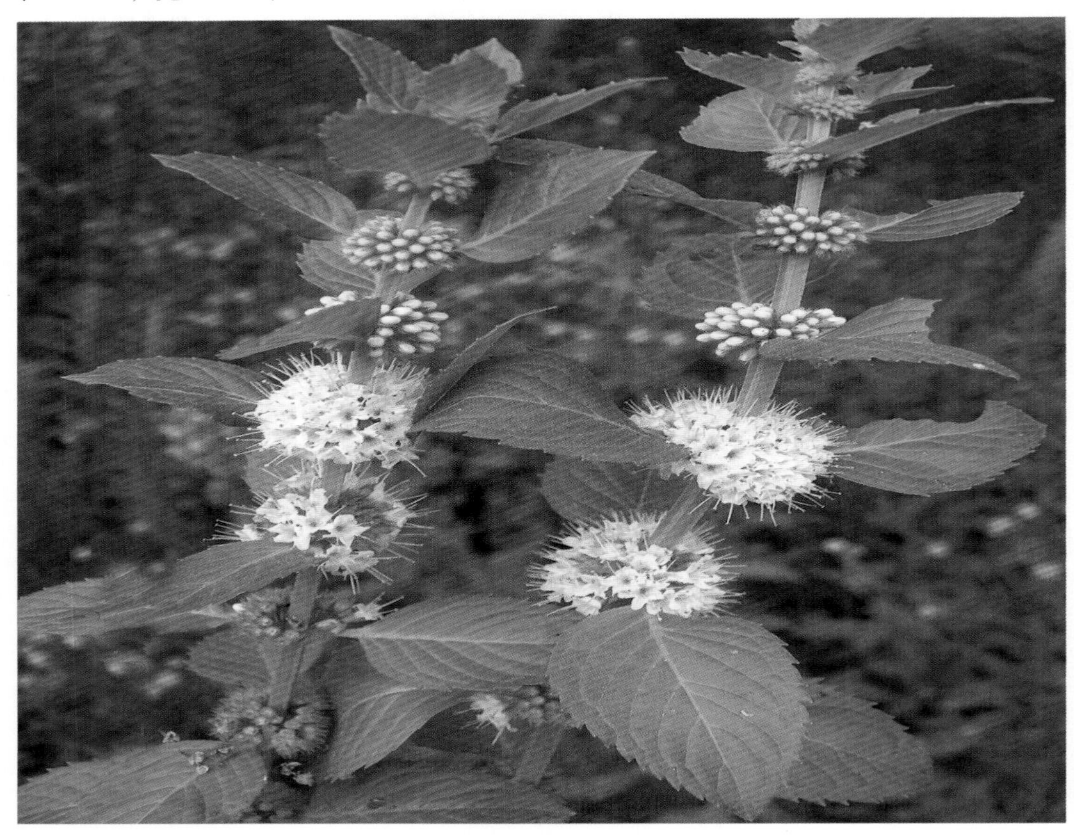

薄荷（原植物）

【生态分布】多生于海拔 200~1200m 的溪沟边、路旁、山野湿地。主要分布于清漳河两岸、偏城镇、辽城乡等地。

【采收加工】夏、秋二季茎叶茂盛或花开至三轮时，选晴天，分次采割，晒干或阴干。

【鉴别】**药材**　茎呈方柱形，有对生分枝，长 15~40cm，直径 0.2~0.4cm；表面紫棕色或淡绿色，棱角处具茸毛，节间长 2~5cm；质脆，断面白色，髓部中空。叶对生，有短柄；叶片皱缩卷曲，完整者展平后呈宽披针形、长椭圆形或卵形，长 2~7cm，宽 1~3cm；上表面深绿色，下表面灰绿色，稀被茸毛，有凹点状腺鳞。轮伞花序腋生，花萼钟状，先端 5 齿裂，花冠淡紫色。揉搓后有特殊清凉香气，味辛凉。

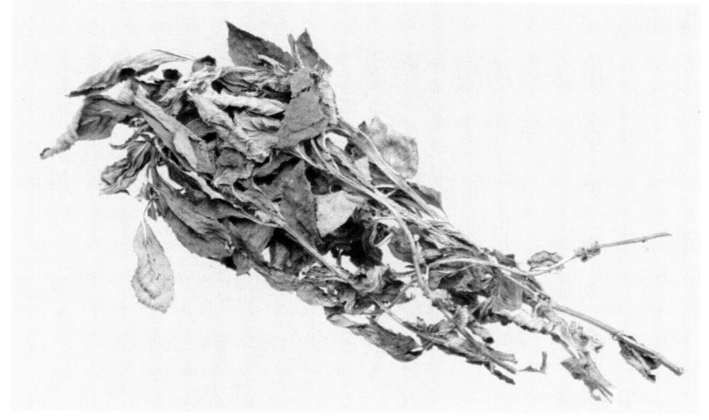

薄荷（药材）

饮片　呈不规则的段。茎方柱形，表面紫棕色或淡绿色，具纵棱线，棱角处具茸毛。切面白色，中空。叶多破碎，上表面深绿色，下表面灰绿色，稀被茸毛。轮伞花序腋生，花萼钟状，先端 5 齿裂，花冠淡紫色。揉搓后有特殊清凉香气，味辛凉。

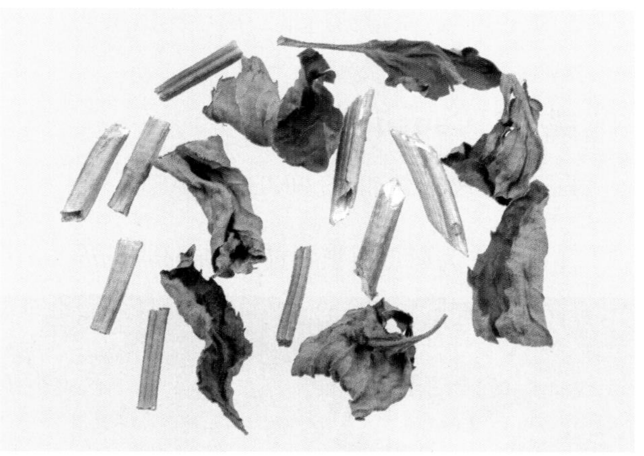

薄荷（饮片）

【化学成分】含薄荷醇、薄荷脑、薄荷酮、乙酸薄荷酯，黄酮类：木犀草素 -7- 葡萄糖苷、薄荷异黄酮苷和迷迭香酸、咖啡酸、天冬氨酸、谷氨酸等多种氨基酸及具抗炎作用的以二羟基 -1，2- 二氢萘二羧酸为母核的多种成分。

【药理作用】

1. 有抗病原体、解痉、健胃、保肝、利胆、抗早孕、兴奋子宫、抗炎、祛痰的作用。

2. 局部作用　有止痛、止痒、消炎的作用。

3. 中枢神经系统的作用　内服小量薄荷可兴奋中枢，通过末梢神经使皮肤毛细血管扩张，促进汗腺分泌，加快散热，有发汗解热作用。

4. 促进透皮吸收　薄荷醇能显著促进乙酰氨基酚透皮吸收，显著增强曲安缩松导致的皮肤苍白反应，促进曲安缩松的吸收。

5. 毒性　小鼠皮下注射薄荷醇 LD_{50} 为 5000~6000mg/kg（天然品）和 1400~1600mg/kg（合成品）。

【性味、归经与效用】辛，凉。归肺、肝经。有疏散风热，清利头目，利咽，透疹，疏肝行气的功效。用于风热感冒，风温初起，头痛，目赤，喉痹，口疮，风疹，麻疹，胸胁胀闷。

【用法与用量】内服：煎汤，3~6g，后下。

【临床应用】

1. 感冒　金银花 30g，连翘、芦根各 20g，牛蒡子、荆芥、薄荷、桔梗各 10g，甘草 6g。水煎服，日服 1 剂。

2. 头痛，暴风客热　薄荷、菊花各 10g。代茶饮。

3. 喉痹　薄荷、金银花各 10g。代茶饮。

4. 胁痛　柴胡、白芍、当归、白术、茯苓各 10g，薄荷、生姜、炙甘草各 6g。水煎服，日服 1 剂。

5. 蚊虫叮咬　鲜薄荷适量，捣烂涂搽患处。

糙　苏 Caosu

HERBA PHLOMIDIS UMBROSAE

【基源】为唇形科植物糙苏 *Phlomis umbrosa* Turcz. 的干燥地上部分。

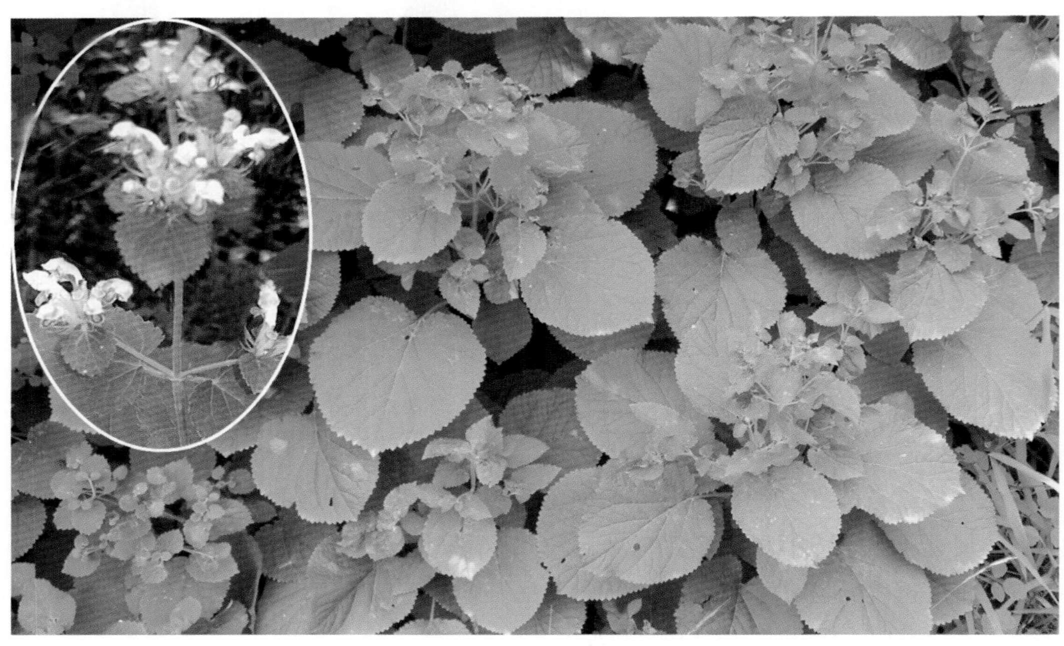

糙 苏（原植物）

【原植物】多年生草本，高50~150cm。根较长，红褐色，较肥大，常数个集生。茎直立，四棱形，疏被向下的短硬毛；叶对生，叶柄长1~12cm，密被短硬毛；叶片圆卵形或卵状长圆形，长5.2~12cm，宽2.5~12cm，先端急尖，基部浅心形或圆形，边缘具粗锯齿，两面被疏柔毛及星状柔毛。轮伞花序通常4~8花，多数；苞片线状钻形，较坚硬，常呈紫红色，被星状毛；花萼管状，长约10mm，外面被星状毛，萼齿5，先端具小刺尖，边缘被丛毛；花冠通常粉红色，长约1.7cm，唇形，外面背部上方被短柔毛，上唇外面被绢状柔毛，边缘具不整齐的小齿，下唇外面密被绢状柔毛，3裂，裂片卵形或近圆形，中裂片较大；雄蕊4，前对较长，后对基部无附属物，花丝无毛，花药2室；雌蕊子房2，合生，花柱单一，柱头2裂。小坚果卵状三棱形，先端无毛。花期6~9月，果期7~10月。

【生态分布】生于海拔400~1000m的疏林下、林缘、草丛、路旁。县域内各地均有分布。主要分布于固新镇、涉城镇、偏城镇等地。

【采收加工】夏、秋季采收，洗净，晒干。

【鉴别】**药材**　茎长50~150cm，方柱形，多分枝，表面绿褐色，具浅槽，疏被硬毛；质硬而脆，断面中央有髓。叶对生，皱缩，展平后呈近圆形、圆卵形或卵状长圆形，长5.2~12cm，先端急尖，基部浅心形或圆形，边缘具锯齿，两面均疏被短柔毛；叶柄长1~12cm，疏被毛。轮伞花序密被白色长柔毛；苞片线状钻形，紫红色。花萼宿存呈蜂窝状。气微香，味涩。

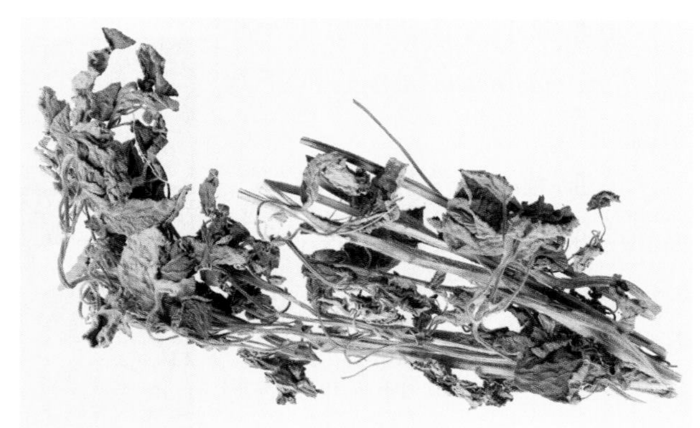

糙苏（药材）

饮片　呈不规则的段。茎段呈方柱形，直径1~3mm，切面白色，中央有髓；外表面具浅槽，绿褐色或褐色。叶皱缩，完整者展平后呈近圆形、圆卵形或卵状长圆形，先端急尖，基部浅心形或圆形，边缘具锯齿，两面均疏被短柔毛。轮伞花序密被白色长柔毛；苞片线状钻形，紫红色。花萼宿存呈蜂窝状。气微香，味涩。

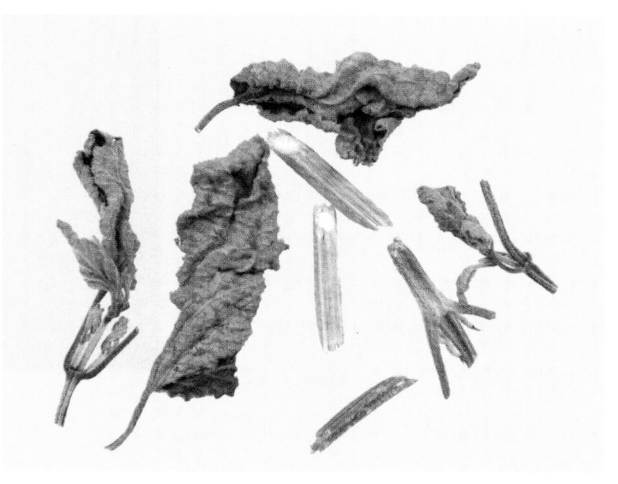

糙苏（饮片）

【化学成分】含山栀苷甲酯、琥珀酸、水苏素等。

【性味、归经与效用】辛、涩，平。归肺经。有散风，解毒，止咳，祛痰，利湿除痹的功效。用于感冒，咳嗽痰多，风湿痹痛，跌打损伤，疮痈肿毒。

【用法与用量】内服：煎汤，10~15g。

【临床应用】

1. 感冒 糙苏、紫苏子、苦杏仁各 10g，金银花 20g，连翘 15g。水煎服，日服 1 剂。

2. 暴风客热 糙苏、菊花各 10g。水煎服，日服 1 剂。

3. 痈肿 糙苏、蒲公英各 10g。水煎服，日服 1 剂；或各等分，捣烂外敷。

4. 无名肿毒 糙苏 9g，水煎服，日服 1 剂。

薤 白 Xiebai

BULBUS ALLII MACROSTEMONIS

【基源】为百合科植物小根蒜*Allium macrostemon* Bge. 的干燥鳞茎。

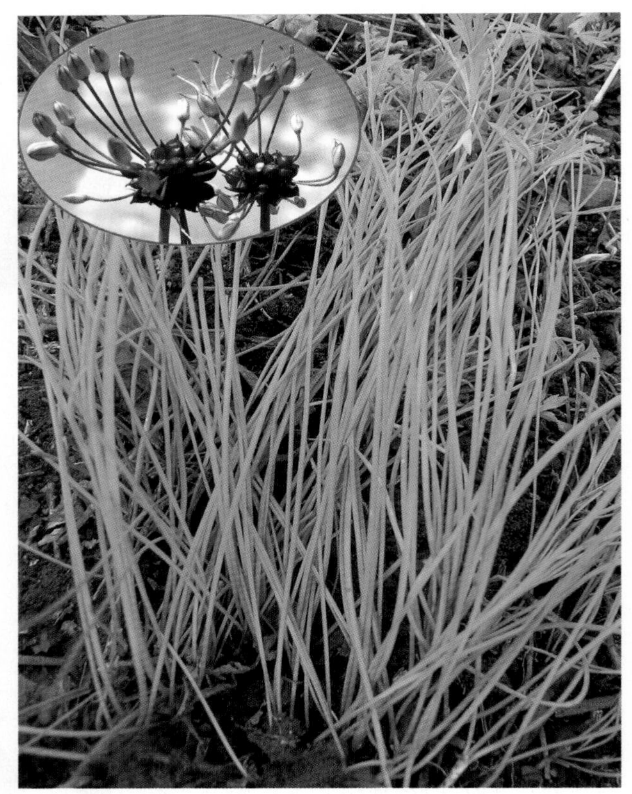

小根蒜（原植物）

【原植物】多年生草本，高 30~60cm。鳞茎近球形，直径 0.8~2cm，旁侧常有 1~3 个小鳞茎附着，鳞茎外包以白色膜质鳞被，有时带淡紫色。叶互生，苍绿色，半圆柱状狭线形，中空，长 15~30cm，宽 2~4mm，先端渐尖，基部鞘状抱茎，平滑无毛。花茎单一，直立，高 40~70cm，伞形花序顶生，球形，下有膜质苞片，卵形，顶端长尖，花梗细，长 1~1.5cm，有的花序只有很少小花，而间以许多肉质小珠芽，甚至全部变为珠芽，花淡粉红色或淡紫色，花被 6 片，长圆状披针形，长 4~5mm；雄蕊 6，长于花被片，花丝细长，基部扩大；子房上位，3 室，球形。蒴果倒卵形，先端凹入。花期 5~6 月，果期 7~9 月。

【生态分布】生于海拔 200~1200m 的耕地杂草中及山地较干燥处。县域内各地均有分布。主要分布于关防乡、西达镇、索堡镇、辽城乡等地。

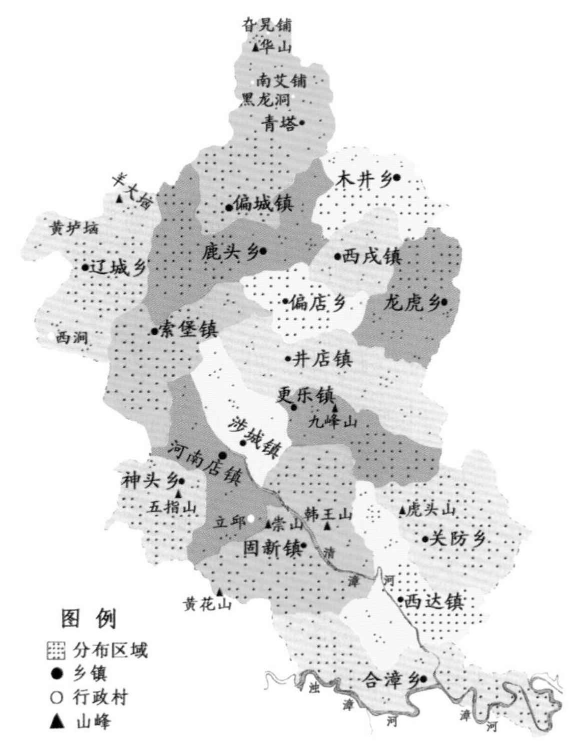

薤白资源分布图

【采收加工】夏、秋二季采挖，洗净，除去须根，蒸透或置沸水中烫透，晒干。

【鉴别】呈不规则卵圆形，高0.5~1.5cm，直径0.5~1.8cm。表面黄白色或淡黄棕色，皱缩，半透明，有类白色鳞片包被，底部有突起的鳞茎盘。质硬，角质样。有蒜臭，味微辣。

【化学成分】含甾体皂苷、挥发油、含氮化合物、前列腺素、酰胺类及其他成分。

【药理作用】有抗炎、抗菌、抗氧化、抗缺氧、抗动脉硬化、抗血小板聚集和调节免疫、调节花生四烯酸代谢的作用。

【性味、归经与效用】辛、苦，温。归肺、胃、大肠经。有通阳散结，行气导滞的功效。用于胸痹疼痛，痰饮咳喘，泻痢后重。

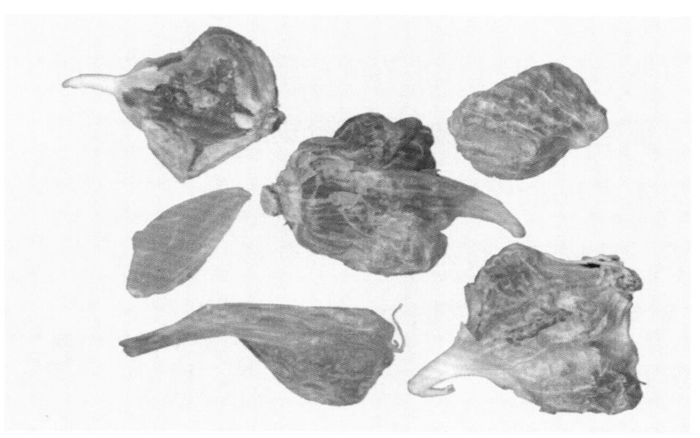

薤白（饮片）

【用法与用量】内服：煎汤，5~10g。

【临床应用】

1. 胸痹　薤白、瓜蒌、枳实各10g，厚朴、川芎各6g。水煎服，日服1剂。

2. 胃痛　薤白、香附、高良姜、木香各10g，白芷、砂仁各6g，干姜3g。水煎服，日服1剂。

3. 痢疾　薤白、枳实各10g，木香、黄柏各6g。水煎服，日服1剂。

4. 咳嗽　薤白、白芍、清半夏各10g，桂枝、五味子、麻黄各6g，干姜、细辛各3g。水煎服，日服1剂。

薏苡仁 Yiyiren

SEMEN COICIS

【基源】为禾本科植物薏苡 Coix *lacryma-jobi* L.var.*ma-yuen*（Roman.）Stapf 的干燥成熟种仁。

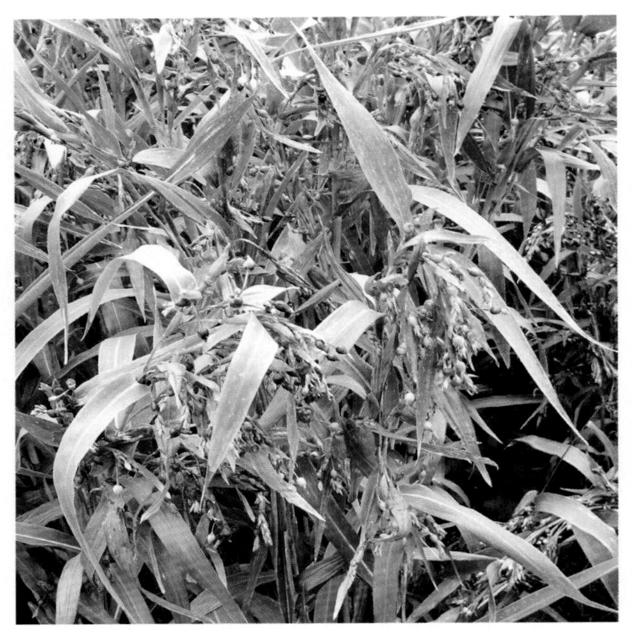

薏 苡（原植物）

【原植物】一年或多年生草本，高 1~1.5m。秆直立，约有 10 节，节间中空，基部节上生根。叶互生，2 纵裂排列，叶鞘光滑，上部者短于节间；叶鞘与叶片间具白色薄膜状的叶舌，质硬，长约 1mm；叶片长披针形，长达 40cm，宽 1.5~3cm，先端渐尖，基部鞘状抱基，边缘粗糙，两面光滑，中脉明显。总状花序，由上部叶鞘内成束腋生；小穗单性；雄小穗覆瓦状排列于花序上部，常 2~3 小穗生于一节，其中 1~2 小穗有柄，无柄小穗长 6~7mm；雌小穗生于花序的下部，包藏于卵形的骨质总苞中，常 2~3 小穗生于一节，仅 1 枚发育成熟。果实成熟时，总苞坚硬而光滑，质脆，易破碎，椭圆形或长椭圆形，内含 1 颖果。花期 7~8 月，果期 9~10 月。

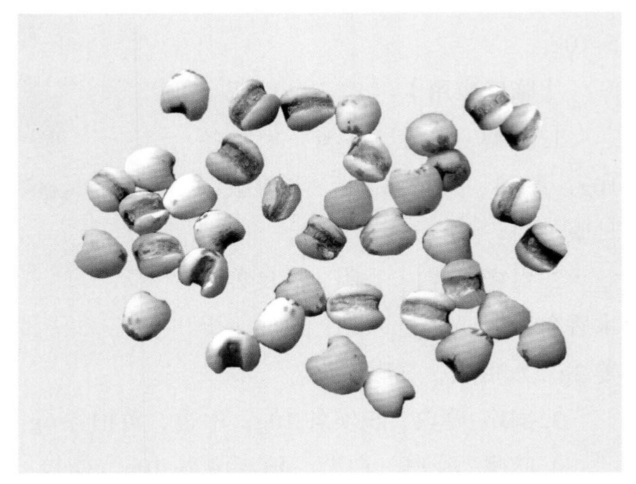

薏苡仁（饮片）

【生态分布】生于海拔 200~1200m 的河边、溪涧边或阴湿山谷中。野生于偏城镇等地，也有栽培。

【采收加工】秋季果实成熟时采割植株，晒干，打下果实，再晒干，除去外壳、黄褐色种皮和杂质，收集种仁。

【鉴别】呈宽卵形或长椭圆形，长 4~8mm，宽 3~6mm。表面乳白色，光滑，偶有残存的黄褐色种皮。一端钝圆，另端较宽而微凹，有 1 淡棕色点状种脐。背面圆凸，腹面有 1 条较宽而深的纵沟。质坚实，断面白色，粉性。气微，味微甜。

【化学成分】含薏苡仁酯、薏苡仁油、薏苡素、α - 单油酸甘油酯、甾醇酯、薏苡多糖 A、B、C 和脂肪油、维生素及微量元素、膳食纤维、蛋白质、脂肪。

【药理作用】

1. 有解热、镇痛、镇静、抗炎、抗菌、抗肿瘤、抑制骨骼肌收缩、调节心脏、血管功能和调节免疫、降低血糖等作用。

2. 毒性　薏苡仁油兔静脉注射致死量为 1~1.5g/kg。

【性味、归经与效用】甘、淡，凉。归脾、胃、肺经。有利水渗湿，健脾止泻，除痹，排脓的功效。用于水肿，脚气，小便不利，脾虚泄泻，湿痹拘挛，肺痈，肠痈，赘疣，癌肿。

【用法与用量】内服：煎汤，9~30g。

【临床应用】

1. 水肿　薏苡仁、泽泻各 30g。水煎服，日服 1 剂。

2. 咳嗽　薏苡仁 30g，桔梗、甘草各 10g。水煎服，日服 1 剂。

3. 痹证　薏苡仁 30g，桔梗、白芍、羌活、独活、白术、生姜各 10g，甘草 6g。水煎服，日服 1 剂。

4. 泄泻　薏苡仁、山药各 30g。水煎服，日服 1 剂。

5. 肺痈　薏苡仁 30g，瓜蒌仁 20g，牡丹皮、桔梗、桃仁各 10g，甘草 6g。水煎服，日服 1 剂。

6. 带下　薏苡仁 30g，椿皮 10g。水煎服，日服 1 剂。

7. 千日疮　薏苡仁、桑白皮各 30g。水煎服，日服 1 剂。

8. 粉刺　薏苡仁、赤小豆各 30g。水煎服，日服 1 剂；并取汁洗面部。

藁 本 Gaoben

RHIZOMA ET RADIX LIGUSTICI

【基源】为伞形科植物藁本 *Ligusticum sinense* Oliv. 或辽藁本 *Ligusticum jeholense* Nakai et Kitag. 的干燥根茎和根。

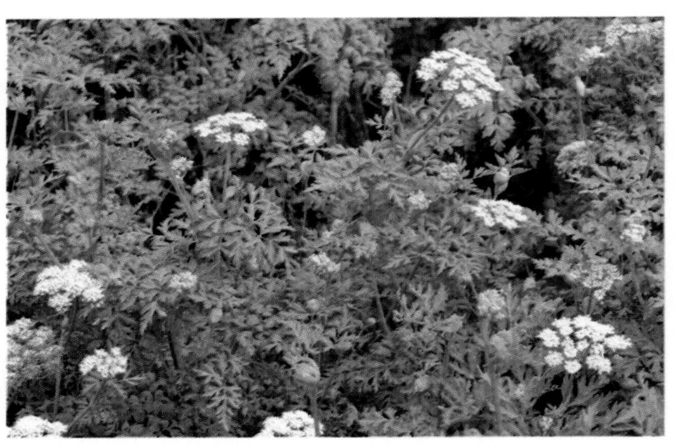

辽藁本（原植物）

【原植物】藁本 多年生草本，高达 1m。茎直立，圆柱形，中空，有纵直沟纹。叶互生，叶柄长 9~20cm，基部抱茎，扩展成鞘状，二至三回羽状复叶；第一回裂片 3~4 对，最下一对小叶叶柄长 1~3cm；第二回裂片 3~4 对，全部无柄；末回裂片长 3cm，宽 2cm，顶端渐尖，两面无毛，仅脉上有短柔毛，边缘齿状浅裂，有小尖头；茎上部叶近无柄，基部膨大成卵形的鞘而抱茎。复伞形花序顶生或侧生，总苞片 6~10，羽状细裂至线形，伞辐 14~30，有短糙毛；小伞花序有小总苞片约 10 片，线形或窄披针形。花小，无萼齿，花瓣白色，雄蕊 5，花柱长而外曲。双悬果长圆卵形，长约 4mm，宽约 2~2.5mm，顶端狭，分生果背棱突起，侧棱有狭翅，棱槽中有油管 3，合生面 5。花期 7~9 月，果期 9~10 月。

辽藁本 多年生草本，高 20~80cm。茎直立，通常单一，中空，表面有纵纹，常带紫色。茎下部叶和中部叶有长柄，二至三回三出羽状全裂，第一回裂片 4~6 对，最下部一对有较长的柄；第二回裂片通常无柄；末回裂片卵形至菱状卵形，基部楔形，上面沿主脉有糙毛，下面光滑，边缘有缺刻状浅裂或牙齿，牙齿顶端有小尖头；茎上部叶较小，叶柄鞘状，二回三出羽状全裂。复伞形花序顶生或侧生，总苞片 2，线形，早落；伞辐 6~19；小伞序有花 15~20，小总苞片 8~10，钻形；花白色，萼齿不明显，花瓣卵圆形，花药黑紫色，花柱基隆起，扁圆锥形。双悬果椭圆形，长 3~4mm，宽 2~2.5mm，分生果背棱突起，侧棱狭翅状，背棱棱槽中有油管 1，侧棱棱槽囊有油管 1，少为 2，合生面 2~4，胚乳腹面平直。花期 7~9 月，果期 9~10 月。

【生态分布】生于海拔 800~1500m 的山地、林下等处。辽城乡等地有栽培。

【采收加工】秋季茎叶枯萎或次春出苗时采挖，除去泥沙，晒干或烘干。

【鉴别】药材 藁本 根茎呈不规则结节状圆柱形，稍扭曲，有分枝，长 3~10cm，直径 1~2cm。表面棕褐色或暗棕色，粗糙，有纵皱纹，上侧残留数个凹陷的圆形茎基，下侧有多数点状突起的根痕和残根。体轻，质较硬，易折断，断面黄色或黄白色，纤维状。气浓香，味辛、苦、微麻。

辽藁本　较小，根茎呈不规则的团块状或柱状，长 1~3cm，直径 0.6~2cm。有多数细长弯曲的根。

饮片　藁本　呈不规则的厚片。外表皮棕褐色至黑褐色，粗糙。切面黄白色至浅黄褐色，具裂隙或孔洞，纤维性。气浓香，味辛、苦、微麻。

辽藁本　外表皮可见根痕和残根突起呈毛刺状，或有呈枯朽空洞的老茎残基。切面木部有放射状纹理和裂隙。

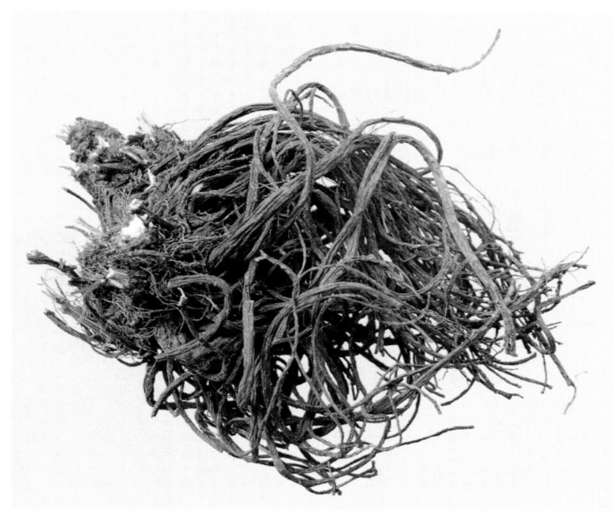

藁本（药材．辽藁本）

【化学成分】含挥发油：新蛇床内酯、柠檬烯、蛇床内酯、3-丁基苯酚、甲基丁香酚、藁本酮、藁本酚、佛手柑内酯、阿魏酸、藁本内酯、棕榈酸甘油酯和 β-谷甾醇等。

【药理作用】

1. 有镇静、镇痛、解热、抗炎、保肝、抑制平滑肌、降压、抗缺氧、抗菌的作用。

2. 小鼠灌胃中性油 LD_{50} 为 70.7±4.95g/kg。挥发油小鼠腹腔注射 LD_{50} 为 0.63±0.07mg/kg。藁本醇提取物小鼠腹腔注射 LD_{50} 为 42.5g（生药）/kg。

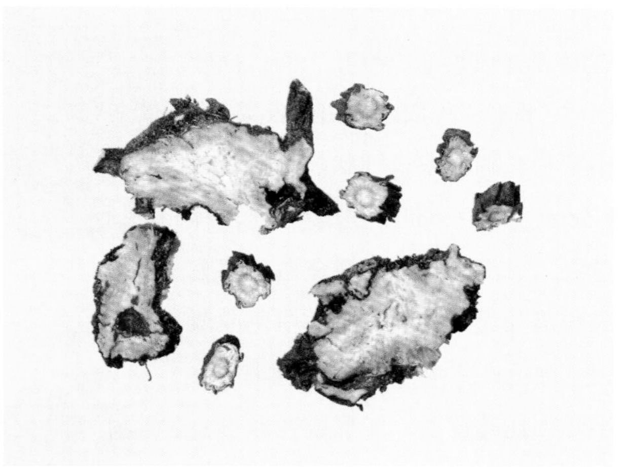

藁本（饮片．辽藁本）

【性味、归经与效用】辛，温。归膀胱经。有祛风，散寒，除湿，止痛的功效。用于风寒感冒，巅顶疼痛，风湿痹痛。

【用法与用量】内服：煎汤，3~10g。

【临床应用】

1. 头痛　藁本、白芷、蔓荆子、川芎各 6g。水煎服，日服 1 剂。

2. 痹证 藁本、防风、羌活、独活各10g，苍术15g，甘草6g。水煎服，日服1剂。

3. 痒风 藁本、防风、蒺藜、地肤子各10g。水煎，洗患处。

4. 狐疝 藁本、香附、吴茱萸各10g，小茴香6g。水煎服，日服1剂。

5. 头屑 藁本、白芷各等分。研末，夜擦旦梳，垢自去。

翻白草 Fanbaicao

HERBA POTENTILLAE DISCOLORIS

【基源】为蔷薇科植物翻白草*Potentilla discolor* Bge. 的干燥全草。

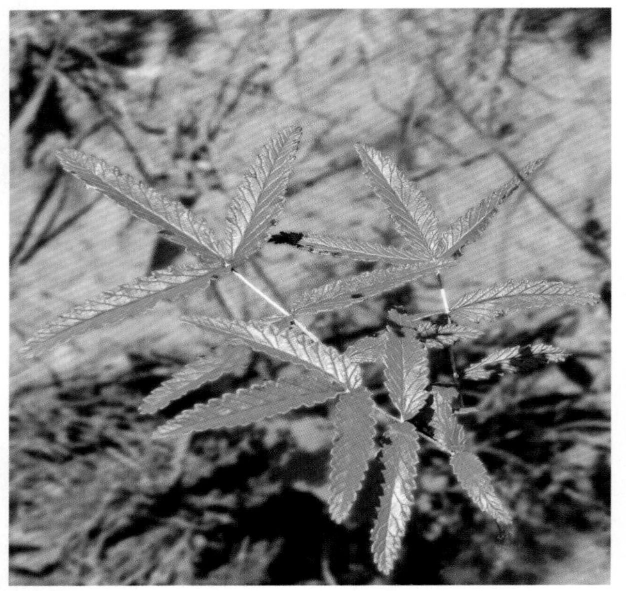

翻白草（原植物）

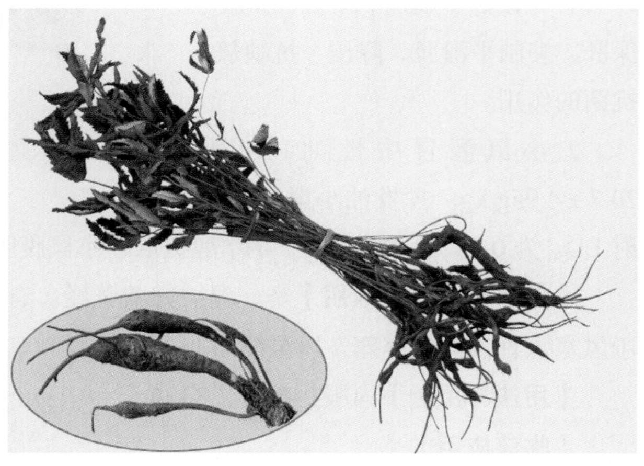

翻白草（药材）

【原植物】多年生草本。根粗壮，下部常肥厚呈纺锤状。花茎直立，上升或铺散，高10~45cm，密被白色绒毛。基生叶有小叶2~4对，对生或互生；叶柄密被白色绵毛，有时并有长柔毛，小叶无柄；托叶膜质，褐色，外面密被白色长柔毛；小叶片长圆形或长圆状披针形，长1~5cm，宽5~8mm，先端圆钝，稀急尖，下面暗绿色，被疏白色绵毛或脱落几无毛，下面密被白色或灰白色绵毛；茎生叶1~2，有掌状3~5小叶，托叶草质，卵形或宽卵形，边缘常有缺刻状牙齿，下面密被白色绵毛。花两性；聚伞花序，花梗长1~2.5cm，外被绵毛；花直径1~2cm；萼片三角状卵形，副萼片披针形，比萼片短，外被白色绵毛；花瓣黄色，倒卵形，先端微凹或圆钝，比萼片长；花柱近顶生。瘦果近肾形，宽约 1mm，光滑。花、果期 5~9 月。

【生态分布】生于海拔 500~1100m 的山地、丘陵阳坡、林缘、路边或旷野草丛中。主要分布于辽城乡羊大垴。

【采收加工】夏、秋二季开花前采挖，除去泥沙和杂质，干燥。

【鉴别】药材　块根呈纺锤形或圆柱形，长 4~8cm，直径 0.4~1cm，表面黄棕色或暗褐色，有不规则扭曲沟纹；质硬而脆，折断面平坦，呈灰白色或黄白色。基生叶丛生，单数羽状复叶，多皱缩弯曲，展平后长 4~13cm；小叶 5~9 片，柄短或无，长圆形或长椭圆形，顶端小叶片较大，上表面暗绿色或灰绿色，下表面密被白色绒毛，边缘有粗锯齿。气微，味甘、微涩。

饮片　为根、茎、叶混合的段片。根的切片类圆形，切面灰白色或黄白色，皮部薄，木部宽广；周边暗褐色。茎片周边具白色卷绒毛。叶片皱缩，完整叶片展平后呈长椭圆形，具短柄，小叶长 1~2.5cm，宽约 7mm，叶缘有钝锯齿，上表面暗绿色，下表面灰白色，密被绒毛。气微，味甘、微涩。

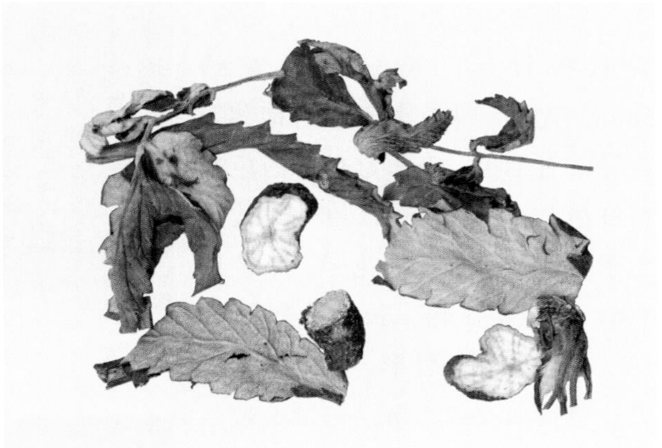

翻白草（饮片）

【化学成分】含鞣质、黄酮、延胡索酸、没食子酸、原儿茶醛、槲皮素、柚皮素、山柰酸和间苯二酸等。

【药理作用】有抗菌、降血糖的作用。

【性味、归经与效用】甘、微苦，平。归肝、胃、大肠经。有清热解毒，止痢，止血的功效。用于湿热泻痢，痈肿疮毒，血热吐衄，便血，崩漏。

【用法与用量】内服：煎汤，9~15g。外用：全草捣烂敷患处。

【临床应用】

1. 痢疾　翻白草 15g，白头翁 30g。水煎服，日服 1 剂。
2. 乳痈　翻白草、蒲公英、紫花地丁各 30g。水煎服，日服 1 剂。
3. 衄血　翻白草、侧柏炭各 15g，生地黄 30g。水煎服，日服 1 剂。
4. 带下　翻白草、土茯苓各 30g。水煎服，日服 1 剂。
5. 痛经　翻白草 45g，益母草 10g。水煎酌加红糖，黄酒服。
6. 痔疮　翻白草 30g，露蜂房、槐花各 10g。水煎熏洗。
7. 痈肿　翻白草适量。捣烂外敷。

瞿 麦 Qumai

HERBA DIANTHI

【基源】为石竹科植物瞿麦*Dianthus superbus* L. 或石竹*Dianthus chinensis* L. 的干燥地上部分。

【原植物】石竹 多年生草本。茎丛生，高 30~50cm，绿色，直立或基部呈匍匐状，光滑无毛，节膨大，下部基间较短。叶对生，无柄，线状披针形，长 3~5cm，宽约 5mm，先端渐尖，基部连合抱茎，全缘或有细齿。花鲜红色、白色或粉红色，直径约 3cm，单生或数朵生于茎顶，集成聚伞花序；小苞片 4~6，排成 2~3 轮，长约为萼筒的 1/2，苞片卵状披针形，先端尾状渐尖；萼筒长 2~2.5cm，先端 5 裂，裂片阔披针形，边缘膜质，被细毛；花瓣 5，先端浅裂成锯齿状，喉部有斑纹或疏生须毛。基部具长爪；雄蕊 10；子房上位，1 室，花柱 2。蒴果长椭圆形，包于宿存花萼管内，熟时顶端 4 裂。种子扁卵形，灰黑色，边缘有狭翅。花期 5~9 月，果期 8~9 月。

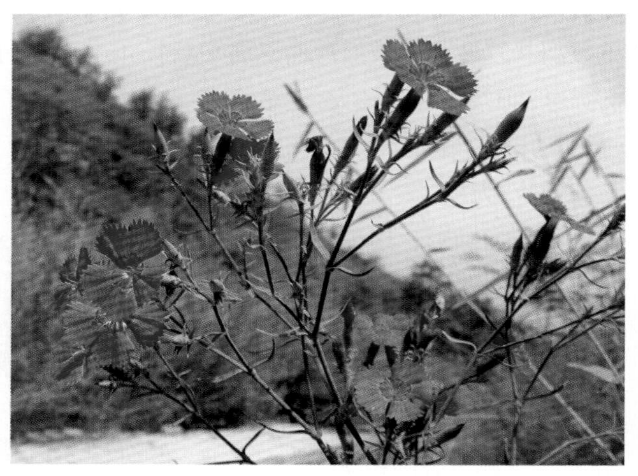

石 竹（原植物）

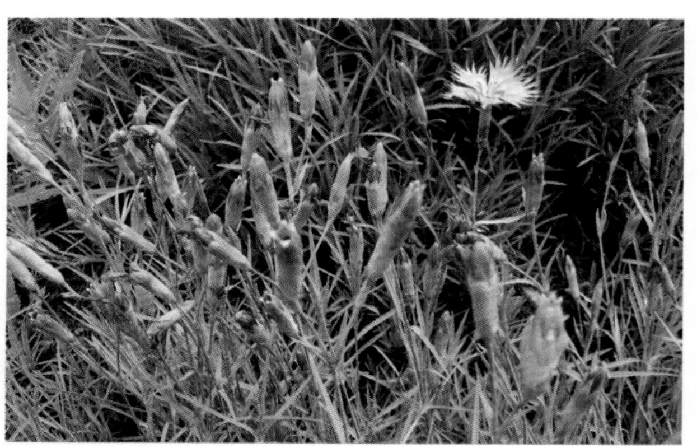

瞿 麦（原植物）

瞿麦 本种与石竹的区别在于花大，直径约 5cm；小苞片 4~6，排成 2~3 轮，苞片宽卵形，长约为萼筒的 1/4，先端急尖或渐尖；花瓣通常紫红色，喉部有斑纹和疏毛，先端浅裂成锯齿状。花期 4~8 月，果期 5~9 月。

【生态分布】生于海拔 300~1200m 的山坡、草地、路旁或林下。县域内各地均有分布。

【采收加工】夏、秋二季花果期采割，除去杂质，干燥。

【鉴别】药材 瞿麦 茎圆柱形，上部有分枝，长 30~60cm；表面淡绿色或黄绿色，光滑无毛，节明显，略膨大，断面中空。叶对生，多皱缩，展平叶片呈条形至条状披针形。枝端具花及果实，花萼筒状，长2.7~3.7cm；苞片4~6，宽卵形，长约为萼筒的1/4；花瓣棕紫色或棕黄色，卷曲，先端深裂成丝状。蒴果长筒形，与宿萼等长。种子细小，多数。气微，味淡。

石竹　萼筒长1.4~1.8cm，苞片长约为萼筒的1/2；花瓣先端浅齿裂。

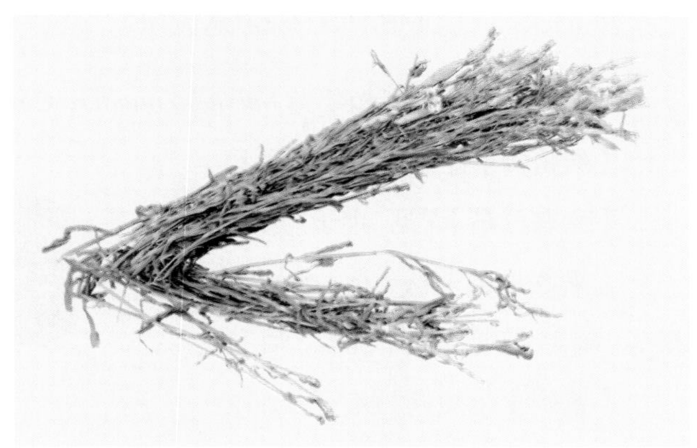

瞿麦（药材.石竹）

饮片　呈不规则段。茎圆柱形，表面淡绿色或黄绿色，节明显，略膨大。切面中空。叶多破碎。花萼筒状，苞片4~6。蒴果长筒形，与宿萼等长。种子细小，多数。气微，味淡。

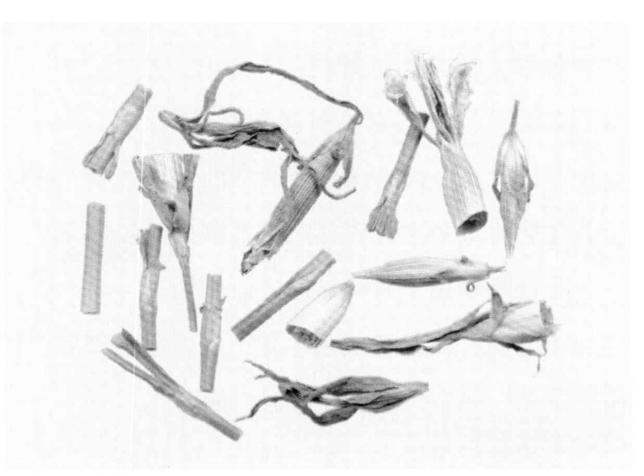

瞿麦（饮片）

【化学成分】含丁香酚、苯乙醇、苯甲酸苄酯、水杨酸甲酯、石竹皂苷A、B，石竹酰胺A、B，瞿麦吡喃酮苷、异红草素、大黄素、大黄素甲醚、大黄素-8-O-葡萄糖苷、3，4-二羟基苯甲酸甲酯、石竹烯和β-谷甾醇苷等。

【药理作用】

1. 有利尿、抗菌、兴奋平滑肌、抑制心脏的作用。

2. 毒性　煎剂小鼠灌服的LD_{50}为63.29 ± 6.47g/kg。

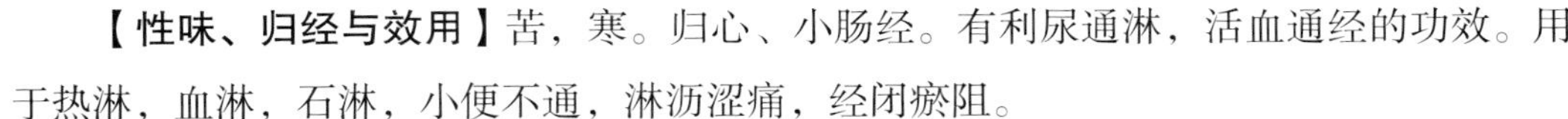

【性味、归经与效用】苦，寒。归心、小肠经。有利尿通淋，活血通经的功效。用于热淋，血淋，石淋，小便不通，淋沥涩痛，经闭瘀阻。

【用法与用量】内服：煎汤，3~10g；或入丸、散。外用：适量，煎汤洗；或研末敷。

【临床应用】

1. 淋证　瞿麦、车前子各10g，木通、甘草各6g。水煎服，日服1剂。

2. 闭经　瞿麦、丹参、益母草各15g，赤芍、香附各9g，红花6g。水煎服，日服1剂。

3. 暴风客热　瞿麦、菊花各9g。水煎服，日服1剂。

4. 湿疮　瞿麦适量，煎汤洗之，或为细面撒患处。

藕 节 Oujie

NODUS NELUMBINIS RHIZOMATIS

【基源】为睡莲科植物莲*Nelumbo nucifere* Gaertn. 的干燥根茎节部。

【原植物】详见“莲子”项下。

【生态分布】详见“莲子”项下。

【采收加工】秋、冬二季挖取根茎（藕），切取节部，洗净，晒干。

【鉴别】呈短圆柱形，中部稍膨大，长 2~4cm，直径约 2cm。表面灰黄色至灰棕色，有残存的须根和须根痕，偶见暗红棕色的鳞叶残基。两端有残留的藕，表面皱缩有纹理。质硬，断面有多数类圆形的孔。气微，味微甘、涩。

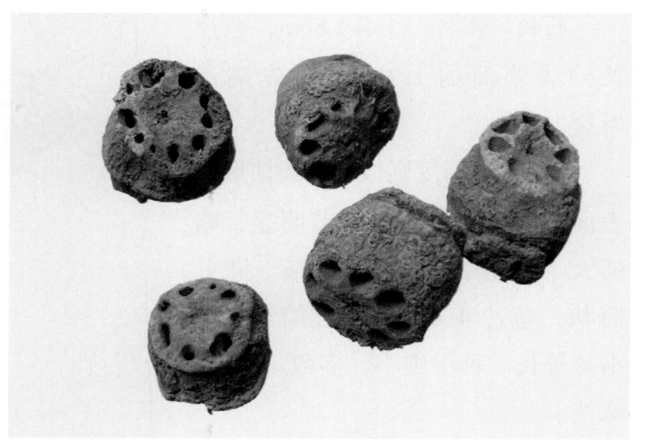

藕节（饮片）

【化学成分】含天冬酰胺及鞣质等。

【药理作用】有明显的止血作用。

【性味、归经与效用】甘、涩，平。归肝、肺、胃经。有收敛止血，化瘀的功效。用于吐血，咯血，衄血，尿血，崩漏。

【用法与用量】内服：煎汤，9~15g。

【临床应用】

1. 衄血 藕节、侧柏叶、生地黄各 10g。水煎服，日服 1 剂。

2. 溺血 藕节、白茅根各 15g，小蓟 10g。水煎服，日服 1 剂。

3. 燥咳 藕节 15g，百合、天花粉各 10g，冰糖 5g。水煎服，日服 1 剂。

藤合欢 Tenghehuan

FRUCTUS CELASTRI ORBICULATI

【基源】为卫矛科植物南蛇藤*Celastrus orbiculatus* Thunb. 的干燥成熟果实。

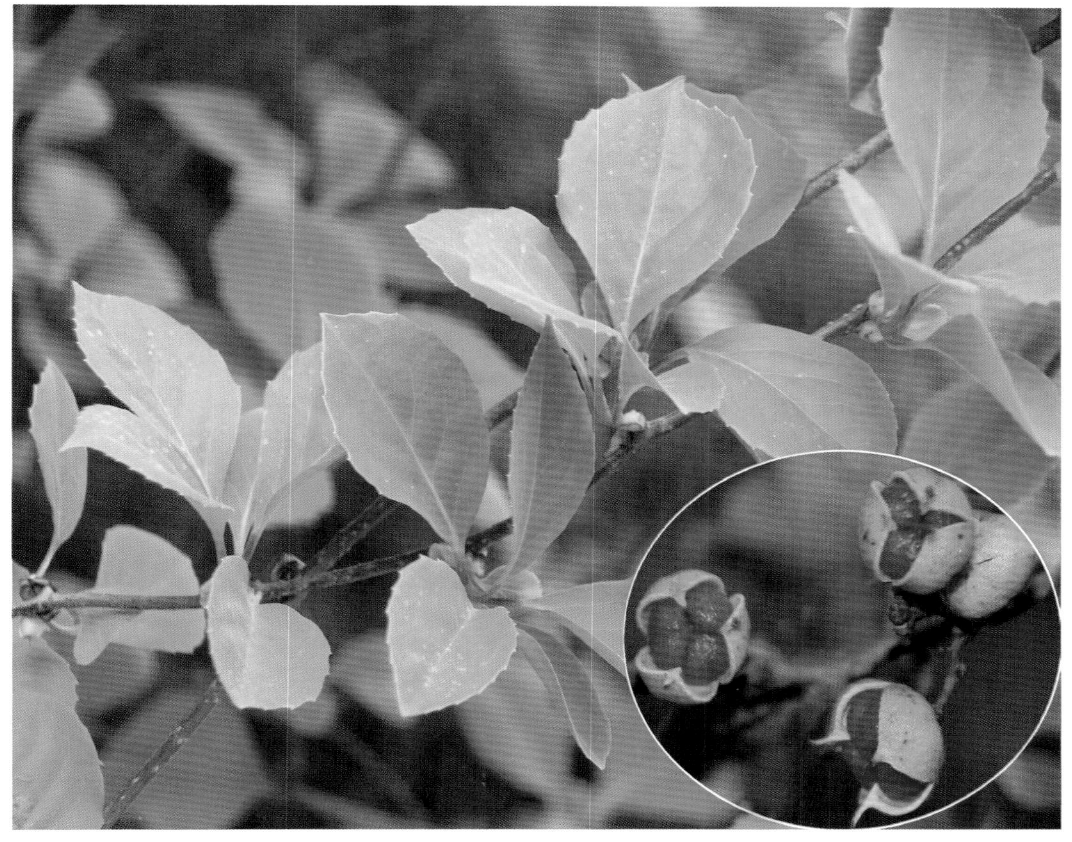

南蛇藤（原植物）

【原植物】落叶攀援灌木，高达3~8m。小枝圆柱形，灰褐色或暗褐色，有多数皮孔。单叶互生；叶柄长1~2cm；叶片近圆形、宽倒卵形或长椭圆状倒卵形，长5~10cm，宽3~7cm，先端渐尖或短尖，基部楔形，偶为截形，边缘具钝锯齿。腋生短聚伞花序，有花5~7朵，花淡黄绿色，雌雄异株；花萼裂片5，卵形；花瓣5，卵状长椭圆形，长4~5mm；雌花具有5雄蕊，雌蕊1，子房上位，近球形，柱头3裂；雄花的雄蕊稍长，雌蕊退化。蒴果球形，直径7~8mm。种子卵形至椭圆形，有红色肉质假种皮。花期4~5月，果期9~10月。

【生态分布】生于丘陵、山沟及山坡灌丛中。分布于辽城乡、西达镇、偏城镇、井店镇等地。

【采收加工】 9~10月间，果实成熟后摘下，晒干。

【鉴别】 呈类球形，下侧具有宿存的花萼及短果柄，果皮常开裂成3瓣，基部相连或已离散；果瓣卵形，长0.6~1cm，宽6~8mm，黄色至橙黄色，顶部有尖突起。内面有一纵隔。种子4~6粒，集成球形，外被橙红色至黑红色的假种皮，剥掉假种皮可见卵形至长卵形的种子，表面灰棕色至红棕色，光滑。气清香，味苦、微辛。

【性味与效用】 甘、微苦，平。有养心安神，和血止痛的功效。用于心悸失眠，健忘多梦，牙痛，筋骨痛，腰腿麻木，跌打损伤。

【用法与用量】 内服：煎汤，6~15g。

【临床应用】

1. 不寐　藤合欢、远志各10g。水煎服，日服1剂。

2. 心悸　藤合欢10g，珍珠母30g。水煎服，日服1剂。

3. 牙痛　藤合欢50g，煮鸡蛋。每次吃2个，日1次。

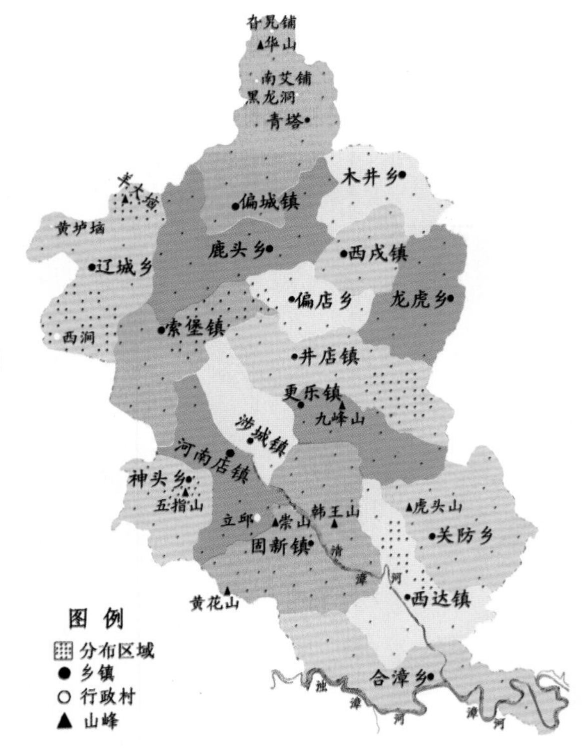

藤合欢资源分布图

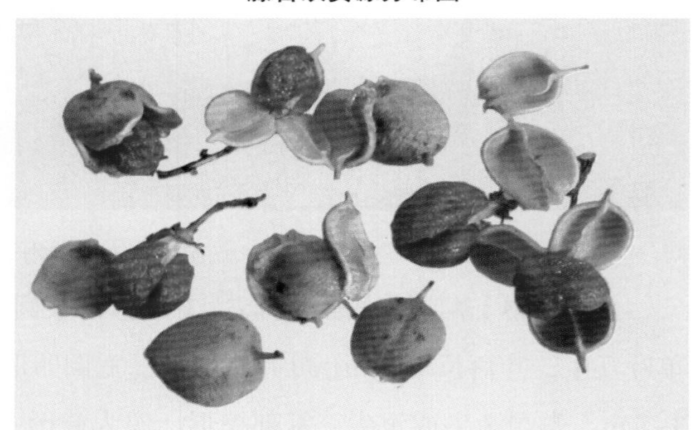

藤合欢（饮片）

附：

南蛇藤 Nansheteng

CAULIS CELASTRI ORBICULATI

【基源】 为卫矛科植物南蛇藤*Celastrus orbiculatus* Thunb. 的干燥藤茎。

【采收加工】 春、秋季采收，切段，晒干。

【鉴别】药材 小枝圆柱形，直径 0.5~4cm，外表面灰褐色或灰黄色，粗糙，具不规则纵皱纹及横长的皮孔或裂纹；栓皮脱落处显橙黄色。质硬。断面皮部棕褐色，木部黄白色射线呈放射状排列。气特异，味涩。

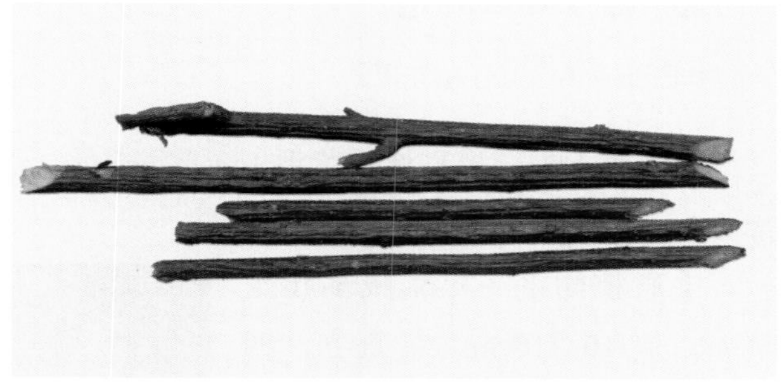

南蛇藤（药材）

饮片 呈圆形或类圆形厚片或短段，直径 0.5~4cm。切面皮部棕褐色，木部黄白色或淡黄白色，射线放射状，中央有白色的髓；外表面灰褐色或灰黄色，粗糙，有不规则纵皱纹、裂纹及横长的皮孔。质硬。气特异，味涩。

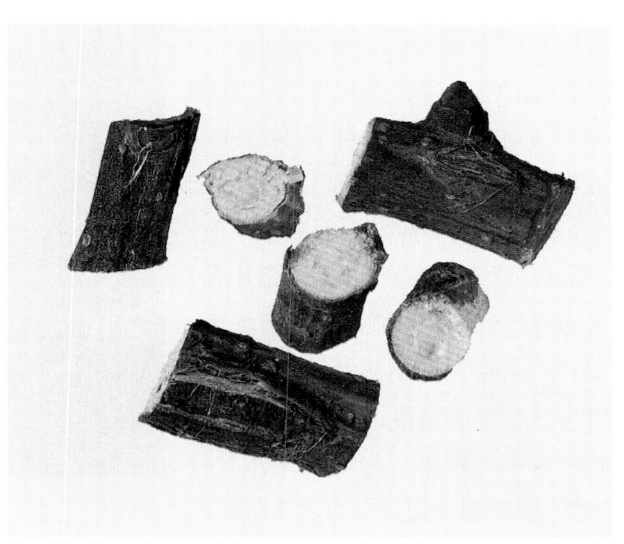

南蛇藤（饮片）

【化学成分】 含黄烷 -3- 醇苷类成分等。

【性味、归经与效用】 苦、辛，温。归肝、脾、大肠经。有祛风除湿，通经止痛，活血解毒的功效。用于风湿关节痛，四肢麻木，瘫痪，头痛，牙痛，痛经，闭经，小儿惊风，跌打扭伤，痢疾，带状疱疹。

【用法与用量】 内服：煎汤，9~15g；或浸酒。

【使用注意】孕妇慎服。

【临床应用】

1. 痹证 南蛇藤 15~30g。水煎服。

2. 痢疾 南蛇藤 15g。水煎服。

3. 闭经，腰痛 南蛇藤 12g。水煎服。

4. 狐疝 南蛇藤 15g，黄酒煎服。

5. 缠腰火丹 南蛇藤加水磨成糊状，外敷患处，每日 4~5 次。

6. 跌打损伤 南蛇藤 15g。水煎服，日服 1 剂。

藿 香 Huoxiang

HERBA AGASTACHES

【基源】为唇形科植物藿香*Agastache rugosa* （Fisch.et Mey.）O.Ktze. 的干燥地上部分。

【原植物】一年生或多年生草本，高 40~110cm。茎直立，四棱形，略带红色，稀被微柔毛及腺体。叶对生；叶柄长 1~4cm；叶片椭圆状卵形或卵形，长 2~8cm，宽 1~5cm，先端锐尖或短渐尖，基部圆形或略带心形，边缘具不整齐的钝锯齿，齿圆形；上面无毛或近无毛，散生透明腺点，下面被短柔毛。花序聚成顶生的总状花序；苞片大，条形或披针形，被微柔毛；萼 5 裂，裂片三角形，具纵脉及腺点；花冠唇形，紫色或白色，长约 8mm，上唇四方形或卵形，先端微凹，下唇 3 裂，两侧裂片短，中间裂片扇形，边缘有波状细齿，花冠外被细柔毛；雄蕊 4，二强，伸出花冠管外；子房 4 深裂，花柱着生于子房底部中央，伸出花外，柱头 2 裂。小坚果倒卵状三棱形。花期 6~7 月，果期 10~11 月。

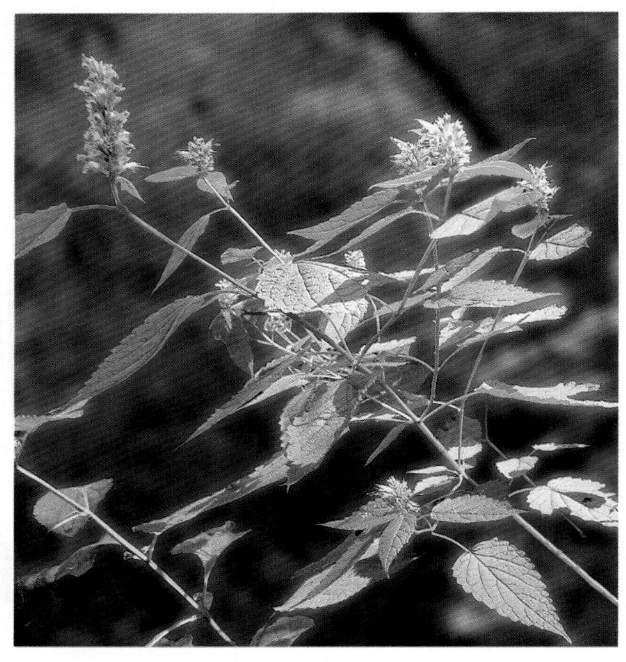

藿香（原植物）

【生态分布】生于海拔 200m 以上的山坡或路旁。主要分布于固新镇、辽城乡和偏城镇等地。

【采收加工】6~7月，当花序抽出而未开花时，择晴天齐地割取全草，薄摊晒至日落后，收回堆叠过夜，次日再晒。第2次在10月收割，迅速晾干或晒干。

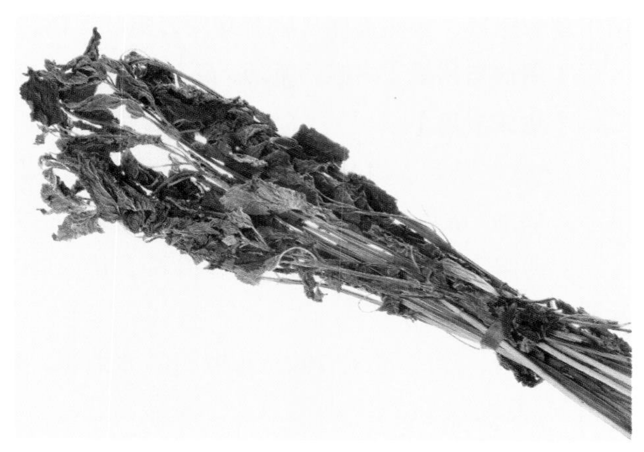

藿香（药材）

【鉴别】药材 地上部分长30~90cm，常对折或切断扎成束。茎方柱形，多分枝，直径0.2~1cm，四角有棱脊，四面平坦或凹入成宽沟状；表面暗绿色，有纵皱纹，稀有毛茸；节明显，常有叶柄脱落的疤痕，节间长3~10cm；老茎坚硬、质脆，易折断，断面白色，髓部中空。叶对生；叶片深绿色，多皱缩或破碎，完整者展平后呈卵形，长2~8cm，宽1~6cm，先端尖或短渐尖，基部圆形或心形，边缘有钝锯齿，上表面深绿色，下表面浅绿色，两面微具毛茸。茎顶端有时有穗状轮伞花序，呈土棕色。气芳香，味淡而微凉。

饮片 呈不规则的小段，茎、叶混合。茎略呈方形，外表灰褐色、灰黄色或带红棕色，被柔毛，髓部白色。叶皱缩而破碎，纸质，灰绿色、灰褐色或浅棕褐色，两面均被灰白色绒毛，边缘具大小不规则的钝齿。具特异香气，味微苦。

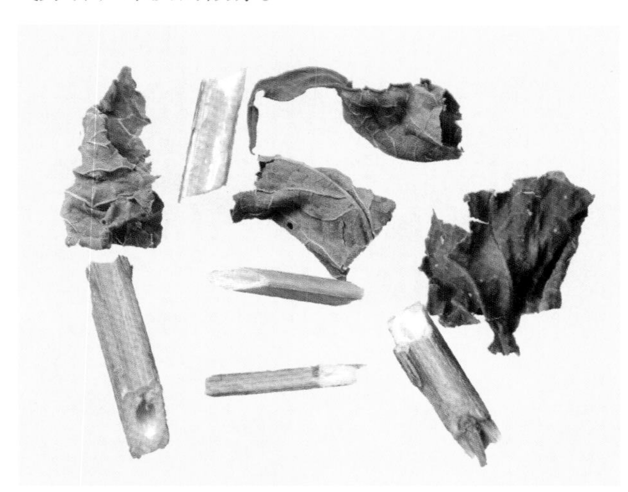

藿香（饮片）

【化学成分】含挥发油。主要成分为甲基胡椒酚占80%以上。并含有茴香脑、茴香醛、柠檬烯、对甲氧基桂皮醛、α-和β-蒎烯、3-辛酮、1-辛烯-3-醇、芳樟醇、1-丁香烯、β-榄香烯、β-葎草烯、α-衣兰烯、β-金合欢烯、γ-毕澄茄烯、菖蒲烯；还含有顺式-β、γ-己烯醛。黄酮类化合物：刺槐素、椴树素、蒙花苷、藿香苷、异藿香苷、藿香精。根含马斯里酸即是山楂酸、齐墩果酸、3-O-乙酰基齐墩果醛、刺槐素、椴树素、藿香苷、胡萝卜苷、β-谷甾醇、去氢藿香酚等。

【药理作用】有抗菌、抗螺旋体、抗病毒的作用。

【性味、归经与效用】辛，微温。归肺、脾、胃经。有祛暑解表，化湿和胃的功效。用于夏令感冒，寒热头痛，胸脘痞闷，呕吐泄泻，妊娠呕吐，鼻渊，手、足癣。

【用法与用量】内服：煎汤，6~10g；或入丸、散。外用：适量，煎水洗；或研末搽。

【临床应用】

1. 感冒　藿香、佩兰、陈皮各 10g，砂仁、薄荷、甘草各 6g。水煎服，日服 1 剂。

2. 痞满　陈皮、半夏、藿香、厚朴各 10g，甘草 6g。水煎服，日服 1 剂。

3. 恶阻　藿香、竹茹各 10g，砂仁 6g，伏龙肝 30g。先水煎伏龙肝，去渣，纳诸药，水煎 15 分钟，频饮。

4. 湿疮，痒风　藿香 10g，花椒 5g。水煎服，日服 1 剂。

露蜂房 Lufengfang

NIDUS VESPAE

【基源】为胡蜂科昆虫果马蜂*Polistes olivaceous*（DeGeer）、日本长脚胡蜂*Polistes japonicus* Saussure 或异腹胡蜂*Parapolybia varia* Fabricius 的巢。

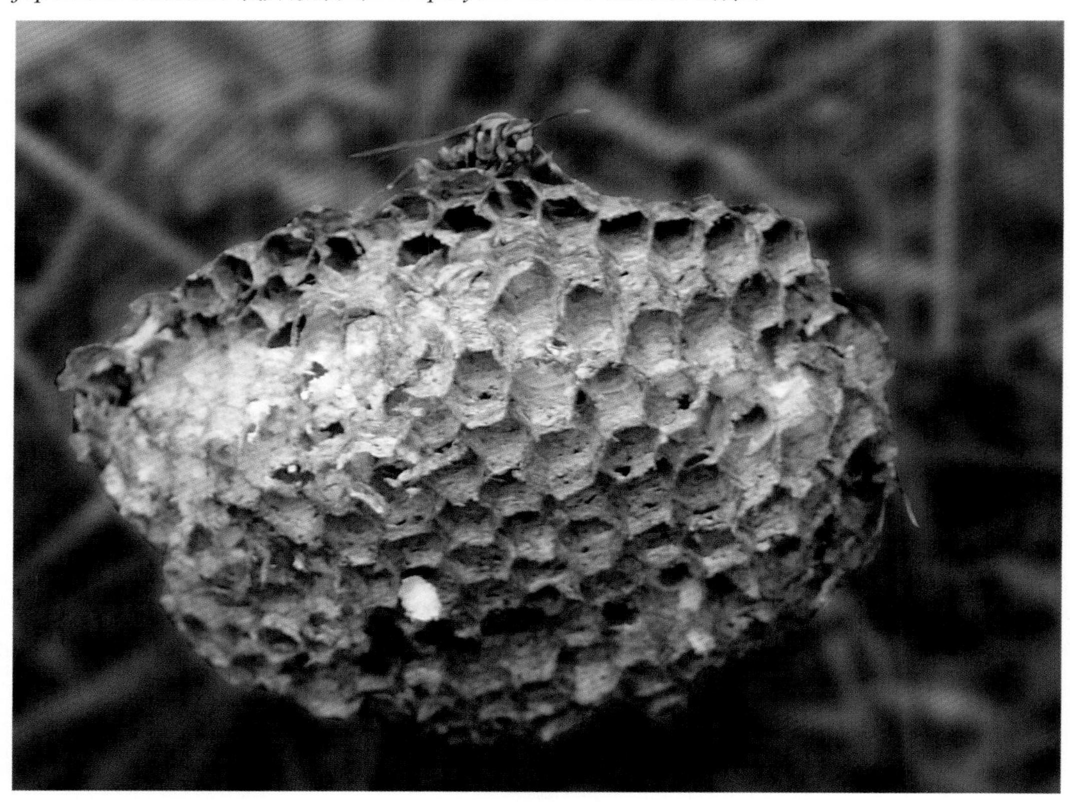

日本长脚胡蜂（原动物）

【原动物】果马峰　雌蜂：体长约 17mm，体较光滑。额黄色，前单眼周围黑色，后单眼处有 1 弧形黑斑，颅顶及颊部黄色。触角支角突、柄节、鞭节棕色。唇基黄色，端部中央有角状突起。上颚黄色，3 齿黑色。前胸背板前缘领状突起，黄色，两侧各有 1 棕色带。中胸背板中间纵线黑色，两侧各有 2 条黄色纵带。小盾片、后小盾片、中胸侧板、后胸侧板均为黄色，各骨片相接处黑色。并胸腹节黄色，中央沟黑色，两侧各有 1 棕色带。足黄色，爪光滑无齿。腹部各节背、腹板均暗黄色，近中部处各有 1 凹形棕色横纹，但第 1 节腹板和第 6 节背、腹板无棕色纹。雄蜂：近似雌蜂。腹部 7 节。

日本长脚胡蜂　雌蜂：体长约 16mm，头部略窄于胸部，两触角窝之间隆起，额下半部黄色，上半部橙黄色，触角窝上部及唇基上部紧邻处均略呈黑色，额上半部及颅顶部密布刻点。复眼间有一黑色横带。触角支角突棕色，柄节背面黑色，腹面棕色，梗节、鞭节背面黑色，腹面及鞭节端部几节均棕色。前胸背板前缘截形，沿边缘有领状突起，近橙色，肩部明显，沿肩部两侧色略深，密布刻点及短毛。中胸背板黑色，中央两侧有两条长而宽的橙黄色纵带，两侧近翅基片处各有 1 条短的橙黄色纵带，密布较粗大的刻点及短毛。小盾片外侧橙黄色。后小盾片横带状，端部中央略突出，密布细刻点及短毛，橙黄色，前后边缘略呈黑色。中胸侧板略隆起，密布粗刻点及短毛，黑色，上部及前后均有黄色斑。后胸侧板较窄，下侧片向后延伸，上、下侧片均有大黄斑覆盖，余呈黑色，密布刻点及短毛。前足基节黄色，但背面黑色，转节棕色；中足基节黑色，但外侧黄色，转节黑色。腹部第 1 节背板基部细，向端部渐扩展，近基部两侧有 1 对黄斑，背板两侧下垂，超过腹板。第 1 节腹板三角形，黑色，端部及两侧角黄色，密布细横皱褶；第 2 至 6 节背板基部有极窄的黑色带，每节中央两侧各有 1 略呈棕色的斑，但第 6 节无斑。雄蜂：近于雌蜂。体上黄色斑较小，黑色区较大。腹部 7 节。

异腹胡蜂　雌蜂：体长约 14mm。体色黄褐色；体型较其他长脚蜂细长；腹部前方具细腰身，后方较圆。头宽与胸宽略等；两触角窝之间隆起呈黄色；翅浅棕色前翅前缘色略深；前足基节黄色，转节棕色，其余黄色；腹部第 1 节长柄状，背板上部褐色，第 2 节背板深褐色，两侧具有黄色斑。雄蜂：腹部与触角均较雌蜂多 1 节。

【生态分布】县域内大部分地区均有分布。

【采收加工】秋、冬二季采收，晒干，或略蒸，除去死蜂死蛹，晒干。

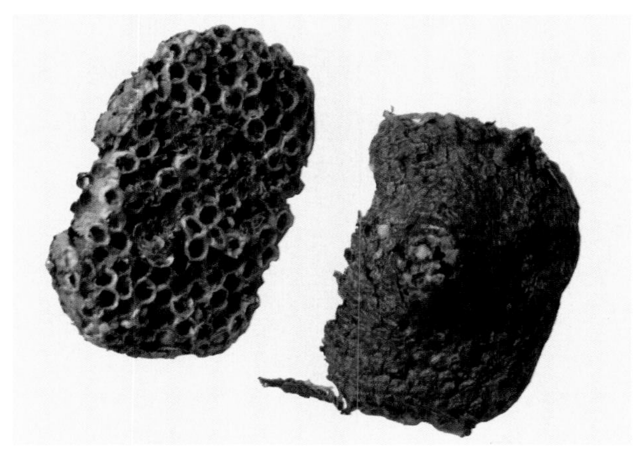

露蜂房（药材）

【鉴别】药材　呈圆盘状或不

规则的扁块状，有的似莲房状，大小不一。表面灰白色或灰褐色。腹面有多数整齐的六角形房孔，孔径 3~4mm 或 6~8mm；背面有 1 个或数个黑色短柄。体轻，质韧，略有弹性。气微，味辛淡。

饮片 呈不规则的扁块状，大小不一。表面灰白色或灰褐色。腹面有多数整齐的六角形房孔；背面有 1 个或数个黑色短柄。体轻，质韧，略有弹性。气微，味辛淡。

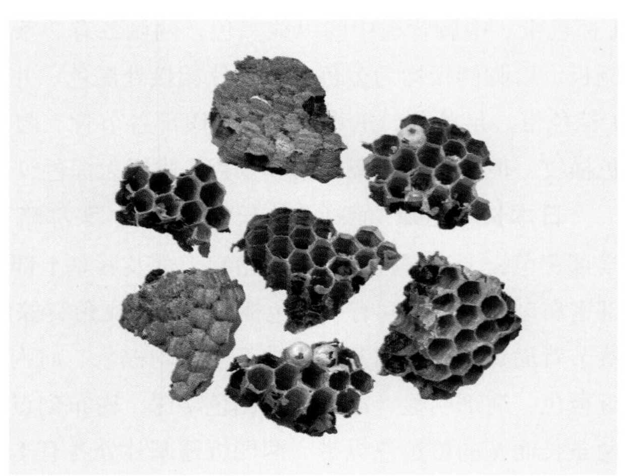

露蜂房（饮片）

【化学成分】含露蜂房油、蜂蜡、树脂、多种糖类、维生素和无机盐等。

【药理作用】

1. 有抗炎、镇痛、降温、促凝血、降压的作用。

2. 毒性 水提取液小鼠静脉注射 LD_{50} 为 12.0g/kg，皮下注射为 32.3g/kg。

【性味、归经与效用】甘，平。归胃经。有攻毒杀虫，祛风止痛的功效。用于疮疡肿毒，乳痈，瘰疬，皮肤顽癣，鹅掌风，牙痛，风湿痹痛。

【用法与用量】内服：煎汤，3~5g。外用：适量，研末油调敷患处，或煎水漱，或洗患处。

【临床应用】

1. 痒风 露蜂房（炙）、蝉蜕等分。为末，酒调 3g，日服 2~3 次。

2. 顽癣 露蜂房 10g，苦参 30g。水煎外洗。

3. 喉痹 露蜂房烧灰，乳汁 2ml，和服。

4. 湿疮 露蜂房（烧存性）、黄柏各等分，研末。麻油调敷。

5. 乳痈 露蜂房烧焦黄、赤小豆各 10g。研末，麻油调敷。

6. 蚊虫叮咬 露蜂房末。猪膏和敷之。

第三部分

药物资源一览表

一、植物药

藻类植物药

念珠藻科

原 植 物	药物名称	药用部位	性味归经	功能主治
Nostoc commune Vauch. 念珠藻	葛仙米	藻体	甘、淡，寒。归肝经。	清热明目，收敛益气。用于目赤红肿，夜盲症，烫火伤，久痢，脱肛。

小球藻科

原 植 物	药物名称	药用部位	性味归经	功能主治
Chlorella pyrenoidosa Chick. 蛋白核小球藻 *Chlorella vulgaris* Beij. 小球藻	小球藻	藻体	甘、淡，凉。归肝、脾经。	清热利水，补血。用于水肿，泄泻，肝炎，贫血。

双星藻科

原 植 物	药物名称	药用部位	性味归经	功能主治
Spirogyra nitida (Dillw.)Link 光洁水绵 *Spirogyra varians* (Hassall.)Kütz 异型水绵	水绵	藻体	甘，平。归肝、脾经。	清热解毒，利湿。用于丹毒，痈肿，漆疮，烫伤，泄泻。

轮藻科

原　植　物	药物名称	药用部位	性味归经	功能主治
Chara fragilis Desv 脆轮藻	鱼草	藻体	咸、微辛，平。归肺经。	祛痰，止咳，平喘。用于咳喘，痰多，胸闷。

菌类植物药

霜霉科

原　植　物	药物名称	药用部位	性味归经	功能主治
Sclerospora graminicola（Sacc.）Schrot. 禾生指梗霉	糠谷老	病菌穗	淡，微寒。归脾、肾经。	清利湿热。用于水肿，小便不利，心烦，口渴，痢疾，湿疹，疮疖。

麦角菌科

原　植　物	药物名称	药用部位	性味归经	功能主治
Claviceps purpurea (Fr.) Tul. 麦角菌	麦角	菌核	辛、微苦，平；有毒。归肝、肾经。	缩宫止血，止痛。用于产后出血，偏头痛。
Ustilaginoidea virens (Cooke) Tak. 稻绿核菌	粳谷奴	菌核及分生孢子	微咸，平。归肺经。	清热解毒，利咽。用于喉痹，咽喉肿痛。

羊肚菌科

原　植　物	药物名称	药用部位	性味归经	功能主治
Morchella esculenta（L.）Pers. 羊肚菌	羊肚菌	子实体	甘，平。归脾、胃经。	消食和胃，化痰理气。用于消化不良，痰多咳嗽。

黑粉菌科

原　植　物	药物名称	药用部位	性味归经	功能主治
Sphacelotheca sorghi (Link)Clint. 高粱坚轴黑粉菌	高粱乌米	孢子堆	甘，平。归肝经。	调经，止血。用于月经不调，崩漏，大便下血。
Ustilago crameri Koern. 粟黑粉菌	粟奴	冬孢子粉	微苦，温。归脾、胃经。	利尿，消积除烦。用于小便不利，消化不良，胸腹满闷；外用烫伤。
Ustilago maydis (DC.) Corda 玉米黑粉菌	玉米黑霉	孢子堆	甘，平。归肝、胃经。	健脾胃，利肝胆，安神。用于肝炎，胃肠道溃疡，消化不良，疳积，失眠。
Ustilago nuda（Jens.）Rostr. 麦散黑粉菌	麦奴	菌瘿及孢子堆	辛，寒。归心经。	解肌清热，除烦止渴。用于热病发热，心烦口渴，温疟；外用烫火伤。

木耳科

原　植　物	药物名称	药用部位	性味归经	功能主治
Auricularia auricula (L.ex Hook.)Underw. 木耳 *Auricularia polytricha* (Mont.)Sacc. 毛木耳	木耳	子实体	甘，平。归肺、脾、大肠、肝经。	补气养血，润肺止咳，止血，降压，抗癌。用于气虚血亏，肺虚久咳，咳血，血痢，痔疮出血，妇女崩漏，高血压，眼底出血，子宫颈癌，阴道癌，跌打伤痛。
Auricularia auricula (L.ex Hook.)Underw. 木耳	柘耳	寄生于桑科植物柘树上的木耳的子实体	甘，平。归肺、大肠经。	清肺解毒，化痰止咳。用于肺痈咳吐脓血，肺燥干咳。
Auricularia mesenterica (Dichs.)Pers. 毡盖木耳	毡盖木耳	子实体	甘，平。归肺、脾、大肠、肝经。	抗肿瘤。用于恶性肿瘤。

银耳科

原　植　物	药物名称	药用部位	性味归经	功能主治
Tremella fuciformis Berk. 银耳	银耳	子实体	甘、淡，平。归肺、胃、肾经。	滋补生津，润肺养胃。用于虚劳咳嗽，痰中带血，津少口渴，病后体虚，气短乏力。

革菌科

原　植　物	药物名称	药用部位	性味归经	功能主治
Gloeostereum incarnatum S.Ito.et Imai. 粘韧革菌	榆耳	子实体	淡，凉。归脾、肾、大肠经。	清热利湿，凉血止痢。用于红白痢疾。

齿菌科

原　植　物	药物名称	药用部位	性味归经	功能主治
Hericium erinaceus（Bull.ex Fr.）Pers. 猴头菌 *Hericium coralloides*（Scop.ex Fr.）Pers. 珊瑚状猴头菌	猴头菌	子实体	甘，平。归脾、胃经。	健脾养胃，安神，抗癌。用于体虚乏力，消化不良，失眠，胃与十二指肠溃疡，慢性胃炎，消化道肿瘤。

多孔菌科

原　植　物	药物名称	药用部位	性味归经	功能主治
Coriolus hirsutus (Wulf.ex Fr.)Quel. 毛革盖菌	蝶毛菌	子实体	淡，寒。归肺经。	祛风除湿，清肺止咳，祛腐生肌。用于风湿疼痛，肺热咳嗽，疮疡脓肿。

原　植　物	药物名称	药用部位	性味归经	功能主治
Coriolus versicolor (L.ex Fr.)Quel. 彩绒革盖菌	云芝	子实体	甘，平。归心、脾、肝、肾经。	健脾利湿，清热解毒。用于湿热黄疸，胁痛，纳差，倦怠乏力。
Cryptoporus volvatus（Peck）Hubb. 隐孔菌	松橄榄	子实体	微苦，平。归肺经。	止咳，平喘，解毒。用于支气管炎，哮喘，痔疮，牙疼。
Fomes hornodermus Mont. 硬壳层孔菌	梓菌	子实体	淡，凉。归肝、肺经。	定惊，止血，祛风止痒。用于小儿急慢惊风，咯血，皮肤瘙痒。
Fomitopsis officinalis（Vill. ex Fr.）Bond et Sing. 药用拟层孔菌	苦白蹄	子实体	甘、苦，温。归肺、胃、膀胱经。	止咳平喘，祛风除湿，消肿止痛，利尿，解蛇毒。用于咳嗽，哮喘，慢性风湿性关节炎，胃痛，咽喉肿痛，牙周炎，尿路结石，水肿，毒蛇咬伤。
Ganoderma applanatum(Pers.ex Wallr.)Pat. 平盖灵芝	树舌	子实体	微苦，平。归脾、胃经。	消炎抗癌。用于咽喉炎，食管癌，鼻咽癌。
Ganoderma lucidum（Leyss.ex Fr.）Karst. 赤芝	★灵芝	子实体	甘，平。归心、肺、肝、肾、脾经。	补气安神，止咳平喘。用于心神不宁，失眠心悸，肺虚咳喘，虚劳短气，不思饮食。

原　植　物	药物名称	药用部位	性味归经	功能主治
Lenzites betulina (L.ex Fr.) Fr. 桦革裥菌	桦革裥菌	子实体	淡，温。归肝、肾经。	祛风散寒，舒筋活络。用于腰腿疼痛，手足麻木，筋骨不舒，四肢抽搐。
Phellinus densus (Lloyd)Teng 密集木层孔菌	苦楝菌	子实体	苦，寒。归肝、脾经。	杀虫，解热。用于疳积，血吸虫病。
Phellinus igniarius (L. ex Fr.)Quel. 火木层孔菌	桑黄	子实体	微苦，寒。归肝、肾经。	止血，活血，化饮，止泻。用于血崩，血淋，脱肛泻血，带下，经闭，癥瘕积聚，癖饮，脾虚泄泻。
Polyporus umbellatus (Pers.) Fr. 猪苓	猪苓	菌核	甘、淡，平。归肾、膀胱经。	利水渗湿。用于小便不利，水肿，泄泻，淋浊，带下。
Pyropolyporus fomentarius (L.ex Fr.) Teng 木蹄层孔菌	木蹄	子实体	微苦，平。归肝、脾经。	消积，化瘀，抗癌。用于食积，食管癌，胃癌，子宫癌。
Trametes cinnabarina (Jacp.) Fr. 红栓菌	朱砂菌	子实体	微辛、涩，温。归心、肺、脾经。	解毒除湿，止血。用于痢疾，咽喉肿痛，跌打损伤，痈疽疮疖，痒疹，伤口出血。

原　植　物	药物名称	药用部位	性味归经	功能主治
Trametes robiniophia Murr. 槐栓菌	槐耳	子实体	苦、辛，平。归肝、脾、大肠经。	止血，止痢，抗癌。用于痔疮出血，便血，崩漏，痢疾，肝癌，肝炎。

白蘑科

原　植　物	药物名称	药用部位	性味归经	功能主治
Armillariella mellea (Vahl.ex Fr.) Karst. 假蜜环菌	蜜环菌	子实体	甘，平。归肝经。	熄风平肝，驱风通络，强筋壮骨。用于头晕，头痛，失眠，四肢麻木，腰腿疼痛，冠心病，高血压，血管性头痛，眩晕综合征，癫痫。
Armillariella tabescens (Scop .ex Fr.) Sing. 发光假蜜环菌	亮菌	菌丝体	苦，寒。归肝、胆经。	清热解毒。用于急慢性胆囊炎，胆道感染，肝炎，阑尾炎，中耳炎。
Flammulina velutipes (Curt.ex Fr.)Sing. 冬菇	冬菇	子实体	甘、咸，寒。归肝、胃经。	补肝，益肠胃，抗癌。用于肝病，胃肠道炎症，溃疡，癌症。

原　植　物	药物名称	药用部位	性味归经	功能主治
Lentinus edodes（Berk.）Sing. 香菇	香菇	子实体	甘，平。归肝、胃经。	扶正补虚，健脾开胃，祛风透疹，化痰理气，解毒，抗癌。用于正气衰弱，神倦乏力，纳呆，消化不良，贫血，佝偻病，高血压，高脂血症，慢性肝炎，盗汗，小便不禁，水肿，麻疹透发不畅，荨麻疹，毒菇中毒，肿瘤。
Lentinus lepideus Fr. 洁丽香菇	豹皮菇	子实体	甘，平。归心、脾经。	补气血，益心肝。用于气血不足，心脾两虚，疲乏无力，失眠心悸。
Lepista nuda (Bull.ex Fr.) Cooke 紫丁香蘑	紫晶蘑	子实体	甘，平。归脾经。	健脾祛湿。用于脚气病。
Leucopaxillus giganteus (Sow.ex Fr.)Sing. 大白桩菇	雷蘑	子实体	甘，平。归肺经。	解表清热，透疹，消食，抗痨。用于感冒咳嗽，麻疹透发不畅，食积停滞，脘腹胀满，肺结核。
Pleurotus citrinopileatus Sing. 金顶侧耳	金顶蘑	子实体	甘，温。归脾、肺经。	滋补强壮，止痢。用于虚弱萎症，肺气肿，痢疾。

原　植　物	药物名称	药用部位	性味归经	功能主治
Pleurotus ostreatus (Jacq.ex Fr.) Quel. 糙皮侧耳	侧耳	子实体	辛、甘，温。归肝、肾经。	追风散寒，舒筋活络，补肾壮阳。用于腰腿疼痛，手足麻木，筋络不舒，阳痿遗精，腰膝无力。
Pleurotus ulmarius (Bull.ex Fr.) Quel. 榆干侧耳 *Pleurotus cornucopiae* (Paul.ex Pers.)Roll 白黄侧耳	大榆蘑	子实体	甘，平。归脾、大肠经。	滋补强壮，止痢。用于虚弱萎症，肺气肿，痢疾。

口蘑科

原　植　物	药物名称	药用部位	性味归经	功能主治
Tricholoma matsutake (S.Ito et Imai)Sing. 松口蘑	松蕈	子实体	甘，平。归脾、肾、膀胱经。	舒筋活络，理气化痰，利湿别浊。用于腰腿疼痛，手足麻木，筋络不舒，痰多气短，小便淋浊。

光柄菇科

原　植　物	药物名称	药用部位	性味归经	功能主治
Volvariella volvacea (Bull. et Fr.)Sing. 草菇	草菇	子实体	甘，平。归脾、肝、心经。	清热解毒，补益气血，降压。用于暑热烦渴，体质虚弱，头晕乏力，高血压。

蘑菇科

原　植　物	药物名称	药用部位	性味归经	功能主治
Agaricus arvensis Schaeff.ex Fr. 野蘑菇	野蘑菇	子实体	甘，温。归肝、脾、肾经。	祛风散寒，舒筋活络。用于风寒湿痹，腰腿疼痛，手足麻木。
Agaricus bisporus (Lange) Sing. 双孢蘑菇 *Agaricus campestris* L.ex Fr. 四孢蘑菇	蘑菇	子实体	甘，平。归肠、胃、肺经。	健脾开胃，平肝提神。用于饮食不消，纳呆，乳汁不足，高血压症，神倦欲眠。

伞菌科

原植物	药物名称	药用部位	性味归经	功能主治
Coprinus atramentarius（Bull.）Fr. 墨汁鬼伞 *Coprinus sterquillinus* Fr 粪鬼伞	鬼盖	子实体	甘，平；小毒。归心、脾、肺经。	益肠胃，化痰理气，解毒消肿。用于食欲不振，咳嗽吐痰，小儿痢疾，气滞胀痛，疔肿疮疡。
Coprinus comatus (Muell.ex Fr.)Gray 毛鬼伞	鸡腿蘑	子实体	甘，平。归胃、肺、大肠经。	益胃，清神，消痔。用于食欲不振，神疲，痔疮。

牛肝菌科

原植物	药物名称	药用部位	性味归经	功能主治
Boletus edulis Bull. ex Fr. 美味牛肝菌	大脚菇	子实体	淡，温。归肝、脾、肾经。	祛风散寒，补虚止带。用于风湿痹痛，手足麻木，白带，不孕症。
Boletus speciosus Frost 华美牛肝菌 *Boletus queletii* Schulz 红脚牛肝菌 *Boletus regius* Krombh 桃红牛肝菌 *Boletus satanas* Lenz 魔牛肝菌	牛肝菌	子实体	微甘，温。归肝、脾、肾经。	消食和中，祛风寒，舒筋骨。用于食少腹胀，腰腿疼痛，手足麻木。
Suillus granulatus (L.ex Fr.) Kuntze 点柄乳牛肝菌	松蘑	子实体	甘，温。归肝、脾、肾经。	散寒止痛，消食。用于大骨节病，消化不良。

红菇科

原植物	药物名称	药用部位	性味归经	功能主治
Lactarius piperatus (L.ex Fr.) Gray 辣乳菇	白乳菇	子实体	苦、辛，温。归肝、肾经。	祛风散寒，舒筋活络。用于腰腿疼痛，手足麻木，筋骨不舒，四肢抽搐。
Russula densifolia (Secr.)Gill. 密褶红菇	密褶红菇	子实体	微咸，温；有毒。归肝、脾经。	祛风散寒，舒筋活络，温中止泻。用于风湿腰腿酸痛，四肢麻木，腹泻。
Russula foetens (Pers.)Fr. 臭红菇	臭红菇	子实体	辛，温；有毒。归肝、胃、肾经。	舒筋活络，祛风散寒。用于腰腿疼痛，手足麻木，筋骨不舒，四肢抽搐。
Russula integra (L.)Fr. 全缘红菇	变色红菇	子实体	辛、微咸，平。归肝、胃经。	祛风散寒，舒筋活络。用于风湿痹痛，手足麻木，四肢抽搐。
Russula rubra (Krom.)Bres 大红菇	大红菇	子实体	甘，微温。归肝、脾、肾经。	养血，逐瘀，祛风。用于血虚萎黄，产后恶露不尽，关节酸痛。

鬼笔科

原　植　物	药物名称	药用部位	性味归经	功能主治
Phallus impudicus L. ex Pers. 白鬼笔	白鬼笔	子实体	甘、淡，温。归肝、脾经。	祛风除湿，活血止痛。用于风湿痛。
Phallus rubicundus (Bosc.)Fr. 红鬼笔	鬼笔	子实体	苦，寒；有毒。归心经。	清热解毒，消肿生肌。用于恶疮，痈疽，喉痹，刀伤，烫火伤。

灰包菇科

原　植　物	药物名称	药用部位	性味归经	功能主治
Secotium agaricoides (Czern.)Hollos 伞菌状灰包菇	灰包菇	子实体	辛，平。归肺、肝经。	清肺利咽，解毒敛疮，止血。用于咽喉肿痛，冻疮溃破，外伤出血。

柄灰包科

原　植　物	药物名称	药用部位	性味归经	功能主治
Tulostoma jourdanii Pat. 小顶柄灰包	灰锤	子实体	辛，平。归肺、肝经。	清肺利咽，解毒消肿，止血。用于感冒后咳嗽，咽喉肿痛，音哑，外伤出血。

灰包科

原　植　物	药物名称	药用部位	性味归经	功能主治
Lasiosphaera fenzlii Reich. 脱皮马勃 *Calvatia gigantea* (Batsch ex Pers.) Lloyd 大马勃 *Calvatia lilacina*（Mont.et Berk.）Lloyd 紫色马勃	★马勃	子实体	辛，平。归肺经。	清肺利咽，止血。用于风热郁肺咽痛，音哑，咳嗽；外治鼻衄，创伤出血。
Lycoperdon polymorphum Vitt. 多形灰包	灰包	子实体	淡、辛，平。归肺经。	清热解毒，利咽，止血。用于急性咽喉炎，肺炎，肺脓肿，鼻衄，外伤出血。

地星科

原　植　物	药物名称	药用部位	性味归经	功能主治
Geastrum hygrometricum Pers. 硬皮地星 *Geastrum triplex*（Jungh.）Fisch. 尖顶地星	地星	子实体	辛，平。归肺经。	清肺，利咽，解毒，消肿，止血。用于咳嗽，咽喉肿痛，痈肿疮毒，冻疮流水，吐血，衄血，外伤出血。

鸟巢菌科

原 植 物	药物名称	药用部位	性味归经	功能主治
Cyathus stercoreus （Schw.）de Toni 粪生黑蛋巢菌 *Cyathus striatus* （Huds. ex Pers.）Willd 隆纹黑蛋巢菌	鸟巢菌	子实体	微苦，温。归胃经。	健胃止痛。用于胃气痛，消化不良。

地衣类植物药

皮果衣科

原 植 物	药物名称	药用部位	性味归经	功能主治
Dermatocarpon miniatum (L.) Mann. 皮果衣	黑石耳	地衣体	淡、微苦，平。归胃经。	消食，利水，降压。用于消化不良，腹胀，痢疾，疳积，高血压病。

牛皮叶科

原 植 物	药物名称	药用部位	性味归经	功能主治
Lobaria pulmonaria Hoffm. 肺衣 *Lobaria retigera* Trev. 网肺衣	老龙皮	地衣体	淡、微苦，平。归脾、肾经。	消食健脾，利水消肿，祛风止痒。用于消化不良，小儿疳积，腹胀，水肿，皮肤瘙痒，烫伤，无名肿毒。

梅衣科

原　植　物	药物名称	药用部位	性味归经	功能主治
Parmelia tinctorum Despr. 梅衣	白石花	地衣体	甘，凉。归肝经。	益精，明目，凉血，解毒。用于目暗不明，崩漏，外伤出血，疮毒，顽癣。

苔藓类植物药

瘤冠苔科

原　植　物	药物名称	药用部位	性味归经	功能主治
Reboulia hemisphaerica（L.）Raddi 石地钱	石地钱	叶状体	淡、涩，凉。归心、脾经。	清热解毒，消肿止血。用于疮疖肿毒，烧烫伤，跌打肿痛，外伤出血。

蛇苔科

原　植　物	药物名称	药用部位	性味归经	功能主治
Conocephalum conicum (L.) Dum. 蛇苔	蛇地钱	叶状体	微甘、辛，寒。归心、脾经。	清热解毒，消肿止痛。用于痈疮肿毒烧烫伤，毒蛇咬伤，骨折损伤。

地钱科

原　植　物	药物名称	药用部位	性味归经	功能主治
Marchantia polymorpha L. 地钱	地钱	叶状体	淡，凉。归肝、肾经。	清热利湿，解毒敛疮。用于湿热黄疸，疮痈肿毒，毒蛇咬伤，水火烫伤，骨折，刀伤。

葫芦藓科

原　植　物	药物名称	药用部位	性味归经	功能主治
Funaria hygrometrica Hedw. 葫芦藓	葫芦藓	植物体	淡、涩、辛，平。归肺、肝、肾经。	祛风除湿，止痛，止血。用于风湿痹痛，鼻窦炎，跌打损伤，痨伤吐血。

真藓科

原　植　物	药物名称	药用部位	性味归经	功能主治
Bryum argenteum Hedw. 真藓	真藓	植物体	甘、微涩，凉。归肝、肺、大肠经。	清热解毒，止血。用于细菌性痢疾，黄疸，鼻窦炎，痈疮肿毒，烫火伤，衄血，咳血。

提灯藓科

原　植　物	药物名称	药用部位	性味归经	功能主治
Plagiomnium cuspidatum (Hedw.)T.Kop. 匐枝尖叶提灯藓	水木草	植物体	苦，凉。归肝经。	凉血止血。用于鼻衄，吐血，便血，崩漏。

灰藓科

原　植　物	药物名称	药用部位	性味归经	功能主治
Taxiphyllum taxirameum (Mitt.) Fleisch. 鳞叶藓	鳞叶藓	植物体	淡，凉。归肝、脾经。	敛疮止血。用于外伤出血。

金发藓科

原　植　物	药物名称	药用部位	性味归经	功能主治
Pogonatum commune Hedw. 大金发藓	土马鬃	植物体	甘，寒。归肺、肝、大肠经。	滋阴清热，凉血止血。用于阴虚骨蒸，潮热盗汗，肺痨咳嗽，血热吐血，衄血，咯血，便血，崩漏，二便不通。

蕨类植物药

石松科

原　植　物	药物名称	药用部位	性味归经	功能主治
Lycopodium japonicum Thunb. 石松	伸筋草	全草	微苦、辛，温。归肝、脾、肾经。	祛风除湿，舒筋活络。用于关节酸痛，屈伸不利。
	石松子	孢子	苦，温。归肝、脾经。	收湿，敛疮，止咳。用于皮肤湿烂，小儿夏季汗疹，咳嗽。

卷柏科

原　植　物	药物名称	药用部位	性味归经	功能主治
Selaginella davidii Franch. 蔓生卷柏	小过江龙	全草	苦、微辛，微寒。	清热利湿，舒筋活络。
Selaginella sinensis (Desv.) Spring 中华卷柏	★中华卷柏	全草	微苦，凉。归肝、心经。	清热利湿，止血。用于黄疸型肝炎，胆囊炎，肾炎，痢疾，下肢湿疹，烫火伤，外伤出血。

原　植　物	药物名称	药用部位	性味归经	功能主治
Selaginella stauntoniana Spring 旱生卷柏	干蕨鸡	全草	辛、涩，凉。归肝、心经。	散瘀止痛，凉血止血。用于跌打损伤，瘀血疼痛，便血，尿血，子宫出血。
Selaginella tamariscina (Beauv.)Spring 卷柏 *Selaginella pulvinata*（Hoot. et Grev.）Maxim. 垫状卷柏	★卷柏	全草	辛，平。归肝、心经。	生用活血通经。用于经闭痛经，癥瘕痞块，跌扑损伤。 炒炭化瘀止血。用于吐血，崩漏，便血，脱肛。

木贼科

原　植　物	药物名称	药用部位	性味归经	功能主治
Equisetum arvense L. 问荆	★问荆	全草	甘、苦，平。归肺、胃、肝经。	止血，利尿，明目。用于鼻衄，吐血，咯血，便血，崩漏，外伤出血，淋证，目赤翳膜。
Equisetum hiemale L. 木贼	木贼	地上部分	甘、苦，平。归肺、肝经。	疏风散热，明目退翳。用于风热目赤，迎风流泪，目生云翳。

原　植　物	药物名称	药用部位	性味归经	功能主治
Equisetum palustre L. 犬问荆	骨节草	全草	甘、苦，平。归肝、肺经。	疏风明目，活血止痛。用于目赤云翳，迎风流泪，风湿痛，跌打损伤。
Equisetum pratense Ehrh. 草问荆	草问荆	全草	苦，平。归肺、肝经。	活血，利尿，驱虫。用于动脉粥样硬化，小便涩痛不利，肠道寄生虫病。
Equisetum ramosissimum Desf. 节节草	笔筒草	全草	甘、苦，微寒。归心、肝、胃、膀胱经。	清热，明目，止血，利尿。用于风热感冒，咳嗽，目赤肿痛，云翳，鼻衄，尿血，肠风下血，淋证，黄疸，带下，骨折。

碗蕨科

原　植　物	药物名称	药用部位	性味归经	功能主治
Dennstaedtia wilfordii（Moore.）Christ 溪洞碗蕨	溪洞碗蕨	全草	甘，寒。归肝、大肠经。	清热解毒。用于跌打损伤。

凤尾蕨科

原　植　物	药物名称	药用部位	性味归经	功能主治
Pteridium aquilinum (L.) Kuhn. var. *latiusculum* (Desv.)Underw. 蕨	蕨	嫩叶	甘，寒。归肝、胃、大肠经。	清热利湿，降气化痰，止血。用于感冒发热，黄疸，痢疾，带下，噎膈，肺结核咳血，肠风便血，风湿痹痛。
	蕨根	根茎	甘，寒；有毒。归肺、肝、脾、大肠经。	清热利湿，平肝安神，解毒消肿。用于发热，咽喉肿痛，腹泻，痢疾，黄疸，白带，高血压，头晕失眠，风湿痹痛，痔疮，脱肛，湿疹，烫伤，蛇虫咬伤。
Pteris multifida Poir. 凤尾草	凤尾草	全草或根茎	淡、微苦，寒。归大肠、肝、心经。	清热利湿，消肿解毒，凉血止血。用于痢疾，泄泻，淋浊，带下，黄疸，疔疮肿毒，喉痹乳蛾，淋巴结核，腮腺炎，乳腺炎，高热抽搐，蛇虫咬伤，吐血，衄血，尿血，便血及外伤出血。

原　植　物	药物名称	药用部位	性味归经	功能主治
Aleuritopteris argentea (Gmel.) Fée. 银粉背蕨	★通经草	全草	辛、甘，平。归肝、肺经。	活血调经，止咳，利湿，解毒消肿。用于月经不调，经闭腹痛，赤白带下，肺痨咳血，大便泄泻，小便涩痛，肺痈，乳痈，风湿关节疼痛，跌打损伤，肋间神经痛，暴发火眼，疮肿。
Aleuritopteris argentea (Gmel.) Fée. var. *obscura* (Christ) Ching. 无银粉背蕨	陕西粉背蕨	全草	辛、甘，平。	清热解毒，活血调经，祛湿，利尿，止咳，通乳。用于劳伤咳嗽，吐血，乳汁不通，月经不调，闭经，赤白带下，乳痈，尿路感染，睾丸炎。
Aleuritopteris kuhnii(Milde) Ching 华北粉背蕨	小蕨萁	全草	苦，寒。归肺经。	润肺止咳，凉血止血。用于咳血，外伤出血。

铁线蕨科

原　植　物	药物名称	药用部位	性味归经	功能主治
Adiantum capillus-veneris L. 铁线蕨	猪鬃草	全草	苦，凉。归肝、肾经。	清热解毒，利水通淋。用于感冒发热，肺热咳嗽，湿热泄泻，痢疾，淋浊，带下，乳痈，瘰疬，疔毒，烫伤，毒蛇咬伤。

裸子蕨科

原　植　物	药物名称	药用部位	性味归经	功能主治
Gymnopteris bipinnata Christ var.*auriculata*（Franch.）Ching 耳叶金毛裸蕨	败毒草	根茎或全草	苦，寒。归肺、大肠经。	解毒，燥湿止痒。用于风毒疮痒，湿疹，带下。

蹄盖蕨科

原　植　物	药物名称	药用部位	性味归经	功能主治
Athyrium pachyphlebium C.Chr 华北蹄盖蕨	马牙贯众	根茎	苦，凉。归肺、大肠经。	清热解毒，止血，驱虫。用于疮毒疖肿，痢疾，鼻衄，蛔虫病。

原 植 物	药物名称	药用部位	性味归经	功能主治
Athyrium sinense Rupr. 中华蹄盖蕨	中华蹄盖蕨	根茎	微苦，凉。归肺、大肠经。	清热解毒，驱虫。用于流感，麻疹，乙脑，流脑，钩虫病，蛔虫病。

铁角蕨科

原 植 物	药物名称	药用部位	性味归经	功能主治
Asplenium pekinense Hance 北京铁角蕨	铁杆地柏枝	全草	甘、微辛，温。归肺、大肠经。	化痰止咳，清热解毒，止血。用于感冒咳嗽，肺结核，痢疾，腹泻，热痹，肿毒，疮痈，跌打损伤，外伤出血。

球子蕨科

原 植 物	药物名称	药用部位	性味归经	功能主治
Matteuccia struthiopteris (L.)Todaro 荚果蕨	荚果蕨贯众	根茎	苦，微寒。归肺、大肠经。	清热解毒，杀虫，止血。用于热病发斑，腮腺炎，湿热疮毒，蛔虫腹痛，蛲虫病，赤痢便血，尿血，吐血，衄血，崩漏。

鳞毛蕨科

原　植　物	药物名称	药用部位	性味归经	功能主治
Cyrtomium fortunei J.Smith 贯众	小贯众	根茎	苦、涩，寒。归肝、肺、大肠经。	清热解毒，凉血祛瘀，驱虫。用于感冒，热病斑疹，白喉，乳痈，瘰疬，痢疾，黄疸，吐血，便血，崩漏，痔血，带下，跌打损伤，肠道寄生虫。
Dryopteris laeta (Kom.) C.Chr. 美丽鳞毛蕨	花叶狗牙七	根茎	涩、苦，平。归肝、肾经。	除风湿，强腰膝，降血压。用于腰膝酸痛，头晕，高血压。
Polystichun craspedosorum (Maxim.) Diels 鞭叶耳蕨	鞭叶耳蕨	全草	苦、寒。归心、肝、大肠经。	清热解毒。用于肠炎，乳痈，下肢疖肿，皮肤红肿，瘙痒，脏腑湿热，痢下赤白。

水龙骨科

原　植　物	药物名称	药用部位	性味归经	功能主治
Pyrrosia petiolosa (Christ) Ching 有柄石韦	★石韦	叶	甘、苦，微寒。归肺、膀胱经。	利尿通淋，清肺止咳，凉血止血。用于热淋，血淋，石淋，小便不通，淋沥涩痛，肺热喘咳，吐血，衄血，尿血，崩漏。
Pyrrosia davidii (Bak.) Ching 华北石韦	石韦	全草	苦、甘，寒。归肺、肾、膀胱经。	利水通淋，清肺化痰，凉血止血。用于淋病，水肿，小便不利，痰热咳喘，咯血，吐血，衄血，崩漏及外伤出血。

蘋科

原　植　物	药物名称	药用部位	性味归经	功能主治
Marsilea quadrifolia L. 蘋	蘋	全草	甘，寒。归肺、肝、肾经。	利水消肿，清热解毒，止血，除烦安神。用于水肿，热淋，小便不利，黄疸，吐血，衄血，尿血，崩漏白带，月经量多，心烦不眠，消渴，感冒，小儿夏季热，痈肿疮毒，瘰疬，乳腺炎，咽喉肿痛，急性结膜炎，毒蛇咬伤。

裸子类植物药

苏铁科

原　植　物	药物名称	药用部位	性味归经	功能主治
Cycas revoluta Thunb. 苏铁	苏铁根	根	甘、淡，平；小毒。归肺、肝、肾经。	祛风通络，活血止血。用于风湿麻木，筋骨疼痛，跌打损伤，劳伤吐血，腰痛，白带，口疮。
	苏铁果	种子	苦、涩，平；有毒。归肺、肝、大肠经。	平肝降压，镇咳祛痰，收敛固涩。用于高血压，慢性肝炎，咳嗽痰多，痢疾，遗精，白带，跌打，刀伤。
	苏铁花	花	甘，平。归肺、肝、肾经。	理气祛湿，活血止血，益肾固精。用于胃痛，慢性肝炎，风湿疼痛，跌打损伤，咳血，吐血，痛经，遗精，带下。
	苏铁叶	叶	甘、淡，平；小毒。入肝、胃经。	理气止痛，散瘀止血，消肿解毒。用于肝胃气滞疼痛，经闭，吐血，便血，痢疾，肿毒，外伤出血，跌打损伤。

银杏科

原　植　物	药物名称	药用部位	性味归经	功能主治
Ginkgo biloba L. 银杏	★白果	种子	甘、苦、涩，平；有毒。归肺、肾经。	敛肺定喘，止带缩尿。用于痰多喘咳，带下白浊，遗尿尿频。
	★银杏叶	叶	甘、苦、涩，平。归心、肺经。	活血化瘀，通络止痛，敛肺平喘，化浊降脂。用于瘀血阻络，胸痹心痛，中风偏瘫，肺虚咳嗽，高脂血症。
	白果根	根和根皮	甘，温。归脾、肾经。	益气补虚。用于遗精，遗尿，夜尿频多，白带，石淋。

松科

原　植　物	药物名称	药用部位	性味归经	功能主治
Cedrus deodara (Roxb.) G. Don 雪松	香柏	叶和木材	苦，凉。归肝、大肠经。	清热利湿，散瘀止血。用于痢疾，肠风便血，水肿，风湿痹痛，麻风病。

原　植　物	药物名称	药用部位	性味归经	功能主治
Pinus bungeana Zucc.ex Endl. 白皮松	白松塔	球果	苦，温。归肺经。	祛痰，止咳，平喘。用于慢性气管炎，哮喘，咳嗽，气短，痰多。
Pinus massoniana Lamb. 马尾松 *Pinus tabulaeformis* Carr. 油松	松叶	针叶	苦，温。归心、脾经。	祛风燥湿，杀虫止痒，活血安神。用于风湿痹痛，脚气，湿疮，癣，风疹瘙痒，跌打损伤，神经衰弱，慢性肾炎，高血压病，预防乙脑、流感。
	松木皮	树皮	苦，温。归肺、大肠经。	祛风除湿，活血止血，敛疮生肌。用于风湿骨痛，跌打损伤，金刃伤，肠风下血，久痢，湿疹，烧烫伤，痈疽久不收口。
	★松花粉	花粉	甘，温。归肝、脾经。	收敛止血，燥湿敛疮。用于外伤出血，湿疹，黄水疮，皮肤糜烂，脓水淋漓。

原　植　物	药物名称	药用部位	性味归经	功能主治
Pinus massoniana Lamb. 马尾松 *Pinus tabulaeformis* Carr. 油松	松根	幼根或根皮	苦，温。归肺、胃经。	祛风除湿，活血止血。用于风湿痹痛，风疹瘙痒，白带，咳嗽，跌打吐血，风虫牙痛。
	球松	球果	甘、苦，温。归肺、大肠经。	祛风除痹，化痰止咳平喘，利尿，通便。用于风寒湿痹，白癜风，慢性气管炎，淋浊，便秘，痔疮。
	★油松节	瘤状节或分枝节	苦、辛，温。归肝、肾经。	祛风除湿，通络止痛。用于风寒湿痹，历节风痛，转筋挛急，跌打伤痛。
	松笔头	嫩枝尖端	苦、涩，凉。归肝、肾经。	祛风利湿，活血消肿，清热解毒。用于风湿痹痛，淋证，尿浊，跌打损伤，乳痈，动物咬伤，夜盲症。

杉科

原　植　物	药物名称	药用部位	性味归经	功能主治
Metasequoia glyptostroboides Hu et Cheng 水杉	水杉	叶，果实	归肺经。	清热解毒，消炎止痛。用于痈疮肿毒，癣疮。

柏科

原　植　物	药物名称	药用部位	性味归经	功能主治
Platycladus orientalis (L.) Franco 侧柏	★侧柏叶	枝梢及叶	苦、涩，寒。归肺、肝、脾经。	凉血止血，化痰止咳，生发乌发。用于吐血，衄血，咳血，便血，崩漏下血，肺热咳嗽，血热脱发，须发早白。
	★柏子仁	种仁	甘，平。归心、肾、大肠经。	养心安神，润肠通便，止汗。用于阴血不足，虚烦失眠，心悸怔忡，肠燥便秘，阴虚盗汗。
	柏根白皮	去掉栓皮的根皮	苦，平。归脾、肺、大肠经。	凉血，解毒，敛疮，生发。用于烫伤，痔疮，疮疡溃烂，头发脱落。
	柏枝节	枝条	苦、辛，温。归肝经。	祛风除湿，解毒疗疮。用于风寒湿痹，历节风，霍乱转筋，牙齿肿痛，恶疮，疥癞。

原　植　物	药物名称	药用部位	性味归经	功能主治
Sabina chinensis (L.)Ant 圆柏	桧叶	叶	辛、苦，温；小毒。归肺、小肠经。	祛风散寒，活血解毒。用于风寒感冒，风湿关节痛，荨麻疹，阴疽肿毒初起，尿路感染。
Thuja sutchuenensis Franch 崖柏	崖柏	——	苦、辛，平。归心、肺、大肠经。	抗炎，解毒，排毒，养颜，安魂，定魂。

双子叶植物药

胡桃科

原　植　物	药物名称	药用部位	性味归经	功能主治
Juglans cathayensis Dode. 野核桃	山核桃仁	种仁	甘，平。归肺、肾经。	补益肝肾，纳气平喘。用于腰膝酸软，隐痛，虚喘久咳。
	山核桃皮	根皮、外果皮	苦、涩，凉。归肝经。	清热解毒，杀虫止痒。用于脚趾湿痒，皮肤癣证。
	山核桃叶	叶	苦、涩，凉。归肝经。	清热解毒，杀虫止痒。用于脚趾湿痒，皮肤癣证。

原　植　物	药物名称	药用部位	性味归经	功能主治
Juglans mandshurica Maxim. 核桃楸	核桃楸果	未成熟的果实或果皮	辛、微苦，平；有毒。归胃经。	行气止痛，杀虫止痒。用于脘腹疼痛，牛皮癣。
	★核桃楸皮	树皮	苦、辛，微寒。归肝、肺、胃、大肠经。	清热燥湿，泻肝明目。用于湿热下痢，带下黄稠，目赤肿痛，麦粒肿，迎风流泪，骨结核。
	核桃楸果仁	种仁	甘，温。归肺、肾经。	敛肺平喘，温补肾阳，润肠通便。用于肺虚咳喘，肾虚腰痛，遗精阳痿，大便秘结。
Juglans regia L. 胡桃	★核桃仁	种子	甘，温。归肾、肺、大肠经。	补肾，温肺，润肠。用于肾阳不足，腰膝酸软，阳痿遗精，虚寒咳嗽，肠燥便秘。
	胡桃花	花	甘、微苦，温。	软坚散结，除疣。用于赘疣。
	※青龙衣	未成熟果实的外果皮	苦、涩，平。归肝、脾、胃经。	止痛，止咳，止泻，解毒，杀虫。用于脘腹疼痛，痛经，久咳，泄泻久痢，痈肿疮毒，顽癣，秃疮，白癜风。

原　植　物	药物名称	药用部位	性味归经	功能主治
Juglans regia L. 胡桃	青胡桃果	未成熟的果实	苦、涩，平。归肾、胃经。	止痛，乌须发。用于胃脘疼痛，须发早白。
	※ 分心木	果核内的木质隔膜	苦、涩，平。归脾、肾经。	涩精缩尿，止血止带，止泻痢。用于遗精滑泄，尿频遗尿，崩漏，带下，泄泻，痢疾。
	胡桃壳	成熟果实的内果皮	苦、涩，平。	止血，止痢，散结消痈，杀虫止痒。用于妇女崩漏，痛经，久痢，疟母，乳痈，疥癣，鹅掌风。
	胡桃叶	叶	苦、涩，平。	收敛止带，杀虫，消肿。用于妇女白带，疥癣，象皮腿。
	★核桃枝	嫩枝	苦、涩，平。	杀虫止痒，解毒散结。用于疥疮，瘰疬，肿块。
	胡桃油	种仁的脂肪油	辛、甘，温。归心、肝、肾经。	温补肾阳，润肠，驱虫，止痒，敛疮。用于肾虚腰酸，肠燥便秘，虫积腹痛，聤耳出脓，疥癣，冻疮，狐臭。
	油胡桃	种仁泛油而变成黑色者	辛，热；有毒。	消痈肿，去疠风，解毒，杀虫。用于痈肿，疠风，霉疮，疥癣，白秃疮，须发早白。

原　植　物	药物名称	药用部位	性味归经	功能主治
Juglans regia L. 胡桃	胡桃树皮	树皮	苦、涩，凉。	涩肠止泻，解毒，止痒。用于泄泻，痢疾，麻风结节，肾囊风，皮肤瘙痒。
Pterocarya stenoptera C.DC. 枫杨	枫柳皮	树皮	辛、苦，温；小毒。归肝、大肠经。	祛风止痛，杀虫，敛疮。用于风湿麻木，寒湿骨痛，头颅伤痛，齿痛，疥癣，烫伤，溃疡日久不敛。
	麻柳果	果实	苦，温。归肺经。	温肺止咳，解毒敛疮。用于风寒咳嗽，疮疡肿毒，天疱疮。
	麻柳树根	根或根皮	苦、辛，热；有毒。归肺、肝经。	祛风止痛，杀虫止痒，解毒敛疮。用于风湿痹痛，牙痛，疥癣，疮疡肿毒，溃疡日久不敛，汤火烫伤，咳嗽。
	麻柳叶	叶	辛、苦，温；有毒。归肺、肝经。	祛风止痛，杀虫止痒，解毒敛疮。用于风湿痹痛，牙痛，膝关节痛，疥癣，湿疹，阴道滴虫，烫伤，创伤，溃疡不敛，血吸虫病，咳嗽气喘。

杨柳科

原　植　物	药物名称	药用部位	性味归经	功能主治
Populus adenopoda Maxim. 响叶杨	响叶杨	根皮、树皮或叶	苦，平。归肝、脾经。	祛风止痛，活血通络。用于风湿痹痛，四肢不遂，龋齿疼痛，损伤瘀血肿痛。
Populus cathayana Rehd. 青杨	青杨	根皮、树皮或叶	——	祛风，散瘀。用于风湿，脚气，痹痛。
Populus davidiana Dode 山杨	白杨树皮	树皮	苦，寒。	祛风活血，清热利湿，驱虫。用于风痹，脚气，扑损瘀血，痢疾，肺热咳嗽，口疮，牙痛，小便淋沥，蛔虫病。
	白杨树根皮	根皮	苦，平。	清热，止咳，利湿，驱虫。用于肺热咳喘，淋浊，白带，妊娠下痢，蛔虫病。
	白杨枝	树枝	苦，寒。归脾经。	行气消积，解毒敛疮。用于腹痛，腹胀，癥块，口吻疮。
	白杨叶	叶	苦，寒。	祛风止痛，解毒敛疮。用于龋齿疼痛，骨疽，臁疮。

原　植　物	药物名称	药用部位	性味归经	功能主治
Populus nigra L.var.*italica* (Moenhh.)Koehne. 钻天杨	钻天杨	树皮	苦，寒。	凉血解毒，祛风除湿。用于感冒，肝炎，痢疾，风湿疼痛，脚气肿，烧烫伤，疥癣秃疮。
Populus nigra L.var.*thevestina* (Dode.)Bean. 箭杆杨	箭杆杨	树皮或叶	苦，寒。	祛风除湿，凉血解毒。用于风湿痹痛，脚气肿，肝炎，烧烫伤，疥癣秃疮。
Populus simonii Carr. 小叶杨	小叶杨	树皮	苦，寒。	祛风活血，清热利湿。用于风湿痹症，跌打肿痛，肺热咳嗽，小便淋沥，口疮，牙痛，痢疾，脚气，蛔虫病。
Populus tomentosa Carr. 毛白杨	毛白杨	树皮或嫩枝	苦、甘，寒。	清热利湿，止咳化痰。用于肝炎，痢疾，淋浊，咳嗽痰喘。
Populus tomentosa Carr. 毛白杨 *Populus canadensis* Moench 加拿大杨	杨树花	雄花序	苦，寒。归大肠经。	清热解毒，化湿止痢。用于细菌性痢疾，肠炎。

原植物	药物名称	药用部位	性味归经	功能主治
Salix babylonica L. 垂柳	★柳枝	枝条	苦，寒。归胃、肝经。	祛风利湿，解毒消肿。用于风湿痹痛，小便淋浊，黄疸，风疹瘙痒，疔疮，丹毒，龋齿，龈肿。
	柳白皮	树皮或根皮	苦，寒；无毒。	祛风利湿，消肿止痛。用于风湿骨痛，风肿瘙痒，黄疸，淋浊，白带，乳痈，疔疮，牙痛，烫火伤。
	柳根	根及须状根	苦，寒。	利水通淋，祛风除湿，泻火解毒。用于淋证，白浊，水肿，黄疸，痢疾，白带，风湿疼痛，黄水疮，牙痛，烫伤，乳痈。
	柳屑	茎枝蛀孔中的蛀屑	苦，寒。	祛风，除湿，止痒。用于风疹，筋骨疼痛，湿气腿肿。
	柳絮	带毛种子	苦，寒。	凉血止血，解毒消痈。用于吐血，创伤出血，痈疽，恶疮。
	柳花	花序	苦，寒。	祛风利湿，止血散瘀。用于风水，黄疸，咳血，吐血，便血，血淋，经闭，疮疥，齿痛。

原　植　物	药物名称	药用部位	性味归经	功能主治
Salix chaenomeloides Kimura 腺柳	腺柳	茎枝及叶		祛风解表。
Salix cheilophila Schneid. 乌柳	沙柳	枝叶、树皮或须状根	辛、苦，微寒。	祛风清热，散瘀消肿。用于麻疹初起，斑疹不透，皮肤瘙痒，慢性风湿，疮疥痈肿，腰扭伤。
Salix matsudana Koidz. 旱柳	旱柳	嫩叶、枝或树皮	苦，寒。	清热除湿，祛风止痛，用于黄疸，急性膀胱炎，小便不利，关节炎，黄水疮，疮毒，牙痛。
Salix wallichiana Anderss. 皂柳	皂柳根	根	辛、苦、涩，凉。	祛风除湿，解热止痛。用于风湿关节痛，头风头痛。

桦木科

原　植　物	药物名称	药用部位	性味归经	功能主治
Betula chinensis Maxim. 坚桦	坚桦	树皮	——	解热，利尿。用于黄疸。
Betula platyphylla Suk. 白桦	桦木皮	树皮	苦，平。归肺、胃、大肠经。	清热利湿，祛痰止咳，解毒。用于咽痛喉痹，咳嗽气喘，黄疸，泄泻，痢疾，淋证，小便不利，乳痈，疮毒，痒疹。
Carpinus cordata Bl. 千金榆	半拉子	果穗	甘、淡，平。归脾、胃经。	健胃消食。用于脾胃虚弱，食欲不振，脘腹胀满，消化不良。
Carpinus turczaninowii Hance 鹅耳枥	鹅耳枥	树皮、叶	——	用于跌打损伤。
Corylus heterophylla Fisch. 榛	榛子	种仁	甘，平。归脾、胃经。	调中，开胃，泄泻，明目。用于食欲不振，病质体虚，疲乏，气管炎。
Corylus mandshurica Maxim.et Rupr. 毛榛	毛榛子	种仁	——	益气，调中，滋养开胃，止咳，明目。用于病后体虚，食少疲乏。

原　植　物	药物名称	药用部位	性味归经	功能主治
Ostryopsis davidiana Decne. 虎榛子	虎榛子	果实	——	清热利湿。

壳斗科

原　植　物	药物名称	药用部位	性味归经	功能主治
Castanea mollissima Bl. 板栗	栗子	种仁	甘、微咸，平。归脾、肾经。	益气健脾，补肾强筋，活血消肿，止血。用于脾虚泄泻，反胃呕吐，脚膝酸软，筋骨折伤肿痛，瘰疬，吐血，衄血，便血。
	栗花	花或花序	微苦、涩，平。	清热燥湿，止血，散结。用于泄泻，痢疾，带下，便血，瘰疬，瘿瘤。
	板栗壳	外果皮	甘、涩，平。	降逆生津，化痰止咳，清热散结，止血。用于反胃，呕哕，消渴，咳嗽痰多，百日咳，腮腺炎，瘰疬，衄血，便血。

原植物	药物名称	药用部位	性味归经	功能主治
Castanea mollissima Bl. 板栗	栗毛球	总苞	微甘、涩，平。	清热散结，化痰，止血。用于丹毒，瘰疬痰咳，百日咳，中风不语，便血，鼻衄。
	栗树皮	树皮	微苦、涩，平。	解毒消肿，收敛止血。用于癞疮，丹毒，口疳，膝疮，便血，衄血，创伤出血，跌扑伤痛。
	栗树根	树根或根皮	微苦，平。	行气止痛，活血调经。用于疝气偏坠，牙痛，风湿关节痛，月经不调。
	栗叶	叶	微甘，平。	清肺止咳，解毒消肿。用于百日咳，肺结核，咽喉肿痛，肿毒，膝疮。
	栗荴	内果皮	甘、涩，平。	散结下气，养颜。用于骨鲠，瘰疬，反胃，面有皱纹。

原　植　物	药物名称	药用部位	性味归经	功能主治
Quercus acutissima Carr.　麻栎 *Quercus liaotungensis* Koidz. 辽东栎	橡实	果实	苦、涩，微温。归脾、大肠、肾经。	收敛固涩，止血，解毒。用于泄泻痢疾，便血，痔血，脱肛，小儿疝气，疮痈久溃不敛，乳腺炎，睾丸炎，面皯。
	橡实壳	壳斗	涩，温。	涩肠止泻，止带，止血，敛疮。用于赤白下痢，肠风下血，脱肛，带下，崩中，牙疳，疮疡。
	橡木皮	根皮或树皮	苦、涩，平。	解毒利湿，涩肠止泻。用于泄泻，痢疾，疮疡，瘰疬。
Quercus dentata Thunb. 槲树	槲皮	树皮	苦、涩，平。	解毒消肿，涩肠，止血。用于疮痈肿痛，溃破不敛，瘰疬，痔疮，痢疾，肠风下血。
	槲实仁	种子	苦、涩，平。	涩肠止泻。用于腹泻，痢疾。
	槲叶	树叶	甘、苦，平。	止血，通淋。用于吐血，衄血，便血，痔血，血痢，小便淋痛。

原　植　物	药物名称	药用部位	性味归经	功能主治
Quercus mongolica Fisch. ex Turcz. 蒙古栎	柞树皮	树皮	苦、涩，平。	清热利湿，解毒消肿。用于痢疾，肠炎，小儿消化不良，气管炎，黄疸，痔疮。
	柞树叶	树叶	微苦、涩，平。	清热止痢，止咳，解毒消肿。用于痢疾，肠炎，支气管炎，痈肿，痔疮。
Quercus variabilis Bl. 栓皮栎	青杠碗	果壳或果实	苦、涩，平。	止咳，止泻，止血，解毒。用于咳嗽，久泻，久痢，痔漏出血，头癣。

榆科

原　植　物	药物名称	药用部位	性味归经	功能主治
Celtis bungeana BI. 小叶朴	★棒棒木	茎	辛、微苦，凉。	祛痰，止咳，平喘。用于慢性咳嗽，哮喘。
Celtis koraiensis Nakai 大叶朴	大叶朴	根茎、叶	——	止咳，平喘。用于咳喘，腰疼，疮痈，荨麻疹。
Hemiptelea davidii（Hance）Planch. 刺榆	刺榆	根皮或树皮	——	解毒消肿，健脾利水。用于疮痈肿毒。

原　植　物	药物名称	药用部位	性味归经	功能主治
Pteroceltis tatarinowii Maxim. 青檀	青檀	茎叶	——	祛风，止血，止痛。
Ulmus macrocarpa Hance 大果榆	芜荑	果实的加工品	苦、辛，温。归脾、胃经。	杀虫消积，除湿止痢。用于虫积腹痛，小儿疳积，久泻久痢，疮疡，疥癣。
Ulmus parvifolia Jacp. 榔榆	榔榆皮	树皮、根皮	甘、微苦，寒。	清热利水，解毒消肿，凉血止血。用于热淋，小便不利，疮疡肿毒，乳痈，水火烫伤，痢疾，胃肠出血，尿血，痔血，腰背酸痛，外伤出血。
	榔榆叶	叶	甘、微苦，寒。	清热解毒，消肿止痛。用于热毒疮疡，牙痛。
	榔榆茎	茎	甘、微苦，寒。	通络止痛。用于腰背酸痛。

原　植　物	药物名称	药用部位	性味归经	功能主治
Ulmus pumila L. 榆	★榆白皮	树皮	甘，微寒。归肺、脾、膀胱经。	利水通淋，祛痰，消肿解毒。用于水肿，小便不利，浊淋，带下，咳喘痰多，失眠，内外出血，难产胎死不下，痈疽，瘰疬，秃疮，疥癣。
	榆皮涎	茎皮部的涎汁	—	杀虫。用于疥癣。
	榆花	花	甘，平。	清热定惊，利尿疗疮。用于小儿惊痫，小便不利，头疮。
	※ 榆荚仁	果实或种子	甘、微辛，平。归肺、脾、心经。	健脾安神，止咳化痰，清热利水，消肿杀虫。用于失眠，食欲不振，带下，小便不利，水肿，小儿疳热羸瘦，烫火伤，疮癣。
	榆叶	叶	甘，平。	清热利尿，安神，祛痰止咳。用于水肿，小便不利，石淋，尿浊，失眠，暑热困闷，痰多咳嗽，酒皶鼻。
	榆枝	枝	甘，平。	利尿通淋。用于气淋。

原 植 物	药物名称	药用部位	性味归经	功能主治
Zelkova sinica Schneid 大果榉	榉树皮	树皮	苦，寒。归肺、大肠经。	清热解毒，止血，利水，安胎。用于感冒发热，血痢，便血，水肿，妊娠腹痛，目赤肿痛，烫伤，疮疡肿痛。
	榉树叶	叶	苦，寒。	清热解毒，凉血。用于疮疡肿痛，崩中带血。

杜仲科

原 植 物	药物名称	药用部位	性味归经	功能主治
Eucommia ulmoides Oliv. 杜仲	★杜仲	树皮	甘，温。归肝、肾经。	补肝肾，强筋骨，安胎。用于肝肾不足，腰膝酸痛，筋骨无力，头晕目眩，妊娠漏血，胎动不安。
	棉芽	嫩叶	甘，平。	补虚生津，解毒，止血。用于身体虚弱，口渴，脚气，痔疮肿痛，便血。
	★杜仲叶	叶	微辛，温。归肝、肾经。	补肝肾，强筋骨。用于肝肾不足，头晕目眩，腰膝酸痛，筋骨痿软。

桑科

原　植　物	药物名称	药用部位	性味归经	功能主治
Broussonetia papyrifera（L.）Vent. 构树	★楮实子	成熟果实	甘，寒。归肝、肾经。	补肾清肝，明目，利尿。用于肝肾不足，腰膝酸软，虚劳骨蒸，头晕目昏，目生翳障，水肿胀满。
	楮茎	枝条	甘，寒。归肺、小肠经。	祛风，明目，利尿。用于风疹，目赤肿痛，小便不利。
	楮树白皮	除去外皮的内皮	甘，平。归肺、脾、大肠经。	利水，止血。用于小便不利，水肿胀满，便血，崩漏。
	楮树根	嫩根或根皮	甘，微寒。归肺、脾经。	凉血散瘀，清热利湿。用于咳嗽吐血，崩漏，水肿，跌打损伤。
	楮叶	叶	甘，凉。归肺、肝、大肠经。	凉血止血，利尿，解毒。用于吐血，衄血，崩漏，金疮出血，水肿，疝气，痢疾，毒疮。

原　植　物	药物名称	药用部位	性味归经	功能主治
Cannabis sativa L. 大麻	★火麻仁	种子	甘，平。归脾、胃、大肠经。	润肠通便。用于血虚津亏，肠燥便秘。
	麻根	根	苦，平。	散瘀，止血，利尿。用于跌打损伤，难产，胞衣不下，血崩，淋证，带下。
	麻花	雄花	苦、辛，温；有毒。	祛风，活血，生发。用于风病肢体麻木，遍身瘙痒，妇女经闭。
	麻皮	茎皮部纤维	甘，平。归大肠、脾经。	活血，利尿。用于跌打损伤，热淋胀痛。
	麻叶	叶	苦、辛，平；有毒。	截疟，驱蛔，定喘。用于疟疾，蛔虫病，气喘。
	麻蕡	雌花序及幼嫩果序	辛，平；有毒。	祛风镇痛，定惊安神。用于痛风，痹症，癫狂，失眠，咳喘。

原　植　物	药物名称	药用部位	性味归经	功能主治
Ficus carica L. 无花果	★无花果	果实	甘，凉。归肺、胃、大肠经。	清热生津，健脾开胃，解毒消肿。用于咽喉肿痛，燥咳声嘶，乳汁稀少，肠热便秘，食欲不振，消化不良，泄泻，痢疾，痈肿，癣疾。
	无花果叶	叶	甘、微辛，平；小毒。	清湿热，解疮毒，消肿止痛。用于湿热泄泻，带下，痔疮，痈肿疼痛，瘰疬。
	无花果根	根	甘，平。归肺、肝、大肠经。	清热解毒，散瘀消肿。用于肺热咳嗽，咽喉肿痛，痔疮，痈疽，瘰疬，筋骨疼痛。
Humulus scandens（Lour.）Merr. 葎草	★葎草	地上部分	甘、苦，寒。归肺、肾经。	清热解毒，利尿通淋。用于肺热咳嗽，肺痈，虚热烦渴，热淋，水肿，小便不利，湿热泄泻，热毒疮疡，皮肤瘙痒。

原　植　物	药物名称	药用部位	性味归经	功能主治
Maclura tricuspidata（Carr.）Bur. 柘树	穿破石	根	淡、微苦，凉。归肺、肝、脾、肾经。	驱风通络，清热除湿，解毒消肿。用于风湿痹痛，跌打损伤，黄疸，腮腺炎，肺结核，胃和十二指肠溃疡，淋浊，蛊胀，闭经，劳伤咳血，疔疮痈肿。
	柘木	木材	甘，温。归肝、脾经。	化瘀止血，清肝明目，截疟。用于崩漏，飞丝入目，疟疾。
	柘木白皮	树皮或根皮	甘、微苦，平。归肾、脾经。	补肾固精，利湿解毒，止血，化瘀。用于肾虚耳鸣，腰膝冷痛，遗精，带下，黄疸，疮疖，呕血，咳血，用于崩漏，跌打损伤。
	柘树果实	果实	苦，平。	清热凉血，舒筋活络，用于跌打损伤。
	柘树茎叶	枝及叶	甘、微苦，凉。归肺、肾经。	清热解毒，舒筋活络。用于痄腮，痈肿，隐疹，湿疹，跌打损伤，腰腿疼。

原　植　物	药物名称	药用部位	性味归经	功能主治
Morus alba L. 桑	★桑叶	叶	甘、苦，寒。归肺、肝经。	疏散风热，清肺润燥，清肝明目。用于风热感冒，肺热燥咳，头晕头痛，目赤昏花。
	★桑白皮	根皮	甘，寒。归肺经。	泻肺平喘，利水消肿。用于肺热喘咳，水肿胀满尿少，面目肌肤浮肿。
	桑柴灰	茎枝烧成的灰	辛，寒。归肝、肾经。	利水，止血，蚀恶肉。用于水肿，金疮出血，面上痣疵。
	桑根	根	微苦，寒。归肝经。	清热定惊，驱风通络。用于惊痫，目赤，牙痛，筋骨疼痛。
	★桑枝	嫩枝	微苦，平。归肝经。	祛风湿，利关节。用于风湿痹痛，肩臂、关节酸痛麻木。
	★桑椹	果穗	甘、酸，寒。归心、肝、肾经。	滋阴补血，生津润燥。用于肝肾阴虚，眩晕耳鸣，心悸失眠，须发早白，津伤口渴，内热消渴，肠燥便秘。
	桑瘿	老树上的结节	苦，平。归肝、胃经。	祛风除湿，止痛，消肿。用于风湿痹痛，胃痛，鹤膝风。

原　植　物	药物名称	药用部位	性味归经	功能主治
Morus australis Poir. 鸡桑	鸡桑叶	叶	甘、辛，寒。归肺经。	清热解表，宣肺止咳。用于风热感冒，肺热咳嗽，头痛，咽痛。
	鸡桑根	根或根皮	甘、辛，寒。归肺、脾经。	清肺，凉血，利湿。用于肺热咳嗽，鼻衄，水肿，腹泻，黄疸。

荨麻科

原　植　物	药物名称	药用部位	性味归经	功能主治
Girardinia suborbiculata C.J.Chen. 蝎子草	蝎子草	全草	辛，温；有毒。	止痛。用于风湿痹痛。
Laportea bulbifera（Sieb. et Zucc.）Wedd. 珠芽艾麻	野绿麻根	根	辛，温。归肝、脾、肾经。	祛风除湿，活血止痛。用于风湿痹痛，肢体麻木，跌打损伤，骨折疼痛，月经不调，劳伤乏力，肾炎水肿。
	野绿麻	全草	辛，温。归脾经。	健脾消积。用于小儿疳积。

原　植　物	药物名称	药用部位	性味归经	功能主治
Laportea cuspidate (Wedd.) Friis 艾麻	红线麻	根	辛、苦，寒；小毒。归肝、肾经。	祛风除湿，通经活络，消肿，解毒。用于风湿痹痛，肢体麻木，腰腿疼痛，虚肿水肿，淋巴结结核，蛇咬伤。
Parietaria micrantha Ledeb. 墙草	墙草根	根	苦、酸，平。归肝经。	清热解毒，消肿，拔疮。用于痈疽疔疥，乳腺炎，睾丸炎，深部脓肿，多发性脓肿，秃疮。
Pilea pumila (L.)A.Cray 透茎冷水花	透茎冷水花	全草或根茎	甘，寒。归肺、小肠经。	清热，利尿，解毒。用于尿路感染，急性肾炎，子宫内膜炎，子宫脱垂，赤白带下，跌打损伤，痈肿初起，虫蛇咬伤。

原　植　物	药物名称	药用部位	性味归经	功能主治
Urtica angustifolia Fisch.et Hornem. 狭叶荨麻	荨麻	全草	苦、辛，温；有毒。归肝、脾、肺经。	祛风通络，平肝定惊，消积通便，解毒。用于风湿痹痛，产后抽风，小儿惊风，小儿麻痹后遗症，高血压，消化不良，大便不通，荨麻疹，跌打损伤，虫蛇咬伤。
	荨麻根	根	苦、辛，温；有小毒。归肝、肺经。	祛风，活血，止痛。用于风湿疼痛，荨麻疹，湿疹，高血压。

檀香科

原　植　物	药物名称	药用部位	性味归经	功能主治
Thesium chinense Turcz. 百蕊草	★百蕊草	全草	苦、涩，温。归肺、脾、肾经。	补气益肾，清热解毒，解暑。用于风热感冒，中暑，肺痈，乳蛾，淋巴结结核，乳痈，疖肿，淋症，黄疸，腰痛，遗精。
	百蕊草根	根	微苦、辛，平。归肝经。	行气活血，通乳。用于月经不调，乳汁不下。

原　植　物	药物名称	药用部位	性味归经	功能主治
Thesium refractum C.A.Meyer 反折百蕊草	九仙草	全草或根	辛、微苦，凉。归肺、肝、脾经。	解表清热，祛风止痉。用于感冒，中暑，小儿肺炎，惊风。

桑寄生科

原　植　物	药物名称	药用部位	性味归经	功能主治
Viscum coloratum (Kom.) Nakai 槲寄生	槲寄生	带叶的茎枝	苦、甘，平。归肝、肾经。	补肝肾，强筋骨，祛风湿，安胎。用于腰膝酸痛，风湿痹痛，胎动不安，胎漏下血。

蓼科

原　植　物	药物名称	药用部位	性味归经	功能主治
Fagopyrum esculentum Moench. 荞麦	荞麦	种子	甘、微酸，寒。归脾、胃、大肠经。	健脾消积，下气宽肠，解毒敛疮。用于肠胃积滞，泄泻，痢疾，绞肠痧，白浊，带下，自汗，盗汗，疱疹，丹毒，痈疽，发背，瘰疬，烫火伤。
	荞麦秸	茎叶	酸，寒。归肺、大肠经。	下气消积，清热解毒，止血，降压。用于噎食，消化不良，痢疾，白带，痈肿，烫伤，咳血，紫癜，高血压，糖尿病并发视网膜炎。
	荞麦叶	叶	酸，寒。归肺、大肠经。	利耳目，下气，止血，降压。用于眼目昏糊，耳鸣重听，嗳气，紫癜，高血压。
Fagopyrum tataricum（L.）Gaertn. 苦荞麦	苦荞麦	根及根茎	苦、甘，平；小毒。归脾、胃、大肠经。	健脾行滞，理气止痛，解毒消肿。用于胃脘胀痛，消化不良，痢疾，腰腿痛，跌打损伤，痈肿恶疮，狂犬咬伤。

原　植　物	药物名称	药用部位	性味归经	功能主治
Polygonum amphibium L. 两栖蓼	两栖蓼	全草	苦，平。归肺、大肠经。	清热利湿，解毒。用于脚浮肿，痢疾，尿血，潮热，多汗，疔疮，无名肿毒。
Polygonum aviculare L. 萹蓄	★萹蓄	地上部分	苦，微寒。归膀胱经。	利尿通淋，杀虫，止痒。用于热淋涩痛，小便短赤，虫积腹痛，皮肤湿疹，阴痒带下。
Polygonum bistorta L. 拳参	拳参	根	苦、涩，微寒。归肺、肝、大肠经。	清热解毒，消肿，止血。用于赤痢热泻，肺热咳嗽，痈肿瘰疬，口舌生疮，血热吐衄，痔疮出血，蛇虫咬伤。
Polygonum convolvulus L. 卷茎蓼	卷茎蓼	全草	辛，温。归脾经。	健脾消食。用于消化不良，腹泻。
Polygonum cuspidatum Sieb. ex Zucc. 虎杖	虎杖	根茎及根	微苦，微寒。归肝、胆、肺经。	利湿退黄，清热解毒，散瘀止痛，止咳化痰。用于湿热黄疸，淋浊，带下，风湿痹痛，痈肿疮毒，水火烫伤，经闭，癥瘕，跌打损伤，肺热咳嗽。

原植物	药物名称	药用部位	性味归经	功能主治
Polygonum divaricatum L. 叉分蓼	酸不溜	全草	酸、苦，凉。归脾、大肠经。	清热燥湿，软坚散结。用于湿热腹泻，痢疾，瘿瘤，瘰疬。
	酸不溜根	根	酸、甘，温。归脾、肾经。	温肾散寒，理气止痛止泻止痢。用于寒疝，阴囊汗出，胃痛，腹泻，痢疾。
Polygonum hydropiper L. 水蓼	水蓼	地上部分	辛、苦，平。归脾、胃、大肠经。	行滞化湿，散瘀止血，祛风止痒，解毒。用于湿滞内阻，脘闷腹痛，泄泻，痢疾，小儿疳积，崩漏，血滞经闭，痛经，跌打损伤，风湿痹痛，便血，外伤出血，皮肤瘙痒，湿疹，风疹，足癣，痈肿，毒蛇咬伤。
	蓼实	果实	辛，温。归肺、脾、肝经。	化湿利水，破瘀散结，解毒。用于吐泻腹痛，水肿，小便不利，癥积痞胀，痈肿疮疡，瘰疬。
	水蓼根	根	辛，温。归脾、大肠经。	活血调经，健脾利湿，解毒消肿。用于月经不调，小儿疳积，痢疾，肠炎，疟疾，跌打肿痛，蛇虫咬伤。

原　植　物	药物名称	药用部位	性味归经	功能主治
Polygonum lapathifolium L. 酸模叶蓼	鱼蓼	全草	辛、苦，微温。归脾、肺、大肠经。	解毒，利湿，活血。用于疮疡肿痛，瘰疬，腹泻，痢疾，湿疹，疳积，风湿痹痛，跌打损伤，月经不调。
Polygonum lapathifolium L.var.*salicidolium* Sibth. 柳叶蓼	辣蓼草	全草	辛，温。归脾、大肠经。	解毒，健脾，化湿，活血，截疟。用于疮疡肿毒，暑湿腹泻，肠炎痢疾，小儿疳积，跌打损伤，疟疾。
Polygonum longisetum De. Bruyn 长鬃蓼	白辣蓼	全草	辛，温。归肝、胃、大肠经。	解毒，除湿。用于肠炎，菌痢，无名肿毒，阴疳，瘰疬，毒蛇咬伤，风湿痹痛。
Polygonum nepalense Meissn. 尼泊尔蓼	猫儿眼睛	全草	苦、酸，寒。归肺、大肠经。	清热解毒，除湿通络。用于咽喉肿痛，目赤，牙龈肿痛，赤白痢疾，风湿痹痛。

原　植　物	药物名称	药用部位	性味归经	功能主治
Polygonum orientale L. 荭蓼	※ 荭草	果穗及带叶茎枝	苦、辛，平；小毒。归心、肝、胃、大肠经。	祛风除湿，清热解毒，活血消肿，截疟。用于风湿痹痛，痢疾，腹泻，吐泻转筋，水肿，脚气，痈疮疔疖，蛇虫咬伤，小儿疳积，疝气，跌打损伤，疟疾。
	★水红花子	果实	咸，微寒。归肝、胃经。	散血消癥，消积止痛，利水消肿。用于癥瘕痞块，瘿瘤，食积不消，胃脘胀痛，水肿腹水。
	荭草根	根茎	辛，凉；有毒。归肺、大肠经。	清热解毒，除湿通络，生肌敛疮。用于痢疾，肠炎，水肿，脚气，风湿痹痛，跌打损伤，荨麻疹，疮痈肿痛或久溃不敛。
	荭草花	花序	辛，温。归心、胃、肝、大肠经。	行气活血，消积，止痛。用于头痛，心胃气痛，浮肿痞积，痢疾，小儿疳积，横痃。

原　植　物	药物名称	药用部位	性味归经	功能主治
Polygonum perfoliatum L. 杠板归	★杠板归	地上部分	酸，微寒。归肺、膀胱经。	清热解毒，利水消肿，止咳。用于咽喉肿痛，肺热咳嗽，小儿顿咳，水肿尿少，湿热泻痢，湿疹，疖肿，蛇虫咬伤。
	杠板归根	根	酸、苦，平。	解毒消肿。用于对口疮，痔疮，肛瘘。
Polygonum plebeium R. Brown 习见蓼	习见蓼	全草	苦，凉。归膀胱、大肠、肝经。	清热解毒，利水通淋，化浊杀虫。用于泌尿系感染，肾炎，黄疸，菌痢，恶疮疥癣，淋浊，蛔虫病，蛲虫病，湿疹。
Polygonum sagittatum L. 箭叶蓼	雀翘	全草	辛、苦，平。归肝、肺、大肠经。	祛风除湿，清热解毒。用于风湿关节疼痛，疮痈疖肿，泄泻，痢疾，毒蛇咬伤。
	雀翘实	果实	咸，平。归肝、肺经。	益气，明目。用于气虚视物不清。

原　植　物	药物名称	药用部位	性味归经	功能主治
Polygonum sibiricum Laxm. 西伯利亚蓼	西伯利亚蓼	根茎	微辛、苦，微寒。归肝、大肠经。	疏风清热，利水消肿。用于目赤肿痛，皮肤湿痒，水肿，腹水。
Polygonum sieboldii Meisn. 小箭叶蓼	小箭叶蓼	全草	归肝、肺、大肠经。	祛风除湿，清热解毒，消肿止痛，止痒。用于风湿关节痛，肠炎痢疾，毒蛇咬伤，疮疖肿毒，瘰疬，带状疱疹，湿疹皮炎，皮肤瘙痒，痔疮，黄水疮。
Polygonum suffultum Maxim. 支柱蓼	★支柱蓼	根茎	苦、涩，凉。归肝、脾经。	止血止痛，活血调经，除湿清热。用于跌打伤痛，外伤出血，吐血，便血，崩漏，月经不调，赤白带下，湿热下痢，痈疮。
Polygonum thunbergii Sieb et Zucc 戟叶蓼	水麻芀	全草	苦、辛，寒。归肺、大肠经。	祛风清热，活血止痛。用于风热头痛，咳嗽，痧疹，痢疾，跌打伤痛，干血痨。

原　植　物	药物名称	药用部位	性味归经	功能主治
Pteroxygonum giraldii Dammer et Diels 翼蓼	★荞麦七	块根	苦、涩、辛，凉。归肺、大肠经。	清热解毒，凉血止血，除湿止痛。用于咽喉肿痛，疮疖肿毒，烧伤，吐血，衄血，便血，崩漏，痢疾，泄泻，风湿痹痛。
Rheum franzenbachii Munt. 波叶大黄	★山大黄	根和根茎	苦，寒。归胃、大肠经。	泄热解毒，凉血行瘀。用于湿热黄疸，痢疾，经闭腹痛，吐血，衄血，跌打瘀血，痈肿疔毒，口舌糜烂，烧烫伤。
Rumex acetosa L. 酸模	酸模	根	酸、苦，寒。归肺、大肠经。	凉血止血，泻热通便，利尿，杀虫。用于吐血，便血，月经过多，热痢，目赤，便秘，小便不通，淋浊，恶疮，疥癣，湿疹。
	酸模叶	叶	酸、苦，寒。归肺、大肠、小肠经。	泄热通秘，利尿，凉血止血，解毒。用于便秘，小便不利，内痔出血，疮疡，丹毒，疥癣，湿疹，烫伤。

原　植　物	药物名称	药用部位	性味归经	功能主治
Rumex dentatus L. 齿果酸膜	★牛舌草	叶	苦，寒。	清热解毒，杀虫止痒。用于乳痈，疮疡肿毒，疥癣。
Rumex patientia L. 巴天酸模 *Rumex crispus* L.　皱叶酸模	★土大黄	根	苦、酸，寒。归肺、脾、大肠经。	凉血止血，杀虫治癣，清热解毒，通便。用于内外出血，疥癣，湿疹，咳嗽，跌打损伤和水火烫伤。

商陆科

原　植　物	药物名称	药用部位	性味归经	功能主治
Phytolacca acinosa Roxb.　商陆 *Phytolacca americana* L.　垂序商陆	★商陆	根	苦，寒；有毒。归肺、脾、肾、大肠经。	逐水消肿，通利二便，外用解毒散结。用于水肿胀满，二便不通；外治痈肿疮毒。
	商陆花	花	苦、甘，平。归心、肾经。	化痰开窍。用于痰湿上蒙，健忘，嗜睡，耳目不聪。
Phytolacca acinosa Roxb.　商陆	商陆叶（商陆）	叶	微苦，凉。	清热解毒。用于痈肿疮毒。

原　植　物	药物名称	药用部位	性味归经	功能主治
Phytolacca americana L.　垂序商陆	美商陆叶（垂序商陆）	叶	微苦，凉。	清热。用于脚气。
	美商陆子（垂序商陆）	种子	苦，寒；有毒。	利水消肿，用于水肿，小便不利。

紫茉莉科

原　植　物	药物名称	药用部位	性味归经	功能主治
Bougainvillea glabra Chiosy. 光叶子花	叶子花	花	苦、涩，温。	活血调经，化湿止带。用于血瘀经闭，月经不调，赤白带下。
Mirabilis jalapa L. 紫茉莉	★紫茉莉根	根	甘、淡，微寒。归肝、肺、膀胱经。	清热利湿，解毒活血。用于热淋，白浊，水肿，赤白带下，关节肿痛，痈疮肿毒，乳痈，跌打损伤。
	紫茉莉叶	叶	甘、淡，微寒。	清热解毒，祛风渗湿，活血。用于痈肿疮毒，疥癣，跌打损伤。
	紫茉莉子	果实	甘，微寒。归肺、胃经。	清热化斑，利湿解毒。用于面生斑痣，脓包疮。
	紫茉莉花	花	微甘，凉。归肺经。	润肺，凉血。用于咳血。

粟米草科

原　植　物	药物名称	药用部位	性味归经	功能主治
Mollugo pentaphylla L. 粟米草 *Mollugo oppositifolia* L. 簇花粟米草	粟米草	全草	淡、涩，凉。归肺、脾经。	清热化湿，解毒消肿。用于腹痛泄泻，痢疾，感冒咳嗽，中暑，皮肤热疹，目赤肿痛，疮疔肿毒，毒蛇咬伤，烧烫伤。

马齿苋科

原　植　物	药物名称	药用部位	性味归经	功能主治
Portulaca grandiflora Hook. 大花马齿苋	午时花	全草	淡、微苦，寒。归肝、肺经。	清热解毒，散瘀止血。用于咽喉肿痛，疮疖，湿疹，跌打肿痛，烫火伤，外伤出血。
Portulaca oleracea L. 马齿苋	★马齿苋	地上部分	酸，寒。归肝、大肠经。	清热解毒，凉血止血，止痢。用于热毒血痢，痈疮疔疮，湿疹，丹毒，蛇虫咬伤，便血，痔血，崩漏下血。
	马齿苋子	种子	甘，寒。归肝、大肠经。	清肝，化湿，明目。用于青盲白翳，泪囊炎。

原　植　物	药物名称	药用部位	性味归经	功能主治
Talinum paniculatum（Jacq.）Gaertn. 栌兰	土人参	根	甘、淡，平。归脾、肺、肾经。	补气润肺，止咳，调经。用于气虚劳倦，食少，泄泻，肺痨咳血，眩晕，潮热，盗汗，自汗，月经不调，带下，产妇乳汁不足。
	土人参叶	叶	甘，平。归肝经。	通乳汁，消肿毒。用于乳汁不足，痈肿疔毒。

落葵科

原　植　物	药物名称	药用部位	性味归经	功能主治
Boussingaultia gracilis Miers *var.pseudobaselloides* Bailey 落葵薯	藤三七	珠芽	微苦，温。	补肾强腰，散瘀消肿。用于腰膝痹痛，病后体弱，跌打损伤，骨折。

原　植　物	药物名称	药用部位	性味归经	功能主治
Basella alba L. 落葵	落葵	叶或全草	甘、酸，寒。归心、肝、脾、大肠、小肠经。	润肠通便，清热利湿，凉血解毒，活血。用于大便秘结，小便短涩，痢疾，热毒疮疡，跌打损伤。
	落葵子	果实	苦，寒。归肺、大肠经。	润泽肌肤，美容。
	落葵花	花	苦，寒。归肝经。	凉血解毒。用于解痘毒，乳头破裂。

石竹科

原　植　物	药物名称	药用部位	性味归经	功能主治
Arenaria serpyllifolia L. 蚤缀	小无心菜	全草	苦、辛，凉。归肝、肺经。	清热，明目，止咳。用于肝热目赤，翳膜遮睛，肺痨咳嗽，咽喉肿痛，牙龈炎。
Cucubalus baccifer L. 狗筋蔓	狗筋蔓	带根全草	甘、苦，温。归肝、膀胱经。	活血定痛，接骨生肌。用于跌打损伤，骨折，风湿骨痛，月经不调，瘰疬，痈疽。

原植物	药物名称	药用部位	性味归经	功能主治
Dianthus chinensis L. 石竹 *Dianthus superbus* L. 瞿麦	★瞿麦	地上部分	苦，寒。归心、小肠经。	利尿通淋，活血通经。用于热淋，血淋，石淋，小便不通，淋沥涩痛，经闭瘀阻。
Lepyrodiclis holosteoides (C. A. Mey.) Fisch. et Mey. 薄蒴草	薄蒴草	全草	甘，寒。归肺经。	利肺，托疮，止咳。用于肺痨，血病，脉病，赤痢，各种热病，黄水病，呕吐，流感，痈疽，疔疮。
Moehringia lateriflora (L.)Fenzl. 种阜草	种阜草	地上部分		清热解毒，活血止痛。
Myosoton aquaticum Moench. 牛繁缕	鹅肠草	全草	甘、酸，平。归肝、胃经。	清热解毒，散瘀消肿。用于肺热喘咳，痢疾，痈疽，痔疮，牙痛，月经不调，小儿疳积。
Silene aprica Turcz. ex Fisch. et Mey. 女娄菜	女娄菜	全草	辛、苦，平。归肝、脾经。	活血通经，下乳，健脾，利湿，解毒。用于月经不调，乳少，小儿疳积，脾虚浮肿，疔疮肿毒。
	女娄菜根	根或果实	苦、甘，平。	利尿，催乳。用于小便短赤，乳少。

原　植　物	药物名称	药用部位	性味归经	功能主治
Silene conoidea L.　麦瓶草	麦瓶草	全草	甘、微苦，凉。归肺、肝经。	养阴，清热，止血，调经。用于吐血，衄血，虚痨咳嗽，咯血，尿血，月经不调。
	麦瓶草种子	种子	甘，平。归肺、肝经。	止血，催乳。用于鼻衄，尿血，乳汁不下。
Silene firma Seib. et Zucc. 粗壮女娄菜	粗壮女娄菜	根	甘、淡，凉。归肺、肝经。	清热解毒，除湿利水。用于催乳，调经，咽喉肿痛。
Silene fortunei Vis. 蝇子草	★山银柴胡	根	甘，微寒。归胃、肝、肾、胆经。	清热凉血，除蒸。用于虚劳发热，骨蒸劳热，阴虚老疟，小儿疳积。
Silene jenisseensis Willd. 旱麦瓶草	山银柴胡	根	甘，微寒。归肺、胃经。	凉血，清虚热。用于阴虚肺痨，骨蒸潮热，盗汗，小儿疳积，久疟不止。
Silene tatarinowii Regel　石生蝇子草	石生蝇子草	根	甘，凉。归心、肺、脾经。	清热凉血，补虚安神，益精，健肠胃。用于湿热病热，身热口干，舌绛或红，心神不安，失眠多梦，惊悸失眠。

原　植　物	药物名称	药用部位	性味归经	功能主治
Stellaria chinensis Regel 中国繁缕	中国繁缕	全草	苦、辛，平。归肝经。	清热解毒，活血止痛。用于乳痈，肠痈，疖肿，跌打损伤，产后瘀痛，风湿骨痛，牙痛。
Stellaria dichotoma L. 叉歧繁缕	叉歧繁缕	根或全草	甘，微寒。归肝、肾经。	清热凉血，退虚热。用于阴虚潮热，骨蒸盗汗，小儿疳积，久疟发热。
Stellaria media（L.）Cyr. 繁缕	繁缕	全草	微苦、甘、酸，凉。归肝、大肠经。	清热解毒，凉血消痈，活血止痛，下乳。用于痢疾，肠痈，肺痈，乳痈，疔疮肿毒，痔疮肿痛，出血，跌打损伤，产后瘀滞腹痛，乳汁不下。
Stellaria saxatilis Buch. Ham. 石生繁缕	抽筋草	全草	辛，凉；小毒。归肝、脾经。	平肝，舒筋活络，利湿，解毒。用于中风不语，口眼歪斜，肢体麻木，风湿痹痛，跌打损伤，黄疸型肝炎，白带，疮疖。

原　植　物	药物名称	药用部位	性味归经	功能主治
Vaccaria segetalis (Neck.) Garcke 麦蓝菜	★王不留行	种子	苦，平。归肝、胃经。	活血通经，下乳消肿，利尿通淋。用于经闭，痛经，乳汁不下，乳痈肿痛，淋证涩痛。

藜科

原　植　物	药物名称	药用部位	性味归经	功能主治
Beta vulgaris L.var. *cicla* L. 厚皮菜 *Beta vulgaris* L.var.*cruenta* Alef. 莙菜	莙荙菜	茎、叶	甘、苦，寒。归肺、肾、大肠经。	清热解毒，行瘀止血。用于时行热病，痔疮，麻疹透发不畅，吐血，热毒下痢，闭经，淋浊，痈肿，跌打损伤，蛇虫伤。
	莙荙子	果实	甘、苦，寒。归肺、大肠经。	清热解毒，凉血止血。用于小儿发热，痔瘘下血。
Beta vulgaris L. var. *cruenta* Alef. 莙菜	莙菜根	根	甘，平。归肝经。	宽胸下气。用于胸痛胀闷。

原　植　物	药物名称	药用部位	性味归经	功能主治
Chenopodium album L. 藜 *Chenopodium glaucum* L. 灰绿藜	藜	幼嫩全草	甘，平；小毒。归肺、大肠经。	清热祛湿，解毒消肿，杀虫止痒。用于发热，咳嗽，痢疾，腹泻，腹痛，疝气，龋齿痛，湿疹，疥癣，白癜风，疮疡肿毒，毒虫咬伤。
Chenopodium album L. 藜	藜实	果实或种子	苦、微甘，寒；小毒。	清热祛湿，杀虫止痒。用于小便不利，水肿，皮肤湿疮，头疮，耳聋。
	★灰藋草	地上部分	甘，平。归肺、大肠经。	清热利湿，止痒透疹。用于风热感冒，痢疾，腹泻，龋齿痛；外用治皮肤瘙痒，麻疹不透。
Chenopodium ambrosioides L. 土荆芥	土荆芥	带果穗全草	辛、苦，微温；大毒。归脾经。	祛风除湿，杀虫止痒，活血消肿。用于钩虫病，蛔虫病，蛲虫病，头虱，皮肤湿疹，疥癣，风湿痹痛，经闭，痛经，口舌生疮，咽喉肿痛，跌打损伤，蛇虫咬伤。

原　植　物	药物名称	药用部位	性味归经	功能主治
Chenopodium aristatum L. 刺藜	刺藜	全草	淡，平。归肺、肝经。	活血，调经，祛风止痒。用于月经过多，痛经，闭经，过敏性皮炎，荨麻疹。
Chenopodium hybridum L. 杂配藜	大叶藜	全草	甘，平。归肺、肝经。	调经止血，解毒消肿。用于月经不调，崩漏，吐血，衄血，咯血，尿血，血痢，便血，疮疡肿毒。
Chenopodium serotinum L. 小藜	灰藋	全草	苦、甘，平。	疏风清热，解毒去湿，杀虫。用于风热感冒，腹泻，痢疾，荨麻疹，疮疡肿毒，疥癣，湿疹，齿疳疮，白癜风，虫咬伤。
	灰藋子	种子	甘，平。	杀虫。用于蛔虫，绦虫，蛲虫。

原　植　物	药物名称	药用部位	性味归经	功能主治
Kochia scoparia (L.) Schrad. 地肤	★地肤子	果实	苦、辛，寒。归肾、膀胱经。	清热利湿，祛风止痒。用于小便涩痛，阴痒带下，风疹，湿疹，皮肤瘙痒。
	地肤苗	嫩茎叶	苦，寒。归肝、脾、大肠经。	清热解毒，利尿通淋。用于赤白痢，泄泻，小便淋痛，目赤涩痛，雀盲，皮肤风热赤肿，恶疮疥癣。
Kochia scoparia (L.) Schrad. var *sieversiana* (Pall.) Ulbr. ex Aschers.et Graebn. 碱地肤	碱地肤	果实	归肾、膀胱经。	清热利湿，祛风止痒。
Salsola collina Pall. 猪毛菜	猪毛菜	全草	淡，凉。归肝经。	平肝潜阳，润肠通便。用于高血压病，头痛，眩晕，失眠，肠燥便秘。
Spinacia oleracea L. 菠菜	菠菜	全草	甘，平。归肝、胃、大肠、小肠。	养血，止血，平肝，润燥。用于衄血，便血，头痛，目眩，目赤，夜盲症，消渴引饮，便闭，痔疮。
	菠菜子	种子	辛、甘，温。归肝、脾、肺经。	清肝明目，止咳平喘。用于风火目赤肿痛，咳喘。

苋科

原　植　物	药物名称	药用部位	性味归经	功能主治
Achyranthes bidentata Bl. 牛膝	★牛膝	根	苦、甘、酸，平。归肝、肾经。	逐瘀通经，补肝肾，强筋骨，利尿通淋，引血下行。用于经闭，痛经，腰膝酸痛，筋骨无力，淋证，水肿，头痛，眩晕，牙痛，口疮，吐血，衄血。
	牛膝茎叶	茎叶	苦、酸，平。归肝、膀胱经。	祛寒湿，强筋骨，活血利尿。用于寒湿痿痹，腰膝疼痛，淋证，久疟。
Alternanthera philoxeroides（Mart.）Griseb. 空心莲子草	空心苋	全草	苦、甘，寒。归肺、心、肝、膀胱经。	清热凉血，解毒，利尿。用于咳血，尿血，感冒发热，麻疹，乙型脑炎，黄疸，淋浊，痄腮，湿疹，痈肿疖疮，毒蛇咬伤。

原　植　物	药物名称	药用部位	性味归经	功能主治
Amaranthus caudatus L. 尾穗苋	老枪谷根	根	甘，平。归脾、胃经。	健脾，消疳。用于脾胃虚弱之倦怠乏力、食少，小儿疳积。
	老枪谷叶	叶	甘，平。归肺经。	解毒消肿。用于疔疮疖肿，风疹瘙痒。
	老枪谷子	种子	辛，凉。归肺经。	清热透表。用于小儿水痘，麻疹。
Amaranthus lividus L. 凹头苋 *Amaranthus retroflexus* L 反枝苋	野苋菜	全草或根	甘，微寒。归大肠、小肠经。	清热解毒，利尿。用于痢疾，腹泻，疔疮肿毒，毒蛇咬伤，蜂螫伤，小便不利，水肿。
	野苋子	种子	甘，凉。归肝、膀胱经。	清肝明目，利尿。用于肝热目赤，翳障，小便不利。
Amaranthus paniculatus L. 繁穗苋	红粘谷	全草	甘，凉。归肝、大肠经。	清热解毒，利湿。用于痢疾，黄疸。
	红粘谷子	种子	甘、苦，微寒。归肝、大肠经。	清热解毒，活血消肿。用于痢疾，胁痛，跌打损伤，痈疮肿痛。

原　植　物	药物名称	药用部位	性味归经	功能主治
Amaranthus spinosus L. 刺苋	簕苋菜	全草或根	甘，微寒。归肝、胃、大肠经、小肠经。	凉血止血，清利湿热，解毒消痈。用于胃出血，便血，痔血，胆囊炎，胆石症，痢疾，湿热泄泻，带下，小便涩痛，咽喉肿痛，湿疹，痈肿，牙龈糜烂，蛇咬伤。
Amaranthus tricolor L. 苋	苋	茎叶	甘，微寒。归大肠、小肠经。	清热解毒，通利二便。用于痢疾，二便不通，蛇虫螫伤，疮毒。
	苋实	种子	甘，寒。归肝、大肠、膀胱经。	清肝明目，通利二便。用于青盲翳障。
	苋根	根	辛，微寒。归肝、大肠经。	清热解毒，散瘀止痛。用于痢疾，泄泻，痔疮，牙痛，漆疮，阴囊肿痛，跌打损伤，崩漏，带下。
Amaranthus viridis L. 皱果苋	白苋	全草或根	甘、淡，寒。归大肠，小肠经。	清热，利湿，解毒。用于痢疾，泄泻，小便赤涩，疮肿，蛇虫螫伤，牙疳。

原　植　物	药物名称	药用部位	性味归经	功能主治
Celosia cristata L. 鸡冠花	★鸡冠花	花序	甘、涩，凉。归肝、大肠经。	收敛止血，止带，止痢。用于吐血，崩漏，便血，痔血，赤白带下，久痢不止。
	鸡冠子	种子	甘，凉。归肝、大肠经。	凉血止血，清肝明目。用于便血，崩漏，赤白痢，目赤肿痛。
	鸡冠苗	茎叶或全草	甘，凉。归肺、大肠经。	清热凉血，解毒。用于吐血，衄血，崩漏，痔疮，痢疾，荨麻疹。
Gomphrena globosa L. 千日红	千日红	花序或全草	甘、微咸，平。归肺、肝经。	止咳平喘，清肝明目，解毒。用于咳嗽，哮喘，百日咳，小儿夜啼，目赤肿痛，肝热头晕，头痛，痢疾，疮疖。

仙人掌科

原　植　物	药物名称	药用部位	性味归经	功能主治
Echinopsis multiplex (Pfeiff.) Zucc. 仙人球	仙人球	茎	甘，平。归肺、胃经。	清热止咳，凉血解毒，消肿止痛。用于肺热咳嗽，痰中带血，衄血，吐血，胃溃疡，痈肿，烫伤，蛇虫咬伤。
Epiphyllum oxypetalum (DC.)Haw. 昙花	昙花	花	甘，平。归肺、心经。	清肺止咳，凉血止血，养心安神。用于肺热咳嗽，肺痨，咳血，崩漏，心悸，失眠。
	昙花茎	茎	酸、咸，凉。	清热解毒。用于疔疮疖肿。

原　植　物	药物名称	药用部位	性味归经	功能主治
Opuntia dillenii (Ker-Gaw.) Haw. 仙人掌	仙人掌	根及茎	苦，寒。归胃、肺、大肠经。	行气活血，凉血止血，解毒消肿。用于胃痛，痞块，痢疾，喉痛，肺热咳嗽，肺痨咯血，吐血，痔血，疮疡疔疖，乳痈，痄腮，癣疾，蛇虫咬伤，烫伤，冻伤。
	神仙掌花	花	甘，凉。	凉血止血。用于吐血。
	仙掌子	果实	甘，凉。归胃经。	益胃生津，除烦止渴。用于胃阴不足，烦热口渴。
	玉芙蓉	肉质茎中流出的浆液凝结物	甘，寒。归心、大肠经。	清热凉血，养心安神。用于痔血，便血，疔肿，烫伤，怔忡，小儿急惊风。

木兰科

原　植　物	药物名称	药用部位	性味归经	功能主治
Magnolia grandiflora L. 荷花玉兰	广玉兰	花和树皮	辛，温。归肺、胃、肝经。	祛风散寒，行气止痛。用于外感风寒，头痛鼻塞，脘腹胀满，呕吐腹泻，高血压，偏头痛。
Schisandra chinensis（Turcz.）Baill. 五味子	五味子	果实	酸、甘，温。归肺、心、肾经。	收敛固涩，益气生津，补肾宁心。用于久嗽虚喘，梦遗滑精，遗尿尿频，久泻不止，自汗盗汗，津伤口渴，内热消渴，心悸失眠。

蜡梅科

原　植　物	药物名称	药用部位	性味归经	功能主治
Chimonanthus praecox (L.) Link 蜡梅	蜡梅花	花蕾	辛、甘、微苦，凉；小毒。归肺、胃经。	解暑清热，理气开郁。用于暑热烦渴，头晕，胸闷脘痞，梅核气，咽喉肿痛，百日咳，小儿麻疹，烫火伤。
	铁筷子	根	辛，温；有毒。归肝、肺经。	祛风止痛，理气活血，止咳平喘。用于风湿痹痛，风寒感冒，跌打损伤，脘腹疼痛，哮喘，劳伤咳嗽，疔疮肿毒。

樟科

原　植　物	药物名称	药用部位	性味归经	功能主治
Cinnamomum camphora (L.) Presl 樟	樟木	木材	辛，温。归肝、脾经。	祛风散寒，温中理气，活血通络。用于风寒感冒，胃寒胀痛，寒湿吐泻，风湿痹痛，脚气，跌打伤痛，疥癣风痒。
	香樟根	根	辛，温。归肝、脾经。	温中止痛，辟秽和中，祛风除湿。用于胃脘疼痛，霍乱吐泻，风湿痹痛，皮肤瘙痒。
	樟树皮	树皮	辛、苦，温。	祛风除湿，暖胃和中，杀虫疗疮。用于风湿痹痛，胃脘疼痛，呕吐泄泻，脚气肿痛，跌打损伤，疥癣疮毒，毒虫螫伤。
	樟树叶	叶或枝叶	辛，温。	祛风，除湿，杀虫，解毒。用于风湿痹痛，胃痛，水火烫伤，疮疡肿毒，慢性下肢溃疡，疥癣，皮肤瘙痒，毒虫咬伤。

原　植　物	药物名称	药用部位	性味归经	功能主治
Cinnamomum camphora (L.) Presl 樟	樟梨子	病态果实	辛，温。归胃、肝经。	健胃温中，理气止痛。用于胃寒脘腹疼痛，食滞腹胀，呕吐腹泻；外用疮肿。
	樟木子	果实	辛，温。	祛风散寒，温胃和中，理气止痛。用于脘腹冷痛，寒湿吐泻，气滞腹胀，脚气。

毛茛科

原　植　物	药物名称	药用部位	性味归经	功能主治
Aconitum barbatum Pers.var. *puberulum* Ledeb. 牛扁	★牛扁	根	苦，温；有毒。归肝、肺经。	祛风止痛，止咳化痰，平喘。用于风湿关节肿痛，腰腿疼，喘咳；外用治疗疥癣，瘰疬。
Aconitum kusnezoffii Reichb. 北乌头	★草乌	块根	辛、苦，热；有大毒。归心、肝、肾、脾经。	祛风除湿，温经止痛。用于风寒湿痹，关节疼痛，心腹冷痛，寒疝作痛及麻醉之痛。
	草乌叶	叶	辛、涩，平；有小毒。	清热，解毒，止痛。用于热病发热，泄泻腹痛，头痛，牙痛。

原　植　物	药物名称	药用部位	性味归经	功能主治
Actaea asiatica Hara. 类叶升麻	类叶升麻	根茎或全草	辛、苦，凉。归肺经。	祛风止咳，清热解毒。用于感冒头痛，顿咳，百日咳；外用于犬咬伤。
Anemone cathayensis Kitag 银莲花	银莲花	全草	微苦，凉。	用于风湿骨痛，跌打损伤。
Anemone tomentosa (Maxim.) Péi 大火草	★大火草根	根	苦，温；小毒。归肺、大肠经。	化痰，散瘀，消食化积，截疟，解毒，杀虫。用于劳伤咳喘，跌打损伤，小儿疳积，疟疾，疮疖痈肿，顽癣。
Aquilegia viridiflora Pall. 野耧斗菜 *Aquilegia yabeana* Kitag 华北耧斗菜	★耧斗菜	全草	微苦、辛、甘，平。	活血调经，凉血止血，清热解毒。用于痛经，崩漏，痢疾。
Cimicifuga acerina (Sieb.et Zucc.)Tanaka 金龟草	小升麻	根茎	甘、苦，寒；小毒。归肺经。	清热解毒，疏风透疹，活血止痛，降血压。用于咽痛，疖肿，斑疹不透，劳伤，腰腿痛及跌打损伤，高血压。

原　植　物	药物名称	药用部位	性味归经	功能主治
Cimicifuga dahurica（Turcz.）Maxim 兴安升麻	升麻	根茎	辛、微甘，微寒。归肺、脾、胃、大肠经。	发表透疹，清热解毒，升举阳气。用于风热头痛，齿痛，口疮，咽喉肿痛，麻疹不透，阳毒发斑，脱肛，子宫下垂。
Cimicifuga simplex Workmsk. 单穗升麻	野升麻	根茎	甘、微苦，微寒。归肺、胃、大肠经。	发表透疹，清热解毒，升举清阳。用于风热感冒，小儿麻疹，热毒斑疹，咽喉肿毒，痈肿疮疡，阳明头痛，久泻脱肛，女子崩漏，白带。
Clematis aethusifolia Turcz. 芹叶铁线莲	细叶铁线莲	地上部分	辛，温；有毒。归肝、胃经。	祛风通络，止痛，健胃消食，杀虫。用于风湿痹痛，消化不良，呕吐，包囊虫病，阴囊湿疹，疮痈肿毒。
Clematis argentilucida (Lévl. et Vant.) W. T. Wang 粗齿铁线莲	粗齿铁线莲	根	苦，平。归肝经。	行气活血，祛风湿，止痛。用于瘀血疼痛，风湿筋骨痛，肢体麻木，跌打损伤。

原 植 物	药物名称	药用部位	性味归经	功能主治
Clematis brevicaudata DC. Syst. 短尾铁线莲	红钉耙藤	藤茎或根	苦，凉。归肝、膀胱经。	清热利水，祛风湿，通经下乳。用于湿热淋症，风湿痹痛，产妇乳汁不通。
Clematis flotida Thunb. 铁线莲	铁线莲	全株或根	苦、辛，温；小毒。	利尿，通络，理气通便，解毒。用于风湿性关节炎，小便不利，闭经，便秘腹痛，风火牙痛，眼起星翳，虫蛇咬伤，黄疸。
Clematis heracleifolia DC. 大叶铁线莲	★草牡丹	全草	辛、甘、苦，微温。归肝、大肠经。	祛风除湿，止泻痢，消痈肿。用于风湿性关节痛，腹泻，痢疾，结核性溃疡。
Clematis hexapetala Pall. 棉团铁线莲	★威灵仙	根和根茎	辛、咸，温。归膀胱经。	祛风湿，通经络。用于风湿痹痛，肢体麻木，筋脉拘挛，屈伸不利。
Clematis intricata Bunge 黄花铁线莲	★铁线透骨草	地上部分	辛、咸，温；小毒。	祛风除湿，通络止痛。用于风湿性关节炎，四肢麻木，拘挛疼痛，牛皮癣，疥癣。

原　植　物	药物名称	药用部位	性味归经	功能主治
Clematis kirilowii Hand.-Maxim. 太行铁线莲	太行铁线莲	根、叶	甘、微苦，平。	祛风除湿，通络止痛，利尿，消肿解毒。
Clematis obscura Maxim. 秦岭铁线莲	秦岭铁线莲	全株	——	祛风湿，活血通经。用于痛风。
Clematis ochotensis （Pall.）Poir. 半钟铁线莲	半钟铁线莲	根	——	祛风湿。
Clematis peterae Hand.-Mazz. 钝萼铁线莲	风藤草	藤茎和叶	甘、苦，凉。归肺、脾经。	祛风清热，和络止痛。用于风湿关节痛，风疹瘙痒，疥疮，肿毒，火眼疼痛，小便不利。
Delphinium grandiflorum L. 翠雀	小草乌	根或全草	苦，寒；有毒。归肺、胃经。	祛风湿，止痛，杀虫止痒。用于风热牙痛，风湿痹痛，疮痈癣癞。

原　植　物	药物名称	药用部位	性味归经	功能主治
Pulsatilla chinensis (Bge.) Regel 白头翁	★白头翁	根	苦，寒。归胃、大肠经。	清热解毒，凉血止痢。用于热毒血痢，阴痒带下。
	白头翁花	花	苦，寒。归肝、脾经。	清热解毒，杀虫。用于疟疾，头疮，白秃疮。
	白头翁茎叶	地上部分	苦，寒。归肝、胃经。	泻火解毒，止痛，利尿消肿。用于风火牙痛，四肢关节疼痛，秃疮，浮肿。
Ranunculus chinensis Bunge 茴茴蒜	回回蒜	全草	辛、苦，温；有毒。归肝经。	解毒退黄，截疟，定喘，镇痛。用于肝炎，黄疸，肝硬化腹水，疮癞，牛皮癣，疟疾，哮喘，牙痛，胃痛，风湿痛。
	回回蒜果	果实	苦，微温。归肝、胆经。	明目，截疟。用于夜盲，疟疾。

原　植　物	药物名称	药用部位	性味归经	功能主治
Ranunculus japonicus Thunb. 毛茛	毛茛	全草及根	辛，温；有毒。归肺、胆经。	退热，定喘，截疟，镇痛，消翳。用于黄疸，哮喘，截疟，牙痛，鹤膝风，风湿关节痛，目生翳膜，瘰疬，痈疮肿毒。
	毛茛实	果实	辛，温；有毒。	驱寒，止血，截疟。用于肚腹冷痛，外伤出血，疟疾。
Ranunculus sceleratus L. 石龙芮	石龙芮	全草	苦、辛，寒；有毒。归心、肺经。	清热解毒，消肿散结，止痛，截疟。用于痈疖肿毒，毒蛇咬伤，痰核瘰疬，风湿关节肿痛，牙痛，疟疾。
	石龙芮子	果实	苦，平。归心、胃、肾经。	和胃，益肾，明目，祛风湿。用于心腹烦满，肾虚遗精，阳痿阴冷，不育无子，风寒湿痹。
Thalictrum aquilegifolium L.var.*sibiricum* Regel et Tiling. 唐松草	唐松草	根及根茎	苦，寒。归心、肝、肺、大肠经。	清热泻火，燥湿解毒。用于热病心烦，湿热泻痢，肺热咳嗽，目赤肿痛，痈肿疮疖。

原　植　物	药物名称	药用部位	性味归经	功能主治
Thalictrum acutifolium (Hand.-Mazz.)Boivi 尖叶唐松草	大叶马尾连	根及根茎	苦，寒。归大肠、肝经。	清热，泻火，解毒。用于痢疾，腹泻，目赤肿痛，湿热黄疸。
Thalictrum foetidum L. 香唐松草	香唐松草	根及根茎	苦，寒。归肺、肝、大肠经。	清热燥湿，解毒。用于湿热痢疾，黄疸，目赤肿痛，痈肿疮疖，风湿热痹。
Thalictrum baicalense Turcz 贝加尔唐松草 *Thalictrum petaloideum* L. 瓣蕊唐松草 *Thalictrum minus* L.var. *hypoleucum* (Sieb.et Zucc.) Miq. 东亚唐松草 *Thalictrum squarrosum* Steph.ex Willd. 展枝唐松草	★马尾连	根和根茎	苦，寒。归心、肝、大肠经。	清热燥湿，泻火解毒。用于湿热泻痢，黄疸，疮疡肿毒，目赤肿痛，感冒发热，癌肿。
Thalictrum minus L.var. *hypoleucum* (Sieb.et Zucc.) Miq. 东亚唐松草	烟窝草	根及根茎	苦，寒；小毒。	清热解毒燥湿。用于百日咳，痈疮肿毒，牙痛，湿疹。

小檗科

原　植　物	药物名称	药用部位	性味归经	功能主治
Berberis amurensis Rupr. 黄芦木	黄芦木	根和茎枝	苦，寒。归肝、肺、大肠经。	清热燥湿，解毒。用于肠炎，痢疾，慢性胆囊炎，急慢性肝炎，无名肿毒，丹毒，湿疹，烫伤，目赤，口疮。
Berberis poiretii Schneid. 细叶小檗	三颗针	根、茎及树皮	苦，寒；有毒。归肝、胃、大肠经。	清热燥湿，泻火解毒。用于湿热泻痢，黄疸，湿疹，咽痛目赤，聤耳流脓，痈肿疮毒。

原植物	药物名称	药用部位	性味归经	功能主治
Mahonia fortunei（Lindl.）Fedde. 细叶十大功劳	功劳木	茎	苦，寒。归脾、胃、大肠经。	清热燥湿，泻火解毒。用于湿热泻痢，黄疸尿赤，目赤肿痛，胃火牙痛，疮疖痈肿。
	十大功劳根	根	苦，寒。归脾、肝、大肠经。	清热，燥湿，消肿，解毒。用于湿热痢疾，腹泻，黄疸，肺痨咳血，咽喉痛，目赤肿痛，疮疡，湿疹。
	十大功劳叶	叶	苦，寒。归肺、肝、肾经。	清虚热，燥湿，解毒。用于肺痨咳血，骨蒸潮热，头晕耳鸣，腰膝酸软，湿热黄疸，带下，痢疾，风热感冒，目赤肿痛，痈肿疮疡。
	功劳子	果实	苦，凉。归肺、肾、脾经。	清虚热，补肾，燥湿。用于骨蒸潮热，腰膝酸软，头晕耳鸣，湿热腹泻，带下，淋浊。

原　植　物	药物名称	药用部位	性味归经	功能主治
Nandina domestica Thunb 南天竹	南天竹子	果实	酸、甘，平；有毒。归肺经。	敛肺止咳，平喘。用于久咳，气喘，百日咳。
	南天竹根	根	苦，寒；无毒。归肺、肝经。	清热，止咳，除湿，解毒。用于肺热咳嗽，湿热黄疸，腹泻，风湿痹痛，疮疡，瘰疬。
	南天竹梗	茎枝	苦，寒。归肺经。	清湿热，降逆气。用于湿热黄疸，泻痢，热淋，目赤肿痛，膈食。
	南天竹叶	叶	苦，寒。归肺、膀胱经。	清热利湿，泻火，解毒。用于肺热咳嗽，百日咳，热淋，尿血，目赤肿痛，疮痈，瘰疬。

防己科

原　植　物	药物名称	药用部位	性味归经	功能主治
Menispermum dauricum DC. 蝙蝠葛	★北豆根	根茎	苦，寒；有小毒。归肺、胃、大肠经。	清热解毒，祛风止痛。用于咽喉肿痛，热毒泻痢，风湿痹痛。
	蝙蝠藤	藤茎	苦，寒。归肝、肺、大肠经。	清热解毒，消肿止痛。用于腰痛，瘰疬，咽喉肿痛，腹泻痢疾，痔疮肿痛。
	蝙蝠葛叶	叶	苦，寒。归肝、肺、大肠经。	散结消肿，祛风止痛。用于瘰疬，风湿痹痛。

睡莲科

原　植　物	药物名称	药用部位	性味归经	功能主治
Euryale ferox Salisb. 芡	★芡实	种仁	甘、涩，平。归脾、肾经。	益肾固精，补脾止泻，除湿止带。用于遗精滑精，遗尿尿频，脾虚久泻，白浊，带下。
	芡实根	根	咸、甘，平。归肝、肾、脾经。	散结止痛，止带。用于疝气疼痛，无名肿痛，白带。
	芡实茎	花茎	咸、甘，平。归胃经。	清虚热，生津液。用于虚热烦渴，口干咽燥。
	芡实叶	叶	苦、甘，平。归肝经。	行气和血，祛瘀止血。用于吐血，便血，妇女产后胞衣不下。

原 植 物	药物名称	药用部位	性味归经	功能主治
Nelumbo nucifera Gaertn. 莲	★莲子	成熟种子	甘、涩，平。归脾、肾、心经。	补脾止泻，止带，益肾涩精，养心安神。用于脾虚泄泻，带下，遗精，心悸失眠。
	莲子心	幼叶及胚根	苦，寒。归心、肾经。	清心安神，交通心肾。涩精止血。用于热入心包，神昏谵语，心肾不交，失眠遗精，血热吐血。
	★莲房	花托	苦、涩，温。归肝经。	化瘀止血。用于崩漏，尿血，痔疮出血，产后瘀阻，恶露不尽。
	★莲须	雄蕊	甘、涩，平。归心、肾经。	固肾涩精。用于遗精滑精，带下，尿频。
	※ 石莲子	老熟的果实	甘、涩、微苦，寒。归脾、胃、心经。	清湿热，开胃进食，清心宁神，涩精止泻。用于噤口痢，呕吐不食，心烦失眠，遗精，尿浊，带下。
	※ 荷花	花蕾	苦、甘，平。归心、肝经。	散瘀止血，去湿消风。用于跌伤呕血，血淋，崩漏下血，天泡湿疹，疥疮瘙痒。

原　植　物	药物名称	药用部位	性味归经	功能主治
Nelumbo nucifera Gaertn. 莲	★荷梗	叶柄或花柄	苦，平。归脾、胃经。	解暑清热，理气化湿。用于暑湿胸闷不舒，泄泻，痢疾，淋病，带下。
	★荷叶	叶	苦，平。归肝、脾、胃经。	清暑化湿，升发清阳，凉血止血，用于暑热烦渴，暑湿泄泻，脾虚泄泻，血热吐衄，便血崩漏。
	荷叶蒂	叶基部	苦、涩，平。归脾、胃、肝经。	解暑祛湿，祛瘀止血，安胎。用于暑湿泄泻，血痢，崩漏下血，妊娠胎动不安。
	藕	肥大根茎	甘，寒。归心、肝、脾、胃经。	清热生津，凉血，散瘀，止血。用于热病烦渴，吐衄，下血。
	★藕节	根茎节部	甘、涩，平。归肝、肺、胃经。	收敛止血，化瘀。用于吐血，咯血，衄血，尿血，崩漏。
	莲衣	种皮	涩、微苦，平。归心、脾经。	收涩止血。用于吐血，衄血，下血。

原　植　物	药物名称	药用部位	性味归经	功能主治
Nymphaea tetragona Georgi 睡莲	睡莲	花	甘、苦，平。归肝、脾经。	消暑，解酒，定惊。用于中暑，醉酒烦渴，小儿惊风。

金鱼藻科

原　植　物	药物名称	药用部位	性味归经	功能主治
Ceratophyllum demersum L. 金鱼藻	金鱼藻	全草	甘、淡，凉。归肺、小肠经。	凉血止血，清热利尿。用于血热吐血，咳血，血淋涩痛。

三白草科

原　植　物	药物名称	药用部位	性味归经	功能主治
Houttuynia cordata Thunb. 鱼腥草	鱼腥草	新鲜全草或地上部分	辛，微寒。归肺经。	清热解毒，消痈排脓，利尿通淋。用于肺痈吐脓，痰热喘咳，热痢，热淋，痈肿疮毒。
Saururus chinensis（Lour.）Baill. 三白草	三白草	地上部分	甘、辛，寒。归肾、膀胱经。	清热解毒，利尿消肿。用于水肿，小便不利，淋沥涩痛，带下；外治疮疡肿痛，湿疹。

金粟兰科

原　植　物	药物名称	药用部位	性味归经	功能主治
Chloranthus japonicus Sieb. 银线草	银线草	全草或根及根茎	辛、苦，温；有毒。归肺、心、肝经。	活血化瘀，祛风除湿，解毒。用于跌打损伤，风湿痹痛，风寒感冒，肿毒疮疡，毒蛇咬伤。

马兜铃科

原　植　物	药物名称	药用部位	性味归经	功能主治
Aristolochia contorta Bge. 北马兜铃 *Aristolochia debilis* Sieb. et Zucc. 马兜铃	★马兜铃	果实	苦，微寒。归肺、大肠经。	清肺降气，止咳平喘，清肠消痔。用于肺热咳喘，痰中带血，肠热痔血，痔疮肿痛。
	青木香	根	辛、苦，寒；小毒。归肺、胃、肝经。	行气止痛，解毒消肿，平肝降压。用于胸胁脘腹疼痛，疝气痛，肠炎，下痢腹痛，咳嗽痰喘，蛇虫咬伤，痈肿疔疮，湿疹，皮肤瘙痒，高血压病。
	★天仙藤	地上部分	苦，温。归肝、脾、肾经。	行气活血，通络止痛。用于脘腹刺痛，风湿痹痛。

芍药科

原植物	药物名称	药用部位	性味归经	功能主治
Paeonia lactiflora Pall. 芍药	白芍	根	苦、酸，微寒。归肝、脾经。	养血调经，敛阴止汗，柔肝止痛，平抑肝阳。用于血虚萎黄，月经不调，自汗，盗汗，胁痛，腹痛，四肢挛痛，头痛眩晕。
	赤芍	根	苦，微寒。归肝经。	清热凉血，散瘀止痛。用于热入营血，温毒发斑，吐血衄血，目赤肿痛，肝郁胁痛，闭经痛经，癥瘕腹痛，跌打损伤，痈肿疮疡。
Paeonia suffruticosa Andr. 牡丹	★牡丹皮	根皮	苦、辛，微寒。归心、肝、肾经。	清热凉血，活血化瘀。用于热入营血，温毒发斑，吐血衄血，夜热早凉，无汗骨蒸，经闭痛经，跌扑伤痛，痈肿疮毒。
	※牡丹花	花	苦、淡，平。归肝经。	活血调经。用于妇女月经不调，经行腹痛。

罂粟科

原　植　物	药物名称	药用部位	性味归经	功能主治
Chelidonium majus L. 白屈菜	★白屈菜	全草	苦，凉；有毒。归肺、胃经。	解痉止痛，止咳平喘。用于胃脘挛痛，咳嗽气喘，百日咳。
	白屈菜根	根	苦、涩，温。归肝、脾、肾经。	散瘀，止血，止痛，解蛇毒。用于劳伤血瘀，脘痛，月经不调，痛经，蛇咬伤。
Corydalis bungeana Turcz. 紫堇	★苦地丁	全草	苦，寒。归心、肝、大肠经。	清热解毒，散结消肿。用于时疫感冒，咽喉肿痛，疔疮肿痛，痈疽发背，痄腮丹毒。
Corydalis edulis Maxim. 紫堇	紫堇	根或全草	苦、涩，凉；有毒。归肺经。	清热解毒，杀虫止痒。用于疮疡肿毒，聤耳流脓，咽喉疼痛，顽癣，秃疮，毒蛇咬伤。
Corydalis pallida (Thunb.) Pers 深山黄堇	深山黄堇	全草	微苦，凉；有毒。归肝、肺、大肠经。	清热利湿，解毒。用于湿热泄泻，赤白痢疾，带下，痈肿热疖，丹毒，风火赤眼。

原　植　物	药物名称	药用部位	性味归经	功能主治
Corydalis racemosa (Thunb.)Pers 小花黄堇	黄堇	根或全草	苦，寒；有毒。归肺、肝、膀胱经。	清热利湿，解毒杀虫。用于湿热泄泻，痢疾，黄疸，目赤肿痛，聤耳流脓，疮毒，疥癣，毒蛇咬伤。
Corydalis remota Fisch. ex Maxim. 齿瓣延胡索	齿瓣延胡索	块茎	辛、苦，温。归肝、胃经。	活血散瘀，行气止痛。用于心腹腰膝诸痛，痛经，产后瘀阻腹痛，跌打肿痛。
Corydalis yanhusuo W.T.Wang 延胡索	延胡索	块茎	辛、苦，温。归心、肝、脾经。	活血散瘀，行气止痛。用于胸痹心痛，脘腹疼痛，腰痛，疝气痛，经闭痛经，产后瘀阻腹痛，跌扑肿痛。
Dicranostigma leptopodum（Maxim.）Fedde 秃疮花	★秃疮花	全草	苦，寒。归肺、心、胃经。	清热解毒，消肿止痛，杀虫。用于咽喉痛，牙痛，外用于瘰疬，秃疮，疥癣，痈疖，寻常疣。

原　植　物	药物名称	药用部位	性味归经	功能主治
Hypecoum erectum L. 角茴香	★角茴香	全草	苦、辛，凉。归肺、肝经。	清热解毒，镇咳止痛。用于感冒发热，咳嗽，咽喉肿痛，肝热目赤，肝炎，胆囊炎，痢疾，关节疼痛。
Macleaya cordata (Willd.) R.Brown 博落回	★博落回	全草	苦，寒；大毒。归肝、大肠经。	清热解毒，活血散瘀，杀虫止痒。用于痈肿疮毒，下肢溃疡，烧、烫伤，湿疹，顽癣，跌扑损伤，风湿痹痛，阴痒。
Papaver rhoeas L. 虞美人	丽春花	全草或花、果实	苦、涩，微寒；有毒。归肺，大肠经。	镇咳，镇痛，止泻。用于咳嗽，偏头痛，腹痛，痢疾。

十字花科

原 植 物	药物名称	药用部位	性味归经	功能主治
Arabis pendula L. 垂果南芥	垂果南芥	果实	辛，平。归心经。	清热解毒，消肿。用于疮痈肿毒，阴道炎，阴道滴虫。
Brassica campestris L. 油菜	芸薹	根、茎和叶	辛、甘，平。归肺、肝、脾经。	凉血散血，解毒消肿。用于血痢，丹毒，热毒疮肿，乳痈，风疹，吐血。
	★芸薹子	种子	辛、甘，平。归肝、大肠经。	活血化瘀，消肿散结，润肠通便。用于产后恶露不尽，瘀血腹痛，痛经，肠风下血，血痢，风湿关节肿痛，痈肿丹毒，乳痈，便秘，粘连性肠梗阻。
	芸薹子油	种子榨取的油	辛、甘，平。归肺、胃经。	解毒消肿，润肠。用于风疮，痈肿，汤火灼伤，便秘。
Brassica caulorapa Pasq. 球茎甘蓝	擘蓝	球茎、叶片和种子	甘、辛，凉。归脾、大肠经。	健脾利湿，解毒。用于脾虚水肿，小便淋浊，大肠下血，湿热疮毒。

原　植　物	药物名称	药用部位	性味归经	功能主治
Brassica chinensis L. 青菜	菘菜	叶	甘，凉。归肺、胃、大肠经。	清热除烦，生津止渴，清肺消痰，通利肠胃。用于肺热咳嗽，消渴，便秘，食积，丹毒，漆疮。
	菘菜子	种子	甘，平。归肺、胃经。	清肺化痰，消食醒酒。用于痰热咳嗽，食积，醉酒。
Brassica napobrassica（L.)Mill. 芜菁甘蓝	芜菁甘蓝子	种子	辛、甘、苦，平。归肝、脾经。	清湿热，散热毒，消食下气。用于湿热黄疸，便秘腹胀，热毒乳痈，小儿头疮，无名肿毒，骨疽。
Brassica oleracea L.var. *capitata* L. 甘蓝	甘蓝	叶	甘，平。归肝、胃经。	清利湿热，散结止痛，益肾补虚。用于湿热黄疸，消化道溃疡疼痛，关节不利，虚损。
Brassica pekinensis (Lour.) Rupr. 白菜	黄芽白菜	鲜叶和根	甘，平。归胃经。	通利肠胃，养胃和中，利小便。

原　植　物	药物名称	药用部位	性味归经	功能主治
Brassica rapa L. 芜菁	芜菁	根或叶	辛、甘、苦，温。归胃、肝经。	消食下气，解毒消肿。用于宿食不化，心腹冷痛，咳嗽，疔毒痈肿。
	芜菁子	种子	苦、辛，寒。归肝经。	养肝明目，行气利水，清热解毒。用于青盲目暗，黄疸便结，小便不利，癥积，疮疽，面皯。
Brassica juncea (L.) Czern.et Coss. 芥 *Sinapis alba* L. 白芥	芥菜	嫩茎和叶	辛，温。归肺、胃、肾经。	利肺豁痰，消肿散结。用于寒饮咳嗽，痰滞气逆，胸膈满闷，砂淋，石淋，牙龈肿烂，乳痈，痔肿，冻疮，膝疮。
	★芥子	种子	辛，温。归肺经。	温肺豁痰利气，散结通络止痛。用于寒痰咳嗽，胸胁胀痛，痰滞经络，关节麻木，疼痛，痰湿流注，阴疽肿毒。

原　植　物	药物名称	药用部位	性味归经	功能主治
Capsella bursa-pastoris (L.) Medic. 荠菜	★荠菜	全草	甘、淡，凉。归肝、脾、膀胱经。	凉肝止血，平肝明目，清热利湿。用于吐血，衄血，咳血，尿血，崩漏，口齿疼痛，眼底出血，高血压病，赤白痢疾，肾炎水肿，乳糜尿。
	荠菜花	花序	甘，凉。归肝、脾经。	凉血止血，清热利湿。用于崩漏，尿血，吐血，咯血，衄血，小儿乳积，痢疾，赤白带下。
	荠菜子	种子	甘，平。归肝经。	祛风明目。用于目痛，青盲翳障。
Cardamine leucantha（Tausch）O.E.Schulz 白花碎米荠	菜子七	根及根茎或全草	辛、甘，平。归肺、肝经。	化痰止咳，活血日痛。用于百日咳，跌打损伤。
Cardamine lyrata Bunge 水田碎米荠	水田碎米荠	全草	甘、微辛，平。归膀胱、肝经。	清热利湿，凉血调经，明目去翳。用于肾炎水肿，痢疾，吐血，崩漏，月经不调，目赤，云翳。
Descurainia sophia (L.) Webb ex prantl. 播娘蒿	播娘蒿	全草	辛，平。	利湿通淋。用于气淋，劳淋，疥癣。

原　植　物	药物名称	药用部位	性味归经	功能主治
Lepidium apetalum Willd. 独行菜 *Descurainia sophia* (L.) Webb ex Prantl. 播娘蒿	★葶苈子	种子	辛、苦，大寒。归肺、膀胱经。	泻肺平喘，行水消肿。用于痰涎壅肺，喘咳痰多，胸胁胀满，不得平卧，胸腹水肿，小便不利。
Eruca sativa Mill. 芝麻菜	芝麻菜	种子	辛、苦，寒。归肺、膀胱经。	破坚利水，降气利肺，定喘化咳。用于喘急咳逆，陈旧性咳嗽，肺痈，痰饮，水肿。
Erysimum bungei (Kitag.) Kitag. 糖芥	糖芥	全草和种子	苦、辛，寒。归脾、胃、心经。	健脾和胃，利尿强心。用于脾胃不和，食积不化，心力衰竭之浮肿。
Erysimum cheiranthoides L. 小花糖芥	桂竹糖芥	全草和种子	辛、微苦，寒；小毒。归脾、胃、心经。	强心利尿，和胃消食。用于心力衰竭，心悸，浮肿，脾胃不和，食积不化。

原　植　物	药物名称	药用部位	性味归经	功能主治
Isatis indigotica Fort. 菘蓝	★板蓝根	根	苦，寒。归心、胃经。	清热解毒，凉血利咽。用于瘟疫时毒，发热咽痛，温毒发斑，痄腮，烂喉丹痧，大头瘟疫，丹毒，痈肿。
	★大青叶	叶	苦，寒。归心、胃经。	清热解毒，凉血消斑。用于温病高热，神昏，发斑发疹，痄腮，喉痹，丹毒，痈肿。
Lepidium apetalum Willd. 独行菜	辣辣菜	全草	辛，平。归肾、膀胱经。	清热解毒，利尿，通淋。用于痢疾，腹泻，小便不利，淋证，浮肿。
Malcolmia africana（L.）R.Br. 涩荠	紫花芥子	种子	苦、辛，寒。归肺经。	祛痰定喘，泻肺行水。用于咳逆痰多，胸腹积水，胸胁胀满，肺痈。
Matthiola incana (L.) R. Br. 紫罗兰	紫罗兰	种子油		用于动脉硬化，慢性炎症，冠心病，糖尿病，牛皮癣，癌症。
Nasturtium officinale R.Br. 豆瓣菜	西洋菜干	全草	甘、淡，凉。归肺经。	清肺，凉血，利尿，解毒。用于肺热燥咳，坏血病，泌尿系炎症，疔毒痛肿。

原　植　物	药物名称	药用部位	性味归经	功能主治
Orychophragmus violaceus（L.）O.E.Schulz 诸葛菜	诸葛菜	全草	辛、甘，平。	开胃下气，利湿解毒。用于食积不化，黄疸，消渴，热毒风肿，疔疮，乳痈。
Raphanus sativus L. 萝卜	莱菔	鲜根	辛、甘，凉；熟者甘，平。归脾、胃、肺、大肠经。	消食，下气，化痰，止血，解渴，利尿。用于消化不良，食积胀满，吞酸，吐食，腹泻，痢疾，便秘，痰热咳嗽，咽喉不利，咳血，吐血，衄血，便血，消渴，淋浊，疮疡，损伤瘀肿，烫伤及冻疮。
	※ 地骷髅	开花结实后的老根	甘、辛，平。归肺、肾经。	行气消积，化痰，解渴，利水消肿。用于咳嗽痰多，食积气滞，腹胀痞满，痢疾，消渴，脚气，水肿。
	莱菔叶	叶	辛、苦，平。归脾、胃、肺经。	消食理气，清肺利咽，散瘀消肿。用于食积气滞，脘腹痞满，呃逆，吐酸，泄泻，痢疾，咳痰，音哑，咽喉肿痛，妇女乳房肿痛，乳汁不通，外治损伤瘀肿。

原　植　物	药物名称	药用部位	性味归经	功能主治
Raphanus sativus L. 萝卜	★莱菔子	种子	辛、甘，平。归肺、脾、胃经。	消食除胀，降气化痰。用于饮食停滞，脘腹胀满，大便秘结，积滞泻痢，痰壅喘咳。
Rorippa indica (L.)Hiern 蔊菜 *Rorippa dubia* (Pers.)Hara 无瓣蔊菜	蔊菜	全草	辛、苦，微温。归肺、肝经。	祛痰止咳，解表散寒，活血解毒，利湿退黄。用于咳嗽痰喘，感冒发热，麻疹透发不畅，风湿痹痛，咽喉肿痛，疔疮痈肿，膝疮，经闭，跌打损伤，黄疸，水肿。
Rorippa globosa (Turcz.) Thellung 球果蔊菜	球果蔊菜	全草	归肝、肾经。	补肾，凉血。用于乳痈。
Rorippa islandica（Oed.）Borb. 沼生蔊菜	水前草	全草	辛、苦，凉。归肝、膀胱经。	清热解毒，利水消肿。用于风热感冒，咽喉肿痛，黄疸，淋病，水肿，关节炎，痈肿，烫火伤。
Sinapis alba L. 白芥	白芥	嫩茎叶	辛，温。归胃、肺经。	温中散寒，理气化痰。用于脘腹冷痛，咳嗽痰喘。

原 植 物	药物名称	药用部位	性味归经	功能主治
Sisymbrium heteromallum C.A.Mey. 垂果大蒜芥	垂果大蒜芥	全草和种子	甘、辛，凉。归肺经。	止咳化痰，清热，解毒。用于急慢性气管炎，百日咳；全草可治淋巴结核，外敷可治肉瘤。
Thlaspi arvense Linn. 菥蓂	菥蓂	全草	苦、甘，微寒。归肝、肾经。	清热解毒，利水消肿。用于目赤肿痛，肺痈，肠痈，泄泻，痢疾，白带，产后瘀血腹痛，消化不良，肾炎水肿，肝硬化腹水，痈疮肿毒。

景天科

原　植　物	药物名称	药用部位	性味归经	功能主治
Orostachys fimbriata（Turcz.）Berg. 瓦松	★瓦松	地上部分	酸、苦，凉。归肝、肺、脾经。	凉血止血，解毒，敛疮。用于血痢，便血，痔血，疮口久不愈合。
Orostachys malacophyllus（Pall.）Fisch 钝叶瓦松	瓦松	全草	酸、苦，凉；有毒。归肝、肺经。	凉血止血，清热解毒，收湿敛疮。用于吐血，鼻衄，便血，血痢，热淋，月经不调，疔疮痈肿，痔疮，湿疹，烫伤，肺炎，肝炎，宫颈糜烂，乳糜尿。
Sedum aizoon L. 费菜	★景天三七	全草	甘、微酸，平。归心、肝经。	散瘀，止血，安神。用于溃疡病，肺结核，支气管扩张及血小板减少性紫癜等血液病的中小量出血，外伤出血，烦躁不安。

原　植　物	药物名称	药用部位	性味归经	功能主治
Sedum erythrostictum Miq. 八宝	景天	全草	苦、酸，寒。归心、肝、肾、大肠经。	清热解毒，止血。用于赤疣丹毒，疔疮痈疖，火眼目翳，烦热惊狂，风疹，漆疮，烧烫伤，蛇虫咬伤，吐血，咳血，月经量多，外伤出血。
Sedum lineare Thunb. 佛甲草	佛甲草	茎叶	甘、淡，寒。归肺、肝经。	清热解毒，利湿，止血。用于咽喉肿痛，目赤肿痛，热毒痈肿，疔疮，丹毒，缠腰火丹，烫火伤，毒蛇咬伤，黄疸，湿热泻痢，便血，崩漏，外伤出血，扁平疣。
Sedum sarmentosum Bunge 垂盆草	★垂盆草	全草	甘、淡，凉。归肝、胆、小肠经。	利湿退黄，清热解毒。用于湿热黄疸，小便不利，痈肿疮疡。
Sedum stellariaefolium Franch. 火焰草	火焰草	全草	微苦，凉。归肝、肺经。	清热解毒，凉血止血。用于热毒疮疡，乳痈，丹毒，无名肿毒，水火烫伤，咽喉肿痛，牙龈炎，血热吐血，咯血，鼻衄，外伤出血。

原　植　物	药物名称	药用部位	性味归经	功能主治
Astilbe chinensis (Maxim.) Franch.et Sav. 落新妇	落新妇	全草	苦，凉。归肺经。	祛风，清热，止咳。用于风热感冒，头身疼痛，咳嗽。
	红升麻	根茎	辛、苦，温。归肝经。	活血止痛，祛风除湿，强筋健骨，解毒。用于跌打损伤，风湿痹痛，老倦乏力，毒蛇咬伤。
Deutzia grandiflora Bge. 大花溲疏	大花溲疏	果实	苦，微寒。归肺经。	清热，利尿，下气。
Deutzia parviflora Bge. 小花溲疏	小花溲疏	茎皮	辛，微温。归肺经。	解热，发汗解表，宣肺止咳。用于感冒咳嗽，支气管炎。
Parnassia palustris L. 梅花草	梅花草	全草	苦，凉。归肝、肺经。	清热凉血，解毒消肿，止咳化痰。用于黄疸型肝炎，细菌性痢疾，咽喉肿痛，脉管炎，疮痈肿毒，百日咳，咳嗽痰多。

原　植　物	药物名称	药用部位	性味归经	功能主治
Penthorum chinense Pursh. 扯根菜	水泽兰	全草	苦、微辛，寒。归肝、肾经。	利水除湿，活血散瘀，止血，解毒。用于水肿，小便不利，黄疸，带下，痢疾，闭经，跌打损伤，尿血，崩漏，疮痈肿毒，毒蛇咬伤。
Philadelphus pekinensis Rupr. 太平花	太平花	根	微苦，凉。	解热镇痛，截疟。用于疟疾，胃痛，腰痛，挫伤。
Ribes pulchellum Turcz. 美丽茶藨子	美丽茶藨子	茎枝或果实	辛，温。归肺经。	解表散寒，解毒。用于感冒发热，恶寒，咽喉痛，鼻塞，头痛。

蔷薇科

原　植　物	药物名称	药用部位	性味归经	功能主治
Agrimonia pilosa Ledeb. 龙芽草	★仙鹤草	地上部分	苦、涩，平。归心、肝经。	收敛止血，截疟，止痢，解毒，补虚。用于咯血，吐血，崩漏下血，疟疾，血痢，痈肿疮毒，阴痒带下，脱力劳伤。
	※ 鹤草芽	带短小根茎的冬芽	苦、涩，凉。归肝、小肠经。	驱虫，解毒消肿。用于绦虫病，阴道滴虫病，疮疡疥癣，疖肿，赤白痢疾。
	龙芽草根	根	辛、涩，温。	解毒，驱虫。用于赤白痢疾，疮疡，肿毒，疟疾，绦虫病，闭经。
Agrimonia pilosa Ledeb. var.*nepalensis* (D.Don) Nakai 黄龙尾	黄龙尾	地上部分	苦、涩，平。归肝、脾、肺、大肠经。	收敛止血，调经止血。用于吐血，尿血，便血，月经不调，崩漏，赤白带下，腰腹疼痛，痢疾。
Amygdalus triloba（Lindl.）Ricker. 榆叶梅	榆叶梅	种子		润燥，滑肠，下气，利水，利尿缓泻。

原　植　物	药物名称	药用部位	性味归经	功能主治
Prunus persica（L.）Batsch 桃 *Prunus davidiana*（Carr.）Franch. 山桃	★桃仁	种子	苦、甘，平。归心、肝、大肠经。	活血祛瘀，润肠通便，止咳平喘。用于经闭痛经，癥瘕痞块，肺痈肠痈，跌打损伤，肠燥便秘，咳嗽气喘。
	★碧桃干	幼果	酸、苦，平。归肺、肝经。	敛汗涩精，活血止血，止痛。用于盗汗，遗精，心腹痛，吐血，妊娠下血。
	桃子	果实	甘、酸，温。归肺、大肠经。	生津，润肠，活血，消积。用于津少口渴，肠燥便秘，闭经，积聚。
	桃毛	果实上的毛	辛，平。	活血，行气。用于血瘕，崩漏，带下。
	桃花	花	苦，平。归心、肝、大肠经。	利水通便，化血化瘀。用于小便不利，水肿，痰饮，脚气，砂石淋，便秘，癥瘕，闭经，癫狂，疮疹，面皯。

原　植　物	药物名称	药用部位	性味归经	功能主治
Prunus persica（L.）Batsch 桃 *Prunus davidiana*（Carr.）Franch. 山桃	桃根	根或根皮	苦，平。归肝经。	清热利湿，活血止痛，消痈肿。用于黄疸，痧气腹痛，腰痛，跌打劳伤疼痛，风湿痹痛，闭经，吐血，衄血，痈肿，痔疮。
	桃胶	树皮中分泌出来的树脂	苦，平。归大肠、膀胱经。	和血，通淋，止痢。用于血瘕，石淋，痢疾，腹痛，糖尿病，乳糜尿。
	桃茎白皮	除去栓皮的树皮	苦、辛，平。归肺、脾经。	清热利湿，解毒，杀虫。用于水肿，痧气腹痛，风湿关节痛，肺热喘闷，喉痹，牙痛，疮痈肿毒，瘰疬，湿疮，湿癣。
Prunus persica（L.）Batsch 桃	★桃枝	枝条	苦，平。归心、肝经。	活血通络，解毒杀虫。用于心腹刺痛，风湿痹痛，跌打损伤，疮癣。
	※ 桃叶	叶	苦、辛，平。归脾、肾经。	祛风清热，燥湿解毒，杀虫。用于外感风邪，头风，头痛，风痹，湿疹，痈肿疮疡，癣疮，疟疾，蛔虫、蛲虫、阴道滴虫等虫证。

原植物	药物名称	药用部位	性味归经	功能主治
Prunus armeniaca L. 杏 *Prunus armeniaca* L.var.*ansu* Maxim. 山杏	★苦杏仁	成熟种子	苦、微温；有小毒。归肺、大肠经。	降气止咳平喘，润肠通便。用于咳嗽气喘，胸满痰多，肠燥便秘。
	※ 甜杏仁	种子	甘，平；无毒。归肺、大肠经。	润肺，平喘。用于虚劳咳喘，肠燥便秘
	杏花	花	苦，温。归脾、肾经。	活血补虚。用于妇女不孕，肢体痹痛，手足逆冷。
	杏树皮	树皮	甘，寒。归心、肺经。	解毒。用于杏仁中毒。
	杏树根	根	苦，温。归肝、肾经。	解毒。用于杏仁中毒。
	杏枝	枝条	苦，平。	活血化瘀。用于跌打损伤。
	杏叶	叶	辛、苦，微凉。归肝、脾经。	祛风利湿，明目。用于水肿，皮肤瘙痒，目疾多泪，痈疮瘰疬。
	杏子	果实	酸，苦。归肺、心经。	润肺定喘，生津止渴。用于肺燥咳嗽，津伤口渴。

原　植　物	药物名称	药用部位	性味归经	功能主治
Prunus dictyoneura Diels. 毛叶欧李	毛叶欧李	果实	辛、苦，平。归大肠、小肠经。	润肠通便，利水消肿。用于肠燥便秘，水肿腹满，脚气浮肿，水肿。
Prunus humilis Bge. 欧李	★郁李仁	种子	辛、苦、甘，平。归脾、大肠、小肠经。	润肠通便，下气利水。用于津枯肠燥，食积气滞，腹胀便秘，水肿，脚气，小便不利。
	郁李根	根	苦、酸，凉。归胃经。	清热，杀虫，行气破积。用于龋齿疼痛，小儿发热，气滞积聚。

原　植　物	药物名称	药用部位	性味归经	功能主治
Cerasus pseudocerasus (Lindl.)G.Don 樱桃	樱桃	果实	甘、酸，温。归脾、肾经。	补脾益肾。用于脾虚泄泻，肾虚遗精，腰腿疼痛，四肢不仁，瘫痪。
	樱桃叶	叶	甘、苦，温。归肝、脾、肺经。	温中健脾，止咳止血，解毒杀虫。用于胃寒食积，腹泻，咳嗽，吐血，疮疡肿痛，蛇虫咬伤，阴道滴虫。
	樱桃枝	枝条	辛、甘，温。归脾、胃经。	温中行气，止咳，去斑。用于胃寒脘痛，咳嗽，雀斑。
	樱桃根	根	甘，平。归肝、胃、大肠经。	杀虫，调经，益气阴。用于绦虫，蛔虫，蛲虫，经闭，劳倦内伤。
	樱桃花	花	——	养颜祛斑。用于面部粉刺。
	★樱桃核	果核	辛，温。归肺经。	发表透疹，消瘤去瘢，行气止痛。用于痘疹初起透发不畅，皮肤瘢痕，瘿瘤，疝气疼痛。

原　植　物	药物名称	药用部位	性味归经	功能主治
Cerasus tomentosa (Thunb.) Wall. 山樱桃	山樱桃	果实	甘、辛，平。归脾、肾经。	健脾，益气，固精。用于食积泻痢，便秘，脚气，遗精滑泄。
Cotoneaster acutifolius Turcz. 灰栒子	灰栒子	枝叶及果实	苦、涩，凉。归肝经。	凉血止血，解毒敛疮。用于鼻衄，牙龈出血，月经过多，烧烫伤。
Cotoneaster melanocarpus Lodd. 黑果栒子	黑果栒子	枝叶及果实		祛风湿，止血，消炎。用于风湿痹痛，刀伤出血。
Cotoneaster multiflorus Bunge 水栒子	水栒子	枝叶	——	止血，生肌。用于烧烫伤，刀伤。
Cotoneaster zabelii Schneider 西北栒子	西北栒子	根或枝	归大肠经。	涩肠止泻，止血，止崩。用于疔毒，出血，崩漏。
Crataegus sanguinea Pall 辽宁山楂 *Crataegus kansuensis Wils* 甘肃山楂	野山楂	果实	酸、甘，微温。归肝、胃经。	健脾消食，活血化瘀。用于食滞肉积，脘腹胀痛，产后瘀痛，漆疮，冻疮。

原植物	药物名称	药用部位	性味归经	功能主治
Crataegus pinnatifida Bge.var.*major* N.E.Br. 山里红 *Crataegus pinnatifida* Bge. 山楂	★山楂	果实	酸、甘，微温。归脾、胃、肝经。	消食健胃，行气散瘀，化浊降脂。用于肉食积滞，胃脘胀满，泻痢腹痛，瘀血经闭，产后瘀阻，心腹刺痛，胸痹心痛，疝气疼痛，高脂血症。
	山楂核	种子	苦，平。归胃、肝经。	消食，散结，催生。用于食积不化，疝气，睾丸偏坠，难产。
	山楂花	花	苦，平。归肝经。	降血压。用于高血压病。
	山楂木	木材	苦，寒。归肝、脾经。	祛风燥湿，止痒。用于痢疾，头风，身痒。
	山楂根	根	甘，平。归胃、肝经。	消积和胃，祛风，止血，消肿。用于食积，反胃，痢疾，风湿痹痛，咯血，痔漏，水肿。
	★山楂叶	叶	酸，平。归肝经。	活血化瘀，理气通脉，化浊降脂。用于气滞血瘀，胸痹心痛，胸闷憋气，心悸健忘，眩晕耳鸣，高血脂症。

原　植　物	药物名称	药用部位	性味归经	功能主治
Duchesnea indica（Andr.）Focke 蛇莓	★蛇莓	全草	甘、苦，寒。归肝、肺、大肠经。	清热解毒，凉血止血，散瘀消肿。用于热病，惊痫，感冒，痢疾，黄疸，目赤，口疮，咽痛，痄腮，疖肿，毒蛇咬伤，吐血，崩漏，月经不调，烫火伤，跌打肿痛。
	蛇莓根	根	苦、微甘，寒；小毒。归肺、肝、胃经。	清热泻火，解毒消肿。用于热病，小儿惊风，目赤红肿，痄腮，牙龈肿痛，咽喉肿痛，热毒疮疡。
Exochorda giraldii Hesse 红柄白鹃梅	茧子花	根皮及树皮	甘，平。归肝、肾经。	通络止痛。用于腰膝及筋骨酸痛。
Fragaria ananassa Duch. 草莓	草莓	果实	甘、微酸，凉。归脾、胃、肺经。	清凉止渴，健脾消食。用于口渴，食欲不振，消化不良。

原　植　物	药物名称	药用部位	性味归经	功能主治
Geum aleppicum Jacq. 路边青	五气朝阳草	全草或根	苦、辛，微寒。归肝、脾、大肠经。	清热解毒，活血止痛，调经止带。用于疮痈肿痛，口疮咽痛，跌打损伤，风湿痹痛，泻痢腹痛，月经不调，崩漏带下，脚气水肿，小儿惊风。
Kerria japonica (L.) DC.　棣棠花 *Kerria japonica* (L.)DC.f.*pleniflora* (Witte)Rehd. 重瓣棣棠花	棣棠花	花	微苦、涩，平。归肺、胃、脾经。	化痰止咳，利湿消肿，解毒。用于咳嗽，风湿痹痛，产后劳伤痛，水肿，小便不利，消化不良，痈疽肿毒，湿疹，荨麻疹。
	棣棠枝叶	枝叶	微苦、涩，平。归肺、胃、脾经。	祛风除湿，解毒消肿。用于风湿关节痛，荨麻疹，湿疹，痈疽肿痛。
	棣棠根	根	微苦、涩，平。	祛风止痛，解毒消肿。用于关节疼痛，痈疽肿痛。

原 植 物	药物名称	药用部位	性味归经	功能主治
Malus asiatica Nakai. 花红	林檎	果实	酸、甘，温。归胃、大肠经。	下气宽胸，生津止渴，和中止痛。用于痰饮积食，胸膈痞塞，消渴，霍乱，吐泻腹痛，痢疾。
	林檎根	根	苦，平。归胃、大肠经。	杀虫，止渴。用于蛔虫病，绦虫病，消渴。
	花红叶	叶	辛，微温。归肺经。	泻火明目，杀虫解毒。用于眼目青盲，翳膜遮睛，小儿疥疮。
Malus baccata (L.)Borkh. 山荆子	山荆子	果实	甘、酸，凉。归脾、肺、大肠经。	止泻痢。用于痢疾，吐泻。
Malus micromalus Makino 西府海棠	海红	果实	酸、甘，平。归大肠经。	涩肠止痢。用于泻痢，痢疾。
Malus prunifolia (Willd.) Borkh. 楸子	楸子	果实	酸、甘，平。归脾、胃、大肠经。	生津，消食。用于口渴，食积。

原　植　物	药物名称	药用部位	性味归经	功能主治
Malus pumila Mill. 苹果	苹果	果实	甘、酸，凉。归脾、胃、大肠经。	益胃，生津，除烦，醒酒。用于津少口渴，脾虚泄泻，食后腹胀，饮酒过度。
	苹果皮	果皮	甘，凉。归胃经。	降逆和胃。用于反胃。
	苹果叶	叶	苦，寒。归肝、肾经。	凉血解毒。用于产后血晕，月经不调，发热，热毒疮疡，烫伤。
Malus spectabilis（Ait.）Borkh. 海棠花	海棠	果实	酸、甘，平。归脾、胃、大肠经。	理气健脾，消食导滞。
Photinia serrulata Lindl. 石楠	石楠	叶或带叶嫩枝	辛、苦，平；小毒。归肝、肾经。	祛风湿，止痒，强筋骨，益肝肾。用于风湿痹痛，头风头痛，风疹，腰膝痿弱，肾虚腰痛，阳痿，遗精。
	石楠实	果实	辛、苦，平。	祛风湿，消积聚。用于风湿积聚。
	石楠根	根或根皮	辛、苦，平。	祛风除湿，活血解毒。用于风痹，历节痛风，外感咳嗽，疮痈肿痛，跌打损伤。

原　植　物	药物名称	药用部位	性味归经	功能主治
Potentilla betonicaefolia Poir. 白萼委陵菜	三出萎陵菜	地上部分	苦、辛，微温。归肾、膀胱经。	利水消肿。用于水肿。
Potentilla centigrana Maxim. 蛇莓委陵菜	蛇莓委陵菜	全草	——	清热解毒，祛风，利尿。
Potentilla chinensis Ser. 委陵菜	★委陵菜	全草	苦，寒。归肝、大肠经。	清热解毒，凉血止痢。用于赤痢腹痛，久痢不止，痔疮出血，痈肿疮毒。
Potentilla conferta Bge. 大萼萎陵菜	白毛萎陵菜	根	苦、酸，凉。	凉血止血。用于崩漏，鼻衄。
Poterntilla discolor Bge. 翻白草	★翻白草	全草	甘、微苦，平。归肝、胃、大肠经。	清热解毒，止痢，止血。用于湿热泻痢，痈肿疮毒，血热吐衄，便血，崩漏。
Potentilla fragarioides L. 莓叶委陵菜	雉子筵	全草	甘、微辛，温。归肝经。	活血化瘀，养阴清热。用于疝气，干血痨。
	雉子筵根	根及根茎	甘、微苦，平。归肺、肝经。	止血。用于月经过多，功能性子宫出血，子宫肌瘤出血，产后出血及避孕药引起的出血。

原　植　物	药物名称	药用部位	性味归经	功能主治
Potentilla freyniana Bornm. 三叶委陵菜	地蜂子	根及全草	苦、涩，微寒。归肺、大肠、胃、肝经。	清热解毒，敛疮止血，散瘀止痛。用于咳喘，痢疾，肠炎，痈肿疔疮，烧烫伤，口舌生疮，骨髓炎，骨结核，瘰疬，痔疮，毒蛇咬伤，崩漏，月经过多，产后出血，外伤出血，胃痛，牙痛，胸骨痛，腰痛，跌打损伤。
Potentilla kleiniana Wight et Arn. 蛇含委陵菜	蛇含	根及全草	苦，微寒。归肝、肺经。	清热定惊，截疟，止咳化痰，解毒活血。用于高热惊风，疟疾，肺热咳嗽，百日咳，痢疾，疮疖肿毒，咽喉肿痛，风火牙痛，带状疱疹，目赤肿痛，虫蛇咬伤，风湿麻木，跌打损伤，月经不调，外伤出血。

原　植　物	药物名称	药用部位	性味归经	功能主治
Potentilla multicaulis Bunge 多茎萎陵菜	多茎萎陵菜	带根全草	苦、微涩，凉。归肝、大肠经。	清热解毒，凉血止痢，收敛。用于阿米巴痢疾，湿热下痢，久痢不止，痔疮出血，痈肿疮毒，刀伤，疮口久不愈合，烧烫伤。
Potentilla supina L. 朝天萎陵菜	朝天萎陵菜	全草	甘、酸，寒。归肝、肾、大肠经。	收敛止泻，凉血止血，滋阴益肾。用于泄泻，吐血，尿血，便血，血痢，须发早白，牙齿不固。
Potentilla tanacetifolia Willd. 菊叶萎陵菜	菊叶萎陵菜	全草	归肺、大肠经。	清热解毒，消炎止血。用于肠炎，痢疾，吐血，便血，崩漏带下，感冒，肺炎，疮痈肿毒。

原　植　物	药物名称	药用部位	性味归经	功能主治
Prunus salicina Lindl. 李	李子	果实	甘、酸，平。归肝、脾、胃经。	清热，生津，消积。用于虚劳骨蒸，消渴，食积。
	李核仁	种子	苦，平。归肝、肺、大肠经。	祛瘀，利水，润肠。用于血瘀疼痛，跌打损伤，水肿膨胀，脚气，肠燥便秘。
	李树叶	叶	甘、酸，平。	清热解毒。用于壮热惊痫，肿毒溃烂。
	李子花	花	苦，平。	泽面。用于粉滓斑点。
	李根	根	苦，寒。归脾、胃经。	清热解毒，利湿。用于疮疡肿毒，热淋，痢疾，白带。
	李根皮	根皮	苦、咸，寒。归心、肝、肾经。	降逆，燥湿，清热解毒。用于气逆奔豚，湿热痢疾，赤白带下，消渴，脚气，丹毒疮痈。
Prunus simonii Carr 杏李	鸡血李	根或叶	苦，寒。归心、肝经。	清热除烦，利水通淋，止血。用于消渴，心烦，白浊，水肿，吐血，崩漏，跌打损伤，瘀血作痛。

原　植　物	药物名称	药用部位	性味归经	功能主治
Pyracantha fortuneana (Maxim.)Li 火棘	赤阳子	果实	酸、涩，平。归肝、脾、胃经。	健脾消食，收涩止痢，止痛。用于食积停滞，脘腹胀满，痢疾，泄泻，崩漏，带下，跌打损伤。
	红子根	根	酸，凉。归肝、肾经。	清热凉血，化瘀止痛。用于潮热盗汗，肠风下血，崩漏，疮疖痈疡，目赤肿痛，风火牙痛，跌打损伤，劳伤腰痛，外伤出血。
	救军粮叶	叶	苦、涩，凉。归肝经。	清热解毒，止血。用于疮疡肿痛，目赤，痢疾，便血，外伤出血。
Pyrus betulaefolia Bunge 杜梨	★棠梨	果实	酸、甘、涩，寒。归肺、胃、大肠经。	敛肺，涩肠，消食。用于咳嗽，泻痢，食积。
	棠梨枝叶	枝叶	酸、甘、涩，寒。	疏肝和胃，缓急止泻。用于反胃吐食，霍乱吐泻，转筋腹痛。
	棠梨树皮	树皮	苦，平。	敛疮。用于皮肤溃疡。
Pyrus phaeocarpa Rehd. 褐梨	褐梨	果实	归肺经。	止咳平喘。

原　植　物	药物名称	药用部位	性味归经	功能主治
Pyrus bretschneideri Rehd. 白梨 *Pyrus ussuriensis* Maxim. 秋子梨	梨	果实	甘、酸，凉。归肺、胃、心经。	清肺化痰，生津止渴。用于肺燥咳嗽，热病烦躁，津少口干，消渴，目赤，疮疡，烫火伤。
	梨皮	果皮	甘、涩，凉。归肺、心、肾、大肠经。	清心润肺，降火生津，解疮毒。用于暑热烦渴，肺燥咳嗽，吐血，痢疾，发背，疔疮，疥癣。
	梨花	花	淡，平。	泽面去斑。用于面生黑斑粉滓。
	梨叶	叶	辛、涩、微苦，平。归肺、脾、膀胱经。	疏肝和胃，利水解毒。用于霍乱吐泻腹痛，水肿，小便不利，小儿疝气，菌菇中毒。
	梨枝	树枝	辛、涩、微苦，平。归大肠、肺经。	行气和中，止痛。用于霍乱吐泻，腹痛。
	梨木皮	树皮	苦，寒。归肺、肝、胆经。	清热解毒。用于热病发热，疮癣。
	梨木灰	木材烧成的灰	微咸，平。归脾、肺经。	降逆下气。用于气积郁冒，胸满气促，结气咳逆。
	梨树根	根	甘、淡，平。归肺、大肠经。	润肺止咳，理气止痛。用于肺虚咳嗽，疝气腹痛。

原　植　物	药物名称	药用部位	性味归经	功能主治
Rosa acicularis Lindl. 刺蔷薇	刺蔷薇	花	——	收敛。用于急慢性赤痢，口腔糜烂。
Rosa bella Rehd.et Wils. 美蔷薇	美蔷薇果	果实	甘、酸、涩，平。	涩精，止泻，养血，活血。用于肾虚遗精遗尿，脾虚泻痢，带下赤白，脉管炎，高血压，头晕。
	美蔷薇花	花	甘、酸、微苦，温。	理气，活血，消肿，调经。用于消化不良，气滞腹痛，乳痈肿毒，跌打损伤，月经不调。
	美蔷薇叶	叶		止血，解毒。用于创伤出血，痈疽疔疮。

原　植　物	药物名称	药用部位	性味归经	功能主治
Rosa chinensis Jacq. 月季	★月季花	花	甘，温。归肝经。	活血调经，疏肝解郁。用于气滞血瘀，月经不调，痛经，闭经，胸胁胀痛。
	月季花叶	叶	微苦，平。归肝经。	活血消肿，解毒，止血。用于疮疡肿毒，瘰疬，跌打损伤，腰膝肿痛，外伤出血。
	月季花根	根	甘、苦、微涩，温。归肝经。	活血调经，消肿散结，涩精止带。用于月经不调，痛经，闭经，血崩，跌打损伤，瘰疬，遗精，带下。
Rosa multiflora Thunb. var. *carnea* Thory 七姊妹	十姊妹	根及叶	苦、微涩，平。	清热化湿，疏肝利胆。用于黄疸，痞积，妇女白带。
Rosa multiflora Thunb. var. *cathayensis* Rehd. et Wils. 粉团蔷薇	红刺玫花	花	苦、涩，寒。归脾、胃经。	清暑化湿，顺气和胃。用于暑热胸闷，口渴，呕吐，食少，口疮，口糜，烫伤。
	红刺玫根	根	苦、涩，寒。	活血通络。用于关节炎，颜面神经麻痹。

原　植　物	药物名称	药用部位	性味归经	功能主治
Rosa rugosa Thunb. 玫瑰	★玫瑰花	花	甘、微苦，温。归肝、脾经。	行气解郁，和血，止痛。用于肝胃气痛，食少呕恶，月经不调，跌打损伤。
	玫瑰	根	甘、微苦，微温。归肝经。	活血，调经，止痛。用于月经不调，带下，跌打损伤，风湿痹痛。
Rubus corchorifolius L. F. 山莓	山莓	果实	酸、微甘，平。	醒酒止渴，化痰解毒，收涩。用于醉酒，痛风，丹毒，烫火伤，遗精，遗尿。
	山莓叶	叶	苦、涩，平。归肝、肺经。	清热利咽，解毒敛疮。用于咽喉肿痛，疮痈疖肿，乳腺炎，湿疹，黄水疮。
	山莓根	根	苦、涩，平。归肝、脾经。	凉血止血，活血调经，清热利湿，解毒敛疮。用于咯血，崩漏，痔疮出血，痢疾，泄泻，经闭，痛经，跌打损伤，毒蛇咬伤，疮疡肿毒，湿疹。

原　植　物	药物名称	药用部位	性味归经	功能主治
Rubus crataegifolius Bunge 牛迭肚	牛迭肚根	根	苦、涩，平。归肝经。	祛风利湿。用于风湿性关节炎，痛风，肝炎。
	牛迭肚果	果实	酸、甘，温。归肝、肾经。	补肾固涩，止渴。用于阳痿，遗精，尿频，遗尿。
Rubus idaeus L. var. *borealisinensis* Yü et Lu 华北覆盆子	华北覆盆子	果实		补肾，明目。
Rubus parvifolius L. 茅莓	薅田藨	地上部分	苦、涩，凉。归肝、肺、肾经。	清热解毒，散瘀止血，杀虫疗疮。用于感冒发热，咳嗽痰血，痢疾，跌打损伤，产后腹痛，疥疮，疔肿，外伤出血。
	★茅莓根	根	甘、苦，凉。归肝、肺、肾经。	清热解毒，祛风利湿，活血凉血。用于感冒发热，咽喉肿痛，风湿痹痛，肝炎，肠炎，痢疾，肾炎水肿，尿路感染，结石，跌打损伤，咳血，吐血，崩漏，疔疮肿毒，腮腺炎。

原　植　物	药物名称	药用部位	性味归经	功能主治
Rubus parvifolius L. var *adenochlamys*（Focke）Migo 腺花茅莓	倒莓子	枝叶或根	苦，平。归肝经。	理气活血，解毒消肿。用于气滞胸闷，月经不调，跌打肿痛，痈肿疮毒。
Sanguisorba officinalis L. 地榆 *Sanguisorba officinalis* L.var.*longifolia* (Bert.) YÜ et Li 长叶地榆	★地榆	根	苦、酸、涩，微寒。归肝、大肠经。	凉血止血，解毒敛疮。用于便血，痔血，血痢，崩漏，水火烫伤，痈肿疮毒。
	地榆叶	叶	苦，微寒。归胃经。	清热解毒。用于热病发热，疮疡肿痛。
Sorbaria sorbifolia (L.)A.Br. 珍珠梅	珍珠梅	茎皮或果穗	苦，寒；有毒。归肝、肾经。	活血祛瘀，消肿止痛。用于跌打损伤，骨折，风湿痹痛。
Spiraea blumei G.Don 绣球绣线菊	麻叶绣球	根及根皮	辛，微温。归肝、脾经。	活血止痛，解毒祛湿。用于跌打损伤，瘀滞疼痛，咽喉肿痛，白带，疮毒，湿疹。
	麻叶绣球果	果实	辛，微温。	理气和中。用于脘腹胀满。
Spiraea hirsuta（Hemsl.)Schneid 疏毛绣线菊	疏毛绣线菊	花、叶	——	活血散瘀，止痛。用于跌打损伤，腹胀痛。

原　植　物	药物名称	药用部位	性味归经	功能主治
Spiraea pubescens Turcz. 土庄绣线菊	土庄绣线菊	茎髓	——	利水消肿。用于水肿。
Spiraea trilobata L. 三裂绣线菊	三裂绣线菊	花	——	生津止咳，利水。
Taihangia rupestris Yü et Li var. *ciliate* Yü et Li 缘毛太行花	缘毛太行花	叶	微苦、涩，平。	用于癣症。

豆科

原　植　物	药物名称	药用部位	性味归经	功能主治
Albizia julibrissin Durazz. 合欢	★合欢皮	树皮	甘，平。归心、肝、肺经。	解郁安神，活血消肿。用于心神不安，忧郁失眠，肺痈，疮肿，跌打损伤。
	★合欢花	花序或花蕾	甘，平。归心、肝经。	解郁安神。用于心神不安，忧郁失眠。
Albizia kalkora（Roxb.）Prain 山合欢	山合欢	根、树皮、花	甘，平。归心、肝经。	舒筋活络，活血，消肿止痛，解郁安神。用于心神不安，忧郁失眠，肺痈疮肿，跌打伤痛。
Amorpha fruticosa L. 紫穗槐	紫穗槐	叶	微苦，凉。	清热解毒，祛湿消肿。用于痈疮，烧伤，烫伤，湿疹。

原　植　物	药物名称	药用部位	性味归经	功能主治
Amphicarpaea trisperma（Mip.）Baker. et Jackson 三籽两型豆	阴阳豆	全草或根	苦、淡，平。归脾、肺经。	消食，解毒，止痛。用于消化不良，体虚自汗，各种疼痛，疮疖。
Arachis hypogaea L. 落花生	落花生	种子	甘，平。归脾、肺经。	健脾养胃，润肺化痰。用于脾虚不运，反胃不舒，乳妇奶少，脚气，肺燥咳嗽，大便燥结。
	花生油	种子榨出之脂肪油	甘，平。归脾、胃、大肠经。	润燥滑肠去积。用于蛔虫性肠梗阻，胎衣不下，烫伤。
	花生壳	果皮	淡、涩，平。归肺经。	化痰止咳，降压。用于咳嗽气喘，痰中带血，高胆固醇症，高血压。
	落花生枝叶	茎叶	甘、淡，平。归肝经。	清热解毒，宁神降压。用于跌打损伤，痈肿疮毒，失眠，高血压。
	落花生根	根	淡，平。	祛风除湿，通络。用于风湿关节痛。
	★花生衣	种皮	甘、微苦、涩，平。归肺、脾、肝经。	凉血止血，散瘀。用于血友病，类血友病，血小板减少性紫癜，手术后出血，咳血，咯血，便血，衄血，子宫出血。

原　植　物	药物名称	药用部位	性味归经	功能主治
Astragalus adsurgens Pall. 直立黄芪	直立黄芪子	种子	归肝、肾经。	补肝肾，固精，明目。用于肝肾不足，腰膝酸软，遗精早泄，小便频数，遗尿，尿血，白带。
Astragalus complanatus R.Br. 扁茎黄芪	★沙苑子	种子	甘，温。归肝、肾经。	补肾助阳，固精缩尿，养肝明目。用于肾虚腰痛，遗精早泄，遗尿尿频，白浊带下，眩晕，目暗昏花。
Astragalus dahuricus(Pall.) DC. 达乌里黄芪	达乌里黄芪子	种子	归肝、肾经。	补肾益肝，固精明目。
Astragalus melilotoides Pall. 草木樨状黄芪	秦头	全草	苦，平。	祛风除湿，止咳化痰。用于风湿性关节疼痛，四肢麻木，咳嗽。
Astragalus membranaceus（Fisch.）Bge. var. *mongholicus* (Bge.) Hsiao 蒙古黄芪 *Astragalus membranaceus* (Fisch.)Bge. 膜荚黄芪	★黄芪	根	甘，微温。归肺、脾经。	补气升阳，固表止汗，利水消肿，生津养血，行滞通痹，脱毒排脓，敛疮生肌。用于气虚乏力，食少便溏，中气下陷，久泻脱肛，便血崩漏，表虚自汗，气虚水肿，内热消渴，血虚萎黄，半身不遂，痹痛麻木，痈疽难溃，久溃不敛。

原植物	药物名称	药用部位	性味归经	功能主治
Astragalus scaberrimus Bunge 糙叶黄芪	糙叶黄芪子	种子	苦，平。归肝、肾经。	补肾益肝，固精明目。
	糙叶黄芪	根	微苦，平。	健脾利水。用于水肿，胀满，抗肿瘤。
Campylotropis macrocarpa (Bunge.)Rehd. 杭子梢	壮筋草	根或枝叶	苦、微辛，平。归肝、脾、肺经。	疏风解表，活血通络。用于风寒感冒，痧症，肾炎水肿，肢体麻木，半身不遂。
Cananvalia gladiata (Jacq.) DC. 刀豆	刀豆	种子	甘，温。归胃、肾经。	温中，下气，止呃。用于虚寒呃逆，呕吐。
Caragana arborescens (Amm.) Lam. 树锦鸡儿	树锦鸡儿	根、根皮或花	甘、微辛，平。归脾、肾经。	健脾益肾，祛风利湿。用于肾虚耳鸣，眼花头晕，食少羸弱，脚气浮肿，男子淋浊，女子带下，血崩，乳汁不畅，风湿骨节疼痛。
Caragana microphylla Lam. 小叶锦鸡儿	小叶锦鸡儿	果实或根	苦，寒。归肺经。	清热利咽。用于咽喉肿痛。

原　植　物	药物名称	药用部位	性味归经	功能主治
Caragana rosea Turcz. 红花锦鸡儿	红花锦鸡儿	根	甘、微辛，平。归肝、脾、肺、肾经。	健脾，益肾，通经，利尿。用于虚损劳热，咳喘，淋浊，阳痿，妇女血崩，白带，乳少，子宫脱垂。
Caragana sinica（Buchoz.）Rehd. 锦鸡儿	★金雀根	根	甘、辛、微苦，平。归肺、脾经。	补肺健脾，活血祛风。用于虚劳倦怠，肺虚久咳，妇女血崩，白带，乳少，风湿骨痛，痛风，半身不遂，跌打损伤，高血压病。
	金雀花	花	甘，微温。归脾、肾经。	健脾益肾，和血祛风，解毒。用于虚劳咳嗽，头晕耳鸣，腰膝酸软，气虚，带下，小儿疳积，痘疹透发不畅，乳痈，痛风，跌打损伤。
Cassia nomame (Sieb.)Kitag. 豆茶决明	关门草	全草	甘、苦，平。	清热利尿，通便。用于水肿，脚气，黄疸，咳嗽，习惯性便秘。

原　植　物	药物名称	药用部位	性味归经	功能主治
Cassia obtusifolia L.　决明 *Cassia tora* L. 小决明	★决明子	种子	甘、苦、咸，微寒。归肝、大肠经。	清热明目，润肠通便。用于目赤涩痛，羞明多泪，头痛眩晕，目暗不明，大便秘结。
	野花生	全草或叶	咸、微苦，平。	祛风清热，解毒利湿，用于风热感冒，流感，急性结膜炎，湿热黄疸，急慢性肾炎，带下，瘰疬，疮痈疖肿，乳腺炎。

原　植　物	药物名称	药用部位	性味归经	功能主治
Cercis chinensis Bunge. 紫荆	★紫荆皮	树皮	苦、平。归肝经。	活血，通淋，解毒。用于妇女月经不调，瘀滞腹痛，风湿痹痛，小便淋痛，喉痹，痈肿，疥癣，跌打损伤，蛇虫咬伤。
	紫荆根	根或根皮	苦，平。	破瘀活血，消痈解毒。用于妇女月经不调，瘀滞腹痛，痈肿疮毒，痄腮，狂犬咬伤。
	紫荆花	花	苦，平。归肝、脾、小肠经。	清热凉血，通淋解毒。用于热淋，血淋，疮疡，风湿筋骨痛。
	紫荆果	果实	甘、微苦，平。归心、肺经。	止咳平喘，行气止痛。用于咳嗽多痰，哮喘，心口痛。
	紫荆木	木部	苦，平。归肝、肾经。	活血，通淋。用于妇女月经不调，瘀滞腹痛，小便淋漓涩痛。

原　植　物	药物名称	药用部位	性味归经	功能主治
Dolichos lablab L. 扁豆	★白扁豆	种子	甘，微温。归脾、胃经。	健脾化湿，和中消暑。用于脾胃虚弱，食欲不振，大便溏泻，白带过多，暑湿吐泻，胸闷腹胀。
	扁豆衣	种皮	甘，微温。归脾、胃经。	消暑化湿，健脾和胃。用于暑湿内蕴，呕吐泄泻，胸闷纳呆，脚气浮肿，妇女带下。
	扁豆花	花	甘，平。归脾、胃、大肠经。	解暑化湿，和中健脾。用于夏伤暑湿，发热，泄泻，痢疾，赤白带下，跌打损伤。
	扁豆叶	叶	微甘，平。归脾、胃、心经。	消暑利湿，解毒消肿。用于暑湿吐泻，疮疖肿毒，蛇虫咬伤。
	扁豆藤	藤茎	微苦，平。	化湿和中。用于暑湿吐泻不止。
	扁豆根	根	微苦，平。	消暑，化湿，止血。用于暑湿泄泻，痢疾，淋浊，带下，便血，痔疮，漏管。

原 植 物	药物名称	药用部位	性味归经	功能主治
Gleditsia sinensis Lam. 皂荚	★大皂角	果实	辛、咸，温；有小毒。归肺、大肠经。	祛痰开窍，散结消肿。用于中风口噤，昏迷不醒，癫痫痰盛，关窍不通，喉痹痰阻，顽痰喘咳，咳痰不爽，大便燥结；外治痈肿。
	猪牙皂	不育果实	辛、咸，温；有小毒。归肺、大肠经。	祛痰开窍，散结消肿。用于中风口噤，昏迷不醒，癫痫痰盛，关窍不通，喉痹痰阻，顽痰喘咳，咳痰不爽，大便燥结；外治痈疽。
	※ 皂角子	种子	辛，温。归肺、大肠经。	润肠通便，祛风散热，化痰散结。用于大便燥结，肠风下血，痢疾里急后重，痰喘肿满，疝气疼痛，瘰疬，肿毒，疥癣。
	★皂角刺	棘刺	辛，温。归肝、胃经。	消肿托毒，排脓，杀虫。用于痈疽初起或脓成不溃；外治疥癣麻风。
	皂荚木皮	茎皮和根皮	辛，温。	解毒散结，祛风杀虫。用于淋巴结核，无名肿毒，风湿痹痛，疥癣，恶疮。
	皂荚叶	叶	辛，微温。归肺经。	祛风解毒，生发。用于风热疮癣，头发不生。

原植物	药物名称	药用部位	性味归经	功能主治
Glycine max（L.）Merr. 大豆	★黑豆	黑色种子	甘，平。归脾、肾经。	益精明目，养血祛风，利水，解毒。用于阴虚烦渴，头晕目昏，体虚多汗，肾虚腰痛，水肿尿少，痹痛拘挛，手足麻木，药食中毒。
	黄大豆	种皮黄色的种子	甘，平。归脾、胃、大肠经。	宽中导滞，健脾利水，解毒消肿。用于食积泻痢，腹胀纳呆，疮痈肿毒，脾虚水肿，外伤出血。
	黑大豆皮	黑色的种皮	甘，凉。归肝、肾经。	养阴平肝，祛风解毒。用于眩晕，头痛，阴虚烦热，盗汗，风痹，湿毒，痈疮。
	豆腐	种子的加工制成品	甘，凉。归脾、胃、大肠经。	泻火解毒，生津润燥，和中益气。用于目赤肿痛，肺热咳嗽，消渴，休息痢，脾虚腹胀。
	大豆黄卷	种子发芽后晒干而成	甘，平。归脾、胃、肺经。	清热透表，除湿利气。用于湿温初起，暑湿发热，食滞脘痞，湿痹，筋挛，骨节烦疼，水肿胀满，小便不利。

原　植　物	药物名称	药用部位	性味归经	功能主治
Glycine max（L.）Merr. 大豆	豆腐渣	制豆腐时，滤去姜汁后所剩下的渣滓	甘、微苦，平。	凉血，解毒。用于肠风便血，无名肿毒，疮疡湿烂，臁疮不愈。
	大豆根	根	甘，平。归膀胱经。	利水消肿。用于水肿。
	黑大豆叶	叶	甘，平。归脾、肾、心经。	利尿通淋，凉血解毒。用于热淋，血淋，蛇咬伤。
Glycine soja Sieb. et Zucc. 野大豆	穞豆	种子	甘，凉。归肝、肾经。	补益肝肾，祛风解毒。用于肾虚腰痛，风痹，筋骨疼痛，阴虚盗汗，目昏头晕，产后风痉，小儿疳积，痈肿。
	野大豆藤	茎、叶及根	甘，凉。归肝、脾经。	清热敛汗，舒筋止痛。用于盗汗，劳伤筋痛，胃脘痛，小儿食积。

原　植　物	药物名称	药用部位	性味归经	功能主治
Glycyrrhiza uralensis Fisch. 甘草 *Glycyrrhiza inflata* Bat. 胀果甘草	★甘草	根和根茎	甘，平。归心、肺、脾、胃经。	补脾益气，清热解毒，祛痰止咳，缓急止痛，调和诸药。用于脾胃虚弱，倦怠乏力，心悸气短，咳嗽痰多，脘腹、四肢挛急疼痛，痈肿疮毒，缓解药物毒性、烈性。
	甘草梢	根的末梢部分或细根	甘，寒。归心、小肠、膀胱经。	泻火解毒，利尿通淋。用于热淋，小便短少，阴茎中疼痛，胸中积热。
	甘草节	根或根茎内填充有棕黑色、树脂状物质的部分	甘，凉。归心、脾、胃经。	解毒，利咽，和中。用于痈疽疮毒，咽喉肿痛。
	甘草头	根茎上端的芦头部分	甘，微寒。归肝、胃经。	活血解毒，缩尿止遗。用于上部痈肿，小儿遗尿。
Gueldenstaedtia multiflora Bunge 米口袋	★甜地丁	全草	甘、苦，寒。归心、肝经。	清热解毒，凉血消肿。用于痈疽疔疮，丹毒，肠痈，瘰疬，毒虫咬伤，黄疸，肠炎，痢疾。

原　植　物	药物名称	药用部位	性味归经	功能主治
Gueldenstaedtia stenophylla Bunge 狭叶米口袋	狭叶米口袋	全草	苦、微甘，寒。	清热解毒，消肿止痛。用于痈疽疔毒，恶疮瘰疬。
Indigofera amblyantha Graib. 多花木蓝	木蓝山豆根	根	苦，寒。归心、肺、大肠经。	清热利咽，解毒，通便。用于暑温，热结便秘，咽喉肿痛，肺热咳嗽，黄疸，痔疮，秃疮，蛇、虫、犬咬伤。
Indigofera bungeana Walp. 河北木蓝	铁扫帚	根及全草	苦、涩，凉。	止血敛疮，清热利湿。用于吐血，创伤，无名肿毒，口疮，臁疮，痔疮，泄泻腹痛。
Indigorera pseudotinctorin Matsum 马棘	马棘	根或地上部分	苦、涩，平。归肺、脾经。	清热解表，散瘀消积。用于风热感冒，肺热咳嗽，烧烫伤，疔疮，毒蛇咬伤，瘰疬，跌打损伤，食积腹胀。
Kummerowia striata（Thunb.）Schindll. 鸡眼草 *Kummerowia stipulacea*（Maxim.）Makino 长萼鸡眼草	鸡眼草	全草	甘、辛、微苦，平。归肝、脾、肺、肾经。	清热解毒，健脾利湿，活血止血。用于感冒发热，暑湿吐泻，黄疸，痈疖疔疮，痢疾，疳疾，血淋，咯血，衄血，跌打损伤，赤白带下。

原　植　物	药物名称	药用部位	性味归经	功能主治
Lespedeza bicolor Turcz. 胡枝子	胡枝子	枝叶	甘，平。归心、肝经。	清热润肺，利尿通淋，止血。用于肺热咳嗽，感冒发热，百日咳，淋证，吐血，衄血，尿血，便血。
	胡枝子根	根	甘，平。归心、肝经。	祛风除湿，活血止痛，止带止血，清热解毒。用于感冒发热，风湿痹痛，跌打损伤，鼻衄，赤白带下，流注肿毒。
	胡枝子花	花	甘，平。归肺、大肠经。	清热止血，润肺止咳。用于便血，肺热咳嗽。
Lespedeza cuneata（Dum.-Cours.）G. Don 截叶铁扫帚	截叶铁扫帚	全草	苦，平。归肺、肝、脾、肾经。	清热解毒，祛痰止咳，利湿消积，补肝肾，益肺阴。用于遗精遗尿，白浊，带下病，口腔炎，咳嗽，哮喘，胃痛，劳伤，小儿疳积，泻痢，消化不良，胃肠炎，黄疸型肝炎，肾炎水肿，跌打损伤，视力减退，目赤红痛，乳痈。

原　植　物	药物名称	药用部位	性味归经	功能主治
Lespedeza cyrtobotrya Miq. 短梗胡枝子	短梗胡枝子	全株	归肺、膀胱经。	润肺清热，利尿通淋，止血。用于感冒发热，咳嗽，百日咳，眩晕头痛，小便不利，便血，尿血，吐血。
Lespedeza davurica (Laxm.) Schindl. 达乌里胡枝子	枝儿条	全草或根	辛，温。归肺经。	解表散寒。用于感冒发热，咳嗽。
Lespedeza floribunda Bge. 多花胡枝子	铁鞭草	根或全草	涩，凉。归脾经。	消积，截疟。用于小儿疳积，截疟。
Lespedeza formpsa (Vog.) Koehne 美丽胡枝子	马扫帚	茎叶	苦，平。	清热利尿通淋。用于便血，尿血，小便不利，中暑发痧，蛇伤。
	马扫帚花	花	甘，平。	清热凉血。用于肺热咳嗽，便血，尿血。
	马扫帚根	根	苦、微辛，平。	清热解毒，祛风除湿，活血止痛。用于肺痈，乳痈，疖肿，腹泻，风湿痹痛，跌打损伤，骨折。
Lespedeza inschnica（Maxim）Schindl 阴山胡枝子	阴山胡枝子	全草	——	活血，行水，止痛。

原　植　物	药物名称	药用部位	性味归经	功能主治
Lespedeza juncea（L.f.）Pers. 尖叶铁扫帚	尖叶铁扫帚	全草	苦、涩，微寒。归肺、肝、肾经	补肾涩精，健脾利湿，化痰止咳，清热解毒。用于痢疾，遗精，吐血，子宫下垂。
Lespedeza juncea（L.f.）Pers.var.*sericea*（Thunb.）Maxim. 铁扫帚	夜关门	全草或根	苦、涩，凉。归肝、肾经。	补肾涩精，健脾利湿，祛痰止咳，清热解毒。用于肾虚，遗精，遗尿，尿频，白浊，带下，泄泻，痢疾，水肿，小儿疳积，咳嗽气喘，跌打损伤，目赤肿痛，痈疮肿毒，毒虫咬伤。
Lespedeza pilosa（Thunb.）Sieb.et Zucc. 铁马鞭	铁马鞭	全草	苦、辛，平。归脾、心经。	益气安神，活血止痛，利尿消肿，解毒散结。用于气虚发热，失眠，痧症腹痛，风湿痹痛，水肿，瘰疬，痈疽肿毒。
Medicago falcata L. 黄花苜蓿	野苜蓿	全草	甘、微苦，平。归脾、胃、膀胱经。	健脾补虚，利尿退黄，舒筋活络。用于脾虚腹胀，消化不良，浮肿，黄疸，风湿痹痛。

原　植　物	药物名称	药用部位	性味归经	功能主治
Medicago lupulina L. 天蓝苜蓿	老蜗生	全草	甘、苦、微涩，凉；小毒。	清热利湿，舒筋活络，止咳平喘，凉血解毒。用于湿热黄疸，热淋，石淋，风湿痹痛，咳喘，痔血，指头疔，毒蛇咬伤。
Medicago sativa L. 紫苜蓿	苜蓿	全草	苦、涩、微甘，平。归脾、胃、肾经。	清热凉血，利湿退黄，通淋排石。用于热病烦满，黄疸，肠炎，痢疾，浮肿，尿路结石，痔疮出血。
	苜蓿根	根	苦，寒。归肝、肾经。	清热利湿，通淋排石。用于热病烦满，黄疸，尿路结石。
Melilotus albus Desr. 白香草木樨	白花辟汗草	全草	苦、辛，凉。归胃、脾、大肠经。	清热解毒，和胃化湿。用于暑热胸闷，头痛，口臭，疟疾，痢疾，淋病，皮肤疮疡。
Melilotus dentatus(Waldst.et Kitag.)Pers. 细齿草木樨	草木樨	全草	辛，凉。归胃、脾、大肠经。	清热解毒，化湿和中，利尿。用于暑湿胸闷，口腻，口臭，赤白痢，淋病，疥疮。

原　植　物	药物名称	药用部位	性味归经	功能主治
Melilotus officinalis (L.)Desr. 黄香草木樨	黄零陵香	全草	微甘，平。	止咳平喘，散结止痛。用于哮喘，支气管炎，肠绞痛，创伤，淋巴结肿痛。
Melilotus suaveolens Ledeb. 草木樨	★省头草	全草	辛、甘、微苦，凉；小毒。归脾、胃、大肠经。	清暑化湿，健胃和中。用于暑湿胸闷，头胀头痛，痢疾，疟疾，淋证，带下，口疮，口臭，疮疡，湿疮，疥癣，淋巴结核。
	辟汗草根	根	微苦，平。	清热散结，敛阴止汗。用于淋巴结核，虚汗。
Oxytropis bicolor Bunge 二色棘豆	地角儿苗	种子	——	解毒镇痛。
Oxytropis coerulea（Pall.）DC. 蓝花棘豆	蓝花棘豆	根	苦，凉。归脾、肺经。	利尿逐水。用于水肿，腹水。
Oxytropis glabra（Lam.）DC. 小花棘豆	小花棘豆	全草		麻醉，镇静止痛。用于关节痛，牙痛，肾虚，皮肤瘙痒，神经衰弱。

原　植　物	药物名称	药用部位	性味归经	功能主治
Oxytropis hirta Bunge 硬毛棘豆	硬毛棘豆	全草	苦、甘，凉。归肝、肺经。	清热解毒，消肿，祛风湿，止血。用于恶疮肿毒，瘰疬结核，乳腺炎初期，感冒，急慢性湿疹。
Oxytropis myriophylla（Pall.）DC. 多叶棘豆	鸡翎草	全草	甘，寒。	清热解毒，消肿止血。用于流感，咽喉肿痛，痈疮肿毒，创伤，瘀血肿胀，各种出血。
Oxytropis psammocharis Hance. 砂珍棘豆	砂珍棘豆	全草	归脾经。	消食健脾。用于小儿消化不良。
Phaseolus vulgaris L. 菜豆	菜豆	荚果	甘、淡，平。	滋养解热，利尿消肿。用于暑热烦渴，水肿，脚气。

原　植　物	药物名称	药用部位	性味归经	功能主治
Pisum sativum L. 豌豆	豌豆	种子	甘，平。归脾、胃经。	和中下气，通乳利水，解毒。用于消渴，吐逆，泻痢腹胀，霍乱转筋，乳少，脚气水肿，疮痈。
	豌豆花	花	甘，平。	清热，凉血。用于咳血，鼻衄，月经过多。
	豌豆苗	嫩茎叶	甘，平。归肝、脾经。	清热解毒，凉血平肝。用于暑热，消渴，高血压，疔毒，疥疮。
	豌豆荚	荚果	甘，平。	解毒敛疮。用于耳后糜烂。

原　植　物	药物名称	药用部位	性味归经	功能主治
Pueraria lobata (Willd.) Ohwi 野葛	★葛根	根	甘、辛，凉。归脾、胃、肺经。	解肌退热，生津止渴，透疹，升阳止泻，通筋活络，解酒毒。用于外感发热头痛，项背强痛，口渴，消渴，麻疹不透，热痢，泄泻，眩晕头痛，中风偏瘫，胸痹心痛，酒毒伤中。
	葛粉	块根经水磨而澄取的淀粉	甘，寒。归胃经。	清热除烦，生津止渴。用于烦热，口渴，醉酒，喉痹，疮疖。
	※ 葛花	花	甘，凉。归脾、胃经。	解酒醒脾，止血。用于伤酒烦热口渴，头痛头晕，脘腹胀满，不思饮食，呕逆吐酸，吐血，肠风下血。
	葛叶	叶	甘、微涩，凉。归肝经。	止血。用于外伤出血。
	葛蔓	藤茎	甘，寒。归肺经。	清热解毒，消肿。用于喉痹，疮痈疖肿。
	葛谷	种子	甘，平。归大肠、胃经。	健脾止泻，解酒。用于泄泻，痢疾，饮酒过度。

原 植 物	药物名称	药用部位	性味归经	功能主治
Robinia pseudoacacia L. 刺槐	刺槐花	花	甘，平。归肝经。	止血。用于大肠下血，咳血，吐血，血崩。
	刺槐根	根	苦，微寒。	凉血止血，舒筋活络。用于便血，咳血，吐血，崩漏，劳伤乏力，风湿骨痛，跌打损伤。
Sophora alopecuroides L. 苦豆子	苦豆根	根	苦，寒。归肾经。	清肠燥湿，镇痛。用于湿热痢疾，肠炎泄泻，黄疸，咽痛，牙痛，顽癣，烫伤。
	苦豆草	全株	苦，寒；小毒。	清肠燥湿。用于痢疾，肠炎。
	苦豆子	种子	苦，寒；有毒。归心、肺经。	清热燥湿，止痛，杀虫。用于痢疾，胃痛，白带过多，湿疹，疮疖，顽癣。

原　植　物	药物名称	药用部位	性味归经	功能主治
Sophora davidii（Franch）Skeels. 白刺花	白刺花根	根	苦，凉。归肝、膀胱经。	清热利咽，凉血消肿。用于咽喉肿痛，肺热咳嗽，肝炎，痢疾，淋症，水肿，衄血，便血，血尿。
	白刺花	花	苦，凉。归肝、膀胱经。	清热解暑。用于暑热烦渴。
	白刺花果	果实	苦，凉。归肝、膀胱经。	清热化湿，消积止痛。用于食积，胃痛，腹痛。
	白刺花叶	叶	苦，凉。归心、肾经。	凉血，解毒，杀虫。用于衄血，便血，疔疮痈毒，疥癣，烫伤，阴道滴虫。
Sophora flavescens Ait. 苦参	★苦参	根	苦，寒。归心、肝、胃、大肠、膀胱经。	清热燥湿，杀虫，利尿。用于热痢，便血，黄疸尿闭，赤白带下，阴肿阴痒，湿疹，湿疮，皮肤瘙痒，疥癣麻风；外治滴虫性阴道炎。
	※苦参子	种子	苦，寒。归肝、脾、大肠经。	清热解毒，通便，杀虫。用于急性菌痢，大便秘结，蛔虫症。

原　植　物	药物名称	药用部位	性味归经	功能主治
Sophora japonica L. 槐	★槐花	花及花蕾	苦，微寒。归肝、大肠经。	凉血止血，清肝泻火。用于便血，痔血，血痢，崩漏，吐血，衄血，肝热目赤，头痛眩晕。
	★槐角	果实	苦，寒。归肝、大肠经。	清热泻火，凉血止血。用于肠热便血，痔肿出血，肝热头痛，眩晕目赤。
	槐叶	叶	苦，平。归肝、胃经。	清肝泻火，凉血解毒，燥湿杀虫。用于小儿惊痫，壮热，肠风，尿血，痔疮，湿疹，疥癣，痈疮疔肿。
	槐枝	嫩枝	苦，平。归心、肝经。	散瘀止血，清热燥湿，祛风杀虫。用于崩漏，赤白带下，痔疮，阴囊湿痒，心痛，目赤，疥癣。
	槐白皮	树皮或根皮的韧皮部	苦，平。归肺、心、肝、大肠经。	祛风除湿，敛疮生肌，消肿解毒。用于风邪外中，身体强直，肌肤不仁，热病口疮，牙疳，肠风下血，痔疮，痈疽疮疡，阴部湿疮，水火烫伤。

原　植　物	药物名称	药用部位	性味归经	功能主治
Sophora japonica L. 槐	槐胶	树脂	苦，寒。归肝经。	平肝，息风，化痰。用于中风口噤，筋脉抽掣拘急或四肢不收，破伤风，顽痹，风热耳聋，耳闭。
	槐根	根	苦，平。归肺、大肠经。	散瘀消肿，杀虫。用于痔疮，喉痹，蛔虫症。
Swainsonia salsula Taub. 苦马豆	苦马豆	果实或枝叶	微苦，平；小毒。	利尿，消肿。用于水肿，小便不利，膨胀。
	苦马豆根	根	苦，平。	补肾固精，止血。用于尿崩症，遗精，各种出血。
Trifolium lupinaster L. 野火球	野火球	全草	苦，平。	止咳，镇痛，散结。用于咳喘，淋巴结核，痔疮，体癣。
Trifolium pratense L. 红车轴草	红车轴草	花序及带花枝叶	甘、苦，微寒。归肺经。	清热止咳，散结消肿。用于感冒，咳喘，硬肿，烧伤。
Trifolium repens L. 白车轴草	三消草	全草	甘，平。归心、脾经。	清热，凉血，宁心。用于癫痫，痔疮出血，硬结肿块。

原　植　物	药物名称	药用部位	性味归经	功能主治
Vicia amoena Fisch ex DC. 山野豌豆	山野豌豆	嫩茎叶	甘，平。	祛风除湿，活血止痛。用于风湿疼痛，筋脉拘挛，阴囊湿疹，跌打损伤，无名肿毒，鼻衄，崩漏。
Vicia bungei Ohwi. 三齿萼野豌豆	三齿萼野豌豆	全草	归肺经。	清热解毒。
Vicia cracca L. 广布野豌豆	落豆秧	全草	辛、苦，温。	祛风除湿，活血消肿，解毒止痛。用于风湿痹痛，肌体萎废，跌打损伤，湿疹，疮毒。

原　植　物	药物名称	药用部位	性味归经	功能主治
Vicia faba L. 蚕豆	蚕豆	种子	甘、微辛，平。归脾、胃经。	健脾利水，解毒消肿。用于噎食，水肿，疮毒。
	蚕豆壳	种皮	甘、淡，平。归肾、胃经。	利水渗湿，止血，解毒。用于水肿，脚气，小便不利，吐血，胎漏，下血，天疱疮，黄水疮，瘰疬。
	蚕豆荚壳	果壳	苦、涩，平。	止血，敛疮。用于咳血，衄血，吐血，便血，尿血，手术出血，烧烫伤，天疱疹。
	蚕豆花	花	甘、涩，平。归肝、脾经。	凉血止血，止带，降压。用于劳伤吐血，咳嗽咯血，崩漏带下，高血压病。
	蚕豆叶	叶	苦、微甘，温。归肺、心、脾经。	凉血，解毒。用于咯血，吐血，外伤出血，臁疮。
	蚕豆茎	茎	苦，温。归脾、大肠经。	止血，止泻，解毒敛疮。用于各种内出血，水泻，烫伤。
Vicia gigantea Benge 大野豌豆	大野豌豆	全草	——	祛风祛湿，活血止痛。

原　植　物	药物名称	药用部位	性味归经	功能主治
Vicia sativa L. 救荒野豌豆	大巢菜	全草或种子	甘、辛，寒。	益肾，利水，止血，止咳。用于肾虚腰痛，遗精，黄疸，水肿，疟疾，鼻衄，心悸，咳嗽痰多，月经不调，疮疡肿毒。
Vicia unijuga A.Brown 歪头菜	★歪头菜	全草	甘，平。	补虚，调肝，利尿，解毒。用于虚劳，头晕，胃痛，浮肿，疔疮。

原　植　物	药物名称	药用部位	性味归经	功能主治
Phaseolus radiatus L.绿豆	★绿豆	种子	甘，寒。归心、肝、胃经。	清热，消暑，利水，解毒。用于暑热烦渴，感冒发热，霍乱吐泻，痰热哮喘，头痛目赤，口舌生疮，水肿尿少，疮疡肿毒，风疹丹毒，药物及食物中毒。
	绿豆叶	叶	苦，寒。归肝、大肠经。	和胃，解毒。用于霍乱吐泻，斑疹，疔疮，疥癣，药毒，火毒。
	绿豆粉	种子经水磨加工而得的淀粉	甘，寒。归胃、大肠、肝经。	清热消暑，凉血解毒。用于暑热烦渴，痈肿疮疡，丹毒，烧烫伤，跌打损伤，肠风下血，酒毒。
	绿豆皮	种皮	甘，寒。归心、胃经。	清暑止渴，利尿解毒，退目翳。用于暑热烦渴，泄泻，痢疾，水肿，痈肿，丹毒，目翳。
	绿豆芽	种子经浸罨后发出的嫩芽	甘，凉。归胃、三焦经。	清热消暑，解毒利尿。用于暑热烦渴，酒毒，小便不利，目翳。
	绿豆花	花	甘，寒。归脾、胃经。	解酒毒。用于急慢性酒精中毒。

原　植　物	药物名称	药用部位	性味归经	功能主治
Vigna umbellata Ohwi et Ohashi 赤小豆 *Vigna angularis* Ohwi et Ohashi 赤豆	★赤小豆	种子	甘、酸，平。归心、小肠经。	利水消肿，解毒排脓。用于水肿胀满，脚气浮肿，黄疸尿赤，风湿热痹，痈肿疮毒，肠痈腹痛。
	赤小豆芽	芽	甘，微凉。归肝、肾、大肠经。	清热解毒，止血，安胎。用于肠风便血，肠痈，赤白痢疾，妊娠胎漏。
	赤小豆叶	叶	甘、酸、涩，平。归肝、肾、胃经。	固肾缩尿，明目，止渴。用于小便频数，肝热目糊，心烦口渴。
	赤小豆花	花	心，微凉。归心、脾、胃、大肠经。	解毒消肿，行气利水，明目。用于疔疮丹毒，饮酒过度，腹胀食少，水肿，肝热目赤昏花

原　植　物	药物名称	药用部位	性味归经	功能主治
Vigna sinensis（L.）Endl. 豇豆	豇豆	种子	甘、咸，平。归脾、肾经。	健脾利湿，补肾涩精。用于脾胃虚弱，泄泻痢疾，吐逆，肾虚腰痛，遗精，消渴，白带，白浊，小便频数。
	豇豆叶	叶	甘、淡，平。归膀胱经。	利小便，解毒。用于淋证，小便不利，蛇咬伤。
	豇豆根	根	甘，平。归脾、胃经。	健脾益气，消积，解毒。用于脾胃虚弱，食积，白带，淋浊，痔血，疔疮。
	豇豆壳	荚壳	甘，平。归胃经。	补肾健脾，利水消肿，镇痛，解毒。用于腰痛，肾炎，胆囊炎，带状疱疹，乳痈。
Vigna unguiculata (L.) Walp. var.*culindrica* (L.) Ohashi 饭豇豆	饭豆	种子	甘、咸，平。归脾、肾经。	补中益气，健脾益肾。用于脾肾虚损，水肿。

原　植　物	药物名称	药用部位	性味归经	功能主治
Wisteria sinensis（Sims.）Sweet. 紫藤	紫藤	茎或茎皮	甘、苦，微温；有小毒。	利水，除痹，杀虫。用于水癥病，浮肿，关节疼痛，肠寄生虫病。
	紫藤子	种子	甘，微温；小毒。归肝、胃、大肠经。	活血，通络，解毒，杀虫。用于筋骨疼痛，腹痛吐泻，小儿蛲虫病。
	紫藤根	根	甘，温。归肝、肾、心经。	祛风除湿，舒筋活络。用于痛风，痹症。

酢浆草科

原　植　物	药物名称	药用部位	性味归经	功能主治
Oxalis corniculata L. 酢浆草	★酢浆草	全草	酸，寒。归肝、肺、膀胱经。	清热利湿，凉血散瘀，消肿解毒。用于咽喉炎，扁桃体炎，口疮，泄泻，痢疾，黄疸，淋症，赤白带下，麻疹，吐血，衄血，疔疮，疥癣，跌打损伤。

原　植　物	药物名称	药用部位	性味归经	功能主治
Oxalis corymbosa DC. 红花酸浆草	铜锤草	全草	酸，寒。归肝、小肠经。	散瘀消肿，清热利湿，解毒。用于跌打损伤，月经不调，咽喉肿痛，水泻，痢疾，水肿，白带，淋浊，痔疮，痈肿疥疮，烧烫伤。
	铜锤草根	根	酸，寒。	清热，平肝，定惊。用于小儿肝热，惊风。

牻牛儿苗科

原　植　物	药物名称	药用部位	性味归经	功能主治
Erodium stephanianum Willd. 牻牛儿苗 *Geranium wilfordii* Maxim. 老鹳草 *Geranium carolinianum* L. 野老鹳草	★老鹳草	地上部分	辛、苦，平。归肝、肾、脾经。	祛风湿，通经络，止泻痢。用于风湿痹痛，麻木拘挛，筋骨酸痛，泄泻痢疾。
Geranium sibiricum L. 鼠掌老鹳草	鼠掌老鹳草	全草	辛、苦、微涩，平。	祛风除湿，活血通经，清热止泻，收敛。用于风湿关节痛，痉挛麻木，痢疾，泻下，疮口不收。

原　植　物	药物名称	药用部位	性味归经	功能主治
Pelargonium graveolens L’Herit. 香叶天竺葵	香叶	茎叶	辛，温。归肺、肝经。	祛风除湿，行气止痛，杀虫。用于风湿痹痛，疝气，阴囊湿疹，疥癣。

旱金莲科

原　植　物	药物名称	药用部位	性味归经	功能主治
Tropaeolum majus L. 旱金莲	旱莲花	全草	辛、酸，凉。归心、肾经。	清热解毒，凉血止血。用于目赤肿痛，疮疖，吐血，咯血。

蒺藜科

原　植　物	药物名称	药用部位	性味归经	功能主治
Nitraria sibirica Pall. 小果白刺	卡密	果实	甘、酸，微咸。归脾、胃经。	健脾胃，益气血，调月经。用于脾虚食少，消化不良，气血两亏，身体瘦弱，月经不调。

原　植　物	药物名称	药用部位	性味归经	功能主治
Tribulus terrestris L. 蒺藜	★蒺藜	果实	辛、苦，微温；有小毒。归肝经。	平肝解郁，活血祛风，明目，止痒。用于头痛眩晕，胸胁胀痛，乳闭乳痈，目赤翳障，风疹瘙痒。
	蒺藜花	花	辛，温。归肝经。	祛风和血。用于白癜风。
	蒺藜苗	茎叶	辛，平。归脾、肺、肝经。	祛风，除湿，止痒，消痈。用于暑湿伤中，呕吐泄泻，鼻塞流涕，皮肤风痒，疥癣，痈肿。
	蒺藜根	根	苦，平。归肝经。	行气破血。用于牙齿外伤动摇。

亚麻科

原　植　物	药物名称	药用部位	性味归经	功能主治
Linum stelleroides Planch. 野亚麻	★野亚麻	地上部分	甘，平。	解毒消肿。用于疖疮肿毒。
	野亚麻子	种子	甘，平。	养血，润燥，祛风。用于肠燥便秘，皮肤瘙痒。

原　植　物	药物名称	药用部位	性味归经	功能主治
Linum usitatissimum L. 亚麻	亚麻	根、叶	辛、甘，平。归肝、胃、大肠经。	平肝，活血。用于肝风头痛，跌打损伤，痈肿疔疮。
	★亚麻子	种子	甘，平。归肺、肝、大肠经。	润肠通便，养血祛风。用于肠燥便秘，皮肤干燥，瘙痒，脱发。

大戟科

原　植　物	药物名称	药用部位	性味归经	功能主治
Acalypha australis L. 铁苋菜	★血见愁	全草	辛、酸，凉。归心、肺、大肠、小肠经。	清热解毒，凉血止血，消积。用于痢疾，泄泻，吐血，衄血，尿血，便血，崩漏，小儿疳积，痈肿疮疡，皮肤湿疹。
Euphorbia ebracteolata Hayata 月腺大戟	★狼毒	根	辛，平；有毒。归肝、脾经。	散结，杀虫。用于淋巴结结核，皮癣，灭蛆。
Euphorbia esula L. 乳浆大戟	★猫眼草	全草	苦、微寒；有小毒。归肺、膀胱、肝经。	镇咳，祛痰，散结，逐水，拔毒，杀虫。用于痰饮咳喘，水肿，瘰疬，疥癣，无名肿毒。

原　植　物	药物名称	药用部位	性味归经	功能主治
Euphorbia helioscopia L. 泽漆	泽漆	全草	辛、苦，微寒；有毒。归肺、大肠、小肠经。	行气消肿，化痰止咳，解毒杀虫。用于水气肿满，痰饮喘咳，疟疾，菌痢，瘰疬，结核性瘘管，骨髓炎。
Euphorbia hippocrepica Hemsl. 牛奶浆草	牛奶浆草	根皮	微苦、涩、寒；有毒。归肝、大肠经。	利尿逐水。用于膨胀水肿，水结胸证。
Euphorbia humifusa Willd. 地锦 *Euphorbia maculata* L. 斑地锦	★地锦草	全草	辛，平。归肝、大肠经。	清热解毒，凉血止血。利湿退黄。用于痢疾，泄泻，咯血，尿血，便血，崩漏，疮疖痈肿，湿热黄疸。
Euphorbia indica L. 通奶草	大地锦	全草	辛、微苦，平。	通乳，利尿，清热解毒。用于妇人乳汁不通，水肿，泄泻，痢疾，皮炎，湿疹，烧烫伤。
Euphorbia lathyris L. 续随子	千金子	种子	辛，温；有毒。归肝、肾、大肠经。	泻下逐水，破血消癥；外用疗癣蚀疣。用于二便不通，水肿，痰饮，积滞腹胀，血瘀经闭；外用顽癣，赘疣。

原　植　物	药物名称	药用部位	性味归经	功能主治
Euphorbia millii Ch.des Moulins 铁海棠	铁海棠	茎、叶、根及乳汁	苦、涩，凉；小毒。归心经。	解毒，排脓，活血，逐水。用于痈疮肿毒，烫火伤，跌打损伤，横痃，肝炎，水膨。
Euphorbia pekinensis Rupr. 大戟	★京大戟	根	苦，寒；有毒。归肺、脾、肾经。	泻水逐饮，消肿散结。用于水肿胀满，胸腹积水，痰饮积聚，气逆咳喘，二便不利，痈肿疮毒，瘰疬痰核。
Euphorbia pulcherrima Willd. 一品红	一品红	全株	苦、涩，凉；有毒。	调经止血，活血定痛。用于月经过多，跌打肿痛，骨折，外伤出血。
Leptopus chinensis（Bunge）Pojark 雀儿舌头	★雀儿舌头	根	辛，温。归胃、大肠经。	理气止痛。用于脾胃气滞所致脘腹胀痛，食欲不振，寒疝腹痛，下痢腹痛。
Phyllanthus urinaria Linnaeus. 叶下珠	叶下珠	全草	微苦，凉。归肝、脾经。	清热，利湿，解毒消肿。用于痢疾，腹泻，传染性肝炎，肾炎水肿，尿路感染，小儿疳积，疮疡，蛇虫咬伤，口疮，头疮，无名肿毒。

原　植　物	药物名称	药用部位	性味归经	功能主治
Ricinus communis L. 蓖麻	★蓖麻子	种子	甘、辛，平；有毒。归大肠、肺经。	泻下通滞，消肿拔毒。用于大便燥结，痈疽肿毒，喉痹，瘰疬。
	蓖麻油	种子所榨取的脂肪油	甘、辛，平；有毒。归大肠经。	滑肠，润肤。用于肠内积滞，腹胀，便秘，疥癣癣疮，烫伤。
	蓖麻叶	叶	苦、辛，平；小毒。	祛风除湿，拔毒消肿。用于脚气，风湿痹痛，痈疮肿毒，疥癣瘙痒，子宫下垂，脱肛，咳嗽痰喘。
	※ 蓖麻根	根	辛，平。归肝、心经	祛风止痉，活血消肿。用于破伤风，癫痫，脑卒中，偏瘫，跌打损伤，疮痈肿痛，瘰疬，脱肛，子宫脱垂。
Securinega suffruticosa (Pall.) Rehd. 叶底珠	★一叶萩	嫩枝叶或根	辛、苦，微温；小毒。	祛风活血，益肾强筋。用于风湿腰痛，四肢麻木，阳痿，小儿疳积，面神经麻痹，小儿麻痹后遗症。

原　植　物	药物名称	药用部位	性味归经	功能主治
Speranskia tuberculata（Bunge）Baill. 地构叶	★珍珠透骨草	全草	辛，温。归肝、肾经。	祛风除湿，舒筋活血，散瘀消肿，解毒止痛。用于风湿痹痛，筋骨挛缩，寒湿脚气，腰部扭伤，瘫痪，闭经，阴囊湿疹，疮疖肿毒。

芸香科

原　植　物	药物名称	药用部位	性味归经	功能主治
Evdia daniellii (Benn.) Hemsl. 臭檀	黑辣子	果实		行气止痛。用于胃脘疼痛，腹痛，头痛。

原　植　物	药物名称	药用部位	性味归经	功能主治
Zanthoxylum bungeanum Maxim. 花椒	★花椒	果皮	辛，温。归脾、胃、肾经。	温中止痛，杀虫止痒。用于脘腹冷痛，呕吐泄泻，虫积腹痛；外治湿疹，阴痒。
	花椒叶	叶	辛，热。归脾、胃、大肠经。	温中散寒，燥湿健脾，杀虫解毒。用于奔豚，寒积，霍乱转筋，脱肛，脚气，风弦烂眼，漆疮，疥疮，毒蛇咬伤。
	花椒根	根	辛，温；小毒。归胃、肾、膀胱经。	散瘀，除湿，止痛，杀虫。用于虚寒血淋，风湿痹痛，胃痛，牙痛，痔疮，湿疮，脚气，蛔虫病。
	※ 椒目	种子	苦、辛，温；小毒。归脾、肺、膀胱经。	利水消肿，祛痰平喘。用于水肿胀满，哮喘。

原　植　物	药物名称	药用部位	性味归经	功能主治
Zanthoxylum simulans Hance 野花椒	野花椒叶	叶	辛，温。	祛风除湿，活血通经。用于风寒湿痹，闭经，跌打损伤，阴疽，皮肤瘙痒。
	野花椒	果实	辛，温；小毒。归胃经。	温中止痛，杀虫止痒。用于脾胃虚寒，脘腹冷痛，呕吐，泄泻，蛔虫腹痛，湿疹，皮肤瘙痒，阴痒，龋齿疼痛。
	野花椒皮	根皮或茎皮	辛，温。	祛风除湿，散寒止痛，解毒。用于风寒湿痹，筋骨麻木，脘腹冷痛，吐泻，牙痛，皮肤疮疡，毒蛇咬伤。

苦木科

原　植　物	药物名称	药用部位	性味归经	功能主治
Ailanthus altissima (Mill) Swingle 臭椿	※ 凤眼草	果实	苦、涩，凉。	清热燥湿，止痢，止血。用于痢疾，白浊，带下，便血，尿血，崩漏。
	樗叶	叶	苦，凉。归肺经。	清热燥湿，杀虫。用于湿热带下，泄泻，痢疾，湿疹，疥疮，疖肿。
	★椿皮	根皮或干皮	苦、涩，寒。归大肠、胃、肝经。	清热燥湿，收涩止带，止泻，止血。用于赤白带下，湿热泻痢，久泻久痢，便血，崩漏。

原　植　物	药物名称	药用部位	性味归经	功能主治
Picrasma quassioides (D.Don) Benn. 苦木	★苦木	枝和叶	苦，寒；有小毒。归肺、大肠经。	清热解毒，祛湿。用于风热感冒，咽喉肿痛，湿热泻痢，湿疹，疮疖，蛇虫咬伤。
	苦木根	根	苦，寒；小毒。	清热解毒，燥湿杀虫。用于感冒发热，急性胃肠炎，痢疾，胆道感染，蛔虫病，疮疖，疥癣，湿疹，烫伤，毒蛇咬伤。
	苦木叶	叶	苦，寒；小毒。	清热解毒，燥湿杀虫。用于疮疖痈肿，无名肿毒，体癣，烫伤，外伤出血。
	苦树皮	茎皮	苦，寒；小毒。归肝、脾经。	清热燥湿，解毒杀虫。用于湿疹，疮毒，疥癣，蛔虫病，急性胃肠炎。

棟科

原　植　物	药物名称	药用部位	性味归经	功能主治
Aglaia odorata Lour. 米籽兰	米籽兰	枝叶	辛，微温。	祛风湿，散瘀肿。用于风湿关节痛，跌打损伤，痈疽肿毒。
	米籽兰花	花	辛、甘，平。	行气宽中，宣肺止咳。用于胸膈满闷，噎膈初起，感冒咳嗽。
Melia azedarach L. 楝	★苦楝皮	树皮及根皮	苦，寒；有毒。归脾、胃、肝经。	杀虫，疗癣。用于蛔虫病，蛲虫病，虫积腹痛；外治疥癣瘙痒。
	苦楝叶	叶	苦，寒；有毒。	清热燥湿，杀虫止痒，行气止痛。用于湿疹瘙痒，疮癣疥癞，蛇虫咬伤，滴虫性阴道炎，疝气疼痛，跌打损伤。
	※苦楝子	果实	苦，寒；有毒。归肝、胃经。	行气止痛，杀虫。用于脘腹胁肋疼痛，虫积腹痛，头癣，冻疮。
	苦楝花	花	苦，寒。	清热祛湿，杀虫，止痒。用于热痱，头癣。

原　植　物	药物名称	药用部位	性味归经	功能主治
Toona sinensis (A.Juss.)Roem. 香椿	★香椿皮	干皮或枝皮	苦、涩，微寒。归大肠、胃经。	清热燥湿，涩肠，止血，止带，杀虫。用于泄泻，痢疾，肠风便血，崩漏，带下，蛔虫病，丝虫病，疮癣。
	春尖油	树干流出的液汁	辛、苦，温。	润燥解毒，通窍。用于手足皲裂，疔疮。
	椿叶	叶	辛、苦，平。归脾、胃经。	祛暑化湿，解毒，杀虫。用于暑湿伤中，恶心呕吐，食欲不振，泄泻，痢疾，痈疽肿毒，疥癣，白秃疮。
	※ 香椿子	果实	辛、苦，温。归肺、肝、大肠经。	祛风，散寒，止痛。用于外感风寒，风湿痹痛，胃痛，疝气痛，痢疾。
	椿树花	花	辛、苦，温。归肝、肺经。	祛风除湿，行气止痛。用于风湿痹痛，久咳，痔疮。

远志科

原　植　物	药物名称	药用部位	性味归经	功能主治
Polygala tatarinowii Regel 小扁豆	小扁豆根	根	辛，温。	祛风，活血止痛。用于跌打损伤，风湿骨痛。
Polygala tenuifolia Willd. 远志 *Polygala sibirica* L. 卵叶远志	★远志	根	苦、辛，温。归心、肾、肺经	安神益智，交通心肾，祛痰，消肿。用于心肾不交引起的失眠多梦，健忘惊悸，神志恍惚，咳痰不爽，疮疡肿毒，乳房肿痛。
	※ 远志小草	地上部分	辛、苦，平。归肺、心经。	祛痰，安神，消痈。用于咳嗽痰多，虚烦，惊恐，梦遗失惊，胸痹心痛，痈肿疮疡。

漆树科

原　植　物	药物名称	药用部位	性味归经	功能主治
Cotinus coggyria Scop.var.*cinerea* Engl.et Wils. 黄栌 *Cotinus coggyria* Scop.var.*pubescens* Engl. 毛黄栌	黄栌根	根	苦、辛，寒。归肝、肾经。	清热利湿，散瘀，解毒。用于黄疸，肝炎，跌打瘀痛，皮肤瘙痒，赤眼，丹毒，烫火伤，漆疮。

原　植　物	药物名称	药用部位	性味归经	功能主治
Cotinus coggyria Scop.var.*cinerea* Engl.et Wils. 黄栌 *Cotinus coggyria* Scop.var.*pubescens* Engl. 毛黄栌	★黄栌	嫩枝和叶	苦、辛，寒。归肝、肾经。	清热解毒，活血止痛。用于黄疸型肝炎，丹毒，漆疮，水火烫伤，结膜炎，跌打瘀痛。
Pistacia chinesis Bunge 黄连木	黄楝木	叶芽、叶或根、树皮	苦、涩，寒。	清暑，生津，解毒，利湿。用于暑热口渴，咽喉肿痛，口舌糜烂，吐泻，痢疾，淋证，无名肿毒，疮疹。
Rhus chinesis Mill. 盐肤木	盐肤子	果实	酸、咸，凉。归肺、心经。	生津润肺，降火化痰，敛汗，止痢。用于痰嗽，喉痹，黄疸，盗汗，痢疾，顽癣，痈毒，头风白屑。
	盐肤叶	叶	酸、苦，凉。	止咳，止血，收敛，解毒。用于痰嗽，便血，血痢，盗汗，痈疽，疮疡，湿疹，蛇虫咬伤。
Rhus potaninii Maxim. 青麸杨	青麸杨根	根	辛，热。归心、肝、肾经。	祛风解毒。用于小儿缩阴症，瘰疬。

原　植　物	药物名称	药用部位	性味归经	功能主治
Rhus chinensis Mill. 盐肤木 *Rhus potaninii* Maxim. 青麸杨	★五倍子	叶上的虫瘿	酸、涩，寒。归肺、大肠、肾经。	敛肺降火，涩肠止泻，敛汗，止血，收湿敛疮。用于肺虚久咳，肺热痰嗽，久泻久痢，自汗盗汗，消渴，便血痔血，外伤出血，痈肿疮毒，皮肤湿烂。
Toxicodendron delavayi (Franch.)F.A.Barkl. 小漆树	山漆树	根、叶	辛、苦，温。归膀胱、脾经。	祛风湿，解毒消肿止痛。用于风湿痹痛，疮疡肿毒。
Toxicodendron syivestris（Sieb. et Zucc.）O.Kuntze 木蜡树	木蜡树叶	叶	辛，温；小毒。	祛瘀消肿，杀虫，解毒。用于跌打损伤，创伤出血，钩虫病，疥癣，疮毒，毒蛇咬伤。
	木蜡树根	根	苦、涩，温；小毒。	祛瘀止痛止血。用于风湿腰痛，跌打损伤，刀伤出血，毒蛇咬伤。

原　植　物	药物名称	药用部位	性味归经	功能主治
Toxicodendron succedaneum（L.）O.Kuntze 野漆	野漆树	叶	苦、涩，平；有毒。	散瘀止血，解毒。用于咳血，吐血，外伤出血，毒蛇咬伤。
	野漆树根	根或根皮	苦，寒；小毒。归肝、肾、心经。	散瘀止血，解毒。用于咳血，吐血，尿血，血崩，外伤出血，跌打损伤，疮毒疥癣，毒蛇咬伤。

原　植　物	药物名称	药用部位	性味归经	功能主治
Toxicodendron vernicifluum (Stokes)F.A.Barkl. 漆树	★漆树子	种子	辛，温；有毒。归肝、脾经。	活血止血，温经止痛。用于出血夹瘀的便血，尿血，崩漏及瘀滞腹痛，经闭。
	漆叶	叶	辛，温；小毒。归肝、脾经。	活血解毒，杀虫敛疮。用于紫云疯，面部紫肿，外伤瘀肿出血，疮疡溃烂，疥癣，漆中毒。
	漆树根	根	辛，温；有毒。归肝经。	活血散瘀，痛经止痛。用于跌打瘀肿疼痛，经闭腹痛。
	漆树皮	树皮或根皮	辛，温；小毒。归肾经。	接骨。用于跌打骨折。
	漆树木心	心材	辛，温；小毒。归肝、胃经。	行气活血止痛。用于气滞血瘀所致胸胁胀痛，脘腹气痛。
	生漆	树脂	辛，温；大毒。归肝、脾经。	杀虫。用于虫积，水蛊。

槭树科

原　植　物	药物名称	药用部位	性味归经	功能主治
Acer davidii Franch 青榨槭	青榨槭	根、树皮	甘、苦，平。归脾、胃经。	祛风除湿，散瘀止痛，消食健脾。用于风湿痹痛，肢体麻木，关节不利，跌打瘀痛，泄泻，痢疾，小儿消化不良。
Acer ginnala Maxim. 茶条槭	桑芽	嫩叶	微苦、微甘，寒。归肝经。	清肝明目。用于风热头痛，肝热目赤，视物昏花。
Acer mono Maxim. 色木槭	地锦槭	枝叶	辛、苦，温。	祛风除湿，活血止痛。用于偏正头痛，风寒湿痹，跌打损伤，湿疹，疥癣。
Acer negundo L. 梣叶槭	梣叶槭	树皮		收敛。用于顺势疗法。
Acer truncatum Bunge 元宝槭	元宝槭	根皮	辛、苦，微温。	祛风除湿，舒筋活络。用于腰背疼痛。

无患子科

原　植　物	药物名称	药用部位	性味归经	功能主治
Cardiospermun halicacabum L. 倒地铃	三角泡	全草或果实	苦、辛，寒。	清热利湿，凉血解毒。用于黄疸，淋证，湿疹，疔疮肿毒，毒蛇咬伤，跌打损伤。
Koelreuteria paniculata Laxm. 栾树	★栾华	花	苦，寒。归肝经。	清肝明目。用于目赤肿痛，多泪。
Xanthoceras sorbifolia Bunge 文冠果	★文冠木	茎或枝叶	甘、微苦，平。	祛风除湿，消肿止痛。用于风湿痹痛，筋骨疼痛。
	※ 文冠果子仁	种仁	微甘、涩、苦，微寒。归脾、肾经。	益气健脾，补肾缩尿。用于肾气不足和脾胃气虚所致的儿童功能性遗尿。症见睡中遗尿，面色无华，神疲乏力，舌淡，脉沉无力。

凤仙花科

原　植　物	药物名称	药用部位	性味归经	功能主治
Impatiens balsamina L. 凤仙花	★急性子	成熟种子	微苦、辛，温；有小毒。归肺、肝经。	破血，软坚，消积。用于癥瘕痞块，经闭，噎膈。
	※凤仙透骨草	茎	苦、辛，温；小毒。归肝、肾经。	祛风湿，活血，消肿，止痛。用于风湿痹痛，跌打肿痛，闭经，痛经，痈肿，丹毒，鹅掌风，蛇虫咬伤。
	凤仙根	根	苦、辛，平。	活血止痛，利湿消肿。用于跌打肿痛，风湿骨痛，白带，水肿。
	★凤仙花	花	甘、苦，微温。归肝、肾、心经。	祛风除湿，活血止痛，解毒杀虫。用于风湿肢体萎废，腰胁疼痛，妇女经闭腹痛，产后瘀血未净，跌打损伤，骨折，痈疽疮毒，毒蛇咬伤，白带，鹅掌风，灰指甲。

原　植　物	药物名称	药用部位	性味归经	功能主治
Impatiens noli-tangere L. 水金凤	水金凤	根或全草	甘，温。	活血调经，祛风除湿。用于月经不调，痛经，经闭，跌打损伤，风湿痹痛，脚气肿痛，阴囊湿疹，癣疮，癞疮。
Impatiens siculifer Hook.f. 黄金凤	黄金凤	全草	—	祛风除湿，活血消肿，清热解毒。用于风湿骨痛，风湿麻木，跌打损伤，烧烫伤。

冬青科

原　植　物	药物名称	药用部位	性味归经	功能主治
Ilex cornuta Lindl.ex Paxt. 枸骨	枸骨叶	叶	苦，凉。归肝、肾经。	清热养阴，益肾，平肝。用于肺痨咯血，骨蒸潮热，头晕目眩。
	枸骨树皮	树皮	微苦，凉。归肝、肾经。	补肝肾，强腰膝。用于肝肾不足，腰脚痿弱。
	功劳根	根	苦，凉。归肝、肾经。	补肝益肾，疏风清热。用于腰脚痿弱，关节疼痛，头风，赤眼，牙痛，荨麻疹。
	枸骨子	果实	苦、涩，微温。归肝、肾、脾经。	补肝肾，强筋活络，固涩下焦。用于体虚低热，筋骨疼痛，崩漏，带下，泄泻。

卫矛科

原　植　物	药物名称	药用部位	性味归经	功能主治
Celastrus angulatus Maxim. 苦皮藤	苦皮藤	根、根皮、茎皮	—	清热解毒，利湿，消肿，杀虫，透疹，调经，舒筋活络。用于风湿痛，劳伤秃疮，黄水疮，头癣，头虱，阴道发痒，闭经，跌打损伤，骨折肿痛，关节疼痛，小儿麻疹不出。

原　植　物	药物名称	药用部位	性味归经	功能主治
Celastrus orbiculatus Thunb. 南蛇藤	※ 南蛇藤	茎藤	苦、辛，温。归肝、脾、大肠经。	祛风除湿，通经止痛，活血解毒。用于风湿关节痛，四肢麻木，瘫痪，头痛，牙痛，闭经，小儿惊风，跌打损伤，痢疾，痧症，带状疱疹。
	南蛇藤根	根	辛、苦，平。归肝、脾经。	祛风除湿，活血通经，消肿解毒。用于风湿痹痛，跌打肿痛，闭经，头痛，腰痛，疝气痛，痢疾，肠风下血，痈疽肿毒，水火烫伤，毒蛇咬伤。
	南蛇藤叶	叶	苦、辛，平。归肝经。	祛风除湿，解毒消肿，活血止痛。用于风湿痹痛，疮疡疖肿，疱疹，湿疹，跌打损伤，蛇虫咬伤。
	★藤合欢	果实	甘、微苦，平。	养心安神，和血止痛。用于心悸失眠，健忘多梦，牙痛，筋骨痛，腰腿麻木，跌打损伤。

原　植　物	药物名称	药用部位	性味归经	功能主治
Euonymus alatus（Thunb.）Sieb. 卫矛	★鬼箭羽	木翅	苦、辛，寒。归肝、脾经。	破血通经，解毒消肿，杀虫。用于癥瘕结块，心腹疼痛，闭经，痛经，崩中漏下，产后瘀滞腹痛，恶露不下，疝气，历节痹痛，疮肿，跌打损伤，虫积腹痛，烫火伤，毒蛇咬伤。
Euonymus chinensis Lindl. 中华卫矛	华卫矛	全株	苦、辛，平。	祛风除湿，强壮筋骨。用于风湿腰腿疼，肾虚腰痛，跌打损伤，高血压病。
Euonymus giraldii Loes. 纤齿卫矛	纤齿卫矛	根	辛，凉。	祛瘀止痛，解毒消肿。用于跌打损伤，痈肿疮毒。

原　植　物	药物名称	药用部位	性味归经	功能主治
Euonymus japonicus Thunb. 大叶黄杨	大叶黄杨根	根	辛、苦，温。归肝经。	活血调经，祛风湿。用于月经不调，痛经，风湿痹痛。
	大叶黄杨叶	叶	甘、微苦，平。	解毒消肿。用于疮毒。
	大叶黄杨	茎皮及枝	苦、辛，微温。	祛风湿，强筋骨，活血止血。用于风湿痹痛，腰膝酸软，跌打伤肿，骨折，吐血。
Euonymus maackii Rupr. 丝棉木	丝棉木	根及树皮	苦、辛，凉。归肝、脾、肾经。	祛风除湿，活血通络，解毒止血。用于风湿性关节炎，腰痛，跌打伤肿，血栓闭塞性脉管炎，肺痈，衄血，疔疮肿毒。
	丝棉木叶	叶	苦，寒。	清热解毒。用于漆疮，痈肿。
Euonymus phellomana Loes. 栓翅卫矛	翅卫矛	枝皮	苦，微寒。归肝、肺经。	活血调经，散瘀止痛。用于月经不调，产后瘀阻腹痛，跌打损伤，风湿痹痛。

黄杨科

原　植　物	药物名称	药用部位	性味归经	功能主治
Buxus sinica (Rehd.et.Wils.) M.Cheng 黄杨	黄杨木	茎枝及叶	苦，平。归心、肝、肾经。	祛风除湿，理气，止痛。用于风湿痹痛，胸腹气胀，疝气疼痛，牙痛，跌打损伤。
	黄杨叶	叶	苦，平。	清热解毒，消肿散结。用于疮疖肿毒，风火牙痛，跌打损伤。
	山黄杨子	果实	苦，凉。	清暑热，解疮毒。用于暑热，疮疖。
	黄杨根	根	苦、微辛，平。归肝经。	祛风止咳，清热除湿。用于风湿痹痛，伤风咳嗽，湿热黄疸。

鼠李科

原　植　物	药物名称	药用部位	性味归经	功能主治
Rhamnella franguloides（Maxim.）Weberb. 猫乳	猫乳	根及全株	苦，平。归脾、肾经。	补气益精，补脾益肾。用于劳伤乏力，烦劳过疲，大病久病，疥疮，小儿脓包疮。

原　植　物	药物名称	药用部位	性味归经	功能主治
Rhamnus arguta Maxim. 锐齿鼠李	锐齿鼠李	果实	——	止咳，祛痰。
Rhamnus globosa Bunge 圆叶鼠李	冻绿刺	茎、叶或根皮	苦、涩，微寒。归肺、脾、胃、大肠经。	杀虫消食，下气祛痰。用于寸白虫，食积，瘰疬，哮喘。
Rhamuns parvifolia Bunge 小叶鼠李	琉璃枝	果实	苦，凉；小毒。	清热泻下，解毒消瘰。用于热结便秘，瘰疬，疥癣，疮毒。
Sageretia paucicostata Mexim. 少脉雀梅藤	少脉雀梅藤	果皮，果仁	微苦、涩，凉。	祛风除湿。

原　植　物	药物名称	药用部位	性味归经	功能主治
Ziziphus jujuba Mill. 枣	★大枣	果实	甘，温。归脾、胃、心经。	补中益气，养血安神。用于脾虚食少，乏力便溏，妇人脏躁。
	枣核	果核	苦，平。归肝、肾经。	解毒，敛疮。用于臁疮，牙疳。
	枣叶	叶	甘，温。	清热解毒。用于小儿发热，疮疖，热痱，烂脚，烫火伤。
	枣树皮	树皮	苦、涩，温。归肺、大肠经。	涩肠止泻，镇咳止血。用于泄泻，痢疾，咳嗽，崩漏，外伤出血，烧烫伤。
	枣树根	根	甘，温。归肝、脾、肾经。	调经止血，祛风止痛，补脾止泻。用于月经不调，不孕，崩漏，吐血，胃痛，痹痛，脾虚泄泻，风疹，丹毒。

原 植 物	药物名称	药用部位	性味归经	功能主治
Ziziphus jujuba Mill. var. *spinosa* (Bunge) Hu ex H.F.Chou 酸枣	★酸枣仁	种子	甘、酸，平。归肝、胆、心经。	养心补肝，宁心安神，敛汗，生津。用于虚烦不眠，惊悸多梦，体虚多汗，津伤口渴。
	酸枣肉	果肉	酸、甘，平。	止血止泻。用于出血，腹泻。
	棘刺花	花	苦，平。归心、肝经。	敛疮，明目。用于金刃创伤，瘘管，目晕不明。
	棘叶	叶	苦，平。	敛疮解毒。用于臁疮。
	棘针	棘刺	辛，寒。归心、肝经。	清热解毒，消肿止痛。用于痈肿，喉痹，尿血，腹痛，腰痛。
	酸枣树皮	树皮	涩，平。	敛疮生肌，解毒止血。用于烧烫伤，外伤出血，崩漏。
	酸枣根皮	根皮	涩，温。归肾经。	止血，涩精，收湿敛疮。用于便血，崩漏，滑精，带下，烧烫伤。
	酸枣根	根	涩，温。	安神。用于失眠，神经衰弱。

葡萄科

原　植　物	药物名称	药用部位	性味归经	功能主治
Ampelopsis aconitifolia Bunge 乌头叶蛇葡萄	过山龙	根皮	辛，热。归心、肾经。	祛风除湿，散瘀消肿，用于风寒湿痹，跌打瘀肿，痈疽肿痛。
Ampelopsis aconitifolia Bunge var.*glabra* Diels 掌裂草葡萄	独脚蟾蜍	块根	苦、寒；小毒。归心、肺经。	清热化痰，解毒散结。用于热病头痛，胃痛，痢疾，痈肿，痰核。
Ampelopsis brevipedunculata (Maxim.)Trautv. 蛇葡萄	蛇白蔹	根皮	辛、苦、涩，凉。	祛风除湿，解毒，敛疮。用于风湿性关节炎，胃溃疡，跌打损伤，烫伤，疮疡，丹毒。
Ampelopsis humulifolia Bunge 葎叶蛇葡萄	七角白蔹	根皮	辛，温。	祛风湿，散瘀肿，解毒。用于风湿痹痛，跌打瘀肿，痈疽肿痛。
Ampelopsis japonica (Thunb.) Makino 白蔹	白蔹	块根	苦，微寒。归心、胃经。	清热解毒，消痈散结，敛疮生肌。用于痈疽发背，疔疮，瘰疬，烧烫伤。
	白蔹子	果实	苦，寒。归肝、脾经。	清热消痈。用于温疟，热毒痈肿。

原　植　物	药物名称	药用部位	性味归经	功能主治
Cayratia japonica（Thunb.）Gagnep. 乌蔹莓	乌蔹莓	全草或根	苦、酸，寒。归心、肝、胃经。	清热利湿，解毒消肿。用于热毒痈肿，疔疮，丹毒，咽喉肿毒，蛇虫咬伤，水火烫伤，风湿痹痛，黄疸，泻痢，白浊，尿血。
Parthenocissus tricuspidata (Sieb.et Zucc.)Planch. 爬山虎	地锦	藤茎或根	辛、微涩，温。归肝经。	祛风止痛，活血通络。用于风湿痹痛，中风半身不遂，偏正头痛，产后血瘀，腹生结块，跌打损伤，痈肿疮毒，溃疡不敛。
Vitis amurensis Rupr. 山葡萄	山藤藤秧	根或茎髓	辛，凉。归胃、肝经。	祛风止痛。用于风湿骨痛，胃痛，腹痛，神经性头痛，术后疼痛，外伤痛。
	山藤藤果	果实	酸，凉。	清热利尿。用于烦热口渴，尿路感染，小便不利。

原　植　物	药物名称	药用部位	性味归经	功能主治
Vitis vinifera L. 葡萄	葡萄	果实	甘、酸，平。归肺、脾、肾经。	补气血，强筋骨，利小便。用于气血虚弱，肺虚咳嗽，心悸盗汗，烦渴，风湿痹痛，淋病，水肿，痘疹不透。
	葡萄藤叶	藤叶	甘，平。归肾、肝、膀胱经。	祛风除湿，利水消肿，解毒。用于风湿痹痛，水肿，腹泻，风热目赤，痈肿疔疮。
	葡萄根	根	甘，平。归肺、肾、膀胱经。	驱风通络，利湿消肿，解毒。用于风湿痹痛，肢体麻木，跌打损伤，水肿，小便不利，痈肿疔毒。
Vitis wilonae Veitch. 网脉葡萄	野葡萄根	根	甘，平。归肝、肾经。	清热解毒。用于痈疽疔疮，慢性骨髓炎。

椴树科

原　植　物	药物名称	药用部位	性味归经	功能主治
Corchoropsis psilocarpa Harms et Loes 光果田麻	光果田麻	全草	淡，凉。归肝经。	平肝利湿，解毒。用于风湿痛，跌打损伤，黄疸。
Corchoropsis tomentosa（Thunb.）Makino 田麻	★田麻	全草	苦，凉。归肝经。	清热利湿，解毒止血。用于痈疖肿毒，咽喉肿痛，疥疮，小儿疳积，白带过多，外伤出血。
Grewia biloda G.Don. 扁担杆	★娃娃拳	全株	甘，温。归肺、脾经。	健脾益气，祛风除湿，固精止带。用于脾虚食少，久泻脱肛，小儿疳积，蛔虫病，风湿痹痛，遗精，崩漏，带下，子宫脱垂。
Grewia biloda G.Don. var. *parviflora* (Bunge) Hand.-Mazz. 小花扁担杆	吉利子树	枝叶	甘、苦，温。	健脾益气，祛风除湿。用于小儿疳积，脘腹胀满，脱肛，妇女崩漏，带下，风湿痹痛。

锦葵科

原　植　物	药物名称	药用部位	性味归经	功能主治
Abelmoschus esculentus (L.) Moench. 咖啡黄葵	秋葵	根、叶、花或种子	淡，寒。	利咽，通淋，下乳，调经。用于咽喉肿痛，小便淋涩，产后乳汁稀少，月经不调。

原植物	药物名称	药用部位	性味归经	功能主治
Abelmoschus manihot (L.) Medic. 黄蜀葵	黄蜀葵花	花冠	甘，寒。归肾、膀胱经。	清热利湿，消肿解毒。用于湿热壅遏，淋浊水肿；外治痈疽肿毒，水火烫伤。
	黄蜀葵子	种子	甘，寒。归肾、膀胱、胃经。	利水，通淋，消肿解毒。用于淋证，水肿，便秘，痈肿，跌打损伤。
	黄蜀葵叶	叶	甘，寒。	清热解毒，接骨生肌。用于热毒疮痈，尿路感染，骨折，烫火伤，外伤出血。
	黄蜀葵茎	茎或茎皮	甘，寒。归肝经。	清热解毒，通便利尿。用于高热不退，大便秘结，小便不利，疔疮肿毒，烫伤。
	黄蜀葵根	根	甘、苦，寒。归肺、肾、膀胱经。	利水，痛经，解毒。用于淋证，水肿，便秘，跌打损伤，乳汁不通，痈肿，聤耳，腮腺炎。

原　植　物	药物名称	药用部位	性味归经	功能主治
Abelmoschus sagittifolius (Kurz)Merr. 箭叶秋葵	五指山参	根	甘、淡，平。归肾、胃经。	滋阴润肺，和胃。用于肺燥咳嗽，肺痨，胃痛，疳积，神经衰弱。
	五指山参叶	叶	微甘，平。	解毒排脓。用于疮痈肿毒。
	火炮草果	果实	甘、淡，平。归肝、肾、胃经。	柔肝补肾，和胃止痛。用于肾虚耳聋，胃痛，疳积，少年白发。
Abutilon indicum (L.) Sweet 磨盘草	磨盘草	全草	甘、淡，凉。归肺、肾经。	疏风清热，化痰止咳，消肿解毒。用于感冒，发热，咳嗽，泄泻，中耳炎，耳聋，咽炎，腮腺炎，尿路感染，疮痈肿毒，跌打损伤。
	磨盘根	根	甘、淡，平。归肾、脾、肺、膀胱经。	清热利湿，通窍活血。用于肺燥咳嗽，胃痛，腹痛，泄泻，淋证，疝气，跌打损伤，耳鸣耳聋。
	磨盘草子	种子	辛、甘，寒。归肝、大肠经。	通窍，利水，清热解毒。用于耳聋，乳汁不通，水肿，便秘，痢疾，痈疽肿毒。

原　植　物	药物名称	药用部位	性味归经	功能主治
Abutilon theophrasti Medic. 苘麻	苘麻	全草或叶	苦，平。归脾、胃经。	清热利湿，解毒开窍。用于痢疾，中耳炎，耳鸣，耳聋，睾丸炎，化脓性扁桃体炎，痈疽肿毒。
	苘麻根	根	苦，平。归肾、膀胱经。	清热利湿。用于小便淋沥，痢疾，急性中耳炎，睾丸炎。
	★苘麻子	种子	苦，平。归大肠、小肠、膀胱经。	清热解毒，利湿，退翳。用于赤白痢疾，淋症涩痛，痈疽疮毒，目生翳障。

原　植　物	药物名称	药用部位	性味归经	功能主治
Althaea rosea（L.）Cav. 蜀葵	★蜀葵花	花	甘、咸，凉。归肺、大肠、膀胱经。	和血止血，解毒散结。用于吐血，衄血，月经过多，赤白带下，二便不通，小儿风疹，疟疾，痈疽疖肿，蜂蝎螫伤，烫伤，火伤。
	蜀葵苗	茎叶	甘，凉。归肺、大肠、膀胱经。	清热利湿，解毒。用于热毒下痢，淋证，无名肿毒，水火烫伤，金疮。
	蜀葵子	种子	甘，寒。归肝、大肠、膀胱经。	利尿通淋，解毒排脓，润肠。用于水肿，淋证，带下，乳汁不通，疮疥，无名肿毒。
	※ 蜀葵根	根	甘、咸，微寒。归心、肺、大肠、膀胱经。	清热利湿，凉血止血，解毒排脓。用于淋证，带下，痢疾，吐血，血崩，外伤出血，疮疡肿毒，烫伤烧伤。

原　植　物	药物名称	药用部位	性味归经	功能主治
Gossypium hirsutum L. 陆地棉	棉花	种子上的棉毛	甘，温。	止血。用于吐血，便血，血崩，金创出血。
	棉花子	种子	辛，热；有毒。归肝、肾、脾、胃经。	温肾，通乳，活血止血。用于阳痿，腰膝冷痛，白带，遗尿，胃痛，乳汁不通，崩漏，痔血。
	棉花壳	外果皮	辛，温。归肺、胃经。	温胃降逆，化痰止咳。用于噎膈，胃寒呃逆，咳嗽气喘。
	★棉花根	根	甘，温。归肺经。	止咳平喘，通经止痛。用于咳嗽，气喘，月经不调，崩漏。

原　植　物	药物名称	药用部位	性味归经	功能主治
Hibiscus rosa-sinensis L. 朱槿	扶桑花	花	甘、淡，平。归心、肺、肝、脾经。	清肺，凉血，化湿，解毒。用于肺热咳嗽，咯血，鼻衄，崩漏，白带，痢疾，赤白浊，痈肿毒疮。
	扶桑叶	叶	甘、淡，平。归肝、脾经。	清热利湿，解毒。用于白带，淋证，疔疮肿毒，腮腺炎，乳腺炎，淋巴结炎。
	扶桑根	根	甘、涩，平。归肝、肺、大肠经。	调经，利湿，解毒。用于月经不调，崩漏，白带，白浊，痈疮肿毒，尿路感染，急性结膜炎。

原　植　物	药物名称	药用部位	性味归经	功能主治
Hibiscus syriacus L. 木槿	※ 木槿花	花	甘、苦，凉。归脾、肺肝经。	清热利湿，凉血解毒。用于肠风泻血，赤白下痢，痔疮出血，肺热咳嗽，咳血，白带，疮疖痈肿，烫伤。
	木槿根	根	甘，凉。归肺、大肠经。	清热解毒，消痈肿。用于肠风，痢疾，肺痈，肠痈，痔疮肿痛，赤白带下，疥癣，肺结核。
	★木槿皮	茎皮或根皮	甘、苦，微寒。归大肠、肝、脾经。	清热利湿，杀虫止痒。用于湿热泻痢，肠风泻血，脱肛，痔疮，赤白带下，阴道滴虫，皮肤疥癣，阴囊湿疹。
	木槿叶	叶	苦，寒。归大肠、胃经。	清热解毒。用于赤白痢疾，肠风，痈肿疮毒。
	木槿子	果实	甘，寒。归肺经。	清肺化痰，止头痛，解毒。用于痰喘咳嗽，支气管炎，偏正头痛，黄水疮，湿疹。

原　植　物	药物名称	药用部位	性味归经	功能主治
Hibiscus syriacus L. var. *totus-albus* T. 单瓣白花木槿	单瓣白花木槿	花	甘、苦，凉。	清热解毒，凉血消肿。用于明目，小便不利，痢疾，痔疮出血，白带；外敷治疗痈肿，烧烫伤。
Hibiscus syriacus L. var. *albus-plenus* Loudon 重瓣白花木槿	重瓣白花木槿	花	甘、苦，凉。	用于白带多，痢疾。
Hibiscus trionum L. 野西瓜苗	野西瓜苗	全草或根	甘，寒。归肺、肝、肾经。	清热解毒，利咽止咳。用于咽喉肿痛，咳嗽，泻痢，疮毒，烫伤。
	野西瓜苗子	种子	辛，平。归肾、肺经。	补肾，润肺。用于肾虚头晕，耳鸣，耳聋，肺痨咳嗽。
Malva rotundifolia L. 圆叶锦葵	圆叶锦葵根	根	甘，温。归脾、肺经。	益气止汗，利水通乳，托疮排脓。用于倦怠乏力，内脏下垂，肺虚咳嗽，自汗盗汗，乳汁不足，崩漏，痈疽难溃，溃后脓稀，疮口难合。
Malva sinensis Cav. 锦葵	锦葵	花、叶和茎	咸，寒。	利尿通便，清热解毒。用于大小便不畅，带下，淋巴结结核，咽喉肿痛。

原　植　物	药物名称	药用部位	性味归经	功能主治
Malva verticillata L. 冬葵	★冬葵果	果实	甘、涩，凉。归大肠小肠、膀胱经。	清热利尿，消肿。用于尿闭，水肿，口渴，尿路感染。
	冬葵叶	嫩苗或叶	甘，寒。归肺、大肠、小肠经。	清热，利湿，滑肠，通乳。用于肺热咳嗽，咽喉肿痛，热毒下痢，湿热黄疸，二便不通，乳汁不下，疮疖痈肿，丹毒。
	冬葵根	根	甘，寒。归脾、膀胱经。	清热利水，解毒。用于水肿，热淋，带下，乳痈，疳疮，蛇虫咬伤。

梧桐科

原 植 物	药物名称	药用部位	性味归经	功能主治
Firmiana plantanifolia (L.f.) Marsili 梧桐	★梧桐子	种子	甘，平。归心、肺、肾经。	顺气和胃，健脾消食，止血。用于胃脘疼痛，伤食腹泻，疝气，须发早白，小儿口疮，鼻衄。
	梧桐叶	叶	苦，寒。归肺、肝经。	祛风除湿，解毒消肿，降血压。用于风湿痹痛，跌打损伤，痈疮肿毒，痔疮，小儿疳积，泻痢，高血压病。
	梧桐根	根	甘，平。	祛风除湿，调经止血，解毒疗疮。用于风湿关节疼痛，吐血，肠风下血，月经不调，跌打损伤。
	梧桐白皮	去掉栓皮的树皮	甘、苦，凉。归肝、脾、肺、肾、大肠经。	祛风除湿，活血通经。用于风湿痹痛，月经不调，痔疮脱肛，丹毒，恶疮，跌打损伤。

瑞香科

原　植　物	药物名称	药用部位	性味归经	功能主治
Diarthron linifolius Turcz 粟麻	粟麻	根皮、茎皮		活血止痛。外用于风湿痛。
Stellera chamaejasme L. 瑞香狼毒	★瑞香狼毒	根	苦、辛，平；有毒。归肺、脾、肝经。	泻水逐饮，破积杀虫。用于水肿腹胀，痰食虫积，心腹疼痛，癥瘕积聚，结核，疥癣。
Wikstroemia chamaedaphne Meissn. 河蒴荛花	★黄芫花	叶及花蕾	辛、苦，寒；小毒。归肝、膀胱经。	泻下逐水，涤痰。用于水肿，胀满，痰饮，咳喘，急慢性肝炎，精神分裂症，癫痫。

胡颓子科

原　植　物	药物名称	药用部位	性味归经	功能主治
Elaeagnus pungens Thunb. 胡颓子	胡颓子	果实	酸、涩，平。归肺、胃、大肠经。	收敛止泻，健脾消食，止咳平喘，止血。用于泄泻，痢疾，食欲不振，消化不良，咳嗽气喘，崩漏，痔疮下血。
	胡颓子叶	叶	酸，微温。归肺经。	止咳平喘，止血，解毒。用于肺虚咳嗽，气喘，咳血，吐血，外伤出血，痈疽，痔疮肿痛。
	胡颓子根	根	苦、酸，平。归肝、肺、胃经。	活血止血，祛风利湿，止咳平喘，解毒敛疮。用于吐血，咯血，便血，月经过多，风湿关节痛，黄疸，水肿，泻痢，小儿疳积，咳喘，咽喉肿痛，疮疥，跌扑损伤。
Elaeagnus umbellate Thunb. 牛奶子	牛奶子	根、叶和果实	苦、酸，凉。归肺、肝、大肠经。	清热止咳，利湿解毒。用于肺热咳嗽，泄泻，痢疾，淋症，带下，崩漏，乳痈。

原　植　物	药物名称	药用部位	性味归经	功能主治
Hippophae rhamnoides L. 沙棘	★沙棘	果实	酸、涩，温。归脾、胃、肺、心经。	健脾消食，止咳祛痰，活血散瘀。用于脾虚食少，食积腹痛，咳嗽痰多，胸痹心痛，瘀血经闭，跌扑瘀肿。

猕猴桃科

原　植　物	药物名称	药用部位	性味归经	功能主治
Actinidia arguta (Sieb. et Zucc.) Planch. et Miq. 软枣猕猴桃	软枣猕猴桃	根、叶	——	清热，健胃，利湿。用于风湿关节痛，跌打损伤，丝虫病，肝炎，痢疾，瘰疬，痈疖肿毒，癌症。

堇菜科

原　植　物	药物名称	药用部位	性味归经	功能主治
Viola acuminate Ledeb 鸡腿堇菜	红铧头草	全草	淡，寒。	清热解毒，消肿止痛。用于肺热咳嗽，急性传染性肝炎，疮疖肿毒，跌打损伤。

原　植　物	药物名称	药用部位	性味归经	功能主治
Viola collina Bess. 球果堇菜	毛果堇菜	全草	——	清热解毒，消肿止痛。用于痈疽疮毒，肺痈，跌打损伤，刀伤出血。
Viola concordifolia C.J.Wang 心叶堇菜	犁头草	全草	苦、辛，寒。归肝、脾经。	清热解毒，化瘀排脓，凉血清肝。用于痈疽肿毒，乳痈，肠痈下血，化脓性骨髓炎，黄疸，目赤肿痛，瘰疬，外伤出血，蛇伤。
Viola dissecta Ledeb. 裂叶堇菜	疔毒草	全草或根、根茎	苦，寒。归心、胆、脾、肝经。	清热解毒，利湿消肿。用于疔疮肿毒，麻疹热毒，肺痨，肺炎，胸膜炎，淋浊，白带，肾炎。
Viola grypoceras A.Gray 紫花堇菜	地黄瓜	全草	微苦，凉。	清热解毒，散瘀消肿，凉血止血。用于疮痈肿毒，咽喉肿痛，乳痈，急性结膜炎，跌打伤痛，便血，刀伤出血，蛇咬伤。

原　植　物	药物名称	药用部位	性味归经	功能主治
Viola japonica L. 犁头草	犁头草	全草或根	苦、辛，寒。归心、肝经。	清热，解毒。用于痈疽，疔疮，瘰疬，乳痈，外伤出血。
Viola mandshurica W. Bckr. 东北堇菜	东北堇菜	全草	苦，寒。	清热解毒，消肿排脓。用于痈疽疔毒，目赤肿痛，咽喉肿痛，乳痈，黄疸，各种脓肿，淋巴结核，泄泻，痢疾。
Viola prionantha Bunge 早开堇菜	早开堇菜	全草	微苦、淡，寒。归心、肝经。	清热解毒，凉血消肿。用于痈疖，丹毒，乳腺炎，目赤肿痛，咽炎，黄疸型肝炎，肠炎，毒蛇咬伤。
Viola selkirkii Pursh ex Gold. 深山堇菜	深山堇菜	全草	——	清热解毒，消炎，消肿。
Viola tricolor L. 三色堇	三色堇	全草	苦，寒。归肺经。	清热解毒，止咳。用于疮疡肿毒，小儿湿疹，小儿瘰疬，咳嗽。
Viola variegata Fisch. 斑叶堇菜	斑叶堇菜	全草	甘，凉。归心、肝经。	清热解毒，凉血止血。用于痈疮肿毒，创伤出血。

原　植　物	药物名称	药用部位	性味归经	功能主治
Viola yedoensis Makino 紫花地丁	★紫花地丁	全草	苦、辛，寒。归心、肝经。	清热解毒，凉血消肿。用于疔疮肿毒，痈疽发背，丹毒，毒蛇咬伤。

怪柳科

原　植　物	药物名称	药用部位	性味归经	功能主治
Tamarix chinensis Lour. 柽柳	★西河柳	细嫩枝叶	甘、辛，平。归心、肺、胃经。	发表透疹，祛风除湿。用于麻疹不透，风湿痹痛。

秋海棠科

原 植 物	药物名称	药用部位	性味归经	功能主治
Begonia evansiana Andr. 秋海棠	秋海棠茎叶	茎、叶	酸、辛，微寒。归心经。	解毒消肿，散瘀止痛，杀虫。用于咽喉肿痛，疮痈溃疡，毒蛇咬伤，跌打损伤，皮癣。
	秋海棠根	根	酸、涩，凉。	化瘀，止血，清热利湿。用于跌打损伤，吐血，咯血，衄血，刀伤出血，崩漏，血瘀经闭，月经不调，带下，淋浊，泻痢，胃痛，咽喉肿痛。
	秋海棠果	果实	酸、涩、微辛，凉。	解毒，消肿。用于毒蛇咬伤。
	秋海棠花	花	苦、酸，寒。	杀虫解毒。用于皮癣。
Begonia semperflorens Link et Otto. 四季海棠	四季海棠	花和叶	苦，凉。	清热解毒。用于疮疖。

原　植　物	药物名称	药用部位	性味归经	功能主治
Begonia sinensis DC. 中华秋海棠	红白二丸	根茎或全草	苦、酸，微寒。	活血调经，止血止痢，镇痛。用于崩漏，月经不调，赤白带下，外伤出血，痢疾，胃痛，腹痛，腰痛，疝气痛，痛经，跌打瘀痛。
	红白二丸果	果实	苦，微寒。	解毒。用于蛇咬伤。

葫芦科

原 植 物	药物名称	药用部位	性味归经	功能主治
Benincasa hispida(Thunb.) Cogn. 冬瓜	冬瓜	果实	甘、淡，微寒。归肺、大小肠、膀胱经。	利尿，清热，化痰，生津，解毒。用于水肿胀满，淋证，脚气，痰喘，暑热烦闷，消渴，痈肿，痔瘘；并解丹石毒、鱼毒、酒毒。
	★冬瓜子	种子	甘，微寒。归肺、大肠经。	清肺化痰，消痈排脓，利湿。用于痰热咳嗽，肺痈，肠痈，白浊，带下，水肿，淋证。
	冬瓜瓤	果瓤	甘，平。归肺、膀胱经。	清热止渴，利水消肿。用于热病烦渴，消渴，淋证，水肿，痈肿。
	★冬瓜皮	外层果皮	甘，凉。归脾、小肠经。	利尿消肿。用于水肿胀满，小便不利，暑热口渴，小便短赤。
	冬瓜叶	叶	苦，凉。归肺、大肠经。	清热，利湿，解毒。用于消渴，暑湿泻痢，疟疾，疮毒，蜂蜇。
	冬瓜藤	藤茎	苦，寒。归肺、肝经。	清肺化痰，通经活络。用于肺热咳痰，关节不利，脱肛，疮疥。

原　植　物	药物名称	药用部位	性味归经	功能主治
Bolbostemma paniculatum (Maxim.) Franquet 土贝母	★土贝母	块茎	苦，微寒。归肺、脾经。	解毒，散结，消肿。用于乳痈，瘰疬，痰核。
Citrullus vulgaris Schrad. 西瓜	西瓜	果瓤	甘，寒。归心、胃、膀胱经。	清热除烦，解暑生津，利尿。用于暑热烦渴，热盛津伤，小便不利，喉痹，口疮。
	西瓜皮	外层果皮	甘，凉。归心、胃、膀胱经。	清热，解渴，利尿。用于暑热烦渴，小便短少，水肿，口舌生疮。
	西瓜子仁	种仁	甘，平。归肺、大肠经。	清肺化痰，和中润肠。用于久嗽，咯血，便秘。
	西瓜子壳	种皮	淡，平。归胃、大肠经。	止血。用于吐血，便血。
	西瓜根叶	根、叶或藤茎	淡、微苦，凉。归大肠经。	清热利湿。用于水泻，痢疾，烫伤，萎缩性鼻炎。

原植物	药物名称	药用部位	性味归经	功能主治
Cucumis melo L. 甜瓜	苦丁香	果柄	苦，寒；有毒。归脾、胃、肝经。	涌吐痰食，除湿退黄。用于中风，癫痫，喉痹，痰涎壅盛，呼吸不利，宿食不化，胸脘胀痛，湿热黄疸。
	甜瓜	果实	甘，寒。归心、胃经。	清暑热，解烦渴，利小便。用于暑热烦渴，小便不利，暑热下痢腹痛。
	甜瓜皮	果皮	甘、微苦，寒。	清暑热，解烦渴。用于暑热烦渴，牙痛。
	甜瓜子	成熟种子	甘，寒。归肺、胃、大肠经。	清肺，润肠，化瘀，排脓，疗伤止痛。用于肺热咳嗽，便秘，肺痈，肠痈，跌打损伤，筋骨折伤。
	甜瓜花	花	甘、苦，寒。归肝、肺经。	理气，降逆，解毒。用于心痛，咯逆上气，疮毒。
	甜瓜叶	叶	甘，寒。归肝、脾经。	祛瘀，消积，生发。用于跌打损伤，小儿疳积，湿疮疥癞，秃发。
	甜瓜茎	茎藤	苦、甘，寒。归肺、肝经。	宣鼻窍，痛经。用于鼻中息肉，鼻塞不通，经闭。
	甜瓜根	根	甘、苦，寒。归肺经。	祛风止痒。用于风热湿疮。

原　植　物	药物名称	药用部位	性味归经	功能主治
Cucumis melo L.var.*conomon* (Thunb.) Makino 菜瓜	越瓜	果实	甘，寒。归胃、小肠经。	除烦热，生津液，利小便。用于烦热口渴，小便不利，口疮。
Cucumis sativus L. 黄瓜	黄瓜	果实	甘，凉。归肺、脾、胃经。	清热，利水，解毒。用于热病口渴，小便短赤，水肿尿少，水火烫伤，汗斑，痱疮。
	黄瓜皮	果皮	甘、淡，凉。	清热，利水，通淋。用于水肿尿少，热结膀胱，小便淋痛。
	黄瓜子	种子	甘、淡、平，归肝、肾、肺、大肠经。	续筋接骨，祛风，消痰。用于骨折筋伤，风湿痹痛，老年痰喘。
	黄瓜叶	叶片	苦，寒。	清湿热，消毒肿。用于湿热泻痢，无名肿毒，湿脚气。

原　植　物	药物名称	药用部位	性味归经	功能主治
Cucumis sativus L. 黄瓜	黄瓜藤	藤茎	苦，凉。归心、肺经。	清热，化痰，利湿，解毒。用于痰热咳嗽，癫痫，湿热泻痢，湿痰流注，疮痈肿毒，高血压病。
	黄瓜根	根	苦、微甘，凉。归胃、大肠经。	清热，利湿，解毒。用于胃热消渴，湿热泻痢，黄疸，疮疡肿毒，聤耳流脓。
Cucurbita moschata (Duch.ex Lam.) Duch.ex Poir 南瓜	南瓜	果实	甘，平。归肺、脾、胃经。	解毒消肿。用于肺痈，喘证，痈肿，烫伤，毒蜂螫伤。
	南瓜瓤	果瓤	甘，凉。	解毒，敛疮。用于痈肿疮毒，烫伤，创伤。
	南瓜蒂	瓜蒂	苦、微甘，平。	解毒，利水，安胎。用于痈疽肿毒，疔疮，烫伤，疮溃不敛，水肿腹水，胎动不安。
	★南瓜子	种子	甘，平。归大肠经。	杀虫，下乳，利水消肿。用于绦虫，蛔虫，血吸虫，钩虫，蛲虫病，产后缺乳，产后手足浮肿，百日咳，痔疮。

原　植　物	药物名称	药用部位	性味归经	功能主治
Cucurbita moschata (Duch.ex Lam.) Duch.ex Poir. 南瓜	盘肠草	成熟果实内种子所萌发的幼苗	甘、淡，温。归肝、胃经。	祛风，止痛。用于小儿盘肠气痛，惊风，感冒，风湿热。
	南瓜花	花	甘，凉。归肝、肺经。	清湿热，消肿毒。用于黄疸，痢疾，咳嗽，痈疽肿毒。
	南瓜须	卷须	甘，凉。	用于妇人乳缩疼痛。
	南瓜叶	叶	甘、微苦，凉。	清热，解暑，止血。用于暑热口渴，热痢，外伤出血。
	南瓜藤	茎	甘、苦，凉。归肝、胃、肺经。	清肺，平肝，和胃，通络。用于肺痨低热，肝胃气痛，月经不调，火眼赤痛，水火烫伤。
	南瓜根	根	甘、淡，平。归肝、膀胱经。	利湿热，通乳汁。用于湿热淋证，黄疸，痢疾，乳汁不通。
Cucurbita pepo L. 西葫芦	西葫芦	果实	归肺经。	用于哮喘，支气管哮喘；外用于口疮。
Cucurbita pepo L.var.*kintoga* Makino 红南瓜	桃南瓜	果实	甘、微苦，平。归肺经。	止咳，平喘。用于咳嗽气喘。

原　植　物	药物名称	药用部位	性味归经	功能主治
Lagenaria siceraria (Molina) Standl. 葫芦 *Lagenaria siceraria* (Molina) Standl.var. *depressa* (Ser.) Hara. 瓠瓜	葫芦	果实	甘、淡，平。归肺、脾、肾经。	利水消肿，通淋，散结。用于水肿，腹水，黄疸，消渴，淋病，痈肿。
	陈葫芦瓢	老熟果实或果壳	甘、苦，平。	利水，消肿。用于水肿，膨胀。
	葫芦瓢	成熟果皮	甘，平。归肺、小肠经。	利尿，消肿，通淋，散结。用于水肿，腹胀，黄疸，淋症，颈淋巴结核。
	葫芦秧	茎、叶、花、须	甘，平。	解毒，散结。用于食物，药物中毒，龋齿痛，鼠瘘，痢疾。
	葫芦子	种子	甘，平。归肺经。	清热解毒，消肿止痛。用于肺炎，肠痈，牙痛。
Lagenaria siceraria (Molina) Standl. var. *hispida* (Thunb.) Hara. 瓠子	瓠子	果实	甘，平。	利水，清热，止渴，除烦。用于水肿腹胀，烦热口渴，疮毒。
	蒲种壳	老熟果皮	苦、淡，寒。	利水消肿。用于面目四肢浮肿，膨胀，小便不通。
	瓠子子	种子	甘，平。	解毒，活血，辟秽。用于咽喉肿痛，跌打损伤，山岚瘴气。

原　植　物	药物名称	药用部位	性味归经	功能主治
Lagenaria siceraria (Molina) Standl var. *microcarpa* (Nanb.) Hara. 小葫芦	苦葫芦	果实	苦，寒。	利水，消肿，清热散结。用于水肿，黄疸，消渴，痈肿恶疮，疥癣。
	苦葫芦花	花	——	散结，拔毒，敛疮。用于鼠瘘。
	苦葫芦蔓	茎藤	甘，平。	杀虫解毒。用于麻疮，白秃疮。
	苦葫芦子	种子	苦，寒。归肺、脾、肾经。	利水，通窍，杀虫，解毒。用于小便不利，水肿，鼻塞，鼻息肉，龋齿，聤耳，疥癣。
Luffa cylindrica (L.) Roem. 丝瓜	丝瓜	果实	甘，平。归肺、肝、胃、大肠经。	清热化痰，凉血解毒。用于热病身热烦渴，咳嗽痰喘，肠风下血，痔疮出血，血淋，崩漏，痈疽疮疡，乳汁不通，无名肿毒，水肿。
	★丝瓜络	成熟果实的维管束	甘，平。归肺、胃、肝经。	祛风，通络，活血，下乳。用于痹痛拘挛，胸胁胀痛，乳汁不通，乳痈胀痛。

原　植　物	药物名称	药用部位	性味归经	功能主治
Luffa cylindrica (L.) Roem. 丝瓜	※丝瓜子	种子	苦，寒。归肺、大肠、膀胱经。	清热，利水，通便，驱虫。用于水肿，石淋，肺热咳嗽，肠风下血，痔漏，便秘，蛔虫病。
	丝瓜皮	果皮	甘，凉。	清热解毒。用于金疮，痈肿，疔疮，坐板疮。
	丝瓜蒂	瓜蒂	苦，微寒。	清热解毒，化痰定惊。用于痘疮不起，咽喉肿痛，癫狂，痫症。
	丝瓜花	花	甘、微苦，寒。	清热解毒，化痰止咳。用于肺热咳嗽，咽痛，鼻窦炎，疔疮肿毒，痔疮。
	丝瓜叶	叶	苦，微寒。	清热解毒，止血，祛暑。用于痈疽，疔肿，疮癣，蛇咬，烫火伤，咽喉肿痛，创伤出血，暑热烦渴。
	丝瓜藤	茎	苦，微寒。归心、脾、肾经。	舒筋活络，止咳化痰，解毒杀虫。用于腰膝酸痛，肢体麻木，月经不调，咳嗽痰多，鼻渊，龋齿。

原　植　物	药物名称	药用部位	性味归经	功能主治
Luffa cylindrica (L.) Roem. 丝瓜	丝瓜根	根	甘、微苦，寒。	活血通络，清热解毒。用于偏头痛，腰痛，痹症，乳腺炎，鼻炎，鼻窦炎，喉风肿痛，肠风下血，痔漏。
Momordica charantia L. 苦瓜	苦瓜	果实	苦，寒。归心、脾、肺经。	祛暑涤热，明目，解毒。用于暑热烦渴，消渴，赤眼疼痛，痢疾，疮痈肿毒。
	苦瓜子	种子	苦、甘，温。	温补肾阳。用于肾阳不足，小便频数，遗尿，遗精，阳痿。
	苦瓜花	花	苦，寒。	清热解毒，和胃。用于痢疾，胃气痛。
	苦瓜叶	叶	苦，凉。	清热解毒。用于疮痈肿毒，梅毒，痢疾。
	苦瓜藤	茎	苦，寒。	清热解毒。用于痢疾，疮痈肿毒，胎毒，牙痛。
	苦瓜根	根	苦，寒。	清湿热，解毒。用于湿热泻痢，便血，疔疮肿毒，风火牙痛。

原植物	药物名称	药用部位	性味归经	功能主治
Thladiantha dubia Bunge 赤瓟	★赤瓟	果实	酸、苦，平。归胃、肝、肾经。	理气，活血，祛痰，利湿。用于反胃吐酸，肺痨咳血，黄疸，痢疾，胸胁疼痛，跌打损伤，筋骨疼痛，闭经。
	赤瓟根	根	苦，寒。	通乳，解毒，活血。用于乳汁不下，乳痈，痈肿，黄疸，跌打损伤，痛经。
Trichosanthes anguina L. 蛇瓜	蛇瓜	根、种子	甘、苦，寒。归肺、胃、肝、大肠经。	清热化痰，散结消肿，止泻杀虫。

原 植 物	药物名称	药用部位	性味归经	功能主治
Trichosanthes kirilowii Maxim. 栝楼 *Trichosanthes rosthornii* Harms 双边栝楼	★瓜蒌	果实	甘、微苦，寒。归肺、胃、大肠经。	清热涤痰，宽胸散结，润燥滑肠。用于肺热咳嗽，痰浊黄稠，胸痹心痛，结胸痞满，乳痈，肺痈，肠痈，大便便秘。
	★瓜蒌子	种子	甘，寒。归肺、胃、大肠经。	润肺化痰，滑肠通便。用于燥咳痰黏，肠燥便秘。
	★瓜蒌皮	果皮	甘，寒。归肺、胃经。	清热化痰，利气宽胸。用于痰热咳嗽，胸闷胁痛。
	★天花粉	根	甘、微苦，微寒。归肺、胃经。	清热泻火，生津止渴，消肿排脓。用于热病烦渴，肺热燥咳，内热消渴，疮疡肿毒。

千屈菜科

原　植　物	药物名称	药用部位	性味归经	功能主治
Lagerstroemia indica L. 紫薇	紫薇花	花	苦、微酸，寒。	清热解毒，活血止血。用于疮疖痈疽，小儿胎毒，疥癣，血崩，带下，肺痨咳血，小儿惊风。
	紫薇叶	叶	苦、涩，寒。	清热解毒，利湿止血。用于痈疮肿毒，乳痈，痢疾，湿疹，外伤出血。
	紫薇根	根	微苦，微寒。	清热利湿，活血止血，止痛。用于痢疾，水肿，烧烫伤，湿疹，痈肿疮毒，跌打损伤，血崩，偏头痛，牙痛，痛经，产后腹痛。
	紫薇皮	茎皮和根皮	苦，寒。	清热解毒，利湿祛风，散瘀止血。用于无名肿毒，丹毒，乳痈，咽喉肿痛，肝炎，疥癣，鹤膝风，跌打损伤，内外伤出血，崩漏带下。

原植物	药物名称	药用部位	性味归经	功能主治
Lythrum salicaria L. 千屈菜	★千屈菜	地上部分	苦，寒。归大肠、肝经。	清热解毒，收敛止血。用于痢疾，泄泻，便血，血崩，疮疡溃烂，吐血，衄血，外伤出血。
	铁菱角	根	苦，寒。归肝、大肠经。	清热解毒，止血敛疮。用于痢疾，便血，血崩，吐血，衄血，外伤出血；外用治溃疡。

石榴科

原　植　物	药物名称	药用部位	性味归经	功能主治
Punica granatum L. 石榴	★石榴皮	果皮	酸、涩，温。归大肠经。	涩肠止泻，止血，驱虫。用于久泻，久痢，便血，脱肛，崩漏，带下，虫积腹痛。
	酸石榴	酸味的果实	酸，温。归肺、大肠经。	止咳，涩肠，止血。用于津伤燥咳，滑泻，久痢，崩漏，带下。
	甜石榴	味甜的果实	甘、酸、涩，温。	生津止渴，杀虫。用于咽燥口渴，虫积，久痢。
	石榴花	花	酸、涩，平。	凉血，止血。用于衄血，吐血，外伤出血，月经不调，红崩白带，中耳炎。
	石榴叶	叶		收敛止泻，解毒杀虫。用于泄泻，痘风疮，癞疮，跌打损伤。
	石榴根	根	酸、涩，温。	驱虫，涩肠，止带。用于蛔虫，绦虫，久泻，久痢，赤白带下。

柳叶菜科

原　植　物	药物名称	药用部位	性味归经	功能主治
Circaea alpina L. 高山露珠草	高山露珠草	全草	甘、苦，微寒。	养心安神，消食，止咳，解毒，止痒。用于心悸，失眠，多梦，疳积，咳嗽，疮疡脓肿，湿疣，癣痒。
Circaea cordata Royle 心叶露珠草	牛泷草	全草	苦、辛，微寒。	清热解毒，止血生肌。用于疮痈肿毒，疥疮，外伤出血。
Circaea quadrisulcata (Maxim.)Franch et Sav. 露珠草	水珠草	全草	辛、苦，平。	宣肺止咳，理气活血，利尿解毒。用于外感咳嗽，脘腹胀痛，痛经，月经不调，经闭，泄泻，水肿，淋痛，疮肿，癣痒，湿疣。
Epilobium cephalostigma Hausskn. 光华柳叶菜	虾筏草	全草	苦、辛，平。	疏风清热，凉血止血。用于风热声嘶，咽痛，水肿，咯血，便血，月经过多，刀伤出血。

原　植　物	药物名称	药用部位	性味归经	功能主治
Epilobium hirsutum L. 柳叶菜	★柳叶菜	全草	苦、淡，寒。归肝、胃经。	清热解毒，利湿止泻，消食理气，活血接骨。用于湿热泻痢，食积，脘腹胀痛，牙痛，月经不调，经闭，带下，跌打骨折，疮肿，烫火伤，疥疮。
	柳叶菜花	花	苦、微甘，凉。归肝、胃经。	清热止痛，调经涩带。用于牙痛，咽喉肿痛，目赤肿痛，月经不调，白带过多。
	柳叶菜根	根	苦，平。归肝、胃经。	理气消积，活血止痛，解毒消肿。用于食积，脘腹疼痛，经闭，痛经，白带，咽肿，牙痛，口疮，目赤肿痛，疮肿，跌打瘀肿，骨折，外伤出血。

原　植　物	药物名称	药用部位	性味归经	功能主治
Epilobium palustre L. 沼生柳叶菜	水湿柳叶菜	全草	苦，凉。	疏风清热，解毒利咽，止咳，利湿。用于风热感冒，音哑，咽喉肿痛，肺热咳嗽，水肿，淋痛，湿热泻痢，风湿痹痛，疮痈，毒虫咬伤。
Epilobium platystigmatosum C.B.Robins. 高柱柳叶菜	高柱柳叶菜	全草	——	用于月经不调。
Fuchsia hybrida Voss. 倒挂金灯	倒挂金灯		辛、酸，微寒。归肝、心包经。	活血散瘀，凉血祛风。主治月经不调、经闭癥瘕、产后乳肿、皮肤瘙痒、痤疮等病症。
Ludwigia prostrata Roxb. 丁香蓼	丁香蓼	全草	苦，寒。	清热解毒，利尿通淋，化瘀止血。用于肺热咳嗽，咽喉肿痛，目赤肿痛，湿热泻痢，黄疸，淋痛，水肿，带下，吐血，肠风便血，疔肿，疥疮，跌打伤肿，外伤出血，蛇虫，狂犬咬伤。
	丁香蓼根	根	苦，凉。	清热利尿，消肿生肌。用于急性肾炎，刀伤。

小二仙草科

原　植　物	药物名称	药用部位	性味归经	功能主治
Myriophyllum spicatum L. 穗状狐尾藻	聚藻	全草	甘、淡，寒。	清热，凉血，解毒。用于热病烦渴，赤白痢，丹毒，疮疖，烫伤。

八角枫科

原　植　物	药物名称	药用部位	性味归经	功能主治
Alangium chinensie（Lour.）Harms 八角枫 *Alangium platanifolium* (Sieb.et Zucc.) Harms 瓜木	★八角枫	根	辛、苦，微温；有小毒。归肝、肾、心经。	祛风除湿，舒筋活络，散瘀止痛。用于风湿痹痛，四肢麻木，跌打损伤。
	八角枫叶	叶	苦、辛，平；小毒。归肝、肾经	化瘀接骨，解毒杀虫。用于跌打瘀肿，骨折，疮肿，乳痈，乳头皲裂，漆疮，疥癣，外伤出血。
	八角枫花	花	辛，平；小毒。归肝、胃经。	散风，理气，止痛。用于头风头痛，胸腹胀痛。

山茱萸科

原　植　物	药物名称	药用部位	性味归经	功能主治
Cornus officinalis Sieb. et Zucc. 山茱萸	★山茱萸	果肉	酸、涩，微温。归肝、肾经。	补益肝肾，收涩固脱。用于眩晕耳鸣，腰膝酸痛，阳痿遗精，遗尿尿频，崩漏带下，大汗虚脱，内热消渴。

五加科

原　植　物	药物名称	药用部位	性味归经	功能主治
Acanthopanax giraldii Harms 红毛五加	红毛五加皮	茎皮或根皮	辛、微苦，温。归肝、肾经。	祛风湿，强筋骨，活血利水。用于风寒湿痹，拘挛疼痛，筋骨痿软，足膝无力，心腹疼痛，疝气，跌打损伤，骨折，体虚浮肿。
Acanthopanax senticosus (Ruper. et Maxim.)Harms 刺五加	刺五加	根和根茎或茎	辛、微苦，温。归脾、肾、心经。	益气健脾，补肾安神。用于脾肺气虚，体虚乏力，食欲不振，肺肾两虚，久咳虚喘，肾虚腰膝酸痛，心脾不足，失眠多梦。

原　植　物	药物名称	药用部位	性味归经	功能主治
Aralia chinensis L. 楤木	楤木	茎皮或茎	辛、苦，平。归肝、胃、肾经。	祛风除湿，利水和中，活血解毒。用于风湿关节痛，腰腿酸痛，肾虚水肿，消渴，胃脘痛，跌打损伤，骨折，吐血，衄血，疟疾，漆疮，骨髓炎，深部脓疡。
	楤木叶	嫩叶	甘、微苦，平。	利水消肿，解毒止痢。用于肾炎水肿，臌胀，腹泻，痢疾，疔疮肿毒。
	楤木花	花	苦、涩，平。	止血。用于吐血。
	楤根	根及根茎	辛、苦，平。归肝、脾、肾经。	祛风除湿，活血通经，解毒散结。用于风热感冒，咳嗽，风湿痹痛，腰膝酸痛，淋浊，水肿，臌胀，黄疸，带下，痢疾，胃脘痛，跌打损伤，瘀血经闭，血崩，牙疳，阴疽，瘰疬，痔疮。

原　植　物	药物名称	药用部位	性味归经	功能主治
Kalopanax septemlobus (Thunb.) Koidz. 刺楸	刺楸树皮	树皮	辛、苦，凉。归脾胃经。	祛风除湿，活血止痛，杀虫止痒。用于风湿痹痛，肢体麻木，风火牙痛，跌打损伤，骨折，痈疽疮肿，口疮，痔疮，疥癣。
	刺楸树根	根或根皮	苦、微辛，平。	活血散瘀，祛风除湿，解毒。用于肠风下血，风湿痹痛，跌打损伤，骨折，周身浮肿，疮疡肿毒，瘰疬，痔疮。
	刺楸茎	茎枝	辛，平。	祛风除湿，活血止痛。用于风湿痹痛，胃脘痛。
	刺楸树叶	叶	辛、微甘，平。	解毒消肿，祛风止痒。用于疮疡肿痛或溃破，风疹瘙痒，风湿痛，跌打肿痛。

伞形科

原　植　物	药物名称	药用部位	性味归经	功能主治
Angelica dahurica (Fisch.ex Hoffm.) Benth.et Hook. f. 白芷	★白芷	根	辛，温。归胃、大肠、肺经。	解表散寒，祛风止痛，宣通鼻窍，燥湿止带，消肿排脓。用于感冒头痛，眉棱骨痛，鼻塞流涕，鼻鼽，鼻渊，牙痛，带下，疮疡肿痛。
	白芷叶	叶	辛，平。归肺经。	祛风解毒。用于隐疹，丹毒。
Apium grabeolens L. 旱芹	旱芹	全草	甘、辛、微苦，凉。归肝、胃、肺经。	平肝，清热，祛风，利水，止血，解毒。用于肝阳眩晕，风热头痛，咳嗽，黄疸，小便淋痛，尿血，崩漏，带下，疮疡肿毒。
Bupleurum chinense DC. 柴胡 *Bupleurum scorzonerifolium* Willd. 狭叶柴胡	★柴胡	根	辛、苦，微寒。归肝、胆、肺经。	疏散退热，疏肝解郁，升举阳气。用于感冒发热，寒热往来，胸胁胀痛，月经不调，子宫脱垂，脱肛。

原　植　物	药物名称	药用部位	性味归经	功能主治
Carum buriaticum Turcz. 田葛缕子	狗缨子	根	苦、辛，微寒。归肝经。	散风清热，降气化痰。用于感冒头痛，肺热咳嗽，痰多色黄。
Carum carvi L. 葛缕子	藏茴香	果实	辛、甘，温。	理气开胃，散寒止痛。用于脘腹冷痛，呕逆，消化不良，疝气痛，寒滞腰痛。
	青海防风	根	辛、甘，微温。	发表祛风，胜湿止痛。用于风寒感冒，头痛身痛，风湿痹痛，破伤风。
Cicuta virosa L. 毒芹	毒芹根	根和根茎	辛、微甘，温；大毒。	拔毒，祛瘀，止痛。用于急、慢性骨髓炎，痛风，风湿痛。
Cnidium monnieri (L.) Cuss. 蛇床	★蛇床子	果实	辛、苦，温；有小毒。归肾经。	燥湿祛风，杀虫止痒，温肾壮阳。用于阴痒带下，湿疹瘙痒，湿痹腰痛，肾虚阳痿，宫冷不孕。

原　植　物	药物名称	药用部位	性味归经	功能主治
Coriandrum sativum L. 芫荽	胡荽	全草	辛，温。归肺、脾、肝经。	发表透疹，消食开胃，止痛解毒。用于风寒感冒，麻疹，痘疹透发不畅，食积，脘腹胀痛，呕恶，头痛，牙痛，脱肛，丹毒，疮肿初起，蛇伤。
	芫荽茎	茎梗	辛，温。归肺、胃经。	宽中健胃，透疹。用于胸脘胀闷，消化不良，麻疹不透。
	★芫荽子	果实	辛、酸，平。归肺、胃、大肠经。	健脾消积，理气止痛，透疹解毒。用于食积，食欲不振，胸膈满闷，脘腹胀痛，呕恶反胃，泻痢，肠风便血，脱肛，疝气，麻疹，痘疹不透，秃疮，头痛，牙痛，耳痛。

原植物	药物名称	药用部位	性味归经	功能主治
Cryptotaenia japonica Hassk. 鸭儿芹	鸭儿芹	茎叶	辛、苦，平。	祛风止咳，利湿解毒，化瘀止痛。用于感冒咳嗽，肺痈，淋痛，疝气，月经不调，风火牙痛，目赤翳障，痈疽疮肿，皮肤瘙痒，跌打肿痛，蛇虫咬伤。
Daucus carota L. 野胡萝卜	★南鹤虱	成熟果实	苦、辛，平；小毒。归脾、胃经。	杀虫消积。用于蛔虫病，蛲虫病，绦虫病，虫积腹痛，小儿疳积。
	鹤虱风	地上部分	苦、微甘，寒；小毒。	杀虫健脾，利湿解毒。用于虫积，疳积，脘腹胀满，水肿，黄疸，烟毒，疮疹湿痒，斑秃。
	野胡萝卜根	根	甘、微辛，凉。归脾、胃、肝经。	健脾化滞，凉肝止血，清热解毒。用于脾虚食少，腹泻，惊风，逆血，血淋，咽喉肿痛。

原　植　物	药物名称	药用部位	性味归经	功能主治
Daucus carota L.var. *sativus* Hoffm. 胡萝卜	胡萝卜	根	甘、辛，平。归脾、肝、肺经。	健脾和中，滋肝明目，化痰止咳，清热解毒。用于脾虚食少，体虚乏力，脘腹痛，泻痢，视物昏花，雀目，咳喘，百日咳，咽喉肿痛，麻疹，水痘，疖肿，烫火伤，痔漏。
	胡萝卜子	果实	苦、辛，温。归脾、肾经。	燥湿散寒，利水杀虫。用于久痢，久泻，虫积，水肿，宫冷腹痛。
	胡萝卜叶	基生叶	辛、苦，平。	理气止痛，利水。用于脘腹痛，浮肿，小便不通，淋痛。

原　植　物	药物名称	药用部位	性味归经	功能主治
Foeniculum cvulgare Mill. 茴香	小茴香	果实	辛，温。归肝、肾、脾、胃经。	散寒止痛，理气和胃。用于寒疝腹痛，睾丸偏坠，痛经，少腹冷痛，脘腹胀痛，食少吐泻。
	茴香茎叶	茎叶	甘、辛，温。	理气和胃，散寒止痛。用于恶心呕吐，疝气，腰痛，痈肿。
	茴香根	根	辛、甘，温。	温肾和中，行气止痛，杀虫。用于寒疝，耳鸣，胃寒呕逆，腹痛，风寒湿痹，鼻疳，蛔虫病。
Glehnia littoralis Fr.Schmidt ex Miq. 珊瑚菜	北沙参	根	甘、微苦，微寒。归肺、胃经。	养阴清肺，益胃生津。用于肺热燥咳，劳嗽痰血，胃阴不足，热病津伤，咽干口渴。

原　植　物	药物名称	药用部位	性味归经	功能主治
Libanotis lancifolia K.T.Fu 条叶岩风	★岩防风	根	辛、甘，温。归肺、肝经。	发表散寒，祛风除湿，消肿止痛。用于风寒感冒，风湿痹痛，筋骨麻木，跌打伤肿。
Ligusticum chuanxiong Hort. 川芎	★川芎	根茎	辛，温。归肝、胆、心包经。	活血行气，祛风止痛。用于胸痹心痛，胸胁刺痛，跌扑肿痛，月经不调，经闭痛经，癥瘕腹痛，头痛，风湿痹痛。
Ligusticum jeholense Nakai et Kitag. 辽藁本	★藁本	根茎和根	辛，温。归膀胱经。	祛风，散寒，除湿，止痛。用于风寒感冒，巅顶疼痛，风湿痹痛。
Ligusticum tachiroei （Franch. et Sav.）Hiroe et Constance 岩茴香	岩茴香	根	辛，微温。	疏风发表，行气止痛，活血调经。用于伤风感冒，头痛，胸痛，脘胀痛，风湿痹痛，月经不调，崩漏，跌打伤肿。

原　植　物	药物名称	药用部位	性味归经	功能主治
Oenanthe javanica (Bl.)DC. 水芹	★水芹	地上部分	辛、甘，平。归肺、胃经。	清热解毒，利尿，止血。用于烦渴，浮肿，小便不利，尿血，便血，吐血，高血压。
	芹花	花	苦，寒。	用于脉溢。
Osmorhiza aristata (Thunb.) Makino et Yabe 香根芹	香根芹果	果实	辛、苦，温。	驱虫，止痢，利尿。用于蛔虫病，蛲虫病，慢性痢疾，肾炎水肿。
	香根芹根	根	辛，温。归肺经。	散寒发表，止痛。治风寒感冒，头顶痛，周身疼痛。
Peucedanum terebinthaceum (Fisch.) Fisch. ex Turcz. 石防风	★石防风	根	苦、辛，微寒。归肺、肝经。	散风清热，降气祛痰。用于感冒，咳嗽，痰喘，头风眩痛。
Sanicula chinensis Bunge 变豆菜	变豆菜	全草	辛、微甘，凉。	解毒，止血。用于咽痛，咳嗽，月经过多，尿血，外伤出血，疮痈肿毒。

原　植　物	药物名称	药用部位	性味归经	功能主治
Saposhnikovia divaricata (Turcz.) Schischk. 防风	★防风	根	辛、甘，微温。归膀胱、肝、脾经。	祛风解表，胜湿止痛，止痉。用于感冒头痛，风湿痹痛，风疹瘙痒，破伤风。
	防风花	花	辛，微温。归脾、胃、肝经。	理气通络止痛。用于脘腹痛，四肢痉挛，骨节疼痛。
	防风叶	叶	辛，微温。归膀胱经。	驱风镇痛、清热解毒。用于受风头痛、感冒等症。
Torilis japonica (Houtt.) DC. 小窃衣	★窃衣	果实	苦、辛，平。归脾、大肠经。	杀虫止泻，收湿止痒。用于虫积腹痛，泻痢，疮疡溃烂，阴痒带下，风湿疹。

杜鹃花科

原　植　物	药物名称	药用部位	性味归经	功能主治
Rhododendron dauricum L. 兴安杜鹃	满山红	叶	辛、苦，寒；小毒。归肺经。	止咳，祛痰。用于急、慢性支气管炎。
Rhododendron micranthum Turcz. 小花杜鹃	★照山白	枝叶或带叶枝梢	苦、辛，温；有毒。归心、肺、大肠经。	止咳化痰，驱风通络，调经止痛。用于咳嗽痰多，风湿痹痛，腰痛，月经不调，痛经，骨折。
Rhododendron mucronulatum Turcz. 迎红杜鹃	迎山红	叶	苦，平。	解表，止咳化痰。用于感冒，咳嗽气喘，痰多。

原　植　物	药物名称	药用部位	性味归经	功能主治
Rhododendron simsii Planch. 杜鹃花	杜鹃花	花	甘、酸，平。归肝、脾、肾经。	和血，调经，止咳，祛风湿，解疮毒。用于吐血，衄血，崩漏，月经不调，咳嗽，风湿痹痛，痈疖疮毒。
	杜鹃花根	根	酸、甘，温。	和血止血，消肿止痛。用于月经不调，吐血，衄血，便血，崩漏，痢疾，脘腹疼痛，风湿痹痛，跌打损伤。
	杜鹃花叶	叶	酸，平。	清热解毒，止血，化痰止咳。用于痈肿疮毒，荨麻疹，外伤出血，支气管炎。
	杜鹃花果实	果实	甘、辛，温。	活血止痛。用于跌打肿痛。

报春花科

原　植　物	药物名称	药用部位	性味归经	功能主治
Androsace septentrionalis L. 北点地梅	北方点地梅	全草	苦、辛，微寒。归心、肺经。	清热解毒，消肿止痛。用于风火赤眼，咽喉红肿，疮疡肿毒。
Androsace umbellata (Lour.) Merr. 点地梅	★点地梅	全草	苦、辛，微寒。归心、肺经。	清热解毒，消肿止痛。用于咽喉肿痛，口疮，牙痛，头痛，赤眼，风湿痹痛，哮喘，淋浊，疔疮肿毒，烫火伤，蛇咬伤，跌打损伤。
Lysimachia barystachys Bunge 虎尾草	★狼尾巴花	全草	苦、辛、微酸，平。归肺、肝、肾经。	活血调经，解毒生肌，利水。用于调经散瘀，清热消肿。
Lysimachia clethroides Duby. 虎尾珍珠菜	珍珠菜	根或全草	苦、辛，平。归肝、脾经。	清热利湿，活血散瘀，解毒消痈。用于水肿，热淋，黄疸，痢疾，风湿热痹，带下，经闭，跌打，骨折，外伤出血，乳痈，疔疮，蛇咬伤。
Lysimachia pentapetala Bunge 狭叶珍珠菜	狭叶珍珠菜	全草	辛，微苦，平。	祛风解毒，消肿。

白花丹科

原　植　物	药物名称	药用部位	性味归经	功能主治
Limonium bicolor（Bunge）O.Ktunze 二色补血草	二色补血草	根或全草	甘、微苦，微温。归脾、肝、膀胱经。	益气血，散瘀止血。用于病后体弱，胃脘痛，消化不良，妇女月经不调，崩漏，带下，尿血，痔血。

柿树科

原　植　物	药物名称	药用部位	性味归经	功能主治
Diospyros kaki Thunb. 柿	★柿蒂	宿萼	苦、涩，平。归胃经。	降逆止呃。用于呃逆。
	柿子	果实	甘、涩，凉。归心、肺、大肠经。	清热，润肺，生津，解毒。用于咳嗽，吐血，热渴，口疮，热痢，便血。
	柿饼	果实经加工后的柿饼	甘、平，微温。	润肺，止血，健脾，涩肠。用于咯血，吐血，便血，尿血，脾虚消化不良，泄泻，痢疾，喉干音哑，颜面黑板。

原　植　物	药物名称	药用部位	性味归经	功能主治
Diospyros kaki Thunb. 柿	★柿霜	果实制成柿饼时外表所生的白色粉霜	甘，凉。归心、肺、胃经。	润肠止咳，生津利咽，止血。用于肺热燥咳，咽干喉痛，口舌生疮，吐血，咯血，消渴。
	柿皮	外果皮	甘、涩，寒。	清热解毒。用于疔疮，无名肿毒。
	※ 柿叶	叶	苦，寒。归肺经。	止咳定喘，生津止渴，活血止血。用于咳喘，消渴及各种内出血，臁疮。
	柿花	花	甘，平。归脾、肺经。	降逆和胃，解毒收敛。用于呕吐，吞酸，痘疮。
	柿木皮	树皮	涩，平。	清热解毒，止血。用于下血，烫火伤。
	柿根	根或根皮	涩，平。	清热解毒，凉血止血。用于血崩，血痢，痔疮，蜘蛛背。
Diospyros lotus L. 君迁子	★君迁子	果实	甘、涩，凉。归大肠、肺经。	清热，止渴。用于烦热，消渴。

山矾科

原　植　物	药物名称	药用部位	性味归经	功能主治
Symplocos paniculata (Thunb.) Miq. 白檀	白檀	根、叶、花或种子	苦，微寒。归肝、肺经。	清热解毒，调气散结，祛风止痒。用于乳腺炎，淋巴腺炎，肠痈，疮疖，疝气，荨麻疹，皮肤瘙痒。

木犀科

原　植　物	药物名称	药用部位	性味归经	功能主治
Forsythia suspensa（Thunb.）Vahl 连翘	★连翘	果实	苦，微寒。归肺、心、小肠经。	清热解毒，消肿散结，疏散风热。用于痈疽，瘰疬，乳痈，丹毒，风热感冒，温病初起，温热入营，高热烦渴，神昏发斑，热淋涩痛。
	连翘茎叶	嫩茎叶	苦，寒。归心、肺经。	清热解毒。用于心肺积热。
	连翘根	根	苦，寒。归肺、胃经。	清热，解毒，退黄。用于黄疸，发热。

原 植 物	药物名称	药用部位	性味归经	功能主治
Fraxinus bungeana DC. 小叶白蜡树	小叶白蜡树	树皮	苦，寒。归肝、肺、大肠经。	清热消炎，收敛止痢，燥湿，明目。用于细菌性痢疾，肠炎，白带，慢性支气管炎，目赤肿痛，迎风流泪，牛皮癣。
Fraxinus mandshurica Rupr. 水曲柳	水曲柳	树皮	苦，寒。归肝、肺、大肠经。	清热燥湿，清肝明目。用于湿热泻痢，带下，肝热目赤，目生翳膜，牛皮癣。
Fraxinus rhynchophylla Hance 苦枥白蜡树	秦皮	树皮	苦、涩，寒。归肝、胆、大肠经。	清热燥湿，收涩止痢，止带，明目。用于湿热泻痢，赤白带下，目赤肿痛，目生翳膜。

原　植　物	药物名称	药用部位	性味归经	功能主治
Jasminum nudiflorum Lindl. 迎春花	迎春花	花	苦、微辛，平。归肾、膀胱经。	清热解毒，活血消肿。用于发热头痛，咽喉肿痛，小便热痛，恶疮肿毒，跌打损伤。
	迎春花叶	叶	苦，寒。	清热，利湿，解毒。用于感冒发热，小便淋痛，外阴瘙痒，肿毒恶疮，跌打损伤，刀伤出血。
	迎春花根	根	苦，平。归肺、肝经。	清热息风，活血调经。用于肺热咳嗽，小儿惊风，月经不调。
Jasminum sambac（L.）Ait. 茉莉	茉莉花	花	辛、微甘，温。归脾、胃、肝经。	理气止痛，辟秽开郁。用于湿浊中阻，胸膈不舒，泻痢腹痛，头晕头痛，目赤，疮毒。
	茉莉叶	叶	辛、微苦，温。	疏风解表，消肿止痛。用于外感发热，泻痢腹胀，脚气肿痛，毒虫螫伤。
	茉莉根	根	苦，热；有毒。归肝经。	麻醉，止痛。用于跌打损伤及龋齿疼痛，头痛，失眠。

原　植　物	药物名称	药用部位	性味归经	功能主治
Ligustrum lucidum Ait. 女贞	★女贞子	果实	甘、苦，凉。归肝、肾经。	滋补肝肾，明目乌发。用于肝肾阴虚，眩晕耳鸣，腰膝酸软，须发早白，目暗不明，内热消渴，骨蒸潮热。
	女贞叶	叶	苦，凉。归心、肺经。	清热明目，解毒散瘀，消肿止咳。用于头目昏痛，风热赤眼，口舌生疮，牙龈肿痛，疮肿溃烂，水火烫伤，肺热咳嗽。
	女贞皮	树皮	微苦，凉。归肝、肾经。	强筋健骨。用于腰膝酸痛，两脚无力，水火烫伤。
	女贞根	根	苦，平。归肺、肝经。	行气活血，止咳喘，祛湿浊。用于哮喘，咳嗽，经闭，带下。
Syringa pubescens Turcz. 巧玲花	巧玲花	茎皮		用于消炎，镇咳，感冒，喉痛，肝炎。

原　植　物	药物名称	药用部位	性味归经	功能主治
Syringa oblata Lindl. 紫丁香	紫丁香	叶	苦，寒。归肺、大肠经。	清热解毒，消炎止痢。用于急性痢疾，肠炎及上呼吸道感染，咽喉肿痛，急慢性扁桃体等。
Syringa reticulate (Bl.) Hara var. *mandshurica* (maxim.)Hara 暴马丁香	★暴马子皮	干皮或枝皮	苦，微寒。归肺经。	清肺祛痰，止咳平喘。用于咳喘痰多。

龙胆科

原　植　物	药物名称	药用部位	性味归经	功能主治
Gentiana squarrosa Ledeb. 鳞叶龙胆	石龙胆	全草	苦、辛，寒。归肺、肝、心经。	解毒消肿，清热利湿。用于疔疮疖肿，瘰疬，无名肿毒，蛇咬伤，肠痈，目赤肿痛，黄疸，无毒。
Gentiana zollingeri Fawcett 笔龙胆	笔龙胆	全草	淡、苦，寒。	清热解毒。
Gentianopsis barbata (Froel.)Ma 扁蕾	★扁蕾	全草	苦，寒。归心、肝经。	清热解毒，消肿止痛。用于外感发热，肝炎，胆囊炎，头痛目赤，外伤肿痛，疮疖肿毒。

原　植　物	药物名称	药用部位	性味归经	功能主治
Nymphoides peltata (Gmel.)O.Kuntze 荇菜	荇菜	全草	辛、甘，寒。归膀胱经。	发汗透疹，利尿通淋，清热解毒。用于感冒发热无汗，麻疹透发不畅，水肿，小便不利，热淋，诸创肿毒，毒蛇咬伤。
Swertia pseudochinensis Hara 瘤毛獐牙菜	★当药	全草	苦，寒。归肝、胃、大肠经。	清湿热，健胃。用于湿热黄疸，胁痛，痢疾腹痛，食欲不振。
Swertia diluta (Turcz.)Benth.et Hook.f. 淡味獐牙菜	※ 淡花当药	全草	苦，寒。归肝、胃、大肠经。	清热解毒，利湿健胃。用于骨髓炎，咽喉炎，扁桃体炎，结膜炎，肝炎，消化不良，痢疾，疮痈疥癣，毒蛇咬伤。

夹竹桃科

原　植　物	药物名称	药用部位	性味归经	功能主治
Apocynum venetum L. 罗布麻	★罗布麻叶	叶	甘、苦，凉。归肝经。	平肝安神，清热利水。用于肝阳眩晕，心悸失眠，浮肿尿少。

原　植　物	药物名称	药用部位	性味归经	功能主治
Catharanthus roseus（L.）G. Don 长春花	长春花	全草	苦，寒；有毒。归肝、肾经。	解毒抗癌，清热平肝。用于多种癌症，高血压，痈肿疮毒，烫伤。
Nerium indicun Mill. 夹竹桃	夹竹桃	叶和枝皮	苦，寒；大毒。归心经。	强心利尿，祛痰定喘，镇痛，祛痰。用于心脏病心力衰竭，喘咳，癫痫，跌打肿痛，血瘀经闭。
Trachelospermum jasminoides (Lindl.)Lem. 络石	★络石藤	带叶藤茎	苦，微寒。归心、肝、肾经。	祛风通络，凉血消肿。用于风湿热痹，筋脉拘挛，腰膝酸痛，喉痹，痈肿，跌打损伤。

萝藦科

原　植　物	药物名称	药用部位	性味归经	功能主治
Cynanchum amplexicaule (Sieb.et Zucc.)Hemsl. 黄绿花合掌消	合掌消	根或全草	苦、辛，平。归肺、脾经。	祛风湿，清热解毒，行气活血。用于风湿痹痛，偏头痛，腰痛，月经不调，乳痈，痈肿疔毒。

原　植　物	药物名称	药用部位	性味归经	功能主治
Cynanchum atratum Bunge 白薇 *Cynanchum versicolor* Bunge 蔓生白薇	★白薇	根和根茎	苦、咸，寒。归胃、肝、肾经。	清热凉血，利尿通淋，解毒疗疮。用于温邪伤营发热，阴虚发热，骨蒸劳热，产后血虚发热，热淋，血淋，痈疽肿毒。
Cynanchum bungei Decne. 戟叶牛皮消	★白首乌	块根	甘、微苦，平。归肝、肾、脾、胃经。	补肝肾，强筋骨，益精血，健脾消食，解毒疗疮。用于腰膝酸痛，阳痿遗精，头晕耳鸣，心悸失眠，食欲不振，小儿疳积，产后乳汁稀少，疮痈肿毒，毒蛇咬伤。
Cynanchum auriculatum Royle ex Wight 牛皮消	★隔山消	块根	甘、苦，平。归脾、胃、肝经。	消食健脾，理气止痛，催乳。用于饮食积滞，脾胃气滞的腹痛腹胀，乳汁不下或不畅。
Cynanchum chinense R. Br. 鹅绒藤	鹅绒藤	根	苦，寒。归肝、脾、胃经。	清热解毒，消积健胃，利水消肿。用于小儿食积，疳积，胃炎，十二指肠溃疡，肾炎水肿及寻常疣。

原　植　物	药物名称	药用部位	性味归经	功能主治
Cynanchum inamoenum (Maxim.)Lose. 竹灵消	老君须	根或地上部分	苦、微辛，平。归肺经。	清热凉血，利胆，解毒。用于阴虚发热，虚劳久嗽，咯血，胁肋胀痛，呕恶，泻痢，产后虚烦，瘰疬，无名肿毒，蛇虫、疯狗咬伤。
Cynanchum paniculatum (Bge.) Kitag. 徐长卿	★徐长卿	根和根茎	辛，温。归肝、胃经。	祛风，化湿，止痛，止痒。用于风湿痹痛，胃痛胀满，牙痛，腰痛，跌打损伤，风疹，湿疹。
Cynanchum stauntonii (Deone.)Schltr.ex Levl. 柳叶白前	白前	根茎和根	辛、苦，微温。归肺经。	降气，消痰，止咳。用于肺气壅实，咳嗽痰多，胸满喘急。
Cynanchum sibiricum Willd. 戟叶鹅绒藤	沙牛皮消根	根或全株	甘、苦，微温。	祛风湿，利水，下乳。用于风湿痹痛，急慢性肾炎，水肿，白带过多，产后体虚缺乳。

原　植　物	药物名称	药用部位	性味归经	功能主治
Cynanchum thesioides (Freyn) K. Schum. 地梢瓜 *Cynanchum thesioides* (Freyn) K. Schum. var. *australe* (Maxim.)Tsiang et P.T.Li 雀瓢	★地梢瓜	全草	甘，凉。归肺经。	清虚火，益气，生津，下乳。用于虚火上炎，咽喉疼痛，气阴不足，神疲健忘，虚烦口渴，头晕失眠，产后体虚，乳汁不足。
Cynanchum wilfordii (Maxim.) Hemsl. 隔山消	隔山消	块根	甘、微苦，微温。归肝、肾、脾经。	补肝肾，强筋骨，健脾胃，解毒。用于肝肾两虚，头昏眼花，失眠健忘，须发早白，阳痿，遗精，腰膝酸软，脾虚不运，脘腹胀满，食欲不振，泄泻，产后乳少，鱼口疮毒。

原　植　物	药物名称	药用部位	性味归经	功能主治
Metaplexis japonica (Thunb.) Makino 萝藦	※ 萝藦	全草或根	甘、辛，平。	补精益气，通乳，解毒。用于虚损劳伤，阳痿，遗精白带，乳汁不足，丹毒，瘰疬，疔疮，蛇虫咬伤。
	萝藦子	果实	甘、微辛，温。	补肾益精，生肌止血。用于虚劳，阳痿，遗精，金疮出血。
	★天浆壳	果壳	甘、辛，平。归肺、肾经。	清肺化痰，散瘀止血。用于咳嗽痰多，气喘，百日咳，惊痫，麻疹不透，跌打损伤，外伤出血。
Periploca sepium Bge. 杠柳	★香加皮	根皮	辛、苦，温；有毒。归肝、肾、心经。	利水消肿，祛风湿，强筋骨。用于下肢浮肿，心悸气短，风寒湿痹，腰膝酸软。

茜草科

原　植　物	药物名称	药用部位	性味归经	功能主治
Galium aparine L. 猪殃殃	八仙草	全草	辛、微苦，微寒。归肾、脾经。	清热解毒，利尿通淋，消肿止痛。用于痈疽肿毒，乳腺炎，阑尾炎，水肿，感冒发热，痢疾，尿路感染，尿血，牙龈出血，刀伤出血。
Galium bungei Steud. 四叶葎	四叶草	全草	甘、苦，平。	清热解毒，利尿消肿。用于尿道感染，痢疾，咳血，妇女赤白带下，小儿疳积，痈肿疔毒，跌打损伤，毒蛇咬伤。
Galium verum L. 蓬子菜	★蓬子菜	全草	微辛、苦，微寒。	清热解毒，活血通络，祛风止痒。用于肝炎，腹水，咽喉肿痛，疮疖肿毒，跌打损伤，妇女经闭，带下，毒蛇咬伤，荨麻疹，稻田皮炎。

原 植 物	药物名称	药用部位	性味归经	功能主治
Rubia cordifolia L. 茜草	★茜草	根和根茎	苦，寒。归肝经。	凉血止血，祛瘀通经。用于吐血，衄血，崩漏，外伤出血，瘀阻经闭，关节痹痛，跌扑肿痛。
	※ 过山龙	地上部分	辛，微寒。归肝、心经。	活血消肿。用于跌扑损伤，风湿痹痛，疮痈肿毒。
Rubia chinensis Regel et Maack 中华茜草	中华茜草	根及根状茎	苦，寒。归肝、肺经。	行血止血，通经活络，止咳，祛瘀。用于吐血，衄血，血崩，闭经，肿痛，跌打损伤。

旋花科

原　植　物	药物名称	药用部位	性味归经	功能主治
Calystegia hederacea Wall.ex Roxb. 打碗花	面根藤	全草	甘、微苦，平。归肝、肾经。	健脾，利湿，调经。用于脾胃虚弱，消化不良，小儿吐乳，疳积，五淋，带下，月经不调。
Calystegia pellita (Leded.) G. Don 藤长苗	藤长苗	全草		益气利尿，强筋壮骨，活血祛瘀。用于劳倦乏力，急性肾炎，跌打损伤，肿痛。
Calystegia sepium (L.)R.Br. 旋花	旋花	花	甘，温。归肺、肾经。	益气，养颜，涩精。用面皯，遗精，遗尿。
	旋花苗	茎叶	甘、微苦，平。归脾、肾经。	清热解毒。用于丹毒。
	旋花根	根	甘、微苦，温。归肺、肝、肾经。	益气补虚，续筋接骨，解毒，杀虫。用于劳损，金疮，丹毒，蛔虫病。
Calystegia soldanella (L.)R.Br. 肾叶打碗花	孝扇草根	根	微苦，温。归肝、脾、肾经。	祛风湿，利水，化痰止咳。用于风湿痹痛，水肿，咳嗽痰多。

原　植　物	药物名称	药用部位	性味归经	功能主治
Convolvulus ammannii Desr. 银灰旋花	小旋花	全草	辛，温。	解表，止咳。用于感冒，咳嗽。
Convolvulus arvensis L. 田旋花	田旋花	全草或花	辛，温；有毒。归肾经。	祛风，止痛，止痒。用于风湿痹痛，牙痛，神经性皮炎。
Cuscuta chinensis Lam. 菟丝子 *Cuscuta australis* R.Br. 南方菟丝子	★菟丝子	成熟种子	辛、甘，平。归肝、肾、脾经。	补益肝肾，固精缩尿，安胎，明目，止泻；外用消风祛斑。用于肝肾不足，腰膝酸软，阳痿遗精，遗尿尿频，肾虚胎漏，胎动不安，目晕耳鸣，脾肾虚泄；外治白癜风。
	菟丝	全草	苦、甘，平。归肝、肾、膀胱经。	清热解毒，凉血止血，健脾利湿。用于痢疾，黄疸，吐血，衄血，便血，血崩，淋浊，带下，便溏，目赤肿痛，咽喉肿痛，痈疽肿毒，痱子。

原　植　物	药物名称	药用部位	性味归经	功能主治
Cuscuta japonica Choisy 金灯藤	★大菟丝子	种子	甘、辛，平。归肝、肾、脾经。	补肝肾，益精髓，明目，安胎。用于腰膝酸软，遗精，目昏，尿频，小便淋漓，妇女流产，胎动不安。
Ipomoea batatas (L.)Lam. 番薯	番薯	块根	甘，平。归脾、肾经。	补中和血，益气生津，宽肠胃，通便秘。用于脾虚水肿，便秘，疮疡肿毒，大便秘结。
	蕃薯藤	地上部分	甘、涩，微凉。	清热解毒，消肿止痛，止血。用于各种毒蛇咬伤，痈疮，吐泻，便血，崩漏，乳汁不通。
Ipomoea aquatica Forsk. 蕹菜	蕹菜	茎叶	甘，寒。归大肠、胃经。	凉血清热，利湿解毒。用于鼻衄，便血，尿血，便秘，淋浊，痔疮，痈肿，折伤，蛇虫咬伤。
	蕹菜根	根	淡，平。归肾、肺、脾经。	健脾利湿。用于妇女白带，虚淋。

原　植　物	药物名称	药用部位	性味归经	功能主治
Pharbitis nil (L).Choisy 裂叶牵牛 *Pharbitis Purpurea* (L.)Voigt 圆叶牵牛	★牵牛子	种子	苦，寒；有毒。归肺、肾、大肠经。	泄水通便，消痰涤饮，杀虫攻积。用于水肿胀满，二便不通，痰饮积聚，气逆喘咳，虫积腹痛。
Quamoclit pennata (Dest.) Boj. 茑萝	茑萝松	全草或根	甘，寒。	清热解毒，凉血止血。用于耳疔，痔漏，蛇咬伤。

紫草科

原　植　物	药物名称	药用部位	性味归经	功能主治
Bothriospermum chinense Bunge 斑种草	蛤蟆草	全草	微苦，凉。	解毒消肿，利湿止痒。用于痔疮，肛门肿痛，湿疹。
Bothriospermum secundum Maxim. 多苞斑种草	野山蚂蝗	全草	苦，凉。归肺、肝经。	祛风，利水，解疮毒。用于水肿骤起，疮毒。
Bothriospermum tenellum (Hornem.)Fisch.et Mey. 柔弱斑种草	鬼点灯	全草	微苦、涩，平；小毒。归肺经。	止咳，止血。用于咳嗽，吐血。

原　植　物	药物名称	药用部位	性味归经	功能主治
Lappula myosotis V.Wolf 鹤虱	赖毛子	果实	苦、辛，平；小毒。	驱虫。用于蛔虫病，绦虫病，蛲虫病。
Lithospermum arvense L. 田紫草	田紫草	果实	甘、辛，温。	温中行气，消肿止痛。用于胃寒胀痛，吐酸，跌打损伤，骨折。
Trigonotis peduncularis (Trtev.) Benth.ex Baker et Moore 附地菜	附地菜	全草	苦、辛，平。归心、肝、脾、肾经。	行气止痛，解毒消肿。用于胃痛吐酸，痢疾，热毒痈肿，手脚麻木。

马鞭草科

原　植　物	药物名称	药用部位	性味归经	功能主治
Caryopteris divaricata (Sieb. et Zucc.) Maxim. 莸	莸	全草	甘，凉。	消炎，止痛，止血。用于感冒，出血，风湿关节痛；外用于痈疮肿毒。
Caryopteris nepetaefolia (Benth.) Maxim. 单花莸	莸	全草	甘，凉。	清暑解表，利湿解毒。用于夏季感冒，中暑，热淋，带下，外伤出血。
Caryopteris tangutica Maxim. 光果莸	光果莸	全草	甘，凉。	调经活血，祛风湿。用于膝关节痛，月经不调，崩漏，白带，创伤出血。

原　植　物	药物名称	药用部位	性味归经	功能主治
Caryopteris terniflora Maxim. 三花莸	★六月寒	全草	辛、微苦，平。归肺经。	疏风解表，宣肺止咳。用于感冒，咳嗽，百日咳，外障目翳，水火烫伤。
Clerodendrum bungei Stend. 臭牡丹	臭牡丹	茎叶	辛、微苦，平。归心、胃、大肠经。	解毒消肿，祛风湿，降血压。用于痈疽，疔疮，发背，乳痈，痔疮，湿疹，丹毒，风湿痹痛，高血压病。
	臭牡丹根	根	辛、苦，微温。归肝、脾、肾、肺经。	行气健脾，祛风除湿，解毒消肿，降血压。用于食滞腹胀，头昏，虚咳，久痢脱肛，肠痔下血，淋浊带下，风湿痛，脚气，痈疽肿毒，漆疮，高血压病。
Clerodendrum thomsonae Balf. 龙吐珠	九龙吐珠	叶及全草	淡，平。	解毒。用于慢性中耳炎，跌打损伤。

原　植　物	药物名称	药用部位	性味归经	功能主治
Clerodendrum trichotomum Thunb. 海州常山	★臭梧桐	嫩枝及叶	苦、微辛，平。归肝、胆、脾经。	祛风除湿，平肝降压，解毒杀虫。用于风湿痹痛，半身不遂，高血压病，偏头痛，疟疾，痈疽疮毒，湿疹疥癣。
	臭梧桐花	花	苦、微辛，平。归肺、肝、大肠经。	祛风，降压，止痢。用于风气头痛，高血压病，痢疾，疝气。
	※ 臭梧桐根	根	苦、微辛，温。归心、肝、脾经。	祛风止痛，行气消食。用于头风痛，风湿痹痛，食积气滞，脘腹胀满，小儿疳积，跌打损伤，乳痈肿毒。
	臭梧桐子	果实	苦、微辛，平。归肺、肝经。	祛风，止痛，平喘。用于风湿痹痛，牙痛，气喘。
Verbena officinalis L. 马鞭草	马鞭草	全草	苦，凉。归肝、脾经。	活血散瘀，解毒，利水，退黄，截疟。用于癥瘕积聚，痛经经闭，喉痹，痈肿，水肿，黄疸，疟疾。

原　植　物	药物名称	药用部位	性味归经	功能主治
Vitex negundo L. 黄荆 *Vitex negundo* L.*var.cannabifolia*(Sieb.et Zucc.) Hand-Mazz. 牡荆 *Vitex negundo* L. *var. heterophylla* (Franch.) Rehd. 荆条	★黄荆子	果实	辛、苦，温。归肺、胃、肝经。	祛风解表，止咳平喘，理气消食止痛。用于伤风感冒，咳嗽，哮喘，胃痛吐酸，消化不良，食积泻痢，胆囊炎，胆结石，疝气。
Vitex negundo L. 黄荆	黄荆叶	叶	辛、苦，凉。归肺、肝、小肠经。	解表散热，化湿和中，杀虫止痒。用于感冒发热，伤暑吐泻，痧气腹痛，肠炎，痢疾，疟疾，湿疹，癣，疥。蛇虫咬伤。
	黄荆枝	枝条	辛、微苦，平。归心、肺、肝经。	祛风解表，消肿止痛。用于感冒发热，咳嗽，喉痹肿痛，风湿骨痛，牙痛，烫伤。
	黄荆根	根	辛、微苦，温。归心经。	解表，止咳，祛风除湿，理气止痛。用于感冒，慢性气管炎，风湿痹痛，胃痛，痧气，腹痛。

原　植　物	药物名称	药用部位	性味归经	功能主治
Vitex negundo L. var. *cannabifolia* (Sieb. et Zucc.) Hand.-Mazz. 牡荆	牡荆子	果实	苦、辛，温。归肺、大肠经。	化湿祛痰，止咳平喘，理气止痛。用于咳嗽气喘，胃痛，泄泻，痢疾，疝气痛，脚气肿胀，白带，白浊。
	★牡荆叶	叶	微苦、辛，平。归肺经。	祛痰，止咳，平喘。用于咳嗽痰多。
	牡荆茎	茎	辛、微苦，平。归肺、肝、脾、胃经。	祛风解表，消肿止痛。用于感冒，喉痹，牙痛，脚气，疮肿，烧伤。
	牡荆根	根	辛、微苦，温。归肺、肝、脾经。	祛风解表，除湿止痛。用于感冒头痛，牙痛，疟疾，风湿痹痛。
Vitex negundo L.var. *heterophylla* (Franch.)Rehd. 荆条	荆条	果实	辛、苦，温。归肺、胃、肝经。	祛风，除痰，行气，止痛，止咳，平喘。用于感冒，咳嗽，哮喘，风痹，疟疾，胃痛，疝气，痔漏，消化不良，肠炎，痢疾。

唇形科

原　植　物	药物名称	药用部位	性味归经	功能主治
Agastache rugosa (Fisch. et Mey.)O.Ktze. 藿香	★藿香	地上部分	辛，微温。归肺、脾、胃经。	祛暑解表，化湿和胃。用于夏令感冒，寒热头痛，胸脘痞闷，呕吐泄泻，妊娠呕吐，鼻渊，手足癣。
Ajuga ciliata Bunge 筋骨草	★筋骨草	全草	苦，寒。归肺经。	清热解毒，凉血消肿。用于咽喉肿痛，肺热咯血，跌打肿痛。
Ajuga nipponensis Makino. 紫背金盘	紫背金盘草	全草或根	苦、辛，寒。归肺、大肠经。	清热解毒，凉血散瘀，消肿止痛。用于肺热咳嗽，咳血，咽喉肿痛，乳痈，肠痈，疮疖肿毒，痔疮出血，跌打肿痛，外伤出血，水火烫伤，毒蛇咬伤。
Amethystea caerulea L. 水棘针	水棘针	全草	辛，平。归肺经。	疏风解表，宣肺平喘。用于感冒，咳嗽气喘。
Clinopodium chinense (Benth.)O.Kuntze 风轮菜	断血流	地上部分	微苦、涩，凉。归肝经。	收敛止血。用于崩漏，尿血，牙龈出血，创伤出血。

原　植　物	药物名称	药用部位	性味归经	功能主治
Dracocephalum moldavica L. 香青兰	山薄荷	全草	辛、苦，凉。	疏风清热，利咽止咳，清肝止血。用于感冒发热，头痛，咽喉肿痛，咳嗽气喘，痢疾，黄疸，吐血，衄血，风疹，皮肤瘙痒。
Dracocephalum rupestre Hance 毛建草	岩青兰	全草	辛、苦，凉。入肺、胃、脾三经。	疏风清热，凉肝止血。用于风热感冒，头痛，咽喉肿痛，咳嗽，黄疸，痢疾，吐血，衄血。
Elsholtzia ciliata (Thunb.)Hyland. 香薷	★北香薷	地上部分	辛，微温。归肺、胃经。	发汗解暑，化湿行水。用于发热恶寒，伤暑头痛，腹痛吐泻，全身水肿。
Elsholtzia densa Benth. 密花香薷	咳嗽草	全草	辛，微温。	发汗解表，化湿和中。用于暑天感冒，头痛身重，无汗恶寒，腹痛吐泻，水肿，疮痈肿毒，蛲虫病，阴道滴虫。
Elsholtzia splendens Nakai ex F.Maekawa 海州香薷	海州香薷	地上部分		发汗解表，和中利湿。用于暑热感冒，恶寒发热，头痛无汗，腹痛吐泻，小便不利。

原　植　物	药物名称	药用部位	性味归经	功能主治
Elsholtzia stauntoni Benth. 木香薷	木香薷	全草	辛，温。	理气，止痛，开胃。用于胃气疼痛，气滞疼痛，呕吐，泄泻，痢疾，感冒发热，头痛，风湿关节痛。
Glechoma longituba (Nakai) Kupr. 活血丹	★连钱草	地上部分	辛、微苦，微寒。归肝、肾、膀胱经。	利湿通淋，清热解毒，散瘀消肿。用于热淋，石淋，湿热黄疸，疮痈肿痛，跌打损伤。
Lagopsis supina(Steph.)IK.-Gal. 夏至草	★夏至草	全草	辛、微苦，寒。归肝经。	养血活血，清热利湿。用于月经不调，产后瘀滞腹痛，血虚头昏，半身不遂，跌打损伤，水肿，小便不利，目赤肿痛，疮痈，冻疮，牙痛，皮疹瘙痒。
Lamium amplexicaule L.　宝盖草	宝盖草	全草	辛、苦，微温。	活血通络，解毒消肿。用于跌打损伤，筋骨疼痛，四肢麻木，半身不遂，面瘫，黄疸，鼻渊，瘰疬，肿毒，黄水疮。

原　植　物	药物名称	药用部位	性味归经	功能主治
Lamium barbatun Sieb. et Zucc. 野芝麻	野芝麻	全草	辛、苦，平。	凉血止血，活血止痛，利湿消肿。用于肺热咳血，血淋，月经不调，崩漏，水肿，白带，胃痛，小儿疳积，跌打损伤，肿毒。
	野芝麻花	花	甘、辛，平。	活血调经，凉血清热。用于月经不调，痛经，赤白带下，肺热咳血，小便淋痛。
	野芝麻根	根	微甘，平。	清肝利湿，活血消肿。用于眩晕，肝炎，咳嗽咯血，水肿，白带，疳积，痔疮，肿毒。
Lavandula angustifolia Mill. 薰衣草	薰衣草	全草	辛，凉。归胃、肺经。	清热解毒，散风止痒。用于头痛，头晕，口舌生疮，咽喉红肿，水火烫伤，风疹，疥癣。

原　植　物	药物名称	药用部位	性味归经	功能主治
Leonurus japonicus Houtt. 益母草	★益母草	地上部分	苦、辛，微寒。归肝、心包、膀胱经。	活血调经，利尿消肿，清热解毒。用于月经不调，痛经闭经，恶露不尽，水肿尿少，疮疡肿毒。
	★茺蔚子	果实	辛、苦，微寒。归心包、肝经。	活血调经，清肝明目。用于月经不调，经闭痛经，目赤翳障，头晕胀痛。
Leonurus japonicus Houtt. 益母草 *Leonurus sibiricus* L. 细叶益母草	益母草花	花	甘、微苦，凉。归肝经。	养血，活血，利水。用于贫血，疮疡肿毒，血滞经闭，痛经，产后瘀阻腹痛，恶露不下。
Leonurus pseudomacranthus Kitag. 錾菜 *Leonurus macranthus* Maxim. 大花錾菜	錾菜	全草	辛，平。归肝经。	活血调经，解毒消肿。用于月经不调，经闭，痛经，产后瘀血腹痛，崩漏，跌打损伤，疮痈。

原　植　物	药物名称	药用部位	性味归经	功能主治
Lycopus lucidus Turcz. *ex* Benth.var. *hirtus* Regel 毛叶地瓜儿苗 *Lycopus lucidus* Turcz. *ex* Benth. 地瓜儿苗	★泽兰	地上部分	苦、辛，微温。归肝、脾经。	活血调经，祛瘀消痈，利水消肿。用于月经不调，经闭，痛经，产后瘀血腹痛，疮痈肿毒，水肿腹水。
	※ 地笋	根茎	甘、辛，平。归心、肝脾、胃经。	化瘀止血，益气行水。用于衄血，吐血，产后腹痛，黄疸，水肿，带下，气虚乏力。
Melissa officinalis L. 香蜂草	香蜂草	全草		刺激，发汗，轻泄。用于头痛，牙痛，肠胃失调，吐血，鼻出血，神经过敏，风湿病，麻风，皮肤瘙痒，疥疮。
Mentha haplocalyx Briq. 薄荷	★薄荷	地上部分	辛，凉。归肺、肝经。	疏散风热，清利头目，利咽，透疹，疏肝行气。用于风热感冒，风温初起，头痛，目赤，喉痹，口疮，风疹，麻疹，胸胁胀闷。

原　植　物	药物名称	药用部位	性味归经	功能主治
Perilla frutescens（L.）Britt. 白苏	白苏子	果实	辛，温。归肺、胃、大肠经。	降气祛痰，润肠通便。用于咳逆痰喘，气滞便秘。
	白苏叶	叶	辛，温。归肺、脾经。	疏风宣肺，理气消食，解鱼蟹毒。用于感冒风寒，咳嗽气喘，脘腹胀闷，食积不化，吐泻，冷痢，中鱼蟹毒，男子阴肿，脚气中毒，蛇虫咬伤。
	白苏子油	果实压榨出的脂肪油	辛，温。归大肠经。	润肠，乌发。用于肠燥便秘，头发枯燥。
	白苏梗	茎	辛，温。归脾、肺经。	顺气消食，止痛，安胎。用于食滞不化，脘腹胀痛，感冒，胎动不安。

原　植　物	药物名称	药用部位	性味归经	功能主治
Perilla frutescens（L.）Britt. 紫苏	★紫苏子	果实	辛，温。归肺经。	降气化痰，止咳平喘，润肠通便。用于痰壅气逆，咳嗽气喘，肠燥便秘。
	★紫苏叶	叶（或带嫩枝）	辛，温。归肺、脾经。	解表散寒，行气和胃。用于风寒感冒，咳嗽呕恶，妊娠呕吐，鱼蟹中毒。
	★紫苏梗	茎	辛，温。归肺、脾经。	理气宽中，止痛，安胎。用于胸膈痞闷，胃脘疼痛，嗳气呕吐，胎动不安。
	苏头	根及近根的老茎	辛，温。归肺、脾经。	疏风散寒，降气祛痰，和中安胎。用于头晕，身痛，鼻塞流涕，咳逆上气，胸膈痰饮，胸闷胁痛，腹痛泄泻，妊娠呕吐，胎动不安。
	紫苏苞	宿萼	微辛，平。归肺经。	解表。用于血虚感冒。
Phlomis maximowiczii Regel 大叶糙苏	山苏子根	根	苦、辛，凉。	清热解毒。用于疮疖，无名肿毒。

原　植　物	药物名称	药用部位	性味归经	功能主治
Phlomis umbrosa Turcz. 糙苏	★糙苏	地上部分	辛、涩，平。归肺经。	散风，解毒，止咳，祛痰，利湿除弊。用于感冒，咳嗽痰多，风湿痹痛，跌打损伤，疮痈肿毒。
Rabdosia japonica (Burm.f.) Hara var. *glaucocalyx* (Maxim.)Hara 蓝萼香茶菜	★蓝萼香茶菜	全草	苦、甘，凉。归胃、大肠经	健胃消食，清热解毒。用于脘腹胀痛，食滞纳呆，胁痛黄疸，感冒发热，乳痈，蛇虫咬伤。
Rabdosia rubescens (Hemsl.) Hara 碎米桠	★冬凌草	地上部分	苦、甘，微寒。归肺、胃、肝经。	清热解毒，活血止痛。用于咽喉肿痛，癥瘕痞块，蛇虫咬伤。
Salvia miltiorrhiza Bge. 丹参	★丹参	根和根茎	苦，微寒。归心、肝经。	活血祛瘀，通经止痛，清心除烦，凉血消痈。用于胸痹心痛，脘腹胁痛，癥瘕积聚，热痹疼痛，心烦不眠，月经不调，痛经经闭，疮疡肿痛。

原　植　物	药物名称	药用部位	性味归经	功能主治
Salvia plebeia R.Br. 荔枝草	★荔枝草	地上部分	苦、辛，凉。归肺、胃经。	清热解毒，凉血散瘀，利水消肿。用于感冒发热，咽喉肿痛，肺热咳嗽，咳血，吐血，尿血，崩漏，痔疮出血，肾炎水肿，白浊，痢疾，痈肿疮毒，湿疹瘙痒，跌打损伤，蛇虫咬伤。
Salvia splendens Ker-Gawl. 一串红	一串红	全草		清热解毒，凉血消肿。用于痈疮肿毒，跌打损伤，脱臼肿痛，毒蛇咬伤。
Schizonepeta tenuifolia Briq. 荆芥	★荆芥	地上部分	辛，微温。归肺、肝经。	解表散风，透疹，消疮。用于感冒，头痛，麻疹，风疹，疮疡初起。
	荆芥炭	荆芥的炮制加工品	辛、涩，微温。归肺、肝经。	收敛止血。用于便血，崩漏，产后血晕。
	荆芥穗	花穗	辛，微温。归肺、肝经	解表散风，透疹，消疮。用于感冒，头痛，麻疹，风疹，疮疡初起。
	荆芥穗炭	荆芥穗的炮制加工品	辛、涩，微温。归肺、肝经。	收涩止血。用于便血，崩漏，产后血晕。

原　植　物	药物名称	药用部位	性味归经	功能主治
Scutellaria baicalensis Georgi 黄芩	★黄芩	根	苦，寒。归肺、胆、脾、大肠、小肠经。	清热燥湿，泻火解毒，止血，安胎。用于湿温，暑湿，胸闷呕恶，湿热痞满，泻痢，黄疸，肺热咳嗽，高热烦渴，血热吐衄，痈肿疮毒，胎动不安。
	黄芩子	果实	苦，寒。归大肠经。	清热解毒。用于便血，痢疾。
Scutellaria indica L. 韩信草	★韩信草	全草	辛、苦，寒。归心、肝、肺经。	清热解毒，活血止痛，止血消肿。用于痈肿疔毒，肺痈，肠痈，瘰疬，毒蛇咬伤，肺热咳喘，牙痛，喉痹，咽痛，筋骨疼痛，吐血，咯血，便血，跌打损伤，创伤出血，皮肤瘙痒。
Scutellaria pekinensis Maxim. 北京黄芩	北京黄芩	全草		清热解毒。用于跌打损伤。

原　植　物	药物名称	药用部位	性味归经	功能主治
Scutellaria scordifolia Fisch. 并头黄芩	头巾草	全草	微苦，凉。归肝经。	清热利湿，解毒消肿。用于肝炎，肝硬化腹水，阑尾炎，乳腺炎，蛇虫咬伤，跌打损伤。
Stachys geobombycis C.Y.Wu. 地蚕	地蚕	根茎或全草	甘，平。归肺、肾经。	益肾润肺，补血消疳。用于肺痨咳嗽，吐血，盗汗，肺虚气喘，血虚体弱，吐血，盗汗，贫血，小儿疳积。
Stachys chinernsis Bunge ex Benth 华水苏 *Stachys baicalensis* Fisch.ex Benth. 毛水苏	水苏	全草或根	辛，凉。归肺、胃经。	清热解毒，止咳利咽，止血消肿。用于感冒，痧症，肺痿，头风目眩，咽痛，失音，吐血，咯血，衄血，崩漏，痢疾，淋证，跌打损伤。
Stachys sieboldi Miq. 草石蚕	甘露子	块茎及全草	甘，平。归肺、肝、脾经。	解表清肺，利湿解毒，补虚健脾。用于风热感冒，虚劳咳嗽，黄疸，淋证，疮毒肿痛，毒蛇咬伤。

原　植　物	药物名称	药用部位	性味归经	功能主治
Thymus quinquecostatus Celak. 地椒	百里香	全草	辛，平；小毒。归肺、脾经。	祛风止咳，健脾行气，利湿通淋。用于感冒头痛，咳嗽，百日咳，脘腹疼痛，消化不良，呕吐腹泻，牙痛，小便涩痛，湿疹瘙痒，疮痈肿痛。

茄科

原　植　物	药物名称	药用部位	性味归经	功能主治
Capsicum annuum L. 辣椒	★辣椒	果实	辛，热。归心、脾经。	温中散寒，开胃消食。用于寒滞腹痛，呕吐，泻痢，冻疮。
	辣椒茎	茎	辛、甘，热。	散寒除湿，活血化瘀。用于风湿冷痛，冻疮。
	辣椒叶	叶	苦，温。	消肿活络，杀虫止痒。用于水肿，顽癣，疥疮，冻疮，痈肿。
	辣椒头	根	辛、甘，热。	散寒除湿，活血消肿。用于手足无力，肾囊肿张，冻疮。

原　植　物	药物名称	药用部位	性味归经	功能主治
Capsium annuum L.var.*conoides* Irish 朝天椒	指天椒	果实	辛，温。	活血，消肿，解毒。用于疮疡，脚气，狂犬咬伤。
Datura metel L. 白花曼陀罗	洋金花	花	辛，温；有毒。归肺肝经。	平喘止咳，解痉定痛。用于哮喘咳嗽，脘腹冷痛，风湿痹痛，小儿慢惊；外科麻醉。
Datura metel L. 白花曼陀罗 *Datura innoxia* Mill. 毛曼陀罗	曼陀罗子	果实或种子	辛、苦，温；有毒。归肝、脾经。	平喘，祛风，止痛。用于喘咳，惊痫，风寒湿痹，脱肛，跌打损伤，疮疖。
	曼陀罗叶	叶	苦、辛，温；有毒。	镇咳平喘，止痛拔脓。用于喘咳，痹痛，脚气，脱肛，痈疽疮疖。
	曼陀罗根	根	辛、苦，温；有毒。	镇咳，止痛，拔脓。用于喘咳，风湿痹痛，疥癣，恶疮，狂犬咬伤。
Datura tatula L. 紫花曼陀罗	紫花曼陀罗	花、叶、种子	辛、温，有毒。	麻醉，止痛，镇咳，平喘，祛风湿。

原　植　物	药物名称	药用部位	性味归经	功能主治
Datura stramonium L. 曼陀罗	曼陀罗	种子	辛、苦，温。有毒。归肝、脾经。	麻醉，镇痛，平喘，止咳。用于气管炎哮喘，慢性喘息性支气管炎，胃痛，牙痛，风湿痛，跌打损伤，手术麻醉。
Lycopersicon esculentum Mill. 番茄	番茄	新鲜果实	酸、甘，微寒。	生津止渴，健胃消食。用于口渴，食欲不振。
Lycium chinense Mill. 枸杞	★地骨皮	根皮	甘，寒。归肺、肝、肾经。	凉血除蒸，清肺降火。用于阴虚潮热，骨蒸盗汗，肺热咳嗽，咯血，衄血，内热消渴。
	枸杞叶	嫩茎叶	苦、甘，凉。归肝、脾、肾经。	补虚益精，清热明目。用于虚劳发热，烦渴，目赤昏痛，障翳夜盲，崩漏带下，热毒疮肿。
Nicandra physaloides（L.）Gaertn. 假酸浆	假酸浆	全草、果实或花	甘、微苦，平；小毒。	清热解毒，利尿，镇静。用于感冒发热，鼻渊，热淋，痈肿疮疖，癫痫，狂犬病。

原　植　物	药物名称	药用部位	性味归经	功能主治
Nicotiana tabacum L. 烟草	烟草	叶	辛，温；有毒。	行气止痛，燥湿，消肿，解毒杀虫。用于食滞饱胀，气结疼痛，关节痹痛，痈疽，疔疮，疥癣，湿疹，毒蛇咬伤，扭挫伤。
Petunia hybrida Vilm. 碧冬茄	碧冬茄	种子		舒气，杀虫。用于腹水，腹胀便秘，蛔虫病。
Physaliastrum japonicum（Franch. et Sav.）Honda 日本散血丹	日本散血丹	根		活血散瘀，祛风散寒，收敛止痛。
Physalis alkekengi L.var. *franchetii* (Mast.) Makino 酸浆	酸浆	全草	酸、苦，寒。归肺、脾经。	清热毒，利咽喉，通利二便。用于咽喉肿痛，肺热咳嗽，黄疸，痢疾，水肿，小便涩痛，大便不通，黄水疮，湿疹，丹毒。
	酸浆根	根	苦，寒。归肺、脾经。	清热，利湿。用于黄疸，疟疾，疝气。
	★锦灯笼	宿萼或带果实的宿萼	苦，寒。归肺经。	清热解毒。利咽化痰，利尿通淋。用于咽痛音哑，痰热咳嗽，小便不利，热淋涩痛；外治天疱疮，湿疹。

原　植　物	药物名称	药用部位	性味归经	功能主治
Physalis angulata L. 苦蘵	苦蘵	全草	苦、酸，寒。	清热，利尿，解毒，消肿。用于感冒，肺热咳嗽，咽喉肿痛，牙龈肿痛，湿热黄疸，痢疾，水肿，热淋，天疱疮，疔疮。
	苦蘵果实	果实	酸，平。	解毒，利湿。用于牙痛，天疱疮，疔疮。
	苦蘵根	根	苦，寒。	利水通淋。用于水肿腹胀，黄疸，热淋。
Physalis peruviana L. 灯笼果	灯笼草	全草	苦，凉。	清热解毒。用于感冒，喉痹，咳嗽，痄腮，天疱疮。

原植物	药物名称	药用部位	性味归经	功能主治
Solanum lyratum Thunb. 白英	白毛藤	全草	甘、苦，寒；小毒。归肝、胆、肾经。	清热利湿，解毒消肿。用于湿热黄疸，胆囊炎，胆石症，肾炎水肿，风湿关节痛，妇女湿热带下，小儿高热惊搐，痈肿瘰疬，湿疹瘙痒，带状疱疹。
	鬼目	果实	酸，平。	明目，止痛。用于眼花目赤，迎风流泪，翳障，牙痛。
	白毛藤根	根	苦、辛，平。	清热解毒，消肿止痛。用于风热牙痛，头痛，瘰疬，痈肿，痔漏。

原　植　物	药物名称	药用部位	性味归经	功能主治
Solanum melongena L. 茄	茄子	果实	甘，凉。归脾、胃、大肠经。	清热，活血，消肿。用于肠风下血，热毒疮痈，皮肤溃疡。
	茄蒂	宿萼	甘，凉。归大肠经。	凉血，解毒。用于肠风下血，痈肿，对口疮，牙痛。
	茄花	花	甘，平。	敛疮，止痛，利湿。用于创伤，牙痛，妇女白带过多。
	茄叶	叶	甘、辛，平。	散血消肿。用于血淋，血痢，肠风下血，痈肿，冻伤。
	★白茄根	根和茎基	甘、辛，寒。归胃、大肠经。	散血，消肿，祛湿。用于风湿痹痛，冻疮。

原　植　物	药物名称	药用部位	性味归经	功能主治
Solanum nigrum L. 龙葵	★龙葵	地上部分	苦，寒。归心、肾经。	清热解毒，活血消肿。用于疔疮，痈肿，丹毒，跌打扭伤，慢性气管炎，肾炎水肿。
	龙葵子	种子	苦，寒。归心、肺经。	清热解毒，化痰止咳。用于咽喉肿痛，疔疮，咳嗽痰喘。
	龙葵根	根	苦，寒。	清热利湿，活血解毒。用于痢疾，淋浊，尿路结石，白带，风火牙痛，跌打损伤，痈疽肿毒。
Solanum pseudo-capsicum L. 珊瑚樱	玉珊瑚根	根	辛、微苦，温；有毒。	活血止痛。用于腰肌劳损，闪挫扭伤。
Solanum septemlobum Bunge 青杞	★蜀羊泉	地上部分	苦，寒；有小毒。归肺，胃经。	清热解毒。用于热毒疮肿，咽喉肿痛，皮肤瘙痒。
Solanum surattense Burm. f. 牛茄子	野颠茄	全株	苦、辛，微温；有毒。	镇咳平喘，散瘀止痛。用于慢性支气管炎，哮喘，胃痛，风湿腰腿痛，瘰疬，寒性脓疡，痈肿疮毒，跌打损伤。

原　植　物	药物名称	药用部位	性味归经	功能主治
Solanum tuberosum L. 马铃薯	马铃薯	块茎	甘，平。归脾、胃经。	和胃健中，解毒消肿。用于胃痛，痄腮，痈肿，湿疹，烫伤。
Solanum xanthocarpum Schrad et Wendl. 黄果茄	黄果茄	根、果实及种子	苦、辛，温。归肝经。	祛风湿，散瘀止痛。用于风湿痹痛，牙痛，睾丸肿痛，痈疖。

玄参科

原　植　物	药物名称	药用部位	性味归经	功能主治
Cymbaria dahurica L. 达乌里芯芭	大黄花	全草	微苦，凉。归肝经。	祛风除湿，利尿，止血。用于风湿痹痛，月经过多，吐血，衄血，便血，外伤出血，肾炎水肿，黄水疮。
Euphrasia pectinata Ten. 小米草	小米草	全草	苦，微寒。归膀胱经。	清热解毒，利尿。用于热病口渴，头痛，肺热咳嗽，咽喉肿痛，热淋，小便不利，口疮，痈肿。

原　植　物	药物名称	药用部位	性味归经	功能主治
Linaria vulgaris Mill.subsp.*sinensis* (Bebaux)Hong 柳穿鱼	柳穿鱼	全草	甘、微苦，寒。	清热解毒，散瘀消肿。用于感冒，头痛头晕，黄疸，痔疮便秘，皮肤病，烫火伤。
Mazus japonicus (Thunb.)O.Kuntze 通泉草	绿兰花	全草	苦、微甘，凉。	清热解毒，利湿通淋，健脾消积。用于热毒痈肿，脓疱疮，疔疮，烧烫伤，尿路感染，腹水，黄疸型肝炎，消化不良，小儿疳积。
Mazus stachydifolius (Turcz.)Maxim. 弹刀子菜	弹刀子菜	全草	微辛，凉。	清热解毒，凉血散瘀。用于便秘下血，疮疖肿毒，毒蛇咬伤，跌打损伤。
Melampyrum roseum Maxim. 山萝花	★山萝花	全草	苦，凉。	清热解毒。用于痈肿肿毒，肺痈，肠痈。
Paulownia elongata S. Y. Hu 兰考泡桐	兰考泡桐	根	涩，平。	解毒，祛风，消肿止痛。

原　植　物	药物名称	药用部位	性味归经	功能主治
Paulownia fortunei（Seem.）Hemsl. 泡桐 *Paulownia tomentosa* (Thunb.) Steud. 毛泡桐	泡桐树皮	树皮	苦，寒。	祛风除湿，消肿解毒。用于风湿热痹，淋病，丹毒，痔疮肿毒，肠风下血，外伤肿痛，骨折。
	★泡桐花	花	苦，寒。归肺经。	清肺利咽，解毒消肿。用于肺热咳嗽，急性扁桃体炎，菌痢，急性肠炎，急性结膜炎，腮腺炎，疖肿，疮癣。
	泡桐果	果实	苦，微寒。	化痰，止咳，平喘。用于慢性支气管炎，咳嗽咯痰。
	泡桐根	根或根皮	微苦，微寒。	祛风止痛，解毒活血。用于风湿热痹，筋骨疼痛，疮疡肿毒，跌打损伤。
Pedicularis spicata Pall. 穗花马先蒿	穗花马先蒿	根		大补元气，生津安神，强心。用于气血虚损，虚劳多汗，虚脱衰竭，降低血压。

原　植　物	药物名称	药用部位	性味归经	功能主治
Pedicularis striata Pall. 红纹马先蒿	红纹马先蒿	全草	苦、微涩，凉。	清热解毒，利水，涩精。用于水肿，遗精，耳鸣，毒蛇咬伤。
Pedicularis verticillata L. 轮叶马先蒿	轮叶马先蒿	根	甘、微苦，温。	益气生津，养心安神。用于气血不足，体虚多汗，心悸怔忡。
Phtheirospermum japonicum (Thunb.) Kanitz 松蒿	★松蒿	全草	微辛，凉。归肺、脾、胃经。	清热利湿，解毒。用于黄疸，水肿，风热感冒，口疮，鼻炎，疮疖肿毒。

原植物	药物名称	药用部位	性味归经	功能主治
Rehmannia glutinosa Libosch. 地黄	★地黄	新鲜或干燥块根	鲜地黄：甘、苦，寒。归心、肝、肾经。 生地黄：甘，寒。归心、肝、肾经。	鲜地黄：清热生津，凉血，止血。用于热病伤阴，舌绛烦渴，温毒发斑，吐血，衄血，咽喉肿痛。 生地黄：清热凉血，养阴生津。用于热入营血，温毒发斑，吐血衄血，热病伤阴，舌绛烦渴，津伤便秘，阴虚发热，骨蒸劳热，内热消渴。
	熟地黄	生地黄的炮制加工品	甘，微温。归肝、肾经。	补血滋阴，遗精填髓。用于血虚萎黄，心悸怔忡，月经不调，崩漏带下，肝肾阴虚，腰膝酸软，骨蒸潮热，盗汗遗精，内热消渴，眩晕，耳鸣，须发早白。
Scrophularia buergeriana Miq. 北玄参	北玄参	根	苦，寒。归肝经。	清利湿热，凉血祛瘀。用于黄疸型肝炎，尿路结石，小便不利，便血，外伤出血。

原　植　物	药物名称	药用部位	性味归经	功能主治
Scrophularia ningpoensis Hemsl. 玄参	★玄参	根	甘、苦、咸，微寒。归肺、胃、肾经。	清热凉血，滋阴降火，解毒散结。用于热入营血，温毒发斑，热病伤阴，舌绛烦渴，津伤便秘，骨蒸劳嗽，目赤，咽痛，白喉，瘰疬，痈肿疮毒。
Siphonostegia chinensis Benth. 阴行草	★北刘寄奴	全草	苦，寒。归脾、胃、肝、胆经。	活血祛瘀，通经止痛，凉血，止血，清热利湿。用于跌打损伤，外伤出血，瘀血经闭，月经不调，产后瘀痛，癥瘕积聚，血痢，血淋，湿热黄疸，水肿腹胀，白带过多。
Veronica anagallis-aquatica L. 北水苦荬 *Veronica undulata* Wall. 水苦荬	水苦荬	带虫瘿果实的全草	苦，凉。归肺、肝、肾经。	清热解毒，活血止血。用于感冒，咽痛，劳伤出血，痢疾，血淋，月经不调，疮肿，跌打损伤。

原　植　物	药物名称	药用部位	性味归经	功能主治
Veronica didyma Tenore 婆婆纳	婆婆纳	全草	甘、淡，凉。归肝、肾经。	补肾强腰，解毒消肿。用于肾虚腰痛，疝气，睾丸肿痛，妇女白带，痈肿。
Veronica linariifolia Pall. ex Link subsp. *dilatata* (Nakai et Kitag.)Hong 水蔓菁	水蔓青	全草	苦，寒。归肺经。	清热解毒，化痰止咳。用于肺热咳喘，肺脓疡，咯血脓血，疮疖肿毒，皮肤湿疹，风疹瘙痒。
Veronicastrum sibiricum (L.)Pennell 草本威灵仙	草本威灵仙	全草	辛、微苦，寒。	祛风除湿，清热解毒。用于感冒风热，咽喉肿痛，腮腺炎，风湿痹痛，虫蛇咬伤。

紫葳科

原　植　物	药物名称	药用部位	性味归经	功能主治
Catalpa bungei C.A.Mey. 楸	楸木皮	树皮及根皮的韧皮部	苦，凉。归肺、大肠经。	降逆气，解疮毒。用于吐逆，咳嗽，痈肿疮疡，痔漏。
	楸叶	叶	苦，凉。	消肿拔毒，排脓生肌。用于肿疡，发背，痔疮，瘰疬，白秃。
	楸木果	果实	苦，凉。	利尿通淋，清热解毒。用于热淋，石淋，热毒疮疖。
Catalpa ovata G. Don 梓树	梓白皮	树皮及根皮的韧皮部	苦，寒。归胆、胃经。	清热利湿，降逆止吐，杀虫止痒。用于湿热黄疸，胃逆呕吐，疮疥，湿疹，皮肤瘙痒。
	梓木	木材	苦，寒。归肺、肝、大肠经。	催吐，止痛。用于霍乱不吐不泄，手足痛风。
	梓实	果实	甘，平。归肾、膀胱经。	利水消肿。用于小便不利，浮肿，腹水。
	梓叶	叶	苦，寒。归心、肺经。	清热解毒，杀虫止痒。用于小儿发热，疮疖，疥癣。

原植物	药物名称	药用部位	性味归经	功能主治
Campsis grandiflora (Thunb.) Loisel ex K.Schum. 凌霄 *Campsis radicans* (L.) Seem. 美洲凌霄	★凌霄花	花	甘、酸，寒。归肝、心包经。	活血通经，凉血祛风。用于月经不调，经闭癥瘕，产后乳肿，风疹发红，皮肤瘙痒，痤疮。
	紫葳茎叶	茎叶	苦，平。	清热，凉血，散瘀。用于血热生风，身痒，风疹，手脚酸软麻木，咽喉肿痛。
	紫葳根	根	甘、辛，寒。	凉血祛风，活血通络。用于血热生风，身痒，风疹，腰脚不遂，痛风，风湿痹痛，跌打损伤。
Incarvillea sinensis Lam. 角蒿	★角蒿	全草	辛、苦，寒；小毒。归肝、脾、肾经。	祛风湿，解毒，杀虫。用于风湿痹痛，跌打损伤，口疮，齿龈溃烂，耳疮，湿疹，疥癣，阴道滴虫病。

胡麻科

原　植　物	药物名称	药用部位	性味归经	功能主治
Sesamum indicum L. 脂麻	★黑芝麻	种子	甘，平。归肝、肾、大肠经。	补肝肾，养精血，润肠燥。用于精血亏虚，头晕眼花，耳鸣耳聋，须发早白，病后脱发，肠燥便秘。

苦苣苔科

原　植　物	药物名称	药用部位	性味归经	功能主治
Boea hygrometrica (Bunge) R.Br. 猫耳朵	★牛耳草	全草	苦，平。归肺经。	散瘀止血，清热解毒，化痰止咳。用于吐血，便血，外伤出血，跌打损伤，聤耳，咳嗽痰多。
Corallodiscus cordatulus (Craib.) Burtt. 珊瑚苣苔	虎耳还魂草	全草	辛，平。归肝、脾经。	健脾，化瘀，止血。用于小儿疳积，跌打损伤，刀伤出血。

列当科

原　植　物	药物名称	药用部位	性味归经	功能主治
Orobanche coerulescens Steph. 列当	★列当	全草	甘，温。归肾、肝、大肠经。	补肾壮阳，强筋骨，润肠。用于肾虚阳痿，遗精，宫冷不孕，小儿佝偻病，腰膝冷痛，筋骨软弱，肠燥便秘；外用治小儿肠炎。
Orobanche pycnostachya Hance. 黄花列当	黄花列当	全草	甘，温。归肾、肝、大肠经。	补肾助阳，强筋骨。用于神经衰弱，腰腿酸软，小儿腹泻，肠炎，痢疾。

透骨草科

原　植　物	药物名称	药用部位	性味归经	功能主治
Phryma leptostachya L. var. *asiatica* Hara 透骨草	药蛆草	全草、叶	苦、甘，凉。	清热利湿，活血消肿。用于黄水疮，疥疮，漆疮，湿疹，疮毒感染发热，跌打损伤，骨折。

车前科

原　植　物	药物名称	药用部位	性味归经	功能主治
Plantago asiatica L. 车前 *Plantago depressa* Willd. 平车前	★车前子	种子	甘，寒。归肝、肾、肺、小肠经。	清热利尿通淋，渗湿止泻，明目，祛痰。用于热淋涩痛，水肿胀满，暑湿泄泻，目赤肿痛，痰热咳嗽。
	★车前草	全草	甘，寒。归肝、肾、肺、小肠经。	清热利尿通淋，祛痰，凉血，解毒。用于热淋涩痛，水肿尿少，暑湿泄泻，痰热咳嗽，吐血衄血，痈肿疮毒。
Plantago major L. 大车前	车前子	种子	甘、淡，微寒。归肺、肝、肾、膀胱经。	清热利尿，渗湿止泻，明目，祛痰。用于小便不利，淋浊带下，水肿胀满，暑湿泻痢，目赤障翳，炎热咳喘。
	车前草	全草	甘，寒。归肝、肾、膀胱经。	清热利尿，凉血，解毒。用于热结膀胱，小便不利，淋浊带下，暑湿泻痢，衄血，尿血，肝热目赤，咽喉肿痛，痈肿疮毒。

忍冬科

原　植　物	药物名称	药用部位	性味归经	功能主治
Abelia biflora Turcz. 六道木	交翅木	果实	微苦、涩，平。	祛风除湿，解毒消肿。用于风湿痹痛，热毒痈疮。
Lonicera fragrantissima Lindl.et Paxt.subsp. *standishii* (Carr.) Hsu et H.J.Wang 苦糖果	大金银花	茎、叶及根	甘，寒。	祛风除湿，清热，止痛。用于风湿关节痛，劳伤，疔疮肿毒。
Lonicera japonica Thunb. 忍冬	★金银花	花蕾或带初开的花	甘，寒。归肺、心、胃经。	清热解毒，疏散风热。用于痈肿疔疮，喉痹，丹毒，热毒血痢，风热感冒，温病初起。
	金银花子	果实	苦、涩、微甘，凉。	清肠化湿。用于肠风泄泻，赤痢。
	★忍冬藤	茎枝	甘，寒。归肺、胃经。	清热解毒，疏风通络。用于温病发热，热毒血痢，痈肿疮疡，风湿热痹，关节红肿热痛。
Lonicera maackii (Rupr.) Maxim. 金银忍冬	金银忍冬	茎叶及花	甘、淡，寒。	祛风，清热，解毒。用于感冒，咳嗽，咽喉肿痛，目赤肿痛，肺痈，乳痈，湿疮。

原　植　物	药物名称	药用部位	性味归经	功能主治
Sambucus williamsii Hance 接骨木	★接骨木	茎枝	甘、苦，平。归肝经。	祛风除湿，活血，止血。用于风湿痹痛，痛风，大骨节病，急慢性肾炎，风疹，跌打损伤，骨折肿痛，外伤出血。
	接骨木叶	叶	辛、苦，平。归肝、膀胱经。	活血，舒筋，止痛，利湿。用于跌打骨折，筋骨疼痛，风湿痹痛，痛风，脚气，烫火伤。
	接骨木花	花	辛，温。归肺、膀胱经。	发汗利尿。用于感冒，小便不利。
	接骨木根	根	苦、甘，平。归肝、肾、胆经。	祛风除湿，活血舒筋，利尿消肿。用于风湿疼痛，痰饮，黄疸，跌打损伤，骨折肿痛，急慢性肾炎，烫伤。
Viburnum dilatatum Thunb. 荚蒾	荚蒾	茎叶	酸，微寒。归肺经。	疏风解表，清热解毒，活血。用于疔疮发热，风热感冒。
	荚蒾根	根	辛、涩，微寒。	祛瘀消肿，解毒。用于跌打损伤，牙痛，淋巴结炎。

原　植　物	药物名称	药用部位	性味归经	功能主治
Viburnum opulus L.var. *caluescens* (Rehd.) Hara 鸡树条	鸡树条	枝叶	甘、苦，平。	通经活络，解毒止痒。用于腰腿疼痛，闪腰岔气，疮疖，疥癣，皮肤瘙痒。
	鸡树条果	果实	甘、苦，平。	止咳。用于咳嗽。

败酱科

原　植　物	药物名称	药用部位	性味归经	功能主治
Patrinia rupestris (Pall.) Juss. 岩败酱	岩败酱	全草	辛、苦，寒。	清热解毒，活血，排脓。用于痢疾，泄泻，黄疸，肠痈。
Patrinia scabra Bge . 糙叶败酱 *Patrinia heterophylla* Bunge 异叶败酱	★墓头回	根	苦、微酸、涩，凉。归心、肝经。	燥湿止带，收敛止血，清热解毒。用于赤白带下，崩漏，泄泻痢疾，黄疸，疟疾，肠痈，疮疡肿毒，跌打损伤，子宫颈癌，胃癌。

原 植 物	药物名称	药用部位	性味归经	功能主治
Patrinia scabiosaefolia Fisch. ex Trev. 黄花败酱	★败酱草	全草	辛、苦，凉。归肝、胃、大肠经。	清热解毒，祛瘀排脓。用于阑尾炎，肠痈，痢疾，肝炎，结膜炎，产后瘀血腹痛，痈肿疔疮。
Valeriana officinalis L. 缬草 *Valeriana officinalis* L.var.*latifolia* Miq. 宽叶缬草	缬草	根及根茎	辛、苦，温。归心、肝经。	安心神，祛风湿，行气血，止痛。用于心神不安，心悸失眠，癫狂，脏躁，风湿痹痛，脘腹胀痛，痛经，经闭，跌打损伤。

川续断科

原 植 物	药物名称	药用部位	性味归经	功能主治
Dipsacus japonicus Miq. 日本续断	日本续断	根	苦、辛、甘，微温。归肝、肾经。	补肝肾，续筋骨，调血脉。用于腰背酸痛，足膝无力，崩漏，带下病，遗精，金疮，跌打损伤，痈疽疮肿。
Scabiosa comosa Fisch.ex Roem.et Schult. 窄叶蓝盆花 *Scabiosa tschiliensis* Grunning 华北蓝盆花	★蓝盆花	花序	甘、苦，凉。归肺、肝经。	清热泻火。用于肺热咳嗽，肝火头痛，目赤。湿热黄疸。

原　植　物	药物名称	药用部位	性味归经	功能主治
Scabiosa tschiliensis Grunning 华北蓝盆花	华北蓝盆花	根、花	甘、涩，凉。归肺、肝经。	清热泻火。用于肝炎头痛，发热，肺热咳嗽。

桔梗科

原　植　物	药物名称	药用部位	性味归经	功能主治
Adenophora tetraphylla (Thunb.)Fisch. 轮叶沙参 *Adenophora stricta* Miq. 沙参	★南沙参	根	甘，微寒。归肺、胃经。	养阴清肺，益胃生津，化痰，益气。用于肺热燥咳，阴虚劳嗽，干咳痰黏，胃阴不足，食少呕吐，气阴不足，烦热口干。
Adenophora hunanensis Nannf. 杏叶沙参	杏叶沙参	根	甘，寒。归肺、胃经。	清热养阴，润肺止咳，生津，祛痰。用于阴虚肺热，燥咳痰黏，热病伤津，舌干口渴。
Adenophora gmelinii (Spreng) Fisch. 狭叶沙参	狭叶沙参	根	甘，微寒。归肺、胃经。	清肺养阴，生津止渴，化痰。
Adenophora polyantha Nakai 石沙参	石沙参	根	甘，微寒。归肺、胃经。	清热养阴，祛痰止咳。用于肺热燥咳，虚劳久咳，咽喉痛。

原　植　物	药物名称	药用部位	性味归经	功能主治
Adenophora stenanthina（Ledeb.）Kitag 长柱沙参	长柱沙参	根	甘，微寒。归肺、胃经。	清热养阴，利肺止咳，益气生津。
Adenophora wawreana A.Zahlbr. 多歧沙参	多歧沙参	根	甘，微寒。归肺、胃经。	养阴清肺热，祛痰止咳。用于肺结核潮热，咳嗽，肺虚咳嗽，百日咳，产后缺乳，感冒头痛，口干舌燥，咽喉肿痛，虚火牙痛。
Adenophora trachelioides Maxim. 荠苨	荠苨	根	苦，寒。归肺、脾经。	润燥化痰，清热解毒。用于肺燥咳嗽，咽喉肿痛，消渴，疔痈疮毒，药物中毒。
Codonopsis lanceolata (Sieb.et Zucc.) Tratv. 羊乳	羊乳根	根	甘、辛，平。归脾、肺经。	益气养阴，解毒消肿，排脓，通乳。用于神疲乏力，头晕头痛，肺痈，乳痈，肠痈，疮疖肿毒，喉蛾，瘰疬，产后乳少，白带，毒蛇咬伤。

原　植　物	药物名称	药用部位	性味归经	功能主治
Codonopsis pilosula (Franch.) Nannf. 党参	★党参	根	甘，平。归脾、肺经。	健脾益肺，养血生津。用于脾肺气虚，食少倦怠，咳嗽虚喘，气血不足，面色萎黄，心悸气短，津伤口渴，内热消渴。
Lobelia chinensis Lour. 半边莲	★半边莲	全草	辛，平。归心、小肠、肺经。	清热解毒，利尿消肿。用于痈肿疔疮，蛇虫咬伤，臌胀水肿，湿热黄疸，湿疹湿疮。
Platycodon grandiflorus(Jacq.) A.DC. 桔梗	★桔梗	根	苦、辛，平。归肺经。	宣肺，利咽，祛痰，排脓。用于咳嗽痰多，胸闷不畅，咽痛音哑，肺痈吐脓。

菊科

原　植　物	药物名称	药用部位	性味归经	功能主治
Achillea alpina L. 高山蓍	蓍草	全草	辛、苦，微温；有毒。	祛风止痛，活血，解毒。用于感冒发热，头风痛，牙痛，风湿痹痛，血瘀经闭，腹部痞块，跌打损伤，毒蛇咬伤，痈肿疮毒。
	蓍实	果实	酸、苦，平。归肝、脾经。	益气，明目。用于气虚体弱，视物昏花。
Achillea millefolium L. 蓍	洋蓍草	全草	辛、微苦，凉，有毒。	祛风，活血，止痛，解毒。用于风湿痹痛，跌打损伤，血瘀痛经，痈肿疮毒，痔疮出血。
Achyrophorus ciliatus（L.）Scop. 猫儿菊	猫儿黄金菊	根	淡，平。归肝、脾、肾经。	利水消肿。用于水肿，腹水。
Adenocaulon himalaicum Edgew 和尚菜	水葫芦根	根及根茎	辛、苦，温。归肺经。	宣肺平喘，利水消肿，散瘀止痛。用于咳嗽气喘，水肿小便不利，产后瘀滞腹痛，跌打损伤。

原 植 物	药物名称	药用部位	性味归经	功能主治
Ageratum conyzoides L. 藿香蓟	胜红蓟	全草	辛、微苦，凉。归肺、大肠经。	清热解毒，止血，止痛。用于感冒发热，咽喉肿痛，口舌生疮，咯血，衄血，崩漏，脘腹疼痛，风湿痹痛，跌打损伤，外伤出血，痈肿疮毒，湿疹瘙痒。
Ambrosia artemisiifolia L. 豚草	豚草	全草		消炎。用于风湿性关节炎。
Anaphalis hancockii Maxim. 铃铃香青	五月霜	全草	苦、微辛，凉。	清热，燥湿，杀虫。用于子宫炎，滴虫性阴道炎。
Anaphalis margaritacea（L.） Benth. et Hook.f. 珠光香青	大叶白头翁	全草	苦、辛，凉。	清热泻火，燥湿，驱虫。用于吐血，胃火牙痛，湿热泻痢，蛔虫病，乳痈，瘰疬，臁疮。

原　植　物	药物名称	药用部位	性味归经	功能主治
Arctium lappa L. 牛蒡	★牛蒡子	果实	辛、苦，寒。归肺、胃经。	疏散风热，宣肺透疹，解毒利咽。用于风热感冒，咳嗽痰多，麻疹，风疹，咽喉肿痛，痄腮，丹毒，痈肿疮毒。
	※大夫叶	茎叶	苦、微甘，凉。	清热除烦，消肿止痛，用于风热头痛，心烦口干，咽喉肿痛，小便涩少，痈肿疮疖，皮肤瘙痒，白屑风。
	※牛蒡根	根	苦、甘，凉。归肺、心经。	散风热，消毒肿。用于风热感冒，头痛，咳嗽，热毒面肿，咽喉肿痛，齿龈肿痛，风湿痹痛，癥瘕积块，痈疖恶疮，痔疮脱肛。

原　植　物	药物名称	药用部位	性味归经	功能主治
Artemisia annua L. 黄花蒿	★青蒿	地上部分	苦、辛，寒。归肝、胆经。	清虚热，除骨蒸，解暑热，截疟，退黄。用于温邪伤阴，夜热早凉，阴虚发热，骨蒸劳热，暑邪发热，疟疾寒热，湿热黄疸。
	青蒿子	果实	甘，凉。归肝、肾经。	清热明目，杀虫。用于劳热骨蒸，痢疾，恶疮，疥癣，风疹。
	青蒿根	根	辛、苦，凉。归肾、肝经。	用于劳热骨蒸，关节酸疼，大便下血。
Artemisia apiacea Hance 青蒿	青蒿	全草		清热，解暑，除蒸。用于瘟病，暑热，骨蒸劳热，疟疾，黄疸，疥疮，瘙痒。

原 植 物	药物名称	药用部位	性味归经	功能主治
Artemisia argyi Levl. et Vant. 艾	★艾叶	叶	辛、苦，温；有小毒。归肝、脾、肾经。	温经止血，散寒止痛；外用祛湿止痒。用于吐血，衄血，崩漏，月经过多，胎漏下血，少腹冷痛，经寒不调，宫冷不孕；外治皮肤瘙痒。
	艾实	果实	苦、辛，温。归肾经。	温肾壮阳。用于肾虚腰酸，阳虚内寒。
Artemisia argyi Levl. et Vant. var. *gracilis* Pamp. 野艾	野艾	叶	——	散寒止痛，温经止血。
Artemisia brachyloba Franch. 山蒿	岩蒿	全草	辛、苦，平。	祛风除湿，清热消肿。用于风湿痹痛，偏头痛，咽喉肿痛。
Artemisia dubia Wall. et Bess. var. *subdigitata* (Mattf.) Y.R.Ling 无毛牛尾蒿	牛尾蒿	全草	苦、微辛，凉。	清热，凉血，解毒，杀虫。用于急性热病，肺热咳嗽，咽喉肿痛，鼻衄，血风疮，蛲虫病。
Artemisia eriopoda Bunge 南牡蒿	南牡蒿	全草	苦、微辛，凉。	疏风清热，除湿止痛。用于风热头痛，风湿性关节炎，蛇咬伤。

原　植　物	药物名称	药用部位	性味归经	功能主治
Artemisia japonica Thunb. 牡蒿	牡蒿	全草	苦、微甘，凉。	清热，凉血，解毒。用于夏季感冒，肺结核潮热，咯血，小儿疳积，衄血，便血，崩漏，带下，黄疸型肝炎，丹毒，毒蛇咬伤。
	牡蒿根	根	苦、微甘，平。	祛风，补虚，杀虫截疟。用于产后伤风感冒，风湿痹痛，劳伤乏力，虚肿，疟疾。
Artemisia lavandulaefolia DC. 野艾蒿	野艾	根和叶	苦，凉。归肝、肺经。	清火解毒，杀虫止痒，利尿排石，理气止痛。用于皮肤瘙痒，斑疹，疥癣，湿疹，小便热涩疼痛，尿路结石，脘腹胀痛，不思饮食，癫狂病

原　植　物	药物名称	药用部位	性味归经	功能主治
Artemisia princeps Pamp. 魁蒿	魁蒿	叶	辛、微苦，温。归肝、肾经。	解毒消肿，散寒除湿，温经止血。用于月经不调，闭经腹痛，崩漏，产后腹痛，腹中寒痛，胎动不安，鼻衄，肠风出血，赤痢下血。
Artemisia sacrorum Ledeb. 铁杆蒿	铁杆蒿	全草	苦，凉。归肝、肺经。	清热解毒，凉血止血，止泻。用于肝炎，肠痈，小儿惊风，肺热咳嗽，创伤出血。
Artemisia capillaris Thunb. 茵陈蒿 *Artemisia scoparia* Waldst.et Kit. 滨蒿	★茵陈	地上部分	苦、辛，微寒。归脾、胃、肝、胆经。	清热利湿，利胆退黄。用于黄疸尿少，湿温暑湿，湿疮瘙痒。
Artemisia selengensis Turcz.ex Bess. 蒌蒿	蒌蒿	全草	苦、辛，温。归胃经。	利膈开胃。用于食欲不振。

原　植　物	药物名称	药用部位	性味归经	功能主治
Artemisia sieversiana Ehrhart ex Willd. 大籽蒿	白蒿	全草	苦、微甘，凉。归肺、肝经。	清热利湿，凉血止血。用于肺热咳嗽，咽喉肿痛，湿热黄疸，热痢，淋病，风湿痹痛，吐血，咯血，外伤出血，疥癞恶疮。
	白蒿花	花	苦，凉。	清热解毒，收湿敛疮。用于痈肿疔毒，湿疮，湿疹。
Aster ageratoides Turcz. 三脉紫菀	山白菊	全草或根	苦、辛，凉。归肺、肝经。	清热解毒，祛痰镇咳，凉血止血。用于感冒发热，扁桃体炎，支气管炎，肝炎，肠炎，痢疾，热淋，血热吐衄，痈肿疔毒，蛇虫咬伤。

原　植　物	药物名称	药用部位	性味归经	功能主治
Aster senecioides Franch. 狗舌紫菀	黑根药	根	辛、苦，温。	祛风除湿，散寒止痛。用于风寒感冒，风湿痹痛，脚气肿痛，胃脘疼痛，疮疡久溃不敛。
Aster tataricus L. f. 紫菀	★紫菀	根和根茎	辛、苦，温。归肺经。	清肺下气，消痰止咳。用于痰多喘咳，新久咳嗽，痨嗽咳血。生紫菀化痰止咳力大。用于风寒咳喘，痰多咳嗽。炙紫菀增加润肺、止咳、化痰的作用。用于肺虚久嗽，劳嗽咳血。
Atractylodes chinensis (DC.)Koidz. 北苍术	★苍术	根茎	辛、苦，温。归脾、胃、肝经。	燥湿健脾，祛风散寒，明目。用于湿阻中焦，脘腹胀满，泄泻，水肿，脚气萎躄，风湿痹痛，风寒感冒，夜盲，眼目昏涩。

原　植　物	药物名称	药用部位	性味归经	功能主治
Atractylodes japonica Koidz. et Kitam. 关苍术	关苍术	根茎	温、辛，苦。归脾、胃经。	健脾、燥湿，解郁，辟秽。用于湿盛困脾，倦怠嗜卧，脘痞腹胀，食欲不振，呕吐，泄泻，痢疾，疟疾，痰饮，水肿，时气感冒，风寒湿痹，足痿，夜盲。
Bidens bipinnata L. 鬼针草	★鬼针草	地上部分	苦，微寒。归肝、肺、大肠经。	清热解毒，祛风除湿，活血消肿。用于咽喉肿痛，泻痢，痢疾，黄疸，肠痈，疔疮肿毒，蛇虫咬伤，风湿痹痛，跌打损伤。
Bidens biternata (Lour.) Merr.et Sherff 金盏银盘	金盏银盘	全草	甘、微苦，凉。归肝、肺、大肠经。	清热解毒，凉血止血。用于感冒发热，黄疸，泄泻，痢疾，血热吐血，血崩，跌打损伤，痈肿疮毒，疥癣。

原　植　物	药物名称	药用部位	性味归经	功能主治
Bidens parviflora Willd. 小花鬼针草	小鬼钗	全草	苦、微甘，凉。归肝、肺、大肠经。	清热，利尿，活血，解毒。用于感冒发热，咽喉肿痛，肠炎腹泻，小便涩痛，风湿痹痛，跌打瘀肿，痈疽疮疖，毒蛇咬伤。
Bidens tripartita L. 狼把草	狼把草	全草	甘、微苦，凉。	清热解毒，利湿，通经。用于肺热咳嗽，咯血，咽喉肿痛，赤白痢疾，黄疸，月经不调，经闭，小儿疳积，瘰疬结核，湿疹癣疮，毒蛇咬伤。
Cacalia ambigua Ling 两似蟹甲草	两似蟹甲草	全草	涩，平。	利尿消肿。
Cacalia hastata L. 山尖子	山尖菜	全草	苦，凉。归肾、膀胱经。	解毒，利尿。用于伤口化脓，小便不利。
Callistephus chinensis (L.) Ness 翠菊	翠菊	叶、花序	苦，平。归肝经。	清肝明目。用于目赤肿痛，昏花不明。

原　植　物	药物名称	药用部位	性味归经	功能主治
Carduus crispus L. 丝毛飞廉	★飞廉	全草	微苦，凉。归肺、膀胱、肝经。	祛风，清热，利湿，凉血止血，活血消肿。用于感冒咳嗽，头痛眩晕，泌尿系感染，乳糜尿，白带，黄疸，风湿痹痛，吐血，衄血，尿血，月经过多，功能性子宫出血，跌打损伤，疔疮疖肿，痔疮肿痛，烧伤。
Carpesium abrotanoides L. 天名精	★天名精	全草	苦、辛，寒。归肝、肺经。	清热，化痰，解毒，杀虫，破瘀，止血。用于乳蛾，喉痹，急慢惊风，牙痛，疔疮肿毒，痔漏，皮肤痒疹，毒蛇咬伤，虫积，血瘕，吐血，衄血，血淋，创伤出血。
	鹤虱	果实	苦、辛，平；有小毒。归脾、胃经。	杀虫消积。用于蛔虫病，蛲虫病，绦虫病，虫积腹痛，小儿疳积。

原　植　物	药物名称	药用部位	性味归经	功能主治
Carpesium cernuum L. 烟管头草	杓儿菜	全草	苦、辛，寒。归肝、肺、大肠经。	清热解毒，消肿止痛。用于感冒发热，高热惊风，咽喉肿痛，痄腮，牙痛，尿路感染，淋巴结结核，疮疡疖肿，乳腺炎。
	挖耳草根	根	苦，凉。归肺、大肠经。	清热解毒。用于痢疾，牙痛，乳蛾，子宫脱垂，脱肛。
Carthamus tinctorius L. 红花	★红花	花	辛，温。归心、肝经。	活血通经，散瘀止痛。用于经闭，痛经，恶露不行，癥瘕痞块，胸痹心痛，瘀滞腹痛，胸胁刺痛，跌扑损伤，疮疡肿痛。
Chrysanthemum carinatum Schousb. 蒿子杆	茼蒿	茎叶	辛、甘，凉。归心、脾、胃经。	和脾胃，消痰饮，安心神。用于脾胃不和，二便不通，咳嗽痰多，烦热不安。
Chrysanthemum indicum L. 野菊	野菊花	头状花序	苦、辛，微寒。归肝、心经。	清热解毒，泻火平肝。用于疔疮痈肿，目赤肿痛，头痛眩晕。

原　植　物	药物名称	药用部位	性味归经	功能主治
Cirsium maackii Maxim. 野蓟	牛戳口	全草	甘，凉。归肝、肺、肾经。	凉血止血，消肿解毒。用于咯血，衄血，尿血，跌打损伤，痈疮肿毒。
Cirsium pendulum Fisch.ex DC. 烟管蓟	烟管蓟	根或全草	甘、苦，凉。归心、肝经。	解毒，止血，补虚。用于疮肿，疟疾，外伤出血，体虚。
Cirsium setosum（Willd.）MB. 刺儿菜	★小蓟	地上部分	甘、苦，凉。归心、肝经。	凉血止血，散瘀解毒消痈。用于衄血，吐血，尿血，血淋，便血，崩漏，外伤出血，痈肿疮毒。
Conyza canadensis (L.)Cronq. 小蓬草	小飞蓬	全草	微苦、辛，凉。归肝、胆、大肠经。	清热利湿，散瘀消肿。用于痢疾，肠炎，肝炎，胆囊炎，跌打损伤，风湿骨痛，疮疖肿痛，外伤出血，牛皮癣。
Coreopsis tinctoria Nutt. 两色金鸡菊	蛇目菊	全草	甘，平。	清湿热，解毒消痈。用于湿热痢疾，目赤肿痛，痈肿疮毒。
Dahlia pinnata Cav. 大丽花	大丽菊	块根	辛、甘，平。归肝经。	清热解毒，散瘀止痛。用于腮腺炎，龋齿疼痛，无名肿毒，跌打损伤。

原　植　物	药物名称	药用部位	性味归经	功能主治
Chrysanthemum lavandulifolium (Fisch.ex Trautv.) Kitam 甘菊	野菊花	花	苦、辛，凉。归肺、肝经。	清热解毒，疏风平肝。用于疔疮，痈疽，丹毒，湿疹，皮炎，风热感冒，咽喉肿痛，高血压病。
	★北野菊	地上部分	微苦、辛，凉。归肺、肝经。	疏风清热，解毒消肿，凉肝明目。用于风热感冒，眩晕头痛，目赤热痛。
Chrysanthemum morifolium Ramat. 菊	★菊花	头状花序	甘、苦，微寒。归肺、肝经。	散风清热，平肝明目，清热解毒。用于风热感冒，头痛眩晕，目赤肿痛，眼目昏花，疮痈肿毒。
	菊花苗	幼嫩茎叶	甘、微苦，凉。归肺、肝经。	清肝明目。用于头风眩晕，目生翳膜。
	菊花叶	叶	辛、甘，平。归肝、肺经。	清肝明目，解毒消肿。用于头风，目眩，疔疮，痈肿。
	菊花根	根	苦、甘，寒。	利小便，清热解毒。用于咽喉肿痛，痈肿疔毒。

原　植　物	药物名称	药用部位	性味归经	功能主治
Doellingeria scaber (Thunb.)Nees 东风菜	东风菜	全草	辛、甘，寒。归肺经。	清热解毒，明目，利咽。用于风热感冒，头痛目眩，目赤肿痛，咽喉红肿，急性肾炎，肺病吐血，跌打损伤，痈肿疔疮，蛇咬伤。
Echinops latifolius Tausch. 蓝刺头	★禹州漏芦	根	苦，寒。归胃经。	清热解毒，消痈，下乳，疏筋通脉。用于乳痈肿痛，痈疽发背，瘰疬疮毒，乳汁不通，湿痹拘挛。
	追骨风	花序	苦，凉。	清热，解毒，活血，止痛。用于骨折，创伤出血，胸痛。
Eclipta prostrata L. 鳢肠	★墨旱莲	地上部分	甘、酸，凉。归肝、肾经。	补益肝肾，凉血止血。用于肝肾阴虚，牙齿松动，须发早白，眩晕耳鸣，腰膝酸软，阴虚血热，吐血，衄血，尿血，血痢，崩漏下血，外伤出血。

原　植　物	药物名称	药用部位	性味归经	功能主治
Eupatorium fortunei Turcz. 佩兰	佩兰	地上部分	辛，平。归脾、胃、肺经。	芳香化湿，醒脾开胃，发表解暑。用于湿浊中阻，脘痞呕恶，口中甜腻，口臭，多涎，暑湿表证，湿温初起，发热倦怠，胸闷不舒。
Eupatorium lindleyanum DC. 尖佩兰	野马追	全草	苦，平。归肺经。	清肺止咳，化痰平喘，降血压。用于支气管炎，咳喘痰多，高血压病。
Farfugium japonicum (L.) Kitam. 大吴风草	莲蓬草	全草	辛、甘、微苦，凉。	清热解毒，凉血止血，消肿散结。用于感冒，咽喉肿痛，咳嗽咯血，便血，尿血，月经不调，乳腺炎，瘰疬，痈疖肿毒，疔疮湿疹，跌打损伤，蛇咬伤。
Galinsoga parviflora Gav. 牛膝菊	辣子草	全草	淡，平。归肺、肝经。	清热解毒，止咳平喘，止血。用于扁桃体炎，咽喉炎，黄疸型肝炎，咳喘，肺结核，疔疮，外伤出血。

原　植　物	药物名称	药用部位	性味归经	功能主治
Gnaphalium affine D.Don 鼠麹草	鼠麹草	全草	甘、微酸，平。归肺经。	化痰止咳，祛风除湿，解毒。用于咳喘痰多，风湿痹痛，泄泻，水肿，蚕豆病，赤白带下，痈肿疔疮，阴囊湿痒，荨麻疹，高血压。
Gnaphalium hypoleucum DC. 秋鼠麹草	天水蚁草	全草	苦、甘，微寒。归肺、肝经。	疏风清热，解毒，利湿。用于感冒，咳嗽，泄泻，痢疾，风湿痛，疮疡，瘰疬。
Gnaphalium japonicum Thunb. 细叶鼠麹草	天青地白	全草	甘、淡，微寒。归肺、肝、脾、小肠经。	疏风清热，利湿，解毒。用于感冒，咳嗽，咽喉痛，目赤肿痛，淋浊，带下，疮疡疔毒，蛇伤，跌打损伤。

原　植　物	药物名称	药用部位	性味归经	功能主治
Helianthus annuus L. 向日葵	向日葵子	果实	甘，平。归大肠经。	透疹，止痢，透痈脓。用于疹发不透，血痢，慢性骨髓炎。
	向日葵花	花	微甘，平。归肝经。	祛风，平肝，利湿。用于头晕，耳鸣，小便淋沥。
	向日葵花盘	花盘	甘，寒。归肝经。	清热，平肝，止痛，止血。用于高血压，头痛，头晕，耳鸣，脘腹痛，痛经，子宫出血，疮疹。
	向日葵叶	叶	苦，凉。归肝经。	降压，截疟，解毒。用于高血压，疟疾，疔疮。
	向日葵茎髓	茎内髓心	甘，平。归脾、肺、膀胱经。	清热，利尿，止咳。用于淋浊，白带，乳糜尿，百日咳，风疹。
	向日葵根	根	甘、淡，微寒。归胃、膀胱经。	清热利湿，行气止痛。用于淋浊，水肿，带下，疝气，脘腹胀痛，跌打损伤。
Helianthus tuberosus L. 菊芋	★菊芋	块茎	甘、微苦，凉。	清热凉血，消肿。用于热病，肠热出血，跌打损伤，骨折肿痛。

原　植　物	药物名称	药用部位	性味归经	功能主治
Hemistepta lyrata (Bunge) Bunge 泥胡菜	泥胡菜	全草或根	辛、苦，寒。	清热解毒，散结消肿。用于痔漏，痈肿疔疮，乳痈，淋巴结炎，风疹瘙痒，外伤出血，骨折。
Heteropappus altaicus Willd. 阿尔泰狗娃花	阿尔泰紫菀	根、花或全草	微苦，凉。	清热降火，排脓止咳。用于热病，肝胆火旺，肺脓疡，咳吐脓血，膀胱炎，疱疹疮疖。
Heteropappus hispidus (Thunb.) Less. 狗娃花	狗娃花	根	苦，凉。归心经。	清热解毒，消肿。用于疮肿，蛇咬伤。
Inula helenium L. 土木香	★土木香	根	辛、苦，温。归肝、脾经。	健脾和胃，行气止痛，安胎。用于胸胁、脘腹胀痛，呕吐泻痢，胸胁挫伤，岔气作痛，胎动不安。

原　植　物	药物名称	药用部位	性味归经	功能主治
Inula japonica Thunb. 旋覆花	★旋覆花	头状花序	苦、辛、咸，微温。归肺、脾、胃、大肠经。	降气，消痰，行水，止呕。用于风寒咳嗽，痰饮蓄结，胸膈痞闷，喘咳痰多，呕吐噫气，心下痞硬。
	※ 旋覆花根	根	咸，温。归肺经。	祛风除湿，止咳平喘，解毒疗疮。用于风湿痹痛，喘咳，疔疮。
Inula linariifolia Turcz 条叶旋覆花 *Inula japonica* Thunb. 旋覆花	★金沸草	地上部分	苦、辛、咸，温。归肺、大肠经。	降气，消痰，行水。用于外感风寒，咳嗽，痰饮蓄结，咳喘痰多，胸膈痞满；外治疔疮肿毒。
Ixeris chinensis (Thunb.) Nakai 山苦荬	苦菜	全草或根	苦，寒。归心、脾、胃、大肠经。	清热解毒，消肿排脓，凉血止血。用于肠痈，肺脓疡，肺热咳嗽，肠炎，痢疾，胆囊炎，盆腔炎，疮疖肿毒，阴囊湿疹，衄血，血崩，跌打损伤。

原　植　物	药物名称	药用部位	性味归经	功能主治
Ixeris chinensis (Thunb.) Nakai subsp. *versicolor* (Fisch. ex Link) Kitam 苦苣	苦苣	全草或根	苦，寒。归肺、肝经。	清热解毒。用于黄疸，胃炎，痢疾，肺热咳嗽，肠痈，睾丸炎，疔疮，痈肿，黄水疮。
Ixeris debilis A.Gray 剪刀股	剪刀股	全草	苦，寒。归胃、肝、肾经。	清热解毒，利尿消肿。用于肺脓疡，咽痛，目赤，乳腺炎，痈疽疮疡，水肿，小便不利。
Ixeris denticulata (Houtt.) Stebb. 苦荬菜	★苦荬菜	全草	苦，寒。	清热解毒，消肿止痛。用于痈疖疔毒，乳痈，咽喉肿痛，黄疸，痢疾，淋证，带下，跌打损伤。
Ixeris sonchifolia (Bunge) Hance 抱茎苦荬菜	苦碟子	全草	苦、辛，寒。归肝、胃、大肠经。	止痛消肿，清热解毒。用于头痛，牙痛，胃痛，手术后疼痛，跌打伤痛，阑尾炎，肠炎，肺脓肿，咽喉肿痛，痈肿疮疖。

原　植　物	药物名称	药用部位	性味归经	功能主治
Kalimeris indica (L.) Sch.-Bip. 马兰	★马兰根	根	辛，凉。归肺、肝经。	清热解毒，凉血止血，利尿。用于鼻衄，牙龈出血，咳血，皮下出血，湿热黄疸，小便淋漓，咽喉肿痛，疮疡肿痛。
	马兰草	全草	辛，凉。归肺、肝、胃、大肠经。	凉血止血，清热利湿，解毒消肿。用于吐血，衄血，血痢，崩漏，创伤出血，黄疸，水肿，淋浊，感冒，咳嗽，咽痛喉痹，痔疮，痈肿，丹毒，小儿疳积。
Kalimeris integrifolia Turcz. ex DC. 全叶马兰	全叶马兰	全草	苦，寒。归肺经。	清热解毒，止咳。用于感冒发热，咳嗽，咽炎。

原　植　物	药物名称	药用部位	性味归经	功能主治
Lactuca indica L. 山莴苣	山莴苣	全草或根	苦，寒。归肝、肺、大肠经。	清热解毒，活血，止血。用于咽喉肿痛，肠痈，疮疖肿毒，子宫颈炎，产后瘀血腹痛，疣瘤，崩漏，痔疮出血。
Lactuca sativa L. 莴苣	莴苣	茎和叶	苦、甘，凉。归胃、大肠经。	利尿，通乳。用于小便不利，尿血，乳汁不通，虫蛇咬伤，肿毒。
	莴苣子	果实	辛、苦，微温。归胃、肝经。	通乳汁，利小便，活血行瘀。用于乳汁不通，小便不利，跌打损伤，瘀肿疼痛，阴囊肿痛。
Leibnitzia anandria (L.)Nakai 大丁草	★大丁草	全草	苦，寒。归肺、大肠经。	清热利湿，解毒消肿。用于肺热咳嗽，湿热泻痢，热淋，风湿关节痛，痈疖肿毒，臁疮，虫蛇咬伤，烧烫伤，外伤出血。

原植物	药物名称	药用部位	性味归经	功能主治
Leontopodium leontopodioides (Willd)Beauv. 火绒草	火绒草	地上部分	微苦，寒。	疏风清热，利尿，止血。用于流行性感冒，急慢性肾炎，尿路感染，尿血，创伤出血。
Ligularia dentata (A.Grey) Hara. 齿叶橐吾	齿叶橐吾	根	辛，微温。	舒筋活血，散瘀止痛。用于劳伤咳嗽，咯血，吐血，月经不调，便血，跌打损伤。
Ligularia fischeri (Ledeb.) Turcz. 蹄叶橐吾	山紫菀	根及根茎	辛，微温。	祛痰，止咳，理气活血，止痛。用于咳嗽，痰多气喘，百日咳，腰腿疼，劳伤，跌打损伤。
Ligularia intermedia Nakai 狭苞橐吾	狭苞橐吾	根及根茎	苦，温。	温肺下气，消炎，祛痰止咳，平喘，滋阴。用于风寒感冒，咳嗽气喘，虚劳，吐脓血，喉痹，小便不利。
Olgaea leucophylla Iljin 火媒草	鳍蓟	根及地上部分	苦，凉。	清热解毒，消瘀散结，凉血止血。用于疮痈肿毒，瘰疬，咳血，衄血，吐血，便血，崩漏。

原　植　物	药物名称	药用部位	性味归经	功能主治
Picris hieracioides L. 毛连菜	毛连菜	花序	苦、咸，微温。	理气止咳，化痰平喘，宽胸。用于咳嗽痰多，咳喘，嗳气，胸腹闷胀。
	毛柴胡	全草	辛，凉。	清热解毒，散瘀，利尿。用于流感发热，乳痈，无名肿毒，跌打损伤，小便不利。
Rhaponticum uniflorum (L.) DC. 祁州漏芦	★漏芦	根	苦，寒。归胃经。	清热解毒，消痈，下乳，舒筋通脉。用于乳痈肿痛，痈疽发背，瘰疬疮毒，乳汁不通，湿痹拘挛。
Saussurea amara (L.)DC. 草地风毛菊	驴耳风毛菊	全草	苦，寒。	清热解毒散结。用于瘰疬，痄腮，疖肿。
Saussurea japonica (Thunb.)DC. 风毛菊	八楞木	全草	苦、辛，平。	祛风除湿，散瘀止痛。用于风湿痹痛，跌打损伤。
Scorzonera albicaulis Bunge 细叶鸦葱	丝茅七	根	苦，凉。	清热解毒，凉血散瘀。用于风热感冒，痈肿疔毒，带状疱疹，月经不调，乳少不畅，跌打损伤。

原　植　物	药物名称	药用部位	性味归经	功能主治
Scorzonera ruprechtiana Lipsch. et Krasch. 鸦葱 *Scorzonera sinensis* Lipsch.et Krasch. 桃叶鸦葱 *Scorzonera albicaulis* Bunge 细叶鸦葱	★鸦葱	根	苦、辛，寒。	清热解毒，消肿散结。用于疔疮痈疽，乳痈，跌打损伤，劳伤。
Scorzonera sinensis Lipsch.et Krasch. 桃叶鸦葱	老虎嘴	根	辛，凉。	疏风清热，解毒。用于风热感冒，咽喉肿痛，乳痈，疔疮。
Senecio kirilowii Turcz. 狗舌草	狗舌草	全草	苦，寒。	清热解毒，利尿，活血，杀虫。用于肺脓疡，疖肿，尿路感染，肾炎水肿，口腔炎，跌打损伤，湿疹，疥疮，阴道滴虫。
Senecio nemorensis L. 林荫千里光	黄菀	全草	苦、辛，寒。归肝、脾经。	清热解毒。用于热痢，眼肿，痈疖疔毒。

原　植　物	药物名称	药用部位	性味归经	功能主治
Siegesbeckia pubescens Makino 腺梗豨莶	★豨莶草	地上部分	辛、苦，寒；有小毒。归肝、肾经。	祛风湿，利关节，解毒。用于风湿痹痛，筋骨无力，腰膝酸软，四肢麻痹，半身不遂，风疹湿疮。
	豨莶果	果实	苦，温。归大肠经。	驱蛔虫。用于蛔虫病。
	豨莶根	根	苦，平。	祛风，除湿，生肌。用于风湿顽痹，头风，带下，烧烫伤。
Sonchus brachyotus DC. 苣荬菜	★北败酱	全草	苦，寒。归大肠经。	清热解毒，利湿排脓，凉血止血。用于咽喉肿痛，疮疖肿毒，痔疮，急性菌痢，肠炎，肺脓疡，急性阑尾炎，吐血，衄血，咯血，尿血，便血，崩漏。

原　植　物	药物名称	药用部位	性味归经	功能主治
Sonchus oleraceus L. 苦苣菜	苦菜	全草	苦，寒。归心、脾、胃、大肠经。	清热解毒，凉血止血。用于肠炎，痢疾，黄疸，淋症，咽喉肿痛，痈疮肿毒，乳腺炎，痔漏，吐血，衄血，咯血，尿血，便血，崩漏。
Tagetes erecta L. 万寿菊	万寿菊花	花	苦、微辛，凉。归肺经。	清热解毒，化痰止咳。用于上呼吸道感染，百日咳，结膜炎，口腔炎，牙痛，咽炎，眩晕，小儿惊风，闭经，血瘀腹痛，痈疮肿毒。
Tagetes patula L. 孔雀草	孔雀草	全草	苦，凉。	清热解毒，止咳。用于风热感冒，咳嗽，百日咳，痢疾，腮腺炎，乳痈，疖肿，牙痛，口腔炎，目赤肿痛。

原　植　物	药物名称	药用部位	性味归经	功能主治
Taraxacum mongolicum Hand.-Mazz. 蒲公英	★蒲公英	全草	苦、甘，寒。归肝、胃经。	清热解毒，消肿散结，利尿通淋。用于疔疮肿毒，乳痈，瘰疬，目赤，咽痛，肺痈，肠痈，湿热黄疸，热淋涩痛。
Taraxacum sinicum Kitag 碱地蒲公英	蒲公英	全草	苦、甘，寒。归肝、胃经。	清热解毒，消痈散结。用于乳痈，肺痈，肠痈，痄腮，瘰疬，疔毒疮肿，目赤肿痛，感冒发热，咳嗽，咽喉肿痛，胃炎，肠炎，痢疾，肝炎，胆囊炎，尿路感染，蛇虫咬伤。
Turczaninowia fastigiata (Fisch.) DC. 女菀	女菀	根或全草	辛，温。归肺、脾经。	清肺化痰，健脾利湿。用于咳嗽气喘，泻痢，小便涩痛。

原　植　物	药物名称	药用部位	性味归经	功能主治
Tussilago farfara L. 款冬	款冬花	花蕾	辛、微苦，温。归肺经。	润肺下气，止咳化痰。用于新久咳嗽，喘咳痰多，痨嗽咳血。
Xanthium sibiricum Patr. 苍耳	★苍耳子	带总苞的果实	辛、苦，温；有毒。归肺经。	散风寒，通鼻窍，祛风湿。用于风寒头痛，鼻塞流涕，鼻鼽，鼻渊，风疹瘙痒，湿痹拘挛。
	※苍耳草	全草	苦、辛，微寒；小毒。归肺、脾、肝经。	祛风散热，除湿解毒。用于感冒头痛，头风头晕，鼻渊，目赤翳障，风湿痹痛，拘挛麻木，风癞，疔疮，疥癣，皮肤瘙痒，痔疮，痢疾。
	苍耳花	花	——	祛风，除湿，止痒。用于白癞顽痒，白痢。
	苍耳根	根	微苦，平；小毒。	清热解毒，利湿。用于疔疮，痈疽，丹毒，缠喉风，阑尾炎，宫颈炎，痢疾，肾炎水肿，乳糜尿，风湿痹痛。

原　植　物	药物名称	药用部位	性味归经	功能主治
Zinnia elegans Jacq. 百日菊	百日草	全草	苦、辛，凉。	清热，利湿，解毒。用于湿热痢疾，淋证，乳痈，疖肿。

单子叶植物药

泽泻科

原　植　物	药物名称	药用部位	性味归经	功能主治
Alisma orientalis (Sam.) Juzep. 泽泻	泽泻	块茎	甘、淡，寒。归肾、膀胱经。	利水渗湿，泄热，化浊降脂。用于小便不利，水肿胀满，泄泻尿少，痰饮眩晕，热淋涩痛，高血脂症。
	泽泻叶	叶	微咸，平。归肾、肺经。	益肾，止咳，通乳，下乳。用于虚劳，咳喘，乳汁不下，疮肿。
	泽泻实	果实	甘，平。	祛风湿，益肾气。用于风痹，肾亏体虚，消渴。

原　植　物	药物名称	药用部位	性味归经	功能主治
Sagittaria trifolia L. 野慈姑	慈姑	球茎	甘、微苦、微辛，微寒。归肝、肺、脾、膀胱经。	活血凉血，止咳通淋，散结解毒。用于产后血闷，胎衣不下，带下，崩漏，衄血，呕血，咳嗽痰多，血淋，疮肿，目赤肿痛，角膜白斑，瘰疬，睾丸炎，骨膜炎，毒蛇咬伤。
	慈姑叶	地上部分	苦、微辛，寒。归心、脾经。	清热解毒，凉血化瘀，利水消肿。用于咽喉肿痛，黄疸，水肿，恶疮肿毒，丹毒，瘰疬，湿疹，蛇虫咬伤。
	慈姑花	花	微苦，寒。归肝、脾经。	清热解毒，利湿。用于疔肿，痔漏，湿热黄疸。

眼子菜科

原　植　物	药物名称	药用部位	性味归经	功能主治
Potamogetom crispus L. 沮草	沮草	全草		清热明目，渗湿利水，通淋，镇痛，止血，消肿，驱蛔虫。
Potamogetom distinctus A. Benn. 眼子菜	眼子菜	全草	苦，寒。归胆、肝、膀胱经。	清热解毒，利湿通淋，止血，驱蛔。用于湿热痢疾，黄疸，热淋，鼻衄，痔疮出血，蛔虫病，疮痈肿毒。
	眼子菜根	嫩根	—	理气和中，止血。用于气痞腹痛，腰痛，痔疮出血。
Potamogeton natans L 浮叶眼子菜	水案板	全草	微苦，凉。归脾、胃、大肠经。	清热解毒，除湿利水。用于目赤肿痛，疮痈肿毒，黄疸，水肿，痔疮出血，蛔虫病。

原　植　物	药物名称	药用部位	性味归经	功能主治
Potamogeton cristatus Regel et Maack 小叶眼子菜	小叶眼子菜	全草		清热解毒，消食健脾，收敛止泻，利尿，止血，消肿，驱蛔。用于痢疾，黄疸，淋症，带下，崩漏，痔血，蛔虫病，疮疡红肿，牙痛，急性结膜炎。
Potamogeton pectinatus L. 篦齿眼子菜	篦齿眼子菜	全草	微苦，凉。	清热解毒。用于肺热咳嗽，疮疖。
Potamogeton perfoliatus L. 穿叶眼子菜	酸水草	全草	淡、微辛，凉。	祛风利湿。用于湿疹，皮肤瘙痒。

百合科

原　植　物	药物名称	药用部位	性味归经	功能主治
Allium ascalonicum L. 细香葱	细香葱	全草	辛，温。归肺、胃经。	解表，通阳，解毒。用于感冒风寒，阴寒腹痛，小便不通，痈疽肿毒，跌打肿痛。
Allium cepa L. 洋葱	洋葱	鳞茎	辛、甘，温。归肝、脾、胃、肺经。	健胃理气，解毒杀虫，降血脂。用于食少腹胀，创伤，溃疡，滴虫性阴道炎，高血脂症。

原植物	药物名称	药用部位	性味归经	功能主治
Allium fistulosum L. 葱	葱白	鳞茎	辛，温。归肺、胃经。	发表，通阳，解毒，杀虫。用于感冒风寒，阴寒腹痛，二便不通，痢疾，疮痈肿痛，虫积腹痛。
	葱汁	茎或全株榨取之汁	辛，温。归肝经。	散瘀止血，通窍，驱虫，解毒。用于衄血，尿血，头痛，耳聋，虫积，外伤出血，跌打损伤，疮痈肿痛。
	葱须	须根	辛，平。归肺经。	祛风散寒，解毒，散瘀。用于风寒头痛，喉疮，痔疮，冻伤。
	葱叶	叶	辛，温。归肺经。	发汗解表，解毒散肿。用于感冒风寒，风水浮肿，疮痈肿痛，跌打损伤。
	葱花	花	辛，温。归脾、胃经。	散寒通阳。用于脘腹冷痛，胀满。
	葱实	果实	辛，温。归肝、肾经。	温肾，明目，解毒。用于肾虚阳毒，遗精，目眩，视物昏暗，疮痈

原 植 物	药物名称	药用部位	性味归经	功能主治
Allium macrostemon Bge. 小根蒜	★薤白	鳞茎	辛、苦，温。归肺、胃、大肠经。	通阳散结，行气导滞。用于胸痹心痛，脘腹痞满胀痛，泻痢后重。
Allium sativum L. 大蒜	★大蒜	鳞茎	辛，温。归脾、胃、肺经。	解毒消肿，杀虫，止痢。用于痈肿疮疡，疥癣，肺痨，顿咳，泄泻，痢疾。
Allium senescens L. 山韭	山韭	叶	辛，温。归肾、脾经。	温中行气。用于脾胃虚弱，饮食不佳，脘腹胀满，羸乏及脾胃不足之腹泻，尿频数。

原　植　物	药物名称	药用部位	性味归经	功能主治
Allium tuberosum Rottl.ex Spreng. 韭	韭菜	叶	辛，温。归肾、胃、肺、肝经。	补肾，温中，行气，散瘀，解毒。用于肾虚阳痿，里寒腹痛，噎膈反胃，胸痹疼痛，衄血，吐血，尿血，痢疾，痔疮，痈疮肿毒，漆疮，跌打损伤。
	韭根	根	辛，温。归肾、脾经。	温中，行气，散瘀，解毒。用于里寒腹痛，食积腹胀，胸痹疼痛，赤白带下，衄血，吐血，漆疮，疮癣，跌打损伤。
	韭菜子	种子	辛、甘，温。归肝、肾经。	温补肝肾，壮阳固精。用于肝肾亏虚，腰膝酸软，阳痿遗精，遗尿尿频，白浊带下。
Allium victorialis L. 茖葱	茖葱	鳞茎	辛，温。归肺经。	散瘀，止血，解毒。用于跌打损伤，血瘀肿痛，衄血，疮痈肿痛。
Alliun wallichii Kunth 多星韭	山韭菜	全草	辛、甘，平。归肝、脾经。	活血散瘀，祛风止痒。用于跌打损伤，刀枪伤，荨麻疹，牛皮癣，漆疮。

原　植　物	药物名称	药用部位	性味归经	功能主治
Anemarrhena asphodeloides Bge. 知母	★知母	根茎	苦、甘，寒。归肺、胃、肾经。	清热泻火，滋阴润燥。用于外感热病，高热烦渴，肺热燥咳，骨蒸潮热，内热消渴，肠燥便秘。
Asparagus brachyphyllus Turcz. 攀援天门冬	抓地龙	块根	苦、微辛，温。	祛风湿，止痒。用于风湿痹痛，湿疹，皮肤瘙痒，毒肿疮疡。
Asparagus cochinchinnsis (Lour.) Merr. 天冬	天冬	块根	甘、苦，寒。归肺、肾经。	养阴润燥，清肺生津。用于肺燥干咳，顿咳痰黏，腰膝酸痛，骨蒸潮热，内热消渴，热病伤津，咽干口渴，肠燥便秘。
Asparagus dahuricus Fisch. ex Link 兴安天冬	兴安天门冬	全草	——	舒筋活血。用于月经不调。
Asparagus officinalis L. 石刁柏	石刁柏	嫩茎	微甘，平。	清热利湿，活血散结。用于肝炎，银屑病，高血脂病，乳腺增生。
	芦笋	块根	苦、甘、微辛，温。	温肺，止咳，杀虫。用于风寒咳嗽，百日咳，肺结核，老年咳喘，疳虫，疥癣。

原　植　物	药物名称	药用部位	性味归经	功能主治
Asparagus setaceus (Kunth) Jessop 文竹	文竹	块根或全株	甘、微苦，寒。	润肺止咳，凉血通淋。用于阴虚肺燥，咳嗽，咯血，小便淋沥。
Asparagus trichophyllus Bge. 曲枝天冬	曲枝天冬	根	甘、苦，凉。归肝经。	祛风除湿。用于风湿腰腿痛，局部性浮肿；外用瘙痒，渗出性皮肤病，疮疖红肿。
Chlorophytum comosum (Thunb.)Baker 吊兰	吊兰	全草或根	甘、微苦，凉。	化痰止咳，散瘀消肿，清热解毒。用于痰热咳嗽，跌打损伤，骨折，痈肿，痔疮，烧伤。
Convallaria majalis L. 铃兰	铃兰	全草或根	甘、苦，温；有毒。	温阳利水，活血祛风。用于充血性心力衰竭，风湿性心脏病，阵发性心动过速，浮肿。
Hemerocallis citrina Baroni 黄花菜	金针菜	花蕾	甘，凉。归肝、肾经。	清热利湿，宽胸解郁，凉血解毒。用于小便短赤，黄疸，胸闷心烦，少寐，痔疮便血，疮痈。

原　植　物	药物名称	药用部位	性味归经	功能主治
Hemerocallis fulva（L.）L. 萱草 *Hemerocallis citrina* Baroni 黄花菜 *Hemerocallis minor* Mill. 小萱草	★萱草根	根及根茎	甘，凉；有毒。归脾、肝、膀胱经。	清热利湿，凉血止血，解毒消肿。用于黄疸，水肿，淋浊，带下，衄血，便血，崩漏，瘰疬，乳痈，乳汁不通。
	萱草嫩苗	嫩苗	甘，凉。归肝经。	清热利湿。用于胸膈烦热，黄疸，小便短赤。
Hemerocallis fulva（L.）L. var. *kwanso* Regel 重瓣萱草	重瓣萱草	根	——	利尿消肿。
Hosta plantaginea (Lam.) Ascherson. 玉簪	玉簪花	花	苦、甘，凉；小毒。	清热解毒，利水，通经。用于咽喉肿痛，疮痈肿痛，小便不利，经闭。
	玉簪	叶或全草	苦、辛，寒；有毒。	清热解毒，散结消肿。用于乳痈，痈肿疮疡，瘰疬，毒蛇咬伤。
	玉簪根	根	苦、辛，寒；有毒。归胃、肺、肝经。	清热解毒，下骨鲠。用于痈肿疮疡，乳痈，瘰疬，咽喉肿痛，骨鲠。

原　植　物	药物名称	药用部位	性味归经	功能主治
Hosta ventricosa (Salisb.)Stearm 紫萼	紫玉簪	花	甘、微苦，凉。	凉血止血，解毒。用于吐血，崩漏，湿热带下，咽喉肿痛。
	紫玉簪叶	叶	苦、微甘，凉。	凉血止血，解毒。用于崩漏，湿热带下，疮肿，溃疡。
	紫玉簪根	根	苦、微辛，凉。	清热解毒，散瘀止痛，止血，下骨鲠。用于咽喉肿痛，痈肿疮疡，跌打损伤，胃痛，牙痛，吐血，崩漏，骨鲠。
Lilium pumilum DC. 细叶百合	★百合	肉质鳞叶	甘，寒。归心、肺经。	养阴润肺，清心安神。用于阴虚燥咳，劳嗽咳血，虚烦惊悸，失眠多梦，精神恍惚。
	百合花	花	甘、微苦，微寒。归肺、心经。	清热润肺，宁心安神。用于咳嗽痰少或粘，眩晕，心烦，夜寐不安，天疱湿疮。
	百合子	种子	甘、微苦，凉。归大肠经。	清热止血。用于肠风下血。

原　植　物	药物名称	药用部位	性味归经	功能主治
Liriope platyphylla Wang et Tang 阔叶山麦冬	土麦冬	块根	甘、微苦，微寒。	养阴生津。用于阴虚肺燥，咳嗽痰黏，胃阴不足，口燥咽干，肠燥便秘。
Ophiopogon japonicus（L.f.）Ker-Gawl. 麦冬	麦冬	块根	甘、微苦，微寒。归心、肺、胃经。	养阴生津，润肺清心。用于肺燥干咳，阴虚劳嗽，喉痹咽痛，津伤口渴，内热消渴，心烦失眠，肠燥便秘。
Paris verticillata M.-Bieb. 北重楼	上天梯	根茎	苦，寒；小毒。归肝经。	祛风利湿，清热定惊，解毒消肿。用于风湿痹痛，热病抽搐，咽喉肿痛，痈肿，瘰疬，毒蛇咬伤。
Polygonatum odoratum (Mill.) Druce 玉竹	★玉竹	根茎	甘，微寒。归肺、胃经。	养阴润燥，生津止渴。用于肺胃阴伤，燥热咳嗽，咽干口渴，内热消渴。

原　植　物	药物名称	药用部位	性味归经	功能主治
Polygonatum sibiricum Red. 黄精	★黄精	根茎	甘，平。归脾、肺、肾经。	补气养阴，健脾，润肺，益肾。用于脾胃气虚，体倦乏力，胃阴不足，口干食少，肺虚燥咳，劳嗽咳血，精血不足，腰膝酸软，须发早白，内热消渴。
Polygonatum verticillatum (L.)All. 轮叶黄精	羊角参	根茎	甘、微苦，凉。归脾、肺、肾经。	补脾润肺，养肝，解毒消痈。用于脾胃虚弱，阴虚肺燥，咳嗽咽干，肝阳上亢，头晕目眩，疮痈肿痛。
Polygonatum involucratum(Franch. et Savat.)Maxim. 二苞黄精	二苞黄精	根茎	甘，平。归肺、脾、肾经。	养阴润燥，生津止渴。
Polygonatum macropodium Turcz. 热河黄精	热河黄精	根茎	甘、微苦，凉。归脾、肺、肾经。	补脾润肺，益气养阴，益精壮骨。用于阴虚咳嗽，肺痨咳血，肾虚精亏，头晕，腰酸足软，内热烦渴，脾胃虚弱。
Polygonatum stenophyllum Maxim. 狭叶黄精	狭叶黄精	根茎	甘、微苦，凉。归脾、肺、肾经。	补气养阴，健脾，益肾。

原　植　物	药物名称	药用部位	性味归经	功能主治
Rohdea japonica (Thunb.) Roth. 万年青	万年青	根及根茎	苦、微甘，寒；小毒。归肺、心经。	清热解毒，强心利尿，凉血止血。用于咽喉肿痛，白喉，疮疡肿毒，蛇虫咬伤，心力衰竭，水肿鼓胀，咯血，吐血，崩漏。
	万年青叶	叶	苦、涩，微寒；小毒。归肺经。	清热解毒，强心利尿，凉血止血。用于咽喉肿痛，疮毒，蛇伤，心力衰竭，咯血，吐血。
	万年青花	花		祛瘀止痛，补肾。用于跌打损伤，肾虚腰痛。
Scilla scilloides (Lindl.) Druce 绵枣儿	★绵枣儿	鳞茎	苦、甘，寒；小毒。	活血止痛，解毒消肿，强心利尿。用于跌打损伤，筋骨疼痛，疮痈肿痛，乳痈，心脏病水肿。
Smilacina *japonica* A.Gray 鹿药	鹿药	根及根茎	甘、苦，温。归肾、肝经。	补肾壮阳，活血祛痰，祛风止痛。用于肾虚阳痿，月经不调，偏正头痛，风湿痹痛，痈肿疮毒，跌打损伤。

原　植　物	药物名称	药用部位	性味归经	功能主治
Smilax descotis Warb. 短柄菝葜	短柄菝葜	根茎	辛、微苦，凉。归肝、脾经。	祛风，清热，利湿，凉血止血。用于风湿热痹，足膝肿痛，血淋，崩漏。
Smilax riparia A.DC. 牛尾菜	牛尾菜	根及根茎	甘、微苦，平。归肝、肺经。	祛风湿，通经络，祛痰止咳。用于风湿痹痛，劳伤腰痛，跌打损伤，咳嗽气喘。
Smilax scodinicaulis C.H.Wrisht 短梗菝葜 *Smilax glaucochina* Warb. 黑果菝葜 *Smilax stans* Maxim. 鞘柄菝葜	铁丝威灵仙	根及根茎	辛、微苦，平。	祛风除湿，活血通络，解毒散结。用于风湿痹痛，关节不利，疮疖，肿毒，瘰疬。
Veratrum nigrum L. 藜芦	藜芦	根及根茎	辛、苦，寒；有毒。归肝、肺、胃经。	涌吐风痰，杀虫。用于中风痰壅，癫痫，疟疾，疥癣，恶疮。

龙舌兰科

原　植　物	药物名称	药用部位	性味归经	功能主治
Sanservieria trifasciata Prain 虎尾兰	虎尾兰	叶	酸，凉。	清热解毒，活血消肿。用于感冒，肺热咳嗽，疮疡肿毒，跌打损伤，毒蛇咬伤，烫火伤。
	虎尾兰根	根茎	辛，凉。	祛风湿，通经络，活血消肿。用于风湿关节痛，四肢麻木，跌打损伤。

石蒜科

原　植　物	药物名称	药用部位	性味归经	功能主治
Clivia miniata Regel 君子兰	君子兰	根		用于咳嗽，痰喘。
Hippeastrum vittatum (L' Herit.) Herb. 花朱顶红	朱顶红	鳞茎	辛，温；有毒。	解毒消肿。用于痈疮肿毒。
Narcissus tazetta L.var. *chinensis* Roem. 水仙	水仙花	花	辛，凉。归肝、肾经。	清心悦神，理气调经，解毒辟秽。用于神疲头晕，月经不调，痢疾，疮肿。
	水仙根	鳞茎	苦、微辛，寒；有毒。归心、肺经。	清热解毒，散结消肿。用于痈疽肿毒，乳痈，瘰疬，痄腮，鱼骨梗喉。

原　植　物	药物名称	药用部位	性味归经	功能主治
Zephyranthes grandiflora Lindl. 韭莲	赛番红花	全草	苦，寒。	活血止血，解毒消肿。用于吐血，便血，崩漏，跌伤红肿，疮痈红肿，毒蛇咬伤。

薯蓣科

原　植　物	药物名称	药用部位	性味归经	功能主治
Dioscorea cirrhosa Lour. 薯莨	薯莨	块茎	苦，凉；小毒。	活血止血，理气止痛，清热解毒。用于咳血，咯血，呕血，衄血，尿血，便血，崩漏，月经不调，痛经，经闭，产后腹痛，脘腹胀痛，痧胀腹痛，热毒血痢，水泻，关节痛，跌打肿痛，疮疖，带状疱疹，外伤出血。
Dioscorea esculenta(Lour.) Burkill 甘薯	甘薯	块茎	甘，平。归脾、肾经。	益气健脾，养阴补肾。用于脾虚气弱，肾阴亏乏诸证。

原 植 物	药物名称	药用部位	性味归经	功能主治
Dioscorea nipponica Makino 穿龙薯蓣	★穿山龙	根茎	甘、苦，温。归肝、肾、肺经。	祛风除湿，舒筋通络，活血止痛，止咳平喘。用于风湿痹痛，关节肿胀，疼痛麻木，跌扑损伤，闪腰岔气，咳嗽气喘。
Dioscorea opposita Thunb. 薯蓣	★山药	根茎	甘，平。归脾、肺、肾经。	补脾养胃，生津益肺，补肾涩精。用于脾虚食少，久泻不止，肺虚喘咳，肾虚遗精，带下，尿频，虚热消渴。
	零余子	珠芽	甘，平。归肾经。	补虚益肾强腰。用于虚劳羸瘦，腰膝酸软。
	山药藤	茎叶	微苦、微甘，凉。	清热利湿，凉血解毒。用于湿疹，丹毒。

雨久花科

原　植　物	药物名称	药用部位	性味归经	功能主治
Eichhornia crassipes (Mart.)Solms 凤眼莲	水葫芦	根或全草	辛、淡，寒。	疏散风热，利水通淋，清热解毒。用于风热感冒，水肿，热淋，尿路结石，风疹，湿疹，疖肿。
Monochoria korsakowii Regel et Maack 雨久花	雨韭	全草	甘，寒。归心、肺经。	清肺热，利湿热，解疮毒。用于高热咳喘，湿热黄疸，丹毒，疮疖。
Monochoria vaginalis (Burm.f.) Presl et Kunth 鸭舌草	鸭舌草	全草	苦，凉。归肺、大肠经。	清热，凉血，利尿，解毒。用于感冒高热，肺热咳喘，百日咳，咳血，吐血，崩漏，尿血，热淋，痢疾，肠炎，肠痈，丹毒，疮肿，咽喉肿痛，牙龈肿痛，风火赤眼，毒蛇咬伤，毒菇中毒。

鸢尾科

原　植　物	药物名称	药用部位	性味归经	功能主治
Belamcanda chinensis (L.) DC. 射干	★射干	根茎	苦，寒。归肺经。	清热解毒，消痰，利咽。用于热毒痰火郁结，咽喉肿痛，痰涎壅盛，咳嗽气喘。
Iris dichotoma Pall. 野鸢尾	★白花射干	根及根茎	苦、辛，寒；小毒。归肺、胃、肝经。	清热解毒，活血消肿，止痛止咳。用于咽喉，牙龈肿痛，痄腮，胃痛，肝炎，肝脾肿大，肺热咳喘，跌打损伤，水田性皮炎。
Iris ensata Thunb. 玉蝉花	玉蝉花	根茎	辛、苦，寒；小毒。归脾、肺、肝经。	消积理气，活血利水，清热解毒。用于咽喉肿痛，食积饱胀，湿热痢疾，经闭腹胀，水肿。

原　植　物	药物名称	药用部位	性味归经	功能主治
Iris lactea Pall.var.*chinensis*（Fisch.）Koidz. 马蔺	马蔺	全草	苦、微甘，微寒。归肾、膀胱、肝经。	清热解毒，利尿通淋，活血消肿。用于喉痹，淋浊，关节痛，痈疽恶疮，金疮。
	★马蔺子	种子	甘，平。归肝、脾、肺经。	清热利湿，解毒杀虫，止血定痛。用于黄疸，淋浊，小便不利，肠痈，虫积，疟疾，风湿痛，喉痹，牙痛，吐血，衄血，便血，崩漏，疮肿，瘰疬，疝气，痔疮，烫伤，蛇伤。
	马蔺花	花	微苦、辛、微甘，寒。归胃、脾、肺、肝经。	清热解毒，凉血止血，利尿通淋。用于喉痹，吐血，衄血，崩漏，便血，淋证，疝气，痔疮，痈疽，烫伤。
	马蔺根	根	甘，平。归肺、大肠、肝经。	清热解毒，活血利尿。用于喉痹，痈疽，传染性肝炎，风湿痹痛，淋浊。

原　植　物	药物名称	药用部位	性味归经	功能主治
Iris tectorum Maxim. 鸢尾	鸢尾	叶或全草	辛、苦，凉；有毒。	清热解毒，祛风利湿，消肿止痛。用于咽喉肿痛，肝炎，肝肿大，膀胱炎，风湿痛，跌打肿痛，疮疖，皮肤瘙痒。
	川射干	根茎	苦，寒。归肺经。	清热解毒，祛痰，利咽。用于热毒痰火郁结，咽喉肿痛，痰涎壅盛，咳嗽气喘。
Iris tenuifolia Pall. 细叶鸢尾	老牛揣	根茎或根	甘、微苦，凉。	养血安胎，止血。用于胎动不安，胎漏。
	老牛揣子	种子	甘、淡，凉。	清热解毒，利尿止血。用于咽喉肿痛，湿热黄疸，小便不利，吐血，衄血，崩漏。

鸭跖草科

原　植　物	药物名称	药用部位	性味归经	功能主治
Commelina benghalensis L. 饭包草	马耳草	全草	苦，寒。归肺、大肠、小肠经。	清热解毒，利水消肿。用于热病发热，烦渴，咽喉肿痛，热痢，热淋，痔疮，疔疮痈肿，蛇虫咬伤。
Commelina communis L. 鸭跖草	★鸭跖草	全草	甘、淡，寒。归肺、胃、小肠经。	清热泻火，解毒，利水消肿。用于感冒发热，热病烦渴，咽喉肿痛，水肿尿少，热淋涩痛，痈肿疔毒。
Streptolirion volubile Edgew. 竹叶子	竹叶子	全草	甘，平。归肺、小肠经。	清热，利水，解毒，化瘀。用于感冒发热，肺痨咳嗽，口渴心烦，水肿，热淋，白带，咽喉疼痛，痈疮肿毒，跌打劳伤，风湿骨痛。

原　植　物	药物名称	药用部位	性味归经	功能主治
Achnatherum splendens（Trin.）Nevski 芨芨草	芨芨草	茎、根或种子	甘、淡，平。	清热利尿。用于尿闭，尿路感染。
	芨芨草花	花	甘、淡，平。	利尿，止血。用于小便不利，内出血。
Alopecurus aequalis Sobol. 看麦娘	看麦娘	全草	淡，凉。归肝经。	清热利湿，止泻，解毒。用于水肿，水痘，泄泻，黄疸型肝炎，赤眼，毒蛇咬伤。
Arthraxon hispidus (Thunb.) Makino 荩草	★荩草	全草	苦，平。归肺、肝经。	止咳定喘，解毒杀虫。用于久咳气喘，肝炎，咽喉炎，口腔炎，鼻炎，淋巴结炎，乳腺炎，疮疡疥癣。
Arundinella hirta (Thunb.) C.Tanaka 野古草	野古草	全草	归肝经。	清热，凉血。用于发热，血热妄行。

原　植　物	药物名称	药用部位	性味归经	功能主治
Arthraxon hispidus (Thunb.) Makino var. *centrasiaticus* (Grisen)Honda 中亚荩草	中亚荩草	全草	归肺、肝经。	清热解毒，消炎，止咳定喘，杀虫。用于久咳，上气喘逆，惊悸，恶疮疥癣，肝炎，肺结核，咽喉炎，淋巴结炎，乳腺炎。
Avena fatua L. 野燕麦	燕麦草	全草	甘，平。	收敛止血，固表止汗。用于吐血，便血，血崩，自汗，盗汗，白带。
	野麦子	种子	甘，温。	补虚止汗。用于虚汗不止。
Beckmannia syzigachne（Steud.）Fernald 菵草	菵米	种子	甘，寒。	益气健胃。
Bromus japonicus Thunb 雀麦	雀麦	全草	甘，平。	止汗，催产。用于汗出不止，难产。
	雀麦米	种子	甘，平。归肝、脾经。	益肝和脾。
Calamagrostis epigejos（L.）Roth 拂子茅	拂子茅	全草	酸，平。归肝、肾经。	催产助产。用于催产及产后出血。
Chloris virgata Swartz 虎尾草	虎尾草	全草	辛、苦，微温。	祛风除湿，解毒杀虫。用于感冒头痛，风湿痹痛，泻痢腹痛，疝气，脚气，痈疮肿毒，刀伤。

原　植　物	药物名称	药用部位	性味归经	功能主治
Cleistogenes polyphylla Keng 多叶隐子草	多叶隐子草	全草	——	利尿消肿。
Coix lacryma-jobi L.var.*ma-yuen*(Roman.) stapf 薏苡	★薏苡仁	种仁	甘、淡，凉。归脾、胃、肺经。	利水渗湿，健脾止泻，除痹，排脓。用于水肿，脚气，小便不利，脾虚泄泻，湿痹拘挛，肺痈，肠痈，赘疣，癌肿。
	薏苡叶	叶	辛，温。归脾、胃经。	温中散寒，补益气血。用于胃寒疼痛，气血虚弱。
	薏苡根	根	苦、甘，微寒。	清热通淋，利湿杀虫。用于热淋，血淋，石淋，黄疸，水肿，白带过多，脚气，风湿痹痛，蛔虫病。
Cynodon dactylon (L.)Pars. 狗牙根	狗牙根	全草	苦、微甘，凉。归肝经。	祛风活络，凉血止血，解毒。用于风湿痹痛，半身不遂，劳伤吐血，鼻衄，便血，跌打损伤，疮疡肿毒。
Digitaria ischaemun (Schreb.)Schreb. 止血马唐	止血马唐	全草	涩，寒。归肝经。	凉血，止血，收敛。用于血热妄行的出血症。

原　植　物	药物名称	药用部位	性味归经	功能主治
Digitaria sanguinalis (L.)Scop. 马唐	马唐	全草	甘，寒。归肺、肝经。	明目，润肺，调中，清热止血。用于目暗不明，肺热咳嗽。
Digitaria sanguinalis (L.)Scop.var. *ciliaris*(Retz.) Parl. 毛马唐	毛马唐	全草	——	明目，润肺。
Echinochloa colonum (L.) Link 芒稗	光头稗子	根	微苦，平。	利水消肿，止血。用于水肿，腹水，咯血。
Echinochloa crusgalli (L.)Beauv. 稗	稗根苗	根或苗叶	甘、苦，微寒。	止血生肌。用于金疮，外伤出血。
	稗米	种子	辛、甘、苦，微寒。	益气健脾。
Echinochloa crusgalli (L.)Beauv. var. *caudata* (Roshev.)Kitag. 长芒稗	长芒稗	根及幼苗		止血。用于创伤出血不止。
Echinochloa crusgalli (L.)Beauv. var. *mitis* (Pursh) Peterm. 无芒稗	无芒稗	全草		用于金疮，损伤出血，麻疹。
Eleusine indica (L.) Gaertn. 牛筋草	★牛筋草	全草	甘、淡，平。归肝、肺、胃经。	清热利湿，外用消肿止痛。用于伤暑发热，小儿急惊，湿热黄疸，痢疾，小便不利；外用治跌打损伤。

原　植　物	药物名称	药用部位	性味归经	功能主治
Eragrostis cilianensis (All.)Link et Vignolo.-Lutati 大画眉草	大画眉草	全草	甘、淡，凉。	利尿通淋，疏风清热。用于热淋，石淋，目赤痒痛。
	大画眉草花	花序	淡，平。	解毒，止痒。用于黄水疮。
Eragrostis ferruginea (Thunb.) Beauv. 知风草	知风草	根	甘，平。	疏筋散瘀。用于跌打内伤，筋骨疼痛。
Eragrostis poaeoides Beauv. 小画眉草	小画眉草	全草	淡，凉。	疏风清热，凉血，利尿。用于目赤云翳，崩漏，热淋，小便不利。
Eragrostis pilosa (L.)Beauv. 画眉草	画眉草	全草	甘、淡，凉。	利尿通淋，清热活血。用于热淋，石淋，目赤痒痛，跌打损伤。
Eriochloa villosa (Thunb.)Kunth 野黍	野黍	全草		用于火眼，结膜炎，视力模糊。
Hierochloe odorata（L.）Beauv. 茅香	茅香根	根	甘，寒。	凉血止血，清热利尿。用于吐血，尿血，肾炎浮肿，热淋。

原　植　物	药物名称	药用部位	性味归经	功能主治
Hordeum vulgare L. 大麦	大麦	颖果	甘，凉。归脾、肾经。	健脾和胃，宽肠，利水。用于腹胀，食滞泄泻，小便不利。
	麦芽	发芽颖果	甘，平。归脾、胃经。	行气消食，健脾开胃，回乳消胀。用于食积不消，脘腹胀痛，脾虚食少，乳汁郁积，乳房胀痛，妇女断乳，肝郁胁痛，肝胃气痛。
	大麦苗	幼苗	苦、辛，寒。	利湿退黄，护肤敛疮。用于黄疸，小便不利，皮肤皲裂，冻疮。
	大麦秸	成熟后枯黄的茎秆	甘、苦，温。归脾、肺经。	利湿消肿，理气。用于小便不通，心胃气痛。

原　植　物	药物名称	药用部位	性味归经	功能主治
Imperata cylindrica Beauv. var.*major* (Nees) C.E. Hubb. 白茅	★白茅根	根茎	甘，寒。归肺、胃、膀胱经。	凉血止血，清热利尿。用于血热吐血，衄血，尿血，热病烦渴，湿热黄疸，水肿尿少，热淋涩痛。
	白茅针	初生未开花序	甘，平。	止血，解毒。用于衄血，尿血，大便下血，外伤出血，疮痈肿毒。
	※茅针花	花穗	甘，寒。归肺、胃经。	止血。用于咳血，衄血。本品炒炭增强止血的作用。
	茅草叶	叶	辛、微苦，平。	祛风除湿。用于风湿痹痛，皮肤风疹。
Leymus chinensis（Trin.）Tzvel. 羊草	羊草	全草	——	清热利湿，止血。用于感冒，淋病，赤白带下，衄血，痰中带血，水肿。
Leymus secalinus（Georgi.）Tzvel. 赖草	冰草	根或全草	甘、微苦，寒。	清热利湿，平喘，止血。用于热淋，赤白带下，咳嗽带血，鼻衄。
	冰草果穗	带菌果穗	苦，微寒。	清热利湿。用于淋症，赤白带下。

原　植　物	药物名称	药用部位	性味归经	功能主治
Melica scabrosa Trin. 臭草	猫毛草	全草	甘，凉。	利尿通淋，清热退黄。用于尿路感染，肾炎水肿，感冒发热，黄疸型肝炎，糖尿病。
Miscanthus sacchariflorus(Maxim.) Hack. 荻	巴茅根	根茎	甘，凉。	清热活血。用于血痨，潮热，产妇失血口渴，牙痛。
Miscanthus sinensis Anderss. 芒	芒茎	茎	甘，平。归膀胱经。	清热利尿，解毒，散血。用于小便不利，虫兽咬伤。
	芒气笋子	含寄生虫的幼茎	甘，平。	补肾，止呕。用于肾虚阳痿，妊娠呕吐。
	芒根	根状茎	甘，平。	止咳，利尿，活血，止渴。用于咳嗽，小便不利，干血痨，带下，热病口渴。
	芒花	花序	甘，平。	活血通经。用于月经不调，闭经，产后恶露不净，半身不遂。
Miscanthus sinensis Anderss. var. *purpurascens* (Anderss.)Matsum 紫芒	紫芒	根茎		解毒，止渴，利尿，活血，通络。

原　植　物	药物名称	药用部位	性味归经	功能主治
Oryza sativa L. 稻	粳米	去壳的种仁	甘，平。归脾、胃、肺经。	补气健脾，除烦渴，止泻痢。用于脾胃气虚，食少纳呆，倦怠乏力，心烦口渴，泻下痢疾。
	陈仓米	经加工储存年久的粳米	甘、淡，平。归脾、胃、大肠经。	调中和胃，渗湿止泻，除烦。用于脾胃虚弱，食少，泄泻反胃，噤口痢，烦渴。
	籼米	种仁	甘，温。归心、脾、肺经。	温中益气，健脾止泻。用于脾胃虚寒泄泻。
	米油	煮米粥时，浮于上层的浓稠液体	甘，平。	补肾健脾，利水通淋。用于脾虚羸瘦，肾亏不育，小便淋浊。
	★稻芽	果实经发芽干燥的炮制加工品	甘，温。归脾、胃经。	消食和中，健脾开胃。用于食积不消，脾胃虚弱，不饥食少。炒稻芽偏于消食。用于不饥食少。焦稻芽善化积滞。用于积滞不消。
	米皮糠	颖果经加工而脱下的果皮	甘、辛，温。归胃、大肠经。	开胃，下气。用于噎膈，反胃，脚气。

原　植　物	药物名称	药用部位	性味归经	功能主治
Oplismenus undulatifolius (Arduino)Roem. et Schult. 球米草	球米草	全草		用于跌打损伤。
Panicum miliaceum L. 黍	黍米	种子	甘，微温。归肺、脾、胃、大肠经。	补中益气，除烦止渴，解毒。用于烦渴，泻痢，呕逆，咳嗽，胃痛，小儿鹅口疮，疮痈，烫伤。
	黍茎	茎秆	辛，温；小毒。	利尿消肿，止血，解毒。用于小便不利，水肿，妊娠尿血，脚气，苦瓠中毒。
	黍根	根	辛，热；小毒。	利尿消肿，止血。用于小便不利，脚气，水肿，妊娠尿血。
Pennisetum alopecuroides (L.) Spreng. 狼尾草	狼尾草	全草	甘，平。归肺。	清肺止咳，凉血明目。用于肺热咳嗽，目赤肿痛。
	狼尾草根	根	甘，平。	清肺止咳，解毒。用于肺热咳嗽，疮毒。
Pennisetum flaccidum Griseb. 白草	白草	根茎	甘，寒。归肺、胃、膀胱经。	清热利尿，凉血止血。用于热淋，尿血，肺热咳嗽，鼻衄，胃热烦渴。

原　植　物	药物名称	药用部位	性味归经	功能主治
Phalaris arundinacea L. 草芦	草芦	全草		燥湿止带。用于带下病，月经不调，妇女红，外阴湿痒。
Phragmites communis Trin. 芦苇	★芦根	新鲜或干燥的根茎	甘，寒。归肺、胃经。	清热泻火，生津止渴，除烦，止呕，利尿。用于热病烦渴，肺热咳嗽，肺痈吐脓，胃热呕哕，热淋涩痛。
	芦茎	嫩茎	甘，寒。归肺、心经。	清肺解毒，止咳排脓。用于肺痈吐脓，肺热咳嗽，痈疽。
	芦笋	嫩苗	甘，寒。	清热生津，利水通淋。用于热病口渴心烦，肺痈，肺痿，淋病，小便不利。
	芦叶	叶	甘，寒。归胃、肺经。	清热辟秽，止血，解毒。用于霍乱吐泻，吐血，衄血，肺痈。
	芦花	花	甘，寒。	止泻，止血，解毒。用于吐泻，衄血，血崩，外伤出血，鱼蟹中毒。

原　植　物	药物名称	药用部位	性味归经	功能主治
Phyllostachys nigra (Lodd. ex Lindl.) Munro 紫竹	紫竹根	根茎	辛、淡，凉。	祛风除湿，活血解毒。用于风湿热痹，筋骨酸痛，经闭，癥瘕，狂犬咬伤。
Phyllostachys nigra (Lodd.) Munro var. *henonis* (Mitf.) Stapf ex Rendle 淡竹	竹茹	茎秆的干燥中间层	甘，微寒。归肺、胃、心、胆经。	清热化痰，除烦，止呕。用于痰热咳嗽，胆火挟痰，惊悸不宁，心烦失眠，中风痰迷，舌强不语，胃热呕吐，妊娠恶阻，胎动不安。
	竹叶	叶	甘、淡，寒。归心、肺、胃经。	清热除烦，生津，利尿。用于热病烦渴，小儿惊痫，咳逆吐衄，小便短赤，口糜舌疮。
	竹卷心	卷而未放的幼叶	甘、微苦、淡，寒。归心、肝经。	清心除烦，利尿，解毒。用于热病烦渴，小便短赤，烧烫伤。

原　植　物	药物名称	药用部位	性味归经	功能主治
Phyllostachys nigra (Lodd.) Munro var. *henonis* (Mitf.) Stapf ex Rendle 淡竹	淡竹笋	嫩苗	甘，寒。归肺、胃经。	清热消痰。用于热狂，头风，头痛，心胸烦闷，眩晕，惊痫，小儿惊风。
	仙人杖	枯死的幼枝茎秆	咸，平。	和胃，利湿，截疟。用于呕逆反胃，小儿疳积，水肿，脚气，疟疾，痔疮。
	淡竹根	根茎	甘、淡，寒。	清热除烦，涤痰定惊。用于发热心烦，惊悸，小儿惊痫。
Pleioblastus amarus (Keng) Keng f. 苦竹	苦竹叶	嫩叶	苦，寒。归心、肺经。	清心，利尿明目，解毒。用于热病烦渴，失眠，小便短赤，口疮，目痛，失音，烫火伤。
	苦竹笋	嫩苗	苦，寒。	清心除烦，除湿，利水。用于热病烦渴，湿热黄疸，小便不利，脚气。
	苦竹茹	茎秆除去外皮后刮下的中间层	苦，凉。	清热，化痰，凉血。用于烦热呕逆，痰热咳喘，小便涩痛，尿血。
	苦竹根	根	苦，寒。	清热，除烦，清痰。用于发热，烦闷，咳嗽痰黄。

原　植　物	药物名称	药用部位	性味归经	功能主治
Poa pratensis L. 草地早熟禾	草地早熟禾	根茎		降血糖。用于糖尿病。
Poa sphondylodes Trin.ex Bunge 硬质早熟禾	硬质早熟禾	地上部分	甘、淡，平。	清热解毒，利尿通淋。用于小便淋涩，黄水疮。
Polypogon fugax Nees ex Steud. 棒头草	棒头草	全草	——	用于关节痛。
Roegneria kamoji Ohwi 鹅观草	鹅观草	全草	——	清热，凉血，镇痛。用于咳嗽痰中带血，劳伤疼痛，丹毒。
Sclerochloa kengiana (Ohwi)Tzvel. 硬草	硬草	根		通窍利水，破血痛经。用于跌打损伤，筋骨痛，闭经，水肿臌胀。
Setaria glauca (L.)Beauv. 金色狗尾草	金色狗尾草	全草	甘、淡，平。	清热，明目，止痢。用于目赤肿痛，眼睑炎，赤白痢疾。

原　植　物	药物名称	药用部位	性味归经	功能主治
Setaria italica (L.) Beauv.var.*germanica*(Mill.) Schred 粟	★秫米	种子	甘，微寒。归肺、胃、大肠经。	祛风除湿，和胃安神，解毒敛疮。用于疟疾寒热，筋骨挛急，泄泻痢疾，夜魅不安，肿毒，漆疮，冻疮，犬咬伤。
	谷芽	发芽颖果	甘，温。归脾、胃经。	消食和中，健脾消食。用于食积不消，腹胀口臭，脾胃虚弱，不饥食少。
	粟米泔汁	种仁经淘洗所得的泔水	甘，凉。归脾、胃经。	清热止泻，止渴，杀虫敛疮。用于霍乱，泻痢，消渴，疮疥。
	粟糠	种皮	苦，凉。	用于痔漏脱肛。
Setaria viridis（L.）Beauv. 狗尾草	狗尾草	全草	甘、淡，凉。归心、肝经。	清热利湿，祛风明目，解毒，杀虫。用于风热感冒，黄疸，小儿疳积，痢疾，小便涩痛，目赤肿痛，痈肿，寻常疣，疮癣。
	狗尾草子	种子	——	解毒，止泻，截疟。用于缠腰火丹，泄泻，疟疾。

原　植　物	药物名称	药用部位	性味归经	功能主治
Sorghum vulgare Pers. 高粱	高粱	种仁	甘、涩，温。归脾、胃、肺经。	健脾止泻，化痰安神。用于脾虚泄泻，霍乱，消化不良，痰湿咳嗽，失眠多梦。
	高粱米糠	种皮	归脾、胃经。	和胃消食。用于小儿消化不良。
	高粱根	根	甘，平。	平喘，利水，止血，通络。用于咳嗽喘满，小便不利，产后出血，血崩，足膝疼痛。
Themeda triandra Forsk. var. *japonica* (Willd.) Makino 黄背草	黄背草	全草	甘，温。归肝经。	活血通络，祛风除湿。用于经闭，风湿痹痛。
	黄背草苗	幼苗	甘，平。归肝经。	平肝。用于高血压病。
	黄背草根	根	甘，平。	祛风湿。用于风湿痹痛。
	黄背草果	果实	甘，平。	固表敛汗。用于盗汗。
Triticum aestivum L. 小麦	小麦	种子或面粉	甘，凉。归心、脾、肾经。	养心，益肾，除热，止渴。用于脏躁，烦热，消渴，泻痢，痈肿，外伤出血，烫伤。
	★浮小麦	干瘪轻浮的颖果	甘，凉。归心经。	除虚热，止汗。用阴虚发热，盗汗，自汗。

原　植　物	药物名称	药用部位	性味归经	功能主治
Zea mays L. 玉蜀黍	玉蜀黍	种子	甘，平。归胃、大肠经。	调中开胃，利尿消肿。用于食欲不振，小便不利，水肿，尿路结石。
	★玉米须	花柱和柱头	甘、淡，平。归肾、胃、肝、胆经。	利尿消肿，清肝利胆。用于水肿，小便淋沥，黄疸，胆囊炎，胆结石，高血压,糖尿病,乳汁不通。
	玉米花	雄花穗	苦，凉。	疏肝利胆。用于肝炎，胆囊炎。
	玉米轴	穗轴	甘，平。归脾、肾、膀胱经。	健脾利湿。用于消化不良，泻痢，小便不利，水肿，脚气，小儿夏季热，口舌糜烂。
	玉蜀黍苞片	鞘状苞片	甘，平。	清热利尿，和胃。用于尿路结石，水肿，胃痛吐酸。
	玉蜀黍叶	叶	微甘，凉。归心、肾经。	利尿通淋。用于砂淋，小便涩痛。
	玉蜀黍根	根	甘，平。	利尿通淋，祛瘀止血。用于小便不利，水肿，砂淋，胃痛，吐血。

天南星科

原　植　物	药物名称	药用部位	性味归经	功能主治
Arisaema erubescens（Wall.）Schott. 天南星 *Arisaema heterophyllum* Bl. 异叶天南星 *Arisaema amurense* Maxim. 东北天南星	★天南星	块茎	苦、辛，温；有毒。归肺、肝、脾经。	散结消肿。外用治痈肿，蛇虫咬伤。
	制天南星	天南星的炮制加工品	苦、辛，温；有毒。归肺、肝、脾经。	燥湿化痰，祛风止痉，散结消肿。用于顽痰咳嗽，风痰眩晕，中风痰壅，口眼㖞斜，半身不遂，癫痫，惊风，破伤风；外用治痈肿，蛇虫咬伤。
Pinellia pedatisecta Schott　虎掌	★掌叶半夏	块茎	苦、辛，温；有小毒。	止呕，化痰，消肿，止痛。用于中风痰壅，癫痫，风痰眩晕，喉痹，咳嗽，痈肿，蛇虫咬伤。
Pinellia ternata (Thunb.) Breit. 半夏	★半夏	块茎	辛，温；有毒。归脾、胃、肺经。	燥湿化痰，降逆止呕，消痞散结。用于湿痰寒痰，咳嗽痰多，痰饮眩悸，痰厥头痛，呕吐反胃，胸脘痞闷，梅核气；外治痈肿痰核。

原　植　物	药物名称	药用部位	性味归经	功能主治
Typhonium giganteum Engl. 独角莲	★白附子	块茎	辛，温；有毒。归胃、肝经。	祛风痰，定惊搐，解毒散结，止痛。用于中风痰壅，口眼㖞斜，语言謇涩，惊风癫痫，破伤风，痰厥头痛，偏正头痛，瘰疬痰咳，毒蛇咬伤。

浮萍科

原　植　物	药物名称	药用部位	性味归经	功能主治
Lemna minor L. 浮萍	浮萍	全草	辛，寒。归肺经。	宣散风热，发汗透疹，利尿强壮。用于麻疹不透，风疹瘙痒，水肿尿少。
Spirodela polyrrhiza (L.)Schleid. 紫萍	★浮萍	全草	辛，寒。归肺经。	宣散风热，透疹，利尿。用于麻疹不透，风疹瘙痒，水肿尿少。

黑三棱科

原　植　物	药物名称	药用部位	性味归经	功能主治
Sparganium stoloniferum (Graeb.) Buch.-Ham. 黑三棱	三棱	块茎	辛、苦，平。归肝、脾经。	破血行气，消积止痛。用于癥瘕痞块，痛经，瘀血经闭，胸痹心痛，食积胀满。

香蒲科

原　植　物	药物名称	药用部位	性味归经	功能主治
Typha orientalis Presl. 东方香蒲	★蒲黄	干燥花粉	甘，平。归肝、心包经。	止血，化瘀，通淋。用于吐血，衄血，咯血，崩漏，外伤出血，经闭痛经，胸腹刺痛，跌扑肿痛，血淋涩痛。

莎草科

原　植　物	药物名称	药用部位	性味归经	功能主治
Bulbostylis barbata（Rottb.）C.B.Clarke 球柱草	牛毛草	全草	苦，寒。	凉血止血。用于呕血，咯血，衄血，尿血，便血。

原　植　物	药物名称	药用部位	性味归经	功能主治
Carex heterostachya Bge. 异穗苔草	异穗苔草	全草	——	用于痢疾，麻疹不出，消化不良。
Carex kobomugi Ohwi 砂钻苔草	莆实	全草	甘，平。归脾、胃经。	健脾益气，降逆止呕。用于脾胃虚弱，呕吐呃逆。
Carex lanceolata Boott 披针苔草	羊胡髭草	全草	苦，凉。归肺经。	清热燥湿，解毒。用于湿疹，黄水疮，小儿羊须疮。
Carex rigescens（Franch）V.Krecz. 细叶苔草	白颖苔草	全草	甘、苦、涩，平。归三焦、脾、胃、肾经。	清热利尿通淋。用于乳糜尿。
Carex siderosticta Hance 宽叶苔草	崖棕根	根	甘、辛，温。归肺、肝、肾经。	益气养血，活血调经。用于气血虚弱，倦怠无力，心悸失眠，月经不调，经闭。
Cyperus alternifolius L.subsp.*flabelliformis*（Rottb.）Kukenth 风车草	伞莎草	茎叶	酸、甘、微苦，凉。	行气活血，解毒。用于瘀血作痛，蛇虫咬伤。
Cyperus difformis L. 异型莎草	王母钗	全草	咸、微苦，凉。	利尿通淋，行气活血。用于热淋，小便不利，跌打损伤。
Cyperus glomeratus L. 聚穗莎草	水莎草	全草	辛、微苦，平。归肺经。	化痰止咳。用于慢性支气管炎。

原　植　物	药物名称	药用部位	性味归经	功能主治
Cyperus iria L. 碎米莎草	三楞草	全草	辛、微温。归肝经。	祛风除湿，活血调经。用于风湿筋骨疼痛，月经不调，闭经，痛经，跌打损伤。
Cyperus michelianus（L.）Link 旋鳞莎草	护心草	全草	辛、淡，平。归肝、脾经。	行气活血，调经。用于月经不调，痛经。
Cyperus rotundus L. 莎草	莎草	茎叶	苦、辛，凉。归肝、肺经。	行气开郁，祛风止痒，宽胸止痒。用于胸闷不舒，风疹瘙痒，痈疮肿毒。
	香附	根茎	辛、微苦、微甘，平。归肝、脾、三焦经。	疏肝解郁，理气宽胸，调经止痛。用于肝郁气滞，胸胁胀痛，疝气疼痛，乳房胀痛，脾胃气滞，脘腹痞闷，胀满疼痛，月经不调，经闭痛经。

原　植　物	药物名称	药用部位	性味归经	功能主治
Eleocharis dulcis（Burm. f .） Trin. ex Henschel 荸荠	荸荠	球茎	甘，寒。归肺、胃经。	清热生津，化痰，消积。用于温病口渴，咽喉肿痛，痰热咳嗽，目赤，消渴，痢疾，黄疸，热淋，食积，赘疣。
	通天草	地上部分	苦，凉。归脾、肾经。	清热解毒，利尿，降逆。用于热淋，小便不利，水肿，疔疮，呃逆。
Eleocharis yokoscensis (Franch. et Savat.) Tang et Wang 牛毛毡	牛毛毡	全草	辛，温。归肺经。	发散风寒，祛痰平喘，活血散瘀。用于风寒感冒，支气管炎，跌打伤痛。
Fimbristylis dichotoma(L.) Vahl 两歧飘拂草	飘拂草	全草	淡，寒。归肾、膀胱经。	清热利尿，解毒。用于小便不利，湿热浮肿，淋病，小儿胎毒。
Kyllinga brevifolia Rottb. 水蜈蚣	水蜈蚣	全草	辛、微苦、甘，平。归肺、肝经。	疏风解表，清热利湿，活血解毒，用于感冒发热头痛，急性支气管炎，百日咳，疟疾，黄疸，痢疾，乳糜尿，疮疡肿毒，皮肤瘙痒，毒蛇咬伤，风湿性关节炎，跌打损伤。

原　植　物	药物名称	药用部位	性味归经	功能主治
Lipocarpha microcephala (R.Br.)Kunth 湖瓜草	湖瓜草	全草	微苦，平。归心、肝经。	清热止惊。用于小儿惊风。
Scirpus juncoides Roxb. 萤蔺	野马蹄草	全草	甘、淡，凉。归肺、膀胱、肝经。	清热凉血，解毒利湿，消积开胃。用于麻疹热毒，肺痨咳血，牙痛，目赤，热淋，白浊，食积停滞。
Scirpus mucronatus L. 水毛花	蒲草根	根	淡、微苦，凉。归胃、膀胱、肾经。	清热利湿，解毒。用于热淋，小便不利，带下，牙龈肿痛。
	水毛花	全草	苦、辛，凉。	清热解表，宣肺止咳。用于感冒发热，咳嗽。
Scirpus planiculmis Fr. Schmidt 扁秆藨草	扁秆藨草	块茎	苦，平。归肺、胃、肝经。	祛瘀通经，行气消积。用于经闭，通经，产后瘀阻腹痛，癥瘕积聚，胸腹胁痛，消化不良。
Scirpus tabernaemontani Gmelin 水葱	水葱	地上部分	甘、淡，平。归膀胱经。	利水消肿。用于水肿胀满，小便不利。

原　植　物	药物名称	药用部位	性味归经	功能主治
Scirpus triqueter L. 藨草	藨草	全草	甘、微苦，平。归脾、胃、膀胱经。	开胃消食，清热利湿。用于饮食积滞，胃纳不佳，呃逆饱胀，热淋，小便不利。
Scirpus yagara Ohwi 荆三棱	黑三棱	块茎	辛、苦，平。归肝、脾经。	祛瘀通经，破血消癥，行气消积。用于血滞经闭，痛经，产后瘀阻腹痛，跌打瘀肿，腹中包块，食积腹痛。
Scleria terrestris (L.)Fassett. 高秆珍珠茅	三楞筋骨草	全草	苦、辛，平。归肝经。	祛风除湿，舒筋活络，透疹。用于风湿痹痛，瘫痪，跌打损伤，小儿麻疹。

姜科

原　植　物	药物名称	药用部位	性味归经	功能主治
Zingiber officinale Rosc. 姜	生姜	新鲜根茎	辛，微温。归肺、脾、胃经。	解表散寒，温中止呕，化痰止咳，解鱼蟹毒。用于风寒感冒，胃寒呕吐，寒痰咳嗽，鱼蟹肿毒。
	干姜	干燥根茎	辛，热。归脾、胃、肾、心、肺经。	温中散寒，回阳通脉，温肺化饮。用于脘腹冷痛，呕吐泄泻，肢冷脉微，寒饮喘咳。
	炮姜	干姜的炮制加工品	辛，热。归脾、胃、肾。	温经止血，温中止痛。用于阳虚失血，吐衄崩漏，脾胃虚寒，腹痛吐泻。
	姜炭	干姜的炮制加工品	苦、辛、涩，温。归脾、肝、肾经。	温经止血，温脾止泻。用于虚寒型吐血，便血，崩漏，阳虚泄泻。
	生姜皮	根茎外皮	辛，凉。归脾、肺经。	行水消肿。用于水肿初起，小便不利。
	姜叶	茎叶	辛，温。归肺经。	活血散结。用于癥积，扑损瘀血。

美人蕉科

原植物	药物名称	药用部位	性味归经	功能主治
Canna generalis Bailey 大花美人蕉	大花美人蕉	根茎及花	甘、淡，寒。	清热利湿，解毒，止血。用于急性黄疸型肝炎，白带过多，跌打损伤，疮疡肿毒，子宫出血，外伤出血。
Canna indica L. 美人蕉	美人蕉根	根或茎	甘、微苦、涩，凉。归心、小肠、肝经。	清热解毒，调经，利水。用于月经不调，带下，黄疸，痢疾，疮疡肿毒。
	美人蕉花	花	甘、淡，凉。归心、脾经。	凉血止血。用于吐血，衄血，外伤出血。

兰科

原植物	药物名称	药用部位	性味归经	功能主治
Goodyera repens（L.）R. B. 小斑叶兰	斑叶兰	全草	甘、辛，平。	润肺止咳，补肾益气，行气活血，消肿解毒。用于肺痨咳嗽，气管炎，头晕乏力，神经衰弱，阳痿，跌打损伤，骨节疼痛，咽喉肿痛，乳痈，疮疖，瘰疬，毒蛇咬伤。

原　植　物	药物名称	药用部位	性味归经	功能主治
Herminium monorchis（L.）R. Brown. 角盘兰	人头七	全草	甘，温。归脾、胃、肾经。	补肾健脾，调经活血，解毒。用于头晕失眠，烦躁口渴，不思饮食，月经不调，毒蛇咬伤。
Liparis japonica（Miq.）Maxim 羊耳蒜	★羊耳蒜	全草	甘、微酸，平。归脾、肝、胆经。	活血止血，消肿止痛。用于崩漏，产后腹痛，白带过多，扁桃体炎，跌打损伤，烧伤。
Neottianthe cucullata (L.)Schltr. 二叶兜被兰	百步还阳丹	全草	甘，平。归心、肝经。	活血散瘀，接骨生肌。用于跌打损伤，骨折。
Platanthera chlorantha Cust ex Reichb. 二叶舌唇兰	★二叶舌唇兰	全草	苦，平。	补肺生肌，化瘀止血。用于肺痨咳血，吐血，衄血，创伤，烫火伤，痈肿。
Spiranthes sinensis (Pers.) Ames 绶草	★盘龙参	全草	甘、苦，平。归心、肺经。	益气养阴，清热解毒。用于病后虚弱，阴虚内热，咳嗽吐血，头晕，腰痛酸软，糖尿病，遗精，淋浊带下，咽喉肿痛，毒蛇咬伤，烫火伤，疮疡痈肿。

其他药物

来　源	药物名称	药用部位	性味归经	功能主治
稻草、麦秸、杂草燃烧后附于锅底或烟囱内的黑色烟灰	★百草霜		苦、辛，温。归肝、肺、脾、胃经。	止血，消积，清毒散火。用于吐血，衄血，便血，血崩，带下，食积，痢疾，黄疸，咽喉肿痛，口舌生疮，臁疮，白秃头疮，外伤出血。
柴草烧成的灰	草木灰		辛，温。归肝、肾经。	用于去黑子肬赘，疔疮，痈疽恶肉。

二、动物药

环节动物门药

锯蚓科

原　动　物	药物名称	药用部位	性味归经	功能主治
Pheretima aspergillum（E.Perrier）参环毛蚓 *Pheretima vulgaris* Chen 通俗环毛蚓 *Pheretima guillelmi*（Michaelsen）威廉环毛蚓 *Pheretima pectinifera* Michaelsen 栉盲环毛蚓	地龙	干燥体	咸，寒。归肝、脾、膀胱经。	清热定惊，通络，平喘，利尿。用于高热神昏，惊痫抽搐，关节痹痛，肢体麻木，半身不遂，肺热喘咳，水肿尿少。

医蛭科

原 动 物	药物名称	药用部位	性味归经	功能主治
Whitmania pigra Whitman 蚂蟥 *Hirudo nipponica* Whitman 水蛭 *Whitmania acranulata* Whitman 柳叶蚂蟥	★水蛭	全体	咸、苦，平；有小毒。归肝经。	破血通经，逐瘀消癥。用于血瘀经闭，癥瘕痞块，中风偏瘫，跌扑损伤。

软体动物门药

田螺壳

原 动 物	药物名称	药用部位	性味归经	功能主治
Cipangopaludina chinensis（Gray）中国圆田螺 *Cipangopaludina cathayensis*（Heude）中华圆田螺	田螺	全体	甘、咸，寒。归肝、脾、膀胱经。	清热，利水，止渴，解毒。用于小便赤涩，目赤肿痛，黄疸，脚气，浮肿，消渴，痔疮，疔疮肿毒。
	田螺壳	壳	甘，平。归肺、胃、大肠经。	和胃，收敛。用于反胃吐食，胃脘疼痛，泄泻，便血，疮疡脓水淋漓，子宫脱垂。

巴蜗牛科

原 动 物	药物名称	药用部位	性味归经	功能主治
Bradybaena similaris (Ferussde) 同型巴蜗牛 *Cathaica fasciola* (Draparnaud) 华蜗牛	蜗牛	全体	咸，寒；小毒。归膀胱、胃、大肠经。	清热解毒，镇惊，消肿。用于风热惊痫，小儿脐风，消渴，喉痹，痄腮，瘰疬，痈肿丹毒，痔疮，脱肛，蜈蚣咬伤。
	蜗牛壳	壳	淡，寒。	清热，杀虫，消肿。用于小儿疳积，齿䘌，瘰疬，酒皶鼻，脱肛。

节肢动物门药

卷甲虫科

原 动 物	药物名称	药用部位	性味归经	功能主治
Armadillidium vurgare Latrelle 普通卷甲虫 *Porcellio scaber* Latreille 鼠妇	★鼠妇虫	虫体	酸、咸，凉。归肝、肾经。	破瘀消癥，通经，利水，解毒，止痛。用于癥瘕，疟母，血瘀经闭，小便不通，惊风撮口，牙齿疼痛，鹅口诸疮。

钳蝎科

原　动　物	药物名称	药用部位	性味归经	功能主治
Buthus martensii Karsch 东亚钳蝎	★全蝎	干燥体	辛，平；有毒。归肝经。	息风镇痉，通络止痛，功毒散结。用于肝风内动，痉挛抽搐，小儿惊风，中风口㖞，半身不遂，破伤风，风湿顽痹，偏正头痛，疮疡，瘰疬。

圆蛛科

原　动　物	药物名称	药用部位	性味归经	功能主治
Aranea ventricosa（L.Koch）大腹圆蛛	蜘蛛	全体	苦，寒；有毒。归肝经。	祛风，消肿，解毒，散结。用于狐疝偏坠，中风口㖞，小儿慢惊，口噤，疳积，喉风肿闭，牙疳，聤耳，痈肿疔毒，瘰疬，恶疮，痔漏，脱肛，蛇虫咬伤。
	蜘蛛蜕壳	蜕壳	微寒；有毒。归脾、胃经	杀虫，止血。用于虫牙，牙疳出血。
	蜘蛛网	网丝	微寒，有毒。归肝经。	止血，消疣赘。用于吐血，金疮出血，疣赘，血瘤，痔漏。

漏斗网蛛科

原　动　物	药物名称	药用部位	性味归经	功能主治
Agelena labyrinthica（Clerck）迷宫漏斗蛛	草蜘蛛	全体	苦，寒；有毒。归肝经。	解毒消肿。用于疔肿，恶疮。

圆马陆科

原　动　物	药物名称	药用部位	性味归经	功能主治
Kronopolites svenhedini（Verhoeff）宽跗陇马陆	马陆	全体	辛，温；有毒。归心、肺经。	破积，解毒，和胃。用于癥积，痞满，胃痛食少，痈肿，毒疮。

山蛩科

原　动　物	药物名称	药用部位	性味归经	功能主治
Sprirobolus bungii Brandt 燕山蛩	山蛩虫	全体	辛，温；大毒。	破癥积，解毒肿。用于癥瘕积聚，胁下痞满，无名肿毒，瘰疬，恶疮，疠风，白秃。

衣鱼科

原　动　物	药物名称	药用部位	性味归经	功能主治
Lepisma saccharina Linnaeus 衣鱼 *Ctenolepisma villosa* Fabr 毛衣鱼	衣鱼	全体	咸，温。归膀胱、肝经。	利尿通淋，祛风明目，解毒散结。用于淋病，尿闭，中风口喎，小儿惊痫，重舌，目翳，癥瘕疙瘩。

蜓科

原　动　物	药物名称	药用部位	性味归经	功能主治
Anax parthenope Selys 碧尾蜓 *Crocothernis servilia* (Drury) 赤蜓蛉 *Sympetrum infuscatum*（Selys）褐顶赤卒 *Plantala flavescena*（Fabricius）黄衣	蜻蜓	全体	咸，温。归肾经。	益肾壮阳，强阴秘精。用于肾虚阳痿，遗精，喘咳。

蜚蠊科

原　动　物	药物名称	药用部位	性味归经	功能主治
Periplaneta americana（Linnaeus）美洲大蠊 *Blatta orientalis* Linnaeus 东方蜚蠊	蟑螂	全体	咸，寒。归肝、脾、肾经。	散瘀，化积，解毒。用于癥瘕积聚，小儿疳积，喉痹，乳蛾，痈疮肿毒，虫蛇咬伤。

鳖蠊科

原　动　物	药物名称	药用部位	性味归经	功能主治
Eupolyphaga sinensis Walker 地鳖 *Steleophaga plancyi* Boleny）冀地鳖	土鳖虫	雌虫干燥体	咸，寒；小毒。归肝经。	破血逐瘀，续筋接骨。用于跌打损伤，筋伤骨折，血瘀经闭，产后瘀阻腹痛，癥瘕痞块。

螳螂科

原　动　物	药物名称	药用部位	性味归经	功能主治
Paratenodera sinensis Saussure 大刀螂 *Stalilia maculate* Thunb 小刀螂	螳螂	全体	甘、咸，温。归心、肝经。	定惊止搐，解毒消肿。用于小儿惊痫抽搐，咽喉肿痛，疔肿恶疮，痔疮，脚气。
	桑螵蛸	卵蛸	甘、咸，平。归肝、肾经。	固精缩尿，补肾助阳。用于遗精滑精，遗尿尿频，小便白浊。

蝗科

原　动　物	药物名称	药用部位	性味归经	功能主治
Locusta migratoria Linnaeus 飞蝗 *Oxya chinensis* Thunberg 中华稻蝗 *Acrida lata* Motsch 稻叶大剑角蝗	蚱蜢	成虫	辛、甘，温。归肺、肝、脾经。	祛风解痉，止咳平喘。用于小儿惊风，破伤风，百日咳，哮喘。

螽斯科

原　动　物	药物名称	药用部位	性味归经	功能主治
Gampsaocleis gratiosa Brunner Wattenwyl 螽斯	蝈蝈	全体	辛、微甘，平。	利水消肿，通络止痛。用于水肿尿少，腰膝肿痛，湿脚气。

蟋蟀科

原　动　物	药物名称	药用部位	性味归经	功能主治
Gryllus testaceus Walker 油葫芦	大头狗	全体	辛、咸，温。归脾经。	利水消肿，解毒。用于水肿，小便不利，流注。
Scapipedus aspersus Walker 蟋蟀	蟋蟀	成虫	辛、咸，温；小毒。归膀胱、小肠经。	利水消肿。用于癃闭，水肿，腹水，小儿遗尿。

蝼蛄科

原　动　物	药物名称	药用部位	性味归经	功能主治
Gryllotalpa africana Palisot et Beauvois 非洲蝼蛄 *Gryllotalpa unispina* Saussure 华北蝼蛄	蝼蛄	全虫	咸，寒；小毒。归膀胱、小肠、大肠经。	利水通淋，消肿解毒。用于小便不利，水肿，石淋，瘰疬，恶疮。

蝉科

原　动　物	药物名称	药用部位	性味归经	功能主治
Cryptotympana pustulata Fabr. 黑蚱	蚱蝉	全体	咸、甘，寒。归肝、肺经。	清热，息风，镇惊。用于小儿发热，惊风抽搐，癫痫，夜啼，偏头痛。
	★蝉蜕	若虫羽化时脱落的皮壳	甘，寒。归肺、肝经。	疏散风热，利咽，透疹，明目退翳，解痉。用于风热感冒，咽痛音哑，麻疹不透，风疹瘙痒，目赤翳障，惊风抽搐，破伤风。

蜡蝉科

原　动　物	药物名称	药用部位	性味归经	功能主治
Lycorma delicatula White 樗鸡	樗鸡	成虫	苦、辛，平；有毒。归肝经。	活血通经，功毒散结。用于血瘀经闭，腰伤疼痛，阳痿，不孕，瘰疬，癣疮，狂犬咬伤。

蝽科

原　动　物	药物名称	药用部位	性味归经	功能主治
Aspongopus chinensis Dallas 九香虫	九香虫	干燥体	咸，温。归肝、脾、肾经。	理气止痛，温中助阳。用于胃寒胀痛，肝胃气痛，肾虚阳痿，腰膝酸痛。

蚁蛉科

原　动　物	药物名称	药用部位	性味归经	功能主治
Euroleon sinicus（Navas）中华东蚁蛉	地牯牛	幼虫	辛、咸，平；有毒。	通淋，截疟，软坚消癥，拔毒祛腐。用于砂淋，疟疾，疟母，腹腔癥块，瘰疬结核，阴疽久溃不敛。

刺蛾科

原　动　物	药物名称	药用部位	性味归经	功能主治
Cnidocampa flavescens Walker 黄刺蛾	雀瓮	虫茧	甘，平。	息风止惊，解毒消肿。用于小儿惊风，脐风，癫痫，乳蛾肿痛。

螟蛾科

原　动　物	药物名称	药用部位	性味归经	功能主治
Proceras venosata Walker 高粱条螟	钻杆虫	幼虫	——	凉血止血。用于血热便血。

蚕蛾科

原　动　物	药物名称	药用部位	性味归经	功能主治
Bombyx mori L. 家蚕	原蚕蛾	雄虫的全体	咸，温。归肝、肾经。	补肾壮阳，涩精，止血，解毒消肿。用于阳痿遗精，白浊，血淋，金创出血，咽喉肿痛，口舌生疮，痈肿疮毒，冻疮，蛇伤。
	僵蚕	幼虫感染白僵菌而致死的干燥体	咸、辛，平。归肝、肺、胃经。	息风止痉，祛风止痛，化痰散结。用于肝风夹痰，惊痫抽搐，小儿急惊，破伤风，中风口㖞，风热头痛，目赤咽痛，风疹瘙痒，发颐痄腮。
	蚕蜕	幼虫的蜕皮	甘，平。归心、肝经。	祛风止血，退翳明目。用于崩漏，带下，痢疾，肠风便血，吐血衄血，牙疳，口疮，喉风，目翳。

原　动　物	药物名称	药用部位	性味归经	功能主治
Bombyx mori L. 家蚕	蚕沙	幼虫的干燥粪便	甘、辛，温。归肝、脾、胃经。	祛风除湿，和胃化浊，活血通经。用于风湿痹痛，肢体不遂，风疹瘙痒，吐血转筋，闭经，崩漏。
	蚕蛹	蛹	甘、咸，平。归脾、胃经。	杀虫疗疳，生津止渴。用于肺痨，小儿疳积，发热，蛔虫病，消渴。
	原蚕子	卵子	甘，平。归脾经。	祛风，清热，止痉。用于风热牙疳，破伤风，热淋，难产。
	蚕退纸	卵子孵化后的卵壳	甘，平。归肝、心经。	止血，止痢，解毒消肿。用于吐血，衄血，崩漏，肠痔下血，赤白痢疾，咽喉肿痛，牙疳，口疮，聤耳，疮疡，疔肿。
	蚕茧	茧壳	甘，温。	止血，止渴，解毒疗疮。用于肠风便血，淋痛尿血，妇女血崩，消渴引饮，反胃吐食，痈疽脓成不溃，疳疮。

粉蝶科

原　动　物	药物名称	药用部位	性味归经	功能主治
Pieris rapae (Linnaeus) 白粉蝶	白粉蝶	全体	苦，寒。归心经。	消肿止痛。用于跌打损伤。

凤蝶科

原　动　物	药物名称	药用部位	性味归经	功能主治
Papilio machaon Linnaeus 黄凤蝶	茴香虫	幼虫	辛、甘，温。归肝、胃经。	理气，化瘀，止痛。用于胃脘痛，疝气腹痛，呃逆，噎膈。

灯蛾科

原　动　物	药物名称	药用部位	性味归经	功能主治
Arctia caja Linnaeus 灯蛾	灯蛾	成虫	——	解毒，敛疮。用于痔漏。

丽蝇科

原　动　物	药物名称	药用部位	性味归经	功能主治
Chrysomyia megacephala (Fabricius) 大头金蝇	五谷虫	幼虫或蛹壳	咸、甘，寒。归脾、胃经。	健脾消积，清热除疳。用于疳积发热，食积泻痢，疳疮，疳眼，走马牙疳。

虻科

原　动　物	药物名称	药用部位	性味归经	功能主治
Tabanus mandarinus Schiner 华虻	虻虫	雌性全体	苦、微咸，凉；有毒。归肝经。	破血通经，逐瘀消癥。用于血瘀经闭，产后恶露不尽，干血痨，少腹蓄血，癥瘕积块，跌打伤痛，痈肿，喉痹。

狂蝇科

原　动　物	药物名称	药用部位	性味归经	功能主治
Eristalis tenax Linnaeus 蜂蝇	蜂蝇	幼虫	甘、苦，平。归脾经。	健脾消食。用于脾虚食滞，消化不良。

隐翅虫科

原　动　物	药物名称	药用部位	性味归经	功能主治
Paederus densipennis Bernhauer 多毛隐翅虫	花蚁虫	全虫	苦，寒；有毒。归肺、心经。	解毒散结，杀虫止痒。用于瘰疬，牙痛，神经性皮炎，癣疮。

龙虱科

原　动　物	药物名称	药用部位	性味归经	功能主治
Cybister tripunctatus orientalis Gschwendtner 三星龙虱 *Cybister japonicus* Sharp 黄边大龙虱	龙虱	全虫	甘、微咸，平。归肾经。	补肾，缩尿，活血。用于小儿遗尿，老人尿频，面部褐斑。

芫青科

原　动　物	药物名称	药用部位	性味归经	功能主治
Epicauta gorhami Marseul 锯角豆芫青	葛上亭长	全虫	辛，温；有毒。	逐瘀，破积，攻毒。用于血瘀经闭，癥瘕积聚，白癞。
Lytta caragana Pallas 绿芫青	芫青	全虫	辛，温；有毒。	攻毒，破瘀，逐水。用于瘰疬，狂犬咬伤，血瘀经闭，水肿尿少。
Meloe coarctatus Motschulsky 地胆	地胆	全虫	辛，微温；有毒。	攻毒，逐瘀，消癥。用于瘰疬，恶疮，鼻息肉，癥瘕痞块。
Mylabris phalerata Pallas 南方大斑蝥	斑蝥	干燥体	辛，热；有大毒。归肝、胃、肾经。	破血逐瘀，散结消癥，攻毒蚀疮。用于癥瘕，经闭，顽癣，瘰疬，赘疣，痈疽不溃，恶疮死肌。

叩头虫科

原　动　物	药物名称	药用部位	性味归经	功能主治
Pleonomus canaliculatus Faldermann 有沟叩头虫	叩头虫	全虫	辛，微温。归肝、肾经。	强壮筋骨，截疟。用于手足萎软无力，小儿行迟，疟疾。

萤科

原　动　物	药物名称	药用部位	性味归经	功能主治
Luciola vitticollis Kies 萤火虫	萤火虫	全虫	辛，微温。归肺、肝经。	明目，乌发，解毒。用于青盲目暗，头发早白，水火烫伤。

沟胫天牛科

原　动　物	药物名称	药用部位	性味归经	功能主治
Anoplophora chinensis Forster 星天牛 *Apriona germari*（Hope）桑天牛	天牛	全虫	甘，温；有毒。	活血通经，散瘀止痛，解毒消肿。用于血瘀经闭，痛经，跌打瘀肿，疔疮肿毒。
	桑蠹虫	幼虫	苦，温；有毒。归心、肝经。	化瘀，止痛，止血，解毒。用于胸痹心痛，血瘀崩漏，瘀膜遮睛，痘疮毒盛不起，痈疽脓成难溃。

金龟子科

原　动　物	药物名称	药用部位	性味归经	功能主治
Catharsius molossus (Linnaeus) 屎壳螂	蜣螂	全虫	咸，寒；有毒。归肝、胃、大肠经。	破瘀，定惊，通便，散结，拔毒去腐。用于癥瘕，惊痫，噎膈反胃，腹胀便秘，痔漏，疔肿，恶疮。

鳃金龟科

原　动　物	药物名称	药用部位	性味归经	功能主治
Holotrichia diomphalia Bates 东北大黑鳃金龟	蛴螬	幼虫	咸，微温；有毒。归肝经。	破瘀，散结，止痛，解毒。用于血瘀经闭，癥瘕，折伤瘀痛，痛风，破伤风，喉痹，痈疽，丹毒。

蜜蜂科

原　动　物	药物名称	药用部位	性味归经	功能主治
Apis mellifera L. 意大利蜂	蜂胶	分泌物	苦、辛，寒。归脾、胃经。	补虚弱，化浊脂，止消渴；外用解毒消肿，收敛生肌。用于体虚早衰，高血脂症，消渴；外治皮肤皲裂，烧烫伤。

原　动　物	药物名称	药用部位	性味归经	功能主治
Apis cerana Fabricius 中华蜜蜂 *Apis mellifera* L. 意大利蜂	蜂蜡	分泌的蜡	甘，微温。归脾经。	解毒，敛疮，生肌，止痛。外用于溃疡不敛，臁疮糜烂，外伤破溃，烧烫伤。
	蜂蜜	蜜	甘，平。归肺、脾、大肠经。	补中，润燥，止痛，解毒；外用生肌敛疮。用于脘腹虚痛，肺燥干咳，肠燥便秘，解乌头类药毒；外治疮疡不敛，水火烫伤。
	蜂乳	工蜂咽腺及咽后腺分泌的乳白色胶状物	甘、酸，平。归肝、脾经。	滋补，强壮，益肝，健脾。用于病后虚弱，小儿营养不良，老年体衰，白细胞减少症，迁延性及慢性肝炎，十二指肠溃疡，风湿性关节炎，高血压，糖尿病，功能性子宫出血及不孕症，亦可作癌症的辅助治疗剂。
	蜂毒	工蜂尾部螫刺腺体中排出的毒汁	辛、苦，平；有毒。归肝、肺经。	祛风除湿，止痛。用于风湿性关节炎，腰肌酸痛，神经痛，高血压，荨麻疹，哮喘。

原　动　物	药物名称	药用部位	性味归经	功能主治
Apis cerana Fabricius 中华蜜蜂 *Apis mellifera* L. 意大利蜂	蜜蜂子	未成熟幼虫	甘，平。归脾、胃经。	祛风，解毒，杀虫，通乳。用于头风，麻风，丹毒，风疹，虫积腹痛，带下，产后乳少。
	蜜蜂房	巢	微甘，凉。	解毒消肿，祛风杀虫。用于疮痈肿毒，咽痛咳嗽，慢性鼻炎，鼻窦炎，湿疹瘙痒，疥癣。

土蜂科

原　动　物	药物名称	药用部位	性味归经	功能主治
Scolia vittifrons Sau. 赤纹土蜂	土蜂	全虫	辛，温。归肺经。	解毒止痛。用于痈肿丹毒，毒虫蜇伤。
	土蜂子	未成熟幼虫	甘，凉；有毒。	祛风，止惊，解毒消肿。用于小儿惊风，风疹瘙痒，咽喉肿痛，痈肿，丹毒，产妇乳汁不下。

胡蜂科

原　动　物	药物名称	药用部位	性味归经	功能主治
Polistes olivaceous（DeGeer）果马蜂 *Polistes japonicus* Saussure 日本长脚胡蜂 *Parapolybia varias* Fabricius 异腹胡蜂	★露蜂房	巢	甘，平。归胃经。	攻毒杀虫，祛风止痛。用于疮疡肿毒，乳痈，瘰疬，皮肤顽癣，鹅掌风，牙痛，风湿痹痛。

蚁科

原　动　物	药物名称	药用部位	性味归经	功能主治
Formica fusca Linnaeus 丝光褐林蚁	蚂蚁	全体	咸、酸，平。归肝、肾经。	补肾益精，通经活络，解毒消肿。用于肾虚头晕耳鸣，失眠多梦，阳痿遗精，风湿痹痛，中风偏瘫，手足麻木，红斑性狼疮，硬皮病，皮肤炎，痈肿疔疮，毒蛇咬伤。

脊索动物门药（鱼类）

鲤科

原 动 物	药物名称	药用部位	性味归经	功能主治
Carassius auratus (linnaeus) 鲫鱼	鲫鱼	肉	甘，平。归脾、胃、大肠经。	健脾和胃，利水消肿，通血脉。用于脾胃虚弱，纳少反胃，产后乳汁不行，痢疾，便血，水肿，痈肿，瘰疬，牙疳。
	鲫鱼骨	骨骼	咸，温。归肝经。	杀虫，敛疮。用于疮肿。
	鲫鱼头	头	甘，温。归肺、大肠经。	止咳，止痢，敛疮。用于咳嗽，痢疾，小儿口疮，黄水疮。
	鲫鱼子	卵子	甘，平。归肝经。	调中，补肝，明目。用于目中翳障。
	鲫鱼胆	胆囊	苦，寒；有毒。归肺、肝经。	清热明目，杀虫，敛疮。用于消渴，砂眼，疳疮，阴蚀疮。
Carassius auratus (linnaeus) var. Goldfish 金鱼	金鱼	肉或全体	苦、微咸，寒。归肺经。	利尿清热，解毒。用于水臌，黄疸，水肿，小便不利，肺炎，咳嗽，百日咳。

原　动　物	药物名称	药用部位	性味归经	功能主治
Ctenopharyngodon idellus (Guvier et Valenciennes) 草鱼	鲩鱼	肉	甘，温。归脾、胃经。	平肝祛风，温中和胃。用于虚劳，肝风头痛，久疟，食后饱胀，呕吐泄泻。
	鲩鱼胆	胆囊	苦，寒；有毒。归肝、肾经。	清热利咽明目，祛痰止咳。用于咽喉肿痛，目赤肿痛，咳嗽痰多。

原 动 物	药物名称	药用部位	性味归经	功能主治
Cyprinus carpio Linnaeus 鲤鱼	鲤鱼	肉或全体	甘，平。归脾、肾、胃、胆经。	健脾和胃，利水下气，通乳，安胎。用于胃痛，泄泻，水湿肿满，小便不利，脚气，黄疸，咳嗽气逆，胎动不安，妊娠水肿，产后乳汁稀少。
	鲤鱼鳞	鳞片	甘、咸，寒。归肝、脾、肺经	散血，止血。用于血瘀吐血，衄血，崩漏，带下，产后瘀滞腹痛，痔漏。
	鲤鱼皮	皮	甘，平。归脾、肾经。	安胎，止血。用于胎动不安，胎漏，骨鲠。
	鲤鱼血	血液	甘，平。归肝、肾经。	解毒消肿。用于小儿火丹，口唇肿痛，口眼㖞斜。
	鲤鱼脑	脑髓	甘，平。归肝、肾经。	明目，聪耳，定痛。用于青盲，暴聋，久聋，诸痫。
	鲤鱼齿	牙齿	咸，寒。归肾、膀胱经。	利水通淋。用于淋证，小便不通。
	鲤鱼胆	胆囊	苦，寒；有毒。归肝、心经。	清热明目，退翳消肿，利咽。用于目赤肿痛，青盲翳障，咽痛喉痹。

原　动　物	药物名称	药用部位	性味归经	功能主治
Cyprinus carpio Linnaeus 鲤鱼	鲤鱼脂	脂肪	甘，平。归肝、肾经。	定惊止痫。用于小儿惊痫。
	鲤鱼肠	肠子	苦，凉。归脾经。	解毒，敛疮。用于聤耳，痔漏，肠痈。

鳅科

原　动　物	药物名称	药用部位	性味归经	功能主治
Misgurnus anguillicaudatus（Cantor）泥鳅 *Cobitis taenis* Linnaeus 花鳅	泥鳅	全体	甘，平。归脾、肝、肾经。	补益脾肾，利水，解毒。用于脾虚泻痢，热病口渴，消渴，小儿盗汗，水肿，小便不利，阳事不举，病毒性肝炎，痔疮，疔疮，皮肤瘙痒。
	泥鳅滑液	身上刮取的粘液	辛，寒。归肝、膀胱经。	利尿通淋，解毒消肿。用于小便不通，热淋，痈疽，丹毒，疔肿，腮腺炎，中耳炎，烧伤，漆疮。

合鳃科

原动物	药物名称	药用部位	性味归经	功能主治
Monopterus albus（Zuiew）黄鳝	鳝鱼	肉	甘，温。归肝、脾、肾经。	益气血，补肝肾，强筋骨，祛风湿。用于虚劳，疳积，阳痿，腰痛，腰膝酸软，风寒湿痹，产后淋沥，久痢脓血，痔漏，臁疮。
	鳝鱼皮	皮	咸、甘，凉。归肝经。	散结止痛。用于乳房肿块，乳腺炎。
	鳝鱼骨	骨	咸、甘，凉。归肺经。	清热解毒。用于流火，风热痘毒，臁疮。
	鳝鱼血	血液	咸，温。归肝、肾经。	驱风通络，活血，壮阳，解毒，明目。用于口眼㖞斜，跌打损伤，阳痿，耳痛，癣，痔漏，目翳。

两栖类

蟾蜍科

原　动　物	药物名称	药用部位	性味归经	功能主治
Bufobufo gargarizans Cantor 中华大蟾蜍	蟾蜍	全体	辛，凉；有毒。归心、肝、脾、肺经。	解毒散结，消积利水，杀虫消疳。用于痈疽，疔疮，发背，瘰疬，恶疮，癥瘕癖积，膨胀，水肿，小儿疳积，破伤风，慢性咳喘。
	蟾皮	除去内脏的干燥体	苦，凉；有毒。	清热解毒，利水消胀。用于痈疽，肿毒，瘰疬，湿疹，疳积腹胀，慢性气管炎。
	蟾头	头部	辛、苦，凉；有毒。归脾、胃经。	消疳散积。用于小儿疳积。
	蟾舌	舌	辛、苦、甘，凉。归心经。	解毒拔脓。用于疔疮。
	蟾蜍肝	肝脏	辛、苦、甘，凉。归心、肝经。	解毒散结，拔疔消肿。用于痈疽，疔毒，疮肿，蛇咬伤，麻疹。

原　动　物	药物名称	药用部位	性味归经	功能主治
Bufobufo gargarizans Cantor 中华大蟾蜍	蟾蜍胆	胆囊	苦，寒。归肝经。	镇咳祛痰，解毒散结。用于气管炎，小儿失音，早期淋巴结核，鼻疔。
	蟾酥	耳后腺分泌的白色浆汁加工而成	辛，温；有毒。归心经。	解毒，止痛，开窍醒神。用于痈疽疔疮，咽喉肿痛，中暑神昏，痧症腹痛吐泻。

蛙科

原　动　物	药物名称	药用部位	性味归经	功能主治
Rana nigromaculata Hallowell 黑斑蛙	青蛙	除去内脏的全体	甘，凉。归肺、脾、膀胱经。	利水消肿，清热解毒，补虚。用于水肿，膨胀，黄疸，虾蟆瘟，小儿热疮，痢疾，痫疾，劳热，产后体弱。
	青蛙胆	胆汁	苦，寒。归肺经。	清热解毒。用于麻疹并发肺炎，咽喉糜烂。
	蝌蚪	幼体	甘，寒。归脾经。	清热解毒，用于热毒疮肿，流行性腮腺炎，水火烫伤。

爬行类

鳖科

原　动　物	药物名称	药用部位	性味归经	功能主治
Trionyx sinensis Wiegmann 鳖	鳖甲	背甲	咸，微寒。归肝、肾经。	滋阴潜阳，退热除蒸，软坚散结。用于阴虚发热，骨蒸劳热，阴虚阳亢，头晕目眩，虚风内动，手足瘈疭，经闭，癥瘕，久疟疟母。
	鳖肉	肉	甘，平。归肝、肾经。	滋阴补肾，清退虚热。用于虚劳羸瘦，骨蒸痨热，久疟，久痢，崩漏，带下，癥瘕，瘰疬。
	鳖血	血液	甘、咸，平。归肝经。	滋阴清热，活血通络。用于虚劳潮热，阴虚低热，胁痛，口眼涡斜，脱肛。
	鳖头	头部	甘、咸，平。归脾、大肠经。	补气助阳。用于久痢，脱肛，产后子宫下垂，阴疮。
	鳖胆	胆汁	苦，寒。归大肠经。	解毒消肿。用于痔漏。
	鳖卵	卵	咸，寒。	补阴，止痢。用于小儿久泻久痢。
	鳖脂	脂肪	甘、咸，平。归肝、肾经。	滋阴养血，乌须发。用于体弱虚羸，须发早白。

壁虎科

原　动　物	药物名称	药用部位	性味归经	功能主治
Gekko swinhonis Güenther 无蹼壁虎 *Gekko japonicus*（Dumeril et Bibron）多疣壁虎 *Gekko subpalmatus* Güenther 蹼趾壁虎	★壁虎	干燥全体	咸，寒；有小毒。归心、肝经。	祛风定惊，散结解毒。用于历节风痛，中风瘫痪，风疾惊痫，瘰疬恶疮，风癣，噎膈。

游蛇科

原　动　物	药物名称	药用部位	性味归经	功能主治
Elaphe rufodorsata (Cantor) 红点锦蛇	蛇蜕	蜕下的皮膜	甘、咸，平。归肝经。	祛风，定惊，退翳，止痒，解毒消肿。用于惊痫抽搐，角膜翳障，风疹瘙痒，喉痹，口疮，龈肿，聤耳，痈疽，疔毒，瘰疬，恶疮，烫伤。

鸟类

鸭科

原　动　物	药物名称	药用部位	性味归经	功能主治
Anas domestica Linnaeus 家鸭	白鸭肉	肉	甘、微咸，平。归肺、脾、肾经。	补益气阴，利水消肿。用于虚劳骨蒸，咳嗽，水肿。
	鸭血	血液	咸，凉。归脾经。	补血，解毒。用于劳伤吐血，贫血虚弱，药物中毒。
	鸭脂	脂肪油	甘，平。	消瘰散结，利水消肿。用于瘰疬，水肿。
	鸭头	头部	甘、淡，凉。归肾、膀胱经。	利水消肿。用于水肿尿涩，咽喉肿痛。
	鸭涎	口涎	淡，平。归肝、胆经。	用于异物哽喉，小儿阴囊被蚯蚓咬伤肿亮。
	鸭肫衣	砂囊角质内壁	甘，平。归脾、胃经。	消食，化积。用于食积胀满，嗳腐吐酸，噎膈翻胃，诸骨哽喉。
	鸭胆	胆囊	苦，寒。归肝、大肠经。	清热解毒。用于目赤肿痛，痔疮。
	鸭毛	羽毛		解热毒。用于龚窠毒，水火烫伤。

原　动　物	药物名称	药用部位	性味归经	功能主治
Anas domestica Linnaeus 家鸭	鸭卵	卵	甘，凉。	滋阴，清肺，平肝，止泻。用于胸膈结热，肝火头痛眩晕，喉痹，齿痛，咳嗽，泻痢。
Anser cygnoides domestica Brisson 家鹅	鹅肉	肉	甘，平。归脾、肺经。	益气补虚，和胃止渴。用于虚羸，消渴。
	鹅毛	羽毛	咸，凉。	解毒消肿，收湿敛疮。用于痈肿疮毒，风癣疥癞，湿疹湿疮，噎膈，惊痫。
	鹅血	血液	咸，平。	解毒，散血，消坚。用于噎膈反胃，药物中毒。
	白鹅膏	脂肪	甘，凉。归心，小肠经。	润皮肤，解毒肿。用于皮肤皲裂，耳聋聤耳，噎膈反胃，药物中毒，痈肿，疥癣。
	鹅涎	口涎	咸，平。归肺经。	软坚消肿。用于稻麦芒或鱼刺哽喉，鹅口疮。
	鹅喉管	咽喉及气管、食管	甘，平。归肺经。	清热解毒。用于喉痹，哮喘，赤白带下。

原　动　物	药物名称	药用部位	性味归经	功能主治
Anser cygnoides domestica Brisson 家鹅	鹅胆	胆囊	苦，寒。归肝、胆经。	清热解毒，杀虫。用于痔疮，杨梅疮，疥癞。
	鹅臎	尾肉	辛，温。归肝经。	补肝。用于聤耳，耳聋，手足皴。
	鹅卵	卵	甘，温。	补中益气。
	鹅蛋壳	卵壳	甘、淡，平。归肺经。	拔毒排脓，理气止痛。用于痈疽脓成难溃，疝气，难产。
	鹅腿骨	后肢骨	甘，平。归脾经。	收湿敛疮。用于湿疮，冻疮。
	鹅掌	脚掌及蹼趾		补气益血。用于老年体弱，病后体虚，不任峻补。
	鹅掌上黄皮	脚掌及蹼趾上的黄色表皮	甘，平。归脾经。	收湿敛疮。用于湿疮，冻疮。
	鹅内金	砂囊内壁	咸，平。归脾、胃、小肠、膀胱经。	健脾消食，涩精止遗，消癥化石。用于消化不良，泻痢，疳积，遗精遗尿，泌尿系结石，胆结石，癥瘕经闭等。

雉科

原 动 物	药物名称	药用部位	性味归经	功能主治
Gallus gallus domesticus Brisson 家鸡	★鸡内金	砂囊内壁	甘，平。归脾、胃、小肠、膀胱经。	健胃消食，涩精止遗，通淋化石。用于食积不消，呕吐泻痢，小儿疳积，遗尿，遗精，石淋涩痛，胆胀胁痛。
	鸡蛋壳	硬外壳	淡，平。归胃、肾经。	收敛，制酸，壮骨，止血，明目。用于胃脘痛，反胃吐酸，小儿佝偻病，各种出血，目生翳膜，干疮痘毒。
	鸡子	卵	甘，平。归肺、脾、胃经。	滋阴润燥，养血安胎。用于热病烦闷，燥咳声哑，目赤咽痛，胎动不安，产后口渴，小儿疳痢，疟疾，烫伤，皮炎，虚人羸弱。

原　动　物	药物名称	药用部位	性味归经	功能主治
Gallus gallus domesticus Brisson 家鸡	鸡子白	蛋清	甘，凉。归肺、脾经。	润肺利咽，清热解毒。用于伏热咽痛，失音，目赤，烦满咳逆，下痢，黄疸，疮痈肿毒，烧烫伤。
	鸡子黄	蛋黄	甘，平。归心、肾、脾经。	滋阴润燥，养血息风。用于心烦不眠，热病痉厥，虚劳吐血，呕逆，下痢，烫伤，热疮，肝炎，小儿消化不良。
	鸡子黄油	蛋黄油	甘，平。归脾经。	消肿解毒，敛疮生肌。用于烫火伤，中耳炎，湿疹，神经性皮炎，溃疡久不收口，痔疮疖癣，手足皲裂，外伤，诸虫疮毒。
	凤凰衣	卵膜	甘、淡，平。归脾、胃、肺经。	养阴清肺，敛疮，消翳，接骨。用于久咳气喘，咽痛失音，淋巴结核，溃疡不敛，目生翳障，头目眩晕，创伤骨折。

鸠鸽科

原　动　物	药物名称	药用部位	性味归经	功能主治
Columba livia domestica Linnaeus 家鸽	鸽	肉	咸，平。归肺、肝、肾经。	滋肾益气，祛风解毒，调经止痛。用于虚羸，妇女血虚经闭，消渴，久疟，麻疹，肠风下血，恶疮，疥癣。
	鸽卵	卵	甘、咸，平。	补肾益气，解疮痘毒。用于疮疖痘疹。
Streptopelia orientalis（Latham）山斑鸠	斑鸠	肉	甘，平。归肺、肾经。	补肝，益气，明目。用于久病气虚，身疲乏力，呃逆，两目昏暗。
	斑鸠血	血液	苦、咸，寒。	清热解毒，凉血化斑。用于热毒斑疹，水痘。

杜鹃科

原　动　物	药物名称	药用部位	性味归经	功能主治
Cuculus canorus Linnaeus 大杜鹃	布谷鸟	全体	甘，温。	消瘰，通便，镇咳，安神。用于瘰疬，肠燥便秘，百日咳，体虚神倦。

鸱鸮科

原　动　物	药物名称	药用部位	性味归经	功能主治
Bubo bubo（Linnaeus）雕鸮	猫头鹰	肉和骨	酸、咸，平。	解毒，定惊，去风湿。用于瘰疬，癫痫，噎食，头风，风湿痛。

啄木鸟科

原　动　物	药物名称	药用部位	性味归经	功能主治
Dendrocopos major（Linnaeus）斑啄木鸟 *Picus canus* Gmelin 绿啄木鸟	啄木鸟	肉	甘，平。归肝、脾经。	滋养补虚，消肿止痛。用于肺结核，小儿疳积，痔疮肿痛，龋齿牙痛。

云雀科

原　动　物	药物名称	药用部位	性味归经	功能主治
Alauda arvensis Linnaeus 云雀	云雀	肉、脑或卵	甘、酸，平。归脾、肾经。	解毒，涩尿。用于赤痢，肺结核，胎毒，遗尿。

燕科

原　动　物	药物名称	药用部位	性味归经	功能主治
Hirundo daurica Linnaeus 金腰燕	胡燕卵	卵	甘、淡，平。归脾经。	利水消肿。用于水肿。
	燕窠土	巢泥	咸，寒。归心、肾经。	清热解毒，祛风止痒。用于风疹，湿疮，丹毒，白秃，口疮，小儿惊风。
Riparia riparia（Linnaeus） 灰沙燕	土燕	肉、肺脏或卵	甘，凉。	清热解毒，活血消肿。用于诸疮肿毒，肺脓肿。

鸦科

原　动　物	药物名称	药用部位	性味归经	功能主治
Corvus macrorhynchus Wagler 大嘴乌鸦	乌鸦	全体或肉	酸、涩，平。归肝，肺经。	祛风定痫，滋阴止血。用于头风眩晕，小儿风痫，肺痨咳嗽，吐血。
	乌鸦头	头	甘、苦，寒。归肺经。	清肺，解毒，凉血。用于肺热咳嗽，瘘疮，烂眼边。
	乌鸦胆	胆汁	苦、涩，寒。归肝经。	解毒，明目。用于风眼赤烂，腹痛。
	乌鸦翅羽	翅羽		活血祛瘀。用于跌扑瘀血，破伤风，痘疮倒陷。

原　动　物	药物名称	药用部位	性味归经	功能主治
Pica pica（Linnaeus）喜鹊	鹊	肉	甘，寒。归肺、脾、膀胱经。	清热，补虚，散结，通淋，止渴。用于虚劳发热，胸膈痰结，石淋，消渴，鼻衄。

文鸟科

原　动　物	药物名称	药用部位	性味归经	功能主治
Passer montanus（Linnaeus）麻雀	雀	肉或全体	甘，温。归肾、肺、膀胱经。	补肾壮阳，遗精固涩。用于肾虚阳痿，早泄，遗精，腰膝酸软，疝气，小便频数，崩漏，带下，百日咳，痈毒疮疖。
	雀头血	头部的血液	咸，平。归肝经。	明目。用于雀盲。
	雀脑	脑髓	甘，平。归肾经。	补肾兴阳，润肤生肌。用于肾虚阳痿，耳聋，聤耳，冻疮。
	雀卵	卵	甘、酸，温。归肾经。	补肾阳，益精血，调冲任。用于男子阳痿，疝气，女子血枯，崩漏，带下。

原　动　物	药物名称	药用部位	性味归经	功能主治
Emberiza aureola Pallas 麦黄雀	禾花雀	肉	甘，温。	滋补强壮，祛风湿。用于年老体衰，肢体乏力，头晕目眩，腰膝酸痛，阳痿，风湿痹痛。

哺乳类

猬科

原　动　物	药物名称	药用部位	性味归经	功能主治
Erinaceus europaeus Linnaeus 刺猬	★刺猬皮	皮	苦、涩，平。归胃、大肠、肾经。	化瘀止痛，收敛止血，涩精缩尿。用于胃脘疼痛，反胃吐食，便血，肠风下血，痔漏，脱肛，遗精，遗尿。
	猬肉	肌肉	甘，平。归胃经。	降逆和胃，生肌敛疮。用于反胃，胃痛，食少，痔漏。
	猬心肝	心脏和肝脏	甘，平。归心、肝经。	解毒疗疮。用于瘰疬，恶疮，诸瘘。
	猬胆	胆汁	苦，寒。归肝、胆经。	清热，解毒，明目。用于眼睑赤烂，迎风流泪，痔疮。
	猬脂	脂肪油	甘，平。归大肠经。	止血，杀虫。用于肠风便血，秃疮，疥癣，耳聋。

蝙蝠科

原　动　物	药物名称	药用部位	性味归经	功能主治
Vespertilio superans Thomas 蝙蝠 *Plecotus auritus* Linnaeus. 大耳蝠	★夜明砂	粪便	辛，寒。归肝经。	清肝明目，散瘀消积。用于青盲，雀目，目赤肿痛，白睛溢血，内外翳障，小儿疳积，瘰疬，疟疾。

人科

原　动　物	药物名称	药用部位	性味归经	功能主治
Homos sapiens L. 人	血余炭	人发制成的炭化物	苦，平。归肝、胃经。	收敛止血，化瘀，利尿。用于吐血，咳血，衄血，血淋，尿血，崩漏，外伤出血，小便不利。
	紫河车	干燥胎盘	甘、咸，温。归肺、肝、肾经。	温肾补精，益气养血。用于虚劳羸瘦，阳痿遗精，不孕少乳，久咳虚喘，骨蒸劳嗽，面色萎黄，食少气短。
	脐带	初生健康婴儿的脐带	甘、咸，温。归心、肺、肾经。	益肾，纳气。用于肾虚喘咳，虚劳羸弱，气血不足，盗汗，久疟。
	人中黄	甘草末置竹桶内，与人粪坑中浸渍一定时间后的制成品	甘、咸，寒。归心、胃经。	清热凉血，泻火解毒。用于天行热病，温病发斑，大热烦渴，痘疮血热，丹毒，疮疡。
	★人中白	健康的人尿自然沉结的固体物	咸，凉。归肺、心、膀胱经。	清热降火，化瘀止血。用于阴虚劳热，肺痿，衄血，吐血，喉痹，牙疳，口舌生疮，湿疮溃烂，水火烫伤。

兔科

原　动　物	药物名称	药用部位	性味归经	功能主治
Oryctolagus cuniculus domesticus (Gmelin) 家兔 *Lepus tolai* Pallas 蒙古兔	兔肉	肉	甘，寒。归肝、大肠经。	健脾补种，凉血解毒。用于胃热消渴，反胃吐食，肠热便秘，肠风便血，湿热痹，丹毒。
	望月砂	干燥粪便	辛，寒。归肝、肺经。	去翳明目，解毒杀虫。用于目翳目暗，疳积，痔漏。

鼯鼠科

原　动　物	药物名称	药用部位	性味归经	功能主治
Trogopterus xanthipes Milne-Edwards 复齿鼯鼠	★五灵脂	干燥粪便	苦、甘，温。归肝、脾经。	活血止痛，化瘀止血，消积解毒。用于心腹血气诸痛，妇女闭经，产后瘀滞腹痛，崩漏下血，小儿疳积，蛇蝎蜈蚣咬伤。

鼠科

原　动　物	药物名称	药用部位	性味归经	功能主治
Pattus norvegicus Berkenhout 褐家鼠	鼠	全体或肉	甘，平。	补虚消疳，解毒疗疮。用于虚劳羸瘦，小儿疳积，烧烫伤，外伤出血，冻疮，跌打损伤。
	鼠皮	皮	甘、咸，平。归肺、心经。	解毒敛疮。用于痈疖疮疡久不收口，附骨疽。
	鼠血	血液	甘、咸，凉。	清热凉血。用于牙龈肿痛，齿缝出脓、血，牙根宣露。
	鼠脂	脂肪油	甘，平。归肺、肾经。	解毒疗疮，祛风透疹。用于疮毒，风疹，烫火伤。
	鼠肝	肝脏	甘、苦，平。归肺、肝经。	化瘀，解毒疗伤。用于肌肤破损，聤耳流脓。
	鼠胆	胆	苦，寒。归心、肝、胆经。	清肝利胆，明目聪耳。用于青盲，雀目，聤耳，耳聋。
	鼠肾	睾丸	咸、微甘，平。归心、肝经。	镇惊安神，疏肝理气。用于小儿惊风，狐疝。
	幼鼠	未长毛的幼鼠	甘，微温。	解毒敛疮，止血，止痛。用于烧烫伤，外伤出血，鼻衄，跌打肿痛。

犬科

原　动　物	药物名称	药用部位	性味归经	功能主治
Canis familiaris Linnaeus 狗	狗骨	骨骼	甘、咸，温。归脾、肝、肾经。	补肾壮骨，祛风止痛，止血止痢，敛疮生肌。用于风湿关节疼痛，腰腿无力，四肢麻木，崩漏带下，久痢不止，外伤出血，小儿解颅，痈肿疮瘘，冻疮。
Vulpes vulpes L. 狐狸	狐肉	肌肉	甘，温。归心、脾、胃、肾经。	补虚暖中，镇静安神，祛风，解毒。用于虚劳羸瘦，寒积腹痛，癔病，惊痫，水肿，疥疮，小儿卵肿。
	狐心	心脏	甘，平。归心、肾经。	补虚安神，利尿消肿。用于癫狂，水肿，腹水。
	狐肝	肝	苦，微寒。归肝、心经。	祛风，镇痉，止痛明目。用于破伤风，癫痫，中风瘫痪，心气痛，目昏不明。

鼬科

原　动　物	药物名称	药用部位	性味归经	功能主治
Arctonyx collaris F. Cuvier 猪獾	貒骨	骨骼	辛、酸，温。归肺、肾经。	祛风湿，止咳。用于风湿筋骨疼痛，皮肤瘙痒，咳嗽。
	貒肉	肉	甘、酸，平。归脾、肺经。	补脾肺，益气血，利水，杀虫。用于虚劳羸瘦，咳嗽，水胀，久痢，小儿疳积。
	貒膏	脂肪油	甘，平。归肺经。	润肺止咳，除湿解毒。用于肺痿，咳逆上气，秃疮，顽癣，痔疮，敛疮。
Meles meles Linnaeus 狗獾	獾肉	肉	甘、酸，平。	补中益气，祛风除湿，杀虫。用于小儿疳瘦，风湿性关节炎，腰腿疼，蛔虫症，酒渣鼻。
	獾油	脂肪油	甘，平。	补中益气，润肤生肌，解毒消肿。用于中气不足，子宫脱垂，贫血，胃溃疡，半身不遂，关节疼痛，皮肤皲裂，痔疮，疳疮，疥癣，白秃，烧烫伤，冻疮。

原　动　物	药物名称	药用部位	性味归经	功能主治
Mustelas sibirica Pallas 黄鼬	鼬鼠肉	肉	甘，温。归肺、肾经。	解毒，杀虫，通淋，升高血小板。用于淋巴结核，疥癣，疮瘘，淋症，血小板减少性紫癜。
	鼬鼠心肝	心肝	甘、微咸，温；小毒。	止痛。用于心腹痛。

猫科

原　动　物	药物名称	药用部位	性味归经	功能主治
Felis ocreata domestica Brisson 家猫	猫肉	肉	甘、酸，温。归肝、脾经。	补虚劳，祛风湿，解毒散结。用于虚劳体瘦，风湿痹痛，瘰疬恶疮，溃疡，烧烫伤。

马科

原　动　物	药物名称	药用部位	性味归经	功能主治
Equus asinus Linnaeus 驴	驴毛	毛	辛、涩，平。归肝经。	祛风。用于头风，小儿惊风。
Equus asinus Linnaeus（↑）x *Equus caballus orientalis* Noack（♀）骡	骡宝	胃结石	甘、微咸，平。	清热解毒，化痰定惊。用于小儿惊风，癫狂谵语，吐血，衄血，痈疮。

原　动　物	药物名称	药用部位	性味归经	功能主治
Equus caballus orientalis Noack 马	马宝	胃结石	甘、微咸、微苦，凉；小毒。归心、肝经。	镇惊化痰，清热解毒。用于惊风癫痫，痰热神昏，吐血衄血，痰热咳嗽，恶疮肿毒。

猪科

原　动　物	药物名称	药用部位	性味归经	功能主治
Sus scrofa Linnaeus 野猪	野猪肉	肉	甘，平。	补五脏，润肌肤，祛风解毒。用于虚弱羸瘦，癫痫，肠风便血，痔疮出血。
	野猪粪	粪便	苦，平。	祛湿散瘀，消食。用于水肿，脚气，消化不良等症。
	野猪皮	皮	甘，平。	解毒生肌，托疮。用于鼠瘘，恶疮，疥癣。

原　动　物	药物名称	药用部位	性味归经	功能主治
Sus scrofa domestica Brisson 猪	猪胆汁	胆汁	苦，寒。归肝、胆、肺、大肠经。	清热，润燥，解毒。用于热病燥咳，目赤，喉痹，黄疸，百日咳，哮喘，便秘痈疮肿毒。
	猪胆	胆汁	苦，寒。归肝、胆、肺、大肠经。	清热，润燥，解毒，止咳平喘。用于热病燥咳，大便秘结，咳嗽，哮喘，目赤，目翳，泻痢，黄疸，喉痹，聤耳，痈疽疔疮，鼠瘘，湿疹，头癣。
	猪骨头	骨骼经加工炮制	涩，平。归肺、肾、大肠经。	壮腰膝，强筋骨。用于骨折久治不愈。

鹿科

原　动　物	药物名称	药用部位	性味归经	功能主治
Cervus nippon Temminck 梅花鹿 *Cervus elaphus* Linnaeus 马鹿	鹿肉	肉	甘，温。归脾、肾经。	益气助阳，养血祛风。用于虚劳羸瘦，阳痿腰酸，中风口癖。
	鹿角	已骨化的角或锯茸后翌年春季脱落的角基	咸，温。归肝、肾经。	温肾阳，强筋骨，行血消肿。用于肾阳不足，阳痿遗精，腰脊冷痛，阴疽疮疡，乳痈初起，瘀血肿痛。
	鹿角霜	鹿角去角质的角块	咸、涩，温。归肝、肾经。	温肾助阳，收敛止血。用于脾肾阳虚，白带过多，遗尿尿频，崩漏下血，疮疡不敛。
	鹿茸	雄鹿未骨化密生茸毛的幼角	甘、咸，温。归肝、肾经。	壮肾阳，益精血，强筋骨，调冲任，托疮毒。用于肾阳不足，精血亏虚，阳痿遗精，宫冷不孕，羸瘦，神疲，畏寒，眩晕，耳鸣，耳聋，腰脊冷痛，筋骨痿软，崩漏带下，阴疽不敛。

牛科

原动物	药物名称	药用部位	性味归经	功能主治
Bos taurus domesticus Gmelin 黄牛	牛骨	骨骼	甘，温。归心、肾、大肠经。	蠲痹，截疟，敛疮。用于关节炎，泻痢，疟疾，疳疮。
	牛乳	母牛乳腺中分泌的乳汁	甘，微寒。归心、肺、胃经。	补虚损，益肺胃，养血，生津润燥，解毒。用于虚弱劳损，反胃噎膈，消渴，血虚便秘，气虚下痢，黄疸。
	牛胆	胆或胆汁	苦，大寒。归肝、胆、肺经。	清肝明目，利胆通肠，解毒消肿。用于风热目疾，心腹热渴，黄疸，咳嗽痰多，小儿惊风，便秘，痈肿，痔疮。
	牛黄	胆结石	甘，凉。归心、肝经。	清心，豁痰，开窍，息风，解毒。用于热病神昏，中风痰迷，惊痫抽搐，癫痫发狂，咽喉肿痛，口舌生疮，痈肿疔疮。

原　动　物	药物名称	药用部位	性味归经	功能主治
Capra hircus Linnaeus 山羊 *Ovis aries* Linnaeus 绵羊	羊骨	骨骼	甘，温。归肾经。	补肾，强筋骨，止血。用于虚劳羸瘦，腰膝无力，筋骨挛痛，耳聋，齿摇，膏淋，白浊，久泻，久痢，月经过多，鼻衄，便血。
	★羊角	角	苦、咸，寒。归肝、心经。	清热，镇惊，明目，解毒。用于风热头痛，温病发热神昏，烦闷，吐血，小儿惊痫，惊悸，青盲内障，痈肿疮毒。
	山羊血	血块	咸、甘，温。归心、肝经。	活血散瘀，止痛接骨。用于跌打损伤，骨折，筋骨疼痛，吐血，衄血，呕血，咯血，便血，尿血，崩漏下血，月经不调，难产，痈肿疮疖。

原 动 物	药物名称	药用部位	性味归经	功能主治
Ovis ammon Linnaeus 盘羊	山羊血	血	咸、甘，温。归心、肝经。	活血散瘀，止痛接骨。用于跌打损伤，骨折，筋骨疼痛，吐血，衄血，呕血，咯血，便血，尿血，崩漏下血，月经不调，难产，痈肿疮疖。
Procapra gutturosa Pallas 黄羊	黄羊角	角	咸，寒。归肝经。	平肝熄风，清热解毒。用于温热病高热神昏惊厥，小儿感冒发热，小儿惊风，中风，青盲内障。

三、矿物药

原　矿　物	药物名称	药用部位	性味归经	功能主治
Talc 滑石	滑石	硅酸盐类矿物滑石族滑石	甘、淡，寒。归膀胱、肺、胃经。	利尿通淋，清热解毒；外用祛湿敛疮。用于热淋，石淋，尿热涩痛，暑湿烦渴，湿热水泻；外治湿疹，湿疮，痱子。
	滑石粉	滑石经精选净制、粉碎、干燥制成	甘、淡，寒。归膀胱、肺、胃经。	利尿通淋，清热解毒；外用祛湿敛疮。用于热淋，石淋，尿热涩痛，暑湿烦渴，湿热水泻；外治湿疹，湿疮，痱子。
Gypsum 石膏	石膏	硫酸盐类矿物硬石膏族石膏	甘、辛，大寒。归肺、胃经。	清热泻火，除烦止渴。用于外感热病，高热烦渴，肺热喘咳，胃火亢盛，头痛，牙痛。
Gypsum and Anhydrite 理石	理石	硫酸盐类石膏族矿石石膏与硬石膏的集合体	辛、甘，寒。归胃经。	清热，除烦，止渴。用于身热心烦，消渴，痿痹。

原　矿　物	药物名称	药用部位	性味归经	功能主治
Stalactite 钟乳石	钟乳石	碳酸盐类方解石族矿物方解石	甘，温。归肺、肾、胃经。	温肺，助阳，平喘，制酸，通乳。用于寒痰咳喘，阳虚冷喘，腰膝冷痛，胃酸反酸，乳汁不通。
	殷孽	碳酸盐类方解石族矿物方解石的钟状集合体的附着于石上的粗大根盘	辛、咸，温。	温肾壮骨，散瘀解毒。用于筋骨痿软，腰膝冷痛，癥瘕，痔漏，痈疮。
	乳花	钟乳液滴石上散溅如花者	甘，温。	温肾，壮骨，助阳。用于筋骨痿软，腰脚冷痛，阳痿早泄。
	石床	钟乳液滴下后凝积成笋状者	甘，温。	温肾壮骨。用于筋骨痿软，腰脚冷痛。

原　矿　物	药物名称	药用部位	性味归经	功能主治
Limestone 石灰岩	石灰	石灰岩茎加热煅烧而成的石灰岩，及其水化产物熟石灰，及羟钙石，或两者的混合物	辛、苦、涩，温；有毒。归肝、脾经。	解毒蚀腐，敛疮止血，杀虫止痒。用于痈疽疔疮，丹毒，瘰疬痰核，赘疣，外伤出血，水火烫伤，下肢溃疡，久痢脱肛，疥癣，湿疹，痱子。
Serpentine 蛇纹石	花蕊石	变质岩类岩石蛇纹大理岩	酸、涩，平。归肝经。	化瘀止血。用于咳血，吐血，外伤出血，跌扑伤痛。
黄土层或风化红土层中的钙质结核主要组成矿物为方解石、石英、粘土矿物。	姜石	黄土层或风化红土层中钙质结核	咸，寒。归心、胃经。	清热解毒消肿。用于疔疮痈肿，乳痈，瘰疬，豌豆疮。
磷灰石、方解石以及少量粘土矿物组成	龙骨	古代哺乳动物象类、犀类、三趾马、牛类、鹿类等的骨骼化石	涩、甘，平。归心、肝肾、大肠经。	镇心安神，平肝潜阳，固涩，收敛。用于心悸怔忡，失眠健忘，惊痫癫狂，头晕目眩，自汗盗汗，遗精遗尿，崩漏带下，久泻久痢，溃疡久不收口及湿疮。

原　矿　物	药物名称	药用部位	性味归经	功能主治
	★伏龙肝	经多年用柴草熏烧而结成的灶心土	辛，温。归脾、胃经。	温中止血，止呕，止泻。用于虚寒失血，呕吐，泄泻。
Quartz 石英	★白石英	氧化物类石英族矿物石英	甘、辛，微温。归肺、肾、心经。	温肺肾，安心神，利小便。用于虚寒咳喘，阳痿，消渴，心神不安，惊悸善忘，小便不利，水肿。
赤铁矿、褐铁矿、磁铁矿	铁	赤铁矿、褐铁矿、磁铁矿等冶炼而成的灰黑色金属	辛，凉。归心、肝、肾经。	镇心平肝，消痈解毒。用于惊痫，癫狂，疔疮痈肿，跌打淤血，脱肛。
	针砂	制钢针时磨下的细屑	辛、酸、咸，微寒。归肝、脾、大肠经。	镇心平肝，健脾消积，补血，利湿，消肿。用于惊悸癫狂，血虚黄肿，泄泻下痢，尿少水肿，风湿痹痛，项下气瘿。
Magnetite 磁铁矿	铁落	生铁煅至红赤、外层氧化时被锤落的铁屑	辛，凉。归心、肝经。	平肝镇惊，解毒敛疮，补血。用于癫狂，热病谵妄，心悸易惊，风湿痹痛，疮疡肿毒，贫血。

原　矿　物	药物名称	药用部位	性味归经	功能主治
Haematite 赤铁矿	铁精	炼铁炉中的灰烬	苦、辛，平。归心、肝经。	镇惊安神，消肿解毒。用于惊悸癫狂，疔疮肿毒，脱肛。
	铁锈	铁置空气中氧化后生成的红褐色锈衣	辛、苦，寒。归心、肝、胃经。	清热解毒，镇心平肝。用于疔疮肿毒，漆疮，口疮，重舌，疥癣，烫伤，毒虫螫伤，脚气，癫痫。
	铁浆	铁浸渍于水中生锈后形成的一种混悬液	甘、涩，平。归心、肝、肺经。	镇心定痫，解毒敛疮。用于癫痫狂乱，疔疮肿毒，漆疮，脱肛。
	铁粉	生铁或钢铁飞炼或水飞而得的细粉	辛、咸，平。归心、肝经。	平肝镇心，消痈解毒。用于惊痫，癫狂，脚气冲心，疔疮痈肿，脱肛，子宫不收，贫血。
	铁华粉	铁与醋酸作用形成的铁粉	咸，平。归心、肝、肾经。	养血安神，平肝镇惊，解毒消肿。用于血虚萎黄，惊悸，癫狂，健忘，脱肛，痔漏。

原　矿　物	药物名称	药用部位	性味归经	功能主治
Haematite 赤铁矿	赭石	氧化物类矿物刚玉族赤铁矿	苦，微寒。归肝、心、肺、胃经。	平肝潜阳，重镇降逆，凉血止血。用于眩晕耳鸣，呕吐，噫气，呃逆，喘息，吐血，衄血，崩漏下血。
Pyrite 自然铜	自然铜	硫化物类矿物黄铁矿族黄铁矿	辛，平。归肝经。	散瘀止痛，续筋接骨。用于跌打损伤，筋骨折伤，瘀肿疼痛。
Limonite 褐铁矿	★禹余粮	氢氧化物类矿物褐铁矿	甘、涩，微寒。归胃、大肠经。	涩肠止泻，收敛止血。用于久泻久痢，大便出血，崩漏带下。

注：★ 重点药物

※ 附药

附录

中西医病名对照参考

中医病名	西医病名
白疕	银屑病
白驳风	白癜风
白秃疮	白癣
白淫	女子梦遗
白浊	慢性前列腺炎
百合病	神经官能症、抑郁症、更年期综合症
百日咳	百日咳
瘢痕	瘢痕
暴喘	喘息性支气管炎、肺炎
暴风客热	急性卡他性结膜炎、过敏性结膜炎
暴喑	急性喉炎
崩漏	功能性子宫出血
鼻衄	鼻出血
鼻渊	鼻炎
闭经	闭经
痹证	风湿性关节炎、类风湿性关节炎、颈椎病、腰椎病
便秘	便秘
便血	便血
不寐	神经衰弱
不育	男性不育
岔气	肋间神经痛

中医病名	西医病名
缠腰火丹	带状疱疹
产后身痛	产后关节炎、产后多发性肌炎
肠痈	阑尾炎
瘛瘲	痉挛
虫积腹痛	虫积腹痛
喘证	慢性支气管炎、肺气肿
疮疡	体表化脓性疾病
创伤出血	创伤出血
卒心痛	冠心病、心绞痛、心肌梗塞
皴皱	皮肤干裂
撮口	面肌痉挛
带下	阴道炎、子宫颈炎、盆腔炎
丹毒	急性淋巴管炎
盗汗	盗汗、功能性出汗、结核病、更年期综合症
癫狂	精神分裂症
癫痫	癫痫
跌打损伤	软组织损伤
冻疮	冻疮
毒蛇咬伤	毒蛇咬伤
毒蕈中毒	毒蕈中毒
鹅掌风	手癣
呃逆	膈肌痉挛
恶露	产后子宫复旧不全、胎盘胎膜残留
恶阻	妊娠呕吐
儿枕痛	产后宫缩痛
耳痹	中耳炎
耳聋	耳聋

中医病名	西医病名
发背	背部化脓性感染
发热	发热
反胃	胃肠神经官能症
肥疮	黄癣
肺痨	肺结核
肺痈	肺脓肿
肺胀	慢阻肺
粉刺	痤疮
附骨痈	化脓性骨髓炎
腹痛	胃炎、肠炎
腹泻	肠炎
肝癌	肝癌
肝着	植物神经功能紊乱
疳证	营养不良症
感冒	感冒
肛瘘	肛瘘
钩虫病	钩虫病
骨痹	类风湿性关节炎、骨质增生
骨鲠	咽、喉部异物
骨折	骨折
骨蒸	功能性低热、更年期综合症、结核病
寒痹	风湿性关节炎、类风湿性关节炎、颈椎病、腰椎病
鹤膝风	骨结核、膝关节炎
横痃	腹股沟淋巴结炎
喉痹	急慢性咽喉炎
喉癣	咽、喉结核
狐疝	腹股沟斜疝

中医病名	西医病名
滑胎	习惯性流产
黄疸	黄疸型肝炎、胆道阻塞、溶血性黄疸
黄水疮	脓疱病
灰指甲	甲癣
蛔虫病	蛔虫病
霍乱	霍乱
肌衄	凝血酶原缺乏、毛细血管病变、血友病
鸡眼	鸡眼
睑黄疣	睑黄瘤
健忘	健忘症
脚汗	脚汗症
脚湿气	脚癣
疥疮	疥疮
筋痹	坐骨神经痛、肩周炎、腱鞘炎
筋断	肌腱、韧带、腱膜断裂
噤口痢	痢疾
惊风	小儿惊厥
惊悸	心律失常、心脏神经官能症
久咳	慢性气管支气管炎
久痢	慢性细菌性痢疾
久泻	慢性肠炎
酒毒	酒精中毒
酒齄鼻	玫瑰痤疮
皲裂	手足癣、皲裂性湿疹、冻疮
咯血	肺结核、肺炎
咳嗽	上呼吸道感染、支气管炎、肺炎
咳血	肺结核、肺炎、慢支

中医病名	西医病名
口臭	口臭、胃炎
口疳	口腔溃疡
口糜	口腔溃疡
口僻	面神经麻痹
劳倦	疲劳综合症
劳嗽	肺结核
历节风	类风湿性关节炎
痢疾	痢疾
臁疮	小腿慢性溃疡
淋证	泌尿系感染
癃闭	尿潴留、无尿症
瘰疬	淋巴结核
落眉	营养不良、席汉综合症
麻木	末梢神经炎、颈椎病、脑梗塞
麻疹	麻疹
梅核气	慢性咽炎
目昏	视觉疲劳
内痔	内痔
蛲虫病	蛲虫病
脑涨	脑疲劳、神经衰弱
溺血	泌尿系结石、泌尿系结核、泌尿系肿瘤
牛虱	牛虱病
胬肉攀睛	翼状胬肉
衄血	鼻出血
呕吐	胃炎
脾瘅	糖尿病前期
痞满	胃肠神经功能紊乱

中医病名	西医病名
偏头痛	头痛
破伤风	破伤风
漆疮	漆触性皮炎
千日疮	寻常疣
钱癣	体癣
龋齿	牙髓炎
缺乳	产后缺乳
雀斑	雀斑
热痹	关节炎、化脓性关节炎
热淋	泌尿系感染
乳蛾	扁桃体炎
乳结	乳腺囊性增生症
乳岩	乳腺癌
乳痈	乳腺炎
褥疮	褥疮
闪腰	急性腰扭伤
伤暑	中暑先兆
烧伤	烧伤
蛇虫咬伤	蛇虫咬伤
失溲	遗尿
湿疮	湿疹
湿温	伤寒、副伤寒、夏季流感、流脑
湿肿	水肿
石淋	泌尿系结石
石岩	淋巴系统肿瘤
食积	消化不良
暑渴	中暑先兆

中医病名	西医病名
暑温	流行性乙型脑炎
水臌	肝硬化腹水
水火烫伤	水火烫伤
水痢	痢疾
水肿	水肿
胎动不安	先兆流产
胎漏	妊娠出血
胎热不安	先兆流产
绦虫病	绦虫病
天疱疮	天疱疮
天行赤眼	流行性结膜角膜炎
痛风	痛风
痛经	痛经
头风	血管神经性头痛
头汗	局限性多汗症
头痛	头痛
头屑	头屑
吐泻腹痛	急性胃肠炎、消化不良
吐血	呕血
吞酸	反流性食管炎、胃炎
脱发	脱发
脱肛	直肠脱垂
脱疽	血栓闭塞性脉管炎、动脉粥样硬化闭塞症
脱证	休克、虚脱
外伤出血	外伤出血
顽癣	银屑病
痿证	多发性神经炎、肌萎缩、肌无力、周期性麻痹

中医病名	西医病名
胃缓	胃下垂
胃痛	胃炎、胃痉挛、消化性溃疡
蚊虫叮咬	蚊虫叮咬
无名肿毒	无名肿毒
消渴	糖尿病
哮喘	支气管哮喘
胁痛	肋间神经痛
泄泻	肠炎
心悸	心脏神经官能症、心律失常
胸痹	冠心病、心绞痛、心肌梗塞、胸膜炎
绣球风	阴囊湿疹
须发早白	早老性白发病
虚劳	过度衰弱、贫血
虚热	功能性低热
悬饮	胸腔积液
眩晕	眩晕症等
血汗	色汗症、毛细血管扩张症
血痢	痢疾
血淋	泌尿系结石、泌尿系结核
牙痛	牙髓炎、三叉神经痛
阳痿	阳痿
痒风	皮肤瘙痒症
腰酸	腰肌劳损
腰痛	腰痛病
噎嗝	食管癌、胃癌
嗳气	消化不良、胃炎
遗精	遗精

中医病名	西医病名
疫痢	急性细菌性痢疾、中毒性细菌性痢疾
阴汗	局限性多汗症
阴挺	子宫脱垂
阴癣	股癣
阴痒	阴道炎
饮证	胸腔积液
瘾疹	荨麻疹
瘿瘤	甲状腺肿瘤
痈疮	化脓性感染
痈疽	化脓性毛囊炎
痈肿	痈肿
郁证	神经官能症、更年期综合症
月经不调	月经不调
月经过多	月经不调
云雾移睛	玻璃体混浊
云翳	角膜云翳
脏躁	神经官能症、更年期综合症
燥咳	支气管炎
痄腮	腮腺炎
针眼	麦粒肿
疹出不畅	麻疹不透
怔忡	心律失常
癥瘕	子宫肌瘤、卵巢囊肿
痔疮	痔疮
中毒	中毒
中毒（附子、巴豆）	药物中毒
中毒（鱼、蟹）	食物中毒

中医病名	西医病名
中风	脑梗塞、脑栓塞、脑出血
子嗽	妊娠咳嗽
子悬	妊娠腹胀
子痈	睾丸炎、附睾炎
子肿	妊娠肿胀
自汗	自汗
走黄	败血症、脓毒败血症
走马牙疳	坏死性龈口炎、急性化脓性齿龈炎

索　引

一、中文名称索引

C

J

K

L

M

N

T

W

Z

二、拉丁名称索引

A

B

C

G

H

S

三、拉丁学名索引

A

C

D

E

G

H

L

M

O

Q

R

S

T

U

V

W

X

Z

四、中医病名索引

主要参考文献

［1］ 国家药典委员会编 . 中华人民共和国药典 1977 年版（第一部）［S］. 北京：人民卫生出版社，1978.

［2］ 国家药典委员会 . 中华人民共和国药典 2010 年版（第一部）［S］. 北京：中国医药科技出版社，2010.

［3］ 国家中医药管理局《中华本草》编委会 . 中华本草［M］. 上海：上海科学技术出版社，2009.

［4］ 河北省食品药品监督管理局 . 河北省中药饮片炮制规范（2003 年版）［S］. 学苑出版社，2004.

［5］ 河北省革命委员会卫生局，等 . 河北中草药［M］. 石家庄：河北人民出版社，1977.

［6］ 河北省革命委员会商业局医药供应站，等 . 河北中药手册［M］. 石家庄：科学出版社，1970.

［7］ 河南省食品药品监督管理局 . 河南省中药饮片炮制规范（2005 年版）［S］. 郑州：河南人民出版社，2005.

［8］ 山西省革命委员会卫生局 . 山西中草药［M］. 太原：山西人民出版社，1972.

［9］ 内蒙古自治区革命委员会卫生局 . 内蒙古中草药［M］. 呼和浩特：内蒙古自治区人民出版社，1972.

［10］ 沈阳部队后勤部卫生部 . 东北常用中草药手册［M］. 沈阳：辽宁省新华书店，1970.

［11］ 河北省中药资源普查办公室 . 河北省中药资源名录［M］. 石家庄：河北省中药资源普查办公室，1987.

［12］ 涉县地方志编纂委员会 . 涉县志［M］. 北京：中国对外翻译出版公司，1998.

［13］ 涉县地方志编纂委员会 . 涉县志［M］. 北京：中华书局，2012.

［14］ 涉县旧志整理委员会 . 明清民国涉县志校注［M］. 北京：中华书局，2008.

［15］ 刘邓大军卫生史料选编编写组 . 刘邓大军卫生史料选编［M］. 成都：成都

科技大学出版社，1991.

［16］ 涉县农业区划办公室．涉县植物资源志［M］．涉县：涉县农业区划办公室编，1987.

［17］ 肖培根．新编中药志［M］．北京：化学工业出版社，2002.

［18］ 胡世林．中国道地药材［M］．哈尔滨：黑龙江科学技术出版社，1989.

［19］ 江纪武．药用植物辞典［M］．天津：天津科学技术出版社，2005.

［20］ 潘胜利，顺庆生，柏巧明，等．中国药用柴胡原色图志［M］．上海：上海科学技术文献出版社，2002.

［21］ 孔增科．实用中药手册［M］．天津：天津科学技术出版社，1990.

［22］ 孔增科，陈静歧．中药调剂手册［M］．天津：天津科学技术出版社，1995.

［23］ 吴淑荣，孔增科．实用中药材鉴别手册［M］．天津：天津科学技术出版社，1988.

［24］ 吴玛俐，孔增科．中药饮片鉴别（上册）［M］．天津：天津科学技术出版社，1993.

［25］ 孔增科，周海平，付正良．常用中药药理与临床应用［M］．赤峰：内蒙古科学技术出版社，2005.

［26］ 孔增科，付正良，熊南燕，等．易混淆中药品种辨析与临床应用［M］．天津：天津科技翻译出版公司，2007.

［27］ 孔增科等．涉县地道中药材规范化栽培技术（第一册）［M］．涉县：涉县农牧局等，2008.

［28］ 孔增科．中药材规范化栽培技术［M］．涉县：涉县扶贫开发办公室，2012.

［29］ 孔增科，郭红艳，郑倩．孔增科中药研究实践、学术思想与传承规律［M］．邯郸：邯郸市食品药品监督管理局，邯郸市卫生局，邯郸市药学会，邯郸市中医药学会，2011.

［30］ 徐国钧，王强．中草药彩色图谱（第四版）［M］．福州：福建科学技术出版社，2013.

［31］ 孔增科，付正良．冬凌草及其伪品三花莸的鉴别研究［C］// 第二届全国中药商品学术大会论文集．陇西：中国商品研究编辑委员会，2011：119-120.

［32］ 付正良，孔增科．涉县野生中药材资源品种调查与分布报告［C］// 第二届全国中药商品学术大会论文集．陇西：中国商品研究编辑委员会，2011：171-175.

［33］ 付正良，孔增科，王丽芳．涉县野生柴胡资源与品质研究报告［C］// 第三届全国中药商品学术大会论文集．长沙：中国商品研究编辑委员会，2012：242-244.

［34］ 付正良，赵连兴，孔增科，等．罗布麻不同药用部位有效成分的含量考察［J］. 中国民族民间医药，2010，19（6下）：45-46.

［35］ 付正良，王丽芳，牛广斌，等．薤白及其混淆品绵枣儿的鉴别及临床应用［J］. 河北中医，2008，30（6）：641-642.

［36］ 付正良，孔增科，靳文军，等．五加皮与香加皮的鉴别与合理应用［J］. 河北中医，2007，29（2）：158-159.

［37］ 郭洪祝，李家实，吴楠，等．金灯藤种子化学成分的研究［J］. 北京中医药大学学报，2003，23（1）：36-37.

［38］ 宋俊骊，余卫兵，孔增科，等．冀南地区不同采收期冬凌草的质量考察［J］. 河北医药， 2009，31（23）：3299-3300.

［39］ 孔增科，李利军，付正良，等．败酱草、北败酱的鉴别与临床合理应用［J］. 河北中医，2009，31（2）：270-271.

［40］ 孔增科，等．白前与白薇、徐长卿及萱草根的鉴别与合理应用［J］. 河北中医，2007，29（8）：745-747.

［41］ 孔增科，李利军，郭明．木通与川木通及关木通的鉴别与合理应用［J］. 河北中医，2007，29（1）：58-60.

［42］ 孔增科，毕雪艳，宋俊丽，等．翻白草与委陵菜的鉴别研究［J］. 中外名医风采，2009，（10）：53-54.

［43］ 孔增科，毕雪艳，宋俊丽，等．中药饮片丹参的质量考察［J］. 中国当代医药，2009，16（21）：36-37.

［44］ 张利军，王文兰，孔增科，等．合欢花、北合欢花及广东合欢花的鉴别与合理应用［J］. 河北中医，2007，29（7）：647-648.

［45］ 孔增科，宋俊丽，赵作连．连翘开发利用的实验研究［C］//99 中国药师周论文集．昆明：中国药学会，1999：39-42.

［46］ 李竞，李为民，孔增科，等．太行山区柴胡中总皂苷及柴胡皂苷 a、d 的含量测定［J］. 中国医药导报，2013，10（8）：124-126，129.

［47］ 李竞，李为民，周海平，等．柴胡的质量评价研究［J］. 北方药学，2013，10（6）：8-10.

跋

在全县各界人士的广泛关注和热切期盼中，《涉县中药志》面世了。这是一件功在当代、福荫千秋的喜事、好事，是涉县中医药文化建设的又一项重要成果，是涉县地方志百花苑中绽放的又一朵艳丽的奇葩。为此，我谨表示热烈的祝贺！

《涉县中药志》是在涉县县委、县政府的高度重视、亲切关怀和大力支持下编写而成的。编写工作开始于2005年，成书于2013年11月，历时九年。九年来，《涉县中药志》编写组按照县委、县政府领导提出的力求客观、全面、严谨、准确的指示和要求，广泛开展野外调查，认真进行资料搜集整理和文字编辑，打造出了一部观点正确、资料翔实、特色突出、内容丰富、行文规范、图文并茂的精品力作，向县委、县政府和全县人民群众交上了一份厚重的践诺报告。全书175万字，1123帧彩色图片；记述了全县2115种中药材，对其中384种重点药物详细阐述了各药基源、原植物、生态分布、栽培技术、采收加工、鉴别、化学成分、药理作用、性味、归经与效用、用法与用量、注意和临床应用等内容；同时还收录了1622首方剂。我相信，《涉县中药志》一定会成为县委、县政府发展中药材产业的科学依据，一定会成为广大农民打开致富之门的金钥匙，一定会成为全县中医药工作者的良师益友，一定会成为广大患者自诊自疗的宝典！

2005年，时任涉县中医院院长、主任中医师的付正良深感涉县作为我国北药主产区之一，境内野生中药材资源丰富，但历史上却没有全面反映涉县中药材资源的书籍；县内虽然有一部分农民种植中药材，但由于缺乏专业的知识和技术，收益不够理想，他决心编写《涉县中药志》。2005年3月，付正良组织成立了涉县野生中药材调查队，并请河北省中医药学术技术带头人、邯郸市药品检验所主任药师孔增科为指导老师。九年来，调查队在做好本职工作的同时，挤出节假日展开野外药物资源调查。他们不分春秋寒暑、不畏山路崎岖、地势险峻，踏遍了全县的高山大川、沟沟壑壑，行程数万公里，获得了大量珍贵的第一手资料。在此基础上，进行了复杂细致的文字编纂工作。初稿写出后，又请专家和出版社进行反复审阅，编纂组三易其稿，于 2013 年 11 月脱稿付梓。

《涉县中药志》是以付正良同志为代表的编纂组全体人员心血和汗水的结晶。在志书编写过程中，他们展现出的服务全局、造福人民的坚定信念；不畏艰辛、坚韧不拔的高贵品质；牺牲自我、无私奉献的高尚情操；科学严谨、精益求精的优良作风是全县卫生战线干部职工精神风貌的集中反映，也是全县干部群众优秀品质的具体体现，值得我们学习和弘扬。在此，我向编纂组的全体成员表示崇高的敬意！同时也向为《涉县中药志》的编纂提供指导和帮助的专家、学者以及支持、参与编纂工作的县卫生局、中医院干部职工表示衷心的感谢！

涉县人民政府副县长

2013 年 11 月 9 日